MANUEL D'ANATOMIE DESCRIPTIVE, FONCTIONNELLE ET CLINIQUE

Chez le même éditeur

Atlas photographique et vidéos de dissection du corps humain avec 4 heures de dissection filmée et commentée, par K-P. Valerius, 2020, 568 pages.

Imagerie médicale. Les fondamentaux : radioanatomie, biophysique, techniques et séméiologie en radiologie et médecine nucléaire, par le Collège médical français des professeurs d'anatomie, Collège des enseignants de radiologie de France, Collège National des Enseignants de Biophysique et de Médecine Nucléaire, 2017, 392 pages.

Gray's Atlas d'anatomie humaine, par R. L. Drake, A. W. Vogl, A. V.W. Mitchell, R. M. Tibbitts, P. E. Richardson, 2017, 648 pages.

Gray's Anatomie - Les fiches, par R. L. Drake, A. W. Vogl, A. W.M. Mitchell, F. Duparc, 3ème édition, 2020, 832 pages.

Gray's anatomie pour les étudiants, par RL. Drake, W. Vogl, AWM. Mitchell AWM, 3ème édition, 2015, 1128 pages.

Neuroanatomie descriptive. Cours, atlas pratique et clés pour l'imagerie médicale, par J.-M. Le Minor, J.-P. Dillenseger, 2019, 304 pages.

Physiologie humaine et physiopathologie. Les fondements de la médecine, par G. Pocock, C. D. Richards, D. A. Richards, 2019, 992 pages.

Examen clinique et sémiologie – Macleod. Interrogatoire et examen clinique - Sémiologie par appareil - Situations particulières, par J. A. Innes, A. Dover, K. Fairhurst, M. Ponsoye, 2019, 432 pages.

MANUEL D'ANATOMIE DESCRIPTIVE, FONCTIONNELLE ET CLINIQUE

Fabrice Duparc
Professeur d'Anatomie à l'Université de Rouen
Ortho-traumatologue au CHU de Rouen

Sophie Dupont
Professeur d'Anatomie à l'Université de Paris VI
Neurologue au CHU de la Pitié-Salpêtrière, Paris

Michel Montaudon
Professeur d'Anatomie à l'Université de Bordeaux
Radiologue au CHU de Bordeaux

1re édition

Elsevier Masson

ELSEVIER

Elsevier Masson SAS, 65, rue Camille-Desmoulins, 92442 Issy-les-Moulineaux cedex, France

Manuel d'anatomie descriptive, fonctionnelle et clinique, de Fabrice Duparc, Sophie Dupont et Michel Montaudon.

© 2022, Elsevier Masson SAS
ISBN : 978-2-294-76347-2
e-ISBN : 978-2-294-76419-6
Campus : 978-2-294-77470-6
Tous droits réservés.

Les praticiens et chercheurs doivent toujours se baser sur leur propre expérience et connaissances pour évaluer et utiliser toute information, méthodes, composés ou expériences décrits ici. Du fait de l'avancement rapide des sciences médicales, en particulier, une vérification indépendante des diagnostics et dosages des médicaments doit être effectuée. Dans toute la mesure permise par la loi, Elsevier, les auteurs, collaborateurs ou autres contributeurs déclinent toute responsabilité pour ce qui concerne la traduction ou pour tout préjudice et/ou dommages aux personnes ou aux biens, que cela résulte de la responsabilité du fait des produits, d'une négligence ou autre, ou de l'utilisation ou de l'application de toutes les méthodes, les produits, les instructions ou les idées contenus dans la présente publication.

Tous droits de traduction, d'adaptation et de reproduction par tous procédés, réservés pour tous pays. Toute reproduction ou représentation intégrale ou partielle, par quelque procédé que ce soit, des pages publiées dans le présent ouvrage, faite sans l'autorisation de l'éditeur est illicite et constitue une contrefaçon. Seules sont autorisées, d'une part, les reproductions strictement réservées à l'usage privé du copiste et non destinées à une utilisation collective et, d'autre part, les courtes citations justifiées par le caractère scientifique ou d'information de l'œuvre dans laquelle elles sont incorporées (art. L. 122-4, L. 122-5 et L. 335-2 du Code de la propriété intellectuelle).

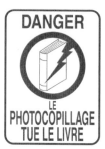

Ce logo a pour objet d'alerter le lecteur sur la menace que représente pour l'avenir de l'écrit, tout particulièrement dans le domaine universitaire, le développement massif du « photocopillage ». Cette pratique qui s'est généralisée, notamment dans les établissements d'enseignement, provoque une baisse brutale des achats de livres, au point que la possibilité même pour les auteurs de créer des œuvres nouvelles et de les faire éditer correctement est aujourd'hui menacée. Nous rappelons donc que la reproduction et la vente sans autorisation, ainsi que le recel, sont passibles de poursuites. Les demandes d'autorisation de photocopier doivent être adressées à l'éditeur ou au Centre français d'exploitation du droit de copie : 20, rue des Grands-Augustins, 75006 Paris. Tél. 01 44 07 47 70.

Crédits

Couverture :

© Pr Michel Montaudon (photographies, imageries, dessins).

© Drake RL, Vogl W, Mitchell AWM. Gray's anatomie pour les étudiants. Issy-les-Moulineaux : Elsevier Masson, 2015 (3ᵉ éd.) : fig. 3.6, p. 128 (tronc) ; 3.59, p. 181 (cœur).

© Thines L, Tatu L, Lemarchand F. Atlas interactif de neuroanatomie clinique. Atlas photographique. Issy-les-Moulineaux : Elsevier Masson, 2016 (2ᵉ éd.) : fig. 4.3, p. 42 (cerveau).

Figures réalisées par Carole Fumat :

1-6, 1-7, 1-8, 1-9, 2-10, 2-11, 7-52, 7-65, 7-66, 7-67, 7-69, 7-70, 7-73, 8-2, 9-5, 10-36, 10-41, 10-42, 10-98, 10-105, 10-106, 10-107, 10-108, 10-109, 10-244, 10-247, 10-248, 11-2, 11-11, 11-12, 11-13, 11-14, 11-19, 11-21, 11-22, 11-25, 11-37, 11-40, 11-41, 11-42, 11-43, 11-46, 11-54, 11-83, 11-84, 11-85, 11-86, 11-87, 11-88, 11-89, 11-90, 11-91, 11-92, 11-93, 11-94, 11-95, 12-1, 12-10, 12-12, 12-19, 12-20, 12-21, 12-22, 12-23, 12-25, 12-27, 13-19, 13-57, 13-63, 14-12, 14-14, 14-36, 14-37, 14-40, 14-45, 15-9, 15-27, 15-39, 15-51, 15-57, 15-59, 15-60, 16-3, 16-9, 16-12, 16-13, 16-14, 16-24, 16-29, 16-30, 17-9, 17-30, 17-38, 17-39, 17-41, 17-45, 17-51, 18-01, 18-02, 18-04, 18-08.

Abrahams PH, Spratt JD, Loukas M, van Schorr AN. Atlas clinique d'anatomie humaine de McMinn et Abrahams. Imagerie clinique et de dissection. Issy-les-Moulineaux : Elsevier Masson, 2014.

5-8	p. 20	10-51	p. 163C	10-182	p. 350
5-10	p. 24	10-52	p. 167A	10-230	p. 329D
5-11	p. 27	10-110	p. 126	10-254	p. 328AB
5-12	p. 26	10-111	p. 130	13-11	p. 189E
5-13	p. 25	10-115	p. 145C	13-14	p. 187C
5-18	p. 14	10-123	p. 286	13-17	p. 187D
5-27	p. 21	10-124	p. 287	13-20	p. 188A
5-28	p. 22	10-125	p. 288	13-25	p. 185
5-29	p. 26	10-126	p. 289	13-60A	p. 261A
5-31	p. 24	10-127	p. 292B	13-60B	p. 261B
5-32	p. 18	10-128	p. 293B	13-60C	p. 261C
5-36	p. 239	10-129	p. 290	13-68A	p. 206A
6-2	p. 33A	10-130	p. 291	13-68B	p. 206B
7-1B	p. 84B	10-131	p. 292A	13-89	p. 195
7-17	p. 260A	10-132	p. 293A	14-42	p. 193B
7-19	p. 213	10-133	p. 298C	14-44	p. 195
8-10	p. 139	10-135	p. 298A	14-51A	p. 204A
10-01	p. 83	10-136	p. 299	14-51B	p. 204B
10-04	p. 89	10-138	p. 304	14-53	p. 184
10-05	p. 90	10-139	p. 305	14-60	p. 213
10-06	p. 85F	10-140	p. 302	14-66	p. 260A
10-09B	p. 99B	10-141	p. 303	15-44	p. 235
10-27	p. 111	10-142	p. 306	15-46	p. 252CDEF
10-28	p. 112A	10-143	p. 308	16-8	p. 255A
10-29	p. 115	10-144	p. 309	16-11	p. 258A
10-30	p. 116	10-145	p. 310	16-11bis	p. 258
10-31	p. 117	10-146	p. 311	17-05A	p. 265B
10-32	p. 121	10-147	p. 313	17-05B	p. 278B
10-33	p. 122	10-152	p. 312AB	17-44	p. 272
10-34	p. 123	10-174	p. 307	18-6A	p. 30

Blondiaux E, Cochet A, Durand E, Kremer S, Montaudon M. Imagerie médicale. Les fondamentaux : radioanatomie, biophysique, techniques et séméiologie en radiologie et en médecine nucléaire. Issy-les-Moulineaux : Elsevier Masson, 2017

3-7A	*fig. 20.5, p. 199*	4-7A	*fig. 4.1, p. 33*	4-15	*fig. 5.7A, p. 59*
3-7B	*fig. 20.8, p. 200*	4-8	*fig. 4.5, p. 39*	4-16A	*fig. 5.4B, p. 58*
4-1A	*fig. 3.1A, p. 19*	4-12	*fig. 8.22, p. 109*	4-16B	*fig. 5.8, p. 61*
4-1B	*fig. 3.5A, p. 23*	4-13	*fig. 7.13, p. 85*		
4-6A	*fig. 7.6, p. 80*	4-14	*fig. 5.5A, p. 59*		

Drake RL, Vogl W, Mitchell AWM. Gray's anatomie pour les étudiants. Issy-les-Moulineaux : Elsevier Masson, 2015 (3ᵉ éd.)

5-1	*fig. 8.1, p. 791*	10-37	*fig. 7.24, p. 666*	11-23	*fig. 8.51, p. 849*
5-2	*fig. 8.67, p. 873*	10-38	*fig. 7.25, p. 667*	11-38	*fig. 8.36, p. 832*
5-3	*fig. 8.70, p. 875*	10-39	*fig. 7.27, p. 668*	11-39	*fig. 8.37, p. 832*
5-4	*fig. 8.18, p. 808*	10-43	*fig. 7.4, p. 650*	11-58A	*fig. 2.49A, p. 101*
5-5	*fig. 8.19, p. 810*	10-44	*fig. 7.71A, p. 722*	11-58B	*fig. 2.49B, p. 102*
5-6	*fig. 8.21, p. 813*	10-48	*fig. 7.71B, p. 722*	11-61	*fig. 8.38A, p. 833*
5-7	*fig. 8.24, p. 817*	10-53	*fig. 7.19A, p. 661*	11-62	*fig. 8.39, p. 834*
5-14	*fig. 8.25, p. 818*	10-54	*fig. 7.19B, p. 661*	11-66	*fig. 8.40, p. 836*
5-15	*fig. 8.26. 820*	10-55	*fig. 7.19C, p. 661*	11-67	*fig. 8.41, p. 837*
5-16	*fig. 8.27, p. 821*	10-57	*fig. 7.93, p. 752*	11-68	*fig. 8.43, p. 839*
5-17	*fig. 8.28, p. 823*	10-72	*fig. 7.50, p. 693*	11-70	*fig. 8.50, p. 848*
5-20	*fig. 8.20, p. 812*	10-73	*fig. 7.57, p. 707*	11-71	*fig. 2.53, p. 106*
5-21	*fig. 8.211, p. 813*	10-74	*fig. 7.53, p. 701*	11-72	*fig. 2.54, p. 108*
5-22	*fig. 8.134, p. 924*	10-75A	*fig. 7.66A, p. 715*	11-73	*fig. 2.55, p. 109*
5-23	*fig. 8.135, p. 925*	10-75B	*fig. 7.66B, p. 716*	11-74A	*fig. 1.39, p. 39*
05-24	*fig. 8.136, p. 925*	10-76	*fig. 7.86, p. 739*	11-74B	*fig. 1.39, p. 39*
5-25	*fig. 8.69, p. 874*	10-77	*fig. 7.105, p. 762*	11-75	*fig. 1.50, p. 50*
5-26	*fig. 8.278, p. 1063*	10-78	*fig. 7.106, p. 765*	11-76	*fig. 8.15A, p. 803*
5-32A	*fig. 826B, p. 1016*	10-79	*fig. 7.107, p. 766*	11-77	*fig. 8.184, p. 976*
5-32B	*fig. 826D, p. 1016*	10-80	*fig. 7.108, p. 767*	11-78	*fig. 8.185, p. 977*
5-35	*fig. 8.53, p. 858*	10-113	*fig. 7.115, p. 775*	11-79	*fig. 7.52, p. 697*
5-36	*fig. 245, p. 1035*	10-114	*fig. 7.117, p. 776*	11-80	*fig. 6.35, p. 536*
5-37	*fig. 231A, p. 1020*	10-116	*fig. 7.118A, p. 777*	11-81	*fig. 5.60, p. 462*
5-35	*fig. 8.53, p. 858*	10-118	*fig. 7.118CD, p. 777*	11-82	*fig. 4.126, p. 345*
5-40	*fig. 8.54, p. 859*	10-119	*fig. 7.122, p. 780*	12-2	*fig. 8.109, p. 903*
5-41	*fig. 8.55, p. 859*	10-120	*fig. 7.118B, p. 777*	12-3	*fig. 8.286, p. 1070*
5-42	*fig. 8.56, p. 860*	10-121	*fig. 7.119B, p. 778*	12-4	*fig. 8.112, p. 905*
5-43	*fig. 8.58, p. 862*	10-122	*fig. 7.120, p. 779*	12-5	*fig. 8.116, p. 908*
5-44	*fig. 8.73, p. 878*	10-148	*fig. 6.93, p. 600*	12-6	*fig. 8.113, p. 905*
5-45	*fig. 8.232, p. 1022*	10-149	*fig. 6.94, p. 601*	12-7	*fig. 8.125, p. 915*
5-46	*fig. 8.233, p. 1023*	10-150	*fig. 6.95, p. 602*	12-8	*fig. 8.128, p. 917*
5-47	*fig. 8.234, p. 1023*	10-151	*fig. 6.96, p. 602*	12-9	*fig. 8.130, p. 920*
5-48	*fig. 8.235A, p. 1024*	10-157	*fig. 6.30AB, p. 532*	12-11	*fig. 8.104, p. 898*
5-49	*fig. 8.238, p. 1027*	10-159	*fig. 6.4, p. 512*	12-13	*fig. 8.92, p. 889*
5-50	*fig. 8.243A, p. 1032*	10-160AB	*fig. 6.5ABCD, p. 512*	12-14	*fig. 8.94, p. 890*
5-51	*fig. 8.244A, p. 1034*	10-160CD	*fig. 6.5ABCD, p. 512*	12-15	*fig. 8.77, p. 880*
5-52	*fig. 8.141, p. 930*				

5-53	*fig. 8.149, p. 941*	10-163	*fig. 6.71A, p. 574*	12-16	*fig. 8.80, p. 880*
5-54	*fig. 151, p. 943*	10-164	*fig. 6.72AB, p. 576*	12-17	*fig. 8.81, p. 880*
5-55	*fig. 8.59A, p. 863*	10-167	*fig.6. 74AB, p. 578*	12-18	*fig. 8.105, p. 900*
5-56	*fig. 8.159, p. 950*	10-171	*fig. 6.75, p. 579*	12-24	*fig. 8.250B, p. 1039*
5-57	*fig. 8.278, p. 1063*	10-172	*fig. 6.76, p. 579*	12-26	*fig. 8.235B, p. 1025*
5-58	*fig. 8.284, p. 1068*	10-173	*fig. 6.6A, p. 513*	12-28	*fig. 8.39, p. 834*
6-1	*fig. 8.6, p. 794*	10-175	*fig. 6.78, p. 582*	13-52	*fig. 2.49B, p. 102*
6-3	*fig. 8.4, p. 793*	10-176	*fig. 6.82AB, p. 586*	13-54	*fig. 4.40, p. 281*
6-5	*fig. 8.156, p. 948*	10-179	*fig. 6.6B, p. 513*	13-61	*fig. 2.49A, p. 101*
6-6	*fig. 8.159, p. 950*	10-183	*fig. 6.109AB, p. 612*	13-62	*fig. 4.118, p. 335*
6-7	*fig. 8.9, p. 798*	10-185	*fig. 6.2, p. 510*	13-64	*fig. 8.181, p. 973*
6-8	*fig. 8.5, p. 793*	10-187	*fig. 6.7, p. 514*	13-65A	*fig. 8.64A, p. 870*
6-9	*fig. 8.162, p. 955*	10-188	*fig. 6.57, p. 560*	13-75	*fig. 4.120, p. 337*
6-10	*fig. 8.179, p. 971*	10-191	*fig. 6.56, p. 559*	13-81	*fig. 4.104, p. 323*
6-11	*fig. 8.191, p. 984*	10-196	*fig. 6.80, p. 584*	14-01	*fig. 8.225, p. 1015*
6-12	*fig. 8.167, p. 961*	10-197	*fig. 6.89, p. 595*	14-04	*fig. 8.226D, p. 1016*
6-13	*fig. 8.203, p. 997*	10-198	*fig. 6.87, p. 593*	14-10	*fig. 8.240, p. 1030*
6-14	*fig. 8.169, p. 963*	10-199	*fig. 6.84, p. 589*	14-13	*fig. 8.201, p. 994*
6-15	*fig. 8.168, p. 963*	10-200	*fig. 6.83, p. 588*	14-15	*fig. 8.198, p. 990*
6-16	*fig. 8.170, p. 963*	10-201	*fig. 6.106, p. 611*	14-16	*fig. 8.199, p. 991*
6-17	*fig. 8.171, p. 964*	10-202	*fig. 6.107, p. 611*	14-18	*fig. 8.196, p. 988*
6-18	*fig. 8.173, p. 965*	10-203	*fig. 6.113, p. 615*	14-26	*fig. 8.207A, p. 1 000-1 001*
6-19	*fig. 8.287, p. 1071*	10-204	*fig. 6.114, p. 616*	14-27	*fig. 8.206AB, p. 1 000*
7-56	*fig. 5.69, p. 479*	10-205	*fig. 6.115, p. 617*	14-31	*fig. 8.216, p. 1 005*
7-70	*fig. 4.54, p. 292*	10-206	*fig. 6.116, p. 618*	14-33	*fig. 8.163, p. 957*
7-71	*fig. 5.58A, p. 459*	10-207	*fig. 6.117, p. 119*	15-1	*fig. 1.49, p. 49*
7-72	*fig. 5.58B, p. 460*	10-208	*fig. 6.112, p. 614*	15-2	*fig. 8.243B, p. 1032*
7-74	*fig. 4.2, p. 247*	10-209	*fig. 6.34, p. 535*	15-3	*fig. 8.272, p. 1 057*
7-75	*fig. 4.23, p. 268*	10-210	*fig. 6.63, p. 568*	15-12	*fig.8.265, p. 1 051*
7-76	*fig. 4.165, p. 384*	10-211	*fig. 6.132, p. 634*	15-13	*fig. 8.163, p. 957*
7-77	*fig. 4.171, p. 389*	10-212	*fig. 6.64, p. 569*	15-15	*fig. 8.253AB, p. 1 042*
7-78	*fig. 4.170, p. 389*	10-214	*fig. 6.90, p. 597*	15-18	*fig. 8.250BD, p. 1039*
8-1	*fig. 7.1, p. 647A*	10-215	*fig.6. 85, p. 591*	15-21	*fig. 8.137, p. 926*
8-3	*fig. 7.120, p. 779*	10-216	*fig. 6.127, p. 630*	15-22	*fig. 8.139, p. 928*
8-4	*fig. 7.119, p. 778*	10-217	*fig. 6.119, p. 622*	15-23	*fig. 8.142, p. 931*
8-5	*fig. 7.2, p. 648*	10-218	*fig. 6.118, p. 621*	15-24	*fig. 8.143, p. 932*
8-22	*fig. 6.2, p. 511*	10-219	*fig. 6.130, p. 632*	15-25	*fig. 3.91, p. 216*
8-23	*fig. 6.13, p. 518*	20-220	*fig. 6.120, p. 622*	15-26	*fig. 3.90, p. 215*
8-25	*fig. 6.51A, p. 554*	10-222	*fig. 6.126, p. 629*	15-29	*fig. 3.93, p. 217*
10-2	*fig. 2.19, p. 70*	10-223	*fig. 6.40, p. 543*	15-30	*fig. 3.92, p. 217*
10-3A	*fig. 2.20A, p. 71-73*	10-225	*fig. 6.38, p. 541*	15-36	*fig. 4.60, p. 297*
10-3BCD	*fig. 2.20BCD, p. 71-73*	10-229	*fig. 6.66, p. 571*	15-42	*fig. 4.58, p. 296*
10-3E	*fig. 2.20EF, p. 71-73*	10-231	*fig. 6.67, p. 572*	15-43	*fig. 4.64, p. 300*
10-7	*fig. 2.29, p. 80*	10-232	*fig. 6.47, p. 550*		
10-8	*fig. 2.31, p. 81*	10-233	*fig. 6.68, p. 573*		
10-9A	*fig. 2.27, p. 78*				

10-10	*fig. 2.28, p. 79*	10-234	*fig. 6.88A, p. 595*	15-47	*fig. 4.120, p. 337*
10-11	*fig. 2.32, p. 82*	10-235	*fig. 6.122, p. 624*	15-52	*fig. 4.77, p. 308*
10-12	*fig. 2.34, p. 83*	10-236	*fig. 6.86, p. 592*	15-53	*fig. 4.78, p. 308*
10-13	*fig. 2.33, p. 82*	10-237	*fig. 6.121, p. 623*	15-67	*fig. 4.80, p. 309*
10-14	*fig. 2.3, p. 57*	10-242	*fig. 6.16, p. 521*	15-69	*fig. 8.260, p. 1 046*
10-15	*fig. 2.36, p. 86*	10-249	*fig. 6.2, p. 511*	15-71	*fig. 8.59A, p. 863*
10-16	*fig. 2.37, p. 87*	10-250	*fig. 6.3, p. 512*	15-72	*fig. 8.261, p. 1 047*
10-17	*fig. 2.44, p. 95*	10-251	*fig. 6.123, p. 626*	15-73	*fig. 8.262, p. 1 048*
10-18	*fig. 2.45, p. 97*	10-253	*fig. 6.126, p. 629*	15-78	*fig. 4.113, p. 330*
10-19A	*fig. 2.61, p. 115*	10-255	*fig. 6.125A, p. 628*	16-4	*fig. 4.139, p. 357*
10-19B	*fig. 2.61, p. 116*	10-256	*fig. 6.128, p. 631*	16-20	*fig. 5.39, p. 439*
10-20A	*fig. 2.49A, p. 101*	10-257	*fig. 6.127, p. 630*	17-10	*fig. 5.70B, p. 482*
10-20B	*fig. 2.49B, p. 102*	11-1	*fig. 1.33, p. 33*	17-15	*fig. 5.73B, p. 486*
10-21	*fig. 2.50, p. 103*	11-3	*fig. 8.31, p. 826*	17-21	*fig. 5.44C, p. 444*
10-22	*fig. 2.52, p. 105*	11-4	*fig. 8.47, p. 843*	17-25	*fig. 5.76, p. 491*
10-23	*fig. 3.94, p. 218*	11-5	*fig. 8.32, p. 827*	17-31	*fig. 5.75A, p. 489*
10-24A	*fig. 2.59A, p. 113*	11-8	*fig. 8.35, p. 829*	17-42	*fig. 5.54B, p. 455*
10-24BC	*fig. 2.59BC, p. 113*	11-9	*fig. 8.48, p. 844*	17-43	*fig. 5.58A, p. 459*
10-25A	*fig. 2.60A, p. 114-115*	11-16	*fig. 2.47, p. 100*	17-46	*fig. 5.70A, p. 482*
10-25B	*fig. 2.60B, p. 114-115*	11-18	*fig. 2.51, p. 104*		
10-35	*fig. 7.23A, p. 665*	11-20	*fig. 2.48, p. 101*		

Drake RL, Wayne Vogl A, Mitchell AWM, Tibbitts RM, Richardson PE. Gray's Atlas d'anatomie humaine. Issy-les-Moulineaux : Elsevier Masson, 2017

7-39	*p. 148*	10-190	*p. 301*	15-75	*p. 176*
7-41A	*p. 142*	10-192	*p. 306*	15-76	*p. 186*
7-41B	*p. 144*	10-193	*p. 313*	15-77	*p. 177*
7-42	*p. 143*	10-194	*p. 309*	15-79	*p. 179*
7-43	*p. 271*	10-195	*p. 302*	15-80	*p. 172*
7-44	*p. 255*	10-213	*p. 342*	15-81	*p. 173*
7-45	*p. 256*	10-221	*p. 364*	15-82	*p. 173*
7-50	*p. 151*	10-224	*p. 365*	15-83	*p. 174*
7-51	*p. 222*	10-226	*p. 303*	15-84	*p. 179*
7-49	*p. 224*	10-227	*p. 367*	15-85	*p. 175*
7-53	*p. 245*	10-228	*p. 197*	15-86	*p. 178*
7-54	*p. 245*	10-238	*p. 366*	16-1	*p. 187*
7-57	*p. 231*	10-239	*p. 367*	16-2	*p. 188*
7-58A	*p. 266*	10-240	*p. 366*	16-5	*p. 186*
7-58B	*p. 267*	10-241	*p. 367*	16-6	*p. 176*
7-59A	*p. 266*	10-243	*p. 271*	16-7	*p. 188*
7-59B	*p. 267*	10-245	*p. 316*	16-10	*p. 190*
7-61	*p. 164*	10-246	*p. 348*	16-15	*p. 193*
7-63	*p. 152*	10-252	*p. 301*	16-16	*p. 224*
7-64	*p. 154*	10-258	*p. 356*	16-17	*p. 222*
7-68	*p. 186*	10-259	*p. 353*	16-18	*p. 237*
8-24	*p. 343*	13-1	*p. 10*	16-19	*p. 233*
10-189	*p. 301*				

8-26	p. 340	13-2	p. 11	16-22	p. 233
10-26	p. 388	13-13	p. 96	16-23	p. 232
10-40	p. 392	13-16	p. 97	16-25	p. 235
10-45	p. 420	13-18	p. 98	16-26	p. 232
10-46	p. 423	13-21	p. 101	16-27	p. 248
10-47A	p. 422	13-51	p. 74	16-28	p. 248
10-47BC	p. 423	13-56	p. 548	16-29	p. 246
10-49	p. 426	13-58	p. 546	17-1	p. 234
10-50	p. 425	13-59	p. 192	17-2	p. 257
10-56	p. 429	13-65B	p. 533	17-3	p. 238
10-59	p. 409	13-67	p. 109	17-4	p. 239
10-60	p. 408	13-69	p. 114	17-6	p. 148
10-61	p. 413	13-71	p. 116	17-7	p. 149
10-62	p. 433	13-72	p. 247	17-8	p. 222
10-63	p. 433	13-73	p. 193	17-11	p. 240
10-64	p. 432	13-80	p. 159	17-13	p. 240
10-65	p. 444	13-83	p. 180	17-14	p. 240
10-66	p. 444	13-84	p. 108	17-16	p. 237
10-67	p. 443	13-85	p. 270	17-17	p. 230
10-68	p. 436	13-86	p. 198	17-18	p. 232
10-69	p. 435	13-93	p. 550	17-19	p. 245
10-70	p. 447	13-94A	p. 550	17-20	p. 236
10-71	p. 445	13-94B	p. 551	17-22	p. 235
10-81	p. 424	14-5	p. 568	17-24	p. 248
10-82	p. 411	14-19	p. 552	17-26	p. 266
10-83	p. 415	14-20	p. 553	17-23	p. 246
10-84	p. 415	14-21	p. 12	17-27	p. 193
10-85	p. 542	14-24	p. 558	17-28	p. 250
10-86	p. 405	14-25	p. 559	17-29	p. 198
10-87	p. 437	14-28	p. 559	17-32	p. 267
10-88	p. 437	14-29	p. 559	17-33	p. 254
10-89	p. 404	14-30	p. 559	17-34	p. 241
10-90	p. 410	14-35	p. 560	17-35	p. 242
10-91	p. 434	15-4	p. 573	17-36	p. 243
10-92	p. 451	15-6	p. 575	17-40	p. 242
10-93	p. 459	15-7	p. 576		
10-94	p. 458	15-8	p. 576	17-47	p. 249
10-95	p. 459	15-9	p. 582	17-48	p. 248
10-96	p. 458	15-11	p. 581	17-49	p. 266
10-97A	p. 459	15-14	p. 580	17-50	p. 269
10-97B	p. 458	15-16	p. 580	17-52	p. 267
10-99	p. 416A	15-19	p. 582	17-53	p. 68
10-100	p. 416B	15-20	p. 579	17-54	p. 68
10-101	p. 416C	15-31	p. 153	17-55	p. 68
10-102	p. 438A	15-32	p. 158	17-56	p. 68
10-103	p. 438B	15-33	p. 158		

10-104	*p. 438C*	15-34	*p. 164*	17-57	*p. 69*
10-112	*p. 408*	15-35	*p. 154*	18-3	*p. 498*
10-117	*p. 440*	15-37	*p. 181*	18-5	*p. 563*
10-134	*p. 308*	15-39	*p. 201*	18-7A	*p. 564*
10-137	*p. 329*	15-40	*p. 165*	18-7B	*p. 565*
10-153	*p. 297*	15-41	*p. 162*	18-9	*p. 551*
10-154	*p. 298*	15-45	*p. 165*	18-10	*p. 184*
10-155	*p. 296*	15-48	*p. 180*	18-11	*p. 186*
10-156	*p. 299*	15-49C	*p. 166*	18-12	*p. 192*
10-158	*p. 299*	15-50	*p. 166*	18-13	*p. 190*
10-161	*p. 318*	15-53	*p. 308*	18-14	*p. 193*
10-162	*p. 323*	15-54	*p. 224*	18-15	*p. 198*
10-165	*p. 326*	15-55	*p. 231*		
10-166	*p. 322*	15-56	*p. 154*		
10-168	*p. 320*	15-58	*p. 168*		
10-169	*p. 327*	15-61	*p. 222*		
10-170	*p. 327*	15-62	*p. 231*		
10-177	*p. 335*	15-63	*p. 168*		
10-178	*p. 336*	15-64	*p. 170*		
10-180	*p. 352*	15-66	*p. 251*		
10-181	*p. 351*	15-67	*p. 181*		
10-184	*p. 356*	15-70	*p. 507*		
10-186	*p. 356*	15-74	*p. 176*		

Felten DL et Shetty, AN. Atlas de neurosciences humaines de Netter. Issy-les-Moulineaux : Elsevier Masson, 2011

11-30	*fig. 11.12, p. 231*	11-33	*fig. 11.9, p. 228*	11-36	*fig. 11.4, p. 223*
11-31	*fig. 11.11, p. 230*	11-34	*fig. 11.7, p. 226*		
11-32	*fig. 11.10, p. 229*	11-35	*fig. 11.5, p. 224*		

Thines L, Tatu L, Lemarchand F. Atlas interactif de neuroanatomie clinique. Atlas photographique. Issy-les-Moulineaux : Elsevier Masson, 2016 (2ᵉ éd.)

11-6	*fig. 1.13, p. 10*	11-47	*fig. 3.1, p. 28*	11-59A	*fig. 10.28a, p. 142*
11-15	*fig. 6.8, p. 68*	11-48	*fig. 3.3, p. 30*	11-59B	*fig. 10.28b, p. 142*
11-17	*fig. 10.25, p. 140*	11-49	*fig. 3.8, p. 32*	11-59C	*fig. 10.28c, p. 142*
11-24	*fig. 7.2, p. 74*	11-50	*fig. 3.10, p. 33*	11-60	*fig. 10.30, p. 144*
11-26	*fig. 7.5, p. 78*	11-51	*fig. 3.6, p. 31*	11-63	*fig. 9.13, p. 112*
11-27	*fig. 7.6, p. 80*	11-52	*fig. 3.11, p. 34*	11-64	*fig. 9.14, p. 112*
11-28	*fig. 7.7, p. 81*	11-53	*fig. 3.13, p. 36*	11-65	*fig. 9.15, p. 112*
11-29	*fig. 7.8, p. 81*	11-55	*fig. 4.5, p. 44*	11-69	*fig. 7.4, p. 76*
11-44	*fig. 8.9, p. 97*	11-56	*fig. 4.3, p. 42*		
11-45	*fig. 5.1, p. 48*	11-57	*fig. 5.7, p. 54*		

À la mémoire de mon Maître d'Anatomie, le Professeur Philippe Caix.
Pr Michel Montaudon

Table des matières

Compléments en ligne	XV

INTRODUCTION — 1

1 ORIENTATIONS ET MOUVEMENTS — 3
Orientations — 4
Mouvements — 9
Complément en ligne — 12

2 TISSUS — 13
Tissu conjonctif — 14
Tissus conjonctifs communs — 14
Tissus conjonctifs spécialisés — 15
Tissu épithélial — 20
Tissu musculaire — 21
Tissu nerveux — 25
Complément en ligne — 28

3 RÉGIONS ET APPAREILS — 29
Appareil tégumentaire — 30
Appareil locomoteur — 33
Appareil nerveux — 41
Appareil sensoriel — 41
Appareil cardiovasculaire — 41
Appareil respiratoire — 41
Appareil digestif — 41
Appareil urinaire — 42
Appareil génital — 42
Appareil endocrinien — 42
Complément en ligne — 42

4 IMAGERIE MÉDICALE — 43
Imagerie morphologique — 44
Imagerie de projection — 44
Imagerie de coupes — 45
Imagerie fonctionnelle — 52

Imagerie interventionnelle	**53**
Endoscopies	**56**

ORGANISATION DES GRANDES RÉGIONS — 59

5 TÊTE — 61

Limites	**62**
Enveloppes	**62**
Fascia superficiel	62
Scalp	63
Crâne	**65**
Constitution	66
Squelette	67
Articulations	82
Muscles	89
Régions superficielles du crâne	90
Repères anatomiques	90
Face	**91**
Constitution	91
Squelette	91
Muscles	103
Cavités	110
Régions	117
Repères anatomiques	124
Complément en ligne	**126**

6 COU — 127

Limites	**128**
Fascias	**130**
Fascia superficiel du cou	130
Fascia cervical	131
Squelette	**132**
Os hyoïde	132
Vertèbres cervicales	134
Muscles	**134**
Régions cervicales	**135**
Région cervicale antérieure	135
Régions cervicales latérales	137
Région cervicale centrale (vertébrale)	140
Région cervicale postérieure (nuque)	140
Compartiments fonctionnels cervicaux	**141**
Compartiment viscéral	141
Compartiments vasculaires	141
Compartiment vertébral	147

Repères anatomiques	**147**
Complément en ligne	**148**

7 TRONC — 149

Dos	**150**
Fascia thoraco-lombal	150
Plan superficiel	151
Thorax	**152**
Parois	153
Ouvertures du thorax	163
Régions	165
Fonctions	171
Repères anatomiques	172
Abdomen et pelvis	**174**
Parois	175
Communications et ouvertures	197
Régions	200
Fascia extra-péritonéal	200
Espace infra-lévatorien	208
Péritoine, cavité péritonéale	214
Péritoine	214
Cavité péritonéale	224
Fonctions	232
Repères anatomiques	235
Complément en ligne	**238**

8 MEMBRES — 239

Membre supérieur	**240**
Fascia profond	243
Plan superficiel	245
Compartiments profonds	248
Membre inférieur	**265**
Fascia profond	267
Plan superficiel	271
Compartiments profonds	274
Complément en ligne	**280**

GRANDS APPAREILS — 281

9 APPAREIL TÉGUMENTAIRE — 283

Peau	**284**
Annexes cutanées	**287**
Fascia superficiel	**289**

Contrôle	**290**
Complément en ligne	**290**

10 APPAREIL LOCOMOTEUR — 291

Colonne vertébrale	**292**
Ostéologie	293
Arthrologie	302
Muscles du dos	311
Vascularisation	319
Fonctions	325
Repères anatomiques	325
Membre supérieur	**329**
Ostéologie	329
Arthrologie	345
Myologie	371
Angiologie	392
Névrologie	414
Coupes	431
Régions importantes et repères anatomiques	437
Membre inférieur	**449**
Ostéologie	449
Arthrologie	485
Myologie	524
Angiologie	548
Névrologie	573
Coupes	593
Régions importantes et repères anatomiques	595
Complément en ligne	**611**

11 APPAREIL NERVEUX — 613

Système nerveux central	**615**
Méninges	615
Cavités	623
Moelle spinale	627
Tronc cérébral	635
Cervelet	650
Diencéphale	656
Hémisphères cérébraux	662
Vascularisation	671
Système nerveux périphérique	**686**
Nerfs crâniens	686
Nerfs spinaux	693
Plexus	698
Système nerveux autonome	**708**
Système viscéro-moteur et sécrétoire	708

Système sensitif	718
Grandes voies fonctionnelles	**718**
Motricité	718
Sensibilité	725
Complément en ligne	**732**

12 APPAREIL SENSORIEL — 733

Sensibilité	**734**
Audition	**734**
Étapes	734
Récepteur	734
Voie fonctionnelle	743
Vision	**744**
Étapes	744
Récepteur	744
Voie fonctionnelle	754
Gustation	**763**
Étapes	763
Récepteurs	763
Voie fonctionnelle	764
Olfaction	**766**
Étapes	766
Récepteurs	766
Voie fonctionnelle	767
Complément en ligne	**769**

13 APPAREIL CARDIOVASCULAIRE — 771

Cœur	**772**
Dimensions	772
Rapports	777
Morphologie	777
Structure	780
Cavités cardiaques	783
Valves cardiaques	791
Vascularisation	795
Innervation	803
Péricarde	**811**
Constitution	811
Vascularisation	816
Innervation	817
Vaisseaux	817
Circulation systémique	820
Circulation pulmonaire	860
Circulation lymphatique	862

Circulation fœtale et modifications néo-natales	**883**
Circulation du fœtus	883
À la naissance	884
Contrôle	**884**
Récepteurs	886
Centres nerveux	888
Effecteurs	890
Complément en ligne	**891**

14 APPAREIL RESPIRATOIRE — 893

Voies aériennes supérieures	**894**
Cavités naso-sinusiennes et nez	894
Pharynx	907
Larynx	920
Voies aériennes inférieures	**937**
Trachée	937
Bronches et bronchioles	942
Vascularisation	953
Innervation	955
Poumons	**956**
Aspect	956
Structure	962
Systématisation	963
Vascularisation	964
Innervation	969
Fonctions	969
Plèvres	**970**
Muscles	**976**
Diaphragme thoraco-abdominal	976
Muscles intrinsèques	985
Muscles extrinsèques	987
Contrôle	**993**
Anatomie fonctionnelle	**997**
Mécanique articulaire	997
Physiologie musculaire	998
Complément en ligne	**1001**

15 APPAREIL DIGESTIF — 1003

Structure pariétale du tube digestif	**1004**
Cavité orale	**1006**
Vestibule oral	1006
Dents	1009
Cavité orale	1014
Mastication	1025
Pharynx	**1028**

Œsophage	**1028**
Estomac	**1036**
Intestin grêle	**1050**
Gros intestin	**1064**
Glandes annexées au tube digestif	**1089**
Glandes salivaires	1089
Pancréas	1096
Foie et voies biliaires	1103
Contrôle de la digestion	**1117**
Phase encéphalique	1118
Phase oro-pharyngo-œsophagienne	1118
Phase gastrique	1120
Phase intestinale	1121
Défécation	1121
Complément en ligne	**1122**

16 APPAREIL URINAIRE   1123

Reins	**1124**
Aspect	1125
Rapports	1127
Structure	1130
Vascularisation	1134
Innervation	1139
Voies excrétrices	**1141**
Uretères	1141
Vessie	1148
Urètre	1154
Rapports	1155
Structure	1156
Vascularisation	1158
Innervation	1162
Contrôle	**1164**
Filtration et réabsorption	1164
Miction	1165
Complément en ligne	**1168**

17 APPAREIL GÉNITAL   1169

Appareil génital masculin	**1170**
Testicules	1170
Épididyme	1179
Conduits déférents	1180
Pénis	1183
Vésicules séminales	1189
Prostate	1190
Glandes bulbo-urétrales	1196

Vascularisation	1196
Innervation	1202
Contrôle	1210
Appareil génital féminin	**1213**
Ovaires	1213
Utérus	1220
Trompes utérines	1225
Vagin	1228
Vulve	1231
Vascularisation	1234
Innervation	1237
Contrôle	1241
Glandes mammaires	**1246**
Complément en ligne	**1254**

18 APPAREIL ENDOCRINIEN — 1255

Hypophyse	**1256**
Aspect	1257
Rapport	1258
Vascularisation	1259
Contrôle	1259
Fonction	1259
Glande thyroïde	**1261**
Aspect	1261
Rapport	1263
Vascularisation	1264
Innervation	1266
Fonction	1267
Glandes parathyroïdes	**1268**
Aspect	1268
Vascularisation et innervation	1268
Fonction	1269
Glandes surrénales	**1269**
Aspect	1269
Rapports	1269
Structure et fonction	1272
Vascularisation	1273
Innervation	1273
Para-ganglions	**1278**
Autres glandes endocrines	**1278**
Complément en ligne	**1278**

INDEX — 1279

Compléments en ligne

Des QCM et des QROC peuvent être consultées en ligne.

Pour accéder à ces compléments, connectez-vous à l'adresse suivante : www.em-consulte.com/e-complement/476347 et suivez les instructions pour activer vos accès.

Chapitres concernés : 1, 2, 3, 5, 6, 7, 8, 9, 10, 11, 12, 13, 14, 15, 16, 17 et 18.

Introduction

L'anatomie est la science de la structure et de la morphologie des êtres vivants. C'est une discipline difficile car nouvelle et fastidieuse à apprendre pour les étudiants. Elle est pourtant le socle indispensable et commun de l'exercice de votre futur métier : la connaissance de l'anatomie humaine normale vous permettra de comprendre le fonctionnement normal de l'organisme et de collecter et d'interpréter les signes cliniques qui témoignent de ses désordres.

La description des différents organes, de leurs rapports, de leur vascularisation et de leur innervation constitue l'anatomie morphologique. Celle du fonctionnement des organes est l'anatomie fonctionnelle, qui confine bien souvent à la physiologie.

À noter

Les descriptions anatomiques dérivent le plus souvent de dissections ou d'examens d'imagerie. La description d'un organe, d'une région ou d'une structure vasculo-nerveuse n'est jamais unique : de nombreuses variations anatomiques sont décrites et doivent, pour les principales, être connues lors de l'examen clinique et surtout lors d'interventions chirurgicales.

ORIENTATIONS ET MOUVEMENTS

Pr Michel Montaudon

Manuel d'anatomie descriptive, fonctionnelle et clinique
© 2022, Elsevier Masson SAS. Tous droits réservés

ORIENTATIONS ET MOUVEMENTS
ORIENTATIONS

ORIENTATIONS

Des règles communes à toutes les professions de santé sont utilisées pour décrire le corps humain. Cette description se fait à partir d'une position de référence dans un repère à 3 axes perpendiculaires entre eux :
- la position de référence est la position debout, pieds joints, bras le long du corps avec les paumes des mains, les orteils et le visage orientés vers l'avant, le regard horizontal et, chez l'homme, le pénis en érection (fig. 1-1) ;

> **À noter**
> L'anatomie des structures bilatérales et symétriques est décrite du côté droit du corps à l'exception du système nerveux central où le côté gauche est décrit car il commande le côté droit du corps.

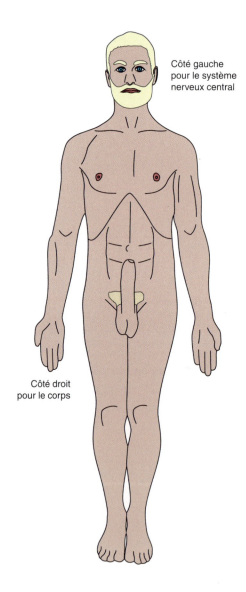

▶ **1-1**
Position anatomique de référence.
© Pr Michel Montaudon.

ORIENTATIONS ET MOUVEMENTS
ORIENTATIONS

- le repère comprend (fig. 1-2) :
  - un axe vertical ou longitudinal ou crânio-caudal :
    - tout plan perpendiculaire à cet axe est appelé transversal, horizontal ou axial,

À noter
L'axe du corps est l'axe vertical abaissé par le vertex. De profil, il se projette sur les méats acoustiques externes, le disque L5-S1, les têtes fémorales et les genoux. De face, il se projette sur le milieu de la colonne vertébrale et le sillon inter-glutéal, et passe entre les pieds, à égale distance des chevilles.

En clinique
Au scanner, les images sont acquises dans le plan transversal mais peuvent être reconstruites dans tous les plans.

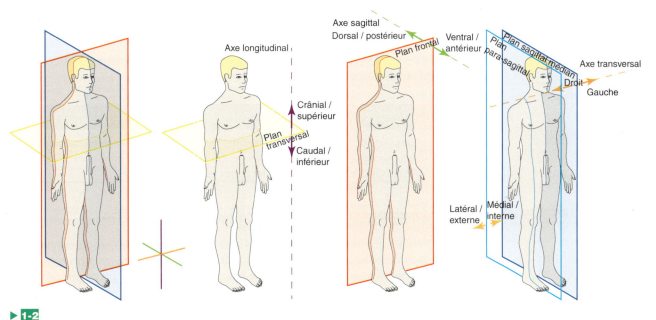

▶ **1-2**
Axes et plans de référence.
© *Pr Michel Montaudon.*

ORIENTATIONS ET MOUVEMENTS
ORIENTATIONS

- le long de cet axe, ce qui est en haut est qualifié de crânial ou supérieur, ce qui est en bas est caudal ou inférieur,
- un axe sagittal ou ventro-dorsal :
  - tout plan perpendiculaire à cet axe est appelé frontal ou coronal,

> **À noter**
>
> Le plan frontal (ou coronal) est appelé ainsi car il correspond au plan du front (sur lequel repose la couronne).

- le long de cet axe, ce qui est en avant est ventral ou antérieur, ce qui est en arrière est dorsal ou postérieur,
- un axe transversal ou droite-gauche :
  - tout plan perpendiculaire à cet axe est appelé sagittal,

> **À noter**
>
> Le plan sagittal médian est le plan sagittal situé sur la ligne médiane du corps. Les plans qui lui sont parallèles sont para-sagittaux.

- le long de cet axe, ce qui est éloigné du plan sagittal médian est latéral ou externe, ce qui s'en rapproche est médial ou interne.

> **À noter**
>
> L'utilisation des directions dont le suffixe est -al permet de comparer l'espèce humaine aux autres espèces animales : ainsi ce qui est ventral l'est dans toutes les espèces mais est antérieur dans l'espèce humaine et le plus souvent inférieur dans les autres espèces.

Ces orientations anatomiques sont précisées ou complétées selon les régions (fig. 1-3) :
- pour les membres :
  - le dos de la main est dorsal en position de référence mais le dos du pied est crânial : le terme dorsal pour ces structures désigne ce qui est du côté de leur dos. Ce qui est dans la direction opposée est palmaire pour la main et plantaire pour le pied en référence à la paume de la main et à la plante du pied,
  - une structure proximale est proche de la racine du membre, une structure distale est proche de son extrémité,

ORIENTATIONS ET MOUVEMENTS
ORIENTATIONS

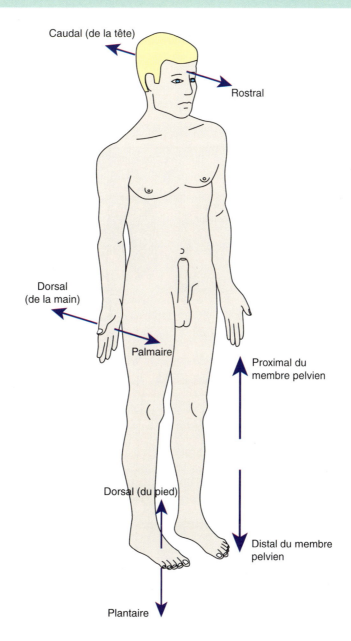

▶ 1-3
Particularités régionales de certaines orientations.
© Pr Michel Montaudon.

– chaque membre présente un axe médian propre, en ligne brisée (fig. 1-4) :
  – celui du membre supérieur (ou thoracique) passe par la tête de l'humérus, le milieu du coude et du poignet, puis le 3e doigt : le 5e doigt est ainsi situé en dedans de l'axe de la main alors qu'il est en dehors de l'axe du corps,
  – celui du membre inférieur (ou pelvien) passe par la tête fémorale, le milieu du genou et de la cheville puis devient horizontal et passe par le 2e orteil ;
- pour le tronc, les adjectifs droit et gauche s'appliquent aux organes impairs et complètent l'utilisation de médial et latéral ;
- dans la région céphalique, ce qui est rostral est proche du nez, ce qui est caudal en est loin ;
- les adjectifs profond et superficiel font référence à la position des organes par rapport à la surface du corps ;
- l'adjectif homolatéral désigne des structures situées du même côté du sujet ; l'adjectif controlatéral décrit des structures séparées par le plan sagittal médian.

ORIENTATIONS ET MOUVEMENTS
ORIENTATIONS

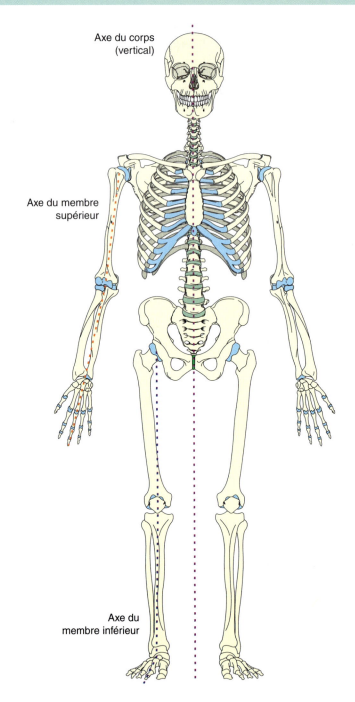

▶ 1-4
Axe du corps et axes de chaque membre.
Certaines descriptions ont pour référence l'axe des membres, particulièrement pour les mouvements : l'abduction des doigts écarte les doigts de l'axe de la main ; il est plus difficile de la décrire par rapport à l'axe du corps.
© Pr Michel Montaudon.

> ### À noter
> - L'orientation d'un organe décrit l'orientation de son grand axe.
> - Les coupes anatomiques sont latéralisées comme celles obtenues par imagerie, en vue inférieure, et ce qui est à droite du sujet est représenté à gauche de la coupe : les coupes horizontales de l'abdomen représentent ainsi le foie dans la partie gauche des images (fig. 1-5).

ORIENTATIONS ET MOUVEMENTS
MOUVEMENTS

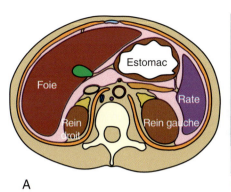
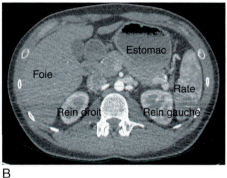
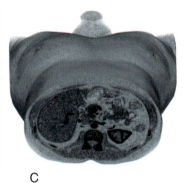

▶ **1-5**
Coupes horizontales de l'abdomen schématique (A) et tomodensitométrique (B) avec reconstruction volumique (C).
Les coupes sont représentées comme si l'observateur regardait le segment supérieur de la coupe par-dessous.
© Pr Michel Montaudon.

MOUVEMENTS

Les plans de référence permettent de définir des mouvements.

Mouvements principaux

Dans le plan frontal (fig. 1-6) :
- l'abduction éloigne l'extrémité distale d'un segment du plan sagittal médian et l'adduction l'en rapproche ;
- pour les doigts ou les orteils, l'abduction les écarte de l'axe de la main ou du pied, l'adduction les en rapproche ;

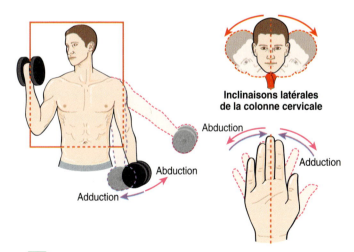

▶ **1-6**
Mouvements dans le plan frontal.
© Carole Fumat.

ORIENTATIONS ET MOUVEMENTS

MOUVEMENTS

- pour la colonne vertébrale, les inclinaisons latérales, droite et gauche, éloignent la tête du plan sagittal médian.

Dans le plan sagittal (fig. 1-7) :
- l'extension éloigne 2 segments de membre et la flexion, analogue à la position du fœtus (fig. 1-8), les rapproche ;
- l'antépulsion, ou propulsion (flexion), de l'épaule porte l'extrémité du membre en avant de sa racine, la rétropulsion (extension) la porte en arrière ;
- pour la colonne vertébrale, l'extension déplace la tête vers l'arrière et la flexion la déplace vers l'avant.

Dans le plan horizontal (fig. 1-9) :
- la rotation médiale porte ce qui est en dehors d'abord en avant puis en dedans ;
- la rotation latérale porte ce qui est en dedans d'abord en avant puis en dehors.

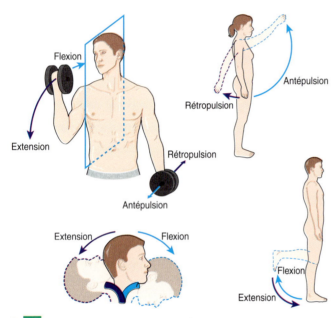

▶ **1-7**
Mouvements dans le plan sagittal.
© Carole Fumat.

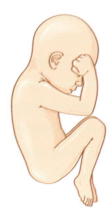

▶ **1-8**
Position fléchie du fœtus.
Le tronc et le cou sont en flexion ; l'épaule, le coude, le poignet et les articulations des doigts sont en flexion ; la hanche, le genou, la cheville et les articulations des orteils sont en flexion.
© Carole Fumat.

ORIENTATIONS ET MOUVEMENTS
MOUVEMENTS

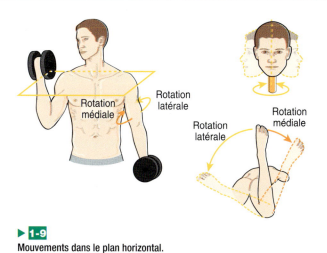

▶ **1-9**
Mouvements dans le plan horizontal.
© *Carole Fumat.*

Mouvements particuliers (fig. 1-10)

Les **mouvements automatiques** sont des mouvements involontaires liés à la conformation des surfaces articulaires et qui surviennent à l'occasion d'un autre mouvement : rotation latérale automatique

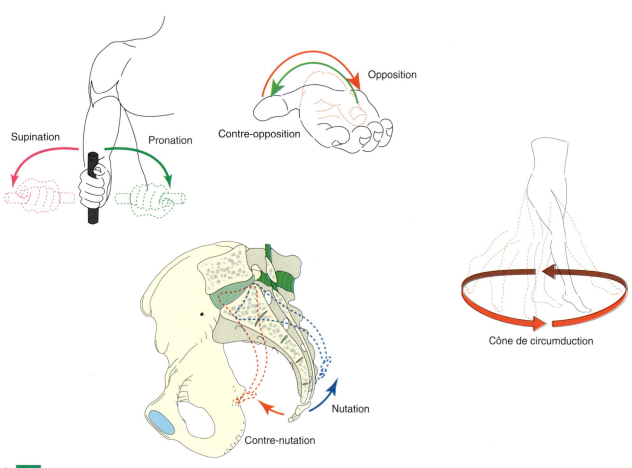

▶ **1-10**
Mouvements particuliers.
© *Pr Michel Montaudon.*

du genou lors de son extension et rotation médiale automatique lors de sa flexion.
Certains mouvements n'existent que dans certaines articulations :
- la **diduction** de l'articulation temporo-mandibulaire déplace le menton de droite à gauche et de gauche à droite ;
- la **pronation** et la **supination** des articulations radio-ulnaires et tarso-métatarsiennes :
  – à partir d'une flexion du coude à 90° avec le pouce dirigé en haut, la pronation porte la paume de la main vers le bas et la supination vers le haut,
  – la pronation du pied porte la plante du pied en dehors et la supination en dedans ;

À noter

Certains mouvements sont impossibles dans la position de référence et nécessitent une autre position pour être décrits :
- l'adduction de l'épaule, en raison de la présence du tronc : pour en décrire l'amplitude, il faut une antépulsion ou une rétropulsion associée ;
- la rotation du genou qui nécessite une légère flexion ;
- l'extension du genou ou du coude, dont l'amplitude à partir de la position de référence est nulle.

- l'**opposition** de l'articulation carpo-métacarpienne du pouce met face à face la pulpe de la dernière phalange du pouce et celle des dernières phalanges des doigts longs. La **contre-opposition** est le mouvement inverse ;

À noter

L'opposition du pouce caractérise l'espèce humaine et certains grands singes. C'est le mouvement qui permet la préhension.

- la **nutation** et la **contre-nutation** des articulations sacro-iliaques. La nutation entraîne une avancée du promontoire et un recul du coccyx. La contre-nutation est le mouvement inverse.

D'autres mouvements sont des **associations** de mouvements élémentaires dans une ou plusieurs articulations :
- la **circumduction** fait décrire à une extrémité de membre un mouvement en forme de cône dont le sommet est l'articulation responsable du mouvement ;
- l'**opposition** du pouce associe une flexion, une adduction et une rotation médiale automatique ; la contre-opposition associe les mouvements inverses ;
- l'**inversion** du pied associe une flexion de la cheville et une adduction et une supination de l'avant-pied. L'**éversion** du pied associe les mouvements inverses.

Les **élévations** ou les **abaissements** sont des translations d'une structure par rapport à une autre : l'abaissement de l'épaule fait glisser la scapula sur la cage thoracique, l'élévation des côtes provoque un déplacement vers le haut de leur extrémité antérieure.

Enfin, certains mouvements ne font pas appel à des articulations : les **dilatations** correspondent à un élargissement, les **constrictions** à un rétrécissement d'une cavité (constriction du pharynx, vaso-dilatation, etc.).

COMPLÉMENT EN LIGNE

Des QCM et des QROC peuvent être consultées en ligne à l'adresse suivante : www.em-consulte.com/e-complement/476347.

TISSUS 2

Pr Michel Montaudon

Manuel d'anatomie descriptive, fonctionnelle et clinique
© 2022, Elsevier Masson SAS. Tous droits réservés

TISSUS
TISSU CONJONCTIF

Sans entrer dans une description histologique exhaustive, il est nécessaire d'évoquer les différents types de tissus du corps et leur fonction.

> **À noter**
>
> La cellule est l'unité morphologique et fonctionnelle du corps ; son étude est la cytologie.
> Les tissus sont constitués de cellules, de protéines et de substance fondamentale ; leur étude est l'histologie.
> Un organe est un ensemble de tissus spécialisés dans une fonction particulière (cœur, artères, veines).
> Un système est un ensemble d'organes ayant une structure analogue (système vasculaire).
> Un appareil est un ensemble de systèmes remplissant une même fonction (appareil cardiovasculaire).

TISSU CONJONCTIF

Le tissu conjonctif est le tissu le plus abondant de l'organisme ; c'est un tissu de comblement, d'interface, de soutien et de connexion. Ses fonctions sont multiples : protection (capsules, gaines, cartilage), séparation (cloisons), soutien (os), isolation et réserve d'énergie (tissu adipeux), immunité (lymphe, sang), transport (sang), etc.

Il est constitué en proportions variables par :
- des cellules de différents types, certaines fixes, propres au tissu, d'autres mobiles, issues du sang ;
- une matrice extra-cellulaire sécrétée par les cellules du tissu et qui les sépare. Cette matrice comprend une substance fondamentale et des protéines fibrillaires (fibres d'élastine, de collagène, de réticuline) dont les proportions et l'organisation varient selon le type de tissu.

La proportion relative de ces différents éléments, le type de cellules et de fibres, et la constitution de la substance fondamentale permettent de différencier plusieurs types de tissus conjonctifs.

> **À noter**
>
> Tous les tissus conjonctifs sont très vascularisés, sauf le cartilage, avasculaire, et les tendons, pauci-vasculaires : leur réparation est très lente.
> Tous les tissus conjonctifs sont innervés.

Tissus conjonctifs communs

Tissu conjonctif lâche

Les protéines fibrillaires y sont organisées en réseau plus ou moins large. Dans les mailles du réseau se trouvent des cellules de différents types. Ce type de tissu conjonctif est parfois appelé chorion. C'est un tissu de comblement et de jonction qui remplit les espaces entres les organes et leur amène vascularisation et innervation.

Tissu conjonctif dense

Il est particulièrement riche en protéines fibrillaires, principalement du collagène, et pauvre en cellules, comprenant seulement quelques fibrocytes. C'est un tissu spécialisé dans la transmission de forces et de contraintes mécaniques pour lesquels on distingue les tissus conjonctifs denses :
- à fibres non orientées :
  - de collagène : dure-mère, péricarde, valves cardiaques, périoste, capsules du foie, de la rate, du testicule,

- d'élastine : interstitium pulmonaire, parois vasculaires et trachéo-bronchiques, cordes vocales, ligament jaune,
- de réticuline : charpente des différents viscères (foie, rate, muscle) ;
• à fibres orientées : ligaments et tendons, très riches en collagène.

À noter

La proportion relative en fibres de collagène et d'élastine détermine la compliance du tissu, c'est-à-dire sa capacité à se laisser déformer. Les tissus riches en fibres d'élastine sont appelés tissus conjonctifs élastiques, ceux riches en fibres de réticuline sont dits réticulés.

Tissus conjonctifs spécialisés

Tissu osseux

La matrice extra-cellulaire y est solide, calcifiée, riche en fibres de collagène. Ses cellules sont des ostéocytes, des ostéoblastes et des ostéoclastes.

Le tissu osseux constitue le squelette, système de soutien et de protection des organes, et participe à l'homéostasie en intervenant dans le métabolisme phosphocalcique :
• l'endosquelette est une armature de soutien (squelette des membres, colonne vertébrale). C'est un tuteur solide mais non rigide :
  - pour de faibles contraintes, il est élastique et retrouve sa forme initiale,
  - pour des contraintes plus importantes, il devient plastique et se déforme ;

En clinique

Les contraintes qui dépassent le point de rupture du tissu osseux entraînent sa fracture.

• l'exosquelette a un rôle de protection : crâne pour le cerveau, colonne vertébrale pour la moelle spinale, cage thoracique pour le cœur et les poumons.

Les os sont **constitués** de 3 types de tissus concentriques (fig. 2-1) :
• en périphérie, le périoste, fine enveloppe conjonctive qui les recouvre et s'interrompt au bord des surfaces articulaires ;

En clinique

Le périoste est très innervé, ses traumatismes et ses lésions sont toujours douloureux.

• au centre : l'os cortical, dense, très solide, constitué d'unités cylindriques appelées ostéons. Sa structure fibrillaire et lamellaire lui confère une résistance importante ;
• en profondeur : l'os médullaire, spongieux, réticulaire, forme des logettes remplies de moelle rouge. Il s'organise en travées selon les contraintes qu'il subit.

À noter

La moelle osseuse est le site de production des cellules sanguines. Avec l'âge, cette moelle hématopoïétique, rouge, se transforme progressivement en moelle adipeuse, jaune puis en moelle fibreuse, grise.

TISSUS
TISSU CONJONCTIF

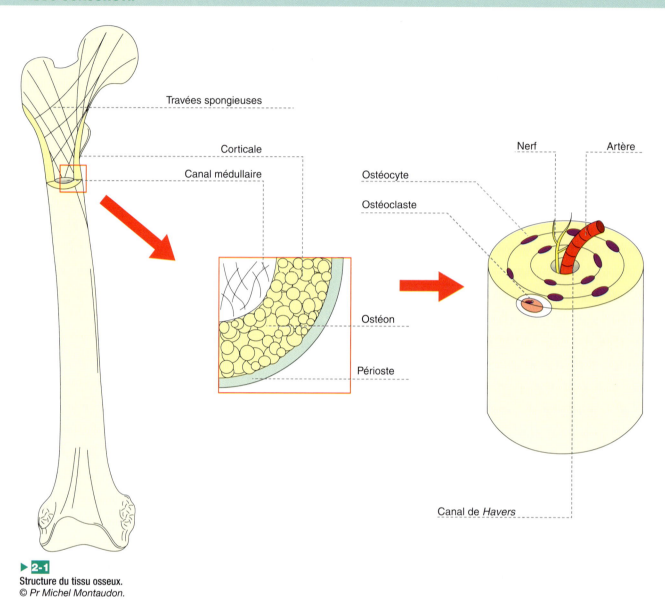

▶ **2-1**
Structure du tissu osseux.
© *Pr Michel Montaudon*.

> ### En clinique
> La ponction sternale (aspiration de moelle hématopoïétique) et la biopsie ostéo-médullaire réalisée dans l'os coxal (prélèvement d'un cylindre ostéo-médullaire) permettent d'étudier les cellules de la moelle (myélogramme), son histologie ou de mettre en culture ses cellules. Les biopsies ostéo-médullaires permettent d'aspirer une grande quantité de moelle en vue d'une greffe de moelle.

Le **développement osseux** se fait en plusieurs étapes :
- l'ossification primaire débute chez le fœtus et se poursuit jusqu'à l'âge de 25 ans. À partir d'une maquette cartilagineuse entourée par un tissu conjonctif appelé périchondre, l'ossification primaire peut être (fig. 2-2) :
  – membraneuse ou endo-conjonctive : l'ossification du périchondre, futur périoste, est responsable de la croissance en diamètre de la diaphyse des os longs et de la formation des os plats où la transformation directe et progressive du périchondre en tissu osseux laisse persister de petites surfaces conjonctives entre les zones ossifiées pour permettre la croissance (os du crâne et fontanelles),

TISSUS
TISSU CONJONCTIF

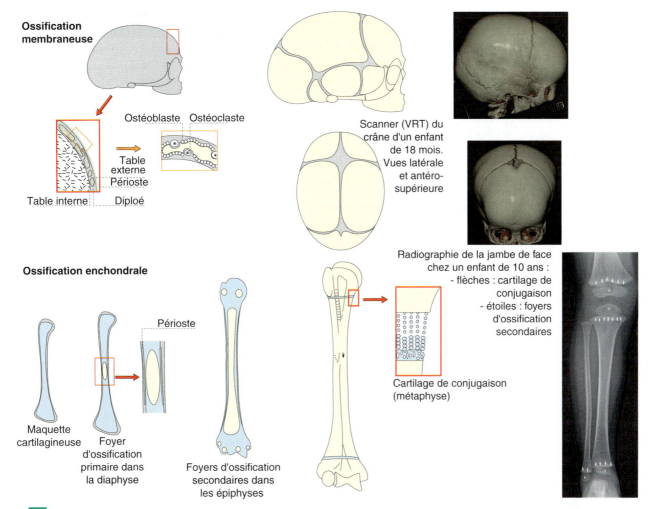

▶ 2-2
Développement et croissance du tissu osseux.
© Pr Michel Montaudon.

– enchondrale (ou endo-chondrale), par apparition de foyers d'ossification successifs dans la maquette cartilagineuse. Elle évolue par étapes et débute à un âge variable selon les os. Un foyer d'ossification primaire apparaît et progresse dans la diaphyse puis des foyers secondaires apparaissent dans les épiphyses. Diaphyse et épiphyses sont séparées par une zone de cartilage métaphysaire de croissance qui permet la croissance en longueur des os longs. La croissance en épaisseur est assurée par le périoste.

L'ossification primaire s'achève avec la disparition de la maquette cartilagineuse : le dernier os à s'ossifier est la clavicule, vers 25 ans ;

En clinique

Le développement des points d'ossification permet de déterminer l'âge osseux à partir d'atlas radiologiques : le cartilage en Y de l'acétabulum est soudé à 12 ans, le noyau d'ossification de la crête iliaque à 18 ans, marquant la fin de la croissance de la colonne vertébrale (test de *Risser*).

- l'ossification secondaire, qui débute dès la naissance sous l'effet des contraintes mécaniques, compressions ou tractions, aboutit à la formation d'os dense (cortical) et d'os spongieux (trabéculé).

TISSUS
TISSU CONJONCTIF

> **À noter**
>
> À la puberté, la plupart des os longs sont formés de 3 parties : la diaphyse, séparée des 2 épiphyses par les métaphyses. Ces dernières sont des zones de croissance et d'ossification secondaire appelées cartilage de conjugaison et responsables de la croissance en longueur de l'os alors que sa croissance en largeur dépend du périoste.

Selon leur **forme** et leurs caractéristiques, on distingue des os (fig. 2-3) :
- longs : fémur, phalange, etc. ;
- courts : os du carpe ou du tarse, etc. ;
- plats : scapula, os du crâne, etc. ;
- irréguliers : vertèbre ;
- pneumatisés, dont la partie médullaire contient de l'air : certains os de la face ;
- wormiens : os surnuméraires parfois rencontrés dans les fontanelles ;
- sésamoïdes : inclus dans un tendon (patella, etc.).

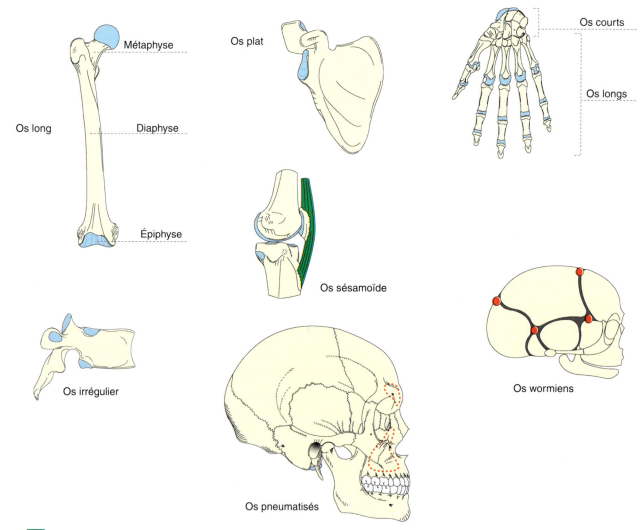

▶ **2-3**
Types d'os.
© *Pr Michel Montaudon*.

> **En clinique**
>
> Les pathologies du tissu osseux comprennent le rachitisme (défaut de croissance par carence en vitamine D), la maladie des os de verre ou maladie de *Lobstein*, les anomalies de calcification et de la matrice osseuse (ostéoporose, ostéomalacie, ostéopétrose), les fractures dont la consolidation laisse souvent un cal, les tumeurs bénignes ou malignes, etc.

Tissu cartilagineux

Les cellules en sont des chondrocytes. Sa matrice extra-cellulaire est solide, non calcifiée, variable selon le type de cartilage :
- le cartilage **élastique** est riche en élastine et pauvre en collagène ; il est très flexible. Il constitue l'épiglotte, les cartilages du nez et du pavillon de l'oreille ;
- le cartilage **fibreux** est riche en de collagène et pauvres en élastine, plus résistant. On le trouve dans les disques articulaires du genou (ménisques), du rachis ou de la symphyse pubienne ;
- le cartilage **hyalin** recouvre les surfaces articulaires. Également riche en élastine et collagène, il résiste aux pressions. Le cartilage hyalin constitue également les cartilages costaux et trachéaux, et les métaphyses osseuses. À ce niveau, il est appelé cartilage de conjugaison et permet à la fois la croissance en longueur de l'os et l'ossification progressive de la métaphyse.

> **En clinique**
>
> L'usure du cartilage articulaire entraîne une arthrose.
> Le cartilage de conjugaison est très fragile ; les fractures qui le traversent chez l'enfant peuvent se compliquer d'un défaut de croissance osseuse.
> Avec l'âge, le tissu cartilagineux se calcifie ce qui diminue sa souplesse et sa compliance.

Tissu adipeux

Le tissu conjonctif adipeux est très pauvre en protéines fibrillaires, riche en adipocytes de tailles variables. Il est profond, abondant autour de certains organes (cœur, reins), ou superficiel, sous-cutané, parfois organisé en corps adipeux (de la joue par exemple).
Il s'agit principalement de tissu adipeux blanc qui est :
- soit un tissu de réserve d'énergie sous forme de triglycérides et qui sert d'isolant thermique : ce tissu est dominant, situé principalement dans le fascia superficiel sous-cutané et la cavité abdomino-pelvienne ;
- soit un tissu de structure qui protège certains organes (reins, cœur, yeux, etc.) ou articulations et soutient certaines structures (glandes mammaires).

> **À noter**
>
> Le tissu adipeux blanc représente 95 % des adipocytes chez l'adulte. Le tissu adipeux brun doit son nom à la richesse des adipocytes en mitochondries à l'origine de sa couleur ; il est proportionnellement plus important chez le nouveau-né et a un rôle de thermogenèse lié à l'activité des mitochondries. Chez l'adulte, quelques îlots persistent autour des reins, dans le médiastin ou le mésentère.
> Le tissu adipeux de réserve est très sensible aux conditions métaboliques, capable de beaucoup s'accroître lors d'une surcharge nutritionnelle ou au contraire de disparaître dans certains états de dénutrition.
> Le tissu adipeux de structure est peu sensible aux conditions métaboliques et varie peu en cas de carence nutritionnelle.

TISSUS
TISSU ÉPITHÉLIAL

> **En clinique**
>
> La liposuccion est l'aspiration des adipocytes du fascia superficiel.

Sang et lymphe

La matrice extra-cellulaire y est dépourvue de protéines fibrillaires et leur substance fondamentale est un liquide appelé plasma.

Le sang et la lymphe sont des tissus conjonctifs spécialisés dans le transport de substances et l'immunité. Leurs cellules sont des érythrocytes, des leucocytes et des thrombocytes pour le premier, des leucocytes, principalement des lymphocytes, pour le second.

TISSU ÉPITHÉLIAL

Le tissu épithélial, ou épithélium, sépare l'organisme du milieu extérieur, entoure ses cavités et assure les sécrétions glandulaires. Il est très exposé aux différentes agressions (chimiques, physiques, septiques, etc.) et son renouvellement cellulaire est rapide. C'est un tissu avasculaire mais innervé qui comprend :
- les épithéliums de **revêtement** : épiderme pour la peau, endothélium pour les vaisseaux, urothélium pour les voies urinaires, épithélium respiratoire pour les voies aériennes, mésothélium pour les séreuses péritonéale, pleurale ou péricardique… Ces épithéliums de revêtement possèdent une ou plusieurs couches de cellules (fig. 2-4) ;
- les épithéliums **glandulaires** constitués de cellules sécrétrices regroupées en glandes.

> **À noter**
>
> Les interfaces entre tissu épithélial et tissu conjonctif sont appelées membranes basales et comprennent 2 lames adhérentes de protéines sécrétées par chacun des tissus : la lame basale au contact de l'épithélium et la lame réticulaire au contact du tissu conjonctif.

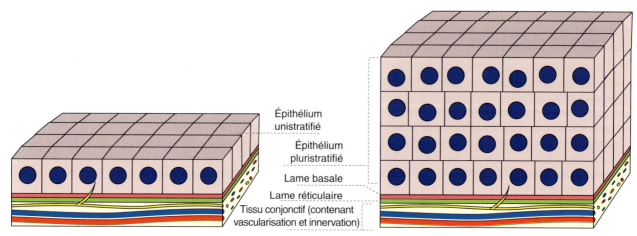

▶ **2-4**
Épithélium unistratifié ou pluristratifié.
© Pr Michel Montaudon.

TISSU MUSCULAIRE

Le tissu musculaire comprend des cellules appelées myocytes et une matrice extra-cellulaire peu abondante.

Grâce à leur faculté de contraction, les muscles sont responsables du maintien de la posture et de tous les types de mouvements : locomotion, systole cardiaque, péristaltisme digestif, motricité vasculaire, etc.

Il existe **2 types de fibres** musculaires ou myocytes :
- les myocytes lisses, à contraction involontaire ;
- les myocytes striés, habituellement à contraction volontaire.

> ### À noter
> Les myocytes striés sont ainsi qualifiés en raison de leur aspect en microscopie optique qui fait apparaître une alternance de stries claires et foncées.

Les myocytes sont **caractérisés** par :
- leur contractilité liée à l'impaction réciproque de 2 protéines, l'actine et la myosine ;
- leur élasticité, qui leur permet de s'allonger ;

> ### En clinique
> L'élongation musculaire a une limite au-delà de laquelle survient une déchirure musculaire.

- leur fatigabilité : les fibres toniques sont peu fatigables alors que les fibres phasiques sont rapidement fatigables.

Ces myocytes constituent **3 types de muscles** (fig. 2-5) :
- les muscles squelettiques sont ainsi nommés car ils s'insèrent sur le squelette. Ils sont formés de myocytes striés, sous contrôle de la volonté et du système nerveux somatique ;

> ### À noter
> Chez un même individu, le nombre de fibres de chaque muscle est fixé dès la naissance. L'entraînement sportif augmente le volume des fibres mais pas leur nombre. Les possibilités de régénérations musculaires sont limitées et se font par hypertrophie des fibres restantes.

> ### En clinique
> Une action involontaire de ces muscles est également possible lors de réflexes myotatiques (contractions involontaires en réponse à une extension brutale du muscle) ou de fasciculations.

- les muscles lisses, composés de myocytes lisses, échappent au contrôle volontaire. Leur activité dépend du système nerveux autonome. Ils entourent les viscères creux comme le tube digestif ou les voies urinaires, où ils se constituent parfois en sphincters, et les vaisseaux sanguins. Ils sont capables de contractions prolongées. Des myocytes lisses sont également présents dans certains tissus conjonctifs qui entourent ou cloisonnent les viscères pleins (foie, rate, prostate, etc.) ;
- le muscle cardiaque, constitué de myocytes striés exprimant également certaines caractéristiques de cellules nerveuses. Les cardiomyocytes, bien que striés, sont à contraction involontaire, automatique. Le muscle cardiaque est très résistant à la fatigue.

Les muscles striés sont entourés et parcourus par du tissu conjonctif commun (fig. 2-5) :
- un épimysium, ou aponévrose, entoure chaque muscle ;
- le périmysium circonscrit des groupes de faisceaux musculaires ;
- l'endomysium enveloppe les faisceaux musculaires.

TISSUS
TISSU MUSCULAIRE

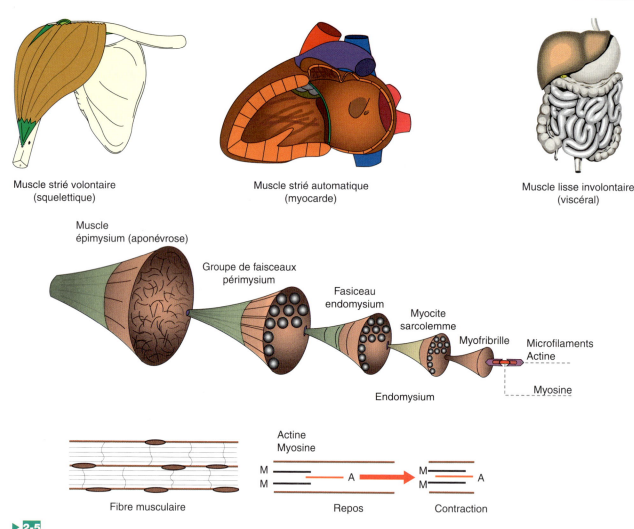

▶ **2-5**
Muscles, types et structure.
© Pr Michel Montaudon.

Le sarcolemme est le nom de la membrane cellulaire des myocytes. Chaque myocyte ou cellule musculaire contient des myofibrilles formées de filaments d'actine et de myosine.

Les muscles sont **caractérisés** par :
- leur tonus, légère contraction au repos. Pour les muscles squelettiques, il assure la posture et est préalable à tout mouvement. Pour les muscles lisses, il assure une contraction permanente (sphincters) ;
- leurs insertions (fig. 2-6) :
  – directement, par des fibres fixées sur le périoste (insertion osseuse), le cartilage (insertion cartilagineuse des muscles de l'oreille), un fascia (insertion aponévrotique des muscles temporal ou grand dorsal), un tendon (insertion tendineuse des lombricaux), une structure fibreuse (insertion fibreuse du myocarde) ou la peau (insertion cutanée des muscles de l'expression ou de la platysma),
  – par l'intermédiaire d'un tendon dont les fibres (de *Charpey*) pénètrent l'os cortical. Dans ce cas, la jonction ostéo-tendineuse peut soulever un tubercule, une tubérosité ou un processus d'insertion ;
- leur trajet (fig. 2-7) :
  – habituellement linéaire, parfois circulaire, réalisant un sphincter, ou hélicoïdal, favorisant la contraction d'une cavité (myocarde),
  – parfois passant sur des poulies de réflexion (tendons du fléchisseur profond des doigts),
  – mono-articulaire (muscle brachial), bi-articulaire (biceps brachial) ou pluri-articulaire (fléchisseurs des doigts) ;

TISSUS
TISSU MUSCULAIRE

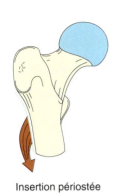
Insertion périostée

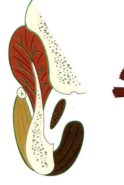
Insertion aponévrotique

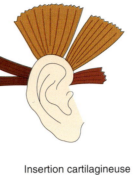
Insertion cartilagineuse

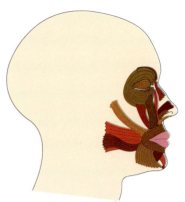
Insertion cutanée

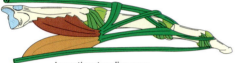
Insertion tendineuse

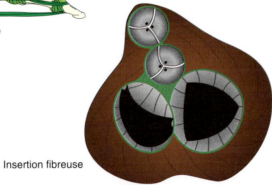
Insertion fibreuse

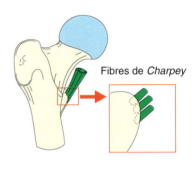
Fibres de *Charpey*

▶ **2-6**
Insertions musculaires.
© Pr Michel Montaudon.

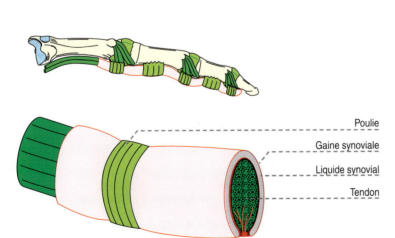

Poulie
Gaine synoviale
Liquide synovial
Tendon

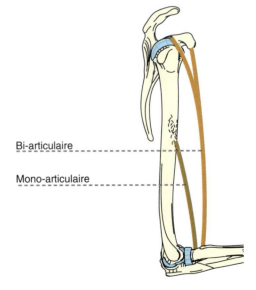

Bi-articulaire
Mono-articulaire

▶ **2-7**
Différents types de trajets musculaires.
© Pr Michel Montaudon.

TISSUS
TISSU MUSCULAIRE

- leur forme (fig. 2-8) :
    - habituellement fusiforme avec un corps musculaire unique, parfois avec 2, 3 ou 4 corps musculaires associés (biceps, triceps ou quadriceps),
    - parfois avec plusieurs ventres musculaires successifs : digastriques à ventres opposés (muscle digastrique) ou à ventres juxtaposés (biceps brachial), ou polygastriques à ventres opposés (droit de l'abdomen) ou à ventre juxtaposés (quadriceps),
    - dentelée, avec de multiples digitations (dentelé antérieur),
    - penniforme, dont les fibres sont plus ou moins obliques sur l'axe du muscle (deltoïde, interosseux). Les muscles peuvent être unipennés, bipennés (interosseux) ou multipennés (chef acromial du deltoïde),
    - plate, avec des fibres parallèles qui rejoignent le plus souvent une nappe tendineuse appelée aponévrose ou fascia (larges).

> **À noter**
>
> La contraction musculaire peut être statique et n'entraîner aucun mouvement (pas de modification de la longueur du muscle) : elle est dite isométrique. Une contraction qui entraîne un mouvement est dynamique : elle peut être isotonique si la force exercée est constante ou isocinétique si la vitesse de déplacement est constante.
> Des muscles sont dits agonistes s'ils provoquent un mouvement identique et antagonistes s'ils provoquent des mouvements opposés. Les muscles synergiques renforcent l'action d'autres muscles.

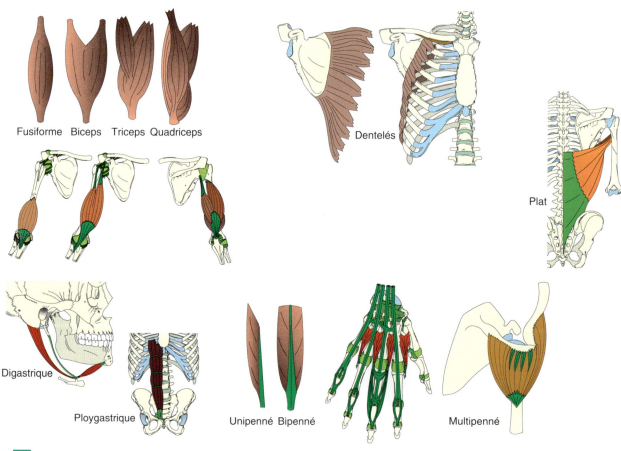

▶ 2-8
Classification des muscles selon leur forme.
© Pr Michel Montaudon.

TISSUS
TISSU NERVEUX

En clinique

Les dysfonctions musculaires peuvent être liées à un défaut d'innervation (paralysie), à un défaut d'activité de la jonction neuromusculaire ou à un défaut d'activité des myocytes (myopathie). Elles entraînent une perte du volume musculaire ou amyotrophie. Un aspect similaire est constaté lors d'immobilisations prolongées.

La force musculaire est évaluée de la façon suivante :
- 0 : absence de contraction ;
- 1 : contraction perceptible mais sans mouvement induit ;
- 2 : contraction avec mouvement possible si assisté ;
- 3 : mouvement contre la pesanteur ;
- 4 : mouvement contre une faible résistance ;
- 5 : mouvement normal par comparaison au côté opposé.

TISSU NERVEUX

Le tissu nerveux est composé de neurones, cellules spécialisées dans le recueil et la transmission de l'information, et de gliocytes, cellules de soutien et de protection qui produisent de la myéline autour de certains axones. Il est dépourvu de matrice extra-cellulaire (fig. 2-9).

Le tissu nerveux constitue :
- le système nerveux central incluant le cerveau, le cervelet, le tronc cérébral et la moelle spinale ;

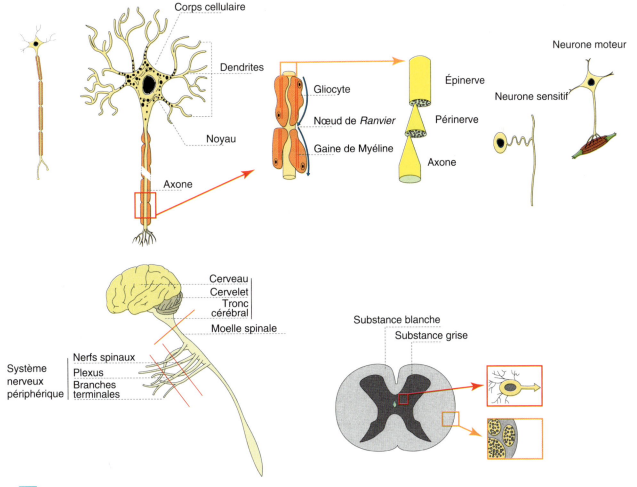

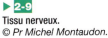

Tissu nerveux.
© Pr Michel Montaudon.

TISSUS
TISSU NERVEUX

- le système nerveux périphérique formé par les nerfs spinaux anastomosés en plexus, puis redistribués en nerfs périphériques. Ces nerfs sont autonomes pour les viscères ou somatiques pour les autres organes. Ils sont sensitifs, moteurs ou mixtes.

Neurone

Le neurone est l'unité fonctionnelle du système nerveux central. Il transmet une dépolarisation cellulaire appelée influx ou signal nerveux.

Délimité par sa membrane plasmique, le neurone est constitué par un corps cellulaire (soma ou périkaryon) d'où partent des prolongements (neurites) de 2 types :
- les dendrites : habituellement multiples, toujours très courtes, conduisent l'influx nerveux vers le corps cellulaire ;
- l'axone : toujours unique, parfois très long, conduit l'influx nerveux du corps cellulaire jusqu'à ses cibles.

À noter
Les corps cellulaires constituent la substance grise, les dendrites et les axones forment la substance blanche.

Selon leurs prolongements, on décrit des neurones (fig. 2-10) :
- unipolaires, avec un seul prolongement ;
- pseudo-unipolaires, avec un prolongement unique qui bifurque à distance du corps cellulaire en un prolongement afférent et un prolongement efférent ;
- bipolaires, avec un prolongement afférent et un prolongement efférent ;
- multipolaires, avec des prolongements multiples dont un seul axone, mais de nombreuses dendrites.

À noter
Les neurones sont également classés selon la forme du corps cellulaire (étoilés, fusiformes, coniques, polyédriques, sphériques, pyramidaux).

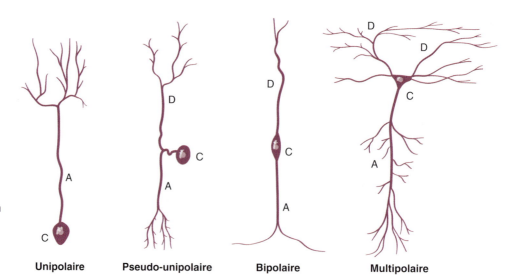

▶ **2-10**
Différents types de neurones en fonction des neurites.
A : axone, C : corps cellulaire, D : dendrite.
© Carole Fumat.

Unipolaire   **Pseudo-unipolaire**   **Bipolaire**   **Multipolaire**

TISSUS
TISSU NERVEUX

Cellules gliales

Ce sont les cellules de soutien du système nerveux encore appelées cellules névrogliques, névroglie ou glie. On distingue une névroglie :
- centrale avec 4 variétés de cellules : les astrocytes, les oligodendrocytes, les cellules épendymaires (revêtement du système ventriculaire) et les cellules microgliales (issues des monocytes sanguins) ;

En clinique

Les tumeurs du système nerveux central se développent à partir des astrocytes, des oligodendrocytes ou des cellules épendymaires.

- périphérique avec les gliocytes ganglionnaires (cellules satellites des ganglions spinaux ou autonomes) et les neuro-lemmocytes (ou cellules de *Schwann*).

Fibres nerveuses

Ce sont les prolongements cellulaires axonaux entourés d'une gaine. Il existe deux sortes de gaines parfois associées entourant la fibre nerveuse, la gaine de myéline et la gaine de *Schwann* (neuroglie périphérique), qui distinguent 2 types de fibres nerveuses :
- les fibres centrales sont myélinisées, dépourvues de gaine de *Schwann*. Elles constituent la substance blanche du système nerveux central et du nerf optique (II) ;

À noter

La gaine de myéline présente des incisures et des étranglements appelés nœuds de *Ranvier* (fig. 2-11). L'influx nerveux « saute » d'un nœud de *Ranvier* à l'autre (conduction saltatoire).

- les fibres périphériques, pourvues d'une gaine de *Schwann*. Les cellules de *Schwann* entourent et isolent les fibres nerveuses et participent à leur éventuelle myélinisation. Ces fibres sont :
  – soit myélinisées, groupées en fascicules (ou faisceaux) pour les nerfs périphériques,
  – soit amyéliniques pour les fibres post-ganglionnaires des nerfs végétatifs viscéraux.

À noter

Les fibres nerveuses sont classées :
- selon leur caractère myélinisé (A et B) ou amyélinique (C) ;
- selon le calibre de leur gaine (Aα, Aβ, Aγ, Aδ, B, C) avec des vitesses de conduction proportionnelles au diamètre.

TISSUS
COMPLÉMENT EN LIGNE

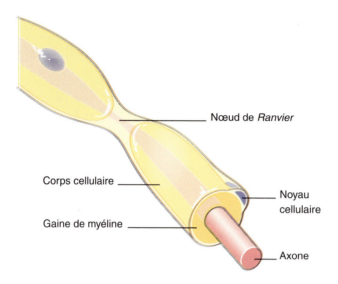

▶ 2-11
Nœud de *Ranvier*.
© Carole Fumat.

Synapses

Les synapses sont des zones spécialisées de contact membranaire permettant la transmission de l'influx nerveux :
- d'un neurone à un autre neurone ;
- d'une cellule réceptrice à un neurone ;
- d'un neurone à une cellule effectrice.

On distingue :
- les synapses chimiques, où la transmission de l'influx nerveux se fait de façon unidirectionnelle par des neurotransmetteurs (médiateurs chimiques comme le GABA, le glutamate, etc.) ;
- les synapses électriques, jonctions communicantes assurant le couplage électrique de 2 neurones avec une diffusion passive, bidirectionnelle et très rapide.

> **À noter**
>
> La plupart des synapses sont axono-dendritiques. Il existe des synapses axo-axoniques, où une terminaison axonale pré-synaptique entre en contact avec l'axone d'un autre neurone ou, plus rarement, des synapses dendro-dendritiques.

COMPLÉMENT EN LIGNE

Des QCM et des QROC peuvent être consultées en ligne à l'adresse suivante : www.em-consulte.com/e-complement/476347.

RÉGIONS ET APPAREILS

3

Pr Michel Montaudon

RÉGIONS ET APPAREILS
APPAREIL TÉGUMENTAIRE

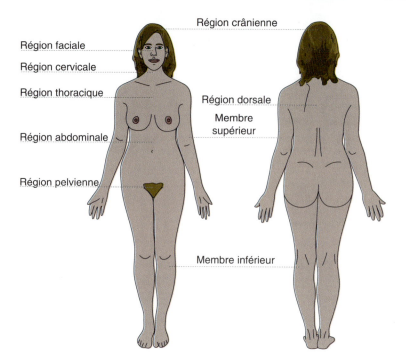

3-1 Grandes régions du corps. Chacune est subdivisée en régions plus petites : le membre inférieur comprend les régions glutéale, fémorale, poplitée, crurale, dorsale du pied et plantaire.
© Pr Michel Montaudon.

Dans la 2e partie de cet ouvrage, les grandes régions du corps sont présentées avec leurs subdivisions anatomiques, leurs limites et leur contenu. Ces grandes régions sont (fig. 3-1) :
- les régions crânienne et faciale, qui occupent la tête ;
- la région cervicale, qui correspond au cou ;
- les régions thoracique, abdominale, pelvienne et dorsale qui occupent le tronc ;
- le membre supérieur et le membre inférieur.

Dans la 3e partie, les structures anatomiques sont présentées par appareil. Chaque appareil se définit comme un ensemble d'organes concourant à la même fonction. Sans négliger une anatomie descriptive fondamentale, cette présentation volontairement fonctionnelle permet à chacun de trouver facilement les notions anatomiques, physiologiques, séméiologiques et pathologiques qui l'intéressent. Ces grands appareils sont les appareils tégumentaire, locomoteur, nerveux, sensoriel, cardiovasculaire, respiratoire, digestif, urinaire, génital et endocrinien.

APPAREIL TÉGUMENTAIRE

Il désigne l'ensemble des tissus qui constituent le revêtement externe du corps et séparent l'organisme du milieu extérieur (fig. 3-2). Il comprend la peau et ses annexes, poils, ongles et glandes sudoripares, ainsi que le fascia superficiel ou tissu sous-cutané.

> **À noter**
>
> Les muqueuses ne font pas partie des téguments. Ce sont des enveloppes qui tapissent la lumière des cavités ouvertes sur l'extérieur : tube digestif, voies urinaires, voies génitales, voies aériennes, etc. Elles comprennent un épithélium adossé à du tissu conjonctif de soutien. L'épithélium prend parfois le nom de la cavité qu'il tapisse (urothélium pour les voies urinaires, par exemple) et sécrète habituellement une substance visqueuse protectrice, le mucus.

Le fascia superficiel est doublé en profondeur par une couche de tissu conjonctif dense, le fascia profond, dont la couche périphérique, adhérente au fascia superficiel, limite les plans superficiel et profond des différentes régions.

RÉGIONS ET APPAREILS
APPAREIL TÉGUMENTAIRE

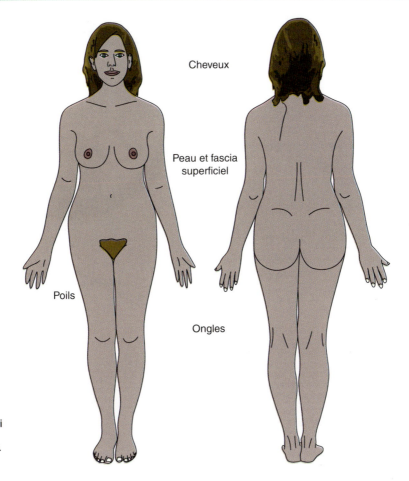

▶ **3-2**
L'appareil tégumentaire comprend la peau et ses annexes (poils, ongles et glandes sudoripares), ainsi que le fascia superficiel.
© Pr Michel Montaudon.

À noter

À l'inverse du fascia superficiel, le fascia profond ne fait pas partie des téguments. Il change de nom en fonction des régions : il est fémoral pour la région de la cuisse, antébrachial pour celle de l'avant-bras, clavi-pectoro-axillaire pour la région antérieure du thorax, cervical, abdominal, pénien, etc. Tous les éléments situés dans le fascia profond sont dits profonds.

Le fascia profond entoure complètement le corps et fusionne avec le périoste de certains os (bord antérieur du tibia, clavicule, etc.).
Il émet plusieurs types d'expansions qui se dirigent en profondeur et contiennent les viscères, les muscles et le squelette (fig. 3-3) :
- les septums intermusculaires, cloisons fibreuses séparant des groupes musculaires. Avec ces septums, le fascia profond limite des compartiments (ou loges) musculaires inextensibles au sein desquelles les muscles ont la même fonction ;

En clinique

Le syndrome des loges est lié à l'augmentation de la pression dans un compartiment musculaire qui provoque une souffrance nerveuse, altère le fonctionnement des muscles, mais surtout leur perfusion, et peut entraîner une ischémie et une rétraction du muscle.

RÉGIONS ET APPAREILS
APPAREIL TÉGUMENTAIRE

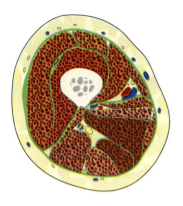
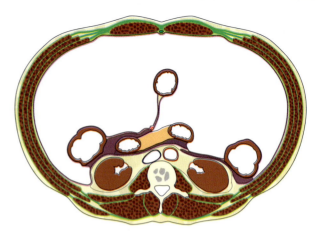
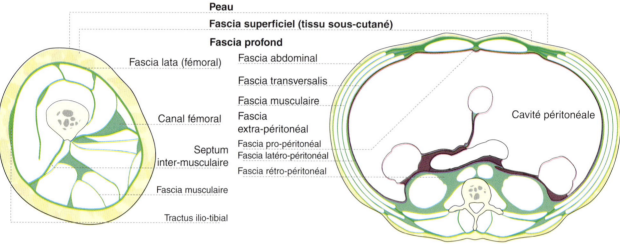

▶ 3-3
Fascia superficiel et fascia profond de la cuisse (à gauche) et de l'abdomen (à droite).
Les expansions du fascia profond sont représentées en vert sur les schémas du bas et entourent les différents organes. Sur la coupe de l'abdomen, le péritoine et ses accolements sont représentés en violet.
© Pr Michel Montaudon.

- les fascias musculaires, gaines fibreuses qui entourent les muscles ;
- les ligaments rétinaculaires (ou rétinaculums), larges bandes de tissus fibreux qui maintiennent certains tendons contre le squelette et évitent qu'ils se tendent comme la corde d'un arc au-dessus d'une articulation ;
- les gaines fibreuses qui entourent les pédicules vasculo-nerveux (canal fémoral, canal brachial, etc.) ;
- les aponévroses, lames fibreuses épaisses ;
- les fascias sub-séreux, comprenant du tissu adipeux en quantité variable, situés entre les séreuses qui tapissent les cavités de l'organisme et les parois de celles-ci. Le fascia profond forme ainsi les fascias :
  – endothoracique, par ses prolongements dans la cavité thoracique,
  – endo-abdominal et endo-pelvien, par ses prolongements dans la cavité commune à l'abdomen et au pelvis. Au sein du fascia endo-pelvien, les protéines fibrillaires du tissu conjonctif s'organisent par endroit sous l'effet de contraintes mécaniques en faisceaux plus ou moins épais appelés ligaments. Ces ligaments participent au maintien des organes pelviens.

RÉGIONS ET APPAREILS
APPAREIL LOCOMOTEUR

> **À noter**
>
> Les fascias sub-séreux endo-abdominal et endo-pelvien, qui entourent tous les deux la cavité péritonéale, sont regroupés sous le nom de fascia extra-péritonéal.
> Les séreuses tapissent les parois d'une cavité non ouverte sur l'extérieur : cavités pleurales, péricardique, péritonéale. Elles possèdent un feuillet pariétal, qui adhère au fascia profond tapissant la paroi de la cavité, en continuité avec un feuillet viscéral qui adhère aux organes sous-jacents. Les 2 feuillets comprennent à la fois du tissu épithélial et du tissu conjonctif :
> - le tissu conjonctif, périphérique, assure la jonction avec le fascia profond et les organes ;
> - le tissu épithélial, central, est unistratifié et sécrète une petite quantité de liquide séreux lubrifiant qui facilite le glissement des épithéliums l'un sur l'autre. Cette couche épithéliale est appelée mésothélium.

APPAREIL LOCOMOTEUR

L'appareil locomoteur permet la locomotion et les mouvements de l'organisme. Il est présent dans toutes les régions et comprend le squelette et les muscles squelettiques dont les contractions mobilisent les articulations.
Le squelette comprend (fig. 3-4) :
- le squelette axial, composé par la colonne vertébrale et les os du crâne et de la face ;
- le squelette thoracique, sternum et côtes ;
- le squelette appendiculaire, formé par les os des membres supérieurs et inférieurs et des ceintures scapulaire et pelvienne. La ceinture scapulaire unit le membre supérieur au thorax, la ceinture pelvienne unit le membre inférieur à la colonne vertébrale.

> **À noter**
>
> Il existe 206 os constants : 8 os crâniens, 14 os faciaux, 6 osselets de la caisse du tympan, l'os hyoïde, 24 vertèbres mobiles, le sacrum, le coccyx, 24 côtes, le sternum, 30 os pour chaque membre, 4 os pour la ceinture scapulaire et 2 pour la ceinture pelvienne.

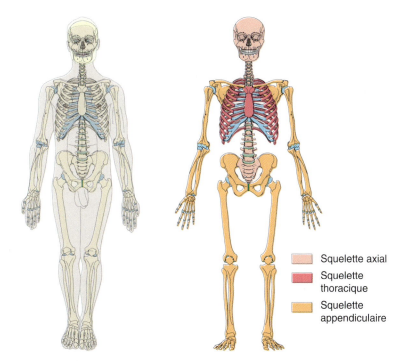

3-4 Subdivisions du squelette.
© Pr Michel Montaudon.

RÉGIONS ET APPAREILS
APPAREIL LOCOMOTEUR

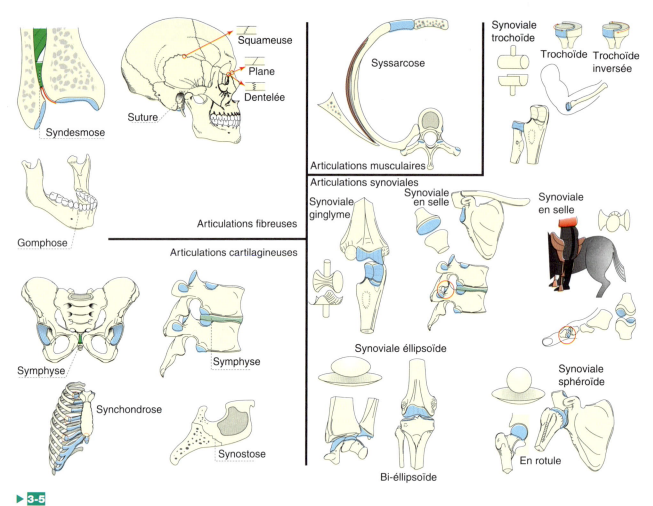

▶ 3-5
Les différents types d'articulations.
© Pr Michel Montaudon.

Une articulation est un ensemble d'éléments qui permettent l'union des os entre eux. Il existe plusieurs types d'articulations avec des mobilités variables (fig. 3-5).

> **À noter**
>
> Pour chaque articulation, mobilité et stabilité varient inversement.

Articulations fibreuses

Les articulations fibreuses sont des unions continues et serrées. La jonction entre les os est assurée par du tissu fibreux. Elles n'ont aucune mobilité.

La **syndesmose** est l'union continue de 2 os, solidarisés par du tissu fibreux disposé sur une surface plus ou moins large (membrane interosseuse de l'avant-bras, articulation tibio-fibulaire distale).

La **suture** est un cas particulier de syndesmose formée d'un tissu conjonctif identique à celui des os qu'elle unit (sutures crâniennes). Plusieurs types sont décrits selon la configuration des surfaces articulaires :
- suture squameuse, par chevauchement (suture temporo-pariétale) ;
- suture dentelée, par engrènement (suture fronto-maxillaire) ;
- suture plane, à surfaces planes (suture fronto-nasale).

La **gomphose** est l'union de 2 pièces osseuses, dont l'une est enfoncée dans l'autre comme un coin, par des fibres de collagène (articulation de la dent avec le maxillaire ou la mandibule).

Articulations cartilagineuses

L'élément qui unit les os est du tissu cartilagineux, dont la compliance autorise des mouvements de faible amplitude.
La **synchondrose** est une articulation cartilagineuse hyaline (articulations costo-chondrales). Elle est parfois comblée en fin de croissance par du tissu osseux (cartilage de conjugaison des métaphyses) et constitue alors une **synostose** qui aboutit à la fusion osseuse.
La **symphyse** est une synchondrose où les pièces osseuses sont réunies par du tissu conjonctif fibreux et du cartilage (symphyse pubienne, disques intervertébraux).

Articulations musculaires

Les **syssarcoses** sont des articulations où l'union entre les os se fait par l'intermédiaire d'un muscle (syssarcose scapulothoracique).

Articulations synoviales

Ce sont des articulations à union discontinue, mobiles et complexes. Elles comprennent (fig. 3-6) :

RÉGIONS ET APPAREILS
APPAREIL LOCOMOTEUR

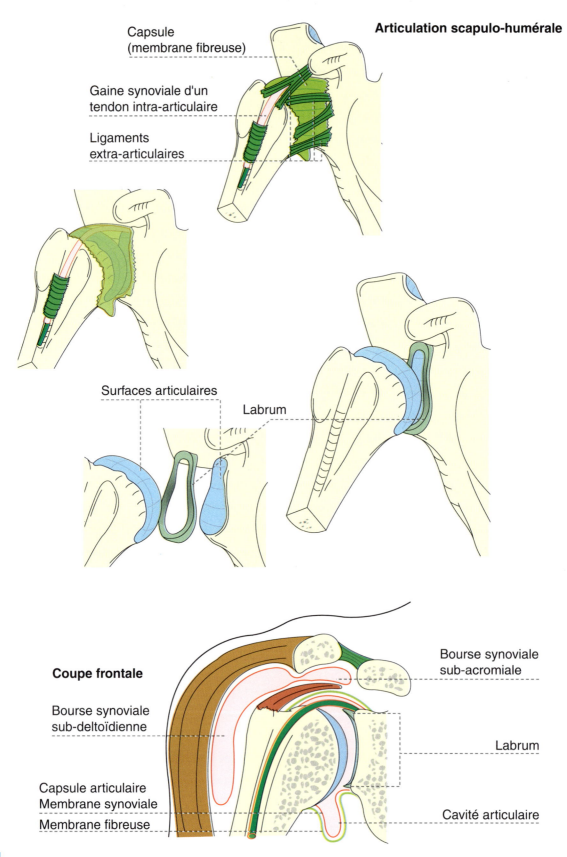

▶ 3-6
Éléments des articulations synoviales.
© Pr Michel Montaudon.

RÉGIONS ET APPAREILS
APPAREIL LOCOMOTEUR

Articulation fémoro-tibiale

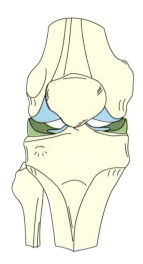
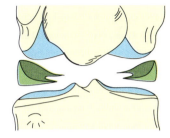

Disques articulaires

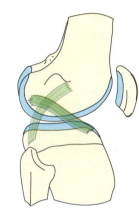
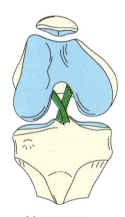

Ligaments
intra-articulaires

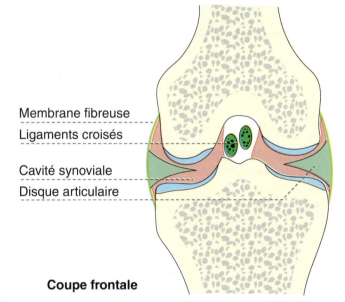

- Membrane fibreuse
- Ligaments croisés
- Cavité synoviale
- Disque articulaire

Coupe frontale

▶ **3-6.**
Suite.

- des surfaces articulaires recouvertes de cartilage hyalin dont l'épaisseur varie selon les contraintes supportées ;

> **En clinique**
>
> L'arthrose est une dégénérescence du cartilage articulaire qui survient avec l'âge et les contraintes et entraîne un contact entre les surfaces osseuses. Elle se manifeste par un amincissement de l'interligne articulaire, la condensation des surfaces en contact et la formation d'ostéophytes (l'augmentation de la surface portante permet de répartir les contraintes, fig. 3-7).

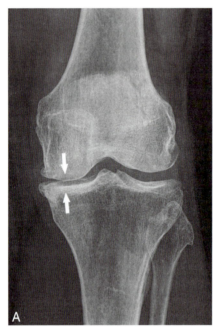 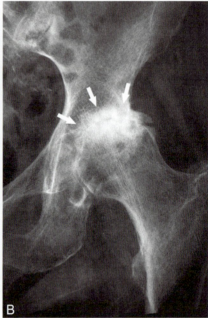

▶ **3-7**
Arthrose.
A) Radiographie de face du genou gauche montrant une gonarthrose débutante avec un pincement de l'interligne fémoro-tibial médial (flèches) dans le cadre d'une arthrose. Noter la condensation sous-chondrale associée).
B) Radiographie de face de la hanche gauche montrant une coxarthrose évoluée avec une disparition de l'interligne articulaire et des ostéophytes à sa partie latérale.
© Blondiaux 2017.

- une capsule articulaire, comprenant :
  – une couche profonde, la membrane synoviale, formée d'un tissu conjonctif lâche dont les cellules, appelées synoviocytes, sécrètent le liquide synovial,
  – une couche périphérique, la membrane fibreuse, résistante, qui est une expansion du périoste ;

> **En clinique**
>
> La membrane synoviale est le substrat anatomique de la poly-arthrite rhumatoïde, maladie auto-immune liée à la production d'anticorps dirigés contre celle-ci.
> Aux endroits les moins épais, les fibres de la membrane fibreuse peuvent être disjointes par des hernies de la membrane synoviale qui forment des kystes synoviaux. Ces formations sont fréquentes à la face postérieure du carpe.

- une cavité articulaire remplie de liquide synovial qui lubrifie et nourrit le cartilage articulaire, non vascularisé, par imbibition et agit comme un amortisseur de contraintes ;

> **À noter**
>
> Le liquide synovial est un ultrafiltrat plasmatique riche en glucose, électrolytes, acide hyaluronique et glycoprotéines.

RÉGIONS ET APPAREILS
APPAREIL LOCOMOTEUR

> **En clinique**
>
> L'exploration endoscopique de la cavité articulaire est une arthroscopie.
> Le liquide synovial est normalement présent en quantité infime de telle sorte que ces cavités sont virtuelles. En grande quantité, il constitue des épanchements synoviaux.
> Les arthrites, inflammatoires ou septiques, s'accompagnent d'un épanchement synovial.

- des ligaments de renforcement qui peuvent être :
  - intra-capsulaires comme les ligaments costo-vertébraux,
  - extra-capsulaires, épaississements plus ou moins marqués de la membrane fibreuse, comme les ligaments de l'articulation scapulo-humérale ;

> **En clinique**
>
> Une entorse est une distension ou une rupture ligamentaire. Les surfaces articulaires conservent des rapports normaux mais peuvent s'écarter l'une de l'autre (diastasis) lors de certaines contraintes (manœuvres diagnostiques).
> Une luxation est une perte des rapports articulaires normaux. Elle s'accompagne en général d'une rupture capsulo-ligamentaire (fig. 3-8).

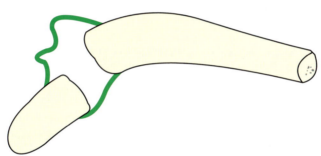

Entorse acromio-claviculaire

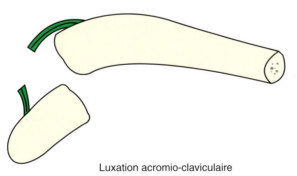

Luxation acromio-claviculaire

▶ **3-8**
Entorse et luxation de l'articulation acromio-claviculaire.
© Pr Michel Montaudon.

- parfois des disques articulaires, interposés entre les surfaces (ménisque du genou), ou des labrums qui élargissent une surface articulaire (glène de la scapula). Ces éléments favorisent la congruence des surfaces ;
- parfois des bourses synoviales qui séparent les reliefs osseux des articulations (bourse sub-acromiale) ou facilitent le mouvement d'un muscle autour d'une articulation (bourse sub-deltoïdienne).

> **À noter**
>
> Les membranes synoviales existent également en dehors des articulations. Elles sont présentes :
> - autour des bourses synoviales sub-cutanées, qui séparent certains reliefs osseux de la peau (bourse olécrânienne, bourse calcanéenne, etc.) ;
> - autour de certains tendons qu'elles séparent des structures voisines pour assurer leur mobilité (fig. 3-6), gaines synoviales des muscles fléchisseurs superficiel et profond des doigts, etc.

Les articulations synoviales sont classées en fonction de la morphologie des surfaces articulaires, dont dépend leur mobilité.

> **À noter**
>
> Le terme de « degrés de liberté » désigne la mobilité d'une articulation dans chaque plan de référence : une articulation présente au maximum 3 degrés de liberté.

Articulations synoviales trochoïde et trochoïde inversée

Une articulation synoviale trochoïde oppose une surface en forme de cylindre plein à une surface en forme de cylindre creux.

La trochoïde est l'articulation où le cylindre plein pivote dans le cylindre creux (articulation radio-ulnaire proximale) alors que dans la trochoïde inversée, l'élément fixe est le cylindre plein (articulation radio-ulnaire distale).

Elles ne possèdent qu'un degré de liberté, dans le plan perpendiculaire au grand axe des cylindres. Elles sont parfois appelées articulations à charnières.

Articulation synoviale ginglyme ou trochléenne

Une articulation synoviale ginglyme oppose une surface concave comparable à un diabolo avec sa gorge à une surface convexe avec une crête (articulations huméro-ulnaire, fémoro-patellaire). Elle possède un seul degré de liberté dans le plan de la gorge.

Articulation synoviale plane

Une articulation synoviale plane oppose des surfaces planes ou à peine courbées (articulation acromio-claviculaire). Elle présente 3 degrés de liberté avec un glissement, une rotation et une bascule des surfaces articulaires l'une sur l'autre.

Articulation synoviale ellipsoïde ou condylaire

Une articulation synoviale ellipsoïde oppose une surface ellipsoïde convexe à une surface ellipsoïde concave (articulation radio-carpienne). Une articulation bi-ellipsoïde associe dans la même cavité 2 articulations ellipsoïdes (articulation fémoro-tibiale). Elle possède 2 degrés de liberté.

Articulation synoviale en selle ou à emboitement réciproque

Une articulation synoviale en selle oppose 2 surfaces articulaires en forme de selle, concaves dans un plan et convexes dans le plan perpendiculaire (articulation carpo-métacarpienne du pouce). Elle présente 2 degrés de liberté.

RÉGIONS ET APPAREILS
APPAREIL NERVEUX

> **À noter**
>
> Les articulations ellipsoïdes et les articulations en selle possèdent en théorie 2 degrés de liberté mais la géométrie de leurs surfaces implique, lors de leurs mouvements, une rotation automatique des surfaces l'une par rapport à l'autre ce qui induit un 3e degré de liberté de faible amplitude.

Articulation synoviale sphéroïde

Une articulation synoviale sphéroïde oppose une surface sphérique convexe à une surface sphérique concave (articulation scapulo-humérale). Lorsque la surface convexe est profondément emboîtée dans la surface concave, il s'agit d'une articulation en rotule (articulation coxo-fémorale). Elle présente 3 degrés de liberté.

APPAREIL NERVEUX

L'appareil nerveux est responsable des perceptions sensitives et des commandes motrices de l'organisme ainsi que des fonctions cognitives (mémoire, langage, fonctions exécutives, etc.). Il est présent dans toutes les régions du corps et comprend des structures centrales, l'encéphale et la moelle spinale, et des nerfs périphériques, sensitifs et moteurs, organisés en 2 systèmes :
- un système conscient, dit somatique, responsable des interactions de l'organisme avec son milieu extérieur (perception consciente et motricité volontaire) ;
- un système inconscient, dit autonome, responsable de l'auto-régulation de l'organisme en fonction des besoins homéostasiques et des modifications du milieu extérieur.

APPAREIL SENSORIEL

L'appareil sensoriel est responsable des 5 sens. Il partage avec l'appareil nerveux des voies de conduction et des centres. Les récepteurs de l'olfaction, annexés à l'appareil respiratoire, ceux de la gustation, annexés à l'appareil digestif, et ceux de la vision occupent la région faciale. Les récepteurs de l'audition occupent la région crânienne. Les récepteurs du tact sont localisés dans les téguments et les muqueuses.

APPAREIL CARDIOVASCULAIRE

L'appareil cardiovasculaire assure la circulation du sang et de la lymphe. Il apporte aux différents organes les substances nécessaires à leur fonctionnement et en draine les déchets. Il comprend une pompe, le cœur, situé dans la région thoracique, des vaisseaux afférents, les artères, et des vaisseaux efférents, les veines et les vaisseaux lymphatiques.

APPAREIL RESPIRATOIRE

L'appareil respiratoire permet les échanges gazeux entre l'air inspiré et le sang. Il occupe les régions faciale, cervicale et thoracique. Il comprend des voies aériennes qui véhiculent l'air vers des échangeurs, les poumons, sous l'effet des contractions et des relâchements successifs du muscle diaphragme. L'appareil de la phonation est annexé à l'appareil respiratoire.

APPAREIL DIGESTIF

L'appareil digestif transforme les aliments ingérés pour les rendre utilisables par les cellules des différents organes. Il parcourt les régions faciale, cervicale, thoracique, abdominale et pelvienne. Il comprend un long tube musculaire étendu de la bouche à l'anus dans lequel de multiples glandes (foie, pancréas, etc.) déversent leurs sécrétions.

RÉGIONS ET APPAREILS
APPAREIL URINAIRE

APPAREIL URINAIRE

L'appareil urinaire est responsable de la production et de l'excrétion d'urine. Il occupe les régions abdominale et pelvienne. Il comprend des organes de filtration et d'épuration sanguines, les reins, et des voies excrétrices.

APPAREIL GÉNITAL

L'appareil génital est l'appareil de la reproduction. Il est différent chez l'homme et chez la femme et se modifie au cours de la puberté puis de la ménopause. Il occupe la région pelvienne.

APPAREIL ENDOCRINIEN

L'appareil endocrinien est formé par un ensemble de glandes dispersées dans l'organisme et qui sécrètent leur production dans la circulation sanguine. Il participe à la régulation du milieu intérieur et à celle du métabolisme.

COMPLÉMENT EN LIGNE

Des QCM et des QROC peuvent être consultées en ligne à l'adresse suivante : www.em-consulte.com/e-complement/476347.

IMAGERIE MÉDICALE

Pr Michel Montaudon

IMAGERIE MÉDICALE
IMAGERIE MORPHOLOGIQUE

Le premier moyen d'exploration du corps humain est l'examen clinique, dont l'efficacité est d'autant plus élevée que votre connaissance anatomique de l'organe examiné est bonne. Afin de préciser le diagnostic déduit de l'examen clinique, de le confirmer, d'évoquer des diagnostics alternatifs ou de suivre certaines pathologies, des examens complémentaires biologiques ou d'imagerie sont souvent demandés.

L'interprétation des examens d'imagerie fait appel à un savoir technique minimal et une bonne connaissance de l'anatomie morphologique et, de plus en plus, de l'anatomie fonctionnelle.

IMAGERIE MORPHOLOGIQUE

Les techniques d'imagerie morphologique sont les plus anciennes et nécessitent de connaître la morphologie normale des organes et leurs rapports anatomiques. On distingue 2 grandes familles, les images obtenues par projection et les imageries en coupes.

Imagerie de projection

L'imagerie de projection la plus largement utilisée est la radiographie. Les images sont formées à partir de l'atténuation d'un faisceau de rayons X par les structures qu'il traverse (fig. 4-1). Elles étaient historiquement recueillies sur un film et le sont maintenant par des détecteurs numériques.

> **À noter**
>
> L'image radiographique est en 2D et comprend une représentation de toutes les structures traversées par les rayons X : une radiographie thoracique de face montre sur la même image le squelette thoracique, les poumons et toutes les structures médiastinales (fig. 4-2).

La réalisation de différentes incidences est utile pour analyser la structure étudiée. Par exemple, la radiographie thoracique de profil est souvent nécessaire pour localiser une anomalie dans le poumon. Connaître la position des structures anatomiques que l'on souhaite étudier est indispensable : par exemple, dégager une interligne scapulo-humérale nécessite une incidence oblique, avec un faisceau de rayons X parallèle à l'interligne.

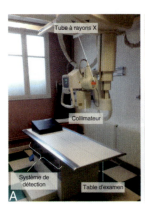 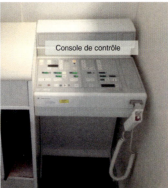 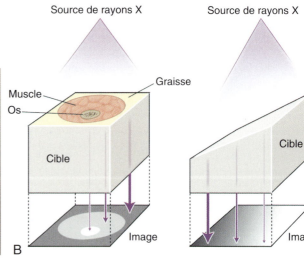

▶ 4-1
Matériel et principe de la radiographie.
A) Principaux composants d'une installation permettant la réalisation de radiographies standard.
B) Effet de la différence de densité des matériaux. Une cible avec 3 composants de densités différentes et d'épaisseurs identiques est exposée à un faisceau de rayons X. L'épaisseur des flèches violettes représente l'intensité du faisceau ayant traversé la cible. Noter la relation inversement proportionnelle entre la densité et l'intensité du faisceau transmis.

© Blondiaux 2017.

IMAGERIE MÉDICALE
IMAGERIE MORPHOLOGIQUE

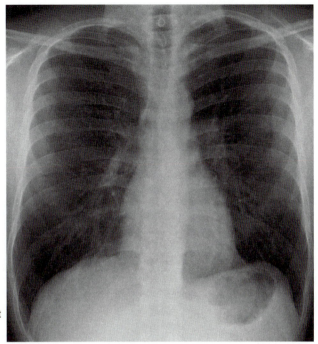

▶ **4-2**
Radiographie thoracique de face.
Le détecteur reçoit les rayons X atténués par leur traversée des différents éléments du thorax. Les structures osseuses atténuent beaucoup les rayons X et apparaissent hyperdenses, les poumons les atténuent peu et paraissent hypodenses.
© Pr Michel Montaudon.

La radiographie peut être sensibilisée par des manœuvres cliniques telles qu'un mouvement ou des contraintes sur certaines articulations pour en démasquer des laxités anormales.
Elle peut aussi être sensibilisée par l'injection d'un produit de contraste iodé :
- dans une cavité naturelle, pour en étudier les contours et l'aspect : hystérosalpingographie (utérus et trompes), lavement, transit œso-gastro-duodénal, arthrographie (articulations), cystographie rétrograde (vessie), etc. (fig. 4-3) ;
- dans les artères d'un organe, pour en étudier la perméabilité ou la présence d'éventuels rétrécissements ou dilatations : coronarographie (artères coronaires), artériographie des membres inférieurs ou rénale, angiographie pulmonaire, etc. (fig. 4-4) ;
- dans les systèmes veineux ou lymphatique, de moins en moins utilisée (fig. 4-5).

> **À noter**
>
> De nombreuses modalités décrites ci-dessus sont invasives et nécessitent une ponction artérielle ou veineuse, habituellement au pli de l'aine ou au poignet, mais elles permettent la réalisation de gestes thérapeutiques.
> L'analyse morphologique des artères se fait désormais le plus souvent par angio-scanner nécessitant une simple injection intraveineuse de produit de contraste.
> Certaines radiographies avec injection intraveineuse de produit de contraste iodé permettent non seulement d'étudier la morphologie d'un organe mais également sa fonction et d'opacifier sa cavité. Une urographie intraveineuse permet ainsi d'analyser la forme des reins, la filtration du produit injecté et les uretères.

Imagerie de coupes

Les 3 modalités d'imagerie de coupes habituellement utilisées sont l'échographie, la tomodensitométrie (TDM) ou scanner, et l'imagerie par résonance magnétique (IRM).

IMAGERIE MÉDICALE
IMAGERIE MORPHOLOGIQUE

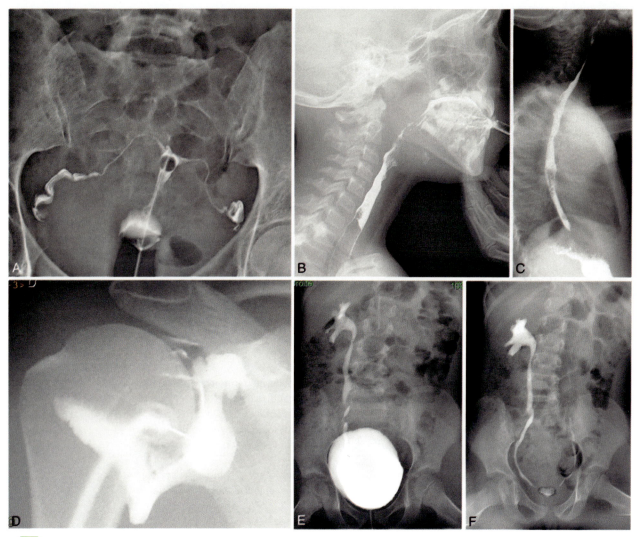

▶ **4-3**
Exemples d'examens radiographiques avec opacification d'une cavité.
A) Hystérosalpingographie : le produit de contraste injecté dans l'orifice cervical opacifie la lumière utérine et celle des trompes utérines, jusqu'à leur pavillon. Cet examen permet d'affirmer la perméabilité des trompes lors des infertilités.
B, C) Transit œsogastrique de profil chez un enfant : le produit de contraste dégluti permet de rechercher une compression extrinsèque du tube digestif.
D) Arthrographie de l'épaule droite de face. Le produit de contraste injecté dans la cavité articulaire la remplit.
E, F) Cystographie rétrograde chez une fillette en réplétion vésicale et après la miction. Le produit de contraste injecté par la sonde vésicale remplit la vessie et remonte dans les cavités excrétrices du rein droit. En fin de miction, un reflux est également visible dans l'uretère gauche.
© Pr Michel Montaudon.

IMAGERIE MÉDICALE
IMAGERIE MORPHOLOGIQUE

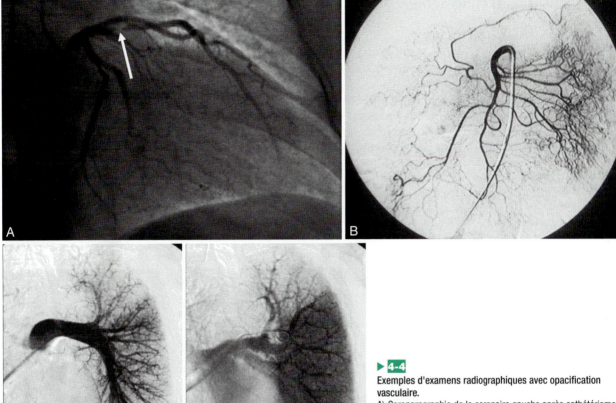

▶ 4-4
Exemples d'examens radiographiques avec opacification vasculaire.
A) Coronarographie de la coronaire gauche après cathétérisme de son ostium ; une sténose serrée est visible sur l'artère inter-ventriculaire antérieure (flèche).
B) Artériographie mésentérique supérieure.
C) Artériographie du poumon gauche à un temps artériel.
D) Temps veineux de l'artériographie pulmonaire.
© Pr Michel Montaudon.

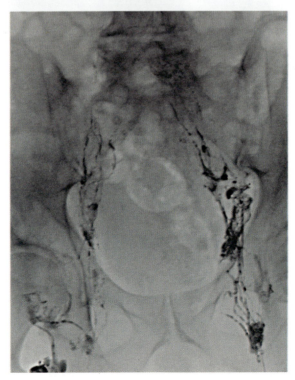

▶ 4-5
Lymphographie du bassin.
L'injection de produit de contraste dans les nœuds lymphatiques inguinaux permet d'opacifier les collecteurs et les nœuds d'aval. Cet examen garde quelques indications dans les plaies du conduit thoracique.
© Pr Michel Montaudon.

IMAGERIE MÉDICALE
IMAGERIE MORPHOLOGIQUE

Échographie

L'échographie fait appel aux ultrasons émis par une sonde et dont la partie réfléchie par les tissus permet de calculer une image. C'est une imagerie non irradiante (fig. 4-6).

Les images sont acquises dans n'importe quel plan et, pour cette raison, sont difficilement interprétables par quelqu'un d'autre que l'opérateur, en dehors des coupes de référence.

Elles sont réalisées en temps réel, ce qui permet une analyse fonctionnelle : contraction cardiaque, jeu valvulaire, mouvement d'un tendon, d'un muscle, etc.

Les ultrasons sont arrêtés par l'os et par l'air : l'échographie est donc peu adaptée à l'étude des os ou des structures aérées au-delà de leur paroi (poumon, tube digestif, etc.). L'utilisation d'agents de contraste intravasculaires fait appel à des solutions contenant des microbulles de gaz.

Enfin, l'image échographique étant de meilleure qualité pour les organes proches de la sonde, celle-ci peut être introduite dans les cavités ouvertes sur l'extérieur : échographie endo-rectale pour étudier la prostate, endo-vaginale pour les ovaires, l'utérus ou l'embryon, trans-œsophagienne pour le cœur, trans-duodénale pour la tête du pancréas, etc.

▶ 4-6
Échographie.
A) Echographie du fœtus lors du 2ème trimestre : coupe sagittale de la tête, du cou et du thorax.
B) Échographe. Les sondes utilisent des fréquences différentes : plus celles-ci sont basses moins la résolution spatiale de l'image est bonne mais plus les ultrasons pénètrent en profondeur et inversement.
A : © *Blondiaux 2017*. B : © *Pr Michel Montaudon*.

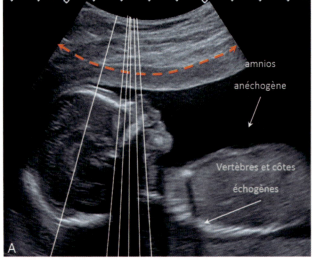
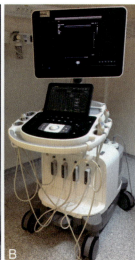

IMAGERIE MÉDICALE
IMAGERIE MORPHOLOGIQUE

Tomodensitométrie

Au scanner, une fraction volumique du patient est acquise lors de projections multiples de rayons X à partir d'une source qui tourne autour de celui-ci (fig. 4-7). La différence d'absorption des rayons X par les tissus permet de reconstruire des images a posteriori dans tous les plans : transversal, frontal et sagittal mais également dans des plans obliques (fig. 4-8), voire des plans courbes qui permettent de « dérouler » une structure sinueuse.

Le scanner est plus irradiant que la radiographie. Les renseignements apportés sont néanmoins de qualité bien supérieure.

Il peut être sensibilisé par l'injection d'un produit de contraste :
- en intraveineux, iodé, dans la très grande majorité des examens (fig. 4-9) ;
- parfois dans des cavités : iodé pour les arthroscanners (fig. 4-10), gazeux pour les colo-scanners…

La synchronisation de l'acquisition des images à certains phénomènes organiques (électrocardiogramme, ventilation, etc.) permet une imagerie fonctionnelle (cœur par exemple).

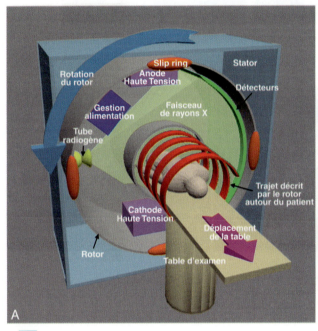
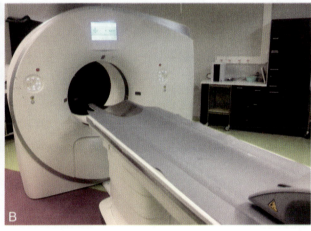

▶ 4-7
Scanner.
A, B) Le patient est allongé sur la table qui se déplace dans l'anneau. Celui-ci contient le tube émetteur de rayons X et les détecteurs qui tournent autour de la région anatomique à étudier.
A : © Blondiaux 2017. B : © Pr Michel Montaudon.

IMAGERIE MÉDICALE
IMAGERIE MORPHOLOGIQUE

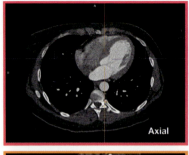
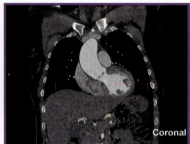
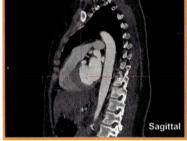
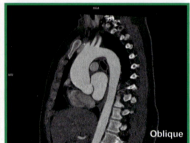

▶ 4-8
Reconstructions multi-planaires (MPR) d'une angio-TDM thoracique.
Le mode MPR permet l'affichage d'une même série d'images natives dans les plans axial (cadre rose), coronal (cadre violet) et sagittal (cadre orange) de manière simultanée ou dans tout autre plan de l'espace. Ici, une reconstruction sagittale oblique dans le plan de la crosse aortique permet d'afficher le vaisseau sur toute sa hauteur (cadre vert).
© Blondiaux 2017.

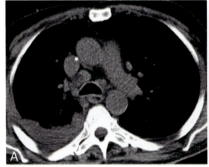
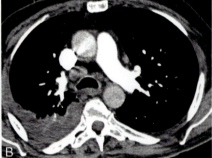
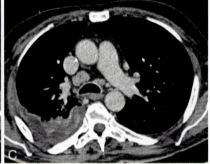

▶ 4-9
Coupes TDM passant par T5.
A) Sans injection de produit iodé.
B) Après injection intraveineuse, acquisition à un temps artériel pulmonaire (10 à 15 s après l'injection).
C) Après injection intraveineuse, acquisition à un temps plus tardif (80 s après l'injection).
© Pr Michel Montaudon.

IMAGERIE MÉDICALE
IMAGERIE MORPHOLOGIQUE

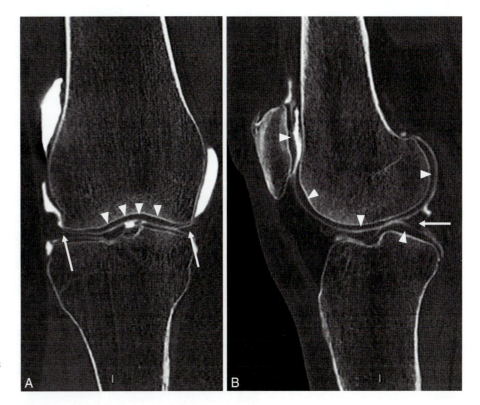

▶ 4-10
Arthroscanner du genou en reconstructions frontale (A) et sagittale (B).
Le produit de contraste remplit la cavité articulaire et ses récessus, silhouette le cartilage articulaire (têtes de flèche) et les ménisques (flèches).
© Pr Michel Montaudon.

Imagerie par résonnance magnétique

L'imagerie par résonnance magnétique (IRM) est une modalité qui calcule des images à partir du signal des protons du corps placés dans un champ magnétique puissant et excités par des ondes de radiofréquence (fig. 4-11).

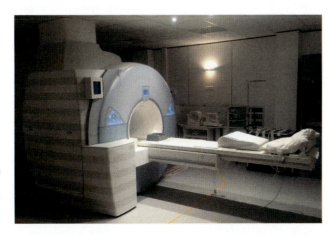

▶ 4-11
IRM.
Le patient est allongé sur la table qui pénètre dans un champ magnétique élevé.
La région à étudier doit être placée au centre de celui-ci.
© Pr Michel Montaudon.

À noter

L'IRM est non irradiante utilisable chez la femme enceinte, l'enfant. C'est une modalité qui ne permet pas de correctement analyser l'os cortical, très pauvre en protons.

Elle permet d'obtenir des images de contrastes variés, dits en T1 ou en T2. Ces contrastes spontanés entre les organes rendent souvent inutile l'injection de produit de contraste (fig. 4-12). Les coupes

IMAGERIE MÉDICALE
IMAGERIE FONCTIONNELLE

▶ **4-12**
Exemples de séquences en IRM cérébrale. Coupes axiales en pondération T1 (A), T2 (B) et FLAIR (C). En T1, la substance blanche (*) est plus en hypersignal que le cortex (flèche) et le LCS est en hyposignal. En T2, la substance blanche (*) est plus en hyposignal que le cortex (flèche) et le LCS est en hypersignal. En FLAIR, le LCS est en hyposignal, mais il s'agit bien d'une séquence pondérée en T2 car la substance blanche (*) est en hyposignal par rapport au cortex (flèche). Exemple de séquence avancée (D) : projection sur une coupe coronale en pondération T2 d'une séquence de diffusion avec tenseur de diffusion montrant la direction des fibres des faisceaux corticospinaux (flèches pleines) et du corps calleux (flèche en pointillés).
© Blondiaux 2017.

sont acquises dans n'importe quel plan mais doivent être placées par le manipulateur en radiologie. Une synchronisation des images à certains phénomènes organiques, particulièrement l'électrocardiogramme, autorise l'évaluation de la fonction de certains organes.

IMAGERIE FONCTIONNELLE

Elle permet l'étude partielle de la fonction des organes, voire de leurs tissus. Elle fait appel à des modalités décrites ci-dessus :
- les ultrasons, avec l'effet Doppler pour analyser les flux vasculaires : sens, caractère pulsatile, vitesse, etc. (fig. 4-13) ;
- le scanner, avec des acquisitions en 3D répétées dans le temps : cycle cardiaque, perfusion encéphalique, etc. ;
- l'IRM, avec des acquisitions répétées dans le temps : perfusion myocardique, encéphalique, etc.

À noter
Les IRM fonctionnelles encéphaliques étudient la perfusion du cerveau lors de l'activation des aires corticales : celle-ci augmente leur consommation en oxygène provoquant une vasodilatation et une augmentation de la perfusion locale, décelables en IRM.

Elle utilise également les techniques de médecine nucléaire qui permettent d'analyser la distribution ou le métabolisme de différentes substances radioactives par l'organisme :
- les scintigraphies étudient, en fonction des radio-éléments utilisés, l'activité ostéoblastique des os (fig. 4-14), la perfusion myocardique (fig. 4-15), l'activité des glandes thyroïde et parathyroïdes, la fonction hépato-biliaire, la perfusion et la ventilation pulmonaires, la perfusion rénale, la transmission dopaminergique, etc. ;

IMAGERIE MÉDICALE
IMAGERIE INTERVENTIONNELLE

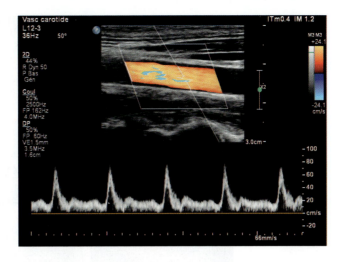

▶ **4-13**
Aspect habituel d'une image associant les modes B, imagerie Doppler et spectre du Doppler pulsé.
Le signal Doppler pulsé a été recueilli dans la fenêtre de mesure au centre de l'artère carotide commune encodée ici en rouge orangé. L'écoulement se fait de la droite vers la gauche de l'image donc en situation de rapprochement de la sonde.
© Blondiaux 2017.

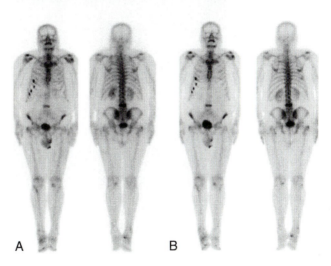

▶ **4-14**
Scintigraphie osseuse planaire acquise par balayage en 18 minutes sur une gammacaméra.
On observe des fractures de côtes à droite et un tassement de L4.
© Blondiaux 2017 (avec l'aimable courtoisie du Pr Zohar Keidar MD, PhD, Rambam HealthCare Campus, Haïfa, Israël)

> **À noter**
>
> Ces examens ont une haute valeur diagnostique fonctionnelle mais une résolution spatiale basse.

- la tomographie par émission de positons (TEP)-scanner et la TEP-IRM couplent un examen morphologique à la détection d'un traceur radioactif, habituellement le fluorodéoxyglucose (FDG), qui simule le métabolisme du glucose. Ils permettent ainsi d'identifier les cellules dont le métabolisme glucidique est :
    - élevé, soit en raison de leur activité physiologique (cerveau, cœur), soit en raison d'un nombre de divisions pathologiques (inflammation, infection, cancer) (fig. 4-16),
    - abaissé, du fait d'une lésion non néoplasique.

IMAGERIE INTERVENTIONNELLE

C'est l'utilisation de l'imagerie à des fins thérapeutiques, l'imagerie permettant de guider le geste. Il peut s'agir :
- d'imagerie interventionnelle endo-vasculaire : angioplastie lors des coronaropathies, embolisation d'anévrisme des artères encéphaliques, embolisation d'hémostase, etc. (fig. 4-17) ;
- d'imagerie interventionnelle percutanée : alcoolisation, radiofréquence, cryo-ablation, cimentoplasties, drainages, etc. (fig. 4-18) ;

IMAGERIE MÉDICALE
IMAGERIE INTERVENTIONNELLE

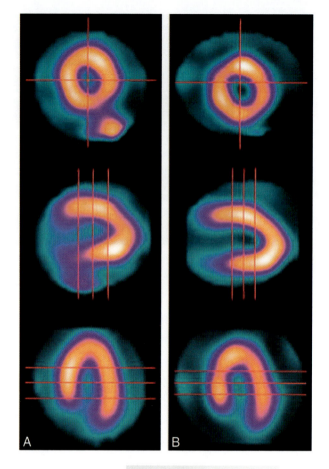

▶ **4-15**
Tomoscintigraphies myocardiques chez un patient au repos.
Coupes petit axe (haut), grand axe verticale (milieu) et grand axe horizontale (bas) acquises en 18 minutes sur une gamma-caméra conventionnelle.
© Blondiaux 2017 (avec l'aimable courtoisie du Dr Gimelli, Fondazione Toscana/CNR G. Monasterio, Pise, Italie).

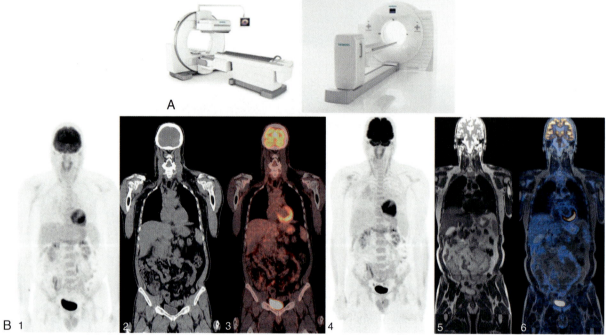

▶ **4-16**
TEP-TDM et TEP-IRM.
A) Appareils de TEP-TDM (à gauche) et TEP-IRM (à droite).
B) TEP au 18F-FDG acquises sur caméras hybrides TEP-TDM et TEP-IRM chez un patient sans hyperfixation pathologique TEP acquise sur la TEP-TDM représentée en *maximum intensity projection* (1), coupe frontale TDM (2), fusion TEP-TDM (3), TEP acquise sur la TEP-IRM en *maximum intensity projection* (4), coupe frontale IRM (5), fusion TEP-IRM (6).
© Blondiaux 2017 (A : avec l'aimable courtoisie de la société Siemens. B : avec l'aimable courtoisie du Dr Soussan, CEA-SHFJ, Orsay, France).

IMAGERIE MÉDICALE
IMAGERIE INTERVENTIONNELLE

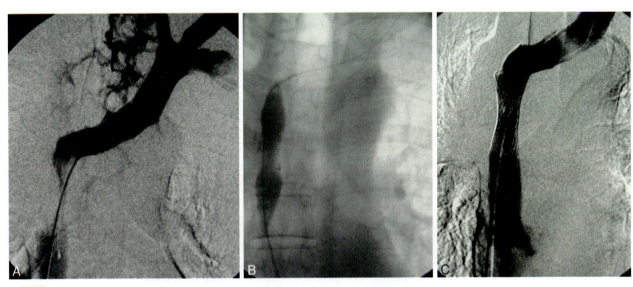

▶ 4-17
Angioplastie de la veine cave supérieure.
A) L'injection de produit iodé dans la veine brachio-céphalique gauche montre une sténose serrée de la veine cave supérieure.
B) La sténose est dilatée par un ballonnet.
C) Un stent est mis en place pour empêcher un nouveau rétrécissement.
© Pr Michel Montaudon.

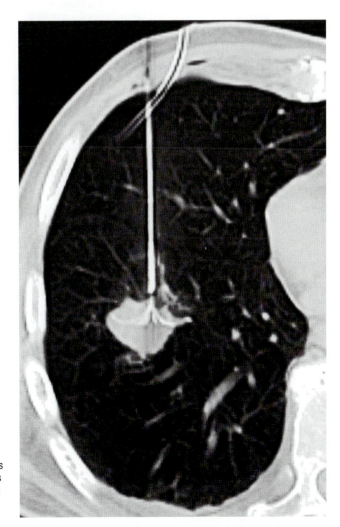

▶ 4-18
Destruction d'une tumeur pulmonaire par radiofréquence.
Une électrode est placée dans la lésion sous contrôle TDM. Un courant appliqué entre les branches de celle-ci permet d'échauffer les tissus jusqu'à la nécrose cellulaire.
© Pr Michel Montaudon.

- de l'utilisation de l'imagerie pour guider un prélèvement : biopsies percutanées sous contrôle échographique, TDM ou IRM (fig. 4-19).

ENDOSCOPIES

Enfin signalons la possibilité d'utiliser des endoscopes pour examiner l'intérieur de certaines cavités : arthroscopie pour les articulations synoviales, coloscopie pour le côlon, cystoscopie pour la vessie, cœlioscopie pour la cavité péritonéale, pleuroscopie, bronchoscopie, etc. (fig. 4-20).
Ce type d'examens permet non seulement une observation directe de l'épithélium de revêtement mais également la réalisation de biopsies et bien souvent de gestes chirurgicaux peu invasifs.

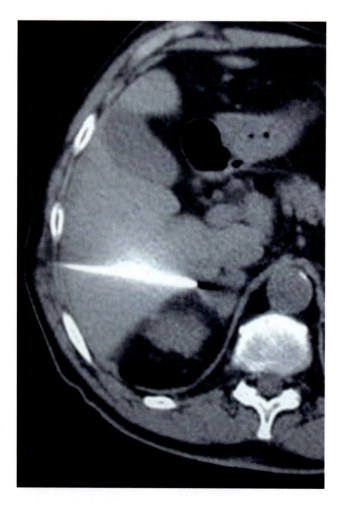

▶ 4-19
Biopsie de la glande surrénale droite sous contrôle TDM.
L'extrémité de l'aiguille, introduite par voie percutanée, traverse le foie et arrive au contact de la glande surrénale.
© Pr Michel Montaudon.

IMAGERIE MÉDICALE
ENDOSCOPIES

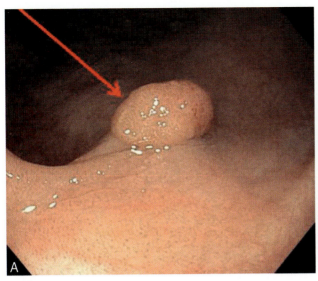
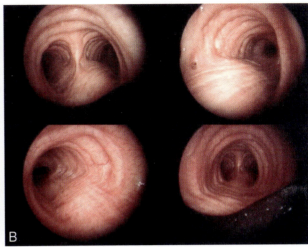

▶ **4-20**
Exemples d'endoscopies.
A) Polype bénin lors d'une coloscopie.
B) Endoscopie bronchique : carène de la trachée, bronche principale droite, bronche principale gauche, bifurcation de la bronche intermédiaire.
Avec l'aimable courtoisie du Pr Zerbib (A) et du Pr Jougon (B), CHU de Bordeaux.

2

Organisation des grandes régions

TÊTE 5

Pr Sophie Dupont

TÊTE

LIMITES

La tête est l'extrémité crâniale du corps. Elle est constituée du crâne et de la face.
Elle comprend un squelette (massif crânial et massif facial) et des tissus mous (cartilages, fascias, muscles) (fig. 5-1).

LIMITES

La tête est séparée du cou par une ligne brisée passant d'avant en arrière par :
- le bord inférieur du corps de la mandibule ;
- le bord postérieur de la branche de la mandibule ;
- la ligne horizontale allant de l'articulation temporo-mandibulaire à la protubérance occipitale externe.

ENVELOPPES

Fascia superficiel

Le fascia superficiel de la tête est le fascia des muscles cutanés superficiels de la tête. Il forme une enveloppe doublant la face profonde de la peau et recouvrant le massif facial, une partie du massif crânial et le muscle platysma. Il ménage des orifices pour les cavités de la face et les oreilles (méat acoustique externe). Il se continue en avant avec le fascia superficiel cervical mais ne descend pas en arrière au niveau de la nuque.

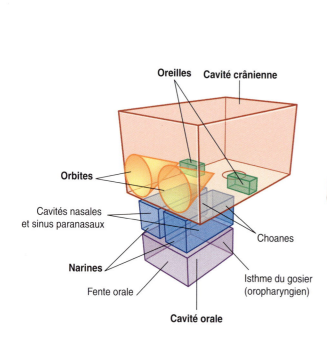
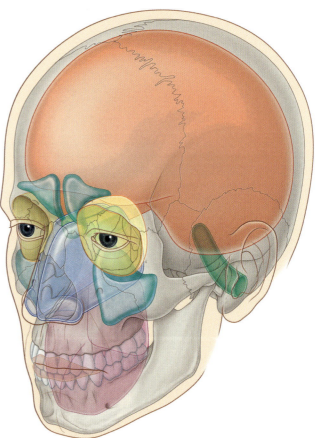

▶ 5-1
Principales régions de la tête.
© Drake 2015.

TÊTE
ENVELOPPES

Il recouvre les muscles les plus superficiels de la face et occupe les espaces laissés libres entre les différents muscles faciaux. Il est alors appelé :
- *aponévrose épicrânienne* (ou *galea aponeurotica*) entre les 2 chefs du muscle occipito-frontal ;
- *fascia temporal superficiel* dans la région temporale ;
- *fascia parotidien* dans la région parotidienne.

> ### En clinique
> La technique du lifting consiste à décoller la peau de ce plan aponévrotique, la retendre vers le haut et l'arrière en la laissant adhérer de nouveau au fascia superficiel en regard.

Scalp

Le scalp (ou cuir chevelu) est la partie de la tête qui s'étend des arcades sourcilières en avant à la ligne nuchale supérieure et à la protubérance externe de l'os occipital en arrière (fig. 5-2).
Il comprend 5 couches, de la profondeur vers la superficie :
- le périoste qui recouvre la face exo-crânienne des os de la voûte crânienne ;
- un tissu conjonctif lâche ;
- une couche aponévrotique constituée par le muscle occipito-frontal et son aponévrose épicrânienne ;
- un tissu conjonctif dense contenant des éléments vasculo-nerveux, notamment des éléments nerveux sensitifs issus (fig. 5-3) :
  – du plexus cervical superficiel (cf. p. 359) : nerf petit occipital (branche mastoïdienne du plexus cervical) pour les régions mastoïdienne et occipitale, et nerf grand auriculaire (branche auriculaire du plexus cervical) pour la région auriculaire,

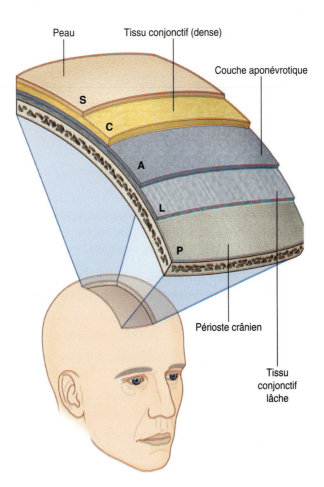

▶ 5-2
Scalp.
© Drake 2015.

TÊTE
ENVELOPPES

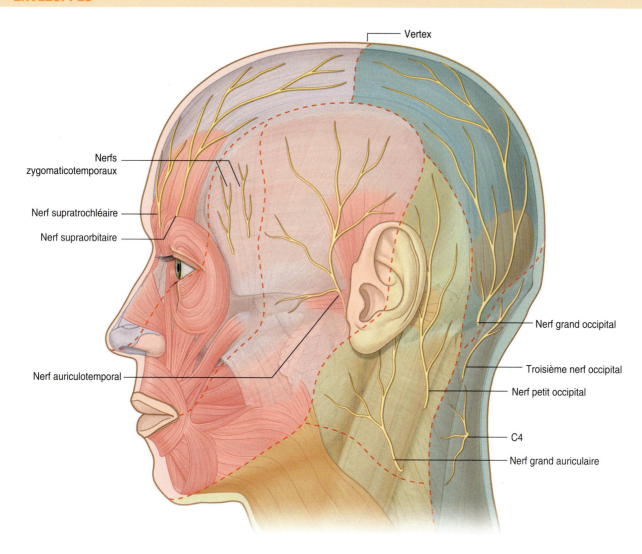

Innervation du scalp.
© Drake 2015.

- du nerf grand occipital d'Arnold (rameau postérieur de C2) pour la majeure partie de la portion postérieure du scalp,
- du 3ᵉ nerf occipital (branche du rameau postérieur de C3) pour une petite zone de la partie inférieure du scalp,
- des rameaux du nerf trijumeau (V) pour la peau en avant des auricules et du vertex : les nerfs supra-trochléaire, supra-orbitaire, zygomatico-temporal et auriculo-temporal ;

En clinique
La névralgie d'Arnold est une céphalée intense paroxystique de la région cervicale et de l'arrière de la tête causée par une compression du nerf grand occipital.

À noter
Les artères qui vascularisent le scalp sont des branches de l'artère carotide externe (artères auriculaire postérieure, occipitale et temporale superficielle) ou de l'artère ophtalmique (issue de l'artère carotide interne).

- la peau et ses annexes (cf. p. 284).

À noter
Les cheveux sont des annexes cutanées assimilées aux poils.

En clinique
La perte des cheveux s'appelle alopécie.

À noter
Le verbe scalper vient d'une pratique guerrière consistant à arracher tout ou partie du cuir chevelu d'un adversaire, mort ou vivant, le scalp étant conservé comme trophée de guerre.

CRÂNE (FIG. 5-4 ET 5-5)

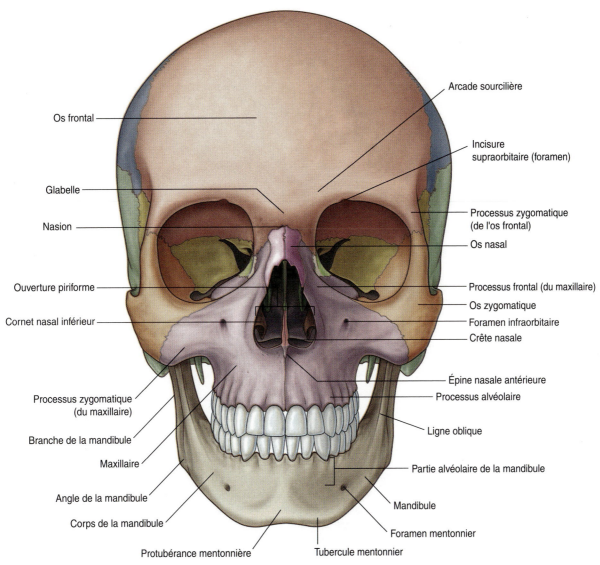

▶ 5-4
Vue antérieure du crâne.
© Drake 2015.

TÊTE
CRÂNE

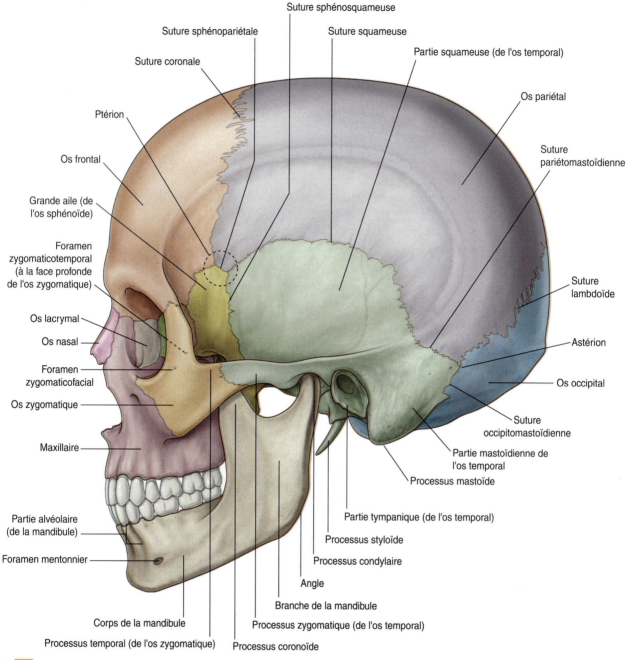

▶ 5-5
Vue latérale du crâne.
© Drake 2015.

Constitution

Le crâne constitue l'enveloppe osseuse de protection du cerveau. Il est constitué de 8 os : 2 os pairs (os temporaux et pariétaux) et 4 os impairs (os frontal, occipital, ethmoïde, sphénoïde). Il est divisé en :
- une partie supérieure, la voûte crânienne ou calvaria ;
- une partie inférieure, la base du crâne :
  - en continuité en avant avec le squelette de la face et en arrière avec le cou,
  - perforée d'ostiums permettant l'entrée dans le crâne ou la sortie de nombreux éléments vasculo-nerveux,
  - divisée en 3 fosses : fosse crânienne antérieure, fosse crânienne moyenne et fosse crânienne postérieure.

Certains os du crâne n'appartiennent qu'à sa voûte (les os pariétaux), d'autres à sa voûte et à sa base (os frontal, temporaux, occipital, sphénoïde). L'os ethmoïde n'appartient qu'à la base du crâne.

> **À noter**
> L'os ethmoïde peut à la fois être considéré comme un os du crâne et un os de la face.

Squelette

Os

Chacun présente une face exo-crânienne (externe/périphérique) et une face endo-crânienne (interne/profonde) (fig. 5-6, 5-7).

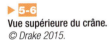
Vue supérieure du crâne.
© Drake 2015.

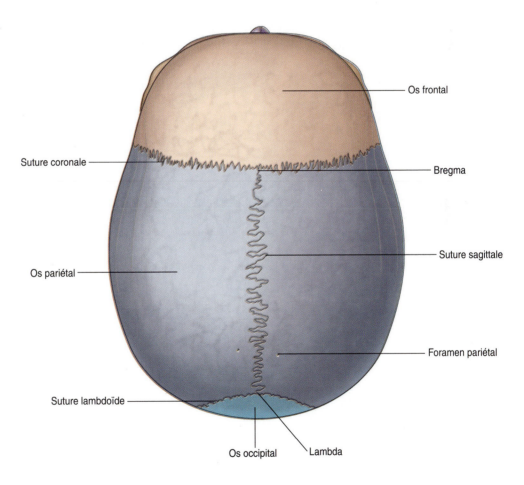

TÊTE
CRÂNE

▶ **5-7**
Toit ou voûte du crâne.
© Drake 2015.

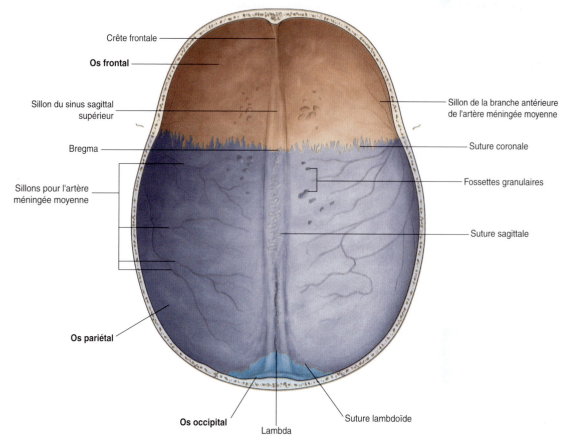

Frontal

L'os frontal se situe à la partie antérieure et supérieure du crâne (fig. 5-8 et tableau 5-1).

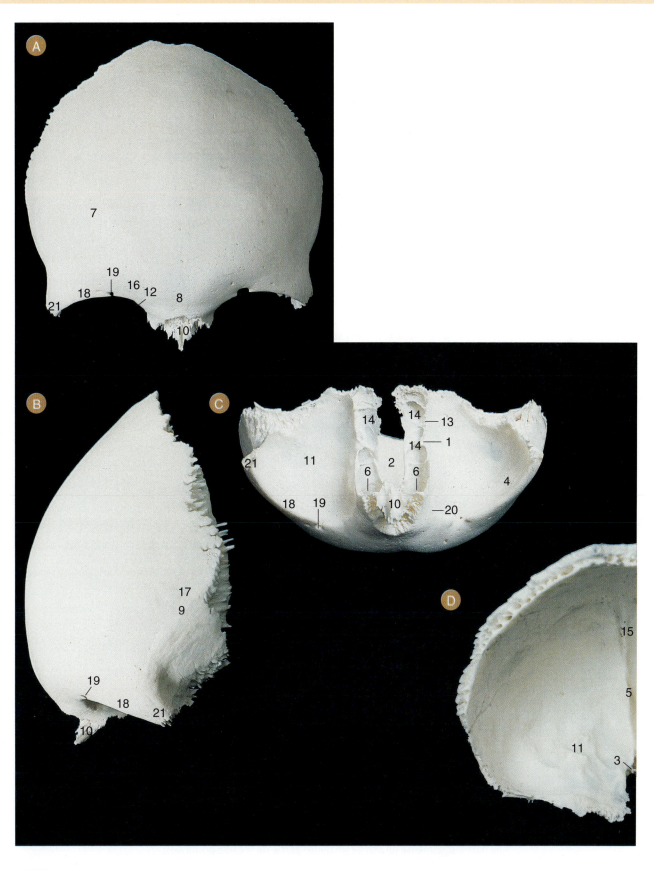

5-8 Os frontal.

TÊTE
CRÂNE

▶ **5-8 — suite.**

A) Vue antérieure de la face externe.
B) Vue gauche de la face externe.
C) Vue inférieure.
D) Vue postéro-supérieure de la face interne (moitié droite retirée ; l'incisure ethmoïdale est en bas).

1. Canal ethmoïdal antérieur (position du sillon)
2. Incisure ethmoïdale
3. Foramen cæcum
4. Fosse de la glande lacrymale
5. Crête frontale
6. Sinus frontal
7. Tubérosité frontale
8. Glabelle
9. Ligne temporale inférieure
10. Épine nasale
11. Partie orbitaire.
12. Position de l'incisure ou du foramen frontal
13. Canal ethmoïdal postérieur (position du sillon)
14. Toit des cellules ethmoïdales (labyrinthe)
15. Crête sagittale
16. Arcade sourcilière
17. Ligne temporale supérieure
18. Bord supra-orbitaire
19. Incisure ou foramen supra-orbitaire
20. Fosse (ou tubercule) trochléaire
21. Processus zygomatique

© Abrahams 2014.

Tableau 5-1. Os frontal.

Partie verticale ou squameuse ou écaille (appartient à la voûte crânienne)		Partie horizontale ou orbito-nasale (appartient à la base du crâne)	
Face exo-crânienne	Face endo-crânienne	Face exo-crânienne	Face endo-crânienne
• bosses frontales : relief du front • arcades sourcilières : séparées par une dépression, la glabelle • rebord supra-orbitaire : délimite l'entrée de l'orbite	Sur la ligne médiane, d'avant en arrière : • crête frontale : (insertion de la faux du cerveau) • sillon du sinus sagittal supérieur : gouttière médiane prolongeant la crête frontale Latéralement : • fosses frontales avec les fossettes granulaires (empreinte des granulations arachnoïdiennes de *Pacchioni*)	Sur la ligne médiane, d'avant en arrière : • épine nasale • échancrure ethmoïdale Latéralement, de dedans en dehors : • demi-cellules frontales (complétées par les demi-cellules ethmoïdales, forment les sinus ethmoïdo-frontaux) de part et d'autre de l'échancrure ethmoïdale • fosses orbitaires	Sur la ligne médiane : • échancrure ethmoïdale Latéralement : • bosses orbitaires
Bord antérieur			
• sépare les parties verticale et horizontale de l'os • présente sur la ligne médiane une échancrure, le bord nasal (ou échancrure nasale) limitée de chaque côté par une saillie aiguë, le processus nasal • présente à son extrémité latérale, le processus zygomatique qui s'articule avec l'os zygomatique			
Bord supérieur			
Crénelé			

En clinique

Les régions polaire et orbito-frontale des lobes frontaux sont très proches des structures osseuses, sans citerne de liquide cérébrospinal pour les protéger : les contusions frontales compliquent volontiers les fractures de la fosse crânienne antérieure et de l'os frontal.

Temporal

Chaque os temporal se situe à la partie inférieure et latérale du crâne. Il est constitué in utero de 3 pièces osseuses distinctes (l'écaille, l'os tympanal et le rocher) qui se soudent au cours de leur développement et forment trois autres parties osseuses distinctes des parties primitives (fig. 5-9 et tableau 5-2) :
- la partie squameuse ou écaille (majeure partie de l'écaille primitive) ;
- la partie mastoïdienne (rocher et écaille) ;
- la partie pétro-tympanique (rocher et os tympanal).

TÊTE
CRÂNE

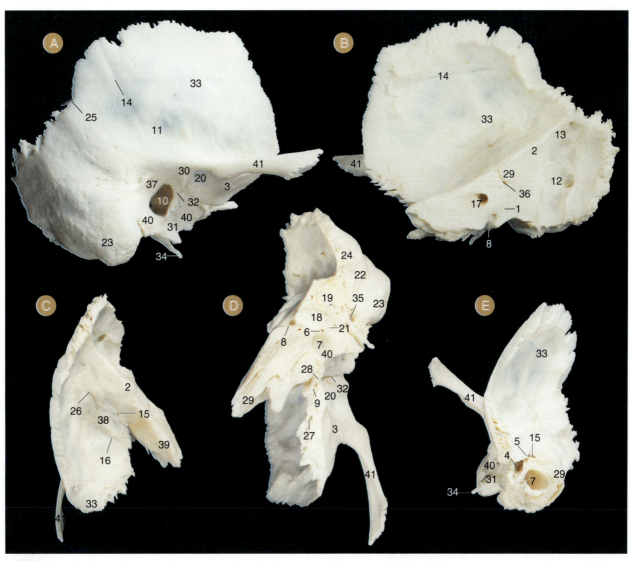

▶ 5-9
Os temporal.
A) Face externe.
B) Face interne.
C) Vue supérieure.
D) Vue inférieure.
E) Vue antérieure.
1. Aqueduc du vestibule
2. Eminentia arcuata
3. Tubercule articulaire
4. Trompe auditive (d'Eustache)
5. Canal du muscle tenseur du tympan
6. Canalicule pour la branche tympanique du nerf glossopharyngien
7. Canal carotidien
8. Canalicule cochléaire
9. Bord du tegmen tympani
10. Méat acoustique externe
11. Sillon de l'artère temporale moyenne
12. Sillon du sinus sigmoïde
13. Sillon du sinus pétreux supérieur
14. Sillons des branches des vaisseaux méningés moyens
15. Hiatus et sillon du nerf grand pétreux
16. Hiatus et sillon du nerf petit pétreux
17. Méat acoustique interne
18. Fosse jugulaire
19. Facette jugulaire
20. Fosse mandibulaire
21. Canalicule mastoïdien pour la branche auriculaire du nerf vague
22. Incisure mastoïdienne
23. Processus mastoïde
24. Sillon occipital
25. Incisure pariétale
26. Fissure pétro-squameuse (vue supérieure)
27. Fissure pétro-squameuse (vue inférieure)
28. Fissure pétro-tympanique
29. Partie pétreuse de l'os temporal
30. Tubercule post-glénoïde
31. Gaine du processus styloïde
32. Fissure tympano-squameuse
33. Partie squameuse de l'os temporal
34. Processus styloïde
35. Foramen stylomastoïdien
36. Fossa subarcuata
37. Triangle supra-méatique
38. Tegmen tympani
39. Empreinte du trijumeau sur l'apex de la partie pétreuse de l'os temporal
40. Partie tympanique de l'os temporal
41. Processus zygomatique

© Abrahams 2014.

TÊTE
CRÂNE

Tableau 5-2. Os temporal.

1. Écaille ou partie squameuse

Face exo-crânienne	Face endo-crânienne	Face exo-crânienne	Face endo-crânienne
Partie verticale supérieure (appartient à la voûte crânienne)		*Partie horizontale inférieure (appartient à la base du crâne)*	
• semi-circulaire • convexe • lisse • reçoit le muscle temporal	• concave • impressions des circonvolutions temporales et des branches de l'artère méningée moyenne	D'avant en arrière : • surface infra-temporale • tubercule articulaire • fosse mandibulaire	

À l'union de ses parties verticale et horizontale, la face exo-crânienne de l'os supporte le **processus zygomatique**, une mince lamelle osseuse articulée en avant avec l'os zygomatique

2. Partie mastoïdienne (appartient à la voûte crânienne et à la base du crâne)

- située en arrière du méat acoustique externe
- creusée de cellules en communication avec l'oreille moyenne
- prolongée vers le bas par le volumineux processus mastoïdien

Face exo-crânienne	Face endo-crânienne
Le processus mastoïdien reçoit l'insertion de nombreux muscles dont le sterno-cléido-mastoïdien	• en avant, son segment supérieur libre se confond avec la base du rocher • en arrière, il entre dans la constitution de la fosse crânienne postérieure

3. Partie pétro-tympanique (appartient à la base du crâne)

Face exo-crânienne		Face endo-crânienne	
Face antéro-inférieure	*Face postéro-inférieure*	*Face antéro-supérieure*	*Face postérosupérieure*
• constituée par la face antérieure de l'os tympanal dans ses 2/3 latéraux, elle forme : 　- la paroi antérieure du méat acoustique externe 　- la paroi antérieure de la caisse du tympan 　- la partie osseuse de la trompe auditive • son 1/3 médial, libre, appartient au rocher et forme avec la grande aile du sphénoïde le sillon de la trompe auditive répondant à la partie cartilagineuse de la trompe auditive	Présente de dehors en dedans : • le foramen stylomastoïdien • le processus styloïde • la fosse jugulaire (empreinte de la veine jugulaire interne) • la crête jugulaire • l'orifice d'entrée du canal carotidien • la fossette pétreuse (loge du ganglion inférieur du nerf glosso-pharyngien [IX])	• rostrale • appartient à la fosse crânienne moyenne • présente de dedans en dehors : 　- l'empreinte trigéminale (loge du ganglion trigéminé de *Gasser*) 　- le hiatus du nerf grand et petit pétreux 　- le tegmen tympani (paroi supérieure de la caisse du tympan) 　- l'eminentia arcuata (saillie du canal semi-circulaire supérieur)	• médiale • appartient à la fosse crânienne postérieure • centrée par le méat acoustique interne avec : 　- au-dessus et en dehors, la fossa subarcuata (fente au fond de laquelle s'ouvre le canal pétro-mastoïdien) 　- en arrière, l'orifice postérieur de l'aqueduc du vestibule (fossette unguéale)

À noter

L'oreille moyenne et l'oreille interne sont logées dans la partie pétreuse de l'os temporal (cf. p. 734).

En clinique

Au décours d'un traumatisme crânien, une fracture du rocher est évoquée devant une otorragie (écoulement de sang par l'oreille) ou une otorrhée (écoulement de liquide cérébro-spinal), une rhinorrhée, une paralysie faciale, une surdité ou des troubles de l'équilibre.

TÊTE
CRÂNE

Pariétal

Chaque os pariétal est situé à la partie supérieure et latérale du crâne, de chaque côté de la ligne médiane (fig. 5-10 et tableau 5-3).

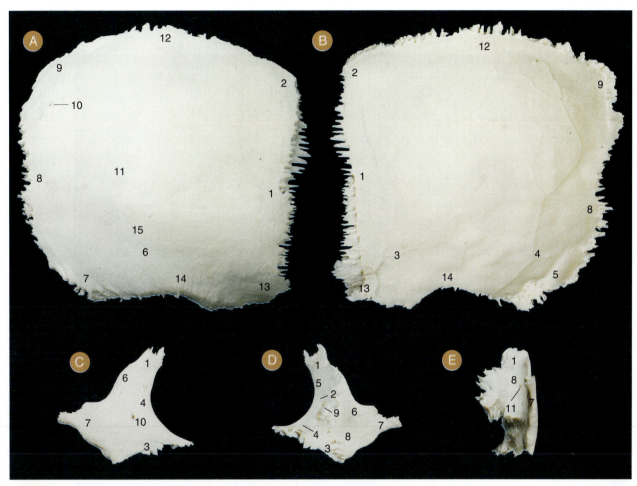

▶ **5-10**
Os pariétal.
Os pariétal droit
A) Face externe.
B) Face interne.
1. Bord frontal (antérieur)
2. Angle frontal (antéro-supérieur)
3. Empreintes pour la branche frontale des vaisseaux méningés moyens (division antérieure)
4. Empreintes pour la branche pariétale des vaisseaux méningés moyens (division postérieure)
5. Sillon du sinus sigmoïde à l'angle mastoïdien
6. Ligne temporale inférieure
7. Angle mastoïdien (postéro-inférieur)
8. Bord occipital (postérieur)
9. Angle occipital (postéro-supérieur)
10. Foramen pariétal
11. Tubérosité pariétale
12. Bord sagittal (supérieur)
13. Angle sphénoïdal (antéro-inférieur)
14. Bord squameux (inférieur)
15. Ligne temporale supérieure

© Abrahams 2014.

Tableau 5-3. Os pariétal.

appartient à la voûte crânienne Réunion des 2 os pariétaux sur la ligne médiane (suture sagittale)	
Face exo-crânienne	**Face endo-crânienne**
• convexe • parcourue par les lignes temporales supérieure (insertion du fascia temporal) et inférieure (insertion du muscle temporal)	• concave • parcourue par les sillons de l'artère méningée moyenne • le long de la suture sagittale, court une demi-gouttière complétée par celle de l'os pariétal controlatéral et donnant passage au sinus sagittal supérieur

TÊTE
CRÂNE

Occipital

L'os occipital est médian, situé à la partie postérieure et inférieure du crâne. Il est percé d'un volumineux foramen – le foramen magnum – qui délimite 4 parties (fig. 5-11 et tableau 5-4) :
- basilaire, ou corps, en avant du foramen ;
- latérales, de part et d'autre du foramen ;
- écaille, en arrière du foramen.

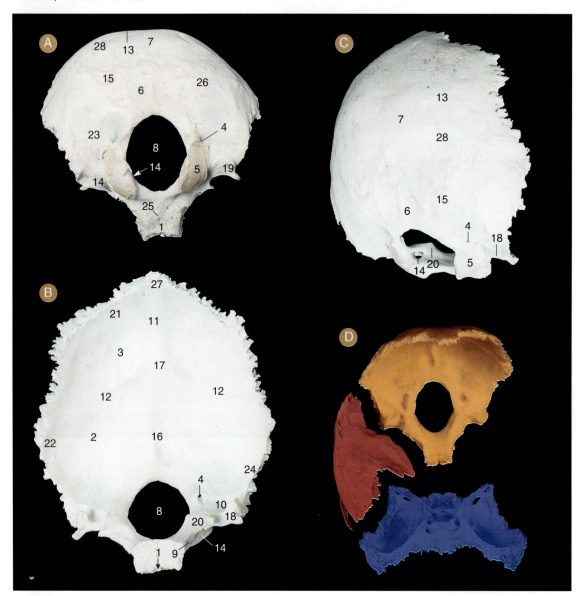

▶ 5-11
Os occipital.
A) Vue inférieure de la face externe.
B) Face interne.
C) Vue inféro-droite de la face externe.
D) Os de la base du crâne.
Orange, occipital ; rouge, temporal ; bleu, sphénoïde.
1. Partie basilaire
2. Fosse cérébelleuse
3. Fosse cérébrale
4. Fosse condylaire (et canal condylaire en B et C)
5. Condyle
6. Crête occipitale externe
7. Protubérance occipitale externe
8. Foramen magnum
9. Sillon du sinus pétreux inférieur
10. Sillon du sinus sigmoïde
11. Sillon du sinus sagittal supérieur
12. Sillon du sinus transverse
13. Ligne nuchale suprême
14. Canal du nerf hypoglosse
15. Ligne nuchale inférieure
16. Crête occipitale interne
17. Protubérance occipitale interne
18. Incisure jugulaire
19. Processus jugulaire
20. Tubercule jugulaire
21. Bord lambdoïde
22. Angle latéral
23. Partie latérale
24. Bord mastoïdien
25. Tubercule pharyngien
26. Partie squameuse de l'os temporal (écaille)
27. Angle supérieur
28. Ligne nuchale supérieure
© Abrahams 2014.

Tableau 5-4. Os occipital.

appartient à la voûte et à la base du crâne	
1. Partie basilaire (corps)	
Face exo-crânienne	*Face endo-crânienne*
• convexe • reçoit des muscles de la tête et du pharynx	• dos de la selle turcique (*dorsum sellae*) (os sphénoïde)
2. Parties latérales	
Face exo-crânienne	*Face endo-crânienne*
• condyle occipital : surface articulaire ovalaire avec la masse latérale de l'atlas (C1) • canal du nerf hypoglosse (XII), en avant de chaque condyle • canal condylaire, en arrière de chaque condyle	De dedans en dehors : • tubercule jugulaire (passage transversal des nerfs IX, X et XI vers le foramen jugulaire) • sillon du sinus sigmoïde • incisure jugulaire (bord médial du foramen jugulaire) • processus jugulaire (articulaire avec le rocher)
3. Écaille ou partie squameuse	
Face exo-crânienne	*Face endo-crânienne*
Au centre : • protubérance occipitale externe ou inion • prolongée jusqu'au foramen magnum par une crête sagittale, la crête occipitale externe	Au centre : • protubérance occipitale interne (confluent des sinus veineux)
Latéralement : • lignes nuchales suprême, supérieure et inférieure, crêtes transversales d'insertion de muscles du cou et de la tête (dont le sterno-cléido-mastoïdien et le trapèze sur la ligne nuchale supérieure)	Latéralement : • 2 fosses supérieures, cérébrales (répondant aux lobes occipitaux) • 2 fosses inférieures, cérébelleuses (répondant aux hémisphères cérébelleux)
Foramen magnum	
• large orifice ovalaire de communication entre le canal vertébral et le crâne • traversé par la moelle allongée, les artères spinales antérieure et postérieure, vertébrales, les racines spinales du nerf accessoire (XI)	

Ethmoïde

L'os ethmoïde appartient à la fosse crânienne antérieure et au massif facial. Il est entre les 2 orbites dont il constitue en partie la paroi médiale.
Il est formé de 4 parties : (fig. 5-12)
- la lame criblée, horizontale, perforée de minuscules orifices laissant passer les filets olfactifs (I);
- une lame osseuse verticale médiane, perpendiculaire à la lame horizontale qui la divise en 2 parties :
  - la crista galli en haut,
  - la lame perpendiculaire en bas;
- 2 masses latérales ou labyrinthes ethmoïdaux creusées de cellules s'ouvrant dans la cavité nasale. Chacune est un cube à 6 faces :
  - la face médiale forme la majeure partie de la paroi latérale de la fosse nasale. Deux lamelles osseuses recourbées s'en détachent, s'enroulent sur elles-mêmes et forment les cornets nasaux supérieur et moyen,
  - la face latérale appartient à l'orbite,
  - les faces supérieure, inférieure, antérieure et postérieure sont creusées de demi-cellules ethmoïdales complétées par des demi-cellules correspondantes des os en regard :
    - demi-cellules frontales pour la face supérieure,
    - demi-cellules maxillaires pour la face inférieure. Celle-ci s'articule avec le processus orbital de l'os palatin,
    - demi-cellules unguéales pour la face antérieure. Celle-ci s'articule avec le processus frontal de l'os maxillaire,
    - cavité de la face antérieure de l'os sphénoïde pour la face postérieure.

TÊTE
CRÂNE

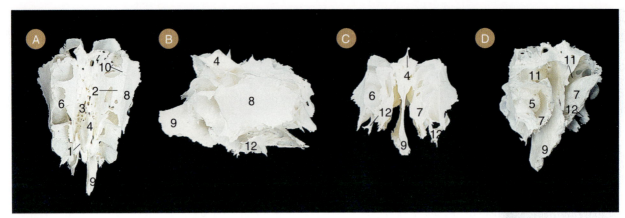

▶ **5-12**

Os ethmoïde.
A) Vue supérieure.
B) Vue gauche.
C) Vue antérieure.
D) Vue postéro-inférieure gauche.
 1. Aile de la crista galli
 2. Sillon ethmoïdal antérieur
 3. Lame criblée
 4. Crista galli
 5. Bulle ethmoïdale
 6. Labyrinthe ethmoïdal (contenant les cellules ethmoïdales)
 7. Cornet nasal moyen
 8. Lame orbitaire
 9. Lame perpendiculaire
 10. Sillon ethmoïdal postérieur
 11. Cornet nasal supérieur (méat)
 12. Processus uncinatus
 © Abrahams 2014.

> ### En clinique
> Une fracture de la lame horizontale de l'os ethmoïde peut entraîner une perte d'odorat (anosmie) par section des filets olfactifs.

Sphénoïde

L'os sphénoïde est au centre de la base du crâne. Il est constitué de 3 parties (fig. 5-13) :
- un corps, médian et grossièrement cubique ;
- 2 paires de processus latéraux attachés aux faces latérales du corps : les petites ailes et les grandes ailes ;
- une paire de processus inférieurs attachés à la face inférieure du corps : les processus ptérygoïdes.

Le **corps** de l'os sphénoïde présente 6 faces :
- supérieure (ou endo-crânienne), elle participe aux 3 fosses crâniennes et présente d'avant en arrière :
  - le jugum sphénoïdal, surface plane limitée en arrière par un bourrelet (limbus),
  - le sillon chiasmatique, transversal, se terminant de chaque côté par le canal optique entre les racines des petites ailes. Le sillon chiasmatique est parcouru par le chiasma optique,
  - la selle turcique, fosse contenant l'hypophyse (glande pituitaire) avec :
    - un rebord antérieur, le tubercule de la selle, qui présente 2 prolongements latéraux, les processus clinoïdes moyens,
    - un rebord postérieur, le dorsum sellae ou dos de la selle, qui présente 2 prolongements latéraux, les processus clinoïdes postérieurs. Ceux-ci sont les points d'insertion postérieurs de la tente du cervelet (lame de dure-mère séparant le cerveau du cervelet) ;
- antérieure (ou ethmoïdo-nasale) et inférieure (ou pharyngienne) qui font partie de la paroi supérieure (ou toit) des fosses nasales. La face inférieure donne insertion aux 2 racines des processus ptérygoïdes. Chacun est constitué de 2 ailes, médiale et latérale, qui circonscrivent la fosse ptérygo-palatine ;
- postérieure, soudée au corps de l'os occipital ;
- latérales, qui reçoivent :
  - en haut et en avant, les petites ailes, lamelles triangulaires à sommet latéral s'implantant par 2 racines séparées par le canal optique, et se recourbant médialement pour former les processus clinoïdes antérieurs (insertion tente du cervelet)
  - en bas et en arrière, les grandes ailes, implantées par 3 racines. Elles décrivent une courbe à concavité postérieure et supérieure avec une face endo-crânienne et une face exo-crânienne.

TÊTE
CRÂNE

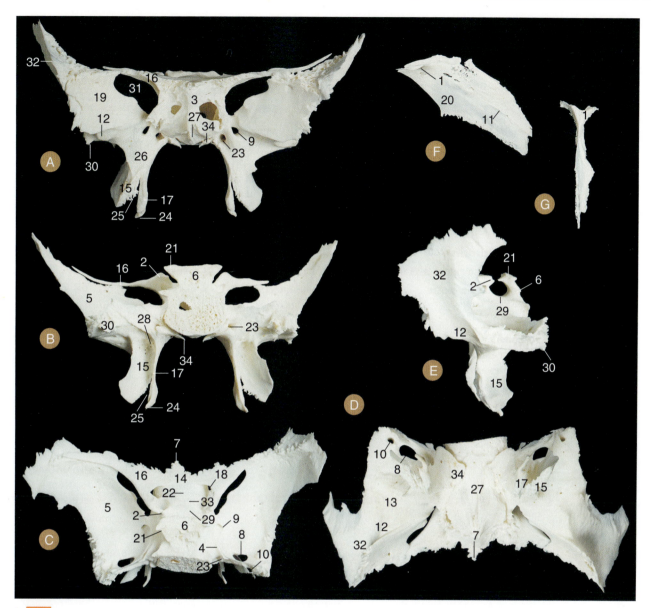

▶ 5-13

Os sphénoïde.
A) Vue antérieure.
B) Vue postérieure.
C) Vue supérieure.
D) Vue inférieure.
E) Vue gauche.
Vomer.
F) Vue droite.
G) Vue postérieure.
1. Aile du vomer
2. Processus clinoïde antérieur
3. Corps avec les ouvertures des sinus sphénoïdaux
4. Sillon carotidien
5. Face cérébrale de la grande aile
6. Dorsum sellae
7. Épine ethmoïdale
8. Foramen ovale
9. Foramen rond
10. Foramen épineux
11. Sillon du nerf et des vaisseaux naso-palatins
12. Crête infra-temporale de la grande aile
13. Face infra-temporale de la grande aile
14. Jugum sphénoïdal
15. Lame latérale du processus ptérygoïde
16. Petite aile
17. Lame médiale du processus ptérygoïde
18. Canal optique
19. Face orbitaire de la grande aile
20. Bord postérieur du vomer
21. Processus clinoïde postérieur
22. Sillon pré-chiasmatique
23. Canal ptérygoïdien
24. Hamulus du processus ptérygoïde
25. Incisure ptérygoïdienne
26. Processus ptérygoïdien
27. Rostrum
28. Fosse scaphoïde
29. Fosse hypophysaire (selle turcique)
30. Épine
31. Fissure orbitaire supérieure
32. Face temporale de la grande aile
33. Tubercule de la selle
34. Processus vaginal

© Abrahams 2014.

TÊTE
CRÂNE

> **En clinique**
>
> Une hémianopsie bitemporale peut révéler l'existence d'un adénome hypophysaire du fait des rapports anatomiques étroits entre selle turcique et chiasma optique au niveau de la face supérieure du corps de l'os sphénoïde.

Fosses crâniennes

La base du crâne est divisée d'avant en arrière en 3 fosses crâniennes (tableau 5-5) (ou étages de la base du crâne) : antérieure (fig. 5-14), moyenne (fig. 5-15) et postérieure (fig. 5-16).

Les os qui constituent ces fosses sont percés d'orifices permettant aux structures vasculo-nerveuses d'entrer dans le crâne ou d'en sortir (fig. 5-17 ; tableau 5-5).

Tableau 5-5. Fosses crâniennes.

Fosse crânienne	Os constitutifs	Foramen	Structures anatomiques
Antérieure	• frontal en avant et latéralement	• foramen caecum	• veines émissaires
	• ethmoïde au centre	• foramens olfactifs de la lame criblée de l'ethmoïde	• filets olfactifs (I)
	• sphénoïde : partie antérieure de la face supérieure du corps et petites ailes en arrière	• canal optique	• nerf optique (II)
Moyenne	• sphénoïde : partie moyenne du corps et grandes ailes en avant	• fissure orbitaire supérieure	• nerfs oculo-moteur (III), trochléaire (IV), abducens (VI), ophtalmique (V_1), veines ophtalmiques
	• temporaux latéralement et en arrière	• foramen rond	• nerf maxillaire (V_2)
		• foramen ovale	• nerf mandibulaire (V_3), branche motrice du V et parfois artère méningée moyenne accessoire
		• foramen épineux	• artère méningée moyenne et ses veines satellites
		• canal carotidien	• artère carotide interne
		• foramen lacerum	• rien
		• hiatus du nerf grand pétreux	• nerf grand pétreux (rameau du facial (VII))
		• hiatus du nerf petit pétreux	• nerf petit pétreux (rameau du plexus tympanique)
Postérieure	• sphénoïde : dos de la selle • temporaux • occipital	• foramen magnum	• moelle allongée, artères vertébrales et spinales antérieures et postérieures, méninges, racines spinales du nerf accessoire (XI)
		• méat acoustique interne	• nerfs facial (VII), intermédiaire de *Wrisberg* (VII bis), cochléo-vestibulaire (VIII)
		• foramen jugulaire	• nerfs glosso-pharyngien (IX), vague (X), accessoire (XI), sinus pétreux inférieur et sigmoïde
		• canal hypoglosse	• Nerf hypoglosse (XII), branche méningée de l'artère pharyngienne ascendante
		• canal condylaire	• veine émissaire

TÊTE
CRÂNE

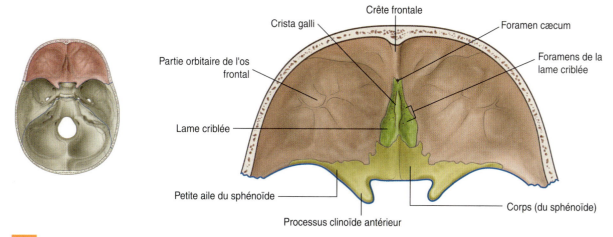

▶ 5-14
Fosse crânienne antérieure.
© Drake 2015.

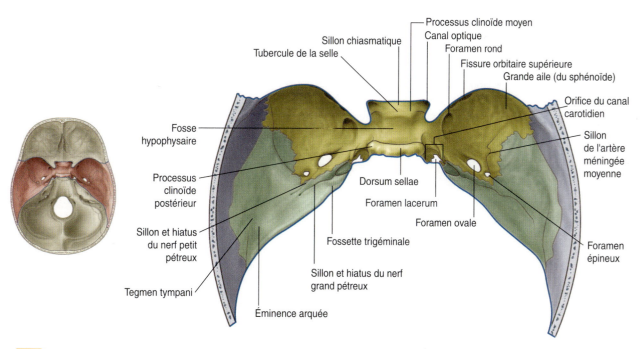

▶ 5-15
Fosse crânienne moyenne.
© Drake 2015.

TÊTE
CRÂNE

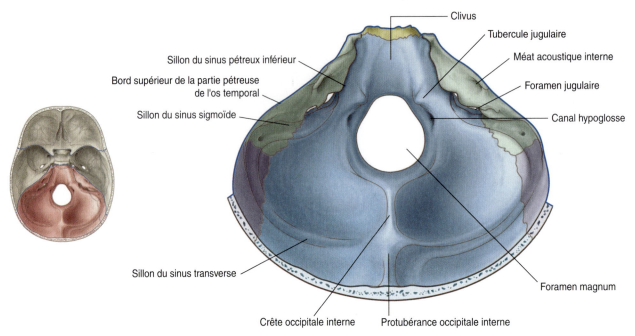

▶ **5-16**
Fosse crânienne postérieure.
© Drake 2015.

La limite entre les fosses crâniennes antérieure et moyenne est une ligne sinueuse passant par :
- latéralement, le bord postérieur des petites ailes de l'os sphénoïde ;
- sur la ligne médiane, le bord antérieur du sillon chiasmatique.

La limite entre les fosses crâniennes moyenne et postérieure est formée par :
- latéralement, la crête séparant les 2 faces endo-crâniennes du rocher ;
- sur la ligne médiane, le dos de la selle de l'os sphénoïde.

En clinique

Les brèches ostéo-durales sont une complication redoutée des fractures de la base du crâne du fait du risque de méningite. Dans 80 % des cas, la brèche siège au niveau ethmoïdal, plus rarement au niveau de la paroi postérieure du sinus frontal ou de la paroi supérieure du sphénoïde. Dans plus de la moitié des cas, ces brèches se ferment spontanément dans les 15 jours qui suivent le traumatisme ; dans le cas contraire, elles peuvent se manifester par une rhinorrhée claire ou mêlée de sang (fuite de liquide cérébro-spinal), une pneumencéphalie voire un tableau de méningite précoce. Le traitement est neurochirurgical.

En clinique

Le syndrome de la fissure orbitaire supérieure post-traumatique est une complication très rare des traumatismes crânio-faciaux. Le diagnostic est clinique et associe une ophtalmoplégie (lésion des nerfs oculo-moteurs), un ptosis (lésion du III extrinsèque) et une anesthésie frontale et cornéenne (lésion du V_1).

En clinique

Les traumatismes de la région du foramen magnum, particulièrement des condyles, s'accompagnent souvent de paralysies des derniers nerfs crâniens (IX, X, XI), réalisant un syndrome du foramen jugulaire (ou syndrome du trou déchiré postérieur) avec troubles de la phonation (enrouement), de la déglutition, régurgitation des liquides par le nez et, parfois, hyper-salivation et toux.

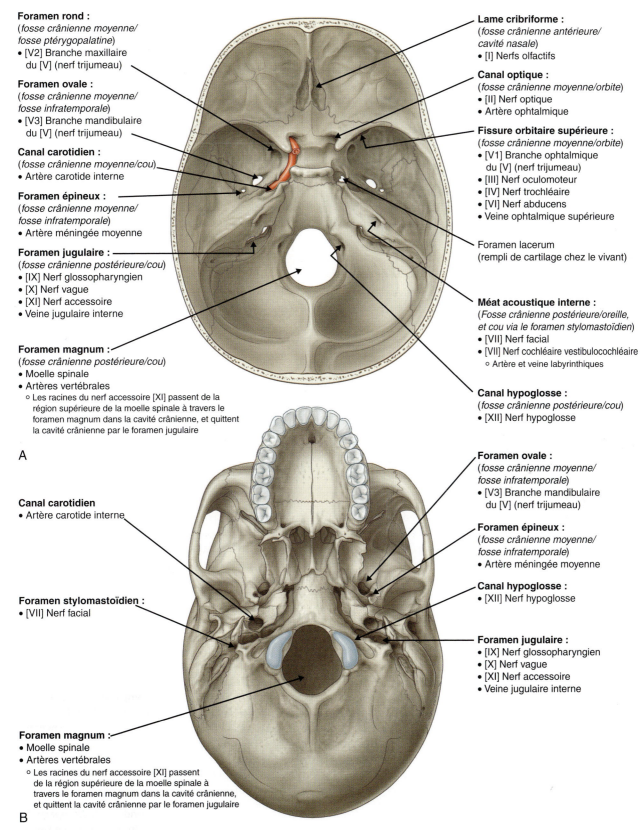

▶ 5-17
Synopsis des foramens et fissures de la base du crâne et des éléments qui les parcourent pour entrer ou sortir dans la cavité crânienne.
© Drake 2015.

Articulations

Fontanelles et sutures

In utero, la voûte crânienne est formée de tissu conjonctif. À partir de points d'ossification distincts, le tissu conjonctif s'ossifie progressivement.

À la naissance, il reste entre les différents os des espaces occupés par du tissu conjonctif, les fontanelles qui permettent la croissance du crâne autour du cerveau (fig. 5-18).

Les **fontanelles** sont au nombre de 6 :
- 2 sont impaires et médianes :
  - en avant, la fontanelle antérieure sépare les os frontal et pariétaux,
  - en arrière, la fontanelle postérieure sépare les os occipital et pariétaux ;
- 4 sont paires et latérales :
  - en avant, les fontanelles sphénoïdales séparent les os sphénoïde, temporal, frontal et pariétal,
  - en arrière, les fontanelles mastoïdiennes séparent les os occipital, temporal et pariétal.

> **À noter**
>
> Les fontanelles antérieure, postérieure, sphénoïdales et mastoïdiennes étaient, dans l'ancienne nomenclature, appelées bregmatique, lambdatique, ptériques et astériques.

> **En clinique**
>
> Une fermeture prématurée des fontanelles est appelée craniosténose et entraîne un volume du crâne inférieur à la normale.

Ces fontanelles s'obturent après la naissance : la postérieure au 3e mois, la sphénoïdale au 6e mois, la mastoïdienne au 18e mois et l'antérieure vers le 36e mois.

> **En clinique**
>
> Lors de l'examen neurologique du nouveau-né réalisé à la maternité, une palpation systématique des fontanelles est effectuée afin de détecter une saillie (évocatrice d'hypertension intra-crânienne) ou une dépression (éventuellement évocatrice de déshydratation).
>
> De façon exceptionnelle, la fontanelle antérieure peut servir de voie d'abord veineuse pour des prélèvements sanguins en donnant accès au sinus longitudinal supérieur.
>
> L'échographie permet d'examiner le cerveau du nouveau-né en posant la sonde sur la fontanelle bregmatique (fig. 5-19).

Les **sutures** sont des vestiges de tissu conjonctif subsistant entre les os du crâne (fig. 5-20 et 5-21). Ce sont des articulations immobiles (cf. p. 34). Elles sont appelées :
- *sagittale* (ou interpariétale) entre les os pariétaux sur la ligne médiane ;
- *coronale* (ou fronto-pariétale) entre les os frontal et pariétaux ;
- *lambdoïde* (ou pariéto-occipitale) entre les os pariétaux et occipital ;
- *squameuse* entre les os temporaux et pariétaux ;
- *sphéno-squameuse* entre l'os temporal et la grande aile du sphénoïde ;
- *sphéno-frontale* entre l'os frontal et la grande aile du sphénoïde ;
- *sphéno-pariétale* entre l'os pariétal et la grande aile du sphénoïde ;
- *pariéto-mastoïdienne* entre la partie mastoïdienne de l'os temporal et l'os pariétal ;
- *occipito-mastoïdienne* entre la partie mastoïdienne de l'os temporal et l'os occipital.

TÊTE
CRÂNE

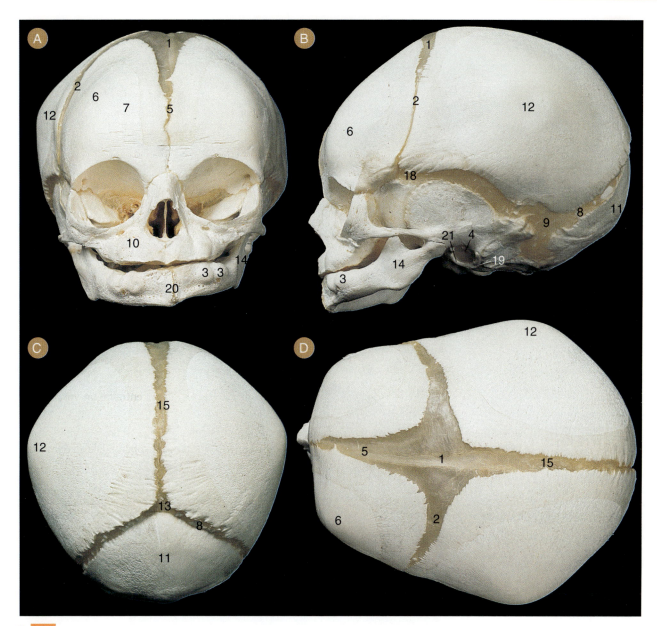

▶ 5-18
Crâne d'un fœtus à terme.
A) Vue antérieure.
B) Vue gauche et un peu inférieure.
C) Vue postérieure.
D) Vue supérieure.
1. Fontanelle antérieure
2. Suture coronale
3. Élevures dues aux dents déciduales dans le corps de la mandibule
4. Méat acoustique externe
5. Suture frontale
6. Tubérosité frontale
7. Moitié de l'os frontal
8. Suture lambdoïde
9. Fontanelle mastoïdienne
10. Os maxillaire
11. Os occipital
12. Tubérosité pariétale
13. Fontanelle postérieure
14. Branche de la mandibule
15. Suture sagittale
16. Fosse hypophysaire (selle turcique)
17. Canaux semi-circulaires, supérieur
18. Fontanelle sphénoïdale
19. Foramen stylomastoïdien
20. Symphyse mentonnière
21. Anneau tympanique

© Abrahams 2014.

TÊTE
CRÂNE

▶ **5-19**
Échographie trans-fontanellaire.
© Pr Michel Montaudon.

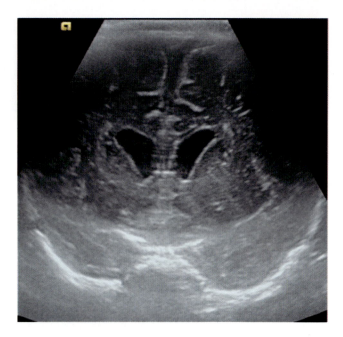

▶ **5-20**
Vue postérieure du crâne.
© Drake 2015.

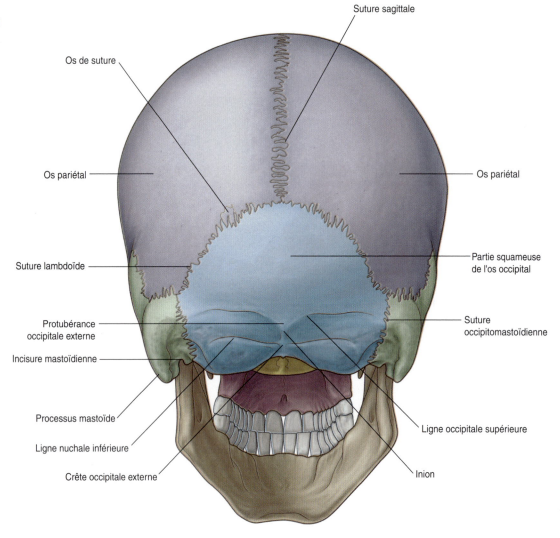

TÊTE
CRÂNE

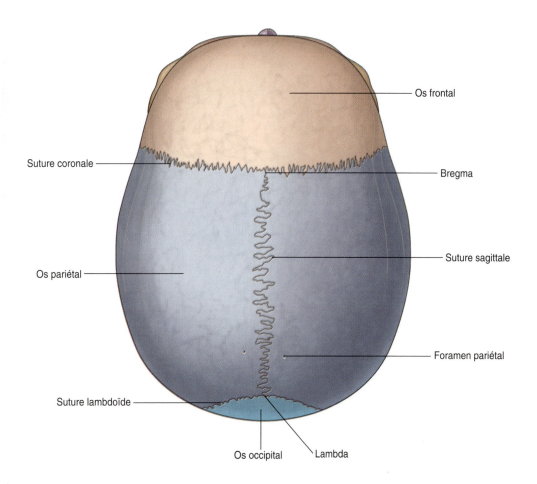

5-21
Vue supérieure du crâne.
© Drake 2015.

> **À noter**
>
> Le *bregma* est le point de jonction des sutures sagittale et coronale, le lambda des sutures sagittale et lambdoïde.
> Le *ptérion* est le point de jonction entre les os frontal, pariétal, sphénoïde et temporal.

Les os du crâne s'articulent entre eux et avec les os de la face (cf. tableau 5-6).

Articulation temporo-mandibulaire

Il s'agit d'une articulation synoviale bi-ellipsoïde opposant la fosse mandibulaire et le tubercule articulaire de l'os temporal à la tête de la mandibule.
Ces 2 surfaces articulaires sont convexes, incongruentes. La congruence est rétablie par un disque articulaire fibrocartilagineux biconcave (fig. 5-22).
L'articulation est solidarisée par une capsule articulaire et des ligaments :
- temporo-mandibulaire, latéral, le plus puissant, tendu en diagonale du bord du tubercule articulaire au col de la mandibule ;
- sphéno-mandibulaire, médial, tendu de l'os sphénoïde à la face médiale de la mandibule ;
- stylo-mandibulaire, tendu du processus styloïde de l'os temporal au bord postérieur et à l'angle de la mandibule ;
- ptérygo-mandibulaire, tendu de l'aile interne du processus ptérygoïde à la ligne mylo-hyoïdienne du corps de la mandibule.

Malgré ces éléments ligamentaires, la tête de la mandibule se déplace en avant à l'ouverture buccale et quitte la fosse mandibulaire pour venir buter, instable, sur le tubercule (fig. 5-23).

TÊTE
CRÂNE

Tableau 5-6. Articulations des os du crâne entre eux et avec les os de la face.

	Os frontal	Os temporal	Os pariétal	Os occipital	Os sphénoïde	Os ethmoïde	Os maxillaire	Os zygomatique	Os palatin	Os nasal	Os lacrymal	CNI	Vomer	Mandibule
Os frontal		†	†		†	†	†	†		†	†			
Os temporal			†	†	†			†						†
Os pariétal	†	†		†	†									
Os occipital		†	†		†									
Os sphénoïde	†	†	†	†		†		†	†				†	
Os ethmoïde	†				†		†		†	†	†	†	†	
Os maxillaire	†					†		†	†	†	†	†	†	
Os zygomatique	†	†			†		†							
Os palatin					†	†	†					†	†	
Os nasal	†					†	†			†				
Os lacrymal	†					†	†					†		
CNI						†	†		†		†			
Vomer					†	†	†		†					
Mandibule		†												

CNI : cornet nasal inférieur.

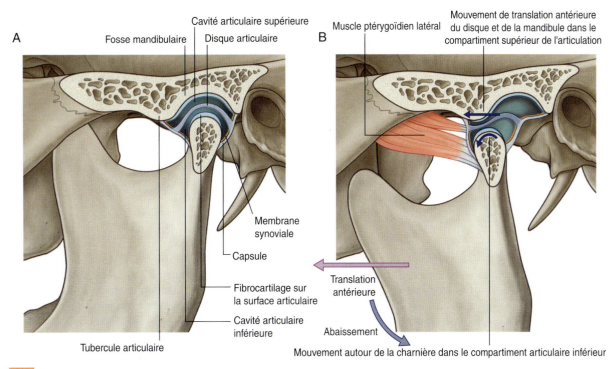

▶ 5-22
Articulation temporo-mandibulaire : bouche ouverte (A) et fermée (B).
© Drake 2015.

▶ 5-23
Ligaments de l'articulation temporo-mandibulaire.
© Drake 2015.

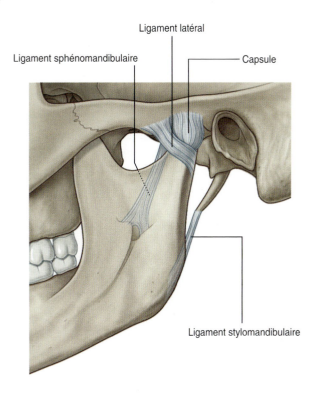

Elle est mobilisée par des muscles permettant 4 types de mouvements de la mandibule (fig. 5-24) :
- les abaisseurs sont les muscles digastrique, génio-hyoïdien, mylo-hyoïdien et ptérygoïdien latéral ;
- les élévateurs sont les muscles temporal, masséter et ptérygoïdien médial ;
- les translateurs antérieurs (protrusion) sont les muscles ptérygoïdien latéral et médial ;
- les translateurs postérieurs (rétraction) sont les muscles digastrique, génio-hyoïdien, temporal et masséter.

À noter

Tous les muscles mobilisant l'articulation temporo-mandibulaire sont innervés par des rameaux du nerf mandibulaire (V_3) qui naissent dans la fosse infra-temporale. Seul le muscle génio-hyoïdien est innervé par le 1er nerf spinal.

En clinique

La pathologie de l'articulation temporo-mandibulaire est fréquente. Ses causes sont multiples et parfois multifactorielles (traumatisme, malposition dentaire, ablation dentaire, stress ou assimilé [contraction de la mâchoire], pratique intensive de la plongée avec masque-tuba, pratique d'un instrument à vent, etc.).
Les symptômes sont variés mais évocateurs : craquements lors de l'ouverture buccale, gêne à la mastication, limitation de l'ouverture buccale voire blocage, luxation à répétition de la mâchoire.
Le traitement est symptomatique (antalgiques, toxine botulique, gouttière dentaire nocturne, etc.) et/ou chirurgical.

En clinique

La luxation de l'articulation temporo-mandibulaire (ou luxation de la mâchoire) est une pathologie assez fréquente. Elle survient de manière aiguë souvent lors d'épisodes d'ouverture buccale importante (bâillement, soins dentaires, etc.) et se manifeste par le blocage de la mandibule en position d'ouverture. Le traitement repose sur une réduction de la luxation par une manœuvre manuelle.

▶ 5-24
Mouvements de l'articulation temporo-mandibulaire.
© Drake 2015.

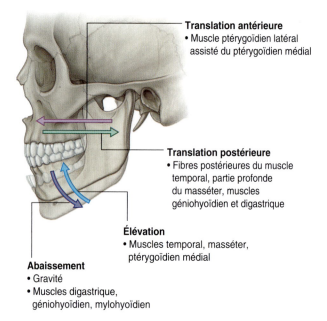

Translation antérieure
- Muscle ptérygoïdien latéral assisté du ptérygoïdien médial

Translation postérieure
- Fibres postérieures du muscle temporal, partie profonde du masséter, muscles géniohyoïdien et digastrique

Élévation
- Muscles temporal, masséter, ptérygoïdien médial

Abaissement
- Gravité
- Muscles digastrique, géniohyoïdien, mylohyoïdien

TÊTE
CRÂNE

Muscles

Le muscle principal du crâne est le muscle occipito-frontal, superficiel de la voûte crânienne (fig. 5-25 ; tableau 5-7).

Il existe 2 muscles accessoires inconstants, les muscles temporopariétal et transverse de la nuque.

Ces muscles cutanés appartiennent aux muscles de la mimique et interviennent dans le contrôle de l'expression faciale.

Le muscle temporal appartient à la fois au crâne et à la face. Il est traité avec les muscles masticateurs (cf. p. 1025).

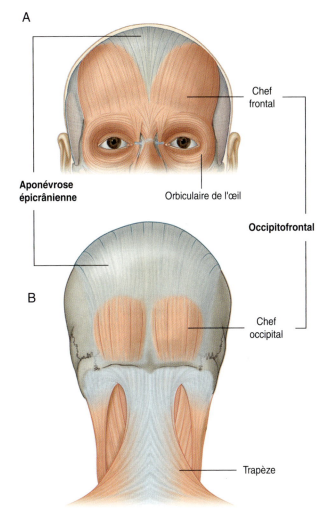

▶
Muscle occipito-frontal.
Chefs frontal (A) et occipital (B).
© Drake 2015.

Tableau 5-7. Muscle occipito-frontal.

Muscles	Situation	Insertion Origine	Terminaison	Innervation	Fonction	Remarque
Chef frontal (ventral)	Voûte crânienne	Peau des sourcils (rapport étroit avec le muscle orbiculaire de l'œil)	Aponévrose épicrânienne (réunion des 2 chefs)	Nerf facial (VII)	• plisse le front • élève le sourcil	Muscle digastrique
Chef occipital (dorsal)	Voûte crânienne,	Ligne nuchale supérieure de l'os occipital			• attire le scalp en arrière	

> **En clinique**
>
> L'aponévrose épicrânienne, considérée comme une dépendance du fascia superficiel, adhère fortement à la peau. De ce fait, en cas d'abcès local, le pus diffuse vers l'avant et s'extériorise au niveau des paupières supérieures et de la racine du nez.

Régions superficielles du crâne

Les régions superficielles du crâne comprennent 4 régions en rapport avec :
- la partie squameuse (écaille) de l'os frontal pour la région frontale ;
- la partie squameuse (écaille) de l'os temporal pour la région temporale. Celle-ci est parcourue par l'artère temporale superficielle, branche terminale de l'artère carotide externe, dont le pouls est perceptible ;

> **En clinique**
>
> La maladie de *Horton* est une artérite inflammatoire touchant les sujets âgés. Elle se caractérise par des céphalées temporales, une éventuelle claudication de la mâchoire, une altération de l'état général et un syndrome inflammatoire biologique. La palpation de l'artère temporale superficielle révèle une artère indurée, peu pulsatile et sensible au toucher. Le diagnostic repose sur sa biopsie.

- l'os pariétal pour la région pariétale ;
- la partie squameuse (écaille) de l'os occipital pour la région occipitale.

> **À noter**
>
> La région temporale est à distinguer de la fosse temporale, laquelle correspond à l'espace latéro-supérieur de la face délimité par l'insertion du muscle temporal. La fosse temporale excède donc la simple région temporale : le muscle temporal s'insère en haut jusqu'à l'os pariétal et en avant jusqu'à l'os frontal.

Repères anatomiques

En position anatomique, le plan de Francfort, qui passe par les rebords inférieurs des orbites osseuses et les rebords supérieurs des méats acoustiques externes, est horizontal (fig. 5-26).
Les bosses frontales sont très aisément palpables au niveau du front.
Le processus mastoïde est facilement palpable en arrière de la partie inférieure du méat acoustique externe.

> **En clinique**
>
> En cas de mastoïdite (inflammation du processus mastoïde le plus souvent consécutive à une otite non soignée), la palpation du processus mastoïde est douloureuse.

La protubérance occipitale externe est palpable en arrière sur la ligne médiane à l'endroit où le contour du crâne s'incurve vers l'avant.
Le vertex est le plus haut point de la tête en position anatomique.

TÊTE
FACE

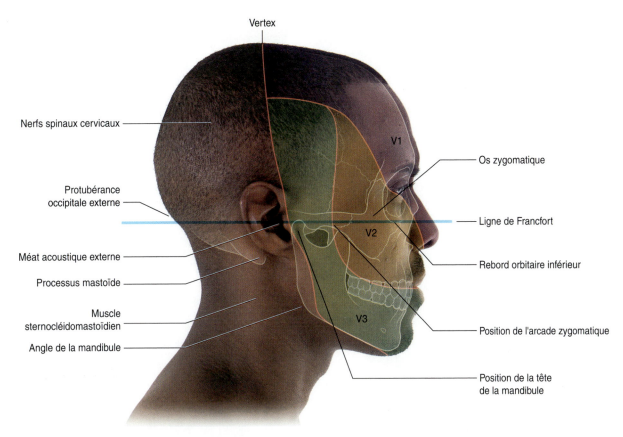

▶ 5-26
Position anatomique de la tête et principaux repères.
Vue latérale d'une tête d'homme.
© Drake 2015.

FACE

Constitution

La face est la partie la plus antérieure de la tête. Elle est formée de 14 os :
- 6 os pairs : os maxillaires, palatins, lacrymaux, nasaux, cornets nasaux inférieurs, zygomatiques ;
- 2 os impairs : la mandibule et le vomer ;
- répartis en 2 massifs faciaux, supérieur et inférieur. Le massif facial inférieur ne comprend que la mandibule. Le massif facial supérieur comprend tous les autres os de la face.

La face est creusée de cavités ouvertes vers l'avant : cavités orbitaires, nasales et orale.
Elle comprend des régions superficielles et profondes centrées sur l'axe aéro-digestif facial. Les espaces profonds sont divisés en espaces :
- antérieurs : fosses infra-temporale et ptérygo-palatine ;
- intermédiaires : régions parotidienne et para-pharyngée ;
- postérieurs : régions rétro-pharyngée et rétro-stylienne.

Squelette

Os maxillaire

L'os maxillaire est le pivot du massif facial supérieur auquel s'articule l'ensemble des os de la face à l'exception de la mandibule (fig. 5-27 ; tableau 5-8).

TÊTE
FACE

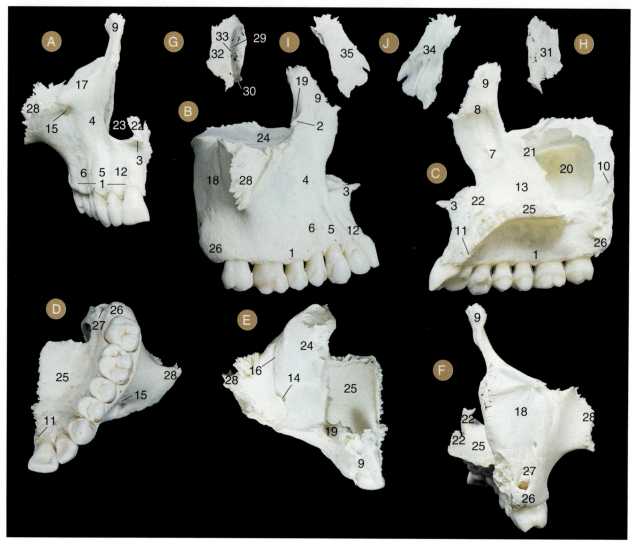

▶ **5-27**

Os maxillaire droit.
A) Vue antérieure.
B) Vue latérale.
C) Vue médiale.
D) Vue inférieure.
E) Vue supérieure.
F) Vue postérieure.

Os lacrymal droit.
G) Vue de la face latérale (orbitaire).
H) Vue de la face médiale (nasale).

Os nasal droit.
I) Vue latérale.
J) Vue médiale.

1. Processus alvéolaire.
2. Crête lacrymale antérieure.
3. Épine nasale antérieure.
4. Face antérieure.
5. Éminence canine.
6. Fosse canine.
7. Crête conchale.
8. Crête ethmoïdale.
9. Processus frontal.
10. Canal grand palatin (position du sillon).
11. Canal incisif.
12. Fosse incisive.
13. Méat inférieur.
14. Canal infra-orbitaire.
15. Foramen infra-orbitaire.
16. Sillon infra-orbitaire.
17. Bord infra-orbitaire.
18. Face infra-temporale.
19. Gouttière lacrymale.
20. Hiatus et sinus maxillaires.
21. Méat moyen.
22. Crête nasale.
23. Incisure nasale.
24. Face orbitaire.
25. Processus palatin.
26. Tubérosité maxillaire.
27. Troisième molaire non sortie.
28. Processus zygomatique.
29. Gouttière lacrymale.
30. Hamulus lacrymal.
31. Face nasale.
32. Face orbitaire.
33. Crête lacrymale postérieure.
34. Face interne et sillon du nerf ethmoïdal antérieur.
35. Face latérale.

© Abrahams 2014.

Tableau 5-8. Os maxillaire.				
Face médiale ou nasale (base de la pyramide)	**Partie latérale (apex de la pyramide)**	**Face supérieure ou orbitaire**	**Face antérieure ou faciale**	**Face postérieure ou infra-temporale**

Divisée en 2 étages par le processus palatin :
• l'étage buccal comprend l'arcade alvéolaire supérieure
• l'étage nasal comprend :
  - le hiatus maxillaire : communication du sinus maxillaire avec la cavité nasale
  - le sillon lacrymal : gouttière verticale transformée en canal lacrymo-nasal par la jonction avec l'os lacrymal, se poursuivant en bas par la crête conchale
  - le sillon grand palatin, transformé en canal par jonction avec l'os palatin
	• centrée par le processus zygomatique	• forme la majeure partie du plancher de l'orbite
		• parcourue par le sillon infra-orbitaire qui devient en avant le canal orbitaire
			• fosse canine en regard des 2 prémolaires
			• foramen infra-orbitaire (orifice antérieur du canal orbitaire)
			• en rapport avec les parties molles de la joue
				• verticale
				• sa partie médiale est la tubérosité maxillaire, convexe
				• sa partie latérale, concave, est en rapport avec le corps adipeux de la face

Processus				
Palatin	Zygomatique	Frontal	Alvéolaire	

• sépare les cavités orale et nasale
• forme en s'unissant sur ligne médiane avec le processus palatin controlatéral :
  - en haut, les 3/4 antérieurs du plancher des cavités nasales avec la crête nasale
  - en bas, les 3/4 antérieurs du palais osseux avec la suture intermaxillaire et le canal incisif
	• pyramidal avec 3 faces correspondant à 3 des faces de l'os maxillaire (orbitaire, faciale, infra-temporale)
	• sommet articulé avec l'os zygomatique
		• issu du bord supérieur
		• dirigé en dedans et vers le haut
		• articulé avec l'os frontal
			• bord inférieur des faces
			• porte l'arcade dentaire supérieure
			• creusé d'alvéoles pour les racines des dents	

TÊTE
FACE

L'os maxillaire est situé sous l'orbite, au-dessus de la cavité orale et en dehors de la cavité nasale.
Il s'unit à son homologue controlatéral sur la ligne médiane en une lame horizontale et épaisse qui sépare la cavité orale des cavités nasales.
C'est un os volumineux, allégé par le sinus maxillaire creusé dans ses 2/3 supérieurs.
En forme de pyramide, il présente 3 faces, une base, un apex, 4 processus et 4 bords (tableau 5-8).

En clinique

Les tumeurs osseuses des os de la face et principalement des maxillaires sont très fréquentes. C'est la radiographie, en premier lieu l'orthopantomogramme, qui permet d'affirmer l'existence d'une tumeur osseuse et d'en suspecter la nature bénigne ou maligne, mais pas de l'identifier.

Os lacrymal

L'os lacrymal est un os pair, non symétrique. Il est plat, quadrilatère avec 2 faces et 4 bords.
Il est immédiatement en arrière de la branche de l'os maxillaire (fig. 5-27 G et H, tableau 5-9).

Tableau 5-9. Os lacrymal.

Faces	
Latérale	Médiale
• concave • divisée en 2 parties par la crête lacrymale postérieure qui porte en bas un petit crochet, l'hamulus lacrymal, limite latérale du canal lacrymo-nasal	• dépression verticale • partie supérieure creusée de demi-cellules et répond aux masses latérales de l'ethmoïde • partie inférieure répondant au méat moyen

À noter

Le rapport étroit entre os lacrymal et cornet inférieur permet aux larmes d'"humidifier le méat nasal inferieur et de ne pas assécher la muqueuse nasale avec l'air inspiré.

Os nasal

Les os nasaux (os propres du nez) sont des os pairs jointifs sur la ligne médiane constituant l'armature osseuse du nez (fig. 5-27 I et J ; tableau 5-10). Celle-ci est prolongée vers le bas par une armature cartilagineuse. On leur décrit 2 faces et 4 bords.

Tableau 5-10. Os nasal.

Situation	Forme	Faces	
		Antérieure	Postérieure
Sous le bord nasal (échancrure nasale) de l'os frontal	Quadrilatère	Lisse, cutanée	Lisse, concave

En clinique

La fracture des os nasaux est la fracture la plus fréquente du massif facial. Les signes cliniques immédiats sont une épistaxis, une douleur intense et un œdème du dos du nez. Ces fractures se consolident très rapidement (7 à 10 jours) : l'indication éventuelle d'une intervention chirurgicale doit être portée très précocement avant la consolidation osseuse.

TÊTE
FACE

Os palatin

L'os palatin est un petit os plat, très mince, en forme de L avec une lame horizontale et une lame verticale réunies à angle droit (fig. 5-28, tableau 5-11).

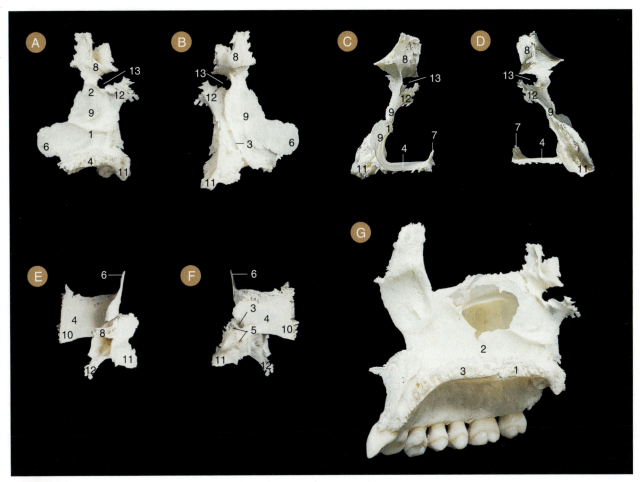

▶ 5-28

Os palatin droit.
A) Vue médiale.
B) Vue latérale.
C) Vue antérieure.
D) Vue postérieure.
E) Vue supérieure.
F) Vue inférieure.
  1. Crête conchale
  2. Crête ethmoïdale
  3. Sillon grand palatin
  4. Lame horizontale
  5. Canaux petits palatins
  6. Processus maxillaire
  7. Crête nasale
  8. Processus orbitaire
  9. Lame perpendiculaire
  10. Épine nasale postérieure
  11. Processus pyramidal
  12. Processus sphénoïdal
  13. Incisure sphéno-palatine
G) Vue médiale de l'articulation entre l'os maxillaire et l'os palatin droits.
  1. Lame horizontale de l'os palatin
  2. Processus maxillaire de l'os palatin
  3. Processus palatin de l'os maxillaire

© Abrahams 2014.

Tableau 5-11. Os palatin.			
Lame horizontale		Lame verticale	
Face supérieure	Face inférieure	Face médiale	Face latérale

• quadrilatère
• participe en arrière au plancher de la cavité nasale
• unie à la lame horizontale controlatérale sur la ligne médiane par la crête nasale qui se prolonge en arrière par l'épine nasale postérieure
	• quadrilatère
	• participe en arrière au palais osseux
	• unie à la lame horizontale controlatérale sur la ligne médiane par la suture interpalatine
		• forme la partie postérieure de la paroi latérale de la cavité nasale
		• présente 2 crêtes :
		  - conchale pour le cornet nasal inférieur
		  - ethmoïdale pour le cornet nasal moyen
			• présente 4 segments : sinusien, maxillaire, l'entrée de la fosse ptérygo-palatine et ptérygoïdien
			• présente 3 processus séparés par l'échancrure sphéno-palatine :
			  - pyramidal inférieur, issu du bord postérieur
			  - orbitaire, issu du bord supérieur
			  - sphénoïdal

Situé en arrière de l'os maxillaire, il participe à la constitution des parois latérale et inférieure de la cavité nasale et forme le quart postérieur du palais osseux.

En clinique

Les fentes labio-palatines sont une fissure de la lèvre et du palais constituée in utero. Elles sont labiales ou labio-narinaires (25 %), labio-palatines (50 %) ou palatines (25 %).
Les causes infectieuses (rubéole) et tératogènes (acide rétinoïde, acide valproïque, phénytoïne, alcool, etc.) sont les plus fréquentes.
Des formes plus complexes, poly-malformatives, sont plus rares, souvent d'origine génétique. Le diagnostic échographique initial peut être porté sur une interruption de la lèvre supérieure sur la coupe « nez-bouche ». Le diagnostic échographique de fente palatine isolée est plus difficile.

En clinique

Des os nasaux absents ou de petite taille sont un signe d'appel majeur en faveur d'une trisomie 21 à partir de 20 semaines d'aménorrhée (62 % des fœtus trisomiques 21 ont une hypoplasie des os nasaux versus 1,2 % des fœtus normaux).

Cornet nasal inférieur

Le cornet nasal inférieur est une lamelle osseuse courbe et allongée d'avant en arrière, située à la partie inférieure des cavités nasales (fig. 5-29 ; tableau 5-12).

▶ 5-29

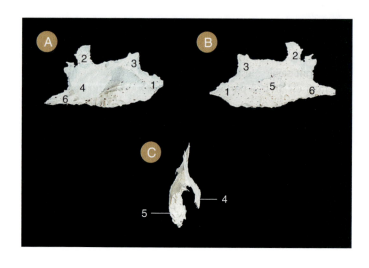

Cornet nasal inférieur.
A) Vue latérale.
B) Vue médiale.
C) Vue postérieure.
1. Extrémité antérieure
2. Processus ethmoïdal
3. Processus lacrymal
4. Processus maxillaire
5. Face médiale
6. Extrémité postérieure
© Abrahams 2014.

TÊTE
FACE

Tableau 5-12. Cornet nasal inférieur.

Situation	Forme	Faces	
		Médiale	Latérale
Partie inférieure des fosses nasales : fixé à la paroi latérale des fosses nasales par un de ses bords, libre dans la cavité nasale dans tout le reste de son étendue	Petite lamelle osseuse recourbée, allongée d'avant en arrière	• convexe • bord supérieur avec 3 processus : – lacrymal – maxillaire – ethmoïdal	• concave • bord supérieur avec 3 processus : – lacrymal – maxillaire – ethmoïdal

Son bord supérieur le fixe à la crête conchale de l'os maxillaire en avant et à l'os palatin en arrière. Son bord inférieur est libre dans la cavité nasale sur toute son étendue (fig. 5-30).

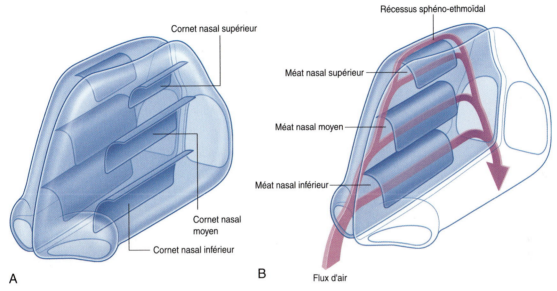

▶ 5-30
Cavités nasales.
A) Cornets nasaux inférieurs sur les faces latérales.
B) Flux d'air dans la cavité nasale droite.
© Drake 2015.

À noter

Les cornets nasaux sont des lamelles osseuses se détachant de la paroi latérale de la cavité nasale où ils font saillie : les cornets supérieur et moyen appartiennent à l'os ethmoïde, le cornet nasal inférieur est un os à part entière. Leur rôle est d'augmenter la surface de contact entre les tissus de la paroi latérale de la cavité nasale et l'air inspiré et de diriger les flux d'air dans la cavité nasale qu'ils divisent en 4 sous-régions :
• récessus sphéno-ethmoïdal : entre le cornet supérieur et le toit de la cavité nasale ;
• méat nasal supérieur : entre le cornet nasal supérieur et moyen ;
• méat nasal moyen : entre le cornet nasal moyen et inférieur ;
• méat nasal inférieur : entre le cornet nasal inférieur et le plancher de la cavité nasale.

TÊTE
FACE

Os zygomatique

L'os zygomatique est un os pair non symétrique formant le relief de la pommette (fig. 5-31 ; tableau 5-13). C'est l'os le plus latéral de la face. Il est quadrilatère avec 3 faces et 4 bords.

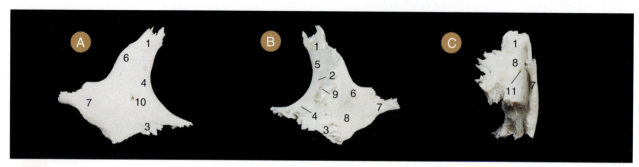

▶ 5-31

Os zygomatique droit.
A) Vue latérale.
B) Vue médiale.
C) Vue postérieure.
1. Processus frontal
2. Tubercule marginal
3. Bord maxillaire
4. Bord orbitaire
5. Face orbitaire
6. Bord temporal
7. Processus temporal
8. Face temporale
9. Foramen zygomatico-orbitaire
10. Foramen zygomatico-facial
11. Foramen zygomatico-temporal

© Abrahams 2014.

Tableau 5-13. Os zygomatique.

Faces		
Latérale	Antéro-médiale (ou orbitaire)	Postéro-médiale ou temporale
• lisse et plane dans sa 1/2 supérieure, rugueuse et convexe dans sa partie inférieure (relief de la pommette) • présente le foramen zygomatico-facial d'où sort un rameau de division du nerf zygomatique issu du V_2 • reçoit les muscles zygomatiques • se prolonge en avant par le processus temporal qui forme avec le processus zygomatique de l'os temporal l'arcade zygomatique	• son segment vertical forme la face antérieure du processus frontal de l'os zygomatique • son segment horizontal appartient au plancher de l'orbite et présente le foramen zygomatico-orbitaire (orifice d'entrée du nerf zygomatique dans son canal osseux)	• son segment supérieur forme la face postéro-médiale du processus frontal de l'os zygomatique • son segment inférieur est creusé d'une dépression qui loge en partie le corps adipeux de la joue de *Bichat*

> **En clinique**
>
> La fracture de l'os zygomatique est une pathologie fréquente (2e par ordre de fréquence après la fracture des os nasaux), conséquence le plus souvent de traumatismes faciaux lors de rixes, de la pratique de sports de contact ou d'accidents de la voie publique.
> Les séquelles éventuelles sont esthétiques ou fonctionnelles avec une hypo-esthésie ou une anesthésie dans le territoire du nerf infra-orbitaire (paupière inférieure, aile du nez, hémi-lèvre supérieure) ou du nerf zygomatique (tempe, joue).

Os vomer

L'os vomer est un os impair, médian, situé à la partie postérieure du septum nasal (fig. 5-13 F et G [cf. p. 77] ; tableau 5-14). C'est une mince lame verticale et quadrilatère qui présente 2 faces presque planes et 4 bords.

Tableau 5-14. Os vomer.

Bords			
Antérieur	Postérieur	Supérieur	Inférieur

• divisé en 2 lamelles
• articulé :
  - en haut avec le bord postérieur de la lame perpendiculaire de l'ethmoïde
  - en bas avec le cartilage septal
	• sépare les 2 choanes (orifices postérieurs des cavités nasales)
	• étendu du sphénoïde à la voûte palatine
		• appliqué sur la crête de la face inférieure du corps du sphénoïde
		• présente 2 lèvres, fortement déjetées en dehors, les ailes du vomer
		• articulé avec le corps du sphénoïde
			• articulé avec la crête nasale du plancher des cavités nasales

> **En clinique**
>
> La septoplastie désigne les techniques chirurgicales de correction partielle ou totale des déformations ostéo-cartilagineuses du septum nasal.

Mandibule

La mandibule est un os impair en forme de fer à cheval qui constitue la mâchoire inférieure (fig. 5-32 ; tableau 5-15). C'est le seul os du massif facial inférieur. Il comprend un corps et 2 parties latérales et postérieures, les branches, rectangulaires (fig. 5-33).

TÊTE
FACE

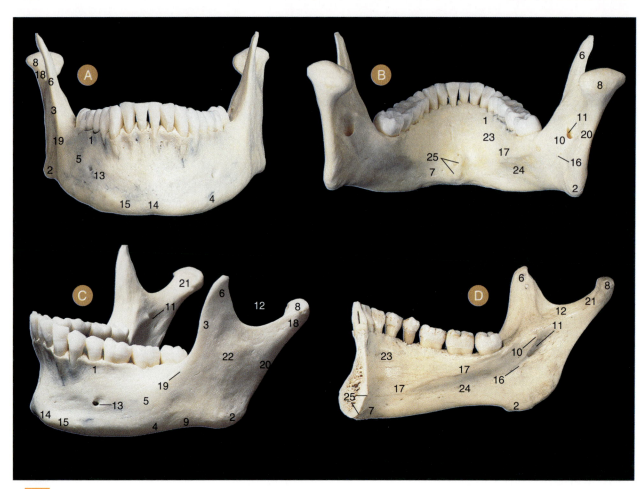

▶ **5-32**
Mandibule.
A) Vue antérieure.
B) Vue postérieure.
C) Vue antérogauche.
D) Face interne, vue gauche.
 1. Partie alvéolaire
 2. Angle
 3. Bord antérieur de la branche
 4. Base
 5. Corps
 6. Processus coronoïde
 7. Fosse digastrique
 8. Tête
 9. Bord inférieur de la branche
 10. Lingula
 11. Foramen mandibulaire
 12. Incisure mandibulaire
 13. Foramen mentonnier
 14. Protubérance mentonnière
 15. Tubercule mentonnier
 16. Sillon mylo-hyoïdien
 17. Ligne mylo-hyoïdienne
 18. Col
 19. Ligne oblique
 20. Bord postérieur de la branche
 21. Fosse ptérygoïdienne
 22. Branche
 23. Fosse sub-linguale
 24. Fosse sub-mandibulaire
 25. Épines mentonnières supérieure et inférieure (épines géniennes).

La tête (8) et le col (18), incluant la fosse ptérygoïdienne (21) constituent le condyle.
La partie alvéolaire (1) contient les logettes pour les racines des dents.
La base (4) est le bord inférieur du corps (5), et est en continuité avec le bord inférieur (9) de la branche (22).© Abrahams 2014.

TÊTE
FACE

Tableau 5-15. Mandibule.

Corps			
Face médiale	Face latérale	Bord supérieur	Bord inférieur
• 4 épines mentonnières, supérieures et inférieures, donnent insertion aux muscles génio-glosses et génio-hyoïdiens • la ligne mylo-hyoïdienne, oblique, sépare 2 parties : - en avant : la fossette sub-linguale en rapport avec la glande sub-linguale - en arrière : la fossette sub-mandibulaire en rapport avec la glande sub-mandibulaire	• la symphyse mentonnière est une crête verticale médiane qui se termine en bas par la protubérance mentonnière • en dehors, le foramen mentonnier est l'orifice de sortie du canal dentaire inférieur	• bord alvéolaire creusé de cavités, les alvéoles pour la racine des dents	• présente une dépression médiane, la fosse digastrique
Branches			
Face médiale	Face latérale	Bord supérieur	Bord inférieur
• le foramen mandibulaire est l'orifice d'entrée du canal dentaire inférieur • le sillon mylo-hyoïdien y forme une surface champ rugueuse, inférieure, parcourue de crêtes obliques où s'insère le muscle ptérygoïdien médial	• la tubérosité massétérique y est constituée de crêtes obliques et reçoit le muscle masséter	• 2 reliefs y sont séparés par l'incisure mandibulaire : - le processus condylaire ou condyle, en arrière, avec 2 versants : + antérieur, ou tête, articulaire avec le condyle du temporal + postérieur, non articulaire - le processus coronoïde, en avant, reçoit le muscle temporal	• se réunit avec le bord postérieur en formant un angle arrondi, l'angle de la mandibule (ou gonion)

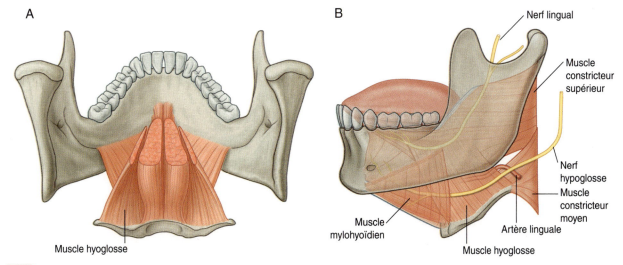

▶ 5-33
Mandibule.
Vues supérieure (A), latérale (B) et médiale (C).
© Drake 2015.

Sinus para-nasaux

Les sinus para-nasaux sont des cavités aériques, creusées dans le massif facial et qui s'ouvrent dans les cavités nasales par des méats (fig. 5-34) (cf. p. 902).

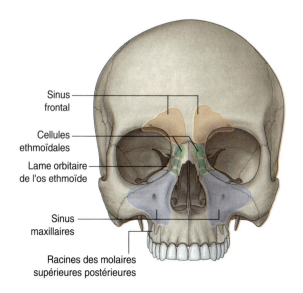

5-34
Sinus para-nasaux.
Vue antérieure.
© Drake 2015.

À noter

Ces sinus allègent le squelette facial tout en augmentant sa résistance.

- Les sinus frontaux sont dans le diploé de l'os frontal ; innervés par le nerf supra-orbitaire issu du nerf ophtalmique (V_1).
- Les sinus maxillaires sont dans l'os maxillaire, sous la cavité orbitaire, au-dessus des racines des dents, en particulier 4, 5 et 6. Ils sont innervés par les rameaux infra-orbitaires et alvéolaires du nerf maxillaire (V_2).

En clinique

Lors des sinusites frontales et maxillaires, la douleur est augmentée par la pression des foramens supra- et infra-orbitaires d'où émergent les nerfs destinés à ces sinus.

En clinique

Du fait de leur rapport anatomique proche, les dents 4, 5 et 6 ou du matériel dentaire peuvent faire issue dans le sinus maxillaire et être à l'origine de sinusites infectieuses.

- Le sinus sphénoïdal, creusé dans le corps de l'os sphénoïde et innervé par le nerf maxillaire (V_2).

En clinique

Le sinus sphénoïdal constitue une voie d'abord chirurgical de l'hypophyse.

- Les cellules ethmoïdales forment le labyrinthe ethmoïdal et sont séparées de la cavité orbitaire par une fine lame osseuse. Elles sont innervées par les nerfs ophtalmique (V_1) et maxillaire (V_2).

> **En clinique**
>
> La fracture de la lame osseuse séparant l'orbite des cellules ethmoïdales peut conduire à une cellulite orbitaire.

La pneumatisation des sinus para-nasaux se fait progressivement au cours de la croissance et peut être variable d'un sujet à l'autre et d'un côté à l'autre :
- les cellules ethmoïdales sont présentes dès la naissance ;
- les cellules mastoïdiennes apparaissent dans les premiers mois ;
- les sinus maxillaires apparaissent à 18 mois ;
- le sinus sphénoïdal apparaît à 3 ans ;
- les sinus frontaux apparaissent vers 6 ou 7 ans.

> **À noter**
>
> Il peut exister une pneumatisation d'autres structures osseuses, notamment celle du cornet moyen qui forme la concha bullosa, laquelle rétrécit le méat moyen et favorise la stase et la surinfection des sécrétions muqueuses dans le sinus maxillaire.

Muscles

Les muscles de la face comprennent les muscles de la mimique et ceux de la mastication.

Muscles de la mimique

Ces muscles sont superficiels, cutanés et contrôlent l'expression du visage (fig. 5-35). Ils irradient dans la peau de la face et du crâne et provoquent lors de leur contraction des déplacements de celle-ci, base de l'expression faciale (fig. 5-36).

> **À noter**
>
> L'élasticité de la peau des sujets jeunes explique la réversibilité des modifications de la mimique liées aux contractions musculaires.
> Chez les sujets plus âgés, les contractions musculaires induisent des modifications non réversibles de la peau, visibles sous forme de plis ou de rides.

Dix-neuf muscles participent à la mimique faciale, répartis en 4 groupes topographiques : orbitaire, nasal, oral et auriculaire.

TÊTE
FACE

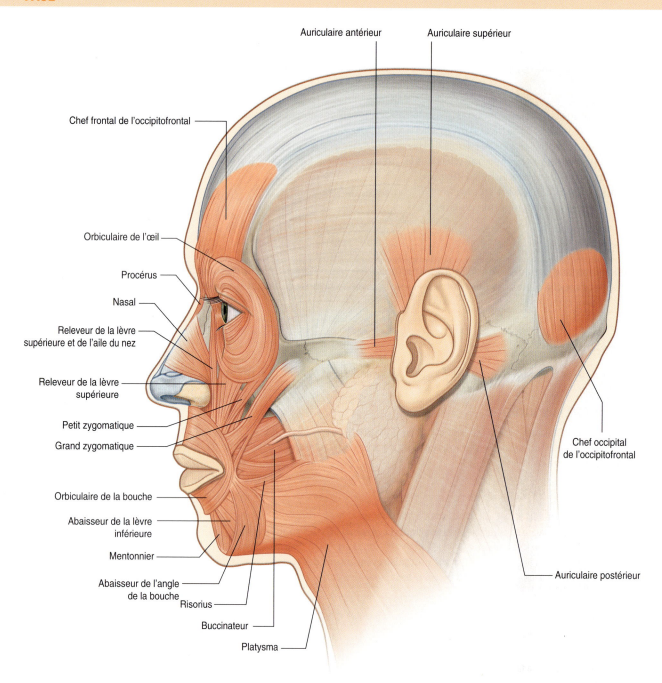

▶ 5-35
Muscles de la face.
© Drake 2015.

TÊTE
FACE

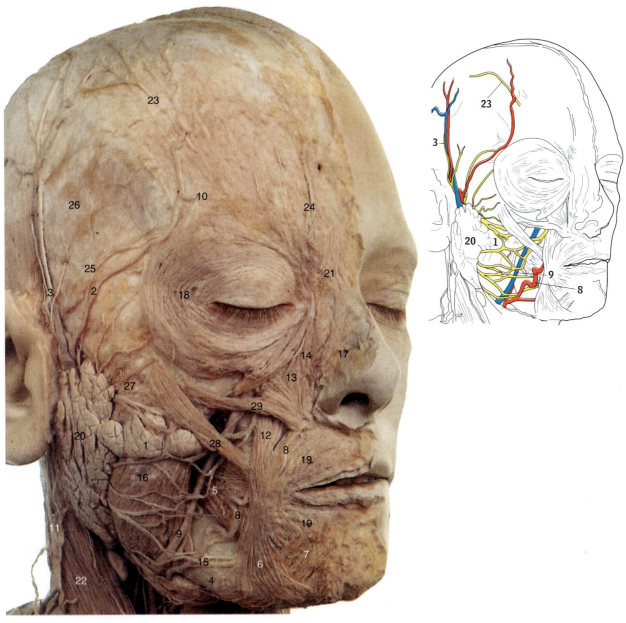

▶ **5-36**

Dissection superficielle de la face.
Vue antéro-latérale droite.
1. Glande parotide accessoire recouvrant le conduit parotidien
2. Branche antérieure de l'artère temporale superficielle
3. Nerf auriculo-temporal et vaisseaux temporaux superficiels
4. Corps de la mandibule
5. Muscle buccinateur et branches buccales du nerf facial
6. Muscle abaisseur de l'angle de la bouche
7. Muscle abaisseur de la lèvre inférieure
8. Artère faciale
9. Veine faciale
10. Partie frontale du muscle occipito-temporal
11. Nerf grand auriculaire
12. Muscle élévateur de l'angle de la bouche
13. Muscle élévateur de la lèvre supérieure
14. Muscle élévateur de la lèvre supérieure et de l'aile du nez
15. Branche mandibulaire marginale du nerf facial
16. Muscle masséter
17. Muscle nasal
18. Muscle orbiculaire de l'œil
19. Muscle orbiculaire de la bouche
20. Glande parotide
21. Muscle procerus
22. Muscle sterno-cléido-mastoïdien
23. Nerf supra-orbitaire
24. Nerf supra-trochléaire
25. Rameau temporal du nerf facial
26. Muscle temporal sous le fascia temporal
27. Branche zygomatique du nerf facial
28. Muscle grand zygomatique
29. Muscle petit zygomatique

© Abrahams 2014.

TÊTE
FACE

Groupe orbitaire

Le groupe orbitaire comprend les muscles orbiculaire de l'œil, superficiel et corrugateur du sourcil, profond, situés autour de la fente palpébrale (fig. 5-37 ; tableau 5-16).

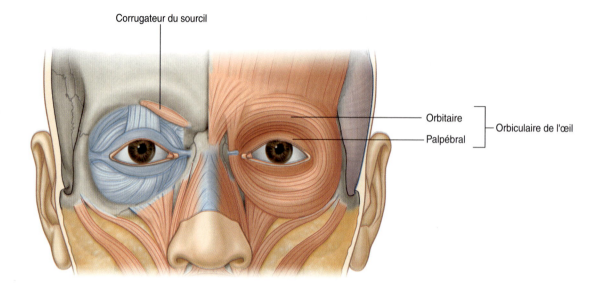

▶ **5-37**
Groupe orbitaire des muscles de la face.
© Drake 2015.

Tableau 5-16. Groupe orbitaire des muscles de la mimique.				
	Insertion		**Fonction**	**Mimique**
Muscles	**Origine**	**Terminaison**		
orbiculaire de l'œil	• partie palpébrale : ligament palpébral médial	• partie palpébrale : raphé palpébral latéral	• fermeture de la fente palpébrale	• plis de la patte d'oie • préoccupation
	• partie orbitaire : ligament palpébral médial, partie nasale de l'os frontal et processus frontal de l'os maxillaire	• partie orbitaire : autour de l'orbite		
	• partie lacrymale (muscle de Horner) : ligament palpébral médial	• partie lacrymale : crête lacrymale postérieure		
corrugateur du sourcil	• processus nasal de l'os frontal (arcade sourcilière)	• peau de la partie moyenne du sourcil	• contraction de la tête du sourcil	• concentration

Ces muscles sont innervés par le nerf facial (VII).

> **En clinique**
>
> Le *blépharospasme* se manifeste par une fermeture des paupières de façon répétitive et incontrôlée liée à un spasme du muscle orbiculaire de l'œil.

TÊTE
FACE

Groupe nasal

Le groupe nasal est composé des muscles procerus, situé à la racine du nez, nasal et abaisseur du septum nasal, situés autour des narines (fig. 5-38 ; tableau 5-17).

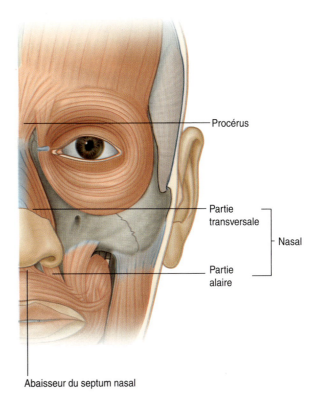

▶ 5-38
Groupe nasal des muscles de la face.
© Drake 2015.

Tableau 5-17. Groupe nasal des muscles de la mimique.				
	Insertion		**Fonction**	**Mimique**
Muscles	Origine	Terminaison		
nasal	• os maxillaire	• partie transverse : fusion avec son homologue sur la ligne médiane par une lame aponévrotique • partie alaire : grand cartilage alaire nasal	• partie transverse : rétrécissement de la narine • partie alaire : dilatation de la narine	• étonnement joyeux • convoitise
procerus	• os nasal • cartilage alaire latéral	• peau du bas du front	• froncement sourcils	• menace
abaisseur du septum nasal	• fosse canine de l'os maxillaire	• septum nasal	• déplacement du nez vers le bas	

Ces muscles sont innervés par le nerf facial (VII).

TÊTE
FACE

Groupe oral

Le groupe oral comprend 11 muscles répartis en 2 sous-groupes (fig. 5-39 ; tableau 5-18) :
- supérieur, avec les muscles risorius, grand et petit zygomatiques, releveur de la lèvre supérieure, releveur de la lèvre supérieure et de l'aile du nez, releveur de l'angle de la bouche ;
- inférieur, avec les muscles abaisseur de l'angle de la bouche, abaisseur de la lèvre inférieure, buccinateur, orbiculaire de la bouche et mentonnier.

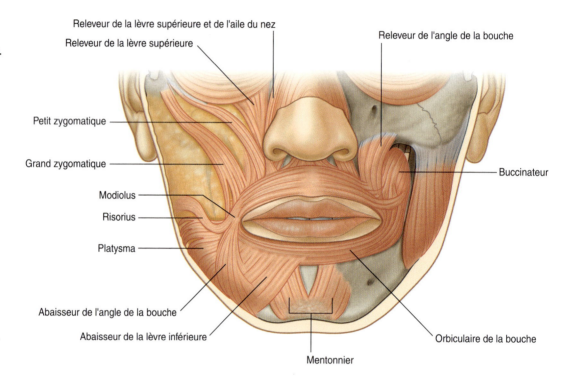

▶ 5-39 Groupe oral des muscles de la face.
© Drake 2015.

Tableau 5-18. Groupe oral des muscles de la mimique.

Muscles	Insertion		Fonction	Mimique
	Origine	Terminaison		
risorius	• fascia du muscle masséter	• peau de la commissure labiale	• traction en arrière de la commissure labiale	• sourire • rire
grand zygomatique	• partie postérieure de la face latérale de l'os zygomatique	• lèvre supérieure, proche de la commissure labiale	• traction en haut et en arrière de la commissure labiale	• sourire appuyé • rire
petit zygomatique	• partie antérieure de la face latérale de l'os zygomatique	• lèvre supérieure, proche de la commissure labiale	• traction en haut et en arrière de la commissure labiale	• sourire appuyé • rire
releveur de la lèvre supérieure	• bord infra-orbitaire de l'os maxillaire	• lèvre supérieure	• élévation de la lèvre supérieure	• déplaisir
releveur de la lèvre supérieure et de l'aile du nez	• processus frontal de l'os maxillaire	• lèvre supérieure • aile du nez	• élévation de la lèvre supérieure • ouverture de la narine	• déplaisir
releveur de l'angle de la bouche	• fosse canine de l'os maxillaire	• commissure labiale	• élévation de la commissure labiale	• agressivité (découvre la canine)

(Suite)

Tableau 5-18. Suite.

	Insertion		Fonction	Mimique
abaisseur de l'angle de la bouche	• ligne oblique du corps de la mandibule	• commissure labiale	• abaissement de la commissure labiale	• tristesse
abaisseur de la lèvre inférieure	• ligne oblique du corps de la mandibule	• lèvre inférieure sur la ligne médiane (jonction avec le muscle controlatéral)	• abaissement de la lèvre inférieure	• dégoût
buccinateur	• raphé ptérygo-mandibulaire • face antérieure et postérieure de l'os maxillaire • face latérale du corps de la mandibule	• lèvres (intriqué avec le muscle orbiculaire de la bouche)	• sangle de la joue • allongement de la fente orale • expulsion de l'air de la cavité orale	• action de souffler ou siffler
orbiculaire de la bouche	• parties labiale et marginale : formées de fibres issues en partie des muscles voisins et de fibres propres qui viennent sur les lèvres	• charpente des lèvres	• fermeture des lèvres	• grande réserve
mentonnier	• mandibule	• peau du menton à la lèvre inférieure	• élévateur de la houppe du menton • éverseur de la lèvre inférieure	• doute, indécision

Ces muscles sont innervés par le nerf facial (VII).

> ### À noter
> *Buccinator* signifie joueur de trompette en latin. Le muscle buccinateur qui permet de vider l'air emmagasiné dans la bouche est hypertrophié chez les joueurs de trompette.

Groupe auriculaire
Le groupe auriculaire comprend les muscles auriculaires antérieur, postérieur et supérieur (fig. 5-40 ; tableau 5-19). Tous trois sont situés autour du méat acoustique externe et de l'auricule.

TÊTE
FACE

▶ **5-40**
Groupe auriculaire des muscles de la face.
© Drake 2015.

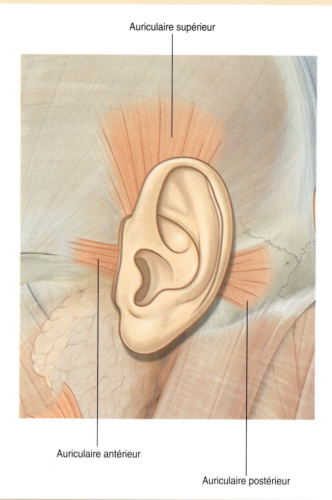

Tableau 5-19. Groupe auriculaire des muscles de la mimique.				
	Insertion		**Fonction**	**Mimique**
Muscles	Origine	Terminaison		
auriculaire antérieur	• partie antérieure du fascia temporal	• hélix de l'auricule	• traction de l'auricule en haut et en avant	• peu actif chez l'homme
auriculaire postérieur	• partie mastoïdienne de l'os temporal	• conque de l'auricule	• élévateur de l'auricule	• peu actif chez l'homme
auriculaire supérieur	• aponévrose épicrânienne	• partie supérieure de l'auricule	• traction de l'auricule en haut et en arrière	• peu actif chez l'homme

Ces muscles sont innervés par le nerf facial (VII).

Muscles de la mastication

Ces muscles sont présentés dans la partie 3 (cf. p. 1025). Ce sont les muscles :
- masséter, à la face latérale de la branche mandibulaire ;
- temporal, dans la fosse temporale ;
- ptérygoïdiens latéral et médial, dans la fosse infra-temporale.

Cavités

Cavité orbitaire

La cavité orbitaire ou orbite est une cavité paire de la partie supérieure de la face située sous la fosse crânienne antérieure et en avant de la fosse crânienne moyenne (fig. 5-41). Elle a la forme d'une pyramide dont la base s'ouvre en avant au niveau de la face.

Elle présente 4 parois osseuses perforées de 7 foramens ou fissures (tableau 5-20) et d'un sillon permettant à des éléments vasculo-nerveux d'entrer dans l'orbite ou de la quitter. Les parois sont :
- supérieure, formée par la partie orbitaire de l'os frontal et la petite aile du sphénoïde ;
- inférieure, formée par la surface orbitaire de l'os maxillaire, l'os zygomatique et le processus orbitaire de l'os palatin ;
- latérale, formée par le processus frontal de l'os maxillaire, l'os lacrymal, la face latérale du labyrinthe ethmoïdal et la grande aile de l'os sphénoïde ;

▶ 5-41
Os de l'orbite.
© Drake 2015.

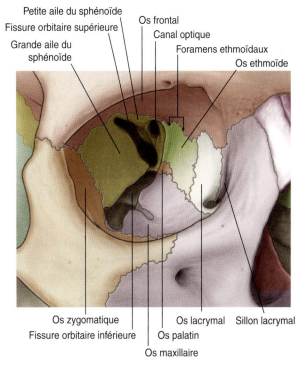

Tableau 5-20. Foramens de l'orbite.		
	Situation	**Structures traversant les foramens**
• canal optique	• entre le corps et la petite aile du sphénoïde	• artère ophtalmique • nerf optique (II)
• fissure orbitaire supérieure	• entre la petite aile et la grande aile du sphénoïde	• nerfs oculo-moteurs (III, IV, VI) • nerf ophtalmique (V_1) • veines ophtalmiques
• fissure orbitaire inférieure	• entre la grande aile du sphénoïde et les os maxillaire, palatin et zygomatique • se continue par le sillon infra-orbitaire	• nerf infra-orbitaire (rameau du nerf maxillaire V_2) • vaisseaux infra-orbitaires • veine communicante
• sillon infra-orbitaire	• paroi inférieure de l'orbite • se poursuit par le canal infra-orbitaire qui s'ouvre par le foramen infra-orbitaire dans la fosse canine	• nerf infra-orbitaire (rameau du nerf maxillaire V_2) • artère infra-orbitaire (branche de l'artère maxillaire)
• foramen ethmoïdal antérieur	• bord supéro-médial de l'orbite	• artère ethmoïdale antérieure • nerf ethmoïdal antérieur
• foramen ethmoïdal postérieur	• bord supéro-médial de l'orbite	• artère ethmoïdale postérieure • nerf ethmoïdal postérieur
• orifice du conduit lacrymonasal	• bord inféro-médial de l'orbite	• larmes
• foramen zygomatico-orbitaire	• paroi latérale de l'orbite	• vaisseaux zygomatico-orbitaires • nerf zygomatico-orbitaire (rameau du nerf zygomatique)

- médiale, formée par l'os zygomatique et la grande aile du sphénoïde.

En clinique

La paroi inférieure de l'orbite (encore appelée plancher) est très mince et fragile, en rapport direct avec le sinus maxillaire. Ses fractures se compliquent de l'incarcération d'une partie du contenu orbitaire dans le sinus maxillaire.

La cavité orbitaire est la cavité osseuse protectrice de l'œil. Elle contient :
- le bulbe oculaire, les paupières, l'appareil lacrymal et les muscles oculo-moteurs (cf. p. 745) ;
- un tissu graisseux qui protège ces structures et les nerfs et vaisseaux qui leur sont destinés :
  - les branches de l'artère ophtalmique : artères lacrymale, centrale de la rétine, ciliaires postérieures (longue et courte), musculaires, supra-orbitaire, ethmoïdales antérieure et postérieure, palpébrales médiales, dorsale du nez (quitte l'orbite pour vasculariser le nez), supra-trochléaire (quitte l'orbite pour vasculariser le front),
  - les veines ophtalmiques supérieure et inférieure,
  - les nerfs optique (II), oculo-moteur (III), trochléaire (IV), abducens (VI), ophtalmique (V_1), des fibres sympathiques.

En clinique

Les veines ophtalmiques se jettent le plus souvent dans le sinus caverneux et peuvent représenter une voie de propagation d'une infection de la cavité orbitaire vers la cavité crânienne.

Cavité nasale

La cavité nasale est au centre de la face, au-dessus de la cavité orale dont elle est séparée par le palais, en dedans des cavités orbitaires et sous la fosse crânienne antérieure (fig. 5-42 à 5-45).
Elle est divisée en 2 fosses nasales par une cloison médiane, le septum nasal.
Les fosses nasales sont 2 cavités symétriques de 8 cm de hauteur et 12 de profondeur, aplaties transversalement. Elles appartiennent à 2 systèmes fonctionnels :
- le système respiratoire : ce sont des voies aériennes supérieures ;
- le système olfactif : elles sont l'origine de la voie olfactive.

La cavité nasale est ouverte :
- en avant, dans le nez par l'orifice piriforme ;
- en arrière, dans le naso-pharynx les choanes.
- elle comporte 4 parois (tableau 5-21).

À noter

Les fosses nasales sont souvent asymétriques du fait des déviations et des déformations du septum nasal.

▶ 5-42
Septum nasal.
© Drake 2015.

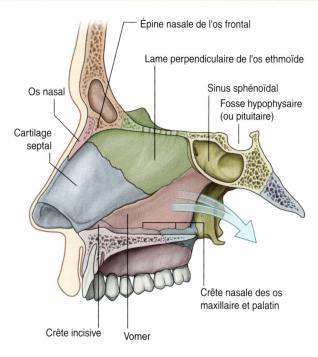

Tableau 5-21. Parois des fosses nasales.					
Parois	**Os constitutifs**				
Supérieure	• os nasal	• épine nasale de l'os frontal	• lame criblée de l'ethmoïde	• partie antérieure puis inférieure du corps du sphénoïde	• aile du vomer
Inférieure	• processus palatin de l'os maxillaire en avant			• lame horizontale du palatin en arrière	
Latérale	• face médiale de l'os maxillaire	• face médiale de l'os lacrymal	• labyrinthe ethmoïdal • • processus uncinatus	• cornet nasal inférieur	• lame perpendiculaire du palatin	• lame médiale du processus ptérygoïde
Médiale	• cartilage du septum nasal en avant		• os vomer en arrière		• lame perpendiculaire de l'ethmoïde en haut

▶ 5-43
Plancher de la cavité nasale, vue supérieure.
© Drake 2015.

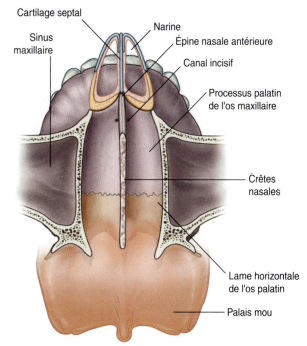

TÊTE
FACE

▶ 5-44
Toit de la cavité nasale.
© Drake 2015.

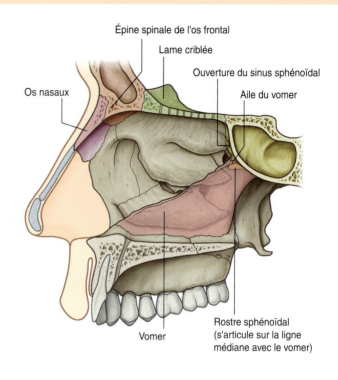

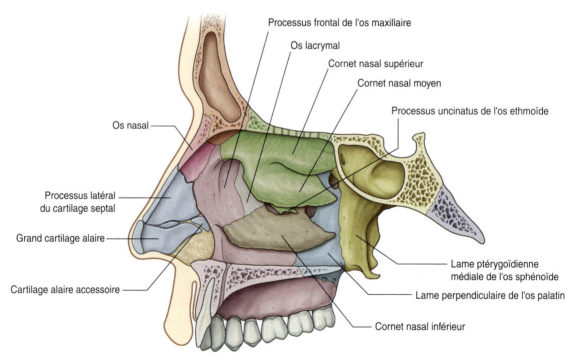

▶ 5-45
Paroi latérale de la cavité nasale.
Os.
© Drake 2015.

Les parois des fosses nasales sont percées par des orifices pour le passage des structures vasculo-nerveuses (fig. 5-46) :
- la lame criblée de l'ethmoïde est perforée de multiples orifices destinés aux filets du nerf olfactif (I) ;
- le foramen sphéno-palatin est dans la paroi postéro-latérale du méat nasal supérieur. Il fait communiquer chaque fosse nasale avec la fosse ptérygo-palatine et laisse passer la branche sphéno-palatine de l'artère maxillaire et les rameaux naso-palatin et nasaux supérieurs du nerf maxillaire (V_2) ;
- le canal incisif s'ouvre dans la cavité orale à travers la partie antérieure du palais osseux. Il est traversé par le nerf naso-palatin et l'artère grande palatine.

Cavité orale

La cavité orale occupe le 1/3 inférieur de la face.
Elle est sous la cavité nasale, en dedans des fosses infra-temporales, et communique largement en arrière avec l'oropharynx. Elle est séparée de la cavité nasale par le palais qui comprend 2 parties (fig. 5-47 et 5-48) :
- le palais dur (ou palais osseux), horizontal :
  - constitué des processus palatins des os maxillaires en avant et de leur lame horizontale en arrière,
  - perforé par les foramens incisif, petit et grand palatins,
  - recouvert d'une muqueuse présentant une saillie médiane, le raphé ;
- le voile du palais (ou palais mou), vertical, musculo-membraneux, mobile (cf. p. 1015).

En bas, le squelette de son plancher est formé par le corps de la mandibule renforcé par des muscles qui soutiennent la langue, le mylo-hyoïdien, le génio-hyoïdien et le digastrique. Ces muscles délimitent les régions sub-linguale et sub-mandibulaire (cf. infra).
Les muscles et le contenu de la cavité orale sont détaillés p. 1006.

▶ **5-46**
Points de passage vers la cavité nasale.
© Drake 2015.

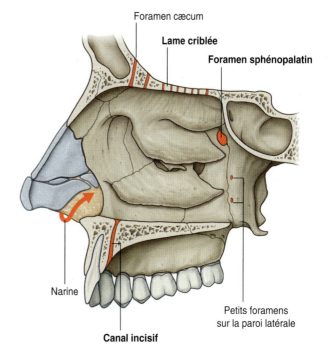

TÊTE
FACE

▶ 5-47
Cavité orale.
Rapports avec les autres cavités.
© Drake 2015.

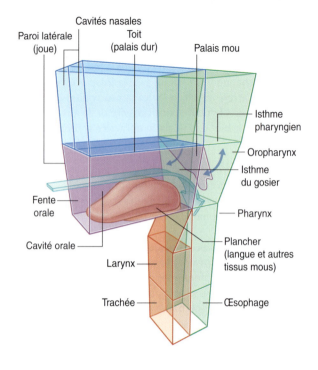

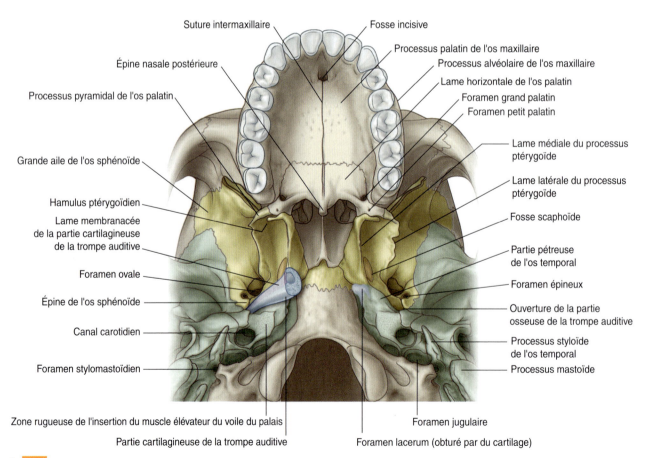

▶ 5-48
Base et parties latérales du crâne.
Structures de la base du crâne en rapport avec les éléments de la cavité orale.
© Drake 2015.

Régions

Régions superficielles

Les régions superficielles de la face sont :
- médianes : régions nasale, orale et mentonnière (menton), déjà décrites avec les cavités de la face (cf. p. 110), et à la limite du cou, région sub-mentonnière ;
- latérales : régions orbitaires (cf. p. 110), infra-orbitaires (sous l'orbite, latérale à la région nasale), massétériques (insertion du muscle masséter sur la branche de la mandibule), zygomatiques (pommette), buccales (joues) et à la limite du cou, régions sub-mandibulaires et sub-linguales.

Région sub-mentonnière

C'est une région située sous la région mentonnière, limitée par l'os hyoïde et le ventre antérieur du muscle digastrique. Elle appartient également de fait à la région cervicale antérieure.

Régions sub-linguales

Chaque région sub-linguale est située entre la langue et le corps de la mandibule. Elle contient la glande salivaire sub-linguale (cf. p. 1095) et présente 4 parois :
- médiale, constituée par les muscles génio-glosse et mylo-hyoïdien en avant et hyoglosse en arrière ;
- latérale, correspondant à la fossette sub-linguale de la face médiale du corps de la mandibule ;
- inférieure, constituée par le muscle mylo-hyoïdien ;
- supérieure, formée du récessus sub-lingual latéral qui est transformé en éminence sub-linguale par la glande qui le soulève.

L'extrémité postérieure de la région sub-linguale s'ouvre sur la région sub-mandibulaire.
Le nerf lingual (branche du nerf mandibulaire [V_3]) et les vaisseaux sub-linguaux parcourent la région sub-linguale.

Régions sub-mandibulaires

Chaque région est triangulaire, comprise entre le bord inférieur du corps de la mandibule en haut et le muscle digastrique en bas. Elle présente 3 parois :
- supéro-latérale, constituée en avant par la fossette mandibulaire de la face médiale du corps mandibulaire et en arrière par la face médiale du muscle ptérygoïdien médial ;
- inféro-latérale, superficielle, située sous le bord inférieur de la mandibule, recouverte par la lame superficielle du fascia cervical, le platysma puis la peau ;

> **En clinique**
>
> La paroi inféro-latérale de la région sub-mandibulaire est la voie d'examen clinique et d'abord chirurgical de la glande sub-mandibulaire.

- médiale, formée par :
  - au-dessus de l'os hyoïde, la face latérale des muscles hyoglosse en avant et mylo-hyoïdien en arrière,
  - en-dessous de l'os hyoïde, les muscles infra-hyoïdiens : thyro-hyoïdien, omo-hyoïdien et sterno-hyoïdien.

L'extrémité postérieure de la région sub-mandibulaire est la cloison inter-mandibulo-parotidienne constituée de la bandelette mandibulaire (tendue entre l'angle de la mandibule et le muscle sterno-cléido-mastoïdien), du ligament stylo-mandibulaire médialement et d'une couche de tissu fibreux entre les deux.

La région sub-mandibulaire contient :
- des éléments vasculo-nerveux en rapport avec sa paroi médiale :
  - l'artère faciale (branche de la carotide externe), qui pénètre dans la région entre les muscles stylo-hyoïdien et stylo-glosse,
  - l'artère linguale (branche de la carotide externe) et ses veines,
  - le nerf hypoglosse (XII) ;

- le nerf lingual (branche du nerf mandibulaire [V_3]) qui passe au bord supérieur puis médial de la glande sub-mandibulaire;
- la glande salivaire sub-mandibulaire (cf. p. 1093).

Régions profondes

Les régions profondes de la face sont organisées autour du pharynx et séparées par 2 cloisons :
- en avant, le fascia du muscle ptérygoïdien médial qui sépare les espaces antérieurs (fosses infra-temporale et ptérygo-palatine) des espaces intermédiaires (régions parotidienne et para-pharyngée);
- en arrière, le diaphragme stylien qui sépare les espaces intermédiaires des espaces postérieurs (régions rétro-pharyngée et rétro-stylienne).

> **À noter**
>
> Le diaphragme stylien est un septum oblique tendu de la face latérale du pharynx à la face médiale du muscle sterno-cleïdo-mastoïdien. Il est constitué par :
> - le processus styloïde de l'os temporal;
> - le ventre postérieur du muscle digastrique;
> - le muscle stylo-hyoïdien;
> - le muscle stylo-pharyngien;
> - le muscle stylo-glosse;
> - les ligaments stylo-hyoïdiens et stylo-mandibulaires.
>
> Ces différents muscles et ligaments sont reliés par du tissu conjonctif composant ainsi une cloison fibro-musculaire.

Espaces antérieurs

La **fosse infra-temporale** est sous la fosse temporale, entre la branche de la mandibule en dehors et la paroi du pharynx en dedans (fig. 5-49).

> **À noter**
>
> La fosse infra-temporale est aussi appelée fosse ptérygo-maxillaire (ne pas confondre avec la fosse ptérygo-palatine).

Elle est ouverte vers le bas et l'arrière et comprend 4 parois :
- la paroi supérieure (toit) est formée par les faces inférieures de la grande aile du sphénoïde et de l'os temporal. Elle s'ouvre en haut vers la fosse temporale;
- la paroi médiale est limitée :
  - en avant par la lame latérale du processus ptérygoïde,
  - en arrière par le pharynx et les muscles tenseur et élévateur du voile du palais;
- la paroi latérale est la face médiale de la branche de la mandibule;
- la paroi antérieure est la face postérieure de l'os maxillaire.

Elle contient :
- le ligament sphéno-mandibulaire de l'articulation temporo-mandibulaire (cf. p. 85);
- les muscles ptérygoïdiens médial et latéral (cf. p. 1032);
- l'artère maxillaire qui traverse la fosse infra-temporale puis pénètre la fosse ptérygo-palatine (fig. 5-50);
- le plexus veineux ptérygoïdien;

TÊTE
FACE

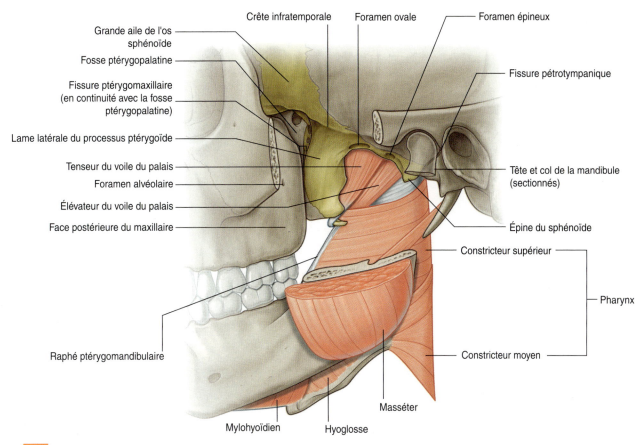

▶ **5-49**
Limites de la fosse infra-temporale.
© Drake 2015.

- les nerfs :
  - maxillaire (V_2), qui parcourt brièvement la partie haute de la fosse infra-temporale, contre la tubérosité maxillaire, avant de gagner la fissure orbitaire inférieure où il passe sous la lame fibreuse d'obturation de la fissure pour rejoindre le canal infra-orbitaire,
  - mandibulaire (V_3), dont tous les rameaux naissent dans la fosse infra-temporale (rameau méningé, nerf du ptérygoïdien médial, nerf buccal, nerf massétérique, nerfs temporaux profonds, nerf du ptérygoïdien latéral, nerf auriculo-temporal, nerf lingual, nerf alvéolaire inférieur),
  - de la corde du tympan, issu du nerf facial (VII),
  - petit pétreux, issu du plexus tympanique lui-même issu du nerf glosso-pharyngien (IX).

À noter

La fosse infra-temporale communique en arrière avec :
- l'espace pré-stylien en dedans ;
- l'espace parotidien en dehors.

La **fosse ptérygo-palatine** est un espace de petite taille situé en arrière de l'os maxillaire, entre l'os palatin et l'os sphénoïde.

À noter

La fosse ptérygo-palatine, également appelée arrière-fond de la fosse infra-temporale, est en continuité avec celle-ci par la fissure ptérygo-maxillaire, large orifice situé entre la face postérieure de l'os maxillaire et le processus ptérygoïde de l'os sphénoïde.

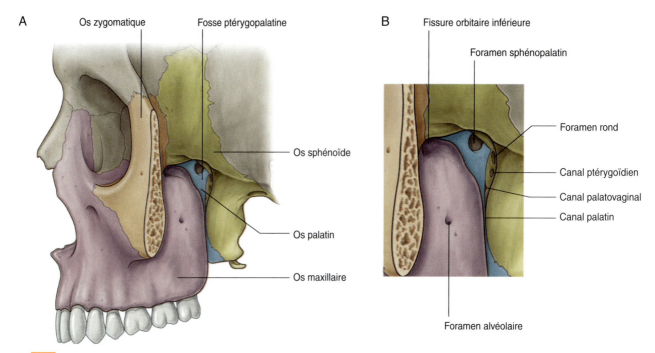

5-50
Fosse ptérygo-palatine.
A) Vue antéro-latérale.
B) Vue latérale.
© Drake 2015.

La fosse ptérygo-palatine est ouverte latéralement sur la fosse infra-temporale et comprend des parois :
- supérieure (toit) et postérieure, formées par l'os sphénoïde ;
- antérieure, formée par la face postérieure de l'os maxillaire ;
- médiale, formée par la face latérale de l'os palatin.

Elle contient :
- la terminaison de l'artère maxillaire ;
- ses veines satellites qui rejoignent le plexus veineux ptérygoïdien dans la fosse infra-temporale ;
- le nerf maxillaire (V_2) et ses branches :
  – le nerf maxillaire sort du crâne par le foramen rond et entre immédiatement dans la fosse ptérygo-palatine,
  – il y donne les nerfs zygomatique, alvéolaire supérieur et postérieur et des rameaux ganglionnaires,
  – puis gagne le canal infra-orbitaire inférieur après un court trajet dans la fosse infra-temporale ;
- le ganglion ptérygo-palatin, anastomose entre les fibres du nerf du canal ptérygoïdien (issu de la réunion des fibres para-sympathiques du nerf grand pétreux (rameau du nerf facial) et des fibres sympathiques du nerf pétreux profond (un rameau du plexus carotidien), et des fibres du nerf mandibulaire (V_3), qui donne les rameaux postganglionnaires orbitaires, palatins (nerfs petit et grand palatin), nasaux (supérieurs dont le nerf naso-palatin) et pharyngien (nerf pharyngien).

En clinique

L'anesthésie des parois des fosses nasales peut être obtenue par infiltration de substances anesthésiques dans la fosse ptérygo-palatine.

> **À noter**
>
> Bien que de taille réduite, la fosse ptérygo-palatine est en communication avec de nombreuses structures avoisinantes (fig. 5-51) :
> - avec le plancher orbitaire par sa paroi antérieure et la fissure orbitaire inférieure ;
> - avec la fosse crânienne moyenne par sa paroi postérieure via le foramen rond et le canal ptérygoïdien ;
> - avec le naso-pharynx par sa face postérieure et le canal palato-vaginal ;
> - avec la cavité nasale par sa paroi médiale et le foramen sphéno-palatin ;
> - avec la fosse infra-temporale par sa paroi latérale et la fissure ptérygo-maxillaire ;
> - avec la cavité orale par le canal grand palatin.

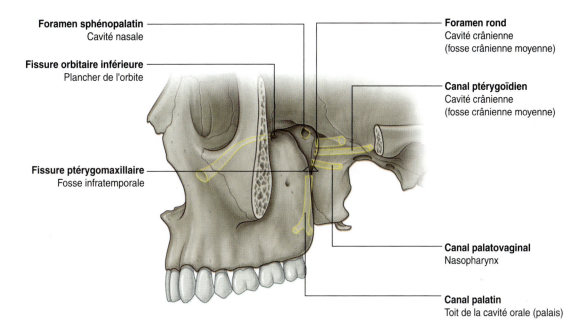

▶ **5-51**
Points d'entrée dans la fosse ptérygo-palatine.
© Drake 2015.

Espaces intermédiaires

La **région parotidienne** est rétro-mandibulaire et occupe la partie latérale de l'espace intermédiaire de la face.
Elle est limitée par :
- en avant, la branche de la mandibule ;
- en arrière, le processus mastoïde de l'os temporal ;
- en haut, le méat acoustique externe et l'articulation temporo-mandibulaire ;
- en dehors, la peau et la lame superficielle du fascia cervical ;
- en dedans, un feuillet fibreux tendu du ligament stylo-mandibulaire au ligament sphéno-mandibulaire.

Elle a une forme de prisme à 3 faces :
- latérale, entre le muscle sterno-cléido-mastoïdien en arrière et le muscle masséter en avant. Elle est formée par la lame superficielle du fascia cervical tapissée d'éléments cellulo-adipeux et musculaires superficiels constituant le « système musculo-aponévrotique superficiel ». La glande parotide adhère intimement à ces structures ;

> ### En clinique
> La face latérale de la région parotidienne est la voie d'exploration clinique et d'abord chirurgical de la glande parotide.

- antérieure, formée de dehors en dedans par le muscle masséter, la branche mandibulaire, le muscle ptérygoïdien médial et la partie inférieure du muscle stylo-glosse ;

> ### À noter
> À la partie supérieure, entre le col de la mandibule et le ligament tympano-mandibulaire, un orifice (boutonnière rétro-condylienne de *Juvara*) fait communiquer la loge parotidienne et la fosse infra-temporale. L'artère maxillaire, ses veines satellites et le nerf auriculo-temporal, branche du nerf mandibulaire (V_3), traversent cette boutonnière.

- postérieure, formée de dehors en dedans par le muscle sterno-cléido-mastoïdien, le ventre postérieur du muscle digastrique et le muscle stylo-hyoïdien.

La région parotidienne contient la glande parotide (fig. 5-52) (cf. p. 1090) et plusieurs éléments vasculo-nerveux (nerf facial [VII], artère carotide externe, jugulaire externe, nerf auriculo-temporal).

> ### À noter
> Le nerf facial entre dans la loge parotidienne par la paroi postérieure entre le ventre postérieur du muscle digastrique et le muscle stylo-hyoïdien qu'il innerve tous deux.

La **région para-pharyngée** occupe la partie médiale de l'espace intermédiaire de la face.
Elle est limitée par :
- en dehors, la région parotidienne puis la région infra-temporale ;
- en arrière, la région rétro-stylienne ;
- en bas, la région sub-mandibulaire.

Elle a une forme de trapèze à 4 parois :
- médiale, formée par la paroi latérale du naso-pharynx et de l'oropharynx ;
- latérale, formée par le fascia inconstant du lobe profond de la parotide tendu entre les ligaments sphéno-mandibulaire, en avant, et stylo-mandibulaire, en arrière ;
- ventrale, formée par le muscle ptérygoïdien médial recouvert de son fascia ;
- dorsale, formée par le muscle stylo-pharyngien et le ligament stylo-hyoïdien (partie médiale du diaphragme stylien).

> ### À noter
> La paroi para-pharyngée médiale est la paroi d'exploration clinique.
> La paroi ventrale est frontière avec la partie profonde de la fosse infra-temporale

La région para-pharyngée contient le muscle stylo-glosse, l'artère pharyngienne ascendante (branche de l'artère carotide externe) et l'artère palatine ascendante (branche de l'artère faciale).

TÊTE
FACE

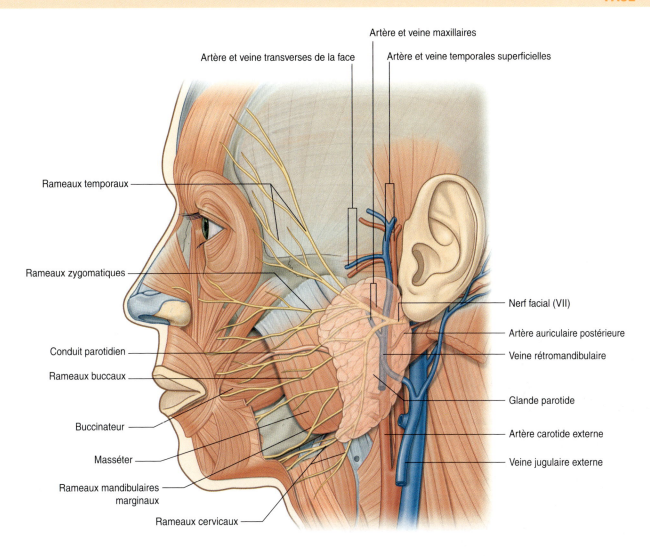

▶ **5-52**
Glande parotide.
Vue latérale.
© Drake 2015.

Espaces postérieurs

La **région rétro-pharyngée** faciale est médiane, entre la paroi dorsale du pharynx, en avant, et la lame pré-vertébrale du fascia cervical, en arrière (fig. 5-53).
Elle communique en bas avec la région rétro-pharyngée cervicale mais pas avec la cavité crânienne.
Elle contient des nœuds lymphatiques rétro-pharyngiens et un tissu cellulo-adipeux.

TÊTE
FACE

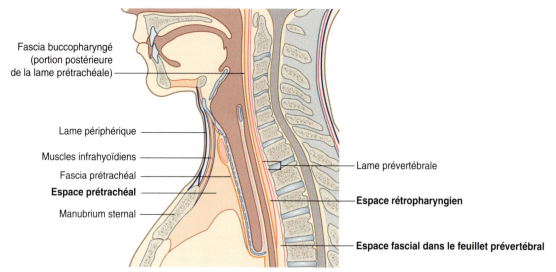

▶ 5-53
Fascia du cou.
Coupe sagittale.
© Drake 2015.

> **En clinique**
>
> Chez l'enfant, l'atteinte infectieuse des nœuds lymphatiques rétro-pharyngiens peut évoluer vers un abcès rétro-pharyngé avec des troubles respiratoires et de la déglutition.

La **région rétro-stylienne** est une région latérale, située de part et d'autre de la région rétro-pharyngée faciale.
Elle se situe entre le diaphragme stylien, en avant, et la lame pré-vertébrale du fascia cervical, en arrière.
Elle communique vers le haut avec la cavité crânienne par 3 orifices : le foramen carotidien, le foramen jugulaire et le canal du nerf hypoglosse.
Elle se poursuit vers le bas avec la région sterno-cléido-mastoïdienne.
C'est une voie de passage d'éléments nerveux entre le crâne et la région cervicale : nerfs glosso-pharyngien (IX), vague (X), accessoire (XI) et hypoglosse (XII), veine jugulaire interne et artère carotide interne.

Repères anatomiques

Différents **repères osseux** sont facilement palpables (fig. 5-54 et 5-55) :
- le rebord osseux orbitaire : les foramens supra- et infra-orbitaires se trouvent à la partie médiale des rebords orbitaires supérieur et inférieur ; ils sont traversés par les nerfs du même nom ;
- la mandibule :
  - son rebord inférieur forme le bord de la mâchoire ; en dedans peuvent être palpés la glande sub-mandibulaire et des nœuds lymphatiques. Le pouls facial est perçu à proximité du bord antérieur du muscle masséter,
  - la tête de la mandibule est en avant du méat acoustique externe, en arrière, et sous l'extrémité postérieure de l'arcade zygomatique. Elle est mobile lors de l'ouverture et de la fermeture buccales. Le pouls temporal superficiel est perçu en avant du méat acoustique externe, en arrière, et au-dessus de l'articulation temporo-mandibulaire,
  - l'arcade zygomatique, palpée en arrière de la tête de la mandibule. Un peu au-dessus de sa partie antérieure est perçu le pouls de la branche antérieure de l'artère temporale superficielle.

Les principaux **reliefs de la face** correspondent aux ouvertures antérieures de ses cavités. Ce sont les narines et les fentes palpébrales et orale.

TÊTE
FACE

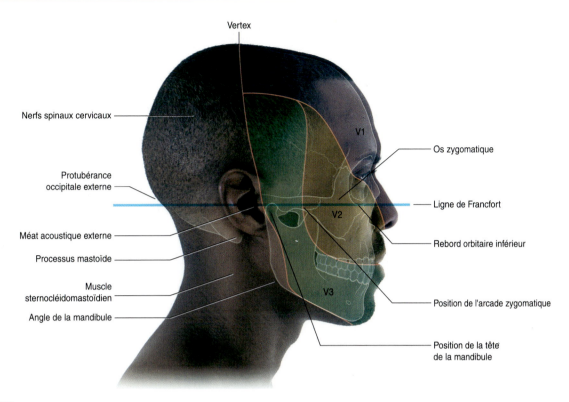

▶ 5-54
Position anatomique de la tête et principaux repères.
Vue latérale d'une tête d'homme.
© Drake 2015.

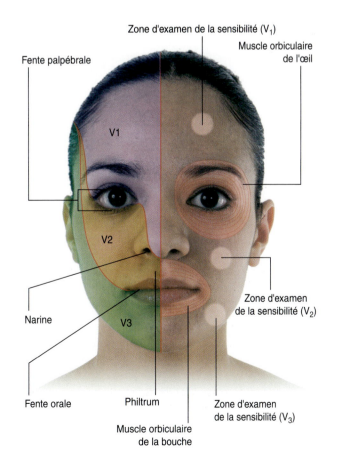

▶ 5-55
Principaux repères de la face.
Vue antérieure de la tête et du cou.
© Drake 2015.

La fermeture des fentes palpébrales et orale permet d'apprécier la contraction des muscles orbiculaires de l'œil et de la bouche.

COMPLÉMENT EN LIGNE

Des QCM et des QROC peuvent être consultées en ligne à l'adresse suivante : www.em-consulte.com/e-complement/476347.

COU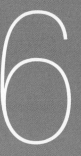

Pr Sophie Dupont

Manuel d'anatomie descriptive, fonctionnelle et clinique
© 2022, Elsevier Masson SAS. Tous droits réservés

COU

LIMITES

Le cou se situe entre la tête et le thorax (fig. 6-1 et 6-2).

LIMITES

Les limites du cou (fig. 6-3) sont :
- en haut et d'avant en arrière, le bord inférieur du corps de la mandibule puis le bord postérieur de sa branche puis une ligne horizontale allant de l'articulation temporo-mandibulaire à la protubérance occipitale externe ;
- en bas et d'avant en arrière, le bord supérieur du manubrium sternal jusqu'au processus épineux de C7.

> **À noter**
>
> La partie postérieure du cou remonte plus haut que sa partie antérieure : les viscères du cou sont ainsi en relation avec les ouvertures postérieures des cavités nasales et de la cavité orale.

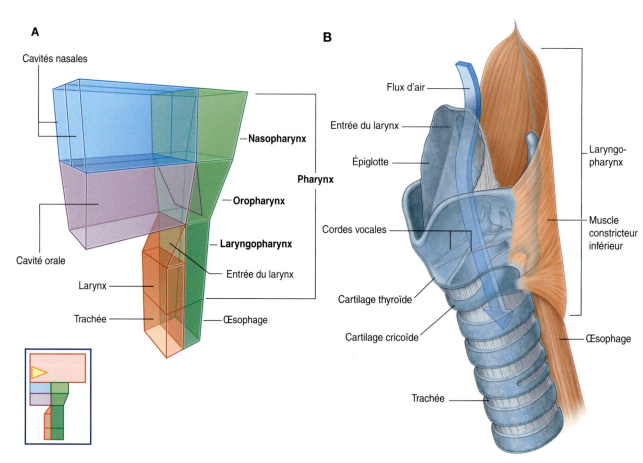

 6-1
Structures particulières du cou.
A) Organisation générale.
B) Vue anatomique.
© Drake 2015.

COU
LIMITES

▶ 6-2

Partie inférieure de la face droite et partie supérieure du cou droit.
A) Régions parotidienne et cervicale supérieure.
B) Région sub-mandibulaire.

1. Anse cervicale, branche inférieure.
2. Anse cervicale, branche supérieure.
3. Ventre antérieur du muscle digastrique.
4. Veine jugulaire antérieure.
5. Plexus brachial (racines)
6. Muscle buccinateur
7. Artère carotide commune
8. Muscle abaisseur de l'angle de la bouche
9. Artère carotide externe
10. Veine jugulaire externe
11. Artère faciale
12. Veine faciale
13. Nerf grand auriculaire
14. Grande corne de l'os hyoïde
15. Os hyoïde
16. Nerf hypoglosse
17. Veine jugulaire interne
18. Rameau interne du nerf laryngé supérieur
19. Nerf petit occipital
20. Muscle élévateur de la scapula
21. Mandibule
22. Muscle masséter
23. Muscle mylo-hyoïdien
24. Ligne oblique du cartilage thyroïde
25. Glande parotide et branches du nerf facial à son bord antérieur
26. Platysma
27. Ventre postérieur du muscle digastrique
28. Veine rétro-mandibulaire
29. Muscle scalène antérieur
30. Muscle sterno-cléido-mastoïdien
31. Muscle sterno-hyoïdien
32. Muscle sterno-thyroïdien
33. Glande sub-mandibulaire
34. Ventre supérieur du muscle omo-hyoïdien (variation bifide)
35. Artère laryngée supérieure
36. Artère thyroïdienne supérieure
37. Artère supra-scapulaire
38. Muscle thyro-hyoïdien
39. Membrane thyro-hyoïdienne
40. Glande thyroïde (lobe droit)
41. Muscle trapèze

© Abrahams 2014.

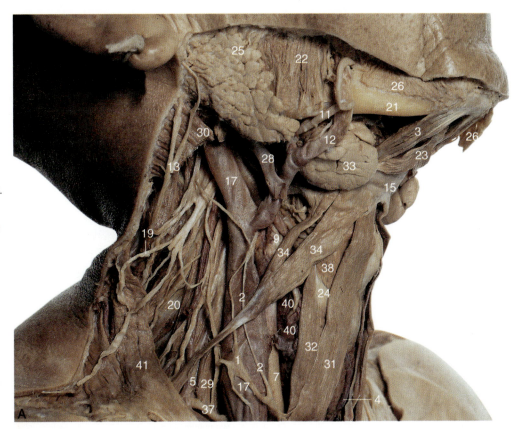

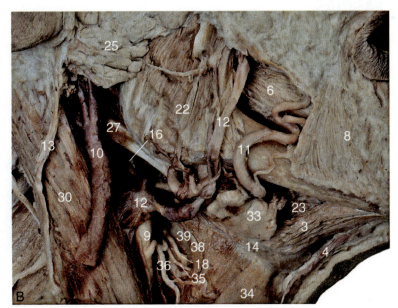

COU
FASCIAS

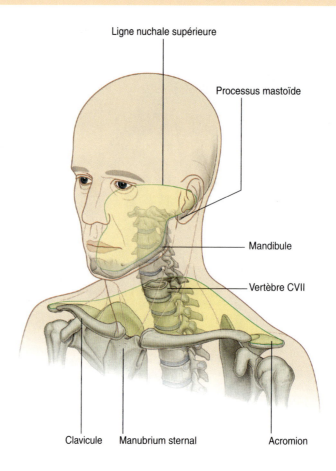

Limites du cou.
© Drake 2015.

FASCIAS

Les différents compartiments cervicaux sont entourés par des fascias.

Fascia superficiel du cou

Le fascia superficiel du cou, ou système musculo-aponévrotique superficiel, double la face profonde de la peau en avant et latéralement (tableau 6-1). Il contient dans sa partie antéro-latérale un muscle très plat, le platysma, innervé par le nerf facial (VII).
Ce fascia se continue en bas avec le fascia superficiel du thorax et en haut avec le fascia superficiel de la face. Son innervation sensitive est issue des nerfs spinaux C2 et C3 (fig. 6-4).

> **En clinique**
>
> Le lifting cervico-facial est un geste de chirurgie esthétique consistant à décoller la peau et à retendre le système musculo-aponévrotique superficiel, notamment le muscle platysma.

Tableau 6-1. Fascia superficiel du cou.

Muscles	Situation	Insertion		Fonction
		Origine	Terminaison	
platysma	• face profonde de la peau	• près de la clavicule	• mandibule • muscles péri-buccaux	• tenseur de la peau

COU
FASCIAS

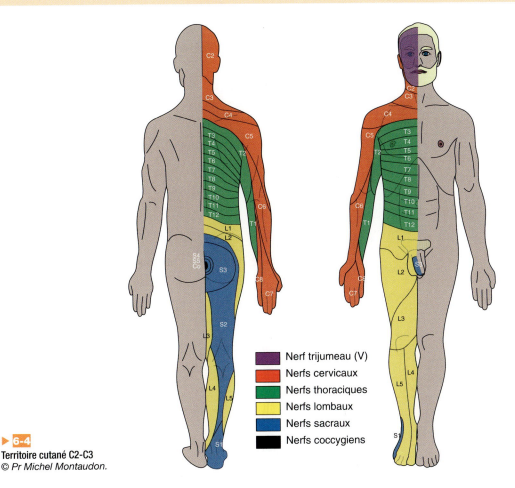

▶ 6-4
Territoire cutané C2-C3
© Pr Michel Montaudon.

Fascia cervical

Le fascia cervical, profond, est organisé en lames distinctes (fig. 6-5) :
- une lame superficielle périphérique qui entoure tous les éléments du cou sauf le platysma ;
- une lame pré-trachéale ;
- une lame pré-vertébrale.

Lame superficielle

Elle forme l'enveloppe du cou, manchon étendu du crâne à la ceinture scapulaire :
- en haut, elle se fixe en arrière sur la protubérance occipitale externe et la ligne nuchale supérieure et se poursuit en avant jusqu'au bord inférieur de la mandibule ;
- en bas, elle s'attache en arrière au ligament nuchal et au processus épineux de C7.

Elle se dédouble en arrière autour du muscle trapèze et, plus en avant, autour du muscle sterno-cléido-mastoïdien. Elle fusionne sur la ligne médiane avec son homologue controlatérale.
Elle enserre les muscles infra-hyoïdiens.

Lame pré-trachéale

Elle débute en haut sur l'os hyoïde et se termine en bas à la partie supérieure du thorax. Elle entoure le compartiment viscéral du cou. En arrière du pharynx, elle forme le fascia péri-pharyngien.

Lame pré-vertébrale

Elle forme un rideau frontal qui tapisse médialement la face antérieure des vertèbres cervicales et les muscles pré-vertébraux, latéralement les muscles scalènes et dorsalement le plan moyen des muscles de la nuque (fig. 6-6). Elle adhère en arrière à la lame superficielle en regard de la face antérieure du muscle trapèze.

COU
SQUELETTE

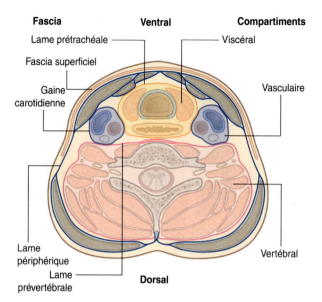

6-5
Compartiments du cou.
© Drake 2015.

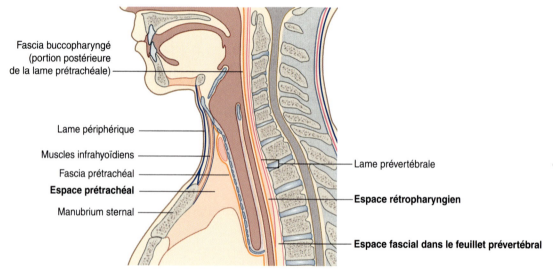

6-6
Fascia du cou.
Coupe sagittale.
© Drake 2015.

À noter

La gaine vasculaire carotidienne, qui entoure le compartiment vasculaire latéral du cou et lui est propre, reçoit des contributions variables des lames superficielle, pré-trachéale et vertébrale du fascia cervical.

SQUELETTE

Os hyoïde

L'os hyoïde est un os impair, médian et symétrique (fig. 6-7). Dépourvu de toute connexion osseuse, il est relié au squelette voisin par des ligaments, des fascias et des muscles. Il est au-dessus du larynx et sous la mandibule.

COU
SQUELETTE

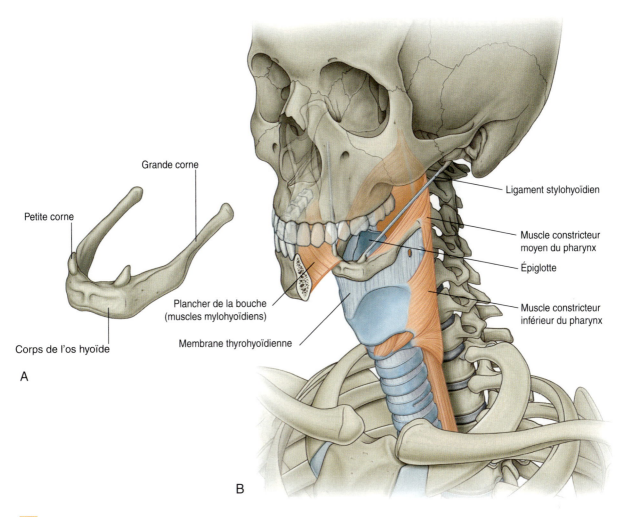

▶ 6-7
Os hyoïde.
A) Os.
B) Points d'attache.
© Drake 2015.

Il a une forme de fer à cheval avec :
- une partie médiane, le corps ;
- 2 petits processus, les petites cornes, implantées à la partie supérieure et latérale du corps et dirigées vers le haut, le dehors et l'arrière ;
- 2 autres processus, les grandes cornes, prolongements obliques du corps vers le haut, l'arrière et le dehors.

À noter
Le nom de l'os hyoïde vient de la lettre grecque *upsilon* (υ) dont il a la forme.

En clinique
En médecine légale, une fracture de l'os hyoïde est en argument fort en faveur d'une strangulation.

133

COU

MUSCLES

Vertèbres cervicales

Les vertèbres cervicales sont au nombre de 7, C1 à C7. C1 est appelée l'atlas, et C2 l'axis. Elles sont décrites aux pages 150 et 151.

MUSCLES

Muscles superficiels

Ce groupe comprend en avant le muscle sterno-cléido-mastoïdien et en arrière, le trapèze. Ils sont tous les 2 enveloppés par un dédoublement de la lame superficielle du fascia cervical.
Le muscle sterno-cléido-mastoïdien est tendu entre le crâne et la région sterno-claviculaire. Il forme un relief oblique en bas et en avant de la partie latérale du cou (cf. p. 987).

> **En clinique**
>
> Le torticolis est une attitude vicieuse du cou en inclinaison ipsilatérale et rotation controlatérale liée à une contracture du muscle sterno-cléido-mastoïdien.
> Celui-ci est toujours touché dans une forme de myopathie spécifique appelée dystrophie myotonique : son relief est aplati et la courbure du rachis cervical exagérée, donnant l'aspect caractéristique en « col de cygne ».

Le trapèze forme une vaste nappe musculaire en forme de losange dont seule la portion cervicale appartient au cou (cf. p. 311).

> **En clinique**
>
> Le syndrome du trapèze est une pathologie caractérisée par des douleurs dans la partie postérieure du cou, dues à une contracture du muscle trapèze et des muscles voisins.
> La lésion de la branche externe du nerf accessoire (nerf XI) après sa sortie du muscle sterno-cléido-mastoïdien est à l'origine d'une atteinte purement motrice du muscle trapèze avec douleurs de l'épaule et décollement de la scapula lors des mouvements d'élévation active du bras (scapula alata). Les causes les plus fréquentes sont iatrogènes (chirurgie de la région cervicale) et post-traumatiques (plaies, luxation acromio-claviculaire, étirement traumatique du rachis cervical, port d'une charge lourde, etc.).

Muscles intermédiaires

Ces muscles sont entourés par la lame pré-trachéale du fascia cervical et ses dédoublements. Ils comprennent :
- en avant :
  - les muscles supra-hyoïdiens, entre l'os hyoïde et les os de la tête. Ce sont les muscles stylo-hyoïdien, digastrique, mylo-hyoïdien et génio-hyoïdien (cf. p. 926),
  - les muscles infra-hyoïdiens, entre l'os hyoïde et la ceinture scapulaire. Ce sont les muscles omo-hyoïdien, sterno-hyoïdien, thyro-hyoïdien et sterno-thyroïdien (cf. p. 926) ;
- en arrière : les muscles élévateur de la scapula, splénius du cou et splénius de la tête (cf. p. 311 et p. 314).

Muscles profonds

Les muscles profonds sont dits para-vertébraux. Ils sont recouverts par la lame pré-vertébrale du fascia cervical et par ses expansions. Ils comprennent des muscles :
- pré-vertébraux, situés en avant du rachis cervical. Ce sont les muscles droit antérieur de la tête, droit latéral de la tête, long de la tête et long du cou (cf. p. 314) ;

> **En clinique**
>
> La tendinite calcifiante rétro-pharyngée est une affection très rare se manifestant par des dysphagies et des cervicalgies fébriles avec sur l'imagerie la présence de calcifications situées dans les muscles pré-vertébraux, notamment le muscle long du cou.

- latéro-vertébraux, appelés scalènes et situés de chaque côté du rachis cervical (cf. p. 987) ;
- rétro-vertébraux, situés en arrière du rachis cervical, organisés en 2 plans :
  - le plan très profond comprend les muscles sub-occipitaux (grand et petit droits postérieurs de la tête, obliques supérieur et inférieur de la tête, cf. p. 314), intertransversaires, interépineux, épineux du cou et transversaires épineux (semi-épineux du cou et multifides) (cf. p. 315),
  - le plan profond regroupe les muscles ilio-costal du cou, longissimus du cou et de la tête et semi-épineux de la tête (cf. p. 316).

> **À noter**
>
> Le triangle sub-occipital de *Tillaux* est limité par les muscles sub-occipitaux (à l'exception du petit droit postérieur). C'est le lieu de passage de l'artère vertébrale et du nerf sub-occipital.

> **En clinique**
>
> Le nerf grand occipital d'Arnold est la branche dorsale de C2. Il est moteur pour les muscles intermédiaires et profonds de la nuque et sensitif pour la moitié postérieure du scalp jusqu'au vertex. La névralgie d'Arnold liée à une irritation ou une lésion de ce nerf se caractérise par des douleurs paroxystiques à type de « décharges électriques » ou de « brûlures » en regard de la partie latérale supérieure de la nuque jusqu'au sommet du crâne et parfois l'œil. Elle peut être déclenchée par un simple toucher (palpation de la nuque) ou par la flexion de la tête en avant.

RÉGIONS CERVICALES

Le cou est divisé en 5 régions (fig. 6-8) :
- en avant du rachis cervical :
  - au centre : la région cervicale antérieure, occupée par le compartiment viscéral,
  - latéralement : les régions cervicales latérales, occupées par les compartiments vasculaires ;
- au centre : la région cervicale centrale (ou vertébrale) occupée par le rachis cervical et les muscles para-vertébraux ;
- en arrière du rachis cervical : la région cervicale postérieure (ou nuque).

Région cervicale antérieure

Elle est limitée de chaque côté par les muscles sterno-cléido-mastoïdiens et comprend :
- un triangle antérieur, subdivisé en 4 sous-régions ;
- la région sterno-cléido-mastoïdienne.

Triangle antérieur cervical

Le triangle antérieur cervical (fig. 6-9) est limité par :
- latéralement, le bord antérieur des muscles sterno-cléido-mastoïdiens ;
- en haut, le bord inférieur de la mandibule ;
- en dedans, la ligne médiane du cou.

Les muscles qu'il contient sont nommés selon leur position par rapport à l'os hyoïde (cf. p. 926) : ce sont les muscles intermédiaires supra-hyoïdiens, situés au-dessus de l'os hyoïde et infra-hyoïdiens sous l'os hyoïde (cf. p. 926).

COU
RÉGIONS CERVICALES

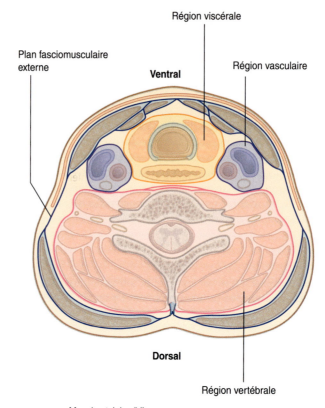

▶ 6-8
Principales régions du cou.
© Drake 2015.

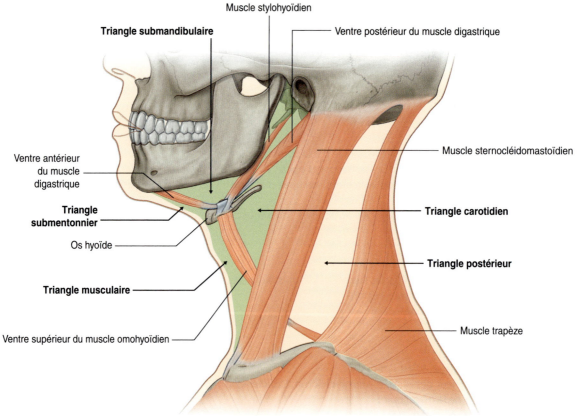

▶ 6-9
Limites et subdivisions du triangle antérieur du cou.
© Drake 2015.

COU
RÉGIONS CERVICALES

Il est parcouru par plusieurs éléments vasculo-nerveux (cf. p. 141) :
- le système carotidien ;
- la veine jugulaire interne ;
- de nombreux nerfs qui cheminent dans le triangle antérieur du cou et y abandonnent des rameaux :
  - les nerfs crâniens glosso-pharyngien (IX), vague (X), accessoire (XI), hypoglosse (XII) ainsi que des rameaux du nerf facial (VII) pour les muscles stylo-hyoïdien et digastrique (ventre postérieur) et plus superficiellement le platysma,
  - le nerf cervical transverse (branche du plexus cervical) et les racines supérieure et inférieure de l'anse cervicale.

Le triangle antérieur cervical est subdivisé en :
- 2 régions impaires et médianes : les régions (ou trigones) sub-mentonnière et sub-hyoïdienne ;
- 2 régions paires et symétriques : les trigones ou régions sub-mandibulaires (cf. p. 117) et les trigones carotidiens.

Région sub-mentonnière

Le trigone sub-mentonnier est limité :
– en bas par l'os hyoïde ;
– en dehors par le ventre antérieur du muscle digastrique.

Il contient les nœuds lymphatiques sub-mentonniers et des veines afférentes à la veine jugulaire antérieure.

Région sub-hyoïdienne

Le trigone sub-hyoïdien est limité par :
- en haut, l'os hyoïde ;
- le ventre supérieur du muscle omo-hyoïdien et la partie inférieure du bord antérieur du muscle sterno-cléido-mastoïdien ;
- en bas, l'incisure jugulaire du sternum.

Il contient les muscles infra-hyoïdiens (cf. p. 926), les glandes thyroïde (cf. p. 1261) et parathyroïdes (cf. p. 1268) et le pharynx (cf. p. 907).

Région sub-mandibulaire

La région sub-mandibulaire et son contenu ont été décrits avec la face.
Elle est limitée en haut par la mandibule et en bas et en arrière par le muscle digastrique.

Trigone carotidien

Le trigone carotidien est limité par :
- en haut, le ventre postérieur du muscle digastrique ;
- en avant, le ventre supérieur du muscle omo-hyoïdien ;
- en arrière, le bord antérieur du muscle sterno-cléido-mastoïdien.

Région sterno-cléido-mastoïdienne

La région sterno-cléido-mastoïdienne est stricto sensu en rapport avec le muscle homonyme.

À noter

Le compartiment vasculaire du cou se situe à la fois dans la région du trigone carotidien et dans la région sterno-cléido-mastoïdienne.
On assimile parfois ces 2 régions à une seule région dénommée région carotidienne, voire région sterno-cléido-mastoïdienne, qui recouvre à ce moment-là une plus grande superficie que celle définie plus haut.

Régions cervicales latérales

Chaque région cervicale latérale est limitée par :
- en avant, le bord postérieur des muscles sterno-cléido-mastoïdiens ;
- en arrière, le bord antérieur du muscle trapèze ;
- en bas, la clavicule.

COU
RÉGIONS CERVICALES

> **À noter**
>
> La région cervicale latérale est également appelée triangle postérieur du cou, à ne pas confondre avec la région cervicale postérieure ou nuque.

Elle est subdivisée en 2 régions paires et symétriques (fig. 6-10) :
- le trigone omotrapézien ou occipital ;
- le trigone omoclaviculaire, dont la partie inférieure excavée forme la grande fosse supra-claviculaire.

La région cervicale latérale ou triangle postérieur du cou contient :
- les muscles splénius de la tête, élévateur de la scapula, scalènes (antérieur, moyen, postérieur), omo-hyoïdien (chef inférieur) ;
- des structures vasculo-nerveuses :
  - la veine jugulaire externe, issue de la réunion des veines rétro-mandibulaire et auriculaire postérieure près de l'angle de la mandibule, descend dans le fascia superficiel du cou puis croise le muscle sterno-cléido-mastoïdien et descend verticalement dans le triangle postérieur pour se jeter dans la veine sub-clavière,
  - l'artère sub-clavière et ses branches (dont les artères cervicale transverse et scapulaire, branches du tronc thyro-cervical) et leurs veines homologues,
  - le nerf accessoire (XI), les troncs constitutifs du plexus brachial et ses rameaux (cf. p. 373).

Trigone omotrapézien ou trigone occipital

Le trigone omotrapézien ou occipital est limité par :
- en bas, le ventre inférieur du muscle omo-hyoïdien ;
- en haut, l'os occipital ;
- en arrière, le bord antérieur du muscle trapèze ;
- en avant, le bord postérieur du muscle sterno-cléido-mastoïdien.

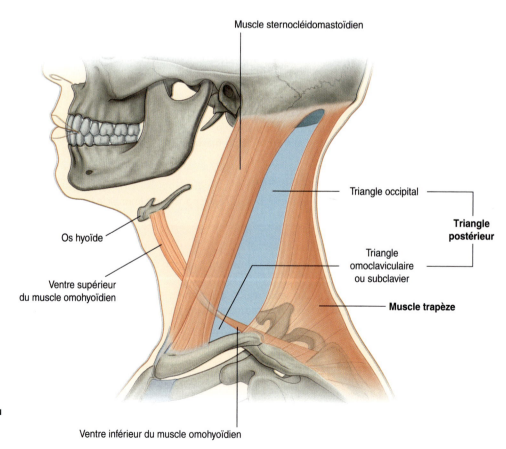

▶ 6-10 Limites du triangle postérieur du cou.
© Drake 2015.

Trigone omoclaviculaire et région (ou fosse) supra-claviculaire

Le trigone omoclaviculaire est limité par :
- en haut, le ventre inférieur du muscle omo-hyoïdien ;
- en bas, la clavicule ;
- en arrière, le bord antérieur du muscle trapèze ;
- en avant, le bord postérieur du muscle sterno-cléido-mastoïdien.

La région supra-claviculaire est la partie inférieure du trigone omoclaviculaire. Elle forme la limite entre le cou, le membre supérieur et le thorax.

Ses limites sont de la superficie vers la profondeur :
- en bas, la clavicule puis le plan de l'ouverture supérieure du thorax (dont la 1re côte) ;
- en avant, le bord postérieur du muscle sterno-cléido-mastoïdien ;
- en arrière, le bord antérieur du muscle trapèze puis des muscles de la nuque et les muscles scalènes moyen (partie inférieure) et postérieur ;
- en dedans, un plan sagittal passant par les processus transverses des 5 dernières vertèbres cervicales.

> **À noter**
>
> De forme triangulaire à base inférieure, la région supra-claviculaire est concave dans sa partie inférieure, formant le creux supra-claviculaire, particulièrement visible chez les sujets maigres.

C'est une région fonctionnellement importante du fait des éléments qu'elle contient :
- le dôme pleural (cf. p. 167) ;
- des éléments nerveux, pour la plupart en transit dans la région : rameau latéral du nerf accessoire (XI), nerf phrénique (branche de C4), troncs du plexus brachial, sympathique cervico-thoracique, nerf vague droit (X) (court trajet), nerf laryngé droit (branche récurrente du nerf vague droit qui passe sous l'artère sub-clavière droite pour remonter vers le larynx) ;
- des éléments vasculaires :
  - l'artère sub-clavière et ses branches collatérales avec 3 segments dans le creux supra-claviculaire :
    - préscalénique : profond, en contact avec le dôme pleural, en dedans des scalènes,
    - interscalénique : entre le tendon du muscle scalène antérieur et le muscle scalène moyen,
    - postscalénique : superficiel, reposant sur la 1re côte,

> **En clinique**
>
> L'artère sub-clavière et les racines inférieures du plexus brachial (C8-T1) peuvent être comprimées lors du passage dans le défilé des scalènes qui se situe entre les muscles scalène antérieur et moyen. Ce syndrome du défilé des scalènes se traduit cliniquement par des douleurs ou des paresthésies paroxystiques localisées à la main et à l'avant-bras (territoire C8-T1), survenant le plus souvent la nuit et parfois par une acrocyanose (compression artérielle).

  - la veine sub-clavière et ses affluents. Celle-ci décrit une courbe parallèle à celle de l'artère, en avant et au-dessous de celle-ci. Elle est de ce fait presque entièrement rétro-claviculaire. Elle se termine en rejoignant la veine jugulaire interne (confluent veineux jugulo-sub-clavier de *Pirogoff*) pour former la veine brachio-céphalique,

> **En clinique**
>
> Le cathétérisme de la veine sub-clavière s'effectue le plus souvent dans le creux supra-claviculaire. Plusieurs points de ponction existent : la plus classique est un point de ponction situé à un travers de doigt sous la clavicule, à l'union du 1/3 interne et du 1/3 moyen de la clavicule.

COU
RÉGIONS CERVICALES

- des éléments lymphatiques :
  - à gauche, le conduit thoracique (fig. 6-11) décrit sa crosse terminale dans la partie interne de la région supra-claviculaire gauche qu'il traverse d'arrière en avant pour se terminer à la partie supérieure du confluent jugulo-sub-clavier,
  - à droite, le conduit lymphatique droit, très court, se jette presque immédiatement dans le versant supérieur de la terminaison de la veine sub-clavière.

À noter
La région supra-claviculaire est une région de transition répondant :
- en bas et en dehors à la fosse axillaire ;
- en bas et en dedans au thorax et notamment au médiastin.

Région cervicale centrale (vertébrale)

Elle est centrée par le rachis cervical (cf. p. 295, 302).

Région cervicale postérieure (nuque)

La nuque est limitée par :
- en haut, la protubérance occipitale externe et la ligne nuchale supérieure ;
- en bas, un plan horizontal passant par le processus épineux de C7 et allant en dehors jusqu'à l'acromion et le 1/3 externe de la clavicule ;
- latéralement, le bord antérieur des 2 muscles trapèzes.

Elle est en arrière du rachis cervical et comprend essentiellement des éléments musculaires :
- muscles rétro-vertébraux (cf. p. 314) ;
- muscle trapèze cou (cf. p. 311).

À l'intérieur des masses musculaires circulent :
- les artères occipitale (branche de la carotide externe), cervicale profonde, scapulaire dorsale et vertébrale (branches de la sub-clavière) ;
- la veine jugulaire postérieure qui naît derrière l'arc de C1 de la confluence de 3 veines (condylienne postérieure, mastoïdienne et occipitale profonde) et se termine dans le confluent jugulo-sub-clavier, les veines occipitale et vertébrale ;
- des branches dorsales des 8 nerfs cervicaux dont le nerf grand occipital d'Arnold.

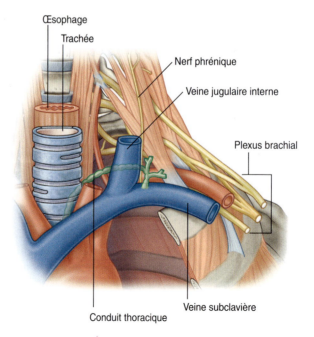

▶ **6-11**
Conduit thoracique dans la racine du cou.
Vue antérieure gauche.
© Drake 2015.

COMPARTIMENTS FONCTIONNELS CERVICAUX

Fonctionnellement, on distingue 4 compartiments cervicaux :

Compartiment viscéral

Le compartiment cervical viscéral est médian et contient :
- des glandes endocrines, la thyroïde et les parathyroïdes (cf. p. 1261 et p. 1268) ;
- des conduits respiratoires, le larynx et la partie cervicale de la trachée (cf. p. 920 et p. 937) ;
- des conduits digestifs, le pharyngo-larynx et la partie cervicale de l'œsophage (cf. p. 907 et p. 1028).

Compartiments vasculaires

De chaque côté du compartiment viscéral se trouve un compartiment vasculaire parcouru par les artères carotides, la veine jugulaire interne et des éléments nerveux dont le nerf vague (X). Ces éléments sont entourés par une gaine fibreuse, la gaine carotidienne, expansion en partie de la lame pré-trachéale du fascia cervical.

Artères carotides

L'artère carotide commune bifurque dans le plan de C4 en artères carotides interne et externe (fig. 6-12) :
- les artères carotides commune et interne ne donnent aucune branche dans la région. L'artère carotide interne quitte le compartiment cervical vasculaire en pénétrant dans la région rétro-stylienne ;
- l'artère carotide externe :
  - donne dans la région cervicale 5 branches, les artères thyroïdienne supérieure, pharyngienne ascendante, linguale, faciale et occipitale,
  - puis pénètre la région parotidienne où elle donne l'artère auriculaire postérieure avant de se terminer en bifurquant en artères maxillaire et temporale superficielle.

> **À noter**
>
> Un moyen mnémotechnique pour retenir (dans le désordre) les branches collatérales et terminales de la carotide externe : toutes (thyroïdienne supérieure) les (linguale) femmes (faciale) à (auriculaire postérieure) Paris (pharyngienne ascendante) ont (occipitale) trois (temporale superficielle) maris (maxillaire).

> **En clinique**
>
> La sténose carotidienne est une pathologie fréquente liée à l'athérome qui s'amplifie avec l'âge et les facteurs de risque (tabac, HTA, diabète, dyslipidémie, etc.). Elle peut provoquer des accidents vasculaires cérébraux. Le traitement repose sur la prévention et/ou la gestion efficace des facteurs de risque d'athérome et sur la chirurgie vasculaire de désobstruction (endartériectomie) pour les sténoses dépassant 70 % du diamètre carotidien.

Veine jugulaire interne

La veine jugulaire interne fait suite au *sinus sigmoïde* et draine le sang veineux des sinus *dure-mériens* du cerveau. Peu après son émergence par le *foramen jugulaire*, elle reçoit le sinus veineux pétreux inférieur.
La veine jugulaire interne parcourt le cou dans la gaine carotidienne, initialement derrière l'artère carotide interne puis progressivement en position plus latérale (fig. 6-13). Elle est ensuite latérale à l'artère carotide commune.
Elle reçoit dans la région cervicale les veines thyroïdienne supérieure, faciale, linguale et pharyngienne, directement ou le plus souvent par le biais du tronc veineux thyro-linguo-facial.

COU
COMPARTIMENTS FONCTIONNELS CERVICAUX

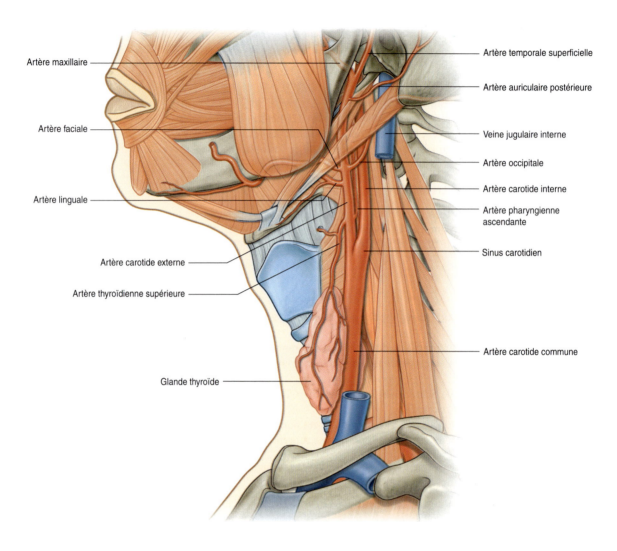

▶ 6-12
Système carotidien.
© *Drake 2015.*

COU
COMPARTIMENTS FONCTIONNELS CERVICAUX

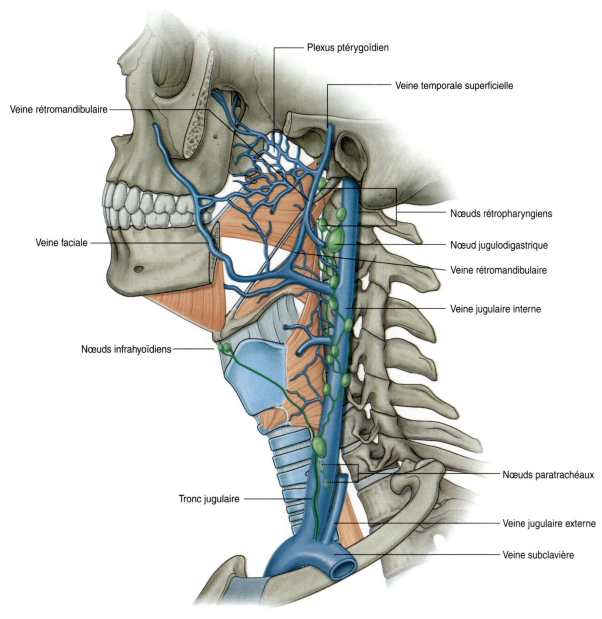

▶ 6-13
Veine jugulaire interne et ses afférents.
Vue latérale gauche.
© Drake 2015.

COU
COMPARTIMENTS FONCTIONNELS CERVICAUX

> **En clinique**
>
> La thrombose veineuse jugulaire est rare et se manifeste par une turgescence (gonflement) de la veine, une douleur dans le cou et l'épaule, et une circulation veineuse très visible au niveau de la clavicule. Elle survient le plus souvent chez des personnes à risque (cathéter jugulaire, infection ou cancer locaux, toxicomanie intraveineuse, etc.).

Nerfs

Nerf vague

Le nerf vague (X) émerge du foramen jugulaire avec les nerfs glosso-pharyngien (IX) et accessoire (XI) et la veine jugulaire interne (fig. 6-14). Il pénètre dans la gaine carotidienne et se place en arrière des vaisseaux. Dans son trajet cervical, il donne un rameau moteur pour le pharynx, un rameau pour le glomus carotidien, le nerf laryngé supérieur et parfois un rameau cardiaque.

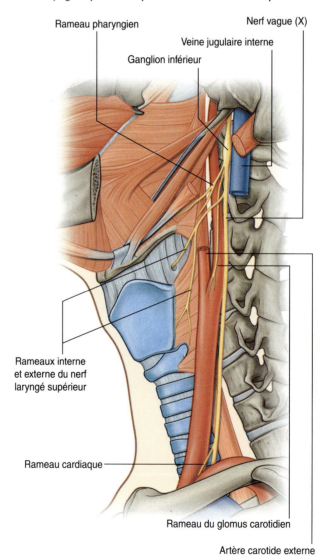

▶ **6-14**
Nerf vague (X) dans le triangle antérieur du cou.
© Drake 2015.

Nerf glosso-pharyngien

Le nerf glosso-pharyngien (IX) émerge du foramen jugulaire et chemine tout d'abord entre l'artère carotide interne et la veine jugulaire interne (fig. 6-15). Il se dirige progressivement vers l'avant et en profondeur pour gagner la base de la langue.

Nerf accessoire

Le nerf accessoire (XI) émerge du foramen jugulaire et descend en dedans de la veine jugulaire interne, puis croise sa face latérale et se dirige en bas et en arrière pour pénétrer le muscle sterno-cléido-mastoïdien (fig. 6-16). Il descend ensuite dans le triangle postérieur qu'il traverse en direction du muscle trapèze dont il gagne la face profonde.

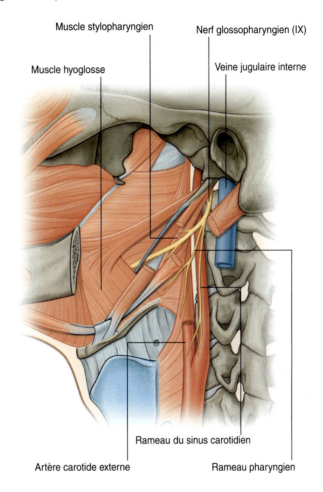

▶ **6-15**
Nerf glosso-pharyngien (IX) dans le triangle antérieur du cou.
© Drake 2015.

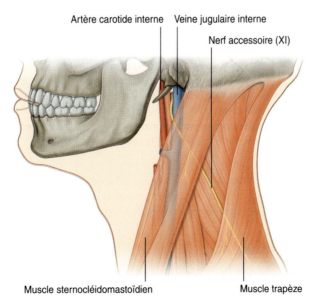

▶ **6-16**
Nerf accessoire (XI) dans le triangle postérieur du cou.
© Drake 2015.

COU
COMPARTIMENTS FONCTIONNELS CERVICAUX

Nerf hypoglosse

Le nerf hypoglosse (XII) sort du crâne par le canal hypoglosse et se trouve immédiatement en dedans de la veine jugulaire interne et de l'artère carotide interne (fig. 6-17). Il passe en dehors de l'artère carotide interne et se dirige en avant, vers la langue.

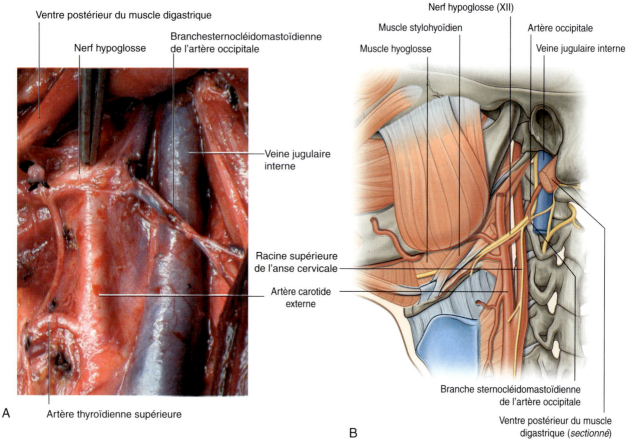

6-17
Nerf hypoglosse (XII).
A) Vue chirurgicale du nerf hypoglosse dans le triangle antérieur du cou.
B) Diagramme.
© Drake 2015.

Anse cervicale

L'anse cervicale (fig. 6-18) est une anastomose entre :
- une racine supérieure formée par la réunion de fibres issues du nerf spinal C1 et de fibres issues du nerf hypoglosse (XII). Cette racine passe entre la veine jugulaire interne en dehors et les artères carotides en dedans ;
- une racine inférieure constituée par un rameau issu des nerfs spinaux C2 et C3. Cette racine passe soit en dedans soit en dehors de la veine jugulaire interne.

Tronc sympathique cervical

Le tronc sympathique cervical chemine en arrière de la gaine vasculaire soit dans un dédoublement de celle-ci, soit dans un dédoublement de la lame pré-vertébrale du fascia cervical. Il est appliqué contre les muscles pré-vertébraux et n'appartient pas stricto sensu à la gaine vasculaire.

> **En clinique**
>
> Le syndrome de *Claude-Bernard-Horner* se caractérise par un ptosis de la paupière supérieure, un myosis, une énophtalmie et une absence de sudation localisée (anhidrose) en rapport avec l'atteinte du tronc sympathique cervical.

COU
REPÈRES ANATOMIQUES

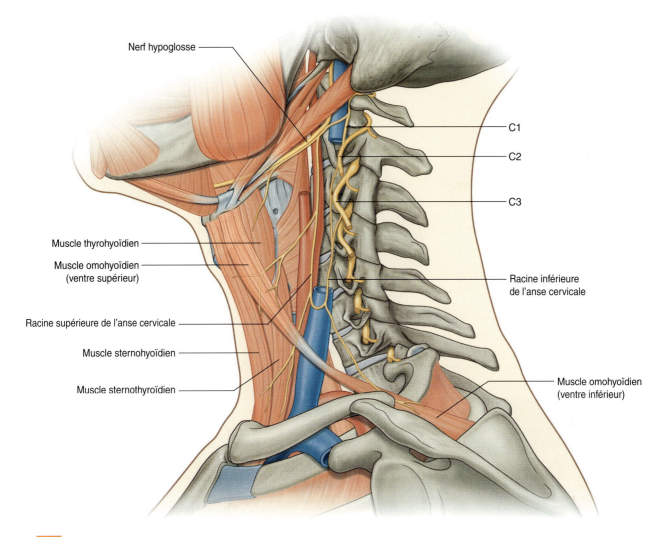

▶ 6-18
Anse cervicale.
© Drake 2015.

Compartiment vertébral

Le compartiment cervical vertébral comprend le rachis cervical, la moelle allongée, la moelle spinale cervicale, les nerfs spinaux et les muscles para-vertébraux.

REPÈRES ANATOMIQUES

Le plan horizontal du disque inter-vertébral C3-C4 passe par :
- la bifurcation de l'artère carotide commune en artères carotides externe et interne ;
- le bord supérieur du cartilage thyroïde.

Le plan horizontal passant par C6 passe par :
- la transition pharyngo-œsophagienne ;
- la transition laryngotrachéale ;
- le bord inférieur du cartilage cricoïde.

Sur la ligne médiane, les reliefs du cartilage thyroïde, saillant, et de l'arc du cricoïde sont palpables, ainsi que les premiers anneaux trachéaux (fig. 6-19).

> **En clinique**
>
> La cricothyrotomie est l'introduction percutanée d'une canule dans les voies aériennes.

COU
COMPLÉMENT EN LIGNE

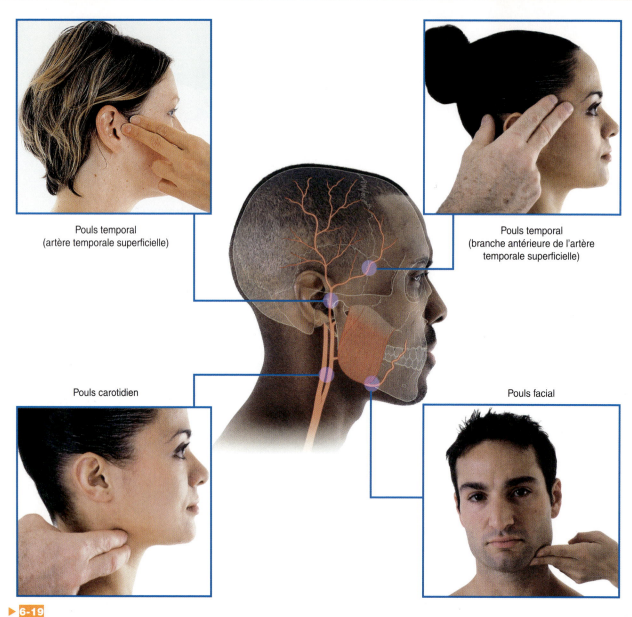

▶ 6-19
Sites de palpation des pouls artériels de la tête et du cou.
© Drake 2015.

Le muscle sterno-cléido-mastoïdien est facilement identifié comme un relief latéral du cou, oblique en bas et en avant. Les pouls carotidiens sont perçus en avant de celui-ci :
- en palpant l'artère carotide commune, postéro-latérale par rapport au larynx ;
- en palpant l'artère carotide externe, plus haut, à mi-distance entre le bord supérieur du cartilage thyroïde et la grande corne de l'os hyoïde.

COMPLÉMENT EN LIGNE

Des QCM et des QROC peuvent être consultées en ligne à l'adresse suivante : www.em-consulte.com/e-complement/476347.

TRONC 7

Pr Michel Montaudon

TRONC
DOS

Le dos est la région postérieure du tronc, située entre la nuque et les régions glutéales.
Intimement lié à l'appareil locomoteur, son squelette est décrit partie 3 (cf. p. 293 et p. 302), ses muscles partie 3 (cf. p. 311, 314) et ses repères anatomiques partie 3 (cf. p. 325).

Fascia thoraco-lombal

Les muscles profonds rétro-vertébraux sont enveloppés par le fascia profond, appelé fascia thoraco-lombal (fig. 7-1). Celui-ci forme de part et d'autre et en arrière de la colonne vertébrale un canal ostéo-fibreux vertical (fig. 7-2). Il se fixe :

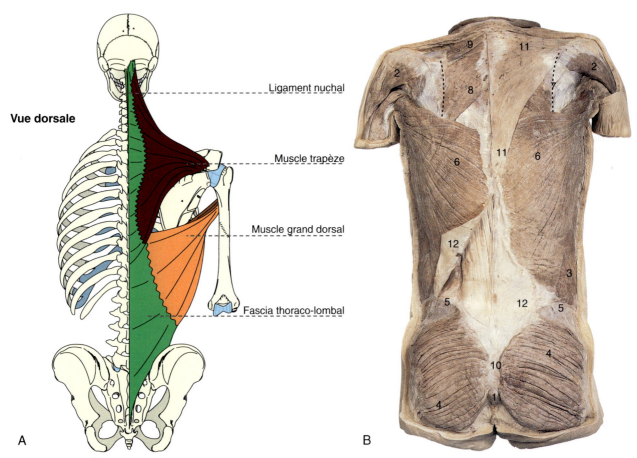

▶ **7-1**
Fascia thoraco-lombal.
A) Vue dorsale.
B) Muscles.
1. Coccyx
2. Muscle deltoïde
3. Muscle oblique externe
4. Muscle grand fessier
5. Crête iliaque
6. Muscle grand dorsal
7. Bord médial de la scapula (pointillés)
8. Muscle grand rhomboïde
9. Muscle petit rhomboïde
10. Sacrum
11. Muscle trapèze
12. Fascia thoraco-lombal
A : © Pr Michel Montaudon. B : © Abrahams 2014.

Coupe horizontale

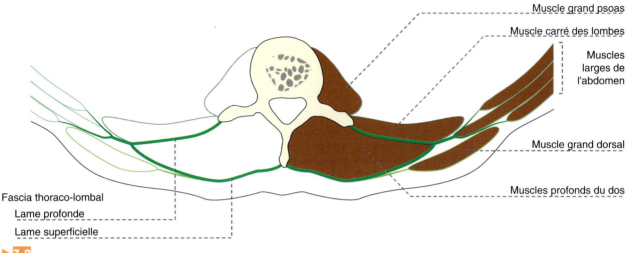

▶ 7-2
Fascia thoraco-lombal et formations fibreuses.
Coupe horizontale à l'étage lombal.
© Pr Michel Montaudon.

- sur la ligne médiane : au ligament nuchal, au sommet des processus épineux de T1 à L5, au ligament supra-épineux et à la crête sacrale médiane ;
- de part et d'autre de la ligne médiane : à l'angle des côtes, aux processus costiformes lombaux, au 1/3 postérieur de la crête iliaque et à l'épine iliaque postérieure et supérieure.

Il sépare les muscles profonds du dos, intrinsèques, des muscles :
- grand psoas et carré des lombes en avant, par sa lame profonde ;
- intermédiaires et superficiels en arrière, par sa lame superficielle.

De chaque côté, les 2 lames se réunissent puis se séparent pour envelopper les muscles larges de l'abdomen. La lame superficielle fusionne avec le fascia du muscle grand dorsal et celui du trapèze.

Plan superficiel

La **peau** du dos est épaisse, en particulier à la partie supérieure de la région. Elle est riche en glande sébacées.

En clinique

L'abondance des glandes sébacées dans la région supérieure du dos y explique la fréquence de l'acné et des furoncles.

Le **tissu adipeux sous-cutané** est plus ou moins épais, parcouru par quelques vaisseaux et des rameaux nerveux sensitifs issus :
- du plexus cervical à la partie supérieure ;
- des branches postérieures des nerfs intercostaux et spinaux.

En clinique

La prise chronique de corticoïdes ou les hyper-sécrétions de glucocorticoïdes (syndrome de *Cushing*) s'accompagnent d'un développement important du tissu sous-cutané de la région supérieure du dos et du cou.

TRONC
THORAX

THORAX

Le thorax est la région supérieure du tronc. Il est entre le cou, les fosses supra-claviculaires et les fosses axillaires en haut, et l'abdomen en bas, avec lesquels il communique par les ouvertures supérieure et inférieure du thorax (fig. 7-3). La cavité thoracique est séparée de la cavité abdominale par le muscle diaphragme.

> **En clinique**
>
> Les pathologies thoraciques peuvent s'étendre vers les régions cervicale, axillaires ou abdominale, et inversement.

Il a la forme d'un cylindre aplati d'avant en arrière, d'une trentaine de centimètres de hauteur. En coupe horizontale, la cavité thoracique est réniforme en raison de la saillie de la colonne vertébrale. Sa largeur maximale est de 25 cm pour un diamètre antéro-postérieur de 15 à 20 cm (entre le sternum et la colonne vertébrale) (fig. 7-4).

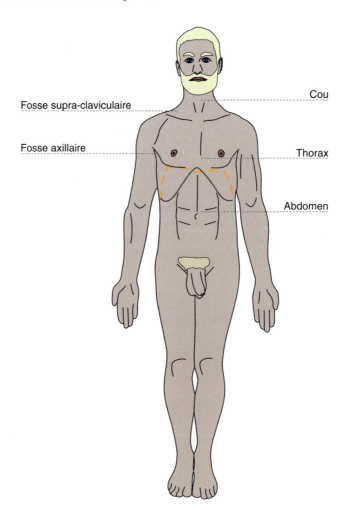

▶ **7-3**
Rapports de la région thoracique.
En pointillé orange, le muscle diaphragme.
© Pr Michel Montaudon.

TRONC
THORAX

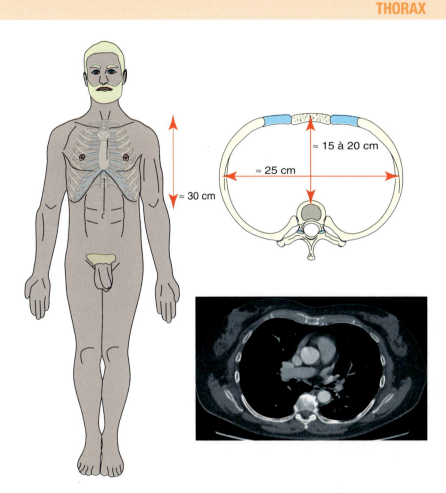

▶ 7-4
Dimensions et morphologie du thorax.
En bas à droite, coupe tomodensitométrique
horizontale passant par le corps de T7.
© Pr Michel Montaudon.

Sa paroi ostéo-musculaire comprend :
- des formations ostéo-cartilagineuses, la cage thoracique qui constitue un exo-squelette de protection de son contenu couronnée par la ceinture scapulaire (fig. 7-5) ;
- des muscles et des articulations qui permettent la mobilisation de ce squelette, indispensable à la respiration.

Le thorax contient les organes principaux de 2 appareils (fig. 7-6) :
- dans les régions latérales, les **régions pleuro-pulmonaires**, se trouvent ceux de l'appareil respiratoire, les poumons ;
- dans la région médiane, le **médiastin**, se trouvent ceux de l'appareil cardio-vasculaire, le cœur et les gros vaisseaux.

Parois

Paroi squelettique

La paroi squelettique, ou **cage thoracique**, est formée par 2 colonnes rigides, l'une postérieure, la colonne vertébrale thoracique (cf. p. 299 et p. 305), l'autre antérieure, le sternum, reliées par 12 paires d'arcs costaux. Ceux-ci comprennent en arrière une partie osseuse, la côte, et en avant une partie cartilagineuse, le cartilage costal (fig. 7-7).

TRONC
THORAX

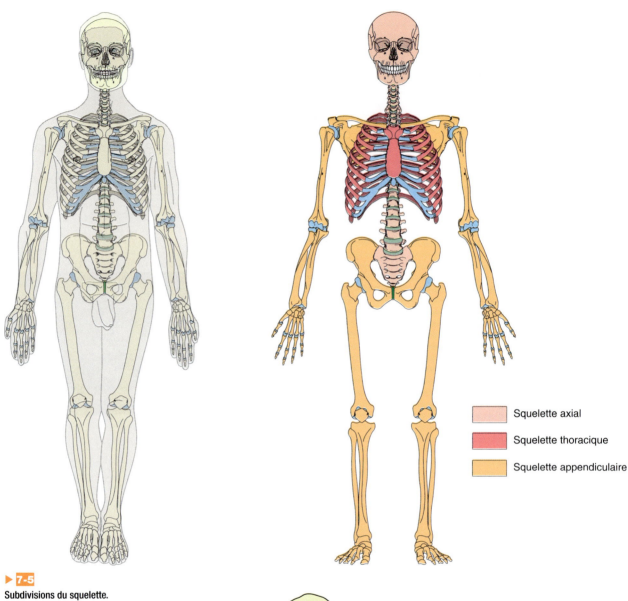

Squelette axial
Squelette thoracique
Squelette appendiculaire

▶ 7-5
Subdivisions du squelette.
© Pr Michel Montaudon.

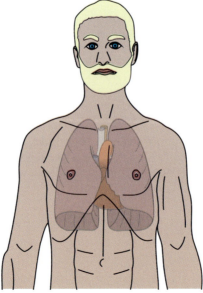
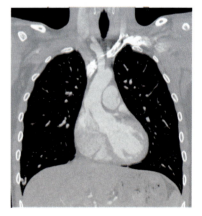

▶ 7-6
Viscères thoraciques.
À droite, reconstruction dans le plan frontal d'un scanner thoracique : les 2 poumons apparaissent très hypodenses de part et d'autre du cœur.
© Pr Michel Montaudon.

TRONC
THORAX

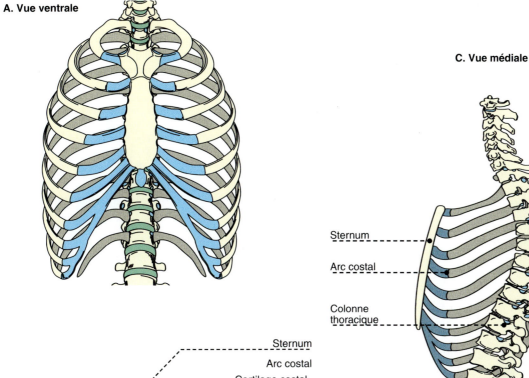

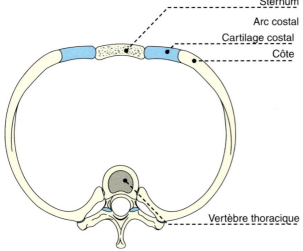

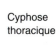
Squelette de la cage thoracique.
© Pr Michel Montaudon.

Sternum

Le sternum est un os plat, impair, médian et symétrique. Il est allongé verticalement sur 15 à 20 cm, oblique en bas et en avant et aplati dans le plan sagittal. Il est formé par la soudure des sternèbres en 3 pièces (fig. 7-8) :
- le manubrium représente 1/3 de la hauteur de l'os. Son bord supérieur présente 3 incisures : l'incisure jugulaire, médiane, concave en haut, et les incisures claviculaires latérales, articulaires avec l'extrémité médiale des clavicules ;
- le corps sternal dont les bords latéraux sont très épais, irréguliers et crénelés par les 7 incisures costales orientées en arrière et en dehors, et articulaires avec les 7 premiers cartilages costaux ;

TRONC
THORAX

> **En clinique**
>
> L'abord du médiastin nécessite l'ouverture de la cage thoracique par une **sternotomie médiane** : section verticale du sternum sur toute sa hauteur, suture par fils métalliques.
>
> Les **ponctions de moelle osseuse** sont réalisées dans le manubrium, riche en moelle rouge hématopoïétique.

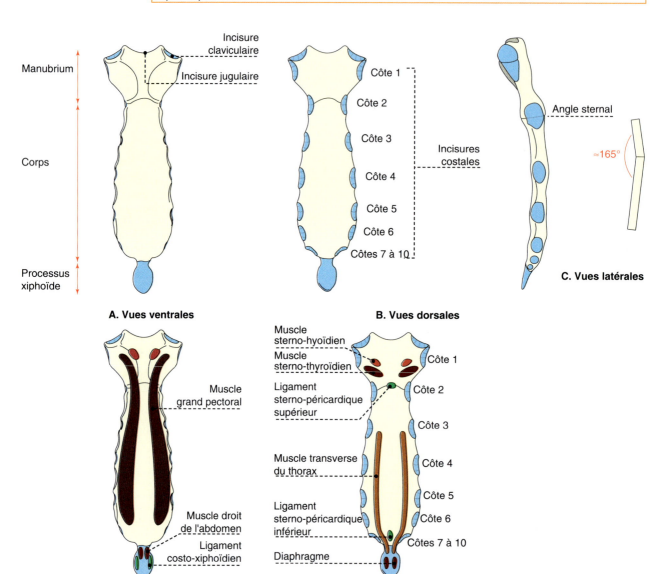

▶ 7-8
Sternum et insertions ligamentaires et musculaires.
L'angle formé par le manubrium et le corps du sternum est un repère important du thorax.
© Pr Michel Montaudon.

- le processus xiphoïde, long de 3 à 4 cm et de forme variable. Son extrémité est toujours cartilagineuse mais peut s'ossifier avec l'âge.

Arcs costaux (fig. 7-9)

Les 10 premiers arcs costaux sont osseux dans leur partie postérieure et cartilagineux dans leur partie antérieure. La longueur du cartilage costal augmente de la 1re à la 10e côte.

Les 11e et 12e arcs costaux sont incomplets, dépourvus de cartilage costal.

TRONC
THORAX

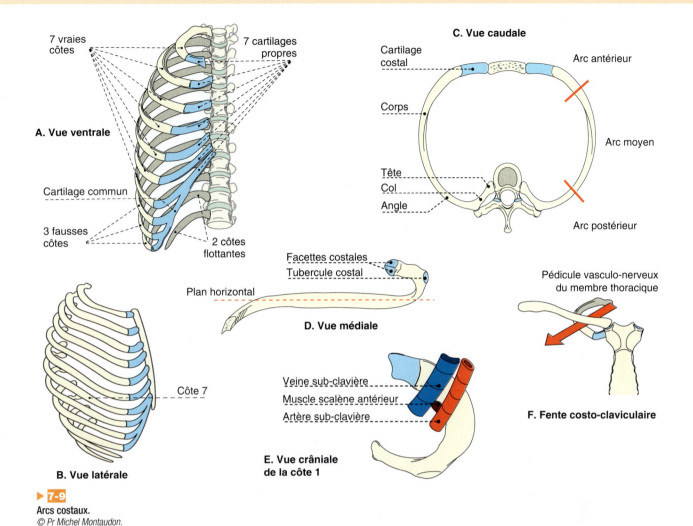

▶ 7-9
Arcs costaux.
© Pr Michel Montaudon.

Les côtes sont des os plats, aplatis de dehors en dedans. Il en existe 12 paires :
- les 7 premières, ou vraies côtes, sont unies au sternum par un cartilage propre ;
- les 3 suivantes, ou fausses côtes, sont reliées au sternum par un cartilage commun ;
- les 11e et 12e côtes sont dites asternales et ne sont pas articulées au sternum. Elles sont également dites flottantes car leur tubercule ne s'articule pas avec le processus transverse vertébral.

La longueur des côtes augmente de la 1re à la 7e puis diminue de la 7e à la 12e. Leur axe est oblique en bas et en avant de telle sorte que leur extrémité antérieure est située dans un plan plus caudal que leur extrémité postérieure. Elles sont concaves, enroulées autour du poumon, à l'exception de la 11e et de la 12e côtes qui sont presque rectilignes (fig. 7-10).

À noter

La souplesse des cartilages costaux protège les côtes et le sternum lors des compressions de la cage thoracique (massage cardiaque, traumatismes, etc.).

En clinique

Selon l'enroulement des côtes autour des poumons, la situation du sternum peut varier : le **pectus excavatum** est lié à un enroulement marqué qui entraîne une diminution de la distance qui sépare le sternum de la colonne vertébrale thoracique, le **pectus carinatum** à un défaut d'enroulement qui induit une projection du sternum vers l'avant (fig. 7-11).
L'abord chirurgical du poumon se fait par thoracotomie latérale sous la 6e côte.

TRONC
THORAX

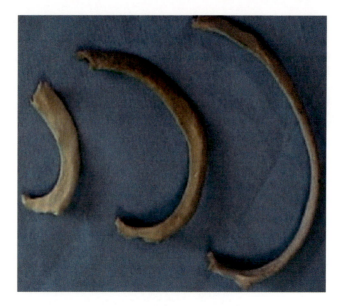

▶ **7-10**
De gauche à droite, photographies des côtes 1, 4 et 7 droites.
© Pr Michel Montaudon.

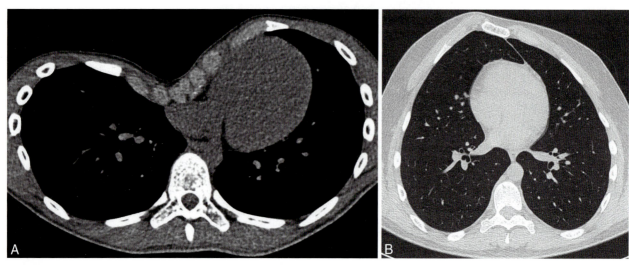

▶ **7-11**
Coupes TDM passant par T8.
A) Pectus excavatum.
B) Pectus carinatum.
© Pr Michel Montaudon.

Chaque côte présente :
- une tête articulée avec les disques intervertébraux et les fossettes costales des vertèbres ;
- un col, plus étroit ;
- un tubercule costal, articulaire avec l'extrémité du processus transverse de la vertèbre sous-jacente ;
- un corps, en arc de cercle, séparé du tubercule par l'angle costal et dont la face inférieure concave en bas forme le sillon costal, parcouru par le pédicule vasculo-nerveux intercostal.

> ### En clinique
>
> L'anesthésie du nerf intercostal peut se faire par injection d'anesthésiant sous la côte.
> Lors d'une **ponction pleurale**, l'aiguille est introduite au ras du bord supérieur de la côte inférieure afin de ne pas blesser ce pédicule (fig. 7-12).
> Lors des **thoracotomies latérales**, les écarteurs entraînent une compression du nerf intercostal contre la côte supérieure à l'origine de douleurs en hémi-ceinture le long de l'espace intercostal qui peuvent durer plusieurs mois.

En clinique

Des anomalies embryologiques peuvent entraîner l'existence d'une **côte cervicale**, articulée avec le processus transverse de C7, ou l'agénésie de la 12e côte.
Les **fractures** de côtes sont fréquentes et surviennent lors de traumatismes directs. Elles sont douloureuses car la respiration mobilise les côtes. Elles peuvent entraîner des **volets** costaux lorsqu'une ou plusieurs côtes sont fracturées à au moins 2 endroits : la partie entre les fractures se mobilise de façon paradoxale lors de la respiration. Les fractures déplacées peuvent blesser les poumons.

La 1re côte est particulière, presque horizontale, très courte, large et aplatie dans le plan frontal :
- sa courbure est très marquée ;
- sa tête comporte une seule facette articulaire, complète, pour T1 ;
- sa face supérieure supporte le tubercule du muscle scalène antérieur avec, de part et d'autre, 2 sillons : en dedans, celui de la veine sub-clavière et en dehors, celui de l'artère sub-clavière. En dehors de celle-ci passent les faisceaux du plexus brachial.

La 1re côte et la clavicule limitent la fente costo-claviculaire par laquelle le pédicule vasculo-nerveux du membre supérieur passe.

À noter

La première côte est protégée des traumatismes directs par la clavicule ; elle est rarement fracturée.

En clinique

Lors de l'abduction de l'épaule, la fente costo-claviculaire se rétrécit, ce qui peut entraîner un syndrome du **défilé costo-claviculaire** (ou de la traversée thoraco-brachiale) qui associe des troubles vasculaires et nerveux liés à la compression du pédicule du membre supérieur.

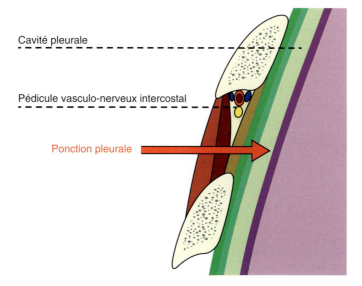

▶ **7-12**
Localisation du pédicule vasculo-nerveux intercostal.
© Pr Michel Montaudon.

TRONC
THORAX

Articulations

Les articulations des arcs costaux avec la colonne vertébrale thoracique en arrière et le sternum en avant permettent la mobilisation des côtes et du sternum, indispensable à la respiration (fig. 7-13).

Articulations costo-vertébrales

Les **articulations de la tête costale** sont des articulations synoviales planes entre les têtes costales et la partie latérale des corps vertébraux. Elles sont stabilisées par une capsule et les ligaments intra-articulaire de la tête costale et costo-vertébraux postérieur et antérieur (ligament radié de la tête costale).

Les **articulations costo-transversaires** sont des articulations synoviales trochoïdes entre le tubercule costal et la fossette costale transversaire. Elles n'existent pas pour la 11e et la 12e côtes. Elles sont stabilisées par une capsule et les ligaments costo-transversaires (latéral, supérieur et interosseux) et costo-lamellaire.

Articulations sterno-costales

Les articulations chondro-costales sont des synchondroses, les articulations chondro-sternales sont des synoviales planes stabilisées par une capsule, le ligament sterno-costal intra-articulaire et les ligaments sterno-costaux radiés antérieur et postérieur.

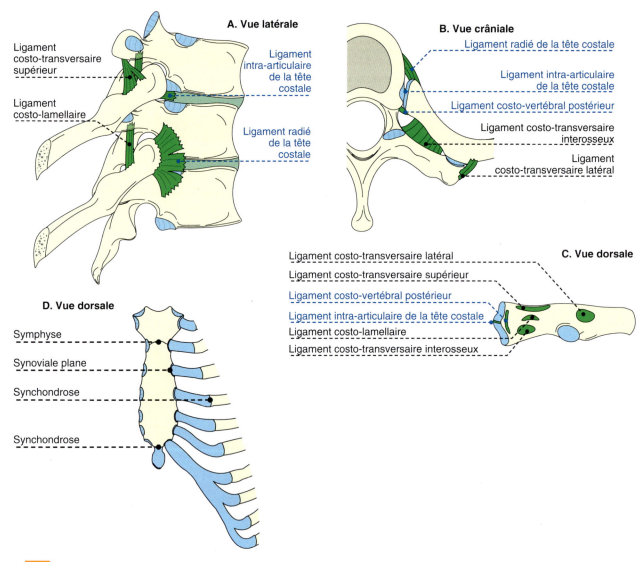

▶ **7-13**

Articulations des arcs costaux avec la colonne vertébrale et le sternum.
A, B, C) Ligaments des articulations des têtes costales (en bleu) et costo-transversaires (en noir).
D) Articulations du sternum et des côtes.
© Pr Michel Montaudon.

Articulations particulières

L'articulation manubrio-sternale est une symphyse et la xipho-sternale une synchondrose.

> **À noter**
>
> L'union entre le manubrium et le corps réalise un angle ouvert en arrière, l'angle sternal.

Paroi musculaire

La cage thoracique est fermée en bas par le diaphragme, vaste nappe musculaire en forme de voute qui s'insère sur les bords de l'ouverture inférieure du thorax (cf. p. 976).
En arrière, latéralement et en avant, plusieurs plans musculaires participent à la paroi thoracique.

Muscles intrinsèques

Les insertions de ces muscles se font toutes sur la cage thoracique (cf. p. 985). Ils comprennent :
- en arrière, les muscles sub-costaux, tendus entre les arcs postérieurs des côtes ;
- en avant, le muscle transverse du thorax, entre le sternum et les cartilages costaux ;
- latéralement, les espaces intercostaux sont occupés par les muscles intercostaux, organisés en 3 plans :
  - intercostaux externes, prolongés en avant dans chaque espace intercostal par les **membranes intercostales externes**,
  - intercostaux internes, prolongés en arrière par les **membranes intercostales internes**,
  - intercostaux intimes ;

> **À noter**
>
> Le **fascia endo-thoracique** adhère fortement aux côtes et à la gaine fibreuse des muscles intercostaux intimes, sub-costaux et transverse du thorax.

- à l'extérieur de la cage thoracique et participant à la paroi postérieure du thorax, les muscles élévateurs des côtes, dentelé postérieur et supérieur, et dentelé postérieur et inférieur. Ces muscles sont tendus entre la colonne vertébrale thoracique et les côtes.

Muscles extrinsèques

Les muscles extrinsèques s'insèrent en partie sur des structures extra-thoraciques. Certains d'entre eux participent néanmoins à la formation de la paroi thoracique. Ils comprennent :
- en arrière, le grand dorsal qui s'insère sur l'humérus (cf. p. 988), et les muscles érecteurs de la colonne vertébrale (cf. p. 315) ;
- latéralement, le muscle dentelé antérieur qui se fixe sur la scapula (cf. p. 371) ;
- en avant, les muscles pectoraux organisés en 2 plans (cf. p. 988) :
  - le plan profond est le petit pectoral qui se fixe sur la scapula,
  - le plan superficiel est le grand pectoral qui s'insère sur l'humérus ;
- en haut les muscles scalènes qui se fixent sur la colonne vertébrale cervicale (cf. p. 987) ;
- en bas, les muscles transverse de l'abdomen, oblique interne, oblique externe et droit de l'abdomen (cf. p. 990).

Peau et fascias

La **peau** de la paroi antérieure et latérale du thorax est souple. Elle est pileuse dans la région antérieure chez l'homme, glabre chez la femme et l'enfant.
La peau de la paroi postérieure est très épaisse, riche en glandes sébacées, parfois pileuse chez l'homme.

> **En clinique**
>
> La richesse de la peau de la paroi postérieure du thorax en glandes sébacées y explique la fréquence des lésions d'**acné** et des **furoncles**.

TRONC
THORAX

La peau est innervée par des rameaux sensitifs issus principalement des nerfs spinaux pour la paroi postérieure et des nerfs intercostaux pour les parois antérieure et latérales. Quelques rameaux du plexus brachial participent dans les région axillaires et supra-claviculaires.

Les territoires de chaque myélomère dessinent des bandes parallèles superposées, obliques vers le bas et l'avant, et appelées **dermatomes**. Ceux-ci proviennent des myélomères C4 et T2 à T10 (fig. 7-14).

> **À noter**
>
> Les myélomères compris entre C4 et T2 sont destinés au membre supérieur. Le dermatome de l'angle sternal correspond au myélomère T2, celui des papilles mammaires à T4 et celui du processus xiphoïde à T6.

La peau est doublée par un tissu conjonctif adipeux qui constitue le **fascia superficiel** du thorax. Celui-ci est en continuité avec le fascia des régions voisines, un peu plus épais dans la partie antérieure du thorax où se développent les glandes mammaires (cf. p. 1164). Il est parcouru par les rameaux sensitifs décrits ci-dessus et par des éléments vasculaires superficiels dont les principaux sont (fig. 7-15) :
- dans la région antéro-supérieure, la veine céphalique dans le sillon delto-pectoral et quelques rameaux veineux qui rejoignent la veine jugulaire externe ;
- latéralement, la veine thoraco-épigastrique, issue de la veine axillaire, qui s'anastomose avec la veine épigastrique superficielle ;
- des collecteurs lymphatiques abondants qui se drainent vers les nœuds axillaires et para-sternaux.

Le **fascia profond** est un tissu conjonctif qui double en profondeur le fascia superficiel. Sa face profonde émet des prolongements qui entourent les muscles de la région et constituent, dans la cavité thoracique, le fascia endo-thoracique. Il est parcouru par des éléments vasculaires dont le principal est le pédicule thoracique latéral, issu des vaisseaux axillaires, qui vascularise la glande mammaire.

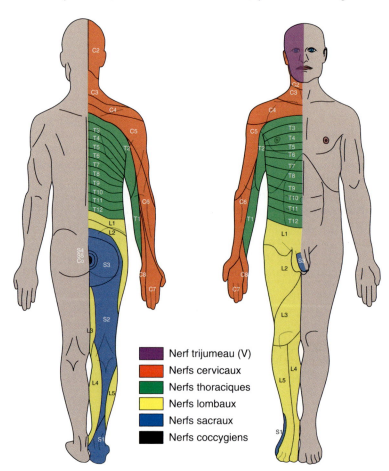

▶ **7-14**
Représentation des dermatomes.
© Pr Michel Montaudon.

TRONC
THORAX

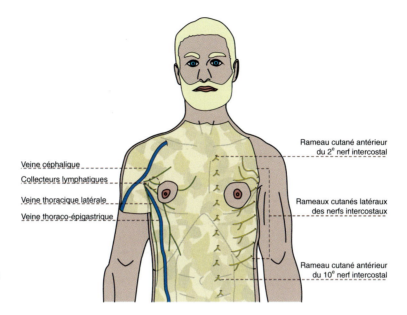

▶ 7-15
Éléments vasculo-nerveux du fascia superficiel du thorax.
© Pr Michel Montaudon.

Ouvertures du thorax

Ouverture supérieure

Elle est limitée en arrière par le corps vertébral de T1, latéralement par les 1res côtes droite et gauche, et en avant par l'incisure jugulaire du sternum (fig. 7-16).
Elle est étroite, oblique en bas et en avant.

> **À noter**
>
> L'incisure jugulaire est dans le même plan horizontal que le corps vertébral de T2.

Elle fait communiquer la cavité thoracique avec la région cervicale et les fosses axillaires.
Elle circonscrit les apex pulmonaires et livre passage à des éléments aérien (trachée), digestif (œsophage), vasculaires (tronc artériel brachio-céphalique, artères carotide commune et sub-clavière gauches, veines brachio-céphaliques) et nerveux (nerfs phréniques, vagues, chaînes sympathiques).

Ouverture inférieure

Plus large, elle est limitée en arrière par le corps vertébral de T12, latéralement par les 12es côtes, l'extrémité des 11e côtes et les cartilages costaux communs aux côtes 7 à 10, et en avant par le processus xiphoïde du sternum (fig. 7-16). Elle fait communiquer le thorax avec l'abdomen.
Elle est oblique en haut et en avant, fermée par le diaphragme et traversée par des éléments digestif (œsophage), vasculaires (aorte, veine cave inférieure, veines lombales ascendantes) et nerveux (troncs vagues, chaînes sympathiques et nerfs splanchniques) (cf. fig. 14-66 à 14-68).

> **En clinique**
>
> Le hiatus œsophagien du diaphragme est circonscrit par des myocytes issus du ligament arqué médian et laisse passer l'œsophage. Le relâchement de cet orifice peut conduire à des **hernies hiatales** avec un passage d'une partie de l'estomac dans le thorax.

TRONC
THORAX

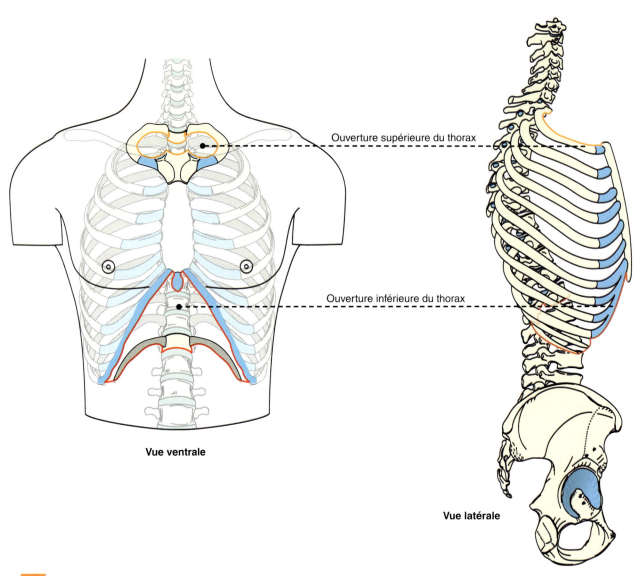

Vue ventrale

Ouverture supérieure du thorax

Ouverture inférieure du thorax

Vue latérale

▶ **7-16**
Ouvertures du thorax.
© Pr Michel Montaudon.

TRONC
THORAX

Régions

Le thorax est occupé au milieu par le médiastin et de chaque côté par les régions pleuro-pulmonaires. Chacune de ces régions dispose d'une séreuse propre, péricarde pour le médiastin (cf. p. 811) et plèvres pour les régions pleuro-pulmonaires (cf. p. 970) (fig. 7-17).

Médiastin

Le médiastin occupe la partie centrale de la cavité thoracique. Il est situé entre les 2 poumons avec lesquels il communique par les hiles pulmonaires. Il communique en haut avec les régions cervicale et axillaires, et en bas avec la cavité abdominale (fig. 7-17).

Forme et limites

Il a la forme d'une pyramide à sommet supérieur tronqué, aplatie dans le plan frontal. Il est limité en haut par l'ouverture supérieure du thorax, en bas par le diaphragme, en avant par le sternum, en arrière par la colonne vertébrale thoracique, et en dehors par la plèvre médiastinale (fig. 7-18).

Divisions topographiques

Le médiastin est arbitrairement divisé en plusieurs régions (fig. 7-19) :
- le plan horizontal passant par la bifurcation de la trachée sépare le médiastin supérieur du médiastin inférieur ;
- le médiastin inférieur est subdivisé par 2 plans frontaux courbes en :
  - médiastin postérieur, en arrière du plan passant par la face postérieure du péricarde,
  - médiastin antérieur, en avant du plan passant par la face antérieure du péricarde,
  - médiastin moyen, entre les précédents.

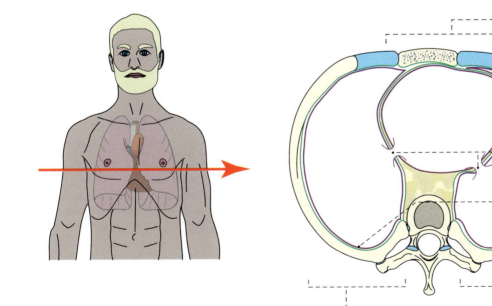

▶ 7-17
Médiastin et régions pleuro-pulmonaires.
© Pr Michel Montaudon.

TRONC
THORAX

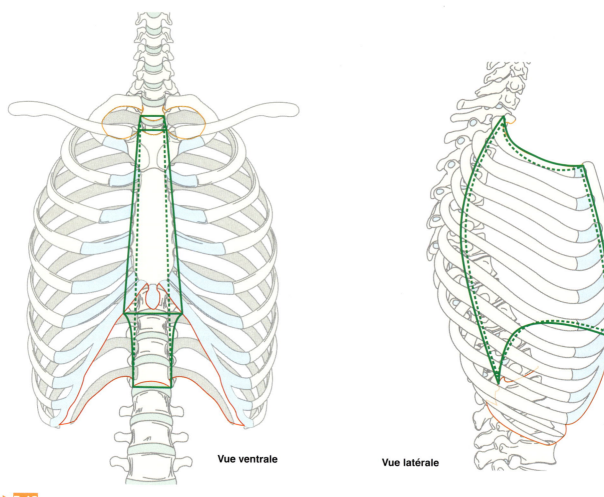

Vue ventrale — Vue latérale

▶ **7-18**
Forme et projection du médiastin.
© Pr Michel Montaudon.

> ### En clinique
>
> La **classification radioclinique**, un peu différente, place le médiastin postérieur (para-vertébral) en arrière d'une ligne courbe passant 1 cm en arrière du bord antérieur de la colonne vertébrale, le médiastin antérieur (pré-vasculaire) en avant et latéralement au péricarde (il enveloppe le cœur et les gros vaisseaux), et le médiastin moyen (viscéral) entre les deux (fig. 7-19). Cette classification permet d'évoquer des diagnostics selon le siège des lésions :
> - les masses du médiastin antérieur comprennent les goitres thyroïdiens plongeant, les tumeurs thymiques, les tératomes, les tumeurs germinales, les kystes pleuro-péricardiques et les adénopathies ;
> - les masses du médiastin moyen comprennent les duplications digestives, les kystes bronchogéniques, les tumeurs œsophagiennes ou trachéales, les kystes péricardiques, les anévrismes aortiques, les dilatations des cavités cardiaques et les adénopathies ;
> - les masses du médiastin postérieur comprennent des tumeurs neurogènes et plus rarement des lésions infectieuses.

Contenu

Le médiastin contient le cœur, le péricarde et sa cavité, les gros vaisseaux, la partie thoracique de l'œsophage, la trachée et des éléments vasculaires et nerveux destinés au thorax ou à l'abdomen. Ces éléments sont entourés d'un tissu conjonctif adipeux abondant.

TRONC
THORAX

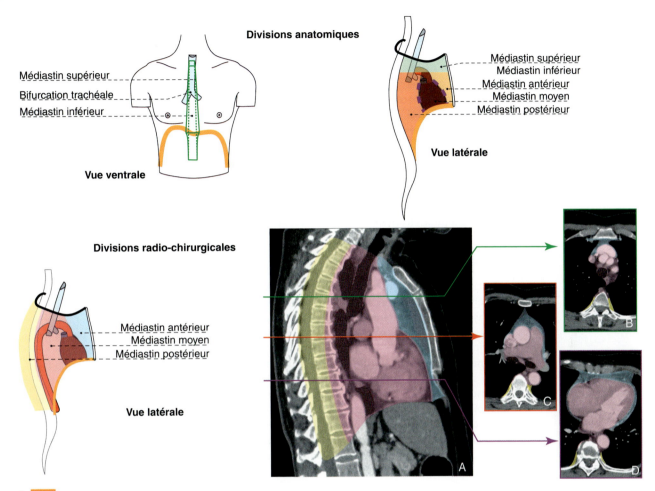

▶ 7-19
Divisions anatomiques et radiochirurgicales du médiastin.
A) Reconstruction sagittale médiane d'un scanner.
B à D) Coupes tomodensitométriques horizontales.
© Pr Michel Montaudon.

En clinique

La **médiastinite aiguë** est une infection du tissu conjonctif adipeux médiastinal habituellement consécutive à une chirurgie de la région ou à la diffusion vers le médiastin d'une cellulite de la région cervicale.
L'exploration du médiastin peut être réalisée par scanner, IRM ou médiastinoscopie (avec possibilité de prélèvements) après introduction d'un fibroscope au-dessus de l'incisure jugulaire du sternum.

Régions pleuro-pulmonaires

Elles occupent les parties latérales de la cavité thoracique.

En clinique

Les régions pleuro-pulmonaires sont séparées l'une de l'autre par le médiastin : les anomalies de l'une d'entre elles n'affectent pas nécessairement l'autre, chacune de ces régions peut être abordée chirurgicalement en préservant les deux autres.

167

Elles sont limitées par :
- la cage thoracique en avant, latéralement et en arrière ;
- le médiastin en dedans ;
- le diaphragme en bas ;
- l'ouverture supérieure du thorax en haut.

Elles contiennent chacune une cavité pleurale qui entoure le poumon homolatéral (cf. p. 970) et un **espace extra-pleural**, correspondant au fascia endo-thoracique, compris entre la plèvre pariétale et les parois de la cavité thoracique.

Le fascia endo-thoracique est une couche de tissu conjonctif dont la face périphérique adhère fortement au périoste des côtes et au fascia des muscles intercostaux intimes (fig. 7-20). Sa face profonde adhère de manière lâche à la plèvre pariétale costale. Il contient une faible quantité de graisse, plus importante dans les régions postérieures, parcourue par les éléments vasculo-nerveux des espaces intercostaux.

Il est en continuité en arrière et en avant avec la graisse médiastinale.

À noter

Le fascia endo-thoracique fait partie des **fascias sub-séreux**, c'est-à-dire des espaces conjonctifs qui séparent les parois du tronc et les séreuses bordant les cavités qui s'y trouvent :
- le fascia endo-thoracique sépare la paroi thoracique de la plèvre pariétale ;
- le fascia endo-abdominal et le fascia endo-pelvien séparent les parois abdominale et pelvienne du péritoine pariétal ;
- le médiastin, qui sépare la paroi thoracique du péricarde, peut être considéré comme un fascia sub-séreux.

Les fascias sub-séreux comprennent à leur périphérie une couche de tissu conjonctif dense, plus ou moins épaisse, fusionnée avec le périoste des os de la paroi et les expansions du fascia profond qui entourent ses muscles. Par similarité avec les fascias musculaires qui entourent les différents muscles, le terme de fascia est souvent utilisé pour désigner cette couche conjonctive dense périphérique, les fascias sub-séreux étant alors appelés espaces.

En clinique

Le fascia endo-thoracique est lâche et forme un plan de dissection aisé entre la plèvre pariétale et la paroi thoracique. Celui-ci permet la chirurgie de structures intra-thoraciques mais extra-pleurales sans effraction de la cavité pleurale.

Il est en continuité vers le bas avec le fascia phrénico-pleural qui unit solidement la plèvre diaphragmatique aux fibres du diaphragme. Cette adhérence permet la transmission des mouvements de la cage thoracique aux poumons.

Vers le haut, il est en continuité avec la lame pré-vertébrale du fascia cervical et s'épaissit pour former la membrane supra-pleurale, ou dôme pleural, qui forme le plancher de la région supra-claviculaire.

À noter

Le dôme pleural dépasse de 3 cm vers le haut la clavicule.

La **membrane supra-pleurale** est une couche conjonctive dense renforcée par des épaississements (fig. 7-20) :
- le ligament costo-pleural se fixe sur le col de la 1re côte ;
- le ligament transverso-pleural se fixe sur le processus transverse de C7 ;
- le ligament vertébro-pleural se fixe sur les corps vertébraux de C6 à T1.

Elle reçoit quelques myocytes issus des scalènes qui la maintiennent tendue.

En arrière du dôme pleural se trouve la colonne vertébrale cervico-thoracique tapissée par le muscle long du cou.

TRONC
THORAX

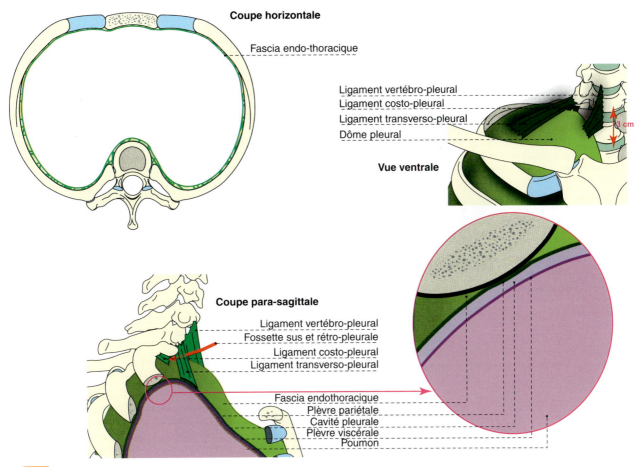

▶ 7-20
Fascia endo-thoracique et dôme pleural.
© Pr Michel Montaudon.

En dedans du dôme pleural, l'axe trachéo-œsophagien est vertical, recouvert en avant par la thyroïde. En avant du dôme pleural, les muscles scalènes antérieur et moyen se fixent sur la 1re côte. Entre les 2 muscles, l'artère sub-clavière traverse le hiatus interscalénique ; en avant, la veine sub-clavière parcourt le hiatus préscalénique.
En avant du dôme pleural se trouvent 3 plans vasculo-nerveux successifs (fig. 7-21) :
- le plan veineux :
  - la veine sub-clavière est l'élément le plus antérieur. Elle reçoit les veines jugulaire externe, vertébrale, jugulaire antérieure, jugulaire postérieure et thoracique interne. Elle forme avec la veine jugulaire interne la veine brachio-céphalique,

En clinique

La mise en place d'une voie veineuse centrale dans la veine sub-clavière est systématiquement suivie d'une radiographie thoracique à la recherche d'un pneumothorax en raison des rapports entre la veine et la plèvre.

  - elle est accompagnée de nœuds lymphatiques dont le nœud supra-claviculaire, dernier relais lymphatique avant la circulation systémique,
  - dans le confluent veineux se jettent à gauche le conduit thoracique et à droite le conduit lymphatique droit ;
- le plan artériel :
  - les artères carotides communes sont médiales,

TRONC
THORAX

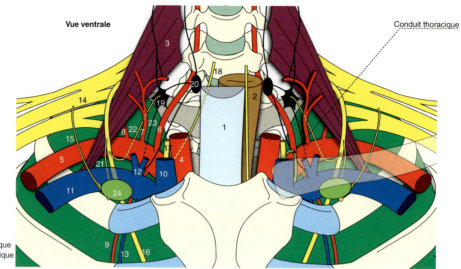

1. Trachée
2. Œsophage
3. Muscle scalène antérieur
4. Artère carotide commune
5. Artère sub-clavière
6. Artère vertébrale
7. Tronc artériel thyro-cervical
8. Tronc artériel costo-cervical
9. Artère thoracique interne
10. Veine jugulaire interne
11. Veine sub-clavière
12. Veines vertébrale et jugulaire antérieure
13. Veine thoracique interne
14. Plexus brachial
15. Nerf du muscle sub-clavier
16. Nerf phrénique
17. Nerf vague
18. Nerf récurrent laryngé
19. Ganglion cervico-thoracique
20. Ganglion vertébral
21. Anastomose entre le nerf du muscle sub-clavier et le nerf phrénique
22. Anastomose entre le nerf phrénique et le ganglion cervico-thoracique
23. Anse sub-clavière
24. Nœud lymphatique sub-clavier

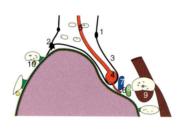

Coupes para-sagittales

1. Ganglion vertébral
2. Ganglion cervico-thoracique
3. Anse sub-clavière
4. Artère sub-clavière
5. Artère vertébrale
6. Artère thoracique interne
7. Veine sub-clavière
8. Nœud lymphatique sub-clavier
9. Muscle sub-clavier
10. Premier nerf intercostal
11. Nerf phrénique
12. Nerf du muscle sub-clavier

▶ **7-21**

Rapports vasculo-nerveux du dôme pleural.
À droite, la clavicule est désarticulée. La glande thyroïde, les muscles longs du cou et scalènes moyens ne sont pas représentés.
© Pr Michel Montaudon.

— l'artère sub-clavière naît du tronc brachio-céphalique à droite et de l'aorte à gauche. Elle décrit une courbe en avant du dôme puis s'engage dans le hiatus interscalénique, en rapport avec les troncs du plexus brachial. Ses collatérales sont les artères :
- vertébrale, qui se dirige verticalement pour pénétrer le foramen transversaire de C6,
- thoracique interne, qui descend contre la face postérieure de la paroi thoracique antérieure,
- le tronc artériel costo-cervical, qui se dirige en arrière et contourne le dôme pleural vers le col de la 1re côte,
- le tronc artériel thyro-cervical, qui donne les artères thyroïdienne inférieure, transverse du cou et supra-scapulaire ;
- le plan nerveux :
  - le nerf du muscle sub-clavier, issu du plexus brachial, passe en avant du plan veineux,
  - le nerf phrénique contourne le bord latéral du scalène antérieur, passe entre l'artère et la veine sub-clavières puis s'engage à travers l'ouverture supérieure du thorax,
  - le ganglion sympathique cervico-thoracique est situé sur le versant postérieur du dôme pleural, dans la fossette sus-rétro-pleurale limitée par les ligaments transverso-pleural et vertébro-pleural, le processus transverse de C7 et le col de la 1re côte,

> **En clinique**
>
> Le syndrome de *Pancoast-Tobias*, lors des cancers de l'apex pulmonaire, associe un envahissement de la 1re et de la 2e côtes, voire des vertèbres correspondantes, une névralgie cervicale par compression des nerfs spinaux C8 et T1 et des signes sympathiques liés à l'envahissement du ganglion cervico-thoracique formant le syndrome de *Claude-Bernard-Horner* (ptosis, myosis, énophtalmie), une tachycardie, des troubles de la sudation, etc.

- le ganglion vertébral se trouve au-dessus, en dedans et en avant du précédent. Entre les deux peut passer l'artère vertébrale,
- le nerf vague (X) passe entre l'artère et la veine sub-clavières,
- le nerf laryngé récurrent remonte dans l'angle trachéo-œsophagien,
- ces nerfs sont anastomosés entre eux par des anses qui entourent les vaisseaux sub-claviers :
  - le nerf du muscle sub-clavier envoie une anastomose au phrénique autour de la veine sub-clavière,
  - le phrénique donne un rameau au ganglion cervico-thoracique qui entoure l'artère sub-clavière,
  - l'anse sub-clavière (de *Vieussens*) est formée par une anastomose entre le ganglion cervico-thoracique et le ganglion vertébral, sous l'artère sub-clavière,
  - encore plus en dedans et à droite seulement se trouve l'anse du nerf laryngé récurrent autour de l'artère sub-clavière.

En clinique

Une compression du nerf récurrent dans la fosse supra-claviculaire droite par un anévrisme de l'artère sub-clavière ou une adénopathie peut induire une dysphonie.

Fonctions

Le thorax et la cage thoracique sont impliqués dans la respiration.
La cage thoracique protège les organes thoraciques et ceux de la région thoraco-abdominale (fig. 7-22). Celle-ci correspond à la région de l'abdomen recouverte par les côtes et comprend la plus grande partie du foie, la rate, une partie de l'estomac et l'extrémité supérieure des reins.
La cage thoracique soutient la ceinture scapulaire et les membres supérieurs.

7-22
Région thoraco-abdominale.
© Pr Michel Montaudon.

TRONC
THORAX

Le thorax est une zone de passage des éléments vasculaires, nerveux, lymphatiques, digestifs et aériens (fig. 7-23).

Repères anatomiques

Certaines structures osseuses du thorax palpables ou visibles servent de repères pour les éléments anatomiques sous-jacents (fig. 7-24).

Repères postérieurs

Le **processus épineux de la vertèbre C7**, proéminent, est palpé à la base de la nuque. Les processus épineux suivants peuvent être dénombrés successivement : chacun se projette en regard du corps de la vertèbre sous-jacente dont les processus transverses sont palpables de part et d'autre.

Le **processus épineux de T3** marque le plan transversal qui passe par l'extrémité postérieure des scissures obliques des poumons et l'épine de la scapula.

Le **processus épineux de T7** est dans le plan qui passe par l'arc postérieur de la 7e côte et l'angle inférieur de la scapula.

Le **processus épineux de T12** marque le plan transversal qui passe par le sommet du triangle lombo-costal (cf. p. 979).

Latéralement, la **scapula** est palpée malgré les muscles qui l'entourent : son angle supérieur se situe à hauteur de l'arc postérieur de la 2e côte et son angle inférieur à hauteur de celui de la 7e côte. L'angle du bord spinal de la scapula est en regard du 4e espace intercostal postérieur.

La **dernière côte** peut également être palpée ; son extrémité antérieure est dans le même plan horizontal que le corps vertébral de L2.

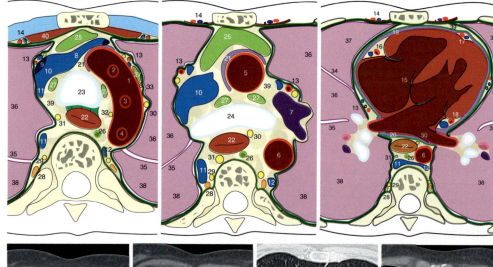

1. Arc aortique
2. Tronc artériel brachiocéphalique
3. Artère carotide commune gauche
4. Artère sub-clavière gauche
5. Aorte ascendante
6. Aorte descendante
7. Artère pulmonaire gauche
8. Veine brachiocéphalique gauche
9. Veine brachiocéphalique droite
10. Veine cave supérieure
11. Veine azygos
12. Veine hémi-azygos accessoire
13. Pédicule vasculo-nerveux péricardo-phrénique
14. Pédicule vasculo-nerveux thoracique interne
15. Cœur
16. Artère coronaire droite
17. Artère interventriculaire antérieure
18. Artère circonflexe grande veine du cœur
19. Péricarde
20. Récessus oblique du péricarde
21. Récessus supérieur du péricarde
22. Œsophage thoracique
23. Trachée
24. Bifurcation trachéale
25. Thymus ou résidus thymiques
26. Conduit thoracique
27. Nœuds lymphatiques
28. Chaîne sympathique
29. Nerf intercostal
30. Nerf vague gauche
31. Nerf vague droit
32. Nerf récurrent laryngé gauche
33. Nerfs cardiaques
34. Scissure horizontale
35. Scissure oblique
36. Lobe supérieur du poumon
37. Lobe moyen du poumon
38. Lobe inférieur du poumon
39. Tissu graisseux médiastinal
40. Muscle triangulaire du sternum

▶ **7-23**

Coupes anatomiques de référence en T4, T5 et T8.
Les coupes TDM en fenêtre médiastinale correspondantes sont montrées en bas ; en T5, l'adjonction de la fenêtre parenchymateuse (à droite) permet de voir la scissure oblique droite.
© Pr Michel Montaudon.

TRONC
THORAX

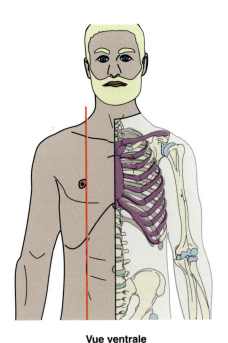
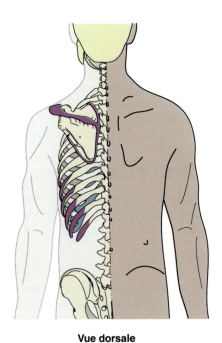
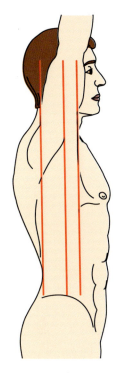

Vue ventrale — Vue dorsale — Vue latérale

▶ **7-24**
Repères osseux du thorax.
Les structures palpables sont identifiées en violet. Les lignes axillaires postérieure, moyenne et antérieure sont représentées sur la vue latérale et la ligne médio-claviculaire sur la vue ventrale.
© Pr Michel Montaudon.

Repères latéraux

Les **lignes axillaires** sont au nombre de 3 :
- la ligne axillaire postérieure passe par le bord latéral du muscle grand dorsal et limite en arrière la fosse axillaire ;
- la ligne axillaire moyenne est une ligne verticale qui part du sommet de la fosse axillaire ;
- la ligne axillaire antérieure passe par le bord latéral du muscle grand pectoral et limite en avant la fosse axillaire.

Repères antérieurs

Sur la ligne médiane, l'**incisure jugulaire du sternum** est palpée à la base du cou, avec latéralement les articulations sterno-claviculaires puis les clavicules :
- l'incisure jugulaire du sternum est dans le même plan horizontal que le corps vertébral de T2 et l'espace interépineux T1-T2 ;
- la face inférieure de la clavicule est un repère important pour la mise en place des voies veineuses centrales sub-clavières.

Quelques centimètres sous l'incisure jugulaire, le relief de l'**angle sternal** identifie le plan horizontal qui passe par la bifurcation trachéale, l'origine et la terminaison de l'arc aortique, le sommet du tronc pulmonaire, le point d'entrée de la veine cave supérieure dans le péricarde, le disque inter-vertébral T4-T5 et l'extrémité antérieure de la 2e côte.

Au-dessus de l'angle sternal se trouve le manubrium dans lequel sont réalisées les ponctions sternales. Le manubrium se projette sur les corps vertébraux T2 à T4. Son bord droit est en avant de la veine cave supérieure.

Au-dessous de l'angle sternal se trouve le corps du sternum, comprimé lors du massage cardiaque. Il se projette sur les corps vertébraux T5 à T8.

TRONC
ABDOMEN ET PELVIS

De chaque côté de l'angle sternal, le cartilage palpé est le 2e et permet d'identifier la 2e côte. Celle-ci permet de dénombrer les côtes sous-jacentes et de localiser les foyers d'auscultation cardiaque (cf. p. 777) et pulmonaire (cf. p. 956), ainsi que les points de ponction des épanchements pleuraux (cf. p. 973). La scissure horizontale longe la 5e côte droite en avant de la ligne axillaire moyenne. L'extrémité antérieure des scissures obliques se projette sur l'extrémité antérieure du 6e cartilage costal. Chez l'homme, la papille mammaire (ou mamelon) se projette dans le 4e espace intercostal antérieur ; chez la femme, le sillon sous-mammaire est en regard de la 5e côte.

Le processus xiphoïde est palpé à la partie inférieure du sternum. Les ponctions péricardiques peuvent être réalisées en introduisant sous celui-ci un trocart orienté vers l'épaule gauche.

La **ligne médio-claviculaire** est la ligne verticale qui passe par le milieu de la clavicule ; elle permet de délimiter les régions de la paroi abdominale antérieure.

ABDOMEN ET PELVIS

L'abdomen est la région intermédiaire du tronc, située entre le thorax en haut et le pelvis et les membres inférieurs en bas. Le pelvis (ou bassin) est la région inférieure du tronc, située entre l'abdomen et les membres inférieurs (fig. 7-25).

> **À noter**
>
> Abdomen et pelvis ne présentent pas de séparation anatomique aussi évidente que le diaphragme ; ils sont occupés par une même cavité et des espaces conjonctifs communs. Pour ces raisons, les 2 régions et leur cavité sont décrites dans ce chapitre.

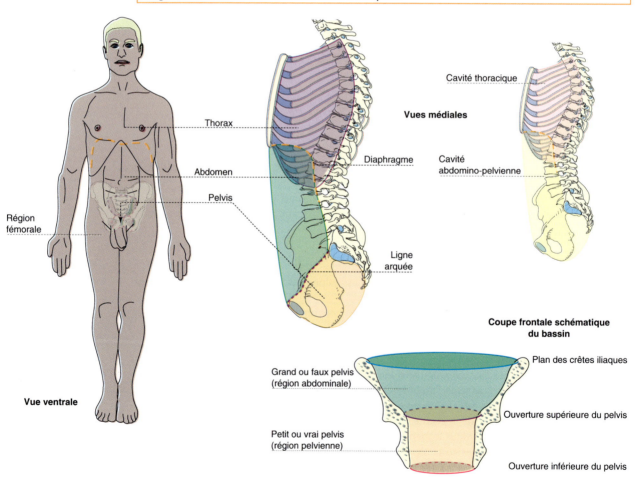

▶ **7-25**
Région abdominale et région pelvienne sont séparées par l'ouverture supérieure du pelvis ou détroit supérieur.
© Pr Michel Montaudon.

TRONC
ABDOMEN ET PELVIS

Stricto sensu, le pelvis se définit comme la région entourée par la ceinture pelvienne et est subdivisé par l'ouverture supérieure du pelvis, ou détroit supérieur, en **grand pelvis** et **petit pelvis**. Il est plus large à sa partie supérieure, en forme d'entonnoir, qu'à sa partie inférieure, plutôt cylindrique.

> ### À noter
> Le pelvis de la femme est plus large que haut et son ouverture supérieure est plus inclinée vers l'avant et le bas (fig. 7-26).
> Le pelvis, ou bassin, est divisé en 2 régions :
> - la région supérieure est limitée en haut par les crêtes iliaques et en bas par le détroit supérieur ou ouverture supérieure du pelvis. Elle correspond au grand pelvis, également appelé faux pelvis ;
> - la région inférieure est limitée en haut par l'ouverture supérieure du pelvis et en bas par son ouverture inférieure. Elle correspond au petit pelvis ou vrai pelvis.

L'abdomen a la forme d'un cylindre vertical, le pelvis d'une demisphère située sous et en arrière de l'abdomen.

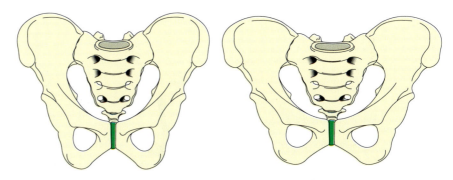

▶ **7-26**
Bassin selon le sexe.
© Pr Michel Montaudon.

Bassin masculin (haut et étroit)   **Bassin féminin (large)**

Parois

Paroi squelettique

Elle est formée par (fig. 7-27 et 7-28) :
- en arrière, les vertèbres lombales L1 à L5, avec leurs processus costiformes et leurs disques intervertébraux ;
- en haut, l'ouverture inférieure du thorax ;
- en bas, la ceinture pelvienne qui comprend en arrière le sacrum et le coccyx, et latéralement les os coxaux réunis en avant par la symphyse pubienne :
  - chaque os coxal a une forme d'hélice à 2 pales :
    - la pale supérieure est oblique en avant et en dehors. Sa face endo-pelvienne forme la fosse iliaque, occupée par le muscle iliaque. Le ligament inguinal est une solide structure fibreuse tendue entre l'épine iliaque antéro-supérieure et le tubercule du pubis,
    - la pale inférieure est oblique en avant et en dedans. Elle présente un vaste orifice, le foramen obturé, circonscrit en arrière par le corps de l'ischion, en avant par le corps du pubis, en haut par la branche supérieure du pubis et en bas par la branche inférieure du pubis et la branche de l'ischion. Le foramen obturé est recouvert par la membrane obturatrice qui s'insère sur la face médiale de sa circonférence mais passe en pont au-dessus du sillon du foramen, à sa partie supérieure et antérieure,

TRONC
ABDOMEN ET PELVIS

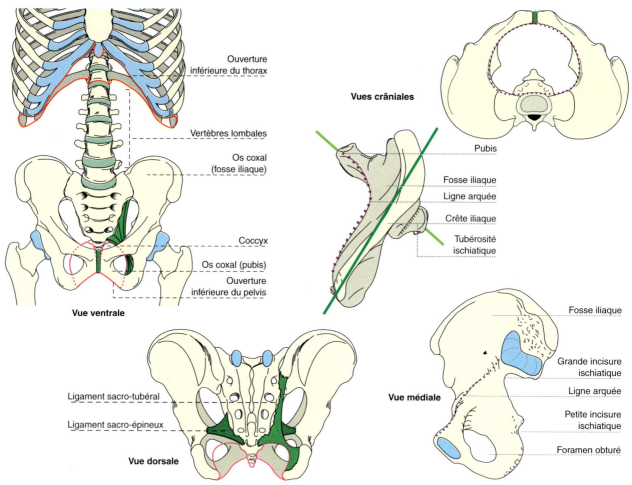

▶ **7-27**
Limites osseuses de la région abdomino-pelvienne.
Sur la vue crâniale, les lignes vertes représentent l'axe de chaque pale de « l'hélice coxale ».
© Pr Michel Montaudon.

> **À noter**
>
> La branche inférieure du pubis et la branche de l'ischion, en continuité l'une avec l'autre, forment la branche ischio-pubienne.

– les 2 pales sont séparées à leur face endo-pelvienne par la ligne arquée qui va de la surface auriculaire au pubis,

> **À noter**
>
> La partie des os coxaux située au-dessus de leur ligne arquée correspond à la pale supérieure de l'hélice et s'évase latéralement pour former un support aux organes abdominaux.

– les articulations sacro-iliaques unissent l'os coxal au sacrum. Ce sont des articulations très peu mobiles, principalement sollicitées lors de l'accouchement,

TRONC
ABDOMEN ET PELVIS

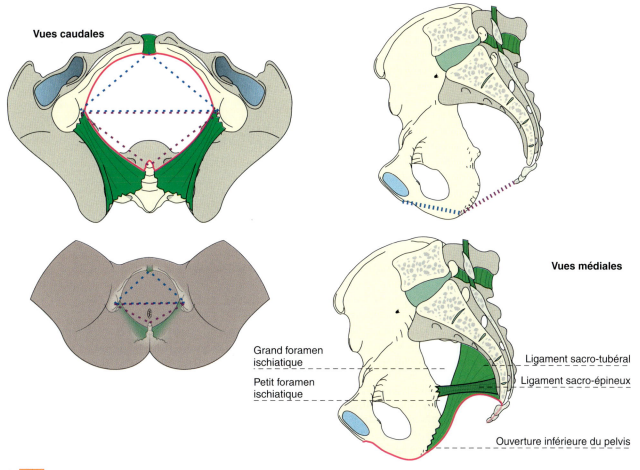

▶ **7-28**
Limites osseuses inférieures de la région pelvienne.
Le triangle bleu correspond au triangle uro-génital, le violet au triangle anal. Le plan de chacun est représenté sur la vue médiale.
© Pr Michel Montaudon.

En clinique

Les mouvements de ces articulations lors de l'accouchement sont la **nutation** et la **contre-nutation** (fig. 7-29). La contre-nutation entraîne une verticalisation du sacrum entre les os coxaux avec un recul du promontoire (élargissement de l'ouverture supérieure du pelvis) et une avancée du coccyx (rétrécissement de l'ouverture inférieure du pelvis). Elle permet au début de l'accouchement le passage du fœtus à travers l'ouverture supérieure du pelvis. La nutation, mouvement inverse, produit les effets inverses et permet le passage du fœtus à travers l'ouverture inférieure du pelvis.

– sous l'articulation sacro-iliaque, le bord postérieur de chaque os coxal décrit 2 larges échancrures séparées par l'épine ischiatique : la grande et la petite incisures ischiatiques. Celles-ci sont séparées l'une de l'autre par le ligament sacro-épineux et fermées en arrière par le ligament sacro-tubéral qui les transforme en grand et petit foramens ischiatiques.

L'ouverture inférieure du pelvis, ou détroit inférieur, constitue la limite inférieure du pelvis (fig. 7-28) :
– elle a la forme d'un losange limité :
  – en arrière par le coccyx,
  – latéralement par les ligaments sacro-tubéraux et le bord inférieur des tubérosités ischiatiques et des branches ischiopubiennes,
  – en avant par la symphyse pubienne,
– elle peut être divisée par une ligne transversale reliant la partie antérieure des tubérosités ischiatiques en 2 triangles :

▶ **7-29**
Mouvements de l'articulation sacro-iliaque.
© Pr Michel Montaudon.

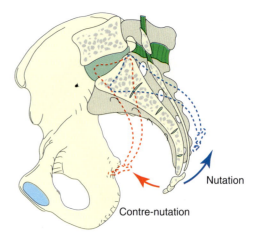

– antérieur, ou uro-génital, dans un plan horizontal,
– postérieur, ou anal, plus vertical, oblique en haut et en arrière.

Paroi musculaire

Paroi musculaire supérieure
La région abdominale est séparée de la région thoracique par l'ouverture inférieure du thorax fermée par le muscle diaphragme (cf. p. 976).

Paroi musculaire postérieure (fig. 7-30)
De chaque côté de la **colonne vertébrale lombale**, la région abdominale est limitée :
- en haut par la partie verticale du diaphragme ;
- en bas, entre les arcades costales du diaphragme et la crête iliaque par le muscle carré des lombes. Celui-ci est rectangulaire, tendu de la 12e côte à la crête iliaque et à la colonne lombale (cf. p. 990, Tableau 14-8) ;
- en dedans, contre la colonne vertébrale par le muscle grand psoas, oblique en bas et en dehors. Le grand psoas est organisé en 2 plans, antérieur inséré sur les corps vertébraux de T12 à L5, et postérieur, fixé sur les processus costiformes des vertèbres lombales. Il fusionne avec le muscle iliaque qui occupe la face endo-pelvienne de la moitié supérieure de l'os coxal et se fixe sur le petit trochanter après avoir quitté la région abdominale en passant en arrière du ligament inguinal.

> **À noter**
>
> Le tissu conjonctif qui sépare les 2 plans du grand psoas est parcouru par le plexus lombal, la veine lombale ascendante, les vaisseaux lombaux.

> **À noter**
>
> Le muscle petit psoas est un faisceau accessoire du grand psoas, constitué de myocytes issus de T12 et L1.

De chaque côté du **sacrum**, la région pelvienne est limitée par les muscles piriformes. Issu de la face antérieure du sacrum, chacun traverse le grand foramen ischiatique et se fixe sur l'extrémité supérieure du fémur. Le muscle piriforme subdivise le grand foramen ischiatique en foramen supra-piriforme et foramen infra-piriforme. Le petit foramen ischiatique est traversé par le muscle obturateur interne, issu du pourtour du foramen obturé, qui contourne la petite incisure ischiatique avant de se fixer sur l'extrémité supérieure du fémur.

TRONC
ABDOMEN ET PELVIS

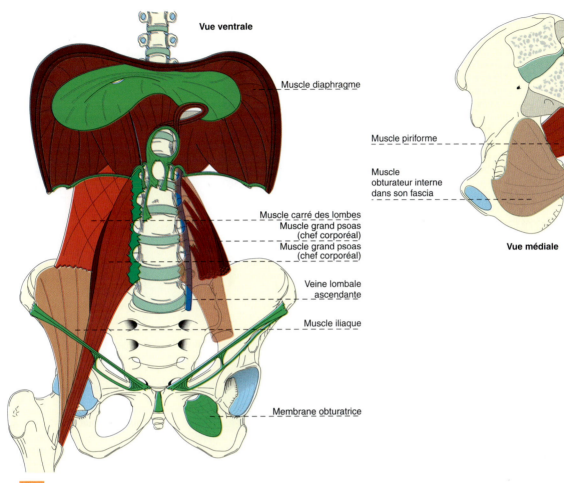

▶ 7-30
Limites musculaires supérieures et postérieures de la région abdomino-pelvienne.
© Pr Michel Montaudon.

Paroi musculaire latérale (fig. 7-31)

La paroi musculaire latérale de l'abdomen comprend les 3 muscles larges de l'abdomen (cf. p. 992, Tableau 14-8). De la profondeur vers la superficie se trouvent le transverse de l'abdomen, l'oblique interne et l'oblique externe.

Le **transverse de l'abdomen** s'enroule autour de la cavité abdominale. Chez l'homme, quelques myocytes accompagnent le cordon spermatique vers la bourse et constituent le faisceau médial du muscle crémaster.

Les 2 lames de son fascia se réunissent en arrière et en avant du muscle pour former les fascias postérieur et antérieur du transverse :
- le fascia postérieur est en continuité avec le fascia du muscle carré des lombes ;
- le fascia antérieur participe à la formation de la partie dorsale de la gaine du muscle droit de l'abdomen. Ses fibres les plus basses fusionnent avec celles de l'oblique interne pour former le tendon conjoint qui se fixe sur le pecten et la face antérieure du pubis.

L'**oblique interne** s'étend de la région lombo-iliaque à la ligne blanche de l'abdomen. Chez l'homme, quelques myocytes accompagnent le cordon spermatique vers la bourse et constituent le faisceau latéral du muscle crémaster.

En avant, les 2 lames de son fascia se réunissent puis se dédoublent au bord latéral du muscle droit de l'abdomen pour entourer partiellement celui-ci. Leurs fibres les plus basses participent, avec celles du muscle transverse, à la formation du tendon conjoint.

L'**oblique externe** s'enroule autour des deux précédents en divergeant d'arrière en avant. En avant, les 2 lames de son fascia se réunissent et participent à la formation de la partie antérieure de la gaine du droit de l'abdomen. En bas, les fibres de son fascia forment le **ligament inguinal**, solide arcade

TRONC
ABDOMEN ET PELVIS

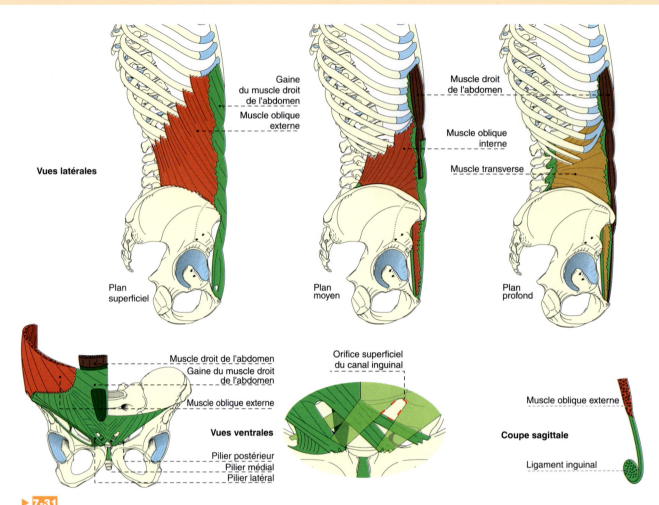

▶ 7-31
Limites musculaires latérales de la région abdomino-pelvienne.
© Pr Michel Montaudon.

fibreuse tendue de l'épine iliaque antéro-supérieure au tubercule du pubis. Au-dessus du tubercule du pubis, elles se divisent pour former 3 languettes tendineuses ou piliers :
- le pilier latéral se termine sur le tubercule pubien homolatéral ;
- le pilier médial s'insère sur le tubercule pubien controlatéral ;
- le pilier postérieur, ou ligament réfléchi, se termine sur le bord de la branche supérieure du pubis controlatéral.

Les 3 piliers délimitent l'**orifice superficiel du canal inguinal**.

Paroi musculaire antérieure (fig. 7-32)
La paroi abdominale antérieure est formée par les muscles droit de l'abdomen et pyramidal.
Le **droit de l'abdomen** est un long muscle rubané, vertical qui présente plusieurs intersections tendineuses transversales (cf. p. 992, Tableau 14-8).

> **À noter**
>
> Les muscles larges et droits forment la « sangle abdominale ».

Le **pyramidal** est situé à la partie inférieure de la paroi abdominale antérieure, en avant du droit de l'abdomen. Il est tendu de la face supérieure du pubis à la ligne blanche, sous l'ombilic.
La **gaine du droit de l'abdomen** est une gaine fibreuse épaisse et résistante formée par les fascias des muscles larges de l'abdomen et qui entoure le muscle :

TRONC
ABDOMEN ET PELVIS

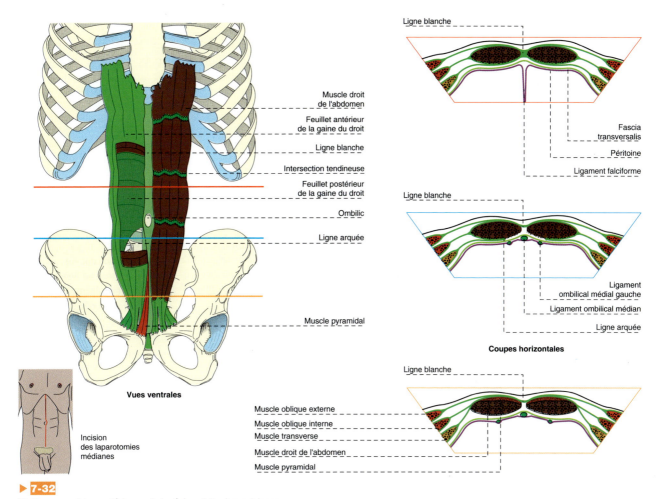

▶ 7-32
Limites musculaires antérieures de la région abdomino-pelvienne.
© Pr Michel Montaudon.

- son feuillet antérieur est constitué par le fascia du muscle oblique externe et le dédoublement antérieur du fascia de l'oblique interne. Il recouvre la totalité du droit de l'abdomen ;
- son feuillet postérieur est constitué du fascia du muscle transverse et du dédoublement postérieur du fascia de l'oblique interne. Il tapisse seulement les 2/3 supérieurs de la face postérieure du droit de l'abdomen et son bord inférieur constitue la **ligne arquée**. Sous la ligne arquée, le droit est en contact avec le fascia transversalis ;
- de la ligne arquée se détachent quelques fibres verticales qui se fixent sur la partie médiale du ligament inguinal et constituent le **ligament interfovéolaire**.

La **ligne blanche de l'abdomen** est constituée par l'intrication des fibres des gaines des 2 droits de l'abdomen sur la ligne médiane. Elle forme une bandelette fibreuse, verticale et étroite, entre le processus xiphoïde et la symphyse pubienne. Elle est perforée à sa partie moyenne par l'ombilic.

Paroi musculaire inférieure

Le pelvis est fermé par un ensemble musculaire sur lequel reposent les viscères pelviens. Les muscles sont disposés en 2 groupes :

Muscles du diaphragme pelvien (tableau 7-1)

Ils constituent le groupe **profond** et séparent la cavité pelvienne des espaces périnéaux (fig. 7-33). Le muscle élévateur de l'anus se fixe sur la paroi du pelvis et se dirige en bas et en arrière vers la région anoco-ccygienne. Il forme, avec l'élévateur de l'anus controlatéral, une sangle musculaire en fer à cheval autour du canal anal. Il présente 2 parties :

TRONC
ABDOMEN ET PELVIS

- latéralement, le muscle ilio-coccygien, plat ;
- médialement, le muscle pubo-coccygien, épais, constitué de 2 faisceaux : le chef pubo-rectal, commun aux 2 sexes, et le chef élévateur de la prostate, chez l'homme, ou pubo-vaginal, chez la femme.

Le muscle coccygien recouvre le ligament sacro-épineux homolatéral.

> **En clinique**
>
> Les déchirures musculaires lors de l'accouchement favorisent les **prolapsus génitaux**. Le muscle le plus souvent lésé est le pubo-coccygien.

Tableau 7-1 Muscles du diaphragme pelvien.

Muscles	Insertions		Fonction	Remarques
	Origine	Terminaison		
coccygien	• bord latéral du sacrum (S4 et S5) • bord latéral du coccyx	• épine ischiatique	• maintien des viscères pelviens	• en arrière de l'élévateur de l'anus • adhère au ligament sacro-épineux • transformation fibreuse avec l'âge • contraction involontaire
Muscle élévateur de l'anus				
ilio-coccygien	• arc tendineux du muscle élévateur de l'anus • face médiale de l'épine ischiatique	• bord latéral du coccyx • corps ano-coccygien	• soutient les viscères pelviens • maintient la pression abdomino-pelvienne lors des efforts de poussée	• partie latérale et horizontale de l'élévateur • statique • contraction réflexe
pubo-coccygien	• face postérieure du corps du pubis			• partie médiale, plutôt verticale de l'élévateur • dynamique
	Chef élévateur de la prostate (homme) ou pubo-vaginal (femme)	• corps du périnée	• soutient les viscères pelviens • contracte et allonge le vagin lors du coït	• contraction volontaire et réflexe
	Chef pubo-rectal	• faisceau latéro-rectal : paroi latérale du rectum, entre les sphincters interne et externe de l'anus, jusqu'à la peau de l'anus • faisceau rétrorectal : corps anococcygien • faisceau coccygien : face antérieure du coccyx	• élévation du rectum, du vagin et de l'urètre avec fermeture des caps ano-rectal, vaginal et urétro-vésical : – continence anale et urétrale – refoulement des fèces dans le côlon sigmoïde et expulsion vers le canal anal en fin de défécation • faisceau latéro-rectal : attire l'anus en haut (ouverture anale en début de défécation) • guide la présentation lors de l'accouchement	• très puissant • contraction volontaire et réflexe

Ces muscles sont innervés par le nerf pudendal (S2 à S4). Les nerfs rectaux inférieurs participent à l'innervation du chef élévateur de la prostate/pubo-vaginal.

TRONC
ABDOMEN ET PELVIS

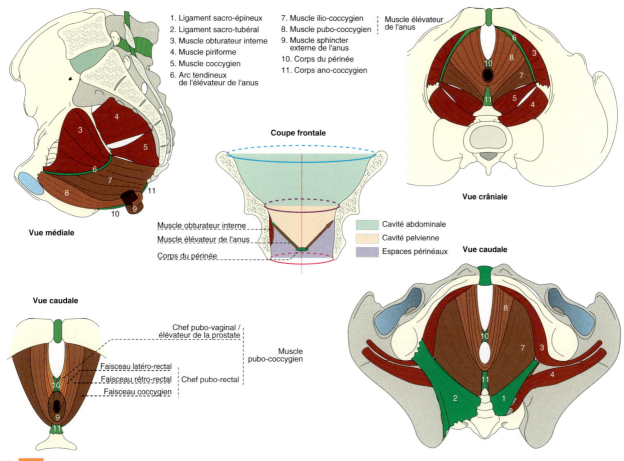

▶ 7-33
Limites musculaires inférieures de la région abdomino-pelvienne.
L'élévateur de l'anus.
© Pr Michel Montaudon.

Muscles du périnée (tableau 7-2)
Ils constituent le groupe **superficiel** (fig. 7-34).
Le **triangle uro-génital** comprend 2 plans musculaires :
- le plan profond est constitué des muscles sphincter de l'urètre, dont quelques fibres se fixent sur la prostate chez l'homme et sur le vagin chez la femme, et transverses profonds du périnée, tendus entre chaque ischion et le corps du périnée. Ces muscles forment le diaphragme uro-génital ;
- le plan superficiel inclut les muscles bulbo-spongieux, ischio-caverneux et transverses superficiels du périnée.

Le **triangle anal** comporte uniquement le muscle sphincter externe de l'anus.

En clinique

Les **épisiotomies** sont des incisions du plancher pelvien lors de l'accouchement destinées à faciliter le passage du fœtus et à préserver les muscles qui ferment le pelvis.

TRONC
ABDOMEN ET PELVIS

Tableau 7-2 Muscles du périnée.

Muscles	Insertions		Fonction	Remarques
	Origine	Terminaison		
Triangle uro-génital, plan profond				
transverse profond du périnée	• face médiale de l'ischion et de la branche ischio-pubienne	• corps du périnée	• maintient la prostate/le vagin • stabilise le corps du périnée	• contraction réflexe
sphincter de l'urètre	• corps du périnée • muscle transverse profond	• tissu conjonctif de l'urètre membranacé • prostate/vagin	• continence urinaire volontaire • expulsion urinaire et spermatique finale	• entoure l'urètre membranacé • quelques fibres se fixent sur la prostate ou le vagin • contraction volontaire
Triangle uro-génital, plan superficiel				
transverse superficiel du périnée	• face médiale de l'ischion	• corps du périnée	• stabilise le corps du périnée • maintient les viscères pelviens	• recouvre le transverse profond, inconstant • contraction réflexe
bulbo-spongieux	• corps du périnée	• albuginée du corps spongieux • albuginée du corps caverneux • fusionne avec le muscle controlatéral sur le dos des organes érectiles et forme le muscle compresseur de la veine dorsale du pénis/clitoris	• comprime la veine dorsale du pénis/clitoris (érection) • comprime le bulbe du corps spongieux (chez l'homme, éjaculation saccadée et expulsion urinaire finale ; chez la femme, rétrécissement de l'orifice vaginal) • fixation des organes érectiles	• les 2 muscles fusionnés sur un raphé médian entourent le pilier du corps spongieux dont il chasse le sang vers le corps du pénis/clitoris • chez la femme, il recouvre les glandes vestibulaires majeures et en favorise l'excrétion • contraction réflexe
ischio-caverneux	• face médiale de la branche de l'ischion	• albuginée du corps caverneux	• compression du pilier du corps caverneux (érection) • fixation des organes érectiles	• entoure le pilier du corps caverneux dont il chasse le sang vers le corps du pénis/clitoris • contraction réflexe
Triangle anal				
sphincter externe de l'anus	• corps du périnée	• coccyx • corps ano-coccygien • peau de l'anus	• continence anale volontaire	• contraction volontaire

Ces muscles sont tous innervés par le nerf pudendal (S2 à S4).

TRONC
ABDOMEN ET PELVIS

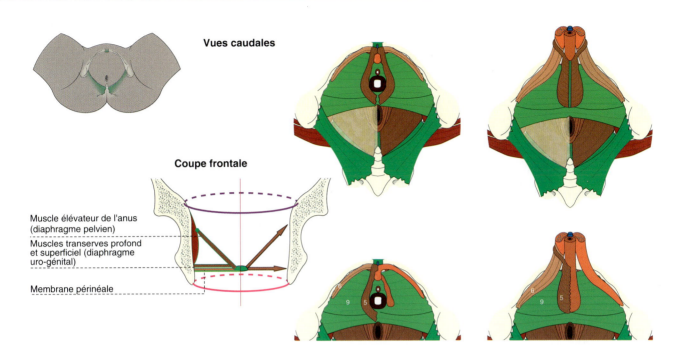

1. Muscle sphincter de l'urètre
2. Muscle compresseur de l'urètre
3. Muscle transverse profond
4. Muscle transverse superficiel
5. Muscle bulbo-spongieux
6. Muscle ischio-caverneux
7. Muscle sphincter externe de l'anus
8. Corps du périnée
9. Membrane périnéale
10. Urètre
11. Vagin
12. Anus

▶ **7-34**
Limites musculaires inférieures de la région abdomino-pelvienne.
Les muscles du périnée.
À gauche le périnée féminin, à droite le périnée masculin. De gauche à droite et de haut en bas, du plan superficiel au plan profond. Sur le périnée droit de chacune des coupes du haut, la graisse est représentée. Les muscles notés en marron sont ceux du plan profond du triangle uro-génital, ceux en bleu font partie du plan superficiel.
© Pr Michel Montaudon.

Points faibles
La paroi musculaire présente plusieurs zones de faiblesse qui peuvent être le siège de hernies. Celles-ci sont plus ou moins complexes, contenant parfois des viscères abdominaux, et responsables, lors d'étranglements, d'occlusion intestinale.

Trigone lombal
Cette zone de faiblesse est superficielle, située au-dessus de la crête iliaque, entre le muscle grand dorsal en arrière et en dedans, le muscle oblique externe en avant et en dehors (fig. 7-35).

En clinique
Le trigone lombal peut être le siège d'abcès péri-rénaux qui s'y fistulisent parfois et, plus rarement, de hernies.

TRONC
ABDOMEN ET PELVIS

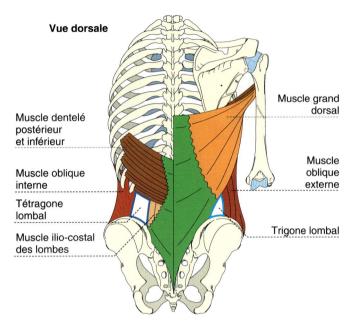
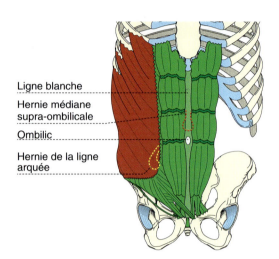

▶ **7-35**
Points faibles des parois abdominales antérieure et postérieure.
© Pr Michel Montaudon.

Tétragone lombal
Plus profond et plus médial que le trigone lombal, le tétragone lombal est limité en dehors par le muscle oblique interne, en dedans par le muscle ilio-costal, en haut par la 12e côte et le muscle petit dentelé postérieur et inférieur et en bas par la crête iliaque (fig. 7-35).

En clinique
Le tétragone lombal est une voie d'abord chirurgical du rein dont l'extrémité inférieure est en regard de la partie supérieure du tétragone.

Ligne arquée
Cette zone de faiblesse se situe au bord latéral du muscle droit, dans la région sous-ombilicale où les fascias des muscles larges ne tapissent pas la face postérieure du muscle droit (fig. 7-32).

En clinique
Les hernies de la ligne arquée, ou hernies abdominales latérales, sont rares et surviennent à travers les fascias des muscles larges, au bord latéral du droit de l'abdomen (fig. 7-35).

Ligne blanche
La ligne blanche est formée par l'entrecroisement sur la ligne médiane des fibres des gaines de muscles droits de l'abdomen (fig. 7-32).
L'**ombilic** est situé au-dessus du plan qui passe par le bord supérieur des crêtes iliaques. La peau qui le recouvre est marquée par la cicatrice du cordon ombilical contenant les résidus fibreux des vaisseaux ombilicaux et de l'ouraque.

TRONC
ABDOMEN ET PELVIS

> **En clinique**
>
> La **laparotomie médiane** est l'incision de la ligne blanche du processus xiphoïde au pubis qui permet l'abord chirurgical de la région abdominale.
> La ligne blanche peut être le siège des déhiscences supra- ou infra-ombilicales qui peuvent donner lieu à des **hernies** ou des **éventrations** (fig. 7-35).
> L'ombilic peut être le siège de hernies ombilicales ou de malformations congénitales (fistules urinaires par persistance du canal de l'ouraque, fistules intestinales par ouverture à la peau du diverticule iléal de *Meckel*, kystes ombilicaux, etc.).

Canal inguinal

Situé dans l'aine, le canal inguinal est une zone de passage entre les plans musculaires et fibreux de la paroi abdominale antérieure (fig. 7-36). C'est un conduit de 4 à 5 cm de long, oblique en bas, en dedans et en avant, parallèle au ligament inguinal et limité :
- en avant par le fascia du muscle oblique externe ;
- en arrière par le fascia transversalis, renforcé en dedans par le pilier postérieur de l'oblique externe et le tendon conjoint ;
- en haut par les fibres de l'oblique interne et celles du transverse de l'abdomen qui forment le tendon conjoint ;
- en bas par le ligament inguinal.

Son orifice superficiel, ou **anneau inguinal superficiel**, est fibreux, circonscrit par l'entrecroisement des piliers de l'oblique externe. Il est situé juste au-dessus du tubercule du pubis (fig. 7-31).
Son orifice profond, ou **anneau inguinal profond**, est lâche, uniquement sous-tendu par le ligament interfovéolaire en dedans. Il se projette au milieu du segment qui relie l'épine iliaque antéro-supérieure au tubercule du pubis (fig. 7-37).

> **À noter**
>
> Chez l'homme le canal inguinal permet le passage du cordon et des vaisseaux spermatiques. Chez la femme, il contient le ligament rond de l'utérus. Dans les 2 sexes, il contient le rameau génital du nerf génito-fémoral.

> **En clinique**
>
> Les **hernies inguinales** sont situées au-dessus du ligament inguinal. Elles peuvent être :
> - indirectes, ou obliques externes, et s'insinuent à travers l'orifice inguinal profond. Lorsqu'elles atteignent les bourses, elles sont appelées hernies inguino-scrotales. Elles surviennent plus rarement chez la femme dont le diamètre de l'orifice profond est plus petit ;
> - directes, à travers la paroi postérieure du canal inguinal. Ces hernies se voient plus volontiers chez le sujet âgé par perte de tonicité de la paroi abdominale.
>
> Les **hernies fémorales** sont situées sous le ligament inguinal (cf. fig. 7-43).

Peau et fascia superficiel

Régions abdominale et pubienne

La **peau** de la région abdomino-pelvienne est souple et fine dans les régions antérieure et latérales, plus épaisse dans la région postérieure. Sa pilosité est variable chez l'homme, plus importante dans la région antérieure. Elle est glabre chez la femme et l'enfant. Dans la région pubienne, elle est glabre jusqu'à la puberté puis sa pilosité se développe de façon variable dans les 2 sexes.
La peau est innervée par des rameaux sensitifs issus des nerfs spinaux, intercostaux, sub-costal, ilio-hypogastrique, ilio-inguinal et génito-fémoral. Les territoires de chaque myélomère dessinent des bandes parallèles superposées, oblique vers le bas et l'avant et appelées dermatomes. Ceux-ci proviennent des myélomères T6 à L1 (fig. 7-14).

TRONC
ABDOMEN ET PELVIS

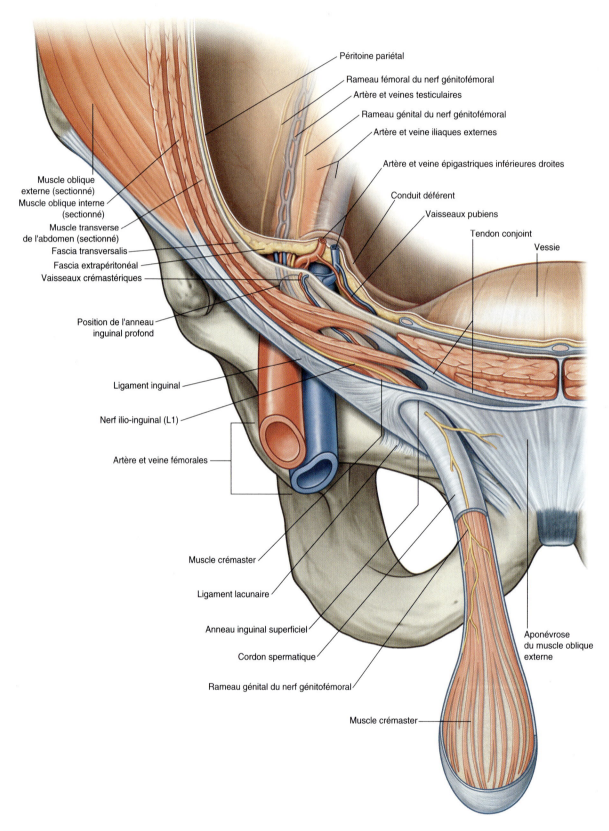

7-36 Canal inguinal.
© Drake 2017.

TRONC
ABDOMEN ET PELVIS

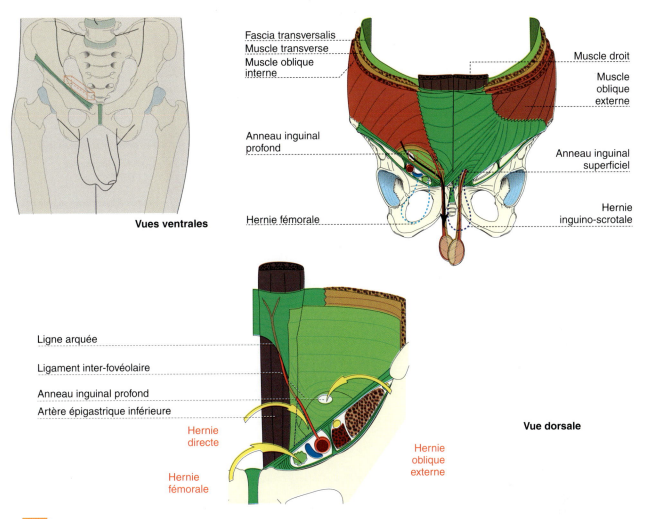

▶ 7-37
Anneaux inguinaux et hernies.
© Pr Michel Montaudon.

En clinique

Le dermatome du processus xiphoïde correspond au myélomère T6, celui de l'ombilic au myélomère T10 et celui de la région inguinale au myélomère L1.

La peau de la région abdominale est doublée par le **fascia superficiel**, adipeux, en continuité avec celui des régions voisines et parcouru par les rameaux sensitifs décrits ci-dessus et par des éléments vasculaires superficiels dont les principaux sont (fig. 7-38) :
- les vaisseaux épigastriques superficiels, issus des vaisseaux fémoraux communs, et dont la veine s'anastomose avec la veine thoraco-épigastrique ;
- les veines péri-ombilicales qui rejoignent les précédentes ;
- les vaisseaux circonflexes iliaques superficiels ;

En clinique

Ces vaisseaux superficiels sont parfois utilisés en chirurgie pour constituer des lambeaux.

TRONC
ABDOMEN ET PELVIS

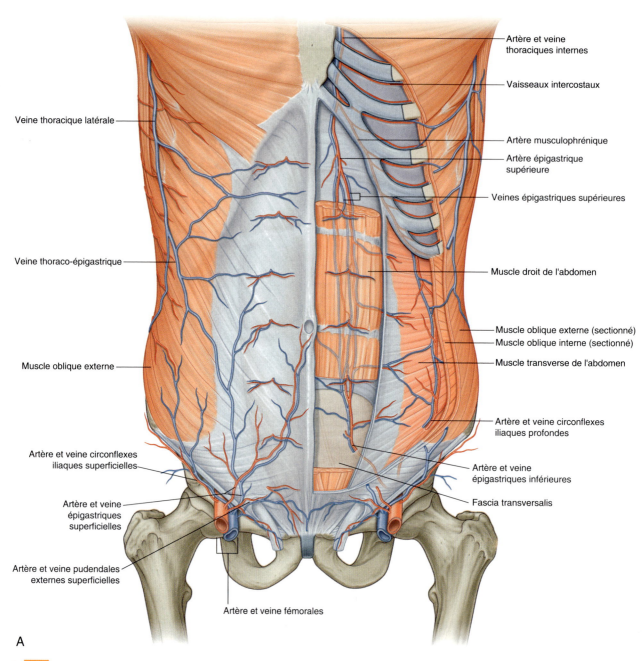

A

▶ 7-38

A) Éléments vasculaires superficiels de la paroi abdominale.
Du fascia superficiel du côté droit et du fascia profond du côté gauche.
© Drake 2017.

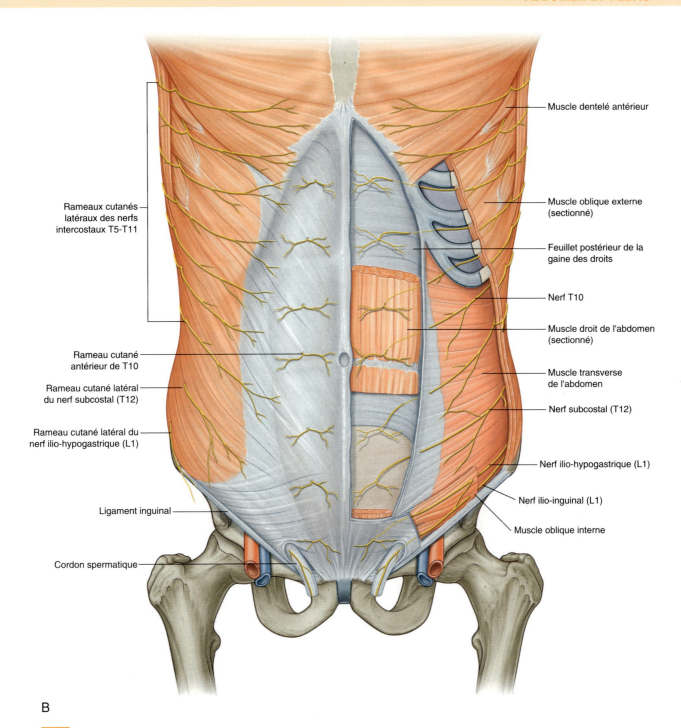

B

▶ **7-38.** Suite.
B) Éléments nerveux de la paroi abdominale.
Du fascia superficiel du côté droit et du fascia profond du côté gauche.
© Drake 2017.

- des collecteurs lymphatiques abondants qui se drainent vers les nœuds inguinaux et les nœuds axillaires (fig. 7-39).

> **À noter**
>
> La peau située au-dessus de l'ombilic se draine vers les nœuds axillaires, celle de la région sous-ombilicale vers les nœuds inguinaux.

Ce fascia superficiel est inexistant au niveau de l'ombilic dont les structures fibreuses adhèrent directement à la peau. Dans la région sous-ombilicale, il est le principal site de stockage de la graisse, particulièrement chez l'homme.

> **En clinique**
>
> Le tour de taille permet d'évaluer la quantité de graisse abdominale superficielle. Au-delà de 94 cm pour l'homme, 80 cm pour la femme, des complications métaboliques (diabète, hypercholéstérolémie, hypertriglycéridémie) et cardiovasculaires peuvent survenir.

Le **fascia profond** est un tissu conjonctif qui double en profondeur le fascia superficiel. Sa face profonde émet des prolongements qui entourent les muscles de la région et atteignent les fascias endo-abdominal et endo-pelvien. En avant du pubis, la graisse plus abondante y forme le mont du pubis entre les plis inguinaux. Il est parcouru par des éléments vasculaires dont les principaux sont (fig. 7-38 et 7-39) :
- les vaisseaux épigastriques supérieurs, issus des vaisseaux thoraciques internes, qui quittent la cavité thoracique sous le processus xiphoïde et descendent verticalement dans le fascia profond pour s'anastomoser avec les vaisseaux épigastriques inférieurs ;
- les vaisseaux épigastriques inférieurs, issus des vaisseaux fémoraux.

> **En clinique**
>
> L'anastomose entre les artères épigastrique supérieure et épigastrique inférieure est une voie de dérivation lors des sténoses iliaques.

Région périnéale

Seules les structures cutanéo-muqueuses, formant le périnée sous-cutané, sont décrites dans ce paragraphe ; les fascias périnéaux sont décrits ci-dessous (cf. p. 210).

La peau est innervée par des rameaux sensitifs issus des nerfs ilio-inguinal, pudendal, rectal inférieur, cutané postérieur de la cuisse et du plexus coccygien. Les myélomères impliqués sont L1 (seulement chez l'homme), S3, S4 et S5. Les dermatomes dessinent des cercles concentriques autour de l'anus (fig. 7-40).

> **En clinique**
>
> Le dermatome du gland du pénis est L1, celui du scrotum ou des lèvres S3, celui de l'anus S5.

Triangle uro-génital

Chez l'homme, la peau est fine, pigmentée, très poilue (fig. 7-41). En avant elle forme le scrotum qui contient les testicules. La peau de celui-ci, également pigmentée et poilue, présente des sillons horizontaux et un raphé médian. Le fascia superficiel est un tissu conjonctif adipeux, en continuité avec le fascia superficiel de l'abdomen, du scrotum et du pénis.

Chez la femme, la peau entoure la partie distale des structures uro-génitales de la vulve (fig. 7-42) :

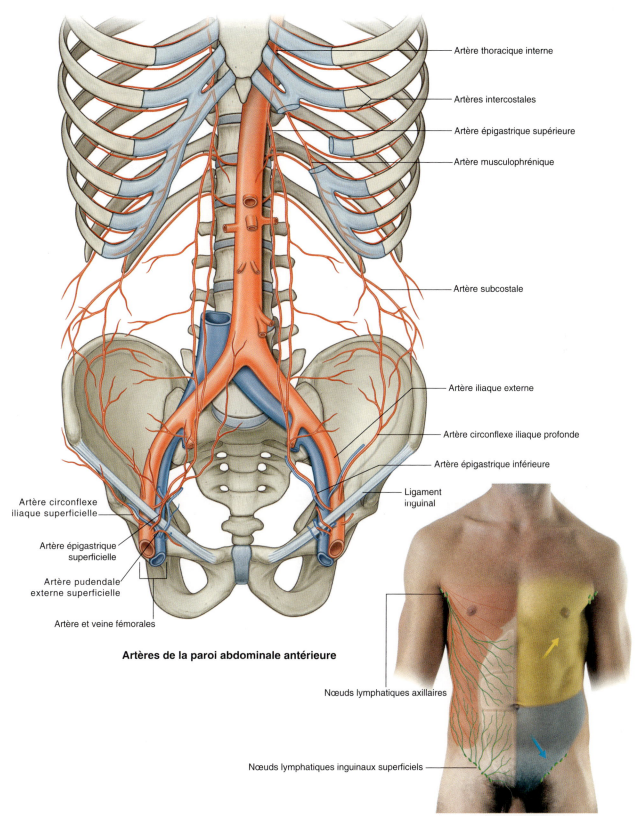

Artères de la paroi abdominale antérieure

Drainage lymphatique superficiel de la paroi abdominale antérolatérale

▶ 7-39
Drainage lymphatique de la paroi abdominale.
© Drake 2017.

TRONC
ABDOMEN ET PELVIS

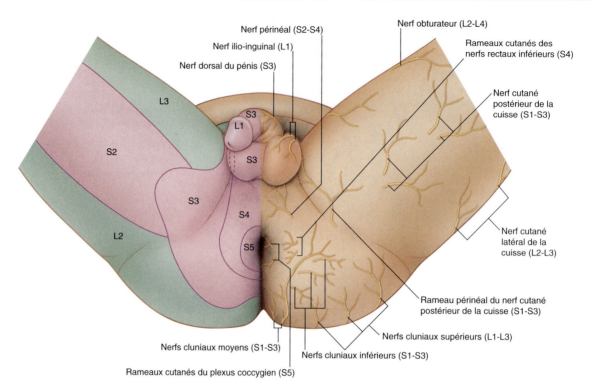

Dermatomes et nerfs cutanés du périnée chez l'homme

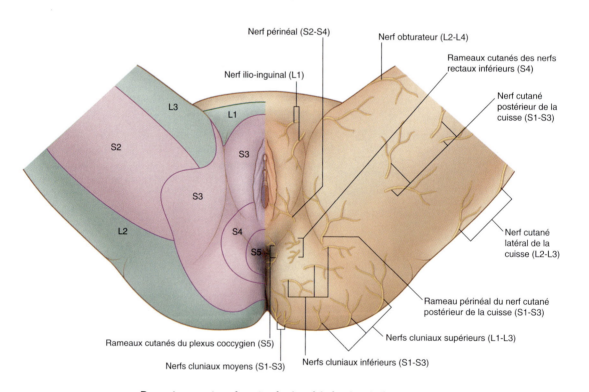

Dermatomes et nerfs cutanés du périnée chez la femme

▶ 7-40
Dermatomes du périnée.
© Drake 2017.

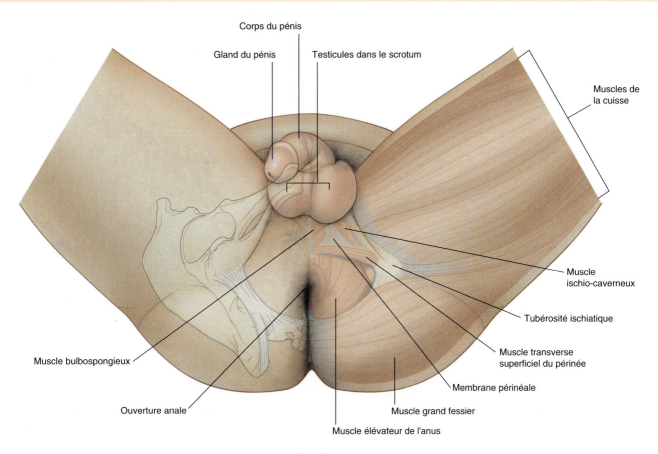

Structures du périnée chez l'homme

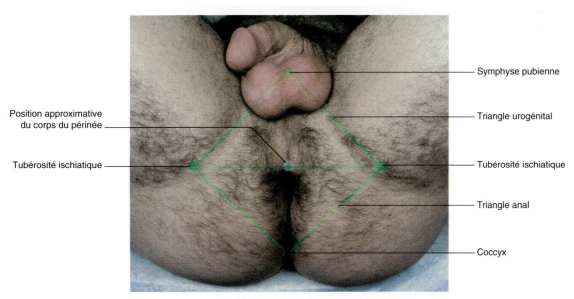

Anatomie de surface du périnée chez l'homme

▶ 7-41
Périnée masculin.
© Drake 2017.

TRONC
ABDOMEN ET PELVIS

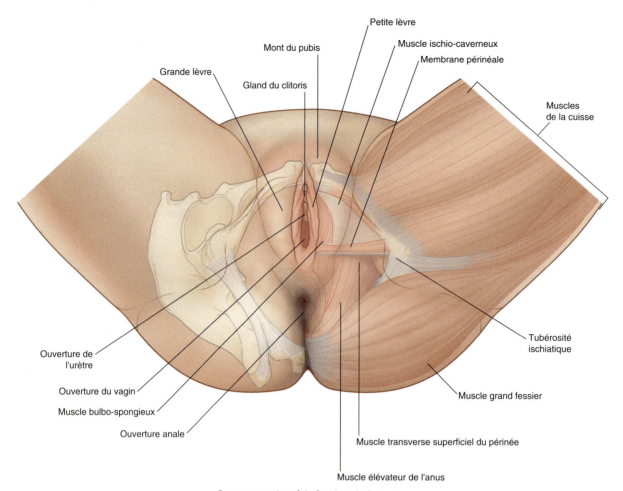

Structures du périnée chez la femme

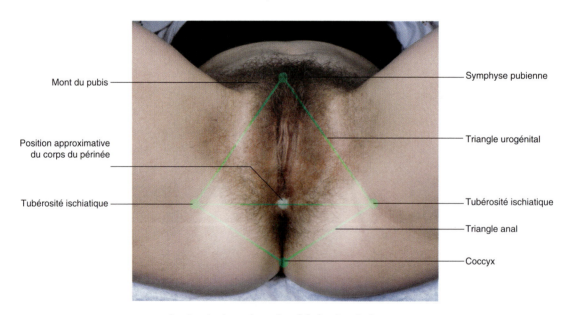

Anatomie de surface du périnée chez la femme

▶ 7-42
Périnée féminin.
© Drake 2017.

TRONC
ABDOMEN ET PELVIS

- 2 replis cutanés sagittaux, séparés de la racine des cuisses par le sillon génito-fémoral, constituent les grandes lèvres, dont la face latérale et le bord libre sont poilus alors que la face médiale est glabre ;
- entre les grandes lèvres, deux autres replis cutanés, plus fins, glabres, forment les petites lèvres et entourent le vestibule du vagin ;
- le fascia superficiel est adipeux dans les grandes lèvres, riche en protéines fibro-élastiques dans les petites lèvres où il contient de nombreux éléments vasculaires et nerveux.

Triangle anal
L'aspect est le même pour les 2 sexes (fig. 7-41 et 7-42).
La peau du triangle anal est épaisse, mobile, poilue et circonscrit l'anus. Celui-ci est entouré d'une couronne de peau fine et glabre formant la marge anale, sur laquelle divergent les plis radiés de l'anus. La zone anocutanée contient des glandes sébacées et sudoripares.
Le fascia superficiel est épais, formé d'un tissu conjonctif adipeux abondant en continuité avec celui des fosses ischio-anales.

Communications et ouvertures

Ouverture inférieure du thorax (cf. p. 163)

Communication entre l'abdomen et le pelvis
L'abdomen est séparé du grand pelvis par le plan des crêtes iliaques.

Ouverture supérieure du pelvis
Le grand pelvis communique avec le petit pelvis par l'ouverture supérieure du pelvis, ou **détroit supérieur** (fig. 7-25). En forme de cœur chez l'homme et de cercle chez la femme, elle est limitée par :
- en arrière, le promontoire sacral et les ailes du sacrum ;
- latéralement, la ligne arquée de chaque os coxal ;
- en avant, le pecten et la crête de chaque pubis ainsi que le bord supérieur de la symphyse pubienne.

> **À noter**
>
> La ligne arquée, le pecten et la crête pubienne constituent la **ligne terminale** de l'os coxal.

L'ouverture supérieure du pelvis est oblique de 30 à 40° sur la verticale, regardant en bas et en arrière : la cavité pelvienne est donc située sous et en arrière de la cavité abdominale.
La cavité péritonéale passe de l'une à l'autre ainsi que le côlon sigmoïde, les uretères, les vaisseaux iliaques externes et internes, les plexus nerveux autonomes, des éléments lymphatiques et la vessie lorsqu'elle se remplit. Chez l'homme s'y ajoutent les conduits déférents et chez la femme l'utérus pendant la grossesse.

> **À noter**
>
> Lors de la grossesse, l'utérus traverse vers le haut l'ouverture supérieure du pelvis pour se développer dans le grand bassin et la région abdominale. Lors de l'accouchement, le fœtus traverse de haut en bas cette ouverture.

TRONC
ABDOMEN ET PELVIS

> **En clinique**
>
> Chez certaines femmes, il est nécessaire de mesurer les diamètres de la ceinture pelvienne pour s'assurer qu'un accouchement naturel est possible. Les diamètres mesurés sont :
> - le diamètre promonto-sus-pubien, ou conjugué vrai, du promontoire au bord supérieur du pubis (11 cm en moyenne), correspond au diamètre sagittal de l'ouverture supérieure du pelvis ;
> - le diamètre promonto-sous-pubien, du promontoire au bord inférieur du pubis (12 cm) est le diamètre sagittal de l'ouverture inférieure du pelvis ;
> - le diamètre transverse maximal, entre les points les plus éloignés des lignes terminales (13,5 cm) ;
> - le diamètre transverse médian, dans le plan du détroit supérieur, comme le précédent, mais à égale distance du promontoire et de la symphyse pubienne (12,5 cm). Il s'agit du diamètre utile ;
> - les diamètres obliques droit et gauche, entre l'articulation sacro-iliaque dans le plan du détroit supérieur et l'éminence ilio-pectinée opposée (12 cm) ;
> - le diamètre bi-épineux, entre les épines ischiatiques (10,5 cm).
>
> Les mesures se font lors d'une IRM, examen non irradiant, mais peuvent également être estimées par le toucher vaginal.
>
> Au terme d'une grossesse normale, les diamètres bipariétal et sous-occipito-bregmatique de la tête fœtale sont de 9,5 à 10 cm.

Ouverture inférieure du pelvis

L'ouverture inférieure du pelvis, ou **détroit inférieur**, sépare le petit bassin du périnée (fig. 7-28). Lorsque les cuisses sont écartées, elle a une forme de losange limité :
- en arrière par le coccyx ;
- latéralement par les ligaments sacro-tubéraux et le bord inférieur des tubérosités ischiatiques et des branches ischio-pubiennes ;
- en avant par la symphyse pubienne.

Elle est fermée par un ensemble de structures musculaires et fibreuses comprenant le diaphragme pelvien et les muscles périnéaux. Le diaphragme pelvien est traversé en avant par l'urètre membranacé et, chez la femme, le vagin, et en arrière par le canal anal.

> **En clinique**
>
> Le relâchement de ces éléments musculaires et fibreux, le plus souvent provoqué par des grossesses multiples, peut entraîner des ptoses d'organes : **cystocèle** (vessie), **hystérocèle** (utérus), **colpocèle** (vagin), **rectocèle** (rectum), etc.

Communications avec la région fémorale antérieure

De chaque côté, la région abdomino-pelvienne communique avec la racine du membre inférieur par 2 orifices (fig. 7-43) :
- l'orifice supérieur est limité en arrière par le bord antérieur de l'os coxal, très irrégulier entre l'épine iliaque antéro-supérieure et le tubercule du pubis, et en avant par le ligament inguinal :
  - le ligament inguinal est une solide arcade fibreuse tendue entre ces 2 reliefs osseux et formée par les fibres inférieures du fascia du muscle oblique externe,
  - il émet plusieurs expansions :
    - à sa partie latérale, une expansion qui isole le nerf cutané latéral de la cuisse,
    - à sa partie médiale, les ligaments **lacunaire** (de *Gimbernat*) et **pectiné** (de *Cooper*), formés de quelques fibres qui se fixent sur le pecten du pubis,
    - à sa partie moyenne, l'**arcade ilio-pectinée** qui se fixe sur l'éminence ilio-pectinée et sépare un **orifice musculaire** en dehors, traversé par le muscle ilio-psoas et le nerf fémoral, et un **orifice vasculaire** en dedans, traversé par les vaisseaux fémoraux. La partie médiale de l'orifice vasculaire est une zone de faiblesse de la paroi abdominale ;

TRONC
ABDOMEN ET PELVIS

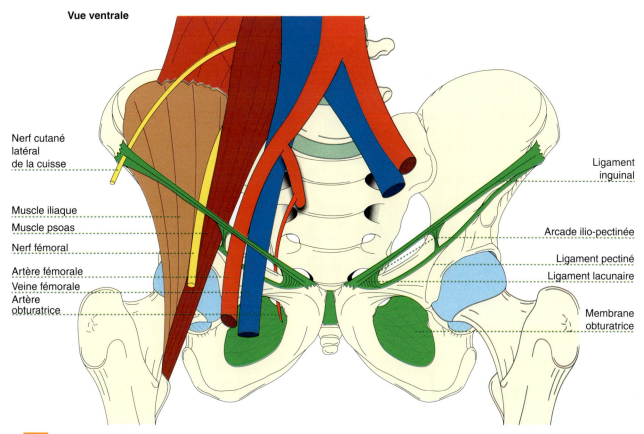

▶ **7-43**
Communications avec la région fémorale.
© Pr Michel Montaudon.

> **En clinique**
>
> Les hernies fémorales traversent l'anneau fémoral situé en arrière du ligament inguinal, entre la veine fémorale et le ligament lacunaire. Ces hernies sont beaucoup plus rares que les hernies inguinales et concernent volontiers les femmes.

- l'orifice inférieur est le foramen obturé. Celui-ci est recouvert par la membrane obturatrice qui s'insère sur la face médiale de sa circonférence mais passe en pont au-dessus du sillon du foramen, à sa partie supérieure. Le sillon est parcouru par le pédicule vasculo-nerveux obturateur qui traverse ainsi le foramen obturé vers la région fémorale antérieure.

Communications avec la région glutéale

De chaque côté, la région glutéale communique avec le pelvis par le grand foramen ischiatique et avec le périnée par le petit foramen ischiatique (fig. 7-44).
- le **grand foramen ischiatique** est traversé par le muscle piriforme qui sépare le foramen supra-piriforme et le foramen infra-piriforme :
  - le **foramen supra-piriforme** laisse passer le pédicule vasculo-nerveux glutéal supérieur,
  - le **foramen infra-piriforme** est traversé par le pédicule vasculo-nerveux glutéal inférieur, le pédicule vasculaire pudendal interne, les nerfs ischiatique, pudendal et rectal inférieur, ainsi que tous les rameaux nerveux destinés aux muscles pelvi-trochantériens ;
- le **petit foramen ischiatique** est traversé à sa partie supérieure par le nerf rectal inférieur et à sa partie inférieure par le pédicule vasculaire pudendal interne et le nerf pudendal. Ces éléments, qui contournent en arrière le ligament sacro-épineux, n'ont donc qu'un bref trajet dans la région glutéale et gagnent les espaces périnéaux.

TRONC
ABDOMEN ET PELVIS

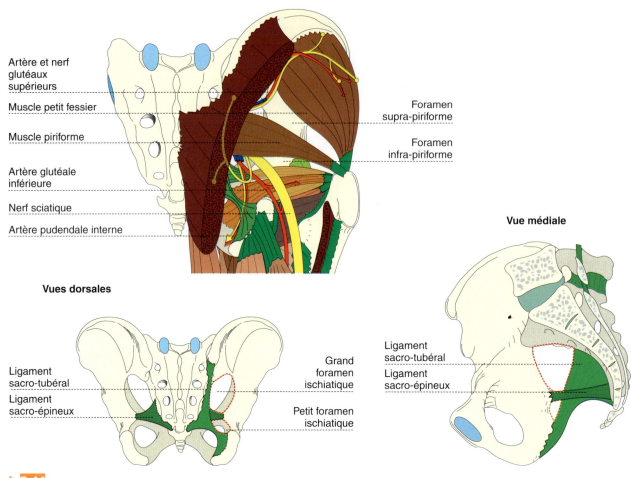

▶ 7-44
Communications avec la région glutéale.
© Pr Michel Montaudon.

Régions

La face profonde de la paroi abdomino-pelvienne est séparée de la cavité péritonéale par le fascia sub-séreux extra-péritonéal, ou espace extra-péritonéal.

Le fascia extra-péritonéal est séparé de l'espace infra-lévatorien par les muscles élévateurs de l'anus, qui forment le diaphragme pelvien.

Fascia extra-péritonéal

Le fascia extra-péritonéal est le tissu conjonctif qui sépare la paroi abdomino-pelvienne du péritoine pariétal (fig. 7-45) :
- il contient de la graisse extra-péritonéale parcourue par différents éléments anatomiques ;
- il comprend une partie endo-abdominale et une partie endo-pelvienne ;
- sa couche fibreuse périphérique fusionne avec le périoste des os et avec les fascias qui entourent les muscles de la paroi. Les différentes parties de celle-ci, bien qu'en continuité les unes avec les autres, prennent le nom des muscles qu'elles recouvrent :
  – en haut, fascia diaphragmatique inférieur,
  – en arrière, fascia du muscle psoas puis fascia thoraco-lombal, autour du muscle carré des lombes, et fascia iliaque autour du muscle iliaque,
  – latéralement et en avant, **fascia transversalis**, plus épais, qui tapisse le muscle transverse de l'abdomen. Il se poursuit sur la ligne médiane par le fascia transversalis controlatéral,

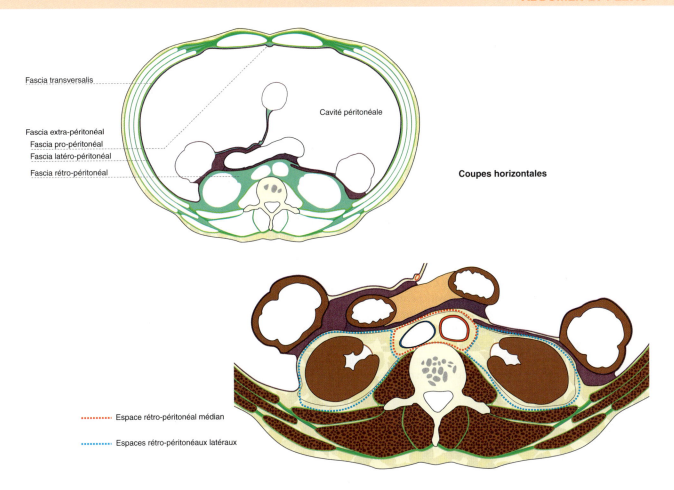

▶ 7-45
Fascia extra-péritonéal et espaces.
© Pr Michel Montaudon.

> **À noter**
>
> Le fascia transversalis s'engage par l'anneau inguinal profond dans le canal inguinal et devient le fascia spermatique interne qui entoure le testicule.

- en bas, fascia pelvien pariétal avec :
  – le fascia supérieur du diaphragme pelvien, qui recouvre les muscles élévateur de l'anus et coccygien,
  – le fascia obturateur autour du muscle obturateur interne,
  – le fascia piriforme.

Fascia rétro-péritonéal (fig. 7-45)

Le fascia (ou espace) rétro-péritonéal, est la partie la plus épaisse du fascia extra-péritonéal. Constitué d'une abondante graisse, il est situé entre la paroi abdominale postérieure et le péritoine pariétal postérieur. Il est en continuité latéralement avec le fascia latéro-péritonéal et vers le bas avec le fascia sous-péritonéal.

Il est subdivisé en un fascia rétro-péritonéal médian entouré de chaque côté par un fascia rétro-péritonéal latéral.

TRONC
ABDOMEN ET PELVIS

Fascia rétro-péritonéal médian
Le fascia rétro-péritonéal médian est parcouru verticalement par l'aorte, la veine cave inférieure, le conduit thoracique, les veines lombales ascendantes, les chaînes sympathiques lombales. Ces éléments sont entourés d'une abondante graisse et de très nombreux nœuds lymphatiques.

Fascias rétro-péritonéaux latéraux
Chaque fascia rétro-péritonéal latéral contient un rein, sa glande surrénale et son pédicule vasculo-nerveux ainsi que la partie lombale des uretères. Ces fascias sont cloisonnés par des lames fibreuses qui séparent le fascia péri-rénal, ou loge rénale, du fascia para-rénal (cf. p. 1127).

> **En clinique**
>
> La **fibrose rétro-péritonéale** est une maladie rare, caractérisée par la transformation fibro-inflammatoire de la graisse du fascia rétro-péritonéal. Elle peut se compliquer d'une obstruction urétérale bilatérale.

Organes extra-péritonéaux
Les structures anatomiques citées ci-dessus se développent primitivement dans le fascia extra-péritonéal. Au cours du développement des organes intra-abdominaux, certains d'entre eux initialement situés dans la cavité péritonéale voient le péritoine viscéral qui tapisse leur face postérieure entrer en contact avec le péritoine pariétal qui limite la cavité péritonéale en arrière ou en bas. Les 2 feuillets de péritoine appliqués l'un contre l'autre finissent par fusionner, faisant disparaître la partie de la cavité péritonéale qui les séparait. Ces organes, primitivement intra-péritonéaux, sont une partie du duodénum, le côlon ascendant, le côlon descendant et le pancréas, qui deviennent rétro-péritonéaux, et une partie du rectum qui devient sous-péritonéale (fig. 7-46).

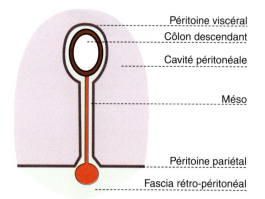
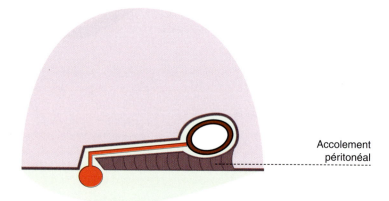
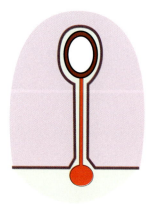
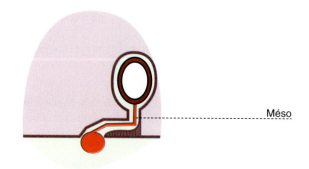

▶ **7-46**
Principe de l'accolement péritonéal, exemple du côlon descendant.
© Pr Michel Montaudon.

Fascia latéro-péritonéal

Le fascia ou espace latéro-péritonéal est une fine bande de tissu conjonctif qui sépare la paroi abdominale latérale du péritoine pariétal. Il est en continuité en arrière avec le fascia rétro-péritonéal, en avant avec le fascia pro-péritonéal et en bas avec le fascia sous-péritonéal.

Fascia pro-péritonéal

Le fascia ou espace pro-péritonéal sépare la paroi abdominale antérieure du péritoine pariétal. Il est mince et contient des structures qui soulèvent des plis péritonéaux en reliant la paroi abdominale antérieure à différents éléments intra- ou sous-péritonéaux (fig. 7-47) : le ligament rond, le ligament ombilical médian, les ligaments ombilicaux médiaux et les vaisseaux épigastriques inférieurs.

Fascia sous-péritonéal (fig. 7-48 et 7-49)

Le fascia ou espace sous-péritonéal est également appelé espace supra-lévatorien car il se situe au-dessus des muscles élévateurs de l'anus. Il est constitué d'un tissu conjonctif adipeux qui présente des renforcements fibreux formant le fascia pelvien et plusieurs ligaments.

> **À noter**
>
> Ces renforcements fibreux sont appelés ligaments mais n'ont pas la solidité des ligaments du squelette. Ils contribuent néanmoins à maintenir les viscères pelviens.

Subdivisions

Le fascia sous-péritonéal comprend plusieurs régions :
- la région rétro-pubienne (de *Retzius*), entre le pubis et le péritoine, en continuité avec le fascia pro-péritonéal de l'abdomen ;
- la région rétro-inguinale, entre la paroi pelvienne latérale et le péritoine, en continuité avec le fascia latéro-péritonéal de l'abdomen ;
- la région rétro-rectale, entre la paroi pelvienne postérieure et le rectum, dans le prolongement du fascia rétro-péritonéal.

Fascia pelvien

La couche fibreuse périphérique du fascia sous-péritonéal constitue le fascia pelvien pariétal, en continuité avec les fascias iliaques et transversalis. Elle est formée par :
- le fascia supérieur du diaphragme pelvien, qui tapisse la face supérieure des muscles élévateurs de l'anus ;
- le fascia obturateur, qui tapisse la face médiale des muscles obturateurs internes au-dessus de l'arc tendineux de l'élévateur de l'anus ;
- le fascia des muscles coccygiens et piriformes.

Au contact des organes qu'il contient, le fascia sous-péritonéal présente également un épaississement fibreux, le fascia pelvien viscéral, qui forme l'adventice des viscères. Celui-ci est en continuité avec le fascia pelvien pariétal et adhère aux viscères à l'exception des zones recouvertes par le péritoine.

Région viscérale

Le fascia sous-péritonéal contient :
- en avant : la vessie, l'urètre, la partie pelvienne des uretères ;
- en arrière : une partie du rectum et le canal anal ;
- au milieu : chez l'homme, la prostate, et chez la femme, une partie de l'utérus et le vagin.

Des renforcements fibreux solidarisent certains organes entre eux ou avec les parois :
- chez l'homme (fig. 7-50) :
  - le **ligament pubo-prostatique** est tendu de chaque côté, de la face postérieure du pubis à la prostate et au col vésical. Il contient quelques myocytes qui forment le muscle pubo-prostatique,
  - les **ligaments vésico-sacral** et **génito-sacral** sont tendus du sacrum à la face postérieure de la vessie, de la prostate et des vésicules séminales. Ces ligaments sont sagittaux et entourent le plexus hypogastrique inférieur,
  - le rectum est maintenu à la face postérieure de la prostate, des vésicules séminales et de la vessie par les **fascias recto-prostatique** (de *Denonvilliers*) et **recto-vésical**. Celui-ci se fixe en haut sur le récessus recto-vésical de la cavité péritonéale et en bas sur le corps du périnée ;

TRONC
ABDOMEN ET PELVIS

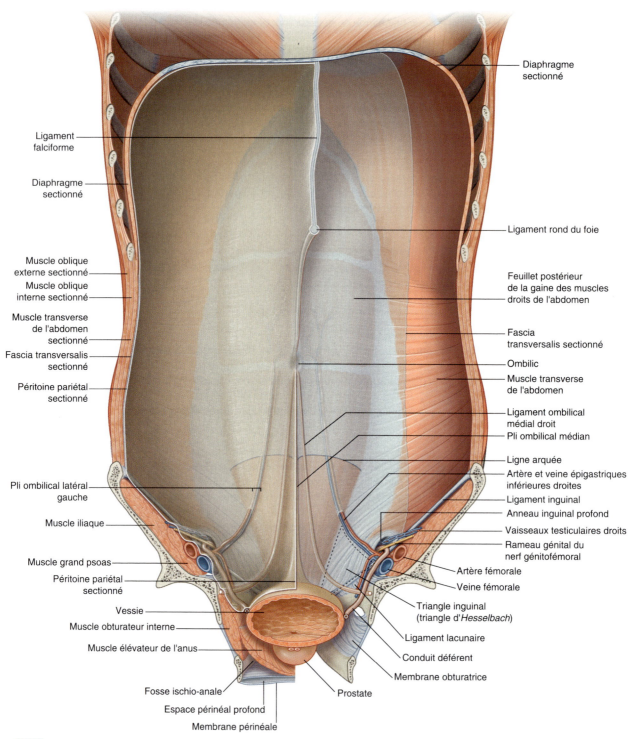

▶ 7-47
Reliefs et récessus péritonéaux de la paroi abdominale antérieure.
© Drake 2017.

TRONC
ABDOMEN ET PELVIS

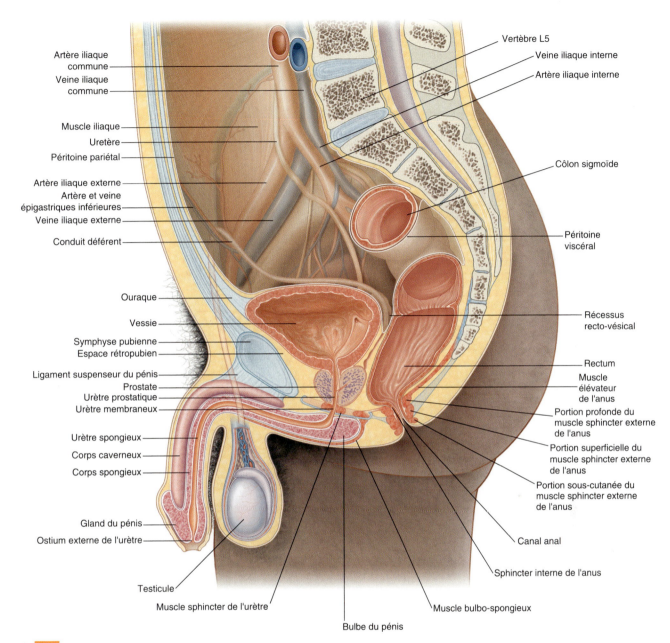

▶ 7-48
Fascia sous-péritonéal masculin et espaces.
© Drake 2017.

205

TRONC
ABDOMEN ET PELVIS

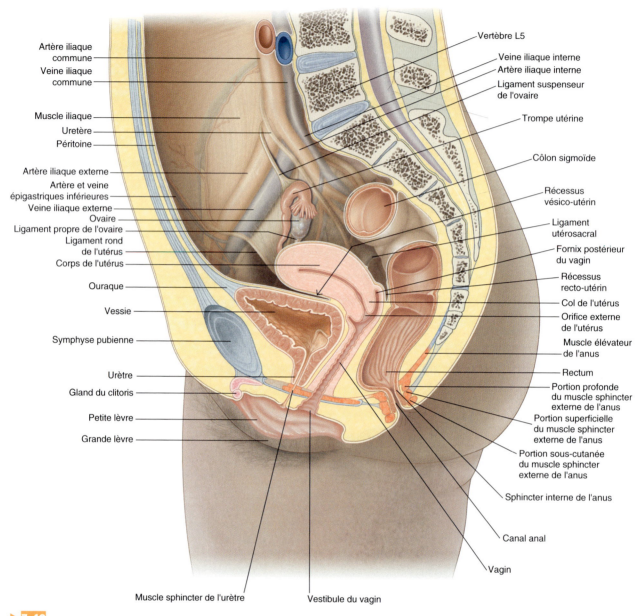

▶ 7-49
Fascia sous-péritonéal féminin et espaces.
© Drake 2017.

TRONC
ABDOMEN ET PELVIS

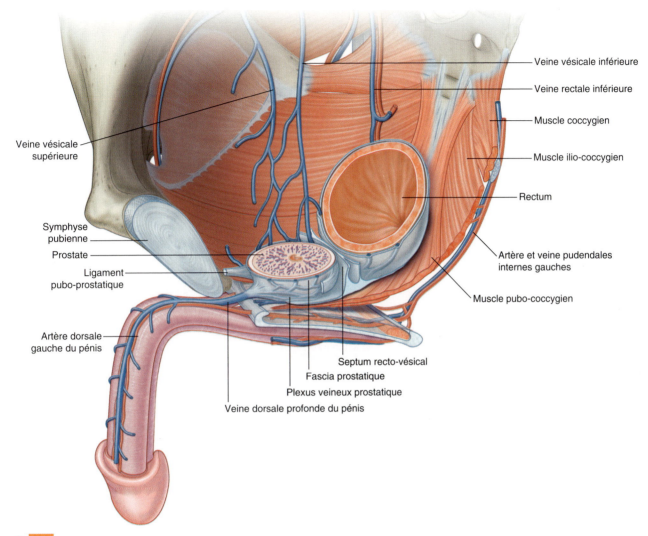

7-50
Renforcements fibreux de la région viscérale du fascia sous-péritonéal chez l'homme.
© Drake 2017.

> **À noter**
>
> Les ligaments génito-sacral, vésico-sacral et pubo-prostatique constituent la **lame sacro-recto-génito-pubienne** de l'homme.
> Les ligaments utéro-sacral, vésico-utérin et pubo-vésical forment la lame **sacro-recto-génito-pubienne** de la femme.

- chez la femme (fig. 7-51) :
  - le **ligament pubo-vésical** est tendu de chaque côté, de la face postérieure du pubis au col vésical. Il contient quelques myocytes qui forment le muscle pubo-vésical,
  - le **ligament vésico-utérin** relie la face postérieure de la vessie au col de l'utérus,
  - le **ligament utéro-sacral** est tendu du sacrum au col de l'utérus et la partie sous-jacente du vagin. Ce ligament est sagittal et entoure le plexus hypogastrique inférieur,
  - le rectum est maintenu à la face postérieure du vagin par le **fascia recto-vaginal** qui se fixe également sur le récessus recto-utérin de la cavité péritonéale et sur le corps du périnée.

TRONC
ABDOMEN ET PELVIS

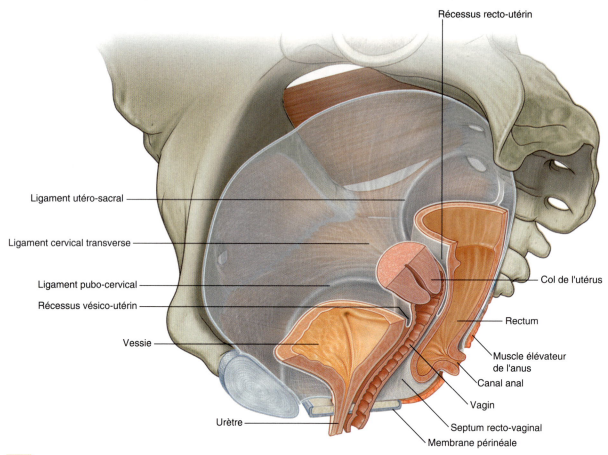

▶ **7-51**
Renforcements fibreux de la région viscérale du fascia sous-péritonéal chez la femme.
© Drake 2017.

Régions latérales

Les régions latérales sont situées entre la paroi du bassin et les viscères. Au contact des organes, elles sont très riches en plexus veineux. Elles sont parcourues par les éléments qui se rendent aux viscères, entourés de renforcement fibreux qui forment autant de ligaments (fig. 7-52) :
- les pédicules vasculaires vésicaux supérieur et inférieur rejoignent les faces latérales de la vessie entourés par le **ligament latéral de la vessie** ;
- le pédicule vasculaire rectal moyen rejoint la face latérale du rectum entouré par le **ligament latéral du rectum** ;
- chez la femme, le pédicule utérin rejoint le col de l'utérus entouré du **paramètre** et le pédicule vaginal atteint la face latérale du vagin au sein du **paracervix**.

> **À noter**
>
> Paramètre et paracervix étaient appelés ligament transverse du col utérin.

Espace infra-lévatorien

L'espace infra-lévatorien désigne les tissus situés sous le muscle élévateur de l'anus. Il est recouvert par le périnée sous-cutané et comprend :
- dans le triangle anal, les fosses ischio-anales ;
- dans le triangle uro-génital, et de la profondeur vers la superficie, le prolongement antérieur des fosses ischio-anales, l'espace périnéal profond et l'espace périnéal superficiel.

TRONC
ABDOMEN ET PELVIS

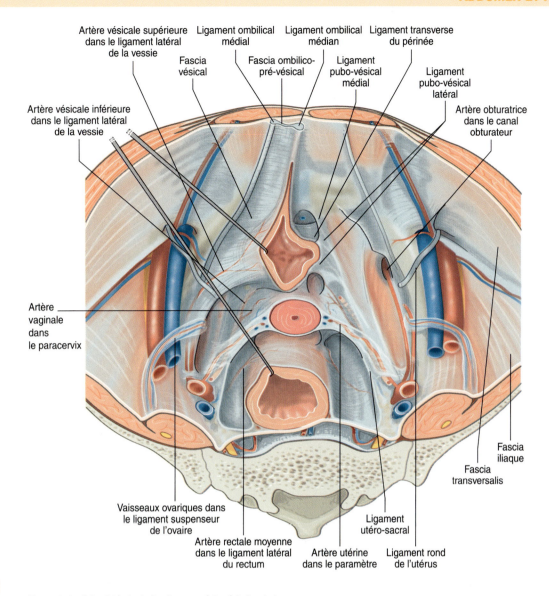

▶ **7-52**
Renforcements fibreux de la région latérale du fascia sous-péritonéal chez la femme.
Du côté gauche, le fascia ombilico-pré-vésical, le fascia vésical et la partie supérieure du ligament latéral de la vessie sont réséqués et laissent voir les ligaments pubo-vésicaux.
© Carole Fumat.

Fosses ischio-anales (fig. 7-53 et 7-54)

Chaque fosse ischio-anale est triangulaire, limitée par :
- en arrière, le ligament sacro-tubéral et le muscle grand fessier ;
- en dehors, la face médiale de l'ischion et de la branche ischio-pubienne, et la partie du muscle obturateur interne située sous l'arc tendineux de l'élévateur de l'anus, recouverte du fascia obturateur. Un dédoublement de celui-ci, parallèle au bord inférieur du foramen obturé, constitue le canal pudendal (d'*Alcock*). Ce dernier est parcouru d'arrière en avant par le nerf pudendal et le pédicule vasculaire pudendal interne qui proviennent de la région glutéale et contournent le ligament sacro-épineux ;
- en dedans et en haut, le muscle élévateur de l'anus dont les fibres se mêlent à celles du sphincter externe de l'anus. La face inférieure de l'élévateur de l'anus est recouverte par une fine lame fibreuse, le **fascia inférieur du diaphragme pelvien** ;
- en bas :
  – dans le triangle anal : le périnée sous-cutané dont elle est séparée par un épaississement fibreux, le septum transverse de la fosse ischio-anale,

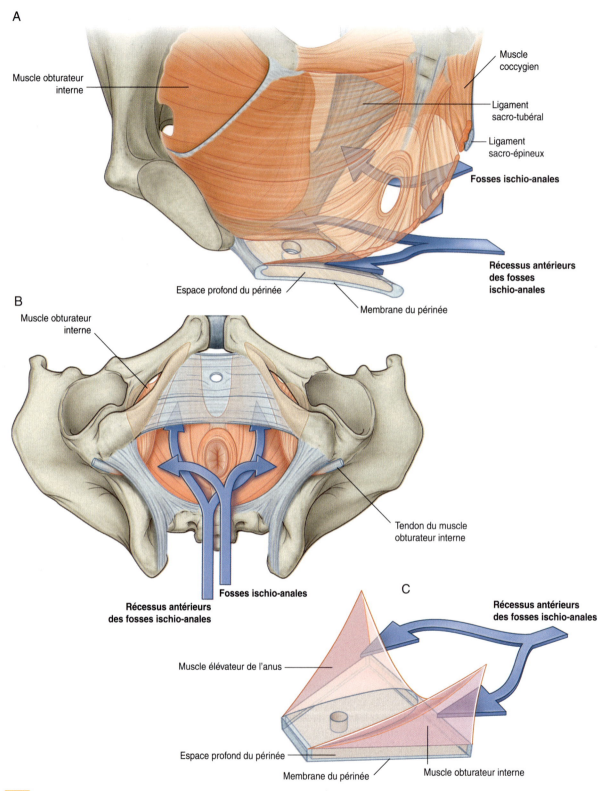

▶ 7-53
Fosses ischio-anales.
A) Vue antérolatérale avec ablation de la paroi pelvienne gauche.
B) Vue inférieure.
C) Vue antérolatérale avec ablation des parois pelviennes et du diaphragme.
© Drake 2015.

TRONC
ABDOMEN ET PELVIS

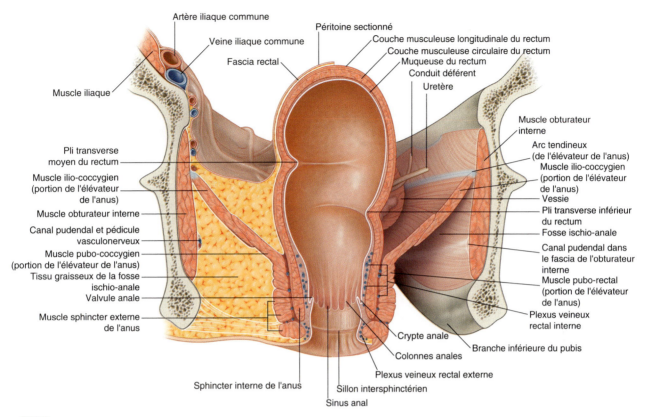

▶ 7-54
Fosses ischio-anales.
© Drake 2017.

À noter

Les corps adipeux des 2 fosses ischio-anales soutiennent latéralement et en arrière le canal anal et permettent sa mobilité et sa déformation lors de la défécation.
Dans les prolongements antérieurs des fosses, ils bordent latéralement la vessie dont ils autorisent les changements de forme lors du remplissage vésical et de la miction.

En clinique

Les fosses ischio-anales peuvent être le siège d'abcès lors de lésions de la paroi anale.

- dans le triangle uro-génital : son prolongement antérieur s'insinue comme un coin entre le muscle élévateur de l'anus et les muscles du diaphragme uro-génital (sphincter de l'urètre et transverse profond du périnée) ;
- en avant, le prolongement antérieur atteint la face postérieure du pubis.

Les 2 fosses ischio-anales sont en contact en arrière du canal anal. Elles contiennent un tissu conjonctif adipeux abondant parcouru par des tractus fibreux épais.
Elles sont traversées par des rameaux du nerf pudendal accompagnés de leur pédicule vasculaire (fig. 7-55 et 7-56) :
- le nerf rectal inférieur, moteur pour le muscle sphincter externe de l'anus et le chef élévateur de la prostate (ou pubo-vaginal) de l'élévateur de l'anus, et sensitif pour la peau du triangle anal ;
- le nerf périnéal, moteur pour les muscles du périnée (cf. p. 184, Tableau 7-2) et sensitif pour la peau du triangle uro-génital ;
- le nerf dorsal du pénis ou du clitoris, sensitif, qui traverse la membrane périnéale.

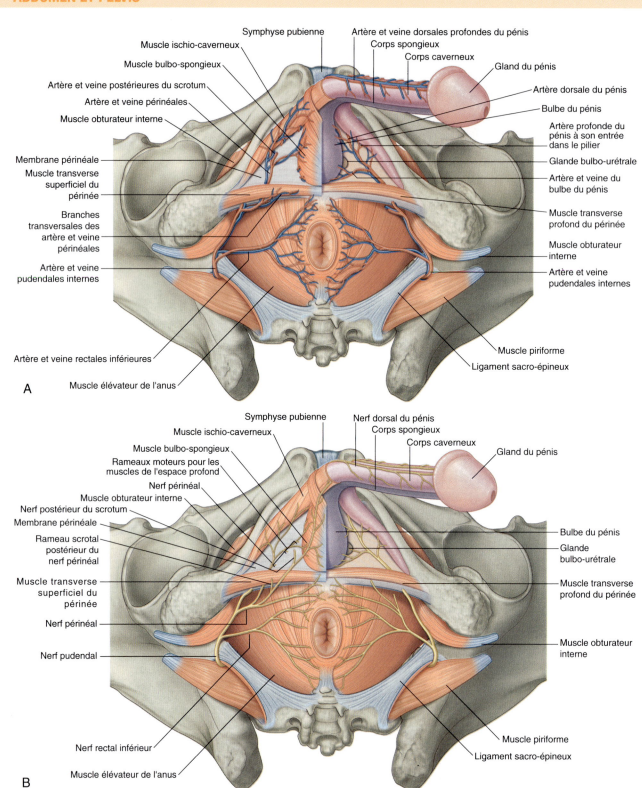

▶ 7-55
Pédicules des fosses ischio-anales chez l'homme (A, B).
© Drake 2017.

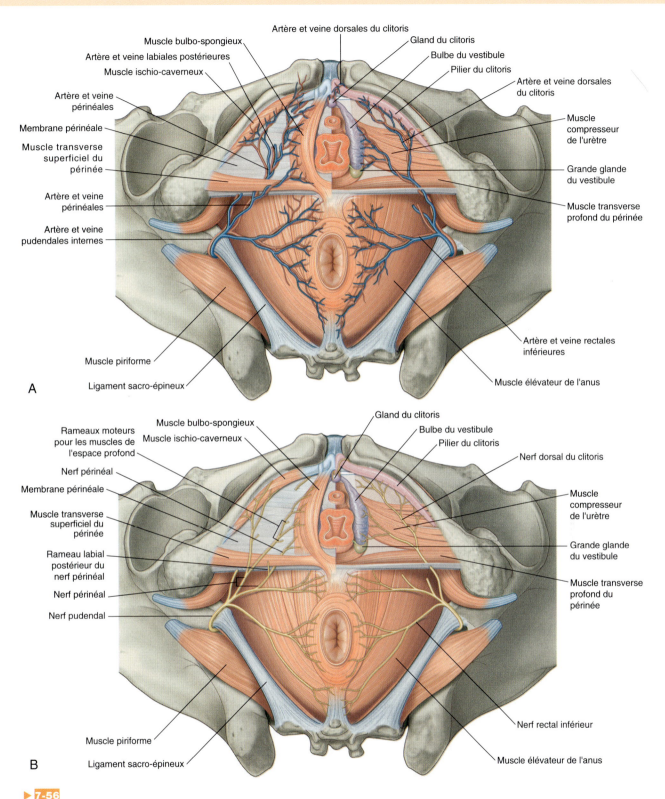

▶ 7-56
Pédicules des fosses ischio-anales chez la femme (A, B).
© Drake 2017.

TRONC
ABDOMEN ET PELVIS

Espace périnéal profond

L'espace périnéal profond est situé dans le triangle uro-génital et ne comprend que les muscles du diaphragme uro-génital, sphincter de l'urètre et transverses profonds du périnée (fig. 7-34).

Leur face supérieure est tapissée d'un tissu conjonctif lâche, peu résistant, le **fascia supérieur du diaphragme uro-génital**.

Leur face inférieure est recouverte par le **fascia inférieur du diaphragme uro-génital**, très résistant, également appelé **membrane périnéale** :
- en arrière, la membrane périnéale se fixe sur le corps du périnée, structure musculo-fibreuse formée par l'entremêlement des fibres des muscles et des fascias de la région et située à l'intersection du plan sagittal médian et de la ligne qui relie les tubérosités ischiatiques ;
- en avant des muscles transverses profonds, elle prend le nom de **ligament transverse du périnée** et :
  - se fixe sur le pourtour de la partie antérieure de l'ouverture inférieure du pelvis,
  - est séparée du ligament inférieur du pubis par un interstice traversé par le nerf et la veine dorsaux du pénis ou du clitoris,
  - est traversée par l'urètre et, chez la femme, le vagin.

L'espace périnéal profond contient les glandes bulbo-urétrales chez l'homme et vestibulaires majeures chez la femme. Il est traversé par l'urètre membranacé.

Espace périnéal superficiel

L'espace périnéal superficiel est situé dans le triangle uro-génital, entre la membrane périnéale et la lame superficielle du fascia superficiel du périnée.

Il comprend les muscles du plan superficiel du triangle uro-génital, transverses superficiels du périnée, bulbo-spongieux et ischio-caverneux, et les racines des corps érectiles du pénis ou du clitoris (fig. 7-34). Celles-ci se fixent sur la face inférieure de la membrane périnéale et la partie adjacente de l'ouverture inférieure du pelvis.

Le fascia superficiel du périnée comprend 2 lames fibreuses :
- la lame profonde enveloppe les muscles superficiels du triangle uro-génital et fusionne avec la membrane périnéale :
  - elle donne insertion en avant au ligament suspenseur du pénis ou du clitoris,
  - elle entoure les corps érectiles et se continue par la gaine des muscles droits de l'abdomen, le fascia profond du pénis et le fascia abdominal profond ;
- la lame superficielle s'unit au fascia lata et, chez l'homme, se prolonge par le fascia superficiel du pénis et par le dartos vers le scrotum. Elle limite en profondeur le périnée sous-cutané (cf. p. 208).

Péritoine, cavité péritonéale

L'abdomen et le pelvis sont occupés par une vaste cavité séreuse commune, la cavité péritonéale, bordée par un mésothélium appelé péritoine.

Certains organes abdomino-pelviens sont suspendus dans cette cavité, d'autres forment des reliefs et des dépressions sur ses parois.

Péritoine

Constitution

Le péritoine est une séreuse de quelques dixièmes de millimètres d'épaisseur dont la surface totale est de l'ordre de 2 m^2.

Le **péritoine pariétal** tapisse la face profonde du fascia extra-péritonéal. Lorsqu'il quitte la face profonde du fascia extra-péritonéal, le péritoine pariétal devient **péritoine viscéral** et accompagne les pédicules vasculo-nerveux jusqu'à leurs viscères qu'il entoure à leur tour (fig. 7-57). Certains organes sont reliés entre eux par des feuillets de péritoine viscéral.

> **À noter**
>
> Le péritoine pariétal, qui tapisse la paroi de la cavité, et le péritoine viscéral, qui entoure les axes vasculo-nerveux et recouvre les viscères, sont en continuité.

▶ 7-57
Péritoines.
© Pr Michel Montaudon.

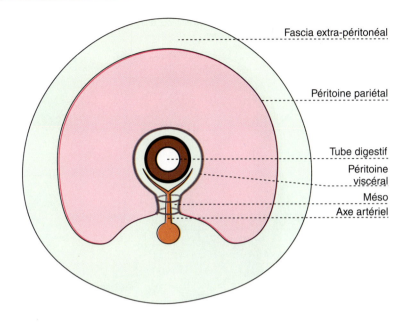

Fascia extra-péritonéal
Péritoine pariétal
Tube digestif
Péritoine viscéral
Méso
Axe artériel

Coupe horizontale schématique

Le péritoine est mobile, très riche en vaisseaux et nœuds lymphatiques.
Le péritoine pariétal est innervé par des rameaux des nerfs spinaux. Cette innervation somatique permet une localisation précise des douleurs.
Le péritoine viscéral est innervé par le système nerveux autonome ; il est peu sensible, responsable de sensations diffuses d'inconfort et d'un arc réflexe provoquant la motricité viscérale.

> **À noter**
>
> Le nom des structures à 2 feuillets de péritoine qui cloisonnent la cavité péritonéale est variable :
> - les **mésos** relient la paroi postérieure de l'abdomen à un segment de tube digestif et lui apportent vascularisation et innervation (mésentère, méso-côlons, etc.). Dans l'ancienne nomenclature, certains de ces mésos, formés par l'accolement d'un feuillet de péritoine viscéral au péritoine pariétal postérieur, étaient appelés fascias (fascias coliques droit et gauche, devenus méso-côlons ascendant et descendant, fascia pancréatico-duodénal, remplacé par mésoduodénum) ;
> - les **ligaments** relient un organe à la paroi abdominale ou à un autre organe. Ils peuvent être ou non parcourus par un pédicule vasculo-nerveux (ligament duodéno-colique, falciforme, spléno-rénal, etc.) ;
> - les **omentums** sont des ligaments particuliers tendus entre l'estomac et un autre organe ;
> - les **plis** sont de simples reliefs soulevés par les structures extra-péritonéales.

Mésos et ligaments

Les artères issues de l'aorte et destinées aux organes digestifs naissent dans le fascia rétro-péritonéal et se dirigent vers l'avant. Chacune est accompagnée de sa veine, d'éléments lymphatiques, nerveux et de tissu conjonctif ainsi que d'une lame de péritoine qui les accompagne vers leurs viscères cibles et entoure ceux-ci en devenant le péritoine viscéral.
Le tissu conjonctif de ces pédicules et le péritoine qui l'entoure constituent des mésos et des ligaments (fig. 7-58) :
- le tronc cœliaque donne :
  – l'artère splénique, qui parcourt le fascia rétro-péritonéal qu'elle abandonne en avant de la queue du pancréas pour se diriger vers le hile splénique en empruntant le **ligament spléno-rénal** (fig. 7-59),

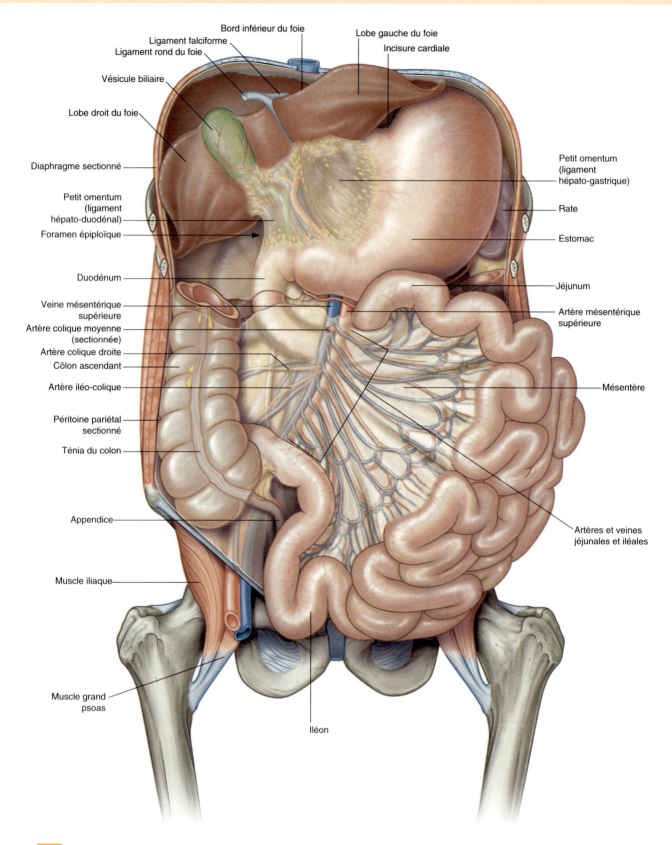

7-58
Méso et ligaments.
© Drake 2017.

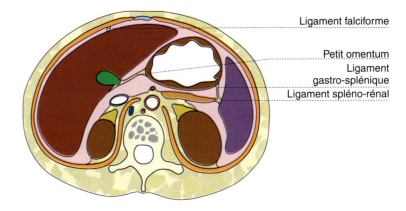

▶ **7-59**
Ligament spléno-rénal, gastro-splénique et petit omentum.
© Pr Michel Montaudon.

- l'artère hépatique commune, concave vers le haut, qui parcourt le **ligament hépato-pancréatique** vers le petit omentum,
- l'artère gastrique gauche, concave vers le bas, qui parcourt le **ligament gastro-pancréatique** vers la partie supérieure de la petite courbure gastrique ;
- l'artère mésentérique supérieure donne des rameaux destinés :
  - à l'intestin grêle et qui empruntent le **mésentère** déployé en éventail jusqu'au bord mésentérique de l'intestin grêle,
  - au côlon transverse et qui sont accompagnés par une lame de tissu conjonctif nommée **méso-côlon transverse**. Celui-ci forme une vaste nappe tapissée sur ses 2 faces de péritoine et tendue jusqu'au bord méso-colique du côlon transverse ;
- l'artère mésentérique inférieure donne des branches sigmoïdiennes qui empruntent le **méso-côlon sigmoïde**. Celui-ci est en forme d'hémi-cône plissé à sommet supérieur, tendu du fascia rétro-péritonéal, en regard de l'origine de l'artère mésentérique inférieure, au côlon sigmoïde.

Le **ligament falciforme**, forme une cloison sagittale de la paroi abdominale antérieure à la face diaphragmatique du foie. C'est le reliquat de la partie sus-ombilicale du mésodigestif antérieur de l'embryon. Son bord inférieur va de l'ombilic à la branche gauche de la veine porte et contient le ligament rond du foie, vestige de la veine ombilicale.

Omentums

Le **petit omentum** est un repli péritonéal tendu de la petite courbure gastrique et la partie supérieure du duodénum au hile hépatique (fig. 7-59 et 7-58). Il forme une lame conjonctive frontale, entourée sur son bord droit et ses faces antérieure et postérieure d'un feuillet de péritoine. Il comprend 3 parties :
- la partie vasculaire, ou ligament hépato-duodénal, est son bord droit ; il contient le pédicule hépatique ;
- la partie flaccide, ou partie inférieure du ligament gastro-hépatique, translucide, laisse apercevoir le foie ;
- la partie condensée, ou partie supérieure du ligament gastro-hépatique, plus épaisse, contient les nerfs gastro-hépatiques et, lorsqu'elle existe, l'artère hépatique gauche.

Le **grand omentum** est un très large repli péritonéal, mobile, appendu sous la grande courbure de l'estomac (fig. 7-60 et 7-61). Il est constitué par le prolongement sous celle-ci des feuillets de péritoine viscéral qui tapissent la face antérieure et la face postérieure de l'estomac :
- ces 2 feuillets sont séparés par une importante quantité de tissu adipeux, de multiples nœuds lymphatiques ainsi que, au voisinage de la grande courbure gastrique, les pédicules vasculo-nerveux gastro-omentaux ;
- les 2 feuillets se replient vers l'arrière et remontent pour s'accoler au côlon transverse : cet accolement constitue le ligament gastro-colique.

Le grand omentum tombe ainsi de l'estomac en avant du côlon transverse, des anses intestinales et des côlons ascendant et descendant. Il est fixé à la paroi abdominale par le ligament phrénico-colique, issu de l'angle colique gauche.

À noter

Il est classique de comparer le grand omentum à un tablier de sapeur de hauteur et d'épaisseur variables. Les éléments lymphoïdes abondants dans celui-ci constituent le OALT (*omentum-associated lymphoid tissue*).

TRONC
ABDOMEN ET PELVIS

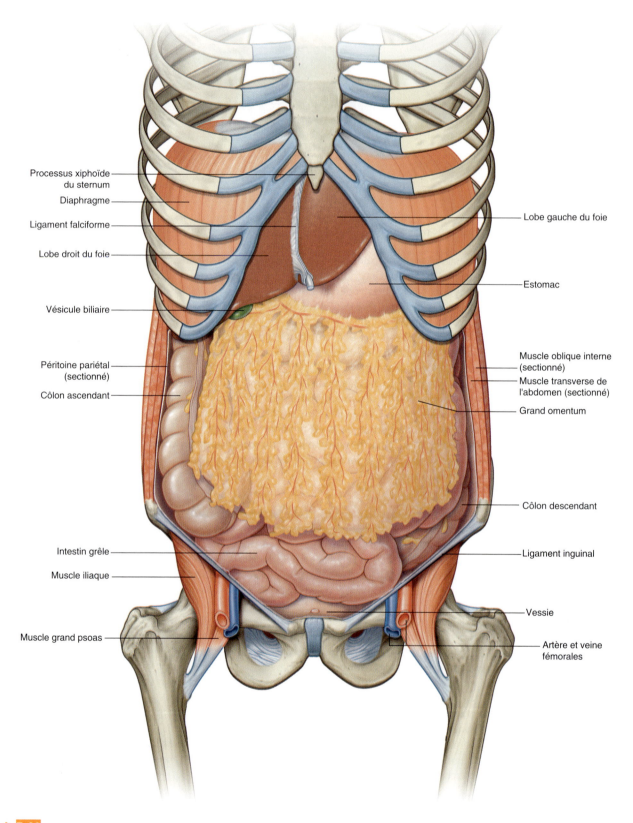

▶ **7-60**
Grand omentum.
© Drake 2017.

TRONC
ABDOMEN ET PELVIS

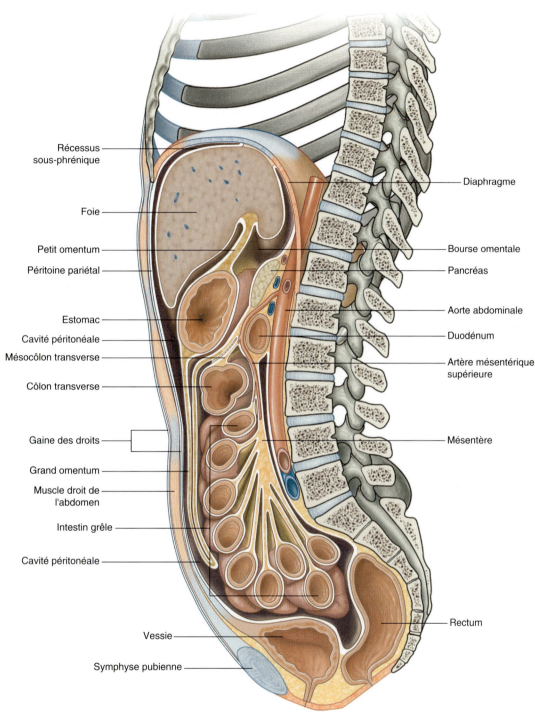

▶ 7-61
Grand omentum.
© Drake 2017.

TRONC
ABDOMEN ET PELVIS

Plis et reliefs

Le péritoine qui tapisse le fascia extra-péritonéal se moule sur ses différentes structures en formant des plis péritonéaux :

- en avant, et soulevés par des éléments issus du fascia pro-péritonéal, il forme (fig. 7-47) :
  - le **pli ombilical médian** sous-tendu par le ligament ombilical médian, reliquat fibreux de l'ouraque tendu de l'ombilic à l'apex de la vessie,
  - les 2 **plis ombilicaux médiaux** soulevés par les ligaments ombilicaux médiaux, cordons fibreux correspondant à la partie des artères ombilicales qui s'obstrue une fois le cordon ombilical sectionné. Ils sont tendus de l'ombilic aux artères ombilicales,
  - les 2 **plis ombilicaux latéraux**, moins marqués, formés par le relief des vaisseaux épigastriques inférieurs ;
- en arrière, et soulevés par des éléments issus du fascia rétro-péritonéal (fig. 7-62) :
  - le **pli hépato-pancréatique**, concave vers le haut, soulevé par l'artère hépatique commune lorsqu'elle pénètre le petit omentum,
  - le **pli gastro-pancréatique**, concave vers le bas, soulevé par l'artère gastrique gauche lorsqu'elle pénètre le petit omentum ;
- en bas, issus du fascia sous-péritonéal (fig. 7-52, 7-63 et 7-64) :
  - les **vaisseaux iliaques internes** parcourent la paroi pelvienne au contact de l'ouverture supérieure du pelvis et font saillie sous le péritoine pariétal,
  - les **plis urétéraux**, presque sagittaux, sous-tendus par les uretères pelviens, croisent les vaisseaux iliaques internes,
  - les **vaisseaux gonadiques** croisent les vaisseaux iliaques internes, en dehors de l'uretère,
  - chez l'homme :
    - les **plis vésico-sacraux**, en dedans des plis urétéraux, soulevés par les ligaments vésico-sacraux,

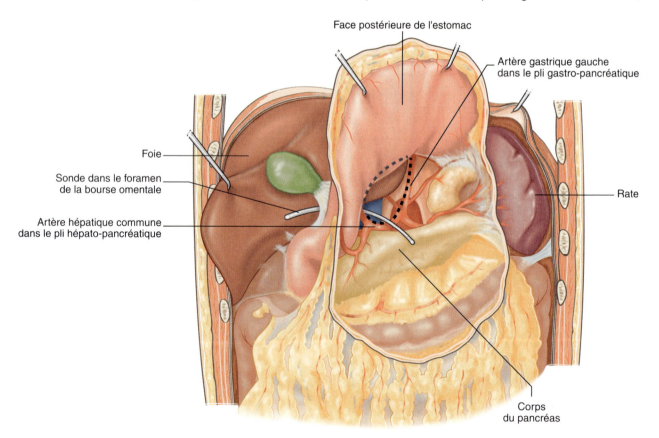

▶ **7-62**
Le foramen de la bourse omental, limité par les plis gastro-pancréatique et hépato-pancréatique.
© Carole Fumat.

TRONC
ABDOMEN ET PELVIS

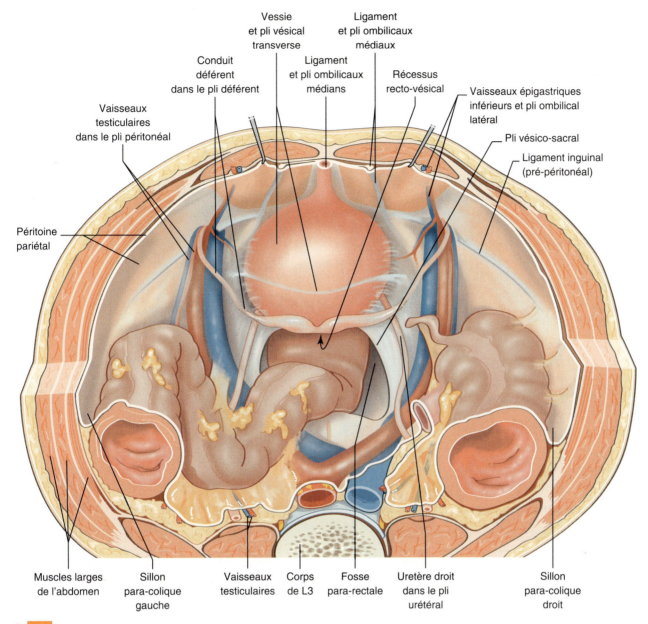

▶ 7-63
Organes, plis et reliefs pelviens chez l'homme.
© Carole Fumat.

- les **plis déférents**, entre les anneaux inguinaux profonds et les vésicules séminales, sous-tendus par les conduits déférents,
- chez la femme :
  - les **plis utéro-sacraux**, en dedans des plis urétéraux, soulevés par les ligaments utéro-sacraux,
  - le **mésomètre** repose sur 3 structures divergeant depuis la corne utérine :
    ‣ le mésovarium, en arrière, sous-tendu par le ligament propre de l'ovaire, le bord antérieur de l'ovaire et le ligament suspenseur de l'ovaire. Il contient le pédicule vasculo-nerveux ovarique qui arrive par le ligament suspenseur de l'ovaire après avoir croisé les vaisseaux iliaques internes,
    ‣ le mésosalpinx, sous-tendu par la trompe utérine et contenant le pédicule vasculo-nerveux de celle-ci,

TRONC
ABDOMEN ET PELVIS

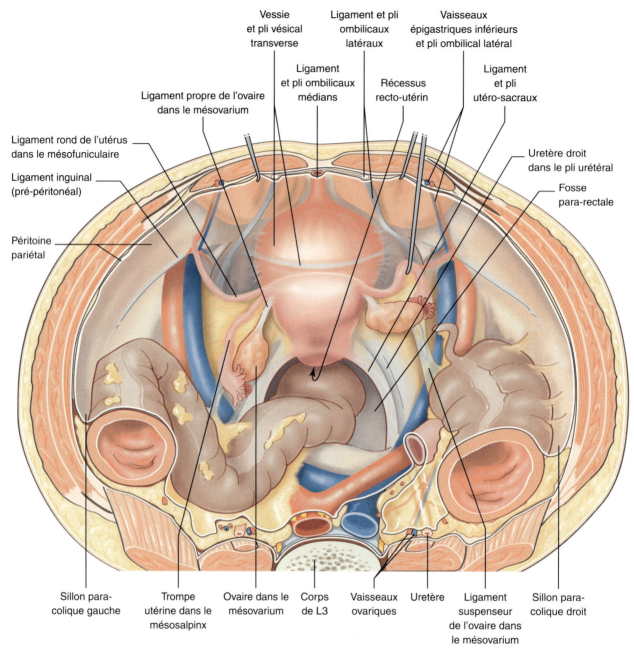

▶ 7-64
Organes, plis et reliefs pelviens chez la femme.
© Carole Fumat.

- le mésofuniculaire, en avant, soulevé par le segment pelvien du ligament rond de l'utérus accompagné de ses vaisseaux.

> **À noter**
>
> Le mésomètre est en continuité vers le bas avec le paramètre. L'association des deux forme le **ligament large de l'utérus**, vaste cloison tendue transversalement de la face latérale de l'utérus à la paroi pelvienne latérale (cf. fig. 17-36 et 17-44).

TRONC
ABDOMEN ET PELVIS

Le péritoine moule également les organes extra-péritonéaux qui forment de volumineux reliefs (fig. 7-65) :
- dans le fascia rétro-péritonéal, il s'agit :
  - des organes qui s'y développent : reins et uretères lombaux, aorte abdominale et veine cave inférieure,

En clinique

Lors des anévrismes fissurés de l'aorte abdominale sous-rénale, le péritoine pariétal est la dernière tunique à contenir l'hémorragie. Son incision chirurgicale pour accéder à l'aorte nécessite un clampage rapide de celle-ci.

  - des organes secondairement rétro-péritonéaux : côlons ascendant et descendant, angles coliques, parties supérieure, descendante et horizontale du duodénum, tête, isthme et corps du pancréas ;
- dans le fascia sous-péritonéal, ce sont en arrière le rectum et en avant la vessie dont la forme varie selon son remplissage. Entre les deux et chez la femme uniquement se trouve l'utérus.

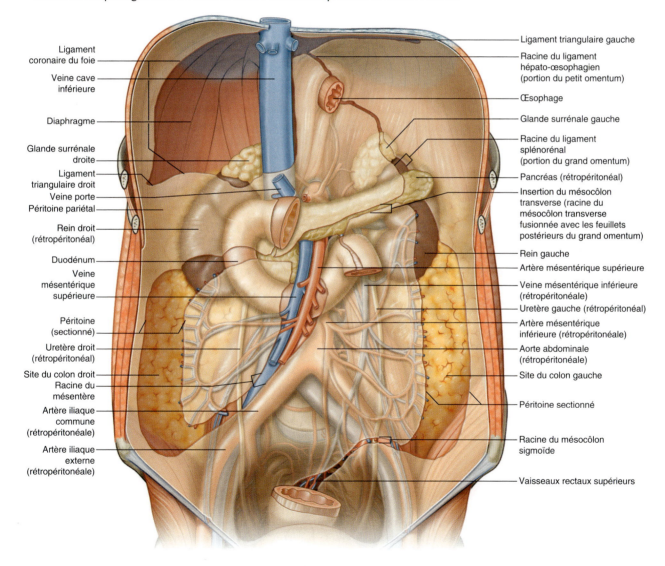

7-65
Relief péritonéaux postérieurs.
© Drake 2017.

Fonctions

Le péritoine permet de maintenir les organes au sein de la cavité abdominale, limitant leurs déplacements lors des mouvements.

C'est la structure qui apporte aux viscères leur pédicule vasculo-nerveux.

Il sécrète à partir du plasma un filtrat qui forme un film liquidien dans la cavité péritonéale.

En clinique

Le pouvoir de filtration et de résorption du péritoine, ainsi que sa surface, sont mis à profit lors :
- des **dialyses péritonéales** afin d'évacuer les déchets métaboliques de l'organisme en injectant par un cathéter placé dans la cavité péritonéale un soluté puis en le recueillant après quelques heures de filtration osmotique ;
- des **dérivations ventriculo-péritonéales** afin d'absorber le liquide cérébro-spinal insuffisamment résorbé par l'arachnoïde dans certaines pathologies. Ces dérivations nécessitent la mise en place d'un cathéter entre l'un des ventricules latéraux et la cavité péritonéale.

Ce film contient :
- du surfactant qui facilite le glissement des viscères les uns contre les autres lors de la respiration et lors du péristaltisme digestif qui accompagne la digestion, empêche la formation d'adhérences entre les viscères et limite la fuite protéique vers la cavité péritonéale ;

En clinique

L'inflammation du péritoine, y compris lors d'une intervention chirurgicale, peut provoquer des adhérences entre les différents feuillets qui forment des brides. Les segments mobiles du tube digestif peuvent s'enrouler autour de celles-ci ce qui entraîne une occlusion par volvulus. Le péritoine peut provoquer un iléus fonctionnel, arrêt du péristaltisme d'un segment de tube digestif en réponse à une agression.

- des cellules de l'immunité dont 50 % de macrophages mais aussi des lymphocytes et des mastocytes ;
- des immunoglobulines qui participent aux défenses immunitaires.

Le grand omentum est par ailleurs mobile, ce qui lui permet de cloisonner la cavité péritonéale pour limiter la propagation d'une infection, ou de s'enrouler autour des segments inflammatoires du tube digestif.

En clinique

Certains ulcères ou abcès perforés sont secondairement recouverts par le péritoine qui bouche ainsi la brèche et limite le risque de dissémination infectieuse dans la cavité péritonéale.

Le grand omentum forme également un isolant thermique qui limite la déperdition de chaleur par la paroi abdominale antérieure. Il protège enfin les viscères abdominaux des traumatismes par contusion.

Cavité péritonéale

Constitution

Entre la face profonde du péritoine pariétal et la face non viscérale du péritoine viscéral se trouve la cavité péritonéale. Celle-ci est normalement virtuelle car les viscères, qu'ils soient situés dans le fascia extra-péritonéal ou appendus à celui-ci par leur méso, occupent toute la place disponible dans la cavité abdomino-pelvienne.

Par opposition aux organes extra-péritonéaux, situés à en périphérie du péritoine pariétal, les organes entourés de péritoine viscéral sont dits intra-péritonéaux :
- ces organes ne sont pour autant pas dans la cavité péritonéale mais entre le péritoine pariétal et le péritoine viscéral. Ils comprennent les parties non accolées du tube digestif (estomac, ampoule

duodénale, intestin grêle, cæcum, appendice, côlons transverse et sigmoïde), le foie et les voies biliaires, la rate ;

> **À noter**
>
> Le terme « intra-péritonéal » ne veut pas dire situé dans la cavité péritonéale mais entouré de péritoine viscéral (fig. 7-46).
> La quantité de liquide occupant la cavité péritonéale est faible, de l'ordre de 50 mL.

- les ovaires sont les seuls organes réellement situés dans la cavité péritonéale : ils sont appendus à l'extrémité latérale des trompes utérines de sorte que l'ovocyte est libéré dans la cavité péritonéale puis capté par la trompe. Chez la femme, la cavité péritonéale communique avec l'extérieur via la trompe utérine, l'utérus et le vagin. Chez l'homme, elle est entièrement close.

La cavité péritonéale est comblée par un fin film liquidien sécrété par le péritoine et qui s'accumule dans les régions déclives situées entre les plis et les reliefs.

Les multiples reliefs viscéraux, plis, mésos et ligaments péritonéaux rendent la cavité péritonéale difficilement descriptible. Ces éléments y forment des cloisons qui séparent différents récessus en communication les uns avec les autres et dans lesquels s'accumule le liquide péritonéal.

> **En clinique**
>
> La **laparoscopie** est un abord peu invasif de la cavité péritonéale par cœlioscopie qui permet d'accéder aux organes intra-péritonéaux pour différents actes chirurgicaux. Le premier temps consiste à insuffler du gaz dans la cavité péritonéale et dilater celle-ci ce qui permet d'éloigner les organes les uns des autres et autorise les déplacements du cœlioscope.
> La localisation de l'ovaire dans la cavité péritonéale offre un espace de diffusion à toutes ses pathologies ; les cancers de l'ovaire sont ainsi des maladies considérées comme péritonéales. Cette localisation explique également les rares grossesses extra-utérines intra-péritonéales.
> De petits fragments de muqueuse endométriale issus des lumières utérine et tubaires peuvent atteindre la cavité péritonéale et s'implanter sur le péritoine. Ils sont à l'origine d'une endométriose qui provoque des douleurs abdomino-pelviennes cataméniales, c'est-à-dire en rapport avec le cycle menstruel.
> Les **ascites** sont des épanchements liquidiens dans la cavité péritonéale. Lorsqu'elles sont peu abondantes, elles sont déclives. Elles peuvent être liées :
> - le plus souvent à un excès de production du liquide péritonéal lors des cirrhoses hépatiques, de l'insuffisance cardiaque droite ou des syndromes néphrotiques ;
> - parfois à un défaut de résorption du liquide péritonéal par obstruction des vaisseaux lymphatiques du péritoine lors des tumeurs malignes (secondaires, lors des carcinoses péritonéales métastatiques, ou primitives lors des mésothéliomes et des lymphomes) ou des infections (péritonite infectieuse, tuberculose péritonéale) ;
> - plus rarement à la rupture d'un conduit liquidien : celle d'un vaisseau lymphatique induit une ascite chyleuse, celle d'un conduit pancréatique lors d'une pancréatite aiguë donne une ascite riche en lipase, celle d'un uretère donne un uro-péritoine riche en créatinine.
>
> Les **hémo-péritoines** sont liés à la rupture d'un vaisseau sanguin, les **cholé-péritoines** à la rupture d'un conduit biliaire.
> Les **pneumo-péritoines** sont des épanchements gazeux dans la cavité péritonéale. Ils traduisent une perforation du tube digestif (ulcère, abcès, nécrose) ou plus rarement une plaie péritonéale et sont localisés à la partie supérieure de la cavité en position debout (sous le diaphragme) et à la partie antérieure en décubitus dorsal (en arrière de la paroi abdominale antérieure).

Cloisons

Les cloisons sont formées par les omentums, les mésos et les ligaments décrits ci-dessus (p. 214). Elles comprennent (fig. 7-47 et 7-66) :
- une cloison grossièrement transversale, le **méso-côlon transverse**, repère important qui sépare les étages sus-méso-colique et sous-méso-colique de la cavité péritonéale. Les organes sus-méso-coliques sont le foie, les voies biliaires, la rate et l'estomac ; les organes sous-méso-coliques comprennent l'intestin grêle et le côlon ;

TRONC
ABDOMEN ET PELVIS

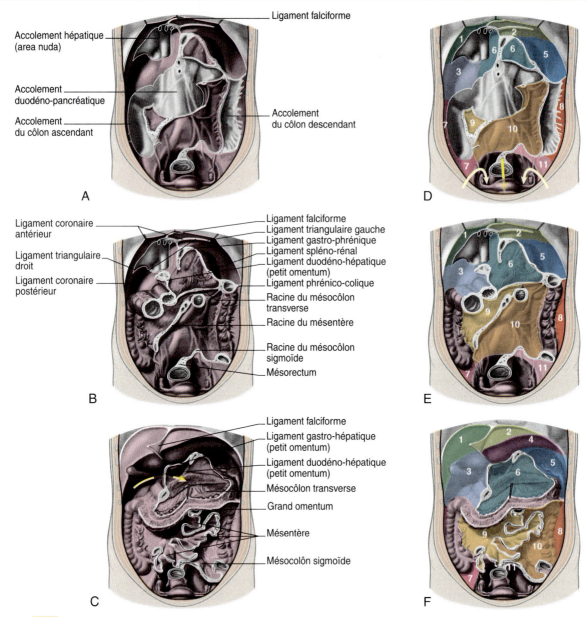

7-66

Cavité péritonéale, accolements, ligaments et mésos.
A, D) Paroi postérieure de la cavité abdominale tapissée par le péritoine pariétal postérieur.
B, E) Organes rétro-péritonéaux en place.
C, F) Côlon transverse en place.
a : aires d'accolement des organes abdominaux.
b, c : replis péritonéaux formant les ligaments, les mésos et les omentums. La flèche jaune passe par le foramen épiploïque de la bourse omentale.
d-f : récessus de la cavité péritonéale.
Récessus sus-mésocoliques
1. récessus sous-phrénique droit
2. récessus sous-phrénique gauche
3. récessus sous-hépatique droit
4. récessus sous-hépatique gauche
5. récessus péri-splénique
6. bourse omentale
Récessus sous-mésocoliques
7. sillon para-colique droit
8. sillon para-colique gauche
9. récessus sous-mésocolique droit
10. récessus sous-mésocolique gauche
11. récessus inter-sigmoïdien
Récessus pelviens :
• flèche droite : récessus recto-utérin ;
• flèches courbes : fosses para-rectales.
© Carole Fumat.

> **À noter**
>
> Le méso-côlon transverse est oblique en bas et en avant.

- une cloison sagittale, le **ligament falciforme**, qui sépare l'étage sus-méso-colique de la cavité péritonéale en récessus sous-phréniques droit et gauche ;
- 4 cloisons plutôt frontales formées par :
  - à l'étage sus-méso-colique, le **petit omentum**,
  - à l'étage sous-méso-colique et d'avant en arrière, le **grand omentum**, dont les feuillets péritonéaux centraux sont accolés l'un à l'autre, sans cavité entre les deux, le **mésentère** et le **méso-côlon sigmoïde**.

Récessus

Plusieurs récessus en communication les uns avec les autres peuvent être décrits à la cavité péritonéale.

Dans sa région abdomino-pelvienne antérieure, des dépressions peu marquées forment (fig. 7-67) :
- les **fosses supra-vésicales** entre le pli ombilical médian et les plis ombilicaux latéraux, dont le plancher s'élève lorsque la vessie est en réplétion et s'abaisse lors de la miction ;
- les **fosses inguinales médiales** entre les plis ombilicaux médiaux et latéraux ;
- les **fosses inguinales latérales**, en dehors des plis ombilicaux latéraux, correspondent aux anneaux inguinaux profonds.

Dans sa partie abdomino-pelvienne sus-méso-colique (fig. 7-66) :
- les **récessus sous-phréniques** droit et gauche, séparés par le ligament falciforme, sont situés entre le péritoine pariétal du diaphragme et le péritoine viscéral de la face diaphragmatique du foie. Vers le bas, ces récessus sont limités par les bords antérieur et postérieur du foie ;
- le **récessus péri-splénique**, autour de la rate, est limité en arrière, en haut et latéralement par le péritoine pariétal, en avant par le péritoine viscéral de la face postérieure de l'estomac, en dedans par les ligaments gastro-splénique et spléno-rénal ;
- le **récessus sous-hépatique gauche**, entre le péritoine qui tapisse la face viscérale du lobe gauche du foie et celui de la face antérieure de l'estomac et du petit omentum ;
- le **récessus sous-hépatique droit**, limité en avant par le péritoine de la face viscérale du lobe droit du foie, en arrière et latéralement par le péritoine pariétal, en bas par le méso-côlon transverse. La partie la plus postérieure de ce récessus constitue le récessus hépato-rénal (de *Morison*) ;

> **À noter**
>
> Le récessus hépato-rénal est la partie la plus déclive de la cavité péritonéale en décubitus dorsal (position dans laquelle sont réalisés les échographies, les scanners et les IRM) : les petits épanchements liquidiens s'y accumulent volontiers.

- la **bourse omentale** est le plus volumineux des récessus de la cavité péritonéale (fig. 7-67).

> **À noter**
>
> La bourse omentale était appelée « arrière-cavité des épiploons » (un épiploon est un omentum) ou petite cavité péritonéale, le reste de la cavité péritonéale constituant la *grande cavité péritonéale*.

  - C'est un profond diverticule de la cavité situé entre (fig. 7-61 et 7-67) :
    - en avant, le péritoine couvrant la face viscérale du foie, la face postérieure de l'estomac et le petit omentum,
    - en arrière, le péritoine pariétal qui recouvre le pancréas,
    - à gauche, les ligaments gastro-splénique et spléno-pancréatique qui convergent vers le hile de la rate (cf. fig 7-59),
    - en bas, le méso-côlon transverse puis l'accolement des 2 feuillets du grand omentum ;

> **À noter**
>
> La bourse omentale est une cavité virtuelle qui permet à l'estomac de se dilater lors des repas.

TRONC
ABDOMEN ET PELVIS

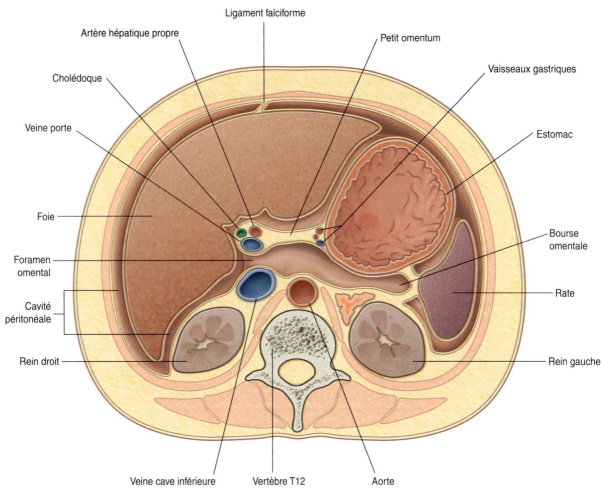

▶ **7-67**
Bourse omentale.
© Drake 2015.

> ### En clinique
> La bourse omentale est entourée d'organes abdominaux : elle peut être le siège de collections liquidiennes lors des pancréatites aiguës ou gazeuses lors des ulcères perforés de la paroi postérieure de l'estomac.

– la seule communication de la bourse omentale avec le reste de la cavité péritonéale se situe à droite et constitue le **foramen épiploïque** (hiatus de *Winslow*) :
  – en forme de fente verticale limitée en avant par le pédicule hépatique dans la partie vasculaire du petit omentum, en arrière par le péritoine pariétal qui recouvre la veine cave inférieure et en haut par le péritoine viscéral qui tapisse le lobe caudé du foie,
  – il fait communiquer la bourse omentale avec le récessus sous-hépatique droit.

> ### En clinique
> Le foramen épiploïque n'est pas un espace virtuel ; il peut admettre le doigt du chirurgien qui souhaite comprimer le pédicule hépatique ou encore un élément mobile (hernie interne de l'intestin grêle dans la bourse omentale).

- à gauche du foramen épiploïque se trouve le **vestibule de la bourse omentale** :
  - limité en avant par la partie flaccide du petit omentum et en arrière par le péritoine pariétal qui tapisse l'aorte et la veine cave inférieure,
  - il présente un récessus omental supérieur localisé en arrière du lobe gauche du foie.

> ### En clinique
> Ce récessus, qui vient au contact du bord droit de l'œsophage, explique la possibilité de collections liquidiennes médiastinales lors des pancréatites aiguës.

- le vestibule communique avec la poche rétro-gastrique de la bourse omentale par le **foramen de la bourse omentale**, limité par (fig. 7-62) :
  - en arrière, le péritoine qui recouvre le tronc cœliaque,
  - en haut, le pli gastro-pancréatique, soulevé par l'artère gastrique gauche,
  - en bas, le pli hépato-pancréatique, sous-tendu par l'artère hépatique commune.
- la **poche rétro-gastrique** est la partie gauche de la bourse omentale. C'est un cul-de-sac étendu du foramen de la bourse omentale au hile de la rate et qui présente un récessus inférieur entre les 2 lames du grand omentum.

Dans sa partie abdomino-pelvienne sous-méso-colique (fig. 7-66) :
- le **sillon para-colique droit**, limité latéralement et en arrière par le péritoine pariétal et en dedans par le péritoine viscéral qui recouvre le côlon ascendant. Le sillon para-colique droit se poursuit en haut et en arrière par le récessus hépato-rénal ;
- le **sillon para-colique gauche**, limité latéralement et en arrière par le péritoine pariétal et en dedans par le péritoine viscéral qui recouvre le côlon descendant. Il est fermé en haut par le ligament phrénico-colique ;
- le **récessus sous-méso-colique droit**, entre le méso-côlon transverse en haut, le mésentère en bas et à gauche, le péritoine viscéral du côlon ascendant à droite, le péritoine pariétal en arrière et le grand omentum en avant. Ce récessus communique avec les fosses para-rectales. Dans sa partie inférieure, il forme le **récessus iléo-cæcal supérieur** où s'accumulent les petits épanchements qui ruissellent le long de la face supérieure du mésentère ;
- le **récessus sous-méso-colique gauche**, entre la face inférieure du mésentère en haut et à droite, le méso-côlon sigmoïde en bas, le péritoine viscéral du côlon descendant à gauche, le péritoine pariétal en arrière et le grand omentum en avant. Ce récessus communique avec les fosses para-rectales ;
- le **récessus intersigmoïdien**, limité en arrière par le péritoine pariétal et en avant, à droite et à gauche par la face postérieure du méso-côlon sigmoïde. Ce récessus, ouvert vers le bas, communique avec les fosses para-rectales ;
- des récessus plus petits entourent :
  - la partie ascendante du duodénum lorsqu'elle quitte le fascia rétro-péritonéal pour devenir intra-péritonéale (**récessus duodénaux supérieur et inférieur, paraduodénal, rétro-duodénal**),
  - le cæcum et l'appendice, autour de l'accolement du côlon ascendant (**récessus rétro-cæcal** et **iléo-cæcal inférieur**).

Dans sa partie pelvienne, sous l'ouverture supérieure du pelvis (fig. 7-66) :
- les **fosses para-rectales** forment 2 profonds récessus qui entourent le rectum en dehors et en arrière. Elles sont limitées latéralement par les plis utéro-sacraux ;

> ### En clinique
> La fosse para-rectale est le point le plus déclive de la cavité péritonéale en position debout ; tous les épanchements liquidiens s'y accumulent.

- le **récessus recto-utérin**, chez la femme, entre la face antérieure du rectum et les faces postérieures du col utérin et du fornix vaginal, fait communiquer en avant les fosses para-rectales (fig. 7-68 et 7-69) ;
- le **récessus recto-vésical**, chez l'homme, entre la face antérieure du rectum et les faces postérieures de la vessie et des vésicules séminales, fait communiquer en avant les fosses para-rectales (fig. 7-70) ;

> ### À noter
> Les récessus recto-utérin et recto-vésical constituent les culs-de-sac de *Douglas*. Ils sont la seule partie directement palpable du péritoine lors d'un toucher rectal (et vaginal chez la femme).

> ### En clinique
> L'irritation péritonéale lors des péritonites aiguës est responsable d'une douleur exacerbée lors du palper péritonéal réalisé à l'occasion d'un toucher pelvien.

- les **récessus ovariques**, chez la femme, entre les ligaments utéro-sacraux et les mésovariums. Chacun contient un ovaire chez la femme âgée ;
- les **récessus tubo-ovariques**, chez la femme, sont entre les mésovariums et les mésosalpinx. Chacun contient habituellement l'ovaire chez la jeune femme ;
- les **récessus pré-ovariques**, chez la femme, sont limités en arrière par les mésosalpinx et en avant par les mésofuniculaires ;
- les **fosses para-vésicales** se trouvent de chaque côté de la vessie, en avant des plis déférents ou des mésofuniculaires ;
- le **récessus vésico-utérin** chez la femme, est une dépression entre la face antérieure de l'utérus et la face supérieure de la vessie.

Circulation du liquide péritonéal

Le liquide péritonéal est produit par filtration plasmatique à travers le péritoine. La quantité de filtrat produit est de l'ordre d'1 L par heure.

Ce liquide est en permanence résorbé par voie lymphatique de telle sorte que la quantité physiologiquement présente dans la cavité péritonéale est de l'ordre de 50 à 100 mL.

Les **principaux sites de résorption** du liquide correspondent aux régions du péritoine riches en canaux lymphatiques : en premier lieu, le péritoine pariétal qui tapisse la coupole diaphragmatique droite, mais également le péritoine viscéral du grand omentum.

Il existe ainsi une **circulation** du liquide péritonéal dans la cavité vers les sites de résorption avec des zones de stase ou, au contraire, de circulation importante (fig. 7-70). Cette circulation se fait sous l'influence de la pesanteur, de la respiration et de la contraction des muscles pariétaux, ainsi que du péristaltisme digestif. Elle est guidée et limitée par les mésos et les ligaments péritonéaux. Le méso-côlon transverse, prolongé à gauche par le ligament phrénico-colique qui ferme le sillon para-colique gauche, limite le passage du liquide péritonéal entre les espaces sus- et sous-méso-coliques. Pour passer d'un étage à l'autre, les liquides péritonéaux empruntent le sillon para-colique droit et aboutissent dans le récessus hépato-rénal puis passent autour du foie vers la zone de résorption qui tapisse la coupole diaphragmatique droite. Ils peuvent parfois pénétrer le foramen omental vers la bourse omentale.

La circulation du liquide péritonéal se fait ainsi :
- du haut vers le bas en avant du grand omentum, dans le sillon para-colique gauche et le long de la face supérieure du mésentère ;
- du bas vers le haut dans le sillon para-colique droit.

> ### En clinique
> Les processus infectieux ou tumoraux de la cavité péritonéale passent librement d'une région à l'autre.
> Lors des ruptures tumorales dans la cavité péritonéale, les implants de cellules tumorales sur le péritoine se font principalement dans les zones de stase (récessus recto-vésical ou recto-utérin, fosses para-rectales, récessus iléo-cæcal supérieur, récessus inter-sigmoïdien) ou au contraire dans les zones de passage obligé (sillon para-colique droit, récessus sous-phrénique droit).

TRONC
ABDOMEN ET PELVIS

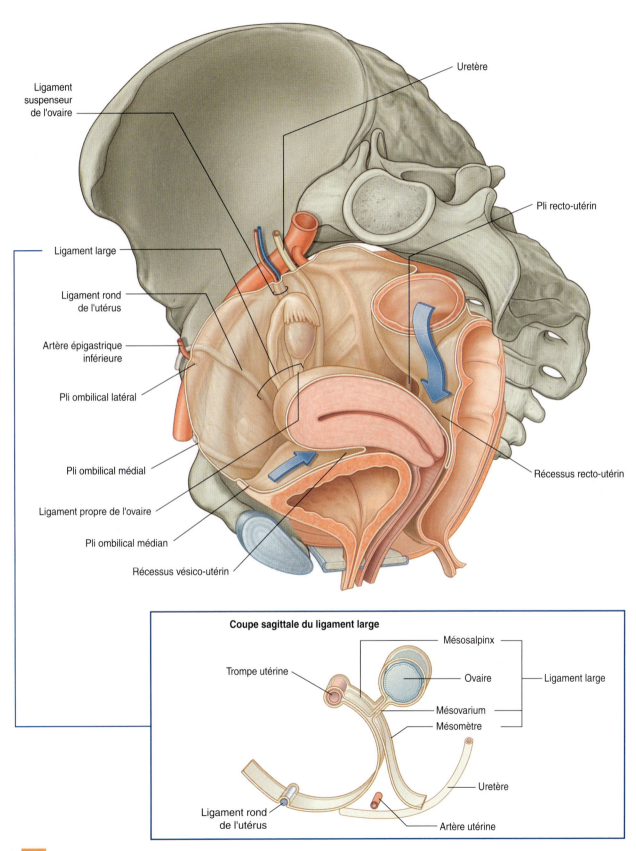

▶ 7-68
Récessus péritonéaux propres à la femme.
© Drake 2015.

TRONC
ABDOMEN ET PELVIS

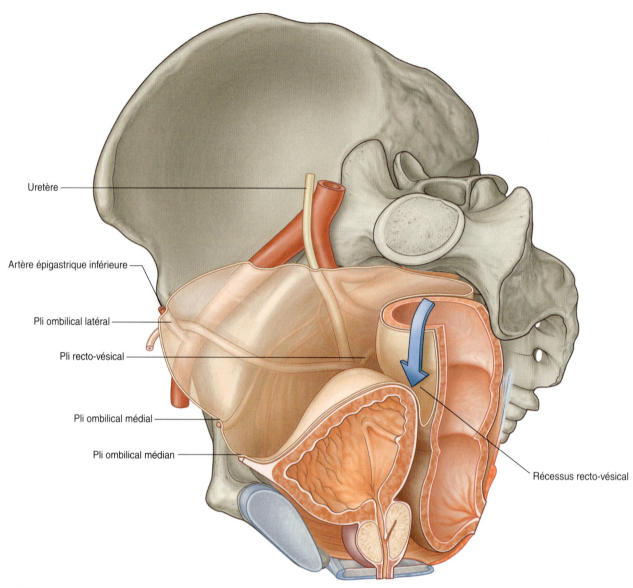

▶ 7-69
Récessus péritonéaux propres à l'homme.
© Drake 2015.

Fonctions

La région abdomino-pelvienne assure la **protection** des viscères qui s'y trouvent :
- les viscères de la région thoraco-abdominale, sont partiellement protégés par la partie inférieure de la cage thoracique. Ce sont le foie, la rate, l'extrémité supérieure des reins et les glandes surrénales (fig. 7-71) ;

En clinique

Le foie peut être palpé sous le bord inférieur de la cage thoracique en inspiration profonde. La rate ne dépasse normalement pas le rebord costal inférieur.
Les fractures costales basses peuvent s'accompagner de lésions des organes pleins sous-jacents.

TRONC
ABDOMEN ET PELVIS

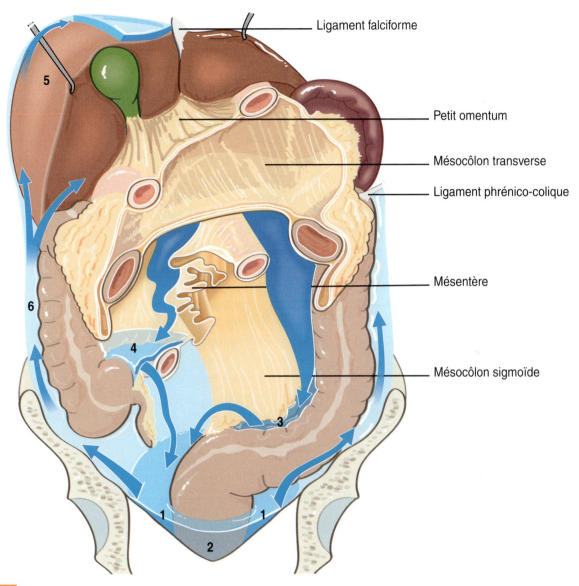

7-70
Circulation du liquide péritonéal.
Zones déclives : 1 : fosses para-rectales, 2 : récessus recto-vésical (ou recto-utérin).
Zones de stase : zones déclives + 3 : mésocôlon sigmoïde, 4 : région iléo-cæcale.
Zones de fort passage : 5 : récessus sous-phrénique droit, 6 : sillon para-colique droit.
Les petits épanchements sont à rechercher dans les zones déclives. Les zones de stase ou de fort passage sont celles où s'implantent les métastases lors des disséminations péritonéales.
© Carole Fumat.

- les viscères de la région pelvienne sont protégés par la ceinture pelvienne (fig. 7-48 et 7-49). Il s'agit de la partie terminale du tube digestif, de la vessie et d'une partie des voies excrétrices, ainsi que des organes de la reproduction, à l'exception des testicules et des épididymes chez l'homme ;
- les autres viscères sont recouverts en avant et latéralement par les muscles de la paroi abdominale.

Les parois musculaires de l'abdomen sont responsables :
- de la **respiration** : le diaphragme est le principal muscle inspirateur, les muscles droits et larges sont les principaux muscles expirateurs. Dans la respiration de repos, seul le diaphragme agit ; lors de la respiration d'effort, ils agissent en synergie ; lors de l'expiration forcée, seuls les droits et les larges agissent (cf. p. 998) ;

TRONC
ABDOMEN ET PELVIS

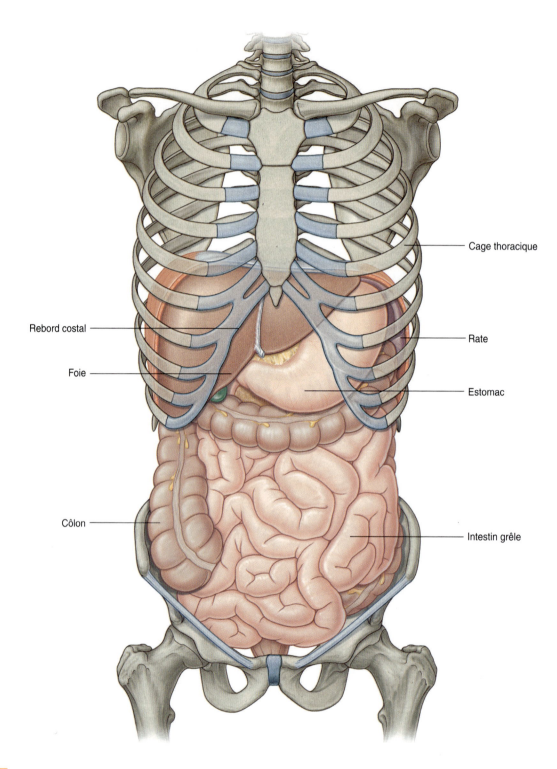

▶ **7-71**
Région thoraco-abdominale.
© Drake 2015.

TRONC
ABDOMEN ET PELVIS

- de l'**exonération** : la contraction des muscles droits et larges provoque l'augmentation de la pression intra-abdominale. Lorsque la glotte est maintenue fermée, les poumons se rigidifient et le diaphragme ne peut remonter : la pression intra-abdominale favorise la défécation, la miction et l'accouchement.

> **En clinique**
>
> L'augmentation de pression intra-abdominale favorise également les hernies à travers les points faibles de la paroi abdominale.

Les muscles du plancher pelvien et du périnée forment un **hamac** qui soutient solidement les viscères pelviens, assurent la **continence** urinaire et digestive et fixent les organes génitaux externes.
La ceinture pelvienne participe au soutien de la colonne vertébrale et à l'**accouchement**, malgré la faible mobilité des articulations sacro-iliaques. La contre-nutation entraîne un recul du promontoire (élargissement de l'ouverture supérieure du pelvis) qui permet au début de l'accouchement le passage de la tête fœtale à travers l'ouverture supérieure du pelvis. La nutation, mouvement inverse, éloigne le coccyx du pubis et permet le passage de la tête fœtale à travers l'ouverture inférieure du pelvis.

Repères anatomiques

Certaines structures, osseuses ou musculaires, palpables ou visibles, servent de repères pour les éléments anatomiques profonds.

Repères antérieurs

L'examen de la région abdominale permet d'identifier **9 régions** délimitées par les **lignes médio-claviculaires** et **2 lignes transversales** qui passent l'une par le rebord costal inférieur et l'autre par les tubercules des crêtes iliaques. Les régions ainsi limitées sont (fig. 7-72) :
- en haut, les **hypochondres** droit (foie, vésicule biliaire) et gauche (estomac, rate) de part et d'autre de la **région épigastrique** (foie, estomac, côlon transverse) ;
- au milieu, les **flancs** droit (côlon ascendant) et gauche (côlon descendant) de part et d'autre de la **région ombilicale** (intestin grêle) ;
- en bas, les **fosses iliaques** droite (cæcum, appendice) et gauche (côlon sigmoïde) de part et d'autre de la **région pubienne** (intestin grêle, vessie).

> **À noter**
>
> La ligne médio-claviculaire passe par le point le plus bas du rebord costal antérieur et le milieu du ligament inguinal.

L'**appendice** en position habituelle se projette à l'union du 1/3 latéral et du 1/3 moyen du segment qui unit l'épine iliaque antéro-supérieure droite et l'ombilic (point de *McBurney*).
L'**épine iliaque antéro-supérieure** et le **tubercule du pubis** sont aisément palpables, situés dans le même plan frontal :
- le ligament inguinal est tendu de l'un à l'autre ;
- au-dessus du tubercule du pubis se trouve l'anneau inguinal superficiel qui peut être palpé.

Les repères antérieurs permettent d'identifier 2 plans transverses remarquables (fig. 7-73) :
- le plan passant par le milieu du segment incisure jugulaire du sternum-symphyse pubienne passe également par l'extrémité antérieure des 8es côtes, le pylore, le col du pancréas, les hiles des reins et le corps de la vertèbre L1 ;
- le plan passant par le rebord costal inférieur passe également par l'extrémité des 10es côtes et par le corps de L3.

TRONC
ABDOMEN ET PELVIS

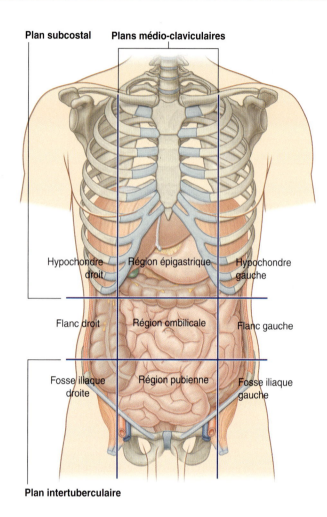

▶ 7-72
Régions de la paroi abdominale antérieure.
© Drake 2015.

Repères latéraux

La rate est dans la région thoraco-abdominale gauche. Son axe est parallèle à la 10ᵉ côte ; elle est en arrière de la ligne axillaire postérieure, en rapport avec les côtes 9 à 11 (fig. 7-74).
Le foie est recouvert par la cage thoracique du côté droit.
Deux autres plans transverses sont définis à partir des repères latéraux (fig. 7-73) :
- le plan rasant les crêtes iliaques passe par le processus épineux de L4 ;
- le plan passant par les tubercules des crêtes iliaques traverse le corps de L5.

En clinique

Les traumatismes et les fractures des côtes 9 à 11 du côté gauche doivent faire craindre une lésion de la rate.
Les traumatismes costaux inférieurs droits peuvent s'accompagner de lésions hépatiques. Les biopsies hépatiques per-cutanées sont réalisées par voie intercostale.
Les ponctions lombaires de liquide cérébro-spinal sont réalisées en regard de la ligne bi-iliaque car la moelle spinale s'arrête en L1-L2.

Repères postérieurs

En décubitus, les reins sont compris entre les corps vertébraux de T12 et L3. Leur extrémité supérieure est au niveau de la 11ᵉ côte à gauche et de la 12ᵉ à droite. Leur extrémité inférieure se situe 2 ou 3 cm au-dessus du plan de la crête iliaque. Leur hile se projette en regard de L1 (fig. 7-75).

TRONC
ABDOMEN ET PELVIS

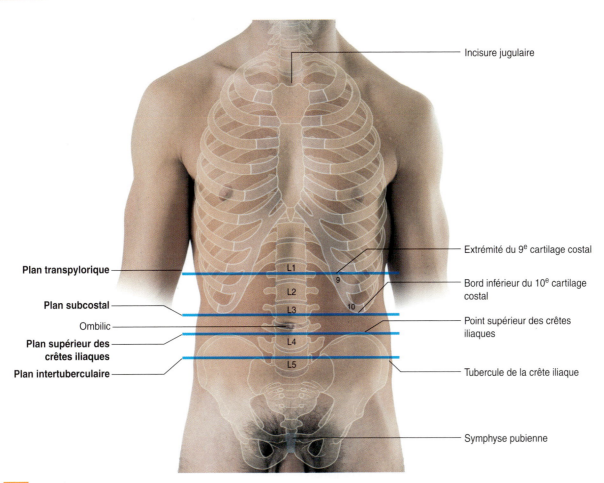

▶ 7-73
Repères anatomiques de la paroi antérieure.
© Drake 2015.

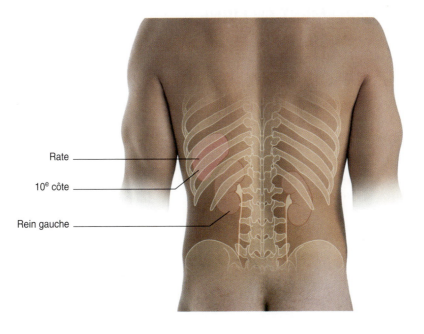

▶ 7-74
Repères anatomiques de la paroi postérieure chez un homme.
© Drake 2015.

TRONC
COMPLÉMENT EN LIGNE

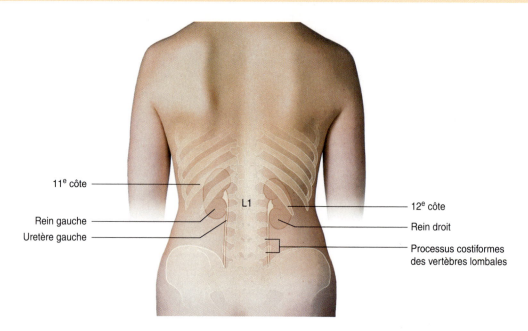

▶ **7-75**
Repères anatomiques de la paroi postérieure chez une femme.
© Drake 2015.

La crête sacrale médiane et les foramens sacraux dorsaux sont palpables, de même que l'extrémité du coccyx.

Repères périnéaux

La symphyse pubienne, les tubérosités ischiatiques et le coccyx, qui limitent l'ouverture inférieure du pelvis, sont accessibles à la palpation.

La ligne qui passe par les tubérosités ischiatiques sépare le triangle anal du périnée de son triangle uro-génital. Immédiatement en arrière de son centre se trouve le corps du périnée (fig. 7-28 et 7-33).

COMPLÉMENT EN LIGNE

Des QCM et des QROC peuvent être consultées en ligne à l'adresse suivante : www.em-consulte.com/e-complement/476347.

MEMBRES 8

Pr Fabrice Duparc

MEMBRE SUPÉRIEUR

Le membre supérieur, ou membre thoracique, est composé :
- de la ceinture scapulaire (ou pectorale), étendue d'avant en arrière et formée par la clavicule et la scapula ;
- de l'extrémité libre.

De sa racine à son extrémité, il comprend plusieurs régions (fig. 8-1) :
- l'épaule, région articulaire intermédiaire entre la ceinture scapulaire et le bras. Son galbe correspond à la région deltoïdienne. La région axillaire (*axilla* signifie « aisselle » en latin) se situe dans la partie plus profonde et surtout inférieure, et contient la fosse axillaire ;

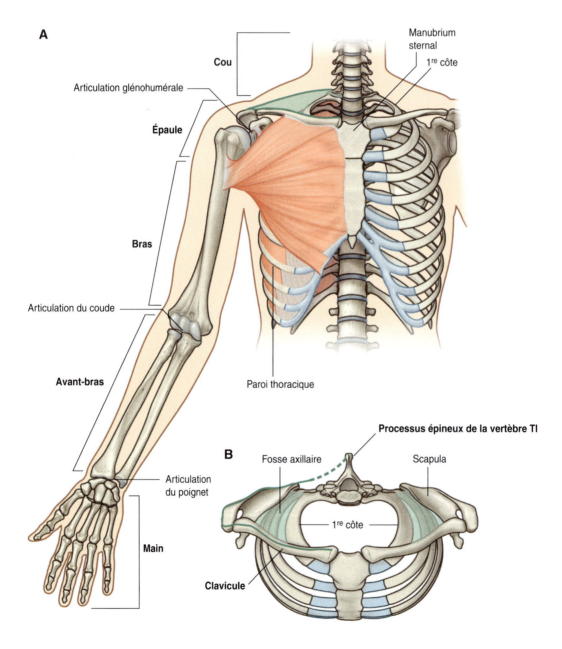

▶ 8-1
Membre supérieur.
Vue antérieure.
© *Drake* 2015.

▶ **8-2**
Contenu musculaire du bras.
D'après Drake 2015. © Carole Fumat.

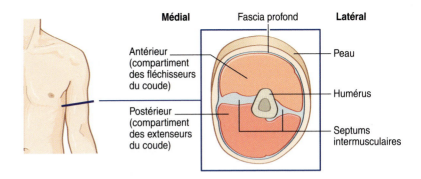

- le bras, étendu de l'épaule au coude, qui ne comprend qu'un os, l'humérus (fig. 8-2) ;
- le coude, région articulaire intermédiaire entre le bras et l'avant-bras, avec en avant la région du pli du coude et en arrière la région olécrânienne ;
- l'avant-bras, segment à 2 os mobiles l'un par rapport à l'autre, le radius et l'ulna (fig. 8-2) ;
- le poignet, région articulaire intermédiaire entre l'avant-bras et la main, dont le squelette comprend les 8 os du carpe (fig. 8-3) ;
- la main, dont le squelette est le métacarpe (fig. 8-4) ;
- les doigts, avec 2 phalanges pour le pouce et 3 pour chaque doigt long. La face dorsale de la phalange distale est la région unguéale, la face antérieure est marquée par le relief de la pulpe.

Les régions qui correspondent à des articulations sont des sites de passage d'éléments vasculaires et nerveux, mais aussi tendineux : région axillaire, région du pli du coude, région du canal carpien (fig. 8-5).

À noter

Il est essentiel que tous les professionnels de santé utilisent le même langage pour l'anatomie topographique ; deux exemples caractéristiques :
- un patient dit s'être « cassé le bras » plusieurs années auparavant et se plaint d'une gêne douloureuse croissante dans l'usage du poignet et de la main. Des radiographies de l'humérus (os du bras) n'auraient pas d'utilité pour comprendre les séquelles d'une mauvaise consolidation d'une fracture des 2 os de l'avant-bras ;
- appel d'urgence d'une équipe de secours pour transférer un blessé de la circulation : la transmission d'un bilan lésionnel erroné pourrait avoir des conséquences néfastes pour la préparation de la prise en charge spécialisée.

La précision anatomique est indispensable et le développement de la télétransmission de données médicales majore encore cette rigueur nécessaire.

MEMBRES
MEMBRE SUPÉRIEUR

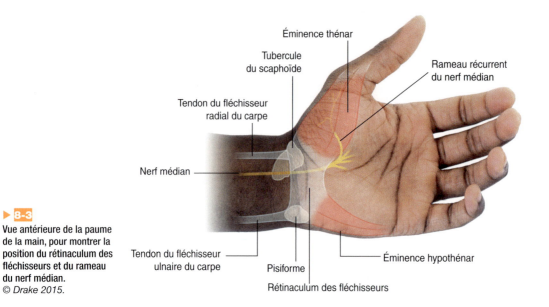

▶ 8-3
Vue antérieure de la paume de la main, pour montrer la position du rétinaculum des fléchisseurs et du rameau du nerf médian.
© Drake 2015.

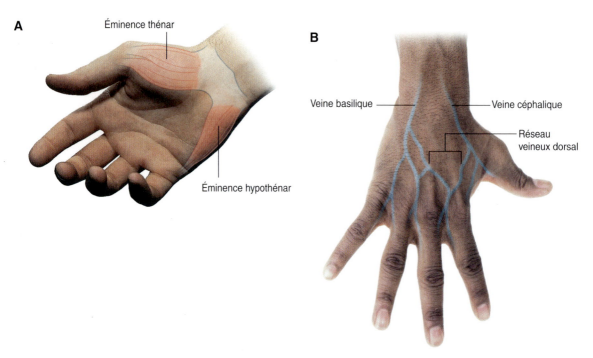

▶ 8-4
Aspect normal de la main.
A) Vue palmaire avec les éminences thénar et hypothénar.
B) Vue dorsale avec le réseau veineux dorsal.
© Drake 2015.

MEMBRES
MEMBRE SUPÉRIEUR

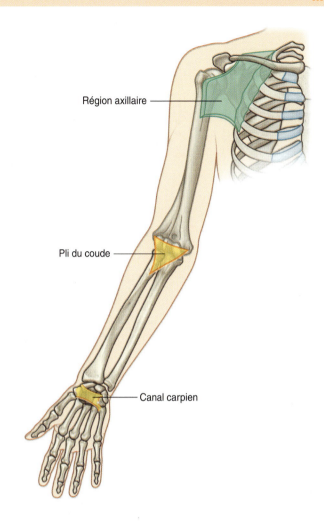

8-5
Zones de transition du membre supérieur.
© Drake 2015.

Les muscles du membre supérieur sont enveloppés par un fascia profond qui sépare le plan superficiel du plan profond. Ce fascia envoie des expansions fibreuses qui entourent tous les muscles et limitent des compartiments musculaires.

Fascia profond

Le fascia profond est une gaine fibreuse qui double le plan cutané. Son nom change selon la région (fig. 8-6).

À la **racine du membre**, il est en continuité avec la lame superficielle du fascia cervical et se fixe sur les reliefs de la ceinture scapulaire : clavicule, acromion et épine de la scapula. Il prend le nom de chaque muscle qu'il recouvre : fascia pectoral, fascia deltoïdien, fascia supra-épineux, etc. À la partie inférieure de la fosse axillaire, il passe en pont du bord inférieur du muscle grand pectoral à celui du grand dorsal et forme le fascia axillaire.

Il émet des expansions qui entourent les muscles plus profonds, dont la plus épaisse constitue le fascia clavi-pectoral qui :
- se fixe sur la face inférieure de la clavicule ;
- enveloppe successivement les muscles sub-clavier, petit pectoral et coraco-brachial. La partie entre le petit pectoral et le coraco-brachial forme le ligament suspenseur de l'aisselle qui se fixe au fascia axillaire et donne à l'aisselle sa concavité.

Le **fascia brachial** est peu résistant en avant, épais et résistant en arrière sauf sur le tendon du triceps brachial où il devient fin. Il entoure les compartiments antérieur et postérieur du bras qu'il sépare par 2 expansions, les septums intermusculaires latéral et médial fixés sur les bords correspondants de l'humérus.

MEMBRES
MEMBRE SUPÉRIEUR

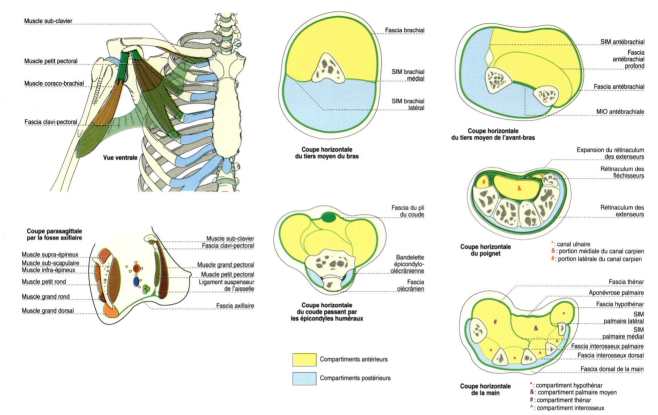

▶ 8-6
Fascia profond et compartiments du membre supérieur.
SIM : septum intermusculaire ; MIO : membrane interosseuse.
© Pr Michel Montaudon.

Dans la **région du coude**, le fascia est :
- mince en avant du biceps brachial et en regard de l'olécrâne ;
- plus épais sur les muscles épicondyliens latéraux et médiaux où il est renforcé par l'expansion aponévrotique du biceps brachial et celle, plus épaisse, du brachial ;
- adhérant aux épicondyles de l'humérus.

Le **fascia antébrachial** est épais en haut, surtout en arrière, mince dans le 1/3 distal. Il émet :
- le septum intermusculaire antébrachial qui se fixe sur le bord antérieur du radius et sépare, avec les os et la membrane interosseuse, les compartiments antérieur et postérieur de l'avant-bras ;
- le fascia antébrachial profond fixé aux bords antérieur du radius et postérieur de l'ulna ; il sépare les couches superficielle et profonde du compartiment antérieur.

Dans la **région du poignet**, le fascia profond s'épaissit pour former :
- en avant, le rétinaculum des fléchisseurs du poignet Celui-ci :
  - ferme le sillon carpien en adhérant en dehors au scaphoïde et au trapèze et, en dedans, au triquetrum et à l'hamulus de l'hamatum,
  - transforme le sillon carpien en un canal ostéo-fibreux appelé canal carpien,
  - émet une cloison sagittale qui sépare le canal carpien en une portion médiale et une portion latérale,
  - reçoit sur sa face superficielle, au voisinage du pisiforme, une expansion du rétinaculum des extenseurs qui limite le canal ulnaire ;
- en arrière, le rétinaculum des extenseurs du poignet, fixé sur :
  - en dehors, le bord latéral de l'épiphyse distale du radius,
  - en dedans, les os pisiforme et triquetrum.

À la **main**, le fascia profond s'insère sur le bord latéral du 1er métacarpien et le bord médial du 5e :
- il s'épaissit considérablement à la partie centrale de la paume et constitue l'aponévrose palmaire, triangulaire, dont le sommet est en continuité avec le rétinaculum des fléchisseurs et le tendon du long palmaire. Cette aponévrose est renforcée par :

- des fibres longitudinales issues du tendon du long palmaire et formant 4 bandelettes prétendineuses qui se poursuivent par les gaines fibreuses des doigts II à IV,
- des faisceaux transverses qui forment à la partie inférieure le ligament métacarpien transverse superficiel.

> **En clinique**
>
> La maladie de *Dupuytren* est un épaississement et une rétraction de l'aponévrose palmaire qui entraîne une flexion irréductible des doigts.

- en dehors de l'aponévrose palmaire, le fascia profond est appelé fascia thénar, en dedans il forme le fascia hypothénar ;
- en arrière, le fascia dorsal de la main est en continuité de chaque côté avec les fascias thénar et hypothénar.

De la face profonde de l'aponévrose palmaire se détachent les septums intermusculaires palmaires latéral et médial qui s'insèrent sur le bord palmaire du 3e et du 5e métacarpiens.

Le fascia se dédouble à la région palmaire et à la région dorsale de la main pour former :
- le fascia interosseux palmaire, fixé sur les bords palmaires des métacarpiens ;
- le fascia interosseux dorsal, fixé sur leurs bords interosseux.

Ces formations fibreuses divisent la main en 5 compartiments :
- en avant :
  - le compartiment thénar, limité par le fascia thénar, le septum intermusculaire latéral et le fascia interosseux palmaire,
  - le compartiment hypothénar, limité par le fascia hypothénar, le septum intermusculaire médial et le fascia interosseux palmaire,
  - le compartiment palmaire moyen, limité par l'aponévrose palmaire, les 2 septums intermusculaires et le fascia interosseux palmaire. Ce compartiment est le seul en continuité avec le canal carpien ;
- entre les 5 métacarpiens, les 4 compartiments palmaires interosseux, limités en avant par le fascia interosseux palmaire et en arrière par le fascia interosseux dorsal ;
- en arrière, un compartiment dorsal.

Plan superficiel

Il comprend la peau et le fascia superficiel ou tissu sous-cutané.

Peau

Son aspect est variable selon la région :
- celle de l'épaule est souple, adhérente et très poilue dans la région axillaire, fine et mobile dans les régions scapulaire et deltoïdienne ;
- celle du bras est lisse, glabre, souple et mince en avant et en dedans, plus épaisse en dehors et en arrière ;
- celle du coude est :
  - en avant, lisse, souple, mince, mobile, souvent transparente de telle sorte que les veines superficielles sont visibles,
  - en arrière, épaisse en raison des frictions auxquelles elle est soumise ;
- celle de l'avant-bras est fine et mobile en avant, glabre à la partie médiale, plus épaisse en arrière, poilue, surtout au bord latéral ;
- la peau du poignet est fine, glabre et adhérente au fascia profond en avant, épaisse et poilue en arrière ;
- la peau de la main est :
  - en avant, épaisse, glabre et très adhérente, unie par de nombreux faisceaux fibreux au fascia profond, en particulier à l'aponévrose palmaire,
  - en arrière, plus souple, très fine, laissant voir les veines superficielles, poilue chez l'homme.

La sensibilité cutanée dépend des rameaux nerveux sensitifs qui parcourent le fascia superficiel. Les territoires nerveux tronculaires et radiculaires sont représentés sur la fig. 8-7.

MEMBRES
MEMBRE SUPÉRIEUR

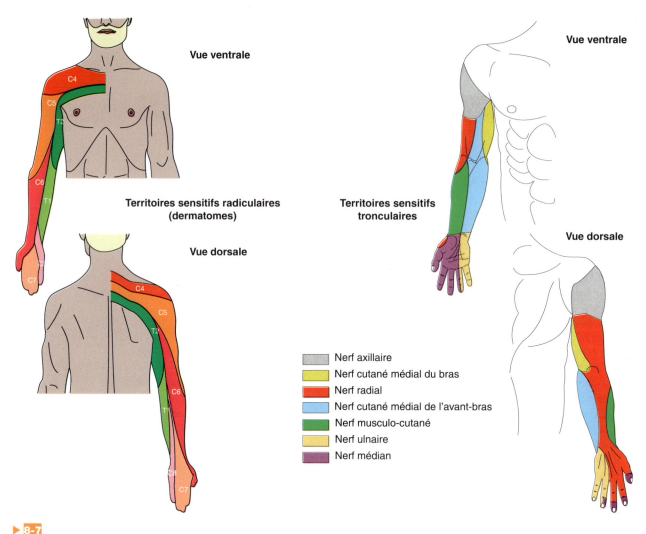

▶ 8-7
Territoires sensitifs du membre supérieur.
© Pr Michel Montaudon.

Fascia superficiel

Le tissu adipeux sous-cutané est plus ou moins abondant selon les régions :
- abondant dans la région scapulaire ;
- plus fin dans les régions axillaire et deltoïdienne, brachiale antérieure et antébrachiale, postérieure du poignet ;
- variable dans la région brachiale postérieure où il est un indicateur de la surcharge graisseuse ;
- presque inexistant au niveau des reliefs osseux du coude, de la face antérieure du poignet et du dos de la main.

Il est plus abondant dans les sillons qui séparent les éléments du plan profond : sillons delto-pectoral, bicipitaux, épicondylo-olécrâniens.

Il contient (fig. 8-8) :
- des bourses synoviales qui séparent les reliefs osseux de la peau. La plus habituelle est la bourse sous-cutanée olécrânienne dont l'inflammation provoque un gonflement à la face postérieure du coude ;
- des artérioles ;
- des veines superficielles qui rejoignent les veines céphalique et basilique (cf. p. 408) ;
- des collecteurs lymphatiques et quelques petits nœuds dont les plus constants sont situés à la partie supérieure du sillon delto-pectoral et du sillon bicipital médial ;
- des rameaux nerveux cutanés sensitifs provenant du plan profond et qui traversent le fascia profond. Ils sont issus :

MEMBRES
MEMBRE SUPÉRIEUR

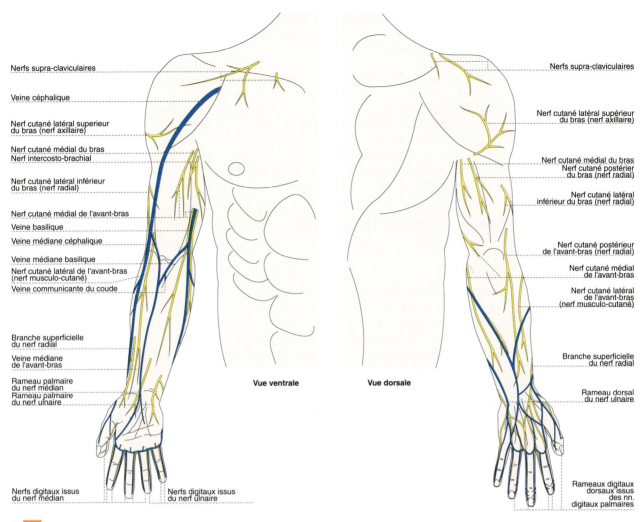

▶ 8-8
Éléments veineux et nerveux superficiels du membre supérieur.
© Pr Michel Montaudon.

- du plexus cervical, via le nerf supra-claviculaire, pour les régions scapulaire et claviculaire,
- du nerf axillaire par le nerf cutané latéral supérieur du bras qui traverse le fascia deltoïdien après avoir contourné le bord postérieur du deltoïde et se ramifie à la face latérale de l'épaule,
- du nerf cutané médial du bras et du nerf intercosto-brachial, issu du 2e ou du 3e nerf intercostal, à la partie supéro-médiale du bras,
- du nerf cutané médial de l'avant-bras en bas, qui traverse le fascia brachial avec la veine basilique puis se ramifie à la partie inféro-médiale du bras et la partie médiale du coude et de l'avant-bras,
- du nerf musculo-cutané qui traverse le fascia du pli du coude au bord médial de la veine médiane céphalique et devient le nerf cutané latéral de l'avant-bras. Les 2 branches de celui-ci passent de part et d'autre de la veine médiane céphalique puis se ramifient à la partie latérale du coude et de l'avant-bras,
- du nerf radial avec :
  - le nerf cutané postérieur du bras, qui traverse le fascia brachial à la partie médiale du bord postérieur du deltoïde et se ramifie à la région postérieure du bras,
  - le nerf cutané latéral inférieur du bras, qui traverse le fascia brachial à la partie latérale du bord postérieur du deltoïde et se ramifie à la face latérale du bras,
  - le nerf cutané postérieur de l'avant-bras, qui traverse le fascia brachial en dehors de la partie inférieure du triceps brachial et se ramifie à la face latérale du coude et postérieure de l'avant-bras,

MEMBRES
MEMBRE SUPÉRIEUR

- la branche superficielle du nerf radial, qui traverse le fascia antébrachial un peu au-dessus de l'extrémité inférieure du radius et se ramifie sur l'éminence thénar, à la partie latérale du poignet et dorsolatérale de la main, et à la partie postérieure des doigts I à IV,
- du nerf ulnaire avec 2 rameaux qui traversent le fascia antébrachial au-dessus de la tête ulnaire :
  - le rameau dorsal contourne le poignet et se ramifie à la face postérieure de celui-ci, la partie dorso-médiale de la main et dorsale des doigts IV et V,
  - le rameau palmaire passe en avant du rétinaculum des fléchisseurs et se ramifie à la partie médiale de la paume et sur les doigts IV et V,
- du nerf médian dont :
  - le rameau palmaire traverse le fascia antébrachiale juste au-dessus du retinaculum des fléchisseurs, passe en avant de celui-ci et se ramifie à la partie latérale de la paume de la main,
  - les branches terminales sont destinées à la peau des doigts I à IV.

Compartiments profonds

Épaule

Les **muscles** du plan profond limitent la fosse axillaire ouverte en haut sur la fosse supra-claviculaire et en bas sur la région brachiale. Ils comprennent :
- en avant, des couches musculaires :
  - superficielle, formée par le grand pectoral, entouré du fascia pectoral,
  - profonde avec les muscles sub-clavier, petit pectoral et coraco-brachial entourés par le fascia clavi-pectoral ;
- en dehors, les muscles deltoïde et coraco-brachial ;
- en dedans, le dentelé antérieur ;
- en arrière des muscles disposés :
  - en avant de la scapula, avec le sub-scapulaire,
  - en arrière de la scapula avec le supra-épineux, l'infra-épineux, le petit rond, le grand rond, le grand dorsal et le chef long du triceps brachial,
  - ces muscles divisent l'espace scapulohuméral en (fig. 8-9) :
    - espace axillaire médial, entre le chef long du triceps brachial, le grand rond, le petit rond et le bord axillaire de la scapula,
    - espace axillaire latéral, entre le chef long du triceps brachial, le grand rond, le petit rond et le col de l'humérus,
    - espace axillaire caudal, entre le chef long du triceps brachial, le grand rond et la diaphyse, humérale.

Les **éléments vasculo-nerveux** parcourent le tissu adipeux de la fosse axillaire (fig. 8-10) :
- l'artère axillaire (cf. p. 392) donne plusieurs collatérales parmi lesquelles :
  - l'artère sub-scapulaire dont la branche circonflexe de la scapula et dont les veines satellites traversent l'espace axillaire médial,
  - l'artère circonflexe postérieure de l'humérus qui traverse l'espace axillaire latéral avec ses veines et le nerf axillaire ;
- la veine axillaire est d'abord située en dedans de l'artère puis se place progressivement en avant d'elle pour devenir la veine sub-clavière. Elle reçoit la veine céphalique ;
- des collecteurs et des nœuds lymphatiques qui drainent le membre thoracique, l'épaule et la glande mammaire ;
- les éléments du plexus brachial (cf. p. 701) :
  - au-dessus du petit pectoral : les faisceaux du plexus brachial forment une gouttière à concavité médiale et se placent en arrière et en dehors de l'artère axillaire, puis le faisceau médial croise en arrière l'artère et se place en dedans de celle-ci,
  - en arrière du petit pectoral, les faisceaux donnent leurs branches terminales :
    - le faisceau latéral donne le nerf musculo-cutané et la racine latérale du médian,
    - le faisceau médial donne la racine médiale du médian et les nerfs cutané médial du bras, cutané médial de l'avant-bras et ulnaire,
    - le faisceau dorsal, rétro-artériel, donne les nerfs radial et axillaire,

MEMBRES
MEMBRE SUPÉRIEUR

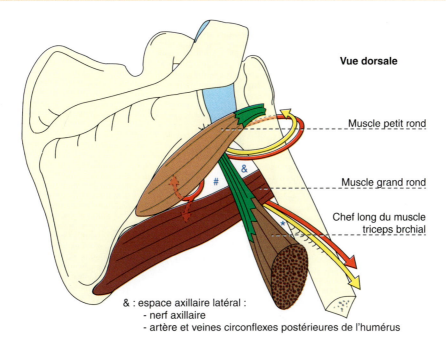

▶ 8-9
Espaces axillaires.
© Pr Michel Montaudon.

- le nerf du dentelé antérieur descend sur la paroi médiale de la région,
- les nerfs pectoraux latéral et médial qui forment l'anse des pectoraux.

En clinique

Les luxations de l'épaule déplacent habituellement la tête humérale en bas et en dedans, dans la fosse axillaire : la réduction est urgente en raison des risques nerveux et vasculaires. L'injection d'un liquide anesthésique au contact de l'artère permet de bloquer tous les nerfs et provoque l'anesthésie complète du membre supérieur, très utile pour sa chirurgie.

Dans la région scapulaire, le nerf supra-scapulaire passe dans le canal supra-scapulaire limité par l'incisure scapulaire et le ligament transverse supérieur de la scapula, alors que le pédicule vasculaire supra-scapulaire passe au-dessus du ligament (fig. 8-11). Recouverts par le muscle supra-épineux, ces éléments contournent le bord latéral de l'épine de la scapula.

Compartiments antérieurs

Ces compartiments communiquent les uns avec les autres à la face antérieure du membre supérieur.

Bras

Les **muscles** se disposent en 2 plans (fig. 8-12) :
- superficiel avec le muscle biceps brachial et l'insertion distale du deltoïde ;
- profond avec les muscles brachial, coraco-brachial à la partie supéro-médiale et brachio-radial à la partie inféro-latérale.

Les **éléments vasculo-nerveux** parcourent la région dans le canal brachial, entourés d'une gaine fibreuse formée par (fig. 8-12 ; cf. p. 440) :

MEMBRES
MEMBRE SUPÉRIEUR

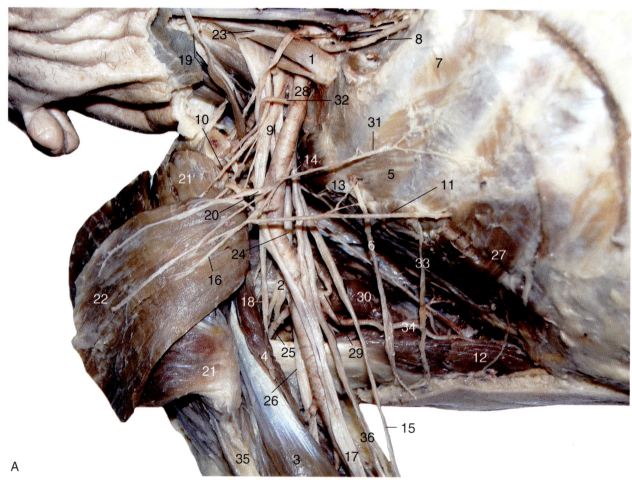

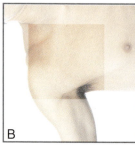

▶ 8-10

Fosse axillaire droite et plexus brachial vue antérieure.

1. Muscle scalène antérieur
2. Nerf axillaire
3. Muscle biceps brachial
4. Muscle coraco-brachial
5. Muscle intercostal externe
6. Nerf intercosto-brachial
7. Muscle intercostal interne
8. Artère thoracique interne
9. Tronc latéral du plexus brachial
10. Nerf pectoral latéral
11. Artère thoracique latérale
12. Muscle grand dorsal
13. Nerf thoracique long
14. Tronc médial du plexus brachial
15. Nerf cutané médial de l'avant-bras
16. Nerf pectoral médial
17. Nerf médian
18. Nerf musculo-cutané
19. Muscle omohyoïdien
20. Branche pectorale du tronc thoraco-acromial
21. Muscle grand pectoral (récliné)
22. Muscle petit pectoral (récliné)
23. Nerf phrénique
24. Tronc postérieur du plexus brachial
25. Artère circonflexe humérale postérieure
26. Nerf radial
27. Muscle dentelé antérieur
28. Artère sub-clavière
29. Tronc sub-scapulaire
30. Muscle sub-scapulaire
31. Artère thoracique supérieure
32. Artère supra-scapulaire
33. Nerf spinal T3
34. Artère thoraco-dorsale
35. Muscle triceps brachial
36. Nerf ulnaire

© Abrahams 2014.

MEMBRES
MEMBRE SUPÉRIEUR

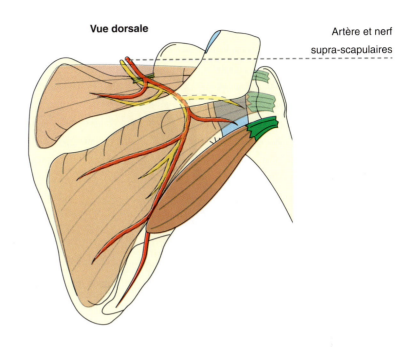

▶ 8-11
Canal supra-scapulaire.
Sur la vue dorsale, les muscles supra- et infra-épineux sont représentés en transparence.
© Pr Michel Montaudon.

- le fascia brachial en dedans ;
- le fascia du muscle brachial en dehors ;
- les fascias des muscles biceps brachial et coraco-brachial en avant ;
- le septum intermusculaire médial en arrière.

Les éléments principaux sont :
- l'artère brachiale (cf. p. 400) qui traverse la région du sommet du creux de l'aisselle jusqu'au milieu du pli du coude. Elle est d'abord en arrière et en dedans du muscle coraco-brachial puis sur la face antéro-médiale du muscle brachial. Elle est accompagnée de ses veines et de collecteurs lymphatiques. Parmi ses collatérales, l'artère profonde du bras traverse l'espace axillaire caudal avec ses veines et du nerf radial ;
- le nerf médian traverse la région brachiale antérieure en croisant l'artère brachiale en avant, de dehors en dedans (cf. p. 419).

Les autres éléments vasculo-nerveux de la région sont :
- le nerf radial, initialement en arrière de l'artère brachiale, s'en écarte en dehors pour s'engager dans l'espace axillaire caudal (fig. 8-9) et passer dans le compartiment postérieur (cf. p. 417). Il réapparaît dans le compartiment antérieur au 1/3 moyen du bras en traversant le septum intermusculaire latéral entre les muscles brachio-radial et brachial ;
- le nerf ulnaire descend initialement dans le canal brachial puis traverse le septum intermusculaire médial au 1/3 proximal du bras pour gagner le compartiment postérieur (cf. p. 422) ;
- le nerf cutané médial de l'avant-bras emprunte le canal brachial avant de traverser le fascia brachial par l'orifice de la veine basilique (cf. p. 425) ;
- le nerf musculo-cutané s'écarte en dehors de l'artère brachiale, perfore le muscle coraco-brachial et se dirige en bas et en dehors entre les muscles biceps brachial et brachial (cf. p. 419).

En clinique

Le pouls brachial doit être palpé. L'artère brachiale est comprimée contre la diaphyse humérale par un brassard à tension lors de la mesure de la tension artérielle.

MEMBRES
MEMBRE SUPÉRIEUR

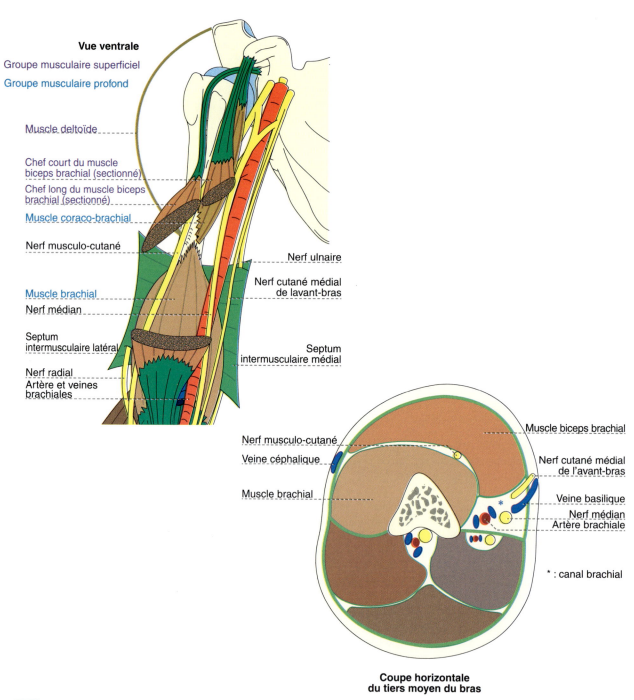

▶ 8-12
Éléments du compartiment antérieur du bras.
Sur la vue ventrale, le muscle biceps brachial est sectionné.
© Pr Michel Montaudon.

MEMBRES
MEMBRE SUPÉRIEUR

Coude

Les **muscles** sont répartis en 3 groupes (fig. 8-13) :
- le groupe médian est formé (cf. p. 373) :
  - du muscle biceps brachial, dont le tendon est séparé de la tubérosité radiale par la bourse synoviale bicipitale,
  - du muscle brachial, plus profond, débordant le biceps brachial de chaque côté et dont les parties latérale et médiale forment le fond des sillons bicipitaux ;
- le groupe médial est formé de muscles disposés en (cf. p. 379) :
  - plan superficiel : rond pronateur, fléchisseur radial du carpe, long palmaire et fléchisseur ulnaire du carpe, regroupés sous le nom de muscles épicondyliens médiaux,

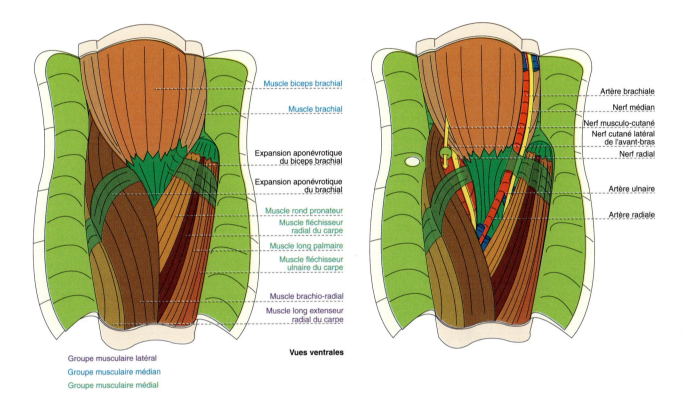

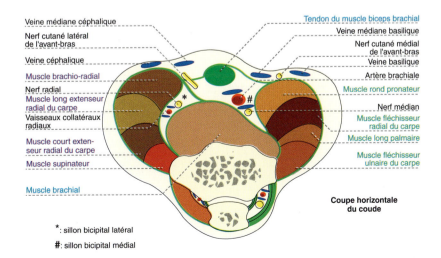

 8-13

Éléments du compartiment antérieur du coude.
© Pr Michel Montaudon.

– plan intermédiaire : fléchisseur superficiel des doigts,
– plan profond : fléchisseur profond des doigts ;
- le groupe latéral est formé de 4 muscles superposés d'avant en arrière, le brachio-radial et 3 des muscles épicondyliens latéraux, le long et le court extenseurs radiaux du carpe et le supinateur (cf. p. 379).

Les groupes médial et latéral sont séparés par le tendon du biceps brachial qui délimite les sillons bicipitaux :
- le sillon bicipital médial est recouvert par le fascia profond localement épaissi par l'expansion aponévrotique du muscle biceps brachial, le lacertus fibrosus ;
- le sillon bicipital latéral est recouvert par l'épaississement localisé du fascia profond par l'expansion aponévrotique du muscle brachial.

Le **pédicule vasculo-nerveux du sillon bicipital médial** comprend (fig. 8-13 et 8-14) :
- l'artère brachiale qui se divise sous le pli du coude en :
  – artère radiale, qui passe entre les muscle brachio-radial et supinateur (cf. p. 400),
  – artère ulnaire, qui passe en arrière du chef ulnaire du rond pronateur, puis en avant du fléchisseur profond des doigts et s'engage en arrière de l'arcade du fléchisseur superficiel des doigts (cf. p. 404),
  – ces artères sont accompagnées de leurs veines. De l'une d'elles se détache la veine communicante du coude qui traverse le fascia du pli du coude et se jette dans la veine médiane basilique ;

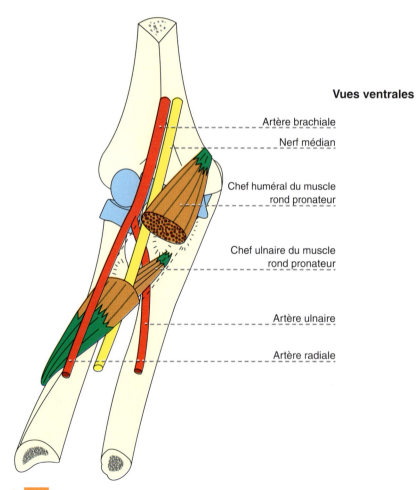
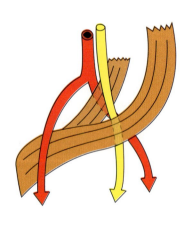

▶ 8-14
Rapports du nerf médian et des branches de l'artère brachiale avec le muscle rond pronateur.
© Pr Michel Montaudon.

> ### En clinique
> L'artère brachiale, superficielle dans le sillon bicipital médial, peut y être palpée pour évaluer son pouls ou auscultée lors de la mesure de la tension artérielle.

- le nerf médian descend en dedans de l'artère brachiale, passe entre les 2 chefs du rond pronateur, croise en avant l'artère ulnaire et s'engage en arrière de l'arcade du fléchisseur superficiel des doigts (cf. p. 419).

Le **pédicule vasculo-nerveux du sillon bicipital latéral** comprend (fig. 8-13) :
- l'artère profonde du bras qui arrive dans la région en traversant le septum intermusculaire latéral (cf. p. 400) ;
- le nerf musculo-cutané qui s'éloigne du bord latéral du biceps brachial et traverse le fascia profond du pli du coude à la hauteur du pli de flexion (cf. p. 419) ;
- le nerf radial, au fond du sillon. Au niveau de la tête du radius, il se divise en branches superficielle et profonde (cf. p. 417).

> ### À noter
> La région cubitale est une région de transition entre le bras et l'avant-bras : elle est traversée par tous les éléments vasculo-nerveux en provenance du bras, à l'exception du nerf ulnaire.

Avant-bras (fig. 8-15)
Les **muscles** sont disposés en 3 couches (cf. p. 379) :
- superficielle avec les muscles épicondyliens médiaux : rond pronateur, fléchisseur radial du carpe, long palmaire, fléchisseur ulnaire du carpe ;
- intermédiaire avec le muscle fléchisseur superficiel des doigts ;
- profonde avec les muscles carré pronateur, long fléchisseur du pouce et fléchisseur profond des doigts.

Le **pédicule vasculo-nerveux ulnaire** regroupe :
- l'artère ulnaire, oblique en bas et en dedans, qui s'engage avec ses veines en arrière de l'arcade tendineuse du fléchisseur superficiel des doigts puis entre les fléchisseurs superficiel et profond des doigts et le fléchisseur ulnaire du carpe (cf. p. 404) ;
- le nerf ulnaire qui se place en dedans de l'artère (cf. p. 422).

Le **nerf médian** passe derrière l'arcade tendineuse du fléchisseur superficiel des doigts et descend verticalement contre sa face profonde, dans l'interstice entre les muscles long fléchisseur du pouce et fléchisseur profond des doigts. Il s'engage en arrière du carré pronateur.

Le **pédicule vasculo-nerveux interosseux** comprend l'artère interosseuse commune, accompagnée de ses veines, qui donne (cf. p. 404) :
- une branche antérieure, contre la membrane interosseuse, avec le nerf interosseux antérieur issu du médian et ses veines ;
- une branche postérieure qui gagne immédiatement le compartiment postérieur de l'avant-bras en passant au-dessus de la membrane interosseuse.

Le **pédicule radial** comprend :
- l'artère radiale et ses veines tendues du milieu du pli du coude à la gouttière du pouls, contre le septum intermusculaire (cf. p. 400). Elle est recouverte par le brachio-radial, muscle du compartiment postérieur, puis se place contre le bord médial de son tendon. Dans la gouttière du pouls, elle repose sur le tendon du muscle long fléchisseur du pouce et sur le muscle carré pronateur ;
- la branche superficielle du nerf radial, contenue dans le septum intermusculaire, suit le bord latéral de l'artère puis croise le brachio-radial et gagne le compartiment postérieur de l'avant-bras (cf. p. 417).

Poignet (fig. 8-16)
Le rétinaculum des fléchisseurs transforme le sillon carpien en **canal carpien**, traversé par :
- dans sa portion médiale :
  - des tendons organisés en 2 plans (cf. p. 445) :
    - superficiel : les 4 tendons du fléchisseur superficiel des doigts enveloppés des récessus inter- et pré-tendineux de la gaine synoviale commune et organisés en couches :

MEMBRES
MEMBRE SUPÉRIEUR

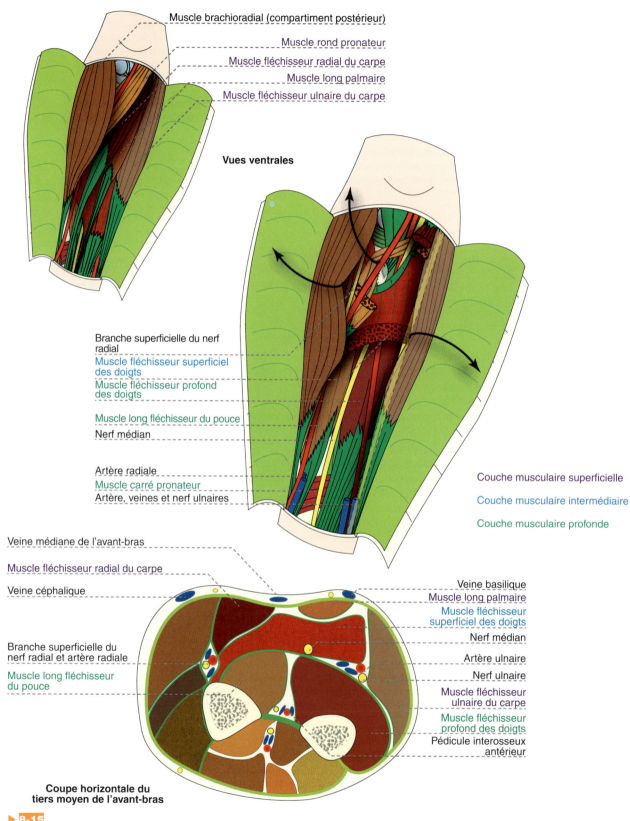

8-15
Éléments du compartiment antérieur de l'avant-bras.
© Pr Michel Montaudon.

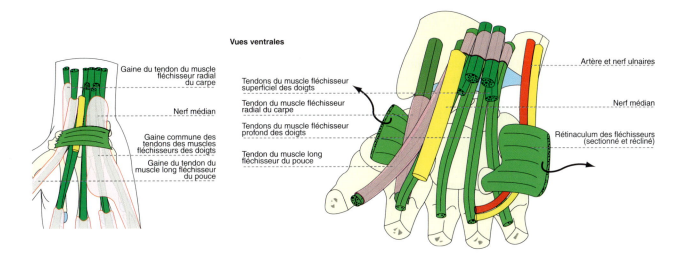

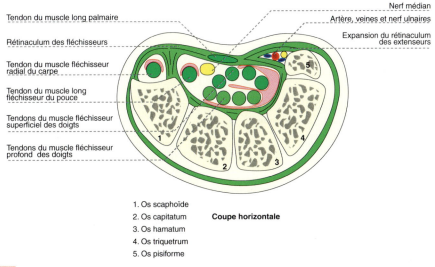

1. Os scaphoïde
2. Os capitatum
3. Os hamatum
4. Os triquetrum
5. Os pisiforme

Coupe horizontale

▶ **8-16**
Éléments du canal carpien.
Les formations capsuloligamentaires du poignet ne sont pas représentées sur les vues ventrales.
© Pr Michel Montaudon.

- superficielle, avec les tendons du 3e et du 4e doigts,
- profonde, avec les tendons du 2e et du 5e doigts,
- profond :
  - en dehors, le tendon du long fléchisseur du pouce entouré par sa gaine synoviale,
  - en dedans, les 4 tendons du fléchisseur profond des doigts situés sur un même plan et enveloppés des récessus rétro- et intertendineux de la gaine synoviale commune des muscles fléchisseurs,
- le nerf médian, contre la face profonde du rétinaculum des fléchisseurs, en avant et en dehors du tendon du fléchisseur superficiel destiné à l'index et en dedans du tendon du long fléchisseur du pouce (cf. p. 419) ;
• dans sa portion latérale, le tendon du fléchisseur radial du carpe entouré de sa gaine synoviale.
Le **canal ulnaire** est traversé par :

MEMBRES
MEMBRE SUPÉRIEUR

> **En clinique**
>
> Le canal carpien est inextensible et l'augmentation de volume du contenu tendineux et synovial ou la rétraction des ligaments conduisent à la souffrance chronique du nerf médian : le syndrome du canal carpien est le syndrome canalaire le plus fréquent.

- l'artère ulnaire, ses veines et lymphatiques (cf. p. 404) ;
- le nerf ulnaire qui longe le bord médial de l'artère et se divise en 2 branches à la partie inférieure du pisiforme (cf. p. 422).

Main (fig. 8-17)

Le **compartiment palmaire moyen** comprend de la superficie à la profondeur :
- un plan vasculo-nerveux formé par :
  - l'arcade palmaire superficielle (cf. p. 405) qui longe le bord latéral de la branche superficielle du nerf ulnaire et croise en avant les branches terminales du nerf médian. De sa convexité naissent les 4 artères digitales palmaires communes,
  - le nerf médian donne 5 branches terminales. Seul le rameau thénarien, branche latérale, est moteur ; les 4 autres forment les nerfs digitaux palmaires propres en arrière de l'arcade palmaire superficielle pouce (cf. p. 419),
  - le 4e nerf digital palmaire commun, issu du compartiment hypothénar, provient de la branche superficielle du nerf ulnaire ;

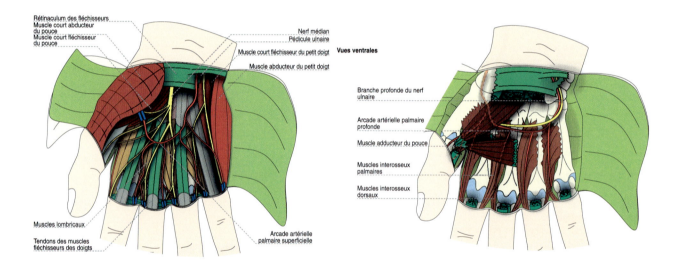

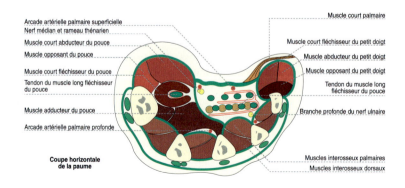

▶ **8-17**
Éléments de la région palmaire.
Vues ventrales après résection de l'aponévrose palmaire et des fascias thénar et hypothénar (haut gauche) et après section des tendons des muscles fléchisseurs des doigts (haut droite). Coupe trans-métacarpienne (bas).
© *Pr Michel Montaudon.*

- une couche musculo-tendineuse formée par :
  - les tendons du muscle fléchisseur superficiel des doigts, placés en avant de ceux du muscle fléchisseur profond et des muscles lombricaux,
  - les 4 muscles lombricaux, annexés aux tendons du fléchisseur profond des doigts (cf. p. 392),
  - les tendons fléchisseurs sont entourés par des gaines synoviales :
    - les gaines des doigts II à IV débutent un peu au-dessus de l'articulation métacarpo-phalangienne et accompagnent le tendon jusqu'à l'articulation interphalangienne distale,
    - la gaine commune des fléchisseurs débute au-dessus du rétinaculum et s'étend jusqu'à l'articulation interphalangienne distale. Elle s'élargit dans la paume de la main et envoie des récessus en avant, entre et en arrière des tendons.

Les **compartiments palmaires interosseux** comprennent :
- un plan vasculo-nerveux formé par :
  - l'arcade palmaire profonde, en regard de l'extrémité proximale des métacarpiens (cf. p. 406). De sa convexité naissent la 1re artère digitale palmaire commune et les artères métacarpiennes palmaires,
  - le rameau profond du nerf ulnaire accompagne la branche profonde de l'artère ulnaire, puis l'arcade profonde et gagne le compartiment thénar (cf. p. 395) ;
- un plan musculaire formé par les muscles interosseux palmaires et dorsaux (cf. p. 392).

Le **compartiment thénar** ou palmaire latéral comprend 4 muscles destinés au pouce et organisés en 3 couches (cf. p. 392) :
- superficielle avec le court abducteur du pouce ;
- intermédiaire, avec le court fléchisseur et l'opposant du pouce. Entre les 2 faisceaux du court fléchisseur passe le tendon du long fléchisseur du pouce entouré de sa gaine synoviale ;
- profonde avec l'adducteur du pouce.

Le **compartiment hypothénar** ou palmaire médial renferme 3 muscles destinés au petit doigt : son court fléchisseur et son abducteur en superficie, et son opposant, plus profond (cf. p. 392).
La branche profonde du nerf ulnaire parcourt ce compartiment de dedans en dehors avant de gagner le compartiment moyen.
L'arcade artérielle palmaire superficielle y donne 2 rameaux :
- l'artère digitale palmaire propre médiale du petit doigt ;
- la 4e artère digitale palmaire commune.

Compartiments postérieurs

Ces compartiments communiquent les uns avec les autres à la face postérieure du membre supérieur.

Bras (fig. 8-18)

Le seul **muscle** du compartiment postérieur du bras est le triceps brachial, formé de 3 chefs distincts à la partie supérieure et qui fusionnent à la partie inférieure (cf. p. 377).
Le **pédicule vasculo-nerveux** de la région brachiale postérieure comprend :
- l'artère profonde du bras, qui arrive dans le compartiment postérieur par l'espace axillaire caudal (fig. 8-9), accompagnée de ses veines, puis s'engage dans le sillon du nerf radial, à la face postérieure de l'humérus (cf. p. 400). Elle se termine en perforant le septum intermusculaire latéral pour passer dans le compartiment antérieur ;
- le nerf radial, qui accompagne l'artère profonde du bras (cf. p. 417) ;
- le nerf ulnaire, qui arrive dans le compartiment postérieur en traversant le septum intermusculaire médial au 1/3 proximal puis descend verticalement à sa face postérieure (cf. p. 422). Il est accompagné de l'artère collatérale ulnaire supérieure, issue de l'artère brachiale, et de ses veines.

Coude (fig. 8-19)

Les **muscles** sont répartis en 3 groupes :
- le groupe médian, au-dessus de l'olécrâne, est formé par le tendon du triceps brachial qui envoie souvent une expansion au fascia du muscle anconé ;
- en dehors, les muscles épicondyliens latéraux s'organisent en 2 couches (cf. p. 386) :
  - en superficie et de dehors en dedans, les muscles extenseur commun des doigts, extenseur du petit doigt et extenseur ulnaire du carpe,
  - en profondeur, l'anconé et le supinateur ;

MEMBRES
MEMBRE SUPÉRIEUR

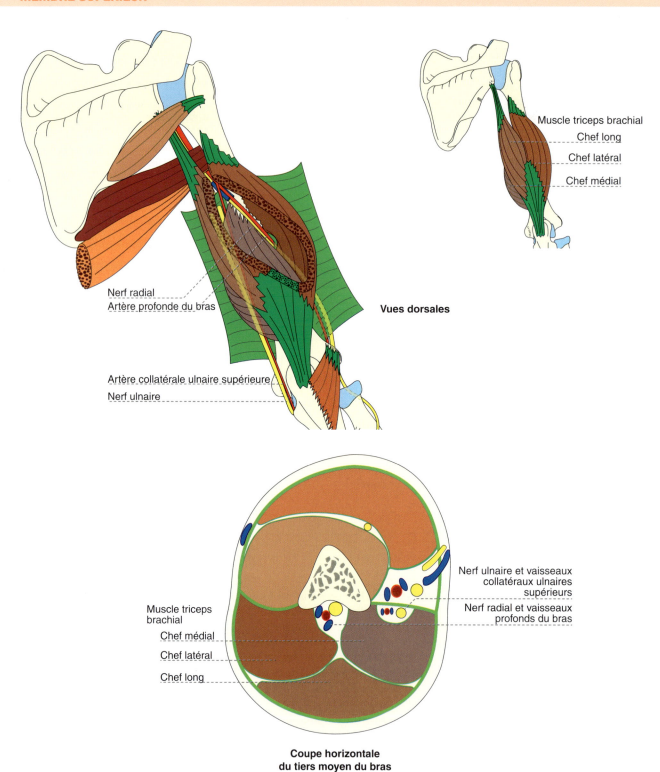

▶ 8-18
Éléments du compartiment postérieur du bras.
© Pr Michel Montaudon.

MEMBRES
MEMBRE SUPÉRIEUR

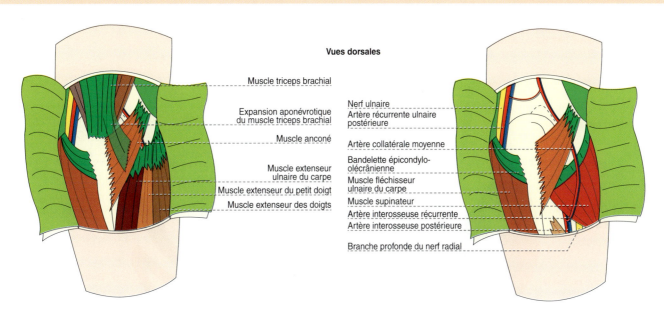

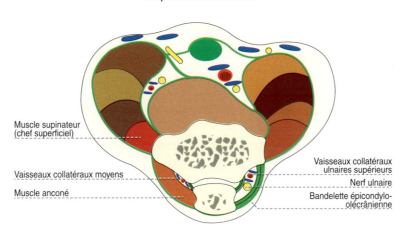

▶ 8-19
Éléments du compartiment postérieur du coude.
© Pr Michel Montaudon.

- en dedans, le muscle fléchisseur ulnaire du carpe est le plus médial et le plus postérieur des épicondyliens médiaux. Ses insertions épicondylienne et olécrânienne sont reliées par une formation fibreuse, la bandelette épicondylo-olécrânienne, qui correspond à l'arcade tendineuse du muscle fléchisseur ulnaire du carpe.

Les **éléments vasculo-nerveux du sillon épicondylo-olécrânien médial** regroupent :
- les vaisseaux récurrents ulnaires postérieurs qui s'anastomosent avec les vaisseaux collatéraux supérieurs ;
- le nerf ulnaire d'abord en arrière de l'épicondyle médial, dans le sillon du nerf ulnaire, recouvert par la bandelette épicondylo-olécrânienne, puis contre la face profonde du muscle fléchisseur ulnaire du carpe (fig. 8-20).

Les **éléments vasculo-nerveux du sillon épicondylo-olécrânien latéral** sont :
- les vaisseaux collatéraux moyens, en avant de l'anconé, anastomosés avec les vaisseaux interosseux récurrents qui passent en arrière du muscle supinateur ;
- la branche profonde du nerf radial, entre les 2 chefs du muscle supinateur (fig. 8-20).

MEMBRES
MEMBRE SUPÉRIEUR

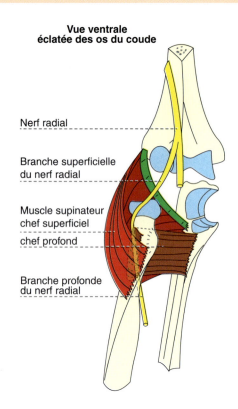

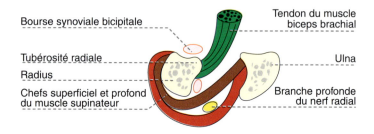

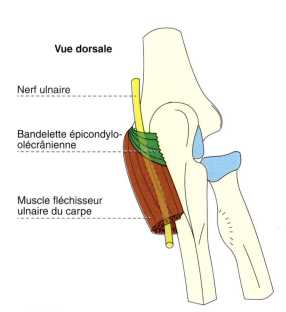

▶ 8-20
Rapports de la branche profonde du nerf radial (haut) et du nerf ulnaire (bas) dans le compartiment postérieur du coude.
© Pr Michel Montaudon.

Avant-bras (fig. 8-21)

Le **groupe musculaire superficiel** comprend de dehors en dedans les muscles brachio-radial, long et court extenseurs radiaux du carpe, extenseur des doigts, extenseur du petit doigt et extenseur ulnaire du carpe (cf. p. 386).

Le **groupe musculaire profond** est formé de dehors en dedans par les muscles supinateur, long abducteur du pouce, court fléchisseur du pouce, long extenseur du pouce, extenseur de l'index et anconé (cf. p. 386).

Les **éléments vasculo-nerveux** cheminent entre ces 2 groupes musculaires :
- l'artère interosseuse postérieure descend jusqu'au poignet, avec ses veines (cf. p. 404) ;
- la branche profonde du nerf radial arrive dans le compartiment en passant entre les 2 chefs du supinateur et devient le nerf interosseux postérieur qui descend jusqu'au poignet (cf. p. 417).

Poignet

Les **tendons** des muscles extenseurs de la main ou des doigts sont plaqués contre le carpe par le rétinaculum des extenseurs, entourés chacun d'une courte gaine synoviale, et organisés en 2 groupes (cf. p. 386) :
- en dehors du tubercule postérieur du radius et dans 3 sillons osseux verticaux, les tendons des muscles :
  - long abducteur et court extenseur du pouce, obliques en bas et en dehors,
  - court et long extenseurs radiaux du carpe, verticaux,
  - long extenseur du pouce, oblique en bas et en dehors ;
- en dedans du tubercule postérieur du radius et dans 3 sillons osseux verticaux, les tendons des muscles extenseurs des doigts et de l'index, extenseur du petit doigt et extenseur ulnaire du carpe.

Les **éléments vasculo-nerveux** sont des artères et leurs veines satellites :
- l'artère radiale contourne le processus styloïde radial puis le scaphoïde. Elle donne l'artère digitale dorsale du pouce ;
- les rameaux carpiens dorsaux des artères radiale et ulnaire forment l'arcade dorsale du carpe ;
- la terminaison de l'artère interosseuse antérieure qui traverse la membrane interosseuse pour s'anastomoser avec l'arcade dorsale du carpe et l'artère interosseuse postérieure.

Main

Le compartiment dorsal de la main est parcouru par les **tendons** des muscles extenseurs (cf. p. 386) :
- 4 se terminent sur la base du métacarpe, en arrivant dans la région : le long abducteur du pouce, les long et court extenseurs radiaux du carpe, et l'extenseur ulnaire du carpe ;
- les autres traversent la région de haut en bas vers les phalanges et sont, de dehors en dedans, le court extenseur du pouce, le long extenseur du pouce, l'extenseur de l'index, l'extenseur des doigts et l'extenseur du petit doigt.

Le **pédicule vasculaire** comprend des artères accompagnées de leurs veines (cf. p. 406) :
- les artères métacarpiennes dorsales, issues de l'arcade artérielle dorsale du carpe et qui donnent les artères digitales dorsales des doigts ;
- l'artère digitale dorsale du pouce.

MEMBRES
MEMBRE INFÉRIEUR

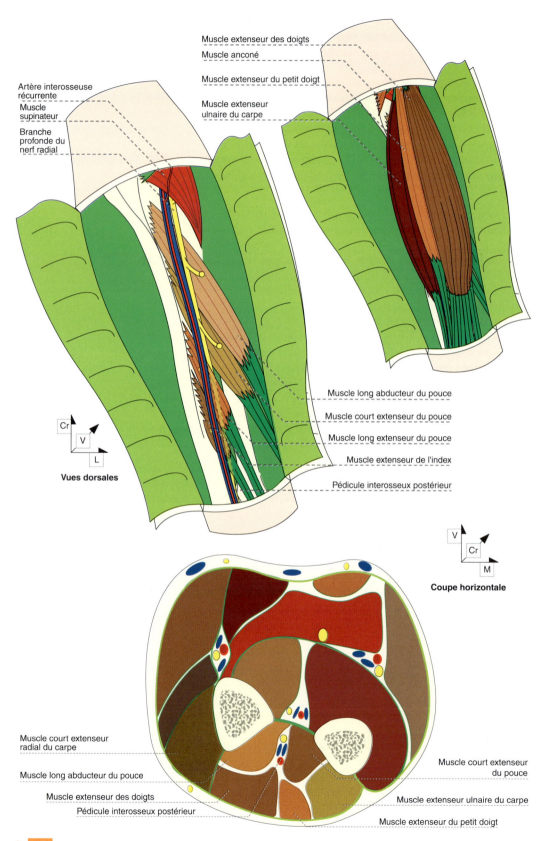

▶ 8-21
Éléments du compartiment postérieur de l'avant-bras.
© Pr Michel Montaudon.

MEMBRE INFÉRIEUR

Le membre inférieur, ou membre pelvien, est composé :
- de la ceinture pelvienne, formée par les os coxaux articulés en arrière au sacrum et en avant entre eux ;
- de l'extrémité libre (fig. 8-22).

De sa racine à son extrémité, il comprend plusieurs régions :
- la hanche, région articulaire entre la ceinture pelvienne et la cuisse ;
- la cuisse, entre la hanche et le genou, qui ne comprend qu'un os, le fémur (fig. 8-23) ;
- le genou, région articulaire intermédiaire entre la cuisse et la jambe (fig. 8-23) ;
- la jambe, segment à 2 os, le tibia et la fibula, entre le genou et la cheville (fig. 8-24 et 8-25) ;
- la cheville, région articulaire intermédiaire entre la jambe et le pied ;
- le pied formé par les os du tarse et du métatarse (fig. 8-26) ;
- les orteils avec 2 phalanges pour l'hallux et 3 pour chaque orteil long. La face supérieure de la phalange distale est la région unguéale ; la face inférieure est marquée par le relief de la pulpe.

Les muscles du membre inférieur sont enveloppés par un fascia profond qui sépare le plan superficiel des compartiments profonds. Ce fascia envoie des expansions fibreuses qui entourent tous les muscles et limitent des compartiments musculaires.

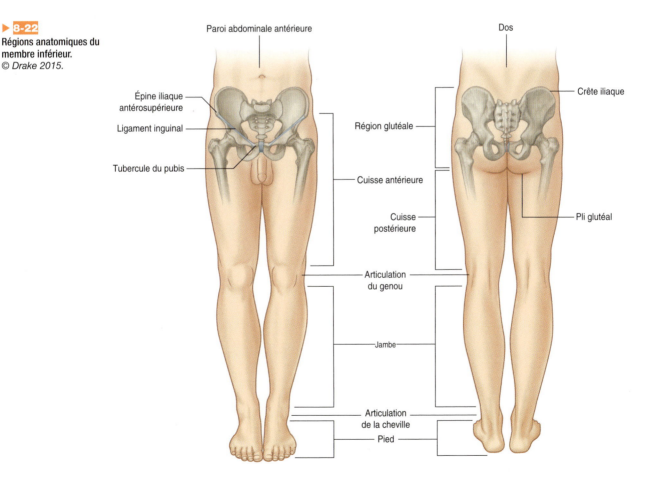

▶ 8-22
Régions anatomiques du membre inférieur.
© Drake 2015.

MEMBRES
MEMBRE INFÉRIEUR

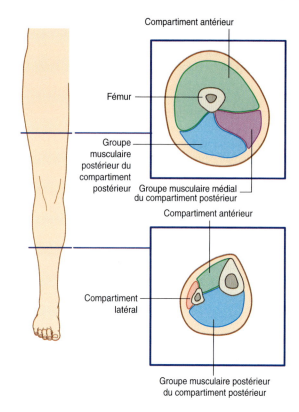

▶ 8-23
Compartiments musculaires de la cuisse et de la jambe.
© Drake 2015.

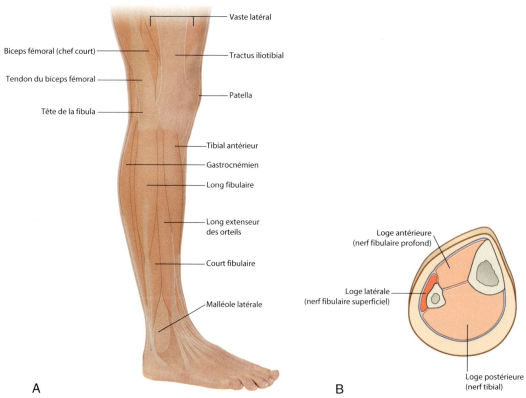

▶ 8-24
Jambe.
A) Anatomie de surface de la jambe et reliefs musculaires (vue latérale).
B) Muscles du compartiment latéral de la jambe (coupe).
© Drake 2017.

MEMBRES
MEMBRE INFÉRIEUR

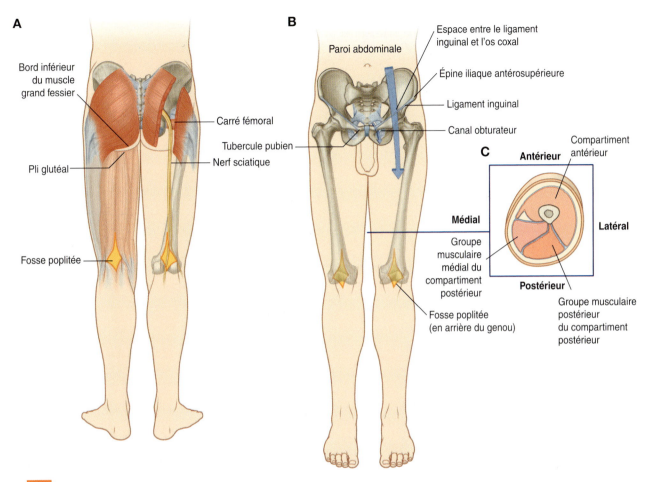

▶ 8-25
Vue postérieure du membre inférieur (A à C).
© Drake 2015.

Fascia profond

Le fascia profond est une gaine fibreuse qui double le plan cutané. Son nom change selon la région (fig. 8-27).
À la racine du membre, il s'insère sur la crête iliaque et le sacrum, en continuité avec le fascia thoraco-lombal, et sur le ligament inguinal, en continuité avec les fascias qui entourent les muscles du tronc.
Le **fascia glutéal** s'épaissit latéralement pour former le tractus ilio-tibial.
Le **fascia profond de la cuisse** est le fascia lata :
- il est plus épais en dehors où il participe au tractus ilio-tibial ;
- en avant, il se dédouble entre les muscles sartorius et long adducteur :
  - le feuillet superficiel est perforé dans sa partie moyenne de nombreux orifices, raison pour laquelle il est appelé fascia criblé,
  - le feuillet profond tapisse les muscles ilio-psoas et pectiné ;
- il émet les septums intermusculaires fémoraux médial et latéral qui se fixent sur les lèvres correspondantes de la ligne âpre. Ces septums séparent les compartiments musculaires postérieur et antérieur de la cuisse.

MEMBRES
MEMBRE INFÉRIEUR

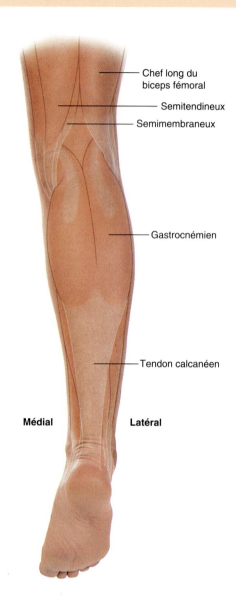

▶ 8-26
Anatomie de surface de la jambe avec les reliefs musculaires (vue postérieure).
© Drake 2017.

> **À noter**
>
> Certains anatomistes considèrent l'existence d'un compartiment médial, limité en avant par le septum intermusculaire médial et en arrière par le fascia postérieur du muscle grand adducteur. Ce compartiment médial correspond au groupe musculaire médial du compartiment postérieur (cf. p. 271).

Dans la **région du genou** :
- en arrière, le fascia poplité se dédouble entre les muscles qui limitent la fosse poplitée en une lame postérieure, le fascia poplité superficiel, et une lame profonde, le fascia poplité profond ;
- en avant, le fascia patellaire adhère à la tubérosité tibiale puis à la tête fibulaire.

Le **fascia profond de la jambe** est le fascia crural. Il se fixe en dedans au bord médial du tibia et émet 3 cloisons, les septums intermusculaires cruraux :
- transverse, qui se fixe sur le bord latéral de la fibula et sépare les groupes musculaires superficiel et profond du compartiment crural postérieur ;

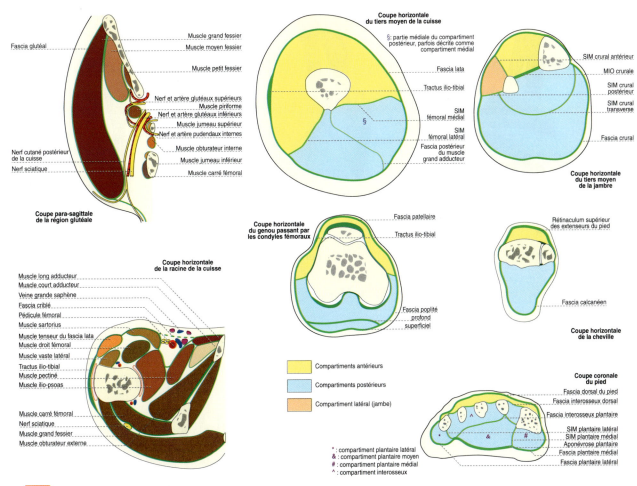

▶ 8-27
Fascia profond et compartiments du membre inférieur.
SIM : septum intermusculaire ; MIO : membrane interosseuse.
© Pr Michel Montaudon.

- postérieur, qui se fixe sur le bord postérieur de la fibula et sépare les compartiments postérieur et latéral de la jambe ;
- antérieur qui se fixe sur le bord antérieur de la fibula et sépare le compartiment antérieur de la jambe de son compartiment latéral.

Dans la **région de la cheville**, le fascia profond s'insère sur les malléoles et s'épaissit pour former (fig. 8-28) :
- médialement, le rétinaculum des fléchisseurs du pied qui adhère au périoste de la malléole médiale et à celui de la face médiale du calcanéus ;
- en avant de la cheville, les rétinaculums :
  – supérieur des extenseurs du pied, adhérant aux périostes du tibia et de la fibula,
  – inférieur des extenseurs du pied, adhérant en dehors à la face latérale du calcanéus et dont les 2 faisceaux divergent pour se fixer l'un sur la malléole médiale et l'autre sur la tubérosité du cuboïde ;
- latéralement, les rétinaculums des fibulaires qui adhèrent à la face latérale du calcanéus et à la malléole latérale pour le supérieur et à la face latérale du calcanéus pour l'inférieur.

En arrière de la cheville, le fascia calcanéen émet des cloisons qui séparent 3 compartiments :
- latéral, derrière la malléole latérale ;
- médian, derrière l'extrémité inférieure du tibia ;
- médial, derrière la malléole médiale. Ce compartiment se prolonge vers l'avant par le canal tarsien, limité par :

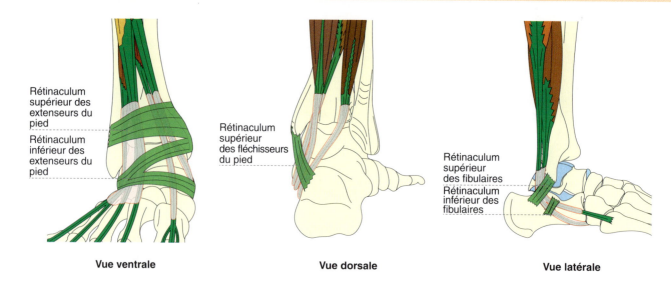

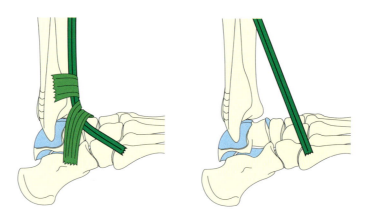

Vues latérales: fonction des rétinaculums des extenseurs sur le tendon du muscle troisième fibulaire

▶ 8-28
Rétinaculums de la cheville.
Les rétinaculums sont des épaississements du fascia profond, adhérents au périoste, qui maintiennent les tendons contre le squelette.
© Pr Michel Montaudon.

– en dehors, la face médiale du calcanéus,
– en haut, le sustentaculum tali,
– en dedans, le rétinaculum des fléchisseurs recouvert par l'insertion du muscle abducteur de l'hallux.
Au **pied**, le fascia profond adhère aux bords médial du 1er métatarsien et latéral du 5e :
- il s'épaissit considérablement à la partie centrale de la plante où il forme l'aponévrose plantaire, résistante, triangulaire à sommet postérieur :
  – fixée en arrière sur la tubérosité du calcanéus et en avant à la peau du pli digitoplantaire,

En clinique

L'ossification de l'insertion calcanéenne de l'aponévrose plantaire, appelée épine calcanéenne, est douloureuse lors de la marche.

– encore épaissie par 5 bandelettes longitudinales qui se dirigent vers chacun des orteils et des faisceaux fibreux transversaux qui forment sous les têtes des métatarsiens le ligament métatarsien transverse superficiel;

- de chaque côté de l'aponévrose plantaire, le fascia profond forme les fascias plantaires médial et latéral ;
- le fascia dorsal du pied est en continuité de chaque côté avec les fascias plantaires. Il est mince, résistant et se perd en avant dans la peau des orteils.

De la face profonde de l'aponévrose plantaire se détachent les septums intermusculaires plantaires :
- le médial se fixe sur l'os naviculaire, l'os cunéiforme médial et le bord plantaire du 1er métatarsien ;
- le latéral s'insère sur le ligament calcanéo-cuboïdien et le bord plantaire du 5e métatarsien.

Le fascia se dédouble à la région plantaire et à la région dorsale du pied pour former :
- le fascia interosseux plantaire, fixé sur les bords plantaires des métatarsiens ;
- le fascia dorsal profond, fixé sur leurs bords interosseux.

Ces formations fibreuses divisent le pied en plusieurs compartiments :
- en haut, un compartiment dorsal ;
- entre les 5 métatarsiens, les 4 compartiments plantaires interosseux, limités par le fascia interosseux plantaire et le fascia interosseux dorsal ;
- en bas :
  - le compartiment plantaire latéral, limité par le fascia plantaire latéral, le septum intermusculaire latéral et le fascia interosseux plantaire,
  - le compartiment plantaire médial, limité par le fascia plantaire médial, le septum intermusculaire médial et le fascia interosseux plantaire,
  - le compartiment plantaire moyen, limité par l'aponévrose plantaire, les septums intermusculaires et le fascia interosseux plantaire.

Plan superficiel

Il comprend la peau et le fascia superficiel ou tissu sous-cutané.

Peau

Son aspect est variable selon la région :
- elle est épaisse dans les régions glutéale, fémorale, postérieure et latérale de la jambe, du talon, ainsi qu'en avant de la patella et sur les zones d'appui de la plante. Elle est fine à la partie antéro-supérieure de la cuisse, dans la région poplitée, de part et d'autre de la patella, à la face antérieure de la jambe, autour de la cheville, au sommet de la voûte plantaire et sur le dos du pied où elle laisse voir les veines du tissu sous-cutané ;

En clinique

Les structures osseuses sont sous-cutanées à la partie médiale de la jambe ce qui rend tout traumatisme douloureux et à risque de fracture ouverte.
La vascularisation cutanée peu développée explique la fréquence des ulcères vasculaires.

- elle est glabre dans les régions glutéale, poplitée et plantaire, poilue au niveau de la cuisse et de la jambe ;
- elle adhère à la tubérosité ischiatique et au ligament inguinal par des faisceaux fibreux, au tractus ilio-tibial, au fascia profond de la partie inférieure de la cuisse et de celle de la jambe, au talon et à la plante du pied ;

À noter

L'adhérence de la peau plantaire à l'aponévrose plantaire empêche sa mobilité lors de la marche.

- la peau glutéale est riche en glandes sébacées.

En clinique

Les furoncles de la région glutéale sont fréquents, en lien avec les nombreuses glandes sébacées.

MEMBRES
MEMBRE INFÉRIEUR

La sensibilité cutanée dépend des rameaux nerveux sensitifs qui parcourent le fascia superficiel. Les territoires nerveux tronculaires et radiculaires sont représentés sur la fig. 8-29.

Fascia superficiel

Le tissu adipeux sous-cutané est plus ou moins épais selon les régions :
- abondant dans la région glutéale et en regard du trigone fémoral ;

> **À noter**
> La région glutéale est un lieu privilégié de l'embonpoint, particulièrement chez la femme.

- plus fin dans les régions de la cuisse, poplitée, latérale et postérieure de la jambe ;
- très mince à la face antérieure de la jambe et de la cheville ;
- presque inexistant au niveau de la patella, des malléoles et du tendon calcanéen ;
- variable dans la région dorsale du pied, peu épais chez l'enfant et l'adulte, plus conséquent chez le nouveau-né.

Il contient (fig. 8-30) :
- des bourses synoviales qui séparent les reliefs osseux de la peau : bourses sous-cutanées trochantérienne, ischiatique, prépatellaire, sous-patellaire (entre le tendon patellaire et la peau), calcanéenne (entre la partie inférieure du tendon calcanéen et la peau).

> **En clinique**
> L'hygroma est une inflammation de l'une de ces bourses. L'hygroma du genou est une maladie professionnelle que l'on trouve par exemple chez les carreleurs.

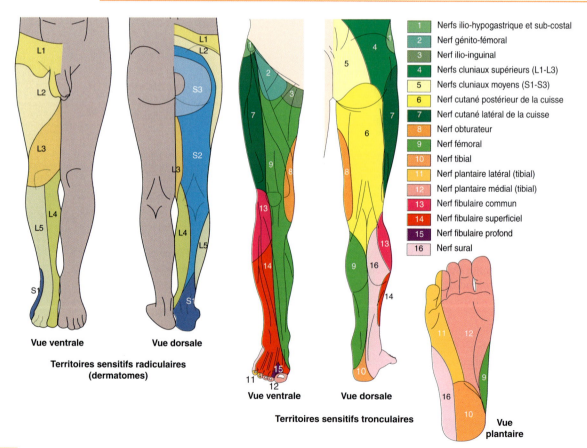

▶ 8-29
Territoires sensitifs du membre inférieur.
© Pr Michel Montaudon.

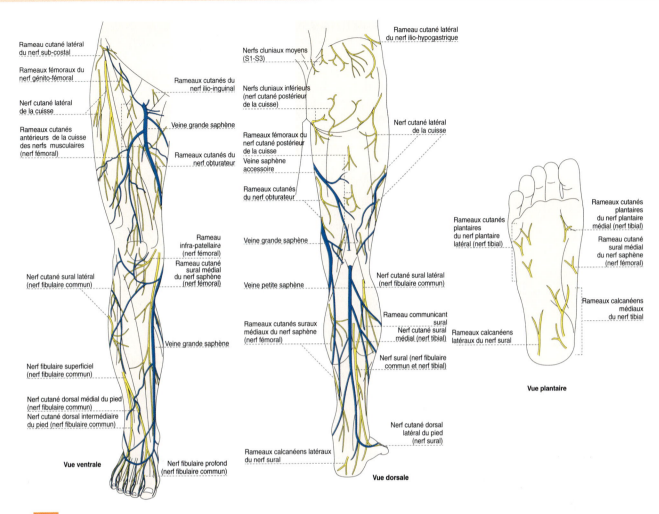

▶ 8-30
Éléments veineux et nerveux superficiels du membre inférieur.
© Pr Michel Montaudon.

- des artérioles dont quelques-unes sont plus volumineuses et proviennent de l'artère fémorale dès son origine :
  - l'artère épigastrique superficielle se porte en haut et en dedans, vers la région épigastrique,
  - l'artère circonflexe iliaque superficielle se dirige en haut et en dehors, vers la région iliaque,
  - les artères pudendales externes superficielle et profonde, se dirigent en dedans, vers les organes génitaux ;
- des veines tributaires des veines grande et petite saphènes (cf. p. 567) ;
- des collecteurs lymphatiques et des nœuds, principalement localisés dans les régions poplitée et surtout inguinale médiale ;
- des rameaux nerveux cutanés sensitifs provenant du plan profond et qui traversent le fascia profond. Ils sont issus :
  - des rameaux cutanés latéraux du nerf ilio-hypogastrique et du nerf sub-costal, à la partie supéro-latérale de la région glutéale, et du rameau cutané du nerf ilio-inguinal à la partie supéro-médiale de la région antérieure de la cuisse,
  - des rameaux dorsaux de L1, L2 et L3, pour les nerfs cluniaux supérieurs à la partie supérieure de la région glutéale,
  - des rameaux dorsaux de S1, S2 et S3 pour les nerfs cluniaux moyens à la partie supéro-médiale de la région glutéale,

- du nerf cutané postérieur de la cuisse, dont les rameaux :
  - cluniaux inférieurs perforent le fascia profond sous le muscle grand fessier puis se ramifient à la partie inférieure de la région glutéale,
  - fémoraux perforent le fascia lata et se ramifient à la face postérieure de la cuisse, du genou et de la partie supérieure de la jambe,
- du nerf cutané latéral de la cuisse, qui traverse le ligament inguinal en dedans de l'épine iliaque antérieure et supérieure puis se ramifie sur la région latérale de la cuisse en débordant sur ses faces antérieure et postérieure, jusqu'au genou,
- du nerf génito-fémoral dans la région inguinale, entre les territoires cutané latéral de la cuisse et ilio-inguinal,
- du nerf obturateur dont quelques rameaux traversent le fascia lata à la partie moyenne de la cuisse et se ramifient sur la face médiale de sa partie inférieure et du genou,
- du nerf fémoral dont les rameaux :
  - cutanés antérieurs de la cuisse sont issus de ses branches musculaires latérale et médiale et se ramifient à la face antérieure de la cuisse, en débordant sur sa face médiale, jusqu'à la région patellaire,
  - infra-patellaire et saphène traversent le fascia profond en dedans de la patella. Le premier se ramifie sur la tubérosité tibiale et la patella, le second donne les nerfs cutanés médiaux de la jambe à la face médiale de celle-ci, en débordant sur ses faces antérieure et postérieure. Ses derniers rameaux atteignent le bord médial du pied,
- du nerf ischiatique qui se divise en :
  - nerf fibulaire commun qui donne :
    - le nerf cutané sural latéral, qui traverse le fascia crural recouvrant le chef médial du gastrocnémien puis se ramifie à la face supéro-latérale de la jambe,
    - le nerf fibulaire superficiel, qui traverse le fascia crural en dehors du bord antérieur du tibia, se distribue à la peau et se divise au-dessus et en avant de la malléole médiale en :
      - nerf cutané dorsal médial du pied pour les orteils I à III,
      - nerf cutané dorsal intermédiaire du pied pour les orteils III à V,
    - le nerf fibulaire profond dont la branche médiale traverse le fascia dorsal du pied à l'extrémité postérieure du 1er espace interosseux et se ramifie dans le 1er espace interdigital,
  - nerf tibial qui donne :
    - le nerf cutané sural médial, qui traverse le fascia crural juste en dehors de la petite veine saphène. Il s'anastomose avec un rameau du cutané sural latéral pour former le nerf sural. Celui-ci passe en arrière de la malléole médiale et donne des rameaux calcanéens latéraux puis devient le nerf cutané dorsal latéral du pied, destiné au bord latéral du pied et du 5e orteil,
    - des rameaux calcanéens médiaux qui traverse le fascia plantaire médial,
    - une branche plantaire médiale dont les rameaux cutanés plantaires se ramifient à la partie antéro-médiale de la plante et les rameaux digitaux sont destinés aux orteils I à IV,
    - une branche plantaire latérale dont les rameaux cutanés plantaires se ramifient à la partie antéro-latérale de la plante et les rameaux digitaux sont destinés aux orteils IV et V.

Compartiments profonds

Compartiments postérieurs

Ces compartiments communiquent les uns avec les autres à la face postérieure du membre inférieur.

Région glutéale (ou région fessière)

Les **muscles** sont répartis en 3 plans (cf. p. 524) :
- superficiel, avec le grand fessier ;
- intermédiaire, avec le moyen fessier, à la partie supérieure de la région ;
- profond, avec de haut en bas le petit fessier et les muscles pelvitrochantériens (piriforme, jumeau supérieur, obturateurs interne et externe, jumeau inférieur et carré fémoral).

Entre les muscles cheminent les **vaisseaux et les nerfs** de la région :
- entre les muscles grand et moyen fessiers : les vaisseaux glutéaux supérieurs et le nerf glutéal supérieur (cf. p. 581) qui arrivent dans la région en traversant la grande incisure ischiatique au-dessus du muscle piriforme ;
- entre les muscles grand fessier et pelvitrochantériens, des éléments qui arrivent dans la région en traversant la grande incisure ischiatique sous le muscle piriforme et sont :
  - en dehors, destinés au membre inférieur : vaisseaux glutéaux inférieurs, nerfs glutéal inférieur (cf. p. 582), ischiatique (cf. p. 583), cutané postérieur de la cuisse (cf. p. 582), de l'obturateur interne et du carré fémoral,
  - en dedans, simplement de passage : vaisseaux pudendaux internes, nerfs pudendal interne et rectal inférieur. Ces structures contournent l'épine ischiatique et le ligament sacro-épineux puis s'engagent dans la fosse ischiorectale par la petite incisure ischiatique.

Cuisse

Le **groupe musculaire médial** est celui des adducteurs et comprend d'arrière en avant les muscles grand, court et long adducteurs, et médialement le gracile (cf. p. 534).
Le pédicule vasculo-nerveux médial comprend :
- l'artère profonde de la cuisse qui arrive dans la région en passant entre les muscles pectiné et long adducteur (cf. p. 554). Accompagnée de ses veines, elle descend entre le long adducteur en avant et les court et grand adducteurs en arrière ;
- les branches terminales du nerf obturateur (cf. p. 580) à la partie supérieure de la région :
  - la branche antérieure passe entre le long et le court adducteur,
  - la branche postérieure passe entre le court et le grand adducteur.

Le **groupe musculaire postérieur** est celui des ischiojambiers, formé par (cf. p. 529) :
- une couche superficielle avec le semi-tendineux en dedans et le chef long du biceps fémoral en dehors. Ces 2 muscles s'écartent un peu l'un de l'autre à la partie inférieure de la région ;
- une couche profonde avec le semi-membraneux en dedans et le chef court du biceps fémoral en dehors. Les 2 chefs du biceps fémoral fusionnent à la partie inférieure de la région.

Le **pédicule vasculo-nerveux postérieur** comprend le nerf cutané postérieur de la cuisse qui longe verticalement ce groupe musculaire, immédiatement entre le fascia lata et la couche superficielle (cf. p. 582).
Dans l'espace qui sépare les groupes musculaires médial et postérieur se trouvent :
- la branche fémorale de l'artère glutéale inférieure, à la partie supérieure de la région ;
- des branches de l'artère profonde de la cuisse (cf. p. 556) :
  - l'artère circonflexe médiale du fémur, à la partie supérieure,
  - les artères perforantes, qui traversent d'avant en arrière le court ou le long adducteur ;
- les veines satellites de ces artères ;
- des collecteurs lymphatiques destinés aux nœuds iliaques internes ;
- le nerf ischiatique, d'abord entre le grand adducteur et le chef long du biceps fémoral puis en avant de l'espace qui sépare le semi-membraneux du chef long du biceps fémoral (cf. p. 583).

Genou

Les **muscles** qui délimitent la fosse poplitée sont :
- en haut, le biceps fémoral en dehors, le semi-tendineux et le semi-membraneux en dedans (cf. p. 529) ;
- en bas, le chef latéral et le chef médial du gastrocnémien (cf. p. 538) ;
- en profondeur, le muscle poplité qui recouvre partiellement la capsule articulaire du genou.

Les **éléments vasculo-nerveux** sont :
- l'artère poplitée qui arrive dans le compartiment en traversant le hiatus tendineux de l'adducteur (cf. p. 557). Elle est oblique en bas et en dehors puis verticale et se divise en avant de l'arcade tendineuse du soléaire, en quittant la région ;
- la veine poplitée, parfois dédoublée, est initialement en arrière puis en dehors et en arrière de l'artère. Elle reçoit la veine petite saphène qui décrit une crosse sagittale au-dessus de l'interligne fémoro-tibiale ;
- des collecteurs et des nœuds lymphatiques profonds ;

MEMBRES
MEMBRE INFÉRIEUR

- le nerf ischiatique qui se divise à l'angle supérieur de la fosse poplitée en :
  - nerf tibial (cf. p. 591), vertical en arrière et en dehors des vaisseaux, qui quitte la région en passant en avant de l'arcade tendineuse du soléaire,
  - nerf fibulaire commun (cf. p. 583), oblique en bas et en dehors, le long du bord médial du biceps fémoral, qui contourne le col fibulaire puis perfore le septum intermusculaire crural postérieur.

> **En clinique**
>
> L'abord de la crosse de la veine saphène (éveinage, prélèvement veineux pour pontage) se fait dans cette région.
> La palpation des aires lymphatiques et du pouls poplité fait partie de l'examen clinique. Le pouls poplité n'est pas perceptible en extension du genou car le fascia poplité est tendu.

Jambe

Le **groupe musculaire superficiel** est formé par le triceps sural dont les 2 couches sont séparées par le muscle plantaire (cf. p. 538). La couche superficielle est le muscle gastrocnémien avec ses chefs médial et latéral, la couche profonde et le muscle soléaire. Les muscles forment le relief du mollet.
Le nerf cutané sural médial longe la face profonde du fascia crural le long de l'interstice qui sépare les chefs du gastrocnémien puis le perfore et devient superficiel (cf. p. 587).
Le **groupe musculaire profond** comprend de dedans en dehors les muscles long fléchisseur des orteils, tibial postérieur et long fléchisseur de l'hallux (cf. p. 538).
Entre ces muscles et le septum intermusculaire transverse cheminent :
- le nerf tibial d'abord en arrière de l'artère tibiale postérieure puis le long de sa face latérale (cf. p. 587);
- les branches de l'artère poplitée qui se divise en avant de l'arcade tendineuse du soléaire en :
  - artère tibiale antérieure qui passe immédiatement dans la région antérieure de la jambe (cf. p. 559),
  - artère tibiale postérieure, verticale puis oblique en bas et en dedans vers le sillon rétro-malléolaire médial (cf. p. 559). Elle se place en dedans du tendon calcanéen. Au 1/3 supérieur de la jambe, elle donne l'artère fibulaire, oblique en bas et en dehors qui se plaque contre la membrane interosseuse;
- les veines satellites des artères et les lymphatiques profonds, qui rejoignent les nœuds poplités.

Cheville

Le **compartiment latéral**, en arrière de la malléole latérale, est parcouru par les tendons des muscles long (en arrière) et court (en avant) fibulaires (cf. p. 538). Ces tendons contournent l'apex de la malléole latérale vers l'avant et se disposent de part et d'autre de la trochlée des muscles fibulaires. Ils sont entourés d'une gaine synoviale initialement commune et maintenus contre la face latérale de la fibula puis du calcanéus par les rétinaculums supérieur et inférieur des fibulaires.
Le **compartiment médian** est en arrière de l'extrémité inférieure du tibia, occupé par :
- en arrière, le tendon calcanéen dans un dédoublement du fascia calcanéen;
- en avant du tissu adipeux qui permet à celui-ci de glisser sur les tendons profonds et, à la partie inférieure, une bourse synoviale qui sépare le tendon calcanéen de la partie supérieure de la tubérosité calcanéenne.

Le **compartiment médial** est en arrière de la malléole médiale. Il est parcouru par les tendons des muscles du groupe profond du compartiment postérieur de la jambe qui contournent l'apex de la malléole pour se diriger en avant dans le canal tarsien (cf. p. 538) :
- celui du tibial postérieur est le plus antérieur puis le plus crânial dans le canal tarsien;
- celui du long fléchisseur des orteils se place en arrière du précédent puis, dans le canal tarsien, dessous;
- celui du long fléchisseur de l'hallux leur est postéro-latéral puis, dans le canal tarsien, inférieur.

Ces tendons sont entourés chacun d'une gaine synoviale et maintenus contre le tibia par le rétinaculum des fléchisseurs.

Le nerf tibial, l'artère tibiale postérieure et ses veines empruntent le compartiment médial puis le canal tarsien à la sortie duquel ces structures se divisent en branches plantaires médiale et latérale.

> **À noter**
>
> Le canal tarsien contient :
> - à sa partie supérieure, les tendons des fléchisseurs extrinsèques du pied ;
> - à sa partie inférieure, l'artère tibiale postérieure, ses veines et le nerf tibial.

Plante

Le **compartiment médial** comprend 3 muscles destinés au 1er orteil : l'abducteur de l'hallux est le plus superficiel, il recouvre le court fléchisseur de l'hallux et l'adducteur de l'hallux (cf. p. 548). Les 2 chefs du court fléchisseur sont séparés par le tendon du long fléchisseur de l'hallux.
Le pédicule vasculo-nerveux plantaire médial regroupe :
- l'artère plantaire médiale et ses veines (cf. p. 565) qui suivent le tendon du long fléchisseur de l'hallux entre :
  - en haut, le tendon du fléchisseur des orteils puis le court fléchisseur de l'hallux,
  - en bas, l'abducteur de l'hallux ;
- le nerf plantaire médial et la branche profonde du nerf plantaire latéral qui arrive du compartiment moyen (cf. p. 587).

Le **compartiment moyen** comprend :
- des muscles organisés en 3 couches (cf. p. 548) :
  - superficielle, formée par le muscle court fléchisseur des orteils,
  - intermédiaire, avec les tendons du long fléchisseur de l'hallux et du long fléchisseur des orteils, et les muscles carré plantaire et lombricaux,
  - profonde, avec l'adducteur du gros orteil qui se dirige vers le compartiment médial et le ligament plantaire long qui recouvre le tendon du long fibulaire ;
- les éléments vasculo-nerveux de ce compartiment sont :
  - contre l'aponévrose plantaire, l'arcade plantaire superficielle, anastomose inconstante et grêle entre les artères plantaires médiale et latérale,
  - entre le muscle court fléchisseur des orteils et l'aponévrose plantaire, en avant :
    - la branche profonde du nerf plantaire médial qui donne les trois premiers nerfs digitaux plantaires communs,
    - le 4e nerf digital plantaire commun, branche du nerf plantaire latéral,
    - la branche profonde de l'artère plantaire médiale qui parcourt le 1er espace interosseux avec ses veines (cf. p. 565) ;
  - entre le court fléchisseur des orteils et la couche intermédiaire se trouvent, en arrière, le pédicule plantaire latéral issu du compartiment latéral. Le nerf plantaire latéral s'y divise en (cf. p. 587) :
    - branche profonde qui accompagne l'artère plantaire latérale,
    - branche superficielle qui passe dans le compartiment plantaire latéral où elle donne le nerf digital plantaire propre latéral du petit orteil et le 4e nerf digital plantaire commun qui repasse dans le compartiment moyen.

Le **compartiment plantaire interosseux** comprend :
- les 3 muscles interosseux plantaires et les 4 interosseux dorsaux, situés dans les espaces intermétatarsiens (cf. p. 542),
- l'artère plantaire latérale (cf. p. 566), avec ses veines, qui pénètre le groupe musculaire profond après avoir contourné le bord latéral du carré plantaire puis se dirige vers l'extrémité proximale du 1er espace interosseux où elle s'anastomose avec l'artère plantaire profonde, issue de l'artère dorsale du pied, pour former l'arcade plantaire profonde. Elle est accompagnée par la branche profonde du nerf plantaire latéral qui la quitte pour passer dans le compartiment médial.

Le **compartiment latéral** comprend des muscles destinés au petit orteil (cf. p. 548). L'abducteur du petit orteil recouvre le court fléchisseur et l'opposant. La branche superficielle du nerf plantaire latéral et l'artère digitale plantaire propre latérale du petit orteil, issue de l'artère plantaire latérale, traversent ce compartiment.

MEMBRES
MEMBRE INFÉRIEUR

Compartiments antérieurs
Ces compartiments communiquent les uns avec les autres à la face antérieure du membre inférieur.

Cuisse
Les **muscles** du compartiment comprennent 2 couches (cf. p. 529) :
- superficielle avec le tenseur du fascia lata en haut et en dehors et le sartorius qui s'enroule en avant du compartiment de haut en bas et de dehors en dedans. Ces 2 muscles sont enveloppés par un dédoublement du fascia lata ;
- profonde, formée par le quadriceps fémoral et ses 4 chefs organisés en 3 plans : droit fémoral, vaste latéral et vaste médial, et vaste intermédiaire. Cette couche recouvre :
  - à la partie supérieure, la terminaison du muscle ilio-psoas fixée sur le petit trochanter,
  - à la partie médiale, les muscles pectinés et long adducteur du groupe médial du compartiment postérieur.

Le **trigone fémoral** est situé à la face antérieure de la racine de la cuisse, limité par :
- en haut, la lacune vasculaire du ligament inguinal ;
- en bas, le croisement des muscles sartorius et long adducteur ;
- en dehors, le sartorius ;
- en dedans, le long adducteur ;
- en profondeur, la terminaison des muscles ilio-psoas et pectinée qui forment une gouttière ouverte en avant.

> **À noter**
>
> À travers la lacune vasculaire du ligament inguinal passe une expansion du fascia extra-péritonéal qui participe sur quelques centimètres à la gaine fibreuse des vaisseaux fémoraux. Ceci explique la possibilité de hernies fémorales du contenu abdominal.

Le **canal fémoral** prolonge le sillon vers le bas, limité par :
- en arrière et en dedans, les adducteurs couverts du septum intermusculaire médial ;
- en avant et en dehors, le vaste médial et son fascia ;
- en avant et en dedans, le sartorius. Cette paroi est renforcée à son 1/3 inférieur par le fascia sub-sartorial, épaisse lame fibreuse tendue entre le tendon du grand adducteur et le vaste médial. En arrière de celle-ci, le canal fémoral devient le canal des adducteurs qui s'ouvre dans la région poplitée par le hiatus du grand adducteur.

Le **pédicule vasculo-nerveux** chemine entre les 2 feuillets du fascia lata (cf. p. 267) :
- l'artère fémorale pénètre la région par la lacune vasculaire et la parcourt de haut en bas dans le canal fémoral puis celui des adducteurs (cf. p. 554). Elle y donne :
  - des artères superficielles,
  - l'artère profonde de la cuisse qui quitte la région en passant entre les muscles pectiné et long adducteur ;
- la veine fémorale s'enroule en arrière de l'artère : au hiatus de l'adducteur, elle est en arrière et en dehors, à la partie crâniale de la région, elle est en dedans. Elle reçoit la veine profonde de la cuisse et la crosse de la veine grande saphène puis quitte la région par la lacune vasculaire, en dedans de l'artère fémorale ;
- des collecteurs et des nœuds lymphatiques profonds dont le plus volumineux est le nœud inguinal profond suprême, situé en dedans de la veine fémorale (cf. p. 571) ;
- de nombreux nerfs :
  - le rameau fémoral du nerf génito-fémoral (cf. p. 576),
  - le nerf fémoral arrive dans la région par la lacune musculaire, inclus dans le fascia du muscle ilio-psoas (cf. p. 576). Il y donne ses branches terminales, les nerfs du quadriceps, saphène, musculaire médial et musculaire latéral. Le nerf saphène pénètre le canal fémoral et y croise les vaisseaux fémoraux de dehors en dedans puis traverse le fascia sub-sartorial.

Genou

> **En clinique**
>
> Le trigone fémoral est le hile vasculo-nerveux du membre pelvien :
> - le pouls fémoral y est palpé ; l'artère ou la veine peuvent être cathétérisées ;
> - à sa partie supérieure, l'artère fémorale peut être comprimée sur les structures osseuses ;
> - il est le siège de nombreux nœuds lymphatiques, rendant obligatoires les curages lymphatiques inguinaux dans certains cancers cutanés ou génitaux ;
> - l'artère fémorale y est un site électif de la maladie athéromateuse ;
> - l'éveinage saphène est réalisé dans le traitement des varices du membre pelvien.

Ce compartiment contient des éléments disposés :
- au-dessus de la patella :
  – le tendon quadricipital qui se fixe au bord supérieur de la patella et dont les fibres les plus antérieures adhèrent au fascia profond et recouvrent la patella puis le ligament patellaire,
  – le récessus supérieur de l'articulation du genou, séparé du tendon quadricipital par le corps adipeux supra-patellaire. Il reçoit quelques fibres du quadriceps qui forment le muscle articulaire du genou, inconstant ;

> **À noter**
>
> La contraction du muscle articulaire du genou lors de l'extension tend la capsule de l'articulation du genou.

> **En clinique**
>
> Lors des épanchements articulaires du genou, le comblement du récessus capsulaire supérieur, qui dépasse en haut la patella, entraîne un gonflement perceptible.

- sous la patella, le ligament patellaire séparé de l'extrémité supérieure du tibia par le corps adipeux infra-patellaire et par la bourse synoviale infra-patellaire profonde ;
- en dedans de l'extrémité supérieure du tibia, la terminaison des muscles de la patte d'oie :
  – en superficie, le tendon du sartorius,
  – en profondeur, le tendon du gracile, en haut, et celui du semi-tendineux en bas,
  – 2 bourses synoviales s'interposent entre les 2 plans tendineux et entre le plan profond et les formations capsuloligamentaires du genou.

Les artères profondes de la région forment, autour de la patella, un réseau anastomotique entre celles de la cuisse, de la région poplitée et de la jambe.

Jambe

Les **muscles** de ce compartiment sont le tibial antérieur en dedans, le long extenseur des orteils en dehors, le long extenseur de l'hallux entre les précédents, et le 3e fibulaire, latéral au long extenseur des orteils dans le 1/3 inférieur (cf. p. 536). Ce compartiment est dit des muscles releveurs du pied car il contient des muscles extenseurs de la cheville et du pied.

Le **pédicule vasculo-nerveux** comprend :
- l'artère tibiale antérieure issue de la région poplitée, accolée à la membrane interosseuse et oblique en bas et en dedans jusqu'au milieu de l'espace intermalléolaire (cf. p. 559) ;
- les veines tibiales antérieures au nombre de 2 ou 3 ;
- les lymphatiques profonds ;
- le nerf fibulaire profond, issu du compartiment latéral de la jambe et qui croise l'artère de haut en bas et de dehors en dedans (cf. p. 583).

Cheville

Ce compartiment comprend de dehors en dedans les tendons des muscles long extenseur des orteils,

long extenseur de l'hallux et tibial antérieur, chacun entouré d'une gaine synoviale propre (cf. p. 538).
Le **pédicule vasculo-nerveux** comprend, entre les tendons et l'articulation :
- l'artère tibiale antérieure, accompagnée de ses veines, qui devient l'artère dorsale du pied au bord inférieur du rétinaculum inférieur des extenseurs (cf. p. 559) ;
- le nerf fibulaire profond, en dedans de l'artère, qui donne ses 2 branches terminales au bord inférieur du rétinaculum inférieur des extenseurs (cf. p. 583).

Pied

Le **compartiment dorsal du pied** comprend :
- une couche superficielle formée de dehors en dedans par les tendons des muscles court fibulaire, 3e fibulaire, long extenseur des orteils, long extenseur de l'hallux et tibial antérieur (cf. p. 536). Chaque tendon est entouré dans la région d'une gaine synoviale à l'exception de ceux des muscles court fibulaire, 3e fibulaire et tibial antérieur qui se terminent à la partie proximale de la région ;
- une couche profonde constituée des muscles courts extenseurs des orteils, en dehors, et de l'hallux, en dedans (cf. p. 544).

Le **pédicule vasculo-nerveux** comprend :
- l'artère dorsale du pied qui gagne l'extrémité proximale du 1er espace interosseux qu'elle traverse pour devenir l'artère plantaire profonde (cf. p. 563). Elle donne plusieurs collatérales et est accompagnée de ses veines ;
- les branches terminales du nerf fibulaire profond (cf. p. 583).

Compartiment latéral de la jambe

Ce **compartiment** communique avec le compartiment plantaire moyen.
Il comprend les muscles fibulaires organisés en 2 plans : le long fibulaire est superficiel et recouvre le court fibulaire (cf. p. 538).
Le **pédicule vasculo-nerveux** parcourt le compartiment entre les 2 muscles :
- le nerf fibulaire commun provient de la région poplitée, contourne le col fibulaire et se divise en (cf. p. 583) :
  - nerf fibulaire profond qui gagne le compartiment antérieur,
  - nerf fibulaire superficiel qui descend contre la face latérale de la fibula puis entre les muscles fibulaires. Il traverse le fascia crural au 1/3 inférieur de la région pour devenir superficiel ;
- les artères sont peu volumineuses, destinées aux muscles de la région ; les veines et les lymphatiques suivent les artères.

COMPLÉMENT EN LIGNE

Des QCM et des QROC peuvent être consultées en ligne à l'adresse suivante : www.em-consulte.com/e-complement/476347.

3

Grands appareils

APPAREIL TÉGUMENTAIRE

Pr Michel Montaudon

APPAREIL TÉGUMENTAIRE

PEAU

L'appareil tégumentaire enveloppe l'organisme et regroupe les tissus qui en constituent le revêtement externe, à l'exception des muqueuses. Il sépare l'organisme de son milieu extérieur.

Il comprend la peau et ses annexes, poils, ongles et glandes sudoripares, ainsi que le fascia superficiel ou tissu sous-cutané (fig. 9-1).

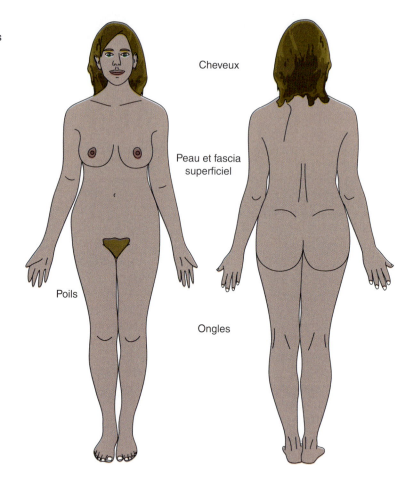

▶ 9-1
L'appareil tégumentaire comprend la peau et ses annexes (poils, ongles et glandes sudoripares), ainsi que le fascia superficiel.
© Pr Michel Montaudon.

PEAU

La peau est l'organe le plus volumineux et le plus étendu du corps humain. Épaisse en moyenne de 1 à 2 mm, sa surface est de l'ordre de 1,8 à 2 m² chez l'adulte et son poids de 2,5 à 3 kg.

En clinique

L'épaisseur cutanée est variable selon les régions : la peau du dos atteint 4 mm, la peau des paupières 0,5 mm. La voie percutanée est utilisée pour certains topiques, comme les œstrogènes, et les applications se font sur les zones où la peau est fine (face antérieure des avant-bras, médiale des cuisses).

Une estimation rapide de la proportion de **surface cutanée** atteinte en pathologie, en particulier lors de brûlures, fait appel à la règle des 9 % : la surface cutanée d'un membre supérieur représente 9 % de la surface totale, celle du cou et de la tête également (20 % chez l'enfant), celle d'un membre inférieur 18 % (12,5 % chez l'enfant), celle du tronc 36 % et celle du périnée 1 % (fig. 9-2).

La **surface corporelle** (en m²) est calculée en divisant par 3 600 la racine carrée du produit du poids (kg) par la taille (cm). Elle est utilisée pour :
- apprécier la taille d'une structure par rapport à la corpulence des patients (cf. p. 780) ;
- évaluer la fonction rénale des patients (cf. p. 1145) ;
- adapter des posologies de médicaments…

APPAREIL TÉGUMENTAIRE
PEAU

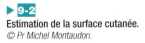
Estimation de la surface cutanée.
© Pr Michel Montaudon.

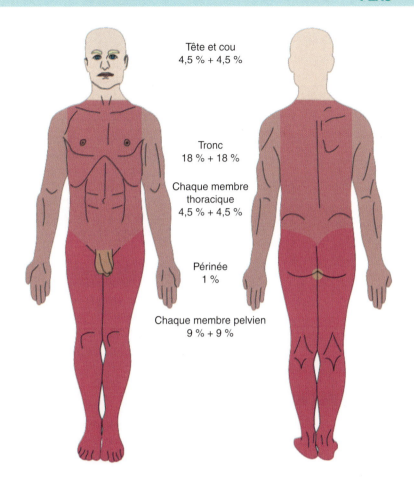

Tête et cou
4,5 % + 4,5 %

Tronc
18 % + 18 %

Chaque membre thoracique
4,5 % + 4,5 %

Périnée
1 %

Chaque membre pelvien
9 % + 9 %

Structure

La **membrane basale** y sépare (fig. 9-3) :
- l'épiderme, tissu épithélial pluristratifié, kératinisé, qui représente environ 1/10e de l'épaisseur de la peau. L'épiderme contient plusieurs types de cellules dont :
  - les kératinocytes, les plus abondants, qui produisent une protéine fibreuse très résistante, la kératine,
  - des macrophages, qui participent aux défenses immunitaires de la peau contre les agents pathogènes extérieurs,
  - les mélanocytes, plus abondants chez les sujets à peau sombre, qui synthétisent la mélanine ;

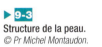
Structure de la peau.
© Pr Michel Montaudon.

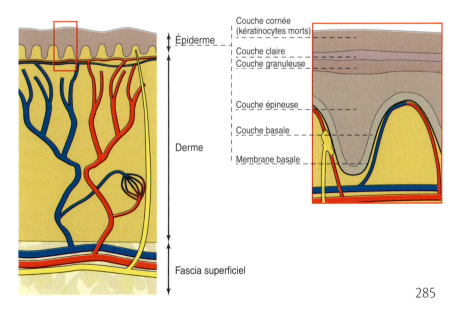

APPAREIL TÉGUMENTAIRE
PEAU

> **À noter**
>
> L'épaisseur d'épiderme kératinisé varie selon les régions : elle est très importante au niveau des talons, où elle forme une réelle couche cornée chez les sujets qui marchent pieds nus.
> Les éphélides (taches de rousseur) et les nævus (grains de beauté) sont des accumulations locales de mélanine et de mélanocytes.

- du derme, tissu conjonctif riche en fibres de collagène et d'élastine qui confèrent à la peau résistance et élasticité. Celles-ci sont synthétisées par les fibrocytes.

Le **derme** contient la plupart des annexes cutanées décrites ci-dessous : poils et leurs annexes, glandes sudoripares, glandes mammaires (cf. p. 1246). Les ongles font aussi partie des annexes cutanées. Il contient également les récepteurs sensitifs cutanés : thermorécepteurs sensibles à la chaleur, nocicepteurs sensibles à la douleur, mécanorécepteurs sensibles à la pression et au toucher ainsi que des vaisseaux sanguins, du tissu adipeux.

> **En clinique**
>
> Les **vergetures** surviennent lorsqu'une déformation rapide de la peau dépasse la limite d'élasticité du derme : grossesses, variations importantes de poids, croissance lors de la puberté, etc.
> Les **brûlures** au 3e degré atteignent le derme, les brûlures au 1er et au 2e degrés ne touchent que l'épiderme.

Aspect

La peau est lisse, perforée par les pores, ouvertures des glandes cutanées. Elle présente de fines surélévations plus marquées dans certaines régions, comme la pulpe des doigts, propres à chaque individu.

> **À noter**
>
> Ces surélévations, ou dermatoglyphes, favorisent l'adhérence des objets lors de la préhension.

La couleur de la peau varie selon les individus et, chez le même individu, en fonction de l'âge et des régions. Elle est ainsi plus sombre après la puberté au niveau des organes génitaux ou des aréoles mammaires.

> **En clinique**
>
> La couleur de la peau peut témoigner de certaines pathologies : une anémie entraîne une pâleur, une cyanose entraîne une coloration bleutée, un ictère produit une carnation jaunâtre.

Fonctions

Les fonctions de la peau sont multiples :
- barrière physique :
  - au milieu extérieur grâce à de multiples couches épithéliales de cellules serrées, sans espace entre elles,
  - au milieu intérieur dont elle préserve l'intégrité, en particulier l'hydratation ;
- organe sensitif qui renseigne sur les interactions de l'organisme avec le milieu extérieur ;
- organe thermorégulateur par la surface d'échange qu'elle offre avec l'extérieur et qui permet lors de la vasodilatation cutanée ou de la transpiration de refroidir l'organisme ou, au contraire, lors de la vasoconstriction d'en conserver la chaleur ;
- organe de synthèse et de stockage de la vitamine D sous l'effet des ultraviolets ;
- réservoir de sang : compte tenu de son étendue, les nombreux vaisseaux du derme et du fascia superficiel permettent l'ajustement du volume sanguin circulant (cf. p. 890) ;
- membrane perméable qui permet l'élimination de certaines substances du métabolisme (urée, ammoniac, CO_2) et l'absorption de substance liposolubles.

APPAREL TÉGUMENTAIRE
ANNEXES CUTANÉES

> **En clinique**
>
> Dans les brûlures étendues des déshydratations sont fréquentes.
> L'absorption de substances appliquées sur la peau est mise à profit lors de l'utilisation de traitements hormonaux substitutifs après la ménopause ou lors de l'utilisation de patchs (nicotiniques, morphiniques, etc.).

ANNEXES CUTANÉES (FIG. 9-4)

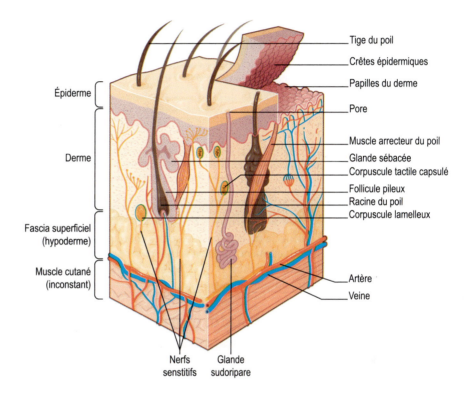

9-4 Annexes cutanées.
© Carole Fumat.

Poils

Les poils sont présents sur l'ensemble de la peau à l'exception des régions plantaires et palmaires. Quel que soit l'âge, ils sont plus nombreux et plus longs dans certaines régions (scalp, sourcils, cils, etc.). Leur abondance et leur répartition sont contrôlées par les androgènes dont la sécrétion surrénalienne est complétée, à partir de la puberté, par leur sécrétion gonadique, plus importante chez le garçon que chez la fille.

Chaque poil sort de la peau parallèle à celle-ci et comprend :
- une racine cutanée qui émerge d'un follicule pileux dont l'extrémité profonde est dilatée et forme le bulbe pileux. Le bulbe, situé dans le derme, est très innervé ;
- une tige plus ou moins longue, partie visible du poil, formée de cellules kératinisées agglomérées ;
- un muscle arrecteur constitué de quelques myocytes lisses tendus entre le derme et le follicule pileux. Ce muscle redresse le poil sous l'effet du système sympathique en réponse au froid ;
- une glande sébacée qui sécrète dans le follicule pileux une substance grasse, le sébum. Celui-ci protège le poil et la peau.

APPAREIL TÉGUMENTAIRE
ANNEXES CUTANÉES

> **À noter**
>
> À la **puberté**, des poils apparaissent dans les régions axillaires, pubienne et périnéale. Chez le garçon, ils se développent également dans la région faciale, la région thoracique antérieure et autour de la ligne médiane de l'abdomen.
>
> La contraction des muscles arrecteurs des poils est responsable de l'aspect « chair de poule ». Chez certaines espèces animales, cette contraction permet de paraître plus imposant ou d'emmagasiner de l'air dans le pelage ou le plumage pour se protéger du froid.
>
> Quelques glandes sébacées existent dans des régions dépourvues de poils (gland du pénis, petites lèvres et face médiale des grandes lèvres) et sont à l'origine de sécrétions blanchâtres.

> **En clinique**
>
> Une pilosité excessive constitue une **hypertrichose**. L'**hirsutisme** est propre à la femme et correspond à l'apparition d'une pilosité de même répartition que chez l'homme. L'une et l'autre ont habituellement une cause hormonale.
>
> L'inflammation des glandes sébacées est responsable de l'**acné**, leur infection, d'un **furoncle**.

Les poils protègent la peau du soleil (cheveux) et certains organes du milieu extérieur (poils des narines qui filtrent l'air inhalé, sourcils qui empêchent la sueur de couler dans les yeux, etc.). Très innervés, ils participent à la sensibilité avant même le contact cutané.

> **En clinique**
>
> L'alopécie est la chute rapide des cheveux qui peut aboutir à une calvitie. Chez l'homme, elle est habituellement d'origine hormonale et épargne la « couronne hippocratique » dont les follicules pileux sont pauvres en récepteurs hormonaux. Elle peut également être iatrogène (chimiothérapies) ou auto-immune.

Glandes sudoripares

Les glandes sudoripares sont responsables de la sécrétion de sueur. Elles comprennent :
- des glandes apocrines qui excrètent dans le follicule pileux une sueur visqueuse. Ces glandes sont présentes dans le fascia superficiel des régions axillaires, pubiennes, périnéales, inguinales et dans les aréoles mammaires. Leur sécrétion débute à la puberté, favorisée par les hormones sexuelles. Elle est importante durant l'excitation sexuelle et contient des phéromones ;
- des glandes eccrines, les plus nombreuses (200/cm^2), qui couvrent toute la surface de la peau et sont particulièrement abondantes dans la peau de la paume, de la plante et du front (500/cm^2). Elles sont situées dans le derme et excrètent, dès la naissance, leur sueur à la surface de la peau par leurs pores. La sueur des glandes eccrines est plus fluide, aqueuse.

Le rôle principal de la sueur est la thermorégulation : son évaporation permet de refroidir la surface cutanée. La sueur participe également à la protection de la peau par son action bactéricide et à l'élimination de certains déchets métaboliques.

> **À noter**
>
> La sueur des glandes apocrines contient des protéines et des lipides dont la dégradation bactérienne est à l'origine de son odeur.
>
> La quantité de sueur excrétée est de l'ordre de 200 mL par jour. Lors d'hyperthermies physiologiques (exercice physique, température extérieure) ou pathologiques (fièvre), la quantité excrétée peut considérablement augmenter.
>
> La peau du méat acoustique externe comporte des glandes sudoripares particulières qui excrètent une substance cireuse, le **cérumen**. Celui-ci, emprisonné par les poils du méat, est une barrière efficace aux corps étrangers.

APPAREIL TÉGUMENTAIRE
FASCIA SUPERFICIEL

Ongles

Les ongles sont constitués par un empilement dense de cellules kératinisées mortes qui forment des lames cornées.

Leur partie visible est le corps qui se prolonge, à l'opposé de leur bord libre, par une partie non visible, la racine (fig. 9-5). Durs et non innervés, leur croissance est de l'ordre de 5 mm par mois.

▶ 9-5
Ongle.
© Pr Michel Montaudon.

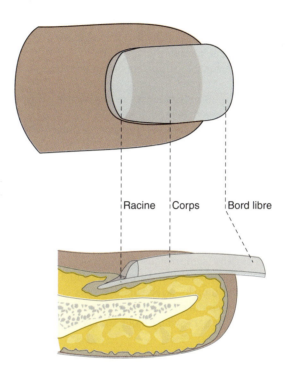

FASCIA SUPERFICIEL

Le fascia superficiel est le tissu conjonctif adipeux qui tapisse la profondeur du derme. Il est également appelé tissu sous-cutané ou hypoderme et contient (cf. fig. 3-3) :
- la plus importante réserve de graisse blanche du corps ;
- les **ligaments rétinaculaires** de la peau qui fixent le derme au fascia profond tout en lui permettant une mobilité variable selon les régions. Ces ligaments sont constitués par des travées de protéines fibrillaires ;
- des réseaux anastomotiques de vaisseaux et de nerfs qui distribuent vers le derme leurs branches terminales ;
- dans la région thoracique, les glandes mammaires.

> **À noter**
>
> Les ligaments rétinaculaires sont nombreux, courts et solides au niveau de la paume de la main où la peau est très adhérente au plan profond ; à l'inverse, ils sont absents de la peau du pénis, très mobile. Autour de la glande mammaire, ils constituent les ligaments suspenseurs du sein.
> Tous les éléments qui parcourent le fascia superficiel sont dits superficiels.

Le fascia superficiel joue plusieurs rôles :
- isolant thermique, dont l'efficacité dépend de l'épaisseur du tissu adipeux ;
- réserve d'énergie, stockée sous forme de triglycérides dans les adipocytes ;
- protection de la peau vis-à-vis de la compression contre les reliefs osseux.

> **En clinique**
>
> La distribution régionale de la graisse sous-cutanée est variable selon l'imprégnation hormonale et donc l'âge et le sexe.
> L'œdème cutané est une surcharge hydrique du fascia superficiel d'origine lymphatique ou veineuse.
> Les injections sous-cutanées se font dans le fascia superficiel dont la riche vascularisation résorbe progressivement le produit injecté.
> Les **escarres** résultent de la nécrose cutanée ischémique liée à la compression de la peau entre un relief osseux et un plan dur. Chez les personnes alitées, elles sont volontiers sacrales ou calcanéennes. Le terme anglo-saxon de *pressure ulcer* en décrit bien le mécanisme.

CONTRÔLE

Le contrôle de l'activité de la peau et de ses annexes dépend du système nerveux autonome :
- le système sympathique provoque la vasoconstriction cutanée, qui induit une diminution des échanges thermiques à travers la peau, l'augmentation du volume sanguin circulant, la contraction des muscles arrecteurs des poils et l'expression des glandes cutanées par les cellules myo-épithéliales qui entourent leur lumière ;
- le système para-sympathique stimule la production de sueur par les glandes sudoripares.

COMPLÉMENT EN LIGNE

Des QCM et des QROC peuvent être consultées en ligne à l'adresse suivante : www.em-consulte.com/e-complement/476347.

APPAREIL LOCOMOTEUR

10

Pr Fabrice Duparc

APPAREIL LOCOMOTEUR
COLONNE VERTÉBRALE

COLONNE VERTÉBRALE

Étendue du cou jusqu'au pelvis sur 70 à 80 cm, la colonne vertébrale constitue l'axe du tronc, porte la tête, s'intercale entre les os coxaux, s'appuyant sur le pelvis, et participe au squelette du tronc et à l'appareil locomoteur.

Elle est constituée de 33 à 35 vertèbres superposées qui forment une triple colonne :
- la colonne des corps vertébraux, en avant ;
- les colonnes des articulations zygapophysaires, en arrière, à droite et à gauche (fig. 10-1).

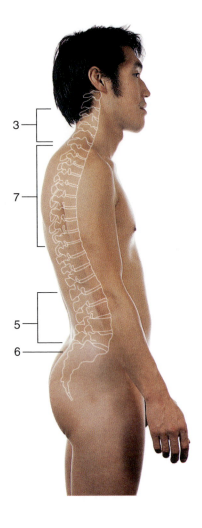
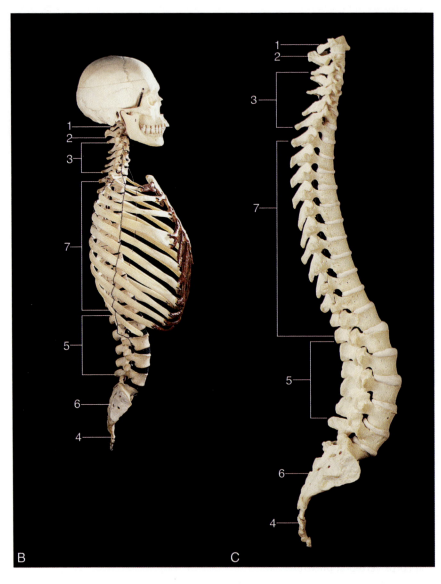

▶ **10-1**
Dos et colonne vertébrale.
A) Anatomie de surface.
B) Squelette axial.
C) Colonne vertébrale.
1. Vertèbre atlas
2. Vertèbre axis
3. Vertèbres cervicales, lordose
4. Coccyx
5. Vertèbres lombales, lordose
6. Sacrum
7. Vertèbres thoraciques, cyphose
© Abrahams 2014.

APPAREIL LOCOMOTEUR
COLONNE VERTÉBRALE

Elle présente 4 courbures dans le plan sagittal :
- la colonne cervicale est convexe en avant ;
- la colonne thoracique est concave en avant ;
- la colonne lombale est convexe en avant ;
- le sacrum et le coccyx décrivent une concavité antérieure.

À noter
La convexité vers l'avant d'un segment vertébral est appelée lordose, la concavité vers l'avant est appelée cyphose.

En clinique
Les tassements vertébraux des personnes âgées sont parfois responsables d'une majoration de la cyphose thoracique.
La scoliose est une courbure de la colonne vertébrale dans le plan frontal, elle est toujours anormale. Elle se recherche en observant le patient de dos lors d'une flexion de la colonne vertébrale.

La partie supérieure de la colonne vertébrale est mobile et comprend 24 vertèbres : 7 cervicales, 12 thoraciques, 5 lombales. Le sacrum forme la partie inférieure, rigide, par la fusion de 5 vertèbres sacrales, et s'articule par sa pointe inférieure avec le coccyx, petit résidu du squelette de la queue, formé de 4 à 6 pièces osseuses.

À noter
Les vertèbres sont désignées habituellement par l'initiale du segment auquel elles appartiennent (**c**ervical, **t**horacique, **s**acral, **l**ombal, **c**occygien) et un chiffre qui correspond à leur position dans ce segment : T11 est la 11e vertèbre thoracique mais la 18e vertèbre.

Le système discoligamentaire assure les moyens d'unions de ces pièces osseuses :
- les disques intervertébraux unissent les corps des vertèbres, de la 2e vertèbre cervicale à la 1re vertèbre sacrale ;
- les ligaments unissent les corps vertébraux, les processus articulaires supérieurs et inférieurs, les lames et les processus épineux ;
- des systèmes ligamentaires particuliers unissent les vertèbres cervicales supérieures entre elles et à l'os occipital, et les vertèbres lombales basses et sacrales aux os coxaux.

Ostéologie

Morphologie générale
La vertèbre type est formée par un corps vertébral, en avant, et par un arc postérieur (fig. 10-2) :
- le corps vertébral présente une face supérieure et une face inférieure séparées des faces des vertèbres sus- et sous-jacentes par un disque inter-vertébral. Il est de forme cylindrique, avec une face antérieure qui répond aux viscères et vaisseaux du cou, du thorax, de l'abdomen ou du pelvis, des faces latérales, et une face postérieure qui limite en avant le canal vertébral ;

À noter
La taille des corps vertébraux augmente de C2 à L5.

APPAREIL LOCOMOTEUR
COLONNE VERTÉBRALE

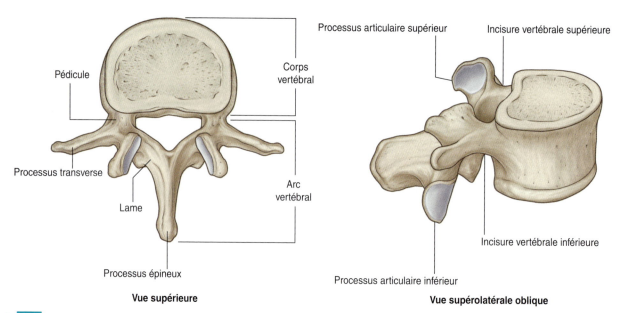

10-2 Vertèbre type.
© Drake 2015.

> ### En clinique
> Le tassement vertébral est une fracture par compression du corps vertébral qui entraîne une perte de hauteur de celui-ci. Il est favorisé par l'ostéoporose qui entraîne sa déminéralisation.

- l'arc postérieur forme un demi-anneau osseux, qui limite latéralement et en arrière le canal vertébral. Il est constitué par :
  - les pédicules, implantés à la jonction des faces latérales et de la face postérieure du corps vertébral, aplatis de dehors en dedans :
    - le bord inférieur de chaque pédicule forme l'incisure vertébrale supérieure,
    - le bord supérieur, plus concave, forme l'incisure vertébrale supérieure,
  - les processus articulaires (ou zygapophyses) supérieurs et inférieurs sont à la jonction des pédicules et des lames, dirigés verticalement. Les processus articulaires sont en rapport entre eux par leurs faces articulaires, et leur empilement constitue 2 colonnes postéro-latérales. Ces articulations sont les articulations zygapophysaires,
  - les lames sont situées en arrière des pédicules, aplaties d'avant en arrière, et se rejoignent sur la ligne médiane, fermant en arrière le foramen vertébral,

> ### En clinique
> Une *spina bifida* est une anomalie de développement des lames qui ne fusionnent pas en arrière : le processus épineux est absent et l'arc postérieur n'est pas fermé.
> La laminectomie est la résection chirurgicale des lames et du processus épineux. Elle permet d'élargir localement le canal vertébral lors des compressions médullaires ou radiculaires.

  - les processus épineux naissent de l'union des 2 lames et se dirigent en bas et en arrière,
  - les processus transverses sont implantés latéralement sur la jonction pédicule-lame, et se dirigent en dehors.

APPAREIL LOCOMOTEUR
COLONNE VERTÉBRALE

> **À noter**
>
> L'isthme vertébral est la partie de l'arc située à l'union du pédicule et de la lame, entre les processus articulaires supérieur et inférieur.

Les limites du foramen vertébral sont le corps vertébral en avant, les pédicules et les processus articulaires latéralement, et les lames en arrière.

> **À noter**
>
> L'empilement des foramens vertébraux forme le canal vertébral sur toute la hauteur de la partie postérieure de la colonne. Celui-ci contient, jusqu'au niveau L1-L2, la moelle spinale entourée des méninges, puis les racines de la queue de cheval.
> Les vertèbres forment, entre elles et de chaque côté, les foramens intervertébraux limités par :
> - en avant : la partie latérale de la face postérieure des corps vertébraux et des disques intervertébraux ;
> - en haut et en bas : les incisures vertébrales supérieures et inférieures ;
> - en arrière : les processus articulaires et les articulations zygapophysaires.
>
> Les racines du nerf spinal traversent ce foramen.

> **En clinique**
>
> Le canal vertébral et les foramens intervertébraux sont inextensibles. Certains processus pathologiques susceptibles de rétrécir ces espaces (hernie discale, ostéophyte d'une arthrose zygapophysaire, etc.) peuvent provoquer une compression de la moelle ou des nerfs spinaux.

Morphologie spécifique

Les vertèbres présentent des aspects différents selon les segments (fig. 10-3).

Vertèbres cervicales

La 1re vertèbre cervicale (C1, atlas), et la 2e (C2, axis) sont particulières. La 7e (C7) est une vertèbre de transition entre le segment cervical et le segment thoracique. Les vertèbres C3 à C6 correspondent à la vertèbre cervicale type, mais avec certaines particularités.

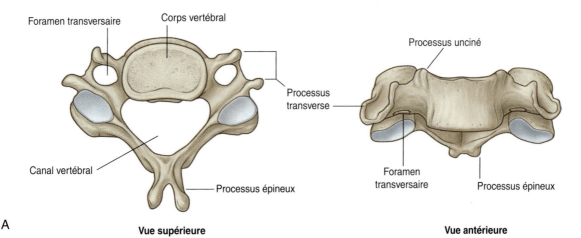

▶ **10-3**
Vertèbres régionales.
A) Vertèbre cervicale type.

APPAREIL LOCOMOTEUR
COLONNE VERTÉBRALE

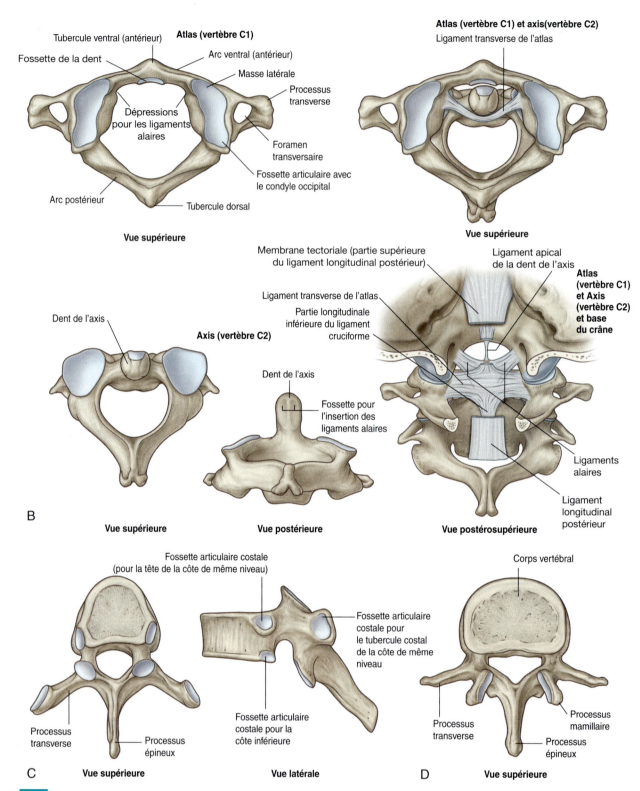

▶ **10-3.** Suite.
B) Atlas et axis.
C) Vertèbre thoracique typique.
D) Vertèbre lombale typique.

APPAREIL LOCOMOTEUR
COLONNE VERTÉBRALE

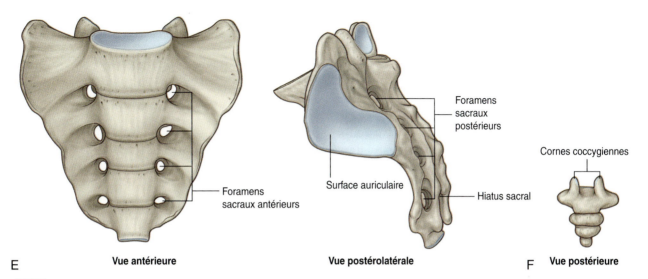

▶ 10-3. Suite.
E) Sacrum.
F) Coccyx.
© Drake 2015.

Atlas ou C1

L'atlas supporte la tête en s'articulant avec l'os occipital, et est constitué de 2 masses latérales réunies par un arc antérieur et un arc postérieur :

> **À noter**
>
> L'atlas est la seule vertèbre pourvue d'un arc antérieur.

- les masses latérales sont aplaties de haut en bas, à grand axe oblique en avant et en dedans. Leur forme cubique présente 6 faces :
  - articulaire supérieure qui répond au condyle occipital,
  - articulaire inférieure, reposant sur le corps de C2,
  - latérale portant l'insertion du processus transverse. Chaque processus transverse est perforé verticalement par le foramen transversaire, et renflé à son extrémité par un tubercule sur lequel s'insèrent les muscles rotateurs et fléchisseurs de la tête et du cou,
  - antérieure portant l'insertion de l'arc antérieur,
  - postérieure portant l'insertion de l'arc postérieur,
  - médiale, qui constitue la limite latérale du foramen vertébral et reçoit les ligaments alaires et transverse ;
- l'arc antérieur est formé par une lame osseuse faiblement concave en arrière qui unit les faces antérieures des masses latérales :
  - sa face antérieure est marquée par une crête médiane sur laquelle s'insère le ligament longitudinal antérieur,
  - sa face postérieure s'articule avec le processus odontoïde de C2 ;
- l'arc postérieur est concave en avant et unit les faces postérieures des masses latérales. Il présente :
  - sur sa face postérieure, le tubercule dorsal sur lequel s'insèrent les muscles petits droits postérieurs de la tête et le ligament nuchal,
  - latéralement, contre la masse latérale, un sillon dans lequel passent l'artère vertébrale, ses veines satellites, et le 1er nerf spinal cervical.

> **À noter**
>
> Le foramen vertébral de l'atlas est le plus large de toutes les vertèbres. Il est divisé en 2 parties par le ligament transverse de l'atlas :
> - la partie antérieure, étroite, est occupée par le processus odontoïde de C2 ;
> - la partie postérieure, plus large, livre passage à la moelle spinale entourée des méninges.

Axis ou C2

L'axis est plus massive, constituée par :
- un corps vertébral, aplati d'avant en arrière, surmonté par le processus odontoïde (ou dent), conique, de 15 mm de haut qui :
  - dépasse le bord supérieur de l'atlas ;
  - présente un col étroit et un corps plus large ;
  - porte une facette articulaire antérieure pour l'arc antérieur de l'atlas et une facette articulaire postérieure pour le ligament transverse de l'atlas ;
  - reçoit latéralement les insertions des ligaments alaires.

> **En clinique**
>
> Les fractures de la dent, lorsqu'elles sont horizontales, ou celles des pédicules (fracture du pendu) induisent un risque de compression médullaire. Elles sont principalement dues aux accidents de voiture.

De chaque côté de l'implantation du processus odontoïde, la face supérieure du corps vertébral présente les surfaces articulaires avec les fossettes inférieures des masses latérales de l'atlas.
- un arc postérieur formé de :
  - 2 pédicules, épais,
  - 2 lames, épaisses,
  - 2 processus articulaires inférieurs,
  - 2 processus transverses, chacun inséré par une racine antérieure sur la face latérale du corps et une racine postérieure sur le pédicule. Ces racines délimitent le foramen transversaire de chaque processus transverse,
  - un processus épineux, volumineux.

> **À noter**
>
> Le canal vertébral est moins large que celui de l'atlas, mais plus large que celui des vertèbres sous-jacentes.

C3 à C7

Leur corps vertébral est plus large transversalement :
- leur face supérieure est concave et se relève de chaque côté par les processus uncinés (ou *uncus*) ;
- leur arc postérieur est formé :
  - de pédicules obliques en arrière et en dehors,
  - de lames inclinées obliques en bas, en dedans et en arrière,
  - de processus épineux, courts, obliques en bas et en arrière, avec sommet bituberculé,

> **À noter**
>
> Le processus épineux de C7 est très proéminent, facile à palper à la base de la nuque.

  - de processus transverses :
    - implantés par 2 racines, antérieure sur la face latérale du corps vertébral, et postérieure sur le pédicule : ces 2 racines délimitent le foramen transversaire dans lequel cheminent l'artère vertébrale, ses veines et le nerf vertébral,

APPAREIL LOCOMOTEUR
COLONNE VERTÉBRALE

- dont la face supérieure est creusée par un sillon qui prolonge le foramen transversaire en dehors et au contact duquel chemine le nerf spinal,
- dont l'extrémité latérale est bituberculée : le tubercule antérieur reçoit l'insertion du muscle scalène antérieur, le tubercule postérieur celles des muscles scalènes moyen et postérieur,
- des processus articulaires, dont les surfaces articulaires supérieures regardent en haut et en arrière, et s'articulent avec les surfaces inférieures de la vertèbre sus-jacente qui sont obliques en bas et en avant.

> **À noter**
>
> Le foramen vertébral est large, triangulaire à base antérieure.

Vertèbres thoraciques

Au nombre de 12, elles sont articulées avec la tête des côtes, et participent au squelette de la région thoracique.
Les vertèbres T2 à T11 sont typiques de la colonne thoracique :
- le corps est plus volumineux que celui des vertèbres cervicales, avec des diamètres antéro-postérieur et transversal égaux. Chacune de ses faces latérales présente en arrière des fossettes costales supérieures et des fossettes costales inférieures, articulaires avec la tête des côtes ;

> **À noter**
>
> La tête d'une même côte s'articule avec la fossette costale inférieure et la fossette costale supérieure de 2 vertèbres adjacentes.
> Les corps de T10, T11 et T12 sont dépourvus de fossettes inférieures et les 11es et 12es côtes ne s'articulent qu'avec un seul corps vertébral.
> Les têtes des 1res côtes ne s'articulent pas avec le corps de C7.

- l'arc postérieur présente :
    - des pédicules obliques en bas et en dehors, échancrés sur leurs bords par les incisures vertébrales supérieure et inférieure. Les incisures de 2 vertèbres adjacentes limitent les foramens intervertébraux,
    - des lames, obliques en arrière, en dedans et à peine en bas,
    - un processus épineux, long et volumineux, très incliné en bas et en arrière,

> **À noter**
>
> L'extrémité de chaque processus épineux thoracique se projette dans le plan horizontal qui passe par le corps de la vertèbre sous-jacente.

- des processus transverses implantés à la jonction pédicule-lame, obliques en dehors et en arrière, et pourvus sur leur sommet d'une fossette costale, articulaire avec le tubercule costal,
- des processus articulaires dont les surfaces articulaires supérieures sont orientées en arrière et un peu en haut et les surfaces articulaires inférieures en avant et un peu en bas.

Les vertèbres T1 et T12 sont des vertèbres de transition qui présentent une morphologie intermédiaire, à la jonction avec la colonne cervicale et la colonne lombale respectivement.

> **À noter**
>
> Le foramen vertébral thoracique est plutôt circulaire.

Vertèbres lombales

Au nombre de 5, elles constituent les seules pièces osseuses de l'abdomen, entre les vertèbres thoraciques et le sacrum.
La vertèbre lombale type présente :
- un corps volumineux, allongé transversalement ;
- un arc postérieur constitué par :

- des pédicules épais, obliques en arrière et un peu en dedans,
- des lames épaisses et courtes, obliques en arrière, en bas et en dedans,
- un processus épineux massif, presque horizontal,
- des processus costiformes longs et fins, implantés à la jonction pédicule-processus articulaire supérieur,

> **À noter**
>
> Les processus costiformes correspondent aux vestiges de côtes. Ils portent sur leur bord postérieur le processus accessoire, vestige du processus transverse.

- des processus articulaires implantés à la jonction pédicule-lame et dont les surfaces articulaires supérieures sont orientées en dedans et un peu en arrière et les surfaces inférieures en dehors et un peu en avant. Les processus articulaires supérieurs portent sur leur face latérale une petite expansion osseuse, le processus mamillaire.

> **En clinique**
>
> Des fissures de l'arc postérieur peuvent entraîner une disjonction de celui-ci (spondylolyse) avec un glissement du corps vertébral vers l'avant (spondylolisthésis).

> **À noter**
>
> Le foramen vertébral a une forme plutôt triangulaire. Il contient la moelle spinale jusqu'au niveau de L1-L2 puis les nerfs spinaux de la queue de cheval.

Sacrum (fig. 10-4 et 10-5)

Le sacrum est formé par la fusion des 5 vertèbres sacrales. Il s'interpose entre les 2 os coxaux pour former la ceinture osseuse du pelvis.

Il supporte la colonne lombale et a la forme d'une pyramide à 4 faces, aplatie d'avant en arrière et fortement concave en avant :

- sa base est la face supérieure de la 1re vertèbre sacrale :
  - elle regarde en haut et en avant et porte à sa partie antérieure une surface articulaire pour L5 par l'intermédiaire du disque inter-vertébral L5-S1,
  - son angle antéro-supérieur surplombe les organes pelviens et est appelé promontoire,
  - latéralement, les faces supérieures des processus transverses forment les ailes du sacrum,
  - en arrière, les processus articulaires supérieurs sont orientés en arrière et en haut et s'articulent avec les processus articulaires inférieurs de L5 ;
- son sommet ou apex est inférieur et porte une surface articulaire elliptique avec la base du coccyx ;
- sa face postérieure est convexe, marquée par plusieurs reliefs avec, de dedans en dehors :
  - la crête sacrale médiane verticale, palpable dans la partie supérieure du sillon inter-glutéal est formée par la fusion des processus épineux. Elle se divise en regard de la pointe de l'os en 2 cornes sacrales qui entourent l'orifice inférieur du canal sacral ou hiatus sacral,
  - le sillon sacral dorsal, formé par la fusion des lames,
  - les 4 tubercules sacraux dorsomédiaux formés par la fusion des processus articulaires,
  - les 4 foramens sacraux dorsaux, traversés par les rameaux postérieurs des nerfs sacraux,
  - les 4 tubercules sacraux dorsolatéraux formés par la fusion des processus transverses ;
- sa face pelvienne (antérieure) est concave en avant, marquée par :
  - 4 crêtes transversales correspondant à la fusion des 5 corps vertébraux,
  - 4 paires de foramens sacraux ventraux, aux extrémités des crêtes transversales, qui livrent passage aux nerfs sacraux S1 à S4 ;
- ses faces latérales sont triangulaires :
  - leur partie supérieure, large, au niveau des 2 premières vertèbres sacrales, est marquée par la surface auriculaire, en forme de croissant concave en arrière et articulaire avec l'ilion,
  - leur partie inférieure, étroite, donne insertion aux ligaments sacro-épineux et sacro-tubéreux.

APPAREIL LOCOMOTEUR
COLONNE VERTÉBRALE

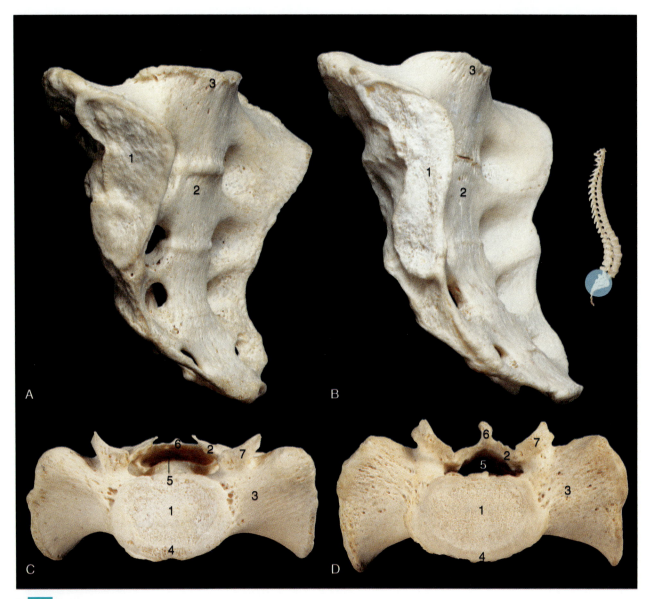

▶ 10-4

Sacrum : vue antéro-droite.
A) Chez la femme.
B) Chez l'homme.
1. Surface auriculaire
2. Face pelvienne
3. Promontoire
Base du sacrum : face supérieure.
C) Chez la femme.
1. Corps de la 1ʳᵉ vertèbre sacrée
2. Lame
3. Partie latérale (aile)
4. Promontoire
D) Chez l'homme
5. Canal sacral
6. Tubercule épineux de la crête sacrale médiane
7. Processus articulaire supérieur

Chez la femme, la face pelvienne est relativement droite au niveau des 3 premières vertèbres et devient plus courbe en dessous. Chez l'homme, la face pelvienne est plus uniformément courbe. La capsule de l'articulation sacro-iliaque s'insère au bord de la surface auriculaire (articulaire) (A1, B1).

Chez l'homme, le corps de la 1ʳᵉ vertèbre sacrale (évalué sur son diamètre transversal) forme une plus grande partie de la base du sacrum que chez la femme (comparer D1 avec C1). En C, il y a un certain degré de spina bifida (non-fusion des lames, 2, au niveau de l'arc vertébral de la 1ʳᵉ vertèbre sacrale). Comparer avec l'arc complet en D.

© Abrahams 2014.

APPAREIL LOCOMOTEUR
COLONNE VERTÉBRALE

> **À noter**
>
> Le canal sacral est triangulaire à base antérieure et constitue la partie inférieure du canal vertébral. Il se rétrécit de haut en bas et s'ouvre en avant et en arrière par les 4 foramens sacraux ventraux et les 4 foramens sacraux dorsaux.
>
> Il contient les nerfs spinaux de la queue de cheval et le *filum terminal* qui relie le cône terminal de la moelle à la face postérieure du coccyx.

Coccyx (fig. 10-5)

Le coccyx est formé par la fusion de 4 à 6 vertèbres coccygiennes atrophiées. Il est triangulaire, aplati d'avant en arrière, avec un sommet inférieur et une base supérieure articulée avec le sommet du sacrum :
- sa face postérieure, convexe vers l'arrière, et sa face antérieure, concave en avant, donnent insertion aux ligaments sacro-coccygiens ;
- ses bords latéraux reçoivent ligaments sacro-épineux et sacro-tubéral ;
- sa base est prolongée de chaque côté par :
  - une corne verticale, vestige d'un processus articulaire et unie par un ligament à la corne sacrale homolatérale,
  - une corne latérale, vestige d'un processus transverse.

Arthrologie

La colonne vertébrale présente une succession d'articulations, de types et de mobilité variables, avec de haut en bas, les articulations atlanto-occipitale, atlanto-axoïdienne et de C2 à S1.

Articulation atlanto-occipitale

Elle unit la tête à la colonne cervicale et comprend 2 compartiments situés de chaque côté du *foramen magnum*. C'est une articulation synoviale bi-ellipsoïde.

Surfaces articulaires

Elles sont recouvertes de cartilage articulaire hyalin et opposent les condyles de l'os occipital et les 2 fossettes articulaires supérieures de l'atlas.

Moyens d'union

Chaque compartiment est entouré d'une capsule articulaire épaissie par le ligament atlanto-occipital latéral. Des moyens d'union extrinsèques renforcent la stabilisation : 2 membranes entre l'os occipital et les arcs de l'atlas, et 2 ligaments latéraux :
- la membrane atlanto-occipitale antérieure unit le bord antérieur du *foramen magnum* et le bord supérieur de l'arc antérieur de l'atlas ;
- la membrane atlanto-occipitale postérieure unit le bord postérieur du *foramen magnum* et le bord supérieur de l'arc postérieur de l'atlas ;
- le ligament atlanto-occipital latéral est tendu de chaque côté entre le processus jugulaire de l'os occipital et le processus transverse de l'atlas.

Mouvements

Cette articulation permet surtout les mouvements de flexion-extension de la tête et, dans une moindre amplitude, l'inclinaison latérale droite ou gauche.

Articulation atlanto-axoïdienne (fig. 10-6)

Elle unit l'atlas à l'axis et forme un complexe de 3 articulations synoviales.

Articulation atlanto-axoïdienne médiane (atlanto-odontoïdienne)

Cette articulation synoviale trochoïde inversée oppose :
- en avant, la surface articulaire antérieure du processus odontoïde à la fossette de la dent située sur la face postérieure de l'arc antérieur de l'atlas ;
- en arrière, la surface articulaire postérieure du processus odontoïde au ligament transverse de l'atlas.

Les moyens d'union sont :
- la capsule, souple, doublée d'une membrane synoviale qui délimite 2 cavités articulaires, antérieure et postérieure ;

APPAREIL LOCOMOTEUR
COLONNE VERTÉBRALE

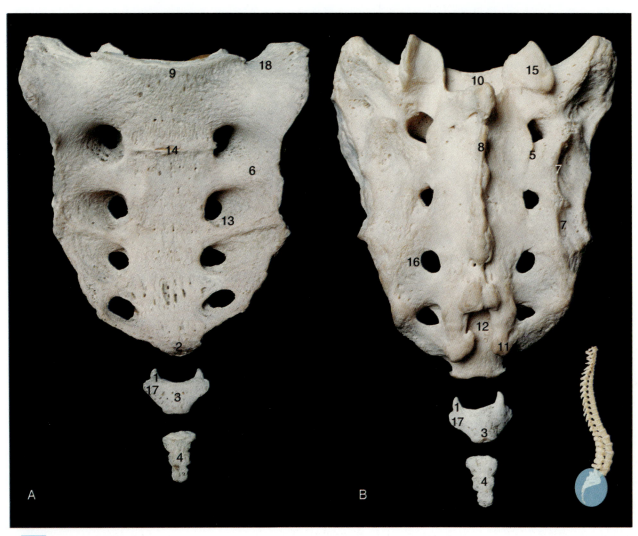

▶ **10-5**

Sacrum et coccyx.
A) Face pelvienne.
  1. Corne coccygienne
  2. Facette articulaire pour le coccyx
  3. 1re vertèbre coccygienne
  4. 2e à 4e vertèbres coccygiennes fusionnées
  5. Crête sacrale intermédiaire
  6. Partie latérale
  7. Crête sacrale latérale
  8. Crête sacrale médiane
  9. Promontoire
B) Face postérieure.
  10. Canal sacral
  11. Corne sacrale
  12. Hiatus sacral
  13. 2e foramen sacré pelvien
  14. Site de fusion de la 1re et de la 2e vertèbre sacrale
  15. Processus articulaire supérieur
  16. 3e foramen sacral postérieur
  17. Processus transverse
  18. Face supérieure de la partie latérale (aile)

Le sacrum est formé par la fusion des 5 vertèbres sacrées. La crête sacrale médiane (B8) représente la fusion des processus épineux, la crête intermédiaire (B5) la fusion des processus articulaires, et la crête latérale (B7) celle des processus transverses.
Le hiatus sacral (B12) est l'ouverture inférieure du canal sacral (B10).
Le coccyx est généralement formé par la fusion de 4 vertèbres rudimentaires, mais le nombre varie de 3 à 5. Sur ce spécimen, la 1re pièce coccygienne (3) n'est pas fusionnée avec le reste du coccyx (4).
© Abrahams 2014.

APPAREIL LOCOMOTEUR
COLONNE VERTÉBRALE

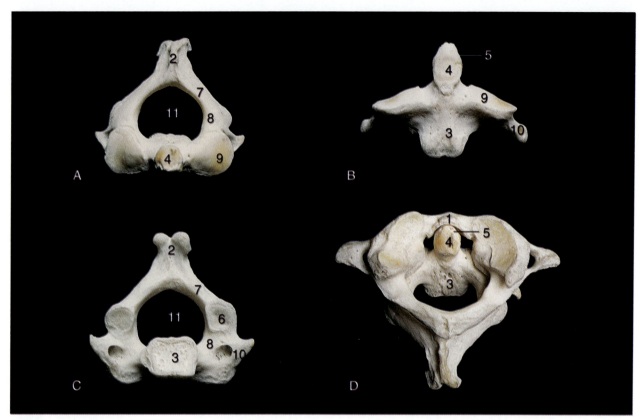

10-6
2e vertèbre cervicale axis.
A) Vue supérieure.
B) Vue antérieure.
C) Vue inférieure.
D) Articulée avec l'atlas, vue supérieure.
1. Arc antérieur de l'atlas
2. Corps vertébral
3. Dent de l'axis (apophyse odontoïde)
4. Insertion du ligament alaire
L'axis est la seule vertèbre à avoir une dent (4) qui se dirige vers le haut à partir du corps vertébral.
© Abrahams 2014.

- en arrière du processus odontoïde, le ligament cruciforme formé par :
  - des faisceaux transversaux qui participent à la constitution du ligament transverse de l'atlas, tendu entre les faces médiales des 2 masses latérales de l'atlas,
  - des faisceaux longitudinaux naissant de la face postérieure de l'axis et se terminant sur le bord antérieur du *foramen magnum* ;
- le ligament longitudinal postérieur qui s'épaissit en arrière du ligament cruciforme et constitue la *membrana tectoria*.

Articulations atlanto-axoïdiennes latérales

Ce sont des articulations synoviales planes qui opposent les surfaces articulaires inférieures de l'atlas aux surfaces articulaires supérieures de l'axis.

Chaque articulation est entourée par une capsule souple.

Les ligaments sont tendus entre les arcs et les masses latérales de l'atlas en haut et le corps et l'arc postérieur de l'axis en bas :
- le ligament atlanto-axoïdien antérieur unit le bord inférieur de l'arc antérieur de l'atlas à la face antérieure du corps de l'axis ;
- le ligament atlanto-axoïdien postérieur unit le bord inférieur de l'arc postérieur de l'atlas au bord supérieur de la lame de l'axis ;
- le ligament atlanto-axoïdien accessoire unit la face postérieure de la masse latérale de l'atlas à la face postérieure du corps de l'axis.

APPAREIL LOCOMOTEUR
COLONNE VERTÉBRALE

> **À noter**
>
> Les articulations atlanto-occipitale et atlanto-axoïdienne constituent la charnière occipito-cervicale, complexe fonctionnel mobile et stable entre le crâne, l'atlas et l'axis. La stabilité de ce complexe est renforcée par l'appareil suspenseur de la dent formé par des ligaments tendus de l'os occipital à l'axis, sans contribution directe à la stabilisation de l'atlas (C1) :
> - le ligament de l'apex de la dent qui la relie au bord antérieur du *foramen magnum* ;
> - les 2 ligaments alaires qui s'insèrent sur la face médiale de chaque condyle occipital et se terminent sur les faces latérales du processus odontoïde.

Articulations de C2 à S1

Chaque vertèbre est articulée avec les vertèbres adjacentes par les articulations intersomatiques, entre les corps vertébraux, et interarticulaires ou zygapophysaires, entre les processus articulaires.

Articulations inter-somatiques

Ce sont des articulations, de type symphyse, qui opposent la face inférieure du corps de la vertèbre supérieure à la face supérieure du corps de la vertèbre inférieure.

Au niveau de la colonne cervicale, les processus uncinés relèvent de chaque côté les bords des plateaux supérieurs des corps vertébraux de C3 à C7, et forment de petites articulations uncovertébrales qui sont des synoviales planes (fig. 10-7).

> **En clinique**
>
> L'uncodiscarthrose est la pathologie dégénérative des articulations uncovertébrales. Elle peut provoquer des ostéophytes susceptibles de comprimer les nerfs spinaux et à l'origine de névralgies cervico-brachiales.

Leurs moyens d'union comprennent les ligaments longitudinaux antérieur et postérieur, les disques intervertébraux, les surfaces articulaires et les moyens d'union.

Ligaments longitudinaux antérieur et postérieur

Le ligament longitudinal antérieur s'étend du tubercule pharyngien de l'os occipital jusqu'à S2. Il tapisse les faces antérieures des corps vertébraux et des disques intervertébraux sur toute la hauteur de la colonne vertébrale (fig. 10-8).

Le ligament longitudinal postérieur, qui unit toutes les faces postérieures des corps vertébraux et des disques intervertébraux, tapisse les ligaments alaires en arrière du clivus de l'os occipital et du processus odontoïde de l'axis (C2). Il s'étend de l'impression basilaire de l'os occipital au coccyx. Il est épaissi par la *membrana tectoria* entre l'os occipital et l'axis. Celle-ci, située en avant, s'étend du bord antérieur du *foramen magnum* à la face postérieure du corps de l'axis.

▶ **10-7**
Articulation uncovertébrale.
© Drake 2015.

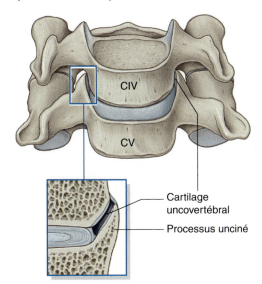

APPAREIL LOCOMOTEUR
COLONNE VERTÉBRALE

▶ **10-8**
Ligaments longitudinaux antérieur et postérieur de la colonne vertébrale.
© Drake 2015.

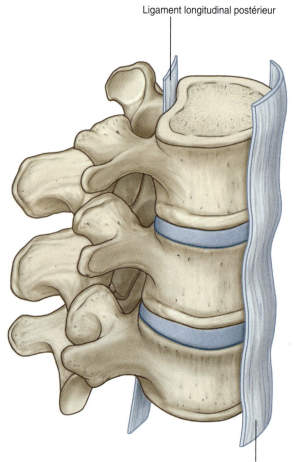

Ligament longitudinal postérieur

Ligament longitudinal antérieur

Disques intervertébraux (fig. 10-9)
Chaque disque inter-vertébral est formé par un anneau périphérique de fibres concentriques (anneau fibreux ou *anulus fibrosus*) et un noyau central (noyau pulpeux ou *nucleus pulposus*). L'épaisseur des disques augmente de haut en bas et le disque L5-S1 est le plus épais.

> **À noter**
>
> Les disques inter-vertébraux stabilisent la colonne, jouent le rôle d'amortisseur lors de la marche et permettent la répartition des pressions. Le noyau pulpeux est une rotule qui permet les mouvements des vertèbres entre elles.

> **En clinique**
>
> Lors d'une fissuration dorsale de l'anneau fibreux, le noyau pulpeux tend à s'énucléer vers le canal vertébral : cette protrusion peut entraîner une hernie discale, susceptible de comprimer une racine nerveuse et provoquer une névralgie radiculaire.
> Chez l'enfant en croissance, le disque est plus résistant que les faces des vertèbres et peut les déformer : ce sont les hernies intra-spongieuses de la maladie de *Scheuermann*, dont les séquelles sont souvent visibles sur les radiographies des adultes.
> Une discite est une infection du disque inter-vertébral ; elle s'accompagne le plus souvent d'une infection des corps vertébraux adjacents au disque (spondylodiscite).

APPAREIL LOCOMOTEUR
COLONNE VERTÉBRALE

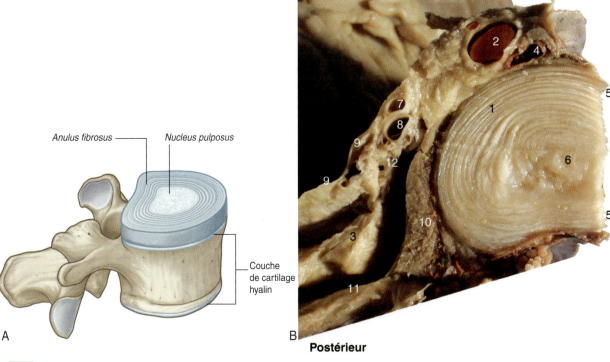

▶ 10-9
Disques intervertébraux.
A) Articulations inter-vertébrales.
B) Disque inter-vertébral lombal : vue supérieure, in situ.
1. Anulus fibrosus
2. Aorte
3. Graisse extra-péritonéale
4. Veine cave inférieure
5. Lamelles de l'anulus
6. Nucleus pulposus
7. Artère gonadique
8. Veine gonadique
9. Péritoine, paroi abdominale postérieure
10. Muscle grand psoas
11. Fascia thoraco-lombal, feuillet antérieur
12. Uretère

Le nucleus pulposus d'un disque inter-vertébral représente le reliquat de la notochorde.
L'anulus fibrosus d'un disque inter-vertébral est dérivé du mésenchyme entre les corps vertébraux adjacents.
A : © Drake 2015 ; B : © Abrahams 2014.

Articulations zygapophysaires (fig. 10-10)
Surfaces articulaires

Les articulations zygapophysaires sont des articulations synoviales planes qui unissent la surface des processus articulaires inférieurs de la vertèbre supérieure à la surface articulaire des processus articulaires supérieurs de la vertèbre inférieure.

Les processus articulaires supérieurs droit et gauche de S1 sont de type lombal et répondent aux processus articulaires inférieurs de L5.

L'orientation des plans qui séparent ces surfaces dépend du segment vertébral. Ils sont :
- oblique en bas et en arrière dans la colonne cervicale ;
- faiblement oblique en arrière par rapport au plan frontal dans la partie thoracique ;
- sagittal au niveau lombal.

En clinique

L'orientation plutôt horizontale du plan qui sépare les surfaces des processus articulaires de la colonne cervicale (associée à la mobilité et à la moindre puissance des muscles de ce segment) explique la fréquence des luxations des articulations zygapophysaires cervicales.

APPAREIL LOCOMOTEUR
COLONNE VERTÉBRALE

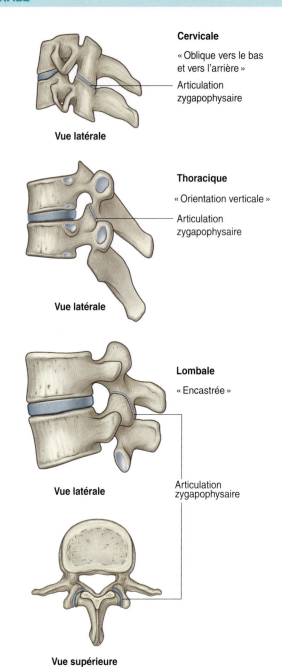

▶ **10-10**
Articulations zygapophysaires.
© Drake 2015.

> ### À noter
> La 5e vertèbre lombale est parfois fusionnée à S1 : on décrit cet aspect sous le terme de « sacralisation » de L5. À l'inverse, la « lombalisation » de S1 témoigne de l'absence de fusion de celle-ci avec S2.

Moyens d'union
Ces articulations sont entourées par une capsule renforcée par des fibres issues des ligaments jaunes. Les ligaments jaunes unissent les lames en arrière des articulations zygapophysaires. À chaque étage, le droit et le gauche fusionnent sur la ligne médiane (fig. 10-11).

> ### À noter
> Les ligaments jaunes sont appelés ainsi car ils contiennent beaucoup de fibres d'élastine qui leur donnent cette couleur.

APPAREIL LOCOMOTEUR
COLONNE VERTÉBRALE

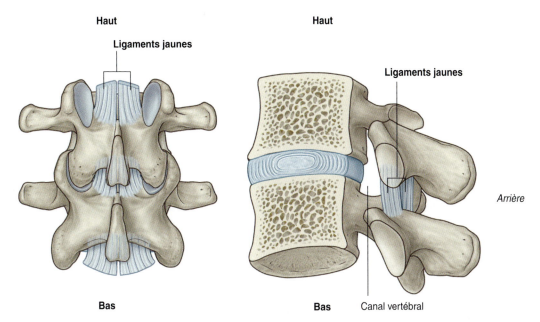

▶ **10-11**
Ligaments jaunes.
© Drake 2015.

> ### En clinique
> La résistance du ligament jaune est perceptible lors des ponctions lombales de liquide cérébro-spinal. L'hypertrophie du ligament jaune, associée à des ostéophytes zygapophysaires et une protrusion discale postérieure peut entraîner un rétrécissement acquis du canal vertébral cervical ou lombal. Celui-ci est à l'origine de manifestations neurologiques et peut être traité par laminectomie de décompression.

Les ligaments inter-épineux solidarisent les processus épineux de C1 à S1. Ils sont en continuité avec les ligaments jaunes en avant et le ligament supra-épineux en arrière.

Le ligament supra-épineux relie les extrémités de tous les processus épineux depuis l'os occipital jusqu'à la crête sacrale médiane (fig. 10-12). De la base du crâne à la vertèbre C7, il s'élargit et forme le ligament nuchal, triangulaire à base supérieure occipitale (fig. 10-13).

Éléments de stabilisation particuliers
Le segment thoracique de la colonne vertébrale se trouve plus fortement stabilisé par les ligaments costo-vertébraux et costo-transversaires (cf. p. 160).
L'articulation lombo-sacrale est renforcée de chaque côté par :
- le ligament ilio-lombal qui unit les processus transverses de L4 et L5 à l'ilion ;
- le ligament sacro-lombal entre le processus transverse de L5 et le sacrum.

L'articulation sacro-coccygienne est une articulation fibro-cartilagineuse, parfois une véritable articulation synoviale. Elle est stabilisée par les ligaments :
- sacro-coccygiens postérieurs, profond et superficiel ;
- sacro-coccygiens latéraux, droit et gauche ;
- sacro-coccygien antérieur.

Les articulations sacro-iliaques contribuent à la constitution de la ceinture pelvienne et seront décrites avec le membre inférieur.

Biomécanique (fig. 10-14)
Dans le plan sagittal, la flexion porte le tronc et la tête vers l'avant, l'extension vers l'arrière.
Dans le plan frontal, l'inclinaison latérale porte le tronc et la tête à droite ou à gauche.
Par rapport à l'axe vertical de la colonne vertébrale, la rotation de la colonne vertébrale fait tourner la tête et le tronc d'un côté et de l'autre.
Les amplitudes moyennes de ces mouvements isolés varient selon les segments de la colonne vertébrale et sont indiquées dans le tableau 10-1.

APPAREIL LOCOMOTEUR
COLONNE VERTÉBRALE

▶ **10-12**
Ligaments interépineux.
© Drake 2015.

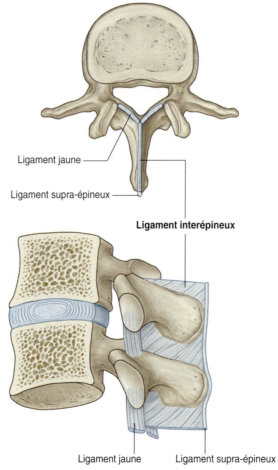

▶ **10-13**
Ligament supra-épineux et ligament nuchal.
© Drake 2015.

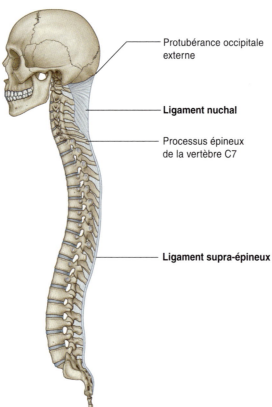

APPAREIL LOCOMOTEUR
COLONNE VERTÉBRALE

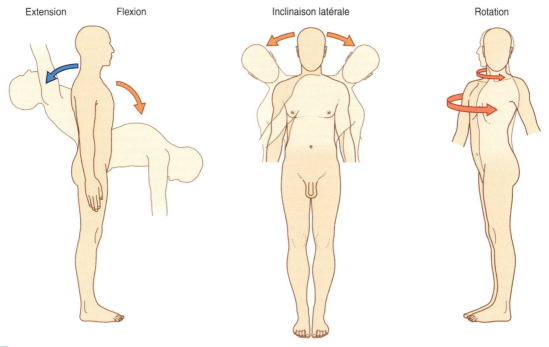

▶ **10-14**
Mouvements du dos.
© Drake 2015.

Tableau 10-1. Amplitudes segmentaires et globales des mouvements de la colonne vertébrale.

	Flexion	Extension	Inclinaison	Rotation
Segment cervical	45°	75°	60°	70°
Segment thoracique	30°	20°	30°	30°
Segment lombal	50°	30°	40°	10°
Colonne globale	125°	120°	130°	110°

Muscles du dos

Les muscles rétro-vertébraux sont disposés en 3 groupes, 2 extrinsèques (superficiel et intermédiaire) et un intrinsèque (profond).

Groupe superficiel

Ces muscles sont destinés au membre supérieur et unissent la colonne vertébrale à la scapula, à la clavicule ou à l'humérus : le trapèze et le grand dorsal sont les plus superficiels (fig. 10-15). Les petit et grand rhomboïdes et l'élévateur de la scapula (fig. 10-16) sont dans un plan plus profond, dans la région supérieure du dos (tableau 10-2).

Groupe intermédiaire

Les muscles dentelés postérieurs supérieur et inférieur sont reliés aux côtes et participent à la respiration. Ils sont détaillés page 986, tableau 14-5.

APPAREIL LOCOMOTEUR
COLONNE VERTÉBRALE

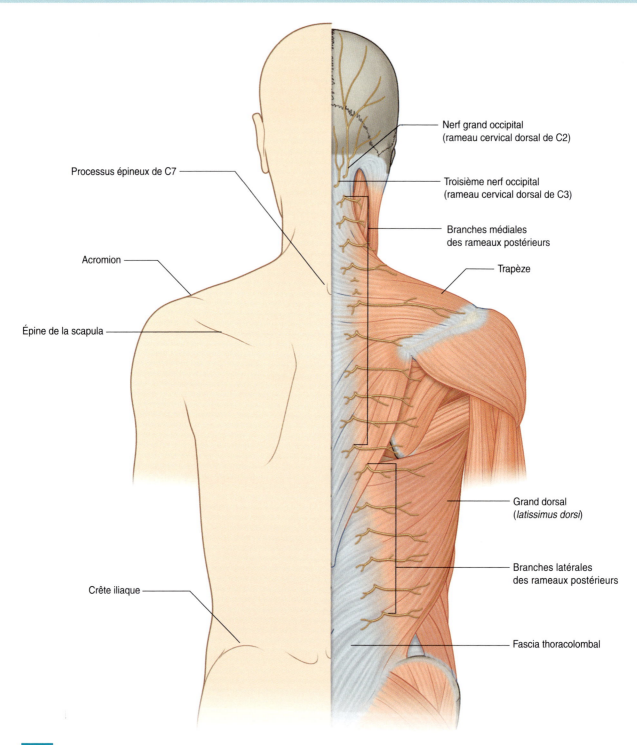

▶ 10-15
Muscles du dos du groupe superficiel.
Muscle trapèze et muscle grand dorsal (*latissimus dorsi*).
© Drake 2015.

APPAREIL LOCOMOTEUR
COLONNE VERTÉBRALE

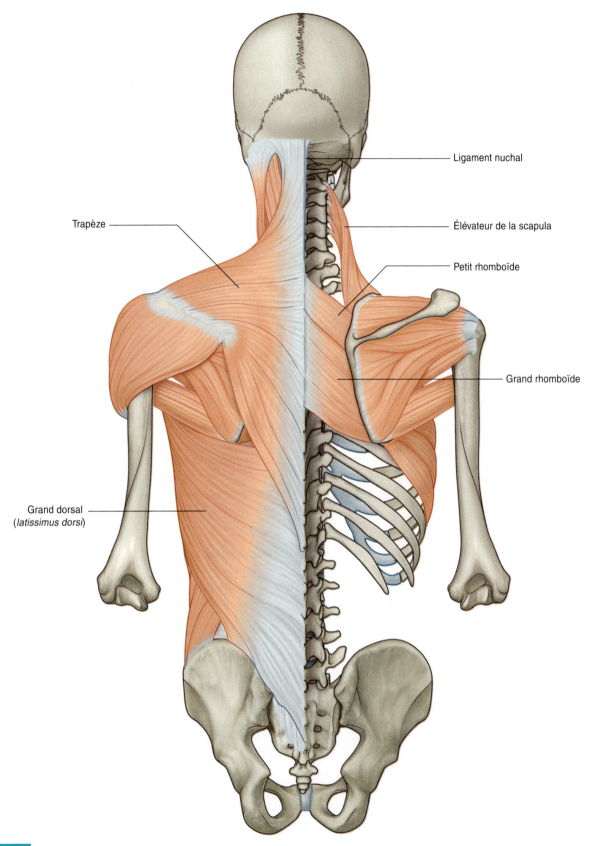

▶ 10-16
Muscles du dos du groupe superficiel.
Trapèze et grand dorsal (*latissimus dorsi*), avec les grand et petit rhomboïdes et l'élévateur de la scapula situés sous le trapèze dans la partie supérieure du dos.
© Drake 2015.

APPAREIL LOCOMOTEUR
COLONNE VERTÉBRALE

Tableau 10-2. Muscles du groupe superficiel.

Muscles	Insertions		Fonctions
	Origine	Terminaison	
Muscle trapèze (innervé par le nerf accessoire (XIe nerf crânien) et par le nerf du trapèze (C2 à C4))			
chef supérieur	• 1/3 médial de la ligne nuchale supérieure • sommet des processus épineux de C1 à C7 (via le ligament nuchal)	• partie postérieure de la face supérieure de la clavicule, dans son 1/3 latéral	• extension, inclinaison homolatérale et rotation controlatérale de la tête • élévation et rotation médiale de la scapula
chef moyen	• sommet des processus épineux de T1 à T6	• acromion	• adduction de la scapula
chef inférieur	• sommet des processus épineux de T7 à T12	• versant supérieur du bord postérieur de l'épine de la scapula	• abaissement et rotation latérale de la scapula
Muscle grand dorsal (nerf thoraco-dorsal (C6-C7-C8))			
	• processus épineux de T6 à S2 • fascia thoraco-lombal • crête iliaque (1/3 postérieur) • angle inférieur de la scapula (inconstante)	• crête du tubercule mineur de l'humérus	• lorsque le point fixe est la colonne vertébrale : adduction, rotation médiale, rétropulsion de l'épaule • lorsque l'humérus est le point fixe : élévation du tronc (« muscle des escaladeurs »)
Muscles élévateur de la scapula, petit et grand rhomboïdes (nerf dorsal de la scapula [C4-C5], muscles du membre supérieur)			
élévateur de la scapula	• tubercules postérieurs des processus transverses de C1 à C5	• angle supérieur de la scapula	• élévation et rotation latérale de la scapula • inclinaison homolatérale de la tête • inclinaison homolatérale de la colonne cervicale
petit rhomboïde	• sommet des processus épineux de C6 et C7	• bord médial de la scapula, au-dessus de l'épine	• adduction, élévation et stabilisation de la scapula
grand rhomboïde	• sommet des processus épineux de T1 à T4	• bord médial de la scapula, sous l'épine	

Groupe profond

Ces muscles intrinsèques du dos sont innervés par les rameaux postérieurs des nerfs spinaux et participent à la mobilisation de la colonne vertébrale et de la tête. Ils sont recouverts par le fascia thoraco-lombal qui les sépare des groupes intermédiaire et superficiel aux niveaux lombal et thoracique, et se poursuit en haut avec le fascia profond du cou.

Les différents plans comprennent les muscles extenseurs, fléchisseurs et rotateurs de la tête, les muscles extenseurs et rotateurs de la colonne vertébrale et du cou et les muscles segmentaires.

Muscles extenseurs, fléchisseurs et rotateurs de la tête et du cou
Muscles antérieurs du cou
Ils font partie des muscles profonds du cou et sont appliqués contre la face antérieure de la colonne cervicale, recouverts par la lame pré-vertébrale du fascia cervical (tableau 10-3).

Muscles courts de la nuque
Ils sont innervés par des rameaux dorsaux du 1er nerf cervical (tableau 10-4).

APPAREIL LOCOMOTEUR
COLONNE VERTÉBRALE

Tableau 10-3. Muscles antérieurs du cou.

Muscles	Insertions		Innervation	Fonctions
	Origine	Terminaison		
droit antérieur de la tête	• partie antérieure de la masse latérale de C1 (près du processus transverse)	• partie basilaire de l'os occipital (en avant du *foramen magnum*)	1er nerf cervical	• contraction unilatérale : inclinaison de la tête et rotation de la face homolatérale • contraction bilatérale : flexion de la tête
droit latéral de la tête	• processus transverse de C1	• partie basilaire de l'os occipital (en dehors du condyle)		
long de la tête	• tubercule antérieur des processus transverses de C6 à C3	• partie basilaire de l'os occipital (en avant du *foramen magnum*)	rameaux du plexus brachial	
Muscle long du cou				
chef oblique supérieur	• tubercule antérieur des processus transverses de C6 à C3	• tubercule antérieur de C1	rameaux du plexus cervical et rameaux directs de C2, C3, C4	• contraction unilatérale : inclinaison latérale et rotation homolatérale de la colonne cervicale • contraction bilatérale : flexion de la tête et de la colonne cervicale
chef oblique inférieur	• face antérieure des corps de T3 à T1	• processus transverse de C7 • tubercule antérieur des processus transverses de C6 à C5		
chef longitudinal médian	• face antérieure des corps de C5 à C2	• face antérieure des corps de T3 à C6		

Tableau 10-4. Muscles courts de la nuque.

Muscles	Insertions		Fonctions
	Origine	Terminaison	
petit droit postérieur de la tête	• sommet du tubercule postérieur de C1	• sous le 1/3 médial de la ligne nuchale inférieure de l'os occipital	• extension de la tête
grand droit postérieur de la tête	• sommet du processus épineux de C2	• sous le 1/3 moyen de la ligne nuchale inférieure	• extension de la tête
oblique inférieur de la tête	• face latérale du processus épineux de C2	• extrémité du processus transverse de C1	• extension de la tête et rotation homolatérale de la face
oblique supérieur de la tête	• extrémité du processus transverse de C1	• sous le 1/3 latéral de la ligne nuchale inférieure	• extension de la tête et rotation homolatérale de la face

Muscles spino-transversaires de la nuque
Ils sont innervés par des rameaux des nerfs spinaux postérieurs (tableau 10-5).

Muscles extenseurs et rotateurs de la colonne vertébrale
Muscles érecteurs du rachis
Étendus des processus épineux des vertèbres aux angles des côtes, ils forment une masse musculaire développée à partir d'un large tendon inséré sur la face postérieure du sacrum, la crête iliaque, les processus épineux lombaux et thoraciques inférieurs (tableau 10-6).

APPAREIL LOCOMOTEUR
COLONNE VERTÉBRALE

Tableau 10-5. Muscles spino-transversaires de la nuque.

Muscles	Insertions		Fonctions
	Origine	Terminaison	
Muscle splénius			
du cou	• sommet des processus épineux de T6 à C3 (via les ligaments nuchal et supra-épineux)	• tubercule postérieur des processus transverses de C3 à C1	• contraction unilatérale : inclinaison et rotation homolatérale de la colonne cervicale, rotation homolatérale de la tête
de la tête		• 1/3 latéral de la ligne nuchale supérieure • processus mastoïde	• contraction bilatérale : extension de la colonne cervicale et de la tête

Tableau 10-6. Muscles érecteurs du rachis.

Muscles	Origine	Terminaison
ilio-costal des lombes	• sacrum : face postérieure • ligament supra-épineux • processus épineux de T11 à S5 • crête iliaque	• angles des côtes 6 à 12
ilio-costal du thorax	• angles des côtes 6 à 12	• angles des côtes 1 à 6 • processus transverses de C4 à C6
ilio-costal du cou	• angles des côtes 3 à 6	• angles des côtes 1 à 6 • processus transverses de C4 à C6
longissimus du thorax	• sacrum (face postérieure) • processus épineux des vertèbres lombales • processus transverses des vertèbres thoraciques inférieures	• processus transverses des vertèbres thoraciques • tubercules des côtes 3 à 12 • feuillet profond du fascia thoraco-lombal
longissimus du cou	• processus transverses de T1 à T5	• processus transverses de C2 à C6
longissimus de la tête	• processus transverses de T1 à T5 • processus articulaires de C3 à C7	• bord postérieur du processus mastoïde
épineux du thorax	• processus épineux de T10 à T12	• processus épineux de T1 à T8
épineux du cou	• partie inférieure du ligament nuchal • processus épineux de T7	• processus épineux de C2
épineux de la tête	• intriquée avec le semi-épineux de la tête	• commune avec le semi-épineux de la tête, entre les lignes nuchales supérieure et inférieure

Cette masse globale se divise en 3 muscles, qui sont eux-mêmes séparés en 3 niveaux lombal, thoracique et cervical. De dehors en dedans, ces muscles sont (fig. 10-17) :
- le muscle ilio-costal, inséré sur le tendon commun et s'élargissant jusqu'aux côtes ;
- le muscle longissimus, le plus large, inséré par le tendon commun sur le sacrum et développé jusqu'à la base du crâne ;
- le muscle épineux, étendu entre les processus épineux.

Ils sont innervés par des rameaux postérieurs des nerfs spinaux.
Lors de leur contraction bilatérale, leur action commune est l'extension (ou érection) de la colonne vertébrale. Leur contraction unilatérale provoque une inclinaison et une rotation homolatérales.

Muscles transversaires épineux (fig. 10-18)
Ces muscles, situés en profondeur des érecteurs du rachis, sont obliques entre les processus transverses et les processus épineux sus-jacents. Ils comprennent les muscles semi-épineux, multifides et rotateurs (tableau 10-7).

APPAREIL LOCOMOTEUR
COLONNE VERTÉBRALE

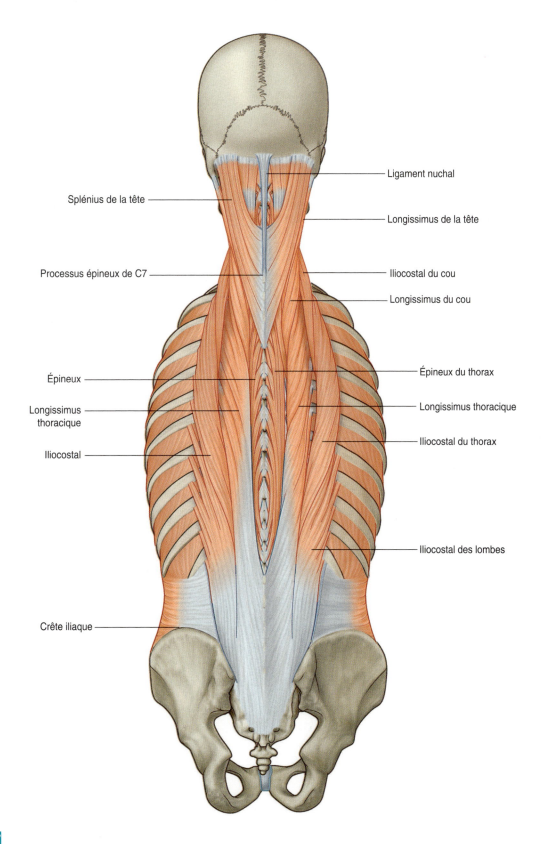

▶ **10-17**
Muscles du dos du groupe profond.
Muscles érecteurs du rachis.
© Drake 2015.

APPAREIL LOCOMOTEUR
COLONNE VERTÉBRALE

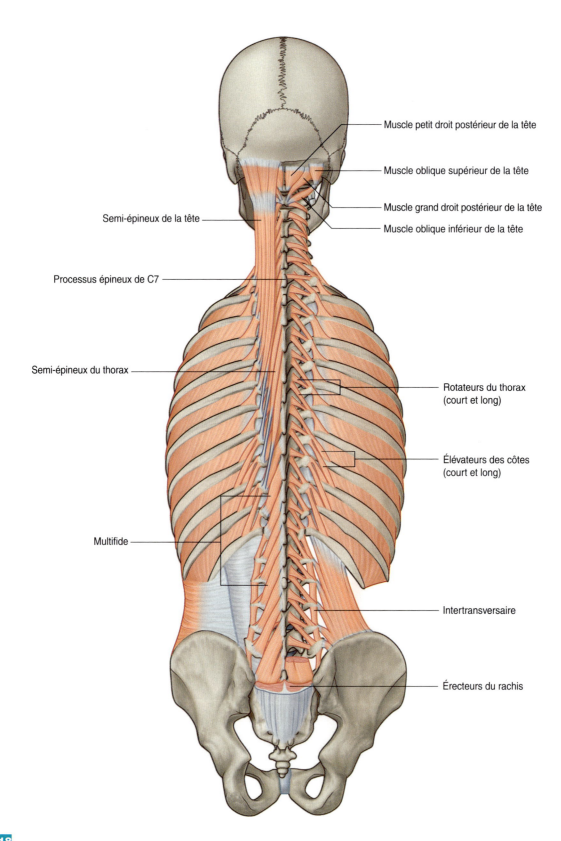

▶ 10-18
Muscles du dos du groupe profond.
Les muscles transversaires épineux et segmentaires.
© Drake 2015.

APPAREIL LOCOMOTEUR
COLONNE VERTÉBRALE

Tableau 10-7. Muscles transversaires épineux.

Muscles	Origine	Terminaison
semi-épineux du thorax	• processus transverses de T6 à T10	• processus épineux de C6 à T4
semi-épineux du cou	• processus transverses de T1 à T5	• processus épineux de C2 à C5
semi-épineux de la tête	• processus transverses de C7 à T6 • processus articulaires de C6 et C7	• entre les lignes nuchales supérieure et inférieure de l'os occipital, en dedans
multifides	• sacrum, face postérieure, latéralement aux processus épineux • épine iliaque postéro-supérieure • processus mamillaires de L1 à L5 • processus transverses de T1 à T12 • processus articulaires de C7 à C4	• base des processus épineux de L5 à C2
rotateurs des lombes	• processus mamillaires de L1 à L5	• processus épineux de L1 à L5
rotateurs du thorax	• processus transverses de T1 à T12	• processus épineux de T1 à T12
rotateurs du cou	• processus articulaires de C2 à C7	• processus épineux de C2 à C7

Tableau 10-8. Muscles segmentaires du dos.

Muscles	Origine	Terminaison	Fonction
élévateurs des côtes	• processus transverses de C7 à T11	• côte sous-jacente, proche du tubercule	• élévation des côtes
inter-épineux	• processus épineux et faces latérales des ligaments inter-épineux	• lames sous-jacentes • processus articulaires sous-jacents	• stabilisation des vertèbres contiguës
inter-transversaires	• processus transverses	• processus transverses sous-jacents	

Ils sont innervés par des rameaux postérieurs des nerfs spinaux.
Leur contraction bilatérale provoque l'extension du rachis. La contraction unilatérale induit l'inclinaison et la rotation controlatérales de la colonne. Le muscle semi-épineux de la tête se termine sur l'os occipital en s'écartant de la ligne des processus épineux et du ligament nuchal, ce qui lui confère une action d'inclinaison et de rotation homolatérales.

Muscles segmentaires (fig. 10-18; tableau 10-8)
Ce sont des muscles courts, interépineux et intertransversaires, limités à un segment.
Ils sont innervés par des rameaux postérieurs des nerfs spinaux.

Examen clinique
Les principaux muscles superficiels sont visibles et palpables lors de leur contraction simple ou contrariée (fig. 10-19) :
- le trapèze, surtout dans la contraction de son chef supérieur, lors de l'élévation de l'épaule mais aussi sur son chef moyen lors de l'adduction et de la rétropulsion des épaules ;
- le grand dorsal, en abaissement et adduction du membre supérieur ;
- les rhomboïdes, en adduction des scapulas ;
- les élévateurs de la scapula, lors de l'élévation de l'épaule. Ils sont palpables en dedans du bord antérieur du chef supérieur du trapèze ;
- les muscles érecteurs du rachis, de chaque côté de la ligne des processus épineux lors de l'extension contrariée du dos à partir de la position fléchie du tronc.

Vascularisation
Les vaisseaux de la colonne vertébrale sont aussi ceux de la moelle spinale.

APPAREIL LOCOMOTEUR
COLONNE VERTÉBRALE

Artères

La vascularisation artérielle de la colonne vertébrale dépend des segments :
- au niveau cervical, les branches ascendantes des artères sub-clavières contribuent à la constitution de 3 axes artériels autour des vertèbres :
  - pré-vertébral, formé à partir des branches des artères thyroïdienne inférieure et cervicale ascendante,
  - latéro-vertébral, constitué par des branches de l'artère vertébrale,
  - dorsal, formé par les branches de l'artère cervicale profonde ;
- aux niveaux thoracique et lombal, les artères intercostales postérieures, sub-costales (sous la 12e côte) et lombales donnent (fig. 10-20) :
  - des branches périostées pour les faces antérieure et latérales des corps vertébraux,
  - une branche dorsale qui se divise en regard du foramen inter-vertébral en :
    - rameau rétro-vertébral qui gagne la face postérieure du corps vertébral en traversant le foramen inter-vertébral contre l'incisure vertébrale inférieure, au contact du nerf spinal,
    - rameaux ventral et dorsal pour la moelle spinale,
  - une branche musculaire qui se divise en rameaux médial et latéral pour l'arc postérieur des vertèbres et les muscles postérieurs.

Veines

Des plexus veineux extra-duraux, situés entre la méninge et le plan ostéo-disco-ligamentaire, tapissent le canal vertébral de bas en haut, plus développés à la partie antérieure de celui-ci. Ils drainent la face postérieure des corps vertébraux et les arcs postérieurs.

> **À noter**
>
> Ce système veineux longitudinal est avalvulaire et dense, ce qui facilite la dissémination tumorale (métatastatique) ou septique.

À chaque étage, 2 veines, supérieure et inférieure, issues de ce système traversent les foramens inter-vertébraux de chaque côté et gagnent le réseau veineux péri-vertébral.
Le réseau veineux péri-vertébral entoure en arrière l'arc postérieur pour le drainage osseux et musculaire, et en avant les corps vertébraux. Ces vaisseaux de disposition segmentaire se drainent dans des veines inter-vertébrales collectrices qui longent les faces antérieures des corps vertébraux cervicaux et les faces latérales des corps vertébraux thoraciques et lombaux :

▶ **10-19**
Muscles du dos.
A) Chez l'homme : le grand dorsal, le trapèze et les muscles érecteurs du rachis sont mis en relief.

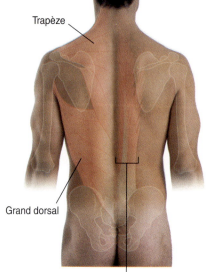

APPAREIL LOCOMOTEUR
COLONNE VERTÉBRALE

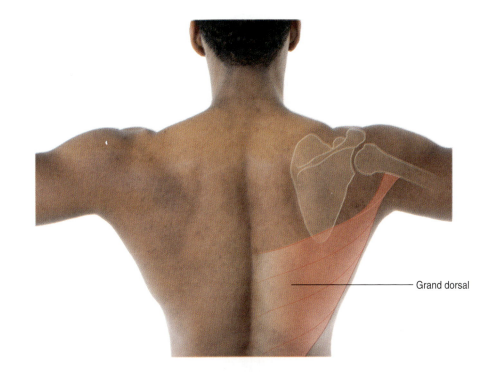

Grand dorsal

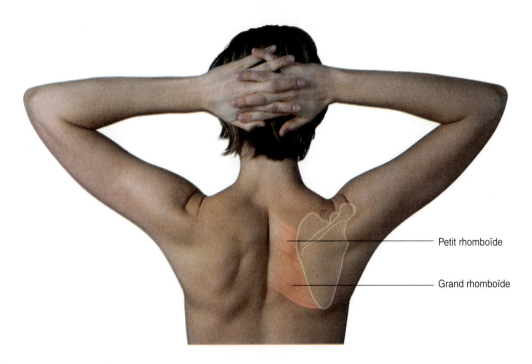

Petit rhomboïde

Grand rhomboïde

▶ **10-19** Suite.
B) Chez l'homme les bras en abduction pour accentuer le relief des bords du muscle grand dorsal.
C) Chez la femme avec la scapula très basculée et rétractée, permettant de mettre en évidence les reliefs des muscles rhomboïdes.
© Drake 2015.

APPAREIL LOCOMOTEUR
COLONNE VERTÉBRALE

▶ **10-20**
Artères vascularisant la moelle spinale.
A) Vue antérieure de la moelle spinale (toutes les artères spinales segmentaires ne sont pas apparentes).

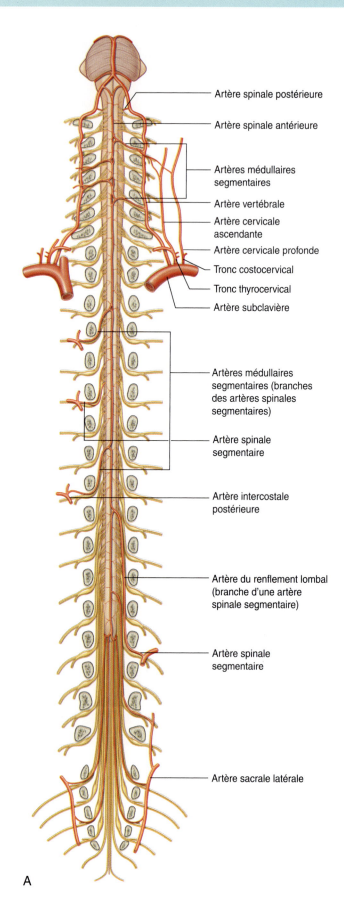

APPAREIL LOCOMOTEUR
COLONNE VERTÉBRALE

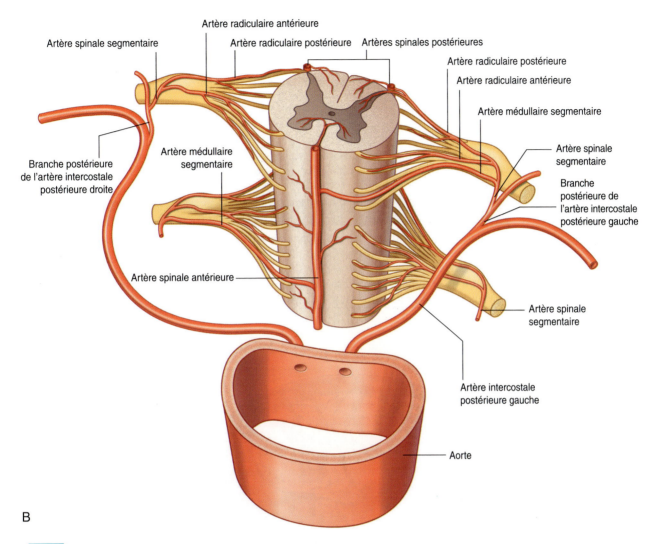

B

▶ **10-20.** Suite.
B) Vascularisation segmentaire de la moelle spinale.
© Drake 2015.

- au niveau cervical :
  - 2 veines pré-vertébrales longitudinales longent les muscles longs du cou et s'abouchent dans les veines vertébrales,
  - des plexus externes périphériques, en dehors de l'arc vertébral postérieur, drainent les plexus internes centraux à travers les ligaments jaunes, à la face postérieure des lames, et s'abouchent dans les veines cervicales profondes. Celles-ci passent en avant du col de la 1re côte et se terminent dans la partie inférieure des veines vertébrales,
  - les veines vertébrales accompagnent les artères vertébrales dans les foramens transversaires et rejoignent les veines cervicales profondes après avoir traversé le foramen du 6e processus transverse. Les veines cervicales profondes s'abouchent dans les veines intercostales postérieures ;

À noter

Autour des vertèbres cervicales inférieures et thoraciques supérieures, les plexus péri-vertébraux sont anastomosés avec le système azygos et les veines œsophagiennes.

- au niveau thoracique, les veines inter-vertébrales se drainent dans les veines intercostales puis le réseau azygos à droite et les réseaux hémi-azygos ou hémi-azygos accessoire à gauche (fig. 10-21) ;
- au niveau lombal, les veines inter-vertébrales peuvent s'aboucher séparément dans les veines iliaques communes ou la veine cave inférieure, mais se réunissent le plus souvent pour former les veines lombales ascendantes droite et gauche qui participent à la formation du système azygos.

Lymphatiques

Le drainage lymphatique de la colonne vertébrale s'effectue vers l'avant, dans les lymphonœuds prévertébraux, abdominaux, médiastinaux ou cervicaux latéraux profonds.

> **À noter**
>
> La figure 10-22 résume la disposition longitudinale axiale de la vascularisation artérielle de la colonne vertébrale thoracique et lombale, puis la disposition segmentaire des artères destinées aux vertèbres. De même, le drainage veineux segmentaire gagne le drainage longitudinal antéro-latéral. La figure 10-23 complète l'aspect segmentaire du drainage veineux à chaque étage vertébral, auquel fait suite le drainage longitudinal, ici au niveau thoracique.

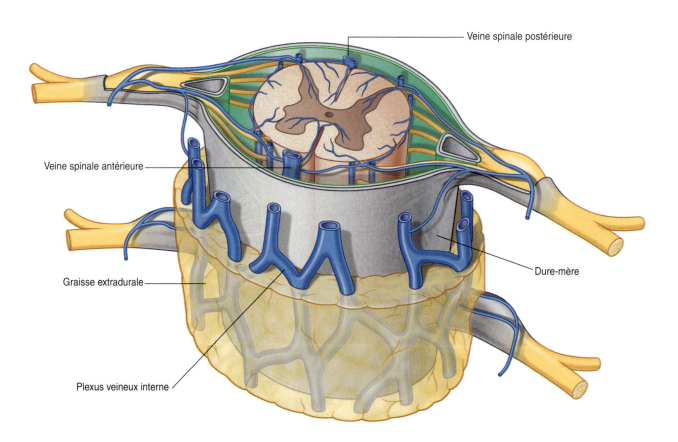

▶ **10-21**
Veines de drainage de la moelle spinale.
© Drake 2015.

APPAREIL LOCOMOTEUR
COLONNE VERTÉBRALE

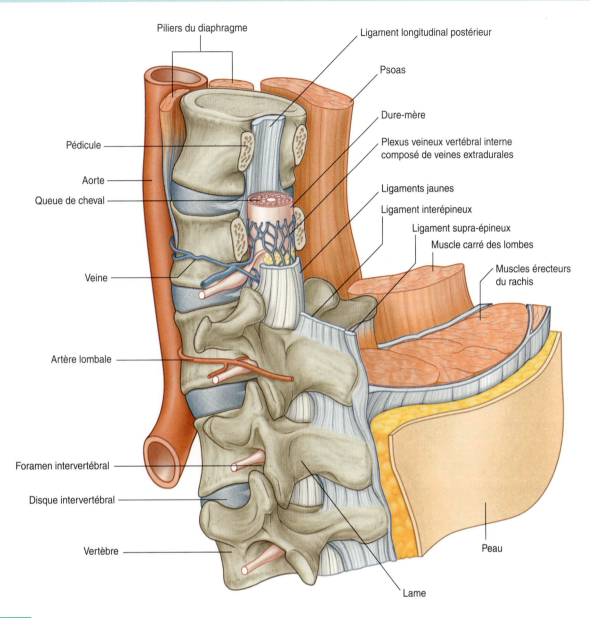

▶ 10-22
Disposition des éléments dans le canal vertébral et dans le dos (région lombaire).
© Drake 2015.

Fonctions

La colonne vertébrale est impliquée dans plusieurs fonctions :
- statique, autorisant la station debout ;
- d'amortissement : l'empilement des vertèbres et des disques permet l'amortissement des contraintes ;
- dynamique : les articulations et les muscles qui s'insèrent sur les vertèbres permettent sa mobilisation ;
- protectrice, formant un exo-squelette à la moelle spinale.

Repères anatomiques

Des repères palpatoires remarquables sont utiles en clinique et permettent de situer le niveau de projection vertébrale (cf. également p. 172 et 237, 238) (fig. 10-1 et 10-24) :

APPAREIL LOCOMOTEUR
COLONNE VERTÉBRALE

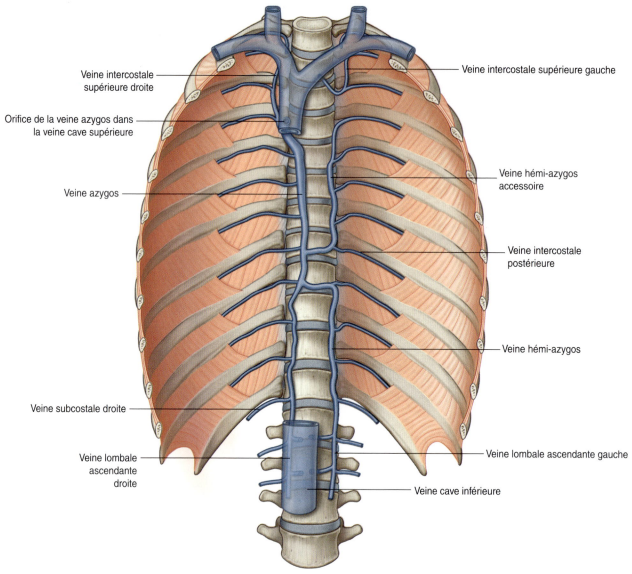

▶ **10-23**
Système veineux azygos.
© Drake 2015.

- le ligament nuchal, à l'aplomb de la protubérance occipitale externe : la flexion du cou dévoile son relief ;
- le processus transverse de l'atlas est palpé entre l'angle mandibulaire en avant et le processus mastoïde de l'os temporal en arrière ;
- le tubercule antérieur du processus transverse de C6, volumineux, peut être palpé dans la région cervicale latérale, en arrière du cartilage cricoïde ; en avant passe l'artère carotide commune ;
- le processus épineux de C7 est proéminent à la base de la nuque ; il permet de dénombrer les processus épineux sous-jacents ;
- le processus épineux de L1 est dans le plan horizontal du cône médullaire terminal, entre les vertèbres L1 et L2 ;
- les sommets des crêtes iliaques sont dans le plan du disque L4-L5, de la bifurcation aortique et de l'ombilic ;
- le processus épineux de S2 est dans le plan horizontal qui passe par les épines iliaques postéro-supérieures, celui de S3 au sommet du sillon inter-glutéal ;
- le hiatus sacral et le coccyx se projettent dans la partie supérieure du sillon inter-glutéal ;

APPAREIL LOCOMOTEUR
COLONNE VERTÉBRALE

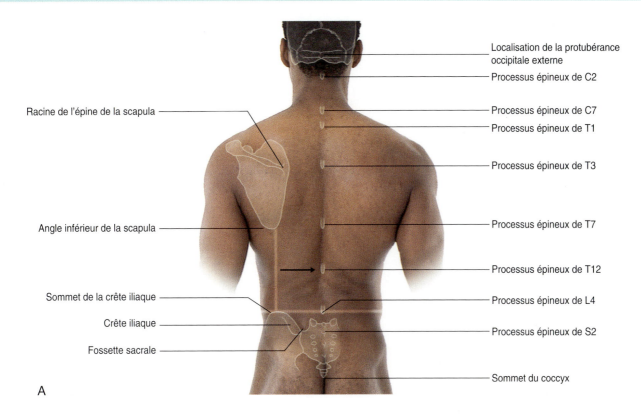

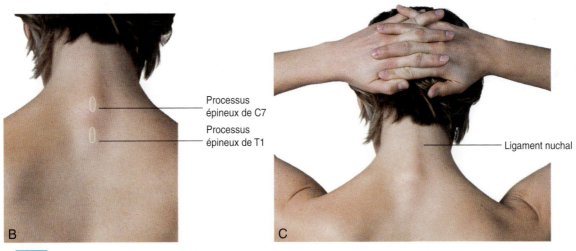

▶ 10-24
Localisation des processus épineux du dos.
A) Chez l'homme.
B) Chez la femme nuque fléchie. Les processus épineux saillants de C7 et de T1 sont indiqués.
C) Chez la femme la nuque fléchie mettant en évidence le ligament nuchal.
© Drake 2015.

En clinique

Des blocs d'anesthésie péridurale peuvent être réalisés en abordant le canal vertébral par ponction du hiatus sacral.

- l'apex du coccyx est palpable à 2 ou 3 cm de l'anus (fig. 10-25);
- les processus transverses de T1 à T12 et costiformes de L1 à L5 sont palpables 2 ou 3 cm en dehors du processus épineux de la vertèbre sus-jacente.

APPAREIL LOCOMOTEUR
COLONNE VERTÉBRALE

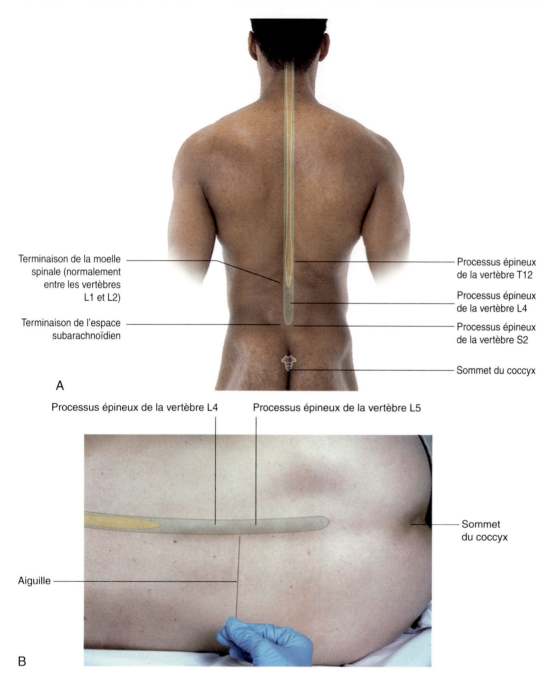

▶ 10-25
Niveaux de terminaison de la moelle spinale et de l'espace sub-arachnoïdien.
A) Chez l'homme. Niveaux de terminaison de la moelle spinale et de l'espace sub-arachnoïdien.
B) Chez une femme allongée sur le côté en position fœtale. Cette position provoque la saillie des processus épineux des vertèbres lombales et ouvre les espaces entre les arcs vertébraux adjacents. Le liquide cérébrospinal peut être ponctionné de l'espace sub-arachnoïdien dans cette région lombale basse sans risquer d'endommager la moelle spinale.
© Drake 2015.

> APPAREIL LOCOMOTEUR
>
> MEMBRE SUPÉRIEUR

MEMBRE SUPÉRIEUR

Ostéologie

Le squelette du membre supérieur (thoracique) comprend 32 os :
- à la racine : la clavicule en avant, la scapula en arrière ;
- entre l'épaule et le coude, l'humérus, os du bras, unique ;
- entre le coude et le poignet, l'avant-bras, avec 2 os : le radius et l'ulna ;
- la main, qui comprend les 8 os du carpe, les 5 métacarpiens qui forment le métacarpe, et les phalanges des doigts (2 pour le pouce et 3 pour chacun des autres doigts).

Os de la ceinture scapulaire

Clavicule

La clavicule est un os court situé entre le sternum, en dedans, et l'acromion de la scapula en dehors (fig. 10-26).
Elle présente une double courbure, convexe en avant dans sa moitié médiale et concave en avant dans sa moitié latérale. Aplatie de haut en bas, elle possède 2 faces, supérieure et inférieure, et 2 bords, antérieur et postérieur :
- son extrémité médiale est renflée et présente 2 surfaces articulaires en continuité, entourées par l'insertion de la capsule articulaire sterno-costo-claviculaire :
  - la surface sternale répond au sternum,
  - la surface costale répond au bord supérieur du 1er cartilage costal ;
- l'extrémité latérale est plus aplatie et porte la surface acromiale qui s'articule avec l'acromion. Elle est entourée par l'insertion de la capsule acromio-claviculaire ;
- sa face supérieure porte dans sa partie médiale les insertions tendineuses du muscle sterno-cléido-mastoïdien et accessoirement du muscle sterno-cléido-hyoïdien le long du bord postérieur. Le reste de la face supérieure est dépourvu d'insertion et directement palpable sous la peau ;
- sa face inférieure présente : à sa partie médiale l'empreinte du ligament costo-claviculaire, sur lequel s'insère le ligament costo-claviculaire :
  - son 1/3 moyen est marqué par le sillon du muscle sub-clavier, oblique en arrière, qui reçoit l'insertion de ce muscle,

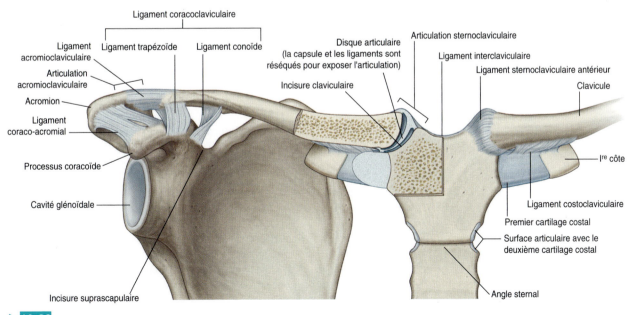

▶ **10-26**
Articulations et ligaments de la clavicule (vue antérieure).
© Drake 2017.

APPAREIL LOCOMOTEUR
MEMBRE SUPÉRIEUR

– son 1/3 latéral présente en arrière le tubercule conoïde, insertion du ligament conoïde, et en dehors, une surface rugueuse d'insertion du ligament trapézoïde ;
- son bord antérieur reçoit l'insertion du muscle grand pectoral dans sa moitié médiale, et celle du muscle deltoïde dans sa moitié latérale ;
- son bord postérieur reçoit l'insertion du muscle trapèze dans son 1/3 latéral.

> ### En clinique
> La double courbure de la clavicule explique la fréquence des fractures de son 1/3 moyen, autour du point d'inversion des courbures lorsque celles-ci sont exagérées par un traumatisme.

Scapula (fig. 10-27 et 10-28)

La scapula est un os plat formé d'un corps triangulaire à sommet inférieur, concave, moulé sur la convexité des côtes, qui se poursuit latéralement par un col portant la cavité glénoïdale articulée avec l'humérus. Elle présente :
- 2 faces, antérieure et postérieure ;
- 3 angles, inférieur, supérieur et latéral ;
- 3 bords, axillaire, spinal et supérieur ;
- 2 reliefs volumineux, le processus coracoïde, implanté sur son bord supérieur, et l'épine, implantée sur sa face postérieure et prolongée latéralement et en haut par l'acromion.

La **face antérieure** du corps est largement occupée par l'insertion du muscle sub-scapulaire. Le muscle denté antérieur s'insère sur toute la partie médiale, depuis l'angle supérieur jusqu'à l'angle inférieur. L'insertion du muscle omo-hyoïdien sur le bord supérieur peut déborder sur la face antérieure.

La **face postérieure** est divisée par l'épine de la scapula en fosses supra-épineuse et infra-épineuse :
- l'épine est une lame osseuse perpendiculaire au corps, dont :
  – le bord postérieur est renflé. Le versant supérieur de celui-ci porte l'insertion du chef moyen du muscle trapèze, son versant inférieur celle du chef postérieur du muscle deltoïde,
  – l'extrémité latérale forme l'acromion qui porte sur son bord médial l'insertion du trapèze, et sur ses bords postérieur, latéral et antérieur, celle du chef latéral du muscle deltoïde. Le ligament coraco-acromial s'insère sur son bord antérieur ;
- la fosse supra-épineuse est occupée par l'insertion du muscle supra-épineux ;
- la fosse infra-épineuse reçoit la vaste insertion du muscle infra-épineux. En dehors, le long du bord latéral, s'insèrent de haut en bas les muscles petit rond et grand rond.

L'**angle inférieur** porte une insertion inconstante du muscle grand dorsal.
L'**angle supérieur** reçoit l'insertion du muscle élévateur de la scapula.
L'**angle latéral** porte la cavité glénoïdale :
- entourée par l'insertion du labrum glénoïdal et de la capsule articulaire scapulo-humérale épaissie en avant par les ligaments scapulo-huméraux ;
- au-dessus de laquelle, le tubercule supra-glénoïdal donne insertion au tendon du chef long du biceps brachial ;
- au-dessous de laquelle, le tubercule infra-glénoïdal porte l'insertion du tendon du chef long du triceps brachial.

Le **bord spinal** (médial) reçoit les muscles grand rhomboïde (2/3 inférieurs) et petit rhomboïde (1/3 supérieur).

Le **bord axillaire** (latéral) de la scapula est la zone la plus épaisse du corps de l'os, souvent appelée le pilier de la scapula. Il se trouve en continuité en haut avec le col de l'os. Celui-ci est dépourvu d'insertion.

Le **bord supérieur** supporte latéralement le processus coracoïde, formé d'une portion verticale et d'une portion horizontale orientée vers l'avant. En dedans de l'implantation du processus coracoïde, le bord supérieur présente l'incisure supra-scapulaire qui livre passage au nerf supra-scapulaire. Cette incisure est fermée en haut par le ligament transverse supérieur de la scapula.

La portion verticale du processus coracoïde reçoit :
- le ligament transverse supérieur de la scapula sur son bord médial ;
- le ligament coraco-huméral sur son bord latéral.

APPAREIL LOCOMOTEUR
MEMBRE SUPÉRIEUR

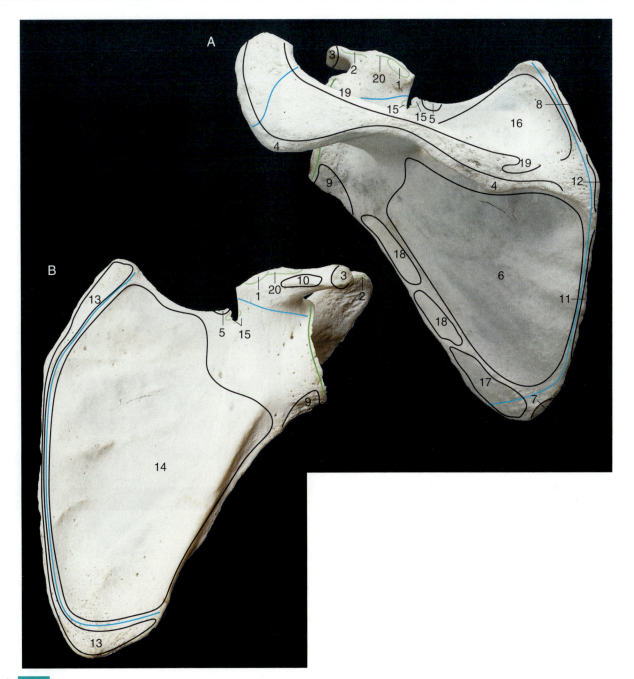

▶ 10-27

Scapula gauche : insertions.
A) Face postérieure.
B) Face costale.
Lignes bleues, lignes épiphysaires ; lignes vertes, insertions capsulaires de l'articulation de l'épaule ; lignes vert pâle, insertions ligamentaires.
1. Ligament conoïde du ligament coraco-claviculaire
2. Ligament coraco-acromial
3. Muscle coraco-brachial et chef court du muscle biceps
4. Muscle deltoïde
5. Ventre inférieur du muscle omo-hyoïdien
6. Muscle infra-épineux
7. Muscle grand dorsal
8. Muscle élévateur de la scapula
9. Chef long du muscle triceps
10. Muscle petit pectoral
11. Muscle grand rhomboïde
12. Muscle petit rhomboïde
13. Muscle dentelé antérieur
14. Muscle sub-scapulaire
15. Ligament scapulaire transverse supérieur
16. Muscle supra-épineux
17. Muscle grand rond
18. Muscle petit rond et sillon pour l'artère circonflexe scapulaire
19. Muscle trapèze
20. Ligament trapézoïde du ligament coraco-claviculaire

Le ligament scapulaire transverse supérieur (15) passe en pont au-dessus de l'incisure supra-scapulaire.
Les ligaments conoïde (1) et trapézoïde (20) forment ensemble le ligament coraco-claviculaire, qui relie le processus coracoïde de la scapula à la face inférieure de l'extrémité latérale de la clavicule.
Le ligament coraco-acromial (2) passe entre le processus coracoïde et l'acromion, formant avec ces processus osseux une voûte au-dessus de l'articulation de l'épaule.
© Abrahams 2014.

APPAREIL LOCOMOTEUR
MEMBRE SUPÉRIEUR

▶ **10-28**

Scapula gauche : vue latérale.
1. Acromion
2. Processus coracoïde
3. Cavité glénoïdale
4. Angle inférieur
5. Tubercule infra-glénoïdal
6. Fosse infra-épineuse
7. Bord latéral
8. Épine
9. Tubercule supra-glénoïdal
10. Fosse supra-épineuse

© Abrahams 2014.

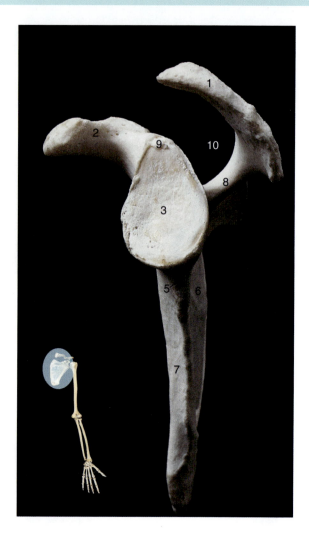

Sa portion horizontale donne insertion :
- sur sa face supérieure aux ligaments trapézoïde, en dehors, et conoïde, en dedans ;
- sur son bord médial au muscle petit pectoral ;
- sur son bord latéral au ligament coraco-acromial ;
- sur son extrémité au tendon conjoint des muscles coraco-brachial, en dedans, et chef court du biceps brachial, en dehors.

En clinique

Les fractures de la scapula résultent le plus souvent d'un choc violent lors de traumatismes sévères ou de poly-traumatismes. Les déplacements des segments fracturés sont souvent limités par l'importance des masses musculaires adjacentes.

APPAREIL LOCOMOTEUR
MEMBRE SUPÉRIEUR

Os du bras (fig. 10-29 à 10-31)

Le squelette du bras est formé par un seul os, l'humérus, articulé par son extrémité supérieure avec la cavité glénoïdale et par son extrémité inférieure avec les 2 os de l'avant-bras.
L'humérus est un os long auquel on décrit un corps et 2 extrémités.

Extrémité proximale

L'extrémité supérieure de l'humérus porte la tête humérale, articulaire avec la cavité glénoïdale. Elle forme un segment de sphère de 40 à 45 mm de diamètre dirigé un peu en arrière. La tête est unie par le col anatomique de l'humérus, oblique à 45° par rapport à l'axe de la diaphyse, à la métaphyse proximale formée de 2 tubercules séparés par un sillon :
- le tubercule majeur, en arrière, porte les insertions tendineuses du muscle supra-épineux, sur la partie antérieure de son bord supérieur, du muscle infra-épineux en haut et en arrière, et du muscle petit rond en bas et en arrière ;
- le tubercule mineur, en avant, porte l'insertion du tendon du muscle sub-scapulaire ;
- entre les 2 tubercules, le sillon inter-tuberculaire est marqué, et livre passage au tendon du chef long du biceps brachial (d'où son appellation fréquente de « sillon bicipital ») :
    - à la partie haute du sillon inter-tuberculaire, la bandelette latérale du ligament coraco-huméral s'insère sur le tubercule majeur, et la bandelette médiale sur le tubercule mineur,
    - sa berge latérale correspond au bord antérieur du tubercule majeur, qui se prolonge avec le bord antérieur de la diaphyse humérale, et porte l'insertion du tendon du muscle grand pectoral,
    - sa berge médiale correspond au bord latéral du tubercule mineur et porte les insertions tendineuses des muscles grand dorsal et grand rond,
    - le ligament transverse de l'humérus unit les 2 berges.

La capsule articulaire scapulo-humérale s'insère sur le col anatomique, avec les ligaments gléno-huméraux supérieur, moyen et inférieur qui la renforcent.

À noter

La zone de jonction entre les tubercules majeur et mineur et la diaphyse humérale est appelée col chirurgical du fait de la fréquence des fractures à ce niveau.

Corps

Le corps, ou diaphyse humérale, est triangulaire à la coupe, et présente :
- un bord antérieur, effilé, qui participe à la formation de la tubérosité deltoïdienne et reçoit à sa partie inférieure le muscle brachial ;
- un bord latéral et un bord médial moins marqués :
    - le bord latéral reçoit à sa moitié inférieure les insertions des muscles brachio-radial, en haut, et l'insertion long extenseur radial du carpe, en bas, juste au-dessus de l'épicondyle latéral,
    - les 2 bords donnent insertions aux septums intermusculaires latéral et médial, cloisons fibreuses qui séparent les compartiments antérieur et postérieur du bras ;

APPAREIL LOCOMOTEUR
MEMBRE SUPÉRIEUR

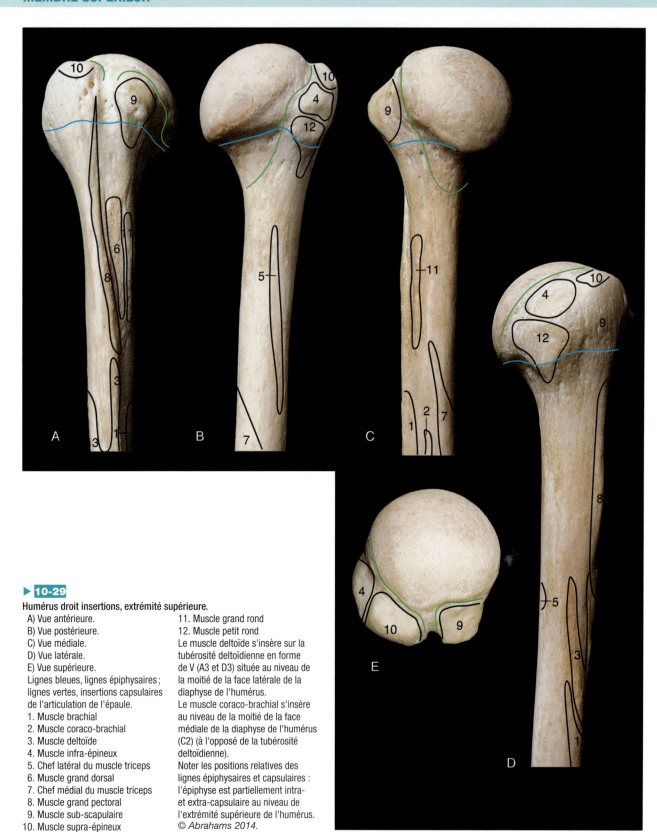

▶ 10-29
Humérus droit insertions, extrémité supérieure.
A) Vue antérieure.
B) Vue postérieure.
C) Vue médiale.
D) Vue latérale.
E) Vue supérieure.
Lignes bleues, lignes épiphysaires ; lignes vertes, insertions capsulaires de l'articulation de l'épaule.
1. Muscle brachial
2. Muscle coraco-brachial
3. Muscle deltoïde
4. Muscle infra-épineux
5. Chef latéral du muscle triceps
6. Muscle grand dorsal
7. Chef médial du muscle triceps
8. Muscle grand pectoral
9. Muscle sub-scapulaire
10. Muscle supra-épineux
11. Muscle grand rond
12. Muscle petit rond

Le muscle deltoïde s'insère sur la tubérosité deltoïdienne en forme de V (A3 et D3) située au niveau de la moitié de la face latérale de la diaphyse de l'humérus.
Le muscle coraco-brachial s'insère au niveau de la moitié de la face médiale de la diaphyse de l'humérus (C2) (à l'opposé de la tubérosité deltoïdienne).
Noter les positions relatives des lignes épiphysaires et capsulaires : l'épiphyse est partiellement intra- et extra-capsulaire au niveau de l'extrémité supérieure de l'humérus.
© Abrahams 2014.

- une face antéro-latérale qui reçoit sur sa moitié inférieure le muscle brachial et porte l'empreinte d'insertion terminale du muscle deltoïde, formée par :
  - une crête oblique barrant le 1/3 moyen de l'os et donnant insertion aux fibres tendineuses du chef postérieur du muscle deltoïde,
  - le bord antérieur de l'os au même niveau qui reçoit le chef antérieur du deltoïde,
  - la surface située entre ces 2 lignes rugueuses où se fixe par des fibres charnues le chef latéral du deltoïde ;
- une face antéro-médiale avec l'insertion du muscle coraco-brachial sur son 1/3 moyen et celle du brachial sur sa moitié inférieure ;
- une face postérieure marquée à son 1/3 moyen par une gouttière oblique en bas et en dehors, le sillon du nerf radial, dans lequel cheminent le nerf radial et l'artère profonde du bras et ses 2 veines satellites. Ce sillon sépare les insertions des fibres charnues :
  - du chef latéral du muscle triceps brachial, au-dessus,
  - du chef médial du muscle triceps brachial, au-dessous.

Extrémité distale

Dans sa partie inférieure, la diaphyse s'élargit et s'aplatit d'avant en arrière, et se courbe un peu vers l'avant, ce qui lui vaut l'appellation de « palette humérale ».

Le bord antérieur de la diaphyse se divise en 2 piliers osseux, médial et latéral, qui entourent 2 fosses : la fosse coronoïdienne en avant, et la fosse olécranienne en arrière. Ces 2 fosses se situent au-dessus des surfaces articulaires distales de l'humérus, couvertes de cartilage articulaire :
- le capitulum, en dehors, segment de sphère articulé avec l'extrémité supérieure du radius, qui ne déborde pas à la face postérieure de l'épiphyse ;
- la trochlée en dedans, articulée avec l'ulna, en forme de poulie, étendue d'avant en arrière ;
- la zone capitulo-trochléaire unit le capitulum à la trochlée.

La capsule articulaire du coude s'insère le long des surfaces articulaires, et s'étend assez haut en avant et en arrière autour des fosses coronoïdienne et olécranienne.

De chaque côté, l'extrémité distale présente 2 renflements palpables, les épicondyles :
- l'épicondyle médial porte l'insertion du tendon commun des muscles épicondyliens médiaux (rond pronateur, fléchisseur radial du carpe, long palmaire, fléchisseur superficiel des doigts, fléchisseur ulnaire du carpe). À sa face postérieure, une gouttière marquée livre passage au nerf ulnaire ;
- l'épicondyle latéral porte l'insertion du tendon commun des muscles épicondyliens latéraux (court extenseur radial du carpe, extenseur commun des doigts, extenseur propre du petit doigt, chef superficiel du supinateur, anconé).

APPAREIL LOCOMOTEUR
MEMBRE SUPÉRIEUR

▶ **10-30**
Humérus droit extrémité inférieure.
A) Vue antérieure.
B) Vue postérieure.
C) Vue inférieure.
D) Vue médiale.
E) Vue latérale.
1. Face antérieure
2. Capitulum
3. Fosse coronoïdienne
4. Bord latéral du capitulum
5. Épicondyle latéral
6. Crête supra-condylaire latérale
7. Épicondyle médial
8. Crête supra-condylaire médiale
9. Face médiale de la trochlée
10. Fosse olécrânienne
11. Face postérieure
12. Fosse radiale
13. Trochlée

L'épicondyle médial (7) est plus proéminent que l'épicondyle latéral (5).
La partie médiale de la trochlée (13) est plus proéminente que la partie latérale.
La fosse olécrânienne (10) située sur la face postérieure est plus profonde que les fosses radiale et coronoïdienne situées sur la face antérieure (12 et 3).
© Abrahams 2014.

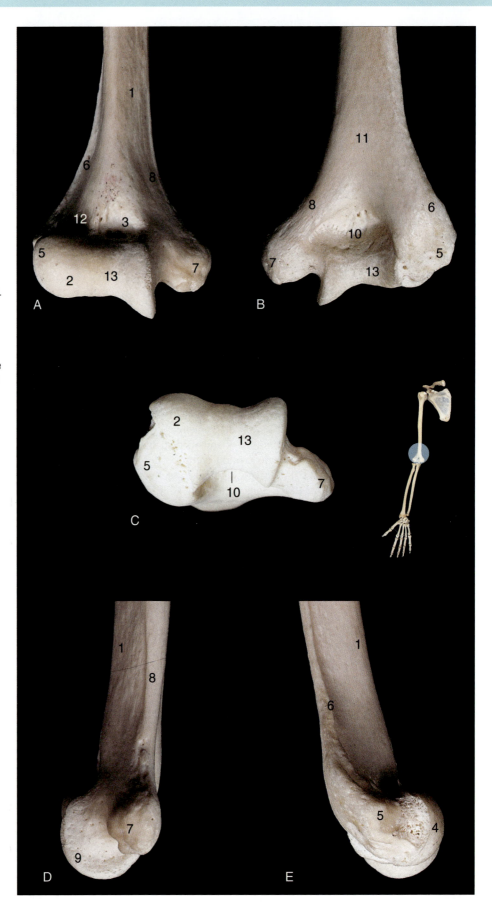

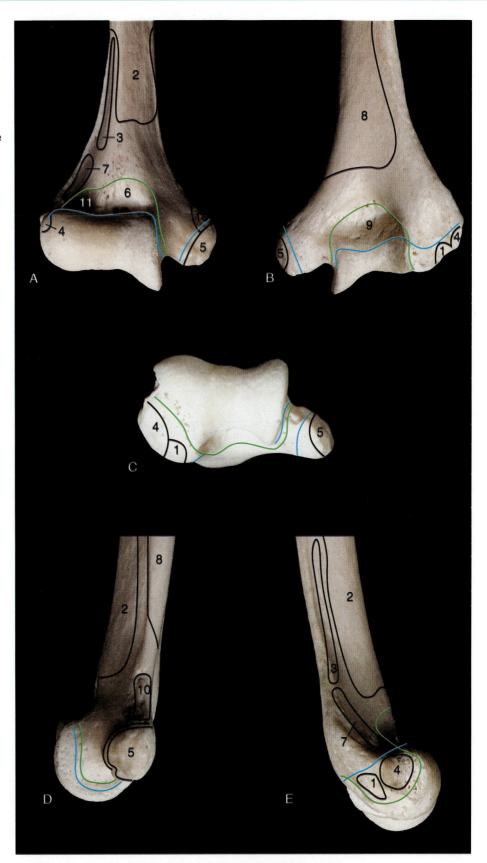

10-31

Humérus droit insertions, extrémité inférieure.
A) Vue antérieure.
B) Vue postérieure.
C) Vue inférieure.
D) Vue médiale.
E) Vue latérale.

Lignes bleues, lignes épiphysaires ; lignes vertes, insertions capsulaires de l'articulation du coude.

1. Muscle anconé
2. Muscle brachial
3. Muscle brachio-radial
4. Origine du muscle extenseur commun des doigts
5. Origine du muscle fléchisseur superficiel des doigts
6. Fosse coronoïdienne
7. Muscle long extenseur radial du carpe
8. Chef médial du muscle triceps
9. Fosse olécrânienne
10. Muscle rond pronateur, chef huméral
11. Fosse radiale

© Abrahams 2014.

APPAREIL LOCOMOTEUR
MEMBRE SUPÉRIEUR

> **En clinique**
>
> Les fractures de l'humérus sont relativement fréquentes. On distingue les fractures :
> - diaphysaires dont la localisation par rapport aux insertions des muscles deltoïde et grand pectoral détermine le déplacement osseux ;
> - de l'extrémité supérieure de l'humérus, les plus fréquentes, qui surviennent le plus souvent à l'occasion d'une chute sur le membre supérieur (bras tendu) ou lors d'un choc direct sur le moignon de l'épaule. On classe ces fractures selon le nombre de structures clés de l'humérus (col anatomique, col chirurgical, tubercule majeur, tubercule mineur) déplacées ou angulées ;
> - de l'extrémité inférieure de l'humérus : plus rares.

Os de l'avant-bras (fig. 10-32)

Le squelette de l'avant-bras comprend 2 os, le radius en dehors et l'ulna en dedans. Ils s'articulent en haut avec l'humérus et entre eux, en bas avec les os du carpe et entre eux. Ces 2 os longs sont conformés de manière à s'enrouler l'un autour l'autre dans les mouvements de supination (paume vers l'avant) et de pronation (paume vers l'arrière).

> **À noter**
>
> La tête du radius constitue son extrémité proximale. Le diamètre du radius augmente de proximal en distal.
> La tête de l'ulna constitue son extrémité distale. Le diamètre de l'ulna décroît de proximal en distal.

Radius

Le radius est formé d'une extrémité supérieure, la tête radiale, unie par le col au corps, et une extrémité inférieure, plus massive.

Extrémité proximale

La tête radiale est ovalaire, entièrement recouverte de cartilage articulaire :
- sa face supérieure constitue une cupule ovalaire relevée en biseau sur son bord médial, la fossette radiale ;
- son pourtour, ou circonférence articulaire, répond à l'incisure radiale de l'ulna.

Le col du radius est cylindrique, limité par un relief médial marqué, la tubérosité du radius, qui reçoit l'insertion du tendon terminal du biceps brachial. Le muscle supinateur se termine sur la face antérieure du col.

Corps

Triangulaire à la coupe, il présente 3 faces et 3 bords :
- sa face antérieure est limitée en dehors et en haut par le bord antérieur de l'os. Sous ce bord marqué s'insère le muscle long fléchisseur du pouce. Le quart inférieur porte l'insertion du muscle carré pronateur ;
- sa face latérale présente l'insertion du muscle rond pronateur sur son 1/3 moyen ;
- sa face postérieure porte les insertions des muscles long abducteur et court extenseur du pouce sur son 1/3 moyen ;
- le bord antérieur forme dans sa moitié supérieure une crête osseuse oblique en bas et en dehors, qui porte l'insertion du muscle fléchisseur superficiel des doigts. Cette crête est appelée « crête pronatrice » car sa conformation facilite l'enroulement du radius autour de l'ulna lors du mouvement de pronation.

Extrémité distale

Plus volumineuse, elle se prolonge latéralement par le processus styloïde du radius sur lequel s'insère le ligament collatéral radial du poignet.
Le tendon terminal du muscle brachio-radial s'insère sur sa face latérale.
Sa face postérieure présente le tubercule postérieur du radius (de *Lister*), en son milieu, palpable, qui sépare 2 sillons : en dedans glisse le tendon du long extenseur du pouce, en dehors le tendon du court

APPAREIL LOCOMOTEUR
MEMBRE SUPÉRIEUR

▶ **10-32**

Radius et ulna droits insertions.
A) Vue antérieure.
B) Vue postérieure.
Lignes bleues, lignes épiphysaires ; lignes vertes, insertions capsulaires des articulations du coude et du poignet.

1. Muscle long abducteur du pouce
2. Muscle anconé
3. Insertion aponévrotique du muscle fléchisseur profond des doigts, du muscle fléchisseur ulnaire du carpe et du muscle extenseur ulnaire du carpe
4. Muscle biceps brachial
5. Muscle brachial
6. Muscle brachio-radial
7. Muscle extenseur de l'index
8. Muscle court extenseur du pouce
9. Muscle long extenseur du pouce
10. Muscle fléchisseur profond des doigts
11. Muscle fléchisseur superficiel des doigts, chef radial
12. Muscle fléchisseur superficiel des doigts, chef ulnaire
13. Muscle long fléchisseur du pouce
14. Muscle carré pronateur
15. Muscle rond pronateur, chef ulnaire
16. Muscle rond pronateur
17. Muscle supinateur
18. Muscle triceps brachial

Le muscle long abducteur du pouce (1) et le muscle court extenseur du pouce (8) sont les 2 seuls muscles à avoir une origine sur la face postérieure du radius (bien que les 2 s'étendent sur la membrane interosseuse et l'abducteur a aussi une origine sur la face postérieure de l'ulna). Ces muscles restent ensemble quand ils tournent autour de la face latérale du radius et forment la limite radiale de la tabatière anatomique.

Chez le sujet jeune, le radius se fracture parfois au niveau de l'épiphyse inférieure après un traumatisme du poignet. Chez l'adulte, une fracture de *Pouteau-Colles* correspond à une fracture transversale de l'extrémité inférieure du radius à moins de 2,5 cm de l'extrémité inférieure de l'os. Le processus styloïde de l'ulna est aussi souvent fracturé.

© Abrahams 2014.

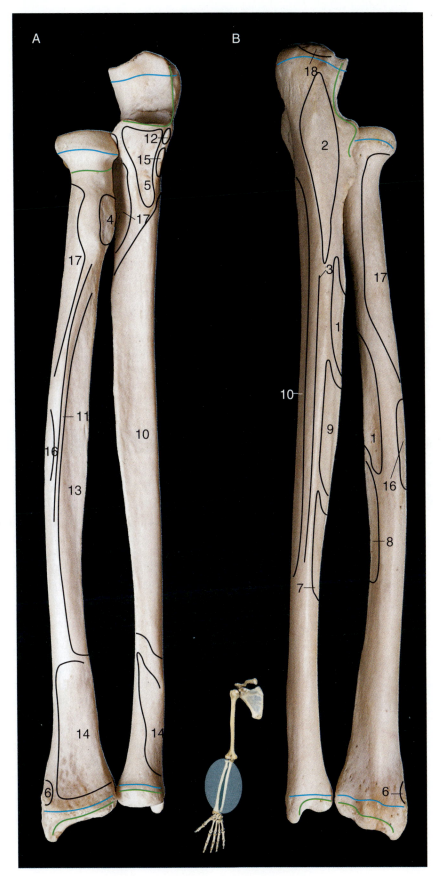

extenseur radial du carpe. Un sillon latéral moins marqué correspond au passage du tendon du long extenseur radial du carpe.

Sa face inférieure est articulaire avec le carpe. Orientée en avant et en bas (en moyenne de 25°), elle présente une petite crête qui sépare les surfaces en rapport avec le scaphoïde en dehors et le lunatum en dedans.

Sa face médiale porte l'incisure ulnaire, surface articulaire qui répond à la tête de l'ulna.

> ### En clinique
> La fracture de *Pouteau-Colles* est une fracture de l'extrémité distale du radius dont le mécanisme (chute avec le poignet en extension) entraîne avec une déformation caractéristique du poignet « en dos de fourchette ».

Ulna
Extrémité proximale

Elle comprend l'olécrâne, en arrière, et le processus coronoïde, en avant.

L'**olécrâne** présente :
- une face antérieure recouverte de cartilage ;
- une face supérieure qui porte l'insertion du tendon terminal du triceps brachial dans sa partie postérieure et qui se prolonge sur sa face postérieure par 2 crêtes obliques se réunissant pour former le bord postérieur de l'os ;
- une face latérale avec l'insertion du muscle anconé.

Le **processus coronoïde** présente :
- une face supérieure recouverte de cartilage et articulaire avec la trochlée humérale. Cette surface est en continuité avec l'incisure radiale portée par la face latérale du processus coronoïde ;

> ### À noter
> Les surfaces articulaires de l'olécrâne et supérieure du processus coronoïde forment l'incisure trochléaire qui s'articule avec la trochlée humérale.

- une face latérale dont l'incisure radiale répond à la circonférence articulaire de la tête radiale :
  - le ligament annulaire du radius s'insère en avant et en arrière de l'incisure radiale de l'ulna,
  - en arrière de l'incisure radiale se fixent les insertions des 2 chefs du muscle supinateur ;
- une face antérieure avec l'insertion du muscle brachial et des insertions accessoires pour les muscles rond pronateur et fléchisseur superficiel des doigts.

Corps

Il est triangulaire à la coupe et présente 3 faces, antérieure, médiale et postérieure, séparées par 3 bords, latéral, antérieur et postérieur :
- sa face antérieure porte l'insertion charnue du muscle fléchisseur profond des doigts, dans ses 2/3 supérieurs, et l'insertion du muscle carré pronateur sur son quart distal ;
- sa face médiale reçoit les insertions du fléchisseur profond des doigts dans sa partie antérieure et du fléchisseur ulnaire du carpe dans sa partie postérieure, le long du bord postérieur. Son quart inférieur est libre d'insertion et sous-cutané ;
- sa face postérieure présente de haut en bas les insertions des muscles :
  - anconé, sur la face latérale de l'olécrâne,
  - supinateur (chefs profond et superficiel),
  - long abducteur du pouce, court extenseur du pouce (inconstante), long extenseur du pouce et extenseur de l'index, dans sa partie antérieure,
  - extenseur ulnaire du carpe le long du bord postérieur ;
- son quart inférieur est libre d'insertion, sous-cutané ;
- son bord latéral, ou « bord interosseux », est marqué et reçoit l'insertion de la membrane interosseuse antébrachiale, épaisse lame ligamentaire qui l'unit à la diaphyse du radius ;

APPAREIL LOCOMOTEUR
MEMBRE SUPÉRIEUR

- son bord postérieur est très marqué, palpable sous la peau, et constitue la crête ulnaire. Celle-ci présente plusieurs courbures : oblique en bas et en dehors dans son quart supérieur, en bas et en dedans à sa partie moyenne puis verticale à sa partie inférieure. Elle se divise en haut en 2 crêtes qui limitent la face postérieure de l'olécrâne. Son versant latéral reçoit l'insertion du muscle extenseur ulnaire du carpe et son versant médial celle du muscle fléchisseur ulnaire du carpe ;
- son bord antérieur est moins marqué.

L'ulna devient plus cylindrique dans son quart inférieur.

Extrémité distale
Elle est formée par la tête de l'ulna, arrondie, recouverte de cartilage :
- son pourtour, en forme de croissant, est articulaire avec l'incisure ulnaire du radius ;
- sa face inférieure est orientée vers le carpe dont elle est séparée par le disque articulaire radio-ulnaire.

Le processus styloïde de l'ulna, vertical, s'implante en arrière et en dedans. Le disque articulaire s'insère sur une petite dépression entre la face inférieure de la tête ulnaire et la base du processus styloïde. Le ligament collatéral ulnaire du poignet s'insère sur le processus styloïde.

> **En clinique**
> Les fractures isolées de l'ulna sont rares.

Os de la main (fig. 10-33 et 10-34)
Le squelette de la main comprend 3 parties : le carpe pour le poignet, le métacarpe pour la paume et les phalanges pour les doigts.

Carpe
Il comprend 8 os courts groupés en 2 rangées, proximale, articulée avec les os de l'avant-bras, et distale, articulée avec le métacarpe.

Rangée proximale
Elle comprend de dehors en dedans les os :
- scaphoïde dont :
  - la face antérieure porte un tubercule,
  - la face supérieure s'articule avec la surface articulaire inférieure du radius,
  - la face médiale s'articule avec le lunatum et le capitatum,
  - la face inférieure avec le trapèze et le trapézoïde,
  - les faces latérale et postérieure ne présentent pas de particularités ;
- lunatum, en forme de croissant antéro-postérieur, dont :
  - la face supérieure s'articule avec la surface articulaire inférieure du radius et le disque articulaire radio-ulnaire,
  - la face latérale s'articule avec le scaphoïde,
  - la face médiale s'articule avec le triquetrum,
  - la face inférieure s'articule avec le capitatum et l'hamatum ;
- triquetrum dont :
  - la face supérieure est séparée de la tête ulnaire par le disque articulaire radio-ulnaire,
  - la face latérale s'articule avec le lunatum,
  - la face inférieure s'articule avec l'hamatum,
  - la face antérieure porte une petite surface articulaire avec le pisiforme ;
- pisiforme (en forme de petit pois), en avant du triquetrum, marqué sur sa face latérale par une petite gouttière au contact de laquelle passe le nerf ulnaire.

Rangée distale
Elle comprend de dehors en dedans les os :
- trapèze, articulé avec le scaphoïde en haut, le trapézoïde et le 2e métacarpien en dedans. Sa face inférieure, concave de dehors en dedans et convexe d'avant en arrière, s'articule avec la base du 1er métacarpien ;

APPAREIL LOCOMOTEUR
MEMBRE SUPÉRIEUR

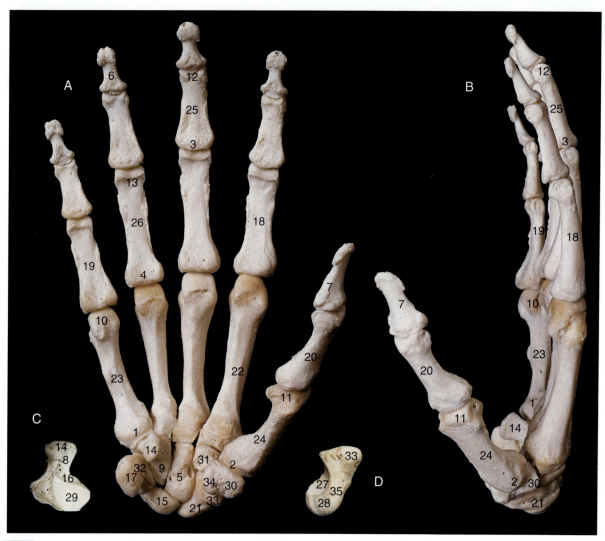

▶ 10-33

Os de la main droite
A) Face palmaire.
B) Vue latérale.
C) Os hamatum, vue médiale.
D) Os scaphoïde, face palmaire.

Les os scaphoïde, lunatum, triquetrum et pisiforme forment la rangée proximale des os du carpe.
Les os trapèze, trapézoïde, capitatum et hamatum forment la rangée distale des os du carpe.
Le tubercule (33) et le col (35) sont les parties non articulaires du scaphoïde et comportent des foramens nourriciers. Une fracture du col peut ainsi altérer la vascularisation sanguine de la partie proximale de l'os et entraîner une nécrose avasculaire. Le col du scaphoïde est situé dans la tabatière anatomique; le tubercule peut être palpé en avant de la limite radiale de la tabatière anatomique.

1. Base du 5e métacarpien
2. Base du 1er métacarpien
3. Base de la phalange intermédiaire du médius
4. Base de la phalange proximale de l'annulaire
5. Capitatum
6. Phalange distale de l'annulaire
7. Phalange distale du pouce
8. Sillon pour la branche profonde du nerf ulnaire
9. Hamatum
10. Tête du 5e métacarpien
11. Tête du 1er métacarpien
12. Tête de la phalange intermédiaire du médius
13. Tête de la phalange proximale de l'annulaire
14. Hamulus de l'hamatum
15. Lunatum
16. Face palmaire, hamatum
17. Pisiforme
18. Phalange proximale de l'index
19. Phalange proximale du petit doigt
20. Phalange proximale du pouce
21. Scaphoïde
22. Diaphyse du 2e métacarpien
23. Diaphyse du 5e métacarpien
24. Diaphyse du 1er métacarpien
25. Diaphyse de la phalange intermédiaire du médius
26. Diaphyse de la phalange proximale de l'annulaire
27. Surface articulaire pour le capitatum
28. Surface articulaire pour le lunatum
29. Surface articulaire pour le triquetrum
30. Trapèze
31. Trapézoïde
32. Triquetrum
33. Tubercule du scaphoïde
34. Tubercule du trapèze
35. Col du scaphoïde

© Abrahams 2014.

APPAREIL LOCOMOTEUR
MEMBRE SUPÉRIEUR

▶ **10-34**

Os de la main droite face postérieure.
1. Base du 1er métacarpien
2. Capitatum
3. Phalange distale du médius
4. Phalange distale du pouce
5. 5e métacarpien
6. Hamatum
7. Tête du 1er métacarpien
8. Lunatum
9. Phalange intermédiaire du médius
10. Phalange proximale du médius
11. Phalange proximale du pouce
12. Scaphoïde
13. Diaphyse du 1er métacarpien
14. Processus styloïde du radius
15. Processus styloïde de l'ulna
16. 3e métacarpien
17. Trapèze
18. Trapézoïde
19. Triquetrum

L'articulation du poignet (ou plus exactement l'articulation radiocarpienne) est l'articulation entre (en proximal) l'extrémité inférieure du radius et le disque interarticulaire qui réunit les extrémités inférieures du radius et de l'ulna, et (en distalité) les os scaphoïde, lunatum et triquetrum.
L'articulation médio-carpienne est l'articulation entre la rangée proximale et la rangée distale des os du carpe.
L'articulation carpo-métacarpienne du pouce est l'articulation entre le trapèze et la base du 1er métacarpien.
© Abrahams 2014.

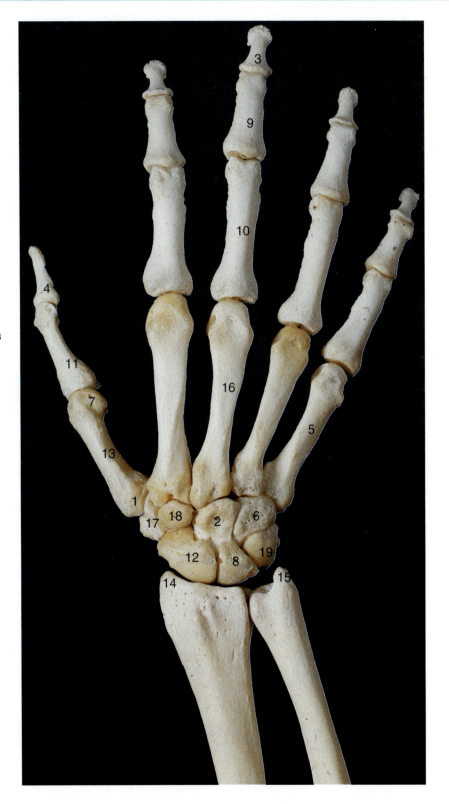

- trapézoïde, entre le trapèze latéralement, et le capitatum médialement :
  - sa face supérieure s'articule avec le scaphoïde,
  - sa face inférieure est séparée en 2 versants obliques par une crête antéro-postérieure et s'articule à la base du 2e métacarpien ;
- capitatum, plus grand os du carpe. Il présente :
  - une tête qui s'articule en haut avec le scaphoïde et le lunatum,
  - un col,
  - un corps articulé par sa face inférieure au 3e métacarpien, par sa face latérale au trapézoïde et au 2e métacarpien, et par sa face médiale à l'hamatum et au 4e métacarpien. Sa face antérieure porte un tubercule vertical et sa face postérieure se prolonge en bas et en dedans par un processus styloïde ;
- hamatum, globalement triangulaire et portant un crochet sur sa face antérieure, l'hamulus. L'hamatum s'articule en haut avec le lunatum et le triquetrum, en dehors avec le capitatum et en bas avec les 4e et 5e métacarpiens.

Métacarpe (fig. 10-33 et 10-34)

Le métacarpe est formé de 5 métacarpiens, numérotés de dehors en dedans I à V. Ce sont des os longs qui délimitent les 4 espaces interosseux.

Les métacarpiens sont modérément concaves en avant. Leur face dorsale répond aux tendons extenseurs des doigts. Les métacarpiens II à V sont triangulaires à la coupe et présentent un bord antérieur qui sépare une face latérale et une face médiale sur lesquelles s'insèrent les muscles interosseux, un bord médial et un bord latéral, et une face dorsale.

> **À noter**
>
> Moyen mnémotechnique pour compter les métacarpiens et les doigts : le 1er métacarpien porte le pouce, numéro un 👍.

- Le 1er métacarpien est articulé par sa base avec le trapèze et par sa tête avec la phalange proximale du pouce. Il est plus court que les autres et ovalaire à la coupe. Sa face antérieure est orientée en avant et en dedans, ce qui facilite le mouvement d'opposition du pouce. Il forme le segment le plus mobile de la main.
- Le 2e métacarpien est articulé par sa base avec le trapézoïde et le 3e métacarpien. Il porte le 2e doigt (index). Sa face dorsale présente un petit processus styloïde sur lequel s'insère le tendon terminal du long extenseur radial du carpe.
- Le 3e métacarpien s'articule par sa base avec le 2e métacarpien, l'os capitatum et le 4e métacarpien, et par sa tête avec la phalange proximale du 3e doigt (majeur). Sa face dorsale porte un petit processus styloïde sur lequel s'insère le tendon terminal du court extenseur radial du carpe.
- Le 4e métacarpien s'articule par sa base avec le 3e métacarpien, l'os capitatum, l'os hamatum et le 5e métacarpien, et par sa tête avec la phalange proximale du 4e doigt (annulaire).
- Le 5e métacarpien, plus fin, s'articule par sa base avec l'os hamatum et par sa tête avec la phalange proximale du 5e doigt (petit doigt ou auriculaire). Sa base est oblique et porte un petit tubercule médial sur lequel s'insère le tendon terminal de l'extenseur ulnaire du carpe.

> **En clinique**
>
> La fracture du 5e du col du métacarpien est dite « fracture du boxeur » car elle résulte le plus souvent d'une action de coup de poing.

Os des doigts (fig. 10-33 et 10-34)

Le squelette des doigts est formé par les phalanges, qui sont des os longs. Le pouce en comprend deux, proximale et distale. Les autres doigts, dits longs, sont formés de 3 phalanges, proximale, intermédiaire et distale.

APPAREIL LOCOMOTEUR
MEMBRE SUPÉRIEUR

Les phalanges présentent une face antérieure, palmaire, légèrement concave, sur laquelle glisse le tendon fléchisseur profond pour les doigts longs ou le long fléchisseur du pouce, et une face dorsale convexe en rapport avec le tendon extenseur.

La phalange proximale présente une base qui porte une cavité glénoïdale articulée avec la tête du métacarpien correspondant, une diaphyse ovalaire à la coupe, et une extrémité distale ou tête qui forme une petite trochlée orientée en bas et en avant.

La base de la phalange intermédiaire présente une double cavité glénoïdale qui répond à la tête de la phalange proximale, une diaphyse, et une tête semblable à celle de la phalange proximale.

La phalange distale présente une double cavité glénoïdale à sa base, articulée avec la tête de la phalange intermédiaire. Sa diaphyse s'élargit en palette aplatie à sa face dorsale pour supporter l'ongle et bombée à sa face ventrale formant la houppe phalangienne.

Arthrologie

La fonction des articulations du membre supérieur est essentiellement l'usage de la main.

Épaule

L'« épaule » comprend en réalité 3 articulations (sterno-claviculaire, acromio-claviculaire et scapulo-humérale) et 2 espaces de glissement ou syssarcoses (les espaces sub-acromial et sub-deltoïdien).

Articulation sterno-claviculaire (fig. 10-35)

Articulation synoviale en selle, elle unit le sternum et l'extrémité médiale de la clavicule.

Surfaces articulaires

L'articulation est en réalité « sterno-costo-claviculaire » et met en présence :
- l'incisure claviculaire du sternum et le bord supérieur du 1er cartilage costal ;
- avec la surface sternale de la clavicule dont le cartilage se poursuit par celui de la surface costale de la clavicule ;
- un disque articulaire recouvert de cartilage, suspendu à la capsule supérieure, améliore la congruence entre les surfaces articulaires.

Moyens d'union

La **capsule** s'insère au pourtour des surfaces cartilagineuses.
La **membrane synoviale** tapisse les surfaces dépourvues de cartilage articulaire.
La capsule est épaissie par les **ligaments** intra-capsulaires sterno-claviculaires antérieur, supérieur et postérieur. Le ligament interclaviculaire s'étend d'une clavicule à l'autre sur le bord supérieur du manubrium sternal.
Le plus puissant stabilisateur est un ligament extra-capsulaire, le ligament costo-claviculaire, tendu entre son empreinte claviculaire et le bord supérieur de la 1re côte et du 1er cartilage costal.

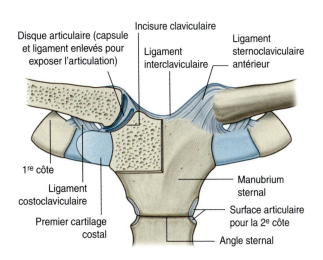

▶ 10-35
Articulation sterno-claviculaire.
Os et ligaments.
© Drake 2015.

APPAREIL LOCOMOTEUR
MEMBRE SUPÉRIEUR

Les insertions du muscle sterno-cléido-mastoïdien, étendues du sternum au bord antérieur de la clavicule, contribuent à stabiliser l'articulation.

Anatomie fonctionnelle
Elle présente des mouvements isolés dans les 3 plans de l'espace, qui peuvent être combinés :
- dans le plan coronal, des mouvements d'élévation ou d'abaissement de l'épaule sur une hauteur de 8 à 10 cm correspondent à un déplacement angulaire d'environ 30 à 50° dans l'articulation sterno-claviculaire ;
- dans le plan horizontal, des mouvements d'antépulsion ou de rétropulsion correspondent à un déplacement angulaire d'environ 30° ;
- dans le plan sagittal, des mouvements de rotation autour de son axe de 30° d'amplitude accompagnent les mouvements du bras.

La combinaison de ces mouvements aboutit à la mobilisation de l'articulation acromio-claviculaire avec un effet d'amplification lié à la longueur et à la double courbure de la clavicule (effet manivelle) (fig. 10-36).

Articulation acromio-claviculaire (fig. 10-37)
Articulation synoviale plane, elle met en présence la surface claviculaire de l'acromion et la surface acromiale de la clavicule. Un disque articulaire s'interpose entre les deux.
Les moyens d'union comprennent :
- la capsule articulaire insérée autour des surfaces articulaires, fine dans sa partie inférieure et épaissie dans sa partie supérieure par le ligament acromio-claviculaire supérieur ;
- la membrane synoviale tapisse toutes les surfaces dépourvues de cartilage articulaire ;
- les ligaments coraco-claviculaires, trapézoïde et conoïde, entre la face inférieure de l'extrémité latérale de la clavicule et le processus coracoïde.

La continuité fibreuse entre l'aponévrose superficielle du muscle trapèze, le périoste supra-acromial et l'aponévrose superficielle du muscle deltoïde contribue à stabiliser l'articulation.

> **À noter**
>
> Le membre supérieur est suspendu à l'extrémité latérale de la clavicule par les ligaments coraco-claviculaires et acromio-claviculaire supérieur. La rupture de ces ligaments provoque l'affaissement du membre supérieur, constaté dans les luxations acromio-claviculaires.

Cette articulation permet de petits mouvements horizontaux (antéro-postérieurs), verticaux (supéro-inférieurs) et de rotations.

Articulation scapulo-humérale
Articulation synoviale sphéroïde entre la cavité glénoïdale de la scapula et la tête de l'humérus, elle est caractérisée par une grande mobilité multiaxiale qui l'expose à une instabilité (fig. 10-38).

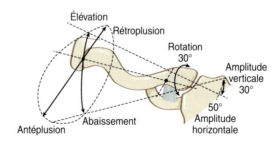

▶ **10-36**
Les mouvements de la clavicule.
© Carole Fumat.

APPAREIL LOCOMOTEUR
MEMBRE SUPÉRIEUR

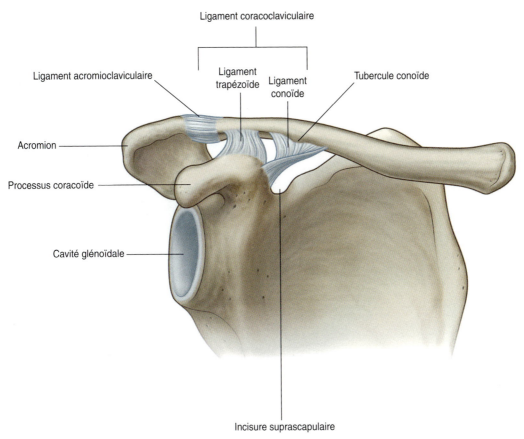

▶ **10-37**
Articulation acromio-claviculaire.
Os et ligaments.
© Drake 2015.

Surfaces articulaires

La **cavité glénoïdale** est piriforme, plus large dans sa moitié inférieure, et moins étendue (35 mm de plus grand diamètre vertical) que la tête humérale. Elle est orientée en dehors et en avant. La surface cartilagineuse se prolonge sur la face centrale du labrum glénoïdal, fibrocartilage inséré à la périphérie de la cavité sauf en regard de l'incisure glénoïdale à la partie moyenne du bord antérieur.
La **tête humérale** est un segment de sphère entièrement recouvert de cartilage, d'un diamètre moyen de 40 à 45 mm. Elle est plus développée dans sa partie postérieure et se dirige en dedans, en haut et en arrière. Le labrum glénoïdal améliore le calage et le centrage de la tête humérale.

Moyens d'union

La **capsule** est épaissie sur ses faces antérieure et inférieure par les **ligaments gléno-huméraux** (fig. 10-39) :
- supérieur tendu de la partie supérieure du bord antérieur de la cavité glénoïdale au pôle supérieur du tubercule mineur ;
- moyen inséré sous le précédent et qui se dirige obliquement pour se terminer quelques millimètres sous le précédent ;

À noter

La capsule présente une déhiscence entre ces 2 ligaments qui met en communication la cavité articulaire et le récessus sub-coracoïdien de la membrane synoviale.

APPAREIL LOCOMOTEUR
MEMBRE SUPÉRIEUR

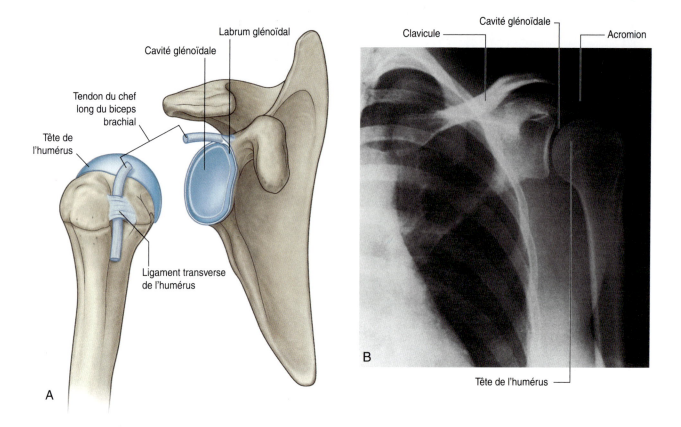

▶ 10-38
Articulation gléno-humérale.
A) Face articulaire de l'articulation gléno-humérale droite.
B) Radiographie normale d'une articulation gléno-humérale.
© Drake 2015.

▶ 10-39
Capsule de l'articulation gléno-humérale droite.
© Drake 2015.

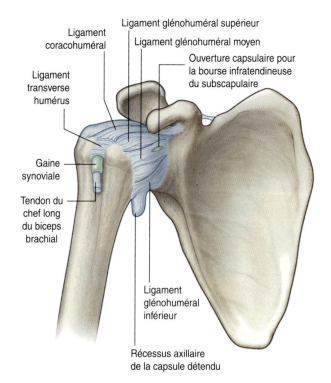

- inférieur, constitué de 2 faisceaux :
  - le faisceau antérieur naît de la partie inférieure du bord antérieur de la cavité glénoïdale et se dirige latéralement vers la partie inférieure et antérieure du col anatomique de l'humérus,
  - le faisceau postérieur s'insère au pôle inférieur de la cavité glénoïdale et se dirige latéralement et dorsalement vers la partie inférieure et postérieure du col anatomique.

> ### À noter
> Entre ces 2 faisceaux, la capsule est détendue et constitue le récessus axillaire.

La face postérieure de la capsule gléno-humérale est plus fine.
La **capsule articulaire** s'insère au pourtour de la cavité glénoïdale, s'en écartant en haut pour inclure le tubercule supra-glénoïdal dans la cavité. Sur l'humérus, elle s'insère sur le col anatomique, en s'écartant de la surface cartilagineuse en bas et en arrière. Elle est détendue dans la partie inférieure où elle constitue le récessus axillaire, véritable « poche capsulaire » inférieure qui permet l'abduction.
La membrane synoviale tapisse toute la face profonde de la capsule et les surfaces osseuses non recouvertes de cartilage articulaire (fig. 10-40).

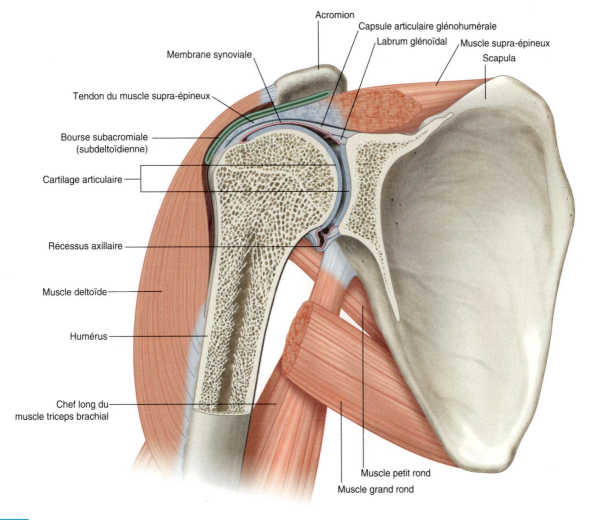

▶ 10-40
Capsule de l'articulation gléno-humérale droite.
© Drake 2015.

APPAREIL LOCOMOTEUR
MEMBRE SUPÉRIEUR

Sa face supérieure est renforcée par l'accolement du **ligament** coraco-huméral, qui s'insère sur le bord latéral de la portion verticale du processus coracoïde, se dirige latéralement, et se termine en se divisant en 2 bandelettes de part et d'autre du sillon intertuberculaire : la bandelette latérale se termine sur le tubercule majeur, la bandelette médiale se termine sur le tubercule mineur. La bandelette médiale du ligament coraco-huméral et le ligament gléno-huméral constituent à leur terminaison la poulie médiale du tendon du chef long du biceps brachial. Les 2 bandelettes sont réunies par le ligament transverse de l'humérus qui se prolonge vers le bas entre les 2 berges du sillon intertuberculaire, et ferme ainsi ce tunnel dans lequel glisse le tendon du chef long du biceps brachial.

Les **muscles péri-articulaires** constituent des moyens d'union actifs. Les tendons des muscles de la coiffe des rotateurs constituent un manchon fibreux antérieur, supérieur et postérieur, autour de la tête humérale. La contraction de ces muscles assure un centrage actif de la tête vis-à-vis de la cavité glénoïdale. La co-contraction synergique des muscles de la coiffe des rotateurs avec le muscle deltoïde permet à ce dernier de développer toute sa puissance lors des mouvements d'élévation du membre supérieur lorsque la tête humérale est bien centrée par rapport à la cavité glénoïdale (fig. 10-41).

> ### À noter
> Dans la partie inférieure des 3 cônes emboîtés, seules les 2 bandelettes du ligament gléno-huméral inférieur (LGHI) assurent la stabilité articulaire, le cône intermédiaire (tendineux) et le cône périphérique (musculaire) s'interrompent : la distension capsulaire et l'arrachement du LGHI (BA), avec ou sans fracture du rebord osseux antéro-inférieur de la cavité glénoïdale, constituent les lésions de l'instabilité chronique après luxation gléno-humérale antéro-inférieure.

Espaces de glissement
L'espace sub-acromial et l'espace sub-deltoïdien séparent la face inférieure de l'acromion et du deltoïde de la face superficielle du tendon supra-épineux en haut et du tubercule majeur en bas. La bourse synoviale sub-acromiale est en continuité avec la bourse synoviale sub-deltoïdienne : l'en-

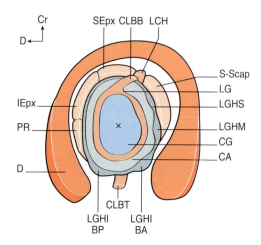

▶ **10-41**
L'épaule en 3 cônes emboîtés.
Cône profond, « cartilagineux et fibreux » : autour de la cavité glénoïdale (CG : labrum glénoïdal (LG), en continuité avec le tendon du chef long du biceps brachial (CLBB), capsule articulaire (CA), renforcée par les ligaments gléno-huméraux supérieur (LGHS), moyen (LGHM), inférieur (LGHI, constitué de 2 bandelettes, antérieure (BA) et postérieure (BP)), ligament coraco-huméral (LCH).
Cône intermédiaire, « tendineux » : tendons de la coiffe des rotateurs. Sub-scapulaire (S-Scap), supra-épineux (SEpx), infra-épineux (IEpx), petit rond (PR).
Cône périphérique, « musculaire » : deltoïde (D). Le parfait emboîtement de ces 3 cônes est indispensable au centrage de la tête humérale par rapport à la cavité glénoïdale.
© Carole Fumat.

APPAREIL LOCOMOTEUR
MEMBRE SUPÉRIEUR

semble facilite le glissement du tendon supra-épineux et le passage du tubercule majeur de l'humérus au cours des mouvements d'élévation du bras.

L'espace scapulo-thoracique est divisé en 2 parties par le muscle dentelé antérieur : l'espace scapulo-serratique et l'espace serrato-thoracique. Dans chacun de ces espaces, une bourse synoviale facilite les glissements de la scapula sur la cage thoracique.

Mécanique articulaire

> **À noter**
>
> Pour fonctionner correctement, l'articulation scapulo-humérale doit être centrée dans la cavité glénoïdale.
> Les 3 articulations et les 2 espaces de glissement sont impliqués dans tous les mouvements de l'épaule (chaîne articulaire).

Les mouvements de la scapula sollicitent les articulations sterno-claviculaire et acromio-claviculaire, et contribuent à orienter la cavité glénoïdale pour optimiser les mouvements de l'articulation scapulo-humérale. La scapula peut se déplacer en bascule (vers l'avant ou vers l'arrière) par rapport à son axe horizontal, en sonnette (latéralement et médialement) par rapport à un axe antéro-postérieur, et en rotation latérale ou médiale par rapport à son axe vertical (fig. 10-42).

Les mouvements de l'épaule peuvent être individualisés en 6 mouvements isolés (fig. 10-43).

▶ **10-42**
Mouvements de la scapula.
© Carole Fumat.

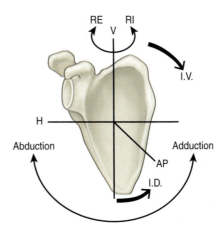

APPAREIL LOCOMOTEUR
MEMBRE SUPÉRIEUR

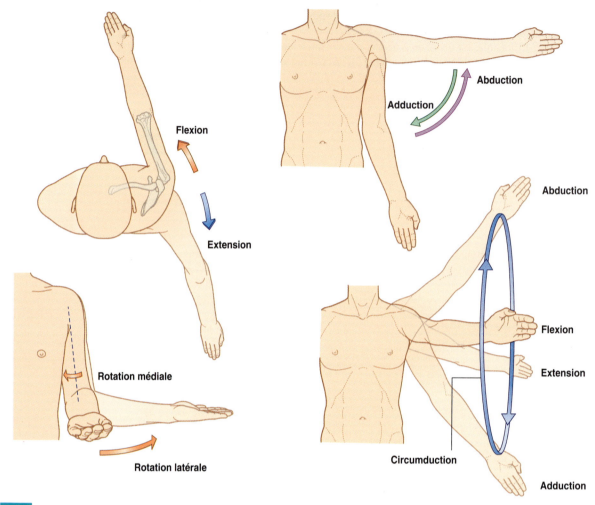

▶ 10-43
Les 6 mouvements isolés de l'épaule.
© Drake 2015.

Dans le plan de la scapula, oblique à 30° en avant du plan coronal du tronc :
- l'abduction écarte le membre supérieur du tronc et emmène la main au-dessus de la tête : l'amplitude globale est de 180° et représente le cumul des amplitudes de mouvements dans l'articulation scapulo-humérale (80 à 90°), dans l'espace de glissement scapulo-thoracique (80 à 90°), dans les articulations acromio-claviculaire et sterno-claviculaire, et de l'inclinaison controlatérale de la colonne vertébrale (10 à 20°). Les muscles en sont le chef supérieur du trapèze (nerf accessoire), le deltoïde (nerf axillaire) et le supra-épineux (nerf supra-scapulaire) ;
- l'adduction rapproche le membre supérieur de l'axe du corps et est nulle en position anatomique. Le passage du bras devant ou derrière le tronc, en associant de la flexion ou de l'extension de l'épaule, permet en moyenne 30 à 40° d'amplitude. Les muscles en sont le grand pectoral (nerfs du grand pectoral), le grand dorsal (nerf du grand dorsal), le grand rond (nerf du grand rond), le sub-scapulaire (nerfs du sub-scapulaire), et le coraco-brachial (nerf musculo-cutané).

Dans le plan sagittal :
- la flexion emmène le membre supérieur vers l'avant et permet de placer la main au-dessus de la tête. L'amplitude globale est de 180° et représente le cumul des amplitudes de mouvements dans l'articulation scapulo-humérale (80 à 90°), dans l'espace de glissement scapulo-thoracique (80 à 90°), des articulations acromio-claviculaire et sterno-claviculaire, et de l'inclinaison (en extension) de la colonne vertébrale (10 à 20°). Les muscles en sont le chef antérieur du deltoïde, le grand pectoral, le coraco-brachial ;

APPAREIL LOCOMOTEUR
MEMBRE SUPÉRIEUR

- l'extension déplace le membre supérieur en arrière du tronc. Son amplitude moyenne est 45°. Les muscles en sont le chef postérieur du deltoïde, le grand dorsal et le grand rond ;
- la rotation médiale fait tourner le membre supérieur en dedans. L'avant-bras est utilisé en clinique comme compas pour évaluer l'amplitude de ce mouvement. Les muscles en sont le sub-scapulaire, le grand pectoral, le grand rond et le grand dorsal. La rotation médiale pure est limitée par la butée de l'avant-bras sur l'abdomen (45°), et ce mouvement est testé en arrière du tronc, par le niveau vertébral atteint par l'excursion de la main dans le dos. Seul le muscle sub-scapulaire permet de décoller la main de la région lombaire.

Dans le plan horizontal :
- la rotation latérale fait tourner le membre supérieur en dehors. Son amplitude moyenne est de 40 à 60°. Les muscles en sont l'infra-épineux (nerf supra-scapulaire) et le petit rond (nerf axillaire).

Ces mouvements isolés peuvent être associés et la combinaison des 6 secteurs de mobilité réalise le mouvement de circumduction.

> **À noter**
>
> Les amplitudes sont des valeurs moyennes, très dépendantes en clinique de la souplesse des patients.

Coude

L'articulation du coude met en présence 3 os : l'humérus, l'ulna et le radius. Elle est constituée en réalité de 3 articulations synoviales : l'huméro-ulnaire est une ginglyme, l'huméro-radiale est une sphéroïde et la radio-ulnaire proximale une trochoïde. Elle ne comporte qu'une seule capsule articulaire, renforcée par 2 ligaments collatéraux : l'un médial, l'autre latéral. L'ensemble autorise 4 mouvements : extension, flexion, supination et pronation.

Surfaces articulaires (fig. 10-44)

L'**extrémité distale de l'humérus** porte la trochlée et le capitulum séparés par la zone capitulo-trochléaire :
- la trochlée est un segment de poulie horizontale dont la joue médiale est un peu plus développée et constitue une surface cartilagineuse étendue d'avant en arrière ;
- le capitulum est assimilable à un segment de sphère, visible en avant et en bas, mais ne dépassant pas à la face postérieure de l'os ;
- entre les deux, la zone capitulo-trochléaire est également recouverte de cartilage articulaire.

L'**extrémité proximale de l'ulna** présente 2 incisures :
- l'incisure trochléaire est formée par la surface articulaire de l'olécrâne, dans sa partie postéro-supérieure, et par la surface articulaire du processus coronoïde, dans sa partie antéro-inférieure. La surface olécranienne et la surface coronoïdienne sont séparées par un petit sillon qui peut être dépourvu de cartilage. Les 2 surfaces présentent une crête médiane qui répond à la gorge médiane de la trochlée humérale ;
- l'incisure radiale est un segment de cylindre creux situé à la face latérale du processus coronoïde, recouvert de cartilage articulaire en continuité avec celui de l'incisure trochléaire. Elle s'articule avec la circonférence articulaire de la tête radiale.

L'**extrémité proximale du radius** forme la tête radiale, un cylindre ovalaire à grand axe dirigé en avant et en dedans entièrement recouvert de cartilage articulaire avec :
- une face supérieure, en cupule, la fossette radiale, articulée avec le capitulum, et dont le bord médial se relève en biseau et répond à la zone capitulo-trochléaire ;
- la circonférence articulaire qui répond à l'incisure radiale de l'ulna, et à la face profonde du ligament annulaire du radius. Celui-ci entoure et maintient fermement la tête radiale contre l'incisure ulnaire et se fixant de sur ses bords antérieur et postérieur. Sa face profonde est recouverte de cartilage articulaire (fig. 10-45).

Moyens d'union
Capsule articulaire

Elle s'insère latéralement et médialement le long des surfaces articulaires, mais s'en écarte en arrière et en avant vers le haut pour entourer les fosses olécranienne et coronoïdienne. Elle se fixe sur les bords

353

APPAREIL LOCOMOTEUR
MEMBRE SUPÉRIEUR

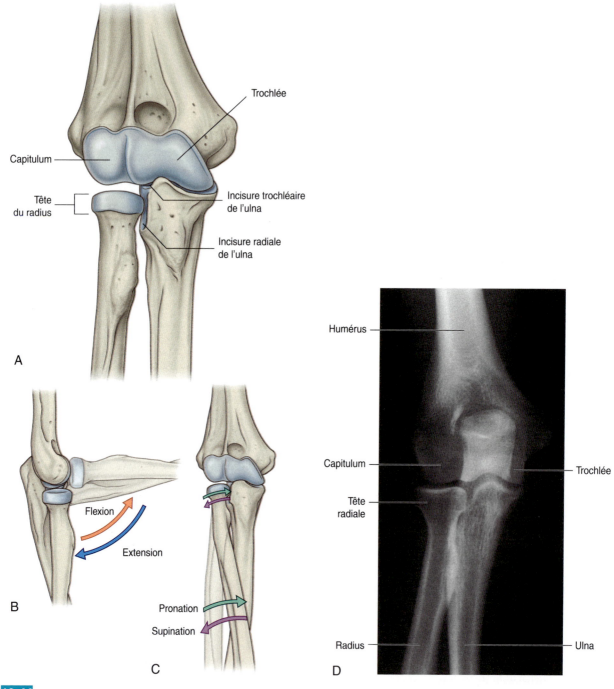

▶ 10-44
Composants et mouvements de l'articulation du coude (A à D).
Os et faces articulaires.
© Drake 2015.

supérieur et postérieur du ligament annulaire. Elle unit le bord inférieur du ligament annulaire au col du radius. Elle est assez fine pour permettre les mouvements de grande amplitude du coude, et se trouve épaissie en arrière par des fibres transversales et verticales. Elle est séparée en avant de la face profonde du muscle brachial par une bourse synoviale.

La membrane synoviale tapisse toutes les surfaces dépourvues de cartilage articulaire (fig. 10-46).

APPAREIL LOCOMOTEUR
MEMBRE SUPÉRIEUR

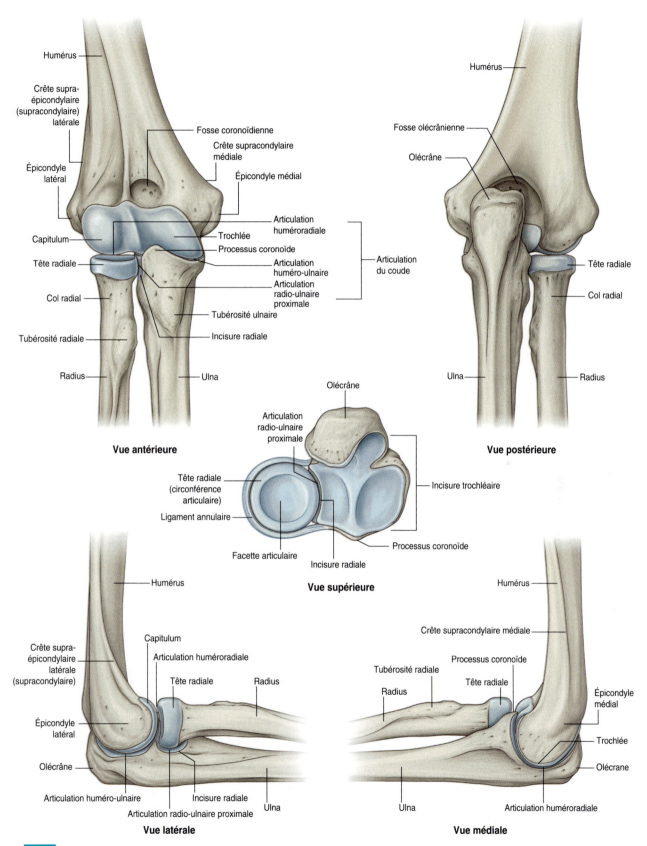

▶ 10-45
Articulation radio-ulnaire proximale.
© Drake 2017.

APPAREIL LOCOMOTEUR
MEMBRE SUPÉRIEUR

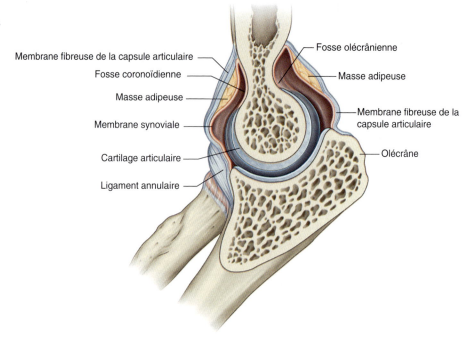

▶ 10-46
Coupe sagittale de l'articulation du coude.
Vue médiale.
© Drake 2017.

Ligaments (fig. 10-47)

Les ligaments collatéraux comprennent chacune 3 faisceaux :
- le ligament collatéral ulnaire renforce la capsule à la face médiale du coude. Ses 3 faisceaux se fixent sur l'épicondyle médial :
  - le faisceau postérieur s'insère sur la base de l'olécrâne,
  - le faisceau moyen gagne la partie médiane du processus coronoïde,
  - le faisceau antérieur croise la face antérieure de la capsule et se termine avec le ligament annulaire sur la face latérale du processus coronoïde, en avant de l'incisure radiale ;
- le ligament collatéral radial renforce la capsule à la face latérale du coude. Ses 3 faisceaux se fixent sur l'épicondyle latéral :
  - le faisceau postérieur gagne la partie latérale de l'olécrâne,
  - le faisceau moyen rejoint l'insertion postérieure du ligament annulaire sur la face latérale du processus coronoïde, en arrière de l'incisure radiale,
  - le faisceau antérieur se dirige en avant et rejoint le faisceau antérieur du ligament collatéral ulnaire pour se terminer sur la partie latérale du processus coronoïde, en avant de l'incisure radiale, avec l'insertion antérieure du ligament annulaire.

> **À noter**
>
> La constitution en 3 faisceaux des ligaments collatéraux permet la mise en tension d'un des 3 faisceaux de chaque ligament quelle que soit la position du coude.
> Quatre de ces 6 faisceaux s'insèrent sur le processus coronoïde. L'avulsion de ce celui-ci, observée lors des luxations postérieures du coude, traduit la rupture de tout l'appareil de stabilisation antérieur.

Le ligament annulaire du radius et le ligament carré sont des moyens d'union propres à l'articulation radio-ulnaire proximale :
- le ligament annulaire du radius s'insère le long du bord antérieur et le long du bord postérieur de l'incisure radiale de l'ulna, sur la face latérale du processus coronoïde, et entoure la tête radiale ;
- le ligament carré est tendu entre le bord inférieur de l'incisure radiale et le col du radius.

Mécanique articulaire (fig. 10-48)

Quatre mouvements isolés sont possibles : extension et flexion, supination et pronation.

APPAREIL LOCOMOTEUR
MEMBRE SUPÉRIEUR

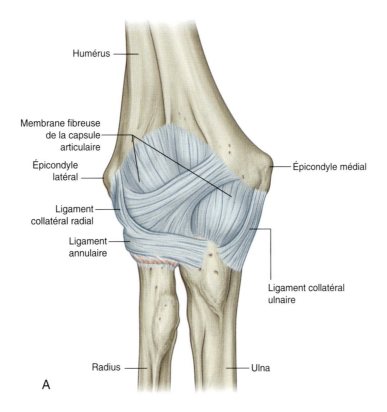
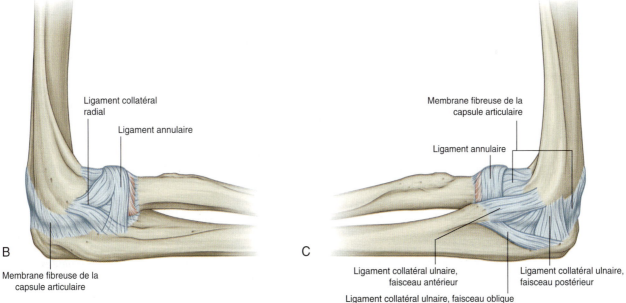

▶ 10-47
Articulation du coude : capsule et ligaments.
A) Membrane fibreuse de la capsule articulaire et ligaments de l'articulation du coude (vue antérieure).
B) Membrane fibreuse de la capsule articulaire et ligaments de l'articulation du coude (vue latérale).
C) Membrane fibreuse de la capsule articulaire et ligaments de l'articulation du coude (vue médiale).
© Drake 2017.

▶ **10-48**
Composants et mouvements de l'articulation du coude.
Flexion-extension.
© Drake 2015.

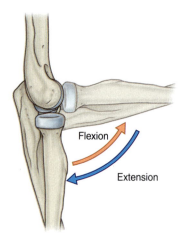

L'extension et la flexion mettent en jeu les articulations huméro-ulnaire et huméro-radiale :
- l'extension correspond à la position de description anatomique : on lui attribue la position de référence 0°. Parfois, l'extension dépasse cette position et est cotée négativement (– 15 à – 20°). Les muscles moteurs sont le triceps brachial et l'anconé (nerf radial). Les limitations du mouvement sont la butée du sommet olécranien dans la fosse olécranienne et la mise en tension du plan capsulo-ligamentaire en avant ;
- la flexion amène l'avant-bras en avant du bras. Son amplitude moyenne est de 130 à 140°. Les muscles moteurs sont le brachial (nerf musculo-cutané), le brachio-radial (nerf radial) et le biceps brachial (nerf musculo-cutané). Les limitations du mouvement sont la butée du processus coronoïde dans la fosse coronoïdienne et la mise en tension du plan capsulo-ligamentaire en arrière.

La supination et la pronation mettent en jeu les articulations huméro-radiale et radio-ulnaire proximale :
- la supination correspond à la position de référence avec la paume de la main vers l'avant : on lui attribue la position de référence 0°. Les muscles de la supination sont le biceps brachial (nerf musculo-cutané), le brachio-radial et le supinateur (nerf radial) ;
- la pronation porte le pouce en dedans et la paume de la main en arrière à partir de la position de référence. L'amplitude globale de pronation est 180° et est permise par l'enroulement du radius en avant de l'ulna. Les muscles de la pronation sont le rond pronateur (nerf médian) et le carré pronateur (nerf médian).

> ### À noter
> Le muscle biceps brachial est le plus puissant supinateur.
> Au niveau du coude, le mouvement de pro-supination met en jeu l'articulation radio-ulnaire proximale, de type trochoïde, et permet à la tête radiale de tourner autour de l'axe du radius en contact avec l'incisure radiale de l'ulna par sa circonférence articulaire. Le ligament annulaire assure le centrage de la tête radiale. Le ligament carré solidarise le col du radius au processus coronoïde de l'ulna. La membrane interosseuse de l'avant-bras et les ligaments radio-ulnaires distaux contribuent au maintien du cadre osseux antébrachial quelle que soit la position.

> ### À noter
> La formule « 4-3-2-1-0 ! » résume les points essentiels du coude : 4 mouvements (extension-flexion-supination-pronation) sont autorisés par 3 articulations (huméro-ulnaire, huméro-radiale, radio-ulnaire proximale) stabilisées par 2 ligaments collatéraux (radial et ulnaire) situées dans 1 seule cavité articulaire, mais avec 0 ligament entre l'humérus et le radius !

APPAREIL LOCOMOTEUR
MEMBRE SUPÉRIEUR

Poignet et main

Les articulations radio-ulnaire distale et radio-carpienne sont en regard du poignet, les articulations inter-carpiennes et carpo-métacarpiennes unissent les os de la main (fig. 10-49).
Les articulations métacarpo-phalangiennes et inter-phalangiennes sont celles des doigts.

Articulation radio-ulnaire distale (fig. 10-50)
De type trochoïde inversée, elle participe au mouvement de pro-supination.

Surfaces articulaires
L'incisure ulnaire du radius, située à la face médiale de l'extrémité distale de l'os, constitue un segment de cylindre creux qui tourne au contact de la circonférence articulaire de la tête de l'ulna.

Moyens d'union
La **capsule articulaire** est lâche et présente un récessus sacciforme dans sa partie supérieure. Elle se fixe sur le pourtour des surfaces articulaires et adhère aux bords du disque articulaire. Sa face profonde est tapissée par la membrane synoviale.
Les **ligaments radio-ulnaires distaux** antérieur et postérieur unissent le bord antérieur et le bord postérieur de l'incisure ulnaire du radius au processus styloïde de l'ulna.
Le **disque articulaire** est un fibrocartilage tendu du bord inférieur de l'incisure ulnaire au processus styloïde de l'ulna, de forme triangulaire, épais et biconcave. Il est recouvert de cartilage articulaire sur ses 2 faces :
- supérieure, en rapport avec la tête ulnaire ;
- inférieure, en rapport avec le lunatum et le triquetrum.

Il constitue le rayon du mouvement de pro-supination.

Mécanique articulaire
L'articulation radio-ulnaire distale participe au mouvement d'enroulement du radius en avant de l'ulna lors de la pro-supination.

> **À noter**
>
> Les articulations radio-ulnaires proximale et distale doivent être intègres pour permettre l'amplitude complète du mouvement de pro-supination (180°). La membrane interosseuse contribue à stabiliser les 2 os de l'avant-bras quelle que soit leur position relative.

▶ **10-49**
Os de la main et du poignet.
Coupe coronale.
© Drake 2017.

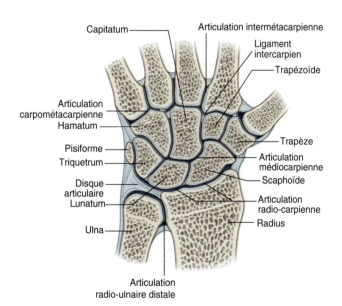

APPAREL LOCOMOTEUR
MEMBRE SUPÉRIEUR

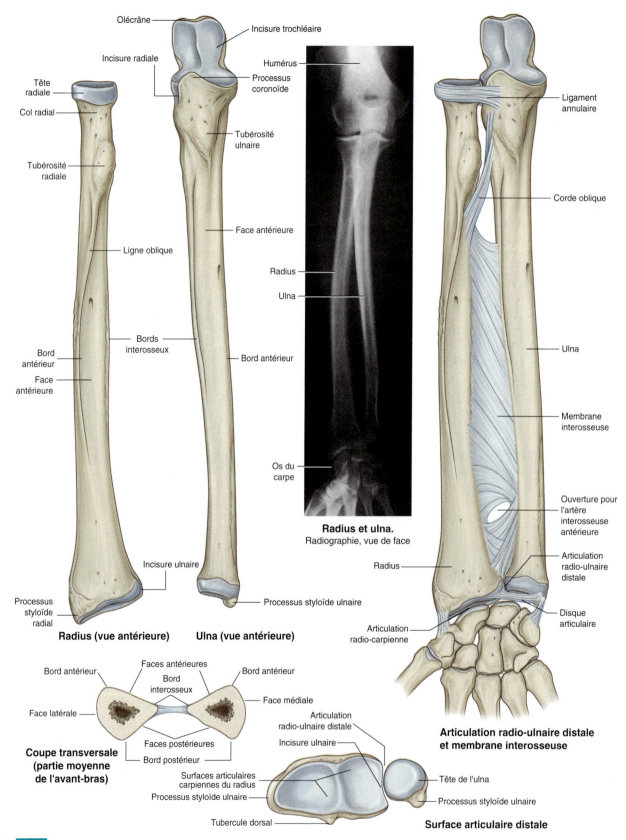

▶ 10-50
Articulation radio-ulnaire distale et membrane interosseuse.
© Drake 2017.

APPAREIL LOCOMOTEUR
MEMBRE SUPÉRIEUR

Articulation radio-carpienne

De type ellipsoïde, elle unit l'avant-bras et le carpe.

Surfaces articulaires

Le cartilage articulaire de la surface articulaire antébrachiale est en continuité avec celui de la face inférieure du disque articulaire radio-ulnaire :
- la surface articulaire carpienne du radius est concave, orientée en bas, en avant et médialement de 20° à 25°. Elle présente 2 parties séparées par une crête médiane sagittale : la partie latérale répond au scaphoïde, la partie médiale au lunatum ;
- le disque articulaire radio-ulnaire sépare l'articulation radio-ulnaire distale de l'articulation radio-carpienne (cf. p. 363).

La surface articulaire du carpe est formée par les surfaces articulaires du scaphoïde, du lunatum et du triquetrum. Elle est régulière convexe vers le haut, plus large que la surface articulaire radiale, au contact de celle-ci et de la face inférieure du disque articulaire.

Moyens d'union

La **capsule articulaire** s'insère au pourtour des surfaces cartilagineuses et sur les bords du disque articulaire. Elle est tapissée par la membrane synoviale. La cavité synoviale peut communiquer avec la cavité articulaire radio-ulnaire distale par une perforation du disque articulaire (40 % des cas) et avec l'articulation piso-triquétrale.

Les **ligaments** sont des épaississements résistants de la capsule, sur toutes ses faces :
- le ligament radio-carpien palmaire unit le processus styloïde et le bord antérieur de l'épiphyse distale du radius aux faces palmaires du lunatum et du capitatum ;.
- le ligament ulno-carpien palmaire, moins épais et plus évasé, unit le processus styloïde ulnaire et le bord antérieur du disque articulaire aux faces dorsales du lunatum, du triquetrum et du capitatum ;
- le ligament radio-carpien dorsal, moins épais que les ligaments palmaires, est tendu entre le bord postérieur de l'extrémité distale du radius et les faces dorsales des os triquetrum, hamatum, lunatum et scaphoïde ;
- le ligament collatéral radial du carpe, épais, est tendu du processus styloïde du radius au tubercule du scaphoïde ;
- le ligament collatéral ulnaire du carpe, plus résistant, est tendu du processus styloïde de l'ulna au pisiforme et au triquetrum.

À noter

Le tendon du long extenseur du pouce renforce la stabilisation latérale, ceux du fléchisseur et de l'extenseur ulnaire du carpe, qui cheminent en avant et en arrière de la tête ulnaire, contribuent à la stabilisation médiale. Ces tendons agissent comme des moyens d'union actifs.

Mécanique articulaire

L'articulation radio-carpienne possède 2 degrés de liberté, et permet 4 mouvements isolés :
- la flexion du poignet porte la main en avant (amplitude 80°). Les principaux muscles sont les fléchisseurs radial (nerf médian) et ulnaire du carpe (nerf ulnaire). Le ligament radio-carpien dorsal en est le principal frein ;
- l'extension porte la main en arrière (amplitude 50°). Les muscles sont les court et long extenseurs radiaux du carpe (nerf radial) et l'extenseur ulnaire du carpe (nerf radial). La butée du carpe contre le bord postérieur du radius limite le mouvement. Les principaux freins sont les ligaments radio-carpien et ulno-carpien palmaires, et la venue en butée du carpe ;
- l'adduction porte la main en dedans (amplitude 40° avec contribution de l'articulation médio-carpienne) sous l'action des muscles fléchisseur ulnaire (nerf ulnaire) et extenseur ulnaire (nerf radial) du carpe. Elle est limitée par le ligament collatéral radial du carpe et la butée contre le processus styloïde de l'ulna ;
- l'abduction porte la main latéralement (amplitude 15 à 20° avec contribution de l'articulation médio-carpienne) sous l'action du muscle extenseur radial du carpe (nerf radial). Elle est limitée par la mise en tension du ligament collatéral ulnaire du carpe et la butée contre le processus styloïde du radius.

APPAREIL LOCOMOTEUR
MEMBRE SUPÉRIEUR

> **En clinique**
>
> Isolément, les 4 mouvements du poignet testent les 3 nerfs destinés à la main : ulnaire (flexion-adduction), médian (flexion-abduction) et radial (extension).

Articulation médio-carpienne

Elle fait partie des articulations inter-carpiennes. Elle sépare les rangées proximale et distale du carpe et est une articulation bi-condylaire.

Surfaces articulaires

Les faces inférieures des os triquetrum et lunatum, en continuité avec la face médiale du scaphoïde, constituent une surface concave. La face inférieure du scaphoïde forme un condyle.

Les faces supérieures de l'hamatum et du capitatum forment une surface convexe, qui répond à la surface concave de la rangée proximale. Les faces supérieures du trapèze et du trapézoïde forment une surface concave articulée avec la face inférieure du scaphoïde.

Moyens d'union

La **capsule articulaire** s'insère au pourtour des surfaces cartilagineuses. La membrane synoviale tapisse sa face profonde.

Les **ligaments** palmaires comprennent :
- le ligament radié du carpe formé de faisceaux insérés sur le capitatum et étendus en éventail jusqu'aux os trapèze, trapézoïde et hamatum, et aux métacarpiens II, II et IV ;
- le ligament médio-carpien latéral tendu du scaphoïde au trapèze ;
- le ligament médio-carpien médial entre le triquetrum à l'hamulus de l'os hamatum ;
- le ligament médio-carpien dorsal du carpe entre le triquetrum en dedans et les os scaphoïde, trapèze et trapézoïde en dehors. Il croise transversalement la face postérieure du carpe.

De nombreux faisceaux ligamentaires courts unissent les os du carpe entre eux.

Mécanique articulaire

L'articulation médio-carpienne participe aux mouvements de flexion, extension, adduction et abduction du poignet pour de faibles amplitudes. Elle apporte de plus quelques degrés de rotations médiale et latérale qui viennent compléter les mouvements de pronation et supination.

> **En clinique**
>
> De petites déhiscences de la capsule articulaire radio-carpienne et médio-carpienne, entre les ligaments, livrent passage à des invaginations de la membrane synoviale, qui peuvent se développer en dehors de l'articulation et former des kystes arthrosynoviaux, essentiellement à la face dorsale du poignet.

Autres articulations inter-carpiennes (fig. 10-51 et 10-52)

Les articulations lunato-scaphoïdienne et lunato-triquétrale sont des articulations planes, stabilisées par des ligaments transversaux, palmaires et dorsaux, et par des ligaments interosseux.

L'articulation pisi-triquétrale est une ellipsoïde, avec une surface concave sur le pisiforme et une surface convexe sur le triquetrum. La capsule articulaire délimite une cavité indépendante. Le ligament pisi-hamatal unit le pôle inférieur du pisiforme à l'hamulus de l'hamatum. Le ligament pisi-métacarpien unit l'os pisiforme au 5e métacarpien et prolonge le ligament collatéral ulnaire du carpe.

Les articulations inter-carpiennes distales sont planes et sont les articulations trapézo-trapézoïdienne, capitato-trapézoïdienne et capitato-hamatienne. La cavité articulaire est en continuité avec celle de l'articulation médio-carpienne. Des ligaments épais et résistants dorsaux, palmaires et interosseux unissent les 4 os.

> **À noter**
>
> La combinaison des 4 mouvements principaux avec quelques degrés de mobilité en rotations permet des mouvements de circumduction au cours desquels la main décrit un cône irrégulier car l'adduction est plus ample que l'abduction.

APPAREIL LOCOMOTEUR
MEMBRE SUPÉRIEUR

▶ **10-51**

Vue antérieure des ligaments du poignet et de la main droite.

La capsule de l'articulation carpo-métacarpienne du pouce (entre la base du 1er métacarpien et le trapèze) a été retirée pour montrer les surfaces articulaires en forme de selle, qui permettent le mouvement unique d'opposition du pouce. Les ligaments palmaire et latéral (11 et 8) de l'articulation sont restés intacts. La capsule de l'articulation radio-ulnaire distale a également été retirée pour montrer le disque articulaire, mais au niveau du poignet, la partie ulnaire de cette articulation qui se trouve distalement par rapport au disque n'a pas été ouverte.

1. Disque articulaire de l'articulation radio-ulnaire distale
2. Base du 1er métacarpien
3. Ligament collatéral de l'articulation interphalangienne
4. Ligament métacarpien transverse profond
5. Tête du capitatum
6. Hamulus de l'hamatum
7. Ligament métacarpien interosseux
8. Ligament latéral de l'articulation carpo-métacarpienne du pouce
9. Lunatum
10. Repère dans le sillon du trapèze représentant le tendon du muscle fléchisseur radial du carpe
11. Ligament palmaire de l'articulation carpo-métacarpienne du pouce
12. Ligament palmaire de l'articulation métacarpo-phalangienne avec le sillon pour le tendon fléchisseur
13. Ligament radiocarpien palmaire
14. Ligament ulno-carpien palmaire
15. Pisiforme
16. Ligament piso-hamatal
17. Ligament piso-métacarpien
18. Récessus sacciforme de la capsule de l'articulation radio-ulnaire distale
19. Os sésamoïdes des tendons du muscle court fléchisseur du pouce (avec le muscle adducteur du pouce sur le bord ulnaire)
20. Trapèze
21. Tubercule du scaphoïde
22. Tubercule du trapèze
23. Ligament collatéral ulnaire de l'articulation du poignet

IPD : articulation interphalangienne distale. IPP : articulation interphalangienne proximale. MP : articulation métacarpo-phalangienne.

Les ligaments collatéraux des articulations métacarpo-phalangiennes et interphalangiennes ont un trajet oblique antérieur depuis la partie postérieure de la tête de l'os proximal jusqu'à la partie antérieure de base de l'os distal.

L'opposition du pouce est une combinaison de flexion et d'abduction avec une rotation médiale du 1er métacarpien.

La forme en selle de l'articulation entre la base du 1er métacarpien et le trapèze, ainsi que la façon dont la capsule et les ligaments qui la renforcent sont attachés aux os permettent la rotation nécessaire du métacarpien quand les muscles court fléchisseur et opposant du pouce se contractent.

Le disque articulaire (1) unit les extrémités inférieures du radius et de l'ulna, et sépare l'articulation radio-ulnaire distale de l'articulation du poignet, de telle manière que les cavités de ces articulations ne sont pas en continuité (à la différence des articulations du coude et radio-ulnaire proximale, qui constituent une cavité articulaire unique).

© Abrahams 2014.

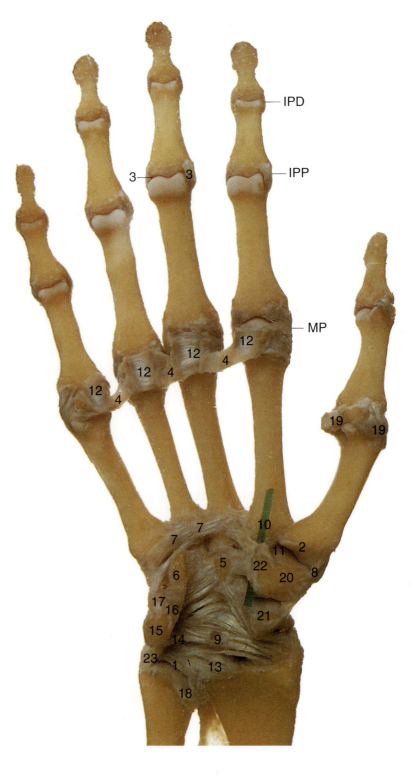

Ligament transverse du carpe et rétinaculum des fléchisseurs

APPAREIL LOCOMOTEUR
MEMBRE SUPÉRIEUR

▶ **10-52**
Vue postérieure des ligaments du poignet et de la main droite. La plupart des capsules articulaires ont été retirées, ainsi que les parties radiales de la capsule de l'articulation du poignet, montrant ainsi l'articulation entre le scaphoïde (6) et l'extrémité inférieure du radius (7).
1. Ligament radiocarpien dorsal
2. 5e métacarpien
3. 1er métacarpien
4. Hamatum
5. Ligament collatéral radial de l'articulation du poignet
6. Scaphoïde
7. Processus styloïde du radius
8. Processus styloïde de l'ulna
9. Triquetrum
© Abrahams 2014.

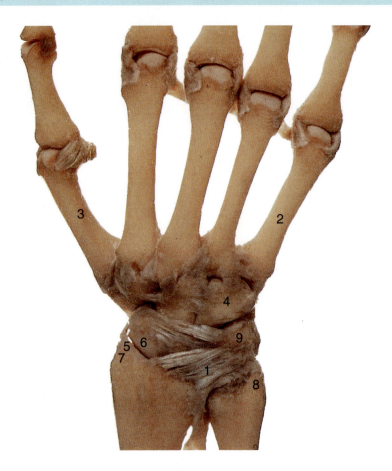

Le ligament transverse du carpe est tendu entre le tubercule du scaphoïde et l'os trapèze en dehors, et l'os pisiforme et l'hamulus de l'hamatum en dedans. Il ferme en avant la gouttière osseuse du carpe, et constitue le rétinaculum des 9 tendons fléchisseurs qui cheminent dans ce tunnel ostéo-fibreux (fig. 10-51). Il contribue à maintenir la stabilité du carpe.

Articulations carpo-métacarpiennes

Elles unissent le carpe au métacarpe. La 1re articulation carpo-métacarpienne (du 1er rayon digital ou « du pouce ») est très mobile, les 2e et 3e sont pratiquement immobiles (métacarpiens fixes), les 4e et 5e sont mobiles (métacarpiens mobiles).

> **À noter**
>
> Il suffit de « creuser la paume de la main » en amenant le pouce vers le petit doigt pour vérifier que M2 et M3 ne se déplacent pas, alors que M4 et M5 et surtout M1 se portent en avant et se rapprochent de l'axe de la main.

Articulations carpo-métacarpiennes et inter-métacarpiennes II à V

Elles unissent les 4 métacarpiens des doigts longs aux os du carpe et sont en continuité avec les cavités des articulations inter-métacarpiennes. Ce sont des articulations planes.

Surfaces articulaires

Les surfaces articulaires métacarpiennes des os de la rangée distale du carpe sont articulées avec les surfaces articulaires carpiennes des bases des métacarpiens :
- la surface du trapèze et la surface du trapézoïde répondent à la base du 2e métacarpien ;
- le capitatum présente 3 surfaces articulaires qui répondent aux bases des métacarpiens II à IV ;
- l'hamatum porte 2 surfaces articulaires avec les bases des métacarpiens IV et V.

Les surfaces articulaires des articulations inter-métacarpiennes sont situées sur les faces latérales et médiales des bases des métacarpiens.

Moyens d'union
La capsule articulaire entoure les surfaces cartilagineuses. La membrane synoviale est en continuité avec les cavités articulaires qui séparent les os de la 2e rangée du carpe et avec celle de l'articulation médio-carpienne.
Les ligaments sont :
- palmaires et unissent la face palmaire des os trapézoïde, capitatum et hamatum, à la face palmaire des bases des métacarpiens II à V. Le ligament inséré sur le IIe métacarpien est le plus épais (rayon le moins mobile) ;
- dorsaux, entre la face dorsale des os de la 2e rangée du carpe et la face dorsale des bases des métacarpiens II à V ;
- interosseux carpo-métacarpien entre la face palmaire du capitatum et de l'hamatum et la base du 3e métacarpien ;
- des ligaments inter-métacarpiens palmaires, dorsaux et interosseux unissent les bases des métacarpiens II à V et renforcent les capsules.

Mécanique articulaire
Leurs surfaces sont irrégulières pour les 2e et 3e articulations :
- la base de 2e métacarpien est inversement conformée par rapport à la face inférieure de l'os trapézoïde « en V ouvert » ;
- la base de 3e métacarpien est un peu déprimée en cupule en rapport avec la face inférieure du capitatum.

Les surfaces de 4e et 5e articulations sont plus régulières et autorisent plus de mobilité pour ces rayons.

Articulation carpo-métacarpienne du 1er rayon

Surfaces articulaires
L'articulation trapézo-métacarpienne est une articulation en selle qui oppose :
- la surface articulaire inférieure du trapèze, en forme de selle concave transversalement ;
- la surface articulaire de la base du 1er métacarpien, inversement conformée.

Moyens d'union
La capsule articulaire est souple, insérée autour des surfaces articulaires. La membrane synoviale en tapisse la face profonde. La cavité articulaire est indépendante.

Ligaments
Le ligament carpo-métacarpien latéral unit la face latérale du trapèze au bord latéral de la base du 1er métacarpien.
Les ligaments carpo-métacarpiens palmaire et dorsal unissent les faces correspondantes du trapèze au bord médial du 1er métacarpien.

Mécanique articulaire
Elle associe aux 2 degrés de liberté classiques d'une articulation en selle quelques degrés de rotation autour de l'axe du métacarpien.

> **À noter**
>
> Pour bien comprendre les mouvements du 1er métacarpien, observez votre main : le 1er métacarpien est pratiquement de profil lorsque les 4 autres métacarpiens sont vus de face. Les mouvements réalisés dans la 1re articulation carpo-métacarpienne portent le 1er rayon de la main en avant de la paume.

La **flexion-extension** a une amplitude globale moyenne de 50 (fig. 10-53) :
- la flexion rapproche le 1er métacarpien de l'axe de la main (et place le pouce en avant de la paume). Les muscles sont les court et long fléchisseurs du pouce et l'opposant du pouce (nerf médian) ;
- l'extension écarte le pouce dans le plan de la main. Les muscles sont le long abducteur et les court et long extenseurs du pouce (nerf radial).

▶ **10-53**
Mouvements du pouce.
Extension-flexion.
© Drake 2015.

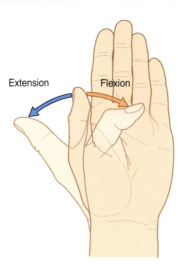

▶ **10-54**
Mouvements du pouce.
Abduction-adduction.
© Drake 2015.

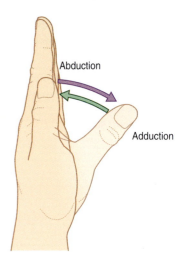

L'**abduction-adduction** a une amplitude globale moyenne de 60 (fig. 10-54) :
- l'abduction écarte le 1er métacarpien de l'axe de la main (et ouvre le 1er espace interosseux). Les muscles sont les court et long abducteurs du pouce (nerf radial) ;
- l'adduction rapproche le 1er métacarpien de l'axe de la main jusqu'au contact du pouce avec son bord latéral. Les muscles sont l'adducteur du pouce et l'interosseux palmaire du 1er espace (nerf ulnaire).

La combinaison de ces 4 mouvements avec quelques degrés de rotation permet un mouvement de circumduction et contribue à l'opposition du pouce. Celle-ci amène la pulpe du pouce au contact de celle des autres doigts et met aussi en jeu l'articulation métacarpo-phalangienne du pouce (cf.p. 371) (fig. 10-55).

Articulations métacarpo-phalangiennes

Articulations métacarpo-phalangiennes des doigts II à V
Ce sont des ellipsoïdes.
Les **surfaces articulaires** sont :
- la tête du métacarpien, segment de sphère plus étendu à la face palmaire ;
- la cavité glénoïdale de la base de la phalange proximale du doigt ;
- la face profonde du ligament palmaire (cf. infra) recouverte de cartilage articulaire. Ces ligaments sont détendus en extension (position anatomique) et tendus en flexion.

Les **moyens d'union** comprennent :
- la capsule articulaire, fixée autour des surfaces cartilagineuses, et tapissée par la membrane synoviale. La cavité articulaire forme 2 récessus, palmaire et dorsal ;
- les ligaments :
  - les ligaments collatéraux latéral et médial s'insèrent sur le tubercule du métacarpien et se terminent en s'élargissant en éventail sur la face latérale ou médiale de la base de la phalange proximale et sur le bord du ligament palmaire (fig. 10-56),
  - le ligament palmaire, épaississement de la capsule articulaire, résistant, tendu en extension. Sa face profonde est recouverte de cartilage, sa face superficielle présente un sillon longitudinal dans lequel glissent les tendons fléchisseurs (fig. 10-57),
  - le ligament métacarpien transverse profond est une bandelette fibreuse résistante qui unit les 4 ligaments palmaires et maintient entre eux les métacarpiens,
  - le ligament métacarpien transverse superficiel unit les têtes métacarpiennes en avant, dans le plan de l'aponévrose palmaire.

> **À noter**
>
> L'étendue de la membrane synoviale explique l'atteinte métacarpo-phalangienne très fréquente dans les pathologies inflammatoires (poly-arthrite rhumatoïde).

▶ **10-55**
Mouvements du pouce.
Opposition du pouce.
© Drake 2015.

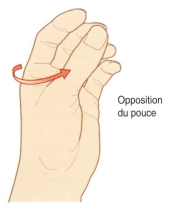

Opposition du pouce

Les **mouvements** isolés comprennent :
- extension-flexion : l'extension des doigts dans le plan des métacarpiens est la position de référence anatomique ; elle est cotée à 0° :
  - l'extension active porte la phalange proximale en arrière du plan de la main. Son amplitude moyenne est de 30° mais atteint 70° en passif. Les muscles sont l'extenseur des doigts, l'extenseur de l'index et l'extenseur du petit doigt (nerf radial),
  - la flexion porte la phalange proximale en avant du plan de la main. L'amplitude active moyenne est de 90° au niveau de l'index et augmente jusqu'au petit doigt (100 à 110°). Les muscles sont les interosseux (nerf ulnaire), les lombricaux (nerf médian, nerf ulnaire) et les fléchisseurs superficiel (nerf médian) et profond (nerf médian, nerf ulnaire) des doigts ;
- abduction-adduction : l'abduction écarte les doigts de l'axe de la main, l'adduction les en rapproche :
  - la position anatomique de référence est définie par l'adduction des doigts longs ;
  - l'amplitude de l'abduction est de 40° pour les 2e et 4e doigts et de 30° pour le 5e ;
  - les muscles de l'abduction sont les interosseux dorsaux. L'adduction est réalisée par les interosseux palmaires (nerf ulnaire) ;

> **À noter**
>
> Pour la main, l'axe de référence n'est plus l'axe médian du corps mais l'axe médian de la main, qui prolonge l'axe du radius et correspond à l'axe du capitatum, du 3e métacarpien et du 3e doigt.

> **À noter**
>
> Observez votre main : les mouvements d'abduction-extension sont possibles si les articulations métacarpo-phalangiennes sont en extension ou tout début de flexion, mais ne peuvent être réalisées en flexion du fait de la mise en tension des ligaments collatéraux.

- rotations médiale et latérale : ces mouvements des doigts longs autour de leurs axes respectifs sont très limités.

La combinaison des mouvements isolés permet un mouvement de circumduction des doigts.

Articulation métacarpo-phalangienne du pouce

De type ellipsoïde, la 1re articulation métacarpo-phalangienne participe à la mobilité particulière du 1er rayon de la main.

Les **surfaces articulaires** sont :
- la tête du 1er métacarpien, convexe, plus large dans sa partie palmaire. La partie phalangienne répond à la cavité glénoïdale de la base de la phalange proximale du pouce. La partie palmaire est renflée par 2 tubercules articulés aux os sésamoïdes ;

APPAREIL LOCOMOTEUR
MEMBRE SUPÉRIEUR

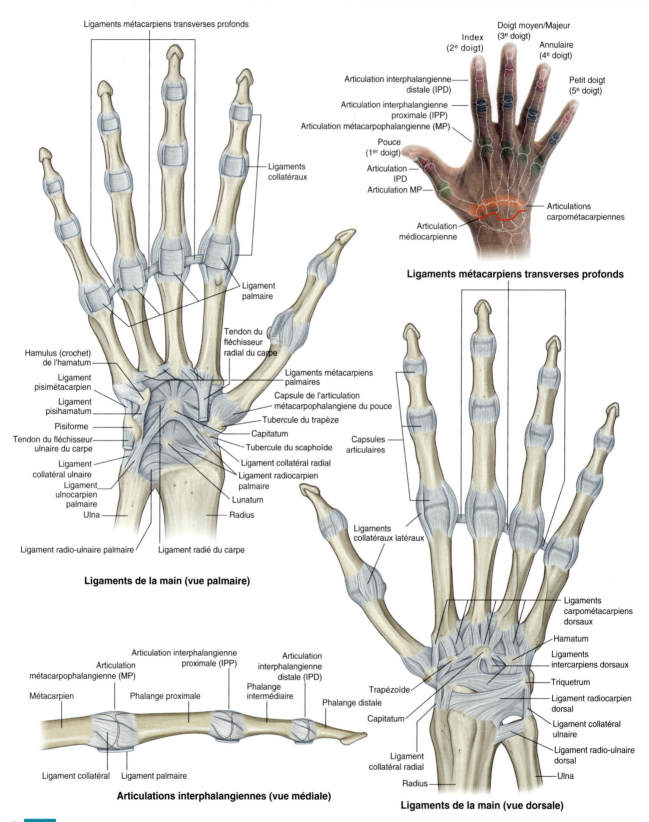

▶ 10-56
Ligaments collatéraux des articulations métacarpo-phalangiennes et inter-phalangiennes.
© Drake 2017.

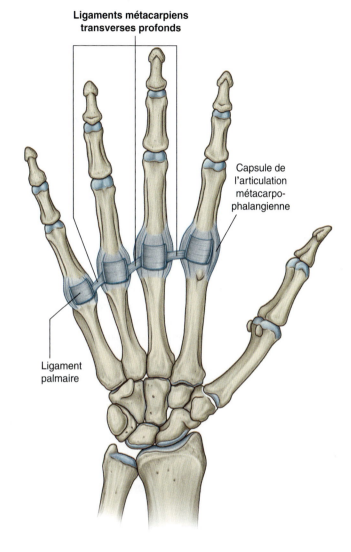

▶ **10-57**
Ligaments métacarpiens palmaires profonds.
© Drake 2015.

- la cavité glénoïdale de la phalange proximale, ovalaire à grand axe transversal ;
- la face profonde de la partie palmaire de la capsule articulaire, qui participe au ligament palmaire, recouverte de cartilage articulaire dans le prolongement de la cavité glénoïdale.

Les **moyens d'union** associent :
- la capsule articulaire, fixée au pourtour des surfaces cartilagineuses. La membrane synoviale tapisse toutes les zones dépourvues de cartilage articulaire ;
- les ligaments collatéraux médial et latéral qui s'insèrent sur les tubercules médial et latéral de la tête du 1er métacarpien, s'élargissent en éventail et se terminent sur la base de la phalange, le bord du ligament palmaire et les os sésamoïdes ;
- le ligament palmaire, épaississement de la portion palmaire de la capsule recouvert de cartilage à sa face profonde. Il contient les os sésamoïdes médial et latéral.

En clinique

Les os sésamoïdes ne doivent pas être confondus avec des fragments osseux sur des radiographies dans le cas de traumatismes.
Le ligament palmaire, très épais, peut être arraché lors d'un mouvement forcé en extension et rester ensuite interposé dans l'articulation, nécessitant une libération chirurgicale.

APPAREIL LOCOMOTEUR
MEMBRE SUPÉRIEUR

Les **mouvements** sont :
- l'extension-flexion, principal mouvement de cette articulation :
  - la position de référence est la position cotée 0°. L'extension active est nulle et de quelques degrés en passif. Les muscles (surtout efficaces lorsque le pouce est en flexion) sont les court (nerf radial) et long extenseurs du pouce (nerf radial),
  - la flexion amène le pouce vers la paume de la main, avec une amplitude moyenne de 60°. Les muscles sont les long (nerf médian) et court (nerf ulnaire, nerf médian) fléchisseurs du pouce et le 1er interosseux palmaire (nerf ulnaire). La flexion métacarpo-phalangienne du pouce complète le déplacement du 1er métacarpien dans le mouvement d'opposition du pouce (fig. 10-53) ;
- l'abduction-adduction est beaucoup plus limitée que pour les articulations métacarpo-phalangiennes des doigts longs et ne représente que quelques degrés.

> **À noter**
>
> La grande mobilité de l'articulation trapézo-métacarpienne pallie la faible amplitude en abduction-adduction de l'articulation métacarpo-phalangienne du pouce (fig. 10-54).

  - les muscles abducteurs sont les long (nerf radial) et court (nerf médian) abducteurs du pouce,
  - le muscle adducteur du pouce (nerf ulnaire) est le seul moteur de l'adduction ;
- quelques degrés de rotation apparaissent lors de la préhension et du serrage d'objets.

Ces mouvements isolés sont combinés dans le mouvement d'opposition du pouce (fig. 10-55).

> **À noter**
>
> La prédominance de l'extension-flexion dans l'articulation métacarpo-phalangienne du pouce explique l'importance des mouvements réalisés dans l'articulation trapézo-métacarpienne lors de la mobilisation du 1er rayon de la main et la fréquence de l'arthrose à ce niveau (rhizarthrose du 1er rayon).

Articulations inter-phalangiennes

Doigts longs

Chaque doigt long, à 3 phalanges, possède une articulation inter-phalangienne proximale et une articulation inter-phalangienne distale de type ginglyme.

Les **surfaces articulaires** sont :
- la tête de la phalange proximale ou de la phalange distale, en forme de trochlée ;
- la base de la phalange intermédiaire ou de la phalange distale, qui présente 2 cavités glénoïdales séparées par une petite crête médiane antéro-postérieure ;
- la face profonde de la partie palmaire de la capsule (ligament palmaire) est recouverte de cartilage articulaire, en continuité avec les cavités glénoïdales.

Les **moyens d'union** comprennent :
- la capsule articulaire qui entoure les surfaces de cartilage. La membrane synoviale tapisse toutes les surfaces dépourvues de cartilage et la face profonde de la capsule ;
- des ligaments collatéraux fixés sur les faces médiale et latérale de l'extrémité distale des phalanges proximales ou intermédiaires, s'élargissant en éventail pour se terminer sur les bords latéral et médial des bases des phalanges intermédiaires ou distales et sur les bords des ligaments palmaires ;
- les ligaments palmaires, épaississements résistants de la partie palmaire de la capsule articulaire.

Les **mouvements** sont l'extension et la flexion des doigts :
- l'extension des articulations inter-phalangiennes correspond à la position de référence anatomique. Elle est cotée à 0° pour les inter-phalangiennes proximales, en actif et en passif. Les inter-phalangiennes distales peuvent présenter une extension passive de 20°. Les muscles sont les extenseurs des doigts, l'extenseur du petit doigt et l'extenseur de l'index (nerf radial). Leurs tendons sont stabi-

lisés à la face dorsale de la phalange proximale par les sangles dorsales (« dossières ») provenant des tendons des muscles interosseux et lombricaux qui sont également extenseurs des articulations inter-phalangiennes par leurs bandelettes terminales ;
- la flexion des articulations inter-phalangiennes distales a une amplitude moyenne de 60° sous l'action du fléchisseur profond des doigts (nerf médian, nerf ulnaire). Celle des articulations inter-phalangiennes proximales a une amplitude de 100 à 120° sous l'action directe du fléchisseur superficiel et indirectement par effet d'entraînement lié à l'action du fléchisseur profond (nerf médian).

> **À noter**
>
> Au cours de la flexion digitale, les axes des doigts longs convergent vers le tubercule du scaphoïde. La moindre perturbation de cette convergence traduit une déviation anormale d'un segment digital (fig. 10-58).

Pouce

Le pouce comprend une seule articulation inter-phalangienne, de type ginglyme, qui présente les mêmes caractéristiques anatomiques et fonctionnelles que celle des doigts longs. Seule la flexion a une amplitude plus limitée, de l'ordre de 60°. Le muscle de la flexion est le long fléchisseur du pouce (nerf médian).
Le moteur de l'extension est le muscle long extenseur du pouce (nerf radial).

Myologie

Muscles de l'épaule

Ils comprennent des muscles qui unissent :
- le tronc à la scapula et à la clavicule (muscles denté antérieur, rhomboïdes et petit pectoral) (tableau 10-9) :

▶ **10-58**
Les axes des doigts longs convergent vers le tubercule du scaphoïde en flexion complète.
© Pr Fabrice Duparc.

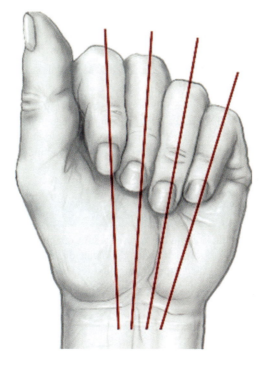

APPAREIL LOCOMOTEUR
MEMBRE SUPÉRIEUR

Tableau 10-9. Muscles de l'épaule unissant le tronc à la ceinture scapulaire.

Muscles	Origine	Trajet	Terminaison	Innervation	Fonction
dentelé antérieur	• face latérale des côtes 1 à 10	• vers l'arrière • aplati, enroulé autour des côtes	• versant antérieur du bord spinal de la scapula	• nerf thoracique long (C5-C7)	• antépulsion de la scapula • rotation latérale de l'épaule par rotation latérale de la scapula autour de son axe vertical • élévation des côtes (inspiration)
rhomboïdes	• processus épineux de T2 à T7	• en dehors	• versant postérieur du bord axillaire de la scapula	• nerf dorsal de la scapula (C5)	• adduction de la scapula
petit pectoral	• face latérale des côtes 3 à 5	• converge en haut, en dehors et en arrière	• bord médial de la portion horizontale du processus coracoïde, par un tendon	• nerf pectoral médial (C8, T1) • nerf pectoral latéral (C5, C6, C7)	• antépulsion et rotation médiale de l'épaule (attire en avant et en dedans la scapula) • élévation des côtes (inspiration)

- le dentelé antérieur (*serratus* en nomenclature latine) divise l'espace inter-scapulo-thoracique en espace serrato-thoracique et en espace serrato-scapulaire,
- la partie supérieure des muscles rhomboïdes constitue le muscle petit rhomboïde, la partie inférieure, plus étendue, le muscle grand rhomboïde ;

> **À noter**
>
> Le muscle dentelé antérieur limite 2 espaces de glissement contenant de la graisse, les syssarcoses inter-serrato-thoracique et inter-serrato-scapulaire, qui permettent à la scapula de glisser et de tourner sur la cage thoracique. Sa paralysie ou son insuffisance entraîne un décollement de la scapula (*scapula alata*).

- le tronc à l'humérus : muscles grand pectoral et grand dorsal (tableau 10-10) ;
- la scapula à l'humérus : muscles infra-épineux, petit rond, supra-épineux, sub-scapulaire et grand rond. Les tendons des muscles petit rond, infra-épineux, supra-épineux et sub-scapulaire constituent la coiffe des rotateurs de l'épaule, manchon tendineux qui entoure la tête humérale (tableau 10-11).

> **À noter**
>
> Les 4 muscles de la coiffe des rotateurs sont coapteurs de la tête humérale en maintenant le centrage actif par rapport à la cavité glénoïdale de la scapula, indispensable à contraction efficace du muscle deltoïde. La rupture de la coiffe des rotateurs concerne principalement le tendon supra-épineux et conduit à l'ascension de la tête humérale par rapport à la cavité glénoïdale lors de la contraction deltoïdienne, avec déficit de l'abduction de l'épaule.

APPAREIL LOCOMOTEUR
MEMBRE SUPÉRIEUR

Tableau 10-10. Muscles de l'épaule unissant le tronc à l'humérus.

Muscles	Origine	Trajet	Terminaison	Innervation	Fonction

grand pectoral	• chef sternal :
	  - face antérieure du sternum, le long du bord latéral du manubrium et du corps
	  - face antérieure des cartilages costaux
	• chef claviculaire : 1/3 latéral du bord antérieur de la clavicule
	• inconstant : chef abdominal inséré sur la gaine du droit de l'abdomen
		• chef sternal : en dehors
		• chef claviculaire : en dehors et un peu en bas
			• lèvre latérale du sillon inter-tuberculaire par 2 lames tendineuses superposées	• nerf pectoral médial (C8, T1)
				• nerf pectoral latéral (C5, C6, C7)
					• adduction
					• rotation médiale de l'épaule
					• élévation des côtes et du sternum (inspiration)

grand dorsal	• longue insertion par le fascia thoraco-lombal sur les processus épineux des vertèbres T6 à S2, et sur le 1/3 postérieure de la crête iliaque
	• angle inférieur de la scapula (accessoire)
		• en haut et en dehors pour les fibres les plus basses
		• en dehors pour la partie supérieure
			• lèvre médiale du sillon inter-tuberculaire, en avant du grand rond	• nerf thoraco-dorsal (C6, C7, C8)	• tronc fixe : adduction, rotation médiale et abaissement de l'épaule
					• humérus fixe :
					  - élévation du tronc (« muscle de l'escaladeur »)
					  - abaissement des côtes (expiration)

Muscles du bras

Ils sont répartis en 2 compartiments.

Compartiment antérieur

Ce compartiment comprend 3 muscles : le coraco-brachial et le brachial, qui forment le plan profond, et le biceps brachial en superficie (fig. 10-59 et 10-60 ; tableau 10-12).
Le biceps brachial est le seul muscle bi-articulaire du compartiment :
- le tendon de son chef long :
  - chemine dans la cavité capsulaire de l'articulation scapulo-humérale entouré par la membrane synoviale,
  - glisse sur la tête humérale avant de se réfléchir autour de sa poulie médiale, formée par la bandelette médiale du ligament coraco-huméral,
  - descend dans le sillon inter-tuberculaire, fermé en avant par le ligament transverse de l'humérus,
  - en émerge à son extrémité inférieure et donne un corps charnu ;
- le tendon de son chef court donne un corps charnu qui chemine en dehors du coraco-brachial ;
- les 2 corps charnus fusionnent en un corps musculaire unique, vertical, qui forme le relief antérieur du bras ;
- il se termine par :
  - un fort tendon qui passe devant l'articulation du coude, se fixe sur la tubérosité radiale et sépare 2 gouttières musculaires en avant du muscle brachial :
    - le sillon bicipital latéral, limité en dehors par le muscle brachio-radial et parcouru par le nerf radial,

APPAREIL LOCOMOTEUR
MEMBRE SUPÉRIEUR

Tableau 10-11. Muscles de l'épaule unissant la scapula à l'humérus.

Muscles	Origine	Trajet	Terminaison	Innervation	Fonction
grand rond	• partie inférieure de la fosse infra-épineuse, le long du bord latéral	• en dehors et en avant	• lèvre médiale du sillon inter-tuberculaire, avec le grand dorsal, par une lame tendineuse	• nerf thoraco-dorsal (C6, C7, C8)	• rotation médiale et adduction de l'épaule
petit rond	• partie supérieure de la fosse infra-épineuse, le long du bord latéral	• en dehors et un peu en haut	• partie inférieure du bord postérieur du tubercule majeur par un tendon	• nerf axillaire (C5, C6)	• rotation latérale de l'épaule • coaptation de la tête humérale
infra-épineux	• fosse infra-épineuse	• en dehors	• partie supérieure du bord postérieur du tubercule majeur par un tendon accolé à celui du petit rond	• nerf supra-scapulaire (C5-C6)	• rotation latérale de l'épaule • coaptation de la tête humérale
supra-épineux	• fosse supra-épineuse	• en dehors, passe sous l'acromion	• face supérieure du tubercule majeur par un tendon terminal accolé à celui de l'infra-épineux	• nerf supra-scapulaire (C5-C6)	• abduction de l'épaule, synergique du deltoïde • coaptation de la tête humérale
sub-scapulaire	• face antérieure de scapula	• en dehors	• tubercule mineur par un tendon épais	• nerfs supérieur et inférieur du muscle sub-scapulaire (C5-C6)	• rotation médiale et adduction de l'épaule • coaptation de la tête humérale

APPAREIL LOCOMOTEUR
MEMBRE SUPÉRIEUR

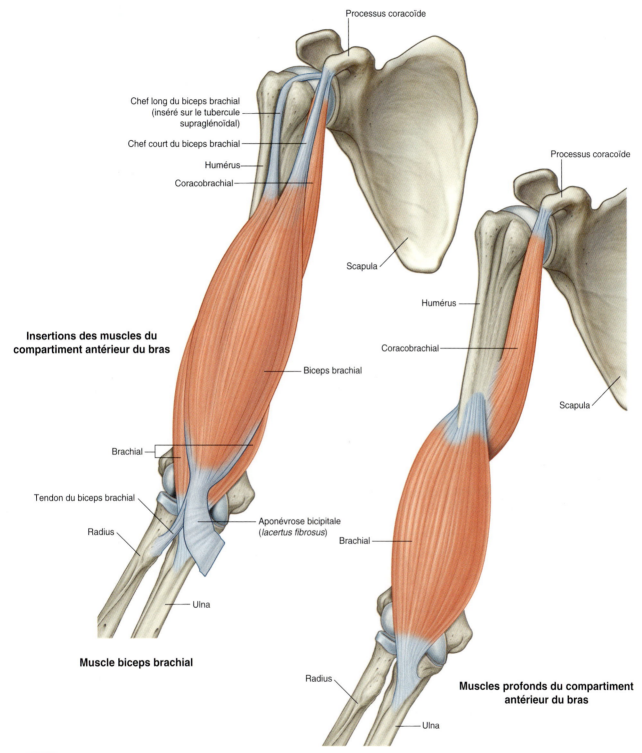

▶ 10-59
Muscles du compartiment antérieur du bras (plan profond).
© Drake 2017.

APPAREIL LOCOMOTEUR
MEMBRE SUPÉRIEUR

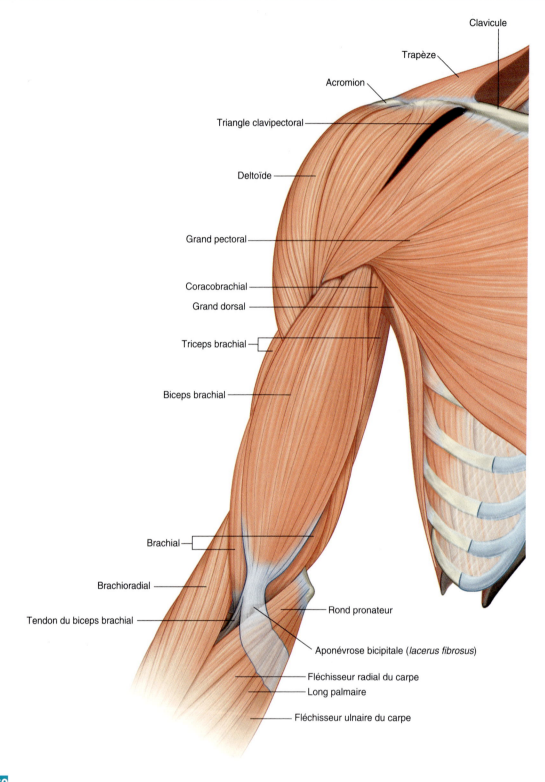

▶ 10-60
Muscles du compartiment antérieur du bras (plan superficiel).
© Drake 2017.

APPAREIL LOCOMOTEUR
MEMBRE SUPÉRIEUR

Tableau 10-12. Muscles du compartiment antérieur du bras.

Muscles	Origine	Trajet	Terminaison	Fonction
coraco-brachial	• apex du processus coracoïde (tendon conjoint avec le chef court du biceps brachial)	• vertical, un peu en dehors	• 1/3 moyen de la face antéro-latérale de la diaphyse humérale	• flexion et adduction de l'épaule
brachial	• 1/2 inférieure du bord antérieur et des faces antéro-médiales et antéro-latérales de la diaphyse humérale	• vertical, épais et large • passe en avant de l'articulation du coude	• face antérieure du processus coronoïde de l'ulna, par un court tendon	• flexion du coude

biceps brachial	• chef long : tubercule supra-glénoïdal de la scapula, par un tendon
	• chef court : apex du processus coracoïde (tendon conjoint avec le coraco-brachial)
		• chef long : vertical
		• chef court : vertical, un peu en dehors
		• les 2 chefs s'unissent en un corps vertical
			• partie postérieure de la tubérosité radiale
			• fascia profond et olécrâne
				• coude :
				  - flexion
				  - supination
				• épaule :
				  - chef long : abduction, rotation médiale, coaptation de la tête humérale
				  - chef court : adduction, flexion

Ces muscles sont innervés par le nerf musculo-cutané (C5, C6, C7) qui traverse le coraco-brachial de dedans en dehors et de haut en bas.

- le sillon bicipital médial, limité en dedans par le muscle rond pronateur et les épicondyliens médiaux, et parcouru par l'artère brachiale, ses veines satellites et le nerf médian,
- une expansion aponévrotique, le *lacertus fibrosus*, se détache en dedans, croise les tendons des muscles épicondyliens médiaux et se termine sur le fascia profond jusqu'à l'olécrâne.

En clinique
En cas de rupture du tendon du chef long du biceps, le muscle prend l'aspect d'une boule dite « de *Popeye* » du fait de son raccourcissement.

Compartiment postérieur
Ce compartiment comprend un muscle formé de 3 chefs : le triceps brachial (fig. 10-61 ; tableau 10-13).

À noter
Le chef long du triceps brachial limite 3 espaces qui font communiquer la fosse axillaire avec le compartiment postérieur du bras et la région scapulaire :
- l'espace axillaire latéral est limité par en haut le petit rond, en bas le grand rond, en dedans le chef long du triceps brachial et en dehors l'humérus. Il est traversé par le nerf axillaire, l'artère circonflexe postérieure de l'humérus et ses veines ;
- l'espace axillaire médial est limité par en haut le petit rond et la scapula, en bas le grand rond et en dehors le chef long du triceps brachial. Il est traversé par l'artère circonflexe de la scapula et ses 2 veines satellites ;
- l'espace axillaire inférieur est limité par en haut le grand dorsal, en bas et en dedans le chef long du triceps brachial et en dehors l'humérus. Il s'ouvre sur le sillon du nerf radial et laisse passer le nerf radial, l'artère profonde du bras et ses veines.

APPAREIL LOCOMOTEUR
MEMBRE SUPÉRIEUR

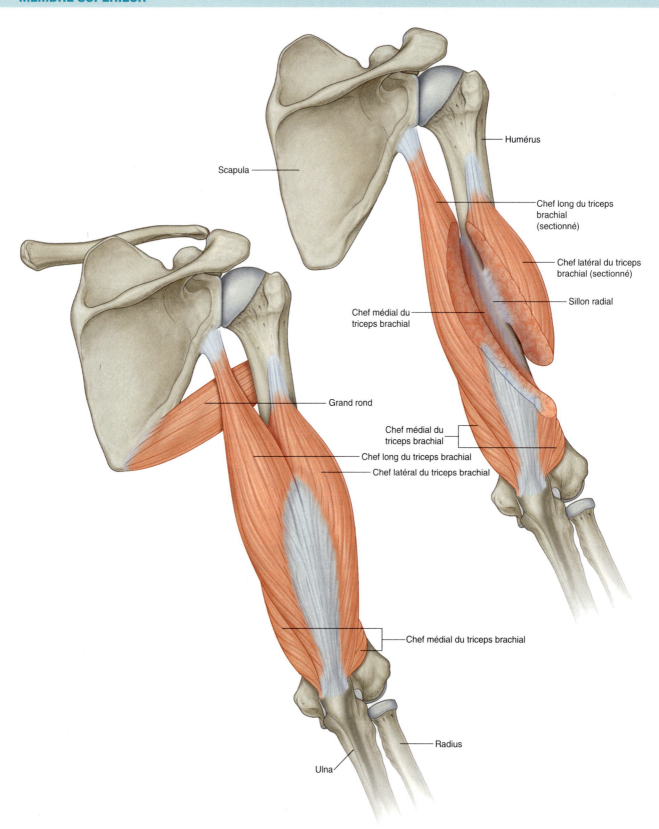

▶ 10-61
Compartiment postérieur du bras.
Le muscle triceps brachial.
© Drake 2017.

APPAREIL LOCOMOTEUR
MEMBRE SUPÉRIEUR

Tableau 10-13. Compartiment postérieur du bras.

Muscle triceps brachial	Origine	Trajet	Terminaison	Fonction
chef médial	• face postérieure de la diaphyse humérale, sous le sillon du nerf radial	• les 3 chefs sont verticaux, un peu obliques en dehors et convergent sur une lame tendineuse • le chef médial se termine sur la face antérieure de celle-ci • les autres chefs se terminent sur sa face postérieure	• partie postérieure de la face supérieure de l'olécrâne, par un tendon commun	• coude : extension (muscle du déplacement en fauteuil roulant) • épaule : faible action du chef long : adduction, rotation latérale extension
chef latéral	• face postérieure de la diaphyse humérale, au-dessus du sillon du nerf radial			
chef long	• tubercule infra-glénoïdal de la scapula, par un tendon			

Le muscle triceps brachial est innervé par le nerf radial (C6, **C7**, C8).

Muscles de l'avant-bras

Compartiment antérieur

Il comprend 3 couches :
- profonde avec les muscles carré pronateur, long fléchisseur du pouce, fléchisseur profond des doigts ;
- intermédiaire avec le muscle fléchisseur superficiel des doigts ;
- superficielle avec les muscles rond pronateur, fléchisseur radial du carpe, long palmaire, fléchisseur ulnaire du carpe qui forment les muscles épicondyliens médiaux.

Situés en avant du squelette de l'avant-bras, ce sont essentiellement des fléchisseurs du poignet et des doigts, et des pronateurs (fig. 10-62 ; tableau 10-14).

> **À noter**
>
> Le muscle carré pronateur est le seul dont les fibres sont transversales, les autres muscles sont disposés dans l'axe de l'avant-bras (fig. 10-63 ; tableaux 10-15 et 10-16).

Dans le canal carpien (cf. p. 259), les 9 tendons fléchisseurs sont disposés en 2 plans :
- le tendon du long fléchisseur du pouce et les 4 tendons du fléchisseur superficiel des doigts sont antérieurs ;
- les 4 tendons du fléchisseur profond des doigts sont en arrière des précédents.

Ces tendons sont entourés par une gaine synoviale qui se dispose en 3 récessus : rétro-tendineux, inter-tendineux et pré-tendineux.

Le ligament transverse du carpe, qui ferme le sillon carpien en avant, est renforcé en avant par les expansions tendineuses du long palmaire et par l'accolement du fascia profond de l'avant-bras, formant le rétinaculum des fléchisseurs, 1re poulie de réflexion des 9 tendons fléchisseurs.

> **À noter**
>
> Un « rétinaculum » est une « structure qui retient » : le rétinaculum des fléchisseurs maintient les 9 tendons fléchisseurs dans le canal carpien, comparable à un « bracelet de force » utile pour la préhension puissante.

> **À noter**
>
> Il existe une synergie entre le muscle fléchisseur ulnaire du carpe et les fléchisseurs des doigts : la contraction du fléchisseur ulnaire du carpe, dont le tendon s'insère sur le pisiforme, met en tension le rétinaculum des fléchisseurs augmentant ainsi la force développée par les fléchisseurs qui se réfléchissent autour de cette poulie ligamentaire.

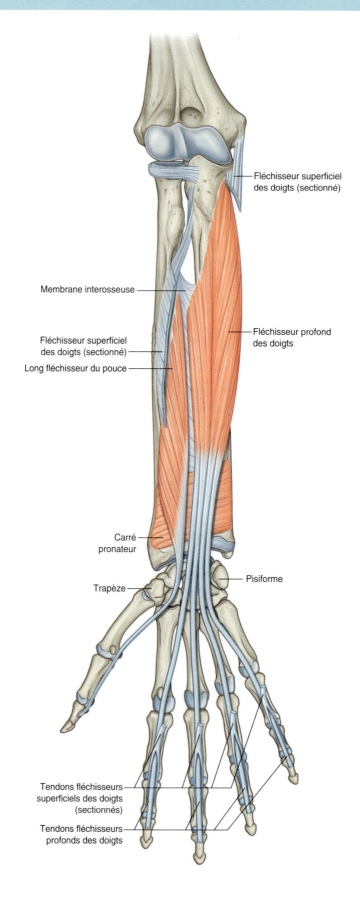

10-62
Couche profonde des muscles de l'avant-bras.
Vue antérieure.
© Drake 2017.

APPAREIL LOCOMOTEUR
MEMBRE SUPÉRIEUR

Tableau 10-14. Couche profonde des muscles du compartiment antérieur de l'avant-bras.

Muscles	Origine	Trajet	Terminaison	Fonction
fléchisseur profond des doigts	• faces antérieure et médiale de la diaphyse ulnaire • partie médiale de la face antérieure de la membrane interosseuse	• vers le bas • d'abord unique, le corps se divise en 4 chefs prolongés par 4 tendons qui s'engagent dans le canal carpien, parcourent la paume de la main puis la face palmaire des doigts longs	• chaque tendon se termine sur la face antérieure de la base de la phalange distale des doigts II à V	• flexion de l'articulation inter-phalangienne distale des doigts longs • par effet d'entraînement : flexion des inter-phalangiennes proximales, des métacarpo-phalangiennes et du poignet
long fléchisseur du pouce	• face antérieure de la diaphyse radiale • partie latérale de la face antérieure de la membrane interosseuse	• vers le bas • le corps se prolonge par un tendon qui s'engage dans le canal carpien, chemine entre les 2 chefs du court fléchisseur du pouce, puis à la face palmaire du pouce	• face palmaire de la base de la phalange distale du pouce	• flexion de l'articulation inter-phalangienne du pouce • par effet d'entraînement : flexion de l'articulation métacarpo-phalangienne du pouce
carré pronateur	• face antérieure du 1/4 distal de la diaphyse ulnaire	• transversal	• face antérieure du 1/4 distal de la diaphyse radiale	• pronation

Ces muscles sont tous innervés par le nerf médian (C5 à T1) à l'exception des 2 chefs médiaux du fléchisseur profond des doigts, innervés par le nerf ulnaire (C7 à T1).

Dans la paume de la main, les 8 tendons fléchisseurs destinés aux doigts longs :
- s'écartent les uns des autres en se plaçant progressivement en avant des métacarpiens ;
- glissent au contact des ligaments inter-métacarpiens, en avant des têtes métacarpiennes.

Le tendon du long fléchisseur du pouce, après avoir cheminé entre les 2 chefs du court fléchisseur, passe en avant de la 1re tête métacarpienne et parcourt la face palmaire du pouce.

Dans les doigts, les tendons du fléchisseur commun superficiel (jusqu'à la phalange intermédiaire) et ceux du fléchisseur commun profond (jusqu'à la phalange distale) :
- glissent en avant du squelette de chaque doigt long ;
- sont maintenus au contact du plan osseux par une gaine fibreuse, qui forme un tunnel dans lequel ils coulissent. Cette gaine est renforcée par des poulies disposées transversalement (poulies annulaires) ou en croix (poulies cruciformes).

En clinique

La flexion forte des doigts longs peut provoquer une rupture de poulies des fléchisseurs qui font alors saillie sous la peau palmaire du doigt (lésion fréquente en escalade).

Les gaines des fléchisseurs sont des gaines synoviales qui entourent les tendons fléchisseurs des doigts et en facilitent le glissement (fig. 10-65 et 10-66) :
- les gaines synoviales des doigts II à IV sont étendues de la tête du métacarpien jusqu'à la phalange distale ;
- les gaines synoviales des fléchisseurs du petit doigt et du pouce sont étendues du canal carpien à leur phalange distale.

APPAREIL LOCOMOTEUR
MEMBRE SUPÉRIEUR

▶ **10-63**
Couche intermédiaire de muscles de l'avant-bras.
Vue antérieure.
© Drake 2017.

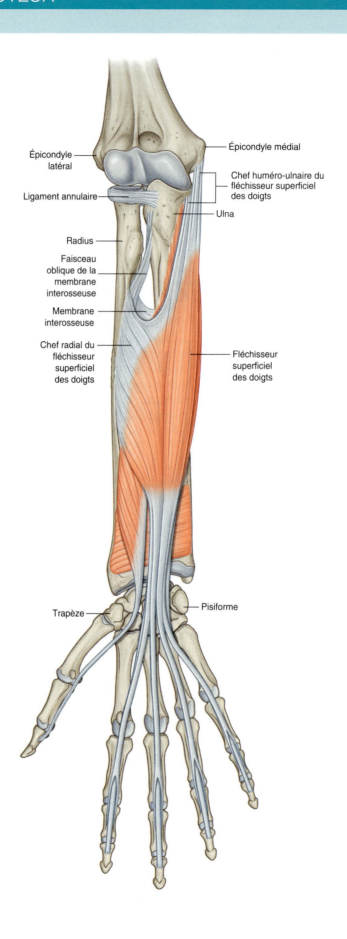

APPAREIL LOCOMOTEUR
MEMBRE SUPÉRIEUR

Tableau 10-15. Couche intermédiaire des muscles du compartiment antérieur de l'avant-bras.

Muscles	Origine	Trajet	Terminaison	Fonction
fléchisseur superficiel des doigts	• face antérieure de l'épicondyle médial de l'humérus, par le tendon commun des muscles épicondyliens médiaux • bord antérieur du radius	• vers le bas • d'abord unique, le corps se divise en 4 chefs prolongés par 4 tendons qui s'engagent dans le canal carpien, parcourent la paume de la main puis la face palmaire des doigts longs	• chaque tendon se divise en 2 bandelettes qui se terminent sur les bords médiaux et latéraux de la face antérieure de la base de la phalange proximale des doigts II à V • les 2 bandelettes sont réunies par des fibres entrecroisées formant un chiasma tendineux	• flexion de l'articulation inter-phalangienne proximale des doigts longs • par effet d'entraînement : flexion des articulations métacarpo-phalangiennes et du poignet

Le muscle fléchisseur superficiel des doigts est innervé par le nerf médian (C8, T1).

Tableau 10-16. Couche superficielle des muscles du compartiment antérieur de l'avant-bras.

Muscles	Origine	Trajet	Terminaison	Innervation	Fonction
rond pronateur	• chef huméral : tendon commun • chef ulnaire: face antérieure du processus coronoïde	• en bas et en dehors	• 1/3 moyen de la face latérale du radius	• nerf médian (C6, C7)	• pronation
fléchisseur radial du carpe	• chef huméral : tendon commun • chef ulnaire (accessoire) : face antérieure du processus coronoïde	• en bas • le tendon naît au 1/3 inférieur de l'avant-bras et s'engage dans une logette propre dans le rétinaculum des fléchisseurs	• face antérieure de la base du 2e métacarpien • accessoirement, face antérieure de la base du 3e métacarpien	• nerf médian (C6, C7)	• flexion et abduction du poignet
long palmaire	• tendon commun	• en bas • le tendon apparaît au 1/3 moyen de l'avant-bras	• face antérieure du rétinaculum des fléchisseurs • aponévrose palmaire	• nerf médian (C7, C8)	• flexion du poignet • tension de l'aponévrose palmaire (utile à la préhension forte)

fléchisseur ulnaire du carpe	• chef huméral : tendon commun
	• chef ulnaire :
	  - face médiale de l'olécrâne
	  - bord postérieur de l'ulna (versant médial)
		• en bas
		• le tendon apparaît au 1/3 distal de l'avant-bras et glisse en avant de la tête de l'ulna
			• os pisiforme
			• expansions vers l'hamatum et la base du 5e métacarpien par les ligaments pisi-hamatum et pisi-métacarpien
				• nerf ulnaire (C7, C8, T1)	• flexion et adduction du poignet

Ces muscles sont dits épicondyliens médiaux car ils ont un tendon commun qui se fixe sur la face antérieure de l'épicondyle médial (fig. 10-64).

APPAREIL LOCOMOTEUR
MEMBRE SUPÉRIEUR

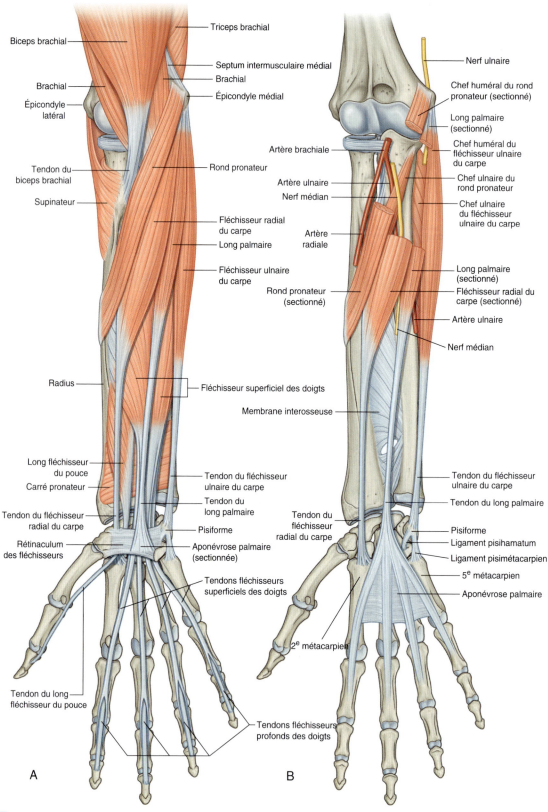

▶ 10-64
Couche superficielle des muscles du compartiment antérieur de l'avant-bras.
A) Vue antérieure.
B) Vue postérieure.
© Drake 2017.

APPAREIL LOCOMOTEUR
MEMBRE SUPÉRIEUR

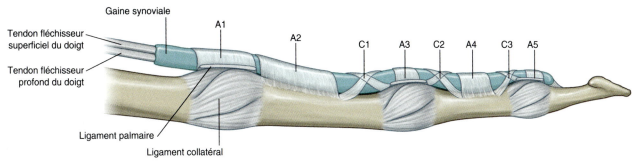

▶ **10-65**
Gaine digitale fibreuse et gaine synoviale.
Ligaments annulaires (A), ligaments cruciformes (C).
© Drake 2017.

▶ **10-66**
Muscles superficiels de la main.
Vue antérieure.
© Drake 2017.

385

APPAREIL LOCOMOTEUR
MEMBRE SUPÉRIEUR

> ### En clinique
> Les plaies par inoculation au niveau de la face palmaire des doigts peuvent provoquer une infection de la gaine synoviale (phlegmon de la gaine des fléchisseurs) qui s'étend en quelques heures jusqu'au cul de sac proximal de la gaine, en regard des têtes des métacarpiens II à IV ou dans le canal carpien pour le pouce et le petit doigt.

L'aponévrose palmaire fait suite au rétinaculum des fléchisseurs. Elle est :
- renforcée par la terminaison en éventail du tendon du long palmaire ;
- épaissie en 4 bandes dirigées vers les doigts longs ;
- épaissie par le ligament inter-métacarpien superficiel ;
- en continuité avec les gaines fibreuses digitales.

Ce plan fibreux palmaire est mis en tension lors de la préhension forte et accroît la force de serrage exercée par les tendons fléchisseurs (fig. 10-67).

> ### En clinique
> Observez votre main : la peau de la face dorsale est très fine et peut être pincée, alors que la peau de la face palmaire est épaisse et semble adhérente au plan aponévrotique sous-jacent : un œdème de la main apparait à sa face dorsale.

Compartiment postérieur

Il comprend des muscles :
- profonds (anconé, supinateur, long abducteur du pouce, court fléchisseur du pouce, long extenseur du pouce, extenseur de l'index) (tableau 10-17) :
  - l'anconé et le supinateur sont situés au niveau du coude et appartiennent aux épicondyliens latéraux, muscles qui partagent un tendon commun fixé sur l'épicondyle latéral de l'humérus,
  - les autres naissent des diaphyses ulnaire et radiale et sont destinés au pouce ou à l'index ;
- superficiels (extenseur des doigts, extenseur du petit doigt, extenseur ulnaire du carpe, brachio-radial, long et court extenseurs radiaux du carpe) (tableau 10-18) :
  - les muscles superficiels sont des extenseurs du carpe et des doigts, et des supinateurs,
  - le plus volumineux, le muscle brachio-radial, forme le relief latéral de l'avant-bras,
  - les muscles extenseur des doigts, extenseur du petit doigt, extenseur ulnaire du carpe et court extenseur radial du carpe font partie des épicondyliens latéraux (fig. 10-68).

> ### À noter
> Les tendons du long abducteur et du court extenseur du pouce limitent en avant la tabatière anatomique, le tendon long extenseur du pouce en constitue la limite postérieure (cf. p. 449) (fig. 10-69).

> ### À noter
> Tous les tendons extenseurs du carpe et des doigts cheminent à la face dorsale de l'extrémité inférieure de l'avant-bras dans des espaces séparés par des cloisons fibreuses et sont maintenus au contact du plan osseux par le rétinaculum des extenseurs.
> Des connexions inter-tendineuses variables unissent les tendons extenseurs entre eux, principalement les 4e et 5e tendons, ce qui explique l'absence d'extension discriminative des doigts longs. Observez votre main (poignet en flexion) : l'index est le doigt dont le tonus en extension est le plus important : il ne se situe pas dans le même plan que les autres doigts. C'est l'index qui sert en extension à désigner un objet ou un individu.

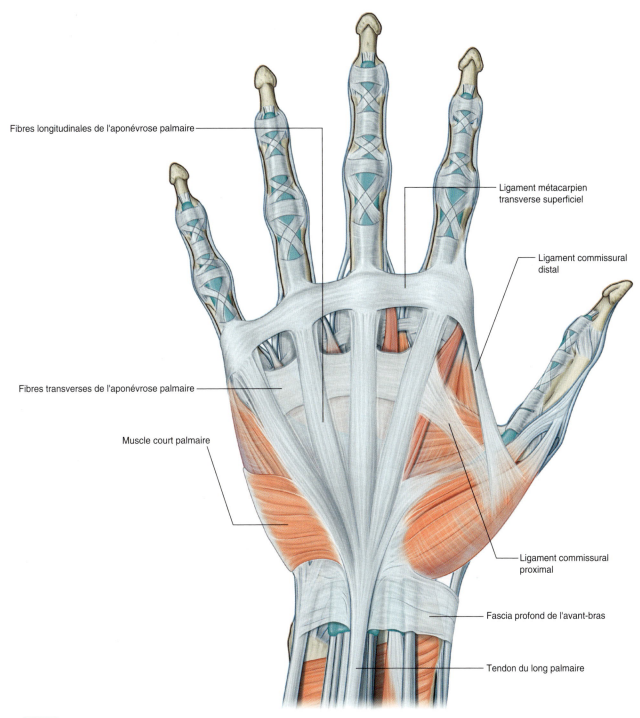

▶ 10-67
L'appareil fibreux palmaire de la main.
Tendon du long palmaire, aponévrose, ligament inter-métacarpien superficiel, gaines digitales.
© Drake 2017.

APPAREIL LOCOMOTEUR
MEMBRE SUPÉRIEUR

Tableau 10-17. Muscles profonds du compartiment postérieur de l'avant-bras.

Muscles	Origine	Trajet	Terminaison	Fonction
anconé	• face postérieure de l'épicondyle latéral de l'humérus (tendon commun)	• en bas et en dedans	• face latérale de l'olécrâne	• extension du coude • stabilisation active du coude

supinateur	• chef superficiel :
	  - épicondyle latéral de l'humérus (tendon commun)
	  - la face latérale du processus coronoïde
	• chef profond : face latérale du processus coronoïde, en arrière du ligament annulaire
		• les chefs, aplatis, se dirigent en dehors (et en bas pour le chef superficiel)
		• ils s'enroulent d'arrière en avant autour du col du radius
			• chef superficiel :
			  - face latérale du col et de la diaphyse du radius, en dehors de la tubérosité
			  - bord antérieur du radius jusqu'à l'insertion du rond pronateur
			• chef profond : face latérale du col et de la diaphyse du radius, en dehors du précédent
				• chef superficiel : flexion du coude et supination
				• chef profond : supination

long abducteur du pouce	• face postérieure de la diaphyse ulnaire (fibres charnues) • face postérieure de la diaphyse radiale • membrane interosseuse	• longe la face postérieure du radius • son tendon glisse dans une gouttière à la face postérieure de son épiphyse distale, en dehors du tubercule dorsal du radius, puis le long du 1er métacarpien	• face latérale de la base du 1er métacarpien	• abduction de l'articulation trapézo-métacarpienne et donc du 1er rayon de la main
court extenseur du pouce	• face postérieure de la diaphyse de l'ulna (fibres charnues) • face postérieure (inconstante) de la diaphyse radiale • membrane interosseuse	• longe la face postérieure du radius • son tendon glisse dans une gouttière à la face postérieure de son épiphyse distale, en dehors et au contact du tubercule dorsal du radius puis le long du 1er métacarpien	• face postérieure de la base de la phalange proximale du pouce	• extension de l'articulation métacarpo-phalangienne du pouce

long extenseur du pouce	• face postérieure de l'ulna, sous le précédent (fibres charnues)	• longe la face postérieure du radius
		• son tendon glisse dans une gouttière à la face postérieure de l'épiphyse distale du radius, en dedans du tubercule dorsal du radius puis se dirige en dehors et longe la face postérieure du 1er métacarpien puis de la phalange proximale du pouce
			• face postérieure de la phalange distale du pouce	• extension de l'articulation inter-phalangienne du pouce
				• par entraînement :
				  - extension de l'articulation trapézo-métacarpienne
				  - extension et abduction du poignet

extenseur de l'index	• face postérieure de l'ulna, sous le long extenseur du pouce (fibres charnues)	• longe la face postérieure du radius • son tendon gagne la face dorsale de la main et s'unit au tendon de l'extenseur commun destiné à l'index en regard du col du 2e métacarpien	• face dorsale de la base des 2e et 3e phalanges de l'index	• extension des articulations inter-phalangiennes de l'index • par entraînement : extension du poignet

Ces muscles sont innervés par le nerf radial (**C6**, C7) pour l'anconé et le supinateur et par son rameau interosseux postérieur (**C7**, C8) pour les autres.

APPAREIL LOCOMOTEUR
MEMBRE SUPÉRIEUR

Tableau 10-18. Muscles superficiels du compartiment postérieur de l'avant-bras.

Muscle	Origine	Trajet	Terminaison	Fonction
brachio-radial	• bord latéral de l'humérus (sous le sillon du nerf radial) • septum intermusculaire latéral	• superficiel • longe latéralement le radius	• face latérale de l'extrémité inférieure du radius, par un tendon	• flexion du coude • supination de l'avant-bras lorsqu'il est en pronation
long extenseur radial du carpe	• partie distale du bord latéral de l'humérus • septum inter-musculaire latéral	• longe la partie latérale puis postéro-latérale de l'avant-bras • son tendon glisse à la face postérieure de l'extrémité distale du radius	• face dorsale de la base du 2e métacarpien, par un tendon	• extension et abduction du poignet • flexion du coude
court extenseur radial du carpe	• tendon commun des épicondyliens latéraux	• parallèle et médial au précédent	• face dorsale de la base du 3e métacarpien	• extension et abduction du poignet
extenseur des doigts	• tendon commun des épicondyliens latéraux	• le corps se termine par 4 tendons qui : - glissent à la face dorsale des métacarpiens II à V - puis sous les sangles dorsales des doigts longs - se divisent en une bandelette médiane et 2 bandelettes latérales	• face dorsale de la base de la phalange intermédiaire (bandelette médiane) • face dorsale de la base de la phalange distale (bandelettes latérales)	• extension des articulations inter-phalangiennes des doigts longs • par entraînement : extension des articulations métacarpo-phalangiennes 2 à 5 et du poignet
extenseur du petit doigt	• tendon commun des épicondyliens latéraux	• le corps est fin, oblique en bas et en dedans • son tendon s'unit à celui de l'extenseur des doigts destinés au 5e doigt en regard du col du 5e métacarpien	• avec le tendon de l'extenseur des doigts destinés au petit doigt	• renforce l'action de l'extenseur des doigts pour le 5e doigt
extenseur ulnaire du carpe	• tendon commun des épicondyliens latéraux • bord postérieur (versant latéral) de l'ulna	• oblique en bas et en dedans • son tendon glisse entre la tête et le processus styloïde ulnaires	• tubérosité de la base du 5e métacarpien	• extension et adduction du poignet

Ces muscles sont innervés par le nerf radial pour le brachio-radial (C5, C6) et le long extenseur radial du carpe (**C6**, C7), et par son rameau interosseux postérieur (**C7**, C8) pour les autres.

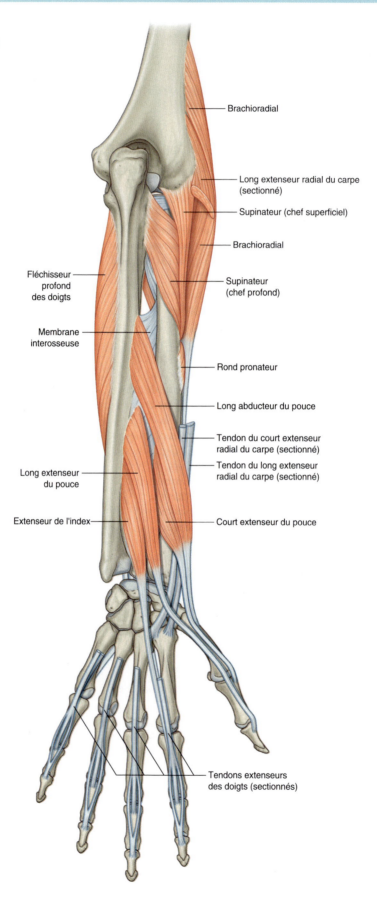

10-68
Muscles profonds du compartiment postérieur de l'avant-bras.
© Drake 2017.

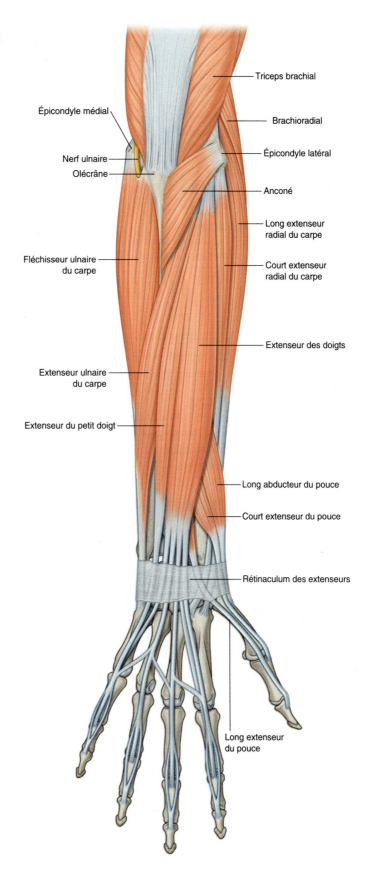

10-69
Muscles superficiels du compartiment postérieur de l'avant-bras.
Vue postérieure.
© Drake 2017.

APPAREIL LOCOMOTEUR
MEMBRE SUPÉRIEUR

Muscles de la main
Ils sont appelés intrinsèques, à la différence des muscles extrinsèques qui proviennent du coude et de l'avant-bras, et sont répartis en 3 compartiments palmaires.

Compartiment palmaire moyen
Il comprend les 4 muscles interosseux dorsaux, les 4 muscles interosseux palmaires, et les 4 muscles lombricaux. Les muscles interosseux sont situés dans les 4 espaces inter-métacarpiens (tableau 10-19). Les lombricaux sont plus superficiels et ont la particularité de n'avoir aucune insertion osseuse (fig. 10-70 et 10-71 ; tableau 10-20).

Compartiment thénar
Latéral, il comprend 4 muscles destinés au pouce : adducteur, court fléchisseur, court abducteur et opposant du pouce (fig. 10-66 ; tableau 10-21).

Compartiment hypothénar
Médial, il comprend 3 muscles destinés au petit doigt, les muscles court fléchisseur, abducteur et opposant du petit doigt, et un muscle peaucier, le court palmaire, qui entoure ce groupe musculaire (fig. 10-66 ; tableau 10-22)

Angiologie
Les vaisseaux du membre supérieur comprennent les artères, les veines et les lymphatiques.

Artères

Artère axillaire (fig. 10-72)
Elle fait suite à l'artère sub-clavière au bord supérieur de la 1re côte, entre les tendons des muscles scalènes antérieur et moyen. Elle parcourt la fosse axillaire, oblique en bas et en dehors, et se termine en devenant artère brachiale en regard du bord inférieur du muscle grand pectoral. Elle est longue de 8 à 10 cm et son diamètre est de 6 à 10 mm.

Tableau 10-19. Muscles interosseux de la main.

Muscle	Origine	Trajet	Terminaison	Fonction

interosseux dorsaux	dans chaque espace interosseux :
	• toute la face du métacarpien le plus proche de l'axe de la main (3e rayon)
	• 1/2 dorsale de la face du métacarpien le plus éloigné de l'axe de la main
		• verticaux dans l'espace inter-métacarpien
		• le tendon :
		  - passe entre les têtes des métacarpiens
		  - se divise en 3 bandelettes qui se rapprochent (interosseux dorsaux) ou s'éloignent (interosseux palmaires) de l'axe de la main
			• bandelette proximale : base de la 1re phalange du doigt le plus proche (interosseux dorsaux) ou le plus éloigné (interosseux palmaires) de l'axe de la main
			• bandelette moyenne et distale : tendon de l'extenseur commun destiné au doigt le plus proche (interosseux dorsaux) ou le plus éloigné (interosseux palmaires) de l'axe de la main. Ces bandelettes forment une sangle dorsale autour des tendons extenseurs destinés aux doigts II à IV
				• abduction des doigts
				• flexion des articulations métacarpo-phalangiennes
				• extension des articulations inter-phalangiennes

interosseux palmaires	dans chaque espace interosseux : • 1/2 palmaire de la face du métacarpien le plus éloigné de l'axe de la main			• adduction des doigts • flexion des articulations métacarpo-phalangiennes • extension des articulations inter-phalangiennes

Ces muscles sont innervés par le rameau profond du nerf ulnaire (C8, **T1**).

APPAREIL LOCOMOTEUR
MEMBRE SUPÉRIEUR

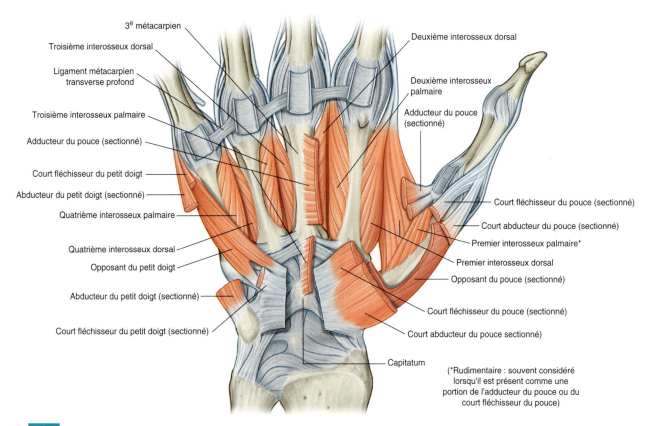

▶ **10-70**
Muscles profonds du compartiment palmaire moyen.
© Drake 2017.

L'artère axillaire donne en règle 5 **branches** collatérales, les artères :
- thoracique supérieure, issue de l'artère axillaire en regard du bord supérieur du muscle petit pectoral et qui se divise en branches pour la paroi antérieure de la fosse axillaire ;
- thoraco-acromiale, qui se divise rapidement en branches :
  - acromiale qui :
    - longe le bord supérieur du muscle petit pectoral,
    - passe sur la partie postérieure de la portion horizontale du processus coracoïde, qu'elle vascularise,
    - rejoint l'angle antéro-latéral de l'acromion qu'elle longe vers l'arrière,
    - se termine en s'anastomosant avec une branche terminale de l'artère supra-scapulaire, participant ainsi au cercle artériel péri-acromial,
  - thoracique qui traverse le fascia pectoral et se divise en rameaux pour la paroi antérieure de la fosse axillaire ;
- sub-scapulaire, branche volumineuse qui donne le plus souvent 2 branches pour le muscle sub-scapulaire, supérieure et inférieure, et se termine en se divisant en artères :
  - thoraco-dorsale pour la paroi postérieure de la fosse axillaire,
  - circonflexe scapulaire qui se dirige en arrière, traverse l'espace axillaire médial, gagne la fosse infra-épineuse et s'anastomose avec les artères supra-scapulaire et scapulaire dorsale. Elle participe ainsi à l'arcade artérielle qui entoure le corps de la scapula (ou cercle artériel péri-scapulaire) ;
- thoracique latérale, issue de l'artère axillaire en regard du bord inférieur du muscle petit pectoral qu'elle longe avant de se diviser pour vasculariser les parois médiale et antérieure de la fosse axillaire ;
- humérales circonflexes antérieure et postérieure, qui naissent soit par une origine commune (tronc des circonflexes humérales), soit séparément :
  - l'artère circonflexe humérale antérieure :

APPAREIL LOCOMOTEUR
MEMBRE SUPÉRIEUR

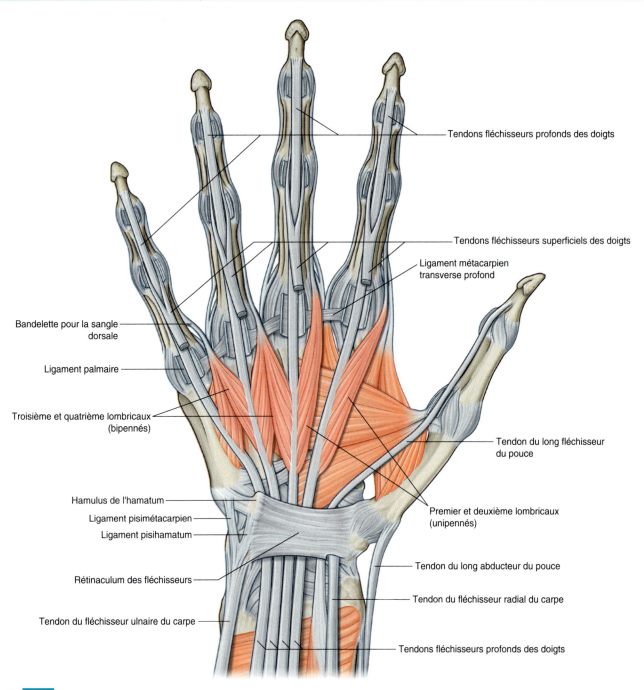

▶ 10-71
Muscles lombricaux.
Vue palmaire.
© Drake 2017.

APPAREIL LOCOMOTEUR
MEMBRE SUPÉRIEUR

Tableau 10-20. Muscles lombricaux de la main.

Muscle	Origine	Trajet	Terminaison	Fonction
lombricaux	tendons du muscle fléchisseur profond des doigts : • 1er lombrical : bord latéral du 2e tendon • 2e lombrical : bord latéral du 3e tendon • 3e lombrical : bords médial du 3e et latéral du 4e tendon • 4e lombrical : bord médial du 4e et bord latéral du 5e tendon	• le tendon terminal de chacun : - passe entre les têtes des métacarpiens - se dirige en dedans	tendon du muscle interosseux de l'espace correspondant : • 1er lombrical : 1er muscle interosseux dorsal • 2e lombrical : 2e muscle interosseux dorsal • 3e lombrical : 3e muscle interosseux palmaire • 4e lombrical : 4e muscle interosseux palmaire	• abduction du 2e doigt • adduction des 4e et 5e doigts • flexion des articulations métacarpo-phalangiennes • extension des articulations inter-phalangiennes

Les 1er et 2e muscles lombricaux sont innervés par le nerf médian (C6, C7, C8, T1), le 3e et le 4e par le nerf ulnaire (C8, T1).

Tableau 10-21. Muscles du compartiment thénar.

Muscle	Origine	Trajet	Terminaison	Fonction
adducteur du pouce	• chef transverse : bord antérieur du 3e métacarpien • chef oblique : capitatum et bases des 2e et 3e métacarpiens	• le plus profond du compartiment	• os sésamoïde médial en regard de l'articulation métacarpo-phalangienne du pouce, par un court tendon commun aux 2 chefs	• adduction de l'articulation trapézo-métacarpienne • flexion de la 1re articulation mécarpo-phalangienne • participe à l'opposition du pouce
court abducteur du pouce	• scaphoïde et trapèze • rétinaculum des fléchisseurs		• os sésamoïde latéral à la face palmaire de l'articulation métacarpo-phalangienne du pouce	• abduction de l'articulation trapézo-métacarpienne • participe à l'opposition du pouce
court fléchisseur du pouce	• chef profond : capitatum, trapézoïde • chef superficiel : tubercule du trapèze, rétinaculum des fléchisseurs	• entre les 2 chefs passe le tendon du long fléchisseur du pouce	• os sésamoïde latéral, par un court tendon commun aux 2 chefs	• flexion de l'articulation trapézo-métacarpienne • participe à l'opposition du pouce
opposant du pouce	• tubercule du trapèze • rétinaculum des fléchisseurs		• bord latéral du 1er métacarpien	• opposition du pouce • participe à l'abduction du pouce

Ces muscles sont innervés par le nerf médian (C8, **T1**) sauf l'adducteur et le chef profond du court fléchisseur, innervés par le nerf radial (C8, **T1**).

APPAREIL LOCOMOTEUR
MEMBRE SUPÉRIEUR

Tableau 10-22. Muscles du compartiment hypothénar.

Muscle	Origine	Terminaison	Fonction
opposant du petit doigt	• hamulus de l'hamatum • rétinaculum des fléchisseurs	• bord ulnaire du 5e métacarpien	• opposition du petit doigt (porte celui-ci en avant et en dehors)
court fléchisseur du petit doigt	• hamulus de l'hamatum • rétinaculum des fléchisseurs	• base de la phalange proximale du petit doigt	• flexion de la 5e articulation métacarpo-phalangienne
abducteur du petit doigt	• os pisiforme	• face ulnaire de la base de la phalange proximale du petit doigt, par un court tendon • face dorsale de cette phalange et du tendon extenseur, par une expansion tendineuse sangle l'extenseur avec la bandelette tendineuse de l'interosseux palmaire du 4e espace	• flexion et abduction de la 5e articulation métacarpo-phalangienne • extension des articulations inter-phalangiennes
court palmaire	• bord ulnaire de l'aponévrose palmaire	• face profonde de la peau de l'éminence hypothénar	• tension l'aponévrose palmaire • tension de la peau

Ces muscles sont innervés par la branche profonde du nerf ulnaire (C8, **T1**).

- se dirige en dehors, passe en avant du col chirurgical de l'humérus et se termine en s'anastomosant avec son homologue postérieure à la face latérale de l'os,
- donne des branches collatérales capsulaires, tendineuses pour le sub-scapulaire, osseuses pour le tubercule mineur de l'humérus. En croisant le sillon intertuberculaire, elle donne une artère ascendante médiale et une artère ascendante latérale qui montent le long de chaque berge du sillon jusqu'au col anatomique de l'humérus. En regard de la partie supérieure de la berge latérale, l'artère ascendante latérale pénètre dans l'os du col anatomique et devient l'artère arquée, intra-osseuse, qui participe à la vascularisation de l'extrémité supérieure de l'humérus,
- l'artère circonflexe humérale postérieure est plus longue et :
  - croise le bord inférieur du tendon sub-scapulaire, chemine sous la capsule scapulo-humérale accompagnée du nerf axillaire, puis contourne d'arrière en avant le col chirurgical de l'humérus pour se terminer en s'anastomosant avec son homologue antérieure. Elles forment le « cercle des artères circonflexes » autour de l'humérus proximal,
  - donne des branches pour les faces inférieure et postérieure de la capsule scapulo-humérale, pour les muscles qu'elle croise sur son trajet, puis de nombreuses branches osseuses qui pénètrent l'os au niveau de l'insertion de la capsule articulaire depuis le col chirurgical jusqu'à la portion supérieure du col anatomique et assure ainsi l'essentiel de la vascularisation artérielle de la tête humérale,
  - le cercle des artères circonflexes humérales présente aussi des branches collatérales qui s'anastomosent avec des branches supérieures provenant des artères supra-scapulaire et thoraco-acromiale et des branches inférieures provenant de l'artère profonde du bras.

Les **rapports** de l'artère axillaire se font avec les parois de la fosse axillaire et avec les autres éléments du contenu de la fosse :
- les parois de la fosse axillaire sont le muscle dentelé antérieur en dedans, les muscles sub-clavier, petit pectoral et grand pectoral en avant, le muscle sub-scapulaire en arrière, le muscle coraco-brachial en dedans. Le muscle grand rond et le muscle grand pectoral constituent les limites inférieures, postérieure et antérieure, respectivement ;
- son principal rapport vasculaire est la veine axillaire en avant et en dedans. Au-dessus de la 1re côte, l'artère et la veine sont séparées par le tendon du scalène antérieur. Elle est également entourée de vaisseaux et nœuds lymphatiques (cf. p. 418) et par les structures du plexus brachial (cf. p. 705).

APPAREIL LOCOMOTEUR
MEMBRE SUPÉRIEUR

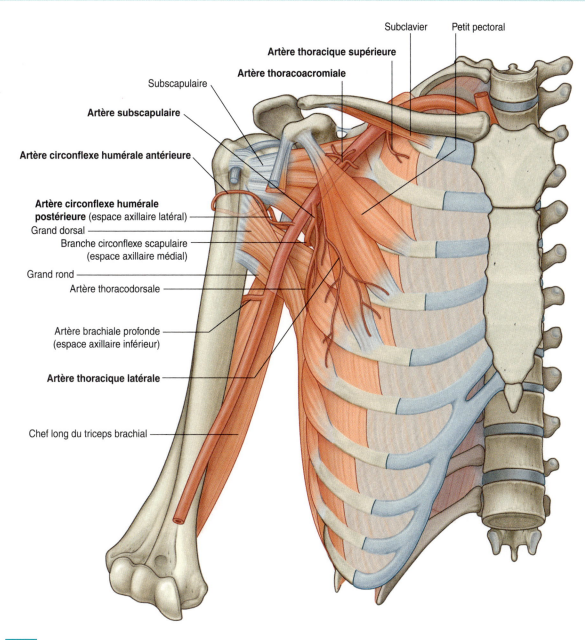

▶ **10-72**
Branches de l'artère axillaire.
© Drake 2015.

En clinique
Ses rapports avec le plexus brachial expliquent les risques vasculaires des blocs plexiques d'anesthésie locorégionale du membre supérieur et les risques nerveux lors de son cathétérisme (fig. 10-74).

En clinique
Le pouls axillaire est perceptible dans la fosse axillaire.
L'artère peut être comprimée lors des luxations antéro-médiales de l'épaule, ce qui justifie leur réduction en urgence.

APPAREIL LOCOMOTEUR
MEMBRE SUPÉRIEUR

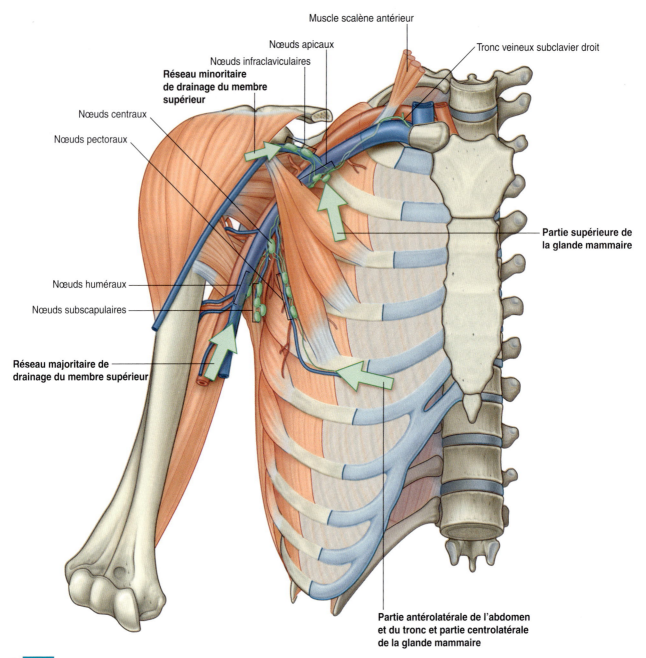

▶ **10-73**
Nœuds lymphatiques et vaisseaux de la fosse axillaire.
© Drake 2015.

APPAREIL LOCOMOTEUR
MEMBRE SUPÉRIEUR

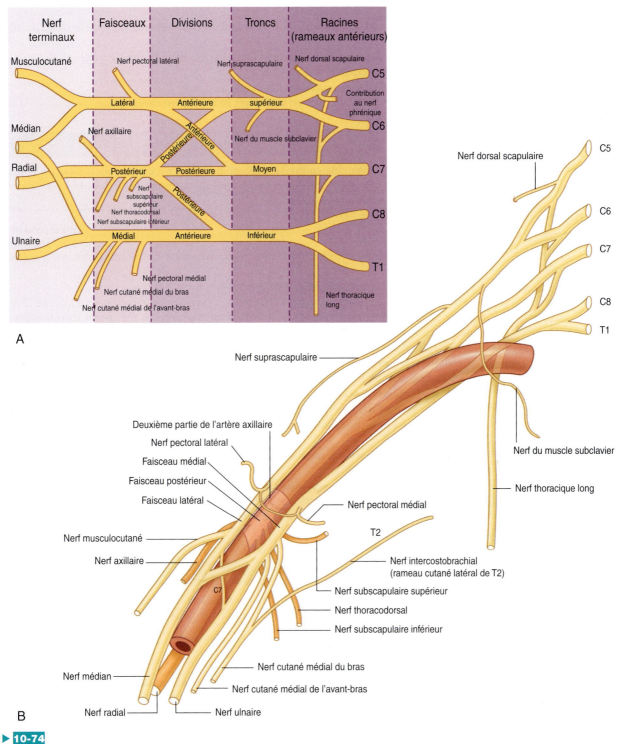

▶ 10-74
Plexus brachial.
A) Schéma des différents rameaux du plexus brachial.
B) Rapports avec l'artère axillaire.
© Drake 2015.

APPAREIL LOCOMOTEUR
MEMBRE SUPÉRIEUR

Artères du bras (fig. 10-75)

L'artère brachiale fait suite à l'artère axillaire en regard du bord inférieur du muscle grand pectoral puis :
- chemine dans la partie médiale du compartiment antérieur du bras, dans le canal brachial en haut puis dans la gouttière bicipitale médiale en bas ;
- parcourt la fosse cubitale, en avant de l'articulation du coude ;
- se termine à la racine de l'avant-bras en se divisant en artères radiale et ulnaire.

> **En clinique**
>
> Le pouls brachial est perceptible contre la diaphyse humérale ou dans le sillon bicipital médial. L'artère peut être comprimée contre la diaphyse humérale pour mesurer la pression artérielle ou réaliser une hémostase lors de plaies en aval.

Elle donne :
- l'artère profonde du bras, sa collatérale la plus grosse qui, vascularise le compartiment postérieur du bras :
  - elle naît de la partie supérieure de l'artère brachiale,
  - se dirige en arrière, en bas et en dehors pour traverser avec le nerf radial l'espace axillaire caudal,
  - croise obliquement la face postérieure de la diaphyse humérale en cheminant dans le sillon du nerf radial avec ce dernier,
  - se divise à l'extrémité latérale du sillon en artères :
    - collatérale radiale qui accompagne le nerf radial en traversant le septum intermusculaire latéral du bras pour revenir dans le compartiment antérieur du bras,
    - collatérale moyenne qui descend dans le compartiment postérieur du bras ;
- des branches pour les muscles du compartiment antérieur du bras ;
- la principale artère nourricière de l'humérus qui pénètre dans l'os au 1/3 moyen de la face antéro-médiale ;
- une branche collatérale ulnaire supérieure qui accompagne le nerf ulnaire en arrière du septum intermusculaire médial du bras ;
- une branche collatérale ulnaire inférieure au niveau du 1/3 inférieur de la diaphyse humérale.

Elle est accompagnée de 2 veines brachiales, médiale et latérale, et du nerf médian qui est latéral à l'artère dans la partie supérieure du bras, puis croise sa face antérieure pour devenir médial jusqu'à la terminaison de l'artère.

> **À noter**
>
> Les artères collatérales radiale, moyenne, ulnaires supérieure et inférieure s'anastomosent avec des branches collatérales récurrentes des artères radiale et ulnaire, formant le cercle artériel péri-articulaire du coude.

Artères de l'avant-bras (fig. 10-76)

L'artère radiale en dehors et l'artère ulnaire en dedans naissent de la division terminale de l'artère brachiale, en avant de l'articulation radio-ulnaire proximale, et leurs trajets se projettent respectivement devant le radius et devant l'ulna.

Artère radiale

L'artère radiale :
- descend dans la partie antéro-latérale de l'avant-bras, en arrière du muscle brachio-radial puis en dedans de son tendon ;
- chemine, à la partie distale de l'avant-bras, en avant du muscle carré pronateur et de l'extrémité distale du radius, en dehors du tendon du fléchisseur radial du carpe ;

APPAREIL LOCOMOTEUR
MEMBRE SUPÉRIEUR

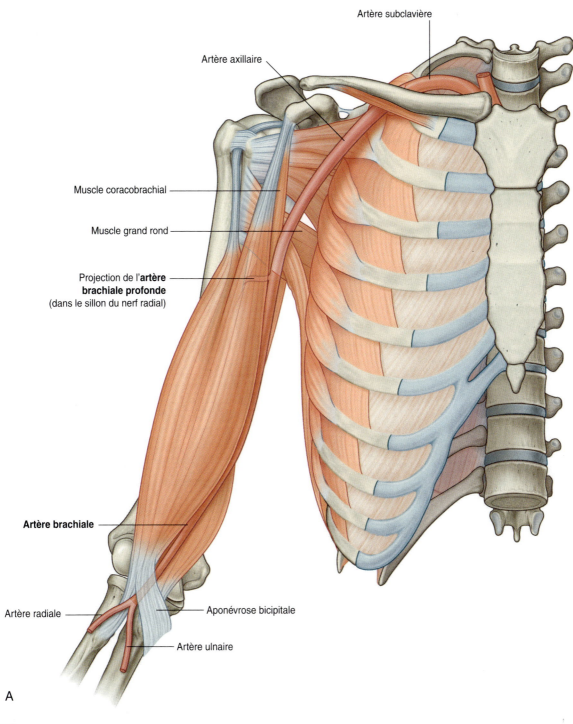

▶ 10-75
Artère brachiale.
A) Dans son environnement.
B) Branches.
© Drake 2015.

APPAREIL LOCOMOTEUR
MEMBRE SUPÉRIEUR

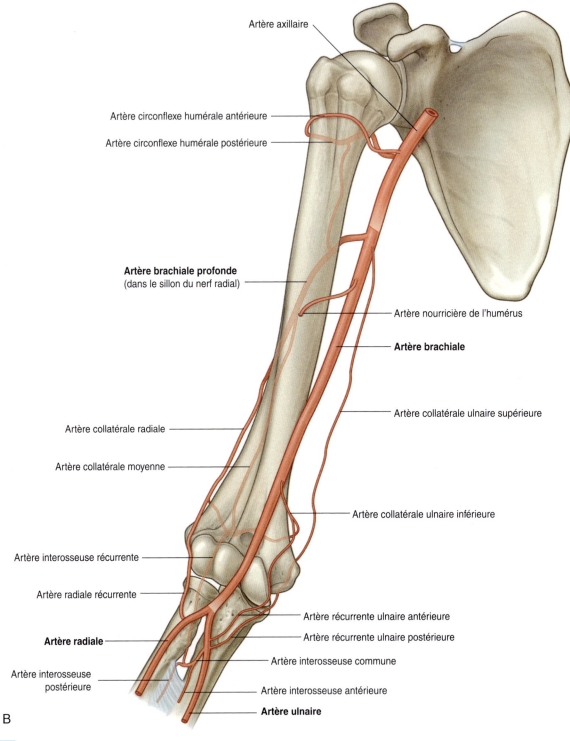

10-75 Suite.

APPAREIL LOCOMOTEUR
MEMBRE SUPÉRIEUR

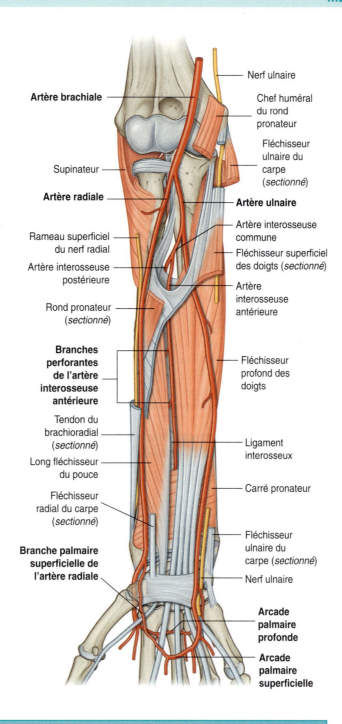

▶ **10-76**
Artères du compartiment antérieur de l'avant-bras.
© Drake 2015.

En clinique

Les battements de l'artère radiale peuvent être palpés à la face antérieure du poignet, en dehors du tendon du fléchisseur radial du carpe dans la « gouttière du pouls ». À ce niveau, l'artère peut être cathétérisée (par exemple pour des coronarographies), ponctionnée (mesure des gaz du sang artériel) ou comprimée.

Les plaies artérielles radiales sont fréquentes car l'artère est superficielle (arme blanche, vitre).

Chez l'insuffisant rénal, l'artère radiale est anastomosée à la veine céphalique pour créer une fistule artério-veineuse. Celle-ci provoque un hyper-débit veineux et une dilatation veineuse. La veine peut alors être utilisée pour la dialyse rénale car elle autorise le prélèvement et la réinjection d'un important volume sanguin.

APPAREIL LOCOMOTEUR
MEMBRE SUPÉRIEUR

- contourne le bord latéral du poignet, où elle croise la « tabatière anatomique », en dehors du scaphoïde et du trapèze dont elle est séparée par le plan ligamentaire collatéral radial ;
- poursuit son trajet en contournant le 1er métacarpien d'arrière en avant, pour revenir dans la paume de la main entre le 1er et le 2e métacarpien ;
- passe entre les 2 chefs du 1er muscle interosseux dorsal et les 2 chefs du muscle adducteur du pouce ;
- se termine en s'anastomosant avec la branche profonde de l'artère ulnaire pour former l'arcade artérielle palmaire profonde de la main.

Ses branches collatérales sont :
- l'artère récurrente radiale qui se dirige vers le haut, et se divise en branches :
  - antérieure, anastomosée avec la branche collatérale radiale de l'artère profonde du bras,
  - postérieure, anastomosée avec la branche collatérale moyenne de l'artère profonde du bras,
  - ces anastomoses forment la partie latérale du cercle artériel péri-articulaire du coude ;
- des branches musculaires ;
- des branches perforantes pour les téguments de la région antéro-latérale de l'avant-bras ;
- une branche nourricière pour le radius, qui pénètre l'os au 1/3 moyen de la diaphyse ;
- une branche carpienne palmaire ;
- une branche palmaire superficielle qui passe en avant du rétinaculum des fléchisseurs et s'anastomose avec l'artère ulnaire pour former l'arcade artérielle palmaire superficielle ;
- une branche carpienne dorsale ;
- la première artère métacarpienne dorsale qui se divise en artère digitale dorsale latérale du 2e doigt et en artères digitales dorsales latérale et médiale du pouce ;
- l'artère principale du pouce.

L'artère radiale est accompagnée par le rameau antérieur du nerf radial qui s'en éloigne dans le quart distal de l'avant-bras pour contourner le radius et devenir postérieur.

En clinique
Les gaz du sang artériel se font le plus souvent par ponction de l'artère radiale au poignet.

Artère ulnaire
Elle passe en arrière du muscle rond pronateur puis :
- descend dans l'avant-bras entre les muscles fléchisseur ulnaire du carpe et fléchisseur profond des doigts ;
- est recouverte en avant par le bord antérieur du muscle fléchisseur ulnaire du carpe et devient palpable en avant de l'extrémité distale de l'ulna ;
- s'engage dans un compartiment du rétinaculum des fléchisseurs, le canal ulnaire, latéral à l'os pisiforme ;

En clinique
Le pouls ulnaire est perçu dans le canal ulnaire, moins net que le pouls radial.

- pénètre dans la main où elle se termine devant l'hamulus de l'hamatum en s'incurvant latéralement pour former l'arcade artérielle palmaire superficielle avec la branche palmaire superficielle de l'artère radiale.

Au cours de son trajet, elle donne :
- l'artère récurrente ulnaire qui se dirige vers le coude et se divise en branches antérieure et postérieure anastomosées avec l'artère collatérale ulnaire inférieure et l'artère collatérale ulnaire supérieure, respectivement. Cette anastomose forme la partie médiale du cercle artériel péri-articulaire du coude ;
- l'artère interosseuse commune qui reçoit souvent une branche collatérale de l'artère radiale et se divise en artères :
  - interosseuse antérieure qui :

APPAREIL LOCOMOTEUR
MEMBRE SUPÉRIEUR

- chemine en avant de la membrane interosseuse et vascularise les muscles profonds de l'avant-bras, le radius et l'ulna,
- donne de petites branches qui perforent la membrane interosseuse pour vasculariser les muscles du compartiment postérieur,
- se termine par une petite branche carpienne palmaire et une petite branche qui rejoint en arrière l'artère interosseuse postérieure,
- interosseuse postérieure qui passe en arrière de la membrane interosseuse et poursuit son trajet dans la partie profonde du compartiment postérieur de l'avant-bras,
- les 2 artères interosseuses participent au cercle artériel péri-articulaire du poignet ;
- 2 artères carpiennes, dorsale et palmaire, qui vascularisent le poignet ;
- la branche palmaire profonde de l'artère ulnaire naît du bord médial de l'artère sous le pisiforme, après sa sortie du canal ulnaire, chemine dans le compartiment hypothénar des muscles de la main, contourne l'hamulus de l'hamatum et se dirige latéralement pour rejoindre l'artère radiale et former l'arcade artérielle palmaire profonde.

L'artère ulnaire est accompagnée de 2 veines ulnaires. Le nerf ulnaire chemine avec l'artère dans l'avant-bras, en position médiale. Le pédicule ulnaire est recouvert en avant par le muscle fléchisseur ulnaire du carpe puis par son tendon, avant de s'engager dans le canal ulnaire.

À noter

Les 2 artères principales destinées à la main cheminent dans le compartiment antérieur de l'avant-bras. Le calibre de l'artère radiale est en règle supérieur à celui de l'artère ulnaire (artère radiale dominante), mais les artères peuvent être de calibres semblables voire même de calibre supérieur pour l'artère ulnaire (artère ulnaire dominante).

En clinique

Avant de faire une gazométrie du sang artériel par ponction de l'artère radiale, on recommande de s'assurer de la perméabilité de l'artère ulnaire par un test d'*Allen* (artère ulnaire indispensable à la vascularisation de la main en cas d'hématome lié à la ponction radiale). Pour cela, on met le poignet à ponctionner en l'air en comprimant les 2 artères radiale et ulnaire pour bloquer le passage du sang vers la main. Une fois la main devenue blanche, on abaisse la main en relâchant l'artère ulnaire : si la main se recolore, l'artère ulnaire est perméable et peut assurer sa vascularisation en cas de lésion iatrogène de l'artère radiale.

Artères de la main

Les afférences artérielles de la main sont les artères radiale et ulnaire qui forment 2 arcades artérielles palmaires, superficielle et profonde, et une arcade artérielle dorsale du carpe.

Arcade artérielle palmaire superficielle

Elle est formée par l'anastomose de l'artère ulnaire avec la branche palmaire superficielle de l'artère radiale. Elle chemine en avant des tendons fléchisseurs superficiels des doigts et du muscle adducteur du pouce et en arrière de l'aponévrose palmaire (fig. 10-77 et 10-78).
Elle donne :
- l'artère digitale palmaire médiale du petit doigt ;
- 3 artères digitales palmaires communes qui cheminent en avant des 4e, 3e et 2e espaces interosseux, en avant des muscles interosseux. Chacune de ces branches se divise entre les têtes des métacarpiens en une artère digitale palmaire propre latérale (pour la face latérale du doigt médial de l'espace interdigital) et une artère digitale palmaire propre médiale (pour la face médiale du doigt latéral de l'espace interdigital).

APPAREIL LOCOMOTEUR
MEMBRE SUPÉRIEUR

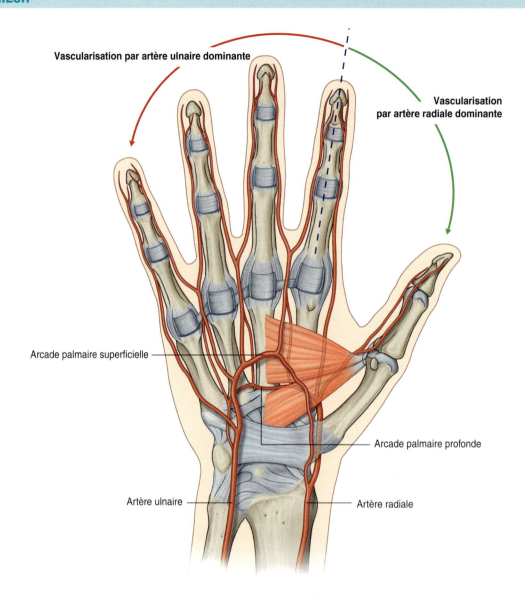

▶ 10-77
Artères de la main.
© Drake 2015.

Arcade artérielle palmaire profonde
Elle est formée par l'anastomose de l'artère radiale avec la branche palmaire profonde de l'artère ulnaire. Elle chemine en avant des métacarpiens et en arrière des tendons fléchisseurs profonds des doigts longs (fig. 10-77 et 10-79).
Elle donne :
- 3 artères métacarpiennes palmaires qui rejoignent les artères digitales palmaires communes en avant des espaces interosseux ;
- 3 branches perforantes qui traversent les espaces interosseux à leur partie proximale et s'anastomosent avec les artères métacarpiennes dorsales issues de l'arcade dorsale du carpe.

Arcade artérielle dorsale du carpe (fig. 10-79)
Avant de s'engager entre les 2 chefs du 1er muscle interosseux dorsal, l'artère radiale donne une branche dorsale du carpe qui croise la face dorsale du carpe et s'anastomose avec son homonyme issue de l'artère ulnaire.
L'arcade dorsale donne naissance à 3 artères métacarpiennes dorsales qui cheminent à la face dorsale des 4e, 3e et 2e espaces interosseux, puis se divisent en artères digitales dorsales latérales et médiales pour les différentes faces des doigts qui délimitent les espaces interdigitaux.
L'arcade dorsale du carpe reçoit de plus de petites branches issues de la terminaison de l'artère interosseuse postérieure de l'avant-bras.

APPAREIL LOCOMOTEUR
MEMBRE SUPÉRIEUR

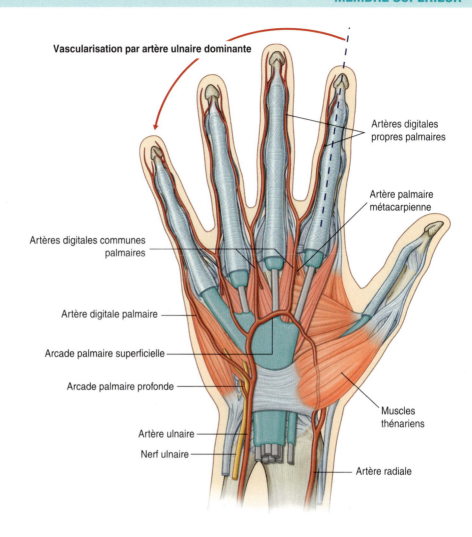

▶ 10-78
Arcade palmaire superficielle.
© Drake 2015.

À noter

L'artère radiale vascularise préférentiellement le pouce et la partie latérale de l'index, l'artère ulnaire contribue à la vascularisation de la moitié médiale de l'index et des autres doigts.
La constitution des arcades artérielles de la main présente de très nombreuses variations.

Artères digitales

Elles vascularisent les doigts. Chacun est parcouru par :
- 2 artères digitales dorsales propres, médiale et latérale ;
- 2 artères digitales palmaires propres, médiale et latérale, dont les rameaux antérieurs se portent sur la face postérieure du doigt et suppléent les artères dorsales qui s'épuisent au voisinage de l'articulation inter-phalangienne proximale.

À noter

Les cercles artériels présents autour des articulations (péri-scapulaire, péri-acromial, circonflexe huméral, autour du coude ou du poignet) et les arcades artérielles de la main représentent des possibilités de suppléance en cas d'oblitération des artères principales, capables de préserver la vascularisation de la main.

APPAREIL LOCOMOTEUR
MEMBRE SUPÉRIEUR

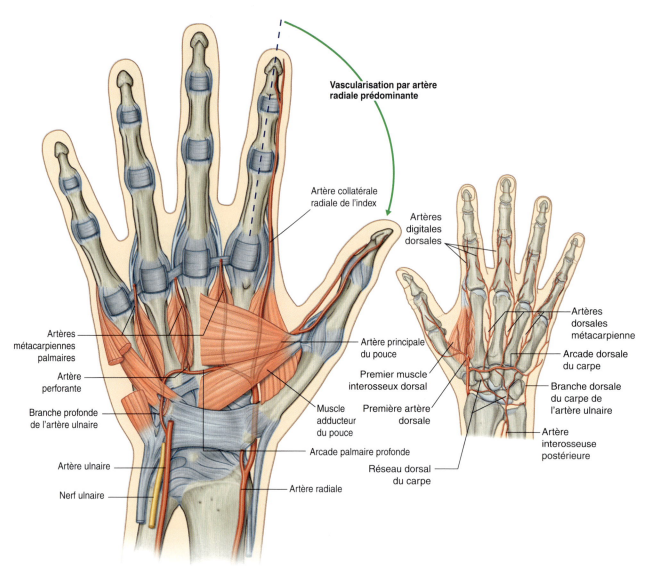

▶ 10-79
Arcade palmaire profonde.
© Drake 2015.

Veines

Les veines qui ramènent le sang de l'extrémité du membre vers le cœur sont réparties en 2 réseaux :
- profond, constitué de veines satellites des artères : il existe en règle 2 veines autour d'une artère, jusqu'à la veine de la racine du membre qui est unique ;
- superficiel, apparent en plusieurs zones du membre supérieur et accessible aux gestes techniques de prélèvements et d'injections.

En clinique

Le développement de ce réseau superficiel est très variable, souvent marqué chez les sujets aux avant-bras musclés. La mise en place d'un garrot comprime les veines superficielles et entraîne leur dilatation en vue de leur ponction.

APPAREIL LOCOMOTEUR
MEMBRE SUPÉRIEUR

Le réseau superficiel est en communication avec le réseau profond par des veines perforantes qui traversent le fascia profond.

Veines de la main (fig. 10-80)

Les veines profondes sont satellites des arcades artérielles et se drainent de chaque côté dans les veines ulnaires et radiales.

Le réseau veineux superficiel de la main est principalement dorsal :
- les veines digitales dorsales, latérales et médiales, rejoignent les veines dorsales du métacarpe anastomosées entre elles par l'arcade veineuse dorsale de la main :

> **En clinique**
>
> Les veines du dos de la main sont souvent visibles car la peau est fine. On peut les aborder pour des ponctions ou des perfusions.

   – la veine céphalique naît du bord latéral de ce réseau veineux dorsal, croise la tabatière anatomique et continue à la face postéro-latérale de l'avant-bras,
   – la veine basilique naît de la partie médiale du réseau veineux dorsal de la main et gagne le bord postéro-médial de l'avant-bras ;
- les veines superficielles de la paume rejoignent le réseau dorsal ou se drainent vers la veine médiane de l'avant-bras.

Veines de l'avant-bras

Les veines profondes, radiales et ulnaires, sont satellites des artères et se réunissent au coude pour former les veines brachiales, médiale et latérale.

Les veines superficielles comprennent les veines :
- céphalique qui devient latérale puis ventrale ;
- basilique qui se place en dedans puis en avant ;
- médiane de l'avant-bras qui draine des rameaux veineux issus de la paume de la main.

▶ **10-80**
Veines superficielles du dos de la main.
© Drake 2015.

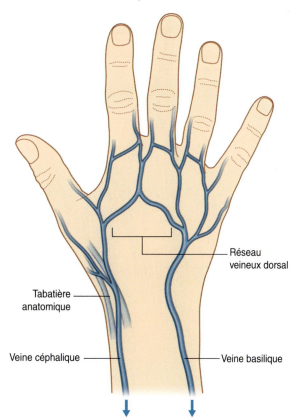

APPAREIL LOCOMOTEUR
MEMBRE SUPÉRIEUR

Veines du pli du coude

La veine médiane de l'avant-bras donne en dehors la veine médiane céphalique qui gagne la veine céphalique et en dedans la veine médiane basilique qui rejoint la veine basilique.

En avant du sillon bicipital médial, la veine basilique est accompagnée par les rameaux du nerf cutané médial de l'avant-bras.

En avant du sillon bicipital latéral, la veine céphalique est accompagnée par le nerf cutané latéral de l'avant-bras (fig. 10-81).

> **En clinique**
>
> Les veines du pli du coude forment un « M » veineux, parfois incomplet, utilisé quotidiennement pour les gestes de prélèvements et d'injections.

Veines du bras et de l'épaule

Les veines brachiales médiale et latérale, profondes, se réunissent en veine axillaire.

Celle-ci reçoit les afférences des veines satellites des branches collatérales de l'artère axillaire. La veine axillaire se termine au bord supérieur de la 1re côte en devenant veine sub-clavière, en avant du tendon terminal du muscle scalène antérieur (fig. 10-82).

Les veines superficielles comprennent (fig. 10-83) :
- la veine céphalique, à la face antéro-latérale du bras, qui devient oblique en dedans et parcourt le sillon delto-pectoral. À la partie supérieure du sillon, elle traverse le fascia profond et pénètre la fosse axillaire pour s'aboucher dans la veine axillaire ;
- la veine basilique, à la partie antéro-médiale du bras, qui traverse le fascia profond et rejoint l'une des veines brachiales dans le compartiment antérieur du bras.

▶ **10-81**
Fosse cubitale.
Structures superficielles.
© Drake 2017.

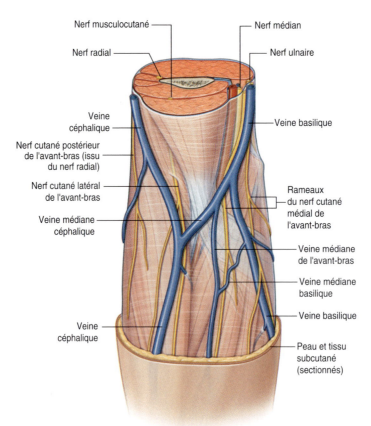

APPAREIL LOCOMOTEUR
MEMBRE SUPÉRIEUR

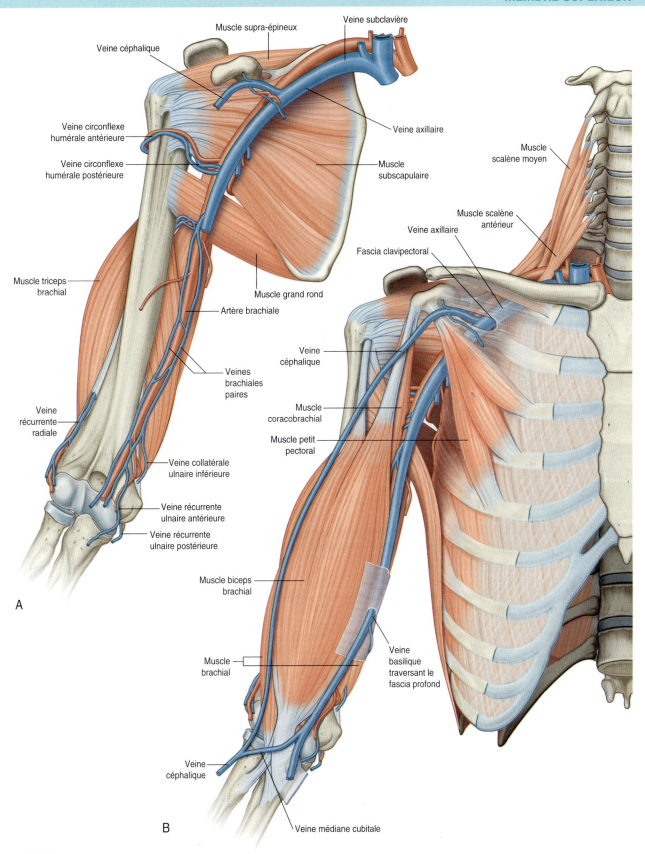

▶ 10-82
Veines du bras.
A) Veines profondes du bras.
B) Veines superficielles du bras.
© Drake 2017.

APPAREIL LOCOMOTEUR
MEMBRE SUPÉRIEUR

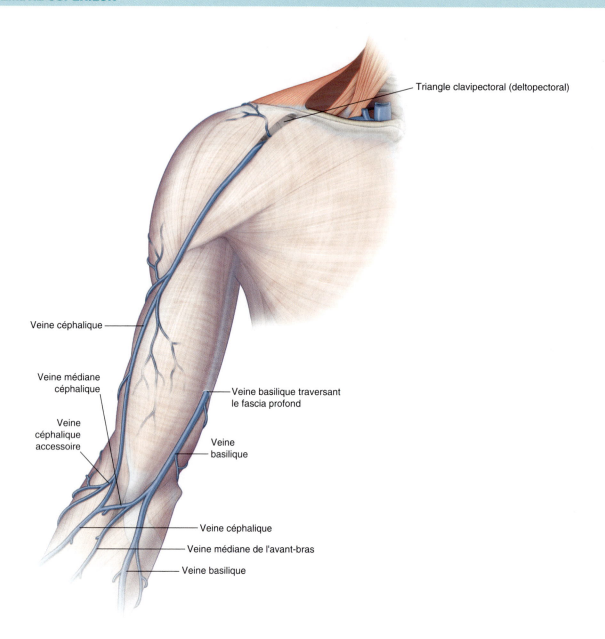

▶ 10-83
Veines superficielles du bras et fascias en rapport.
© Drake 2017.

Lymphatiques (fig. 10-84)

Des nœuds lymphatiques superficiels ou profonds peuvent interrompre isolément les vaisseaux lymphatiques.

Les nœuds lymphatiques du coude se situent :
- le long de l'artère brachiale, dans la fosse cubitale ;
- au-dessus de l'articulation et de l'épicondyle médial de l'humérus, en dedans de la veine céphalique (nœuds supra-trochléaires).

Les nœuds lymphatiques du bras comprennent quelques nœuds isolés au contact des vaisseaux.

Les nœuds lymphatiques de la fosse axillaire drainent la lymphe de tout le membre supérieur, de la majeure partie des régions pectorale et mammaire et d'une partie du dos, de la nuque et de la face postérieure de l'épaule. Ils comprennent plusieurs groupes de nœuds lymphatiques, de bas en haut :

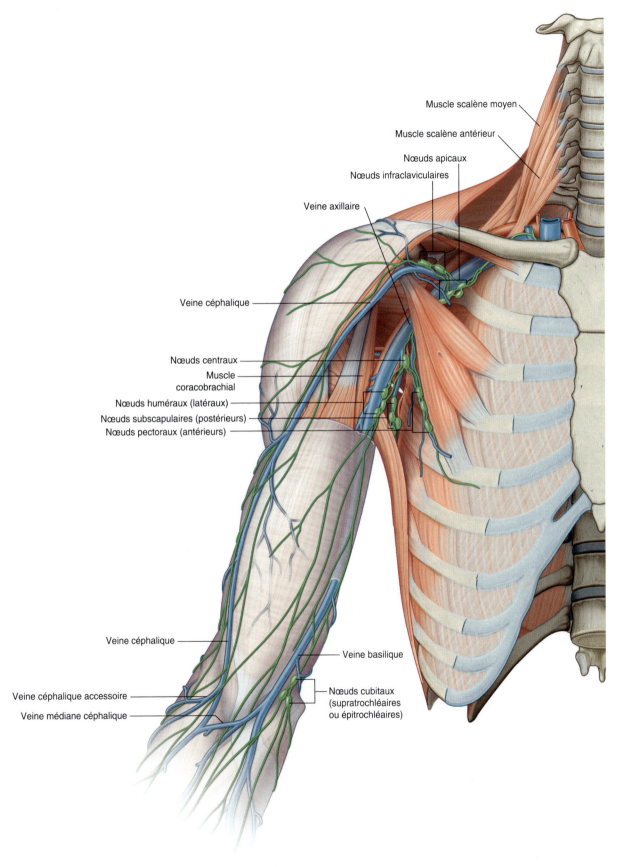

▶ 10-84
Lymphatiques du bras et de la fosse axillaire.
© Drake 2017.

APPAREIL LOCOMOTEUR
MEMBRE SUPÉRIEUR

- les nœuds huméraux, le long de l'artère axillaire, reçoivent la lymphe du bras ;
- les nœuds sub-scapulaires, autour de l'artère sub-scapulaire, reçoivent la lymphe des parties postérieures du thorax et de l'épaule et inférieure de la nuque ;
- les nœuds interpectoraux, entre les muscles pectoraux, reçoivent la lymphe de la glande mammaire et se drainent vers les nœuds centraux et apicaux ;
- les nœuds pectoraux, au bord latéral du muscle petit pectoral, reçoivent la lymphe de la paroi thoracique latérale et antérieure jusqu'à l'ombilic, et de la partie centrale de la glande mammaire ;
- les nœuds delto-pectoraux et sub-claviers, dans le trigone delto-pectoral et autour de la veine céphalique, recueillent de la lymphe venant du bras ;
- les nœuds axillaires centraux, dans le tissu adipeux de la fosse axillaire, reçoivent la lymphe des nœuds huméraux, sub-scapulaires et pectoraux, et se drainent vers les nœuds lymphatiques apicaux ;
- les nœuds axillaires apicaux, situés en dedans de la veine axillaire, du bord supérieur du muscle petit pectoral jusqu'à l'apex de la fosse axillaire, reçoivent la lymphe de tous les nœuds précédents et de la partie supéro-latérale de la glande mammaire. Ils se drainent à gauche par un tronc sub-clavier dans le conduit thoracique ou dans la veine jugulaire interne. À droite, ils se drainent dans le tronc sub-clavier qui s'unit aux troncs jugulaire et broncho-médiastinal pour former un court conduit lymphatique droit. Celui-ci s'abouche dans la veine sub-clavière ou dans la jonction jugulo-sub-clavière.

La figure 10-73 résume les principales aires de drainage du lymphocentre axillaire.

> ### En clinique
> La recherche d'adénomégalies axillaires (nœuds lymphatiques augmentés de volume, indurés, douloureux) est indispensable, en particulier lors de l'examen du sein.

> ### En clinique
> Ces nœuds axillaires sont systématiquement retirés (curage lymphatique) et analysés lors de la chirurgie du cancer du sein afin d'évaluer l'extension du cancer. Ce curage peut se compliquer, en cas de perturbation du retour lymphatique du membre supérieur, d'un lymphœdème homolatéral.

Névrologie

Les nerfs du membre supérieur sont les rameaux terminaux et collatéraux du plexus brachial (cf. p. 701), auxquels est associé le nerf supra-claviculaire.

Nerf supra-claviculaire (C3, C4) (fig. 10-85)

Ce rameau du plexus cervical superficiel est responsable de la sensibilité de la peau située immédiatement sous la clavicule et le bord latéral de l'acromion, contribuant en partie à la sensibilité de la peau de l'épaule. Il croise en arrière le bord postérieur du muscle sterno-cléido-mastoïdien, traverse le fascia profond du cou, puis se divise rapidement à la face antéro-latérale du cou en :
- un rameau claviculaire qui se divise à son tour en :
  - rameau médial pour la peau du 1/3 médial de la clavicule et de l'articulation sterno-claviculaire,
  - rameau latéral qui chemine sous le platysma et se divise en petits rameaux qui croisent la face supérieure du 1/3 latéral de la clavicule vers l'avant et destinés à l'innervation sensitive de la peau située sous la clavicule, de la 2e à la 4e côte ;
- le rameau acromial qui se dirige latéralement et se divise en 2 petits rameaux à la face supérieure de l'articulation acromio-claviculaire et de l'acromion. Il assure la sensibilité superficielle de la peau située sous les bords antérieur et latéral de l'acromion.

APPAREIL LOCOMOTEUR
MEMBRE SUPÉRIEUR

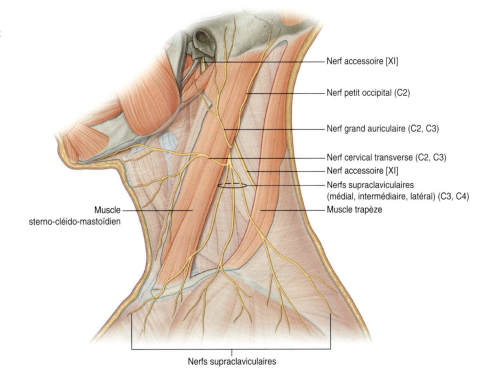

▶ **10-85**
Nerf supra-claviculaire et ses rameaux claviculaire et acromiaux.
© Drake 2017.

En clinique

Les signes de lésion du nerf supra-claviculaire doivent être soigneusement identifiés dans l'analyse des douleurs chroniques de l'épaule pour éviter toute confusion avec une origine articulaire ou tendineuse des symptômes.

Nerfs terminaux du plexus brachial

Issus du faisceau postérieur (fig. 10-86)
Nerf axillaire (C5, C6)
Oblique en bas et en dehors en avant du muscle sub-scapulaire, il passe ensuite :
- sous le bord inférieur de celui-ci pour se diriger en arrière et en dehors sous la capsule de l'articulation scapulo-humérale ;
- traverse l'espace axillaire latéral (cf. p. 377) avec l'artère circonflexe postérieure de l'humérus. Il y donne 2 branches collatérales :
  - le nerf du muscle petit rond qui s'enroule autour du tendon du chef long du triceps brachial, et se dirige en arrière et en dedans avant de pénétrer dans son muscle,
  - le nerf cutané latéral supérieur du bras qui contourne le bord postérieur du deltoïde, traverse le fascia profond, et se divise en rameaux sous-cutanés pour la peau de la face latérale de l'épaule ;
- contourne le col chirurgical de l'humérus en arrière puis en dehors ;
- se termine à la face profonde du muscle deltoïde, en se divisant en 3 rameaux, postérieur, latéral, et antérieur destinés respectivement aux 3 chefs du muscle.

Le nerf axillaire est mixte :
- moteur pour les muscles petit rond (rotation externe de l'articulation scapulo-humérale) et deltoïde (abduction de l'épaule) ;
- sensitif pour le territoire superficiel antérieur, latéral et postérieur de l'épaule et de la partie supérieure du bras.

APPAREIL LOCOMOTEUR
MEMBRE SUPÉRIEUR

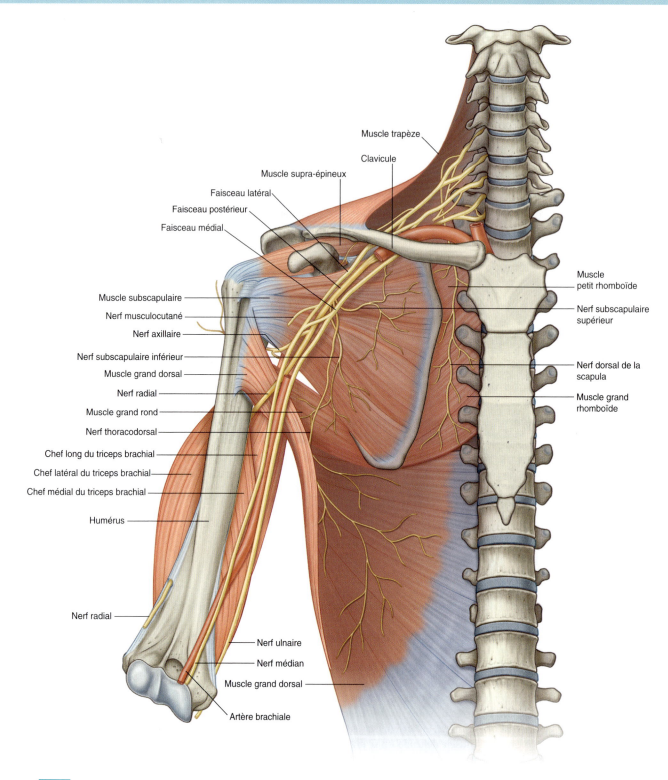

▶ 10-86
Faisceau postérieur du plexus brachial.
© Drake 2017.

APPAREIL LOCOMOTEUR
MEMBRE SUPÉRIEUR

Nerf radial (C6, C7, C8, T1)

En arrière l'artère axillaire jusqu'à la terminaison de celle-ci, il donne le nerf cutané postérieur du bras, sensitif pour la peau postéro-médiale du bras, puis traverse l'espace axillaire caudal (cf. p. 377) d'avant en arrière et :

- se dirige obliquement et latéralement dans le compartiment postérieur du bras, accompagné par l'artère profonde du bras, plaqué contre la diaphyse humérale, dans le sillon radial. Il y donne :
  - un rameau pour le chef long du triceps brachial et un rameau pour son chef latéral avant de s'engager dans le sillon du nerf radial,
  - le nerf cutané latéral inférieur du bras qui traverse le fascia brachial et innerve la peau postéro-latérale de la partie distale du bras,
  - un rameau destiné au chef médial et à l'anconé, et un rameau pour le brachio-radial en émergeant de son sillon, ainsi que le nerf cutané postérieur de l'avant-bras pour la peau de la région médiane de la face postérieure de l'avant-bras, entre le territoire du nerf cutané latéral de l'avant-bras et celui du nerf cutané médial de l'avant-bras ;
- traverse le septum intermusculaire latéral au bord latéral du 1/3 moyen de la diaphyse humérale et passe dans le compartiment antérieur du bras ;
- parcourt le sillon bicipital latéral à la face antérieure du coude, entre les muscles brachio-radial et brachial. Il donne alors un rameau pour le muscle long extenseur radial du carpe et des rameaux pour les muscles épicondyliens latéraux. Il se divise en avant de l'articulation huméro-radiale.

> **À noter**
>
> Les rameaux du long extenseur radial du carpe et des muscles épicondyliens latéraux peuvent naître du rameau profond de division du nerf radial.

Le nerf se divise en 2 rameaux, superficiel et profond (fig. 10-87) :
- le rameau superficiel du nerf radial, sensitif, parcourt (fig. 10-88) :
  - l'avant-bras, recouvert par le muscle brachio-radial jusqu'au 1/3 inférieur où il prend une direction postérieure en croisant la face latérale de la diaphyse radiale 4 cm au-dessus du processus styloïde puis traverse le fascia antébrachial pour cheminer dans le tissu sous-cutané,
  - la face postérieure du poignet où il se divise en 3 rameaux qui assurent la sensibilité superficielle de :
    - la moitié latérale de la face dorsale de la main,
    - la face dorsale du pouce et de la phalange proximale des 2e et 3e doigts,
    - la moitié latérale de la phalange proximale du 4e doigt,
    - la moitié latérale de la face dorsale des phalanges intermédiaire et distale de l'index.

▶ **10-87**
Vue antérieure du coude : division du nerf radial.
© Drake 2017.

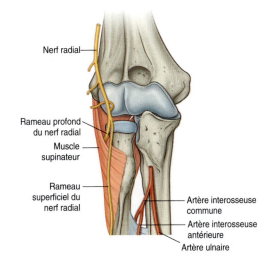

APPAREIL LOCOMOTEUR
MEMBRE SUPÉRIEUR

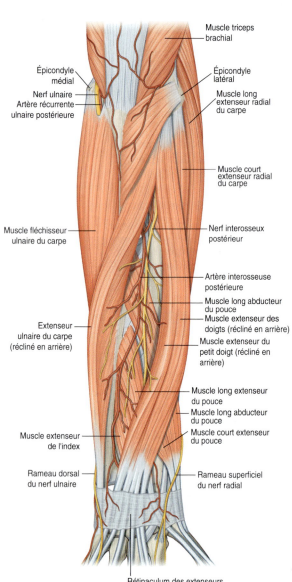

Artères et nerfs du compartiment postérieur de l'avant-bras

Artères et nerfs du compartiment postérieur de l'avant-bras

▶ **10-88**
Vue postérieure de l'avant-bras.
Nerf interosseux postérieur dans le compartiment postérieur et rameau superficiel du nerf radial.
© Drake 2017.

Un rameau communicant unit le rameau superficiel du nerf radial et le rameau dorsal du nerf ulnaire à la face dorsale de la main.
Le rameau profond du nerf radial, mixte, croise en avant l'articulation huméro-radiale puis :
- se dirige vers le compartiment postérieur de l'avant-bras en contournant le col du radius ;
- passe entre les 2 chefs du muscle supinateur qu'il innerve ;
- devient ensuite le nerf interosseux postérieur de l'avant-bras qui innerve successivement les muscles long abducteur du pouce, court extenseur du pouce, long extenseur du pouce et extenseur propre de l'index ;
- se termine au niveau de la face postérieure du poignet où il assure la sensibilité des articulations radio-carpienne et inter-carpiennes.

APPAREIL LOCOMOTEUR
MEMBRE SUPÉRIEUR

Issus du faisceau latéral (fig. 10-89)
Nerf musculo-cutané (C5, C6)
C'est un nerf mixte qui :
- se dirige en dehors et traverse le muscle coraco-brachial d'arrière en avant ;
- chemine ensuite entre le muscle brachial et le muscle biceps brachial ;
- innerve ces 3 muscles et donne un rameau à l'articulation du coude ;
- traverse le fascia du pli du coude en avant du sillon bicipital latéral et devient superficiel. Il prend alors le nom de nerf cutané latéral de l'avant-bras et se dirige vers la face latérale de l'avant-bras dont il assure l'innervation sensitive.

> **À noter**
>
> Le nerf musculo-cutané innerve tous les muscles du compartiment antérieur du bras.

Racine latérale du nerf médian (C6, C7) (fig. 10-90)
Le nerf médian (C6, C7, C8, T1) est un nerf mixte, volumineux, constitué par 2 racines issues des faisceaux latéral et médial du plexus brachial. Il naît dans la fosse axillaire, en avant de l'artère axillaire, et parcourt successivement :
- le compartiment antérieur du bras, dans le canal brachial où il est latéral puis antérieur et enfin médial à l'artère brachiale. Il abandonne des rameaux pour l'humérus et l'articulation du coude ;
- le sillon bicipital médial et le compartiment antérieur de l'avant-bras où :
  - il passe entre les chefs huméral et ulnaire du rond pronateur, puis en arrière de l'arcade tendineuse du fléchisseur superficiel des doigts,
  - devient médian et croise la face antérieure de l'artère ulnaire de dedans en dehors,
  - se place en arrière des tendons du fléchisseur radial du carpe et du long palmaire au 1/3 inférieur de l'avant-bras,
  - donne ses 1ers rameaux musculaires pour les muscles rond pronateur (ce rameau naît dans le sillon bicipital médial), fléchisseur superficiel des doigts, fléchisseur radial du carpe, long palmaire et les 2 chefs latéraux du fléchisseur profond des doigts,
  - donne un rameau collatéral profond, le nerf interosseux antérieur, qui :
    - naît derrière l'arcade du fléchisseur superficiel des doigts,
    - chemine immédiatement en avant de la membrane interosseuse de l'avant-bras,
    - innerve les muscles long fléchisseur du pouce et carré pronateur,
    - se distribue aux articulations radio-carpienne et inter-carpiennes,
  - donne, juste au-dessus du rétinaculum des fléchisseurs, un rameau palmaire qui traverse le fascia antébrachial, passe en avant du rétinaculum et assure l'innervation sensitive de la partie latérale de la paume de la main. Il existe fréquemment un rameau communicant avec le rameau palmaire du nerf ulnaire dans la paume ;
- le canal carpien, en arrière du rétinaculum des fléchisseurs (fig. 10-91) ;

> **À noter**
>
> Dans le canal carpien, le nerf médian est accompagné de 9 tendons, 4 fléchisseurs superficiels, 4 fléchisseurs profonds et le long fléchisseur du pouce. La compression du nerf médian définit le syndrome du canal carpien, ensemble de signes sensitifs et moteurs dans le territoire d'aval du nerf.

> **En clinique**
>
> Le syndrome du canal carpien se traduit tout d'abord par des signes sensitifs : paresthésies (fourmillements) le plus souvent nocturnes touchant la face palmaire des 3 premiers doigts et de la moitié médiale du 4e et disparaissant en secouant la main. Avec le temps, un déficit moteur peut apparaître : principalement une diminution de la force de préhension du pouce avec un lâchage des objets dans la vie quotidienne.

APPAREIL LOCOMOTEUR
MEMBRE SUPÉRIEUR

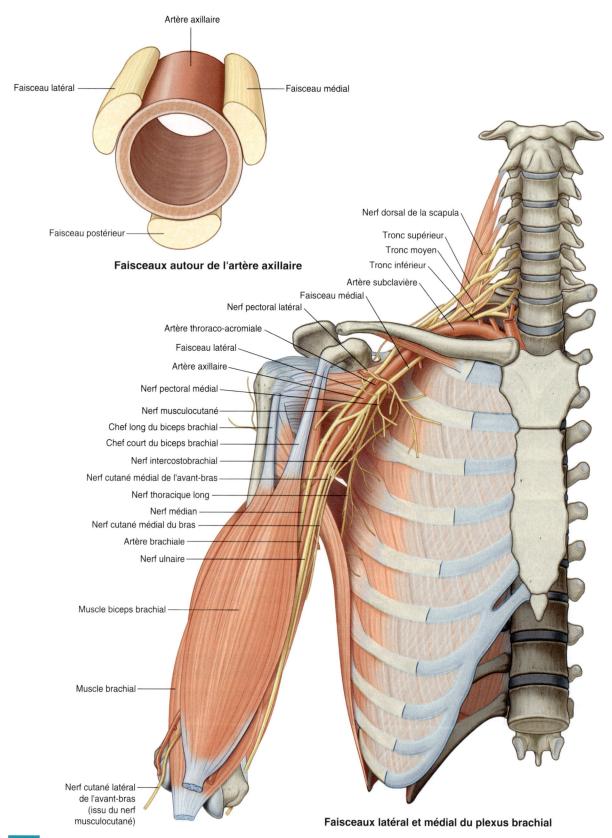

▶ 10-89
Faisceaux latéral et médial du plexus brachial.
© Drake 2017.

APPAREIL LOCOMOTEUR
MEMBRE SUPÉRIEUR

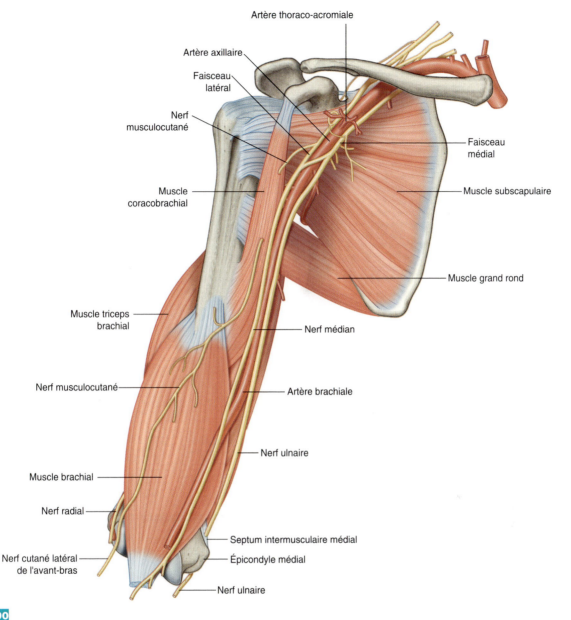

▶ 10-90
Faisceaux latéral et médial du plexus brachial.
© Drake 2017.

- la paume de la main, où il donne dès son émergence du canal carpien :
  - le rameau des muscles thénariens pour les muscles du compartiment thénar : opposant du pouce, court abducteur du pouce, chef superficiel du court fléchisseur du pouce,
  - un dernier rameau moteur pour les muscles lombricaux des 1er et 2e espaces interosseux,
  - se termine en 3 rameaux sensitifs, les nerfs digitaux palmaires communs des 1er, 2e et 3e espaces interosseux.

Ces nerfs se divisent à leur tour en nerfs digitaux palmaires propres médial et latéral pour les faces médiale et latérale des doigts qui bordent chaque espace interosseux. Le nerf médian assure l'innervation sensitive :
- de la partie latérale de la face palmaire de la main ;
- de la face palmaire du pouce, des faces palmaires des 2e et 3e doigts et de la moitié médiale de la face palmaire du 4e doigt ;
- des faces dorsales des 2e et 3e doigts et de la moitié latérale de la face dorsale du 4e doigt par des rameaux qui se dirigent vers la face dorsale de ces doigts (fig. 10-92).

APPAREIL LOCOMOTEUR
MEMBRE SUPÉRIEUR

▶ **10-91**
Vue antérieure de l'avant-bras.
Nerfs médian et ulnaire.
© Drake 2017.

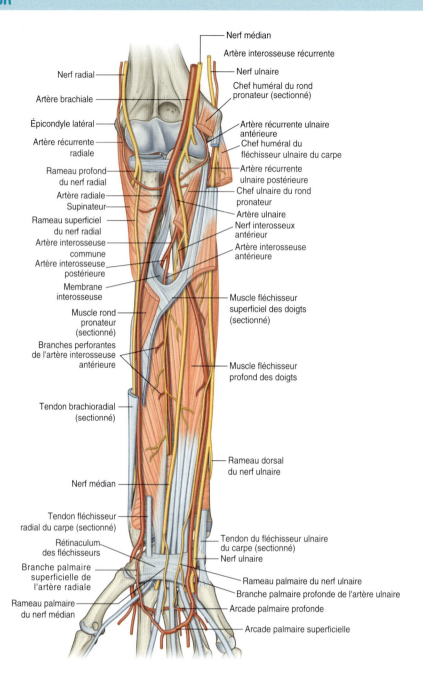

Issus du faisceau médial
Racine médiale du nerf médian (C8, T1)
Elle s'unit à sa racine latérale en avant de l'artère axillaire.

Nerf ulnaire (C8, T1)
Ce nerf mixte naît dans la fosse axillaire, chemine en arrière des vaisseaux axillaires, puis parcourt :
- la moitié proximale du compartiment antérieur du bras, dans le canal brachial, en arrière de l'artère brachiale ;
- la moitié distale du compartiment postérieur du bras après avoir traversé d'avant en arrière le septum intermusculaire médial ;
- le sillon épicondylo-olécrânien médial, au contact de la face postérieure de l'épicondyle médial : dans le sillon du nerf ulnaire, il donne ses premières branches collatérales, destinées à l'articulation du coude ;

- le compartiment antérieur de l'avant-bras qu'il aborde en passant sous l'arcade tendineuse du muscle fléchisseur ulnaire du carpe. Il rejoint au 1/3 inférieur du compartiment le pédicule vasculaire ulnaire en dedans du tendon du fléchisseur ulnaire du carpe. Il y donne :
  – des rameaux pour le muscle fléchisseur ulnaire du carpe et les 2 chefs médiaux du muscle fléchisseur profond des doigts,
  – son rameau dorsal, qui naît 4 cm au-dessus de la tête ulnaire, contourne le quart inférieur de la diaphyse et donne un rameau communicant avec le rameau superficiel du nerf radial avant de se diviser à la face postérieure du poignet en rameaux sensitifs pour :
    – la partie médiale de la face dorsale de la main,
    – la face dorsale du 5e doigt, de la phalange proximale du 4e doigt et de la moitié moitié médiale des phalanges intermédiaire et distale de ce doigt ;
- la face antérieure du poignet, où le nerf s'engage dans le canal ulnaire accompagné de ses vaisseaux (cf. p. 257) ;
- la paume de la main, où il donne :
  – un rameau palmaire, au contact de la face profonde de l'aponévrose palmaire, pour la peau de la partie médiale de la paume. Ce rameau donne un rameau communicant avec le rameau cutané palmaire du nerf médian,
  – un rameau superficiel, sensitif, qui :
    – se distribue au bord médial de la main et la face médiale du 5e doigt,
    – donne le nerf digital palmaire commun du 4e espace, à l'origine des nerfs digitaux palmaires propres latéral du 5e doigt et médial du 4e doigt,
  – un rameau profond, moteur, pour les 2 muscles lombricaux médiaux (3e et 4e espaces interosseux), les 8 muscles interosseux, l'adducteur du pouce et le chef profond du court fléchisseur du pouce (fig. 10-92).

> ### En clinique
> La compression du nerf ulnaire est une cause fréquente de consultation. Cette compression peut se situer au coude ou dans le canal ulnaire (ou canal de *Guyon*). Cliniquement, des douleurs principalement nocturnes avec des paresthésies (fourmillements) sont ressenties dans les 2 derniers doigts de la main pouvant évoluer dans les cas les plus sévères vers une déformation majeure en « griffe » de ces doigts.

Nerfs collatéraux du plexus brachial

Issus des rameaux antérieurs des nerfs spinaux
Nerf thoracique long (C5, C6, C7)
Il traverse le muscle scalène moyen et gagne le muscle dentelé antérieur à la surface duquel il chemine en lui donnant plusieurs rameaux.

Nerf dorsal de la scapula (C5)
Il traverse le scalène moyen, passe sous le muscle élévateur de la scapula en se dirigeant vers la face profonde des muscles petit et grand rhomboïdes qu'il innerve.

Issus du tronc supérieur
Nerf du sub-clavier (C5, C6)
Il innerve le muscle sub-clavier.

Nerf supra-scapulaire (C5, C6)
Il suit le bord supérieur de la scapula et s'engage dans l'incisure scapulaire fermée par le ligament transverse supérieur de la scapula. Il donne le nerf du muscle supra-épineux, puis chemine entre le plan osseux et le fascia de la fosse supra-épineuse, contourne le bord latéral de l'épine de la scapula et se divise en 2 ou 3 rameaux pour le muscle infra-épineux.

APPAREIL LOCOMOTEUR
MEMBRE SUPÉRIEUR

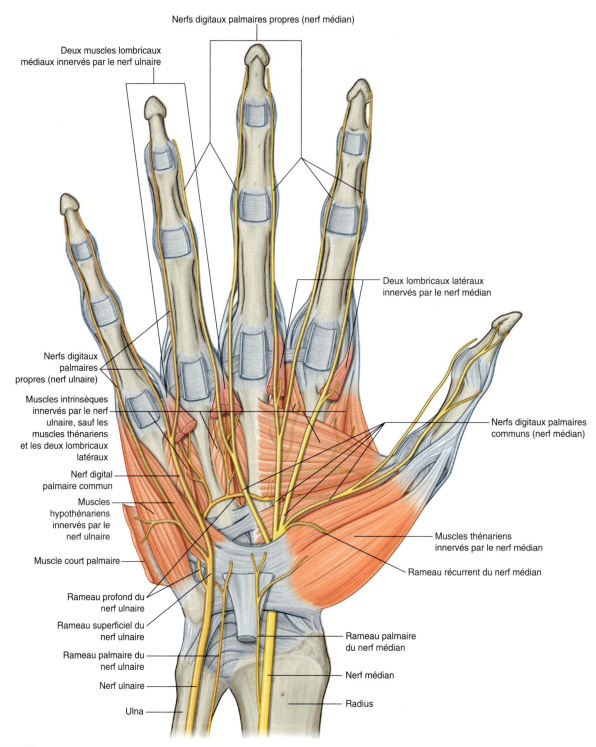

▶ 10-92
Innervation de la main, nerfs médian et ulnaire.
© Drake 2017.

APPAREIL LOCOMOTEUR
MEMBRE SUPÉRIEUR

> **En clinique**
>
> Le nerf supra-scapulaire peut être étiré par les mouvements répétés de l'épaule du fait des points de fixité représentés par le passage dans l'incisure scapulaire, le trajet sub-fascial dans la fosse supra-épineuse et le contact du bord latéral de l'épine de la scapula contre lequel le nerf peut être comprimé par le ligament spino-glénoïdal. Il en résulte un déficit de l'abduction active (supra-épineux) et/ou de la rotation externe de l'épaule (infra-épineux).

Issus du faisceau postérieur
Nerfs du sub-scapulaire (C5, C6, C7)
Au nombre de 2 ou 3, ils gagnent directement le muscle sub-scapulaire.

Nerf thoraco-dorsal (C6, C7, C8)
Il contourne le bord latéral de la scapula et donne le nerf des muscles grand dorsal et grand rond (ces nerfs peuvent naître séparément du faisceau postérieur).

Issus du faisceau latéral
Le nerf pectoral latéral (C5, C6, C7) innerve les muscles petit et grand pectoraux.

Issus du faisceau médial
Nerf pectoral médial (C5, C6, C7)
Il innerve les muscles petit et grand pectoraux.

> **À noter**
>
> Les nerfs des muscles pectoraux peuvent naître de l'anse des pectoraux, rameau communicant qui unit le faisceau latéral au faisceau médial.

Nerf cutané médial du bras (C8, T1)
Ce nerf sensitif croise la veine axillaire, en avant ou en arrière, et se dirige vers la face médiale du bras dont il assure l'innervation sensitive après avoir traversé le fascia brachial à sa partie proximale. Il est rejoint par le nerf intercosto-brachial (T2) dans la partie inférieure de la fosse axillaire. Le nerf intercosto-brachial peut parfois gagner isolément la face médiale du bras.

Nerf cutané médial de l'avant-bras (C8, T1)
Également sensitif, il croise la veine axillaire, en avant ou en arrière, et se dirige vers la face médiale du bras. Il traverse le fascia brachial au 1/3 moyen du bras et accompagne la veine basilique. Il se divise à la face médiale du coude en rameaux superficiels antérieur et postérieur pour la face médiale de l'avant-bras dont il assure l'innervation sensitive.

Innervation : synthèse

L'examen clinique doit s'attacher à déterminer le nerf périphérique ou le nerf spinal en charge du territoire cutané examiné.

Territoires tronculaires
Les rameaux sensitifs des nerfs traversent le fascia profond du membre et se divisent dans le plan sous-cutané. Les figures montrent ces nerfs cutanés (fig. 10-93 et 10-94).
Ces rameaux cutanés innervent des surfaces plus ou moins étendues.
Les figures résument les territoires cutanés d'innervation sensitive (fig. 10-95 et 10-96).

APPAREIL LOCOMOTEUR
MEMBRE SUPÉRIEUR

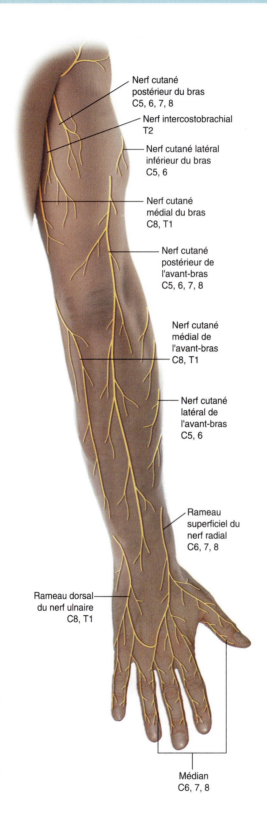

▶ 10-93
Nerfs cutanés du membre supérieur.
© Drake 2017.

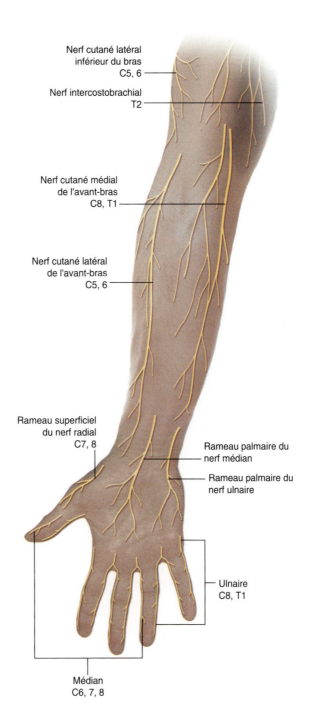

10-94
Nerfs cutanés de l'avant-bras.
© Drake 2017.

APPAREIL LOCOMOTEUR
MEMBRE SUPÉRIEUR

▶ **10-95**
Territoires de distribution des nerfs cutanés du membre supérieur.
© Drake 2017.

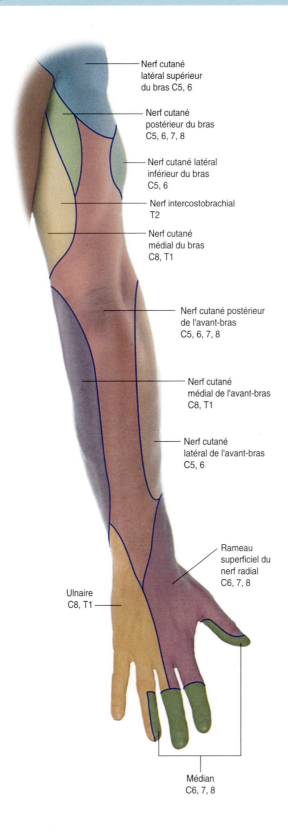

APPAREIL LOCOMOTEUR
MEMBRE SUPÉRIEUR

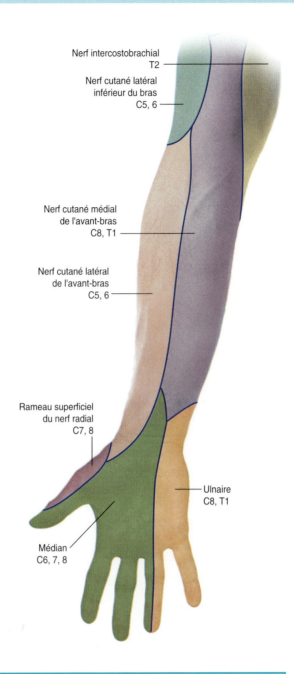

▶ 10-96
Territoires de distribution des nerfs cutanés de l'avant-bras.
© Drake 2017.

> ### À noter
> Les nerfs présentent de nombreuses variations de constitution et de territoire sensitif. Certains territoires qui échappent à ces variations sont appelés « électifs » :
> - la face latérale de l'épaule, pour le nerf axillaire ;
> - la face latérale de l'avant-bras pour le nerf musculo-cutané ;
> - la face médiale de la main et du petit doigt pour le nerf ulnaire ;
> - la face dorsale du 1er espace interosseux pour le nerf radial ;
> - la pulpe de l'index pour le nerf médian.

Territoires radiculaires
Un territoire radiculaire, ou dermatome, est un territoire innervé par la racine postérieure d'un même nerf spinal.

APPAREIL LOCOMOTEUR
MEMBRE SUPÉRIEUR

> **À noter**
>
> Les dermatomes sont variables en étendue mais certaines zones sont constantes (fig. 10-97) :
> - C5 : épaule ;
> - C6 : face latérale du bras, du coude, de l'avant-bras, du poignet, de la main, pouce et index ;
> - C7 : face antérieure du poignet, paume de la main, et 3ᵉ doigt ;
> - C8 : face médiale de la main, 4ᵉ et petit doigts ;
> - T1 : face médiale de l'avant-bras ;
> - T2 : face médiale du bras.

▶ **10-97**
Dermatomes du membre supérieur (A) et de l'avant-bras (B).
© Drake 2017.

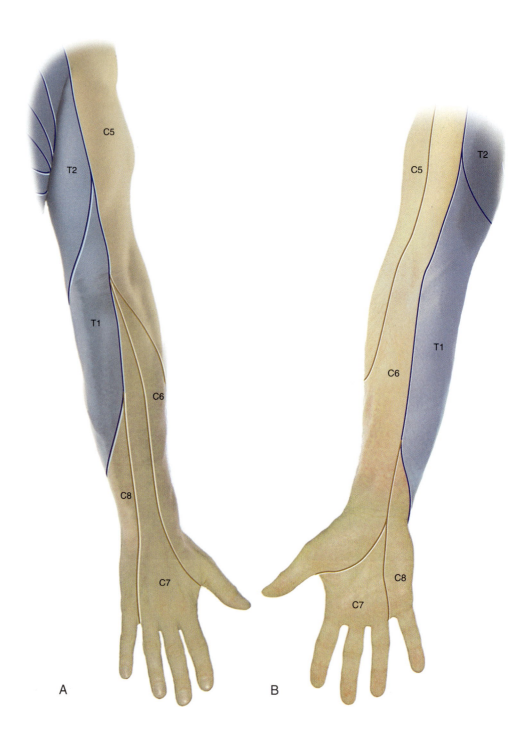

APPAREIL LOCOMOTEUR
MEMBRE SUPÉRIEUR

Territoires moteurs

Le nerf axillaire est le nerf de l'abduction de l'épaule.
Le nerf supra-scapulaire participe à la rotation externe de l'épaule.
Le nerf musculo-cutané est le nerf de la flexion du coude.
Le nerf médian est le principal nerf de la flexion du poignet et des doigts, et celui de l'opposition du pouce (pince pollici-digitale) et de la pronation.
Le nerf radial est le nerf de l'extension du coude, du poignet et des doigts, et celui de la supination.
Le nerf ulnaire est le nerf des mouvements fins des doigts longs.

Coupes

Les coupes successives constituent un excellent moyen d'apprentissage et d'auto-évaluation globale des connaissances acquises dans les précédents chapitres d'ostéologie, d'arthrologie, de myologie, d'angiologie et de neuro-anatomie, ainsi que de l'anatomie de surface indispensable à l'examen clinique (fig. 10-98 à 10-109).

> **À noter**
>
> Les coupes axiales (transversales) sont représentées en vue inférieure, comme en imagerie par tomodensitométrie ou IRM.

▶ **10-98**
Coupe sagittale par la fosse axillaire.
© Carole Fumat.

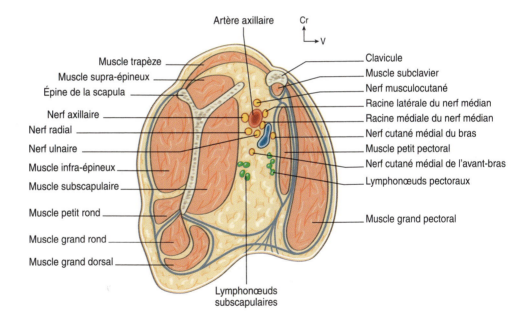

APPAREIL LOCOMOTEUR
MEMBRE SUPÉRIEUR

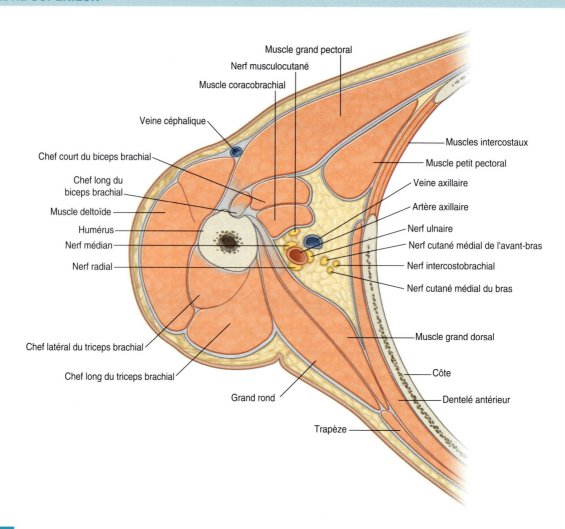

▶ 10-99
Coupe transversale par la partie inférieure de la fosse axillaire.
© Drake 2017.

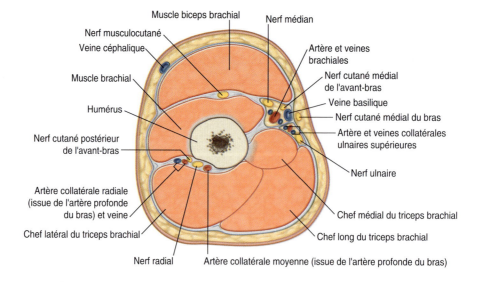

▶ 10-100
Coupe transversale par le
1/3 moyen du bras.
© Drake 2017.

APPAREIL LOCOMOTEUR
MEMBRE SUPÉRIEUR

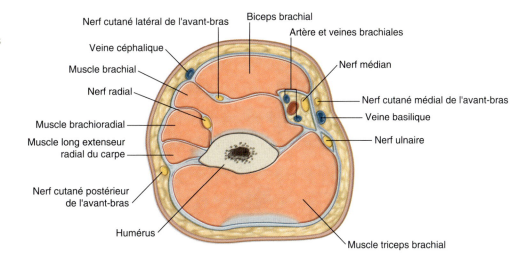

▶ **10-101**
Coupe transversale par le 1/3 distal du bras.
© Drake 2017.

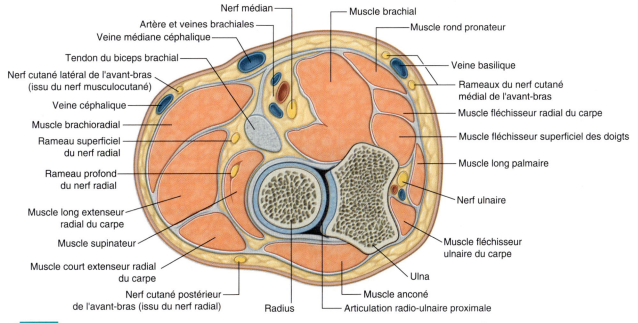

▶ **10-102**
Coupe transversale par l'articulation radio-unaire proximale.
© Drake 2017.

APPAREIL LOCOMOTEUR
MEMBRE SUPÉRIEUR

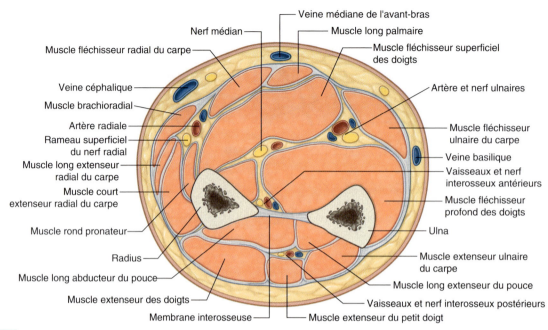

▶ 10-103
Coupe transversale par le 1/3 moyen de l'avant-bras.
© Drake 2017.

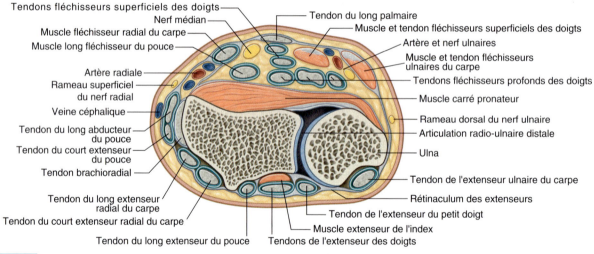

▶ 10-104
Coupe transversale par l'articulation radio-ulnaire distale.
© Drake 2017.

APPAREIL LOCOMOTEUR
MEMBRE SUPÉRIEUR

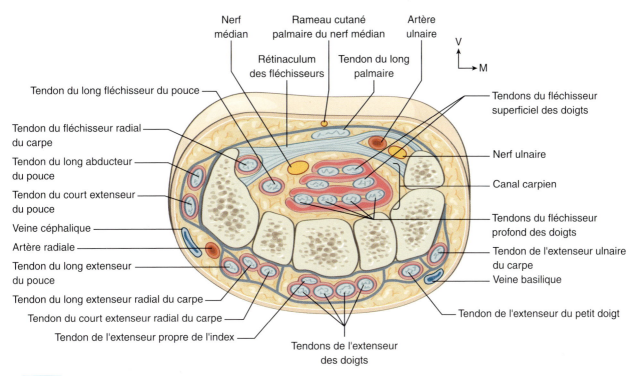

▶ 10-105
Coupe transversale par le canal carpien.
© Carole Fumat.

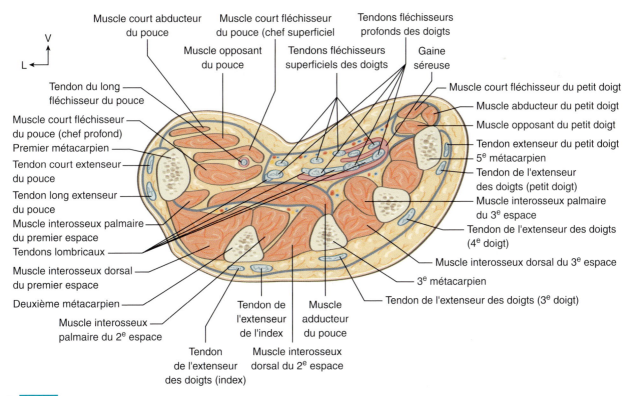

▶ 10-106
Coupe transversale par la paume de la main.
© Carole Fumat.

APPAREIL LOCOMOTEUR
MEMBRE SUPÉRIEUR

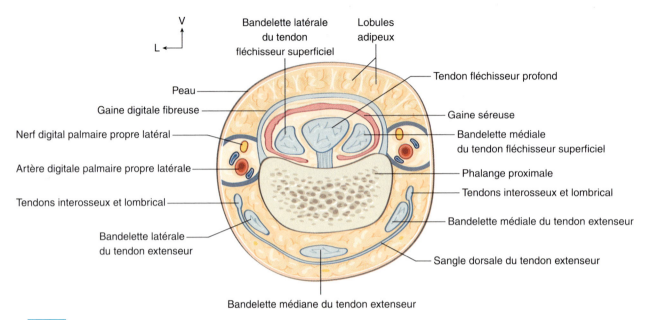

▶ **10-107**
Coupe transversale par la phalange proximale d'un doigt long.
© Carole Fumat.

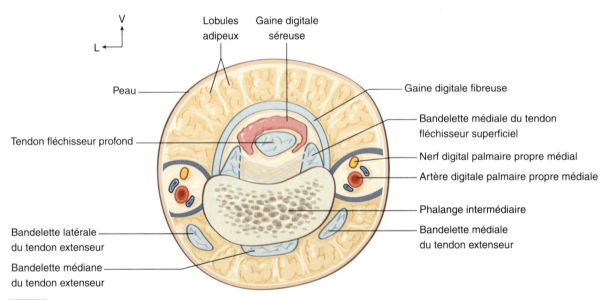

▶ **10-108**
Coupe transversale par la base de la phalange intermédiaire.
Les bandelettes du fléchisseur superficiel se terminent sur les bords de la phalange, échangent entre elles les fibres du chiasma tendineux au contact desquelles glisse le fléchisseur profond. Les bandelettes médiale et latérale du tendon extenseur cheminent de chaque côté de la bandelette médiane qui se termine sur la face dorsale de la phalange.
© Carole Fumat.

APPAREIL LOCOMOTEUR
MEMBRE SUPÉRIEUR

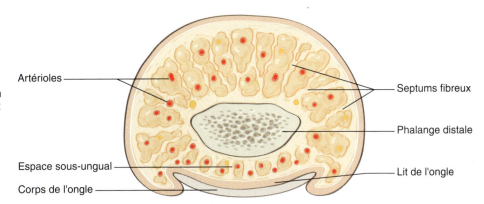

▶ **10-109**
Coupe transversale par la base de la phalange distale.
Le tendon fléchisseur profond se termine sur la face antérieure de la phalange. Les 2 bandelettes du tendon extenseur sont réunies et se terminent sur la face dorsale.
© Carole Fumat.

Régions importantes et repères anatomiques

Ce chapitre regroupe les connaissances anatomiques des chapitres précédents indispensables à l'examen clinique du patient. Il décrit également les zones de transition entre les différents segments.
Les repères anatomiques sont la base de l'examen des patients :
- les repères osseux sous cutanés sont accessibles à une palpation superficielle, les repères plus profonds sont souvent perceptibles à travers les masses musculaires ;
- les repères musculaires sont mieux identifiables chez les sujets musclés et maigres. La plupart d'entre eux sont visibles et palpables.

Épaule (fig. 10-110)

Repères antérieurs

L'articulation sterno-claviculaire, la clavicule et l'articulation acromio-claviculaire sont directement palpables sous la peau.
La pointe du processus coracoïde est palpable en dehors de la partie supérieure du sillon delto-pectoral.
Le sillon intertuberculaire, fermé en avant par le ligament transverse de l'humérus et parcouru par le tendon du chef long du biceps brachial entouré d'une gaine synoviale, est palpé à travers le deltoïde.

> **En clinique**
> Ces structures peuvent être inflammatoires (ténosynovite).

L'articulation scapulo-humérale se projette sous la ligne tendue entre l'acromion et le processus coracoïde.
Le ligament coraco-acromial est perceptible entre le processus coracoïde et l'acromion, le ligament coraco-claviculaire l'est entre le processus coracoïde et la clavicule.
Le bord inférieur du muscle grand pectoral forme la limite inférieure de la fosse axillaire.

Repères latéraux

Le muscle deltoïde forme le relief antérieur, latéral et postérieur de l'épaule.
Le tubercule majeur de l'humérus est palpable d'avant en arrière à la face latérale de l'épaule, et donne insertion au tendon du supra-épineux palpable sur sa face supérieure, ainsi qu'aux tendons infra-épineux et petit rond palpables sur son bord postérieur.

> **En clinique**
> La tendinite du supra-épineux correspond à cette topographie douloureuse précise.

APPAREIL LOCOMOTEUR
MEMBRE SUPÉRIEUR

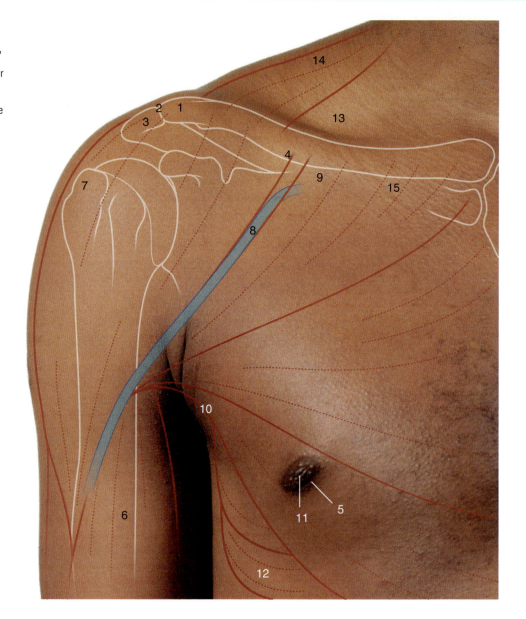

▶ **10-110**
Épaule droite : repères cutanés, vue antérieure.
La clavicule est sous-cutanée sur toute sa longueur. Son extrémité acromiale (1) au niveau de l'articulation acromio-claviculaire (2) est à un niveau légèrement supérieur à l'acromion de la scapula (3). À la partie la plus latérale de l'épaule, le muscle deltoïde recouvre l'humérus ; l'acromion de la scapula ne s'étend pas aussi loin latéralement.
1. Extrémité acromiale de la clavicule
2. Articulation acromio-claviculaire
3. Acromion
4. Bord antérieur du muscle deltoïde
5. Aréole
6. Muscle biceps brachial
7. Muscle deltoïde recouvrant le tubercule majeur de l'humérus
8. Sillon delto-pectoral et veine céphalique
9. Fosse infra-claviculaire
10. Bord inférieur du muscle grand pectoral
11. Mamelon
12. Muscle dentelé antérieur
13. Fosse supra-claviculaire
14. Muscle trapèze
15. Bord supérieur du muscle grand pectoral

Le mamelon chez l'homme (11) se projette normalement au niveau du 4e espace intercostal. Le bord inférieur du muscle grand pectoral (10) forme le pli axillaire antérieur.
Noter que le point osseux le plus latéral de l'épaule est le tubercule majeur (7).
© Abrahams 2014.

Repères postérieurs (fig. 10-111)
L'épine de la scapula est palpable ; sa partie médiale indique le niveau de T4.
De part et d'autre de l'épine, les fosses supra-épineuse et infra-épineuse sont palpables et doivent être convexes en l'absence d'atrophie.
L'acromion prolonge l'épine en dehors : sa face supérieure et son pourtour, antérieur, latéral, et postérieur, sont palpables.
L'apex de la scapula est palpable, il donne insertion (inconstante) au muscle grand dorsal et permet de repérer le niveau de T7.
Le bord inférieur du muscle grand dorsal constitue la limite inférieure de la fosse axillaire.

Fosse axillaire
Elle est limitée :
- en avant par les muscles sub-clavier, pectoraux et coraco-brachial ;
- en arrière par les muscles sub-scapulaire, grand rond, grand dorsal et le chef long du triceps brachial ;
- en dedans par le muscle dentelé antérieur ;

APPAREIL LOCOMOTEUR
MEMBRE SUPÉRIEUR

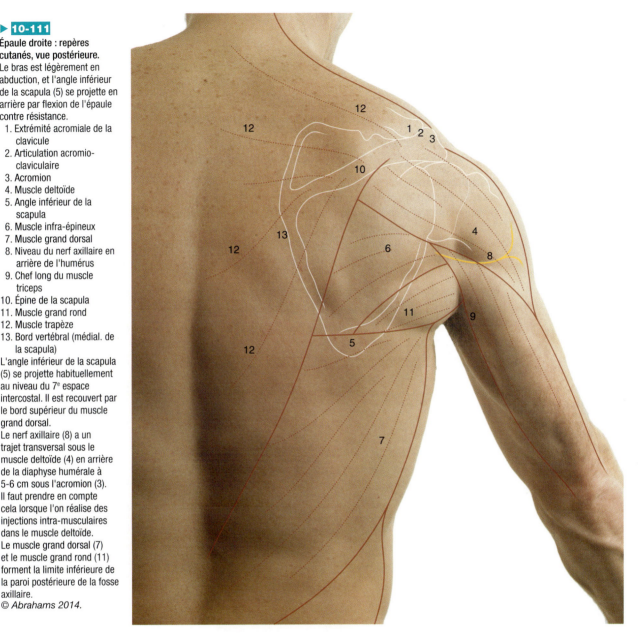

▶ **10-111**
Épaule droite : repères cutanés, vue postérieure.
Le bras est légèrement en abduction, et l'angle inférieur de la scapula (5) se projette en arrière par flexion de l'épaule contre résistance.

1. Extrémité acromiale de la clavicule
2. Articulation acromio-claviculaire
3. Acromion
4. Muscle deltoïde
5. Angle inférieur de la scapula
6. Muscle infra-épineux
7. Muscle grand dorsal
8. Niveau du nerf axillaire en arrière de l'humérus
9. Chef long du muscle triceps
10. Épine de la scapula
11. Muscle grand rond
12. Muscle trapèze
13. Bord vertébral (médial. de la scapula)

L'angle inférieur de la scapula (5) se projette habituellement au niveau du 7e espace intercostal. Il est recouvert par le bord supérieur du muscle grand dorsal.
Le nerf axillaire (8) a un trajet transversal sous le muscle deltoïde (4) en arrière de la diaphyse humérale à 5-6 cm sous l'acromion (3). Il faut prendre en compte cela lorsque l'on réalise des injections intra-musculaires dans le muscle deltoïde.
Le muscle grand dorsal (7) et le muscle grand rond (11) forment la limite inférieure de la paroi postérieure de la fosse axillaire.
© Abrahams 2014.

- en dehors par le muscle deltoïde, le chef court du biceps brachial et l'humérus.

Elle contient :
- l'artère axillaire et sa veine ;
- des nœuds lymphatiques ;
- l'origine des branches du plexus brachial ;
- du tissu cellulo-adipeux.

En clinique

Dans le creux de l'aisselle est perçu le pouls axillaire. L'abduction de l'épaule tend le fascia axillaire et le pouls n'est plus perceptible : il doit être recherché le bras à peine écarté du tronc.

APPAREIL LOCOMOTEUR
MEMBRE SUPÉRIEUR

Bras (fig. 10-112)

Repères antérieurs
Le muscle biceps brachial forme le relief superficiel du compartiment antérieur.

Repères latéraux
Les 3 chefs du muscle deltoïde convergent vers le 1/3 moyen de la face antéro-latérale de l'humérus pour se terminer sur le tubercule deltoïdien qui est palpable ainsi que le tendon terminal du deltoïde.

Repères postérieurs
Le muscle triceps brachial forme le relief superficiel du compartiment postérieur.

Canal brachial
Il est limité dans la partie supérieure et médiale du bras par le muscle coraco-brachial en dehors, le muscle deltoïde en avant, le tendon du grand pectoral en haut. La partie proximale de l'artère brachiale y est accompagnée des nerfs radial (en arrière), ulnaire et cutané médial de l'avant-bras (en dedans), médian (en avant) (fig. 10-113). Le nerf cutané médial du bras a déjà traversé le fascia brachial et chemine à la face médiale du bras.

> ### En clinique
> Le repère battant de l'artère brachiale permet d'injecter un liquide anesthésique pour bloquer tous les nerfs à la partie supérieure du canal brachial, et provoquer l'anesthésie complète du membre supérieur, très utile pour la chirurgie de la main.

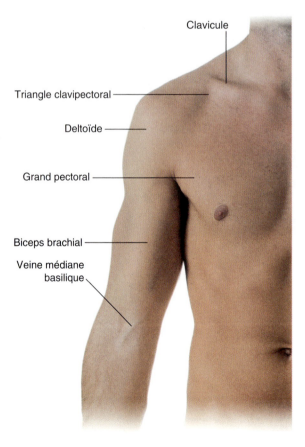

▶ **10-112**
Anatomie de surface du compartiment antérieur du bras.
© Drake 2017.

APPAREIL LOCOMOTEUR
MEMBRE SUPÉRIEUR

▶ **10-113**
Localisation de l'artère brachiale dans le bras.
Vue médiane du bras avec l'artère brachiale, le nerf médian et le nerf ulnaire.
© Drake 2015.

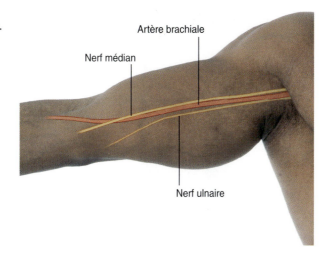

Coude

Repères antérieurs

La fosse cubitale, ou région du pli du coude, a une forme triangulaire à base supérieure marquée par le pli de flexion du coude (fig. 10-114).
Le muscle rond pronateur en forme la limite médiale, le muscle brachio-radial constitue la limite latérale. Les veines superficielles sont visibles. Le tendon du biceps brachial chemine en position médiane dans la fosse cubitale.
Le processus coronoïde est palpable sous le pli de flexion, en dedans.

En clinique

Le réflexe bicipital est recherché par la percussion du tendon bicipital sur un coude semi-fléchi qui induit une flexion du coude et une supination. Il permet d'évaluer le nerf musculo-cutané et les racines C5 et C6.

Repères latéraux

Les épicondyles médial et latéral sont sous cutanés, palpables de chaque côté de l'extrémité distale de l'humérus. Le tendon commun des épicondyliens latéraux est palpable sur l'épicondyle latéral, celui des épicondyliens médiaux sur l'épicondyle médial.

Repères postérieurs

L'olécrâne est saillant sous la peau et reçoit le tendon du triceps brachial, palpable. Il se prolonge à la partie postérieure de l'avant-bras par le bord postérieur de l'ulna, seul relief osseux palpable de l'avant-bras.

À noter

En vue postérieure, l'olécrâne et les épicondyles sont alignés en extension et délimitent un triangle équilatéral en flexion (fig. 10-115).

En clinique

Le réflexe tricipital est recherché par la percussion du tendon tricipital sur un coude semi-fléchi. L'extension qui en résulte permet d'évaluer le nerf radial et les racines C7 et C8.

APPAREIL LOCOMOTEUR
MEMBRE SUPÉRIEUR

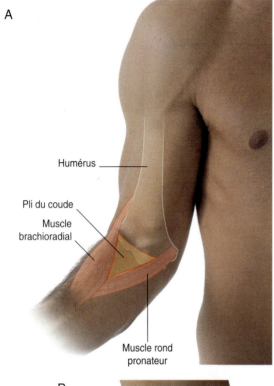

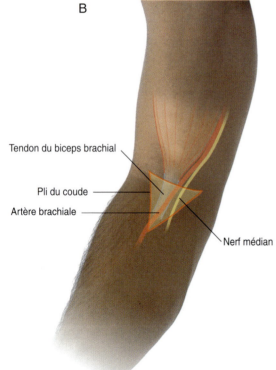

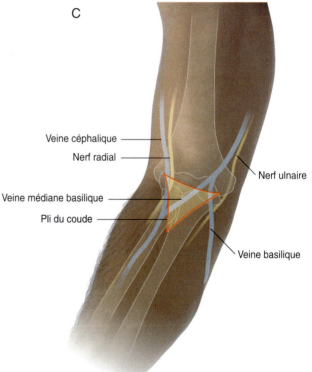

▶ 10-114

Pli du coude (vue antérieure).
A) Vue antérieure.
B) Limites et contenu.
C) Localisation du nerf radial, du nerf ulnaire et des veines.
© Drake 2015.

APPAREIL LOCOMOTEUR
MEMBRE SUPÉRIEUR

▶ **10-115**
Coude gauche repères cutanés, vue postérieure.
Avec le coude en extension complète, les muscles extenseurs (5, 4) forment un renflement sur le côté latéral.
Dans la dépression adjacente, on peut palper la tête radiale (7) et le capitulum de l'humérus (3) qui marquent la ligne de la partie huméro-radiale de l'articulation du coude.
Les épicondyles latéral et médial de l'humérus (8 et 10) sont palpables de chaque côté. La peau plissée est située en arrière de la proéminence olécrânienne de l'ulna (11), et sur ce bras, le bord de la bourse olécrânienne (9) est souligné. La structure la plus importante de cette région est le nerf ulnaire (14) qui est palpable quand il est au contact de l'humérus en arrière de l'épicondyle médial (10). Le bord postérieur de l'ulna (12) est sous-cutané sur toute sa longueur.

1. Muscle anconé
2. Muscle brachio-radial
3. Capitulum de l'humérus
4. Muscle long extenseur radial du carpe
5. Muscles extenseurs
6. Muscle fléchisseur ulnaire du carpe
7. Tête du radius
8. Épicondyle latéral de l'humérus
9. Bord de la bourse olécrânienne
10. Épicondyle médial de l'humérus
11. Olécrâne de l'ulna
12. Bord postérieur de l'ulna
13. Muscle triceps
14. Nerf ulnaire
© Abrahams 2014.

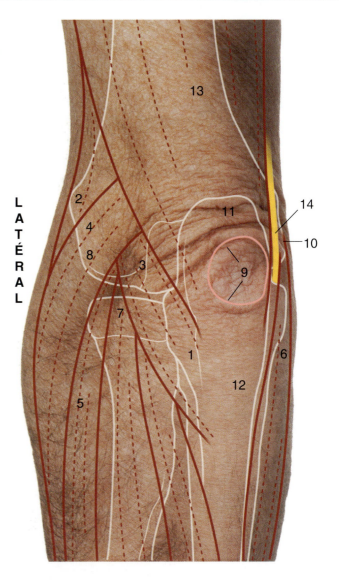

Sillons bicipitaux

À la face antérieure du coude :
- le sillon bicipital médial est limité par le muscle brachial en arrière, le biceps brachial et son tendon en avant et les muscles épicondyliens médiaux en dedans. Il est parcouru par le nerf médian, l'artère brachiale et ses veines ;
- le sillon bicipital latéral est limité par le muscle brachial en arrière, le biceps brachial et son tendon en avant, et le brachio-radial et les muscles épicondyliens latéraux en dehors. Le nerf radial chemine en profondeur dans ce sillon.

À la face postérieure du coude, l'olécrâne et les épicondyles limitent les sillons épincondylo-olécrâniens médial, parcouru par le nerf ulnaire, et latéral parcouru par un rameau de l'artère profonde du bras.

Poignet

Repères antérieurs (fig. 10-116)

Le tendon du fléchisseur radial du carpe est visible et palpable ; en dehors de celui-ci se situe la « gouttière du pouls » où les battements de l'artère radiale sont palpables.

> **En clinique**
>
> La palpation du pouls radial est un geste de base de l'examen clinique du patient qui reflète l'activité cardio-circulatoire.

APPAREIL LOCOMOTEUR
MEMBRE SUPÉRIEUR

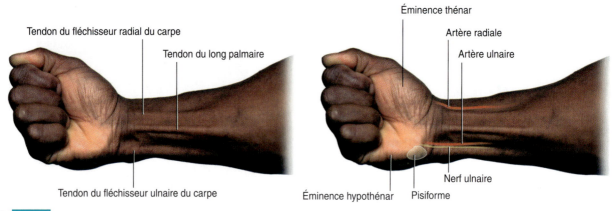

▶ 10-116
Identification des tendons et localisation des principaux vaisseaux et nerfs dans la partie distale de l'avant-bras.
Vue antérieure distale de l'avant-bras et du poignet.
© Drake 2015.

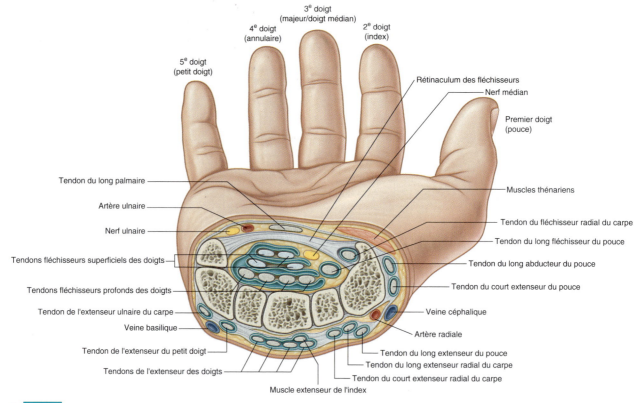

▶ 10-117
Coupe par le sillon carpien.
© Drake 2017.

En dedans, le tendon du long palmaire est plus fin. Le nerf médian chemine entre ces 2 tendons. L'os pisiforme est palpable en regard de la partie médiale du pli de flexion du poignet, ainsi que le tendon du fléchisseur ulnaire du carpe qui recouvre en avant le pédicule vasculo-nerveux ulnaire. Un peu en dehors et au-dessous du pisiforme, l'hamulus de l'hamatum est plus difficilement perceptible. En dehors du pisiforme et en dedans de l'hamulus passe le pédicule vasculo-nerveux ulnaire dans le canal ulnaire. Immédiatement en dedans de la partie proximale de l'éminence thénar, le tubercule du scaphoïde surplombe celui du trapèze.

Le rétinaculum des fléchisseurs est palpable entre le tubercule du scaphoïde et le trapèze, en dehors, et l'os pisiforme et l'hamulus de l'hamatum, en dedans (fig. 10-117).

APPAREIL LOCOMOTEUR
MEMBRE SUPÉRIEUR

Repères latéraux (fig. 10-118)
En dehors et en dedans sont palpables les processus styloïdes radial et ulnaire. Le triquetrum est palpable à la face médiale du poignet, sous le processus styloïde ulnaire.

> **En clinique**
>
> Palpez les 2 processus styloïdes, radial et ulnaire. La ligne bi-styloïdienne est oblique en bas et en dehors. Toute perturbation post traumatique de cet alignement est évocatrice de fracture.

Lorsque le pouce est en extension et en abduction, les tendons des muscles long abducteur, en dedans, et court extenseur du pouce, en dehors, deviennent saillants sous la peau. Ils limitent une dépression appelée « tabatière anatomique » traversée par l'artère radiale. Le scaphoïde est palpable au fond de cette fosse.

> **En clinique**
>
> Le réflexe brachio-radial teste le nerf radial et les racines C5 et C6 par la percussion du tendon du brachio-radial contre le processus styloïde radial. Celle-ci induit une flexion du coude et une supination.

Repères postérieurs
Le tubercule dorsal du radius est palpable à la face postérieure de l'épiphyse radiale distale, le tendon du long extenseur du pouce se réfléchit sur son versant médial.

> **En clinique**
>
> Observez le relief du tendon long extenseur en plaçant votre pouce en extension complète.

La tête ulnaire et tendon extenseur ulnaire du carpe sont palpables dans la partie médiale.

Canal carpien, canal ulnaire
L'ensemble des os du carpe forme une gouttière verticale fermée en avant par le rétinaculum des fléchisseurs, ligament tendu entre le scaphoïde et le trapèze en dehors et le triquetrum et l'hamatum en dedans. Le sillon carpien ainsi fermé constitue le canal carpien, parcouru par les tendons fléchisseurs superficiels et profonds des doigts long, celui du long fléchisseur du pouce et le nerf médian. Le tendon du fléchisseur radial du carpe est à la partie médiale du canal, séparé des autres structures par une cloison fibreuse sagittale. Ces tendons sont entourés de gaines synoviales.
Le nerf médian est en position médiane dans le canal carpien, entre les reliefs palpables du tubercule du scaphoïde et de l'os pisiforme. Il se divise sous le bord distal du rétinaculum des fléchisseurs.

> **En clinique**
>
> Le canal carpien est inextensible et l'augmentation de volume du contenu tendineux et synovial ou la rétraction des ligaments conduisent à la souffrance chronique du nerf médian : le syndrome du canal carpien est le syndrome canalaire le plus fréquent.

À la partie médiale de celui-ci, un 2e espace ostéo-fibreux constitue le canal ulnaire, plus étroit, limité par l'os pisiforme en dedans et l'espace situé entre le fascia antébrachial en avant et le rétinaculum des fléchisseurs en arrière. Il est parcouru par l'artère ulnaire et ses veines fig. 10-117.

APPAREL LOCOMOTEUR
MEMBRE SUPÉRIEUR

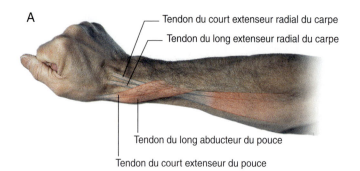

▶ **10-118**
Identification des tendons et localisation des principaux vaisseaux et nerfs dans la partie distale de l'avant-bras.
A) Vue latérale de l'avant-bras et du poignet.
B) Tabatière anatomique.

© Drake 2015.

Main

Repères antérieurs
Entre les éminences thénar et hypothénar, la paume de la main forme un creux sous-tendu par l'aponévrose palmaire (fig. 10-122).
Les têtes métacarpiennes se projettent au niveau du pli palmaire distal (fig. 10-119).

Repères postérieurs
Le relief des tendons extenseurs des doigts est visible sous la peau de la face dorsale des métacarpiens et délimite les espaces interosseux qui contiennent les muscles interosseux dorsaux (fig. 10-120).
Les veines dorsales de la main sont bien visibles et accessibles pour des injections et des prélèvements (fig. 10-121).

> ### En clinique
> Observez la face dorsale du 1er espace interosseux en plaçant votre pouce contre le bord radial de la main (position anatomique) : le relief du 1er muscle interosseux dorsal est bien visible. L'atrophie dans cet espace évoque une paralysie du nerf ulnaire.
> Fermez votre poing (flexion complète des doigts) : les têtes des métacarpiens sont saillantes à la face dorsale. L'effacement du relief d'une tête traduit une fracture déplacée du métacarpien.

APPAREIL LOCOMOTEUR
MEMBRE SUPÉRIEUR

▶ **10-119**
Identification des tendons et localisation des principaux vaisseaux et nerfs dans la partie distale de l'avant-bras.
© Drake 2015.

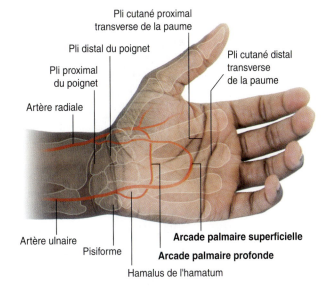

▶ **10-120**
Identification des tendons et localisation des principaux vaisseaux et nerfs dans la partie distale de l'avant-bras. Vue postérieure distale de l'avant-bras et du poignet.
© Drake 2015.

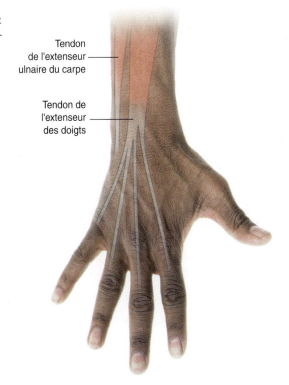

APPAREIL LOCOMOTEUR
MEMBRE SUPÉRIEUR

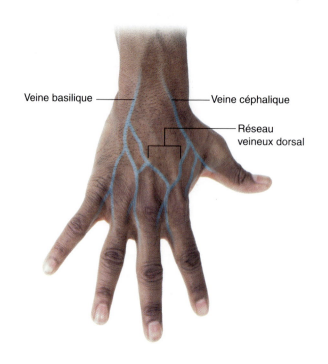

▶ **10-121**
Projection des positions des veines superficielles du dos de la main.
© Drake 2015.

▶ **10-122**
Vue antérieure de la paume de la main, pour montrer la position du rétinaculum des fléchisseurs et du rameau récurrent du nerf médian.
© Drake 2015.

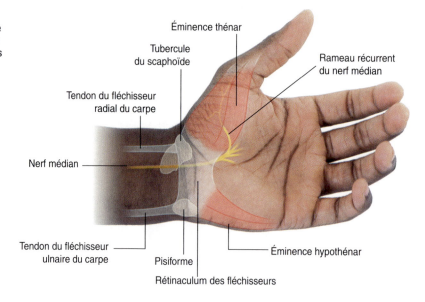

APPAREIL LOCOMOTEUR

MEMBRE INFÉRIEUR

MEMBRE INFÉRIEUR

Le membre inférieur assure le support du tronc et la locomotion.

Ostéologie

L'os de la racine du membre est l'os coxal, articulé au niveau de la hanche avec le fémur, os unique de la cuisse. Le fémur s'articule au niveau du genou avec le tibia et la patella. Les 2 os de la jambe, le tibia et la fibula, sont unis aux os du pied au niveau de la cheville. 31 os constituent le squelette du membre inférieur, dont 26 pour le pied.

Os de la ceinture pelvienne

L'os coxal est un os plat, en forme d'hélice à 2 pales, qui participe à la constitution du pelvis osseux. Il est uni en avant à son homologue controlatéral par la symphyse pubienne et en arrière au sacrum. Il est formé de 3 parties qui fusionnent au cours de l'adolescence et contribuent à la formation de l'acétabulum, cavité articulaire avec le fémur (fig. 10-123) :
- l'ilion, en haut ;
- l'ischion, en bas et en arrière ;
- le pubis en bas et en avant.

Il présente 2 faces et 4 bords.

Face externe (fig. 10-124)

La partie supérieure est l'aile iliaque, la partie moyenne est creusée par l'acétabulum, la partie inférieure forme un cadre osseux autour du foramen obturé.

L'**ilion** forme l'aile iliaque, occupée par la fosse glutéale divisée par 3 crêtes osseuses, les lignes glutéales :
- postérieure, entre les surfaces d'insertion des muscles grand et moyen fessiers ;
- antérieure, entre les surfaces d'insertion des muscles moyen et petit fessiers ;
- inférieure, entre les surfaces d'insertion des muscles petit fessier et droit fémoral.

L'**ischion** est formé par :
- un corps, qui porte en arrière la volumineuse tubérosité ischiatique, insertion des tendons des muscles ischio-jambiers (semi-membraneux, semi-tendineux, chef long du biceps fémoral). En avant de la tubérosité, il reçoit l'insertion du muscle carré fémoral ;
- une branche, oblique en dedans et en haut, qui ferme en bas le foramen obturé et s'unit à la branche inférieure du pubis.

Le **pubis** comprend :
- une branche supérieure qui s'unit en haut avec l'ilion en formant l'éminence ilio-pubienne. Le pecten du pubis est son bord supérieur qui s'étend en dedans jusqu'au tubercule pubien (insertion du ligament inguinal). La surface pectinéale reçoit l'insertion du muscle pectiné. La crête pubienne, entre le tubercule pubien et la symphyse, reçoit l'insertion du muscle droit de l'abdomen ;
- une branche inférieure, oblique en bas et en dehors, qui s'unit avec la branche de l'ischion pour fermer en bas le foramen obturé. Elle porte les insertions des muscles long et court adducteurs, ainsi que celles du grand adducteur et du gracile qui s'étendent sur la branche de l'ischion.

L'**acétabulum** est une cavité creusée à la jonction de l'ilion, de l'ischion et du pubis. C'est un segment de sphère qui porte la surface semi-lunaire articulaire avec la tête fémorale et recouverte de cartilage hyalin. Cette surface en forme de croissant circonscrit la fosse acétabulaire où se fixe le ligament rond de la hanche. Elle s'ouvre vers le bas sur le foramen obturé par l'incisure acétabulaire, zone d'union de l'ischion et du pubis. Le rebord de l'acétabulum constitue le limbe acétabulaire, très marqué dans la partie supérieure. À ce niveau, il est séparé de l'aile iliaque par le sillon supra-acétabulaire qui reçoit l'insertion du tendon réfléchi du muscle droit fémoral.

Le **foramen obturé** est délimité par le cadre osseux ischio-pubien, fermé par la membrane obturatrice qui ne laisse libre que le canal obturateur, dans la partie supéro-médiale, pour le passage du pédicule vasculo-nerveux obturateur. Le muscle obturateur externe s'insère sur le pourtour du foramen et de la membrane.

APPAREIL LOCOMOTEUR
MEMBRE INFÉRIEUR

▶ **10-123**

Os coxal gauche : face latérale.
1. Incisure acétabulaire
2. Acétabulum
3. Ligne glutéale, vue antérieure
4. Épine iliaque antéro-inférieure
5. Épine iliaque antéro-supérieure
6. Corps de l'ilion
7. Corps de l'ischion
8. Corps du pubis
9. Grande incisure ischiatique
10. Crête iliaque
11. Éminence ilio-pectinée
12. Ligne glutéale inférieure
13. Branche inférieure du pubis
14. Épine ischiatique
15. Tubérosité ischiatique
16. Réunion entre 25 et 13
17. Petite incisure ischiatique
18. Crête obturatrice
19. Foramen obturé
20. Sillon obturateur
21. Ligne glutéale postérieure
22. Épine iliaque postéro-inférieure
23. Épine iliaque postéro-supérieure
24. Tubercule du pubis
25. Branche de l'ischion
26. Bord de l'acétabulum
27. Branche supérieure du pubis
28. Tubercule de la crête iliaque

L'os coxal est formé par l'union de l'ilion (6), de l'ischion (7) et du pubis (8).
Les 2 os coxaux s'articulent sur la ligne médiane en avant au niveau de la symphyse pubienne ; en arrière, ils sont séparés par le sacrum, formant les articulations sacro-iliaques.
Les 2 os coxaux avec le sacrum constituent le pelvis.
© Abrahams 2014.

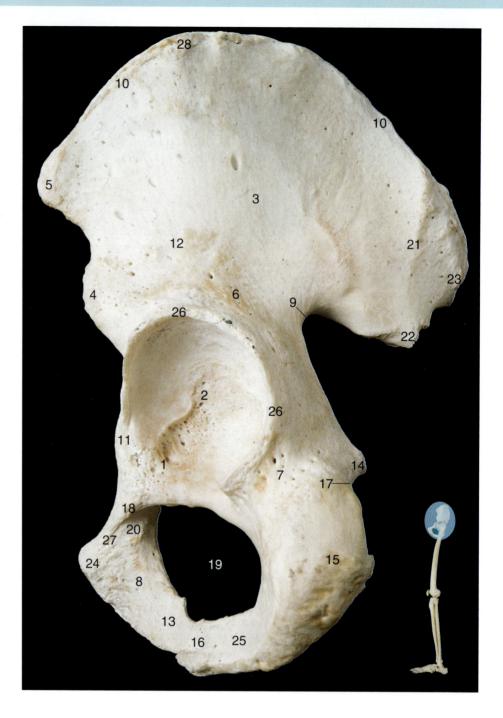

APPAREIL LOCOMOTEUR
MEMBRE INFÉRIEUR

▶ **10-124**
Os coxal gauche : insertions, face latérale.
Lignes bleues, lignes épiphysaires.
Lignes vertes, insertion capsulaire de l'articulation de la hanche.
Lignes vert pâle, insertions des ligaments.
1. Muscle court adducteur
2. Muscle long adducteur
3. Muscle grand adducteur
4. Muscle oblique externe
5. Muscle grand fessier
6. Muscle moyen fessier
7. Muscle petit fessier
8. Muscle gracile
9. Ligament ilio-fémoral
10. Ligament inguinal
11. Ligament ischio-fémoral
12. Muscle obturateur externe
13. Muscle piriforme
14. Muscle carré fémoral
15. Chef réfléchi du muscle droit fémoral
16. Muscle sartorius
17. Muscle semi-membraneux
18. Muscle semi-tendineux et chef long du muscle biceps fémoral
19. Chef direct du muscle droit fémoral
20. Muscle jumeau supérieur
21. Muscle tenseur du fascia lata
22. Ligament transverse de l'acétabulum
© Abrahams 2014.

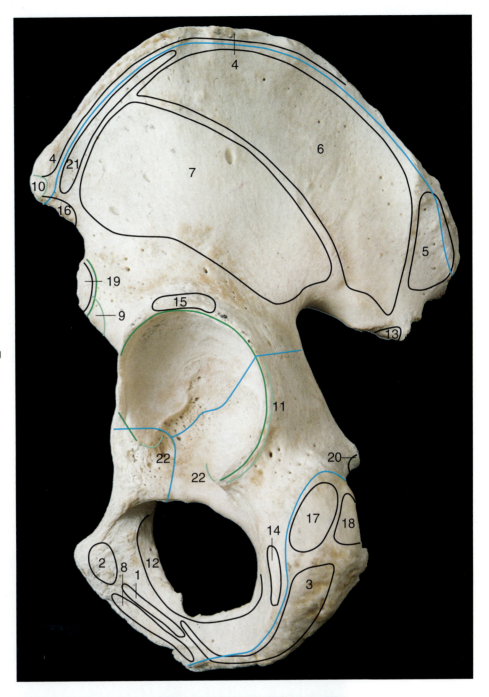

En clinique

Le syndrome du tableau de bord, secondaire à un choc sur le genou, hanche fléchie, associe des lésions acétabulaires et du genou, les fractures de l'acétabulum résultant d'une force transmise par la tête fémorale.

Face interne

Elle est divisée en 2 parties par la ligne arquée (crête du détroit supérieur), oblique en avant et en bas, qui se termine par le pecten du pubis (fig. 10-125) :
- la partie supérieure est formée par l'ilium :
  - la fosse iliaque reçoit l'insertion du muscle iliaque,
  - en arrière se situent la surface d'insertion du ligament ilio-transversaire, la surface auriculaire, articulée avec le sacrum, et la tubérosité iliaque où se fixent les ligaments sacro-iliaques interosseux (fig. 10-126);

APPAREIL LOCOMOTEUR
MEMBRE INFÉRIEUR

▶ **10-125**
Os coxal gauche : face médiale.
1. Épine iliaque antéro-inférieure
2. Épine iliaque antéro-supérieure
3. Ligne arquée
4. Surface auriculaire
5. Corps de l'ischion
6. Corps du pubis
7. Grande incisure ischiatique
8. Crête iliaque
9. Fosse iliaque
10. Tubérosité iliaque
11. Éminence ilio-pubienne
12. Épine ischiatique
13. Tubérosité ischiatique
14. Branche ischio-pubienne
15. Petite incisure ischiatique
16. Foramen obturé
17. Pecten du pubis (ligne pectinéale)
18. Épine iliaque postéro-inférieure
19. Épine iliaque postéro-supérieure
20. Crête pubienne
21. Tubercule pubien
22. Branche supérieure du pubis

La surface auriculaire de l'ilion (4) est la surface articulaire pour l'articulation sacro-iliaque.
La grande incisure ischiatique (7) a plus une forme de crosse (forme en J) chez l'homme, alors que chez la femme l'incisure est plus à angle droit (forme en L).
© Abrahams 2014.

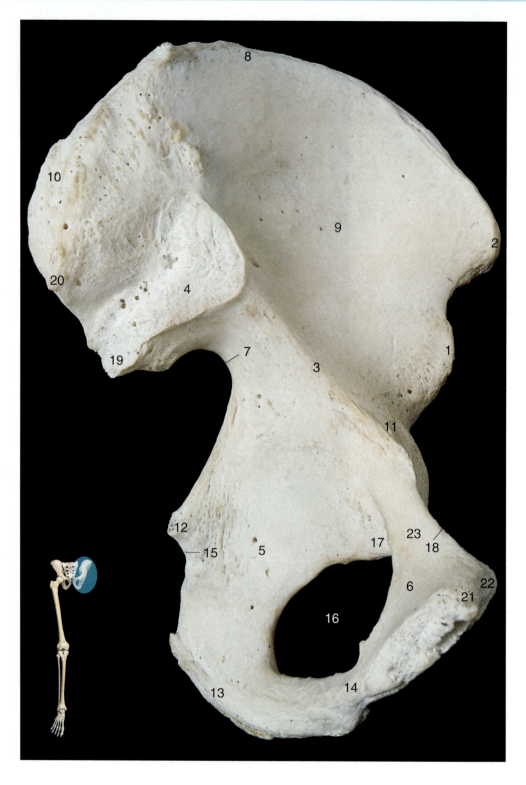

452

APPAREIL LOCOMOTEUR
MEMBRE INFÉRIEUR

▶ 10-126

Os coxal gauche : insertions, face médiale.
Lignes bleues, lignes épiphysaires.
Ligne verte, insertion capsulaire de l'articulation sacro-iliaque.
Lignes vert pâle, insertions ligamentaires.

1. Muscle coccygien et ligament sacro-épineux
2. Muscle érecteur du rachis
3. Processus falciforme du ligament sacro-tubéral
4. Muscle iliaque
5. Ligament ilio-lombal
6. Muscle jumeau inférieur
7. Ligament inguinal
8. Ligament sacro-iliaque interosseux
9. Muscle élévateur de l'anus
10. Muscle obturateur interne
11. Muscle petit psoas
12. Symphyse pubienne
13. Muscle carré des lombes
14. Ligament sacro-tubéral
15. Muscle sartorius
16. Muscle sphincter de l'urètre
17. Chef direct du muscle droit fémoral
18. Muscle périnéal transverse superficiel et muscle ischiocaverneux
19. Muscle transverse de l'abdomen

© Abrahams 2014.

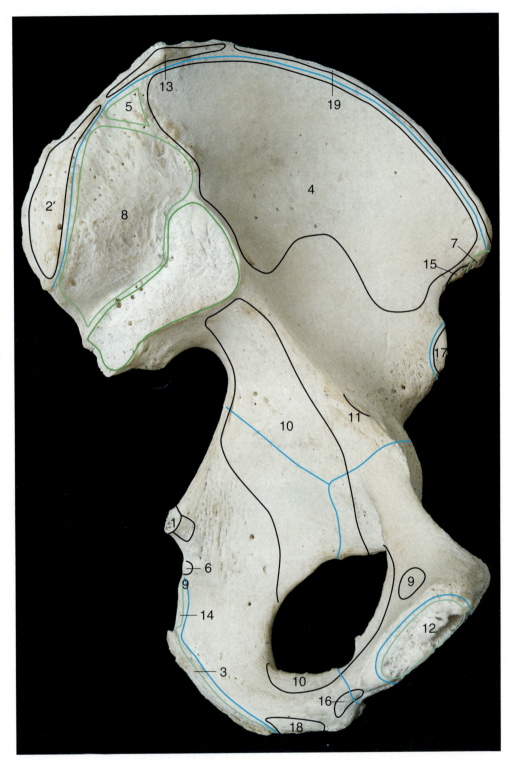

453

- la partie inférieure est formée par l'ischion et le pubis :
  - le muscle obturateur interne s'insère sur le pourtour osseux du foramen obturé et la face postérieure du corps de l'ischion,
  - le muscle élévateur de l'anus s'insère sur la face interne du pubis et sur la face interne de l'épine ischiatique,
  - une crête osseuse porte l'insertion du muscle transverse profond du périnée, séparée de l'insertion du muscle transverse superficiel du périnée par l'insertion de la membrane périnéale,
  - le muscle ischio-caverneux s'insère le long du bord inférieur de la branche de l'ischion, en arrière de l'insertion de la racine du corps caverneux.

Bord antérieur

Il présente de haut en bas une série de reliefs osseux (fig. 10-127 et 10-128) :
- l'épine iliaque antérieure et supérieure porte l'insertion des muscles tenseur du fascia lata et sartorius et du ligament inguinal ;
- l'épine iliaque antérieure et inférieure reçoit l'insertion du tendon direct du muscle droit fémoral ;
- l'éminence ilio-pectinée correspond au bombement antérieur de l'os en regard de l'acétabulum ;
- le pecten du pubis s'étend jusqu'au tubercule pubien ;
- la surface symphysaire répond à la surface symphysaire controlatérale.

Bord postérieur

Il présente également plusieurs reliefs, de haut en bas :
- l'épine iliaque postérieure et supérieure, qui donne insertion à la partie supérieure du ligament sacro-iliaque postérieur ;
- l'épine iliaque postérieure et inférieure, qui correspond à la partie postérieure de la surface auriculaire ;
- la grande incisure ischiatique, qui s'étend de l'épine iliaque postérieure et inférieure jusqu'à l'épine ischiatique ;
- l'épine ischiatique, recevant sur sa face externe les muscles jumeaux supérieur et inférieur et le ligament sacro-épineux ;
- la petite incisure ischiatique, qui sépare l'épine de la tubérosité ischiatique.

> **En clinique**
>
> L'épine iliaque postérieure et supérieure est le site habituel des biopsies ostéo-médullaires.

Bord supérieur

Il constitue la crête iliaque, relief palpable, étendue de l'épine iliaque antérieure et supérieure à l'épine iliaque postérieure et supérieure (fig. 10-129 et 10-130) :
- sa lèvre externe est épaissie et porte le tubercule iliaque qui forme une éminence en regard de la ligne glutéale antérieure ;
- sur ses 2/3 antérieurs, de dehors en dedans, se fixent les muscles oblique externe, oblique interne et transverse de l'abdomen ;
- sur son 1/3 postérieur s'insèrent les muscles carré des lombes, érecteurs du rachis et grand dorsal.

Bord inférieur (fig. 10-131 et 10-132)

Sa partie antérieure porte la surface symphysaire, elliptique, oblique en bas et en arrière, articulée avec son homologue controlatéral par la symphyse pubienne.
Sa partie postérieure forme la branche ischio-pubienne et correspond à la fusion de la branche inférieure du pubis et de la branche de l'ischion.

> **À noter**
>
> Le segment postérieur du bord inférieur de l'os coxal est plus oblique chez la femme, ce qui permet de déterminer le genre d'un pelvis osseux selon l'ouverture de l'angle entre les 2 branches ischio-pubiennes.

APPAREIL LOCOMOTEUR
MEMBRE INFÉRIEUR

▶ 10-127
Os coxal gauche : vue antérieure.
1. Incisure acétabulaire
2. Épine iliaque antéro-inférieure
3. Épine iliaque antéro-supérieure
4. Corps du pubis
5. Fosse iliaque
6. Éminence ilio-pubienne
7. Tubérosité ischiatique
8. Branche ischiopubienne
9. Crête obturatrice
10. Foramen obturé
11. Sillon obturateur
12. Pecten du pubis (ligne pectinéale)
13. Crête pubienne
14. Tubercule pubien
15. Bord de l'acétabulum
16. Tubercule de la crête iliaque
© Abrahams 2014.

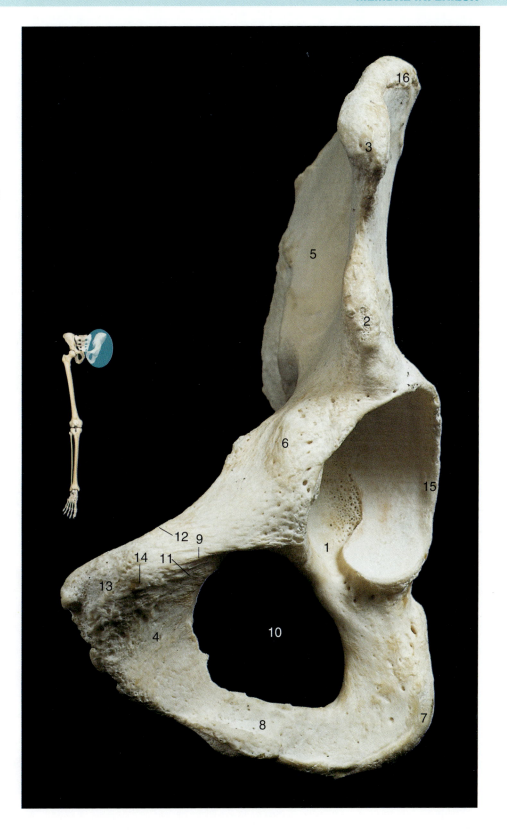

APPAREIL LOCOMOTEUR
MEMBRE INFÉRIEUR

▶ 10-128

Os coxal gauche : insertions, vue antérieure.
Lignes bleues, lignes épiphysaires.
Ligne verte, insertion capsulaire de l'articulation de la hanche.
Lignes vert pâle, insertions ligamentaires.

1. Muscle court adducteur
2. Muscle long adducteur
3. Muscle grand adducteur
4. Tendon conjoint
5. Muscle oblique externe et ligament inguinal
6. Muscle gracile
7. Ligament ilio-fémoral
8. Ligament inguinal
9. Muscle oblique interne
10. Ligament lacunaire
11. Chef latéral du muscle droit de l'abdomen
12. Chef médial du muscle droit de l'abdomen
13. Muscle obturateur externe
14. Ligament pectinéal
15. Muscle pectiné
16. Muscle petit psoas
17. Ligament pubo-fémoral
18. Muscle pyramidal
19. Muscle carré fémoral
20. Gaine du muscle droit de l'abdomen
21. Chef réfléchi du muscle droit fémoral
22. Muscle sartorius
23. Muscle semi-membraneux
24. Chef droit du muscle droit fémoral
25. Ligament transverse de l'acétabulum
26. Muscle transverse de l'abdomen

© Abrahams 2014.

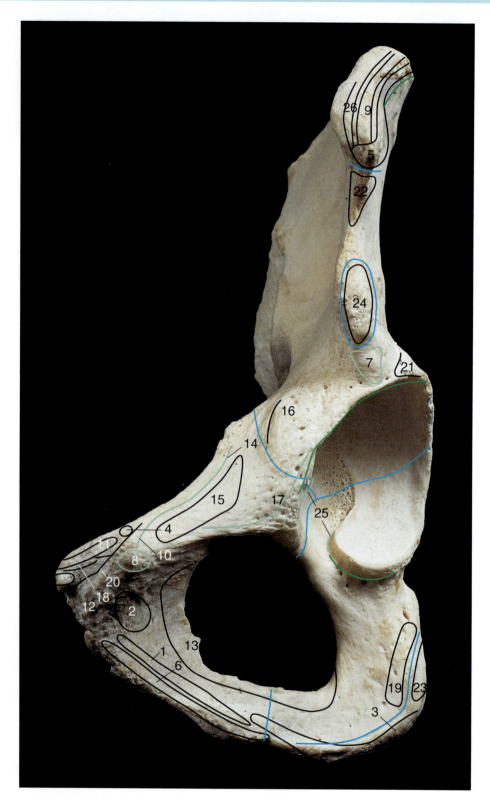

APPAREIL LOCOMOTEUR
MEMBRE INFÉRIEUR

▶ **10-129**
Os coxal gauche : vue supérieure.
1. Épine iliaque antéro-inférieure
2. Épine iliaque antéro-supérieure
3. Ligne arquée
4. Surface auriculaire
5. Crête iliaque
6. Fosse iliaque
7. Éminence ilio-pectinée
8. Épine ischiatique
9. Pecten du pubis (ligne pectinéale)
10. Épine iliaque postéro-inférieure
11. Épine iliaque postéro-supérieure
12. Crête pubienne
13. Tubercule pubien
14. Tubercule de la crête iliaque

La ligne arquée de l'ilion (3), le pecten et la crête du pubis (9 et 12) forment une partie du bord du pelvis (le reste de ce bord étant formé par le promontoire et la face supérieure des parties latérales du sacrum).
Le pecten du pubis (9) est plus communément appelé ligne pectinéale.
© Abrahams 2014.

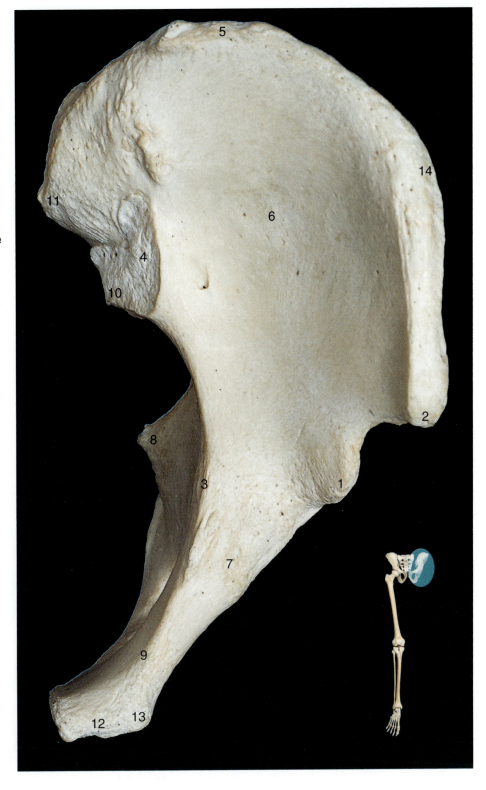

APPAREIL LOCOMOTEUR
MEMBRE INFÉRIEUR

▶ **10-130**

Os coxal gauche : insertions, vue supérieure.
Lignes bleues, lignes épiphysaires.
Ligne verte, insertion capsulaire de l'articulation sacro-iliaque.
Lignes vert pâle, insertions ligamentaires.

1. Paroi antérieure de la gaine du muscle droit de l'abdomen
2. Tendon conjoint
3. Muscle oblique externe
4. Muscle iliaque
5. Ligament ilio-fémoral
6. Ligament ilio-lombal
7. Ligament inguinal
8. Muscle oblique interne
9. Ligament sacro-iliaque interosseux
10. Ligament lacunaire
11. Chef latéral du muscle droit de l'abdomen
12. Chef médial du muscle droit de l'abdomen
13. Ligament pectinéal
14. Muscle pectiné
15. Muscle petit psoas
16. Muscle pyramidal
17. Muscle carré des lombes
18. Chef direct du muscle droit fémoral
19. Muscle transverse de l'abdomen

Le ligament inguinal (7) est formé par le bord inférieur de l'aponévrose du muscle oblique externe, et s'étend depuis l'épine iliaque antéro-supérieure jusqu'au tubercule du pubis.

Le ligament lacunaire (10, parfois appelé portion pectinéale du ligament inguinal, est la partie du ligament inguinal qui s'étend vers l'arrière depuis l'extrémité médiale du ligament inguinal jusqu'au pecten du pubis.

Le ligament pectinéal (13) est l'expansion latérale du ligament lacunaire le long du pecten. Il n'est pas classé comme faisant partie du ligament inguinal, et ne doit pas être confondu avec le ligament lacunaire, c'est-à-dire avec la portion pectinéale du ligament inguinal.

Le tendon conjoint (2) est formé par l'aponévrose du muscle oblique interne et du muscle transverse de l'abdomen, et est attaché à la crête pubienne et la partie voisine du pecten, se mélangeant médialement avec la paroi antérieure de la gaine du muscle droit de l'abdomen.

© Abrahams 2014.

APPAREIL LOCOMOTEUR
MEMBRE INFÉRIEUR

▶ 10-131

Os coxal gauche : tubérosité ischiatique, vue postérieure et inférieure.
1. Incisure acétabulaire
2. Acétabulum
3. Épine ischiatique
4. Branche ischiopubienne
5. Petite incisure ischiatique
6. Crête longitudinale
7. Partie inférieure de la tubérosité ischiatique
8. Sillon obturateur
9. Bord de l'acétabulum
10. Crête transverse
11. Partie supérieure de la tubérosité
© Abrahams 2014.

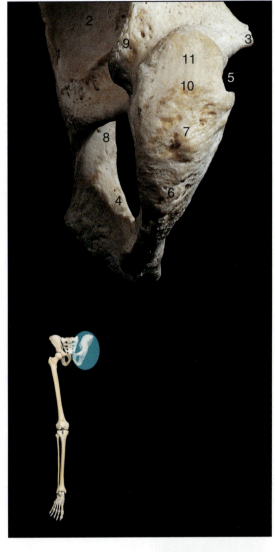

▶ 10-132

Os coxal gauche : insertions, tubérosité ischiatique, vue postérieure et inférieure.
Lignes bleues, lignes épiphysaires. Ligne verte, insertion capsulaire de l'articulation de la hanche.
Lignes vert pâle, insertions ligamentaires.
1. Muscle grand adducteur
2. Muscle jumeau inférieur
3. Ligament ischio-fémoral
4. Muscle semi-membraneux
5. Muscle semi-tendineux et chef long du muscle biceps fémoral
6. Muscle jumeau supérieur

L'aire sur la tubérosité ischiatique médiale à l'insertion du muscle grand adducteur (1) est couverte par un tissu fibro-graisseux et la bourse ischiatique située sous le muscle grand fessier.
© Abrahams 2014.

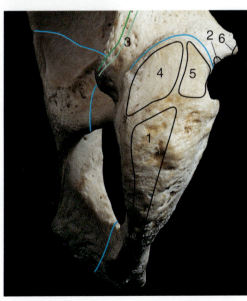

APPAREIL LOCOMOTEUR
MEMBRE INFÉRIEUR

Os de la cuisse

Le fémur est un os long à grand axe oblique en bas et en dedans.

Extrémité proximale

Elle comporte une partie articulaire, la tête fémorale, segment de sphère, portée par le col fémoral, segment de cylindre aplati d'avant en arrière dont la base est unie au grand trochanter en dehors et au petit trochanter en dedans et en arrière.

La **tête fémorale** est recouverte de cartilage articulaire, de diamètre moyen 40 à 50 mm, articulée avec l'acétabulum. Elle est orientée en haut, en dedans et un peu en avant (angle d'antéversion : 10°). Sa face postérieure est creusée par la fossette du ligament de la tête fémorale, seule portion dépourvue de cartilage. Ce ligament porte une petite artère qui vascularise la zone de la fossette.

Le **col fémoral** est orienté en haut et en avant et forme un angle moyen de 130° avec l'axe de la diaphyse. Un angle supérieur définit le morphotype en coxa valga, un angle inférieur correspond à une hanche en coxa vara. La capsule de l'articulation coxo-fémorale s'insère à la base du col sur la face antérieure et s'en écarte à la face postérieure.

> **En clinique**
>
> En cas de fracture du col du fémur, la vascularisation de la tête fémorale par les artères qui pénètrent dans le col du fémur au niveau de l'insertion de la capsule et par les artères intra-osseuses est interrompue. L'artère du ligament de la tête fémorale ne peut assurer la suppléance. La survie de la tête fémorale est alors compromise et un remplacement par une prothèse de hanche est justifié.

Le **grand trochanter** est de forme quadrangulaire, dans le prolongement de la face latérale de la diaphyse :
- sa face latérale reçoit l'insertion du tendon du moyen fessier ;
- sa face médiale est unie au col du fémur, sauf :
  - sa partie supérieure qui reçoit l'insertion du tendon du piriforme,
  - sa partie postérieure creusée en fosse trochantérique où s'insèrent les muscles jumeaux supérieur et inférieur, et obturateurs externe et interne ;
- son bord postérieur, très saillant, forme la crête inter-trochantérique, qui se poursuit avec le petit trochanter. Le tubercule du muscle carré fémoral reçoit l'insertion de celui-ci ;
- son bord antérieur, peu marqué, constitue la ligne inter-trochantérique, dont la partie supérieure reçoit l'insertion du tendon du petit fessier. La crête du vaste latéral prolonge en haut et en avant la lèvre latérale de la ligne âpre.

Le **petit trochanter**, de forme conique, est implanté à la partie postérieure de la jonction entre le col et la diaphyse. Il reçoit l'insertion terminale du tendon de l'ilio-psoas.

> **En clinique**
>
> De nombreux facteurs de risque de fracture de l'extrémité supérieure du fémur ont été décrits, les plus importants étant l'âge (supérieur à 65 ans), le sexe féminin, les antécédents de fracture par insuffisance osseuse. Ces fractures, rares chez le sujet jeune et alors secondaires à des traumatismes à haute énergie (type accidents de la voie publique), sont fréquentes chez le sujet âgé et le plus souvent liées à des chutes accidentelles.

> **À noter**
>
> L'architecture de l'extrémité supérieure du fémur montre les zones solides (formées par les trabéculations osseuses entrecroisées) et les zones de fragilité (faible densité osseuse) (fig. 10-133).

APPAREIL LOCOMOTEUR
MEMBRE INFÉRIEUR

▶ **10-133**

Fémur gauche : extrémité supérieure, vue antérieure.
Il s'agit de la moitié postérieure d'une pièce clarifiée et sectionnée en deux, pour montrer les groupes majeurs de trabéculations osseuses.
Pour plus de clarté, les insertions musculaires sur la ligne âpre ont été légèrement séparées.
L'ergot fémoral (1) est une concentration dense de trabécules passant depuis la région du petit trochanter vers la face inférieure du col.
1. Ergot fémoral (éperon de *Merkel*)
2. Depuis la face latérale de la diaphyse vers le grand trochanter
3. Depuis la face latérale de la diaphyse vers la tête
4. Depuis la face médiale de la diaphyse vers le grand trochanter
5. Depuis la face médiale de la diaphyse vers la tête
6. Zone triangulaire avec peu de trabéculations
© *Abrahams 2014.*

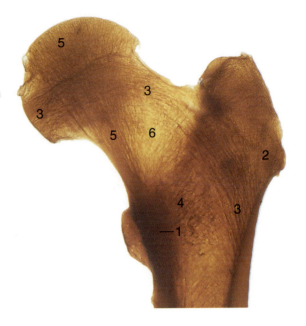

Corps

Triangulaire à la coupe, la diaphyse fémorale présente 3 faces et 3 bords :
- la face antérieure est convexe et donne insertion sur ses 2/3 supérieurs au muscle vaste intermédiaire (fig. 10-134). Le petit muscle articulaire du genou, inconstant, s'insère sur le 1/3 inférieur ;
- la face médiale reçoit le muscle vaste intermédiaire ;
- la face latérale reçoit le muscle vaste latéral ;
- les bords médial et latéral sont arrondis et portent l'insertion du muscle vaste intermédiaire ;
- le bord postérieur est rugueux, plus marqué, délimité par une lèvre médiale et une lèvre latérale. Il constitue la ligne âpre, siège de nombreuses insertions (fig. 10-135) :
  - la lèvre latérale :
    - reçoit le muscle vaste latéral sur son versant latéral et le chef court du biceps fémoral sur son versant médial,
    - reçoit l'insertion du septum intermusculaire latéral de la cuisse,
    - se prolonge en arrière de l'extrémité supérieure par la tubérosité glutéale qui reçoit l'insertion du muscle grand fessier. Entre celle-ci et la partie supérieure de la lèvre médiale se trouve la ligne pectinée où se fixe le muscle pectiné,
  - la lèvre médiale reçoit :
    - le vaste médial sur son versant médial,
    - le court adducteur au-dessus du long adducteur sur son versant latéral,
    - le grand adducteur entre les 2 versants,
    - l'insertion du septum intermusculaire médial de la cuisse.

Les 2 lèvres divergent en regard de la partie distale de la diaphyse et à la face postérieure de l'extrémité distale et délimitent la surface poplitée.

En clinique

Les fractures de la diaphyse fémorale sont rares étant donnée la solidité de l'os. Elles touchent le plus souvent des sujets jeunes, de sexe masculin, volontiers au décours d'un traumatisme routier violent dans un contexte poly-traumatologique mais aussi parfois le sujet âgé ostéoporotique. Dans tous les cas, il existe un risque d'embolie graisseuse lié au réservoir en particules graisseuses constitué par la cavité médullaire fémorale et à la richesse du système veineux intra-médullaire.

APPAREIL LOCOMOTEUR
MEMBRE INFÉRIEUR

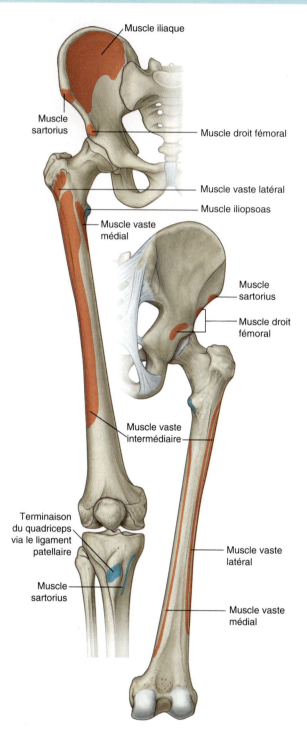

▶ 10-134
Vue de la face antérieure et des faces médiale et latérale du fémur.
© Drake 2017.

APPAREIL LOCOMOTEUR
MEMBRE INFÉRIEUR

▶ **10-135**
Fémur gauche : diaphyse, vue postérieure.
1. Tubérosité glutéale
2. Ligne supra-condylaire latérale
3. Petit trochanter
4. Ligne âpre
5. Ligne supra-condylaire médiale
6. Ligne pectinéale

La ligne âpre rugueuse (4) présente souvent des lèvres médiale et latérale distinctes ; la lèvre latérale se continue vers le haut comme tubérosité glutéale (1).
© Abrahams 2014.

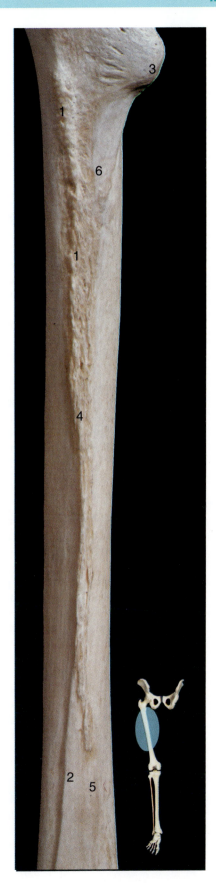

APPAREIL LOCOMOTEUR
MEMBRE INFÉRIEUR

Extrémité distale

Vers le bas, le fémur s'élargit transversalement et son extrémité distale est massive et se divise en 2 saillies articulaires, les condyles fémoraux latéral et médial. Ceux-ci sont en continuité en avant et séparés en arrière par fosse inter-condylaire :

- sa face antérieure porte la surface patellaire, segment de poulie creusée par un sillon médian, recouverte de cartilage et articulée avec la patella. L'insertion de la capsule articulaire suit les bords latéral et médial de la surface patellaire et s'écarte de son bord supérieur ;
- ses faces inférieure et postérieure forment les condyles articulaires, déjetés en arrière de l'axe de la diaphyse :
  - le condyle fémoral médial est plus long d'avant en arrière et plus étroit transversalement que le condyle fémoral latéral. Leur rayon de courbure décroît d'avant en arrière. Leurs faces inférieure et postérieure sont recouvertes de cartilage articulaire,
  - la fosse inter-condylaire reçoit l'insertion du ligament croisé antérieur sur son versant latéral, et celle du ligament croisé postérieur sur son versant médial,
  - au-dessus du pôle postérieur des condyles, le tubercule supra-condylaire médial porte l'insertion du chef médial du gastrocnémien, et le tubercule supra-condylaire latéral celles du muscle plantaire et du chef latéral du gastrocnémien ;
- sa face médiale est sous-cutanée et présente :
  - l'épicondyle médial, peu saillant,
  - la surface d'insertion du ligament collatéral tibial du genou, en avant de la surface d'insertion du rétinaculum médial de la patella,
  - la capsule articulaire insérée le long de la surface cartilagineuse du condyle ;
- sa face latérale présente :
  - l'épicondyle latéral, peu saillant,
  - la surface d'insertion du ligament collatéral fibulaire du genou, en avant de la surface d'insertion du rétinaculum latéral de la patella,
  - la surface d'insertion du muscle poplité,
  - la capsule articulaire insérée le long de la surface cartilagineuse du condyle et qui s'en écarte autour de la surface d'insertion du muscle poplité.

Os du genou

Il comprend l'extrémité distale du fémur (cf. supra), l'extrémité proximale du tibia et celle de la fibula (cf. infra), et la patella en avant. Celle-ci est un os sésamoïde du tendon du quadriceps. Triangulaire à base supérieure, aplatie d'avant en arrière, elle présente 2 faces, 2 bords et un apex (fig. 10-136) :

- sa face antérieure, sous-cutanée, est palpable. Elle est recouverte par les fibres entrecroisées des fascias des chefs du muscle quadriceps fémoral ;
- sa face postérieure est occupée par la surface articulaire sur ses fémorale 2/3 supérieurs. Le cartilage articulaire recouvre les 2 facettes, médiale et latérale, et la crête médiane qui répond à la gorge de la surface patellaire du fémur. La capsule articulaire s'insère autour de cette surface. Son 1/3 inférieur est extra-articulaire ;
- sa base reçoit l'insertion du tendon quadricipital ;
- son apex est englobé dans le ligament patellaire et répond en arrière au corps adipeux du genou ;
- ses bords médial et latéral portent les insertions :
  - des muscles vastes médial ou latéral,
  - des rétinaculums patellaires médial et latéral,
  - des ligaments ménisco-patellaires.

> ### En clinique
>
> Les fractures de l'extrémité inférieure du fémur sont rares mais complexes et imposent le plus souvent un traitement chirurgical pour limiter les séquelles à type d'ostéite, de raideur et d'arthrose par cal vicieux ou traumatisme du cartilage.

APPAREIL LOCOMOTEUR
MEMBRE INFÉRIEUR

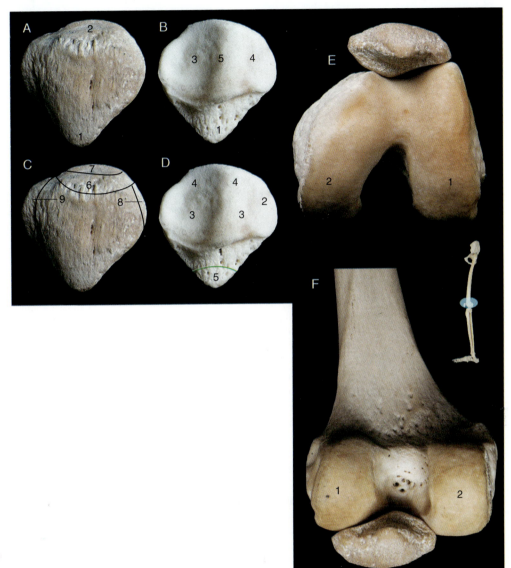

▶ 10-136
Patella gauche.
A) Vue antérieure.
B) Face articulaire (postérieure).
1. Apex.
2. Base.
3. Facette pour le condyle latéral du fémur.
4. Facette pour le condyle médial du fémur.
5. Crête verticale.

Patella gauche : insertions.
C) Vue antérieure.
D) Face articulaire (postérieure).
Ligne vert pâle, insertion ligamentaire.
1. Aire pour le corps adipeux infra-patellaire
2. Aire pour le condyle médial en flexion extrême
3. Facettes pour le fémur en extension
4. Facettes pour le fémur en flexion
5. Ligament patellaire
6. Muscle droit fémoral du tendon du muscle quadriceps
7. Muscle vaste intermédiaire du tendon du muscle quadriceps
8. Muscle vaste latéral du tendon du muscle quadriceps
9. Muscle vaste médial du tendon du muscle quadriceps

Fémur gauche et patella articulés.
E) Vue inférieure avec genou étendu.
F) Vue inférieure et postérieure avec genou fléchi.
En flexion, noter la zone accrue de contact entre le condyle médial du fémur (2) et la patella.
1. Condyle latéral
2. Condyle médial
La facette la plus médiale de la patella (D2) vient seulement au contact du condyle médial dans la flexion extrême comme en F.
© Abrahams 2014.

APPAREIL LOCOMOTEUR
MEMBRE INFÉRIEUR

Os de la jambe

Le squelette de la jambe est formé de 2 os : le tibia, en dedans, et la fibula, en dehors, unis par la membrane interosseuse crurale (fig. 10-137).

Tibia

Os long, articulé en haut avec le fémur, en bas avec le talus, il est massif et porteur lors de l'appui au sol.

Extrémité proximale

Massive, elle participe à l'articulation du genou, et est formée par 2 condyles, médial et latéral. Elle présente 5 faces (fig. 10-138 et 10-139) :
- sa face antérieure supporte une surface médiane saillante, la tubérosité tibiale, sur laquelle se termine le ligament patellaire :
  – latéralement, une crête osseuse oblique en haut et en dehors présente un épaississement, le tubercule infra-condylaire du tibia (de *Gerdy*) qui reçoit l'insertion du tractus ilio-tibial et l'insertion des fibres hautes du muscle tibial antérieur,
  – médialement se situe une crête osseuse oblique en haut et en dedans,
  – ces 2 crêtes reçoivent les insertions des fibres directes et croisées des fascias des muscles vastes latéral et médial ;
- sa face latérale présente :
  – en arrière la surface fibulaire, qui déborde à la face postérieure de l'os, et les insertions des ligaments tibio-fibulaires proximaux en avant et en arrière de cette surface,
  – en avant les fibres les plus proximales des muscles tibial antérieur, long extenseur des orteils et long fibulaire ;
- sa face postérieure est déjetée en arrière par les condyles. L'insertion du ligament croisé postérieur du genou s'étend un peu vers le bas. Le tendon direct du muscle semi-membraneux s'insère sur la face postérieure du condyle médial ;
- sa face médiale est creusée par le sillon du muscle semi-membraneux, horizontal, où s'insère le tendon réfléchi de ce muscle ;
- sa face supérieure, communément appelée « plateau tibial » parce qu'elle est horizontale, porte les surfaces articulaires avec le fémur :
  – la surface articulaire médiale est ovalaire à grand axe antéro-postérieur, recouverte de cartilage articulaire. Elle est concave vers le haut et se relève sur sa partie latérale en formant le tubercule inter-condylaire médial,
  – la surface articulaire latérale, plus convexe, recouverte de cartilage articulaire, se relève sur sa partie médiale en formant le tubercule inter-condylaire latéral,
  – en avant des tubercules inter-condylaires, la surface inter-condylaire antérieure reçoit les cornes antérieures des ménisques médial et latéral, au contact de l'insertion du ligament croisé antérieur du genou,
  – en arrière des tubercules inter-condylaires, la surface inter-condylaire postérieure reçoit les cornes postérieures des ménisques médial et latéral, au contact de l'insertion du ligament croisé postérieur du genou.

Corps

La diaphyse tibiale est triangulaire à la coupe avec 3 faces et 3 bords (fig. 10-140 et 10-141) :
- sa face médiale, dépourvue d'insertion, est sous-cutanée. Seule sa partie supérieure, à la jonction avec l'extrémité proximale, porte 3 petites lignes d'insertions, formant la « patte d'oie », qui reçoivent les tendons du sartorius, du gracile et du semi-tendineux ;

> **En clinique**
>
> Seule la peau recouvre cette face, très exposée aux fractures ouvertes en cas de traumatismes.

APPAREIL LOCOMOTEUR
MEMBRE INFÉRIEUR

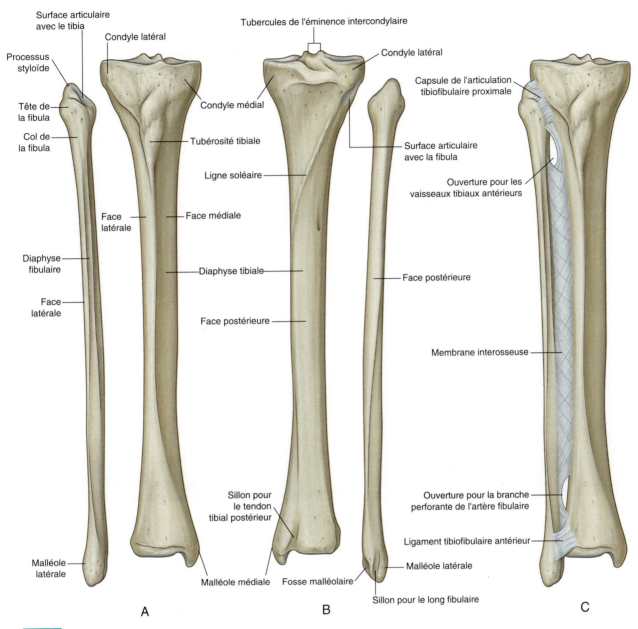

▶ 10-137
Squelette jambier.
A) Vue antérieure.
B) Vue postérieure.
C) Vue antérieure des 2 os et du système de stabilisation du cadre osseux de la jambe.
© Drake 2017.

APPAREIL LOCOMOTEUR
MEMBRE INFÉRIEUR

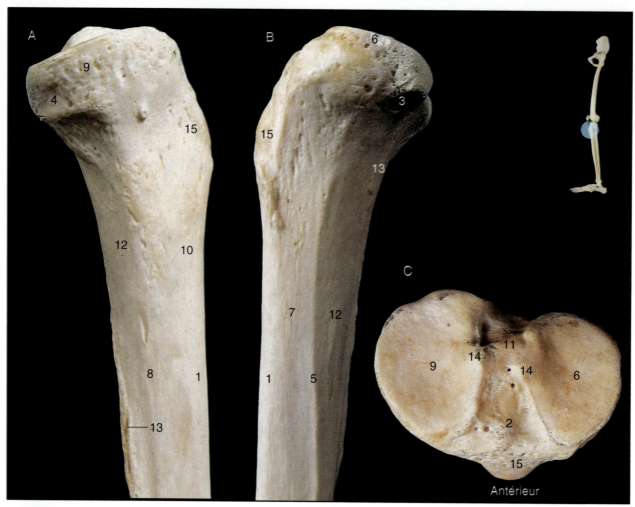

▶ 10-138

Tibia gauche : extrémité proximale.
A) Vue médiale.
B) Vue latérale.
C) Vue supérieure (plateau tibial).
Le condyle médial (C9) est plus grand que le condyle latéral (C6).
La surface articulaire pour la fibula est sur la face postéro-inférieure du condyle latéral (B3).

1. Bord antérieur
2. Aire inter-condylaire antérieure
3. Facette articulaire pour la fibula
4. Sillon du muscle semi-membraneux
5. Bord interosseux
6. Condyle latéral.
7. Face latérale
8. Bord médial
9. Condyle médial
10. Face médiale
11. Aire inter-condylaire postérieure
12. Face postérieure
13. Ligne soléaire
14. Tubercules de l'éminence inter-condylaire
15. Tubérosité

© Abrahams 2014.

APPAREIL LOCOMOTEUR
MEMBRE INFÉRIEUR

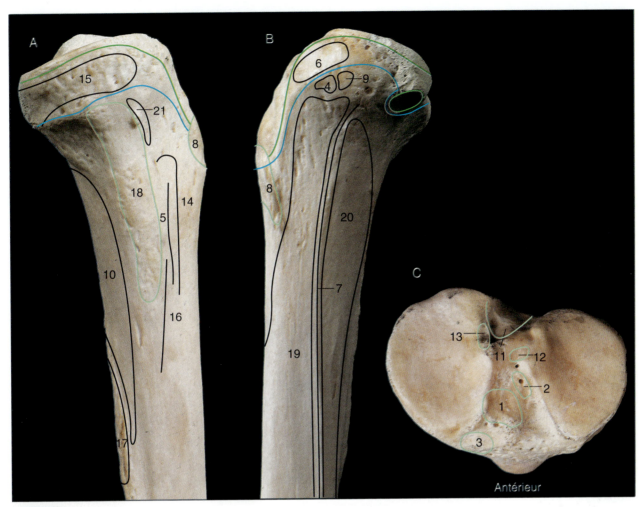

▶ 10-139

Tibia gauche : insertions, extrémité proximale.
A) Vue médiale.
B) Vue latérale.
C) Vue supérieure (plateau tibial).
Lignes bleues, lignes épiphysaires.
Ligne verte, insertion capsulaire de l'articulation du genou et tibio-fibulaire supérieure.
Lignes vert pâle, insertions ligamentaires.
1. Ligament croisé antérieur
2. Corne antérieure du ménisque latéral
3. Corne antérieure du ménisque médial
4. Muscle long extenseur des orteils
5. Muscle gracile
6. Tractus ilio-tibial
7. Membrane interosseuse
8. Ligament patellaire
9. Muscle long fibulaire
10. Muscle poplité
11. Ligament croisé postérieur
12. Corne postérieure du ménisque latéral
13. Corne postérieure du ménisque médial
14. Muscle sartorius
15. Muscle semi-membraneux
16. Muscle semi-tendineux
17. Muscle soléaire
18. Ligament collatéral tibial (médial)
19. Muscle tibial antérieur
20. Muscle tibial postérieur
21. Muscle vaste médial
© Abrahams 2014.

APPAREIL LOCOMOTEUR
MEMBRE INFÉRIEUR

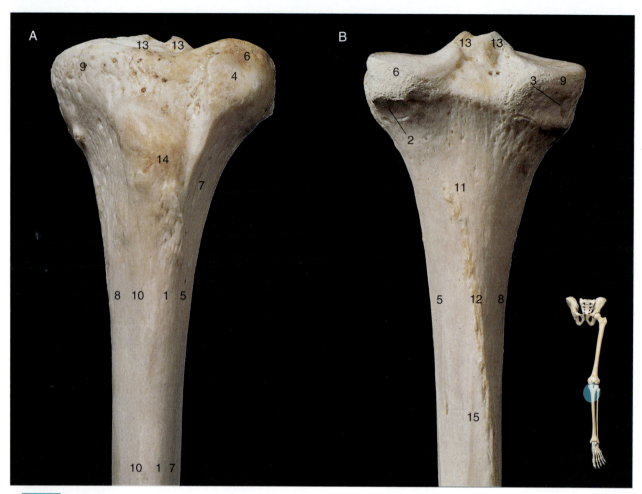

▶ 10-140

Tibia gauche : extrémité proximale.
A) Vue antérieure.
B) Vue postérieure.
 1. Bord antérieur
 2. Surface articulaire pour la fibula
 3. Sillon du muscle semi-membraneux
 4. Empreinte du tractus ilio-tibial (tubercule tibial)
 5. Bord interosseux
 6. Condyle latéral
 7. Face latérale
 8. Bord médial
 9. Condyle médial
10. Face médiale
11. Face postérieure
12. Ligne du muscle soléaire
13. Tubercules de l'éminence inter-condylaire
14. Tubérosité
15. Ligne verticale

La diaphyse du tibia a 3 bords : antérieur (1), médial (8) et interosseux (5), et 3 faces : médiale (10), latérale (7) et postérieure (11).
La plupart du bord antérieur (1) forme une crête légèrement courbe connue comme le devant de la jambe. La plupart de la face médiale lisse (10) est sous-cutanée. La face postérieure présente la ligne du muscle soléaire et la ligne verticale (12 et 15).
La tubérosité (14) est à l'extrémité supérieure du bord antérieur.
© Abrahams 2014.

APPAREIL LOCOMOTEUR
MEMBRE INFÉRIEUR

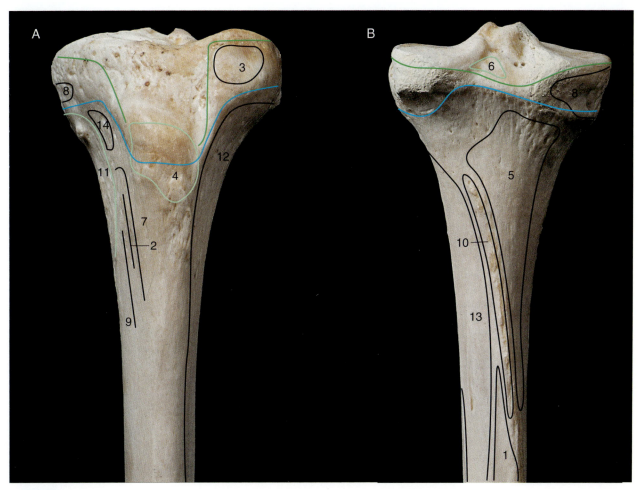

▶ 10-141
Tibia gauche : insertions, extrémité proximale.
A) Vue antérieure.
B) Vue postérieure.
Lignes bleues, lignes épiphysaires.
Ligne verte, insertion capsulaire de l'articulation du genou.
Lignes vert pâle, insertions ligamentaires.
1. Muscle long extenseur des orteils
2. Muscle gracile
3. Tractus ilio-tibial
4. Ligament patellaire
5. Muscle poplité
6. Ligament croisé postérieur
7. Muscle sartorius
8. Muscle semi-membraneux
9. Muscle semi-tendineux
10. Muscle soléaire
11. Ligament collatéral tibial (médial)
12. Muscle tibial antérieur
13. Muscle tibial postérieur
14. Muscle vaste médial
© Abrahams 2014.

APPAREIL LOCOMOTEUR
MEMBRE INFÉRIEUR

- sa face latérale reçoit l'insertion du muscle tibial antérieur sur ses 2/3 supérieurs. Le 1/3 inférieur est dépourvu d'insertions ;
- sa face postérieure est séparée en 2 parties par la ligne du muscle soléaire, oblique en bas et en dedans, à la jonction 1/3 supérieur-1/3 moyen. Au-dessus s'insère le muscle poplité. Au-dessous, une crête verticale sépare l'insertion du muscle long fléchisseur des orteils en dedans et celle du muscle tibial postérieur en dehors ;
- son bord antérieur est très marqué ; il constitue la crête tibiale, sous-cutanée et palpable sur les 2/3 supérieurs de l'os ;
- son bord latéral porte l'insertion de la membrane interosseuse crurale et bifurque dans sa partie inférieure ;
- son bord médial, arrondi en haut et plus saillant en bas, reçoit l'insertion du fascia profond de la jambe.

Extrémité distale

Le tibia s'élargit transversalement vers le bas ; son épiphyse distale présente 5 faces et 2 bords (fig. 10-142) :
- sa face médiale prolonge celle du corps et s'étend sur la malléole médiale, sous-cutanée et palpable. De forme triangulaire à sommet inférieur bifide, la malléole médiale donne insertion au ligament collatéral tibial de la cheville. Son bord postérieur est creusé par le sillon malléolaire dans lequel glisse le tendon tibial postérieur ;
- sa face postérieure est marquée par un sillon médian dans lequel glisse le tendon du long fléchisseur de l'hallux ;
- sa face antérieure est lisse ;
- sa face latérale porte l'incisure fibulaire qui reçoit la fibula, limitée par les tubercules antérieur et postérieur du tibia. Ceux-ci épaississent les prolongements de la division du bord latéral du tibia. En avant et en arrière de l'incisure fibulaire s'insèrent les ligaments tibio-fibulaires distaux ;
- sa face distale est concave d'avant en arrière, elle porte la surface articulaire inférieure, qui répond à la trochlée de l'os talus. Cette surface est en continuité avec la surface articulaire de la malléole médiale, située à la face latérale de celle-ci et qui répond à la surface malléolaire médiale du talus ;
- le bord antérieur est arrondi et se prolonge avec le bord antérieur de la malléole médiale ;
- le bord postérieur est saillant.

Fibula

Os long dont le nom signifie « baguette », la fibula s'articule en haut avec le tibia, et en bas avec le tibia et le talus.

> **À noter**
>
> La fibula n'est pas un os porteur, mais joue un rôle important comme support d'insertions ligamentaires et musculaires (fig. 10-143 et 10-144).

Extrémité proximale

Conique à base inférieure, la tête fibulaire est unie à la diaphyse par le col de la fibula, et prolongée en haut par l'apex :
- sa face proximale porte la surface articulaire de la tête fibulaire, en rapport avec l'épiphyse proximale du tibia, et les insertions des ligaments tibio-fibulaires proximaux antérieur et postérieur ;
- son pourtour, arrondi, porte latéralement et juste au-dessus du col l'insertion supérieure du muscle long fibulaire ;
- son apex reçoit le ligament collatéral fibulaire du genou et le tendon du biceps fémoral.

Corps

Triangulaire à la coupe, il présente 3 faces et 3 bords :
- sa face latérale présente de haut en bas :
  - les 2 surfaces d'insertions du muscle long fibulaire, dans les 2/3 supérieurs, le long du bord antérieur et le long du bord postérieur,
  - l'insertion du muscle court fibulaire sur son 1/3 inférieur,
  - le sillon des tendons fibulaires, oblique en bas et en arrière, qui se poursuit au bord postérieur de la malléole latérale ;

APPAREIL LOCOMOTEUR
MEMBRE INFÉRIEUR

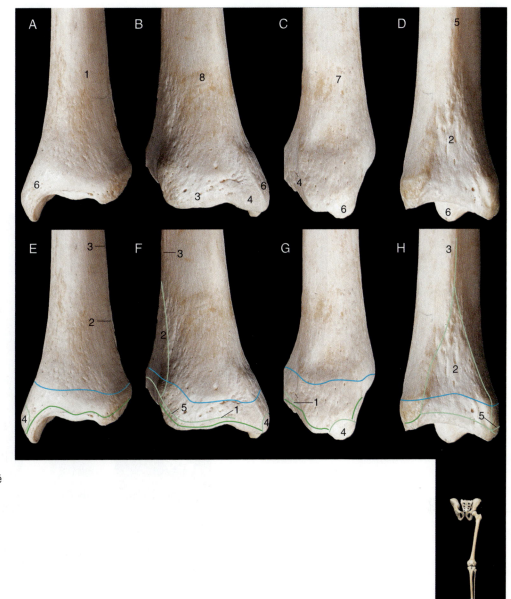

▶ 10-142
Tibia gauche : extrémité distale.
A) Vue antérieure.
B) Vue postérieure.
C) Vue médiale.
D) Vue latérale.
1. Face vue antérieure
2. Incisure fibulaire
3. Sillon du muscle long fléchisseur de l'hallux
4. Sillon du muscle tibial postérieur
5. Bord interosseux
6. Malléole médiale
7. Face médiale
8. Face postérieure

Tibia gauche : insertions, extrémité distale.
E) Vue antérieure.
F) Vue postérieure.
G) Vue médiale.
H) Vue latérale.
Ligne bleue, ligne épiphysaire.
Ligne verte, insertion capsulaire de l'articulation de la cheville.
Lignes vert pâle, insertions ligamentaires.
1. Ligament transverse inférieur
2. Ligament interosseux
3. Membrane interosseuse
4. Ligament collatéral médial
5. Ligament tibio-fibulaire postérieur

Le ligament collatéral médial (G4) est communément appelé ligament deltoïde.
© Abrahams 2014.

- sa face postérieure donne insertion aux muscles :
  - soléaire, dans son quart supérieur,
  - long fléchisseur de l'hallux, dans les 3/4 inférieurs,
  - tibial postérieur le long du bord médial ;
- sa face médiale reçoit :
  - le muscle long extenseur de l'hallux au contact de la membrane interosseuse,
  - le muscle long extenseur des orteils le long du bord antérieur,
  - le muscle 3e fibulaire, inconstant, en avant et en bas,
  - sa partie distale porte une petite surface articulaire avec l'incisure fibulaire du tibia, dépourvue de cartilage, et les ligaments tibio-fibulaires distaux antérieur et postérieur ;

APPAREIL LOCOMOTEUR
MEMBRE INFÉRIEUR

▶ **10-143**

Fibula gauche : extrémité proximale.
A) Vue antérieure.
B) Vue postérieure.
C) Vue médiale.
D) Vue latérale.
 1. Bord antérieur
 2. Apex
 3. Surface articulaire sur la face supérieure
 4. Tête
 5. Bord interosseux
 6. Face latérale
 7. Crête médiale
 8. Face médiale
 9. Col
 10. Bord postérieur
 11. Face postérieure

La fibula a 3 bords : antérieur (A1), interosseux (A5) et postérieur (B10), et 3 faces : médiale (A8), latérale (A6) et postérieure (B11).
À première vue, la majorité de la diaphyse paraît avoir 4 faces et 4 bords, mais c'est dû au fait que la face postérieure (B11) est divisée en 2 parties (médiale et latérale) par la crête médiale (B7).

Fibula gauche extrémité distale.
E) Vue antérieure.
F) Vue postérieure.
G) Vue médiale.
H) Vue latérale.
 1. Bord antérieur
 2. Face articulaire de la malléole latérale
 3. Sillon du muscle court péronier fibulaire
 4. Bord interosseux
 5. Malléole latérale
 6. Face latérale
 7. Fosse malléolaire
 8. Crête médiale
 9. Face médiale
 10. Bord postérieur
 11. Face postérieure
 12. Face du ligament interosseux
 13. Aire triangulaire sous-cutanée

© Abrahams 2014.

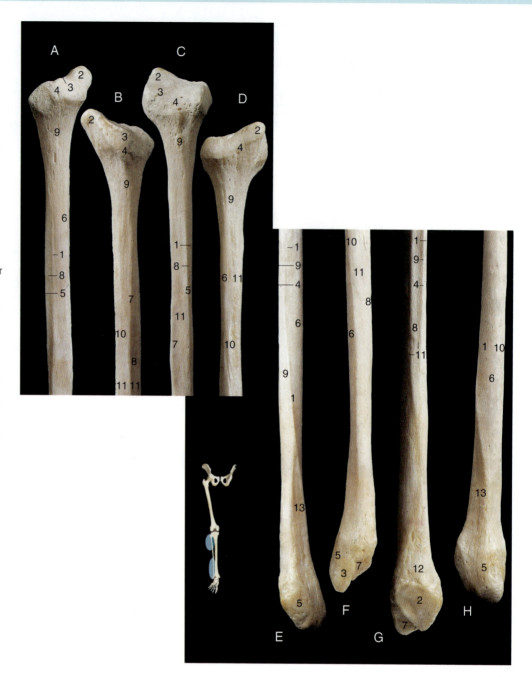

APPAREIL LOCOMOTEUR
MEMBRE INFÉRIEUR

▶ **10-144**

Fibula gauche : insertions, extrémité proximale.
A) Vue antérieure.
B) Vue postérieure.
C) Vue médiale.
D) Vue latérale.
Ligne bleue, ligne épiphysaire.
Ligne verte, insertion capsulaire de l'articulation tibio-fibulaire supérieure.
Lignes vert pâle, insertions ligamentaires.
1. Muscle biceps fémoral
2. Muscle long extenseur des orteils
3. Muscle long extenseur de l'hallux
4. Ligament collatéral fibulaire
5. Muscle long fléchisseur de l'hallux
6. Membrane interosseuse
7. Muscle court péronier fibulaire
8. Muscle long fibulaire
9. Muscle soléaire
10. Muscle tibial postérieur

Fibula gauche : insertions, extrémité distale.
E) Vue antérieure.
F) Vue postérieure.
G) Vue médiale.
H) Vue latérale.
Ligne bleue, ligne épiphysaire.
Ligne verte, insertion capsulaire de l'articulation de la cheville.
Lignes vert pâle, insertions ligamentaires.
1. Ligament talo-fibulaire antérieur
2. Ligament calcanéo-fibulaire
3. Muscle long extenseur des orteils
4. Muscle long extenseur de l'hallux
5. Muscle long fléchisseur de l'hallux
6. Ligament interosseux
7. Membrane interosseuse
8. Muscle court fibulaire
9. Muscle 3ᵉ fibulaire
10. Ligament talo-fibulaire postérieur
11. Ligament tibio-fibulaire postérieur
12. Muscle tibial postérieur

© Abrahams 2014.

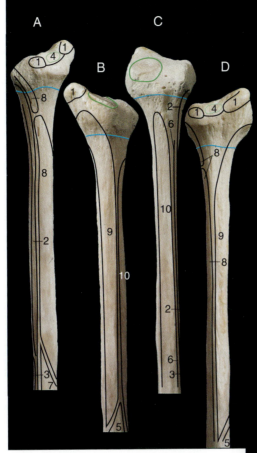
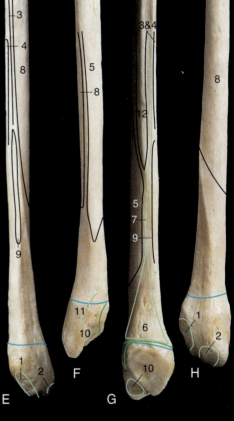

APPAREIL LOCOMOTEUR
MEMBRE INFÉRIEUR

- son bord interosseux (ou médial) est appelé ainsi car il porte l'insertion de la membrane interosseuse ;
- son bord antérieur porte l'insertion du septum intermusculaire antérieur de la jambe ;
- son bord postérieur porte l'insertion du septum intermusculaire latéral de la jambe.

En clinique

Les fractures de jambe sont des fractures diaphysaires et métaphyso-diaphysaires extra-articulaires, d'un ou des 2 os de la jambe. Les fractures isolées du tibia sont rares. On notera le plus souvent à l'inspection une attitude vicieuse en rotation externe et un raccourcissement, associés selon les cas à une angulation en varus (segment inférieur en dedans) ou en valgus (en dehors).

Extrémité distale

Formée par la malléole latérale, sous-cutanée et palpable, aplatie transversalement. Elle descend plus bas que la malléole tibiale et présente 2 faces et 2 bords :
- sa face médiale porte la surface articulaire de la malléole latérale qui répond à la surface malléolaire latérale du talus ;
- sa face latérale, lisse dans sa partie antérieure, est creusée en arrière par le sillon des tendons fibulaires ;
- ses bords antérieur et postérieur et son sommet donnent insertion aux faisceaux du ligament collatéral fibulaire de la cheville.

En clinique

L'obliquité en bas et en dehors de la ligne passant par les sommets des malléoles est un repère palpatoire utile qui témoigne de l'absence de déplacement anormal lors d'un traumatisme de la cheville.

Os du pied

Le squelette du pied comprend 26 os répartis en tarse postérieur, tarse antérieur, métatarse et phalanges, auxquels s'ajoutent des os sésamoïdes inconstants (fig. 10-145 et 10-146).

Tarse postérieur

Il comprend le talus et le calcanéus. Le talus s'articule avec les extrémités inférieures du tibia et de la fibula et reçoit le poids du corps lors de la phase d'appui de la marche. Le calcanéus forme le squelette du talon et assure l'appui postérieur du pied au sol (fig. 10-147).

Talus

Cet os court s'articule avec les os de la jambe en haut, recevant tout le poids du corps qu'il transmet au calcanéus en bas et à l'os naviculaire en avant. Son corps, postérieur, est uni par son col à sa tête, antérieure (fig. 10-148).

La **face supérieure** du corps forme la trochlée du talus, une surface articulaire en dôme, convexe dans le plan sagittal et concave dans le plan frontal. Elle est plus large en avant qu'en arrière et les 2 joues de la trochlée sont séparées par un sillon médian antéro-postérieur. La face supérieure du col donne insertion à la capsule articulaire talocrurale. Le pourtour supérieur de la tête est recouvert de cartilage articulaire.

La **face inférieure** du corps et celle de la tête s'articulent avec le calcanéus par les surfaces articulaires calcanéennes postérieure et antérieure, respectivement. Ces 2 surfaces sont séparées par le sillon talaire qui parcourt la face inférieure du col vers l'avant et l'extérieur.

La **face médiale** du corps porte la surface malléolaire médiale qui répond à la surface articulaire de la malléole médiale.

La **face latérale** du corps est entièrement occupée par la surface malléolaire latérale articulée à la surface articulaire de la malléole latérale.

APPAREIL LOCOMOTEUR
MEMBRE INFÉRIEUR

▶ 10-145

Os du pied gauche.
A) Vue supérieure (dos).
B) Vue inférieure (face plantaire).

1. Tubercule antérieur du calcanéus
2. Base du 5e métatarsien
3. Base du 1er métatarsien
4. Calcanéus
5. Cuboïde
6. Phalange distale de l'hallux
7. Phalange distale du 2e orteil
8. Sillon sur le calcanéus pour le muscle long fléchisseur de l'hallux
9. Sillon sur le cuboïde pour le muscle long fibulaire
10. Sillon sur le talus pour le long fléchisseur de l'hallux
11. Sillons pour les os sésamoïdes dans le muscle court fléchisseur de l'hallux
12. Tête du 5e métatarsien
13. Tête du 1er métatarsien
14. Tête du talus
15. Cunéiforme intermédiaire
16. Cunéiforme latéral
17. Processus latéral du calcanéus
18. Tubercule latéral du talus
19. Cunéiforme médial
20. Processus médial du calcanéus
21. Tubercule médial du talus
22. Phalange moyenne du 2e orteil
23. Os naviculaire
24. Col du talus
25. Phalange proximale du gros orteil
26. Phalange proximale du 2e orteil
27. Diaphyse du 5e métatarsien
28. Diaphyse du 1er métatarsien
29. *Sustentaculum tali* du calcanéus
30. Surface trochléaire du corps du talus
31. Tubérosité de la base du 5e métatarsien
32. Tubérosité du cuboïde
33. Tubérosité du naviculaire

© Abrahams 2014.

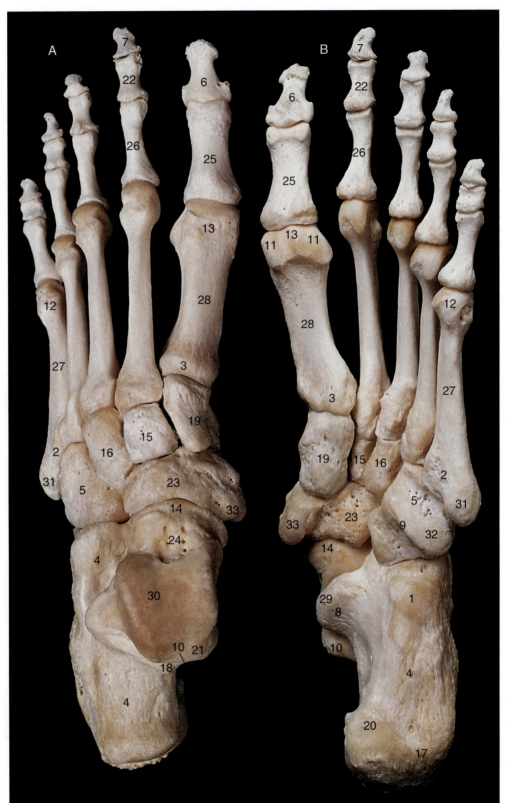

APPAREIL LOCOMOTEUR
MEMBRE INFÉRIEUR

▶ **10-146**
Os du pied gauche : insertions.
A) Vue supérieure.
B) Vue inférieure.
Les capsules des articulations et les ligaments mineurs ont été omis.
Lignes vert pâle, insertions ligamentaires.

1. Muscle abducteur du petit orteil
2. Muscle abducteur de l'hallux
3. Muscle adducteur de l'hallux
4. Partie calcanéo-cuboïdienne du ligament bifurqué
5. Partie calcanéo-naviculaire du ligament bifurqué
6. Muscle court extenseur des orteils
7. Muscle long extenseur des orteils
8. Muscles long et court extenseurs des orteils
9. Muscle court extenseur de l'hallux
10. Muscle long extenseur de l'hallux
11. Muscle 1er interosseux dorsal
12. Muscle 1er interosseux plantaire
13. Muscle fléchisseur accessoire
14. Muscle court fléchisseur du petit orteil
15. Muscle court fléchisseur des orteils
16. Muscle long fléchisseur des orteils
17. Muscle court fléchisseur de l'hallux
18. Muscle long fléchisseur de l'hallux
19. Muscle 4e interosseux dorsal
20. Ligament plantaire long
21. Muscle opposant du petit orteil (partie de 14)
22. Muscle court fibulaire
23. Muscle long fibulaire
24. Muscle 3e fibulaire
25. Ligament calcanéo-cuboïdien plantaire (plantaire court)
26. Ligament calcanéo-naviculaire plantaire (origine)
27. Muscle plantaire
28. Muscle 2e interosseux dorsal
29. Muscle 2e interosseux plantaire
30. Tendon calcanéen (tendon d'Achille)
31. Muscle 3e interosseux dorsal
32. Muscle 3e interosseux plantaire
33. Muscle tibial antérieur
34. Muscle tibial postérieur

© Abrahams 2014.

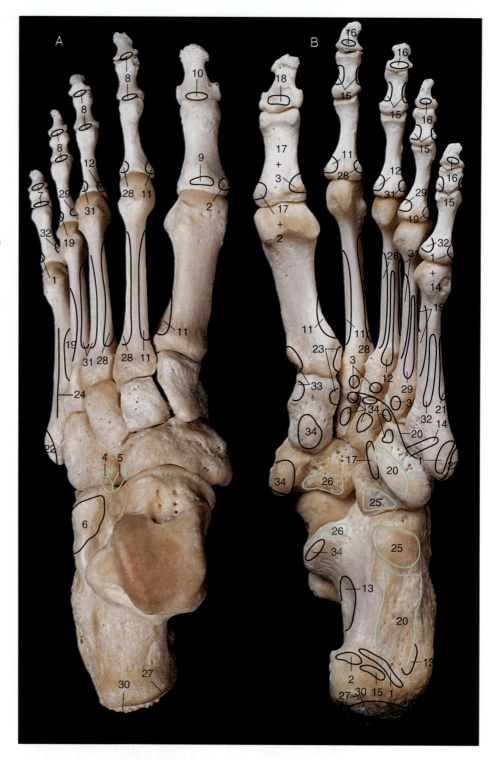

APPAREIL LOCOMOTEUR
MEMBRE INFÉRIEUR

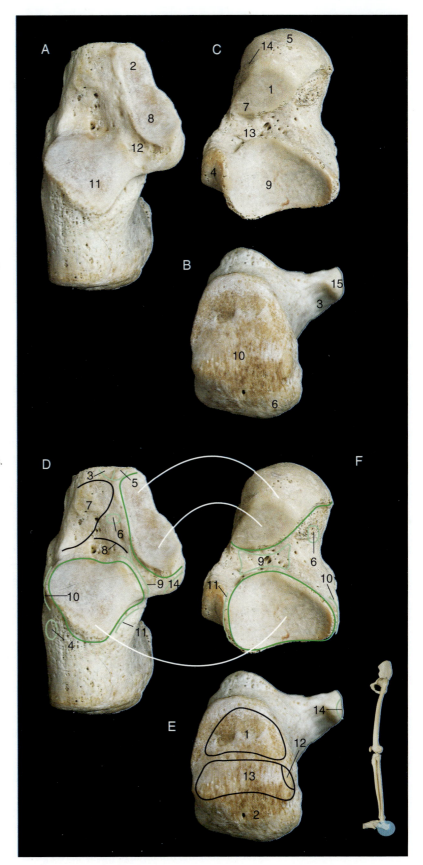

▶ 10-147
Os du pied gauche.
Calcanéus gauche.
A) Vue supérieure.
B) Vue postérieure.
Talus gauche.
C) Vue inférieure.
1. Surface articulaire calcanéenne, vue antérieure du talus
2. Surface articulaire talaire, vue antérieure du calcanéus
3. Sillon du calcanéus pour le muscle long fléchisseur de l'hallux
4. Sillon du talus pour le muscle long fléchisseur de l'hallux
5. Tête du talus.
6. Processus médial du calcanéus
7. Surface articulaire calcanéenne moyenne du talus
8. Surface articulaire moyenne du calcanéus
9. Surface articulaire calcanéenne postérieure du talus
10. Face postérieure du calcanéus
11. Surface articulaire talaire postérieure du calcanéus
12. Sillon du calcanéus
13. Sillon du talus
14. Surface du talus pour le ligament calcanéo-naviculaire plantaire (origine)
15. *Sustentaculum tali* du calcanéus

Calcanéus gauche, insertions.
D) Vue supérieure.
E) Vue postérieure.
Talus gauche, insertions.
F) Vue inférieure.
Les lignes courbes indiquent les surfaces articulaires correspondantes : verte, insertion capsulaire des articulations talo-calcanéenne (sub-talaire) et talo-calcanéo-naviculaire ; vert pâle, insertions ligamentaires.
1. Aire pour la bourse pré-tendineuse
2. Aire pour le tissu fibro-graisseux
3. Partie calcanéo-cuboïdienne du ligament bifurqué
4. Ligament calcanéo-fibulaire
5. Partie calcanéo-naviculaire du ligament bifurqué
6. Ligament cervical
7. Muscle court extenseur des orteils
8. Rétinaculum inférieur des extenseurs
9. Ligament talo-calcanéen interosseux
10. Ligament talo-calcanéen latéral
11. Ligament talo-calcanéen médial
12. Muscle plantaire
13. Tendon calcanéen (tendon d'*Achille*)
14. Partie tibio-calcanéenne du ligament deltoïde
Le ligament talo-calcanéen interosseux (9) est formé par l'épaississement des capsules adjacentes des articulations talo-calcanénne et talo-calcanéo-naviculaire.
© Abrahams 2014.

APPAREIL LOCOMOTEUR
MEMBRE INFÉRIEUR

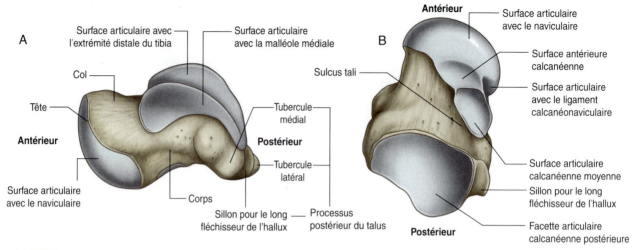

▶ 10-148
Talus.
A) Vue médiale.
B) Vue plantaire.
© Drake 2015.

La **face antérieure** du talus en constitue la tête, ovalaire à grand axe transversal. Elle est couverte de cartilage et forme la surface naviculaire, en rapport avec la face postérieure de l'os naviculaire.

La **face postérieure** du talus comprend un tubercule médial et un tubercule latéral séparés par le sillon dans lequel glisse le tendon du long fléchisseur de l'hallux.

Calcanéus (fig. 10-149)

C'est un os court, le plus volumineux du tarse, situé sous le talus, allongé d'avant en arrière et aplati transversalement. L'appui au sol se fait sous sa partie postérieure. Six faces sont décrites :
- sa face supérieure :
  - dans ses 2/3 antérieurs, elle s'articule au talus et présente des surfaces articulaires inversement conformées à celle du talus. La surface articulaire talaire antérieure est concave, orientée en avant et en dehors, est divisée en 2 parties. La surface articulaire talaire postérieure, plus étendue, est convexe en avant et en dehors et correspond à la zone la plus dense de l'os (« thalamus du tarse »). Entre ces 2 surfaces, l'os est creusé par le sillon calcanéen, oblique en avant et en dehors. Ce sillon répond au sillon talaire et les 2 forment ensemble le sinus du tarse dans lequel s'insère le ligament interosseux. En avant, la face porte l'insertion du muscle court extenseur des orteils et, sur son bord antérieur, l'insertion du ligament bifurqué qui unit le calcanéus aux os naviculaire et cuboïde,
  - dans son 1/3 postérieur, la face est rugueuse (fig. 10-150) ;
- sa face latérale est sous-cutanée, palpable. La trochlée des muscles fibulaires y forme un relief qui sépare le sillon dans lequel glisse le tendon du muscle court fibulaire, au-dessus et en avant, du sillon du tendon du long fibulaire, en dessous et en arrière. Le ligament fibulo-calcanéen, faisceau moyen du ligament collatéral fibulaire de la cheville, s'insère en arrière et au-dessus de la trochlée ;
- sa face médiale est concave et porte en haut et en avant une protubérance, le *sustentaculum tali*, dont la face supérieure est occupée par la surface articulaire talaire antérieure, le bord postérieur par le sillon du tendon du long fléchisseur des orteils et la face inférieure par le sillon du long fléchisseur de l'hallux ;
- sa face inférieure (ou plantaire) présente dans sa partie postérieure 2 reliefs :
  - le processus latéral donne insertion au muscle abducteur du petit orteil,
  - le processus médial reçoit les muscles court fléchisseur des orteils et abducteur de l'hallux ;
- sa face postérieure est la partie la plus volumineuse de l'os, formée par la tubérosité du calcanéus qui reçoit l'insertion du tendon calcanéen et du tendon plantaire. C'est la zone d'appui au sol du talon ;
- sa face antérieure, moins large que la partie postérieure de l'os, porte la surface articulaire cuboïdienne.

APPAREIL LOCOMOTEUR
MEMBRE INFÉRIEUR

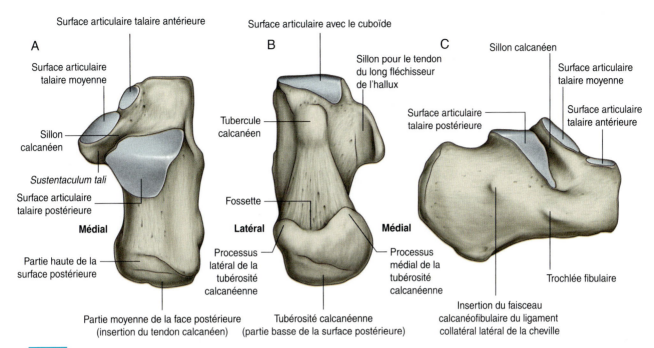

▶ 10-149
Calcanéus.
A) Vue supérieure.
B) Vue inférieure.
C) Vue latérale.
© Drake 2015.

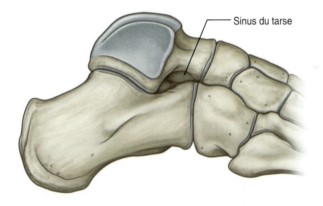

▶ 10-150
Sinus du tarse.
Vue latérale, pied droit.
© Drake 2015.

En clinique

Les fractures du calcanéus constituent 60 % des fractures du tarse. Elles sont souvent la conséquence d'accidents à haute énergie tels que la chute d'un lieu élevé.

Tarse antérieur
Il comprend l'os naviculaire, les 3 os cunéiformes (médial, intermédiaire et latéral) et l'os cuboïde.

Os naviculaire
C'est un os court, aplati d'avant en arrière.
Sa face postérieure est concave et répond à la tête du talus.
Sa face antérieure est convexe et présente 3 surfaces articulaires destinées aux 3 cunéiformes.
Son bord médial présente la tubérosité de l'os naviculaire sur laquelle s'insère le tendon tibial postérieur.
Son bord latéral porte une petite surface articulaire avec l'os cuboïde.

481

APPAREIL LOCOMOTEUR
MEMBRE INFÉRIEUR

Os cuboïde
Os court presque cubique, il présente :
- une face postérieure orientée directement en arrière, articulée au calcanéus ;
- une face antérieure qui regarde en avant et un peu en dehors et porte 2 surfaces articulées avec les bases des 4e et 5e métatarsiens et séparées par une petite crête ;
- une face dorsale, oblique en bas et en dehors ;
- une face plantaire, croisée par une crête oblique en avant et en dedans qui limite un sillon dans lequel glisse le tendon du muscle long fibulaire ;
- une face médiale qui présente d'arrière en avant une surface articulée avec l'os naviculaire, une surface articulée avec l'os cunéiforme latéral et une zone rugueuse d'insertions ligamentaires ;
- une face latérale, marquée par le sillon dans lequel glisse le tendon du muscle long fibulaire.

Os cunéiformes
L'os **cunéiforme médial** s'articule :
- en arrière avec l'os naviculaire ;
- en avant avec le 1er métatarsien ;
- latéralement avec l'os cunéiforme intermédiaire par sa moitié postérieure et avec le 2e métatarsien par sa moitié antérieure.

Sa face médiale présente une saillie arrondie sur laquelle s'insère le tendon du muscle tibial antérieur.
L'os **cunéiforme intermédiaire** est plus court que les 2 autres cunéiformes. Il s'articule :
- en arrière avec l'os naviculaire ;
- en avant avec le 2e métatarsien ;
- en dedans avec l'os cunéiforme médial ;
- en dehors avec l'os cunéiforme latéral.

L'os **cunéiforme latéral** s'articule :
- en arrière avec l'os naviculaire ;
- en avant avec le 3e métatarsien ;
- latéralement avec l'os cuboïde.

Deux petites surfaces, latérale et médiale, s'articulent avec le 4e et le 2e métatarsiens, respectivement.

Métatarse
Il est formé par les 5 métatarsiens, numérotés de dedans en dehors, et comprenant chacun une base, un corps, un col et une tête.
Le 5e métatarsien participe à l'appui latéral de la plante du pied, et les 5 têtes des métatarsiens forment la zone d'appui antérieure.
Le 2e métatarsien est le plus long et constitue l'axe du pied.
La base du 5e métatarsien porte une tubérosité sur laquelle s'insère le tendon court fibulaire.
La tête du 1er métatarsien est en appui sur les 2 os sésamoïdes médial et latéral, inclus dans la capsule articulaire métatarsophalangienne.

> ### En clinique
> Marcher ou courir longtemps ou intensément (entraînement sportif) peut provoquer une fracture de fatigue du métatarse. La zone fissurée du métatarse est alors douloureuse au toucher et l'appui monopodal augmente la douleur. Le traitement est le repos.

Os des orteils
Les **phalanges** constituent le squelette des orteils. L'hallux est le 1er orteil, le plus médial, le quintus est le 5e orteil, le plus latéral.
L'hallux est constitué de 2 phalanges, proximale et distale. Les autres orteils comprennent chacun 3 phalanges, proximale, moyenne et distale. Les phalanges proximales et moyennes sont constituées par une base, un corps, un col et une tête. Les phalanges distales ont une base, un corps et une extrémité renflée aplatie à la face dorsale (en regard de l'ongle).

APPAREIL LOCOMOTEUR
MEMBRE INFÉRIEUR

Os sésamoïdes du pied
Ces petits os ovalaires sont inclus dans l'épaisseur de la capsule articulaire à la face plantaire de la 1re articulation métatarso-phalangienne. Leur face profonde est recouverte de cartilage articulaire, en rapport avec la partie plantaire de la tête du 1er métatarsien (fig. 10-151).

Arches du pied (fig. 10-152)
L'**arche médiale** est la plus concave et forme la voûte plantaire. Elle est constituée d'arrière en avant par le calcanéus, le talus, l'os naviculaire, les 3 os cunéiformes, et les 3 premiers métatarsiens. L'appui au sol se fait sous la tubérosité postérieure du calcanéus et sous les têtes des métatarsiens.
L'**arche latérale** est constituée d'arrière en avant par le calcanéus, le cuboïde, et les 2 derniers métatarsiens. Elle repose presque à plat sur le sol.

> **En clinique**
> Un excès de concavité de l'arche médiale définit un pied creux ; un défaut de concavité de l'arche médiale un pied plat.

L'**arche antérieure**, formée par les têtes de métatarsiens, est concave en bas et n'est présente qu'en l'absence d'appui. Lors de la mise en charge, et surtout à la fin de la phase d'appui du pas, au cours de l'impulsion, les 5 têtes métatarsiennes sont alignées et participent à l'appui.

▶ **10-151**
Métatarsiens et phalanges.
Vue dorsale.
© Drake 2015.

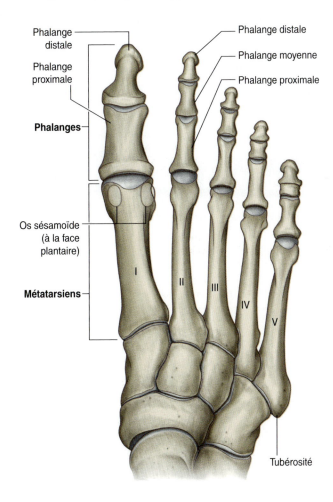

APPAREIL LOCOMOTEUR
MEMBRE INFÉRIEUR

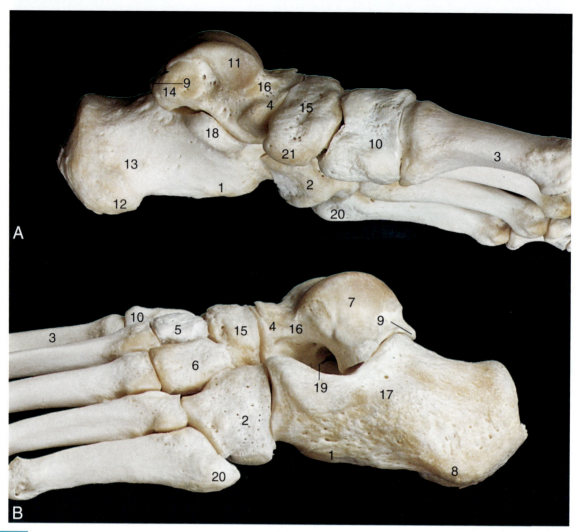

▶ 10-152

Os du pied gauche.
A) Vue médiale.
B) Vue latérale.
 1. Tubercule antérieur du calcanéus
 2. Cuboïde
 3. Premier métatarsien
 4. Tête du talus
 5. Cunéiforme intermédiaire
 6. Cunéiforme latéral
 7. Face malléolaire latérale du talus
 8. Processus latéral du calcanéus
 9. Tubercule latéral du talus
10. Cunéiforme médial
11. Face malléolaire médiale du talus
12. Processus médial du calcanéus
13. Face médiale du calcanéus
14. Tubercule médial du talus
15. Os naviculaire
16. Col du talus
17. Trochlée fibulaire du calcanéus
18. *Sustentaculum tali* du calcanéus
19. Sinus du tarse
20. Tubérosité de la base du 5e métatarsien
21. Tubérosité du naviculaire
© Abrahams 2014.

APPAREIL LOCOMOTEUR
MEMBRE INFÉRIEUR

Arthrologie

Articulation de la hanche

L'articulation coxo-fémorale est une articulation synoviale sphéroïde qui unit l'os coxal au fémur.

Surfaces articulaires

L'**acétabulum** de l'os coxal est une cavité sphéroïde de 50 mm de diamètre moyen orientée en dehors et un peu en avant (fig. 10-153) :
- la partie supérieure de son bord est saillante forme le limbe acétabulaire ;
- il comprend la surface articulaire semi-lunaire, en forme de croissant, autour de la fosse acétabulaire. Celle-ci est dépourvue de cartilage, plus profonde, et reçoit le ligament de la tête fémorale ;
- le ligament transverse de l'acétabulum passe en pont entre les 2 cornes, séparées par l'incisure acétabulaire.

Le **labrum acétabulaire**, anneau fibrocartilagineux, s'insère sur le limbe acétabulaire et sur le ligament transverse de l'acétabulum en regard de l'incisure acétabulaire. Triangulaire à la coupe, sa face périphérique donne insertion à la capsule et sa face profonde, articulaire, est en continuité avec le cartilage de la surface semi-lunaire (fig. 10-154).

La **tête fémorale** représente les 2/3 d'une sphère de 50 mm de diamètre, recouverte de cartilage sauf dans la partie postéro-médiale où la fossette de la tête fémorale reçoit l'insertion du ligament de la tête fémorale. La tête fémorale est orientée en dedans, en haut et en avant (fig. 10-155).

> **À noter**
>
> Le cartilage est plus épais au niveau de la partie supérieure de l'acétabulum et de la tête fémorale, zones de mise en charge maximale lors de l'appui au sol en position debout.

> **En clinique**
>
> La coxarthrose est la localisation la plus fréquente de l'arthrose.

Moyens d'union (fig. 10-154)

La **capsule articulaire** forme un manchon fibreux épais constitué par des fibres longitudinales, des fibres circulaires autour du col fémoral (la zone orbiculaire), et des fibres profondes récurrentes à la face inférieure du col (freins capsulaires). Elle s'insère :

▶ **10-153**
Fosse acétabulaire et ligament transverse de l'acétabulum.
© Drake 2017.

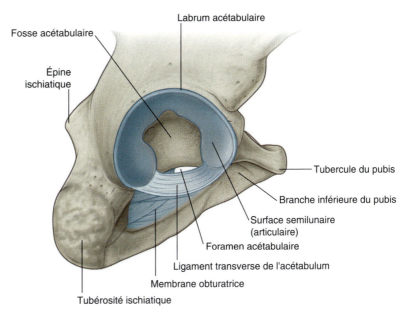

APPAREIL LOCOMOTEUR
MEMBRE INFÉRIEUR

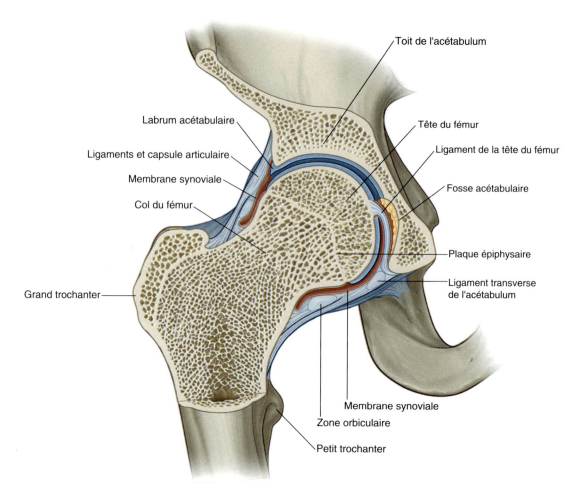

▶ 10-154
Coupe coronale de l'articulation de la hanche.
© Drake 2017.

- en dedans, sur le limbe acétabulaire et la face périphérique du labrum ;
- en dehors, sur le col du fémur, le long de la ligne inter-trochantérique en avant et sur le 1/3 latéral de la face postérieure.

> **À noter**
>
> De nombreuses branches artérielles pénètrent dans le col fémoral au niveau de l'insertion de la capsule et gagnent ensuite la tête fémorale. En cas de fracture du col fémoral (dite « fracture intra-capsulaire ») la tête fémorale ne reçoit plus ces afférences vasculaires, la petite artère du ligament de la tête fémorale ne peut assurer la suppléance et le risque de nécrose avasculaire conduit au remplacement de la tête fémorale par une prothèse.

La **membrane synoviale** couvre la portion du col contenue dans la cavité capsulaire, la face profonde de la capsule et entoure le ligament de la tête fémorale. Les freins capsulaires soulèvent des replis synoviaux.
Trois **ligaments** unissent chacune des pièces de l'os coxal au fémur et un 4e unit la tête fémorale à la fosse acétabulaire (fig. 10-156) :
- le ligament ilio-fémoral, inséré sur le sillon supra-acétabulaire, renforce la capsule en avant et se divise en 2 faisceaux :

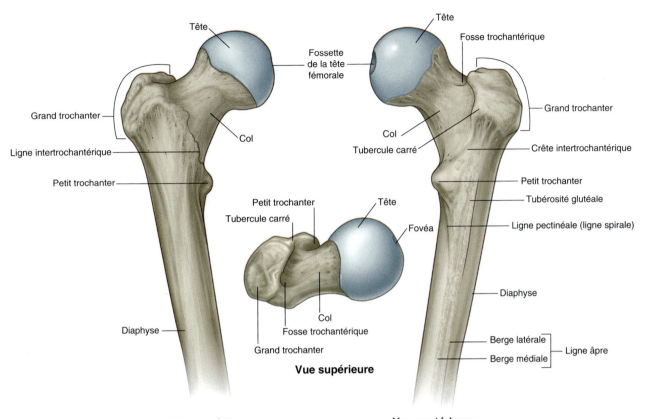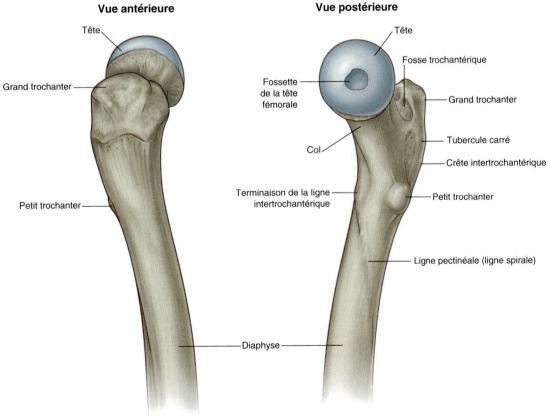

▶ 10-155
Extrémité proximale du fémur.
© Drake 2017.

APPAREIL LOCOMOTEUR
MEMBRE INFÉRIEUR

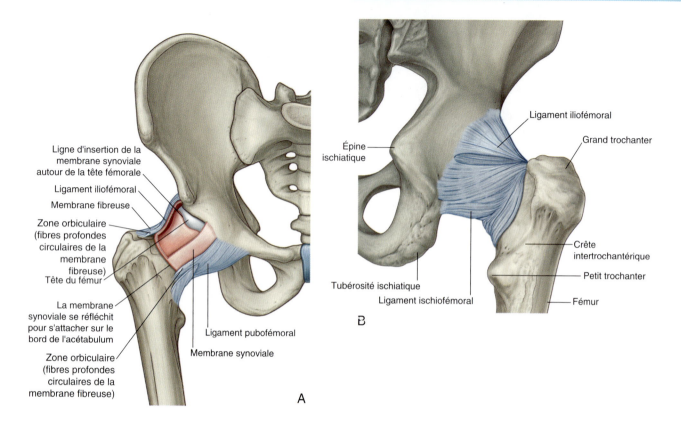
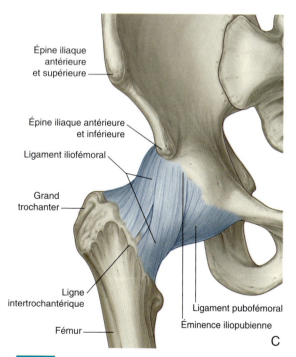

10-156
Articulation de la hanche : capsule et ligaments.
A) Capsule articulaire et membrane synoviale.
B) Ligament ischio-fémoral (vue postérieure).
C) Ligaments ilio-fémoral et pubo-fémoral (vue antérieure).
© Drake 2017.

- supérieur, presque horizontal, fixé sur la partie supérieure de la ligne inter-trochantérique,
- inférieur, oblique, croise la face antérieure de la capsule et se termine sur la partie inférieure de la ligne inter-trochantérique, juste au-dessus du petit trochanter ;
- le ligament pubo-fémoral naît de l'éminence ilio-pubienne, croise la partie antéro-inférieure de la capsule et se termine sur la partie inférieure de la ligne inter-trochantérique au contact du précédent ;
- le ligament ischio-fémoral s'insère sur le bord postérieur de l'ischion, au-dessus de la tubérosité ischiatique et sur la portion postéro-inférieure du limbe acétabulaire. Les fibres se regroupent et se dirigent en dehors pour se terminer sur la fosse trochantérique ;
- le ligament de la tête fémorale s'insère dans la fosse acétabulaire, entre les cornes de la surface semi-lunaire, et sur le ligament transverse de l'acétabulum. Il se dirige en dehors et un peu en arrière et se fixe dans la fossette de la tête fémorale. Il porte en son épaisseur l'artère du ligament de la tête fémorale dont le territoire de vascularisation est limité à la partie de la tête fémorale voisine de la fossette ;
- le ligament transverse de l'acétabulum, tendu entre les cornes antérieure et postérieure de la surface articulaire de l'acétabulum, ferme l'incisure acétabulaire (fig. 10-157).

Tous les muscles qui entourent la hanche en sont des moyens d'union actifs.

Bourses synoviales péri-articulaires

Plusieurs bourses synoviales séparent l'articulation de la hanche des muscles qui l'entourent :
- en avant, la bourse du muscle ilio-psoas ;
- latéralement à la face supérieure de la capsule, celle des muscles petit et moyen fessiers ;
- en arrière, celle des muscles piriforme et obturateur externe.

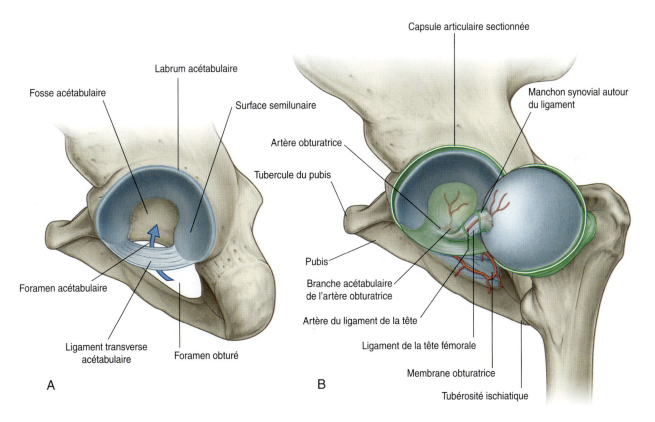

▶ 10-157
Articulation de la hanche.
Ligament de la tête fémorale. La tête du fémur a été mise en rotation latérale en dehors de l'acétabulum pour montrer le ligament.
© Drake 2015.

APPAREIL LOCOMOTEUR
MEMBRE INFÉRIEUR

> ### En clinique
> Ces bourses peuvent communiquer avec la cavité synoviale de l'articulation coxo-fémorale et être le siège d'épanchement ou de synovites (« bursites »).

Vascularisation et innervation

L'articulation coxo-fémorale reçoit des branches de l'artère obturatrice, des artères circonflexes fémorales médiale et latérale (branches de l'artère profonde de la cuisse), et des artères glutéales supérieure et inférieure (branches de l'artère iliaque interne) (fig. 10-157 et 10-158).
Elle est innervée par des rameaux des nerfs ischiatique, obturateur et fémoral.

Anatomie fonctionnelle
Contraintes appliquées
Contraintes statiques (fig. 10-159) :
- en orthostatisme, la répartition de la contrainte gravitaire (liée au poids du corps) est améliorée par la profondeur de la cavité acétabulaire, liée au développement du limbe acétabulaire dans la partie supérieure. L'angle de « couverture » de la tête fémorale (30° chez l'adulte) est majoré par la présence du labrum qui augmente encore la surface de contact ;

> ### En clinique
> La dysplasie de l'acétabulum est responsable de la luxation congénitale de hanche : l'insuffisance de développement de la partie supérieure de l'acétabulum ne permet pas de maintenir la tête fémorale dans la cavité acétabulaire, ce qui autorise sa luxation progressive.

▶ **10-158**
Articulation de la hanche : structure et vascularisation artérielle.
Vascularisation artérielle de l'articulation de la hanche.
© Drake 2017.

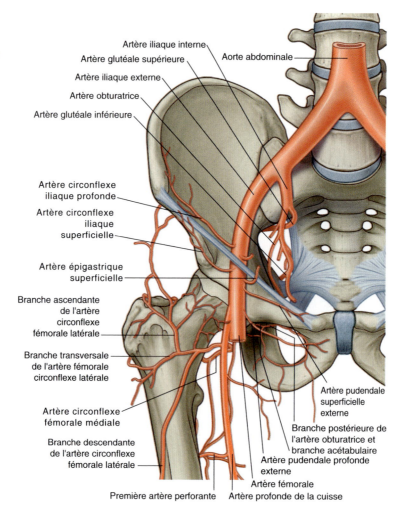

APPAREIL LOCOMOTEUR
MEMBRE INFÉRIEUR

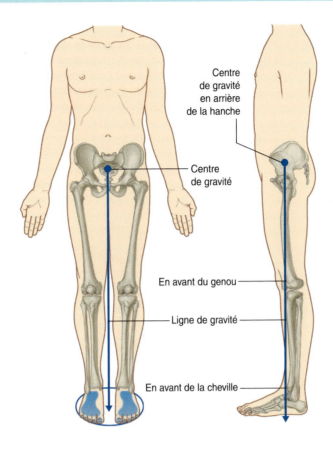

▶ 10-159
Centre et ligne de gravité.
© Drake 2015.

- expérimentalement, après avoir sectionné tous les tendons, la partie latérale de la capsule et la zone orbiculaire, il n'est pas possible de luxer la tête fémorale hors de l'acétabulum tant qu'une perforation capsulaire n'a pas été faite pour faire entrer de l'air dans la cavité. Cet effet de vide contribue au maintien des surfaces articulaires en bonne position.

Contraintes dynamiques : au cours de la marche, l'équilibre pelvien lors de l'appui monopodal, nécessite l'égalité des moments des forces, définis par le produit de l'intensité des forces par la distance au point d'application :
- moment d'abduction : la force F_M développée par les abducteurs de la hanche (moyen et petit fessiers, tenseur du fascia lata) est multipliée par la longueur du bras de levier latéral formé par l'extrémité supérieure du fémur, entre le grand trochanter et le centre de la tête fémorale (d);
- moment gravitaire : le centre de gravité du corps est assimilé au centre de la vertèbre S2. La force F_P liée au poids du corps déduit du segment sous-jacent en appui, s'applique à la distance 3d du centre de la tête fémorale (bras de levier médial);
- le maintien du pelvis à l'horizontale nécessite l'égalité des moments d'abduction et gravitaire ($F_M.d = F_P.3d$), dont résultent que :
  - la force développée par les abducteurs de la hanche est 3 fois supérieure au poids du corps,
  - la tête fémorale subit 4 fois le poids du corps (déduit du poids du segment de membre porteur) à chaque appui : d'une part elle porte le corps, d'autre part elle se voit appliquer par les abducteurs une force équivalente à 3 fois le poids du corps.

En clinique

Le poids du patient est un élément majeur du risque de coxarthrose.
Le morphotype fémoral en « coxa valga », lié à la verticalisation du col fémoral (angle cervico-diaphysaire > 130°), diminue le bras de levier latéral et augmente les contraintes articulaires : la coxa valga majore également le risque de coxarthrose.

APPAREIL LOCOMOTEUR
MEMBRE INFÉRIEUR

Mécanique articulaire

L'articulation coxo-fémorale possède 3 degrés de liberté. Le centre des mouvements est assimilé au centre de la tête fémorale ; l'axe de chaque mouvement passe par celui-ci (fig. 10-160 ; tableau 10-23). La combinaison de ces mouvements isolés réalise une circumduction (mouvement circulaire).

Lors de la marche, la phase oscillante du pas s'accompagne d'une flexion de hanche qui porte le membre inférieur vers l'avant, et la phase portante d'une extension de hanche nécessaire à la propulsion.

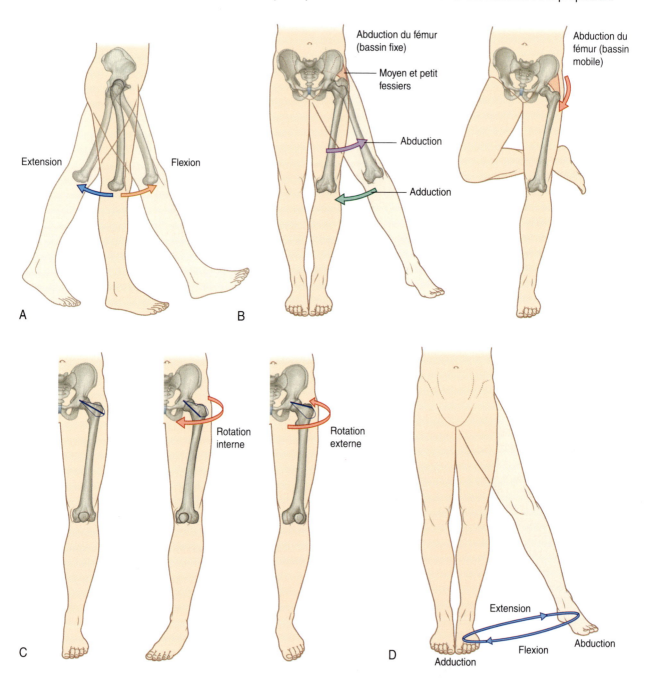

▶ 10-160
Mouvements de la hanche.
A) Flexion et extension.
B) Abduction et adduction.
C) Rotation externe et interne.
D) Circumduction.
© Drake 2015.

APPAREIL LOCOMOTEUR
MEMBRE INFÉRIEUR

Tableau 10-23. Mouvements de la hanche.

Plan et axe	Mouvement	Amplitudes	Freins	Muscles	Nerf
• plan sagittal, axe horizontal	Flexion	• 90° si genou en extension • 120° si genou en flexion (détente des ischio-jambiers)	• ligament ischio-fémoral	• ilio-psoas • tenseur du fascia lata	• fémoral (L2-L4) • glutéal supérieur (L4-S1)
	Extension	15° à 20°	• ligament Ilio- et pubo-fémoral	• grand fessier • ischio-jambiers	• glutéal inférieur (L5-S2) • ischiatique (L3-S4)
• plan frontal, axe vertical	Abduction	45°	• ligament pubo-fémoral et ischio-fémoral	• moyen et petit fessiers • tenseur du fascia lata	• glutéal supérieur (L4-S1)
	Adduction	• 20°, limitée par la cuisse opposée • 30° en croisant (flexion associée)	• capsule supérieure	• pectiné • court adducteur • long adducteur • gracile • grand adducteur	• obturateur (L2-L4) • ischiatique (L3-S4)
• plan transversal, axe vertical oblique par le centre de la tête fémorale et du genou : axe mécanique du fémur	Rotation latérale	45°	• ligament ilio-fémoral et pubo-fémoral	• pelvi-trochantériens • grand fessier • adducteurs • ilio-psoas	• rameaux du plexus sacral • glutéal inférieur (L2-S1) • obturateur (L2-L4) • fémoral (L2-L4)
	Rotation médiale	35°	• ligament ischio-fémoral	• moyen et petit fessiers • tenseur du fascia lata	• glutéal supérieur (L4-S1)

Articulation du genou

L'articulation du genou est de type synoviale et unit le fémur, le tibia et la patella. Elle comprend :
- l'articulation fémoro-tibiale, bicondylaire ;
- l'articulation fémoro-patellaire, gynglime.

Surfaces articulaires (fig. 10-161)

La **surface patellaire du fémur** est à la face antérieure de l'épiphyse distale du fémur. Elle a une forme de diabolo avec une dépression médiane verticale qui sépare la surface latérale, plus saillante, de la surface médiale. Elle est en continuité avec les surfaces articulaires des condyles. Les **surfaces des condyles fémoraux** sont étendues d'avant en arrière, de rayon de courbure décroissant dans cette direction. Les surfaces condylaires médiale et latérale sont séparées par la fosse inter-condylaire.

La **surface fémorale de la patella** est à la face postérieure de celle-ci et présente une crête mousse verticale qui sépare les surfaces médiale et latérale. Elle répond à la surface patellaire du fémur.

Les **surfaces supérieures du tibia** sont situées à la face supérieure des condyles du tibia, recouvertes de cartilage épais :
- la surface médiale est concave, ovalaire à grand axe antéro-postérieur, et se relève sur le tubercule inter-condylaire médial ;
- la surface latérale est plane voire légèrement convexe dans son grand axe antéro-postérieur, et se relève sur le tubercule inter-condylaire latéral.

Les **ménisques** médial et latéral sont des fibrocartilages interposés entre les surfaces articulaires des condyles du fémur et du tibia. Triangulaires à la coupe, ils présentent :
- une face périphérique adhérente à la face profonde de la capsule articulaire ;
- une face supérieure concave adaptée à la convexité du condyle fémoral ;
- une face inférieure presque plane adaptée à la surface articulaire tibiale.

Le ménisque médial est en forme de « C » ouvert ; le ménisque latéral est en forme de « O » plus fermé.

APPAREIL LOCOMOTEUR
MEMBRE INFÉRIEUR

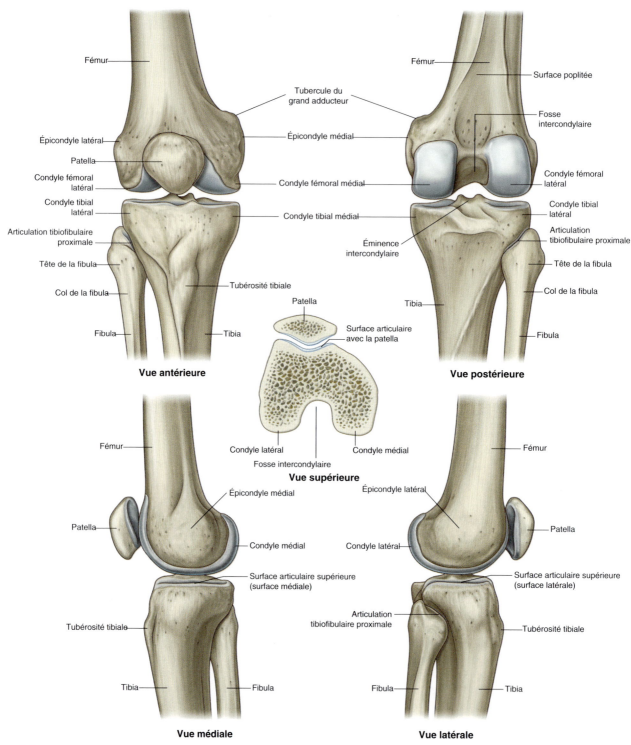

▶ 10-161
Surfaces articulaires du genou.
© Drake 2017.

APPAREIL LOCOMOTEUR
MEMBRE INFÉRIEUR

À noter
Pour se souvenir de la forme des ménisques, il suffit de penser à la marque CItrOËn : C Interne (ou médial), O Externe (ou latéral) (fig. 10-162).

Les ménisques s'insèrent de part et d'autre de l'éminence inter-condylaire :
- par leurs cornes antérieures sur l'aire inter-condylaire antérieure du tibia ;
- par leurs cornes postérieures sur l'aire inter-condylaire postérieure.

Ils sont unis en avant par le ligament transverse du genou (fig. 10-163).
Dans sa partie postérieure, le ménisque médial est uni au fémur par le ligament ménisco-fémoral, et au tibia par le ligament ménisco-tibial, qui épaississent la capsule.

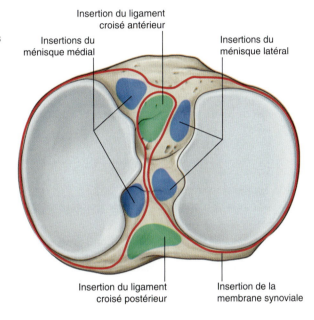

▶ **10-162**
Insertions des ménisques, des ligaments croisés et de la membrane synoviale sur le tibia droit.
Vue supérieure.
© Drake 2017.

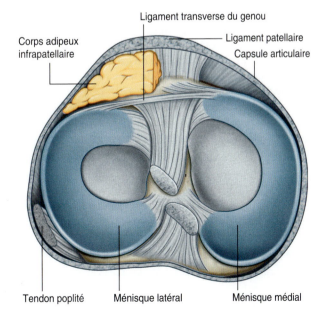

▶ **10-163**
Ménisques de l'articulation du genou.
Vue supérieure.
© Drake 2015.

APPAREIL LOCOMOTEUR
MEMBRE INFÉRIEUR

Moyens d'union

La **capsule articulaire** s'insère (fig. 10-164) :
- sur le fémur :
  - en avant, le long des bords médial et latéral de la surface patellaire. Elle s'en éloigne au-dessus de cette surface,
  - en dedans et en dehors, le long des surfaces cartilagineuses des condyles. Elle présente latéralement un hiatus pour le tendon poplité,
  - en arrière, dans la fosse inter-condylaire, autour des ligaments croisés ;
- sur la patella, autour de la surface articulaire ;
- sur le tibia, à 5 mm des bords des surfaces cartilagineuses.

Elle unit en avant la face postérieure de la patella au bord antérieur de l'épiphyse tibiale proximale. En arrière, elle est très épaisse et forme les coques condylaires. La coque condylaire médiale porte une zone calcifiée, la fabella.

La **membrane synoviale** tapisse toutes les zones osseuses et capsulaires dépourvues de cartilage articulaire. La partie supérieure de la cavité forme le cul-de-sac supra-patellaire (fig. 10-165).

Les **ligaments** sont essentiels pour la stabilité du genou en raison des fortes contraintes auxquelles il est soumis. Ils comprennent un groupe profond (2 ligaments croisés qui forment un pivot central), un groupe périphérique (2 ligaments collatéraux) et le ligament patellaire :
- les ligaments croisés occupent la région inter-condylaire (fig. 10-163) :
  - le ligament croisé antérieur :
    - naît de la face médiale du condyle fémoral latéral, sur le versant latéral de la fosse inter-condylaire,
    - se dirige en bas et en avant,
    - s'insère sur l'aire inter-condylaire antérieure, entre les insertions des cornes antérieures des ménisques,
  - le ligament croisé postérieur :
    - naît de la face latérale du condyle fémoral médial, sur le versant médial de la fosse inter-condylaire,
    - se dirige en bas et un peu en arrière,
    - se termine sur l'aire inter-condylaire postérieure, entre les insertions des cornes postérieures des ménisques, en dépassant sur la face postérieure de l'épiphyse tibiale (fig. 10-166) ;
- les ligaments collatéraux comprennent 2 ligaments principaux et des faisceaux associés (fig. 10-167 et 10-168) :
  - le ligament collatéral tibial du genou épaissit la capsule et :
    - naît de l'épicondyle médial du fémur,
    - se dirige en bas et en avant,
    - s'insère sur la partie proximale de la face médiale de l'épiphyse tibiale proximale,
    - est renforcé en arrière par 2 petits faisceaux accessoires, ménisco-fémoral et ménisco-tibial,
  - le ligament collatéral fibulaire du genou est extra-capsulaire et :
    - naît de l'épicondyle latéral du fémur,
    - se dirige en bas et en arrière,
    - s'insère sur la surface antéro-latérale de la tête fibulaire (en avant du tendon du biceps fémoral),

En clinique

Les lésions ligamentaires du genou sont consécutives à des mécanismes d'entorse. Tous les stades de gravité des entorses peuvent être observés, depuis l'entorse bénigne du ligament collatéral tibial jusqu'à l'entorse grave avec rupture ligamentaire complète. Ces lésions sont le plus souvent des conséquences d'accidents sportifs (ex. : ski) ou parfois sont associées à des accidents de la voie publique (moto, voiture).

Les ligaments les plus souvent touchés sont le ligament collatéral tibial (footballeurs) puis le ligament croisé antérieur.

APPAREIL LOCOMOTEUR
MEMBRE INFÉRIEUR

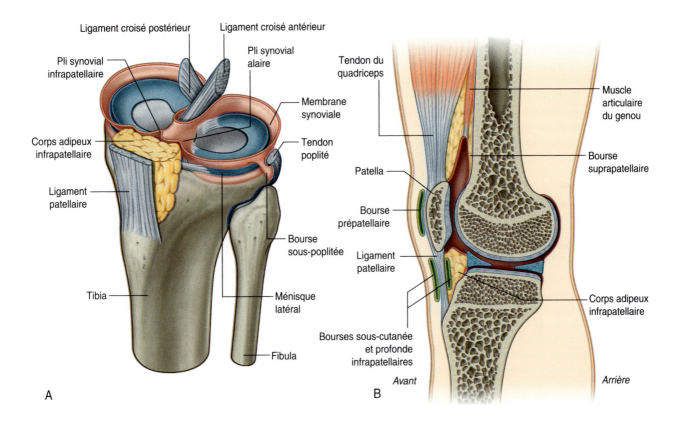

▶ **10-164**
Membrane synoviale de l'articulation du genou et bourses séreuses associées.
A) Vue supéro-latérale ; patella et fémur non visibles.
B) Section sagittale du genou.
© Drake 2015.

- le ligament poplité arqué : il naît de l'apex de la tête fibulaire, se dirige en haut et se divise en :
  - un faisceau vertical qui s'insère sur la coque condylaire latérale,
  - un faisceau arciforme qui entoure le hiatus du tendon du muscle poplité,
- le ligament poplité oblique est formé par une expansion tendineuse récurrente du tendon du semi-membraneux, orientée en dehors et en haut, qui se termine en s'évasant sur la coque condylaire latérale en regard du faisceau vertical du ligament poplité arqué,
- le ligament patellaire :
  - naît de l'apex de la patella,
  - se dirige en bas et un peu en dehors,
  - s'insère sur la tubérosité tibiale,
  - est séparé de la surface osseuse antérieure de l'épiphyse tibiale proximale par le corps adipeux du genou, triangulaire,
- les rétinaculums patellaires médial et latéral :
  - naissent des bords médial et latéral de la patella,
  - s'insèrent sur les épicondyles médial et latéral du fémur,
- les ligaments ménisco-patellaires médial et latéral :
  - naissent de la partie inférieure des bords médial et latéral de la patella,
  - se dirigent en dedans, pour le médial, et en dehors, pour le latéral,
  - se terminent sur la capsule articulaire en regard de la face périphérique du ménisque correspondant,
  - maintiennent la position de la patella en hauteur,
  - les expansions des aponévroses des muscles vastes médial et latéral, formées de fibres directes qui se terminent sur la crête oblique du tibia sous-jacente, et de fibres croisées qui passent obliquement devant le ligament patellaire et se fixent sur la crête oblique du tibia opposée.

Tous les muscles qui entourent le genou en sont des moyens d'union actifs (fig. 10-169).

APPAREIL LOCOMOTEUR
MEMBRE INFÉRIEUR

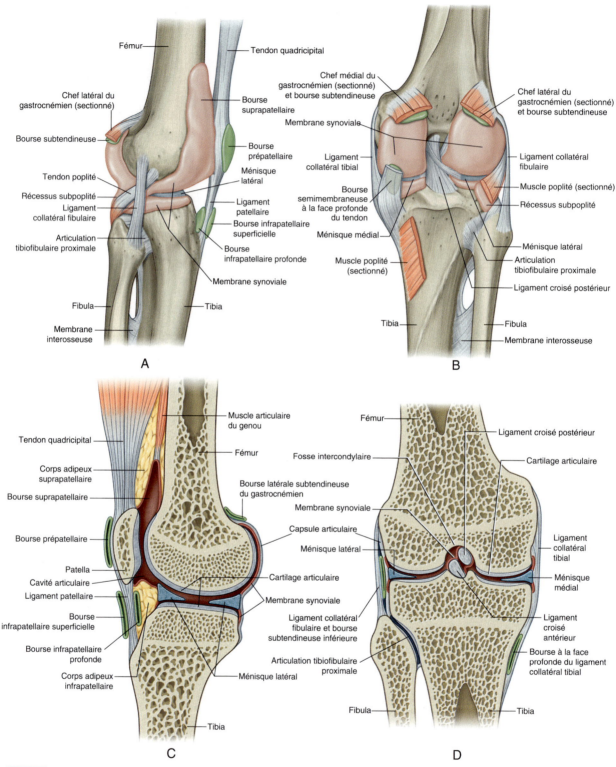

▶ 10-165
Genou : bourse et capsule.
A) Vue latérale.
B) Vue postérieure.
C) Coupe paramédiane de l'articulation du genou.
D) Coupe coronale de l'articulation du genou (vue antérieure).
© Drake 2017.

APPAREIL LOCOMOTEUR
MEMBRE INFÉRIEUR

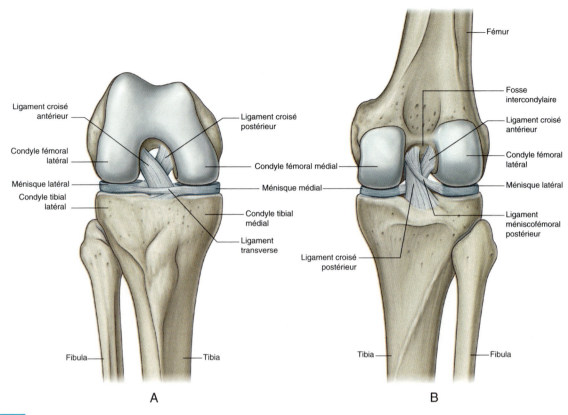

▶ 10-166
Ménisques et ligaments croisés.
A) Vue antérieure (genou fléchi).
B) Vue postérieure.
© Drake 2017.

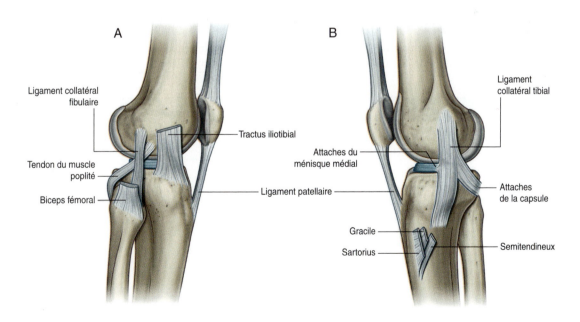

▶ 10-167
Ligaments collatéraux du genou.
A) Vue latérale.
B) Vue médiale.
© Drake 2015.

APPAREIL LOCOMOTEUR
MEMBRE INFÉRIEUR

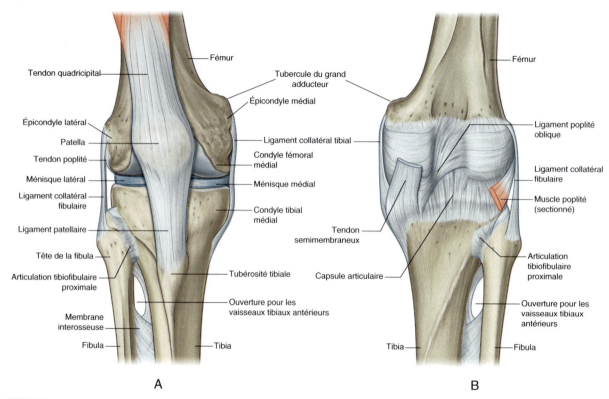

▶ 10-168
Ligaments du genou.
A) Vue antérieure.
B) Vue postérieure.
© Drake 2017.

> ### À noter
> La fibula ne participe pas directement à l'articulation du genou mais joue un rôle important dans la stabilisation de l'articulation du fait des insertions ligamentaires.

> ### En clinique
> Les fibres des ligaments croisés et les fibres des insertions méniscales sont intriquées, ce qui explique la fréquence des lésions associées.

Bourses synoviales péri-articulaires
En arrière, la bourse sub-poplitée communique fréquemment avec la cavité articulaire. Des bourses séparent la face périphérique de la capsule des tendons voisins.

Vascularisation et innervation
Les artères sont des branches de l'artère poplitée qui contribuent à la constitution d'un cercle artériel péri-articulaire du genou (fig. 10-170).
L'innervation provient des rameaux des nerfs obturateur, tibial, fibulaire commun et fémoral.

Anatomie fonctionnelle
Lors de l'appui monopodal statique, le genou subit des contraintes verticales médiales liées au poids du corps, et des contraintes verticales latérales d'équilibration.

APPAREIL LOCOMOTEUR
MEMBRE INFÉRIEUR

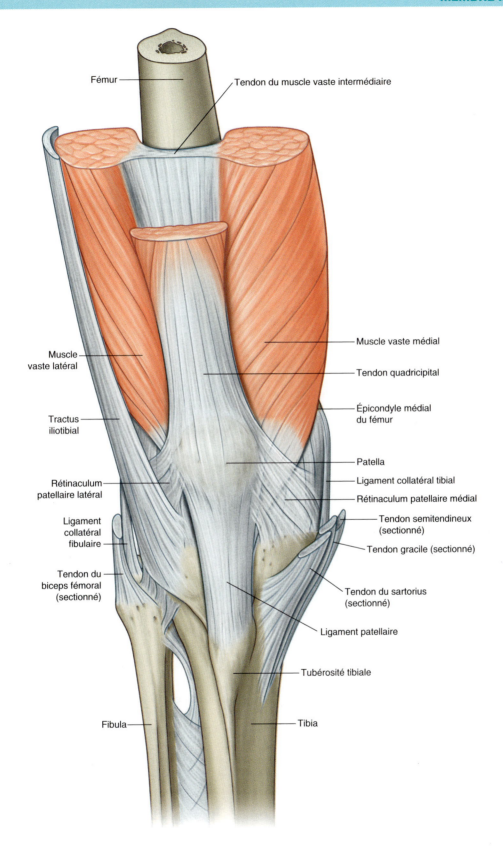

▶ 10-169
Capsule articulaire du genou et structures en rapport.
Vue antérieure.
© Drake 2017.

APPAREIL LOCOMOTEUR
MEMBRE INFÉRIEUR

▶ **10-170**
Anastomoses artérielles autour du genou.
Vue antérieure.
© Drake 2017.

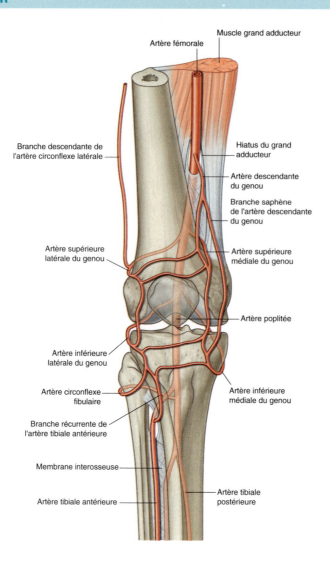

> ### À noter
> Les contraintes majeures sont gravitaires : le « vecteur poids » est médial par rapport au centre du genou, ce qui explique l'essentiel de la mise en charge (et donc de l'usure cartilagineuse) sur la partie fémoro-tibiale médiale.

Éléments de stabilité

Lors de la marche, la succession des appuis monopodaux au sol nécessite que le genou soit stable dans les 3 plans de l'espace :
- la stabilité sagittale est assurée passivement par les ligaments croisés et activement par les muscles quadriceps et ischio-jambiers (fig. 10-171) ;
- la stabilité frontale est assurée passivement par les ligaments collatéraux et activement par le tenseur du fascia lata via le tractus ilio-tibial en dehors, et les muscles de la patte d'oie en dedans ;
- la stabilité transversale ou rotatoire est assurée par tous les moyens d'union capsulaires et ligamentaires, ménisques et musculaires.

APPAREIL LOCOMOTEUR
MEMBRE INFÉRIEUR

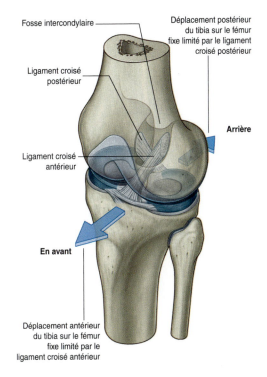

▶ **10-171**
Ligaments croisés du genou. Vue antéro-supéro-latérale.
© Drake 2015.

> ### À noter
> Le verrouillage du genou est obtenu passivement ou en position debout en extension et rotation latérale de la jambe : les ligaments du genou sont tendus et neutralisent les mouvements. Dès le début de la flexion, le genou est plus vulnérable (fig. 10-172).

Mécanique articulaire
Articulation bi-condylaire à 1 degré de liberté, le genou permet des mouvements d'extension et de flexion. La détente progressive des formations périphériques au cours de la flexion autorise des mouvements de faible amplitude rotatoires (plan axial) et angulaires (plan frontal).
Flexion et extension (fig. 10-173) : la position de référence anatomique est l'extension (0°). Au cours de la flexion, la courbure des condyles fémoraux diminue d'avant en arrière et l'axe véritable de flexion se déplace sur une ligne spirale (succession d'axes de rotation instantanés). L'axe résultant de flexion est assimilé à la droite unissant les 2 épicondyles fémoraux.
- déplacement des surfaces articulaires : en début de flexion, les condyles fémoraux roulent vers l'arrière sur les ménisques et les condyles tibiaux. Le ligament croisé antérieur retient les condyles et transforme leur mouvement en glissement. Inversement, lors de l'extension à partir de la position fléchie, les condyles fémoraux roulent vers l'avant et le ligament croisé postérieur provoque le glissement.

> ### En clinique
> La recherche d'une lésion d'un ligament croisé se fait par l'examen d'une mobilité anormale du tibia par rapport au fémur dans le plan sagittal :
> - un « tiroir antérieur » observé par traction du tibia d'arrière en avant traduit la rupture du ligament croisé en arrière ;
> - un « tiroir postérieur » observé par pression d'avant en arrière sur le tibia traduit la rupture du ligament croisé postérieur.

APPAREIL LOCOMOTEUR
MEMBRE INFÉRIEUR

▶ **10-172**
Mécanisme de
« verrouillage » du genou.
© Drake 2015.

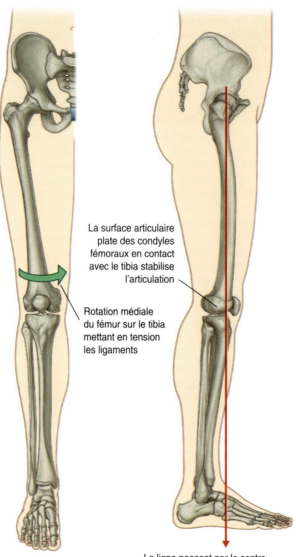

La surface articulaire plate des condyles fémoraux en contact avec le tibia stabilise l'articulation

Rotation médiale du fémur sur le tibia mettant en tension les ligaments

La ligne passant par le centre de gravité est en avant de l'articulation du genou et assure une extension passive

▶ **10-173**
Extension et flexion du genou.
© Drake 2015.

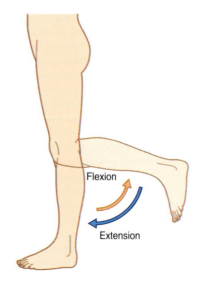

- déplacement des ménisques : ils glissent un peu vers l'arrière au cours de la flexion, entraînés par les condyles fémoraux, le recul du ménisque latéral est un peu plus marqué.

En clinique

Le déplacement des ménisques en arrière explique les lésions méniscales qui peuvent survenir par écrasement postérieur lors du passage rapide de la position fléchie à l'extension (relèvement brutal d'une position accroupie, « shoot dans le vide » du footballeur).

- déplacement de la patella (tableau 10-24). Lors du glissement de la patella sur la surface patellaire du fémur, les contraintes appliquées sont :
  - dans le plan sagittal, la force résultante de la traction du muscle quadriceps vers le haut et de la résistance du ligament patellaire vers le bas est une force de compression dont l'intensité croît avec l'amplitude de flexion,
  - dans le plan frontal, l'angle Q entre l'axe du quadriceps et l'axe du ligament patellaire, ouvert en dehors, provoque une force de translation latérale, à laquelle s'opposent :
    - le versant latéral de la surface articulaire du fémur, plus développé,
    - la mise en tension du rétinaculum patellaire médial et du ligament ménisco-patellaire médial,
    - la faible rotation médiale du tibia par rapport au fémur en début de flexion (diminution de l'angle Q).

Les **rotations médiale et latérale** apparaissent en flexion. Leur axe est la ligne droite qui joint l'aire inter-condylaire au centre de la surface articulaire inférieure du tibia. Sur un genou fléchi à 90° :
- la rotation latérale a une amplitude de 40°, sous l'action du biceps fémoral ;
- la rotation médiale est de 30°, sous l'action des muscles poplité, semi-tendineux et accessoirement, sartorius et gracile.

À noter

La courbure plus faible du condyle fémoral médial explique une rotation médiale automatique en début de flexion et une rotation latérale automatique à la fin de l'extension.

En clinique

Pour évaluer cette mobilité rotatoire, vous mesurerez le déplacement du pied en dehors et en dedans chez vos patients genou fléchi et en suspension.

Tableau 10-24. Mouvements de flexion et d'extension du genou.

Mouvement	Amplitudes	Freins	Muscles	Nerfs
Extension	• 0° • sujets laxes : hyperextension 5° à 10°	• passifs : - capsule postérieure - ligament croisé postérieur • actifs : tension des ischio-jambiers	• quadriceps • tenseur du fascia lata (accessoire, via le tractus ilio-tibial)	• fémoral (L2-L4) • glutéal supérieur (L4-S1)
Flexion	• passive : 140° (assis sur les talons) • active : - 120° si hanche en extension - 130° si hanche en flexion	• passifs : capsule antérieure • actifs : tension du quadriceps et du ligament. patellaire	• semi-tendineux • semi-membraneux • biceps fémoral • accessoirement : sartorius, poplité, gastrocnémien, plantaire	• ischiatique (L4-S3)

APPAREIL LOCOMOTEUR
MEMBRE INFÉRIEUR

Dans le plan frontal, l'axe mécanique du membre inférieur est la droite qui unit le centre de la tête fémorale, le tubercule inter-condylaire médial du tibia et le centre de la surface articulaire inférieure du tibia. Cet axe rectiligne désigne le genou axé et il existe un genu valgum physiologique, entre cet axe et l'axe diaphysaire du fémur, avec un angle ouvert en dehors, de l'ordre de 170°. Le genu varum, constitutionnel ou acquis, désigne la déviation en dedans de l'axe du tibia.

> **En clinique**
>
> À l'examen du genou sain en extension, il n'y a pas de mouvement passif en valgus ou en varus (laxité frontale nulle). Après 15 à 20° de flexion, la détente partielle des ligaments collatéraux rend possible quelques degrés de laxité dans le plan frontal.

> **En clinique**
>
> L'examen du genou traumatisé précise le mécanisme de la chaîne des lésions et fait l'inventaire des lésions des structures exposées ci-dessus. Par exemple, lors d'un impact postéro-latéral sur le genou d'un footballeur déjà en flexion, le valgus exagéré peut :
> - rompre le ligament collatéral tibial (laxité frontale) ;
> - désinsérer le ménisque médial de la capsule arrachée (lésion méniscale) ;
> - rompre le ligament croisé antérieur (laxité sagittale).
>
> L'examinateur recherche une laxité anormale en rotation sur le genou étendu et fléchi (laxité rotatoire).

Lors de la marche :
- à la phase oscillante, l'extension du genou porte la jambe et le pied en avant, jusqu'à la prise d'appui au sol qui se fait genou en extension ;
- à la fin de la phase d'appui, la flexion du genou accompagne le décollement du talon.

Articulations de la jambe

Le cadre osseux de la jambe est maintenu par les structures qui unissent le tibia et la fibula : les articulations tibio-fibulaires proximale et distale, aux extrémités, et la membrane interosseuse entre les diaphyses.

Articulation tibio-fibulaire proximale

C'est une articulation synoviale plane qui unit les épiphyses proximales du tibia et de la fibula (fig. 10-174).

Les **surfaces articulaires** sont ovalaires, recouvertes de cartilage articulaire :
- la surface fibulaire du tibia est sur la face postéro-latérale du condyle latéral du tibia et regarde en arrière, en bas et en dehors ;
- la surface tibiale de la tête fibulaire est sur la face médiale de la tête et regarde en haut, en avant et en dedans.

Les **moyens d'union** comprennent (fig. 10-175) :
- une capsule articulaire, insérée au pourtour des surfaces cartilagineuses ;
- une membrane synoviale. La cavité articulaire ainsi délimitée peut communiquer avec la cavité articulaire du genou ;
- des ligaments fixés de part et d'autre de l'articulation, les ligaments antérieur et postérieur de la tête fibulaire.

Sa vascularisation est assurée par de petites branches des artères récurrentes tibiales antérieure et postérieure ; son innervation provient des rameaux du nerf fibulaire commun qui chemine au contact du col fibulaire.

Elle est le siège de petits mouvements de glissement qui accompagnent les mouvements de l'extrémité distale de la fibula (cf. infra).

APPAREIL LOCOMOTEUR
MEMBRE INFÉRIEUR

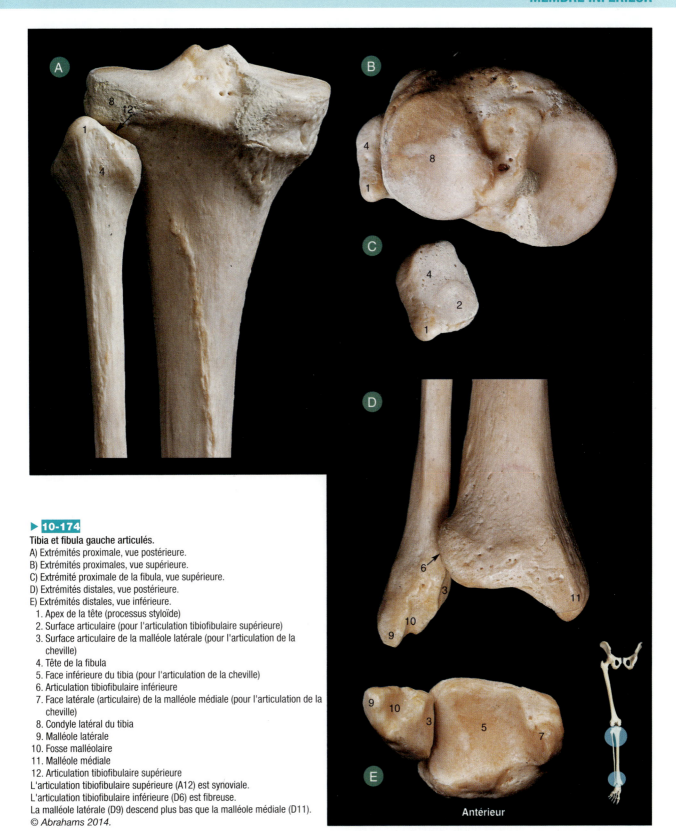

▶ 10-174
Tibia et fibula gauche articulés.
A) Extrémités proximale, vue postérieure.
B) Extrémités proximales, vue supérieure.
C) Extrémité proximale de la fibula, vue supérieure.
D) Extrémités distales, vue postérieure.
E) Extrémités distales, vue inférieure.
1. Apex de la tête (processus styloïde)
2. Surface articulaire (pour l'articulation tibiofibulaire supérieure)
3. Surface articulaire de la malléole latérale (pour l'articulation de la cheville)
4. Tête de la fibula
5. Face inférieure du tibia (pour l'articulation de la cheville)
6. Articulation tibiofibulaire inférieure
7. Face latérale (articulaire) de la malléole médiale (pour l'articulation de la cheville)
8. Condyle latéral du tibia
9. Malléole latérale
10. Fosse malléolaire
11. Malléole médiale
12. Articulation tibiofibulaire supérieure
L'articulation tibiofibulaire supérieure (A12) est synoviale.
L'articulation tibiofibulaire inférieure (D6) est fibreuse.
La malléole latérale (D9) descend plus bas que la malléole médiale (D11).
© Abrahams 2014.

APPAREIL LOCOMOTEUR
MEMBRE INFÉRIEUR

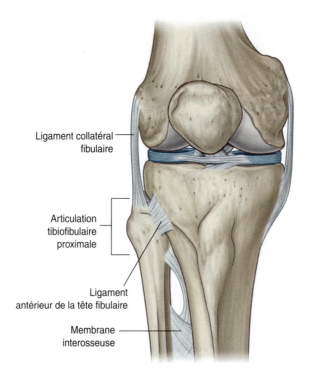

▶ 10-175
Articulation tibio-fibulaire.
© Drake 2015.

Membrane interosseuse crurale (fig. 10-176)

Cette épaisse membrane est tendue entre le bord latéral de la diaphyse tibiale et le bord médial de la diaphyse fibulaire. Elle sépare le compartiment antérieur et le compartiment postérieur de la jambe et délimite en haut un espace ostéo-fibreux qui livre passage à l'artère tibiale antérieure et à ses veines. En bas, elle présente un orifice qui livre passage à la branche perforante de l'artère fibulaire et ses veines.

La membrane interosseuse crurale a une double fonction :
- un rôle mécanique de maintien réciproque des 2 os de la jambe ;
- elle donne insertion aux muscles :
  - tibial antérieur, long extenseur des orteils, long extenseur de l'hallux et 3e fibulaire sur sa face antérieure,
  - tibial postérieur et long fléchisseur de l'hallux sur sa face postérieure.

Articulation tibio-fibulaire distale

La syndesmose tibio-fibulaire unit les épiphyses distales des os de la jambe et constitue un élément de stabilité essentiel pour l'articulation de la cheville.

Les **surfaces articulaires** sont rugueuses, dépourvues de cartilage hyalin :
- la surface tibiale de la fibula est convexe vers l'intérieur d'avant en arrière ;
- l'incisure fibulaire du tibia est concave vers l'extérieur d'avant en arrière, sur la face latérale de l'épiphyse distale du tibia.

Les **moyens d'union** sont :
- le ligament tibio-fibulaire antérieur, tendu du bord antérieur de l'incisure fibulaire au bord antérieur de la malléole latérale ;
- le ligament tibio-fibulaire postérieur, plus épais, entre le bord postérieur de l'incisure fibulaire et le bord postérieur de la malléole latérale ;
- le ligament tibio-fibulaire interosseux, formé de petits faisceaux ligamentaires tendus entre les 2 surfaces articulaires.

Elle est vascularisée par des branches des 3 artères destinées au pied : artères fibulaire, tibiale antérieure et tibiale postérieure. Elle est innervée par des rameaux des nerfs fibulaire profond et tibial.

C'est une articulation pratiquement immobile qui ne présente que quelques degrés de déplacement dans le plan transversal et dans le plan vertical en fonction de la position du pied :

APPAREIL LOCOMOTEUR
MEMBRE INFÉRIEUR

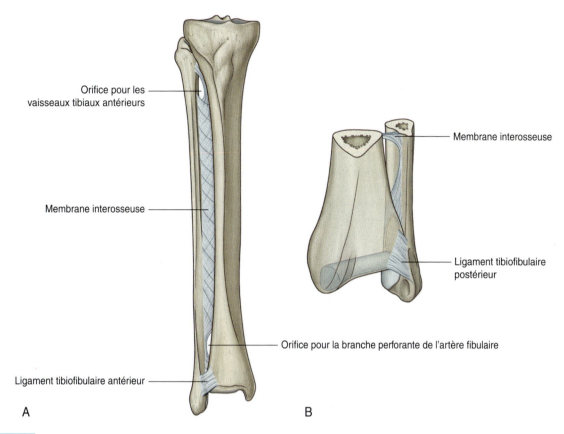

▶ 10-176
Membrane interosseuse.
A) Vue antérieure.
B) Vue postéro-médiale.
© Drake 2015.

- en extension de la cheville, la portion antérieure de la trochlée du talus, plus large, écarte la malléole latérale de 1 à 2 mm, et lui applique un très faible mouvement d'ascension et de rotation médiale ;
- en flexion, la portion postérieure de la trochlée du talus est plus étroite, et ne produit pas ce faible effet d'écartement des malléoles.

À noter
Ce maintien de la pince bi-malléolaire autour du talus est essentiel : l'écartement des malléoles, ou diastasis tibio-fibulaire, après lésions des ligaments tibio-fibulaires distaux souvent post traumatique, est un critère d'instabilité de cheville.

Articulations de la cheville et du pied

Articulation de la cheville
L'articulation talo-crurale est une synoviale de type ginglyme qui unit les extrémités distales des 2 os de la jambe au talus.

Surfaces articulaires
Elles sont recouvertes de cartilage articulaire.
La **surface inférieure du tibia** est quadrangulaire, à concavité sagittale, marquée par une crête médiane arrondie et recouverte de cartilage épais.

APPAREIL LOCOMOTEUR
MEMBRE INFÉRIEUR

La **surface de la malléole médiale** est en continuité avec la surface inférieure du tibia.
La **surface de la malléole** latérale est triangulaire à sommet inférieur.
La **trochlée du talus** comprend :
- la surface supérieure qui répond à la surface inférieure du tibia. Elle est :
  - recouverte de cartilage épais (2 mm),
  - plus large en avant qu'en arrière,
  - convexe vers le haut dans le plan sagittal,
  - concave vers le haut dans le plan frontal, marquée par un sillon médian qui répond à la crête de la surface tibiale ;
- la surface malléolaire latérale, triangulaire à sommet inférieur, à la face latérale du talus, qui répond à la malléole latérale ;
- la surface malléolaire médiale, en forme de virgule à grosse extrémité antérieure, qui répond à la malléole médiale.

Ces surfaces tibiales et fibulaire, solidarisées par les ligaments tibio-fibulaires distaux (cf. supra), forment une mortaise solide dans laquelle le talus est encastré (fig. 10-177).

Moyens d'union

La **capsule articulaire** est souple en avant et en arrière, insérée au pourtour des surfaces articulaires, sauf en avant où elle s'attache à la face supérieure du col du talus.
La **membrane synoviale** tapisse les zones dépourvues de cartilage, face profonde de la capsule et face supérieure du col du talus.
Les **ligaments** comprennent (fig. 10-178) :
- le ligament collatéral médial de la cheville, également appelé deltoïdien en raison de sa forme triangulaire, qui unit l'apex de la malléole médiale au talus, au calcanéus et à l'os naviculaire, par 2 couches :

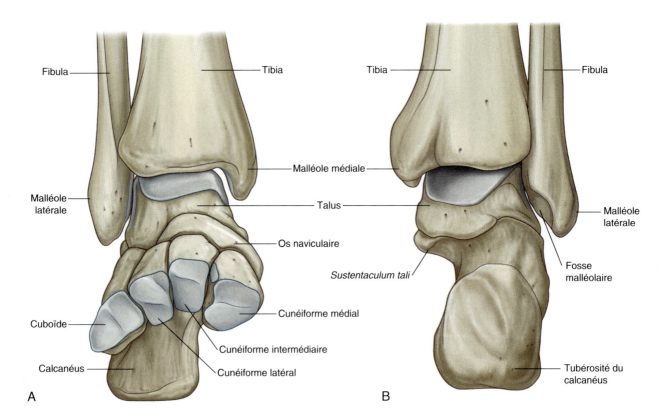

▶ **10-177**
Articulation de la cheville.
A) Vue antérieure (les métatarsiens et les phalanges sont réséqués).
B) Vue postérieure.
© Drake 2017.

APPAREIL LOCOMOTEUR
MEMBRE INFÉRIEUR

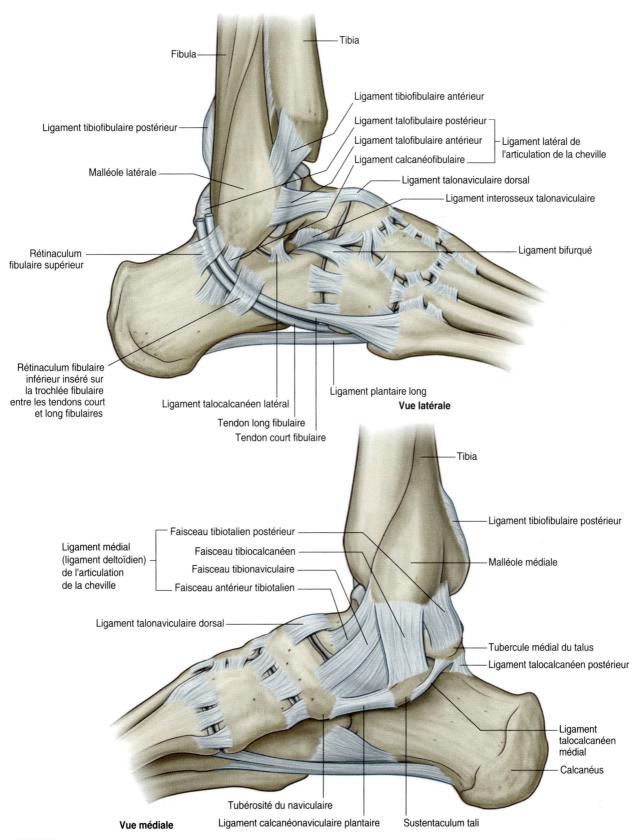

▶ 10-178
Ligaments de la cheville.
© Drake 2017.

- profonde, « tibio-talaire », formée par :
  - un faisceau tibio-talaire antérieur, inséré sur la face médiale du col du talus,
  - un faisceau tibio-talaire postérieur, inséré sur la face médiale du corps du talus,
- superficielle : « tibio-naviculo-calcanéenne », plus étendue, recouvrant en partie la couche profonde et constituée par :
  - le ligament tibio-naviculaire, inséré sur la tubérosité naviculaire,
  - le ligament tibio-calcanéen, inséré sur le ligament calcanéo-naviculaire plantaire et le *sustentaculum tali* du calcanéus ;
- le ligament collatéral latéral de la cheville est formé de 3 faisceaux et unit la malléole latérale au talus et au calcanéus :
  - le ligament talo-fibulaire postérieur, du bord postérieur de la malléole latérale à la partie postérieure de la face latérale du talus et au tubercule latéral du talus,
  - le ligament talo-fibulaire antérieur, entre le bord antérieur de la malléole latérale et la face latérale du col du talus,
  - le ligament calcanéo-fibulaire qui englobe la pointe de la malléole latérale et se termine sur la face latérale du calcanéus.

En clinique

Le ligament collatéral fibulaire est le principal ligament concerné par les entorses du fait de la fréquence des mécanismes en varus forcé de la cheville.

Tous les tendons qui entourent la cheville sont des moyens d'union actifs, particulièrement les tendons fibulaires en dehors et tibial postérieur et fléchisseurs des orteils en dedans qui constituent des haubans actifs de stabilisation.

En clinique

Le renforcement de ces stabilisateurs actifs est recherché par la rééducation de la cheville instable.

Vascularisation

Les artères sont issues des branches des 3 artères destinées au pied, fibulaire, tibiales antérieure et postérieure.
Des rameaux des nerfs fibulaire profond et tibial innervent l'articulation talo-crurale.

Anatomie fonctionnelle

La stabilité statique et dynamique de la cheville est indispensable à l'équilibre en position debout et lors de la marche. Le talus doit être maintenu dans la « pince bi-malléolaire » quelle que soit la position du pied.
L'articulation talo-crurale possède un degré de liberté et ne permet que des mouvements d'extension-flexion dans le plan sagittal (fig. 10-179) :
- l'extension rapproche le dos du pied de la face antérieure de la jambe :
  - son amplitude moyenne est de 20° à 30°,
  - ses freins sont les ligaments postérieurs et l'engagement de la partie antérieure de la trochlée du talus, plus large, entre les malléoles,
  - ses muscles sont le tibial antérieur, le long extenseur des orteils et le long extenseur de l'hallux ;

À noter

L'extension de la cheville élève le pied, ces muscles sont regroupés sous le terme fonctionnel des « releveurs du pied ».

APPAREIL LOCOMOTEUR
MEMBRE INFÉRIEUR

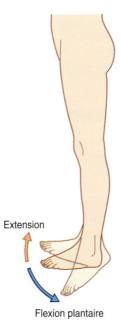

▶ **10-179**
Extension et flexion de la cheville.
© Drake 2015.

- la flexion est plantaire et abaisse le pied (« flexion plantaire ») :
  - son amplitude est de 40° à 60°,
  - ses freins sont les ligaments antérieurs et les muscles antérieurs,
  - ses muscles sont le triceps sural, le tibial postérieur, le long fléchisseur des orteils, le long fléchisseur de l'hallux et le plantaire ;

> **À noter**
>
> La flexion de la cheville abaisse le pied, ces muscles sont regroupés sous le terme fonctionnel d'« abaisseurs du pied ».

- quelques mouvements accessoires peuvent être décrits en flexion : la partie postérieure du talus, moins large, est moins maintenue par la pince bi-malléolaire, et ceci libère environ 5° de mobilité dans le plan frontal, en adduction et abduction du tarse postérieur.

Articulations du pied

L'observation de la phase d'appui au sol lors de la marche résume les mouvements successifs des articulations du pied :
- l'attaque au sol se fait en extension de la cheville par le bord postéro-latéral du talon ; le tarse postérieur est en adduction ;
- la phase d'appui plantaire se fait par contact au sol du talon, du bord latéral du pied, des têtes des métatarsiens et des orteils ;
- la phase de propulsion débute par le décollement du talon, se poursuit par le transfert de l'appui sous les têtes métatarsiennes, puis sous les pulpes des orteils et se termine par l'impulsion finale sous la pulpe de l'hallux.

Pour débuter par une prise d'appui postéro-latérale et terminer par une impulsion antéro-médiale, les articulations du pied sont successivement mobilisées en chaîne et constituent le couple de torsion du pied. L'anatomie fonctionnelle sera exposée en tenant compte des différentes articulations mises en œuvre (cf. p. 523).

APPAREIL LOCOMOTEUR
MEMBRE INFÉRIEUR

Articulation sub-talienne

C'est une synoviale ellipsoïde qui unit le talus au calcanéus.

Les **surfaces articulaires** sont en arrière du sinus du tarse, ovalaires à grand axe oblique en avant, en dehors et en bas. Elles sont recouvertes de cartilage épais qui transmet le poids du corps à la partie postérieure du calcanéus en appui :
- la surface calcanéenne postérieure du talus est convexe ;
- la surface talienne postérieure du calcanéus est concave, portée par la partie moyenne du calcanéus, zone très dense de l'os.

Les moyens d'union sont :
- la capsule articulaire, insérée au pourtour des surfaces articulaires dont elle s'écarte un peu en arrière sur le calcanéus ;
- la membrane synoviale qui forme un récessus postérieur ;
- les ligaments talo-calcanéens situés sur toutes les faces de l'articulation :
  - le ligament talo-calcanéen latéral, entre le processus latéral du talus et la face latérale du calcanéus,
  - le ligament talo-calcanéen médial, entre le processus médial du talus et le bord postérieur du sustentaculum tali,
  - le ligament talo-calcanéen postérieur, entre le tubercule postérieur du talus et la face supérieure du calcanéus, en arrière de la surface articulaire,
  - le ligament talo-calcanéen interosseux, constitué de 2 plans, antérieur et postérieur, séparés par du tissu adipeux et insérés dans le sillon talo-calcanéen.

Articulation transverse du tarse (fig. 10-180)

Elle unit le tarse postérieur au tarse antérieur et forme un complexe articulaire constitué par l'articulation calcanéo-cuboïdienne en dehors et l'articulation talo-calcanéo-naviculaire en dedans.

L'articulation calcanéo-cuboïdienne est une synoviale en selle :
- ses surfaces articulaires sont :
  - la surface cuboïdienne du calcanéus, concave dans le plan sagittal et convexe dans le plan transversal,
  - la surface calcanéenne du cuboïde, convexe dans le plan sagittal et concave dans le plan transversal ;
- ses moyens d'union sont :
  - la capsule articulaire, insérée au pourtour des surfaces cartilagineuses,
  - la membrane synoviale, distincte de celle de l'articulation talo-calcanéo-naviculaire,
  - les ligaments :
    - calcanéo-cuboïdien dorsal qui épaissit la partie latérale de la capsule entre les faces dorsales du calcanéus et du cuboïde,
    - bifurqué, épais et solide, qui s'insère sur la face dorsale du calcanéus en dehors de la surface articulaire talaire antérieure et se divise (« ligament en Y ») en 2 faisceaux :
      - naviculaire pour la partie latérale de l'os naviculaire,
      - cuboïdien pour la partie dorso-médiale du cuboïde,
    - calcanéo-cuboïdien plantaire entre le tubercule calcanéen et le tubercule du cuboïde,
    - plantaire long, qui recouvre le précédent et s'insère sur la surface calcanéenne située entre les 2 processus de la tubérosité, s'élargit vers l'avant en éventail et se termine sur la tubérosité du cuboïde et les faces plantaires des bases des métatarsiens II à V.

L'**articulation talo-calcanéo-naviculaire** est une synoviale sphéroïde qui met en présence les 3 os et le ligament calcanéo-naviculaire plantaire :
- ses surfaces articulaires sont :
  - la tête du talus, segment de sphère un peu aplatie sur lequel 2 crêtes séparent 3 surfaces articulaires :
    - la surface naviculaire,
    - la surface calcanéenne antérieure qui répond à la surface talaire antérieure du calcanéus et à la face supérieure du ligament calcanéo-naviculaire,
    - la surface calcanéenne moyenne qui répond à la surface articulaire talienne moyenne du calcanéus,
  - les surfaces taliennes antérieure et moyenne du calcanéus, concaves d'avant en arrière, en continuité, à grand axe oblique en avant, en dehors et en bas ; elles répondent à la tête du talus,

APPAREIL LOCOMOTEUR
MEMBRE INFÉRIEUR

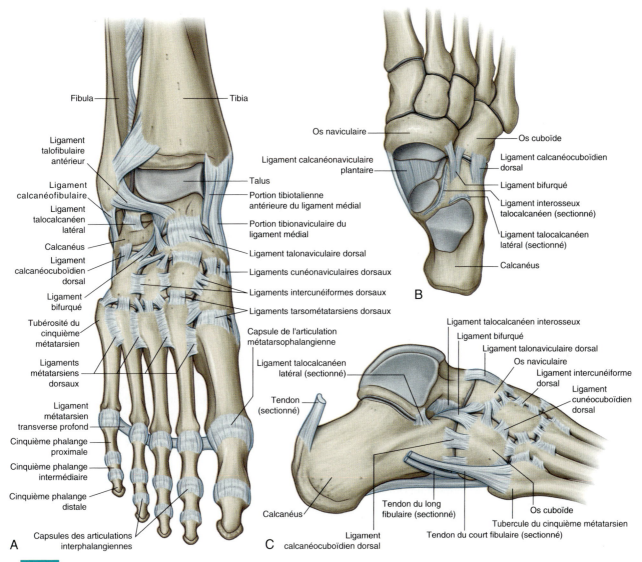

▶ 10-180
Pied : ligaments.
A) Vue antérieure.
B) Vue supérieure.
C) Vue latérale.
© Drake 2017.

- la surface talienne de l'os naviculaire, à la face postérieure de celui-ci, concave et qui répond à la tête du talus,
- la face supérieure du ligament calcanéo-naviculaire plantaire tendu entre le calcanéus et l'os naviculaire. Elle est recouverte de cartilage articulaire et répond à la tête du talus ;
- ses moyens d'union comprennent :
  - la capsule articulaire, insérée autour des surfaces articulaires, elle s'en écarte sur la face supérieure du col du talus,
  - la membrane synoviale, distincte de celle de l'articulation calcanéo-cuboïdienne,
  - les ligaments :
    - calcanéo-naviculaire plantaire, entre le bord antérieur du *sustentaculum tali* et le bord inférieur de l'os naviculaire. Il est épais, sa face dorsale est articulaire (cf. supra) et son bord médial donne insertion au ligament deltoïdien,
    - talo-naviculaire, entre la face dorsale du col du talus et le bord dorsal de l'os naviculaire,

APPAREIL LOCOMOTEUR
MEMBRE INFÉRIEUR

- talo-calcanéen interosseux, en arrière des surfaces articulaires taliennes et calcanéennes (cf. supra),
- bifurqué (cf. supra).

Articulations des os du tarse antérieur (fig. 10-181)

Les 5 os du tarse antérieur sont unis par 5 articulations, de faible mobilité mais dont l'intégrité est nécessaire au bon fonctionnement du pied.

L'**articulation cunéo-naviculaire** et une synoviale ellipsoïde dont :
- les surfaces articulaires sont situées :
  - à la face antérieure de l'os naviculaire, faiblement convexe dans les plans sagittal et transversal,
  - à la face postérieure des 3 os cunéiformes, planes ;
- les moyens d'union sont :
  - une capsule articulaire insérée au pourtour des surfaces articulaires en une seule cavité commune avec celle des articulations inter-cunéiformes et cunéo-cuboïdienne,
  - une membrane synoviale qui tapisse la face profonde de la capsule,
  - les ligaments :
    - cunéo-naviculaire dorsal, fin,
    - cunéo-naviculaire plantaire, épais et résistant.

Les **articulations inter-cunéiformes médiale et latérale** et **cunéo-cuboïdienne** sont des synoviales planes dont :
- les surfaces articulaires sont situées sur les faces latérales des 3 os cunéiformes et sur les faces médiales des os cunéiformes intermédiaire et latéral et cuboïde ;
- les moyens d'union sont :
  - une capsule articulaire et une membrane synoviale en continuité avec la cavité de l'articulation précédente,
  - des ligaments dorsaux, plantaires et interosseux. Ces derniers sont des faisceaux courts et résistants, insérés à la face plantaire en arrière des surfaces articulaires, ils unissent entre eux les os cunéiformes et participent au plan profond du système de soutien de l'arche plantaire médial (cf. infra).

L'**articulation cuboïdo-naviculaire** est une syndesmose, parfois une synoviale plane, dont :
- les surfaces articulaires sont, lorsqu'elles existent, 2 petites surfaces sur la face latérale de l'os naviculaire et la face médiale du cuboïde ;
- les moyens d'union les ligaments cuboïdo-naviculaires dorsaux, plantaires, interosseux. Ces derniers forment un faisceau épais et résistant, à la face plantaire, en arrière des surfaces articulaires.

Articulations de l'avant-pied (métatarse et orteils)

Les articulations tarso-métatarsiennes, métatarso-phalangiennes, inter-métatarsiennes et inter-phalangiennes, ont des secteurs de mobilité limités mais qui s'additionnent aux faibles mouvements des articulations précédentes.

Les **articulations tarso-métatarsiennes** sont des synoviales planes qui forment une ligne crénelée par l'encastrement de la base du 2e métatarsien entre les os cunéiformes :
- les surfaces articulaires sont sur :
  - les faces antérieures des 3 os cunéiformes. Elles sont faiblement convexes dans le plan transversal et la surface articulaire du cunéiforme intermédiaire est en retrait par rapport aux 2 autres,
  - la face antérieure du cuboïde. Elle est modérément convexe dans le plan transversal, divisée en 2 parties par une fine crête médiane qui sépare 2 surfaces en rapport avec les bases des métatarsiens IV et V,
  - la base des 5 métatarsiens. Elles sont faiblement concaves dans le plan transversal pour les 3 premiers métatarsiens, modérément concaves dans le plan sagittal pour les 2 derniers ;

> ### À noter
> La forme de l'interligne articulaire est un critère anatomique essentiel de l'intégrité et de la stabilité de l'articulation :
> - la face médiale de la base du 1er métatarsien est alignée avec la face médiale du cunéiforme médial ;
> - la base du 2e métatarsien est en retrait de 7 à 8 mm par rapport à celle du 1er métatarsien (« métatarsien encastré entre les cunéiformes médial et latéral ») ;
> - la base du 4e métatarsien est en retrait de 2 à 3 mm par rapport à celle du 3e.

APPAREIL LOCOMOTEUR
MEMBRE INFÉRIEUR

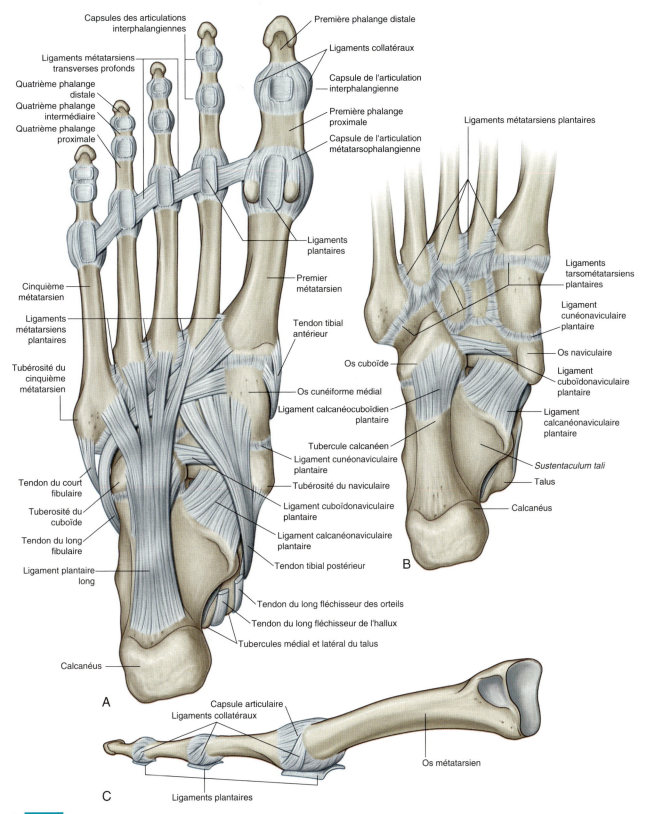

▶ 10-181

Pied : ligaments.
A) Ligaments et tendons du pied (vue plantaire).
B) Ligaments plantaires profonds.
C) Capsule et ligaments des articulations métatarso-phalangienne et interphalangienne.
© Drake 2017.

APPAREIL LOCOMOTEUR
MEMBRE INFÉRIEUR

- les moyens d'union sont :
  - les capsules articulaires :
    - unique pour le 1er rayon du pied : la cavité synoviale cunéo-métatarsienne médiale est indépendante,
    - les capsules articulaires et les cavités synoviales des articulations intermédiaires (tarsométatarsiennes II et III) et latérales (tarsométatarsiennes IV et V) sont le plus souvent communicantes avec les articulations inter-cunéennes et cunéo-cuboïdiennes,
  - les ligaments :
    - tarso-métatarsiens dorsaux, formés de petits faisceaux entre les faces dorsales des os :
      - un faisceau entre le cunéiforme médial et la base du 1er métatarsien,
      - 3 faisceaux entre la base du 2e métatarsien et chacun des 3 os cunéiformes qui l'entourent,
      - un faisceau entre le cunéiforme latéral et la base du 3e métatarsien,
      - un faisceau entre l'os cuboïde et la base du 4e métatarsien,
      - un faisceau entre l'os cuboïde et la base du 5e métatarsien,
    - tarso-métatarsiens plantaires, formés de faisceaux courts plus épais entre :
      - le cunéiforme médial et les bases des 3 premiers métatarsiens,
      - le cunéiforme intermédiaire et la base du 2e métatarsien,
      - le cunéiforme latéral et la base du 3e métatarsien,
      - l'os cuboïde et les bases des 4e et 5e métatarsiens,
    - cunéo-métatarsiens interosseux, formés de faisceaux courts et épais, disposés transversalement :
      - médial, entre la surface latérale du cunéiforme médial et la base du 2e métatarsien,
      - moyen, entre les cunéiformes intermédiaire et latéral et les bases des 2e et 3e métatarsiens,
      - latéral, tendu entre le cunéiforme latéral et la base du 4e métatarsien.

> ### À noter
> La stabilité tarsométatarsienne est double :
> - osseuse, par l'encastrement de la base du 2e métatarsien dans le créneau formé par les cunéiformes ;
> - ligamentaire, par l'épaisseur des faisceaux plantaires entre les cunéiformes et les trois premiers métatarsiens, que vient encore renforcer l'insertion du tendon du long fibulaire (cf. p. 545).

Les **articulations inter-métatarsiennes** sont des synoviales planes, entre les métatarsiens II à V, et une syndesmose entre les métatarsiens I et II :
- leurs surfaces articulaires occupent les faces interosseuses des bases des métatarsiens,
- leurs moyens d'unions sont :
  - 3 capsules articulaires fixées au pourtour des surfaces cartilagineuses, chacune entourant une cavité synoviale qui communique avec celle de l'articulation tarso-métatarsienne adjacente,
  - des ligaments métatarsiens :
    - plantaires et dorsaux, tendus entre les bases des métatarsiens,
    - interosseux, courts, tendus transversalement entre les pourtours des surfaces articulaires opposées dans la partie proximale des espaces inter-métatarsiens,
    - transverse profond (cf. infra) qui solidarise les métatarsiens entre eux et contribue indirectement à la stabilisation de l'articulation tarso-métatarsienne.

Les **articulations métatarso-phalangiennes** sont des synoviales ellipsoïdes qui unissent les têtes des métatarsiens aux bases des phalanges proximales des orteils :
- les surfaces articulaires sont :
  - les surfaces antérieures et plantaires des 5 têtes métatarsiennes. La face plantaire de la tête du 1er métatarsien présente 2 petites fossettes longitudinales qui sont articulées avec les os sésamoïdes médial et latéral inclus dans la capsule,
  - les cavités glénoïdales de la base des 5 phalanges proximales ;
- les moyens d'union sont :
  - les capsules articulaires insérées aux pourtours des surfaces articulaires. Elles sont fines sur le versant dorsal et épaisses sur le versant plantaire,
  - les ligaments :

- métatarso-phalangiens collatéraux, sur les faces médiales et latérales des articulations, de forme triangulaire :
  - à sommet inséré sur les faces médiale et latérale de chaque tête métatarsienne,
  - à base insérée sur les faces médiale et latérale des bases des phalanges proximales,
  - pour la première articulation métatarso-phalangienne, les ligaments collatéraux s'étendent jusqu'aux os sésamoïdes ;
- métatarso-phalangiens plantaires, épais, entre les faces plantaires des têtes métatarsiennes et les bases des phalanges proximales. Au contact de leur face plantaire passent les gaines synoviales des tendons fléchisseurs des orteils,
- métatarsien transverse profond, épais, adhérent par sa face profonde aux ligaments métatarso-phalangiens plantaires. Il réunit entre eux les métatarsiens et divise la partie distale des espaces interosseux en un compartiment dorsal où passent les tendons interosseux, et un compartiment plantaire pour les tendons lombricaux, les nerfs et les vaisseaux digitaux.

Les **articulations inter-phalangiennes** sont des synoviales de type ginglymes. L'hallux n'en comprend qu'une, les orteils longs en comptent 2 :
- les surfaces articulaires sont :
  - la tête de la phalange proximale et la base de phalange distale pour l'hallux,
  - les têtes des phalanges proximales et les bases des phalanges intermédiaires,
  - les têtes des phalanges intermédiaires et les bases des phalanges distales ;
- les moyens d'union sont :
  - les capsules articulaires, épaisse pour l'hallux, fines pour les autres orteils,
  - les ligaments :
    - inter-phalangiens collatéraux, médial et latéral, sur les faces médiale et latérale des articulations,
    - inter-phalangiens plantaires, épais, recouverts de cartilage sur leur face profonde.

Arches du pied
Les chaînes des articulations du pied confèrent à ce segment une morphologie globale triangulaire :
- le sommet du triangle est la tubérosité postérieure du calcanéus ;
- le côté médial est l'arche médiale ;
- le côté latéral est l'arche latérale ;
- la base est l'arche antérieure.

Tous les ligaments qui unissent les faces plantaires des os du pied, exposés précédemment, contribuent au maintien de ces 3 arches, qui est de plus renforcé de la profondeur à la superficie par (fig. 10-183) :
- les ligaments calcanéo-naviculaire et calcanéo-cuboïdien plantaires ;
- le ligament plantaire court qui renforce le ligament calcanéo-cuboïdien plantaire ;
- le ligament plantaire long, épais et résistant, inséré en avant de la tubérosité du calcanéus et s'élargissant vers l'avant pour se terminer sur l'os cuboïde et les bases des métatarsiens II et III ;
- l'aponévrose plantaire, épaississement solide du fascia profond du pied :
  - fixée en arrière au processus médial de la tubérosité postérieure du calcanéus,
  - qui s'élargit vers l'avant et se termine par des bandes fibreuses digitales sur les os, les ligaments et le derme de la peau plantaire des orteils,
  - dont les faisceaux de fibres longitudinales qui divergent vers les orteils sont réunis par des fibres transversales. En regard des têtes métatarsiennes, ces fibres transversales constituent les ligaments métatarsiens transverses superficiels,
  - qui transmet à l'avant-pied et aux orteils la contraction du muscle triceps sural via le calcanéus,
  - qui constitue un ressort élastique capable d'une distension lors de l'appui plantaire et d'une restitution d'énergie lors de la phase d'impulsion du pas (fig. 10-182).

Le maintien actif des arches longitudinales du pied est assuré par les muscles long fibulaire, tibiaux antérieur et postérieur et par les muscles longs et courts fléchisseurs des orteils et de l'hallux (fig. 10-184).

Anatomie fonctionnelle
L'**articulation sub-talaire** est une ellipsoïde à 2 degrés de liberté :
- dans le plan sagittal, l'axe du mouvement est transversal et la partie antérieure du calcanéus peut :
  - s'abaisser en flexion, sous l'action directe du muscle triceps sural, renforcée par les muscles tibial postérieur, fléchisseurs longs des orteils et de l'hallux,
  - s'élever en extension, sous l'action indirecte des muscles « releveurs du pied » (cf. p. 536), tibial antérieur, longs extenseurs des orteils et de l'hallux ;

APPAREIL LOCOMOTEUR
MEMBRE INFÉRIEUR

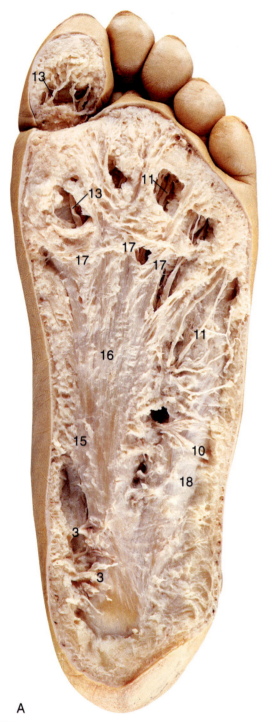
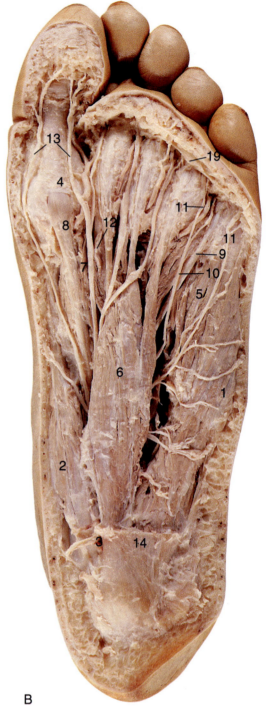

▶ 10-182
Plante du pied gauche.
A) Aponévrose plantaire.
L'ablation de la peau plantaire révèle l'aponévrose plantaire avec une expansion centrale épaisse et des expansions vers les orteils et des parties médiales et latérales fines.
B) Plan neuromusculaire superficiel.
Sous l'aponévrose plantaire se trouvent les nerfs plantaires superficiels, les artères et les muscles.

1. Muscle abducteur du petit orteil
2. Muscle abducteur de l'hallux
3. Bandelette neuro-vasculaire calcanéenne
4. Gaine fibreuse des muscles fléchisseurs
5. Muscle court fléchisseur du petit orteil
6. Muscle court fléchisseur des orteils
7. Muscle court fléchisseur de l'hallux
8. Muscle long fléchisseur de l'hallux
9. Artère plantaire latérale
10. Nerf plantaire latéral
11. Nerf plantaire latéral, branches digitales
12. Muscle lombrical
13. Nerf plantaire médial, branches digitales
14. Aponévrose plantaire
15. Aponévrose plantaire, recouvrant le muscle abducteur de l'hallux
16. Aponévrose plantaire, recouvrant le muscle court fléchisseur des orteils
17. Aponévrose plantaire, expansions vers les orteils
18. Aponévrose plantaire, recouvrant le muscle abducteur du petit orteil
19. Ligament métatarsien transverse superficiel

© Abrahams 2014.

APPAREIL LOCOMOTEUR
MEMBRE INFÉRIEUR

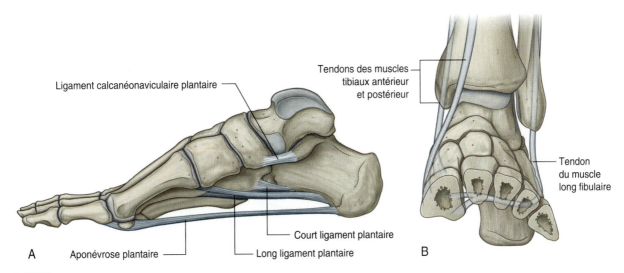

▶ 10-183
Soutiens des arches du pied.
A) Ligaments. Vue médiale, pied droit.
B) Coupe à travers le pied pour montrer les tendons des muscles qui maintiennent les arches du pied.
© Drake 2015.

- dans le plan frontal, le calcanéus peut se déplacer par rapport au talus en adduction et en abduction ;
- dans le plan transversal, quelques degrés de rotation médiale ou latérale du calcanéus par rapport au talus sont possibles.

Les mouvements sont limités par les ligaments talo-calcanéens latéral et postérieur et le ligament talo-calcanéen interosseux dont la constitution en 2 faisceaux permet la mise en tension de l'un ou des 2 faisceaux quelle que soit la position du calcanéus par rapport au talus.

En clinique
Pour examiner l'articulation sub-talaire, vous devrez empaumer fermement l'extrémité de la jambe dans une main et le talon dans l'autre main puis reproduire ou contrarier les mouvements du calcanéus de haut en bas, de dedans en dehors, et en rotation.

L'**articulation transverse du pied** comprend :
- l'articulation talo-calcanéo-naviculaire, sphéroïde à 3 degrés de liberté. Le centre du mouvement est le centre de la tête du talus et l'os naviculaire peut glisser :
  - dans le plan sagittal, autour d'un axe transversal, vers le haut (extension) ou vers le bas (flexion),
  - dans le plan transversal, autour d'un axe vertical, en dedans (adduction, muscles tibial postérieur et tibial antérieur) ou en dehors (abduction, muscles fibulaires),
  - dans le plan frontal, autour d'un axe antéro-postérieur, en rotation médiale ou latérale ;
- l'articulation calcanéo-cuboïdienne, dont les mouvements accompagnent ceux de l'articulation talo-calcanéo-naviculaire.

À noter
Les articulations talo-calcanéenne antérieure et talo-naviculaire accompagnent les mouvements de l'articulation sub-talaire.

APPAREIL LOCOMOTEUR
MEMBRE INFÉRIEUR

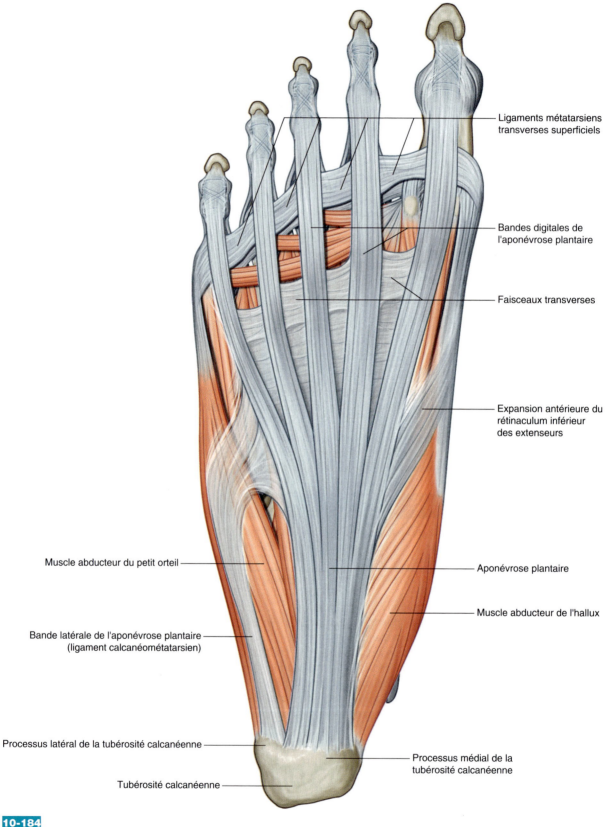

▶ 10-184
Structures superficielles du pied.
Vue plantaire.
© Drake 2017.

> ### En clinique
> Il faut concevoir les mouvements de l'ensemble du pied («bloc calcanéo-pédieux») autour du talus encastré dans la pince bi-malléolaire. Le blocage (arthrodèse chirurgicale) de l'articulation talo-naviculaire neutralise tous les mouvements de l'arrière-pied, en fixant le bloc calcanéo-pédieux au talus.

Les **articulations tarso-métatarsiennes** ont une mobilité variable, presque nulle pour l'articulation intermédiaire du fait de l'encastrement du 2e métatarsien, un peu plus mobile pour les articulations latérales et très mobile pour celle du 1er métatarsien.

Le métatarse peut être assimilé à l'association d'une «colonne», formée par le 1er rayon (1er métatarsien) et d'une «spatule» formée par les rayons II à V. L'essentiel de la mobilité tarso-métatarsienne concerne le 1er rayon et modifie l'arche médiale du pied :
- dans le plan sagittal :
  - la flexion abaisse le 1er métatarsien et augmente la concavité de l'arche médiale (muscles long et court fléchisseurs de l'hallux); la mobilité des 4 métatarsiens latéraux est très réduite,
  - l'extension élève le 1er métatarsien et réduit la concavité de l'arche médiale (muscles long extenseur de l'hallux); la mobilité des 4 métatarsiens latéraux est très réduite;
- dans le plan transversal, les 5 rayons solidaires de déplacent en abduction et en adduction;
- dans le plan frontal :
  - la pronation (25°) porte la plante du pied en bas et en dehors autour de l'axe du 2e métatarsien (muscles long et court fibulaires),
  - la supination (25°) oriente la plante du pied en dedans et en haut (muscle tibial antérieur).

> ### En clinique
> Pour examiner les articulations tarsométatarsiennes, l'une de vos mains doit empaumer et maintenir le talon (calcanéus), l'autre empaume «l'avant-pied» et imprime des mouvements d'extension-flexion, d'abduction-adduction et de pro-supination.

Les **articulations inter-métatarsiennes** autorisent des mouvements de faible amplitude par glissement, principalement liés à la mise en charge en appui plantaire.

Les **articulations métatarso-phalangiennes** autorisent des mouvements de flexion-extension et d'adduction-abduction :
- l'extension peut être :
  - active, surtout visible au niveau de l'hallux (45° à 60°), elle décroît de l'hallux au petit orteil. Ses muscles sont les court et long extenseurs des orteils et le long extenseur de l'hallux,
  - passive et atteindre 60° à 90° pour l'hallux. La fin de la phase d'appui plantaire provoque ainsi une extension supplémentaire de 20° à 30°;
- la flexion peut être :
  - active, de 30° à 40°, sous l'effet des muscles long et court fléchisseurs de l'hallux, long et court fléchisseurs des orteils, court fléchisseur du petit orteil, interosseux et lombricaux,
  - passive, d'amplitude supérieure;
- l'adduction et l'abduction ont une faible amplitude, l'adduction est associée à la flexion, l'abduction à l'extension :
  - les muscles adducteurs sont l'adducteur de l'hallux et les interosseux plantaires des 2e, 3e et 4e espaces pour les métatarsiens III à V,
  - les muscles abducteurs sont l'abducteur de l'hallux, l'abducteur du petit orteil et les muscles interosseux dorsaux des 3e, 4e et 5e espaces pour les métatarsiens II à IV.

Les **articulations inter-phalangiennes** sont le siège de mouvements :
- de flexion avec une amplitude de 80° à 90° sous l'action des muscles long fléchisseur de l'hallux et long et court fléchisseurs des orteils;
- d'extension, qui n'existent pas en position anatomique (amplitude 0°) mais seulement en cas de flexion préalable. Les muscles sont le long extenseur de l'hallux, le long et le court extenseurs des orteils.

APPAREIL LOCOMOTEUR
MEMBRE INFÉRIEUR

L'inversion et éversion du pied sont des mouvements combinés :
- l'inversion associe la flexion de la cheville, l'adduction et la supination de l'avant-pied ;
- l'éversion associe l'extension de la cheville, l'abduction et la pronation de l'avant-pied.

Ces mouvements combinés dans la chaine poly-articulaire de la cheville et du pied sont mis en jeu lors de la phase d'**appui plantaire** de la marche :
- lors de la phase d'attaque, talonnière et latérale, le calcanéus est en abduction et le pied en éversion ;
- lors de la phase d'appui plantaire :
  - l'arche latérale du pied (calcanéus, cuboïde, 5e métatarsien) est au contact du sol,
  - l'arche médiale du pied subit une extension du 1er métatarsien mais ne s'affaisse pas. Son maintien est :
    - passif, assuré par :
      - les ligaments qui unissent les faces plantaires des os du pied,
      - le ligament calcanéo-naviculaire,
      - les ligaments plantaires court et long,
      - l'aponévrose plantaire,
    - actif, lié aux muscles courts et long fléchisseurs des orteils et carré plantaire,
  - toutes les têtes métatarsiennes, unies par les ligaments métatarsiens transverses profonds et superficiels, et toutes les pulpes d'orteils sont en appui ;
- lors de la phase d'impulsion :
  - lors du décollement du talon du sol (flexion talo-crurale et talo-calcanéenne), le calcanéus est en adduction,
  - le décollement de la plante du pied entraîne le transfert de l'appui vers l'arche médiale et la flexion du 1er métatarsien,
  - la fin de l'impulsion provoque l'appui sous la tête du 1er métatarsien et les os sésamoïdes de la 1re articulation métatarsophalangienne, puis sous l'hallux. Le pied est alors en inversion.

En clinique
L'examen des membres inférieurs doit comprendre l'inspection globale, antérieure et postérieure (fig. 10-185), mais aussi l'observation de la marche du patient et la recherche d'un défaut d'appui ou d'une boiterie.

En clinique
L'examen au podoscope observe par un miroir placé sous une surface transparente l'empreinte du pied en appui (fig. 10-186).

Les différentes articulations du membre inférieur permettent ainsi le support du corps (appui monopodal ou bipodal statique), la marche (succession de phases d'appui bipodal et unipodal), et la course (succession d'appuis monopodaux) (fig. 10-187).

Myologie

Muscles de la hanche

Ces muscles unissent la colonne lombale et le pelvis osseux au fémur. Le muscle ilio-psoas se situe en avant. Les muscles de la région glutéale sont latéraux et postérieurs, répartis en 2 plans : superficiel (muscles fessiers et tenseur du fascia lata) et profond (muscles pelvi-trochantériens) (fig. 10-188 et 10-189 ; tableaux 10-25 à 10-27).

APPAREIL LOCOMOTEUR
MEMBRE INFÉRIEUR

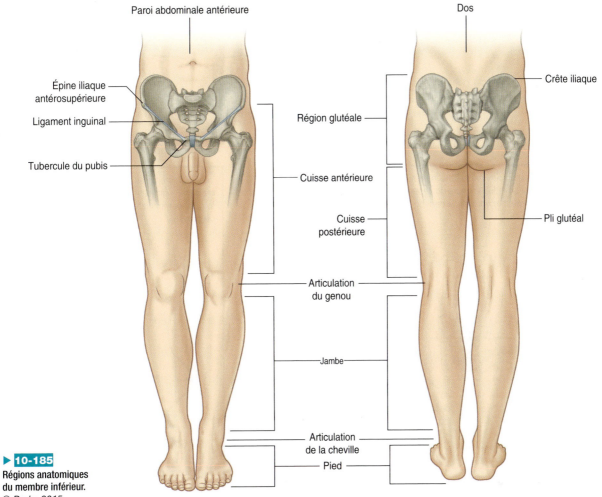

▶ **10-185**
Régions anatomiques du membre inférieur.
© Drake 2015.

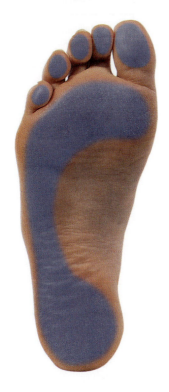

▶ **10-186**
Anatomie de surface montrant les surfaces de contact avec le sol au cours de la phase portante.
© Drake 2017.

APPAREIL LOCOMOTEUR
MEMBRE INFÉRIEUR

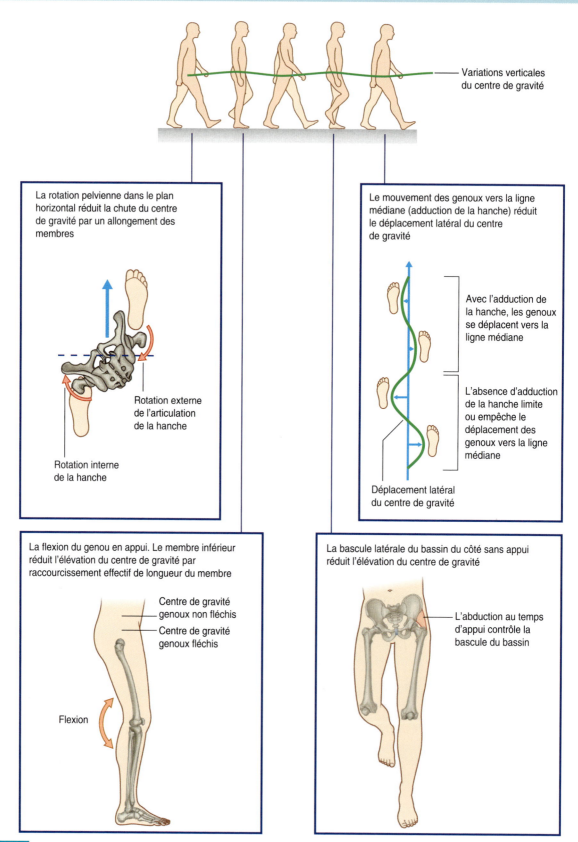

▶ 10-187
La marche humaine met en action toute la chaîne des articulations du membre inférieur.
© Drake 2015.

APPAREIL LOCOMOTEUR
MEMBRE INFÉRIEUR

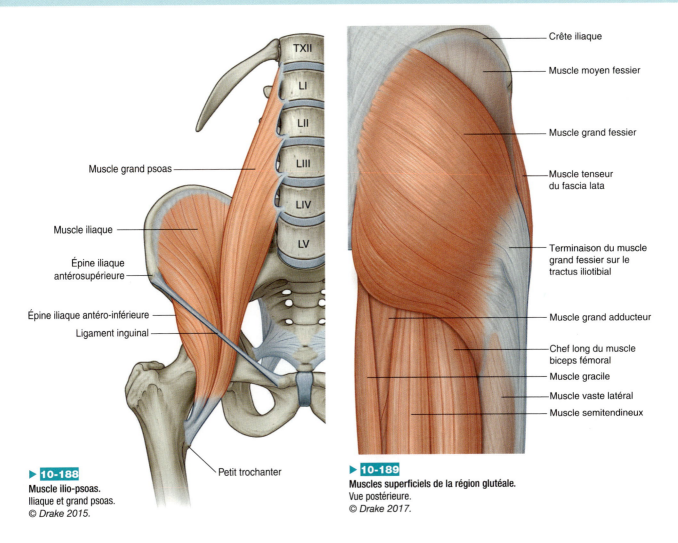

▶ 10-188
Muscle ilio-psoas.
Iliaque et grand psoas.
© Drake 2015.

▶ 10-189
Muscles superficiels de la région glutéale.
Vue postérieure.
© Drake 2017.

Tableau 10-25. Muscles antérieurs de la hanche.					
Muscle	**Origine**	**Trajet**	**Terminaison**	**Innervation**	**Fonction**
grand psoas	• chef corporéal : face latérale des corps de T12 à L4 • chef costiforme : processus costiforme de L1 à L5 • entre les 2 chefs se constitue le plexus lombal	• oblique en bas et en avant • entre le bord antérieur de l'os coxal et le ligament inguinal, par la lacune musculaire • au contact de la capsule articulaire coxo-fémorale	• puissant tendon commun sur le petit trochanter	• rameaux antérieurs de **L1**, **L2** et L3	• flexion de hanche • rotation latérale • adduction
iliaque	• fosse iliaque	• s'unit au muscle grand psoas		• nerf fémoral • (**L2**, L3)	
petit psoas (accessoire)	• face latérale des corps de T12 et L1	• en avant du grand psoas	• fascia iliaque	• rameaux antérieurs de L2, L3	

Ces muscles sont tous fléchisseurs de la hanche.

APPAREIL LOCOMOTEUR
MEMBRE INFÉRIEUR

Tableau 10-26. Muscles superficiels de la région glutéale.

Muscle	Origine	Trajet	Terminaison	Innervation	Fonction
petit fessier	• face latérale de l'ilion entre les lignes glutéales inférieure et antérieure	• en bas et en dehors	• face latérale du grand trochanter	• nerf glutéal supérieur (L4, L2, S1)	• abduction de la hanche • rotation médiale (fibres antérieures) ou latérale (fibres postérieures)
moyen fessier	• face latérale de l'ilion entre les lignes glutéales antérieure et postérieure	• en bas et en dehors • recouvre le corps du petit fessier	• face antéro-latérale du grand trochanter	• nerf glutéal supérieur (L4, L2, S1)	• abduction de la hanche • rotation médiale (fibres antérieures) ou latérale (fibres postérieures) • muscle de l'appui unipodal
grand fessier	• face latérale de l'ilion en arrière de la ligne glutéale postérieure • face dorsale du sacrum • bord latéral du coccyx • fascia thoraco-lombal • fascia superficiel du moyen fessier • ligament sacro-tubéral	• large éventail de fibres obliques en bas et en dehors • 2 plans, profond et superficiel	• chef profond (terminaison osseuse) : portion supérieure de la ligne âpre, tubérosité glutéale du fémur • chef superficiel (terminaison fibreuse) : fascia lata, tractus ilio-tibial	• nerf glutéal inférieur (L5, S1, S2)	• extension et rotation latérale de la hanche • abduction pour les fibres antérieures et adduction pour les fibres postérieures • muscle de la station debout
tenseur du fascia lata	• versant latéral de l'épine iliaque antérieure et supérieure	• vers la partie latérale épaissie du fascia lata, le tractus ilio-tibial	• via le tractus ilio-tibial sur le tubercule infra-condylaire du tibia	• nerf glutéal supérieur (L4, L5, S1)	• abduction, rotation médiale et flexion de la hanche • extension du genou

Tableau 10-27. Muscles profonds de la région glutéale ou muscles pelvi-trochantériens.

Muscle	Origine	Trajet	Terminaison	Innervation	Fonction
piriforme	• face antérieure du sacrum, latéralement aux 2e, 3e et 4e foramens sacraux antérieurs	• latéralement • traverse la grande incisure ischiatique	• tendon sur la face médiale du grand trochanter	• rameaux du plexus sacral (L5, S1, S2)	• abduction, rotation latérale et extension de la hanche

(Suite)

APPAREIL LOCOMOTEUR
MEMBRE INFÉRIEUR

Tableau 10-27. Suite.

Muscle	Origine	Trajet	Terminaison	Innervation	Fonction
obturateur interne	• face médiale de la membrane obturatrice • pourtour osseux du foramen obturé	• en arrière et en dehors • glisse au contact du bord postérieur de l'ischion	• fosse trochantérique	• nerf de l'obturateur interne (L5, S1)	• rotation latérale de la hanche
jumeau supérieur	• face latérale de l'épine ischiatique	• corps fin • le tendon s'unit à celui de l'obturateur interne		• nerf de l'obturateur interne (L5, S1)	
jumeau inférieur	• bord supérieur de la tubérosité ischiatique			• nerf du carré interne (L5, S1)	
obturateur externe	• face latérale de la membrane obturatrice • pourtour osseux du foramen obturé	• en dehors et un peu en haut • le tendon s'unit à celui du jumeau inférieur		• nerf obturateur (L3, **L4**)	• rotation latérale et adduction de la hanche
carré fémoral	• face latérale de l'ischion en avant de la tubérosité ischiatique	• en dehors • corps quadrangulaire	• tubercule du muscle carré fémoral (crête inter-trochantérique)	• nerf du carré fémoral (L5, S1)	

En clinique
La partie inférieure du muscle grand fessier recouvre le nerf ischiatique. Toute injection intra-musculaire doit se faire dans le quadrant supéro-latéral de la fesse (fig. 10-190).

À noter
Le muscle carré fémoral sépare le nerf ischiatique de la capsule postérieure de l'articulation coxo-fémorale.

Muscles de la cuisse

Ils sont répartis en 2 compartiments, antérieur et postérieur, séparés par les septums intermusculaires médial et latéral. Au sein du compartiment postérieur, un fascia plus fin sépare le groupe musculaire médial du groupe musculaire postérieur (fig. 10-191).

Compartiment antérieur
Le muscle quadriceps est formé de 4 chefs : droit fémoral, vaste médial, vaste intermédiaire et vaste latéral. Il est croisé à sa face antérieure par le muscle sartorius (fig. 10-192 ; tableau 10-28).

Compartiment postérieur, groupe musculaire postérieur
Les muscles semi-membraneux et semi-tendineux et le chef long du biceps fémoral naissent de la tubérosité ischiatique et constituent le groupe des « ischio-jambiers ». Le chef court du biceps fémoral complète le compartiment postérieur (fig. 10-193 ; tableau 10-29).

APPAREIL LOCOMOTEUR
MEMBRE INFÉRIEUR

▶ **10-190**
Muscles profonds de la région glutéale.
Vue postérieure.
© Drake 2017.

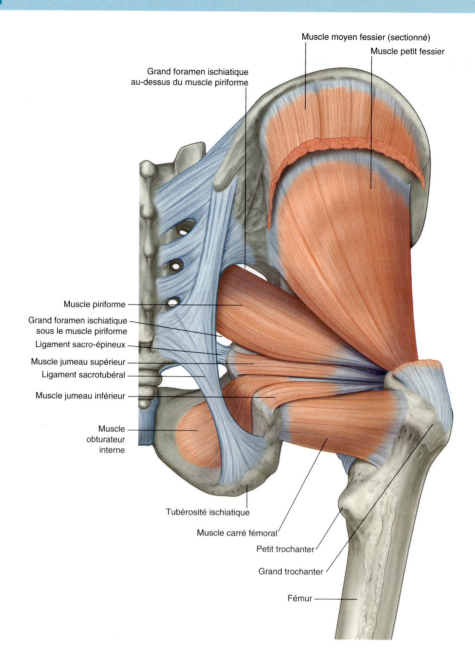

▶ **10-191**
Coupe au 1/3 moyen de la cuisse.
© Drake 2015.

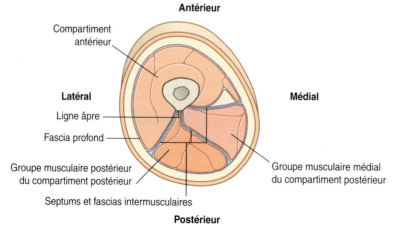

APPAREIL LOCOMOTEUR
MEMBRE INFÉRIEUR

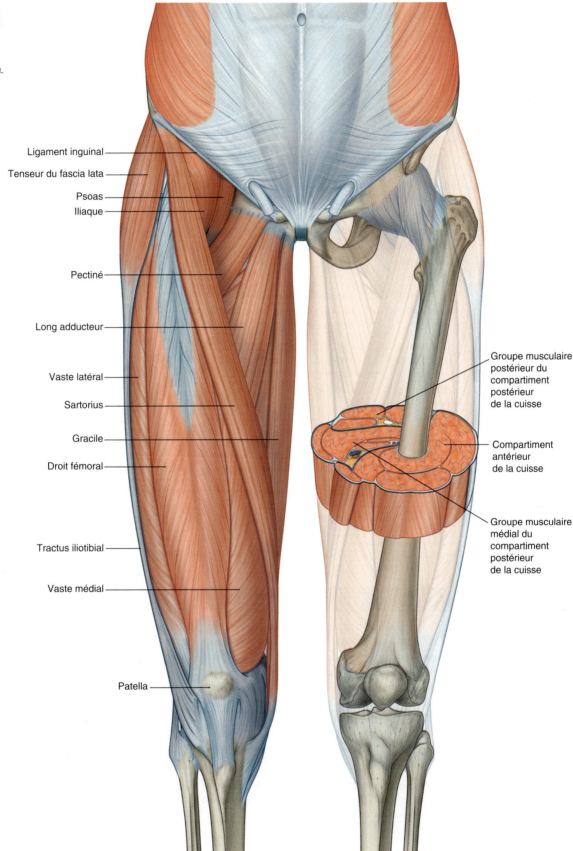

▶ 10-192
Muscles superficiels de la cuisse.
Vue antérieure.
© Drake 2017.

APPAREIL LOCOMOTEUR
MEMBRE INFÉRIEUR

Tableau 10-28. Muscles du compartiment antérieur de la cuisse.

Muscle	Origine	Trajet	Terminaison	Innervation	Fonction
sartorius	• épine iliaque antérieure et supérieure	• en bas et en dedans • croise le quadriceps en avant	• face médiale de l'extrémité proximale du tibia (patte d'oie)	• nerf fémoral (**L2**, **L3**)	• flexion, abduction et rotation latérale de la hanche • flexion puis rotation médiale du genou
quadriceps fémoral					
chef droit fémoral	• tendon direct : épine iliaque antérieure et supérieure • tendon réfléchi : sillon supra-acétabulaire	• vertical • en avant de l'articulation coxo-fémorale	• tendon quadricipital sur le bord supérieur de la patella	• nerf fémoral (**L2**, **L3**)	• flexion de la hanche • extension du genou
chef vaste médial	• lèvre médiale de la ligne âpre	• vertical, un peu oblique en avant • s'enroule autour du fémur	• tendon quadricipital • bord médial de la patella	• nerf fémoral (**L2**, **L3**, **L4**)	• extension du genou
chef vaste intermédiaire	• 2/3 supérieurs des faces antérieure et latérale du fémur	• vertical • en arrière du droit fémoral	• tendon quadricipital		
chef vaste latéral	• grand trochanter • lèvre latérale de la ligne âpre	• vertical, un peu oblique en avant • s'enroule autour du fémur	• tendon quadricipital • bord latéral de la patella		

Ces muscles sont des stabilisateurs du genou en extension.

En clinique

Bi-articulaires, les muscles ischio-jambiers sont les localisations les plus fréquentes des lésions traumatiques musculaires (déchirures partielles ou « claquages »).
Un hématome musculaire volumineux peut comprimer le nerf ischiatique qui parcourt le compartiment postérieur de haut en bas.
Les tendons terminaux des muscles ischio-jambiers délimitent le triangle supérieur du losange poplité (cf. p. 605).

En clinique

Pour tester isolément le muscle grand fessier en extension de la hanche (cf. supra), sur un patient en décubitus ventral, il faut fléchir le genou pour détendre les muscles ischio-jambiers, également extenseurs de la hanche.

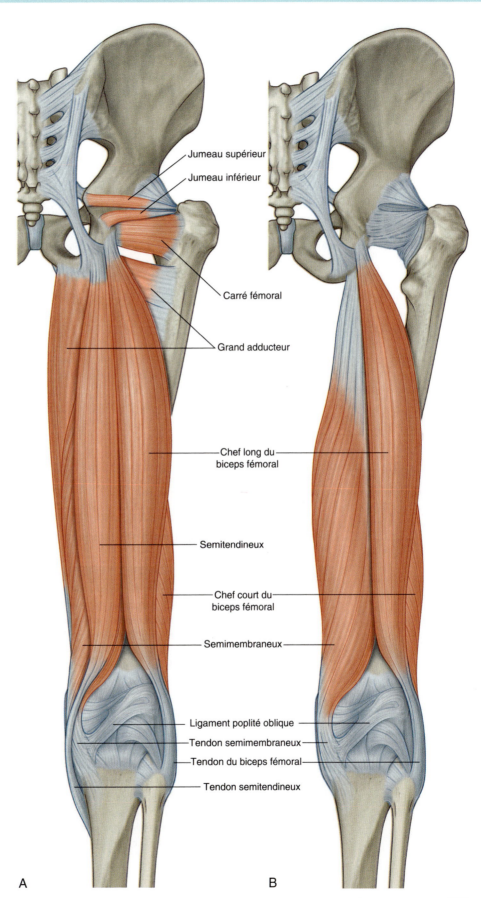

▶ 10-193
Cuisse : muscles postérieurs du compartiment postérieur.
A) Muscles superficiels.
B) Muscles profonds.
© Drake 2017.

APPAREIL LOCOMOTEUR
MEMBRE INFÉRIEUR

Tableau 10-29. Muscles postérieurs du compartiment postérieur de la cuisse.

Muscle	Origine	Trajet	Terminaison	Innervation	Fonction
semi-membraneux	• tubérosité ischiatique partie supéro-latérale)	• vertical • à la partie médiale du compartiment	• tendon direct : face postérieure du condyle tibial médial • tendon réfléchi : face médiale du condyle tibial médial • tendon récurrent : face postérieure de la capsule articulaire du genou (ligament poplité oblique)	• nerf ischiatique (L5, **S1**, S2)	• extension et rotation médiale de la hanche • flexion et rotation médiale du genou
semi-tendineux	• tubérosité ischiatique (partie inféro-médiale)	• vertical • à la partie médiale du compartiment en arrière du semi-membraneux	• face antéro-médiale de l'extrémité proximale du tibia (patte d'oie)	• nerf ischiatique (L5, **S1**, S2)	
biceps fémoral	• chef long : tubérosité ischiatique (partie supérieure) • chef court : lèvre latérale de la ligne âpre	• vertical • à la partie latérale du compartiment • les 2 chefs s'unissent	• tendon commun sur l'apex de la tête de la fibula	• nerf ischiatique (L5, **S1**, S2)	• extension et rotation latérale de la hanche • flexion et rotation latérale du genou

Ces muscles sont des stabilisateurs postérieurs de la hanche lors de la station debout.

Compartiment postérieur, groupe musculaire médial (fig. 10-194 ; tableau 10-30)

> **En clinique**
>
> La figure 10-195 montre les reliefs musculaires utiles pour l'examen clinique :
> - en haut et en arrière, le muscle grand fessier est le principal extenseur de la hanche, indispensable à la propulsion de la marche, de la marche en montée et de la course ;
> - le tractus ilio-tibial sépare le muscle extenseur du genou (quadriceps), en avant des muscles fléchisseurs du genou, en arrière (biceps fémoral, ischiojambier latéral) ;
> - la continuité fonctionnelle avec les muscles de la jambe

Muscles de la jambe

Ils sont répartis en 3 compartiments :
- antérieur, qui comprend les muscles désignés communément comme les « releveurs du pied » et qui sont des extenseurs : muscles tibial antérieur (extenseur de la cheville), long extenseur de l'hallux, et long extenseur des orteils ;
- latéral, qui comprend les muscles fibulaires ;
- postérieur, disposé en 2 plans de muscles, profond et superficiel, communément désignés comme les « abaisseurs du pied » (flexion de la cheville) (fig. 10-196).

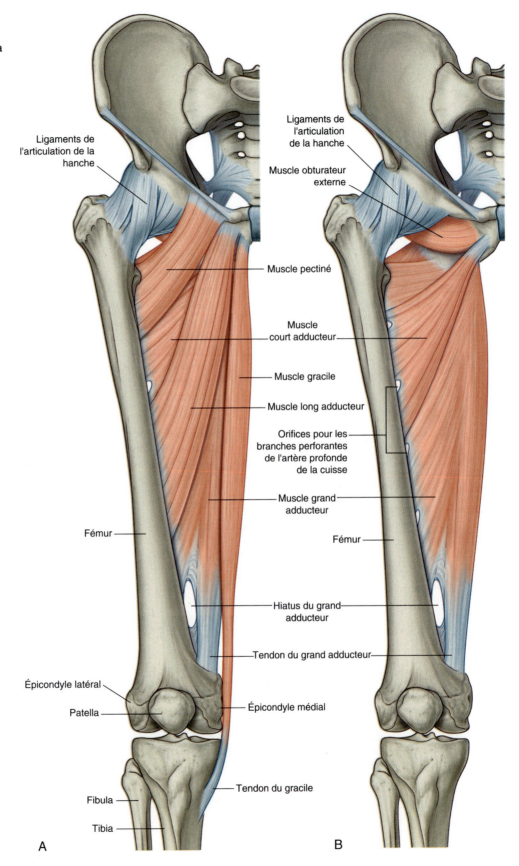

▶ 10-194
Cuisse : muscles médiaux du compartiment postérieur de la cuisse.
A) Muscles superficiels.
B) Muscles profonds.
© Drake 2017.

APPAREIL LOCOMOTEUR
MEMBRE INFÉRIEUR

Tableau 10-30. Muscles médiaux du compartiment postérieur de la cuisse.

Muscle	Origine	Trajet	Terminaison	Innervation	Fonction
pectiné	• pecten du pubis	• en dehors et en bas	• ligne pectinée	• nerf fémoral (**L2**, **L3**)	• adduction, flexion, rotation latérale de la hanche
long adducteur	• face latérale du corps du pubis	• en bas et en dehors	• lèvre médiale de la ligne âpre	• nerf obturateur (**L2**, **L3**, L4)	• adduction, flexion, rotation latérale de la hanche
court adducteur	• face latérale du corps du pubis et branche inférieure	• en bas et en dehors	• 1/3 supérieur de la ligne âpre	• nerf obturateur (L2, L3)	• adduction, flexion, rotation latérale de la hanche
grand adducteur	• branche inférieure du pubis • branche de l'ischion	• chef oblique : en bas et en dehors • chef vertical, formé des fibres les plus postérieures	• chef oblique : ligne âpre, ligne supra-condylaire médiale • chef vertical : tendon sur le tubercule de l'adducteur • les chefs échangent des fibres tendineuses qui délimitent le hiatus du grand adducteur	• chef oblique : nerf obturateur (**L2**, **L3**, L4) • chef vertical : nerf ischiatique (rameau tibial) (L4, **L5**, **S1**)	• adduction et rotation latérale de la hanche • extension hanche pour le chef vertical
gracile	• face latérale du corps et de la branche inférieure du pubis • branche de l'ischion	• vertical • à la partie la plus médiale du compartiment	• face médiale de l'extrémité proximale du tibia (patte d'oie)	• nerf obturateur (L2, L3)	• adduction, flexion, rotation médiale de la hanche • flexion, rotation médiale du genou

Compartiment antérieur (fig. 10-197 ; tableau 10-31)

En clinique
Les tendons longs extenseurs de l'hallux et des orteils reçoivent le renfort des tendons des courts extenseurs et des muscles intrinsèques du pied. La terminaison de l'appareil extenseur des orteils sera présentée après les descriptions de ces muscles.

En clinique
Le muscle tibial antérieur est le principal extenseur de la cheville, mais les extenseurs des orteils contribuent aussi à ce mouvement. La paralysie de ces muscles (lésion du nerf fibulaire profond) provoque le « pied tombant ou steppage » en l'absence de « releveurs ».

APPAREIL LOCOMOTEUR
MEMBRE INFÉRIEUR

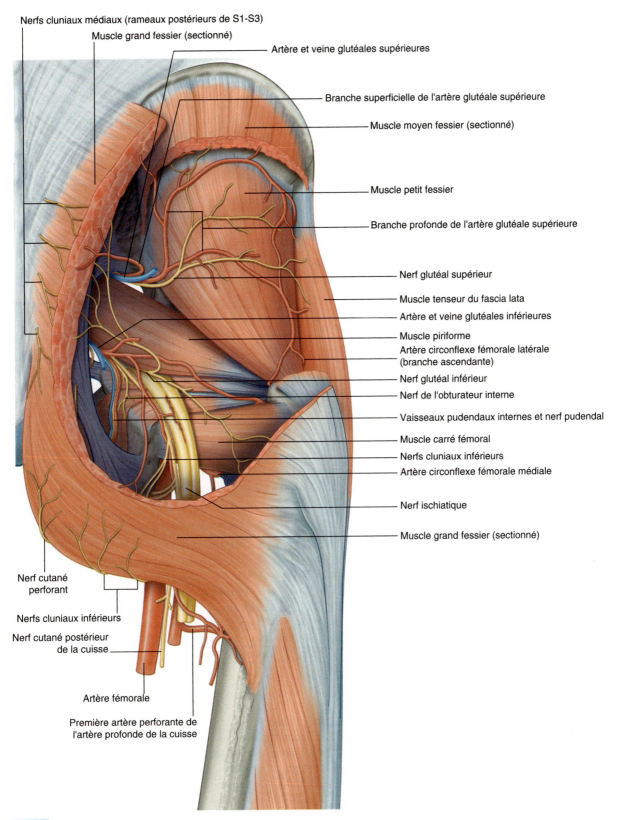

▶ 10-195
Muscles de la hanche et de la cuisse.
Vue latérale.
© Drake 2017.

APPAREIL LOCOMOTEUR
MEMBRE INFÉRIEUR

▶ **10-196**
Vue postérieure de la jambe.
Coupe à travers le 1/3 moyen de la jambe.
© Drake 2015.

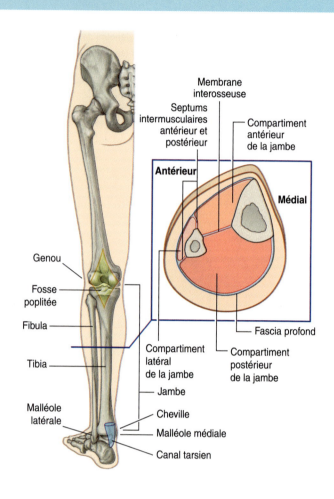

Compartiment latéral (fig. 10-198 ; tableau 10-32)

À noter

Les 3 chefs du muscle long fibulaire délimitent un canal ostéo-musculaire en forme de T à la face latérale du col de la fibula dans lequel chemine et se divise le nerf fibulaire commun.
Le rétinaculum qui entoure les tendons fibulaires ferme un canal en arrière de la malléole latérale, puis un double canal de part et d'autre de la trochlée des fibulaires à la face latérale du calcanéus. Dans la plante du pied, le tendon du long fibulaire glisse dans un tunnel formé par une expansion du ligament calcanéo-cuboïdien. La mobilisation des tendons dans les gaines ostéo-fibreuses met en jeu des gaines séreuses synoviales qui entourent les tendons.

Compartiment postérieur

Ces muscles insérés en arrière du plan du squelette sont des fléchisseurs de la cheville et des orteils, communément désignés comme les « abaisseurs du pied ». Ils sont disposés en :
- couche profonde, avec 4 muscles : poplité, tibial postérieur, long fléchisseur des orteils et long fléchisseur de l'hallux (fig. 10-199 et tableau 10-33) ;
- couche superficielle formée par les 3 chefs du muscle triceps sural (soléaire, chefs du gastrocnémien) et par le muscle plantaire (fig. 10-200) ; et tableau 10-34).

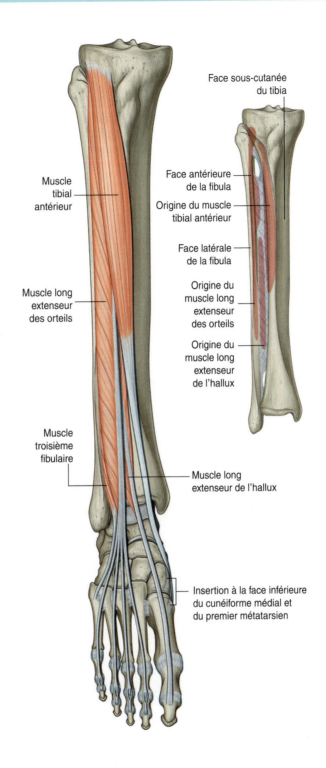

▶ **10-197**
Muscles du compartiment antérieur de la jambe.
© Drake 2015.

APPAREIL LOCOMOTEUR
MEMBRE INFÉRIEUR

Tableau 10-31. Muscles du compartiment antérieur de la jambe.

Muscle	Origine	Trajet	Terminaison	Innervation	Fonction
tibial antérieur	• 2/3 supérieurs de la face antéro-latérale du tibia • face profonde de la partie supérieure du fascia profond • partie médiale de la membrane interosseuse crurale	• longe le tibia • tendon en arrière du rétinaculum des extenseurs	• partie inférieure de la face médiale du cunéiforme médial et de la base du 1er métatarsien	• nerf fibulaire profond (**L4**, L5)	• extension, rotation médiale et adduction de la cheville • support dynamique de l'arche médiale
long extenseur des orteils	• 1/2 supérieure de la face médiale de la fibula • face latérale du condyle tibial latéral • septum antérieur de la jambe	• vertical • tendon en arrière du rétinaculum des extenseurs • se divise au-dessus du tarse en 4 tendons pour les orteils II à V	• chaque tendon donne : - une bandelette médiane pour la phalange intermédiaire - 2 bandelettes, latérale et médiale, qui se réunissent sur la phalange distale	• nerf fibulaire profond (L5, S1)	• extension des articulations inter-phalangiennes 2 à 5 et par entraînement, extension des articulations métatarso-phalangiennes et de la cheville • abduction et rotation latérale de la cheville
long extenseur de l'hallux	• partie moyenne de la face médiale de la fibula • partie adjacente de la membrane interosseuse	• entre les 2 précédents • tendon en arrière du rétinaculum des extenseurs	• face supérieure de la base de la phalange distale de l'hallux	• nerf fibulaire profond (L5, S1)	• extension de la 1re articulation inter-phalangienne et par entraînement, extension de l'articulation métatarso-phalangienne et de la cheville • adduction et rotation médiale de la cheville
3e fibulaire (inconstant)	• partie inférieure de la face médiale de la fibula	• fin tendon en arrière du rétinaculum des extenseurs	• face dorso-médiale de la base du 5e métatarsien	• nerf fibulaire profond (L5, S1)	• extension de la cheville • éversion du pied

En clinique
Le groupe profond des muscles du compartiment postérieur de la jambe est palpable en arrière du bord médial du tibia.

À noter
Les 2 chefs du gastrocnémien forment le relief postérieur de la jambe : le mollet.
Le muscle plantaire est inconstant, absent dans 15 à 20 % des cas. Peu actif, son tendon est utile pour réparer d'autres tendons plus importants, principalement le tendon calcanéen.

APPAREIL LOCOMOTEUR
MEMBRE INFÉRIEUR

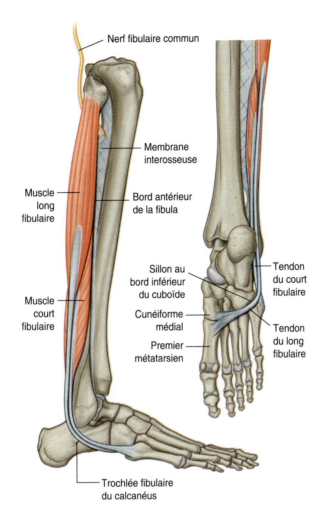

▶ 10-198
Muscles du compartiment latéral de la jambe.
© Drake 2015.

Tableau 10-32. Muscles du compartiment latéral de la jambe.			
Muscle	**Origine**	**Trajet**	**Terminaison**

long fibulaire	• face latérale de la fibula et septum inter-musculaire antérieur par 3 chefs :
	  - supérieur : partie supérieure du col de la fibula
	  - antéro-inférieur : partie antérieure de la 1/2 supérieure
	  - postéro-inférieur : partie postérieure de la 1/2 supérieure
		• corps vertical
		• tendon :
		  - en arrière de la malléole latérale, maintenu par le rétinaculum des fibulaires
		  - à la face latérale du calcanéus (sous la trochlée des fibulaires) puis du cuboïde
		  - croise la face plantaire du pied
			• face inférieure. de la base du 1er métatarsien, du cunéiforme médial et du 2e métatarsien

court fibulaire	• 1/3 moyen de la face latérale de la fibula, sous le long fibulaire	• corps vertical
		• tendon :
		  - en arrière de la malléole latérale, maintenu par le rétinaculum des fibulaires
		  - à la face latérale du calcanéus (au-dessus de la trochlée des fibulaires) puis du cuboïde
			• tubercule de la base du 5e métatarsien

Ces muscles sont innervés par le nerf fibulaire superficiel (**L5**, **S1**, S2) et sont pronateurs du pied. Le long fibulaire participe au maintien de la voûte plantaire.

APPAREIL LOCOMOTEUR
MEMBRE INFÉRIEUR

Tableau 10-33. Couche profonde des muscles du compartiment postérieur de la jambe.

Muscle	Origine	Trajet	Terminaison	Innervation	Fonction
poplité	• face latérale du condyle fémoral latéral	• tendon proximal traverse la capsule articulaire postérieure du genou • corps s'élargit vers le bas	• surface poplitée • face postérieure de l'extrémité proximale du tibia	• nerf tibial (L4, L5, S1)	• flexion puis rotation médiale du genou • stabilisation du genou

long fléchisseur des orteils	• face postérieure du tibia, en dedans de la crête verticale	• tendon en arrière de la malléole médiale puis dans la plante
		• se divise en 4 tendons
			• face plantaire des bases des phalanges distales des orteils II à V	• nerf tibial (**S2**, S3)	• flexion de l'articulation inter-phalangienne distale des orteils II à V
					• par entraînement :
					  - flexion des inter-phalangiennes proximales et des métatarso-phalangiennes
					  - inversion du pied

tibial postérieur	• face postérieure du tibia, en dehors de la crête verticale • face postérieure de la membrane interosseuse • versant postérieure du bord médial de la fibula	• tendon en arrière de la malléole médiale puis sous le *sustentaculum tali*	• tubérosité de l'os naviculaire • face médiale du cunéiforme médial	• nerf tibial (L4, L5)	• flexion plantaire du pied • maintien de l'arche médiale de la plante lors de l'appui
long fléchisseur de l'hallux	• face postérieure de la fibula	• tendon entre les tubercules postérieurs du talus, puis dans la plante	• face plantaire de la base de la phalange distale de l'hallux	• nerf tibial (**S2**, S3)	• flexion de l'hallux

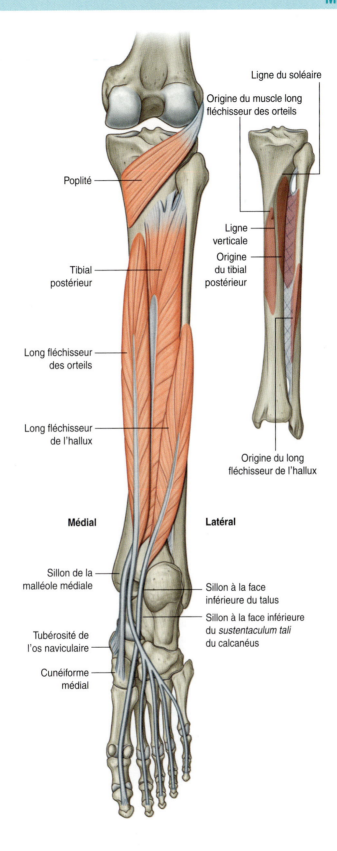

▶ **10-199**
Groupe profond des muscles du compartiment postérieur de la jambe.
© Drake 2015.

APPAREIL LOCOMOTEUR
MEMBRE INFÉRIEUR

Tableau 10-34. Couche superficielle des muscles du compartiment postérieur de la jambe.

Muscle	Origine	Trajet	Terminaison	Fonction
soléaire	• bord médial et face postérieure du tibia (ligne soléaire) • face postérieure du col de la fibula • ces 2 insertions sont réunies par l'arcade fibreuse du soléaire	• corps aplati • vers la face antérieure du tendon calcanéen	• face postérieure du calcanéus par le tendon calcanéen	• flexion de la cheville

gastrocnémien	• face postérieure de l'extrémité distale du fémur :
	  - chef médial : tubercule supra-condylaire médial
	  - chef latéral : tubercule supra-condylaire latéral
		• vers la face postérieure du tendon calcanéen		• flexion de la cheville
				• flexion du genou

plantaire	• tubercule supra-condylaire latéral	• grêle • entre les chefs du gastrocnémien • tendon entre gastrocnémien et soléaire puis suit le bord médial du tendon calcanéen	• bord médial du tendon calcanéen	• flexion de la cheville • flexion du genou • adduction de l'articulation sub-talaire

Ces muscles sont innervés par le nerf tibial (S1, S2).

Rétinaculums et gaines synoviales

Des bandelettes fibreuses aponévrotiques maintiennent les tendons distaux de certains des muscles de la jambe au contact du plan osseux :
- les extenseurs sont maintenus par les rétinaculums des extenseurs :
  - supérieur, en avant de l'extrémité distale de la jambe ;
  - inférieur, en avant de l'articulation talo-crurale (fig. 10-201).
- les tendons fibulaires glissent en arrière de la malléole latérale puis à la face latérale du calcanéus et sont maintenus en place par les rétinaculums supérieur et inférieur des fibulaires ;
- les tendons tibial postérieur et longs fléchisseurs des orteils et de l'hallux glissent en arrière de la malléole médiale et sont maintenus en place par le rétinaculum des fléchisseurs relié au plan osseux par des cloisons qui délimitent des espaces propres (fig. 10-202).

Des gaines synoviales entourent les tendons dans ces compartiments ostéo-fibreux et y facilitent leurs déplacements.

Muscles du pied

Les muscles du pied sont répartis à la face dorsale et dans la plante du pied. Ces muscles sont dits « intrinsèques » du pied, et possèdent une fonction propre. Ils s'associent aux muscles « extrinsèques » du pied qui proviennent de la jambe.

Région dorsale

Une seule couche musculaire comprend les muscles court extenseur des orteils et court extenseur de l'hallux (fig. 10-203 ; tableau 10-35).

À noter

Certains considèrent un muscle court extenseur des orteils unique à la face dorsale du pied, dont le chef médial formerait le court extenseur de l'hallux. Il n'y a pas de chef pour le petit orteil, mais une expansion tendineuse du tendon du 4e orteil peut gagner le tendon du long extenseur du petit orteil.

APPAREIL LOCOMOTEUR
MEMBRE INFÉRIEUR

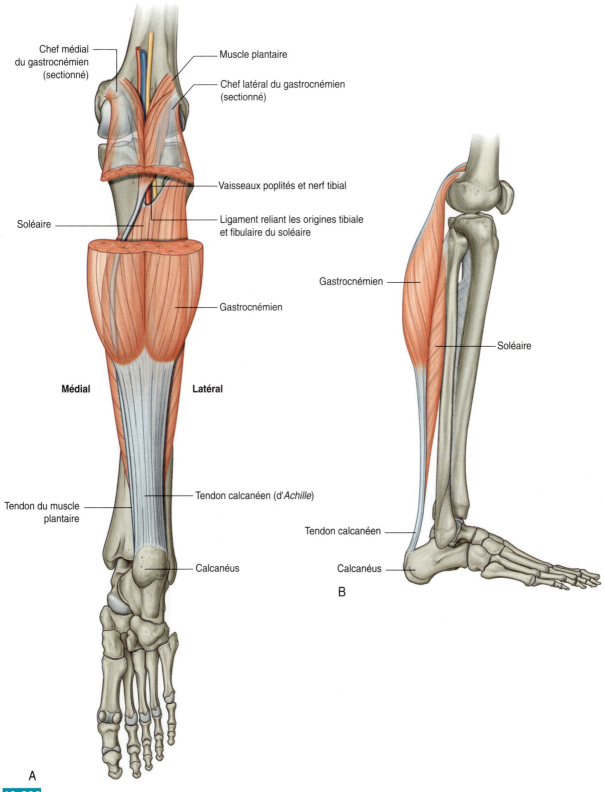

▶ 10-200
Groupe superficiel des muscles du compartiment postérieur de la jambe.
A) Vue postérieure.
B) Vue latérale.
© Drake 2015.

APPAREIL LOCOMOTEUR
MEMBRE INFÉRIEUR

▶ **10-201**
Rétinaculums des tendons extenseurs.
© Drake 2015.

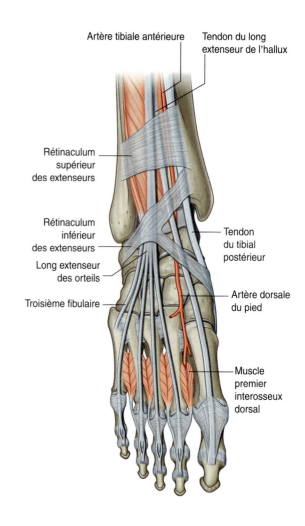

▶ **10-202**
Rétinaculums des muscles fibulaires.
Vue de profil du pied droit.
© Drake 2015.

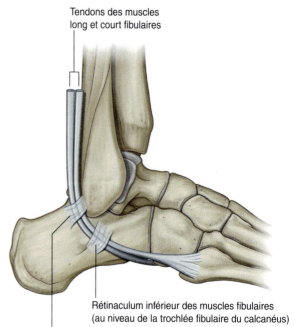

APPAREIL LOCOMOTEUR
MEMBRE INFÉRIEUR

▶ 10-203
Muscles court extenseur des orteils et court extenseur de l'hallux.
© Drake 2015.

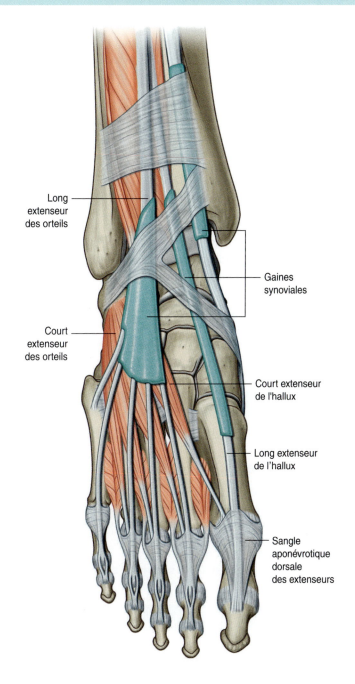

Tableau 10-35. Muscles de la région dorsale du pied.

Muscle	Origine	Trajet	Terminaison	Fonction
court extenseur des orteils	• face supéro-latérale du calcanéus	• plat • donne 3 chefs à la face dorsale des 2ᵉ, 3ᵉ et 4ᵉ métatarsiens	• chaque tendon s'unit au bord latéral du tendon du long extenseur des orteils II à IV	• idem long extenseur pour les orteils I à IV • correction de l'obliquité des tendons du long extenseur des orteils
court extenseur de l'hallux		• fin • croise la face dorsale du métatarse	• s'unit au bord latéral du tendon du long extenseur de l'hallux	

Ces muscles sont innervés par le nerf fibulaire profond (S1, S2).

APPAREIL LOCOMOTEUR
MEMBRE INFÉRIEUR

Région plantaire

Les muscles se répartissent en 3 compartiments :
- médial de muscles destinés à l'hallux : abducteur, court fléchisseur et adducteur de l'hallux ;
- plantaire de muscles fléchisseurs des orteils : court fléchisseur des orteils, carré plantaire, interosseux et lombricaux ;
- latéral de muscles destinés au petit orteil : opposant, court fléchisseur et abducteur du petit orteil.

Nous les décrirons selon leur répartition en 4 couches, plus utile à la chirurgie de la plante :
- la 1re couche, superficielle, comprend 3 muscles qui prennent leur origine sur la tubérosité calcanéenne : l'abducteur de l'hallux, le court fléchisseur des orteils et l'abducteur du petit orteil (fig. 10-204 ; tableau 10-36) ;
- la 2e couche ne comprend que des muscles qui s'insèrent sur des tendons et non sur des os : le carré plantaire et les lombricaux (fig. 10-205, 10-208 et tableau 10-37) ;
- la 3e couche comprend latéralement le court fléchisseur du petit orteil et médialement 2 muscles plus puissants qui convergent vers l'hallux : le court fléchisseur et l'adducteur de l'hallux (fig. 10-206, 10-208 et tableau 10-38) ;
- la 4e couche, profonde, correspond aux espaces inter-métatarsiens et comprend les muscles interosseux plantaires et dorsaux (fig. 10-207 ; tableau 10-39).

> **À noter**
>
> L'axe de référence du pied est le 2e rayon : les muscles qui écartent le petit orteil et l'hallux de cet axe sont des abducteurs.

> **À noter**
>
> L'observation de ce plan musculaire montre la prédominance des muscles dirigés vers le 1er rayon.

Angiologie

Le principal pédicule nourricier du membre inférieur est le pédicule fémoral, qui fait suite à l'artère iliaque externe en traversant la lacune vasculaire.

Trois autres artères, de moindre importance et issues de l'artère iliaque interne, gagnent la racine du membre inférieur :
- en dedans, l'artère obturatrice ;
- en arrière, les artères glutéales supérieure et inférieure.

> **En clinique**
>
> Lors d'une sténose ou d'une thrombose de l'axe iliaque externe, les branches extra-pelviennes de l'artère iliaque interne assurent la vascularisation du membre inférieur.

Trois zones de passage permettent à ces vaisseaux de quitter (ou de pénétrer) la cavité pelvienne pour gagner le membre inférieur :
- la lacune vasculaire est l'espace compris entre le pubis, le ligament inguinal et l'arcade ilio-pectinée. L'artère fémorale la traverse, accompagnée par sa veine, la branche fémorale du nerf génito-fémoral et des vaisseaux lymphatiques ;
- le canal obturateur est délimité par le sillon obturateur du pubis et la membrane obturatrice. L'artère obturatrice le parcourt, accompagnée par sa veine et le nerf obturateur ;
- la grande incisure ischiatique est divisée par le muscle piriforme en :
  - foramen supra-piriforme, limité par le muscle piriforme en bas et le bord postérieur de l'os coxal en haut, qui livre passage à l'artère glutéale supérieure accompagnée de la veine glutéale supérieure et du nerf glutéal supérieur,

APPAREIL LOCOMOTEUR
MEMBRE INFÉRIEUR

Tableau 10-36. Première couche des muscles de la région plantaire.

Muscle	Origine	Trajet	Terminaison	Fonction
abducteur de l'hallux	• processus médial de la tubérosité calcanéenne	• suit le bord médial de la plante	• os sésamoïde médial et face médiale de la base de la phalange proximale de l'hallux	• abduction et flexion de la 1re articulation métatarso-phalangienne • soutien actif de l'arche médiale
court fléchisseur des orteils	• processus médial de la tubérosité calcanéenne	• le plus superficiel, en position médiane	• bases des phalanges intermédiaires des orteils II à V	• flexion des articulations inter-phalangiennes proximales et métatarso-phalangiennes des orteils II à V
abducteur du petit orteil	• processus latéral et médial de la tubérosité calcanéenne • base du 5e métatarsien • aponévrose plantaire	• suit le bord latéral de la plante	• face latérale de la base du 5e orteil	• abduction du 5e orteil • soutien actif de l'arche latérale

Ces muscles sont innervés par le nerf plantaire latéral (S1, S2, S3).

Tableau 10-37. Deuxième couche des muscles de la région plantaire.

Muscle	Origine	Trajet	Terminaison	Fonction
carré plantaire	• processus médial de la tubérosité calcanéenne • aponévrose plantaire	• plat • à la partie médiane de la plante	• bord latéral du tendon commun du long fléchisseur des orteils	• augmentation de la mise en tension du tendon du long fléchisseur des orteils
lombricaux (4 muscles)	• bord médial des 4 tendons du long fléchisseur des orteils	• chacun longe le tendon dont il naît	• chaque tendon s'unit à celui des interosseux et à la partie médiale de la sangle dorsale des tendons extenseurs des orteils II à V	• flexion et déplacement vers l'hallux des articulations métatarso-phalangiennes II à V • extension des inter-phalangiennes II à V

Ces muscles sont innervés par le nerf plantaire latéral (S1, S2, S3), à l'exception du 1er lombrical, innervé par plantaire médial (S1, S2).

APPAREIL LOCOMOTEUR
MEMBRE INFÉRIEUR

Tableau 10-38. Troisième couche des muscles de la région plantaire.

Muscle	Origine	Trajet	Terminaison	Innervation	Action
court fléchisseur de l'hallux	• cuboïde • cunéiforme latéral • ligament calcanéo-cuboïdien plantaire • tendon du muscle tibial postérieur	• vers l'hallux • donne 2 chefs, médial et latéral	• os sésamoïdes • faces médiale et latérale de la base de la phalange proximale de l'hallux	• chef médial : nerf plantaire médial (S1, S2) • chef latéral : nerf plantaire latéral (S1, S2)	• flexion de la 1re articulation métatarso-phalangienne • soutien actif de l'arche médiale
adducteur de l'hallux	• chef oblique : – bases des métatarsiens 2 à 4 – cunéiforme latéral – cuboïde • chef transverse : – capsules des articulations métatarso-phalangiennes 3 à 5 – ligaments métatarsiens transverses profonds	• les 2 chefs convergent vers la capsule inférieure de l'articulation métatarso-phalangienne de l'hallux	• os sésamoïde latéral • base de la phalange proximale de l'hallux	• rameau profond du nef plantaire latéral (S2, S3)	• flexion et adduction de la 1re articulation métatarso-phalangienne • chef transverse : soutien actif de l'arche transversale • chef oblique : soutien actif de l'arche médiale
court fléchisseur du petit orteil	• 5e métatarsien • cuboïde • ligament plantaire long	• croise la face plantaire du 5e métatarsien	• base de la phalange proximale du 5e orteil	• rameau superficiel du nef plantaire latéral (S2, S3)	• flexion et abduction de la 5e articulation métatarso-phalangienne
opposant du petit orteil (expansion inconstante du court fléchisseur)	• ligament plantaire long • gaine fibreuse plantaire du muscle long fibulaire		• 5e métatarsien (face latérale)		• déplacement du 5e métatarsien en direction plantaire et médiale

APPAREL LOCOMOTEUR
MEMBRE INFÉRIEUR

▶ **10-204**
Première couche des muscles de la plante du pied.
© Drake 2015.

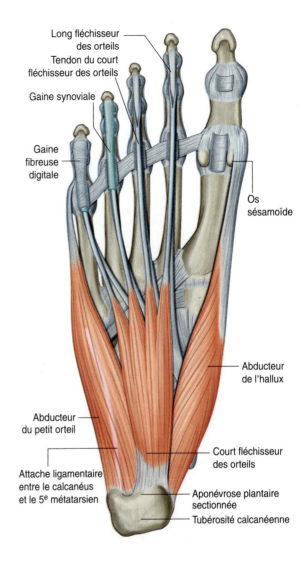

Tableau 10-39. Quatrième couche des muscles de la région plantaire.					
Muscle	**Origine**	**Trajet**	**Terminaison**	**Innervation**	**Fonction**
interosseux dorsaux	• faces des métatarsiens adjacents	• le long des espaces inter-métatarsiens	• bases des phalanges proximales • sangles des extenseurs • tendons extenseurs des orteils	• nerf plantaire latéral (S1, S2) • les deux 1ers interosseux dorsaux sont innervés par le nerf fibulaire profond	• flexion et abduction des articulations métatarso-phalangiennes des orteils II à IV • extension des articulations interphalangiennes des orteils II à IV
interosseux plantaires	• faces médiales des métatarsiens 3 à 5			• nerf plantaire latéral (S2, S3)	• flexion et adduction des articulations métacarpo-phalangiennes III à IV • extension des interphalangiennes III à IV

APPAREIL LOCOMOTEUR
MEMBRE INFÉRIEUR

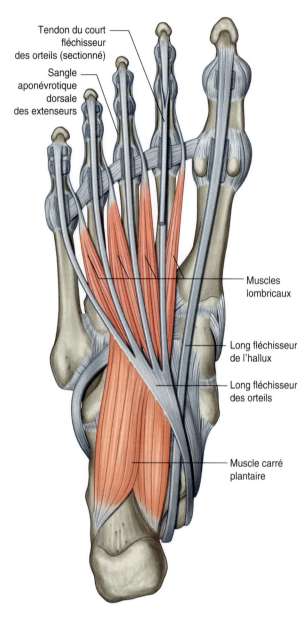

▶ 10-205
Deuxième couche des muscles de la plante du pied.
© Drake 2015.

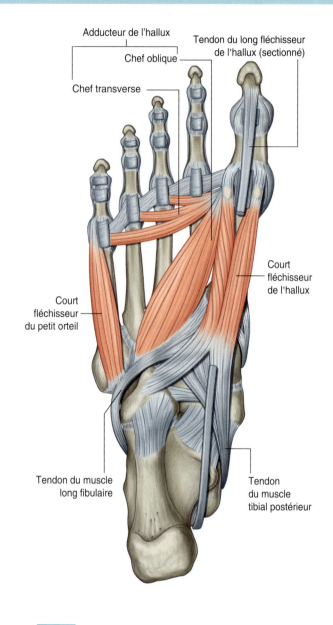

▶ 10-206
Troisième couche des muscles de la plante.
© Drake 2015.

APPAREIL LOCOMOTEUR
MEMBRE INFÉRIEUR

▶ **10-207**
Quatrième couche des muscles de la plante du pied.
© Drake 2015.

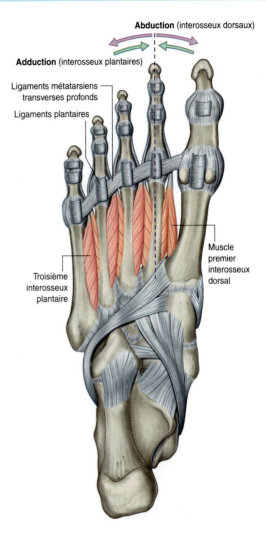

▶ **10-208**
Terminaison des muscles interosseux et lombricaux du pied.
© Drake 2015.

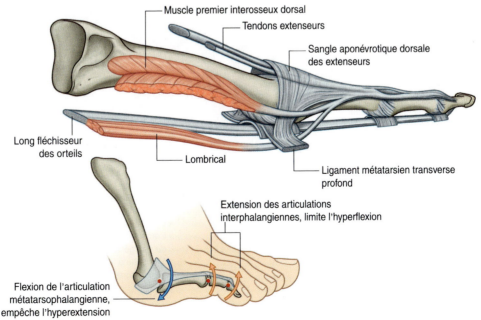

APPAREIL LOCOMOTEUR
MEMBRE INFÉRIEUR

– foramen infra-piriforme, limité par le muscle piriforme en haut, le ligament sacro-épineux en bas et le bord postérieur de l'ischion en dehors. Il livre passage à l'artère glutéale inférieure, accompagnée de la veine glutéale inférieure, du nerf glutéal inférieur et de son rameau cutané postérieur de la cuisse, et du nerf ischiatique (fig. 10-209).

Artères

Artères de la cuisse (fig. 10-210)

L'artère fémorale est l'axe principal de la cuisse; elle :
- fait suite à l'artère iliaque externe en traversant la lacune vasculaire ;
- est verticale, entre le milieu du ligament inguinal et le pôle postérieur du condyle fémoral médial ;
- se termine en traversant le hiatus du grand adducteur, anneau tendineux qui unit le tubercule de l'adducteur à la lèvre médiale de la ligne âpre. Elle devient alors l'artère poplitée.

Elle parcourt la région antérieure de la cuisse, dans le canal fémoral puis le canal des adducteurs communs à la veine et à l'artère :
- elle est en dehors du muscle long adducteur, en dedans du vaste médial, en avant des muscles iliopsoas, pectiné et grand adducteur, croisée en avant, de dehors en dedans et de haut en bas par le muscle sartorius ;

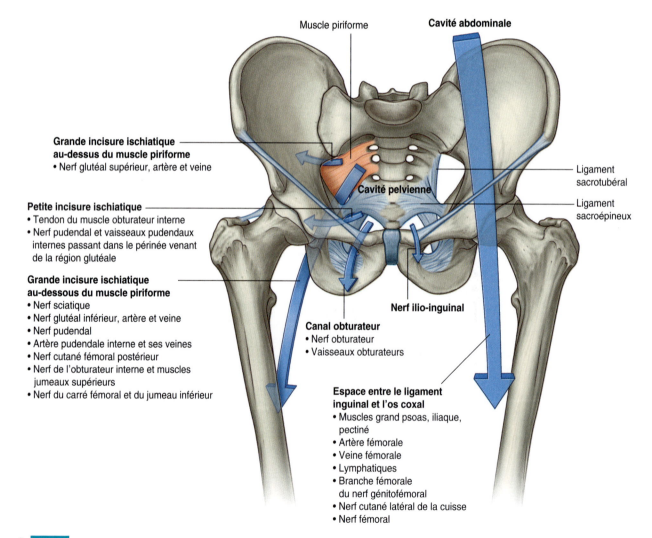

▶ 10-209
Voies de passage au membre inférieur.
© Drake 2015.

APPAREIL LOCOMOTEUR
MEMBRE INFÉRIEUR

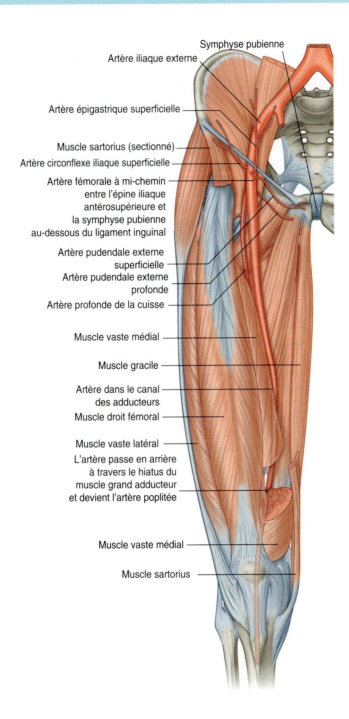

▶ 10-210
Artère fémorale.
© Drake 2015.

APPAREIL LOCOMOTEUR
MEMBRE INFÉRIEUR

- la veine fémorale, en dehors de l'artère dans la région poplitée, se place en dedans de celle-ci en arrière du ligament inguinal. A ce niveau, le nerf fémoral est en dehors de l'artère.

En clinique

L'artère fémorale est une artère de conduction destinée à la jambe. Les sténoses ou thromboses situées sous l'origine de l'artère profonde de la cuisse entraînent des douleurs musculaires dans les mollets par ischémie lors de la marche qui contraignent le sujet à s'arrêter (claudication intermittente). Dans certains cas, cette artériopathie des membres inférieurs peut être occlusive et conduire à une ischémie aiguë. Habituellement, elle est larvée avec un sujet qui réduit progressivement son périmètre de marche pour ne pas souffrir, et qui ne présente donc pas de plainte fonctionnelle. Les sténoses se développent essentiellement au niveau de la naissance de l'artère profonde de la cuisse (zone de turbulences) ou lors de la traversée du hiatus tendineux du grand adducteur.

Le pouls fémoral est perceptible dans le trigone fémoral, sous le milieu du ligament inguinal (fig. 10-211). L'artère fémorale peut être abordée sous le ligament inguinal. Elle est cathétérisée lors des artériographies au niveau du trigone fémoral car elle y est très superficielle et elle peut être comprimée contre la tête fémorale pour assurer l'hémostase.

Ses collatérales sont :
- des rameaux pour les muscles et le squelette de la cuisse ;
- l'artère épigastrique superficielle qui traverse le fascia criblé et se ramifie dans le fascia superficiel de la paroi abdominale jusqu'à l'ombilic. Elle s'anastomose avec les artères épigastriques supérieure et inférieure et avec l'artère circonflexe iliaque superficielle ;
- l'artère circonflexe iliaque superficielle qui traverse le fascia criblé, chemine en suivant la crête iliaque et se distribue aux téguments de la paroi abdominale antéro-latérale ;
- les artères pudendales externes qui traversent le fascia criblé et vascularisent les téguments de la région pubienne, le périnée et le scrotum ou les grandes lèvres ;
- l'artère profonde de la cuisse (fig. 10-212), collatérale la plus volumineuse, qui :
  - naît dans le trigone fémoral,
  - se dirige d'avant en arrière entre les muscles pectiné et long adducteur, puis entre le long adducteur en avant, et le court et le grand adducteurs en arrière,
  - traverse le grand adducteur et se termine en s'anastomosant avec des branches de l'artère poplitée à la face postérieure du genou,
  - donne :
    - l'artère du quadriceps pour les 4 chefs de ce muscle et le sartorius,
    - les artères circonflexes médiale et latérale de la cuisse qui participent, avec l'artère glutéale inférieure, à un cercle artériel anastomotique autour des petit et grand trochanters et à un autre cercle autour du col du fémur,
    - 3 ou 4 artères perforantes, qui traversent les muscles adducteurs et s'anastomosent entre elles à la face postérieure du fémur. La 1re s'anastomose avec les artères circonflexe médiale de la cuisse, glutéale inférieure et obturatrice.
  - l'artère nourricière du fémur qui pénètre l'os à son 1/3 moyen,

En clinique

Une longue voie anastomotique est formée en arrière du muscle grand adducteur et participe à la revascularisation de la jambe lors de thromboses de l'artère fémorale.

  - l'artère descendante du genou qui naît dans le canal des adducteurs, chemine dans le muscle vaste médial, se divise en une branche qui accompagne le nerf saphène et en rameaux articulaires pour le genou.

APPAREIL LOCOMOTEUR
MEMBRE INFÉRIEUR

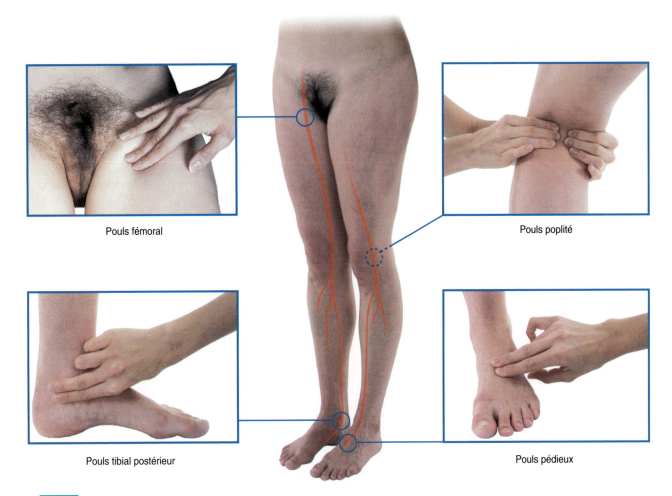

10-211
Où percevoir les pouls artériels périphériques du membre inférieur ?
© Drake 2015.

À noter
L'ancienne nomenclature est encore largement utilisée pour cette artère : l'artère fémorale commune fait référence à l'artère fémorale avant la naissance de l'artère profonde de la cuisse, l'artère fémorale superficielle correspond à l'artère fémorale en aval de l'origine de celle-ci. L'artère fémorale profonde est l'artère profonde de la cuisse. Enfin le terme de trépied fémoral désigne la zone de la naissance de l'artère profonde de la cuisse.

Artères du genou
L'artère poplitée fait suite à l'artère fémorale en traversant le hiatus du grand adducteur. Elle parcourt la fosse poplitée oblique en dehors puis verticale et se termine en avant de l'arcade tendineuse du muscle soléaire en donnant les artères tibiales antérieure et postérieure.

À noter
L'artère poplitée apporte toute la vascularisation de la jambe et du pied.

APPAREIL LOCOMOTEUR
MEMBRE INFÉRIEUR

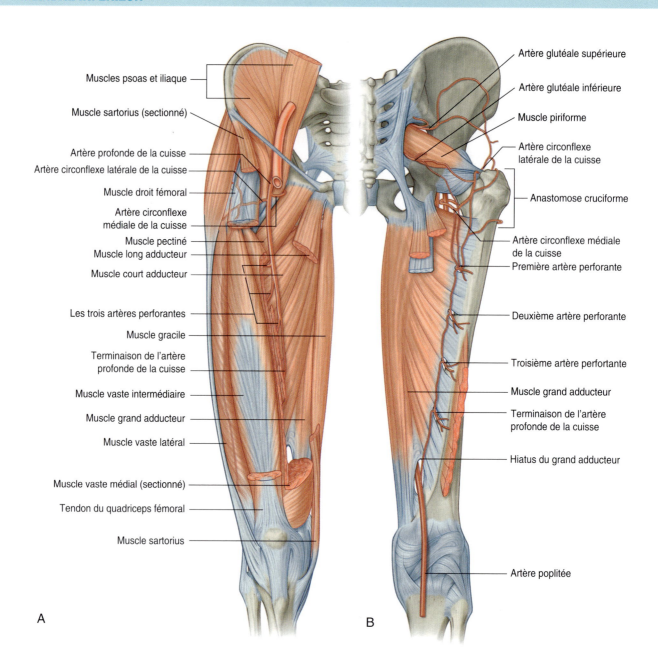

10-212
Artère profonde de la cuisse.
A) Vue antérieure.
B) Vue postérieure.
© Drake 2015.

Elle est contre le fémur, l'articulation du genou puis le muscle poplité et est recouverte successivement par le muscle semi-membraneux, le fascia poplité profond et les muscles gastrocnémiens. Sa veine est en arrière et en dehors.

En clinique

Le pouls poplité est perceptible dans la fosse poplitée en flexion du genou : en extension, le fascia poplité est tendu et ne permet pas de palper l'artère (fig. 10-211).

APPAREIL LOCOMOTEUR
MEMBRE INFÉRIEUR

Ses branches collatérales sont :
- articulaires et comprennent les artères supéro-latérale, supéro-médiale, moyenne, inféro-latérale et inféro-médiale du genou. Ces 5 branches forment le cercle artériel péri-articulaire du genou ;
- musculaires pour les muscles ischio-jambiers, poplité, gastrocnémiens et soléaire (fig. 10-213).

En clinique

L'artère poplitée piégée, qui se manifeste par des douleurs musculaires du mollet à l'effort, résulte de la compression de celle-ci par les structures musculaires voisines lors de l'extension du genou. Son abord chirurgical se fait par voie postérieure.

Artères de la jambe
Artère tibiale antérieure (fig. 10-214)
Branche de bifurcation antérieure de l'artère poplitée, elle :
- naît dans le compartiment postérieur de la jambe, en avant de l'arcade tendineuse du muscle soléaire ;
- traverse l'espace interosseux au-dessus de la membrane interosseuse ;
- parcourt verticalement le compartiment antérieur de la jambe entre les muscles tibial antérieur et long extenseur des orteils, puis long extenseur de l'hallux ;
- s'engage en arrière du rétinaculum des extenseurs du pied, croise la face antérieure de l'articulation talo-crurale, entourée des tendons du long extenseur des orteils en dehors et du long extenseur de l'hallux en dedans ;
- se termine au bord inférieur du rétinaculum inférieur des extenseurs du pied en devenant l'artère dorsale du pied.

En clinique

Son pouls est perceptible en avant de l'interligne talo-crurale, au milieu de l'espace intermalléolaire.

Elle est accompagnée de ses veines satellites et rejointe, à la partie supérieure du compartiment antérieur de la jambe, par le nerf fibulaire profond.
Ses branches collatérales sont :
- 2 artères récurrentes qui participent au cercle artériel péri-articulaire du genou, les artères récurrentes tibiales postérieure et antérieure. La postérieure naît dans le compartiment postérieur de la jambe ; l'antérieure naît dans son compartiment antérieur et vascularise l'articulation tibio-fibulaire proximale et les muscles tibial antérieur et long extenseur des orteils ;
- des branches musculaires pour les muscles du compartiment antérieur de la jambe ;
- des branches articulaires, les artères malléolaires antéro-médiale et antéro-latérale pour l'articulation talo-crurale.

Artère tibiale postérieure (fig. 10-215)
Branche de bifurcation postérieure de l'artère poplitée, elle est plus volumineuse que la précédente et :
- naît dans le compartiment postérieur de la jambe, en avant de l'arcade tendineuse du muscle soléaire ;
- parcourt verticalement le compartiment postérieur de la jambe, en arrière de la membrane interosseuse crurale et du muscle tibial postérieur, et en dehors du muscle long fléchisseur des orteils ;
- passe en arrière de la malléole médiale dont elle contourne l'extrémité pour s'engager dans le canal tarsien, à la face profonde du rétinaculum des fléchisseurs du pied (fig. 10-216) ;

En clinique

Le pouls tibial postérieur est perceptible dans le sillon rétro-malléolaire médial, en arrière et au-dessous de la malléole médiale (fig. 10-211).

APPAREIL LOCOMOTEUR
MEMBRE INFÉRIEUR

▶ **10-213**
Artères poplitées et ses branches.
Artères de jambe, vue postérieure.
© Drake 2017.

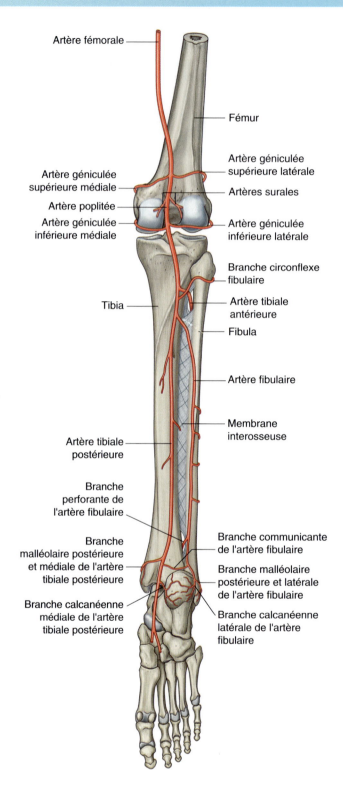

APPAREIL LOCOMOTEUR
MEMBRE INFÉRIEUR

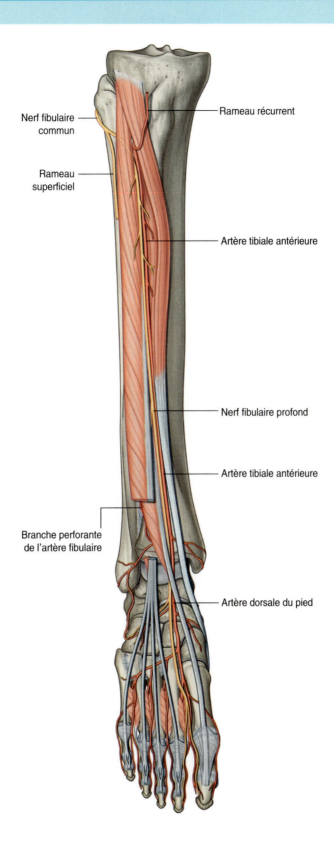

▶ 10-214
Artère tibiale antérieure.
© Drake 2015.

APPAREIL LOCOMOTEUR
MEMBRE INFÉRIEUR

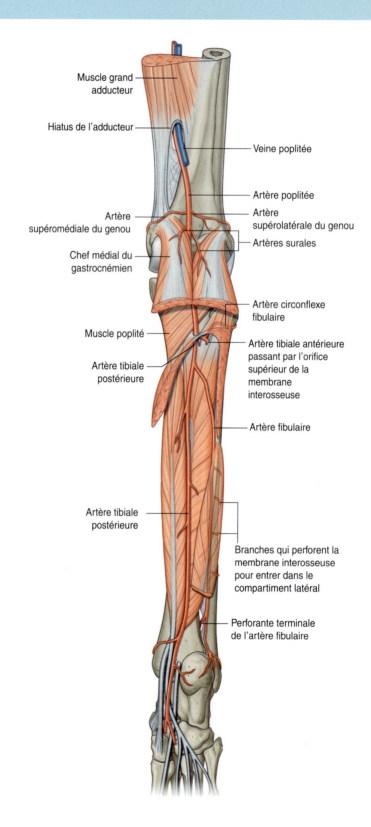

▶ 10-215
Artères du compartiment postérieur de la jambe.
© Drake 2015.

APPAREIL LOCOMOTEUR
MEMBRE INFÉRIEUR

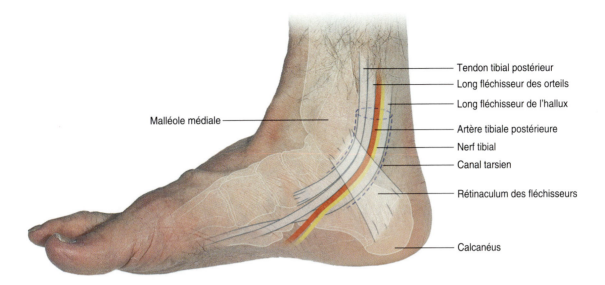

▶ **10-216**
Éléments traversant le canal tarsien, porte d'entrée du pied.
© Drake 2015.

- se termine au bord inférieur du rétinaculum des fléchisseurs, en se divisant en artères plantaires médiale et latérale.

Elle est accompagnée de ses veines satellites et du nerf tibial.

Ses collatérales sont les artères :
- circonflexe de la fibula, qui contourne le col de la fibula et participe au cercle artériel péri-articulaire du genou ;
- fibulaire, sa plus volumineuse branche, qui naît au 1/3 supérieur de la jambe et chemine contre la face postérieure de la membrane interosseuse, le long du muscle long fléchisseur de l'hallux, longée par ses veines. Elle donne :
  - des branches qui perforent le septum intermusculaire postérieur et gagnent la peau de la face latérale de la jambe,
  - l'artère nourricière de la fibula,
  - des rameaux musculaires pour les muscles du compartiment postérieur,
  - une branche perforante antérieure qui traverse la membrane interosseuse, gagne le compartiment antérieur de la jambe et s'anastomose avec l'artère malléolaire antéro-latérale,
  - une branche communicante avec l'artère tibiale postérieure,
  - des branches malléolaires latérales dont l'artère malléolaire postéro-latérale qui s'anastomose avec l'artère malléolaire antéro-latérale ;
- nourricière du tibia ;
- musculaires pour les muscles du compartiment postérieur de la jambe ;
- malléolaires médiales, pour l'articulation talo-crurale ;
- calcanéennes pour le calcanéus.

Artères du pied
Elles comprennent :
- une artère dorsale issue de l'artère tibiale antérieure ;
- 2 artères plantaires issues de l'artère tibiale postérieure.

Artère dorsale du pied (fig. 10-217)
Elle fait suite à l'artère tibiale antérieure au bord inférieur du rétinaculum des extenseurs, chemine à la face dorsale du tarse vers l'extrémité proximale du 1er espace interosseux qu'elle traverse pour devenir l'artère plantaire profonde.

APPAREIL LOCOMOTEUR
MEMBRE INFÉRIEUR

▶ **10-217**
Artère dorsale du pied.
© Drake 2015.

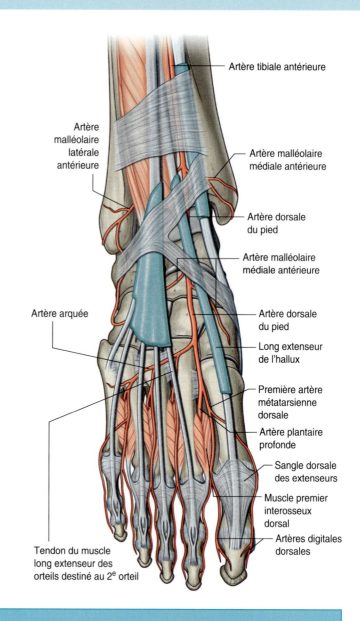

En clinique

Le pouls de l'artère dorsale du pied, ou « pouls pédieux », est perceptible sur le dos du pied, entre les tendons du long extenseur de l'hallux, en dedans, et du long extenseur des orteils destiné au 2e orteil, en dehors (fig. 10-211).

Elle est recouverte par le fascia dorsal du pied, accompagnée par ses veines et par le nerf fibulaire profond.
Ses collatérales sont :
- des branches grêles au squelette du tarse ;
- des branches musculaires pour le court extenseur des orteils et le court extenseur de l'hallux ;
- l'artère tarsienne latérale qui se dirige en avant et en dehors et s'anastomose avec le rameau perforant de l'artère fibulaire, avec les artères arquée et plantaire latérale ;
- l'artère du sinus du tarse qui s'engage dans l'orifice latéral du sinus et s'y anastomose avec un rameau de l'artère plantaire médiale ;
- l'artère tarsienne médiale se ramifie à la face postéro-médiale du pied ;
- l'artère arquée naît un peu en arrière du 1er espace interosseux et décrit sur la base des métatarsiens une courbe convexe en avant :

APPAREIL LOCOMOTEUR
MEMBRE INFÉRIEUR

- elle est contre le plan ostéo-articulaire, recouverte par les extenseurs des orteils,
- elle se termine en s'anastomosant avec l'artère tarsienne latérale, pour former l'arcade dorsale du pied, et avec l'artère plantaire latérale,
- elle donne par sa convexité les 2e, 3e et 4e artères métatarsiennes dorsales qui se divisent en artères digitales dorsales médiale et latérale des orteils adjacents. La 4e donne également l'artère digitale dorsale latérale du 5e orteil. Avant leur division, elles reçoivent un rameau perforant issu de l'arcade plantaire profonde et un rameau perforant issu de l'artère métatarsienne plantaire ;
- la 1re artère métatarsienne dorsale se divise à l'extrémité distale de l'espace interosseux en artère digitale dorsale médiale de l'hallux et en une branche latérale qui donne les artères digitales dorsales latérale de l'hallux et médiale du 2e orteil.

Artère plantaire médiale (fig. 10-218)

Elle naît de la bifurcation de l'artère tibiale postérieure à sa sortie du canal tarsien et parcourt la partie médiale de la plante du pied, recouverte par le muscle abducteur de l'hallux, le long du tendon du long fléchisseur de l'hallux.

Elle est accompagnée de ses veines satellites et du nerf plantaire médial, donne des rameaux cutanés,

▶ **10-218**
Artères de la plante du pied.
© Drake 2015.

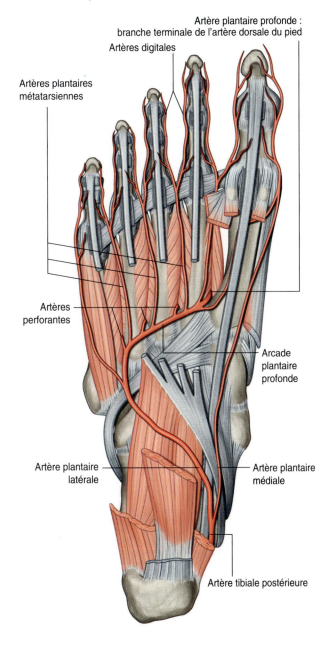

musculaires et ostéo-articulaires puis se divise sous la base du 1er métatarsien en :
- branche superficielle, qui forme l'artère digitale plantaire médiale du gros orteil ;
- branche profonde, qui s'anastomose avec la 1re artère métatarsienne plantaire.

Artère plantaire latérale

Elle naît de la bifurcation de l'artère tibiale postérieure à sa sortie du canal tarsien et :
- se dirige vers la base du 5e métatarsien ;
- s'incurve en haut et en dedans, entre les muscles carré plantaire en haut et court fléchisseur des orteils en bas, pour former l'arcade artérielle plantaire profonde sur la face plantaire de la base des métatarsiens ;
- se termine à la partie proximale du 1er espace interosseux en s'anastomosant avec l'artère dorsale du pied devenue artère plantaire profonde.

Elle est accompagnée de ses veines et du nerf plantaire latéral. Elle donne des rameaux aux muscles voisins, aux os et aux articulations. L'arcade plantaire profonde donne :
- des rameaux perforants postérieurs qui traversent les 3 derniers espaces interosseux et s'anastomosent avec l'artère métatarsienne dorsale correspondante ;
- l'artère digitale plantaire latérale du 5e orteil ;
- les 2e, 3e et 4e artères métatarsiennes plantaires qui s'anastomosent à l'extrémité distale de l'espace interosseux avec l'artère métatarsienne dorsale correspondante et deviennent les artères digitales plantaires communes. Celles-ci se divisent en artères digitales plantaires latérale et médiale des orteils correspondant à l'espace interosseux ;
- la 1re artère métatarsienne plantaire qui reçoit une anastomose issue de la branche profonde de l'artère plantaire médiale et se termine en donnant les artères digitales plantaires latérale de l'hallux et médiale du 2e orteil (fig. 10-218).

La figure 10-219 montre la projection squelettique des artères plantaires et la prédominance de l'artère plantaire latérale.

▶ **10-219**
Arcade plantaire artérielle.
© Drake 2015.

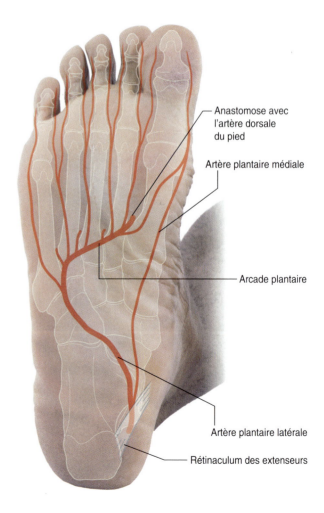

APPAREIL LOCOMOTEUR
MEMBRE INFÉRIEUR

Artères des orteils

Les artères digitales vascularisent les orteils. Chaque orteil est parcouru par :
- 2 artères digitales dorsales propres, médiale et latérale ;
- 2 artères digitales plantaires propres, médiale et latérale, dont les rameaux dorsaux se portent sur la face dorsale de l'orteil et suppléent les artères dorsales qui s'épuisent au voisinage de l'articulation inter-phalangienne proximale.

Veines

Il existe 2 systèmes veineux, superficiel et profond, anastomosés par des veines perforantes ou communicantes pourvues de valvules.

Veines profondes

Elles accompagnent les artères profondes, entourées de la même gaine fibreuse. Les veines plantaires des orteils se jettent dans les veines métatarsiennes plantaires qui rejoignent l'arcade plantaire profonde. Les veines plantaires médiale et latérale naissent de cette arcade et confluent en veine tibiale postérieure. Elles sont habituellement au nombre de 2 ou plus par artère au niveau de la jambe et de la région glutéale, anastomosées les unes aux autres. À partir de l'étage poplité, la veine est le plus souvent unique.

> **À noter**
>
> Deux veines poplitées sont parfois observées ; la veine fémorale est exceptionnellement double.

La veine fémorale reçoit la veine grande saphène dans le trigone fémoral puis s'engage en arrière du ligament inguinal pour pénétrer l'abdomen et devenir la veine iliaque externe.

Ces veines profondes possèdent de nombreuses valvules anti-reflux qui facilitent le retour sanguin vers le cœur.

> **En clinique**
>
> En arrière du ligament inguinal, la veine fémorale se situe immédiatement en dedans de l'artère, dont le pouls est perceptible : si besoin, ce rapport est mis à profit pour cathétériser en urgence une volumineuse veine.
>
> La thrombose du sang dans ces veines profondes est responsable de phlébites qui sont d'autant plus graves qu'elles sont proximales avec un risque accru d'embolie pulmonaire par migration du thrombus vers les cavités cardiaques droites. Les thromboses veineuses sont facilitées par l'immobilité des muscles (alitement prolongé, plâtre, longs voyages assis (syndrome de la classe économique)...
>
> La veine fémorale peut être cathétérisée dans le trigone fémoral lors de cathétérismes cardiaques droits. On peut y placer une voie veineuse profonde mais la veine sub-clavière est préférable car son environnement est moins septique.

Veines superficielles

Également pourvues de valvules, elles parcourent le fascia superficiel :

> **À noter**
>
> Le réseau veineux plantaire est comparable à une « éponge » veineuse qui se trouve écrasée lors de l'appui au sol. L'appui prolongé doit être régulièrement interrompu pour permettre la circulation sanguine.

- le réseau veineux plantaire est très riche, en position sous-cutanée, et se draine en avant vers le réseau dorsal et en arrière dans les veines profondes plantaires médiale et latérale ;
- les veines dorsales des orteils forment les veines métatarsiennes dorsales qui se jettent dans l'arcade veineuse dorsale du pied (fig. 10-220). Celle-ci reçoit également les veines de la plante du pied. Elle

APPAREIL LOCOMOTEUR
MEMBRE INFÉRIEUR

▶ 10-220
Veines du membre inférieur.
© Drake 2015.

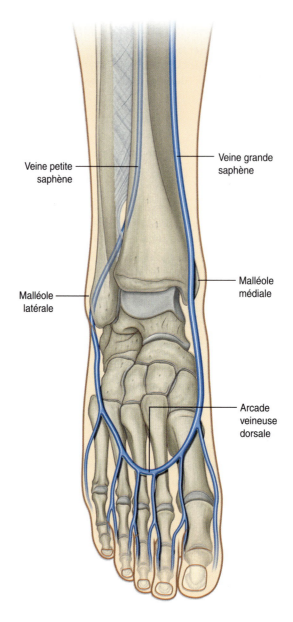

participe à la formation de la veine tibiale antérieure et donne à ses extrémités les veines marginales médiale et latérale ;
- la veine petite saphène fait suite à la veine marginale latérale en arrière de la malléole latérale (fig.10-221 et 10-222) :
  – elle monte à la partie médiane du mollet, perfore le fascia poplité profond et se jette dans la veine poplitée en décrivant une crosse,
  – elle est anastomosée à la veine grande saphène par plusieurs collatérales dont les veines saphènes transverse et accessoire ;
- la veine grande saphène fait suite à la veine marginale médiale en avant de la malléole médiale (fig. 10-221 et 10-223) :
  – elle monte à la face médiale de la jambe, postéro-médiale de la région poplitée puis de la cuisse où elle se dirige vers l'avant,
  – elle traverse le fascia fémoral profond et se jette dans la veine fémorale en décrivant une crosse,
  – elle reçoit, dans la région poplitée la veine saphène transverse, et dans la cuisse la veine saphène accessoire, issues de la petite saphène,
  – sa crosse reçoit les veines pudendales externes, circonflexe iliaque superficielle et épigastrique superficielle.

APPAREIL LOCOMOTEUR
MEMBRE INFÉRIEUR

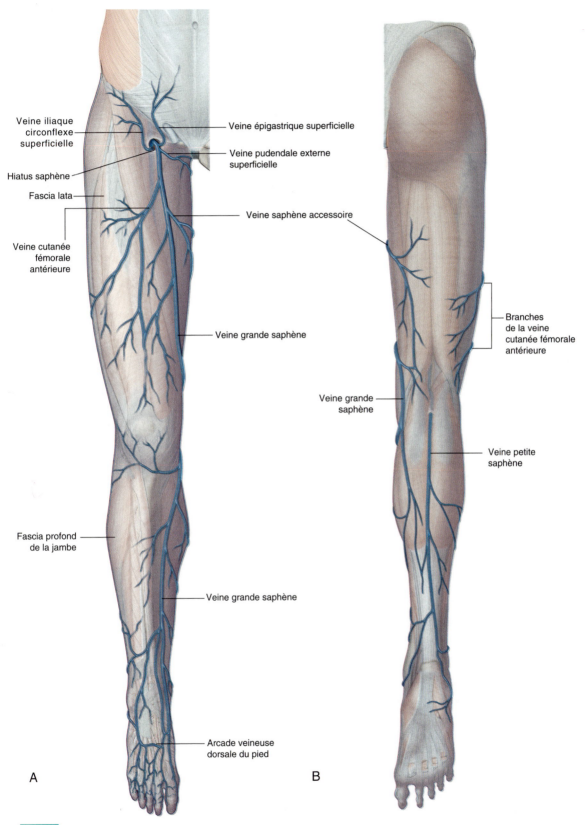

▶ 10-221
Veines superficielles.
A) Vue antérieure.
B) Vue postérieure.
© Drake 2017.

APPAREIL LOCOMOTEUR
MEMBRE INFÉRIEUR

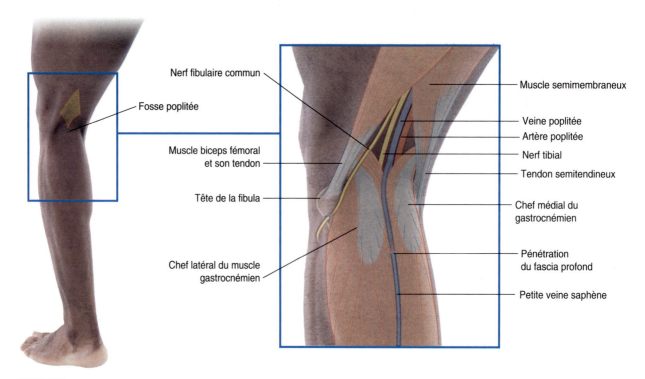

▶ 10-222
Contenu de la fosse poplitée.
Vue postérieure du genou gauche.
© Drake 2015.

▶ 10-223
Anneau saphène.
Vue antérieure.
© Drake 2015.

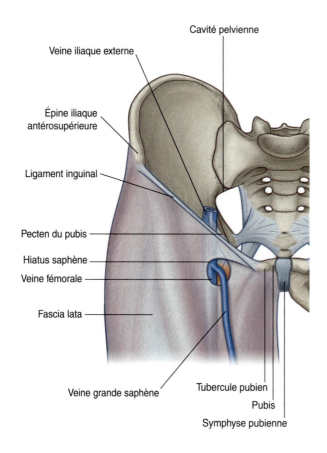

APPAREIL LOCOMOTEUR
MEMBRE INFÉRIEUR

En clinique

De calibre similaire à celui des artères coronaires, les veines petites saphènes peuvent être prélevées pour réaliser des pontages aorto-coronariens. Les artères thoraciques internes, plus physiologiques, sont néanmoins utilisées en priorité.

L'incontinence valvulaire veineuse est responsable d'une insuffisance veineuse avec dilatation des veines superficielles, visibles sous la peau et appelées varices, et des veines profondes et perforantes, non visibles. Le traitement de celles-ci fait appel, en fonction de la gêne esthétique et fonctionnelle, à l'utilisation de bas de contention, à l'injection dans la lumière veineuse d'un produit sclérosant ou à l'éveinage chirurgical. Les phlébites y sont plus rares.

L'aspiration du sang veineux systémique par la diastole ventriculaire entraîne une pression négative dans les grosses veines qui explique la possibilité d'embolies gazeuses lors des plaies veineuses. Celles-ci sont une complication redoutable des biopsies pulmonaires per-cutanées.

Lymphatiques (fig. 10-224)

Les vaisseaux lymphatiques du membre inférieur drainent la lymphe de la périphérie à la racine du membre, vers les nœuds lymphatiques situés dans la partie supérieure du trigone fémoral, juste au-dessous du ligament inguinal.

Le **réseau superficiel**, situé dans le fascia superficiel, comprend des collecteurs et des nœuds lymphatiques :
- poplités, de petite taille, autour de la crosse de la petite veine saphène ;
- inguinaux, au nombre d'une dizaine, situés dans le fascia superficiel, en dehors de la partie terminale de la veine grande saphène. Ils reçoivent la lymphe de la région glutéale, de la partie basse de la paroi abdominale, du périnée et des régions superficielles du membre inférieur. Ils se drainent dans les nœuds lymphatiques iliaques externes.

Le **réseau profond** est satellite des artères. Plusieurs nœuds sont interposés le long des collecteurs profonds :
- les nœuds lymphatiques poplités profonds sont un petit groupe de nœuds lymphatiques situés au contact des vaisseaux poplités. Ils reçoivent la lymphe des vaisseaux superficiels qui accompagnent la veine petite saphène et drainent les compartiments profonds du pied et de la jambe. Ils se drainent par des vaisseaux qui suivent la veine poplitée puis la veine fémorale vers les nœuds inguinaux profonds ;
- les nœuds lymphatiques inguinaux profonds sont au nombre de 3 en moyenne et :
  - sont situés en dedans de la veine fémorale,
  - reçoivent la lymphe du gland du pénis ou du clitoris,
  - se drainent vers les nœuds iliaques externes par des vaisseaux qui cheminent le long du bord médial de la veine fémorale (fig. 10-225).

En clinique

L'abord chirurgical de la région inguinale, riche en collecteurs lymphatiques, peut être à l'origine de lymphocèles par section d'un vaisseau.

Les aires lymphatiques poplitées et inguinales doivent être palpées chez tout patient à la recherche d'adénomégalies.

APPAREIL LOCOMOTEUR
MEMBRE INFÉRIEUR

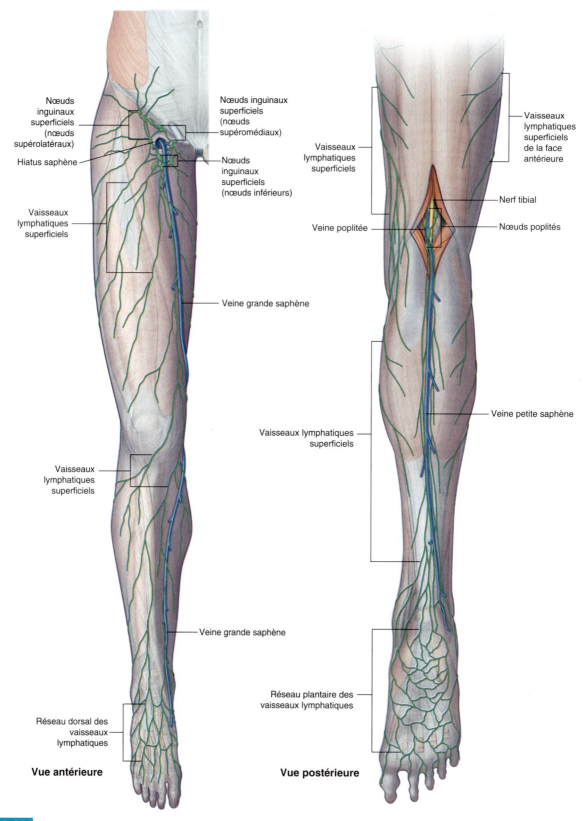

▶ 10-224
Lymphatiques du membre inférieur.
© Drake 2017.

APPAREIL LOCOMOTEUR
MEMBRE INFÉRIEUR

Névrologie

Les nerfs du membre inférieur proviennent :
- principalement des rameaux antérieurs des nerfs spinaux qui forment les plexus lombal (cf. p. 706) et sacral (cf. p. 707) ;
- pour quelques rameaux sensitifs cutanés de la région glutéale, appelés nerfs cluniaux, des rameaux postérieurs des nerfs spinaux lombaux et sacraux.

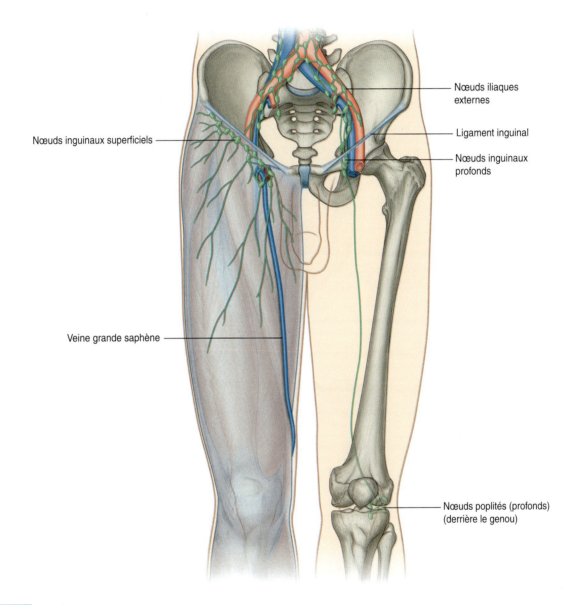

▶ **10-225**
Drainage lymphatique du membre inférieur.
© Drake 2015.

Nerfs issus du plexus lombal (fig. 10-226)

Ils naissent entre les 2 chefs du muscle grand psoas et :
- sont des branches terminales du plexus lombal ;
- à l'exception de rameaux sensitifs issus des branches postérieures des nerfs spinaux L1 à L3 qui forment les nerfs cluniaux supérieurs. Ceux-ci se dirigent en bas et en dehors, traversent le fascia lombal, croisent la crête iliaque et se distribuent à la peau de la partie supérieure de la région glutéale (fig. 10-227).

APPAREIL LOCOMOTEUR
MEMBRE INFÉRIEUR

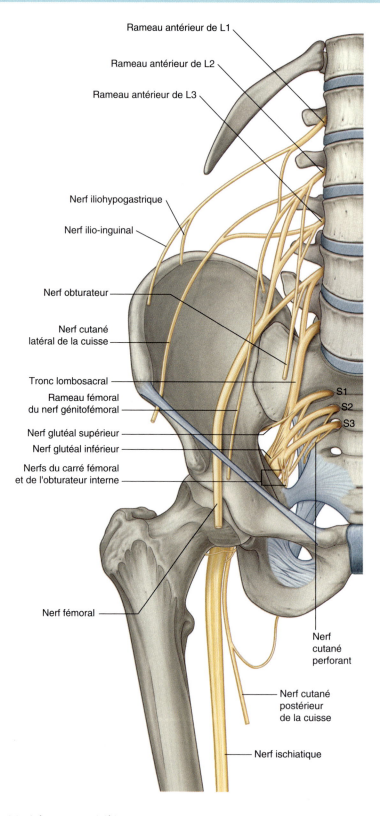

▶ 10-226
Rameaux du plexus lombo-sacral destinés au membre inférieur.
© Drake 2017.

APPAREIL LOCOMOTEUR
MEMBRE INFÉRIEUR

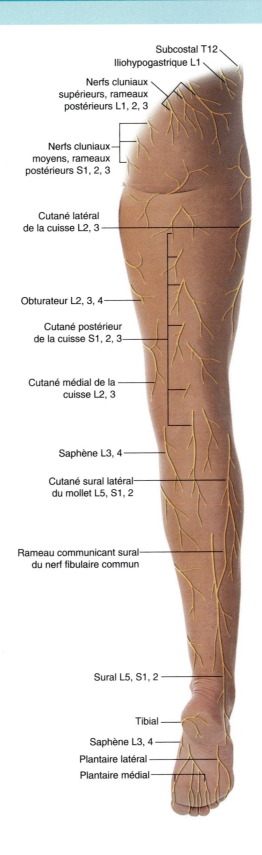

▶ **10-227**
Nerfs cutanés du membre inférieur.
© Drake 2017.

APPAREIL LOCOMOTEUR
MEMBRE INFÉRIEUR

> **En clinique**
>
> Des douleurs superficielles de la partie supérieure de la région glutéale doivent faire rechercher une origine lombale supérieure ou une compression des nerfs aux points de traversée du fascia lombal.

Nerf ilio-hypogastrique (fig. 10-228)

Il provient des rameaux antérieurs des nerfs spinaux T12 et L1 et :
- croise le bord latéral du muscle grand psoas puis passe en avant du carré des lombes ;
- chemine entre les muscles transverse et oblique interne. Il traverse ce dernier en dedans de l'épine iliaque antérieure et supérieure puis se divise dans le plan superficiel ;
- donne des rameaux :
  - moteurs pour des muscles de la paroi abdominale (transverse abdominal et oblique interne),
  - sensitifs terminaux pour la peau de la partie latérale (rameau latéral) et antérieure (rameau médial) de la racine du membre inférieur.

Nerf ilio-inguinal (fig. 10-228)

Nerf mixte qui naît du rameau antérieur de L1 puis :
- croise le bord latéral du muscle grand psoas puis passe en avant du carré des lombes ;
- chemine entre les muscles transverse et oblique interne, puis dans le canal inguinal jusqu'à la partie médiale de la racine de la cuisse ;
- se termine en un rameau cutané pour la partie médiale de la racine de la cuisse, pour le mont du pubis et pour les organes génitaux externes (nerf labial antérieur pour la partie latérale des grandes lèvres ou nerf scrotal antérieur pour la partie latérale du scrotum).

Nerf génito-fémoral (fig. 10-228)

Nerf sensitif issu de L1-L2, il suit le muscle grand psoas, traverse son chef corporéal puis descend en avant de celui-ci et se divise en 2 rameaux :
- médial, ou génital, destiné à la peau du scrotum ou des grandes lèvres ;
- latéral, ou fémoral, qui emprunte la lacune vasculaire en dehors de l'artère fémorale et se distribue à la peau du trigone fémoral.

> **En clinique**
>
> Des douleurs superficielles du trigone fémoral et des organes génitaux externes doivent faire rechercher une compression de ce nerf, par exemple par une hernie inguinale.

Nerf cutané latéral de la cuisse (fig. 10-227 et 10-228)

Nerf sensitif issu de L2, il croise la face antérieure du muscle iliaque puis :
- s'engage sous l'épine iliaque antérieure et supérieure, dans l'angle formé par ce relief osseux et le ligament inguinal ;
- traverse le fascia profond de la cuisse ;
- se divise en rameaux superficiels qui assurent l'innervation sensitive de la face latérale de la cuisse.

> **En clinique**
>
> Le nerf cutané latéral de la cuisse peut être lésé par un traumatisme antérieur de la hanche en extension, ou lors d'une prise de greffe osseuse iliaque, et provoquer un syndrome hyperalgique (méralgie) ou un déficit de sensibilité de la face latérale de la cuisse.

Nerf fémoral (fig. 10-229)

Ce nerf mixte est le plus volumineux rameau terminal du plexus lombal :
- il naît des rameaux antérieurs de L2, L3 et L4 qui se réunissent dans l'espace situé entre les chefs corporéal et costiforme du muscle grand psoas ;

> **À noter**
>
> Le nerf fémoral peut se trouver comprimé par un hématome ou un abcès du muscle psoas ; cette irritation peut provoquer une attitude irréductible en flexion de hanche (psoïtis).

APPAREIL LOCOMOTEUR
MEMBRE INFÉRIEUR

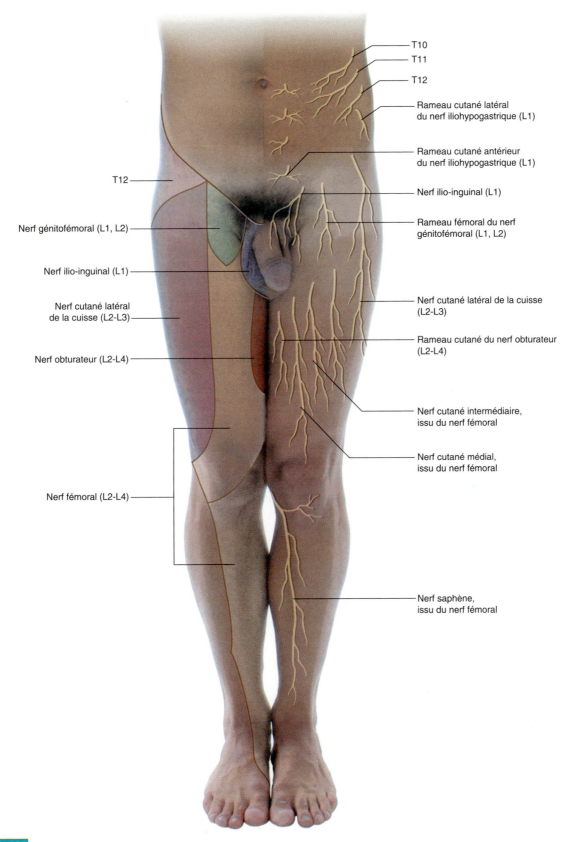

▶ 10-228
Distribution cutanée des nerfs du plexus lombal.
© Drake 2017.

APPAREIL LOCOMOTEUR
MEMBRE INFÉRIEUR

▶ **10-229**
Nerf fémoral.
Vue antérieure.
© Drake 2015.

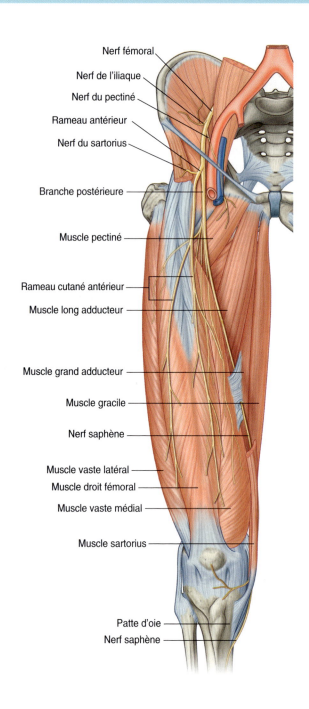

- il chemine dans le sillon formé par les muscles iliaque et grand psoas, recouvert par le fascia iliaque, puis s'engage avec le muscle ilio-psoas dans la lacune musculaire, en arrière du ligament inguinal ;
- il donne des rameaux aux muscles grand psoas, iliaque et pectiné, et des rameaux végétatifs pour l'artère fémorale ;
- à la partie proximale du trigone fémoral, il est en dehors de l'artère fémorale commune et se divise en 4 rameaux terminaux :
  - le nerf saphène est sensitif. Oblique en bas et en dedans, il passe en avant des vaisseaux fémoraux communs, s'engage dans le canal des adducteurs, traverse le fascia lata et rejoint la veine grande saphène à la face médiale de la cuisse. À la face médiale du genou, il se divise en 2 rameaux (fig. 10-230) :
    - infra-patellaire, pour l'innervation sensitive de la partie supéro-médiale de la jambe,

— cutané médial de la jambe qui accompagne la veine grande saphène jusqu'à la malléole médiale et donne des rameaux cutanés étagés à la face médiale de la jambe et de la cheville,

À noter
Des douleurs de la face médiale de la cheville peuvent être dues à une souffrance du nerf saphène.

- le nerf musculaire latéral, mixte, donne des rameaux :
  - moteurs au muscle sartorius,
  - sensitifs qui perforent le fascia lata et innervent la peau de la partie antéro-latérale de la cuisse,
- le nerf musculaire médial, mixte, donne des rameaux :
  - moteurs aux muscles pectiné et long adducteur,
  - sensitifs cutanés pour la partie supéro-médiale de la face antérieure de la cuisse,
- le nerf du quadriceps, moteur, se divise en 4 rameaux moteurs pour les muscles vaste latéral, vaste intermédiaire, droit fémoral et vaste médial.

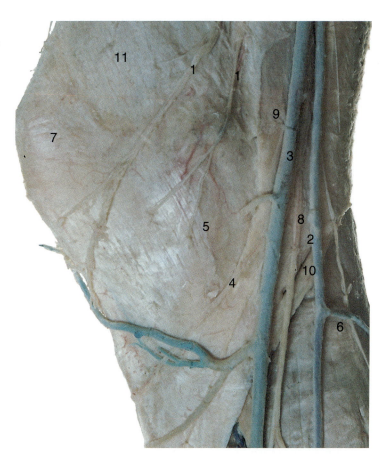

▶ 10-230
Vue médiale du genou droit : dissection superficielle.
La veine grande saphène (3) court vers le haut à peu près à une largeur de main derrière le bord médial de la patella (7). Le nerf saphène (8) devient superficiel entre les tendons du muscle sartorius (9) et du muscle gracile (2), et sa branche infra-patellaire (4) se recourbe vers l'avant un peu au-dessus de la marge supérieure du condyle tibial.
1. Branches du nerf cutané fémoral médial
2. Muscle gracile
3. Veine grande saphène
4. Branche infra-patellaire du nerf saphène
5. Niveau de la marge du condyle médial du tibia
6. Chef médial du muscle gastrocnémien
7. Patella
8. Nerf saphène
9. Muscle sartorius
10. Muscle semi-tendineux
11. Muscle vaste médial
© Abrahams 2014.

Nerf obturateur (fig. 10-231)

Ce nerf mixte est la seconde branche terminale du plexus lombal :
- issu des rameaux antérieurs de L2, L3 et L4 ;
- il chemine en dedans du muscle grand psoas, en avant de l'articulation sacro-iliaque, puis au contact de l'aponévrose du muscle obturateur interne ;
- il s'engage dans le sillon obturateur, à la partie supéro-médiale du foramen obturé, et gagne le groupe musculaire médial du compartiment postérieur de la cuisse ;
- il donne des rameaux articulaires à l'articulation coxo-fémorale et des rameaux moteurs au muscle obturateur externe ;
- il se termine en se divisant en rameaux :
  – antérieur qui :
    – chemine entre les muscles obturateur externe et court adducteur en arrière, et pectiné et long adducteur en avant, en innervant ces muscles ainsi que le gracile,
    – donne des rameaux cutanés sensitifs à la face médiale de la cuisse et du genou, et un rameau distal pour l'articulation du genou,

> **En clinique**
>
> Des douleurs de la face médiale du genou peuvent révéler une souffrance du nerf obturateur.

  – postérieur qui :
    – donne un rameau à l'articulation de la hanche,
    – chemine entre les muscles pectiné et obturateur externe puis entre les muscles court adducteur en avant et grand adducteur en arrière, qu'il innerve.

Nerfs issus du plexus sacral

Nerfs collatéraux du plexus sacral (destinés au membre inférieur, nerf pudendal exclu) (fig. 10-232)

Nerf des muscles obturateur interne et jumeau supérieur

Issu de L5 à S2, ce nerf moteur traverse le foramen infra-piriforme, passe en arrière de l'épine ischiatique puis gagne la fosse ischio-rectale avant de pénétrer dans le muscle obturateur interne. Il innerve également le jumeau supérieur.

Nerf du muscle piriforme

Issu de S1-S2, ce nerf moteur pénètre la face antérieure du muscle.

Nerf des muscles carré fémoral et jumeau inférieur

Issu de L4 à S1, ce nerf moteur traverse le foramen infra-piriforme, pénètre la face antérieure du muscle carré fémoral et innerve également le muscle jumeau inférieur.

Nerf glutéal supérieur

Issu de L4 à S1, ce nerf moteur traverse le foramen supra-piriforme, chemine vers l'extérieur entre les muscles petit et moyen fessiers jusqu'au muscle tenseur du fascia lata. Il innerve ces 3 muscles.

APPAREIL LOCOMOTEUR
MEMBRE INFÉRIEUR

▶ 10-231
Nerf obturateur.
© Drake 2015.

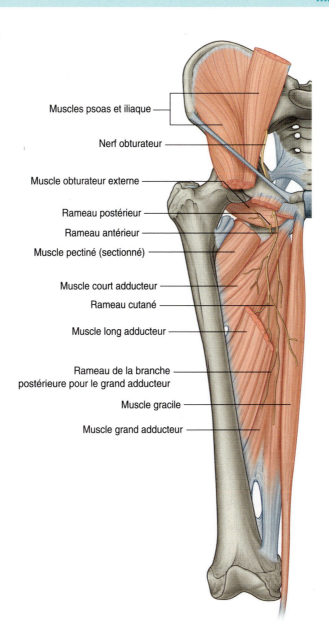

- Muscles psoas et iliaque
- Nerf obturateur
- Muscle obturateur externe
- Rameau postérieur
- Rameau antérieur
- Muscle pectiné (sectionné)
- Muscle court adducteur
- Rameau cutané
- Muscle long adducteur
- Rameau de la branche postérieure pour le grand adducteur
- Muscle gracile
- Muscle grand adducteur

À noter
Le nerf glutéal supérieur est le nerf de l'abduction de la hanche et de l'équilibre du pelvis en appui monopodal.

APPAREIL LOCOMOTEUR
MEMBRE INFÉRIEUR

▶ **10-232**
Nerfs de la région glutéale.
Vue postérieure.
© Drake 2015.

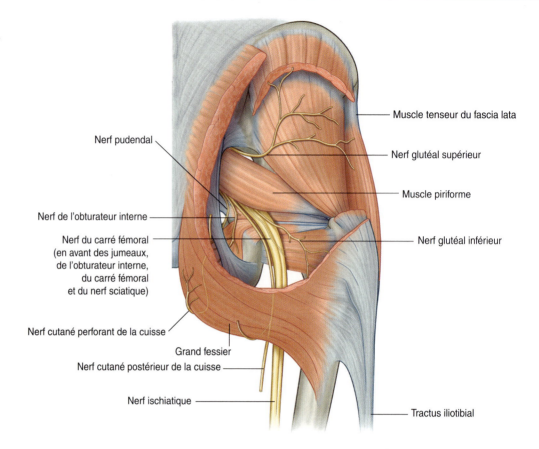

Nerf glutéal inférieur
Issu de L5 à S2, ce nerf moteur traverse le foramen infra-piriforme et gagne la face profonde de la partie inférieure du muscle grand fessier, qu'il innerve.

Nerf cutané postérieur de la cuisse
Issu de S1 à S3, ce nerf sensitif traverse le foramen infra-piriforme et donne :
- un nerf cutané perforant destiné à la peau de la région anale ;
- les nerfs cluniaux inférieurs, sensitifs, qui :
  - contournent le bord inférieur du muscle grand fessier,
  - innervent la peau de la partie inférieure de la fesse ;
- des rameaux périnéaux qui :
  - passent sous la tubérosité ischiatique,
  - donnent des rameaux antérieurs vers la peau du scrotum ou des grandes lèvres,
  - donnent un rameau ascendant postérieur jusqu'au coccyx.

Il perfore ensuite le fascia lata et descend ensuite verticalement dans le plan superficiel en se ramifiant pour la peau de la face postérieure de la cuisse jusqu'à la partie proximale de la jambe.

> **À noter**
>
> Le territoire du nerf cutané postérieur de la cuisse renseigne le cerveau de la présence d'un support sous les cuisses lors de la position assise : son déficit est très invalidant.

Nerfs cluniaux moyens (fig. 10-227)
Des nerfs sensitifs issus des rameaux postérieurs des nerfs spinaux sacraux sont responsables de la sensibilité cutanée de la partie supérieure de la fesse : issus des branches postérieures des nerfs spinaux S1 à S3, ces rameaux sensitifs traversent le muscle grand fessier et innervent la peau supéro-latérale de la région glutéale.

APPAREIL LOCOMOTEUR
MEMBRE INFÉRIEUR

Nerf terminal du plexus sacral (fig. 10-233)
Le nerf ischiatique est la seule branche terminale du plexus sacral. C'est un nerf mixte, le plus volumineux nerf de l'organisme ; il naît dans le pelvis et s'étend jusqu'à la partie proximale de la fosse poplitée :

> **À noter**
> Le diamètre du nerf ischiatique est en règle égal à celui du petit doigt.

- il naît des nerfs spinaux L4 à S3 ;
- il traverse le foramen infra-piriforme, chemine contre la face profonde du muscle grand fessier puis croise son bord inférieur ;
- dans le compartiment postérieur de la cuisse :
  - il chemine entre la face profonde des muscles ischio-jambiers et la diaphyse fémorale,
  - se termine au niveau du sommet du triangle supérieur du losange poplité formé par le tendon du biceps fémoral en dehors et les tendons semi-membraneux et semi-tendineux en dedans ;
- ses rameaux collatéraux sont :
  - un rameau pour l'articulation coxo-fémorale,
  - les nerfs destinés aux muscles biceps fémoral, semi-membraneux, semi-tendineux et au chef le plus postérieur du grand adducteur,
  - un rameau pour l'articulation du genou.

Ses branches terminales sont les nerfs fibulaire commun et tibial.

Nerf fibulaire commun (fig. 10-234)
Issu de L4 à S2, ce nerf mixte suit le bord médial du tendon du biceps fémoral et se termine à la face latérale du col de la fibula, entre les chefs du muscle long fibulaire.
- ses rameaux collatéraux sont :
  - le nerf cutané sural latéral, qui traverse le fascia crural et assure l'innervation cutanée de la face latérale de la jambe,
  - le rameau communicant fibulaire, qui naît parfois du précédent et s'unit au nerf cutané sural médial pour former le nerf cutané sural,
  - un rameau articulaire pour le genou,
  - un à 2 nerfs supérieurs du muscle tibial antérieur ;
- ses branches terminales sont les nerfs :
  - fibulaire superficiel (fig. 10-235) qui :
    - est appliqué contre la face latérale de la fibula par les chefs antérieur et postérieur du long fibulaire dans la moitié supérieure de la jambe,
    - donne des rameaux collatéraux aux muscles fibulaires,
    - s'écarte ensuite du plan osseux et traverse le fascia crural,
    - gagne progressivement la face antérieure de la jambe puis croise la face antérieure de l'articulation talo-crurale,
    - se termine à la face dorsale du pied en se divisant en 2 branches sensitives, les nerfs :
      - cutané dorsal médial du pied qui passe en avant du rétinaculum des extenseurs et se distribue à la peau de la face dorsale et médiale du pied, en regard du 1er métatarsien, puis se divise en rameaux digitaux dorsaux sur la partie médiale de l'hallux,
      - cutané dorsal intermédiaire du pied qui passe en avant du rétinaculum des extenseurs, se distribue à la partie médiane et latérale de la face dorsale du pied, et se termine en nerfs digitaux dorsaux latéral du 2e orteil, latéraux et médiaux pour les 3e et 4e orteils, et médial pour le 5e orteil,
  - fibulaire profond qui :
    - se dirige en avant et en dedans,
    - traverse le septum intermusculaire crural antérieur et pénètre dans le compartiment antérieur de la jambe,
    - accompagne l'artère tibiale antérieure et ses veines en avant de la membrane interosseuse de la jambe,

APPAREIL LOCOMOTEUR
MEMBRE INFÉRIEUR

▶ 10-233
Nerf ischiatique.
© Drake 2015.

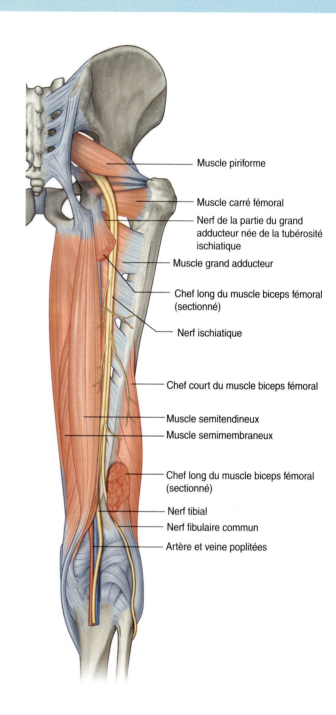

- s'engage en avant de l'articulation talocrurale et en arrière du rétinaculum inférieur des extenseurs,
- se termine en dedans de l'artère dorsale du pied en rameaux :
    - moteur pour le muscle court extenseur des orteils,
    - sensitif pour la peau de la face dorsale du 1er espace interosseux, la moitié latérale de la face dorsale de l'hallux et la moitié médiale de la face dorsale du 2e orteil.

En clinique

L'examen de la sensibilité de la face dorsale du 1er espace interosseux doit accompagner tout examen de la jambe.

▶ 10-234
Nerf fibulaire commun et nerfs et artères du compartiment latéral de la jambe.
A) Vue postérieure de la jambe droite.
B) Vue latérale de la jambe droite.
© Drake 2015.

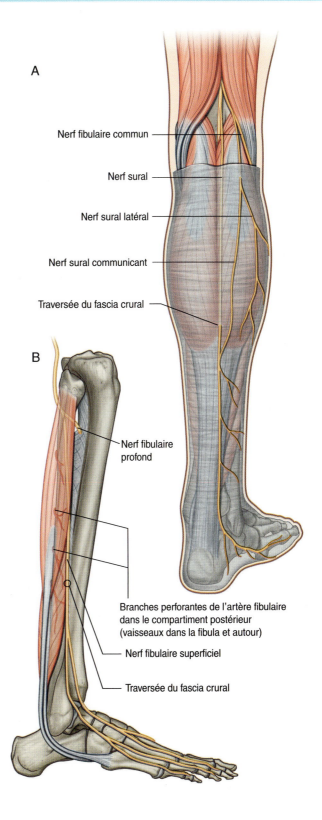

APPAREIL LOCOMOTEUR
MEMBRE INFÉRIEUR

▶ 10-235

Rameaux cutanés des nerfs fibulaires superficiel et profond.
A) Rameaux terminaux des nerfs fibulaires superficiel et profond au pied.
B) Distribution cutanée.
© Drake 2015.

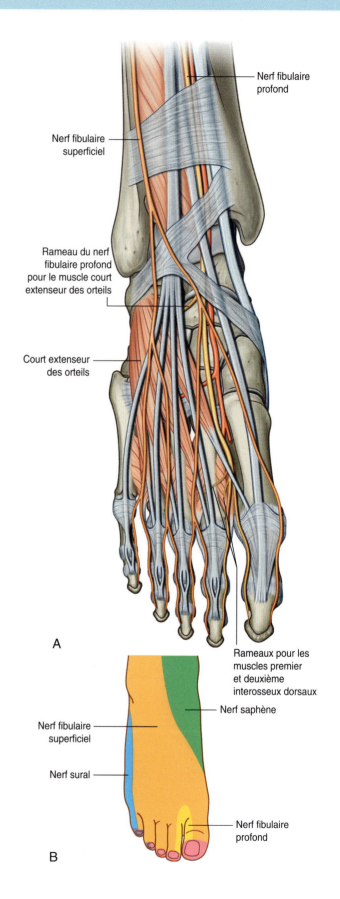

APPAREIL LOCOMOTEUR
MEMBRE INFÉRIEUR

Nerf tibial (fig. 10-236)

Issu de L4 à S3, ce nerf mixte chemine verticalement (dans l'axe du nerf ischiatique) dans la fosse poplitée dont il constitue l'élément le plus superficiel du pédicule vasculo-nerveux. Il quitte la fosse poplitée en s'engageant avec les éléments vasculaires en avant de l'arcade tendineuse du muscle soléaire puis gagne la partie profonde du compartiment postérieur de la jambe, en arrière du muscle tibial postérieur en haut puis entre le long fléchisseur des orteils et le long fléchisseur de l'hallux en bas.

Le nerf tibial donne des rameaux :
- collatéraux moteurs :
  - dans la fosse poplitée, les nerfs du muscle poplité et ceux des chefs médial et latéral du gastrocnémien,
  - dans le compartiment postérieur de la jambe, ceux des muscles superficiels, soléaire et plantaire, et ceux des muscles profonds, tibial postérieur, long fléchisseur des orteils et long fléchisseur de l'hallux ;

> **À noter**
>
> Le nerf tibial innerve tous les muscles du compartiment postérieur de la jambe.

- collatéraux sensitifs avec :
  - un rameau articulaire pour le genou,
  - le nerf cutané sural médial qui traverse le fascia profond de la fosse poplitée et s'unit au nerf cutané sural latéral (issu du nerf fibulaire commun) pour former le nerf cutané sural. Celui-ci chemine avec la veine petite saphène à la face postérieure de la jambe, passe en arrière de la malléole latérale, puis à la face latérale du calcanéus où il devient le nerf cutané dorsal latéral du pied qui assure la sensibilité cutanée de ce territoire,
  - un rameau articulaire pour la cheville.

Le nerf tibial se dirige ensuite en bas et en dedans, avec l'artère tibiale postérieure et ses veines, passe dans le sillon rétro-malléolaire médial puis dans le canal tarsien et se divise sous le *sustentaculum tali* en (fig. 10-237) :
- nerf plantaire médial qui :
  - passe à la face profonde du rétinaculum des fléchisseurs,
  - innerve les muscles abducteur de l'hallux et court fléchisseur des orteils,
  - se distribue à la peau de la moitié médiale de la plante,
  - se termine en nerfs digitaux plantaires communs des 1er, 2e et 3e espaces interosseux. Les nerfs digitaux plantaires communs se divisent en nerfs digitaux plantaires propres qui cheminent jusqu'aux extrémités des orteils I à III et jusqu'à l'hémi-pulpe médiale du 4e orteil ;
- nerf plantaire latéral qui :
  - passe à la face profonde du muscle court fléchisseur des orteils,
  - donne un rameau profond musculaire aux muscles interosseux, adducteur de l'hallux et aux 3 lombricaux latéraux,
  - donne un rameau superficiel sensitif qui se divise en nerf digital plantaire latéral du petit orteil et nerf digital plantaire commun du 4e espace interosseux, qui se divise à son tour en nerfs digitaux plantaires propres médial du petit orteil et latéral du 4e orteil.

Innervation : synthèse

L'examen clinique doit s'attacher à déterminer le nerf périphérique ou le nerf spinal en charge du territoire cutané ou du territoire moteur examiné.

Territoires tronculaires

Un territoire tronculaire sensitif et/ou moteur peut être décrit pour chaque nerf.

Sensitifs

Les rameaux sensitifs des nerfs traversent le fascia profond du membre et se divisent dans le plan sous-cutané. Les figures 10-238 et 10-239 montrent ces nerfs cutanés et leurs territoires d'innervation.

APPAREIL LOCOMOTEUR
MEMBRE INFÉRIEUR

▶ **10-236**
Nerf tibial.
A) Vue postérieure.
B) Nerf sural.
© Drake 2015.

APPAREIL LOCOMOTEUR
MEMBRE INFÉRIEUR

▶ **10-237**
Nerfs plantaires médial et latéral.
A) Plante du pied droit.
B) Distribution cutanée.
© Drake 2015.

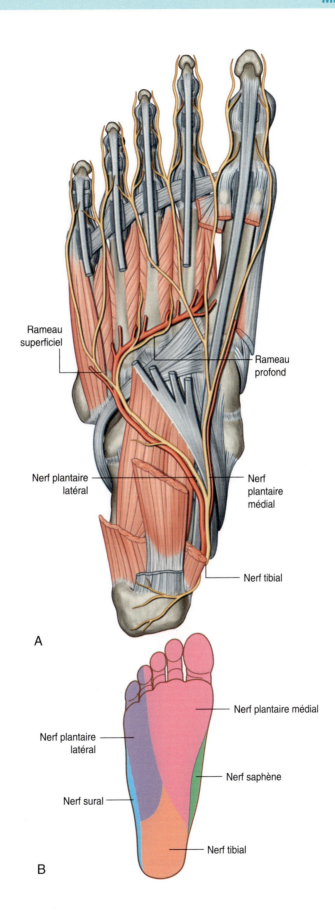

APPAREIL LOCOMOTEUR
MEMBRE INFÉRIEUR

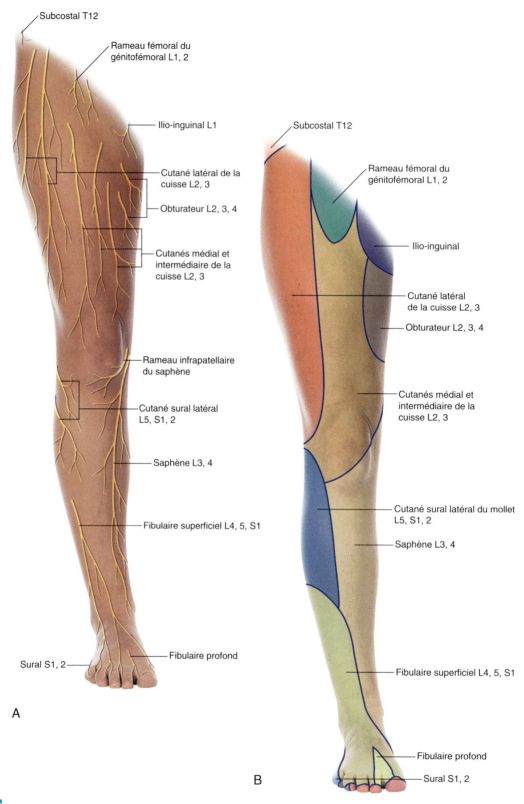

▶ 10-238
Nerfs cutanés antérieurs et dermatomes du membre inférieur.
A) Nerfs cutanés du membre inférieur : vue antérieure.
B) Aires de distribution des nerfs cutanés du membre inférieur : vue antérieure.
© Drake 2017.

APPAREIL LOCOMOTEUR
MEMBRE INFÉRIEUR

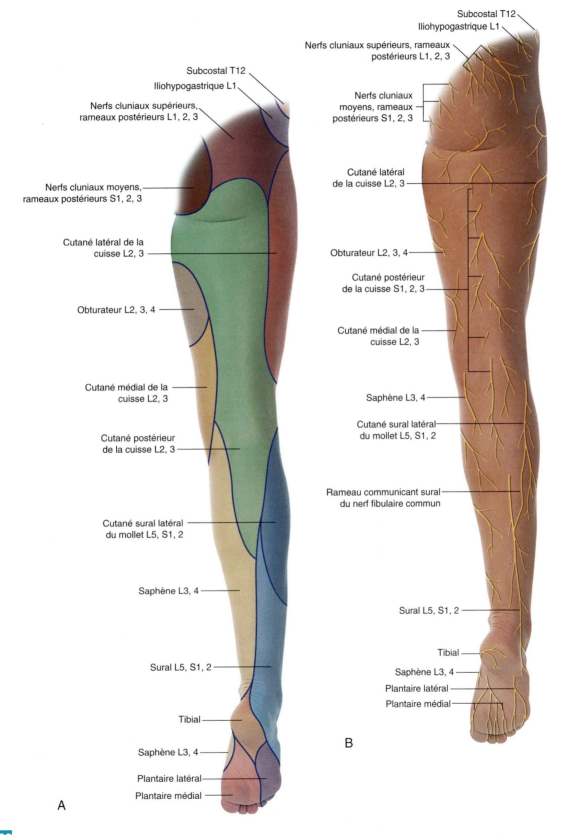

▶ 10-239
Nerfs cutanés postérieurs et dermatomes du membre inférieur.
A) Aires de distribution des nerfs cutanés du membre inférieur : vue postérieure.
B) Nerfs cutanés du membre inférieur : vue postérieure.
© Drake 2017.

APPAREIL LOCOMOTEUR
MEMBRE INFÉRIEUR

Certains territoires électifs échappent en règle aux nombreuses variations anatomiques et sont indispensables à connaître pour réaliser un bon examen clinique :
- la face latérale de cuisse, pour le nerf cutané latéral de la cuisse ;
- la face infra-patellaire du genou, pour le rameau infra-patellaire du nerf saphène ;
- la face médiale du genou, pour le nerf obturateur ;
- la face médiale de la jambe et de la cheville, pour le nerf saphène ;
- la face dorsale du pied avec :
  - le 1er premier espace interosseux, pour le nerf fibulaire profond,
  - le bord latéral, pour le nerf cutané dorsal latéral du pied, issu du nerf cutané sural.

> **En clinique**
>
> Des douleurs à la face médiale du genou peuvent être d'origine articulaire (ménisque, cartilagineuse ou ligamentaire), tendineuses avec la patte d'oie, mais aussi nerveuse (nerf obturateur).

Moteurs

Le nerf fémoral est le nerf de la flexion de la hanche et de l'extension du genou.
Le nerf obturateur est le nerf de l'adduction de la hanche.
Le nerf glutéal supérieur est le nerf de l'abduction de la hanche et de l'équilibre du pelvis.
Le nerf glutéal inférieur est le nerf de l'extension de la hanche.
Le nerf ischiatique est le nerf de la flexion du genou.
Le nerf tibial est le nerf de la flexion de la cheville et des orteils.
Le nerf fibulaire profond est le nerf de l'extension de la cheville et des orteils.
Le nerf fibulaire superficiel est le nerf de la pronation du pied.

Territoires radiculaires

Chaque nerf spinal possède un territoire radiculaire sensitif, ou dermatome, innervé par sa racine postérieure et un territoire radiculaire moteur, ou myotome, innervé par sa racine antérieure.

Dermatomes

Les figures 10-240 et 10-241 résument les dermatomes correspondants aux nerfs spinaux.
Les dermatomes du membre inférieur sont d'étendue variable, mais certaines zones constituent des territoires électifs (fig. 10-242) :
- la portion médiane du pli inguinal pour L1 ;
- la partie moyenne de la face latérale de la cuisse pour L2 ;
- la partie moyenne de la face médiale de la cuisse pour L3 ;
- la face dorsale du 1er métatarsien pour L4 ;
- la face dorsale du 1er espace interosseux pour L5 ;
- la face dorsale du 5e métatarsien pour S1 ;
- la portion moyenne de la face postérieure de la cuisse pour S2.

> **À noter**
>
> La région du périnée est très fréquemment le siège de troubles sensitifs déficitaires ou hyperalgiques et un examen clinique minutieux doit permettre de déterminer les nerfs périphériques ou spinaux en cause dans cette région (fig. 10-243).

Myotomes

La flexion de hanche est contrôlée principalement par les racines L1 et L2.
L'extension de genou est contrôlée principalement par les racines L3 et L4.
La flexion du genou est contrôlée principalement par les racines L5 à S2.
La flexion de la cheville est contrôlée principalement par les racines S1 et S2.
L'adduction des orteils est contrôlée principalement par les racines S2 et S3.

APPAREIL LOCOMOTEUR
MEMBRE INFÉRIEUR

▶ **10-240**
Dermatomes du membre inférieur. Vue antérieure.
© Drake 2017.

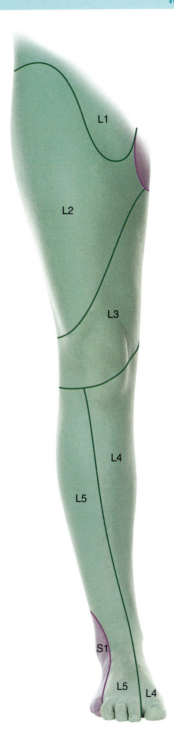

Coupes

Les coupes successives constituent un excellent moyen d'apprentissage et d'auto-évaluation globale des connaissances acquises dans les précédents chapitres d'ostéologie, d'arthrologie, de myologie, d'angiologie et de neuro-anatomie, ainsi que de l'anatomie de surface indispensable à l'examen clinique.

APPAREIL LOCOMOTEUR
MEMBRE INFÉRIEUR

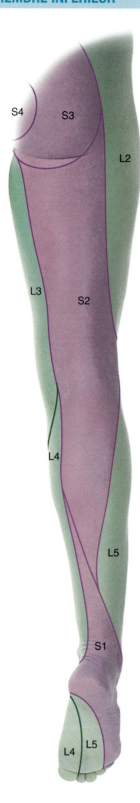

▶ **10-241**
Dermatomes du membre inférieur. Vue postérieure.
© *Drake 2017.*

APPAREL LOCOMOTEUR
MEMBRE INFÉRIEUR

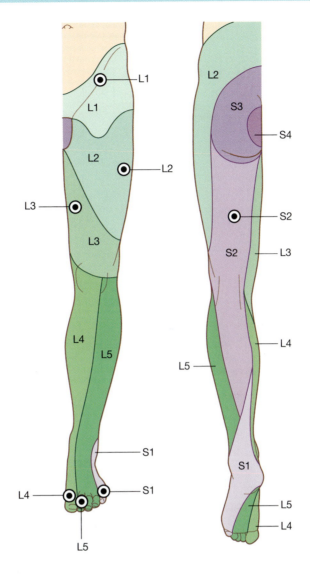

▶ **10-242**
Dermatomes du membre inférieur.
Les points indiquent les zones autonomes ayant un chevauchement d'innervation minimal.
© Drake 2015.

> **À noter**
>
> Les coupes axiales (transversales) sont représentées en vue inférieure, comme en imagerie par tomodensitométrie ou IRM (fig. 10-244 à 10-248).

Régions importantes et repères anatomiques

Ce chapitre regroupe les connaissances anatomiques des chapitres précédents indispensables à l'examen clinique du patient. Il décrit également les zones de transition entre les différents segments (fig. 10-249 et 10-250).
Les repères anatomiques sont la base de l'examen des patients :
- les repères osseux sous cutanés sont accessibles à une palpation superficielle, les repères plus profonds sont souvent perceptibles à travers les masses musculaires ;
- les repères musculaires sont mieux identifiables chez les sujets musclés et maigres. La plupart d'entre eux sont visibles et palpables.

APPAREIL LOCOMOTEUR
MEMBRE INFÉRIEUR

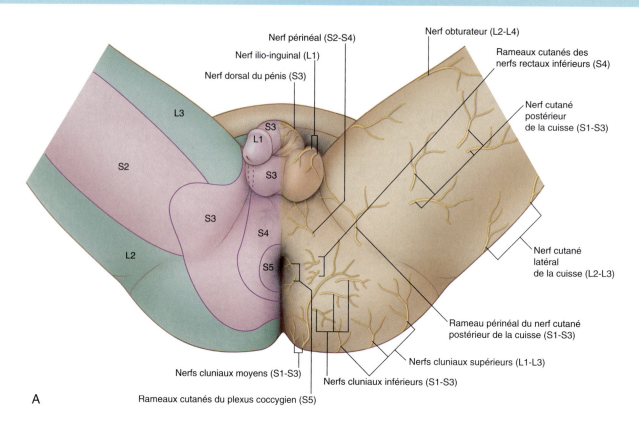

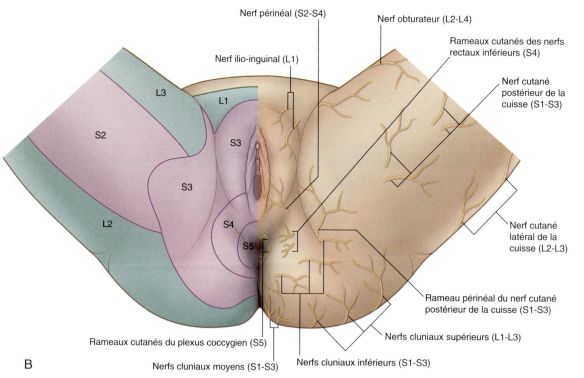

▶ 10-243
Dermatomes.
A) Dermatomes et nerfs cutanés du périnée chez l'homme.
B) Dermatomes et nerfs cutanés du périnée chez la femme.
© Drake 2017.

APPAREIL LOCOMOTEUR
MEMBRE INFÉRIEUR

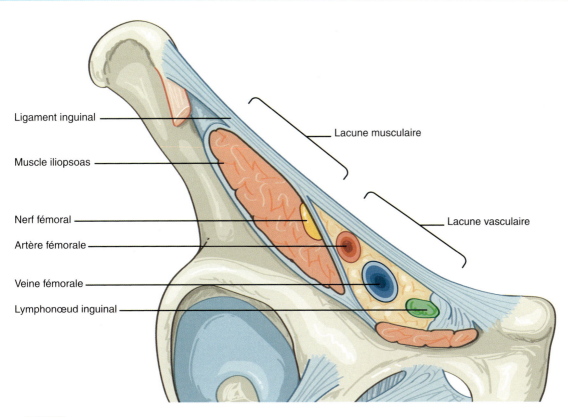

▶ 10-244
Coupe oblique de la région inguinale.
© Carole Fumat.

Hanche

Repères postérieurs

Le relief de la **région glutéale** est lié au muscle grand fessier et constitue la fesse. Le sillon glutéal est formé par le repli adipeux qui limite la région en bas; il est plus bas que le bord inférieur du muscle grand fessier dont il est séparé par du tissu adipeux (fig. 10-251 et 10-252).
La **crête iliaque**, convexe vers le haut, à la limite supérieure de la région, est plus facilement palpable en avant qu'en arrière. En arrière, l'épine iliaque postérieure et supérieure est bien perceptible au fond d'une fossette cutanée liée à l'adhérence de la peau à l'épine.
La **tubérosité ischiatique**, en bas et en dedans, est mieux perçue lors de la flexion de hanche. Elle donne insertion aux tendons des muscles ischio-jambiers.
L'**épine ischiatique** se projette sur une ligne qui relie l'épine iliaque postérieure et supérieure à la tubérosité ischiatique :
- le milieu de cette ligne, un peu au-dessus de l'épine ischiatique, repère l'émergence du nerf ischiatique dans la région. Celui-ci se projette ensuite en regard du milieu de la ligne tendue entre la tubérosité ischiatique et le grand trochanter ;
- au-dessus de cette ligne se trouve la grande incisure ischiatique, au-dessous la petite incisure ischiatique. La grande incisure ischiatique est partagée, à la face profonde du muscle grand fessier, par le muscle piriforme en foramen supra-piriforme (traversé par le pédicule glutéal supérieur) et foramen infra-piriforme (traversé par le nerf ischiatique et le pédicule glutéal inférieur).

APPAREIL LOCOMOTEUR
MEMBRE INFÉRIEUR

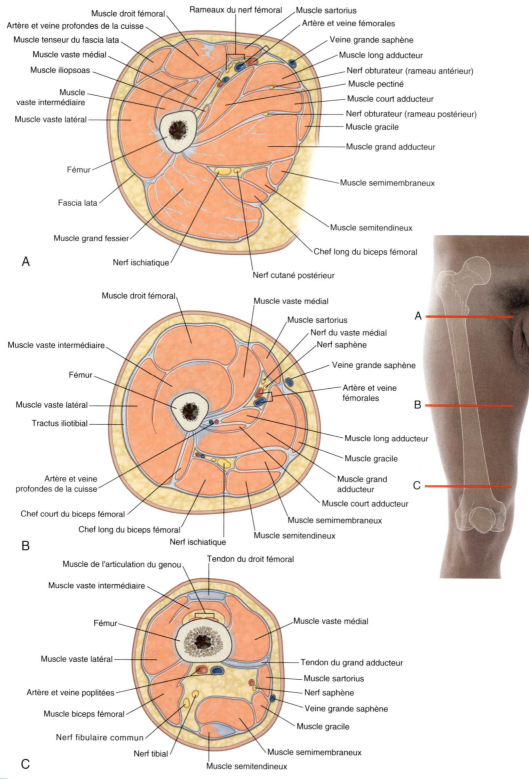

▶ 10-245
Coupes transversales de la cuisse.
A) 1/3 proximal.
B) 1/3 moyen.
C) 1/3 distal.
© Drake 2017.

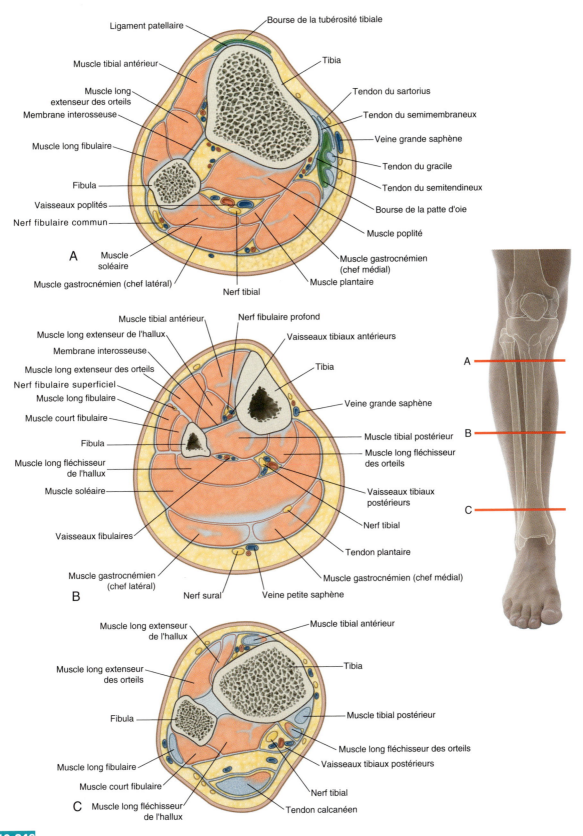

▶ **10-246**
Coupes transversales de la jambe.
A) 1/3 proximal.
B) 1/3 moyen.
C) 1/3 distal.
© Drake 2017.

APPAREIL LOCOMOTEUR
MEMBRE INFÉRIEUR

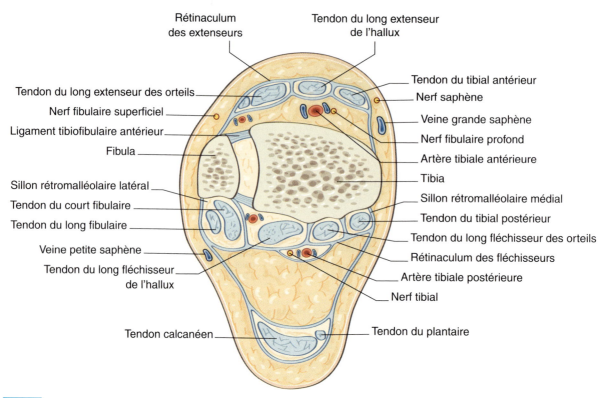

▶ **10-247**
Coupe transversale passant par l'articulation tibio-fibulaire distale.
© Carole Fumat.

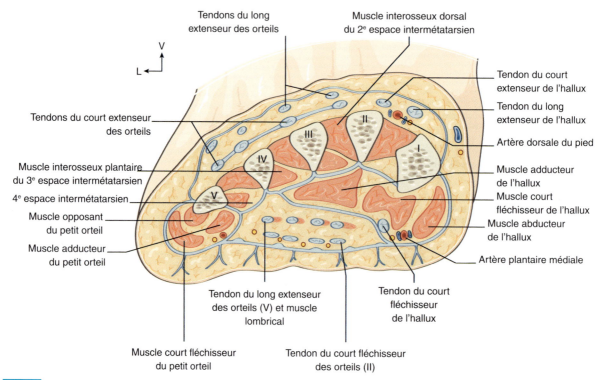

▶ **10-248**
Coupe frontale passant par le métatarse.
© Carole Fumat.

APPAREIL LOCOMOTEUR
MEMBRE INFÉRIEUR

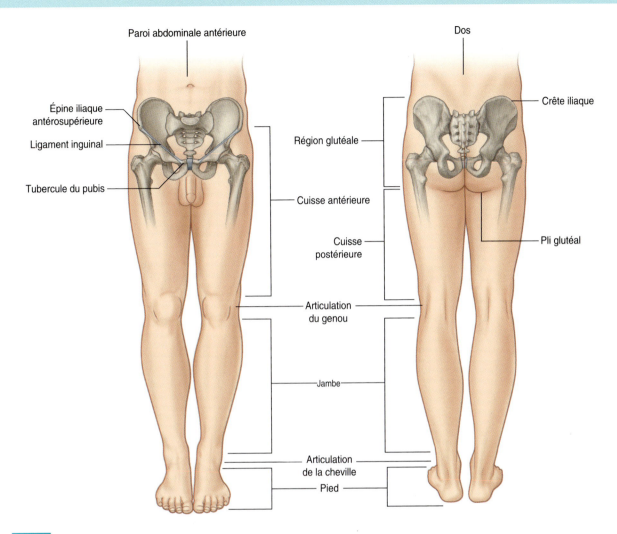

▶ 10-249
Régions anatomiques du membre inférieur.
Vues antérieure et postérieure.
© Drake 2015.

À noter

La région glutéale peut être divisée en quadrants par une verticale passant par le milieu de la crête iliaque et une horizontale passant par le grand trochanter :
- le quadrant inféro-médial est occupé par le nerf ischiatique ;
- le quadrant inféro-latéral est une des voies d'abord de l'articulation de la hanche lors des prothèses totales de hanche (section des muscles pelvi-trochantériens) ;
- le quadrant supéro-médial est celui de l'articulation sacro-iliaque, très superficielle ;
- le quadrant supéro-latéral est celui des injections intra-musculaires. L'injection y est assurément intra-musculaire ce qui évite une lésion du nerf ischiatique ou une injection dans le tissu adipeux sous glutéal où le risque d'abcès est plus élevé.

APPAREIL LOCOMOTEUR
MEMBRE INFÉRIEUR

▶ **10-250**
Zones de passages et de transition.
© Drake 2015.

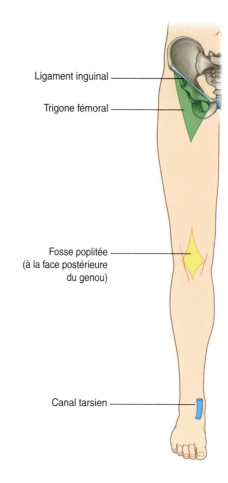

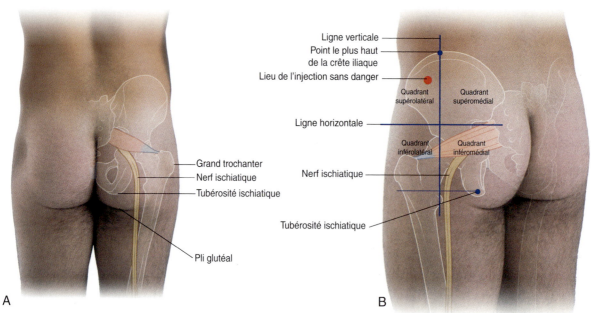

▶ **10-251**
Éviter le nerf ischiatique.
A) Vue postérieure de la région glutéale d'un homme montrant la situation du nerf.
B) Vue postéro-latérale de la région glutéale avec les quadrants et la situation du nerf ischiatique.
© Drake 2015.

APPAREIL LOCOMOTEUR
MEMBRE INFÉRIEUR

▶ **10-252**
Anatomie de surface de la région glutéale.
© Drake 2017.

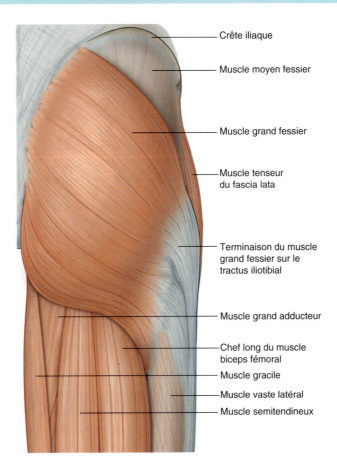

- Crête iliaque
- Muscle moyen fessier
- Muscle grand fessier
- Muscle tenseur du fascia lata
- Terminaison du muscle grand fessier sur le tractus iliotibial
- Muscle grand adducteur
- Chef long du muscle biceps fémoral
- Muscle gracile
- Muscle vaste latéral
- Muscle semitendineux

Repères latéraux
Le sommet du grand trochanter est palpé en bas et en dehors de la racine du membre inférieur et détermine la région trochantérienne. Le grand trochanter, également palpable, est dans le plan transversal du centre de la tête fémorale. La distance entre les grands trochanters détermine la largeur des hanches.

> **À noter**
>
> Lors des mouvements de flexion-extension de la hanche, le fascia lata glisse sur la face latérale du grand trochanter dont il est séparé par une bourse qui peut devenir inflammatoire (bursite trochantérienne) et douloureuse.
> En position assise, le grand trochanter et la tubérosité ischiatique sont au contact du siège : le nerf ischiatique, entre les deux, est préservé de toute compression.

Repères antérieurs
L'**épine iliaque antérieure et supérieure** est sous-cutanée, à la partie supéro-latérale de la région.
Le **tubercule du pubis** est palpé à la partie médiale du pli de flexion dans le même plan horizontal que le grand trochanter.
Entre le tubercule du pubis et l'épine iliaque antérieure et supérieure est tendu le ligament inguinal, 2 ou 3 cm au-dessus du pli de flexion de la hanche :
- l'articulation coxo-fémorale se projette sous et en dehors du milieu du ligament inguinal ;
- le pouls fémoral est perceptible sous le ligament, à la partie supérieure du trigone fémoral. Le nerf fémoral se situe 1 cm en dehors de l'artère et la veine fémorale 1 cm en dedans de celle-ci.

Le nerf cutané latéral de la cuisse passe dans un dédoublement du ligament inguinal à 2 cm en dedans et au-dessous de l'épine iliaque antérieure et supérieure.

APPAREIL LOCOMOTEUR
MEMBRE INFÉRIEUR

Le canal obturateur, par lequel le nerf et les vaisseaux obturateurs s'engagent, est situé 2 cm sous et en dehors du tubercule du pubis. Celui-ci surplombe le corps du pubis qui reçoit les tendons des muscles adducteurs.

Trigone fémoral

Ce triangle (communément appelé « de *Scarpa* » du nom de l'anatomiste italien qui en fit la description de référence) est la zone de transition antérieure entre le tronc et le membre inférieur. Il présente :
- une base supérieure formée par le ligament inguinal, tendu obliquement entre l'épine antérieure et supérieure de l'os coxal et le tubercule du pubis ;
- un bord latéral et un bord médial formés respectivement par les muscles sartorius et long adducteur ;
- un sommet inférieur formé par le croisement du sartorius et du long adducteur ;
- une paroi postérieure constituée par les muscles ilio-psoas et pectiné ;
- une paroi antérieure, le fascia criblé, portion amincie du fascia lata, perforée :
  - de nombreux orifices traversés par les vaisseaux lymphatiques qui unissent les noeuds lymphatiques superficiels et profonds et par les branches superficielles de l'artère fémorale,
  - par le hiatus saphène, traversé par la veine grande saphène qui s'abouche en profondeur dans la veine fémorale.

Le pédicule fémoral traverse le trigone verticalement, avec de dehors en dedans :
- le nerf fémoral ;
- l'artère fémorale (dont les battements sont palpables) ;
- la veine fémorale.

En clinique

Les douleurs de la région inguinale (pli inguinal) doivent faire rechercher une pathologie articulaire coxo-fémorale, une hernie, une pathologie nerveuse radiculaire (L1) ou tronculaire (nerfs ilio-hypogastrique, génito-fémoral ou ilio-inguinal).

Cuisse

Repères postérieurs

Le relief de la région est formé par les muscles ischio-jambiers en dehors et les muscles adducteurs en dedans.

Repères antérieurs

Le quadriceps, volumineux, est croisé en avant par le sartorius. Le relief du vaste médial descend plus bas que celui du vaste latéral.

Canal fémoral et canal des adducteurs

Le canal fémoral est vertical, prismatique, limité par les muscles :
- grand adducteur en dedans et en arrière ;
- vaste médial en dehors et en avant ;
- sartorius en avant et en dedans.

Le canal des adducteurs fait suite au canal fémoral au 1/3 inférieur de la cuisse lorsque le sartorius est renforcé en arrière par le fascia sub-sartorial, épaisse lame fibreuse tendue entre le tendon du grand adducteur et le vaste médial.

En bas, le canal des adducteurs s'ouvre sur la région poplitée par le hiatus du grand adducteur.

Le canal fémoral puis le canal des adducteurs sont parcourus par le pédicule vasculaire fémoral et par le nerf saphène.

APPAREIL LOCOMOTEUR
MEMBRE INFÉRIEUR

Genou

Repères postérieurs

La région poplitée a une forme losangique, délimitée par les tendons ischio-jambiers en haut et les reliefs des chefs du muscle gastrocnémien en bas (fig. 10-253) :
- le tendon du biceps fémoral est le mieux perçu, en haut et en dehors, oblique vers la tête fibulaire. Le nerf fibulaire commun longe son bord médial ;
- l'artère poplitée, sa veine et le nerf tibial se projettent sur la ligne qui relie les extrémités supérieure et inférieure du losange. Le pouls poplité est perceptible en flexion, quand le fascia poplité est détendu ;
- le nerf ischiatique se divise à l'angle supérieur de la région poplitée.

Repères latéraux

Les **condyles fémoraux** sont perçus de chaque côté du genou, surplombés par des reliefs plus marqués, les épicondyles.
Le **tubercule de l'adducteur** est palpable en profondeur, au-dessus de l'épicondyle médial.
Sous les condyles fémoraux, les **condyles tibiaux** sont perçus sur une large circonférence ; entre les 2 sont palpables l'interligne fémoro-tibiale, les ménisques et les ligaments collatéraux du genou.
Les tendons des muscles de la patte d'oie et leurs bourses synoviales occupent la face médiale de l'extrémité supérieure du tibia (fig. 10-254).

Repères antérieurs (fig. 10-255)

Dans la partie supérieure, la région patellaire est centrée par le relief de la **patella**, située entre le tendon quadricipital en haut et le ligament patellaire en bas. En extension, la patella forme un relief triangulaire à base supérieure, bordé de chaque côté par un sillon qui la sépare des condyles fémoraux et tibiaux. En flexion, les sillons disparaissent et la région s'arrondit.
Les bords, l'apex et la face antérieure de la patella sont palpables :
- l'interligne fémoro-tibiale se projette 2 ou 3 cm sous le bord supérieur de la patella ;

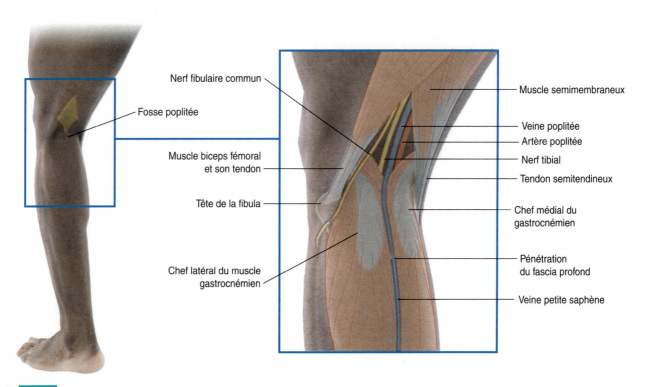

▶ **10-253**
Vue postérieure du genou gauche.
© Drake 2015.

APPAREIL LOCOMOTEUR
MEMBRE INFÉRIEUR

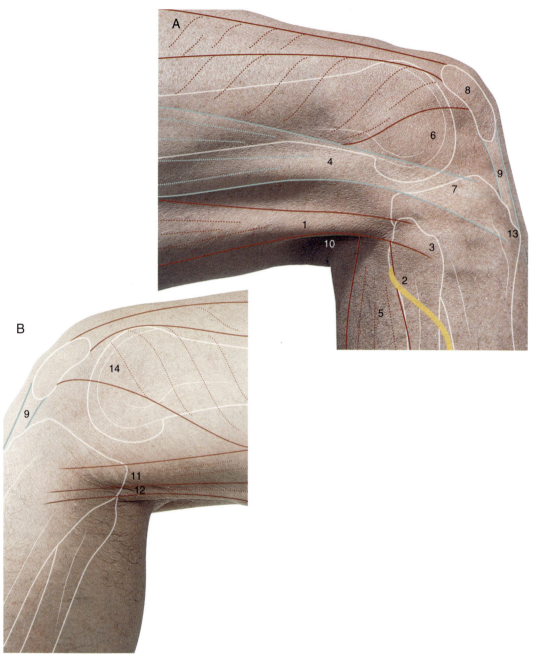

▶ 10-254

Genou droit partiellement fléchi.
A) Vue latérale.
B) Vue médiale.
1. Muscle biceps fémoral
2. Nerf fibulaire commun
3. Tête de la fibula
4. Tractus ilio-tibial
5. Chef latéral du muscle gastrocnémien
6. Bord du condyle du fémur
7. Bord du condyle du tibia
8. Patella
9. Ligament patellaire
10. Fosse poplitée
11. Muscle semi-membraneux
12. Muscle semi-tendineux
13. Tubérosité du tibia
14. Muscle vaste médial

À la face postérieure du genou sur le côté latéral, le tendon arrondi du muscle biceps fémoral (1) peut être senti facilement, avec le tractus ilio-tibial large comme une lanière (4) en avant de lui, avec un sillon entre eux. Sur le côté médial, 2 tendons peuvent être sentis – le muscle semi-tendineux étroit et rond (12) juste derrière le muscle semi-membraneux plus large (11). Sur la face antérieure, le ligament patellaire (9) maintient la patella (8) à une distance constante de la tubérosité tibiale (13), alors que latéralement les marges adjacentes des condyles fémoraux et tibiaux (6 et 7) peuvent être palpées.

© Abrahams 2014.

APPAREIL LOCOMOTEUR
MEMBRE INFÉRIEUR

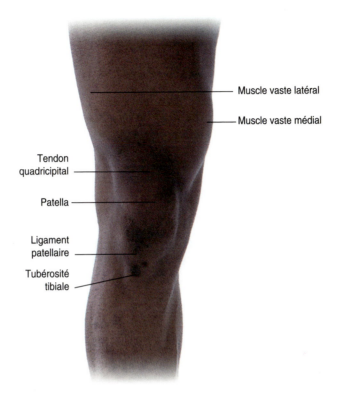

▶ **10-255**
Vue antérieure du genou droit.
© Drake 2015.

- le ligament patellaire est palpable sous la patella, ferme, de même que la tubérosité tibiale sur laquelle il se fixe, 4 ou 5 cm sous la patella.

En clinique

Le réflexe patellaire est recherché en percutant le ligament patellaire : l'extension du genou qui en résulte permet de tester le nerf fémoral et les racines L2 et L3.
Un épanchement articulaire, liquidien (synovial) ou sanguin (hémarthrose) est visible et palpable au-dessus de la patella, dans le récessus synovial et capsulaire supra-patellaire.

Fosse poplitée

La fosse poplitée est la région de passage entre les compartiments postérieurs de la cuisse et de la jambe. Elle est située en arrière de l'articulation du genou et traversée verticalement par les vaisseaux poplités et les nerfs tibial et fibulaire commun. Les battements de l'artère poplitée y sont palpables.

Jambe

Repères postérieurs

À la partie supérieure de la région, la tête fibulaire est perceptible, environ 2 cm sous l'interligne fémoro-tibiale. Elle surplombe le col de la fibula, contourné par le nerf fibulaire commun.
Le relief du mollet est formé par le muscle gastrocnémien dont le chef médial descend plus bas que le chef latéral. Au 1/3 inférieur de la jambe, le tendon calcanéen devient sous-cutané, entouré de part et d'autre par les sillons rétro-malléolaires.

En clinique

L'anesthésie du nerf fibulaire commun se fait contre le col. Le nerf peut être lésé lors de fracture du col de la fibula ou par une botte de résine trop serrée.

Repères antérieurs
La face antéro-médiale du tibia et son bord antérieur sont palpables directement sous la peau.

Cheville

Repères postérieurs
En arrière des malléoles se trouvent les sillons rétro-malléolaires, verticaux, qui les séparent du relief du tendon calcanéen fixé sur la tubérosité du calcanéus :
- dans le sillon rétro-malléolaire latéral sont palpés les tendons fibulaires ;
- dans le sillon rétro-malléolaire médial est cherché le pouls tibial postérieur. Le nerf tibial y longe la face postérieure de l'artère tibiale postérieure. Les tendons des muscles tibial postérieur, long fléchisseur des orteils et long fléchisseur de l'hallux y glissent. L'origine de la veine petite saphène se situe dans le plan superficiel, en arrière de la malléole latérale.

> **En clinique**
>
> Le réflexe calcanéen induit une flexion du pied lors de la percussion du tendon calcanéen ; il teste le nerf tibial et les racines S1 et S2.

Repères latéraux
Les malléoles sont sous-cutanées ; la latérale descend plus bas et se projette plus en arrière que la médiale.
Sous leur apex sont palpés les ligaments collatéraux de la cheville puis :
- en dehors, la trochlée des fibulaires à la face latérale du calcanéus ;
- en dedans le *sustentaculum tali*, 2 ou 3 cm sous l'apex de la malléole médiale. L'orifice supérieur du canal tarsien se situe sur une ligne tendue de l'apex malléolaire médial à la partie supérieure de la tubérosité calcanéenne.

Repères antérieurs (fig. 10-256)
En avant, entre les malléoles, la tête du talus et l'extrémité inférieure du tibia sont perceptibles. Les reliefs des tendons des muscles tibial antérieur, long extenseur de l'hallux et long extenseur des orteils sont mieux perçus en extension. Entre les 2 premiers, le pouls tibial antérieur est recherché au milieu de la ligne qui unit les 2 malléoles. L'origine de la veine grande saphène se fait dans le plan superficiel, en avant de la malléole médiale.

Canal tarsien (fig. 10-257)
Le canal tarsien est une zone de passage entre le sillon rétro-malléolaire médial et la plante du pied. Il est limité en dehors par la face médiale du calcanéus, en haut par le *sustentaculum tali* et en dedans par le rétinaculum des fléchisseurs recouvert par l'insertion du muscle abducteur de l'hallux.
Il est parcouru par les vaisseaux tibiaux postérieurs et le nerf tibial.

Pied

Plante du pied (fig. 10-258)
Les processus médial et latéral du calcanéus sont palpables en arrière, sous le talon, et les têtes des métatarsiens en avant.
La région plantaire s'élargit d'arrière en avant et forme une voûte concave vers le bas dans les plans sagittal et frontal. Elle présente :
- 3 arches : antérieure, sous la tête des métatarsiens, médiale et latérale (la médiale est plus haute que la latérale) qui détermine la forme du pied : normal, plat ou creux ;
- 2 zones d'appui au sol : la tubérosité du calcanéus et les têtes des 5 métatarsiens. L'arche antérieure s'affaisse complètement lors de l'appui au sol.

Sa peau est particulièrement épaisse dans les zones d'appui.

APPAREIL LOCOMOTEUR
MEMBRE INFÉRIEUR

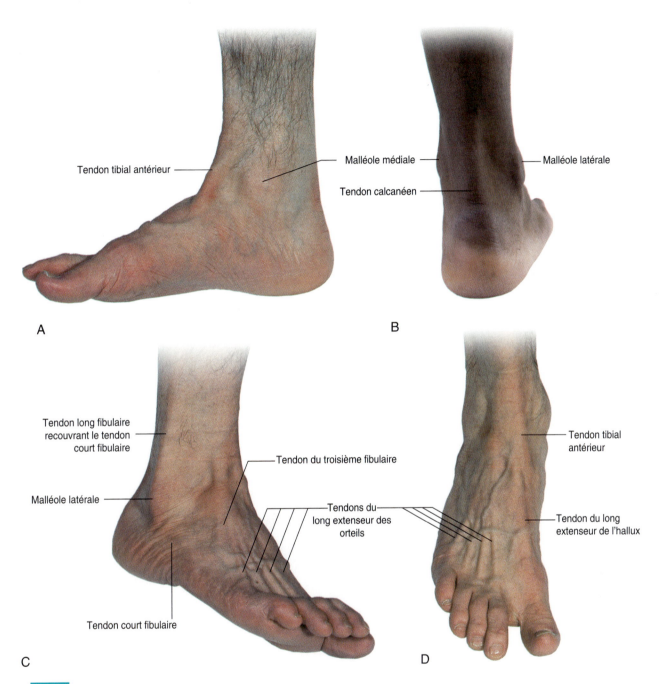

▶ 10-256
Tendons autour de la cheville et au niveau du pied.
A) Côté médial du pied droit.
B) Face postérieure du pied droit.
C) Côté latéral du pied droit.
D) Vue dorsale du pied droit.
© Drake 2015.

APPAREIL LOCOMOTEUR
MEMBRE INFÉRIEUR

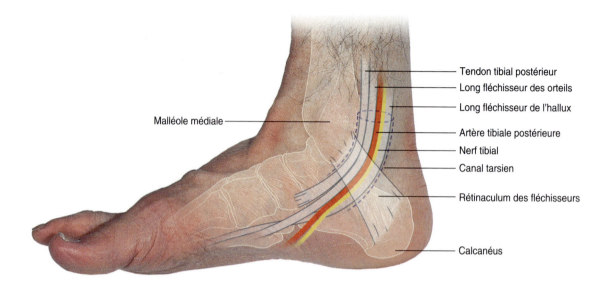

▶ **10-257**
Éléments traversant le canal tarsien, porte d'entrée du pied.
© Drake 2015.

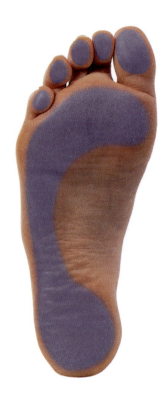

▶ **10-258**
Vue plantaire du pied droit.
© Drake 2017.

APPAREIL LOCOMOTEUR
COMPLÉMENT EN LIGNE

Bords du pied

La tubérosité du 5e métatarsien forme un relief à la face latérale de sa base. En avant de celle-ci, le bord latéral du pied est constitué par le muscle abducteur du 5e orteil.
Le bord médial du pied est formé par l'abducteur de l'hallux.

Dos du pied (fig. 10-259)

Les différents os du tarse et du métatarse sont palpables sur le dos du pied. Les tendons des extenseurs sont visibles lors de l'extension contrariée des orteils.

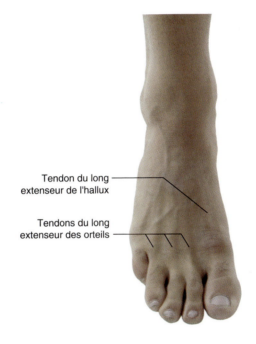

▶ **10-259**
Vue du dos du pied droit.
Anatomie de surface.
© Drake 2017.

COMPLÉMENT EN LIGNE

Des QCM et des QROC peuvent être consultées en ligne à l'adresse suivante : www.em-consulte.com/e-complement/476347.

APPAREIL NERVEUX

Pr Sophie Dupont

APPAREIL NERVEUX

▶ **11-1**
Système nerveux central et système nerveux périphérique.
© Drake 2015.

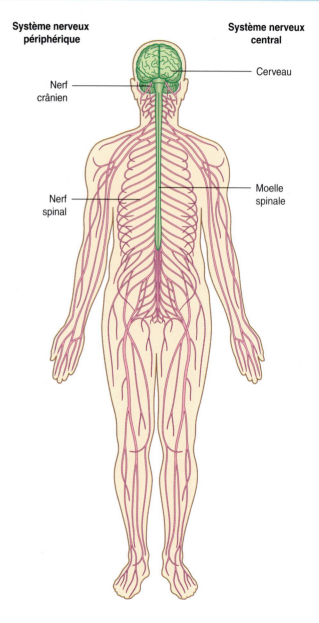

L'appareil nerveux est formé par l'ensemble des cellules nerveuses et gliales.
Il comprend 3 systèmes :
- le système nerveux central (ou névraxe) :
  - regroupe l'ensemble des éléments nerveux contenus dans le crâne et le canal vertébral,
  - est le système de commande volontaire et de coordination de l'organisme ;
- le système nerveux périphérique :
  - constitué par les nerfs spinaux et crâniens (à l'exception des nerfs olfactif (I) et optique (II)), les plexus et les ganglions qui relient le système nerveux central aux effecteurs et récepteurs de l'organisme,
  - est le système de transmission de l'information entre le système nerveux central et l'organisme ;
- le système nerveux autonome :
  - dont les centres appartiennent au système nerveux central et les effecteurs au système nerveux périphérique,
  - participe à la régulation interne de l'organisme (homéostasie).

APPAREIL NERVEUX
SYSTÈME NERVEUX CENTRAL

> **À noter**
>
> Le système nerveux central comprend la moelle spinale, protégée par le canal vertébral, et l'encéphale, protégé par le crâne.
> Lors du développement embryologique de l'encéphale, l'extrémité rostrale du tube neural se dilate en 3 puis 5 vésicules (fig. 11-2) :
> - le rhombencéphale se divise en :
>   – myélencéphale, future moelle allongée, étage inférieur du tronc cérébral,
>   – métencéphale, futurs cervelet et pont, étage moyen du tronc cérébral ;
> - le mésencéphale ne change pas de nom et devient l'étage supérieur du tronc cérébral ;
> - le prosencéphale constitue le cerveau et se divise en :
>   – diencéphale, futurs thalamus, sub-thalamus, hypothalamus, épithalamus,
>   – télencéphale, futurs hémisphères cérébraux.

> **À noter**
>
> - Pendant la période fœtale, les hémisphères cérébraux se développent de manière importante avec l'apparition de fibres commissurales et la formation des gyrus.
> - À la naissance, le cerveau n'est pas mature et la fonction des différentes parties du cortex se met en place progressivement.
> - La myélinisation du cortex se fait d'arrière en avant sur plusieurs années alors que celle du système nerveux périphérique est achevée à 1 an.
> - Pendant l'embryogénèse, 250 000 neurones se forment par minute pour atteindre un total de 100 milliards à la naissance. Les neurones communiquent entre eux en établissant des synapses.
> - Après la naissance, le nombre de synapses augmente considérablement (base de l'apprentissage et de la plasticité), régulé par un double mécanisme :
>   – l'élagage synaptique élimine les connexions non utilisées (division par 2 du nombre de synapses entre 3 ans et l'âge adulte) ;
>   – le bourgeonnement synaptique renforce les connexions très utilisées (*sprouting*) et en augmente le nombre.
> - Le stock de neurones n'est pas fixé définitivement à la naissance. Il existe une faible néogenèse neuronale tout au long de la vie dans certaines zones spécifiques. Néanmoins, cette néogenèse neuronale ne compense pas la mort neuronale normale.
> - De la naissance à 4 ans, le poids du cerveau passe de 350 g à 1 200 g pour atteindre 1 350 g à la puberté.

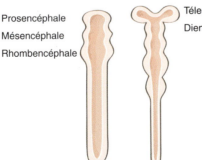

▶ **11-2**
Évolution des vésicules en période embryonnaire.
© Carole Fumat.

Prosencéphale
Mésencéphale
Rhombencéphale

Télencéphale → Hémisphères
Diencéphale → Diencéphale

SYSTÈME NERVEUX CENTRAL

Méninges

Les méninges sont 3 enveloppes de protection du système nerveux central et comprennent, de la superficie à la profondeur, la dure-mère, l'arachnoïde et la pie-mère.

615

APPAREIL NERVEUX
SYSTÈME NERVEUX CENTRAL

> **À noter**
>
> La pachyméninge (du Grec *pachy-* : « épais ») désigne la dure-mère, la leptoméninge (*lepto-* : « mince ») désigne l'association de l'arachnoïde et de la pie-mère.

> **En clinique**
>
> La méningite est l'infection des leptoméninges soit par voie hématogène (à partir de l'infection d'un organe distant), soit par contamination directe (traumatique ou chirurgicale), soit par diffusion d'une infection locale de voisinage.
>
> La clinique comporte des céphalées, de la fièvre puis un syndrome méningé (raideur de nuque, photophobie).
>
> C'est une urgence thérapeutique dont le diagnostic repose sur la ponction lombale qui objective l'infection et permet d'isoler le germe en cause.

Les méninges spinales et crâniennes sont en continuité les unes avec les autres (fig. 11-3) :
- les méninges spinales s'étendent de l'atlas (C1) à la 2ᵉ vertèbre sacrale (S2) ;
- les méninges crâniennes s'étendent de la base du crâne à la voûte crânienne.

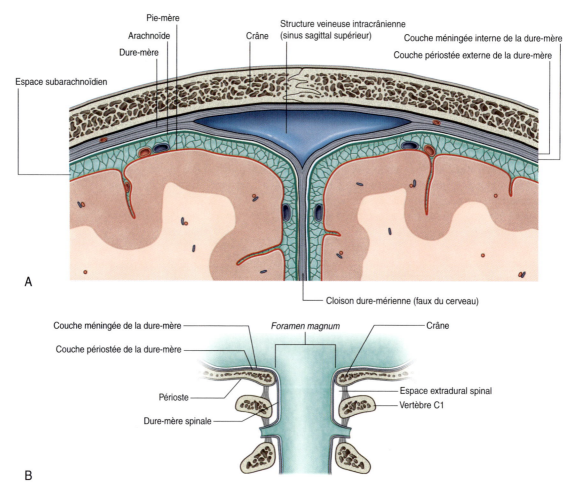

Fig. 11-3 Méninges.
A) Vue coronale.
B) Continuité avec les méninges spinales.
© *Drake 2015*.

APPAREIL NERVEUX
SYSTÈME NERVEUX CENTRAL

Dure-mère

Constitution

La dure-mère est une membrane épaisse et résistante, moulée contre le canal vertébral et la cavité crânienne :
- la dure-mère crânienne est constituée d'une couche externe périostée adhérente à l'os et d'une couche méningée en rapport étroit avec l'arachnoïde ;
- la dure-mère spinale n'adhère pas à l'os vertébral dont elle est séparée par l'espace extra-dural. Elle se termine par un feuillet qui entoure le *filum terminale* de la moelle et s'insère sur la face postérieure des corps vertébraux coccygiens.

En clinique

La couche périostée de la dure-mère crânienne contient les artères méningées : lors de fractures du crâne, la plaie d'une artère méningée peut entraîner un saignement entre le crâne et la dure-mère (espace habituellement virtuel) qui constitue un hématome extra-dural. Celui-ci comprime le cerveau sous-jacent car la boîte crânienne est inextensible et nécessite une évacuation neurochirurgicale urgente (fig. 11-4).

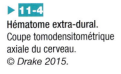
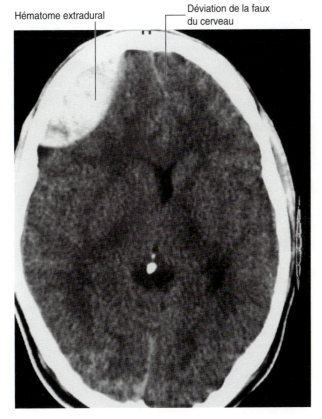

▶ 11-4
Hématome extra-dural. Coupe tomodensitométrique axiale du cerveau.
© Drake 2015.

APPAREIL NERVEUX
SYSTÈME NERVEUX CENTRAL

Expansions

La dure-mère spinale envoie des expansions fibreuses latérales autour des nerfs spinaux et de leurs racines.

Les 2 couches de la dure-mère crânienne se séparent à certains endroits pour former :
- les parois des sinus veineux qui drainent le sang de l'encéphale, principalement les sinus sagittaux supérieur et inférieur, droit, transverse, sigmoïde et occipital ;
- des cloisons qui pénètrent profondément dans la cavité crânienne et la subdivisent partiellement (fig. 11-5) :
  - la faux du cerveau sépare les hémisphères cérébraux. En forme de croissant, elle est tendue entre :
    - en avant, la crête de l'os frontal et la *crista galli* de l'os ethmoïde,
    - en arrière la protubérance occipitale interne où elle se poursuit avec la tente du cervelet,
  - la tente du cervelet sépare le cervelet des lobes occipitaux. C'est une cloison horizontale insérée :
    - en arrière, le long du sillon du sinus transverse de l'os occipital,
    - latéralement, sur la partie pétreuse de l'os temporal,
    - en avant, sur les processus clinoïdes antérieurs et postérieurs de l'os sphénoïde,
  - la faux du cervelet sépare les 2 hémisphères cérébelleux (fig. 11-6). Elle est médiane, fixée :
    - en arrière sur la crête occipitale interne,
    - en haut sur la tente du cervelet,
  - le diaphragme sellaire, lame horizontale couvrant la selle turcique de l'os sphénoïde avec un orifice central pour l'infundibulum hypophysaire.

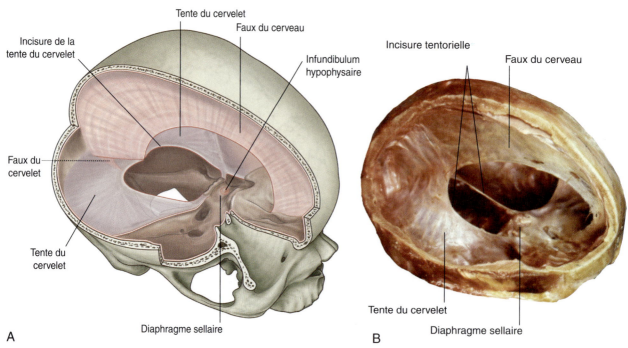

11-5
Cloisons dure-mériennes.
A) Diagramme.
B) Dissection.
© Drake 2015.

APPAREIL NERVEUX
SYSTÈME NERVEUX CENTRAL

▶ **11-6**
Faux du cerveau et tente du cervelet, vue latérale gauche.
1. Faux du cerveau
2. Sommet de la faux du cerveau
3. Base de la faux du cerveau
4. Sinus sagittal supérieur
5. Sinus sagittal inférieur
6. Sinus droit
7. Tente du cervelet
8. Bord libre de la tente du cervelet
9. Sinus transverse
10. Sinus pétreux supérieur

© Thines 2016.

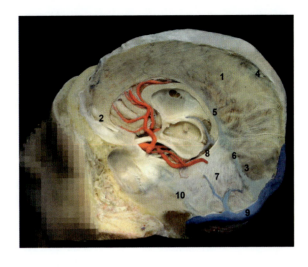

À noter
La tente du cervelet s'étend comme un toit au-dessus du cervelet, d'où son nom.

À noter
L'espace extra-dural est entre l'os (table osseuse interne) et la dure-mère.
L'espace sub-dural est entre la dure-mère et l'arachnoïde.
L'espace sub-arachnoïdien est entre l'arachnoïde et la pie-mère.

En clinique
L'engagement cérébral correspond au déplacement de structures cérébrales par un processus expansif intra-crânien (tumeur, hématome intra-cérébral, sous-dural ou extra-dural, accident vasculaire cérébral étendu, etc.). Il constitue un tableau clinique très grave témoignant d'un effet de masse majeur responsable d'une hypertension intra-crânienne aiguë, avec risque de décès.
Il existe 3 principaux types d'engagement :
- temporal : engagement de la partie médiale du lobe temporal entre le bord libre de la tente du cervelet et le mésencéphale. La gravité de cet engagement est liée à la compression du mésencéphale (risque de décès brutal). Il peut se compliquer d'un accident vasculaire cérébral (AVC) ischémique dans le territoire de l'artère cérébrale postérieure lié à la compression de celle-ci ;
- sous-falcoriel : engagement du gyrus cingulaire sous la faux du cerveau. Il y a un risque de dilatation ventriculaire par compression du foramen inter-ventriculaire et du 3e ventricule. Cet engagement peut se compliquer d'un AVC ischémique par compression de l'artère cérébrale antérieure ;
- cérébelleux : engagement des amygdales cérébelleuses à travers le *foramen magnum*. La gravité de cet engagement est liée à la compression de la moelle allongée (risque de décès brutal).

Arachnoïde

Constitution
L'arachnoïde est une fine membrane, fragile et avasculaire.
Elle tapisse la face profonde de la dure-mère sans y adhérer (espace quasi virtuel). Elle est séparée de la pie-mère par l'espace sub-arachnoïdien.
Elle se termine au niveau de la vertèbre S2 après avoir entouré la queue de cheval.

APPAREIL NERVEUX
SYSTÈME NERVEUX CENTRAL

À noter

L'espace sub-arachnoïdien s'élargit en citernes arachnoïdiennes qui contiennent du liquide cérébro-spinal et des vaisseaux sanguins :
- à la base du cerveau, il forme les citernes chiasmatique, inter-pédonculaire, de la grande veine cérébrale, de la lame tectale, cérébelleuse supérieure, pontique, médullaire (autour de la moelle allongée) et cérébro-médullaire ;
- à la surface du cerveau, il constitue les citernes du sillon central, de la fosse latérale du cerveau et péri-calleuse.

Lien avec la clinique

Le kyste arachnoïdien est un élargissement anormal des espaces sub-arachnoïdiens, le plus souvent sans conséquence clinique (fig. 11-7).

Les villosités arachnoïdiennes principalement situées dans le sinus veineux sagittal supérieur résorbent le liquide cérébro-spinal de l'espace sub-arachnoïdien vers la circulation veineuse (fig. 11-8).

Expansions

L'arachnoïde émet des trabéculations vers la pie-mère. Ces expansions soutiennent et enveloppent les gros vaisseaux suspendus dans l'espace sub-arachnoïdien.

En clinique

L'épanchement de sang dans l'espace sub-dural, entre dure-mère et arachnoïde, est un hématome sous-dural (fig. 11-9) :
- aigu, il peut comprimer le cerveau et nécessiter une évacuation neurochirurgicale ;
- chronique (hématome aigu qui s'est résorbé sans intervention et où le sang a fait place à du liquide cérébro-spinal), il ne nécessite généralement pas d'intervention.

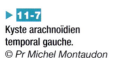

▶ **11-7**
Kyste arachnoïdien temporal gauche.
© Pr Michel Montaudon

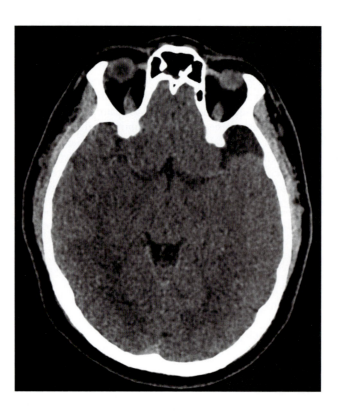

APPAREIL NERVEUX
SYSTÈME NERVEUX CENTRAL

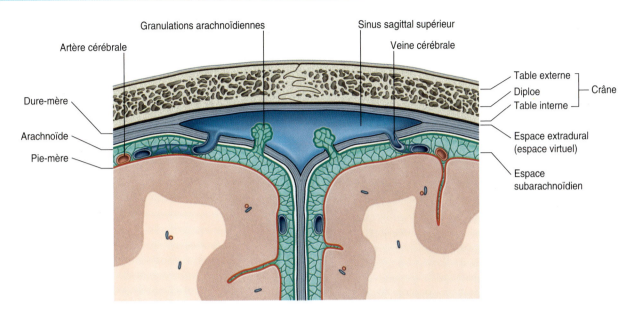

▶ **11-8**
Organisation des méninges et des espaces.
© Drake 2015.

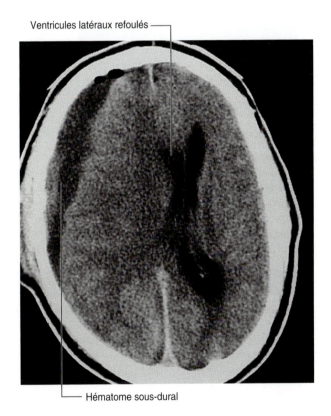

▶ **11-9**
Hématome sous-dural chronique (faible densité).
Coupe tomodensitométrique axiale du cerveau.
© Drake 2015.

621

APPAREIL NERVEUX
SYSTÈME NERVEUX CENTRAL

> **En clinique**
>
> Le méningiome est une tumeur bénigne issue des cellules arachnoïdiennes dérivant de la crête neurale et envahissant la dure-mère. Lorsqu'il grossit, il exerce une pression sur le cortex voisin responsable de différents symptômes : céphalées, crises d'épilepsie, déficits neurologiques focaux (fig. 11-10).

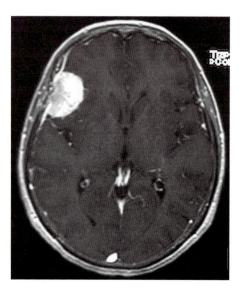

▶ **11-10**
Méningiome frontal droit.
© Pr Michel Montaudon.

Pie-mère

Constitution
La pie-mère est une fine membrane vasculaire (« membrane porte-vaisseaux ») adhérant à la surface extérieure de la moelle et de l'encéphale.

Expansions
La pie-mère spinale émet une expansion, le ligament dentelé qui relie, entre les radicelles, la face latérale de la moelle à la dure-mère.
La pie-mère crânienne suit les contours du cerveau en pénétrant dans les sillons et les fissures. Elle est étroitement appliquée sur l'origine des nerfs crâniens.
Elle s'invagine dans les cavités ventriculaires pour former les plexus choroïdes.

> **En clinique**
>
> L'hémorragie méningée est une hémorragie dans l'espace sub-arachnoïdien.

Vascularisation

Les artères sont :
- pour la dure-mère crânienne, les rameaux des artères méningées ;
- pour l'arachnoïde et surtout la pie-mère crâniennes, les plexus anastomotiques des artères à destinée cérébrale ;
- pour les méninges spinales, les rameaux spinaux des artères vertébrales, intercostales, lombales et sacrales latérales.

Les veines méningées crâniennes se jettent dans les sinus veineux, les veines méningées spinales se jettent dans les plexus intra-rachidiens.
Les collecteurs lymphatiques sont satellites des sinus veineux dure-mériens.

APPAREIL NERVEUX
SYSTÈME NERVEUX CENTRAL

▶ **11-11**
Système ventriculaire.
D'après le Pr M. Slimani. © Carole Fumat.

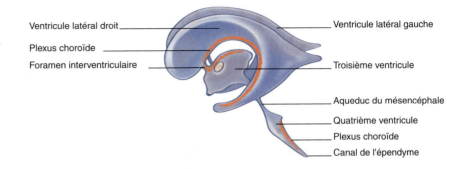

Innervation

La dure-mère crânienne est innervée par des rameaux méningés des branches des nerfs trijumeau (ophtalmique [V_1], maxillaire [V_2] et mandibulaire [V_3]), vague (X) et par les 1ers nerfs spinaux cervicaux (C1, C2, voire C3).
La dure-mère spinale est innervée par les rameaux méningés des nerfs spinaux.

Cavités

Les cavités du système nerveux central sont des dilatations localisées de la cavité épendymaire s'étendant sur tout le système nerveux central (fig. 11-11) :
- pour la moelle spinale, la cavité est le canal de l'épendyme, quasiment virtuel ;
- pour l'encéphale, les dilatations sont appelées ventricules. Elles sont remplies de liquide cérébrospinal et tapissées d'un simple épithélium épendymaire (fig. 11-12) :
  – le 4e ventricule, impair et médian, est la cavité du tronc cérébral,
  – le 3e ventricule, également impair et médian est la cavité du diencéphale,
  – les ventricules latéraux, pairs et symétriques, sont celles des hémisphères cérébraux.

▶ **11-12**
Système ventriculaire.
FI : foramen interventriculaire ; AC : aqueduc du mésencéphale ;
VL : ventricule latéral ; V3 : 3e ventricule ; V4 : 4e ventricule.
© Carole Fumat.

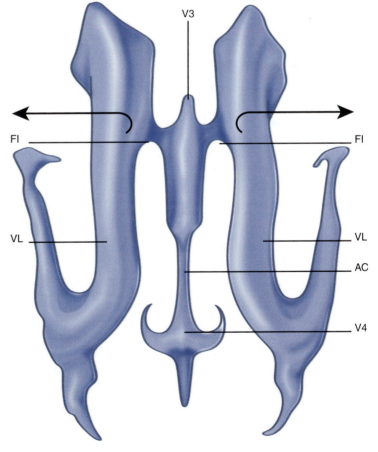

APPAREIL NERVEUX
SYSTÈME NERVEUX CENTRAL

Liquide cérébro-spinal

Le liquide cérébro-spinal (LCS) est formé d'eau et de faibles quantités de glucose, protéines et chlorure. Il est quasi acellulaire et se répartit dans les ventricules (environ 25 mL) et dans les espaces sub-arachnoïdiens (environ 125 mL).

Il est produit de façon continue essentiellement par les plexus choroïdes au sein des cavités ventriculaires mais provient également du drainage du liquide interstitiel du tissu nerveux à travers l'épendyme vers le système ventriculaire, ou à travers la couche gliale superficielle et la pie-mère vers les espaces sub-arachnoïdiens. Sa résorption est passive par les villosités arachnoïdiennes (granulations de *Pacchioni*), invaginations de l'arachnoïde vers les sinus veineux, principalement le sinus veineux sagittal supérieur.

Le LCS subit une circulation passive du lieu de production (20 cm^3/h) vers son lieu d'élimination. Il est donc renouvelé 3 fois par jour.

Le LCS circule dans le système ventriculaire et dans les espaces sub-arachnoïdiens. Le circuit ventriculaire débute dans le carrefour ventriculaire, gagne le 3e ventricule par le foramen inter-ventriculaire puis le 4e ventricule par l'aqueduc du mésencéphale. Le LCS quitte le système ventriculaire par l'ouverture médiane du 4e ventricule (trou de *Magendie*) et ses ouvertures latérales (trous de *Luschka*) et gagne les espaces sub-arachnoïdiens où il s'accumule dans des dilatations appelées citernes. Les principales citernes sont :

- les citernes de la fosse postérieure : cérébello-médullaire (grande citerne postérieure) en arrière de la moelle allongée, péri-vermiennes, péri-pontiques, péri-pédonculaires ;
- la citerne chiasmatique ;
- la citerne ambiante (occupe la fissure transverse, comprise entre les collicules en avant, le bourrelet du corps calleux en haut et la face supérieure du cervelet en bas) ;
- les citernes inter-hémisphérique et de la fosse latérale du cerveau.

Dans les espaces sub-arachnoïdiens, le LCS est résorbé principalement par les villosités arachnoïdiennes de la convexité vers les sinus veineux ainsi que par les sacs arachnoïdiens de la gaine dure-mérienne des nerfs cérébro-spinaux (fig. 11-13).

Le LCS a plusieurs fonctions :

- interface de protection mécanique du névraxe vis-à-vis de la cavité crânienne ;
- apport de nutriments, élimination de métabolites ;
- communication non synaptique en recevant certaines substances comme la mélatonine sécrétée par l'épiphyse et déversée dans le liquide cérébro-spinal.

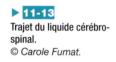

▶ **11-13**
Trajet du liquide cérébro-spinal.
© *Carole Fumat.*

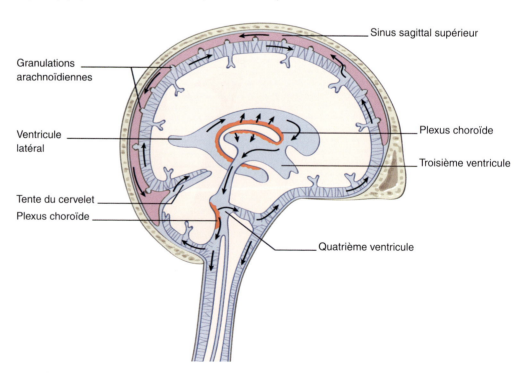

APPAREIL NERVEUX
SYSTÈME NERVEUX CENTRAL

Quatrième ventricule

Sa paroi antérieure est la fosse rhomboïde (ou plancher du 4e ventricule). Elle est située en arrière du pont et de la partie haute de la moelle allongée. Elle contient certains noyaux des nerfs crâniens (cf. p. 687, fig. 11-69).

La fosse rhomboïde est de forme losangique, à grand axe vertical, parcourue par un sillon longitudinal médian, la tige du *calamus scriptorius*, d'où se détachent les stries acoustiques (ou stries médullaires du V4) qui se portent transversalement et séparent le plancher du V4 en 2 parties triangulaires :
- un triangle inférieur médullaire (bulbaire) qui présente de dedans en dehors : l'aile blanche interne (trigone de l'hypoglosse), l'aile grise et l'aile blanche externe ;
- un triangle supérieur pontique qui présente de dedans en dehors : l'*eminentia teres*, la *fovea* supérieure et l'aire vestibulaire.

Sa paroi postérieure (ou toit) répond au cervelet et a la forme d'une toile de tente avec :
- un versant supérieur tendu entre les pédoncules cérébelleux supérieurs et formé par une lame de substance blanche, le voile médullaire supérieur (valvule de *Vieussens*), tapissée d'un feuillet épendymaire ;
- un versant inférieur entre les pédoncules cérébelleux inférieurs, fermé par la *membrana tectoria*. Celle-ci est percée de 3 orifices permettant sa communication avec l'espace sub-arachnoïdien : l'ouverture médiane (de *Magendie*) et les ouvertures latérales (de *Luschka*).

Une languette transversale de substance blanche, le voile médullaire inférieur (valvule de *Tarin*), relie la toile choroïdienne au vermis.

Le 4e ventricule communique également vers le haut par l'aqueduc du mésencéphale (de *Sylvius*) avec le 3e ventricule.

À noter

L'épendyme est le tissu qui recouvre la paroi des ventricules.
La toile choroïdienne est l'épaississement de la pie-mère qui forme les plexus choroïdes.
La *membrana tectoria* est une cloison constituée de la superposition de l'épendyme et de la toile choroïdienne (fig. 11-14).

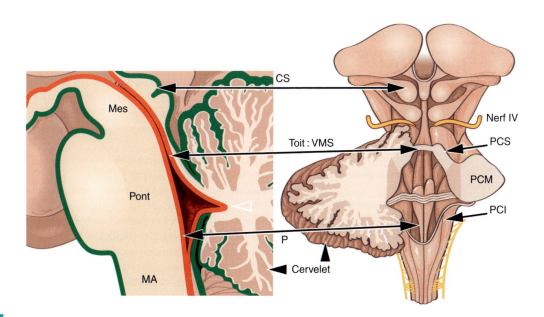

11-14
Quatrième ventricule (V4).
CS : collicule supérieur ; MA : moelle allongée ; Mes : mésencéphale ; P : plancher ; PCI : pédoncule cérébelleux inférieur ; PCM : pédoncule cérébelleux moyen ; PCS : pédoncule cérébelleux supérieur ; VMS : voile médullaire supérieur.
© Carole Fumat.

APPAREIL NERVEUX
SYSTÈME NERVEUX CENTRAL

Troisième ventricule

De forme quadrangulaire, il compte 4 parois et 2 bords (fig. 11-12 et 11-13) :
- les parois latérales sont divisées en 2 étages par le sillon limitant hypothalamique (de *Monro*) tendu de l'aqueduc du mésencéphale au foramen inter-ventriculaire :
  - étage thalamique supérieur et dorsal, traversé en son centre par l'adhérence inter-thalamique (pont de substance grise entre les 2 thalamus),
  - étage hypothalamique, inférieur et ventral, dont la pointe forme vers le bas et l'avant l'infundibulum ;
- la paroi supérieure est son toit, limité en avant par les 2 colonnes du fornix, en arrière par l'épiphyse (glande pinéale) et latéralement par les thalamus. Elle est formée d'une toile choroïdienne horizontale dont émanent les plexus choroïdes ;
- la paroi inférieure est son plancher. Elle comporte d'avant en arrière : le chiasma optique, le *tuber cinereum* (partie inférieure de l'infundibulum hypophysaire) qui se prolonge par la tige pituitaire, les corps mamillaires et la substance perforée postérieure ;
- le bord antérieur est la lame terminale, tendue entre le chiasma optique en bas et le bec du corps calleux en haut. Il est marqué par l'empreinte de la commissure blanche antérieure et bordé par l'épendyme en profondeur et la pie-mère en surface. Il est perforé à la jonction avec la paroi supérieure par les foramens inter-ventriculaires ;
- le bord postérieur est oblique en bas et en avant, marqué par l'empreinte l'épiphyse qui crée 2 récessus supra et infra-pinéaux.

Il communique par les foramens inter-ventriculaires (de *Monro*) avec les ventricules latéraux et par l'aqueduc du mésencéphale avec le 4ᵉ ventricule.

> **En clinique**
>
> Les tumeurs du 3ᵉ ventricule représentent 20 % des tumeurs intra-ventriculaires. Les signes révélateurs sont le plus souvent une hypertension intra-crânienne par hydrocéphalie qui, lorsqu'elle est aiguë, est une urgence vitale (dérivation urgente).

Ventricules latéraux

En forme d'arc, chacun comprend 5 parties (fig. 11-12 et 11-13) :
- la corne antérieure ou frontale, située dans le lobe frontal en avant du foramen inter-ventriculaire, entre le genou du corps calleux en haut, la tête du noyau caudé en dehors et le *septum pellucidum* en dedans ;
- le corps du ventricule est sa partie centrale, rétrécie, prolongeant la corne frontale en arrière du foramen inter-ventriculaire. Il est au-dessus du thalamus ;
- le carrefour ventriculaire (atrium) est sa partie élargie, située entre le thalamus en avant, le corps calleux en bas, le corps du noyau caudé en dehors, le *septum pellucidum* et le corps du fornix en dedans :
  - il correspond à la jonction du corps et des cornes postérieures et inférieures,
  - il comporte d'épais plexus choroïdes : les glomus choroïdiens ;
- la corne postérieure ou occipitale, située dans le lobe occipital, entre le splénium du corps calleux en haut et en dedans, les radiations optiques et le faisceau longitudinal inférieur en haut et en dehors, le sillon calcarin en bas et en dedans, l'éminence collatérale en bas. Elle poursuit la partie inféro-postérieure du carrefour et ne possède pas de plexus choroïdes ;
- la corne inférieure ou temporale, située dans le lobe temporal entre la queue du noyau caudé et la région sous-lenticulaire en haut et en dehors, l'éminence collatérale, l'hippocampe et la *fimbria* en bas et en dedans. Elle est fermée en dedans par la toile choroïdienne bordant la fissure transverse du cerveau.

APPAREIL NERVEUX
SYSTÈME NERVEUX CENTRAL

En clinique

L'hydrocéphalie est une dilatation du système ventriculaire selon 3 mécanismes :
- obstruction du flux (par exemple par une tumeur);
- hyperproduction de liquide cérébrospinal;
- trouble de sa résorption.

La clinique et le traitement dépendent de la rapidité de constitution de l'hydrocéphalie :
- tableau gravissime d'hypertension intra-crânienne avec risque d'engagement et de décès : dérivation neurochirurgicale urgente en cas d'obstruction aiguë;
- tableau à bas bruit avec troubles de la marche, troubles sphinctériens et syndrome frontal en cas d'hydrocéphalie à pression normale (chronique) de l'adulte (fig. 11-15).

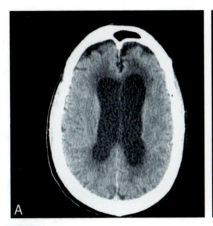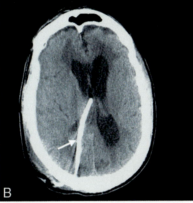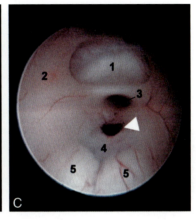

▶ **11-15**
Traitements de l'hydrocéphalie.
A, B) Hydrocéphalie avant et après mise en place d'un drain de dérivation ventriculo-péritonéale (flèche : cathéter ventriculaire).
C) Vue endoscopique du plancher du 3e ventricule par le foramen inter-ventriculaire.
1. Récessus optique
2. Paroi latérale du 3e ventricule
3. Récessus infundibulaire
4. plancher du 3e ventricule site de la ventriculo-cisterno-stomie
5. Corps mamillaire
Tête de flèche : fenestration du plancher.
© Thines 2016.

Moelle spinale (fig. 11-16)

La moelle spinale est la partie inférieure du système nerveux central.
Elle s'étend de l'atlas à la jonction L1-L2 en suivant la courbure sagittale du canal vertébral. Elle se poursuit vers le haut par la moelle allongée (partie inférieure du tronc cérébral) au niveau du *foramen magnum*.

À noter

La moelle spinale mesure environ 42 cm de longueur pour 10 à 15 mm de diamètre. Elle est contenue dans le canal vertébral qui mesure environ 70 cm. Cette différence est liée à la croissance différentielle entre le rachis et la moelle.
Jusqu'au 3e mois de vie fœtale, la moelle occupe toute la hauteur du canal vertébral et chaque segment médullaire est à la hauteur de la vertèbre et du foramen inter-vertébral correspondants : les racines sont horizontales. Puis la croissance des vertèbres dépasse celle de la moelle. À l'âge adulte, la moelle n'occupe que les 2/3 du canal vertébral et les racines ont un trajet de plus en plus oblique en bas et en dehors au fur et à mesure que l'on descend (fig. 11-17).

APPAREIL NERVEUX
SYSTÈME NERVEUX CENTRAL

▶ 11-16
Moelle spinale.
© Drake 2015.

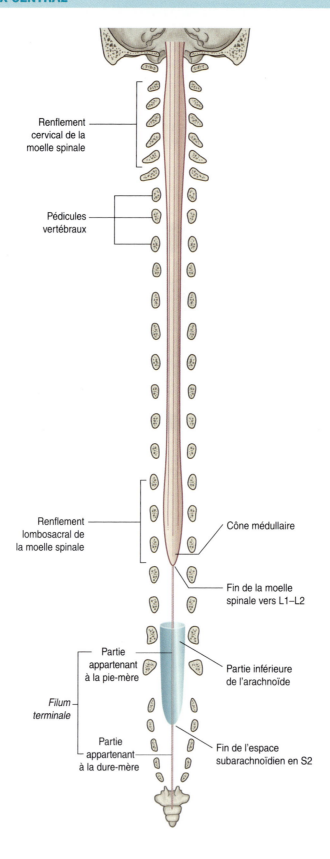

APPAREIL NERVEUX
SYSTÈME NERVEUX CENTRAL

▶ **11-17**
Rapports respectifs entre les segments de la moelle spinale, les étages vertébraux et l'émergence des nerfs spinaux.
© Thines 2016.

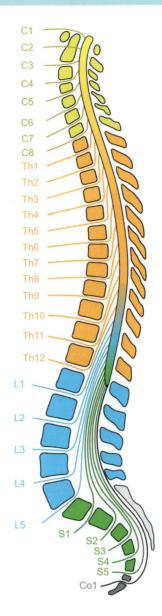

En clinique

La limite inférieure de la moelle se situe entre les 1re et 2e vertèbres lombales : la ponction lombale, c'est-à-dire le prélèvement de liquide cérébro-spinal dans l'espace sub-arachnoïdien, se fait systématiquement en dessous de L2 pour ne pas léser la moelle (en général entre L4 et L5 ou L5 et S1).

Les moyens de fixité de la moelle spinale sont :
- en haut, sa continuité avec la moelle allongée ;
- en bas, le ligament coccygien qui la fixe au coccyx ;
- latéralement, les racines spinales et les ligaments dentelés (cf. p. 622).

APPAREIL NERVEUX
SYSTÈME NERVEUX CENTRAL

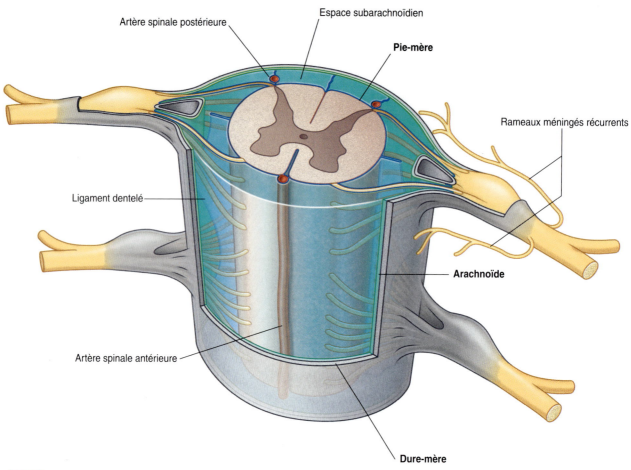

▶ **11-18**
Émergence des nerfs spinaux de la moelle spinale.
© Drake 2015.

Nomenclature

Les segments médullaires correspondent à l'origine de chaque nerf spinal (fig. 11-18). Un segment et ses racines prennent en charge un territoire sensitif ou dermatome, un territoire moteur ou myotome. Attention, il s'agit d'une nomenclature métamérique : du fait de la croissance différentielle, les segments médullaires ne sont pas au niveau de la vertèbre correspondante ! Le décalage entre segment médullaire et vertèbre correspondante augmente de la région cervicale à la région sacrale.
La moelle spinale présente 2 renflements qui correspondent à une plus grande densité de neurones destinés aux membres :
- le renflement cervical : segment médullaire C5 à T1, d'où naissent les nerfs destinés aux membres supérieurs ;
- le renflement lombal : segment médullaire T10 à L5, d'où naissent les nerfs destinés aux membres inférieurs.

Entre ces 2 renflements, la moelle thoracique contenant moins de neurones a un diamètre plus réduit. En bas se trouve l'épicone (segment médullaire L5 à S2), partie de la moelle située sous le renflement lombal correspondant à l'innervation du petit bassin.

Le cône médullaire (terminal, segment médullaire S3 au coccyx) fait suite à l'épicone. Il répond aux vertèbres L1 et L2 et correspond à l'innervation du périnée. C'est l'extrémité inférieure de la moelle.

On individualise ainsi 5 segments de moelle (fig. 11-19) :

- la moelle cervicale répond aux 8 segments cervicaux correspondant à l'émergence des 8 paires de nerfs spinaux cervicaux. Sa corne dorsale est grêle et sa corne ventrale très développée. Elle fait suite à la moelle allongée et s'étend habituellement de la 1re (atlas) à la 7e vertèbre cervicale en suivant la lordose du canal vertébral. L'émergence des nerfs spinaux cervicaux se fait au-dessus de la vertèbre cervicale correspondante sauf le 8e nerf spinal cervical qui émerge sous le pédicule de la 7e vertèbre cervicale et tous les nerfs spinaux sous-jacents émergent sous la vertèbre correspondante ;
- la moelle thoracique répond aux 12 segments thoraciques correspondant à l'émergence des 12 paires de nerfs spinaux thoraciques. Elle s'étend de la 7e vertèbre cervicale à la 10e vertèbre thoracique et suit la cyphose du canal vertébral. Ses cornes dorsale et ventrale sont grêles et séparées par une corne latérale. Les nerfs spinaux thoraciques émergent sous la vertèbre correspondante ;
- la moelle lombale répond aux 5 segments lombaux correspondant à l'émergence des 5 paires de nerfs spinaux lombaux. Elle s'étend de la 10e à la 12e vertèbre thoracique et suit la cyphose du canal vertébral. Sa corne dorsale est trapue et sa corne ventrale large. Les nerfs spinaux lombaux émergent sous la vertèbre correspondante ;
- la moelle sacrale répond aux 5 segments sacraux correspondant à l'émergence des 5 paires de nerfs spinaux sacraux. Elle s'étend de la 12e vertèbre thoracique à la 2e vertèbre lombale et suit la cyphose puis la lordose du canal vertébral. Elle a également pour caractéristique une corne dorsale trapue et une corne ventrale large. Les nerfs spinaux sacraux émergent sous la vertèbre correspondante ;
- la moelle coccygienne répond au segment coccygien correspondant à l'émergence de la paire de nerfs spinaux coccygiens. Elle est en regard de la 2e vertèbre lombale et suit la lordose du canal vertébral. Elle est grêle et se poursuit par le *filum terminale* qui la relie au cul-de-sac dural (extrémité inférieure de la dure-mère spinale). Plus bas, il se poursuit par le ligament coccygien jusqu'à la base du coccyx. Les nerfs spinaux coccygiens émergent sous la vertèbre correspondante.

APPAREIL NERVEUX
SYSTÈME NERVEUX CENTRAL

▶ **11-19**
Morphologie segmentaire de la moelle spinale.
De haut en bas : moelle spinale cervicale à sacrale.
© Carole Fumat.

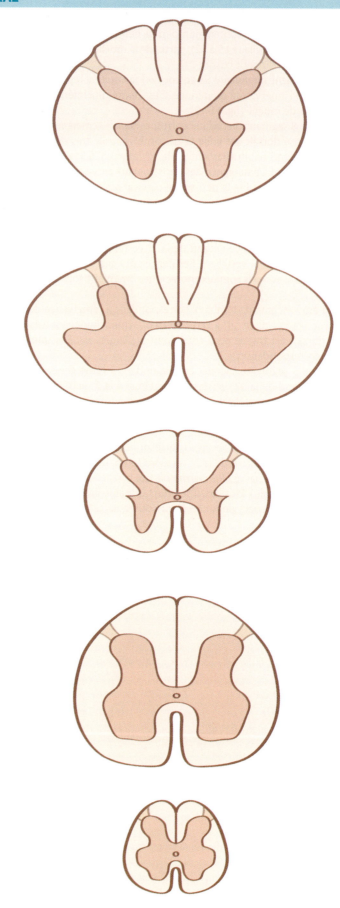

Configuration externe

La moelle spinale est un long cylindre aplati d'avant en arrière (fig. 11-20).
Plusieurs sillons longitudinaux subdivisent sa surface en cordons :
- en avant, la fissure médiane ventrale, large dépression parcourue par l'artère spinale antérieure ;
- en arrière, le sillon médian dorsal, peu marqué ;
- sur les côtés, les sillons latéro-ventral et latéro-dorsal correspondent à la ligne d'émergence des radicelles dont la réunion forme les racines ventrales et dorsales des nerfs spinaux (cf. p. 697) ;
- le cordon médullaire antérieur est entre la fissure médiane et le sillon latéro-ventral, le cordon latéral entre le sillon latéro-ventral et le sillon latéro-dorsal, le cordon postérieur entre le sillon latéro-dorsal et le sillon médian.

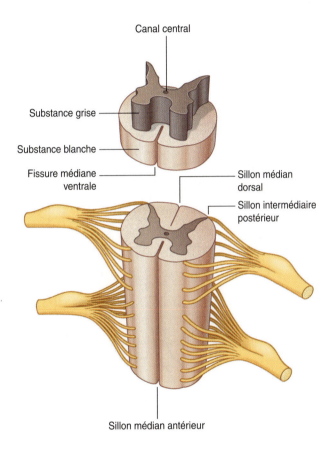

▶ **11-20**
Description de la moelle spinale.
© Drake 2015.

À noter

Au niveau de la face dorsale de la moelle cervicale, les sillons intermédiaires, situés entre le sillon médian et chaque sillon latéro-dorsal, séparent les faisceaux graciles (de *Goll*) en dedans et cunéiformes (de *Burdach*) en dehors (cf. p. 731).

Configuration interne

La moelle spinale comprend de la substance grise, centrale, autour du canal épendymaire, et de la substance blanche, périphérique.

Substance grise

La substance grise contient les corps des neurones.
En coupe horizontale, elle a la forme d'un papillon et comprend de chaque côté une corne postérieure, sensitive, et une corne antérieure, motrice. L'empilement sur la hauteur de la moelle de ces cornes forme la colonne dorsale (postérieure) et la colonne ventrale (antérieure).

APPAREIL NERVEUX
SYSTÈME NERVEUX CENTRAL

La moelle thoracique comprend en sus 2 cornes latérales, autonomes, situées de chaque côté entre les cornes postérieures et antérieures. L'empilement des cornes latérales forme 2 colonnes latérales.

> **À noter**
>
> La lamination de *Rexed* est la subdivision de la substance grise en 10 couches ou lames numérotées de I à X (fig. 11-21) :
> - la corne dorsale est organisée en 6 lames numérotées de I à VI de la périphérie vers le centre. Elle contient les relais de la sensibilité thermo-algique ;
> - la corne ventrale comporte les lames VIII et IX, constituées des corps cellulaires des motoneurones musculaires. La substance grise qui entoure ces lames forme la lame VII, constituée principalement d'interneurones ;
> - dans la commissure grise (qui relie les cornes gauche et droite de la substance grise), la substance intermédiaire centrale forme la lame X.

Lamination de *Rexed*.
I-IX : lames de *Rexed*.
D'après Khalid S, Tubbs R. Neuroanatomy and Neuropsychology of Pain. Cureus 2017;9(10):e1754.
© Carole Fumat.

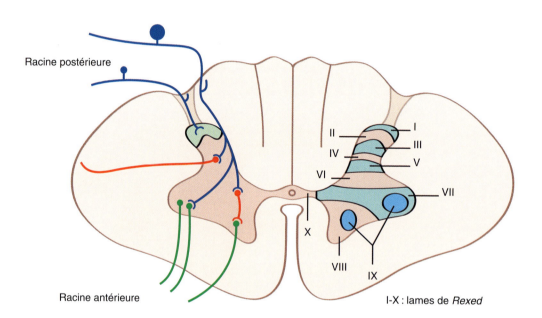

I-X : lames de *Rexed*

Substance blanche

La substance blanche contient les axones myélinisés des voies ascendantes, descendantes et d'association qui transitent par la moelle. De chaque côté, ces neurones s'organisent en cordons séparés par les sillons médullaires :
- le cordon antérieur, entre la fissure médiane ventrale et le sillon ventro-latéral, véhicule les voies descendantes motrices et les voies ascendantes de la sensibilité thermo-algique. Les 2 cordons antérieurs sont réunis par la commissure blanche ventrale en avant du canal central (épendymaire) ;
- le cordon latéral, entre les sillons ventro-latéral et dorso-latéral, contient des voies de la motricité et de la sensibilité thermo-algique ;
- le cordon postérieur, entre le sillon médian dorsal et le sillon dorso-latéral, véhicule les voies ascendantes de la sensibilité épicritique (ou lemniscale). Au-dessus du segment médullaire T2, il se divise en 2 faisceaux séparés par les sillons paramédians dorsaux : les faisceaux gracile (de *Goll*) en dedans et cunéiforme (de *Burdach*) en dehors (cf. p. 731).

APPAREIL NERVEUX
SYSTÈME NERVEUX CENTRAL

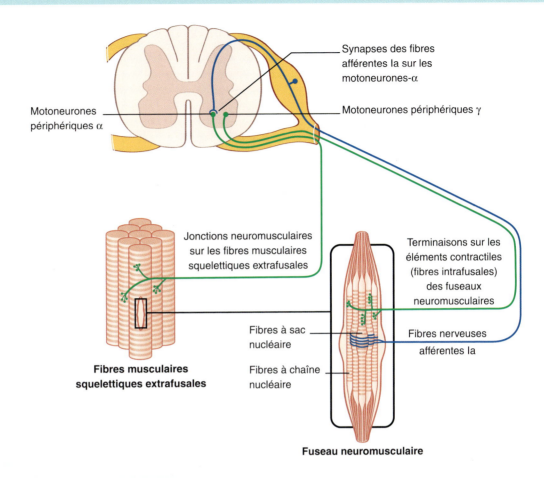

▶ 11-22
Arc réflexe du réflexe myotatique.
D'après Felten 2011.
© Carole Fumat.

À noter

Les faisceaux ascendants (cordons postérieurs) augmentent de volume de bas en haut alors que les faisceaux descendants s'épuisent de haut en bas. La substance blanche est plus volumineuse en haut qu'en bas.
À chaque niveau médullaire, les fibres afférentes de la racine postérieure, qui transmettent les informations sensitives destinées au cerveau, envoient un interneurone vers un motoneurone de la corne antérieure : ce circuit neuronal médullaire est appelé arc réflexe. Il peut être mono- ou poly-synaptique. Le réflexe d'étirement ou réflexe myotatique est la contraction d'un muscle en réponse à son étirement involontaire. Il contribue au tonus musculaire et constitue un prototype d'arc réflexe médullaire. Les afférences sensorielles sont les fuseaux neuromusculaires et les mécanorécepteurs propriocep-tifs du muscle strié squelettique qui, via les fibres sensitives, se projettent sur les efférences motrices médullaires : motoneurone du muscle étiré et des muscles synergiques et interneurones inhibiteurs des muscles antagonistes. La résultante est une balance contraction / décontraction musculaire permettant le réflexe ostéo-tendineux (fig. 11-22).

Tronc cérébral (fig. 11-23 et 11-24)

Le tronc cérébral est la partie du système nerveux central comprise entre la moelle spinale en bas et le diencéphale en haut.
Il a la forme d'un cordon vertical de 9 à 10 cm de hauteur qui s'élargit vers le haut.
Il est dans la fosse crânienne postérieure, sous-tentoriel, en avant du cervelet.

Nomenclature

Il comprend 3 étages connectés au cervelet par 3 pédoncules cérébelleux de chaque côté. De bas en haut se trouvent :

APPAREIL NERVEUX
SYSTÈME NERVEUX CENTRAL

▶ **11-23**
Nerfs crâniens à la base du cerveau.
© Drake 2015.

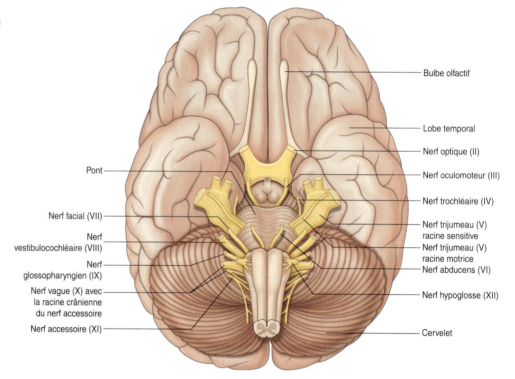

▶ **11-24**
Vue antérieure du tronc cérébral.
1. Bord inférieur du tractus optique
2. Corps mamillaire
3. Pédoncule cérébral
4. Nerf oculo-moteur (III)
5. Nerf trochléaire (IV)
6. Sillon ponto-mésencéphalique
7. Fosse inter-pédonculaire
8. Substance perforée postérieure et orifices des artères centrales postéro-médiales (thalamo-perforantes)
9. Nerf trijumeau (V), racine sensitive
10. Nerf trijumeau (V), racine motrice
11. Sillon basilaire
12. Pédoncule cérébelleux moyen
13. Nerf abducens (VI)
14. Nerf facial (VII)
15. Nerf vestibulo-cochléaire (VIII)
16. Sillon bulbo-pontique
17. Nerf glosso-pharyngien (IX)
18. Nerf vague (X)
19. Olive bulbaire
20. *Foramen cæcum*
21. Nerf accessoire (XI), racine spinale
22. Nerf hypoglosse (XII)
23. Sillon pré-olivaire
24. Pyramide
25. Racines antérieures des nerfs spinaux
26. Décussation des pyramides
27. Sillon antéro-latéral
28. Fissure médiane antérieure
© Thines 2016.

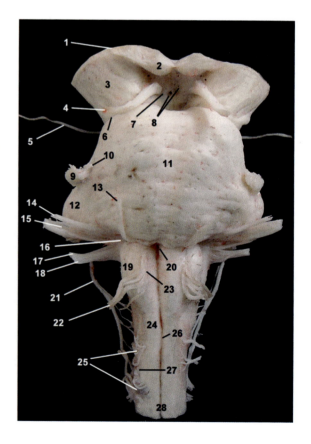

APPAREIL NERVEUX
SYSTÈME NERVEUX CENTRAL

- la moelle allongée, reliée au cervelet par les pédoncules cérébelleux inférieurs ;
- le pont, relié au cervelet par les pédoncules cérébelleux moyens ;
- le mésencéphale, relié au cervelet par les pédoncules cérébelleux supérieurs.

> **À noter**
>
> Dans l'ancienne nomenclature, la moelle allongée était appelée bulbe rachidien et le pont, protubérance annulaire.

Configuration externe (fig. 11-25)

Chaque étage du tronc cérébral présente 4 faces : ventrale, latérales et dorsale.

Moelle allongée

La moelle allongée est l'étage inférieur du tronc cérébral ; elle continue la moelle spinale cervicale à laquelle elle ressemble dans sa partie basse. Elle est entre la moelle spinale et le pont, en avant du cervelet et du 4e ventricule, et est inclinée vers l'avant et le haut :
- sa limite inférieure est la jonction avec la moelle spinale au-dessus de C1 et sa limite supérieure le sillon médullo-pontique (bulbo-pontique) ;
- sa face ventrale est parcourue sur la ligne médiane par la fissure médiane ventrale qui délimite 2 cordons ventraux (ou pyramides bulbaires) et s'élargit en haut, occupée majoritairement par les olives inférieures ;
- chaque face latérale est délimitée par les sillons ventro-latéral et dorso-latéral d'où émergent des nerfs crâniens :
  - le nerf hypoglosse (XII) émerge du sillon ventro-latéral par plusieurs radicules à la partie supérieure de la moelle allongée,

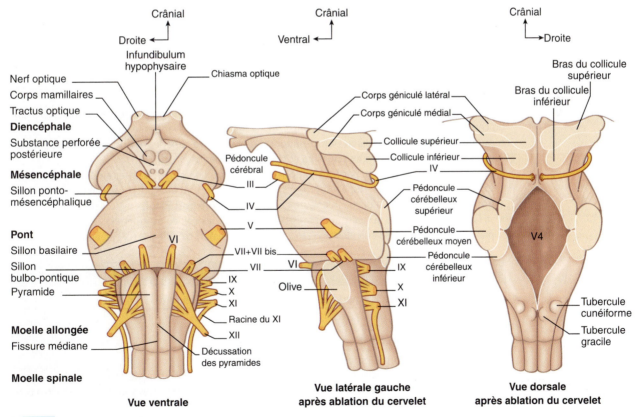

11-25
Vue ventrale, latérale et dorsale du tronc cérébral.
© Carole Fumat.

APPAREIL NERVEUX
SYSTÈME NERVEUX CENTRAL

- les nerfs mixtes émergent du sillon dorso-latéral avec, de bas en haut, les nerfs accessoire (XI), vague (X) et glosso-pharyngien (IX) ;
- sa face dorsale est parcourue sur la ligne médiane par le sillon médian dorsal qui sépare 2 cordons dorsaux marqués par la saillie des noyaux graciles et cunéiformes. Elle constitue dans son étage supérieur la partie inférieure de la fosse rhomboïde.

> **À noter**
>
> La moelle allongée est le siège de la décussation de la voie cortico-spinale et de celle de la voie lemniscale (faisceaux graciles et cunéiformes).

Pont

Le pont est l'étage moyen du tronc cérébral. Il est entre la moelle allongée et le mésencéphale, en avant du cervelet et du 4e ventricule, et est incliné vers l'avant et le haut :
- sa limite inférieure est le sillon médullo-pontique, sa limite supérieure le sillon ponto-pédonculaire ;
- sa face ventrale est parcourue sur la ligne médiane par le sillon basilaire. Le nerf abducens (VI) émerge du sillon médullo-pontique au voisinage de la ligne médiane et les nerfs facial (VII), intermédiaire de *Wrisberg* (VII bis) et cochléo-vestibulaire (VIII) émergent du sillon médullo-pontique plus latéralement ;
- chaque face latérale se continue latéralement et en arrière par le pédoncule cérébelleux moyen. Le nerf trijumeau (V) émerge au 1/3 supérieur, à l'union des faces ventrale et latérale, par 2 racines : une grosse racine sensitive et une petite racine motrice supéro-médiale ;
- sa face dorsale reçoit l'insertion du voile médullaire supérieur (valvule de *Vieussens*) sur ses bords médiaux et constitue la partie supérieure de la fosse rhomboïde.

> **À noter**
>
> Le voile médullaire supérieur (valvule de *Vieussens*) est une lame triangulaire de substance blanche à sommet supérieur, tendue entre les pédoncules cérébelleux supérieurs.

Mésencéphale

Le mésencéphale est l'étage supérieur du tronc cérébral. Il est entre le pont et le diencéphale, en avant du cervelet et de l'aqueduc du mésencéphale, et est incliné vers l'avant et le haut :
- sa limite inférieure est le sillon ponto-pédonculaire, sa limite supérieure la jonction méso-diencéphalique et les voies optiques (chiasma et tractus optiques) ;
- sa face ventrale est formée par les 2 pédoncules cérébraux dirigés en haut et en dehors et séparés sur la ligne médiane par l'espace perforé postérieur. Le nerf oculo-moteur (III) émerge du sillon ponto-pédonculaire à la partie inférieure de l'espace perforé postérieur ;
- sa face dorsale répond au tectum du mésencéphale avec les collicules supérieurs et inférieurs reliés par des bras aux corps géniculés latéraux et médiaux. Le nerf trochléaire (IV) en émerge.

> **À noter**
>
> Le nerf trochléaire est le seul nerf qui émerge de la face dorsale du tronc cérébral.

Configuration interne

Le tronc cérébral est formé par :
- de la substance grise, disposée en profondeur et regroupée en : noyaux des nerfs crâniens, noyaux propres du tronc et formation réticulaire (réseau de neurones intercalés soutenant l'activité corticale, l'éveil et contrôlant le tonus) ;
- des faisceaux de substance blanche qui forment les grandes voies ascendantes, sensitives, et descendantes, motrices, et d'association ainsi que des faisceaux propres du tronc cérébral.

APPAREL NERVEUX
SYSTÈME NERVEUX CENTRAL

Noyaux des nerfs crâniens

Les noyaux des nerfs crâniens sont situés à la face postérieure du tronc cérébral, principalement dans la fosse rhomboïde (ou plancher) du 4e ventricule.
Les reliefs de la fosse rhomboïde correspondent à l'organisation en colonnes nucléaires des noyaux des nerfs crâniens (cf. p. 687, fig. 11-69).

> **En clinique**
>
> La myélynolyse centro-pontique est une lésion médiane du pont. Elle se manifeste cliniquement par une tétraplégie, un syndrome pseudo-bulbaire (troubles de la phonation et de la déglutition) et des troubles oculo-moteurs.
> Le *locked-in syndrome* est lié à une lésion étendue et bilatérale du tronc cérébral, principalement du pont, entraînant une tétraplégie et une anarthrie contrastant avec une vigilance normale (respect de la formation réticulaire). Seuls les mouvements de verticalité des yeux et les mouvements de paupières (respect partiel du III) sont épargnés et permettent au patient de communiquer.

Noyaux propres du tronc cérébral

Ces noyaux sont disposés de façon symétrique le long des 3 étages (tableau 11-1). Ce sont des relais pour les grandes voies fonctionnelles ascendantes et descendantes qui parcourent le tronc cérébral (fig. 11-26 à 11-36).

Tableau 11-1. Noyaux propres du tronc cérébral.

	Afférences	Efférences	Fonction
Moelle allongée			
noyau gracile	• protoneurone de la voie lemniscale (faisceau gracile)	• lemnisque médial	• sensibilité proprioceptive • sensibilité épicritique
noyau cunéiforme	• protoneurone de la voie lemniscale (faisceau cunéiforme)	• lemnisque médial	• sensibilité proprioceptive • sensibilité épicritique
noyau arqué	• fibres cortico-spinales	• cervelet (fibres arquées)	• motricité
complexe olivaire inférieur (noyaux olivaires inférieur, accessoire médial, accessoire dorsal)	• cortex • diencéphale • mésencéphale • cervelet • moelle spinale	• majorité des fibres des pédoncules cérébelleux inférieurs	• équilibre et mouvements fins • phonation
area postrema	• noyau du tractus solitaire, • noyau dorsal du X • noyaux du XII et péri-hypoglossaux • noyau dorso-médial de l'hypothalamus	• noyau pontique du raphé • noyau réticulé para-gigantocellulaire latéral • noyaux du tractus solitaire	• vomissement (zone chémoréceptrice)
Pont			
noyaux pontiques	• fibres cortico-pontiques (fronto-pontiques, pariéto-pontiques, temporo-pontiques, occipito-pontiques)	• fibres transverses ponto-cérébelleuses	• motricité extra-pyramidale
noyau dorsal du corps trapézoïde ou complexe olivaire supérieur	• noyaux cochléaires via le lémnisque latéral	• collicule inférieur • formation réticulaire • noyaux cochléaires (rétro-contrôle) • noyaux moteurs du trijumeau (V) et du facial (VII)	• relais des voies auditives • centre d'intégration auditive • localisation de la source sonore • voie auditive réflexe

(Suite)

APPAREIL NERVEUX
SYSTÈME NERVEUX CENTRAL

Tableau 11-1. Suite.

	Afférences	Efférences	Fonction
Mésencéphale			
colliculus supérieur	• fibres de la rétine • cortex cérébral • moelle spinale • colliculus inférieur	• tronc cérébral • thalamus • moelle spinale • aire prétectale	• comportement d'orientation visuelle
colliculus inférieur	• noyaux cochléaires via le lémnisque latéral	• corps géniculé médial	• relais majeur des voies auditives • encode la localisation des sons • réflexe acoustico-moteur
substance grise péri-aqueducale	• cortex cérébral • complexe amygdalien • hypothalamus	• efférences de la formation réticulaire à laquelle il appartient	• analgésie • défense • reproduction • conscience • etc.
noyau interpédonculaire	• noyau habénulaire	• système limbique dont olfactif	• relie le système olfactif et limbique aux noyaux du tronc cérébral
aire prétectale	• afférences visuelles	• noyau pupillaire du III (d'*Edinger Westphal*)	• réflexe pupillaire direct et consensuel à la lumière
noyaux accessoires oculo-moteurs (interstitiel de *Cajal*, de *Darkschewitsch* ou noyau de la commissure postérieure)	• afférences visuelles	• noyau de *Cajal* : noyaux oculo-moteur et trochléaire, noyaux vestibulaires, formation réticulaire, moelle spinale • noyau de *Cajal* et *Darkschewitsch* : commissure postérieure	• mouvements de verticalité du bulbe oculaire • centre coordinateur du mouvement de la tête et des yeux
noyau rouge	• cortex précentral et pré-moteur • noyaux gris profonds du cervelet	• faisceaux rubrospinaux	• régulation du tonus
substance noire	• noyau caudé et putamen (fibres striato-nigriques) • noyau sub-thalamique • pallidum • noyau pédonculo-pontin	• voie nigro-striée (dopaminergique) • thalamus • noyau pédonculo-pontin • colliculus supérieur	• motricité extra-pyramidale

Noyaux de la formation réticulaire

La formation réticulaire occupe la région centrale (*tegmentum*) de tout le tronc cérébral. Les grandes voies fonctionnelles sont en avant et les noyaux des nerfs crâniens en arrière. Elle se prolonge en haut vers le diencéphale et en bas vers la moelle spinale où elle forme la portion latérale de la couche V de *Rexed*. La formation réticulaire est un mélange de substance grise (corps cellulaires) et de substance blanche (fibres) difficile à systématiser. Elle présente 3 groupes fonctionnels longitudinaux organisés en colonnes :
- le groupe médial comprend la substance grise péri-aqueducale mésencéphalique et les noyaux du raphé (médullo-pontiques). Il interagit préférentiellement avec le cervelet ;
- le groupe intermédiaire (ou central) est une vaste coulée au sein de laquelle on distingue particulièrement :
  - le noyau central de la moelle allongée,
  - le noyau giganto-cellulaire, à la jonction médullo-pontique,

> **À noter**
>
> Le noyau giganto-cellulaire est à l'origine de fibres descendantes inhibitrices.

APPAREIL NERVEUX
SYSTÈME NERVEUX CENTRAL

▶ **11-26**

Projection schématique des noyaux propres du tronc cérébral sur une vue latérale gauche.
1. Substance noire
2. Région prétectale
3. Noyau rouge
4. Noyau de la commissure postérieure
5. Noyau inter-pédonculaire
6. Noyau du colliculus supérieur (couche profonde)
7. Noyau du colliculus supérieur (couche superficielle)
8. Noyau interstitiel et noyau de Darkschewitsch
9. Noyau du colliculus inférieur
10. Formation réticulaire mésencéphalique
11. Noyaux du pont
12. Noyau paramédian postérieur
13. Noyau intercalé
14. Formation réticulaire, noyau du raphé
15. Noyau olivaire supérieur
16. Formation réticulaire ponto-médullaire
17. Complexe olivaire inférieur
18. *Area postrema*
19. Noyau arqué
20. Noyau gracile
21. Noyau cunéiforme
22. Noyau réticulaire latéral
© Thines 2016.

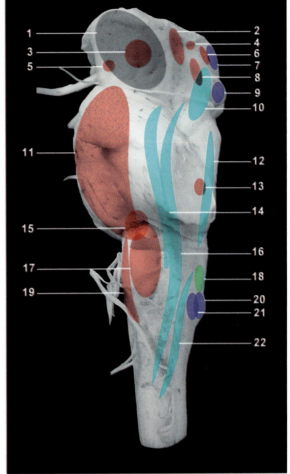

▶ **11-27**

Coupe axiale mésencéphalique haute passant par le colliculus supérieur.
1. Colliculus supérieur
2. Substance grise péri-aqueducale
3. Noyau mésencéphalique du nerf trijumeau (V)
4. Tractus tecto-spinal
5. Corps géniculé médial
6. Complexe nucléaire du nerf oculo-moteur (III)
7. Formation réticulaire mésencéphalique
8. Tractus spino-thalamique latéral
9. Tractus tegmental central
10. Lemnisque médial
11. Fibres pariéto-, occipito- et temporo-pontiques
12. Faisceau longitudinal médial
13. Décussation tegmentale postérieure
14. Noyau rouge et fibre du pédoncule cérébelleux supérieur
15. Substance noire, pars compacta
16. Décussation tegmentale antérieure
17. Substance noire, *pars reticulata*
18. Tractus corticospinal
19. Noyau inter-pédonculaire
20. Tractus rubro-spinal
21. Tractus cortico-nucléaire
22. Fibres fronto-pontiques
23. Substance perforée postérieure
24. Aqueduc du mésencéphale
25. Tractus optique
© Thines 2016.

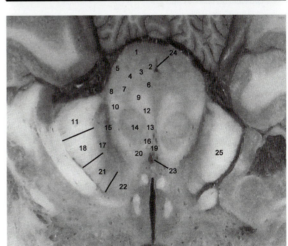

APPAREIL NERVEUX
SYSTÈME NERVEUX CENTRAL

▶ **11-28**
Coupe axiale pontique passant par l'origine du nerf trijumeau (V).
1. Hémisphère cérébelleux
2. Tuber
3. Pyramide
4. Noyau denté
5. Noyaux globuleux
6. Pédoncule cérébelleux supérieur
7. Uvule
8. Tonsille
9. Pédoncule cérébelleux inférieur
10. Quatrième ventricule
11. Noyau vestibulaire latéral
12. Noyau vestibulaire médial
13. Noyau vestibulaire inférieur
14. Formation réticulaire latérale
15. Noyau du nerf abducens (VI)
16. Pédoncule cérébelleux moyen
17. Noyau sensitif pontique du nerf trijumeau (V)
18. Noyau du nerf facial (VII)
19. Faisceau longitudinal médial
20. Noyaux du raphé
21. Tractus spinal du nerf trijumeau (V)
22. Noyaux olivaires supérieurs
23. Lemnisque médial et corps trapézoïde
24. Noyaux du pont
25. Fibres transverses du pont
26. Nerf trijumeau (V)
© Thines 2016.

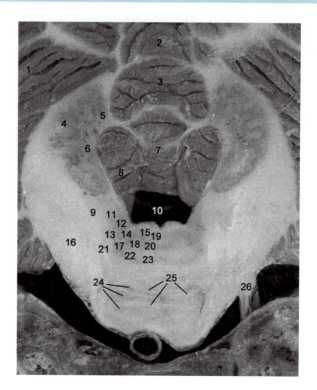

▶ **11-29**
Coupe axiale de la moelle allongée passant par l'olive.
1. Hémisphère cérébelleux
2. Tonsille
3. Quatrième ventricule
4. Pédoncule cérébelleux inférieur
5. Noyaux cunéiformes
6. Noyau vestibulaire inférieur
7. Noyau solitaire
8. Noyau dorsal du nerf vague (X)
9. Noyau du nerf hypoglosse (XII)
10. Tractus solitaire
11. Noyau et tractus spinal du nerf trijumeau (V)
12. Formation réticulaire
13. Faisceau longitudinal médial
14. Fibres olivo-cérébelleuses
15. Noyau ambigu
16. Noyau du raphé
17. Noyau olivaire accessoire postérieur
18. Noyau olivaire inférieur
19. Noyau olivaire accessoire médial
20. Lemnisque médial
21. Tractus corticospinal (pyramide)
22. Nerf glosso-pharyngien (IX)
© Thines 2016.

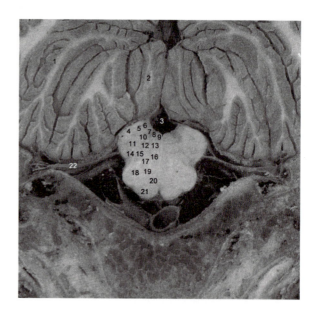

APPAREIL NERVEUX
SYSTÈME NERVEUX CENTRAL

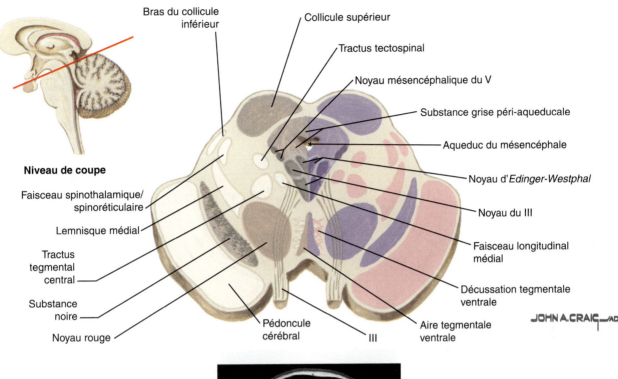

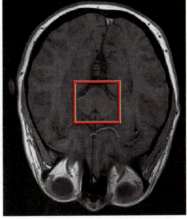

▶ **11-30**
Mésencéphale.
Niveau du colliculus supérieur.
© Felten 2011.

- le noyau parvo-cellulaire, à la jonction médullo-pontique,
- les noyaux caudal et oral du pont
- le *locus cœruleus* : noyau adrénergique, et le noyau intercalé : situé entre le noyau du XII et le noyau moteur dorsal du X, à l'étage pontique,
- l'aire pré-tectale, le noyau pédiculo-pontin, les noyaux cunéiforme et sub-cunéiforme à l'étage mésencéphalique ;

À noter

Les noyaux réticulaires du pont sont à l'origine de fibres activatrices ascendantes et descendantes (faisceau réticulo-spinal).

APPAREIL NERVEUX
SYSTÈME NERVEUX CENTRAL

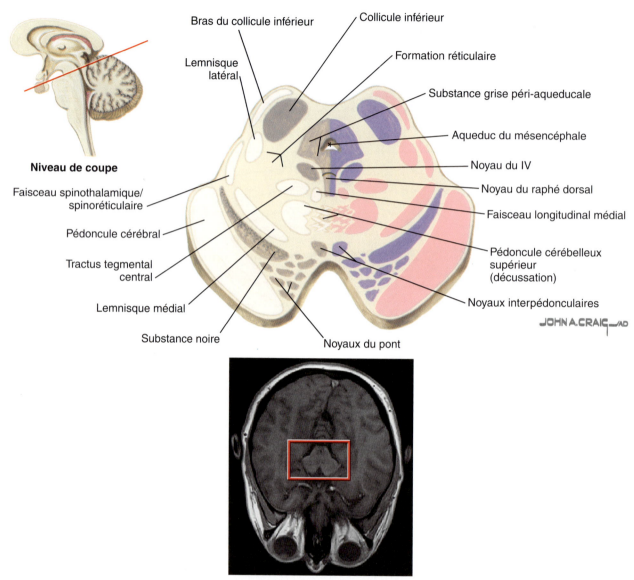

▶ 11-31
Mésencéphale.
Niveau du collicule inférieur.
© Felten 2011.

- le groupe latéral avec le noyau latéral de la moelle allongée, relié au cervelet.

La formation réticulaire reçoit des afférences de la moelle, par le faisceau spino-réticulaire, des noyaux sensitifs des nerfs crâniens, du cervelet et du cortex cérébral.
Elle envoie des efférences sur :
- la moelle par le faisceau réticulo-spinal :
  - pontin descendant activateur, pour la musculature axiale,
  - bulbaire descendant inhibiteur, pour la musculature des membres ;
- le cervelet ;
- le cortex :
  - orbito-frontal via le faisceau médial du télencéphale,
  - l'intégralité du cortex via le thalamus ou directement.

APPAREIL NERVEUX
SYSTÈME NERVEUX CENTRAL

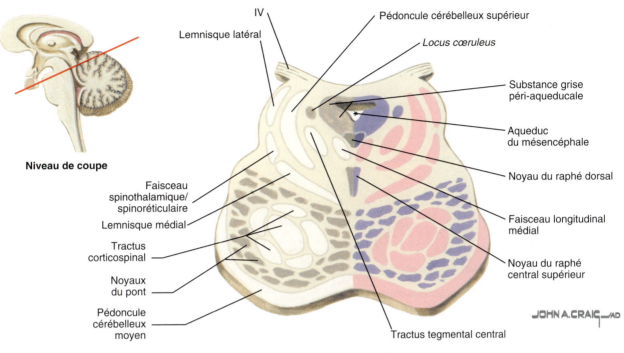

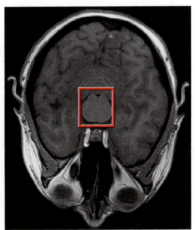

▶ 11-32
Jonction pont/mésencéphale.
Niveau du nerf crânien IV et du *locus cœruleus*.
© Felten 2011.

À noter

Le système réticulaire ascendant intervient dans la régulation de l'éveil et du sommeil.
Le système réticulaire descendant intervient dans la régulation du tonus musculaire, dans la nociception et la régulation viscérale.

En clinique

L'atteinte de la formation réticulaire ascendante engendre des troubles de l'éveil ou du sommeil, au maximum un tableau de coma en cas d'atteinte diffuse.
L'atteinte de la formation réticulaire descendante induit des troubles du tonus.

645

APPAREIL NERVEUX
SYSTÈME NERVEUX CENTRAL

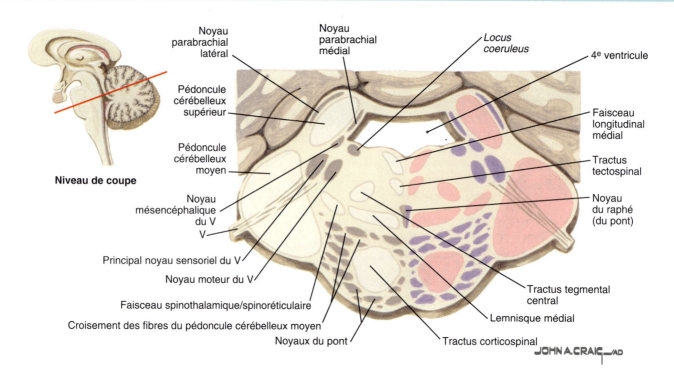

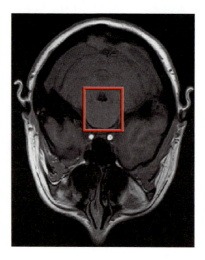

▶ 11-33
Pont.
Niveau des noyaux moteurs et sensoriels principaux du trijumeau.
© Felten 2011.

APPAREIL NERVEUX
SYSTÈME NERVEUX CENTRAL

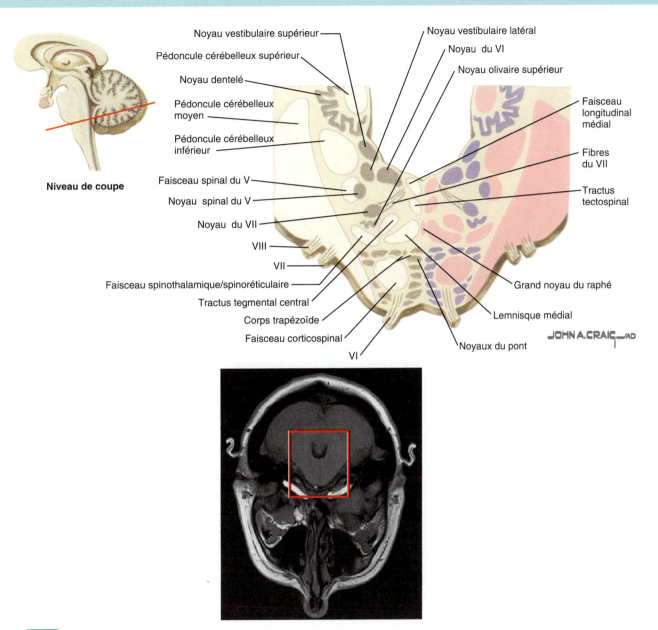

▶ 11-34
Pont.
Niveau du noyau facial.
© Felten 2011.

APPAREIL NERVEUX
SYSTÈME NERVEUX CENTRAL

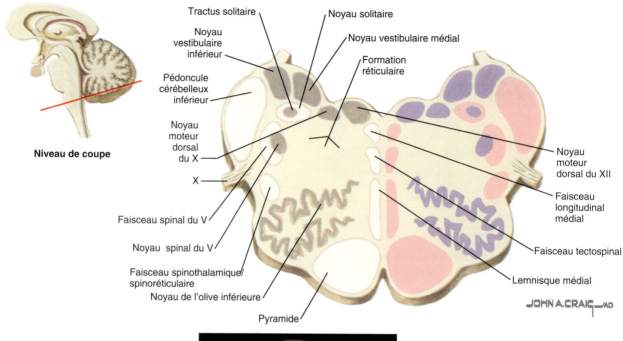

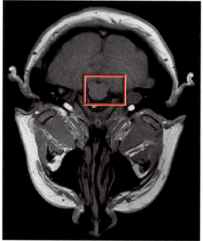

▶ **11-35**
Moelle allongée.
Niveau du nerf crânien X et des noyaux vestibulaires.
© Felten 2011.

Grandes voies ascendantes et descendantes
Elles sont exposées page 718.

Faisceaux propres du tronc cérébral.
Il existe 3 faisceaux d'association dans le tronc cérébral :
- le faisceau longitudinal dorsal connecte, via la substance grise péri-aqueducale, la formation réticulaire aux noyaux autonomes des nerfs crâniens et à l'hypothalamus ;
- le faisceau longitudinal médial interconnecte les noyaux oculo-moteurs entre eux et les noyaux vestibulaires aux noyaux oculo-moteurs et céphalogyres (XI) ;
- le tractus tegmental central connecte la formation réticulaire aux noyaux des nerfs crâniens et les noyaux de la formation réticulaire entre eux.

APPAREIL NERVEUX
SYSTÈME NERVEUX CENTRAL

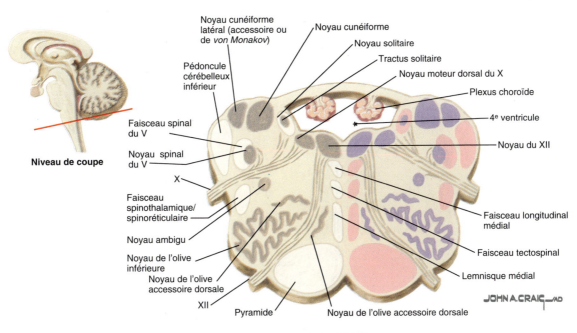

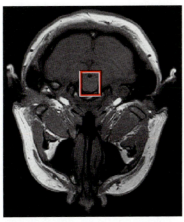

▶ **11-36**
Moelle allongée.
Niveau de l'olive inférieure.
© Felten 2011.

À noter

Le faisceau longitudinal médial joue un rôle important dans la coordination de la tête et des mouvements oculaires en fonction des informations vestibulaires et dans les mouvements oculaires conjugués.

En clinique

Le syndrome de *Wallenberg* est un syndrome alterne par atteinte de la fossette latérale de la moelle allongée (fig. 11-37). Il se manifeste par une lésion des structures de la fossette :
- un grand vertige rotatoire par atteinte du noyau vestibulaire du nerf cochléo-vestibulaire (VIII) ;
- du côté de la lésion : une hypo-esthésie avec douleur de l'hémiface par atteinte du noyau du nerf trijumeau (V), une paralysie de l'hémivoile du palais avec troubles de la déglutition par atteinte des noyaux des nerfs glosso-pharyngien (IX) et vague (X), un syndrome cérébelleux cinétique avec dysarthrie par lésion du pédoncule cérébelleux inférieur et un syndrome de *Claude-Bernard-Horner* (ptosis, enophtalmie, myosis) par lésion des fibres sympathiques issues de l'hypothalamus ;
- du côté opposé à la lésion : une hypo-esthésie thermo-algésique respectant la face par atteinte de la voie spino-thalamique qui a décussé dans la moelle spinale.

APPAREIL NERVEUX
SYSTÈME NERVEUX CENTRAL

▶ **11-37**
Bases anatomiques du syndrome de *Wallenberg*.
© Carole Fumat.

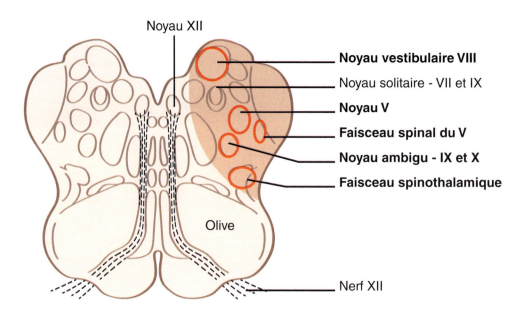

Synthèse

Les 3 étages du tronc cérébral comprennent dans leur partie ventrale des faisceaux de substance blanche ascendants, descendants (forment les pyramides) ou d'association et des fibres issues des noyaux des nerfs crâniens.

Leur partie dorsale (*tegmentum*) est occupée par :
- les noyaux des nerfs crâniens :
  – pour la moelle allongée, noyaux des nerfs XII, XI, X (noyau dorsal), VIII (noyaux vestibulaire et cochléaire), V, noyaux ambigu et du tractus solitaire,
  – pour le pont, les noyaux des nerfs VIII (noyaux cochléaire et vestibulaire), VII, VI, les noyaux salivaires supérieur et inférieur, lacrymal, principal du V, moteur du V,
  – pour le mésencéphale, les noyaux des nerfs III, IV et V (noyau mésencéphalique du V) et le noyau accessoire du III ;
- des noyaux propres :
  – pour la moelle allongée, les noyaux graciles et cunéiformes (relais de la sensibilité profonde), arqué, le complexe olivaire inférieur (olive bulbaire) ainsi que *l'area postrema*,
  – pour le pont, les noyaux pontiques, dorsal du corps trapézoïde (complexe olivaire supérieur). Ces noyaux dissocient les fibres du faisceau cortico-spinal,
  – pour le mésencéphale, les collicules supérieurs et inférieurs, la substance grise péri-aqueducale, les noyaux inter-pédonculaire et accessoires oculo-moteurs, le noyau rouge, le locus niger (substance noire) et l'aire pré-tectale ;
- des noyaux de la formation réticulaire :
  – pour la moelle allongée, les noyaux du raphé (groupe médial), central de la moelle allongée (groupe intermédiaire) et latéral de la moelle allongée (groupe latéral),
  – pour le pont, les noyaux du raphé (groupe médial), oral, caudal, intercalé, giganto-cellulaire et parvo-cellulaire (jonction médullo-pontique) et le *locus cœruleus* (groupe intermédiaire),
  – pour le mésencéphale, la substance grise péri-aqueducale (groupe médial), l'aire pré-tectale, les noyaux pédiculo-pontin, cunéiforme et sub-cunéiforme (groupe intermédiaire).

Cervelet (fig. 11-38 et 11-39)

Le cervelet est un « petit cerveau » très connecté avec les autres structures de l'encéphale, notamment impliqué dans le contrôle des voies de sortie du cerveau. Il participe à la régulation de la fonction motrice (mouvement, posture, équilibre).

Il est dans la fosse crânienne postérieure, en arrière du tronc cérébral auquel il est uni par 3 paires de pédoncules cérébelleux :

APPAREIL NERVEUX
SYSTÈME NERVEUX CENTRAL

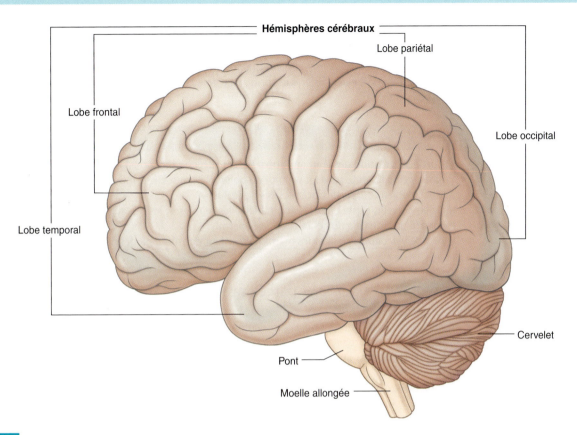

▶ 11-38
Vue latérale du cerveau.
© Drake 2015.

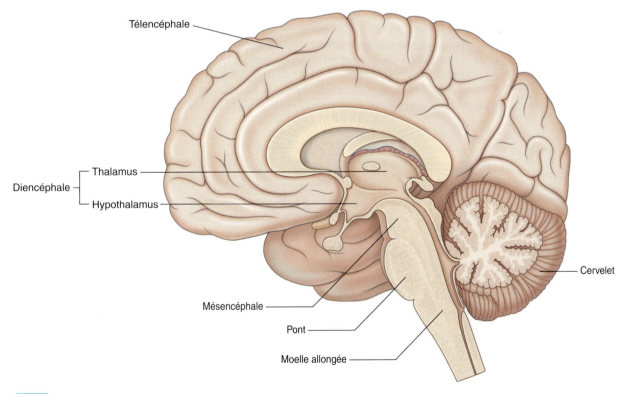

▶ 11-39
Coupe sagittale du cerveau.
© Drake 2015.

APPAREIL NERVEUX
SYSTÈME NERVEUX CENTRAL

- les pédoncules cérébelleux supérieurs, principale voie cérébelleuse efférente, l'unissent au mésencéphale ;
- les pédoncules cérébelleux moyens, continuation de la voie cortico-pontique, l'unissent au pont ;
- les pédoncules cérébelleux inférieurs, principale voie cérébelleuse afférente, l'unissent à la moelle allongée.

> **À noter**
>
> Au cours de l'évolution des animaux apparaissent successivement 3 parties différentes du cervelet :
> - l'archéo-cervelet est le cervelet primitif du poisson. Il constitue le lobe flocculo-nodulaire avec un nodule médian et 2 parties latérales, les flocculus ;
> - le paléo-cervelet existe chez les amphibiens, les reptiles et les oiseaux. Il correspond principalement à la partie axiale du cervelet appelée vermis ;
> - le néo-cervelet apparaît chez les mammifères. Il est constitué par les hémisphères cérébelleux.

Configuration externe et parcellisation (fig. 11-40 et 11-41)

Les 3 faces du cervelet sont :
- antérieure, au-dessus du toit du 4e ventricule à l'étage médullo-pontique ;
- supérieure, en rapport avec la tente du cervelet ;
- inférieure, en rapport avec l'écaille de l'occipital et séparée de la face supérieure par la fissure horizontale.

Ses 3 lobes sont délimités par des sillons de 1er ordre ou fissures qui atteignent la substance blanche :
- le lobe flocculo-nodulaire est l'extrémité antérieure du vermis inférieur, ou nodule, relié aux 2 flocculus, petits lobules irréguliers situés de part et d'autre. Il est séparé du reste du cervelet par la fissure postéro-latérale ;
- le lobe antérieur comprend les lobules cérébelleux situés en avant de la fissure primaire ;
- le lobe postérieur comprend les lobules cérébelleux situés en arrière de la fissure primaire.

Nomenclature traditionnelle (fig 11-42)

Le long de l'axe rostro-caudal, le cervelet est divisé en lobules (selon la classification de *Larsell*), qui sont répartis dans les 3 lobes cérébelleux : ventral, dorsal et flocculo-nodulaire.

Chaque hémisphère cérébelleux est subdivisé par des sillons en 10 lobules de haut en bas et d'avant en arrière :
- l'aile du lobule central, entre la fissure précentrale et préculminale ;
- le lobule quadrangulaire, entre la fissure préculminale et la fissure primaire ;

▶ **11-40**
Cervelet en vue supérieure.
Lobe antérieur en saumon/orangé foncé ; lobe postérieur en orange pâle ; lobe flocculo-nodulaire en violet.
© *Carole Fumat.*

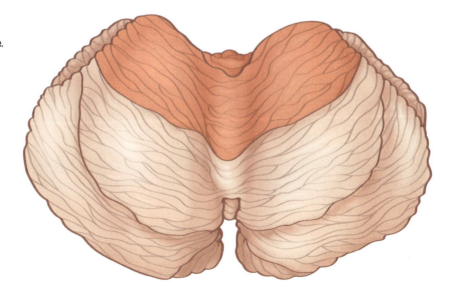

APPAREIL NERVEUX
SYSTÈME NERVEUX CENTRAL

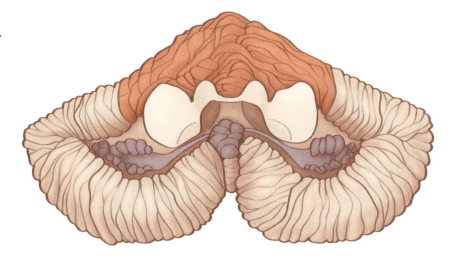

▶ 11-41
Cervelet en vue antérieure.
© Carole Fumat.

- le lobule simplex, entre la fissure primaire et la fissure supérieure et postérieure ;
- le lobule semi-lunaire supérieur, entre la fissure supérieure et postérieure et la fissure horizontale ;
- le lobule semi-lunaire inférieur, en arrière de la fissure horizontale ;
- le lobule gracile ;
- le lobule digastrique, en avant de la fissure secondaire ;
- la tonsille (amygdale), entre la fissure secondaire et la fissure postéro-latérale ;
- le paraflocculus ;
- le flocculus, dans le lobule flocculo-nodulaire.

Le vermis est lui divisé en 9 lobules dont 8 répondent aux lobules des hémisphères cérébelleux :
- vermis supérieur : subdivisé d'avant en arrière en 5 parties :
  - la lingula, dans le lobe ventral, est la seule partie à ne pas être en rapport avec un lobule des hémisphères cérébelleux,
  - le lobule central, dans le lobe ventral, répond aux ailes du lobule central,
  - le culmen, dans le lobe ventral, répond au lobule quadrangulaire,
  - le déclive dans le lobe dorsal, répond au lobule simplex,
  - le folium, dans le lobe dorsal, répond au lobule semi-lunaire supérieur
- vermis inférieur, situé en arrière de la fissure horizontale, subdivisé d'avant en arrière en 4 parties :
  - le tuber, dans le lobe dorsal, répond au lobule semi-lunaire inférieur et une partie du lobule gracile,
  - la pyramide, dans le lobe ventral, répond à une partie du lobe gracile et au lobule digastrique,
  - l'uvule, dans le lobe ventral, répond à la tonsille et au paraflocculus,
  - le nodule, dans le lobe flocculo-nodulaire, répond au flocculus.

Le tableau 11-2 résume cette classification selon *Larsell* et la correspondance entre les lobules du vermis et des hémisphères.

Nomenclature segmentaire

Une autre nomenclature consiste à diviser le vermis et les hémisphères cérébelleux en 10 segments numérotés de I à X qui associent, à l'exception du premier, une partie vermienne et une partie hémisphérique (fig. 11-42).

Configuration interne

Le cervelet comprend (fig. 11-43) :
- un cortex de substance grise, périphérique, très plissé :
  - organisé en 3 couches, de la surface vers la profondeur :
    - moléculaire, constituée de fibres parallèles (axones des cellules à grain) et d'interneurones,
    - des cellules de *Purkinje* spécifiques du cervelet,
    - granulaire, constituée d'interneurones (de *Golgi*) et de cellules à grain,
  - dont les afférences sont les fibres :

APPAREIL NERVEUX
SYSTÈME NERVEUX CENTRAL

▶ 11-42
Parcellisation anatomique du cervelet.
© Carole Fumat.

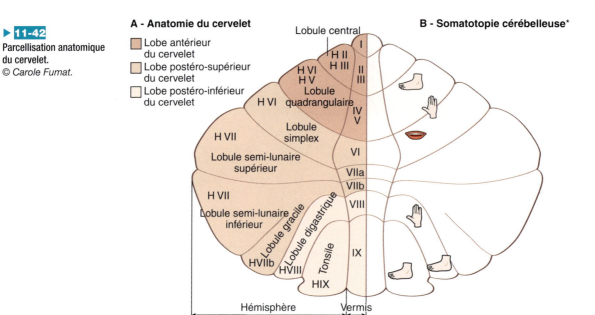

*des données récentes d'imagerie fonctionnelle suggèrent également une représentation somatotopique des différentes parties du corps au niveau du cortex cérébelleux

Tableau 11-2. Correspondance entre les classifications du vermis et des hémisphères et délimitation par les principaux sillons.

Vermis	Hémisphères
Lingula	
Fissure précentrale	
Lobule central	Ailes du lobule central
Fissure préculminale	
Culmen	Lobule quadrangulaire
Déclive	Lobule simplex
Folium	Lobule semi-lunaire supérieur
Fissure horizontale	
Tuber	Lobule semi-lunaire inférieur Lobule gracile
Pyramide	Lobule gracile Lobule digastrique
Uvule	Paraflocculus Tonsille
Fissure postéro-latérale	
Nodule	Flocculus

– moussues qui rejoignent les cellules à grain dont les axones (fibres parallèles) font synapse avec les dendrites des cellules de *Purkinje*. Les fibres moussues sont issues :
  ‣ du tractus spino-cérébelleux antérieur via le pédoncule cérébelleux supérieur,
  ‣ des fibres cortico-ponto-cérébelleuses via le pédoncule cérébelleux moyen,
  ‣ des tractus spino-cérébelleux postérieur, cunéo-cérébelleux et vestibulo-cérébelleux via le pédoncule cérébelleux inférieur,
– grimpantes, issues exclusivement de l'olive et enroulées autour des cellules de *Purkinje*,
– dont les efférences vers le cortex cérébral se font via les fibres de *Purkinje* inhibitrices (GABAergiques) avec relais dans les noyaux gris cérébelleux ou les noyaux vestibulaires ;

APPAREIL NERVEUX
SYSTÈME NERVEUX CENTRAL

▶ **11-43**
Organisation cellulaire du cervelet.
© Carole Fumat.

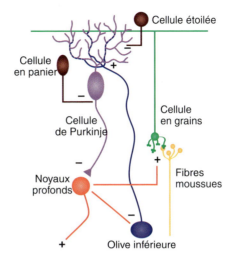

- de la substance blanche, profonde ;
- 3 paires de noyaux de substance grise, isolés dans la substance blanche, les noyaux fastigiaux, interposés (noyau globuleux en dedans et emboliforme en dehors) et dentelés.

Correspondance fonctionnelle (fig. 11-44)

Le cervelet contrôle le tonus musculaire, l'équilibre et la coordination des mouvements.

> **En clinique**
>
> Le syndrome cérébelleux comporte :
> - une part statique avec des troubles de l'équilibre et de la marche (ataxie) caractérisés par un élargissement du polygone de sustentation et une démarche pseudo-ébrieuse ;
> - une part cinétique avec une dysmétrie (dépassement du but à atteindre, testé par l'épreuve doigt-nez), une adiadococinésie (désynchronisation des mouvements des 2 mains testée par l'épreuve des marionnettes) et une hypotonie.
>
> Un nystagmus (oscillation involontaire et saccadée du bulbe oculaire dans le regard latéral) et une dysarthrie (anomalie de l'articulation de la parole) peuvent être présents.

Il peut être divisé en 4 zones : 3 zones fonctionnelles auxquelles sont reliés des noyaux spécifiques et le lobe flocculo-nodulaire :
- la zone médiane inclut le vermis et les noyaux fastigiaux. Elle contrôle les muscles axiaux et proximaux des membres et les muscles érecteurs du rachis. Elle intervient dans le maintien de l'équilibre lors de la station debout et le maintien de la tête ;

> **En clinique**
>
> Une lésion du vermis se traduit par une ataxie statique (danse des tendons, démarche ébrieuse) avec hypotonie.

- la zone intermédiaire comprend la région para-vermienne et les noyaux interposés. Elle régule les mouvements volontaires des membres en assurant la coordination des muscles distaux ;

> **En clinique**
>
> Une lésion para-vermienne entraîne une dysmétrie (hypo- ou hypermétrie).

- la zone latérale regroupe l'hémisphère et le noyau dentelé. Elle intervient dans la programmation du mouvement, l'apprentissage de nouveaux mouvements, les enchaînements et la coordination des mouvements successifs ;

> **En clinique**
>
> Une lésion des hémisphères cérébelleux entraîne une adiadococinésie, c'est-à-dire un défaut de coordination des mouvements.

- le lobe flocculo-nodulaire ne possède pas de relais dans les noyaux gris cérébelleux ; il est en interaction directe avec le système vestibulaire et contrôle le tonus axial, l'équilibre et l'oculomotricité réflexe.

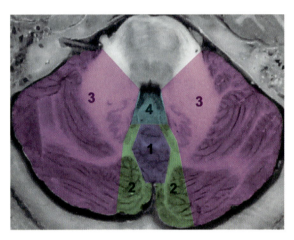

▶ 11-44
Organisation cortico-nucléaire sur une coupe axiale du cervelet.
1. Système médian (vermien) : spino-cérébellum vermien.
2. Système intermédiaire (paravermien) : spino-cérébellum intermédiaire.
3. Système hémisphérique latéral : cérébro-cérébellum.
4. Système flocculo-nodulaire : vestibulo-cérébellum.
© Thines 2016.

> **À noter**
>
> Outre ce rôle moteur, le cervelet intervient également dans le traitement des informations cognitives et émotionnelles grâce à ses afférences avec le cortex para-hippocampique, le cortex cingulaire et le cortex pré-moteur.

Diencéphale

Le diencéphale unit le mésencéphale aux hémisphères cérébraux. Il comprend plusieurs régions centrées sur le 3e ventricule (cf. p. 626) avec, de haut en bas : l'épithalamus, le thalamus, le sub-thalamus et l'hypothalamus.

Épithalamus

L'épithalamus est situé à l'étage supérieur et médial du diencéphale.
Il comprend :
- l'épiphyse (glande pinéale), située à la face postérieure du 3e ventricule, qui sécrète la mélatonine et, jusqu'à la puberté, des substances inhibitrices de la maturation des organes génitaux ;

APPAREIL NERVEUX
SYSTÈME NERVEUX CENTRAL

> **À noter**
>
> La mélatonine est une hormone synthétisée par l'épiphyse (glande pinéale) à partir d'un précurseur, la sérotonine.
> La synthèse et la libération de la mélatonine sont soumises à un rythme circadien contrôlé par le noyau supra-chiasmatique hypothalamique : les concentrations de mélatonine augmentent progressivement en fin de journée jusqu'à un pic de libération situé entre 1 et 3 h du matin puis décroissent en 2e partie de nuit.

> **En clinique**
>
> L'augmentation de la sécrétion de mélatonine participe à la régulation du cycle veille / sommeil, en inhibant les systèmes d'éveil.
> Une prise orale de mélatonine est proposée le soir au coucher lors de dérégulations physiologiques (décalage horaire) ou pathologiques (pathologies neurologiques ou psychiatriques, notamment la dépression).

- la strie médullaire (habénulaire), fin faisceau de fibres cheminant à la limite de la face postéro-médiale du thalamus, qui projette sur les noyaux habénulaires ;
- les noyaux habénulaires (*habenula*), reçoivent des afférences du système olfactif : région para-olfactive, tubercule olfactif (via la strie médullaire) et corps amygdaloïde via la strie terminale, et envoient des efférences sur les noyaux du tronc cérébral (collicules inférieurs, faisceau longitudinal dorsal puis noyaux salivaires et masticateurs moteurs et noyau inter-pédonculaire de la formation réticulaire) ;
- le *tenia thalami*, zone d'insertion de la strie médullaire sur le thalamus.

> **À noter**
>
> L'habénula est un système de relais transmettant des influx olfactifs aux noyaux efférents moteurs et salivaires du tronc cérébral. Le terme *habenula* provient du latin *habena*, « rêne », et signifie « petites rênes » car cette structure paire de forme allongée semble relier de chaque côté l'épiphyse (glande pinéale) aux 2 thalamus et ressemble à une paire de rênes.

Thalamus

C'est le noyau gris le plus volumineux de l'organisme. Il constitue la partie supérieure de la paroi latérale du 3e ventricule.
C'est centre intégratif et le lieu de terminaison de la plupart des voies sensitives.
Il est scindé en plusieurs noyaux par une lame de substance blanche, la lame médullaire interne.
Il comprend (fig. 11-45 ; tableau 11-3) :
- des noyaux spécifiques, connectés principalement au cortex cérébral :
  - noyau antérieur, délimité par la bifurcation de la lame médullaire interne,
  - groupe nucléaire latéral, en dehors de la lame médullaire interne et subdivisé en :
    - groupe ventral : noyaux ventral antérieur et ventral latéral (ou ventro-intermédiaire),
    - groupe ventro-basal : noyaux ventral postéro-latéral et ventral postéro-médial,
    - groupe dorsal : noyaux latéro-dorsal et latéral postérieur,
  - groupe nucléaire médial, en dedans de la lame médullaire interne, qui comprend les groupes cellulaires médians et le large noyau médio-dorsal, lui-même subdivisé en *pars oralis* et *pars caudalis*,
  - pulvinar, formé de plusieurs noyaux à l'extrémité postérieure du thalamus,
  - les corps géniculés médial et latéral, au contact de la partie postéro-inférieure du thalamus auquel ils sont annexés ;
- des noyaux aspécifiques, connectés avec le tronc cérébral ou le diencéphale :
  - noyaux intra-laminaires, dont le noyau centro-médian,
  - noyaux réticulaires, fine couche de neurones recouvrant toute la surface latérale du thalamus dont elle est séparée par la lame médullaire externe.

APPAREIL NERVEUX
SYSTÈME NERVEUX CENTRAL

> **À noter**
>
> Le thalamus est le centre de relais et d'intégration de la plupart des afférences corticales, notamment somesthésiques et sensorielles.
> Il joue également un rôle dans :
> - la motricité extra-pyramidale et la régulation cérébelleuse du mouvement ;
> - les comportements émotionnels ;
> - les mécanismes d'éveil et de maintien de la vigilance.

Le tableau 11-3 résume l'anatomie fonctionnelle des groupes nucléaires thalamiques.

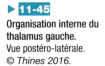

▶ **11-45**
Organisation interne du thalamus gauche.
Vue postéro-latérale.
© Thines 2016.

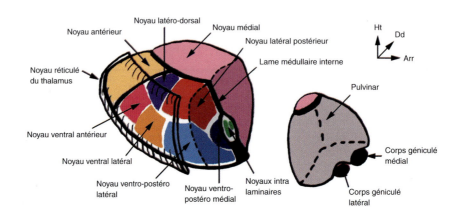

Tableau 11-3. Noyaux thalamiques et leur correspondance fonctionnelle.

Regroupement fonctionnel		Afférences	Efférences	Principales fonctions
Noyaux spécifiques				
limbique	• antérieur	• faisceau mamillo-thalamique	• cortex cingulaire	• circuit de *Papez* (régulation émotionnelle de la mémoire)
	• groupe médial	• substance noire • striatum et pallidum ventral • tronc cérébral • hypothalamus • complexe amygdalien • cortex préfrontal • système olfactif	• cortex préfrontal	• comportement • expression émotionnelle et comportementale de la douleur • mémoire de travail
moteur	• ventral antérieur • ventral latéral	• pallidum médial • cervelet • substance noire • noyaux intra-laminaires et réticulaires du thalamus	• cortex pré-moteur • cortex moteur	• motricité extra-pyramidale
	• latéro-dorsal	• cortex rétro-splénial • aires 17, 18 • cortex entorhinal • noyaux réticulaires du thalamus	• gyrus cingulaire • cortex pariétal postérieur	• apprentissage spatial

(Suite)

APPAREIL NERVEUX
SYSTÈME NERVEUX CENTRAL

Tableau 11-3. suite.

Regroupement fonctionnel		Afférences	Efférences	Principales fonctions
sensoriel	• ventral postéro-latéral	• faisceau lemniscal et spino-thalamique (somatotopie) • noyaux réticulaires du thalamus	• cortex post-central	• relais des voies de la sensibilité lemniscale et extra-lemniscale
	• ventral postéro-médial	• noyaux relais gustatifs • lemnisque trigéminal	• gyrus post-central	• relais des voies de la sensibilité de la face et de la gustation
	• corps géniculé médial	• collicule inférieur	• gyrus temporal supérieur	• audition
	• corps géniculé latéral	• relais de la voie optique (rétinotopie)	• cortex calcarin	• vision
associatif	• pulvinar	• cortex pariétal • cortex temporal associatif • cortex orbito-frontal • cortex occipital • collicule supérieur	• zone temporo-pariéto-occipitale • cortex associatif temporal • zone 8 cortex orbito-frontal • cortex occipital	• attention visuelle et modulation des réponses comportementales • régulation de la transmission cortico-corticale • composant des réseaux d'attention visuelle • cognition sociale
	• latéral postérieur	• zone temporo-pariéto-occipitale • cortex pariétal associatif • noyaux latéraux postérieurs et thalamiques médiaux ventraux	• cortex pariétal associatif	• associatif putatif
Noyaux non spécifiques				
	• intra-laminaires	• faisceau spino-thalamique • formation réticulaire ascendante • pallidum médial	• cortex frontal essentiellement • striatum	• contrôle de la transmission de l'information corticale et du traitement cognitif • éveil
	• réticulaires	• noyaux intra-laminaires • noyaux thalamiques ventraux • afférences corticales diffuses	• efférences corticales diffuses • noyaux thalamiques (intra-laminaires et ventraux)	• rétro-contrôle inhibiteur des noyaux thalamiques intra-laminaires et ventraux

En clinique

Une lésion thalamique peut donner des tableaux cliniques très différents.
Le syndrome thalamique correspond à une lésion de la partie sensitive du thalamus et se traduit notamment par des douleurs intolérables avec hyperpathie.

APPAREIL NERVEUX
SYSTÈME NERVEUX CENTRAL

Sub-thalamus

Le sub-thalamus est situé à l'étage inférieur du diencéphale. Il comprend le noyau sub-thalamique de *Luys* qui constitue une voie de sortie de la boucle de contrôle motrice du mouvement (cf. p. 724).

> **En clinique**
>
> Le noyau sub-thalamique est la cible de la stimulation cérébrale profonde par des électrodes lors de la maladie de *Parkinson*.
> Une lésion (le plus souvent vasculaire) du noyau sub-thalamique se traduit par un mouvement anormal de grande amplitude des racines des membres appelé « ballisme ».

Hypothalamus

L'hypothalamus est situé à l'étage inférieur et antérieur du diencéphale.
Il comprend des noyaux répartis en 3 grands groupes (fig. 11-46) :
- hypothalamique antérieur (rostral) :
    - région pré-optique : noyaux pré-optiques médial et latéral,
    - région supra-optique : noyaux supra-optique, supra-chiasmatique, para-ventriculaire, hypothalamique antérieur ;
- hypothalamique moyen (intermédiaire), dans la région infundibulo-tubérienne :
    - noyau du tuber (noyau infundibulaire ou arqué),
    - noyaux ventro-médial et dorso-médial,
    - noyau péri-ventriculaire postérieur ;
- hypothalamique postérieur (caudal) :
    - noyaux mamillaires médial et latéral,
    - noyau hypothalamique postérieur,
    - noyau hypothalamique péri-fornical.

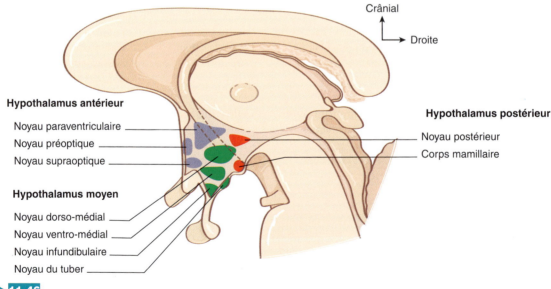

▶ **11-46**
Principaux noyaux de l'hypothalamus.
© Carole Fumat.

APPAREIL NERVEUX
SYSTÈME NERVEUX CENTRAL

Il est relié par des faisceaux afférents et efférents de substance blanche au cortex, au reste du diencéphale et au tronc cérébral.

Il entretient des relations étroites avec l'hypophyse, appendue sous l'hypothalamus par la tige pituitaire (cf. p. 1257) :
- la neuro-hypophyse, postérieure, est appendue à l'hypothalamus via les prolongements axonaux des neurones hypothalamiques qui se terminent au contact de capillaires et cheminent dans la tige hypophysaire (tractus supra-optico-hypophysaire et para-ventriculo-hypophysaire) ;
- l'adéno-hypophyse, antérieure, est en relation avec l'hypothalamus par le tractus tubéro-infundibulaire qui chemine dans la tige hypophysaire pour déverser les sécrétions des noyaux du tuber dans le système porte hypophysaire.

À noter

L'hypothalamus a 3 grandes fonctions :
- endocrine et sécrétoire, en connexion étroite avec l'hypophyse ;
- contrôle du système autonome ;
- régulation comportementale par ses interrelations avec le système limbique.

L'hypothalamus antérieur a une fonction endocrine :
- sécrétion de peptides (arginine, vasopressine et ocytocine) par les noyaux supra-optique et para-ventriculaire ;
- peptides transmis à la neuro-hypophyse via une protéine porteuse (neurophysine).

L'hypothalamus moyen a une fonction sécrétoire :
- sécrétion de *releasing factors* (RH) par les noyaux du tuber (*thyrotropin-RH, gonadotropin-RH, growth hormone-RH, corticotropin-RH*) ;
- RH transmis par le système porte à l'adéno-hypophyse et induisant la production d'hormones par l'hypophyse.

L'hypothalamus postérieur joue un rôle majeur dans le système nerveux autonome et dans l'éveil.

Substance blanche diencéphalique

Les faisceaux de substance blanche diencéphaliques regroupent des fibres :
- de projection (radiations thalamiques entre le diencéphale et le cortex) ;
- d'association (entre les structures du diencéphale) :
  - le faisceau thalamique unit les noyaux ventral antérieur et latéral du thalamus (groupe moteur) au pallidum médial,
  - le faisceau lenticulaire unit le pallidum médial au thalamus (groupe moteur),
  - l'anse lenticulaire relie le pallidum médial au thalamus en rejoignant le faisceau lenticulaire,
  - le faisceau sub-thalamique unit le pallidum et le noyau sub-thalamique,
  - la strie médullaire relie la face postéro-médiale du thalamus au noyau habénulaire,
  - la strie terminale unit le corps amygdaloïde à la région septale (aire 25 de *Brodmann*),
  - le tractus habénulo-inter-pédonculaire relie le noyau habénulaire (épithalamus) au mésencéphale,
  - le tractus mamillo-tegmental unit l'hypothalamus au mésencéphale ;

À noter

Les champs H de *Forel* sont des fibres myéliniques efférentes du pallidum se distribuant :
- au noyau rouge : aire H ;
- au thalamus : H1 (constitue le faisceau thalamique) et H2 (constitue le faisceau lenticulaire).

- commissurales (traversant le plan sagittal médian) : commissures hypothalamiques.

APPAREIL NERVEUX
SYSTÈME NERVEUX CENTRAL

Hémisphères cérébraux (fig. 11-38, 11-39 et 11-47)

Les hémisphères cérébraux sont les parties symétriques de l'encéphale disposées de part et d'autre des ventricules latéraux.

Ils sont en situation rostrale et supérieure, dans la loge cérébrale du crâne. Ils reposent sur les fosses cérébrales antérieure et moyenne et sur la tente du cervelet. Ils sont reliés au tronc cérébral par le diencéphale et séparés sur la ligne médiane par un sillon profond, la fissure longitudinale du cerveau. Ils sont constitués de la superficie vers la profondeur par :
- le cortex cérébral, couche de substance grise contenant les corps cellulaires des neurones ;
- de la substance blanche avec des fibres (ou faisceaux) de projection, d'association et commissurales ;

À noter
Les fibres ou faisceaux de projection unissent le cortex cérébral aux structures sous-jacentes (ganglions de la base, tronc cérébral, cervelet, moelle spinale).
Les fibres ou faisceaux d'association relient des régions corticales entre elles.
Les fibres commissurales traversent le plan sagittal médian et passent d'un hémisphère à l'autre.

- des amas de substance grise qui forment les ganglions de la base.

Division lobaire

La face latérale de chaque hémisphère est divisée par des sillons primaires (invariants) en lobes frontal, temporal, pariétal, occipital :
- le sillon latéral de *Sylvius* est profond :
    - il sépare le lobe temporal, en bas et en arrière, des lobes frontal et pariétal, en haut et en avant,
    - à sa partie médiale se trouve un lobe enfoui, l'insula ;
- le sillon central de *Rolando* sépare le lobe frontal en avant du lobe pariétal en arrière ;
- le sillon pariéto-occipital, peu marqué, sépare la partie supérieure des lobes pariétal et occipital.

Chaque lobe est subdivisé par des sillons secondaires (variables selon les individus) en gyrus, ou circonvolutions.

La face médiale de chaque hémisphère cérébral est parcourue par 4 sillons principaux :
- le sillon central qui s'étend un peu à la face médiale où il marque un crochet ;
- le sillon cingulaire (du cingulum), parallèle au corps calleux, chemine au-dessus du gyrus cingulaire puis se verticalise en arrière du sillon central ;
- le sillon pariéto-occipital, très profond ;
- le sillon calcarin qui reçoit la terminaison des radiations optiques et rejoint en avant le sillon pariéto-occipital.

▶ **11-47**
Aspect externe du cerveau.
Vue latérale et médiale de l'hémisphère droit.
1. Sillon central
2. Sillon latéral
3. Sillon occipital antérieur
4. Sillon pariéto-occipital
5. Sillon du corps calleux
6. Sillon du cingulum
7. Sillon marginal
8. Sillon central
9. Sillon sub-pariétal
10. Sillon calcarin
11. Sillon colatéral

F : pôle frontal ; T : pôle temporal ; O : pôle occipital.
© Thines 2016.

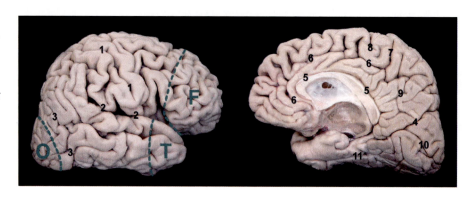

APPAREIL NERVEUX
SYSTÈME NERVEUX CENTRAL

> **À noter**
>
> La face basale du lobe frontal est délimitée par :
> - le sillon olfactif qui limite en dehors le gyrus droit (F1) ;
> - les sillons orbitaires qui dessinent un H ou un X et limitent les gyrus orbitaires antérieur, postérieur, médial et latéral.

Le tableau 11-4 résume la segmentation des lobes cérébraux et leurs principales fonctions.
Les différents lobes cérébraux et leur délimitation sont représentés sur les figures 11-47 à 11-52.

Tableau 11-4. Segmentation des lobes cérébraux et principales fonctions.

Lobe	Partie latérale	Partie basale	Partie médiale	Fonctions
Frontal	• pôle frontal • gyrus frontal supérieur (F1) • gyrus frontal moyen (F2) • gyrus frontal inférieur (F3) • gyrus précentral	• gyrus orbitaire • gyrus droit	• gyrus frontal médial (F1) • gyrus para-central antérieur (partie du lobule paracentral) • gyrus cingulaire antérieur	• fonctions exécutives • motricité • langage

Temporal	• pôle temporal
	• gyrus temporal supérieur (T1) dont :
	  - gyrus temporal transverse de *Heschl*
	  - planum temporale
	• gyrus temporal moyen (T2)
	• gyrus temporal inférieur (T3)
		• 3ᵉ gyrus temporal (T3)
		• 4ᵉ gyrus temporal (T4), forme avec O4 le gyrus fusiforme
			• 4ᵉ gyrus temporal (T4)
			• gyrus para-hippocampique (T5)
			• hippocampe
			• complexe amygdalien
				• mémoire
				• langage
				• audition

Occipital	• pôle occipital • gyrus occipital supérieur (O1) • gyrus occipital moyen (O2) • gyrus occipital inférieur (O3)	• gyrus occipital inférieur (O3) • 4ᵉ gyrus occipital (O4), forme avec T4 le gyrus fusiforme • gyrus lingual (O5)	• cunéus (O4) • cunéus (O5) • cunéus (O6)	• vision

Pariétal	• gyrus post-central
	• lobule pariétal supérieur
	• lobule pariétal inférieur avec :
	  - gyrus supra-marginal
	  - gyrus angulaire
			• gyrus para-central postérieur (partie du lobule para-central)
			• pré-cunéus
			• gyrus cingulaire postérieur
				• sensibilité
				• perception spatiale

Insulaire			• insula antérieure • insula postérieure	• réactions émotionnelles au toucher et à la douleur • réactions végétatives • gustation

APPAREIL NERVEUX
SYSTÈME NERVEUX CENTRAL

▶ 11-48

Anatomie du lobe frontal droit.
Vue latérale.
1. Sillon central
2. Sillon précentral
3. Sillon frontal supérieur
4. Sillon frontal inférieur
5. Rameau postérieur du sillon latéral
6. Rameau ascendant du sillon latéral
7. Rameau antérieur du sillon latéral
8. Gyrus précentral
9. Gyrus frontal supérieur
10. Gyrus frontal moyen
11. Partie operculaire du gyrus frontal inférieur
12. Partie angulaire du gyrus frontal inférieur
13. Partie orbitaire du gyrus frontal inférieur
© Thines 2016.

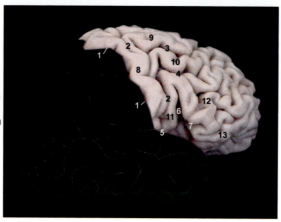

▶ 11-49

Anatomie du lobe temporal droit.
Vue latérale.
1. Sillon latéral
2. Sillon occipital antérieur
3. Sillon pariéto-occipital
4. Incisure pré-occipitale
5. Sillon temporal supérieur
6. Sillon temporal inférieur
7. Gyrus temporal supérieur
8. Gyrus temporal moyen
9. Gyrus temporal inférieur
© Thines 2016.

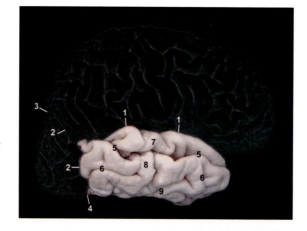

▶ 11-50

Anatomie du lobe occipital droit.
Vue latérale.
1. Sillon pariéto-occipital
2. Incisure pré-occipitale
3. Sillon occipital antérieur
4. Sillon calcarin
5. Sillon lunaire
6. Sillons occipitaux
7. Gyri occipitaux
© Thines 2016.

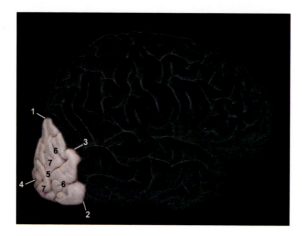

APPAREIL NERVEUX
SYSTÈME NERVEUX CENTRAL

▶ **11-51**
Anatomie du lobe pariétal droit.
Vue latérale.
1. Sillon central
2. Sillon post-central
3. Rameau postérieur du sillon latéral
4. Sillon intra-pariétal
5. Sillon occipital antérieur
6. Gyrus supra-marginal
7. Gyrus angulaire
8. Lobule pariétal inférieur
9. Lobule pariétal supérieur
© Thines 2016.

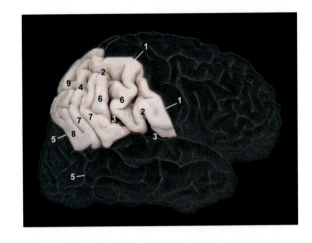

▶ **11-52**
Anatomie du lobe de l'insula gauche.
Vue latérale.
1. Sillon précentral
2. Sillon central
3. Sillon post-central
4. Sillon latéral
5. Sillon circulaire de l'insula
6. Sillon central de l'insula
7. Gyri courts de l'insula
8. Gyri longs de l'insula
9. Pôle de l'insula
10. Limen de l'insula
11. Lobe frontal
12. Lobe pariétal
13. Lobe occipital
14. Lobe temporal
© Thines 2016.

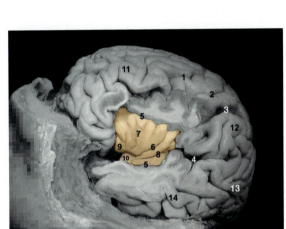

> **À noter**
>
> Le gyrus cingulaire est entre le sillon cingulaire et le corps calleux. Il se continue en arrière du splénium par l'isthme puis le gyrus para-hippocampique et enfin le gyrus limbique de *Broca*. Il appartient à plusieurs lobes.
>
> L'hippocampe est impliqué dans la mémoire épisodique. Il est situé à la face inféro-médiale du lobe temporal. C'est une structure formée de 2 lames enroulées l'une dans l'autre : le gyrus denté et la corne d'*Ammon* (*hippocampus proper*) comportant 4 champs cellulaires distincts dénommés CA1, CA2, CA3 et CA4 en fonction de la taille et de la densité des cellules pyramidales. Il est coiffé en avant par le complexe amygdalien.

APPAREIL NERVEUX
SYSTÈME NERVEUX CENTRAL

> **En clinique**
>
> Le syndrome frontal cognitif est caractérisé par un dysfonctionnement de la partie pré-frontale du lobe frontal qui supporte les fonctions exécutives (planification, stratégie, programmation, etc.). Il associe des persévérations, un *grasping* (réapparition du réflexe primitif de préhension), un collectionnisme, une apathie (absence de réactions, d'émotions) ou au contraire une désinhibition et divers troubles comportementaux.
>
> Le syndrome frontal moteur est caractérisé par un déficit moteur lié à une lésion de l'aire centrale (associé le plus souvent à un déficit sensitif par lésion post-centrale) ou par une aphasie de *Broca* (manque du mot mais compréhension préservée) lors d'une lésion du pied de F3 de l'hémisphère majeur.
>
> Le syndrome pariétal est caractérisé par :
> - des déficits sensitifs élémentaires (hypo- ou anesthésies) hémi-corporels controlatéraux (lésion du cortex post-central);
> - des déficits sensitifs complexes (extinction sensitive et astéréognosie (incapacité de reconnaître les objets par le toucher);
> - des troubles du schéma corporel, des agnosies (troubles de la reconnaissance);
> - des troubles visuo-spatiaux : quadranopsie inférieure (amputation d'un quart du champ visuel) controlatérale par lésion des radiations optiques (cf. p. 762, fig. 12-22), négligence visuo-spatiale (négligence des objets ou personnes situés dans un hémi-espace);
> - des apraxies (incapacité d'exécuter des mouvements volontaires adaptés à un but, sans déficit sentivo-moteur sous-jacent) : gestuelle, constructive, de l'habillage, etc.
>
> Le syndrome **occipital** comporte :
> - des déficits visuels élémentaires par lésion du cortex primaire : hémianopsie (amputation d'un hémichamp visuel) latérale homonyme controlatérale (cf. p. 762, fig. 12-22), par lésion de l'aire 17, cécité corticale lors de lésions bilatérales;
> - des déficits visuels complexes par lésion du cortex associatif : négligence visuelle ou visuo-spatiale, agnosies visuelles.
>
> Le syndrome **temporal** donne une sémiologie complexe et variable du fait de l'hétérogénéité fonctionnelle du lobe :
> - aphasie de *Wernicke* lors de lésion de T1 de l'hémisphère majeur : jargonophasie (langage charabia), compréhension altérée;
> - agnosies auditives pour les bruits, la musique (amusie), les mots (surdité verbale pure);
> - quadranopsie latérale homonyme supérieure par atteinte des radiations optiques à la profondeur du lobe;
> - amnésies antérogrades (impossibilité de mémoriser des faits nouveaux) lors d'atteintes des 2 hippocampes.

Substance grise

Cortex cérébral

Le cortex cérébral présente, de la superficie à la profondeur, 6 couches histologiques :
- I : moléculaire, qui contient principalement des fibres (axones et dendrites);
- II : granulaire externe, qui contient des neurones granulaires (cellules réceptrices);
- III : pyramidale externe, qui contient des cellules pyramidales (cellules effectrices);
- IV : granulaire interne, où se projettent les voies de la sensibilité;
- V : pyramidale interne, à l'origine de la motricité;
- VI : polymorphe.

> **À noter**
>
> Les aires de *Brodmann* (fig. 11-53) sont une classification cyto-architectonique des zones du cerveau sous-tendue par une spécificité histologique fonctionnelle. Par exemple, l'aire 4 est une aire motrice qui contribue à la voie pyramidale, au niveau de laquelle les couches III et V sont très développées alors que les couches II et IV sont quasi inexistantes (cortex agranulaire).

APPAREIL NERVEUX
SYSTÈME NERVEUX CENTRAL

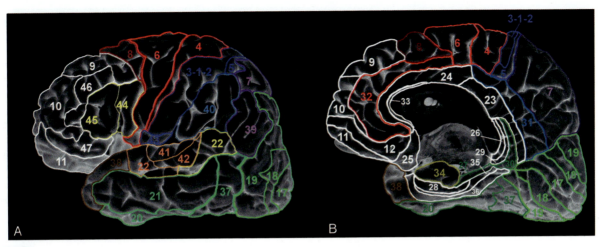

▶ **11-53**
Aires corticales de *Brodmann* représentées sur un cerveau humain.
A) Hémisphère gauche : vue latérale.
B) Hémisphère droit : vue médiale.
© Thines 2016.

Ganglions de la base du crâne (fig. 11-54)

Anciennement appelés noyaux gris centraux, ce sont des amas de substance grise situés en profondeur des hémisphères cérébraux, dans la substance blanche. Ils participent à la programmation et au contrôle des mouvements.

> **À noter**
>
> Les ganglions de la base sont des relais sous-corticaux du système moteur extra-pyramidal.

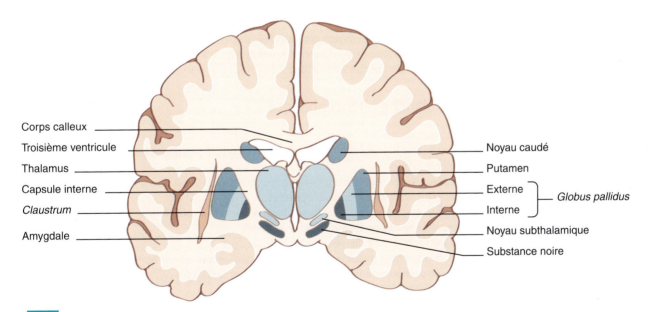

▶ **11-54**
Ganglions de la base du crâne.
© Carole Fumat.

667

APPAREIL NERVEUX
SYSTÈME NERVEUX CENTRAL

Les principaux ganglions sont le noyau caudé, le putamen, le pallidum interne, le pallidum externe et le thalamus (cf. p. 657). Leur association fonctionnelle forme :
- le striatum : noyau caudé et putamen ;
- le noyau lenticulaire : putamen et pallidum ;
- le corps strié : noyau caudé et noyau lenticulaire.

Le noyau caudé est enroulé autour du thalamus dont il est séparé par le sillon thalamo-caudé. Il s'inscrit dans la concavité du ventricule latéral et est contigu au corps amygdaloïde. Il a une forme de fer à cheval avec 3 parties (tête, en avant, corps et queue, en arrière).

En clinique
Une lésion des noyaux caudés ou du striatum se traduit par une dystonie, c'est-à-dire une contraction musculaire involontaire, prolongée, responsable d'une posture anormale et/ou de mouvements répétitifs, aggravée par les mouvements.

Le putamen est entre la capsule externe en dehors et le pallidum en dedans, dont il est séparé par la lame médullaire latérale. Il a la forme d'une pyramide tronquée.

En clinique
Une lésion aiguë du striatum d'origine vasculaire donne une hémi-chorée controlatérale (mouvements anormaux arythmiques, brusques, aléatoires, touchant des territoires variés, présents au repos et à l'action) souvent transitoires (quelques heures à quelques jours).

À noter
Le noyau caudé et le putamen sont regroupés sous l'appellation striatum du fait d'une origine embryologique télencéphalique commune. Ils sont connectés par des ponts putamino-caudés de substance grise.

Le pallidum, encore appelé *globus pallidus* ou globe pâle, est entre le putamen en dehors et la capsule interne en dedans. En forme de pyramide, il est constitué de 2 parties, le pallidum médial et le pallidum latéral, séparées par un faisceau de fibres blanches, la lame médullaire médiale.

Substance blanche télencéphalique

Faisceaux
Les commissures inter-hémisphériques sont des faisceaux de fibres qui relient les 2 hémisphères cérébraux. Elles comprennent :
- le corps calleux, entre les 2 hémisphères, principale commissure inter-hémisphérique ayant une forme convexe d'avant en arrière avec 3 parties :
  - le genou, extrémité antérieure de forme incurvée se terminant par une partie très effilée, le bec ou rostrum au niveau de la paroi antérieure de V3,
  - le corps qui forme le toit des ventricules latéraux,
  - le splénium, extrémité postérieure de forme renflée, encore appelé bourrelet ;
- la commissure antérieure, entre les lobes temporaux et les tractus olfactifs ;
- la commissure postérieure, entre les collicules supérieurs ;
- le fornix, formé de 2 piliers reliés par une commissure. Chaque pilier relie le corps mamillaire au pied de l'hippocampe.

À noter
Le fornix est une commissure mixte (inter et intra-hémisphérique) qui associe l'hippocampe et le corps mamillaire d'un côté et échange des fibres transversalement (commissure du fornix) (fig. 11-55).

APPAREIL NERVEUX
SYSTÈME NERVEUX CENTRAL

▶ **11-55**
Commissures interhémisphériques.
Coupe sagittale.
1. Rostrum du corps calleux
2. Genou du corps calleux
3. Tronc du corps calleux
4. Splenium du corps calleux
5. Fornix
6. Commissure antérieure
7. Commissure postérieure (commissure épithalamique)
© Thines 2016.

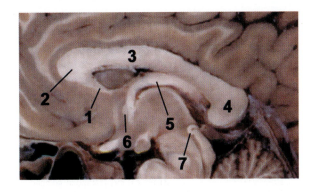

▶ **11-56**
Anatomie des faisceaux d'association en projection sur une vue latérale de l'hémisphère cérébral droit.
1. Faisceau occipito-frontal supérieur
2. Faisceau longitudinal supérieur
3. Faisceau longitudinal supérieur, bras postérieur
4. Faisceau longitudinal supérieur, bras antérieur (faisceau arqué)
5. Faisceau unciné
6. Faisceau occipito-frontal inférieur
7. Faisceau longitudinal inférieur ; flèche noire trajets des fibres de projection de la capsule interne
© Thines 2016.

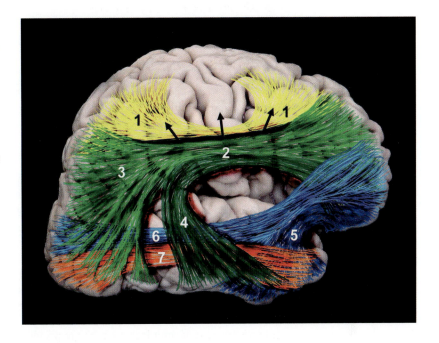

Les commissures intra-hémisphériques sont des faisceaux de fibres qui relient les gyrus d'un même lobe ou les gyrus de lobes d'un même hémisphère. Elles comprennent :
- des fibres d'association courtes, dites arquées, entre 2 gyrus adjacents ;
- des fibres d'association longues (fig. 11-56) dont les principales forment :
  - le cingulum, faisceau d'association du lobe limbique entre celui-ci et les aires corticales adjacentes,
  - le faisceau arqué, entre le gyrus frontal inférieur (pied de F3) et les gyrus temporaux supérieur et postérieur. Dans l'hémisphère dominant, le faisceau arqué est la voie associative du langage,

> **À noter**
>
> Des études récentes en IRM de tenseur de diffusion suggèrent que le faisceau arqué pourrait être divisé en 3 segments :
> - direct entre le gyrus frontal inférieur (*pars* operculaire et triangulaire de *Broca*) et le 1/3 postérieur des gyrus temporaux supérieurs ;
> - antérieur entre le gyrus frontal inférieur et le gyrus pariétal inférieur ;
> - postérieur entre le gyrus pariétal inférieur et le 1/3 postérieur des gyrus temporaux supérieurs.

APPAREIL NERVEUX
SYSTÈME NERVEUX CENTRAL

- le faisceau longitudinal supérieur qui suit d'avant en arrière la paroi latérale du ventricule latéral, connecte les régions antérieure et postérieure du cerveau. Il passe au-dessus et en dehors du putamen et de la capsule interne et associe lobe frontal, pariétal, occipital puis temporal. Il sous-tend, entre-autre, le traitement visuo-spatial des informations dans l'hémisphère non dominant,

> **À noter**
>
> On décrit également sur les bases d'études en IRM de tenseur de diffusion 3 segments au faisceau longitudinal supérieur : FLS I, II et III.
> - FLS I du gyrus frontal supérieur et du sillon frontal supérieur au lobule pariétal supérieur et au précunéus.
> - FLS II du gyrus frontal moyen et de la *frontal eye field* (aire 8 de *Brodmann*) au gyrus angulaire et au sillon intra-pariétal.
> - FLS III du gyrus frontal inférieur (*pars orbitalis*, *triangularis* et *opercularis*) et du sillon frontal inférieur à la jonction temporo-pariétale et au gyrus supra-marginal.

> **À noter**
>
> Certains auteurs assimilent faisceaux arqué et longitudinal supérieur comme une même entité. L'anatomie exacte des faisceaux de substance blanche est précisée au fur et à mesure des évolutions des techniques d'imagerie.

> **En clinique**
>
> Une lésion du faisceau longitudinal supérieur de l'hémisphère non dominant est associée à des tableaux d'héminégligence (fait d'ignorer la partie gauche de son corps et de l'espace).

- le faisceau sub-calleux (fronto-occipital supérieur) : passe au-dessus et en dehors du noyau caudé, en dedans de la capsule interne. Il réunit le lobe frontal aux lobes temporal et occipital,
- le faisceau longitudinal inférieur, entre les pôles temporal et occipital, longe la corne temporale du ventricule latéral,
- le faisceau unciné, unit le gyrus orbitaire postérieur au gyrus para-hippocampique et les gyrus frontaux (orbitaire latéral, frontal moyen et inférieur) au pôle temporal.

> **En clinique**
>
> Une lésion du corps calleux se traduit par un syndrome de dysconnexion calleuse : apraxie diagonistique (les parties droite et gauche du corps effectuent des actions contraires), écoute dichotique (sons différents perçus par les 2 oreilles) et anomie (impossibilité de dénommer) témoignant d'une absence de communication inter-hémisphérique.

Capsules

La substance grise est distribuée à la surface (cortex) et en profondeur (ganglions de la base) des hémisphères cérébraux. Entre ces structures, les fibres afférentes et efférentes de projection passent entre les ganglions de la base en formant 3 faisceaux ou capsules :
- la capsule interne voit converger les faisceaux corticaux descendants, situés entre pallidum en dehors et noyau caudé et thalamus en dedans :
  - son bras antérieur contient les radiations thalamiques antérieures et le faisceau fronto-pontin,
  - son genou contient les fibres cortico-nucléaires,
  - son bras postérieur contient essentiellement les fibres cortico-spinales ;

APPAREIL NERVEUX
SYSTÈME NERVEUX CENTRAL

> **À noter**
>
> La substance blanche reliant le lobe temporal au noyau lenticulaire comporte 2 segments : sub-lenticulaire (faisceaux temporo-pontin, pariéto-pontin et occipito-pontin) et rétro-lenticulaire (radiations optiques et auditives). Ces segments sub- et rétro-lenticulaires sont parfois décrits comme appartenant à la capsule interne.

- la capsule externe est une lame de substance blanche située entre le putamen en dedans et le *claustrum* en dehors ;

> **À noter**
>
> Le *claustrum* est une fine bande de substance grise en dehors du putamen.

- la capsule extrême sépare le *claustrum* du cortex insulaire.

> **À noter**
>
> Toutes les fibres de projection (efférences et afférences du cortex) forment la couronne rayonnante ou *corona radiata*, en position sous-corticale, au-dessus des ganglions de la base (fig. 11-54 et 11-57).

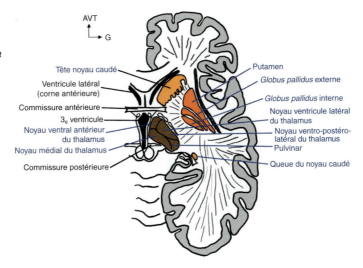

▶ **11-57**
Schéma d'une coupe axiale passant par les ganglions de la base et par le thalamus.
© Thines 2016.

Vascularisation

Moelle spinale (fig. 11-58 et 11-59)

Artères

Les artères de la moelle spinale forment 2 systèmes :
- un système horizontal dont les artères proviennent de branches segmentaires de l'aorte : artères vertébrales, intercostales, lombales, etc. Ces artères donnent à chaque étage une artère spinale segmentaire qui pénètre le canal vertébral par le foramen inter-vertébral et donne :
  - des rameaux radiculaires antérieurs et postérieurs pour la vascularisation des racines des nerfs spinaux,
  - des artères médullaires segmentaires qui atteignent la dure-mère, lui abandonnent des rameaux méningés, la traversent puis alimentent le système vertical ;
- un système vertical formé par les artères :

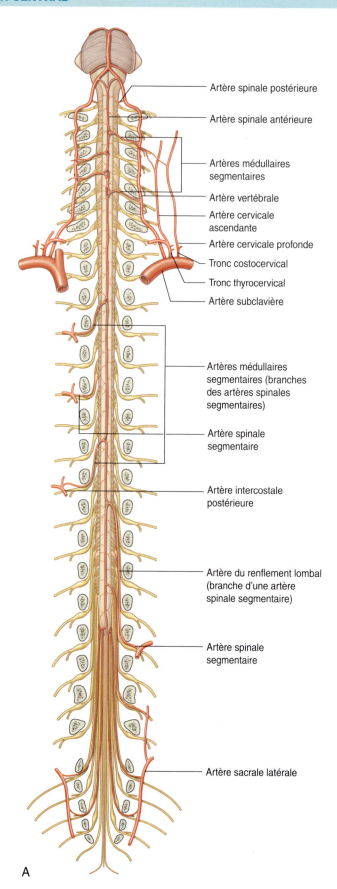

▶ **11-58**
Artères vascularisant la moelle spinale.
A) Vue antérieure de la moelle spinale (toutes les artères spinales segmentaires ne sont pas apparentes).
B) Vascularisation segmentaire de la moelle spinale.
© Drake 2015.

APPAREIL NERVEUX
SYSTÈME NERVEUX CENTRAL

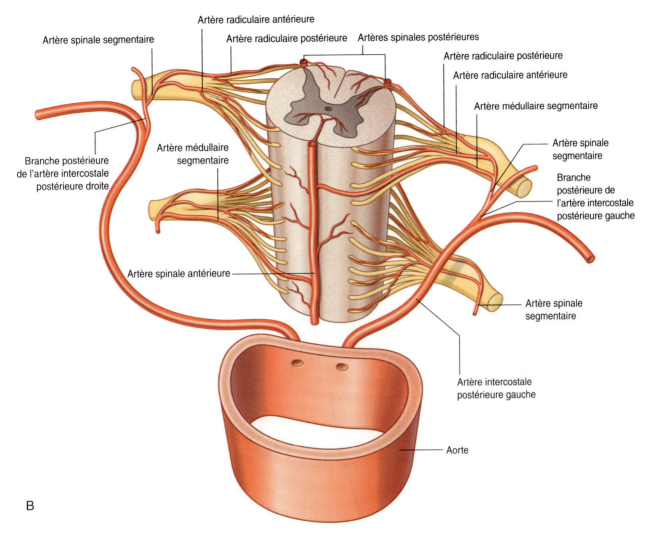

B

▶ **11-58.** Suite.

- spinale antérieure qui chemine dans la fissure médiane ventrale,
- spinales postérieures qui cheminent dans les sillons latéro-dorsaux,
- les artères spinales antérieure et postérieures donnent des branches perforantes profondes qui pénètrent la moelle (fig. 11-60) :
  - l'artère spinale antérieure donne les artères sulco-commissurales qui se divisent en branches droite et gauche et vascularisent les 2/3 antérieurs de chaque hémi-moelle : corne antérieure, corne latérale, base de la corne postérieure ainsi que les faisceaux cortico-spinal et spino-thalamique,
  - les artères spinales postérieures donnent des rameaux destinés au 1/3 postérieur de la moelle et qui vascularisent les faisceaux sensitifs graciles et cunéiformes.

> **À noter**
>
> La vascularisation périphérique de la moelle est assurée par un réseau artériel pie-mérien péri-spinal circulaire parfois appelé plexus coronaire, issu lui aussi des artères spinales.

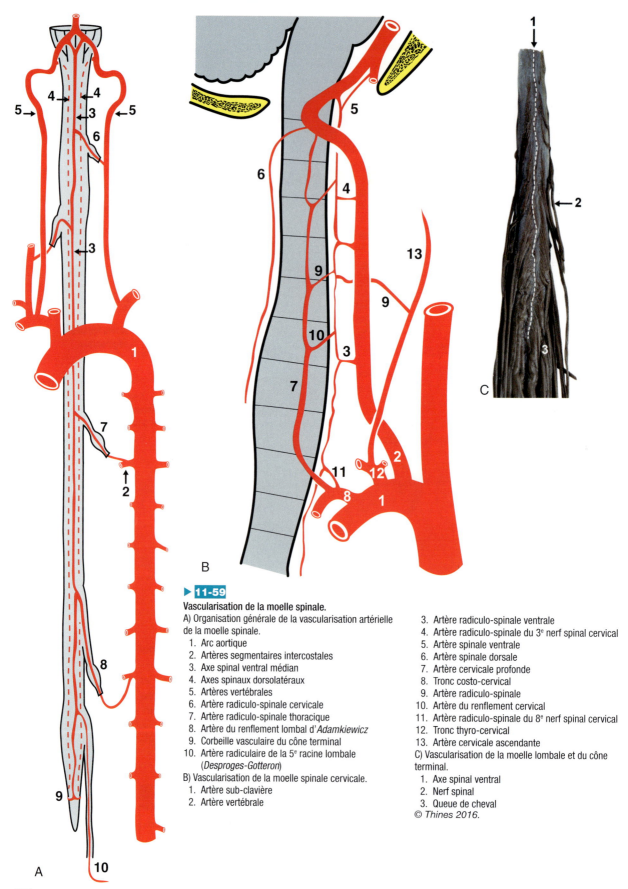

APPAREIL NERVEUX
SYSTÈME NERVEUX CENTRAL

▶ 11-59
Vascularisation de la moelle spinale.
A) Organisation générale de la vascularisation artérielle de la moelle spinale.
1. Arc aortique
2. Artères segmentaires intercostales
3. Axe spinal ventral médian
4. Axes spinaux dorsolatéraux
5. Artères vertébrales
6. Artère radiculo-spinale cervicale
7. Artère radiculo-spinale thoracique
8. Artère du renflement lombal d'*Adamkiewicz*
9. Corbeille vasculaire du cône terminal
10. Artère radiculaire de la 5ᵉ racine lombale (*Desproges-Gotteron*)
B) Vascularisation de la moelle spinale cervicale.
1. Artère sub-clavière
2. Artère vertébrale
3. Artère radiculo-spinale ventrale
4. Artère radiculo-spinale du 3ᵉ nerf spinal cervical
5. Artère spinale ventrale
6. Artère spinale dorsale
7. Artère cervicale profonde
8. Tronc costo-cervical
9. Artère radiculo-spinale
10. Artère du renflement cervical
11. Artère radiculo-spinale du 8ᵉ nerf spinal cervical
12. Tronc thyro-cervical
13. Artère cervicale ascendante
C) Vascularisation de la moelle lombale et du cône terminal.
1. Axe spinal ventral
2. Nerf spinal
3. Queue de cheval
© Thines 2016.

APPAREIL NERVEUX
SYSTÈME NERVEUX CENTRAL

▶ **11-60**
Vascularisation intra-spinale.
1. Axe artériel spinal ventral
2. Axes artériels spinaux dorsaux
3. Plexus artériel pie-mérien
4. Artère radiculo-spinale ventrale
5. Artères sulco-commissurales
6. Branches artérielles perforantes dorsales
7. Branches perforantes artérielles latérales
8. Veines sulco-commissurales
9. Axe veineux spinal ventral
10. Veines intra-spinales dorsales
11. Axe veineux spinal dorsal
12. Veines périphériques
13. Plexus veineux périphériques
14. Veine radiculo-spinale
© Thines 2016.

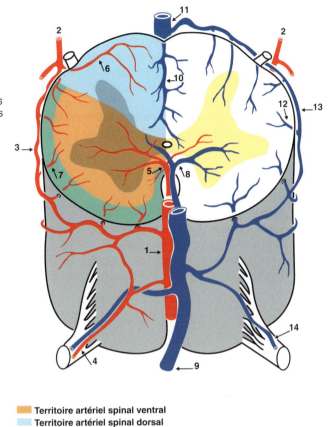

■ Territoire artériel spinal ventral
■ Territoire artériel spinal dorsal
■ Territoire artériel spinal périphérique

La vascularisation de la moelle varie selon l'étage médullaire car le système horizontal est variable selon les étages rendant l'alimentation des artères spinales discontinue :
- pour l'artère spinale antérieure :
  - de C1 à T3, la vascularisation de la moelle est continue,
  - de T3 à T7, elle est assurée par une seule artère médullaire segmentaire qui accompagne la racine T4 ou T5,
  - en dessous de T8, elle est uniquement vascularisée par l'artère du renflement lombal d'*Adamkiewicz*,
  - la queue de cheval est vascularisée par une ou 2 branches issues des artères lombales, ilio-lombales ou sacrales ;
- les artères spinales postérieures ont également une alimentation thoraco-abdominale relativement discontinue mais non exclusive d'une seule artère médullaire segmentaire.

En clinique

Le syndrome d'*Adamkiewicz* correspond à une lésion de l'artère du renflement lombal (embolie, dissection aortique, etc.) qui induit une nécrose des 2/3 antérieurs de la moelle (cordons antérieurs et latéraux). Les signes cliniques associent :
- des douleurs rachidiennes ;
- une paraplégie flasque ;
- des troubles sphinctériens précoces ;
- une dissociation thermo-algésique des membres inférieurs avec une sensibilité à la douleur et à la température perdue et une sensibilité tactile conservée (respect de la vascularisation postérieure).

APPAREIL NERVEUX
SYSTÈME NERVEUX CENTRAL

Veines

La vascularisation veineuse médullaire repose sur un réseau anastomotique, plus développé à la face dorsale de la moelle spinale. Elle comprend :
- les veines spinale antérieure, sinueuse, et spinale postérieure qui cheminent respectivement dans la fissure médiane ventrale et le sillon médian dorsal ;
- les veines antéro-latérales et les veines postéro-latérales, plus grêles, qui longent les sillons médio-ventraux et médio-dorsaux ;
- de très nombreuses veines radiculaires qui donnent des veines inter-vertébrales. Celles-ci rejoignent le système azygos (cf. p. 851).

Encéphale

Artères (fig. 11-61)

La vascularisation cérébrale présente une organisation spécifique en 3 niveaux :
- le 1er niveau correspond aux voies d'apport. Il est constitué d'un trépied vasculaire avec :
  – en avant les 2 artères carotides internes,
  – en arrière, l'artère basilaire issue de la réunion des 2 artères vertébrales ;
- le 2e niveau est l'anastomose entre les artères carotides et basilaire par l'intermédiaire du cercle artériel du cerveau (polygone de *Willis*). Ce cercle artériel représente un moyen de suppléance majeur ;

▶ **11-61**
Vascularisation artérielle du cerveau.
Diagramme.
© Drake 2015.

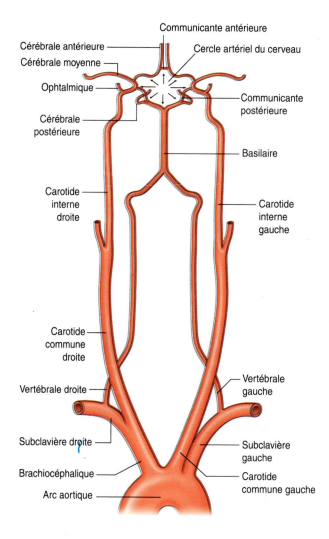

- le 3e niveau regroupe les artères cérébrales, issues du cercle artériel du cerveau :
  - dans leur partie initiale, à la base du crâne, elles sont horizontales et donnent des branches perforantes qui vascularisent les structures profondes, substance blanche et ganglions de la base. Ces artères ne présentent pas d'anastomoses et aucune suppléance n'est possible dans les territoires profonds,
  - dans leur trajet périphérique les artères cérébrales sont au contraire anastomosées entre elles.

Les voies d'apport sont :
- l'artère carotide interne qui :
  - gagne la base du crâne après un trajet cervical assez superficiel sous le bord antérieur du muscle sterno-cléido-mastoïdien,
  - pénètre la base du crâne par le canal carotidien, en émerge et pénètre le sinus caverneux par sa face inférieure,
  - y décrit une sinuosité appelée « siphon » et en sort par sa face supérieure pour pénétrer dans l'espace sous arachnoïdien où elle donne son unique branche collatérale, l'artère ophtalmique,
  - se termine en 4 branches, les artères cérébrale antérieure, cérébrale moyenne (*sylvienne*), choroïdienne antérieure et communicante postérieure ;
- l'artère basilaire qui (fig. 11-62) :
  - est formée de l'anastomose des artères vertébrales droite et gauche qui parcourent le canal transversaire, contournent les masses latérales de l'atlas, traversent la dure-mère puis le *foramen magnum* et cheminent à la face antérieure de la moelle allongée jusqu'au sillon médullo-pontique,
  - monte sur la face antérieure du pont, dans le sillon basilaire,
  - se termine au niveau du sillon ponto-pédonculaire en donnant les 2 artères cérébrales postérieures.

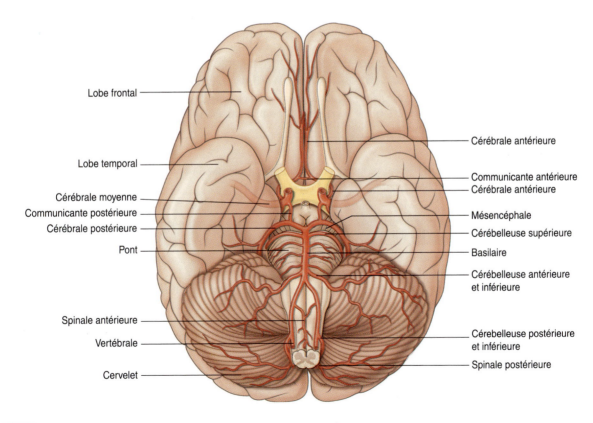

Artères de la base du cerveau.
© Drake 2015.

APPAREIL NERVEUX
SYSTÈME NERVEUX CENTRAL

Le cercle artériel du cerveau est formé de l'anastomose des branches terminales des artères carotides internes et de l'artère basilaire. Il est composé d'avant en arrière par :
- l'artère communicante antérieure ;
- le segment basal des 2 artères cérébrales antérieures ;
- les 2 artères communicantes postérieures ;
- le segment basal des 2 artères cérébrales postérieures.

Il circonscrit le chiasma optique :
- les 2 artères communicantes antérieures passent au-dessus des nerfs optiques ;
- les 2 artères communicantes postérieures passent sous le tractus optique.

À noter

Le cercle artériel du cerveau permet le passage du sang d'un système à l'autre (carotidien vers vertébro-basilaire et vice-versa, ainsi qu'entre les systèmes droit et gauche) et autorise des suppléances. Ce dispositif anastomotique est souvent incomplet, siège de variations anatomiques qui peuvent en réduire l'efficacité.

Chaque artère cérébrale donne des branches profondes, perforantes, à destinée centrale, et des branches superficielles à destinée corticale.
Les branches profondes des artères cérébrales sont des artères terminales, non anastomotiques.

En clinique

Une ischémie dans un territoire profond n'est pas compensable par les artères voisines (absence de suppléance).

Les branches superficielles ont un mode de terminaison de type anastomotique.

En clinique

Les accidents vasculaires cérébraux ischémiques sont dits jonctionnels lorsqu'ils surviennent à la jonction entre 2 territoires artériels, zone peu vascularisée, et sont volontiers liés à un bas débit hémodynamique.

Le tableau 11-5 résume les trajets, collatérales, terminaison et territoires des principales artères cérébrales (cf. également fig. 11-63 à 11-65).

En clinique

L'obstruction d'une artère cérébrale induit une ischémie de son territoire (accident vasculaire cérébral ischémique ou infarctus cérébral).
La rupture d'une artère, habituellement de petit calibre, est à l'origine d'un accident vasculaire cérébral hémorragique.
La clinique est brutale avec un déficit moteur (hémiplégie), sensitif (hémianesthésie), du langage (aphasie), du champ visuel (hémianopsie latérale homonyme) de tout ou partie d'un hémicorps (fig. 11-66).

APPAREIL NERVEUX
SYSTÈME NERVEUX CENTRAL

Tableau 11-5. Trajet, collatérales, terminaison et territoires des principales artères cérébrales.

	Trajet	Principales collatérales	Terminaison	Territoire superficiel	Territoire profond
artère cérébrale antérieure	5 segments : • basal ou pré-communicant (A1) • inter hémi-sphérique ou péri-calleux (A2) • pré-calleux (A3) • calleux (A4 et A5)	• artère striée médiale distale de *Heubner* • artère fronto-basale médiale • artère fronto-polaire • artère calloso-marginale • rameaux méningés • rameaux calleux	• artère péri-calleuse	• face interne du lobe frontal • face interne du lobe pariétal • bord supérieur des hémisphères avec une mince bande sur leur face latérale • partie interne de la face inférieure du lobe frontal • 7/8 antérieurs du corps calleux	• 1/2 inférieure du bras antérieur de la capsule interne • 1/2 interne de la tête du noyau caudé • *septum pellucidum* • lame terminale • commissure antérieure • piliers du fornix • hypothalamus antérieur
artère cérébrale moyenne	2 segments : • basal (M1) • insulaire (M2)	• artères centrales antéro-latérales • artère fronto-basale latérale • artère frontale antéro-médiale • artères des sillons pré-central, central et post-central • artères pariétales antérieure et postérieure • artères temporales (anastomosées avec les rameaux de l'artère cérébrale postérieure) : temporo-polaire, temporales antérieure, moyenne et postérieure	• artère du gyrus angulaire	• majorité de la face latérale du cerveau	• *claustrum* • capsule extrême • capsule externe • putamen • pallidum externe • corps du noyau caudé et 1/2 latérale de sa tête • 1/2 supérieure du bras antérieur de la capsule interne • bras postérieur de la capsule interne
artère cérébrale postérieure	• base du cerveau puis face interne des lobes temporal puis occipital • 2 segments : - pré-communicant (P1) - post-communicant (P2)	• artères centrales postéro-médiales • artères centrales postéro-latérales dont l'artère thalamo-géniculée et l'artère choroïdienne postérieure • artères temporales antérieures, intermédiaires et postérieures • artères occipitales latérale et médiale	• artère calcarine	• 1/2 inférieure de T3, T4, T5 • hippocampe • face interne du lobe occipital • partie postérieure du gyrus cingulaire • splénium du corps calleux	• mésencéphale • plexus choroïdes du 3e ventricule • parties supérieure et postérieure du thalamus • région sub-thalamique

(suite)

APPAREIL NERVEUX
SYSTÈME NERVEUX CENTRAL

Tableau 11-5. Suite.

	Trajet	Principales collatérales	Terminaison	Territoire superficiel	Territoire profond
artère choroïdienne antérieure	• suit le tractus optique • contourne le mésencéphale • suit le carrefour et le corps ventriculaire		• anastomose avec l'artère choroïdienne postéro-latérale	• uncus (extrémité antérieure du gyrus para-hippocampique) • corps amygdaloïde	• genou de la capsule interne • tractus optique • pallidum interne • plexus choroïdes des ventricules latéraux • région rétro-lenticulaire de la capsule interne • queue du noyau caudé • pédoncules cérébraux
artère communicante postérieure	• anastomose l'artère carotide interne et l'artère cérébrale postérieure • ferme latéralement le cercle artériel du cerveau	• rameaux perforants profonds			• partie antérieure du thalamus • partie antérieure de l'hypothalamus
artère communicante antérieure	• anastomose les artères cérébrales antérieures dans la fissure longitudinale du cerveau	• rameaux perforants profonds			• chiasma optique • hypothalamus
artère vertébrale		• artères perforantes paramédianes • artères spinales antérieure et postérieure • artère cérébelleuse postéro-inférieure	• réunion des artères vertébrales en artère basilaire		• moelle allongée • face inférieure du cervelet
artère basilaire	• sillon basilaire du pont	• artères pontiques • artères mésencéphaliques • artère labyrinthique • artères cérébelleuses antéro-inférieures • artères cérébelleuses supérieures			• pont • mésencéphale • faces supérieure et antérieure du cervelet

APPAREIL NERVEUX
SYSTÈME NERVEUX CENTRAL

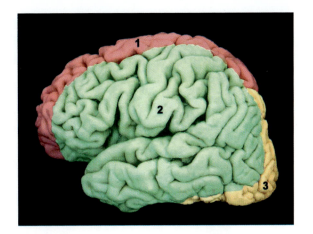

▶ **11-63**
Territoires corticaux des artères cérébrales antérieure (1), moyenne (2) et postérieure (3).
Hémisphère gauche : vue latérale.
© Thines 2016.

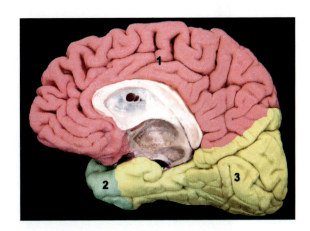

▶ **11-64**
Territoires corticaux des artères cérébrales antérieure (1), moyenne (2) et postérieure (3).
Hémisphère droit : vue médiale.
© Thines 2016.

En clinique

Les causes d'accident vasculaire ischémique sont multiples : athérosclérose, troubles du rythme, perméabilité du foramen ovale, etc.
Les causes les plus fréquentes d'accidents hémorragiques sont l'hypertension artérielle maligne et les ruptures de malformations vasculaires (anévrysmes ou malformations artério-veineuses) (fig. 11-67).

APPAREIL NERVEUX
SYSTÈME NERVEUX CENTRAL

▶ **11-65**
Territoires corticaux des artères cérébrales antérieure (1), moyenne (2) et postérieure (3).
Hémisphère droit : vue inférieure.
© Thines 2016.

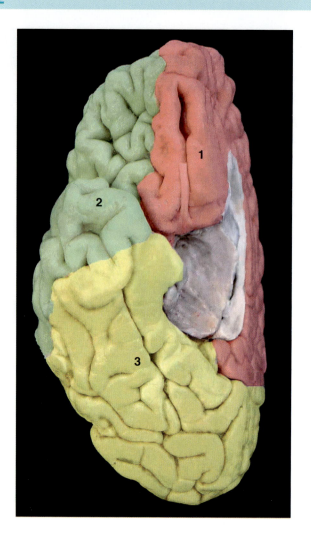

Veines

Le drainage veineux est assuré par la confluence des veines cérébrales et cérébelleuses vers les sinus veineux dure-mériens. Ceux-ci se drainent par les veines jugulaires internes qui sortent du crâne par les foramens jugulaires.
- les veines superficielles rejoignent les sinus dure-mériens (fig. 11-68) :
  - sagittal supérieur pour le groupe veineux supérieur qui draine les lobes frontal et pariétal,
  - caverneux, transverse et pétreux supérieur pour le groupe veineux inférieur issu des lobes temporal et occipital,
  - sphéno-pariétal pour la veine cérébrale moyenne superficielle,
  - un système anastomotique unit les groupes veineux supérieur et inférieur ;
- les veines profondes se jettent dans les veines cérébrales internes et les veines basales lesquelles confluent pour former la grande veine cérébrale de *Galien* qui rejoint le sinus sagittal inférieur et forme le sinus droit.

À noter

Les grands sinus veineux dure-mériens sont les sinus sagittal supérieur, sagittal inférieur, droits, transverses, sigmoïdes, occipitaux, caverneux, sphéno-pariétaux, pétreux supérieurs et inférieurs, et le plexus basilaire. Ces sinus reçoivent l'abouchement des veines cérébrales superficielles et profondes ou l'abouchement de sinus déjà constitués.

APPAREIL NERVEUX
SYSTÈME NERVEUX CENTRAL

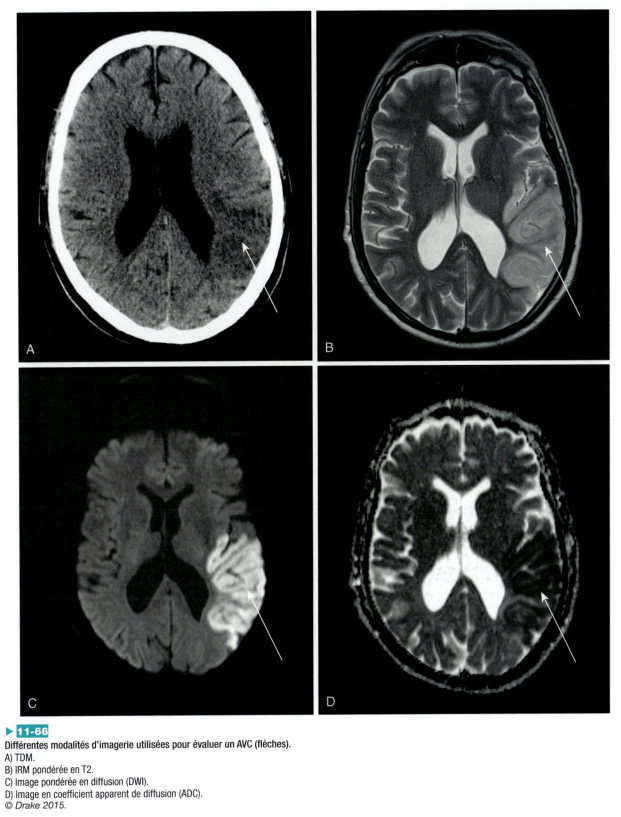

▶ **11-66**
Différentes modalités d'imagerie utilisées pour évaluer un AVC (flèches).
A) TDM.
B) IRM pondérée en T2.
C) Image pondérée en diffusion (DWI).
D) Image en coefficient apparent de diffusion (ADC).
© *Drake 2015.*

APPAREIL NERVEUX
SYSTÈME NERVEUX CENTRAL

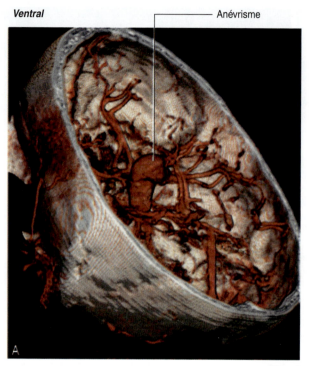
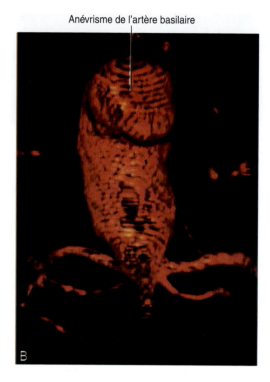

▶ 11-67
Anévrisme basilaire.
A) Reconstruction tridimensionnelle par tomodensitométrie crâniale.
B) Vue agrandie de l'anévrisme.
© Drake 2015.

> **À noter**
>
> La confluence des sinus (*torcular* ou pressoir d'*Hérophile*) est le lieu de convergence du sinus sagittal supérieur, du sinus droit et des sinus transverses. Elle se situe en regard de la protubérance occipitale interne.

APPAREIL NERVEUX
SYSTÈME NERVEUX CENTRAL

▶ 11-68
Sinus veineux dure-mériens.
© Drake 2015.

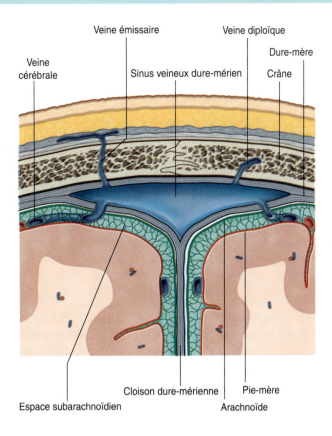

En clinique

La thrombophlébite cérébrale correspond à l'occlusion d'une veine cérébrale. Celle-ci peut se compliquer de lésions du parenchyme cérébral (infarctus veineux) comportant essentiellement un œdème vasogénique secondaire à la rupture de barrière hémato-encéphalique par stase veineuse. Cette rupture entraîne la fuite de plasma dans l'espace interstitiel responsable des lésions œdémateuses et parfois d'une hémorragie locale. La clinique comprend des céphalées, des crises d'épilepsie et des signes en rapport avec le territoire veineux touché. Paradoxalement, même en présence d'un saignement, le traitement repose sur une anticoagulation efficace pour rétablir le flux sanguin veineux.

APPAREIL NERVEUX
SYSTÈME NERVEUX PÉRIPHÉRIQUE

SYSTÈME NERVEUX PÉRIPHÉRIQUE

Le système nerveux périphérique assure l'innervation motrice, sensitive et sensorielle de l'organisme. Il est dit somatique ou somitique.

Il est constitué par les nerfs (spinaux et crâniens), les plexus et les ganglions qui relient le système nerveux central aux effecteurs et récepteurs de l'organisme.

Selon les effecteurs, les récepteurs et l'information véhiculée, les nerfs sont :
- moteurs, efférents, véhiculant le message du système nerveux central vers les muscles. Leur corps cellulaire est toujours situé dans le système nerveux central, dans un centre moteur :
  – du tronc cérébral pour les nerfs crâniens (noyau d'origine),
  – de la moelle spinale pour les nerfs spinaux (corne antérieure) ;
- sensitifs, afférents, véhiculant le message des récepteurs vers le système nerveux central. Leur corps cellulaire est toujours en dehors du système nerveux central, dans un ganglion sensitif situé sur le trajet du nerf crânien ou sur la racine postérieure du nerf spinal ;
- mixtes, à la fois moteurs et sensitifs ;
- sensoriels, afférents, véhiculant le message des récepteurs des organes des sens vers le système nerveux central.

Les plexus sont des anastomoses de nerfs périphériques.

Les ganglions nerveux sont constitués par un amas de corps cellulaires neuronaux entourés par des cellules capsulaires, avec les neurites (dendrites et axones) qui en naissent, s'y terminent ou le traversent. Les ganglions sensitifs spinaux et crâniens contiennent le corps cellulaire des neurones sensitifs pseudo-unipolaires (neurones en « T ») ; aucune synapse ne s'y fait.

Nerfs crâniens

Il existe 12 paires de nerfs crâniens, numérotés de I à XII. Seules les 10 dernières paires sont des nerfs périphériques (III à XII) car les 2 premières sont des expansions directes du système nerveux central.

Les nerfs crâniens sont formés de fibres somato-motrices, viscéro-motrices (autonomes motrices), somato-sensitives, viscéro-sensitives (autonomes sensitives), sensorielles et mixtes (sensitif, moteur, sensoriel et autonome). Un même nerf peut véhiculer plusieurs contingents fibreux.

Les nerfs crâniens III à XII comportent :
- une origine réelle située dans le tronc cérébral ;
- un trajet dans le tronc cérébral (trajet intra-névraxique) ;
- une origine apparente à la surface du tronc cérébral ;
- un trajet intra-crânien jusqu'à un foramen de la base du crâne ;
- une sortie du crâne et un trajet extra-crânien.

À noter

Pour simplifier, il est classique de décrire les nerfs crâniens du névraxe vers la périphérie, qu'ils soient moteurs ou sensitifs. Cette description ne correspond donc pas au sens physiologique des nerfs sensitifs (afférents).

APPAREIL NERVEUX
SYSTÈME NERVEUX PÉRIPHÉRIQUE

■ Origine réelle (fig. 11-69)

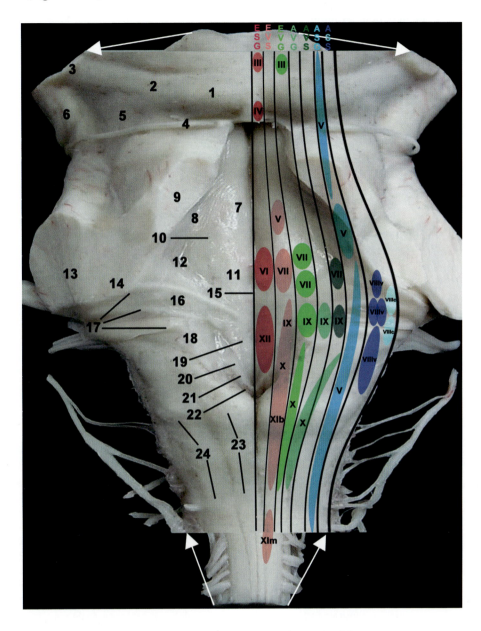

▶ **11-69**
Projection schématique des noyaux des nerfs crâniens sur une vue postérieure et déformée du tronc cérébral.
Colonne 1 – Efférente somatique générale (ESG) : noyau du nerf oculo-moteur (III), noyau du nerf trochléaire (IV), noyau du nerf abducens (VI), noyau du nerf hypoglosse (XII).
Colonne 2 – Efférente viscérale spéciale (EVS) : noyau moteur du nerf trijumeau (V), noyau du nerf facial (VII), noyau ambigu pharyngé (IX), noyau ambigu pharyngé (X), noyau ambigu laryngé (XI bulbaire), noyau céphalogyre (XI médullaire).
Colonne 3 – Efférente viscérale générale (EVG) : noyau pupillaire (III) ; noyau muco-lacrymonasal (VII bis), noyau salivaire supérieur (VII bis), noyau salivaire inférieur (IX), noyau dorsal du nerf X ou cardio-pneumo-entérique.
Colonne 4 – Afférente viscérale générale (AVG) : noyau sensitif dorsal (IX, tractus solitaire caudal), noyau sensitif dorsal (X, tractus solitaire caudal).
Colonne 5 – Afférente viscérale spéciale (AVS) : noyau gustatif supérieur (VII bis), noyau gustatif inférieur (IX), tractus solitaire rostral (X).
Colonne 6 – Afférente somatique générale (ASG) : noyau et tractus mésencéphalique du nerf trijumeau (V), noyau pontique du nerf trijumeau (V), noyau et tractus spinal du nerf trijumeau (V).
Colonne 7 – Afférente somatique spéciale (ASS) : noyaux vestibulaires supérieur, inférieur, latéral et médial (VIIIv), noyaux cochléaires antérieur et postérieur (VIIIc).

1. Collicule inférieur
2. Bras du collicule inférieur
3. Bord inférieur du corps géniculé médial
4. Nerf trochléaire (IV)
5. Trigone du lemnisque
6. Pédoncule cérébral
7. Éminence médiale
8. *Locus coeruleus*
9. Pédoncule cérébelleux supérieur
10. *Sulcus limitans*
11. Collicule du facial
12. *Fovea* supérieure
13. Pédoncule cérébelleux moyen
14. Pédoncule cérébelleux inférieur
15. Sillon médian
16. Aire vestibulaire
17. Stries médullaires
18. *Fovea* inférieure
19. Trigone du nerf hypoglosse
20. Trigone du nerf vague
21. Cordon séparant
22. *Area postrema*
23. Faisceau et tubercule gracile
24. Faisceau et tubercule cunéiforme

© Thines 2016.

APPAREIL NERVEUX
SYSTÈME NERVEUX PÉRIPHÉRIQUE

Les noyaux des nerfs crâniens III à XII sont répartis en colonnes situées sur toute la hauteur du tronc cérébral : dans le mésencéphale pour le III et le IV, dans la fosse rhomboïde de la moelle allongée et du pont pour les autres.

Pour bien comprendre leur disposition, il faut revenir à l'embryologie du myélencéphale (future moelle allongée) qui comporte une paroi dorsale appelée plaque recouvrante, une paroi ventrale et 2 parois latérales.

Chaque paroi latérale est divisée en 2 parties :
- la lame alaire occupe la partie dorsale et est à l'origine des noyaux sensitifs et sensoriels ;
- la lame fondamentale est située dans la partie ventrale et à l'origine des noyaux moteurs ;
- le *sulcus limitans* est situé entre les lames alaires et fondamentales et donne les noyaux autonomes (ou végétatifs).

Les lames alaires subissent une éversion latérale entraînant une redistribution de la substance grise au sein du tronc cérébral :
- les noyaux moteurs des nerfs crâniens, dérivés des lames fondamentales, se retrouvent dans la fosse rhomboïde en position interne ;
- les noyaux autonomes, issus du *sulcus limitans*, sont situés plus en dehors ;
- les noyaux sensitifs et sensoriels, dérivés des lames alaires, sont les plus latéraux.

Au total, les noyaux des nerfs crâniens sont organisés en colonnes motrices, autonomes et sensitivo-sensorielles et un même nerf peut avoir plusieurs noyaux selon son origine embryologique. Il faut par ailleurs noter que les nerfs crâniens possèdent des constituants somatiques et viscéraux identiques à ceux des nerfs spinaux. Certains nerfs crâniens innervent des muscles squelettiques dérivant des arcs branchiaux et non des somites : les nerfs trijumeau (V), facial (VII), glosso-pharyngien (IX) et les rameaux laryngés supérieur et inférieur du vague (X).

On distingue ainsi de dedans en dehors les colonnes :
1. somato-motrice (efférente somatique générale), dans le prolongement du corps de la corne antérieure de la moelle, avec de haut en bas les corps cellulaires des neurones moteurs des nerfs oculo-moteur (III), trochléaire (IV), abducens (VI) et hypoglosse (XII). Cette colonne innerve les muscles striés oculo-moteurs, la plupart des muscles de la langue et les muscles de la région infra-hyoïdienne ;
2. branchio-motrice (efférente viscérale spéciale), qui prolonge en avant et en dehors la tête de la corne antérieure de la moelle. Elle présente de haut en bas les corps cellulaires des neurones moteurs des nerfs trijumeau (V) et facial (VII) ainsi que le noyau ambigu, qui regroupe ceux des nerfs glosso-pharyngien (IX), vague (X) et accessoire (XI). Cette colonne innerve les muscles striés dérivant des arcs branchiaux : muscles du pharynx, du larynx, de la mastication, de la mimique et du palais mou ;
3. viscéro-motrice (efférente viscérale générale ou motrice autonome), qui prolonge la zone juxta-épendymaire de la moelle et contient de haut en bas les corps cellulaires des neurones para-sympathiques des nerfs III (noyau accessoire du III), VII bis (noyaux muco-lacrymo-nasal et salivaire supérieur), IX (noyau salivaire inférieur) et X (noyau dorsal du X). Cette colonne contient les noyaux des neurones pré-ganglionnaires du système para-sympathique, destinés à tous les nerfs para-sympathiques en dehors des nerfs sacraux ;
4. viscéro-sensitive (afférente viscérale générale), qui prolonge également la zone juxta-épendymaire de la moelle et comprend la partie médiale du noyau solitaire formée par les corps cellulaires para-sympathiques des nerfs IX et X. Cette colonne reçoit essentiellement les informations de la sensibilité viscérale du tractus digestif et du cœur ;
5. branchio-sensitive (afférente viscérale spéciale), dans le prolongement de la tête de la corne postérieure de la moelle. Elle comprend la partie latérale du noyau solitaire (corps cellulaires des neurones sensitifs des nerfs VII bis, IX et X), correspond à la sensibilité gustative ;
6. somato-sensitive (afférente somatique générale), dans le prolongement du corps de la corne postérieure de la moelle, qui contient les corps cellulaires des neurones sensitifs du nerf V, avec de haut en bas les noyaux mésencéphalique, principal et spinal du V, véhicule des informations somato-sensorielles (toucher, température, douleur) ;
7. également somato-sensitive (afférente somatique spéciale), dans le prolongement du corps de la corne postérieure de la moelle. Elle contient les noyaux vestibulaires et cochléaires du nerf cochléo-vestibulaire (VIII). Elle reçoit les influx sensoriels auditifs et vestibulaires.

APPAREIL NERVEUX
SYSTÈME NERVEUX PÉRIPHÉRIQUE

Origine apparente, trajet et terminaison

Les 10 derniers nerfs crâniens émergent du tronc cérébral et empruntent un foramen ou un canal de la base du crâne pour quitter celui-ci et gagner leur cible (fig. 11-23 et 11-70 ; tableau 11-6).

Fonction

Les principales fonctions des nerfs crâniens sont résumées dans le tableau 11-7.

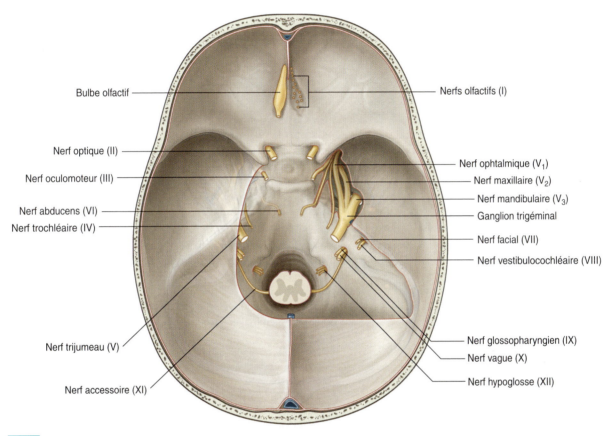

▶ 11-70
Passages des nerfs crâniens à la sortie de la cavité crânienne.
© Drake 2015.

Tableau 11-6. Origine apparente, trajet et terminaison des nerfs crâniens.			
Nerfs	**Origine apparente**	**Trajet**	**Terminaison**
I : nerf olfactif	• bulbe olfactif (face inférieure du lobe frontal) : naît du relais avec le protoneurone de la voie olfactive issu des filets nerveux tapissant la muqueuse des fosses nasales, qui traversent la lame criblée de l'ethmoïde jusqu'au glomérule du bulbe olfactif	• longe le sillon olfactif • se divise à la limite antérieure de la substance perforée antérieure en 3 branches ou stries olfactives : - latérale - intermédiaire - médiale	• aire olfactive primaire latérale (uncus, aire entorhinale (aire 28 de *Brodmann*, jouxtant l'hippocampe), limen insulae (jonction entre cortex insulaire et temporal), complexe amygdaloïde • cortex limbique • hypothalamus • cortex para-olfactif (face médiale du lobe frontal)

(suite)

APPAREIL NERVEUX
SYSTÈME NERVEUX PÉRIPHÉRIQUE

Tableau 11-6. Suite.

Nerfs	Origine apparente	Trajet	Terminaison
II : nerf optique	• rétine (axones des neurones ganglionnaires) • 2e neurone des voies visuelles	• sort de l'orbite par le canal optique et rentre dans le crâne • décusse partiellement dans le chiasma optique au-dessus de la selle turcique	• corps géniculé latéral (point de départ des radiations optiques, 3e neurone des voies visuelles)
III : nerf oculo-moteur	• mésencéphale par le sillon séparant la substance perforée postérieure et les pédoncules cérébraux	• en dehors des processus clinoïdes postérieurs du sphénoïde • dans la paroi du sinus caverneux • sort du crâne par la fissure orbitaire supérieure • dans l'orbite • passe par l'anneau tendineux commun	• se divise en 2 branches supérieure et inférieure pour les muscles oculo-moteurs (sauf muscles droit latéral et oblique supérieur)
IV : nerf trochléaire	• face postérieure du mésencéphale de part et d'autre du voile médullaire supérieur	• contourne le mésencéphale • dans la paroi latérale du sinus caverneux • sort du crâne par la fissure orbitaire supérieure • entre dans l'orbite en dehors de l'anneau tendineux commun	• bord supérieur du muscle oblique supérieur de l'œil

V : nerf trijumeau	• 1/3 supérieur du pont, à l'union des faces antérieure et latérale par 2 racines :
	  - latérale: grosse et sensitive
	  - médiale: petite et motrice
		• trigone ponto-cérébelleux
		• puis dans le cavum trigéminal de *Meckel* (dédoublement de dure-mère où se situe le ganglion trigéminal de *Gasser*)
		  - la racine sensitive traverse le ganglion trigéminal et se divise en nerfs :
		    . V$_1$: nerf ophtalmique gagne la paroi du sinus caverneux, se divise en branches (nasale, frontale, lacrymale), traverse la fissure orbitaire supérieure et entre dans l'orbite
		    . V$_2$: nerf maxillaire gagne la paroi du sinus caverneux, passe par le foramen rond et pénètre dans la fosse infra-temporale
		    . V$_3$: nerf mandibulaire passe par le foramen ovale après s'être uni à la racine motrice du V
		  - la racine motrice passe dans le cavum trigéminal, sous le ganglion trigéminal et fusionne avec le V$_3$
			• V$_1$: orbite puis 1/3 supérieur de la face
			• V$_2$: canal infra-orbitaire puis 1/3 moyen de la face
			• V$_3$ et racine motrice : 1/3 inférieur de la face

VI : nerf abducens	• sillon médullo-pontique	• perfore la dure-mère et chemine sur la face postérieure du rocher puis croise son bord supérieur • traverse le sinus caverneux • sort du crâne en pénétrant dans la fissure orbitaire supérieure pour entrer dans l'orbite • passe dans l'anneau tendineux commun	• muscle droit latéral

(Suite)

APPAREIL NERVEUX
SYSTÈME NERVEUX PÉRIPHÉRIQUE

Tableau 11-6. Suite.

Nerfs	Origine apparente	Trajet	Terminaison
VII : nerf facial	• sillon médullo-pontique, en dehors du VI	• le VII et le VII bis parcourent le méat auditif interne, puis le canal facial de l'os temporal • se réunissent dans le ganglion géniculé en un seul cordon qui sort du canal (et du crâne) par le foramen stylo-mastoïdien et pénètre dans la parotide • se divise en 2 branches terminales	• glande parotide
VII bis : nerf intermédiaire (de *Wrisberg*)	• sillon médullo-pontique en dehors du VII	idem VII	

VIII : nerf cochléo-vestibulaire	• sillon médullo-pontique, en dehors du VII et du VII bis
	• 2 racines distinctes :
	  - le nerf cochléaire dont les corps cellulaires sont dans le ganglion spiral : informations auditives
	  - le nerf vestibulaire dont les corps cellulaires sont dans le ganglion vestibulaire : informations sur l'équilibre
		• suit le trajet du VII jusqu'au fond du méat acoustique interne puis traverse l'angle ponto-cérébelleux	• moelle allongée : relais dans les noyaux cochléaires de la moelle allongée avec constitution du lemnisque latéral, le 2e neurone voie auditive

IX : nerf glosso-pharyngien	• moelle allongée (partie haute et latérale)	• sort du crâne par le foramen jugulaire • donne les nerfs tympanique et petit pétreux • longe la paroi latérale du pharynx	• base de la langue
X : nerf vague	• moelle allongée sous l'origine du IX	• sort du crâne par le foramen jugulaire • chemine dans la gaine carotidienne • longe l'œsophage thoracique • traverse le hiatus œsophagien du diaphragme	• région abdominale

XI : nerf accessoire	• origine moelle spinale : réunion de plusieurs filets issus du cordon médullaire latéral, en avant des 6 1res racines cervicales postérieures
	• origine moelle allongée : réunion de 4 à 5 filets radiculaires émergeant de la moelle allongée au-dessous du X
		• dans le canal vertébral
		• par le *foramen magnum*
		• par le foramen jugulaire
		• les filets issus de la moelle allongée s'unissent à la racine spinale au niveau du foramen jugulaire juste avant la sortie du crâne
		• le nerf spinal ainsi formé traverse le foramen jugulaire et se divise à sa sortie en 2 branches terminales :
		  - médiale : vers le X (ganglion plexiforme)
		  - latérale : vers les muscles sterno-cléido-mastoïdien et trapèze
			• muscle trapèze
			• muscle sterno-cléido-mastoïdien

(Suite)

APPAREIL NERVEUX
SYSTÈME NERVEUX PÉRIPHÉRIQUE

Tableau 11-6. Suite.

Nerfs	Origine apparente	Trajet	Terminaison
XII : nerf hypoglosse	• moelle allongée (sillon antéro-latéral ou pré-olivaire)	• sort du crâne par le canal de l'hypoglosse (os occipital) • en dehors de l'artère carotide interne et du nerf vague • forme une courbe : l'arc du nerf hypoglosse • atteint la racine de la langue au-dessus de l'os hyoïde	• face latérale de la langue

Tableau 11-7. Principales caractéristiques fonctionnelles des nerfs crâniens.

Nerfs	Nom	Fonction	Corrélation anatomo-clinique
I	olfactif	• olfaction	• anosmie
II	optique	• vision	• cécité monoculaire • hémianopsie bitemporale si lésion du chiasma optique
III	oculo-moteur	• muscles extrinsèques de l'œil : droit supérieur, droit inférieur, oblique inférieur, droit médial, élévateur des paupières supérieures • muscles intrinsèques de l'œil : constricteur de la pupille, circonférentiel du corps ciliaire	• paralysie oculomotrice (impossibilité de déplacer l'œil en dedans, en haut et en bas) • ptosis • mydriase
IV	trochléaire	• muscle extrinsèque de l'œil : oblique supérieur	• paralysie oculomotrice (impossibilité de déplacer l'œil en bas et en dedans)
V	trijumeau	• sensibilité face • muscles de la mastication	• névralgie du V • difficultés masticatoires
VI	abducens	• muscle extrinsèque de l'œil: droit latéral	• paralysie oculomotrice (impossibilité de déplacer l'œil en dehors)
VII	facial	• muscles de la mimique • muscles platysma, stylo-hyoïdien, ventre postérieur du muscle digastrique et stapédien (oreille moyenne)	• paralysie faciale périphérique
VII bis	intermédiaire	• sensitif pour la zone de *Ramsay-Hunt* (conque, méat acoustique latéral, face latérale du tympan) • goût des 2/3 antérieurs de la langue • sécrétoire pour les glandes lacrymales et salivaires	• perte de la sensibilité de la zone de *Ramsay-Hunt* • agueusie des 2/3 antérieurs de la langue • trouble des sécrétions salivaires et lacrymales
VIII	cochléo-vestibulaire	• audition • équilibre	• hypo-acousie, surdité • vertiges
IX	glosso-pharyngien	• muscle stylo-pharyngien • sensitif pour l'oro-pharynx, les tonsilles, l'oreille moyenne, la trompe auditive • goût et sensibilité du 1/3 postérieur de la langue • sécrétoire pour la parotide • sinus et glomus carotidiens	• signe du rideau (déplacement vers le haut et le côté sain de la paroi postérieure du pharynx) • trouble de la déglutition • dysgueusie (trouble de la perception du goût) • abolition du réflexe nauséeux

(Suite)

APPAREIL NERVEUX
SYSTÈME NERVEUX PÉRIPHÉRIQUE

Tableau 11-7. Suite.

Nerfs	Nom	Fonction	Corrélation anatomo-clinique
X	vague	• moteur pour le voile du palais, une partie du larynx et du pharynx, le muscle palato-glosse • sensitif pour le pharynx, le larynx, l'épiglotte • sinus et glomus carotidiens • autonome pour la plupart des viscères	• paralysie du voile du palais • trouble de la déglutition • raucité de la voix • liste non exclusive
XI	spinal	• muscle sterno-cléido-mastoïdien et partie supérieure du muscle trapèze	• paralysie de la rotation de la tête vers le côté sain • difficulté à hausser l'épaule
XII	hypoglosse	• la plupart des muscles de la langue, muscles génio-hyoïdien et thyro-hyoïdien	• paralysie de l'hémi-langue

Nerfs spinaux (fig. 11-71)

Les nerfs spinaux sont des nerfs mixtes issus de la moelle spinale.

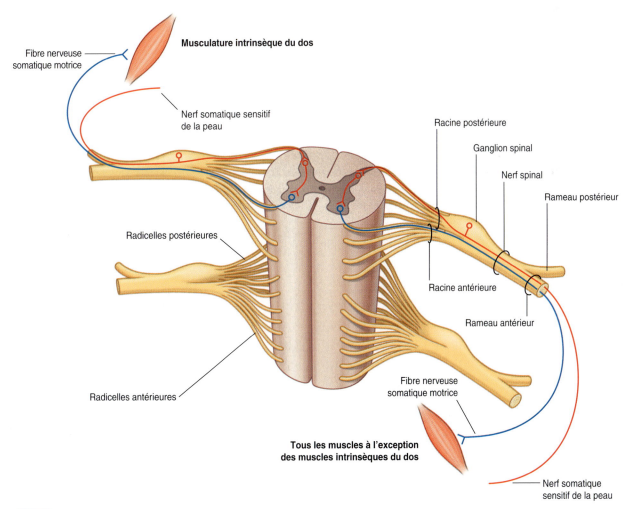

▶ 11-71
Structure d'un nerf spinal.
© Drake 2015.

APPAREIL NERVEUX
SYSTÈME NERVEUX PÉRIPHÉRIQUE

Ils naissent de la fusion de radicelles ventrales et dorsales émergeant des sillons latéro-ventral et latéro-dorsal d'un segment médullaire. Ces radicelles fusionnent en :
- une racine antérieure (fibres nerveuses des neurones moteurs dont les corps cellulaires sont dans la moelle) ;
- une racine postérieure (fibres nerveuses des neurones sensitifs dont les corps cellulaires sont dans le ganglion spinal, à l'extrémité de la racine postérieure, hors de la moelle).

Les 2 racines fusionnent en nerf spinal qui quitte le canal vertébral par le foramen inter-vertébral puis se divise en :
- un petit rameau dorsal destiné aux muscles intrinsèques du dos et à une fine bande cutanée du dos (de la région glutéale à la partie postérieure du dos et du cou) ;
- un volumineux rameau ventral qui innerve la majorité des autres muscles squelettiques et la peau (sauf la tête).

Trajet (fig. 11-72)

La moelle spinale est plus courte que le canal vertébral et les racines des nerfs spinaux sont de plus en plus longues et obliques vers le bas. En cervical, elles sont pratiquement horizontales puis deviennent progressivement de plus en plus obliques le long de la moelle thoracique puis de plus en plus verticales le long de la moelle lombo-sacrale. À ce niveau, les nerfs spinaux descendent verticalement sous la moelle dans le cul-de-sac dural. L'ensemble de ces racines nerveuses lombo-sacrales constituent les nerfs de la queue de cheval. Ils sont responsables de la motricité et de la sensibilité des membres inférieurs, des sphincters et du périnée.

Nomenclature (fig. 11-73)

Il existe 31 segments médullaires et 31 paires de nerfs spinaux :
- 8 paires de nerfs cervicaux, C1 à C8 ;
- 2 paires de nerfs thoraciques, T1 à T12 ;
- 5 paires de nerfs lombaux, L1 à L5 ;
- 5 paires de nerfs sacraux, S1 à S5 ;
- 1 paire de nerfs coccygiens, Co.

> **À noter**
>
> Les 7 premières paires de nerfs spinaux émergent au-dessus du pédicule de la vertèbre du même nom, le nerf C8 émerge entre C7 et T1, les autres nerfs émergent sous le pédicule de la vertèbre du même nom.

APPAREIL NERVEUX
SYSTÈME NERVEUX PÉRIPHÉRIQUE

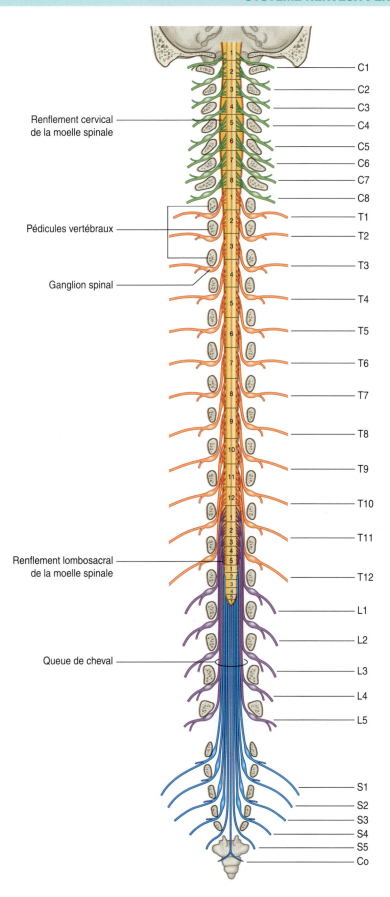

▶ 11-72
Trajet des nerfs spinaux au sein du canal vertébral.
© Drake 2015.

APPAREIL NERVEUX
SYSTÈME NERVEUX PÉRIPHÉRIQUE

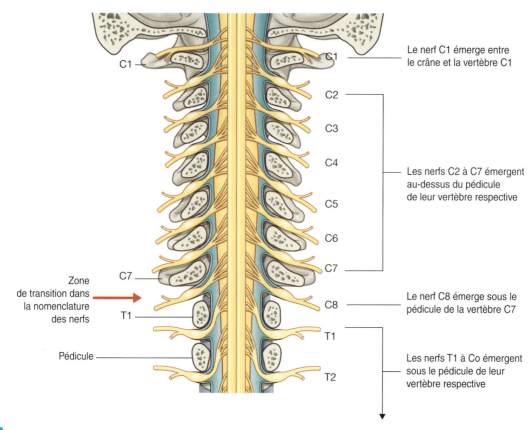

▶ **11-73**
Nomenclature des nerfs spinaux.
© Drake 2015.

Métamérie (fig. 11-74)

L'origine de chaque nerf spinal s'étend sur une certaine hauteur de moelle ou segment médullaire. Un segment et ses racines prennent donc en charge un territoire sensitif, ou dermatome, et un territoire moteur, ou myotome.

> **À noter**
>
> Les territoires cutanés couverts par les dermatomes se chevauchent mais il existe pour chaque dermatome une zone spécifique permettant de l'identifier.
> Les myotomes sont plus difficiles à identifier car un même muscle squelettique appartient à plusieurs myotomes et est donc innervé par plusieurs niveaux médullaires.

> **À noter**
>
> Un métamère est un segment de moelle spinale défini par l'émergence des racines ventrale et dorsale d'un nerf spinal à droite et à gauche.

> **En clinique**
>
> Lors de lésions médullaires ou de lésions d'un nerf spinal, l'examen de la sensibilité cutanée des dermatomes permet de déterminer le niveau de la lésion.

APPAREIL NERVEUX
SYSTÈME NERVEUX PÉRIPHÉRIQUE

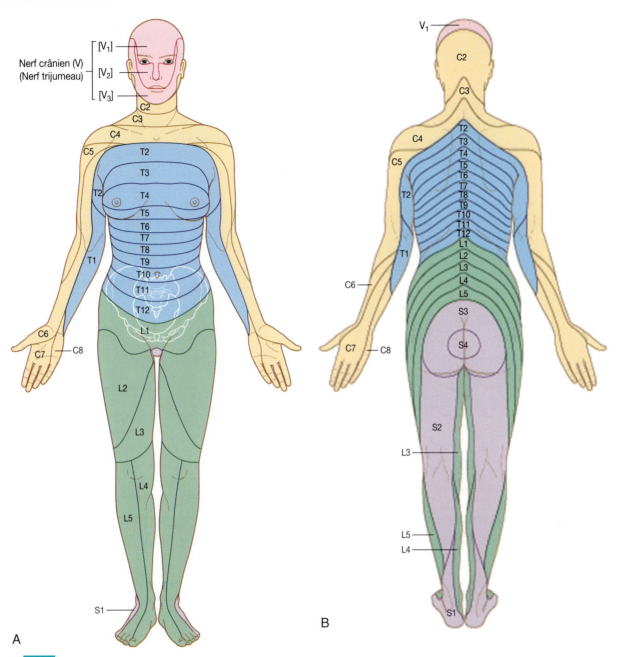

▶ 11-74
Dermatomes.
A) Vue antérieure.
B) Vue postérieure.
© Drake 2015.

APPAREIL NERVEUX
SYSTÈME NERVEUX PÉRIPHÉRIQUE

Plexus (fig. 11-75)

Les plexus sont des réseaux anastomotiques de nerfs périphériques, principalement destinés à assurer l'innervation du pelvis et des membres supérieurs et inférieurs.

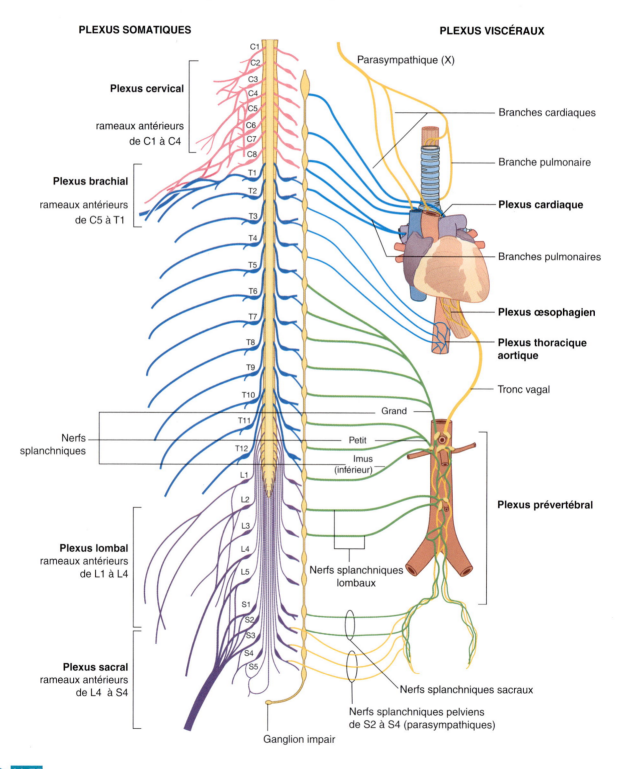

▶ 11-75
Plexus nerveux (gauche).
© Drake 2015.

APPAREIL NERVEUX
SYSTÈME NERVEUX PÉRIPHÉRIQUE

Cervical (fig. 11-76 et 11-77)

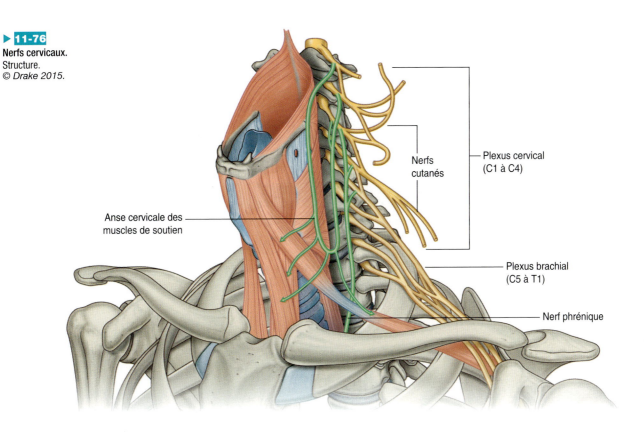

▶ 11-76
Nerfs cervicaux.
Structure.
© Drake 2015.

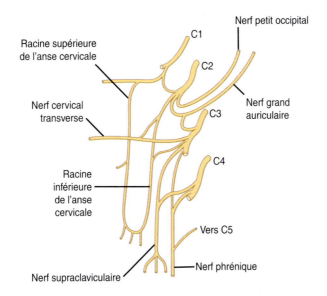

▶ 11-77
Plexus cervical.
© Drake 2015.

APPAREIL NERVEUX
SYSTÈME NERVEUX PÉRIPHÉRIQUE

Constitution

Le plexus cervical est constitué par l'anastomose des rameaux antérieurs des quatre premiers nerfs cervicaux (C1 à C4) unis entre eux par 3 anses (tableau 11-8) :
- anse de l'atlas entre les rameaux antérieurs de C1 et C2 ;
- anse de l'axis entre les rameaux antérieurs de C2 et C3 ;
- entre les rameaux antérieurs de C3 et C4.

Le plexus cervical fournit des rameaux (directs ou issus des anses) :
- cutanés superficiels : plexus cervical superficiel ;
- moteurs profonds ;
- anastomotiques avec les nerfs crâniens, dont l'anse cervicale avec le nerf hypoglosse (XII).

Il reçoit des rameaux communicants du tronc sympathique (ganglion cervical supérieur et moyen).

> **En clinique**
>
> Une lésion du nerf phrénique sur son trajet entraîne une paralysie d'un hémi-diaphragme pouvant occasionner une dysfonction respiratoire (ou parfois rester asymptomatique) avec élévation de la coupole diaphragmatique.
> Une lésion médullaire haute au-dessus et au niveau de C3-C5 se complique de paralysie diaphragmatique bilatérale et nécessite une aide ventilatoire.

Tableau 11-8. Rameaux du plexus cervical.

Nom	Origine	Terminaison	Territoire/Fonction
plexus cervical superficiel			
nerf petit occipital	• anse C2-C3 ou C2	• contournent le bord postérieur du muscle sterno-cléido-mastoïdien et perforent la lame superficielle du fascia cervical pour devenir sous-cutanés	• peau des régions mastoïdienne et occipitale
nerf grand auriculaire	• anse C2-C3		
nerf transverse du cou	• C3		• peau des parties antérieure et latérale du cou
nerf supra-claviculaire	• anse C3-C4 et C4		• peau de l'épaule, de la clavicule, jusqu'à la 2e côte
rameaux moteurs			
nerf phrénique	• racine principale de C4 • racines secondaires de C3 et C5	• parcourt le cou et le thorax • se termine au diaphragme	• sensitif et moteur pour le diaphragme
rameau pré-vertébral	• anse C1-C2 ou C1	• muscle droit antérieur de la tête	• flexion de la tête
rameau pré-vertébral	• anse C1-C2 ou C1	• muscle droit latéral de la tête	• inclinaison homolatérale de la tête
rameau pré-vertébral	• anse C1-C2 ou C2	• muscle long de la tête	• flexion de la tête
rameau pré-vertébral	• anse C2-C3	• muscle long du cou	• flexion de la tête • rotation controlatérale de la tête

anse cervicale	• anastomose entre :
	  - racine supérieure : elle-même anastomose entre C1 et le XII
	  - racine inférieure : elle-même anastomose C2-C3
		• muscles infra-hyoïdiens	• rôle phonatoire (abaissement du larynx et raccourcissement des cordes vocales)

Trajet (fig. 11-78)

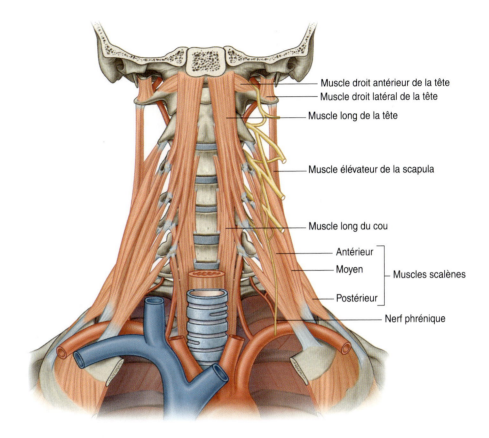

▶ **11-78**
Muscles pré-vertébraux et latéro-vertébraux innervés par le plexus cervical.
© Drake 2015.

Le plexus cervical se forme dans l'épaisseur des muscles cervicaux qui constituent le plancher du triangle postérieur dans la lame pré-vertébrale du fascia cervical. Le triangle postérieur est limité en avant par le muscle sterno-cléido-mastoïdien et en arrière par le muscle trapèze.

Brachial

Constitution (fig. 11-79)

Le plexus brachial est formé par les rameaux antérieurs des 4 derniers nerfs cervicaux (C5 à C8) et du 1er nerf thoracique (T1). Il reçoit une anastomose venant du rameau antérieur de C4.
Les anastomoses de ces rameaux forment des troncs (supérieur, moyen, inférieur) qui se divisent en branches ventrales et dorsales. Les fibres de celles-ci se groupent en faisceaux (dorsal, latéral, médial) dont naissent les rameaux collatéraux ou terminaux du plexus.

APPAREIL NERVEUX
SYSTÈME NERVEUX PÉRIPHÉRIQUE

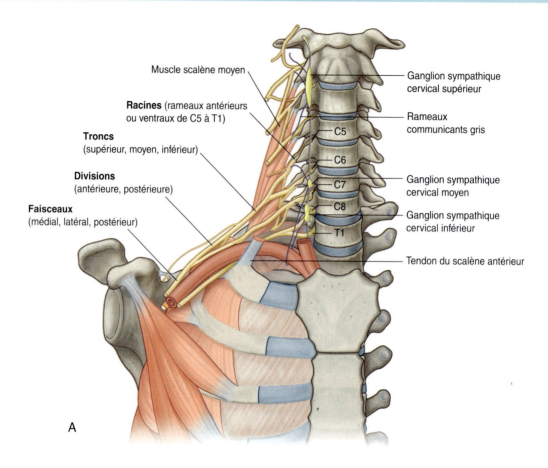

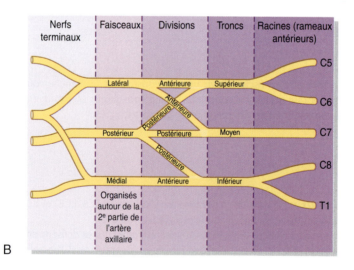

▶ 11-79

Plexus brachial.
A) Principaux composants du cou et de la région axillaire.
B) Représentation schématique des différentes parties du plexus brachial.
© Drake 2015.

APPAREIL NERVEUX
SYSTÈME NERVEUX PÉRIPHÉRIQUE

Les nerfs du plexus brachial sont (tableau 11-9) :
- des branches collatérales des rameaux antérieurs des nerfs spinaux concernés ;
- des branches collatérales des troncs ;
- ou des branches collatérales ou terminales des faisceaux.

Le plexus brachial correspond au territoire radiculaire C5-T1 et innerve principalement le membre supérieur ainsi que des muscles de la paroi thoracique et de la ceinture scapulaire.

À noter

La dénomination postérieure, latérale ou médiale des faisceaux indique leur position par rapport à l'artère axillaire et le territoire de distribution des branches émises par les faisceaux : régions postérieure, latérale ou médiale du membre supérieur.

En clinique

Le syndrome du canal carpien est lié à la compression du nerf médian dans le canal carpien. Il se manifeste par des fourmillements, une sensation d'engourdissement et parfois des douleurs du pouce, de l'index, du médian et de la 1/2 de l'annulaire. Ces signes disparaissent en secouant la main pendant quelques minutes. Ultérieurement, on peut noter une atteinte motrice avec diminution de la force de préhension du pouce et lâchage des objets dans la vie quotidienne.

La lésion du nerf ulnaire entraîne une main en griffe par paralysie des muscles fléchisseurs des doigts (interosseux et lombricaux) occasionnant une prépondérance des extenseurs. La main en griffe est produite par l'extension permanente des premières phalanges sur le métacarpe avec flexion des 2es et 3es phalanges sur les premières. Elle est due à l'atrophie des muscles interosseux. Le pouce et le 5e doigt ne peuvent par ailleurs plus entrer en contact l'un avec l'autre.

La lésion du nerf radial entraîne une main en col de cygne (tombante) par paralysie des extenseurs.

Tableau 11-9. Plexus brachial.

Troncs/rameaux	Faisceaux/rameaux	Branches collatérales et terminales	Territoires
• tronc supérieur : C5 + C6 + rameau de C4	• faisceau dorsal, formé par les branches de division dorsales des 3 troncs	• nerf axillaire (C5-C6)	• peau du moignon de l'épaule • muscles deltoïde et petit rond
		• nerf radial (C5-T1)	• peau des faces postérieure du bras et de l'avant-bras, latérale du poignet et dorso-latérale de la main • muscles des compartiments postérieurs du bras et de l'avant-bras
		• nerf sub-scapulaire supérieur (C5-C6)	• muscle sub-scapulaire
		• nerf sub-scapulaire inférieur (C5-C6)	• muscle sub-scapulaire • muscle grand rond
		• nerf thoraco-dorsal (C6-C8)	• muscle grand dorsal
	• nerf supra-scapulaire (C5-C6)		• muscle supra-épineux • muscle infra-épineux
	• nerf du muscle sub-clavier (C5-C6)		• muscle sub-clavier

(Suite)

APPAREIL NERVEUX
SYSTÈME NERVEUX PÉRIPHÉRIQUE

Tableau 11-9. Suite.

Troncs/rameaux	Faisceaux/rameaux	Branches collatérales et terminales	Territoires
• tronc moyen : C7	• faisceau latéral formé par les branches de division ventrale des troncs supérieur et moyen	• nerf musculo-cutané (C7 + rameaux C5 et C6)	• peau de la face latérale de l'avant-bras • muscles du compartiment antérieur du bras
		• nerf pectoral latéral (C5-C7)	• muscle grand pectoral
		• racine latérale du nerf médian (C6-T1)	• peau palmaire des doigts 1 à 3 et 1/2 du 4ᵉ + face latérale de la main au poignet
• tronc inférieur : C8 + T1	• faisceau médial formé par la branche de division ventrale du tronc inférieur	• racine médiale du nerf médian (C6-T1)	• motricité des muscles des compartiments antérieurs de l'avant-bras (sauf fléchisseur ulnaire du carpe et 1/2 du muscle fléchisseur profond des doigts) et thénar et des 2 muscles lombricaux latéraux
		• nerf ulnaire (C8-T1)	• peau palmaire du 5ᵉ doigt et 1/2 du 4ᵉ et face postérieure des doigts 4 et 5 et 1/2 du 3ᵉ doigt • muscles intrinsèques de la main (sauf ceux innervés par le médian), fléchisseur ulnaire du carpe et 1/2 médiale du muscle fléchisseur profond des doigts
		• nerf cutané médial du bras (C8-T1)	• peau de la face antéro-médiale du 1/3 distal du bras
		• nerf cutané médial de l'avant-bras (C8-T1)	• peau de la face médiale de l'avant-bras
		• nerf pectoral médial (C8-T1)	• muscle petit pectoral
• nerf scapulo-dorsal (C5)			• muscle grand rhomboïde • muscle petit rhomboïde
• nerf thoracique long (C5-C7)			• muscle dentelé antérieur

Trajet

Le plexus brachial présente un trajet supra-claviculaire cervical puis infra-claviculaire axillaire après être passé au-dessus de la 1ʳᵉ côte.

APPAREIL NERVEUX
SYSTÈME NERVEUX PÉRIPHÉRIQUE

Lombal (fig. 11-80)

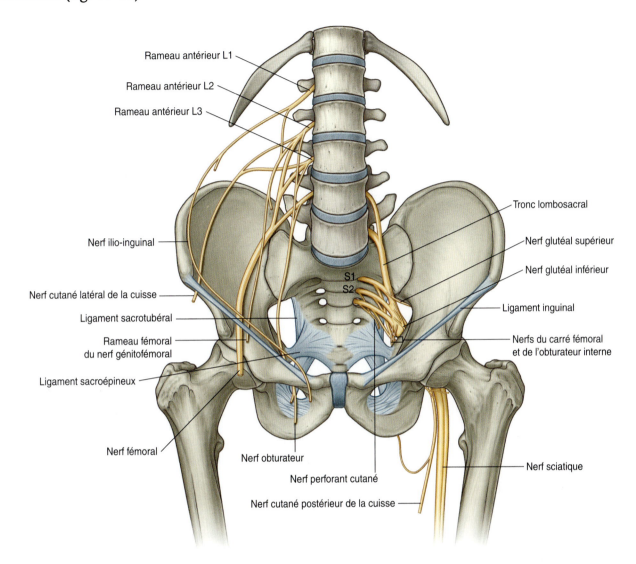

11-80
Rameaux du plexus lombo-sacral.
© Drake 2015.

Constitution
Le plexus lombal est formé par les rameaux antérieurs des trois premiers nerfs lombaux (L1 à L3) et d'une partie de L4 (tableau 11-10).
Il assure principalement l'innervation sensitive des organes génitaux externes et l'innervation sensitive et motrice du membre inférieur.

Trajet
Le plexus lombal se forme entre les 2 chefs du muscle grand psoas.

En clinique
La paralysie du nerf fémoral empêche l'extension du genou ; la flexion de la hanche est réduite, le réflexe patellaire est aboli.

APPAREIL NERVEUX
SYSTÈME NERVEUX PÉRIPHÉRIQUE

Tableau 11-10. Plexus lombal.

Rameaux collatéraux	Rameaux terminaux	Territoires
• nerf ilio-hypogastrique (L1 et participation T12)		• régions latérale de la hanche, inguinale et pubienne • muscles larges abdominaux
• nerf ilio-inguinal (L1)		• partie supérieure de la cuisse et adjacente du périnée • muscles de la paroi abdominale (transverse de l'abdomen et oblique interne)
• nerf génito-fémoral (L1-L2)		• région antéro-supérieure de la cuisse • région antérieure du périnée • muscle crémaster
• nerf cutané latéral de cuisse (L2-L3)		• péritoine pariétal de la fosse iliaque • face antéro-latérale de la cuisse
	• nerf fémoral (L2 à L4)	• faces antérieure de la cuisse, antéro-médiale de genou, médiale de la jambe et bord médial du pied • muscles du compartiment antérieur de la cuisse, iliaque et pectiné
	• nerf obturateur (L2 à L4)	• partie haute de la face médiale de la cuisse • muscles du compartiment médial de la cuisse, muscle pectiné • muscle obturateur externe

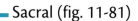
Sacral (fig. 11-81)

Constitution

Le plexus sacral est constitué des fibres issues des racines antérieures de S1 à S3. Il reçoit des fibres issues des racines antérieures de L4 et L5 qui forment le tronc lombo-sacral.

Il assure l'innervation motrice et sensitive de la région glutéale et du membre inférieur (tableau 11-11).

Trajet

Le plexus sacral se forme sur la face antérieure du muscle piriforme. Le tronc lombo-sacral et les racines sacrales convergent vers le foramen ischiatique et fusionnent. La plupart des nerfs issus du plexus sacral quittent la cavité pelvienne pour entrer dans la région glutéale par le foramen ischiatique.

> **En clinique**
>
> Une lésion du nerf obturateur (fracture du bassin) entraîne une paralysie des muscles adducteurs. Il devient impossible de croiser le membre atteint sur le membre sain. La marche et la station debout sont altérées.
>
> Une lésion du nerf glutéal supérieur entraîne un déficit d'abduction de la hanche et un signe de *Trendelenburg* (en appui monopodal sur le membre lésé, le bassin s'incline du côté opposé).
>
> Une lésion du nerf glutéal inférieur entraîne un déficit d'extension de la hanche avec difficultés à rester debout ou à la montée des escaliers.
>
> La « sciatique » désigne les douleurs radiculaires liées à la compression du nerf ischiatique à son origine (hernie discale) ou sur son trajet.

APPAREIL NERVEUX
SYSTÈME NERVEUX PÉRIPHÉRIQUE

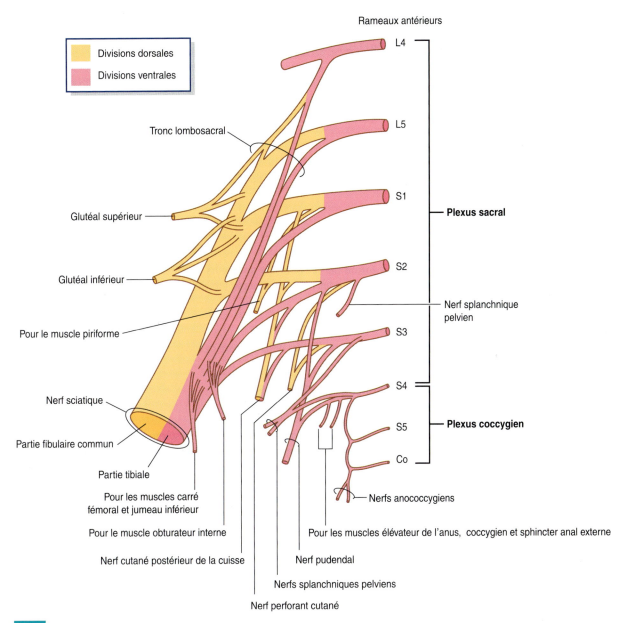

▶ 11-81
Constituants et rameaux des plexus sacral et coccygien.
© Drake 2015.

Tableau 11-11. Plexus sacral.		
Collatérales	**Terminaison**	**Territoires**
• nerf des muscles obturateur interne et jumeau supérieur (L5 à S2)		• muscles obturateur interne et jumeau supérieur
• nerf glutéal supérieur (L4 à S1)		• muscles moyen et petit fessiers, tenseur du fascia lata
• nerf glutéal inférieur (L5 à S2)		• muscle grand fessier
• nerf des muscles carré fémoral et jumeau inférieur (L4 à S1)		• muscles carré fémoral et jumeau inférieur
• nerf du muscle piriforme (S1-S2)		• muscle piriforme
• nerf cutané dorsal de cuisse (S1 à S3)		• face postérieure de la cuisse
• nerf perforant cutané (S2-S3)		• sillon glutéal

(Suite)

APPAREIL NERVEUX
SYSTÈME NERVEUX AUTONOME

Tableau 11-11. Suite.

Collatérales	Terminaison	Territoires
• nerf pudendal (S2 à S4)		• muscles squelettiques périnéaux • majeure partie du périnée, pénis, clitoris
	• nerf ischiatique (L4 à S3)	• muscles du compartiment postérieur de la cuisse sauf le chef court du biceps fémoral • par ses rameaux terminaux, assure l'innervation de la jambe et du pied • sensibilité de la face postéro-latérale de la jambe et du pied

Coccygien

Constitution (fig. 11-81)

Le plexus coccygien est formé par les rameaux antérieurs de S5 et Co. Il reçoit quelques fibres de S4. Ses principaux rameaux sont les nerfs ano-coccygiens qui innervent la peau du triangle anal du périnée.

Trajet

Il traverse le muscle coccygien pour entrer dans la cavité pelvienne.

SYSTÈME NERVEUX AUTONOME

Le système nerveux autonome participe à l'homéostasie.
Il appartient au système nerveux central par ses centres et au système nerveux périphérique par ses voies efférentes. C'est un système non commandé de façon volontaire qui comprend :
- 2 composantes :
  - viscéro-motrice et sécrétoire pour l'innervation des fibres musculaires lisses des viscères à contraction involontaire et l'innervation sécrétoire des glandes,
  - viscéro-sensitive pour la sensibilité viscérale (douleur à la tension ou réplétion des viscères creux, informations mécaniques, chimiques) ;
- 2 systèmes antagonistes, sympathique et para-sympathique, pour les fibres viscéro-motrices et sécrétoire. Pour les fibres viscéro-sensitives, cette distinction n'est pas possible.

Système viscéro-moteur et sécrétoire

Le système viscéro-moteur et sécrétoire est organisé selon 2 systèmes antagonistes, sympathique et para-sympathique.

Organisation générale

Les systèmes sympathique et para-sympathique ont en commun leur organisation générale : centre/neurone pré-ganglionnaire/relais ganglionnaire/neurone post-ganglionnaire/cible périphérique.
Chacun comprend ainsi 3 parties :
- des centres nerveux autonomes, dans le système nerveux central ;
- des voies autonomes appartenant au système nerveux périphérique (neurones pré- et post-ganglionnaires) ;
- des ganglions autonomes appartenant au système nerveux périphérique.

Des différences entre les 2 systèmes existent pour :
- la localisation des centres dans le système nerveux central :
  - colonne latérale des moelles thoracique et lombale pour le sympathique,
  - noyaux du tronc cérébral et colonne latérale de la moelle sacrale pour le para-sympathique ;

- la longueur du neurone pré-ganglionnaire :
  - court pour le sympathique,
  - long pour le para-sympathique ;
- la nature des neurotransmetteurs :
  - acétylcholine et noradrénaline pour le sympathique,
  - acétylcholine pour le para-sympathique ;
- les effets sur l'organisme :
  - le sympathique est ergotrope (dépense énergétique, réactions d'éveil et de défense face au danger),
  - le para-sympathique est trophotrope (restaurateur d'énergie).

Nerfs autonomes

Leurs fibres pré-ganglionnaires sont myélinisées, leurs fibres post-ganglionnaires sont non myélinisées.
Leur organisation est divergente :
- les fibres pré-ganglionnaires réalisent une partie de leur trajet dans un nerf crânien ou spinal ;
- les fibres post-ganglionnaires peuvent ou non avoir un trajet conjoint avec les nerfs périphériques ;
- les fibres post-ganglionnaires sont beaucoup plus nombreuses que les fibres pré-ganglionnaires, en particulier pour le système sympathique, ce qui permet une diffusion plus ubiquitaire des effets du système sympathique.

Ganglions autonomes

Ils sont le siège des synapses entre neurones pré-ganglionnaires (connecteurs) et neurones post-ganglionnaires (effecteurs). On observe 3 ensembles distincts :
- la chaîne sympathique latéro-vertébrale, exclusivement sympathique, de part et d'autre de la colonne vertébrale, en avant des processus transverses ou costiformes des vertèbres. Elle est formée d'une série de ganglions sympathiques étagés et connectés entre eux : 3 ganglions cervicaux (supérieur, moyen et cervico-thoracique), 10 à 11 ganglions thoraciques, 4 ganglions lombaux, 4 ganglions sacraux et un ganglion impair ou coccygien (convergence terminale des 2 chaînes latéro-vertébrales) unis entre eux par des rameaux inter-ganglionnaires. C'est le lieu de transit obligé des fibres sympathiques vers leurs effecteurs ;
- la chaîne pré-vertébrale, de part et d'autre de l'aorte abdominale, sympathique et para-sympathique. Elle est reliée à la chaîne latéro-vertébrale par les nerfs splanchniques et contient les ganglions pré-viscéraux. Ceux-ci forment 2 chaînes discontinues de ganglions ou de plexus (réseau de fibres nerveuses, essentiellement des axones, situé à proximité du viscère qu'il innerve) :
  - au niveau cervical (origine C8-T2) : partie antérieure des ganglions cervicaux,
  - au niveau abdomino-pelvien les plexus sont dits ganglionnés car ils réunissent plusieurs ganglions (fig. 11-82) :
    - le plexus cœliaque lui-même constitué des ganglions cœliaques (ou semi-lunaires), mésentériques supérieurs et aortico-rénaux,
    - le plexus aortique dont le principal ganglion est le ganglion mésentérique inférieur,
    - le plexus hypogastrique supérieur qui quitte la région pré-vertébrale pour la cavité pelvienne en donnant les nerfs hypogastriques qui participent à la formation du plexus hypogastrique inférieur,
    - ces plexus rassemblent les fibres sympathiques et para-sympathiques pour les distribuer conjointement aux viscères de proximité,
  - à partir de ces grands plexus, les fibres peuvent atteindre directement leur cible ou constituer des ganglions ou plexus secondaires appartenant aux ganglions terminaux ;
- les ganglions terminaux, para-sympathiques, sont situés à proximité des viscères : ganglions pré-viscéraux qui s'ils sont issus de la chaîne pré-vertébrale sont appelés plexus secondaires voire à l'intérieur des viscères (ganglions intra-viscéraux) (fig. 11-83) :
  - au niveau céphalique et de haut en bas, ce sont les ganglions :
    - ciliaire, dans l'orbite, contre la face latérale du nerf optique, pour le globe oculaire (muscles sphincter de l'iris et ciliaire),
    - ptérygo-palatin, dans la fosse ptérygo-palatine (répond à l'orifice antérieur du canal ptérygoïdien) pour les glandes lacrymales,
    - sub-mandibulaire (latéral au muscle hyoglosse) et sub-lingual, dans la cavité orale pour les glandes salivaires correspondantes,

APPAREIL NERVEUX
SYSTÈME NERVEUX AUTONOME

- otique, sur la face médiale du nerf mandibulaire (V_3) au-dessous du foramen ovale dans la fosse infra-temporale, pour la glande parotide,
- en dessous de l'étage céphalique, les plexus cardiaque, pulmonaire, œsophagien et hypogastrique inférieur et autres plexus viscéraux.

> **À noter**
>
> Le système nerveux autonome est régulé par l'hypothalamus et la formation réticulaire du tronc cérébral.

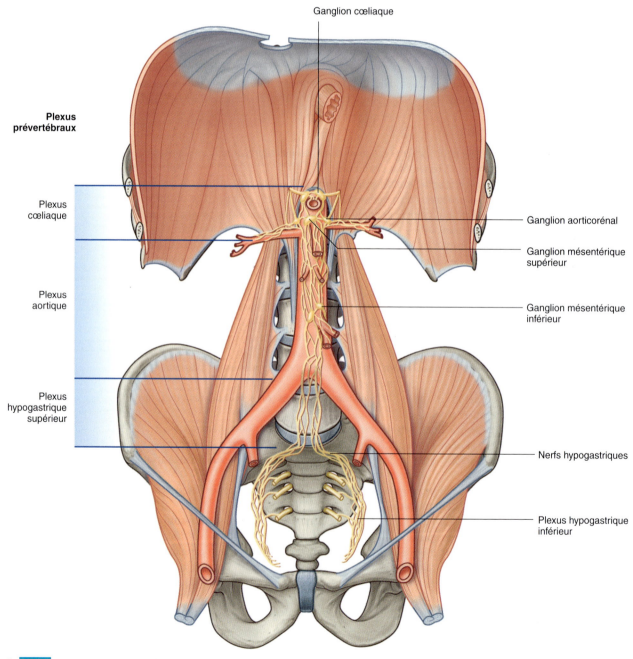

▶ 11-82
Plexus et ganglions pré-vertébraux abdominaux.
© Drake 2015.

APPAREIL NERVEUX
SYSTÈME NERVEUX AUTONOME

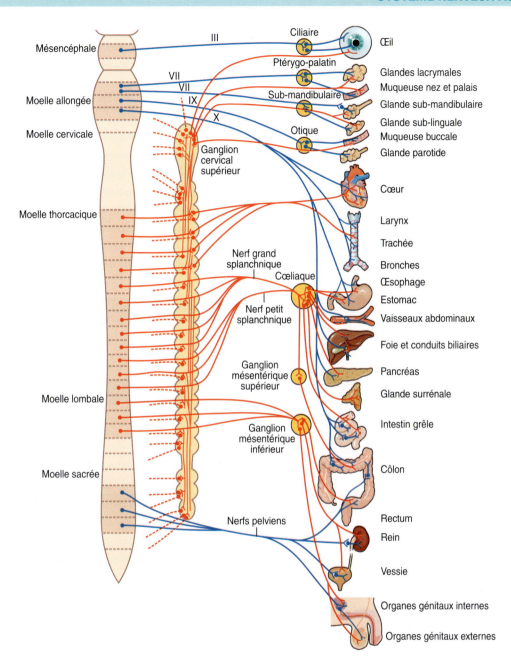

▶ 11-83
Organisation générale du système autonome viscéro-moteur.
© Carole Fumat.

Organisation spécifique du système para-sympathique (fig. 11-83)

Les centres végétatifs para-sympathiques sont situés :
- pour les noyaux autonomes des nerfs crâniens, essentiellement dans la fosse rhomboïde du 4e ventricule ; ils comprennent :
  - au niveau du mésencéphale, le noyau oculo-moteur accessoire (III),
  - au niveau du pont, les noyaux salivaire supérieur et lacrymo-muco-nasal (VII bis),

APPAREIL NERVEUX
SYSTÈME NERVEUX AUTONOME

- au niveau de la moelle allongée, les noyaux dorsal du vague (X) et salivaire inférieur (IX),
- les fibres para-sympathiques issues des centres du tronc cérébral voyagent ensuite dans les nerfs crâniens correspondants ou leurs rameaux pour atteindre les ganglions pré-viscéraux ou intra-viscéraux ;

• dans la colonne latérale (intermédio-ventrale) de la moelle sacrale (segments S2 à S4). Les fibres para-sympathiques issues de la moelle sacrale empruntent les nerfs pelviens jusqu'au plexus hypogastrique inférieur.

> **À noter**
>
> Le terme de nerfs splanchniques pelviens est également employé pour les nerfs pelviens mais semble peu approprié étant donné qu'il ne s'agit pas de nerfs splanchniques qui par définition sont issus du système sympathique.

Le tableau 11-12 résume l'organisation spécifique du système para-sympathique.

> **À noter**
>
> La peau n'a pas d'innervation para-sympathique.

> **En clinique**
>
> La voie efférente para-sympathique du réflexe photomoteur emprunte le trajet du nerf III et se termine au niveau du sphincter de l'iris. C'est une voie à 2 neurones :
> • le 1er neurone suit le III ;
> • le 2e neurone, après relais dans le ganglion ciliaire, constitue le nerf ciliaire court.
> Ses cibles sont le muscle constricteur de la pupille et le muscle ciliaire. Elle assure la contraction pupillaire (myosis).

Organisation spécifique du système sympathique

Les centres sympathiques sont situés dans la corne latérale des moelles thoracique et lombale (T1 à L3). À chaque étage, les axones empruntent la racine ventrale (antérieure) du nerf spinal puis forment le rameau communicant blanc (car myélinisé) et se rendent au ganglion correspondant de la chaîne sympathique latéro-vertébrale.

Dans celle-ci, 3 issues sont possibles (fig. 11-84) :
• synapse directe dans le ganglion avec un neurone post-ganglionnaire qui emprunte le rameau communicant gris pour rejoindre le nerf spinal et gagner sa cible ;
• trajet ascendant ou descendant dans la chaîne latéro-vertébrale via les rameaux inter-ganglionnaires et synapse dans un ganglion à distance avec un neurone post-ganglionnaire ;
• traversée du ganglion sans y faire relais et formation d'un nerf splanchnique qui fait synapse dans un ganglion pré-viscéral de la chaîne pré-vertébrale puis départ d'un nerf viscéral vers sa cible (neurone post-ganglionnaire).

APPAREIL NERVEUX
SYSTÈME NERVEUX AUTONOME

Tableau 11-12. Organisation spécifique du système para-sympathique.

Cible	Centre	Neurone pré-ganglionnaire	Ganglions/plexus	Neurone post-ganglionnaire	Action
• œil	• noyau oculo-moteur accessoire	• nerf oculo-moteur (III)	• ganglion ciliaire	• nerfs ciliaires courts	• myosis • accommodation
• glandes lacrymales et nasales	• noyau salivaire supérieur	• nerf grand pétreux (VII bis)	• ganglion ptérygo-palatin	• rameaux zygomatiques du nerf maxillaire (V_2)	• sécrétion des larmes • sécrétion des glandes nasales
• glandes sub-mandibulaire et sub-linguale	• noyau salivaire supérieur	• nerf de la corde du tympan (VII bis)	• ganglions sub-mandibulaire et sub-lingual	• nerf lingual (V_3)	• sécrétion salivaire
• glande parotide	• noyau salivaire supérieur	• nerf glosso-pharyngien (IX) • nerf petit pétreux	• ganglion otique	• nerf auriculo-temporal (V_3)	• sécrétion salivaire
• cœur	• noyau dorsal du nerf vague (X)	• nerf vague (X) • nerfs cardiaques para-sympathiques (X)	• plexus cardiaque	• fibres dans la paroi des viscères	• bradycardie
• bronches • poumons		• nerf vague (X)	• plexus pulmonaire		• sécrétion bronchique • constriction bronchique
• œsophage		• nerf vague (X)	• plexus œsophagien		• stimulation du péristaltisme • inhibition des sphincters
• estomac • foie • vésicule biliaire • pancréas • intestin grêle • cæcum • appendice • côlon ascendant • côlon transverse • rein • uretère lombal • gonade		• nerf vague (X) (essentiellement droit)	• plexus cœliaque • plexus aortique • plexus hypogastrique supérieur et leurs plexus secondaires : – hépatique – splénique – gastrique – pancréatico-duodénal inférieur – entérique – colique – gonadique – rénal		• stimulation du péristaltisme • sécrétion glandulaire • inhibition des sphincters

(Suite)

APPAREIL NERVEUX
SYSTÈME NERVEUX AUTONOME

Tableau 11-12. Suite.

Cible	Centre	Neurone pré-ganglionnaire	Ganglions/plexus	Neurone post-ganglionnaire	Action
• côlon descendant • côlon sigmoïde	• moelle sacrale (S2-S4)	• nerfs pelviens	• plexus hypogastrique inférieur et ses plexus secondaires : - rectal - urétérique - vésical - utéro-vaginal + participation de fibres issues du plexus hypogastrique supérieur et du ganglion mésentérique inférieur		• stimulation du péristaltisme • inhibition du sphincter interne
• rectum			• plexus rectal		• contraction pariétale • inhibition du sphincter interne de l'anus
• uretère pelvien			• plexus urétérique		• contraction urétérique
• vessie			• plexus vésical		• contraction du détrusor • inhibition du sphincter de la vessie
• organes génitaux sauf gonades			• plexus utéro-vaginal		• érection • sécrétion glandulaire • contraction du col utérin

APPAREIL NERVEUX
SYSTÈME NERVEUX AUTONOME

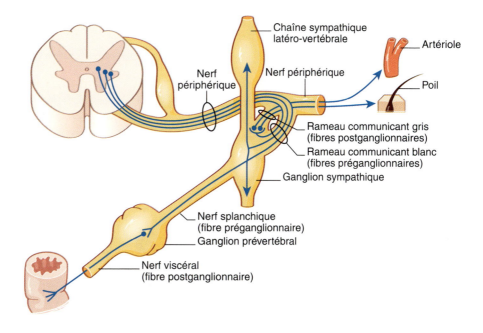

▶ 11-84
Organisation générale du système sympathique viscéro-moteur.
© Carole Fumat.

Le tableau 11-13 résume l'organisation spécifique du système sympathique.

À noter

Le nerf carotidien interne naît de la partie supérieure du ganglion cervical supérieur de la chaîne latéro-vertébrale. Il chemine à l'arrière de l'artère carotide interne jusqu'à son entrée dans le rocher où il se divise en 2 branches dont le plexus carotidien interne qui reste au contact de l'artère et donne diverses branches anastomotiques sympathiques.

En clinique

Le malaise vagal (sensation lipothymique) est dû à un déséquilibre du système nerveux autonome qui s'observe notamment en cas d'orthostatisme prolongé. Celui-ci induit une diminution du retour veineux et du débit cardiaque par accentuation du tonus para-sympathique (bradycardie) et levée paradoxale du tonus sympathique (vasodilatation).

En clinique

Le réflexe photomoteur est la constriction pupillaire (myosis) survenant à l'éclairement d'un œil, assurée par la voie para-sympathique efférente.
La voie efférente sympathique du réflexe photomoteur assure quant à elle la dilatation pupillaire (mydriase). C'est une voie à 3 neurones :
- elle naît dans l'hypothalamus avec un 1er neurone qui descend dans la colonne intermédio-latérale de la moelle ;
- le 2e neurone est entre colonne intermédio-latérale et le ganglion cervical supérieur ;
- le 3e neurone suit la carotide commune (plexus carotidien) puis le V, le V_1 (gagne l'orbite) et forme le nerf ciliaire long.

Ses cibles sont les muscles dilatateur de l'iris et tarsien (muscle rétracteur de la paupière supérieure, à différencier du muscle releveur de la paupière supérieure (III)).
Une atteinte de cette voie donne un syndrome de *Claude-Bernard-Horner* : myosis, ptosis, pseudo-énophtalmie et possible anhidrose.

APPAREIL NERVEUX
SYSTÈME NERVEUX AUTONOME

Tableau 11-13. Organisation spécifique du système sympathique.

Cible	Centre (niveau médullaire)	Neurone pré-ganglionnaire	Ganglions/plexus	Neurone post-ganglionnaire	Action
• œil	C8-T2	• rameau communicant blanc	• cervicaux et thoraciques de la chaîne latéro-vertébrale	• les fibres post-ganglionnaires cheminent le long de la carotide commune puis interne (plexus carotidien interne) puis de l'artère ophtalmique, traversent le ganglion ciliaire sans y faire relais et gagnent le globe oculaire	• mydriase
• glandes lacrymales et nasales	T1-T2			• les fibres post-ganglionnaires gagnent le nerf pétreux profond par le plexus carotidien interne puis cheminent dans le nerf du canal ptérygoïdien, traversent le ganglion ptérygo-palatin et gagnent leur cible	• réduction des sécrétions lacrymale et nasale
• glandes sub-mandibulaire et sub-linguale	T1-T2			• suivent le plexus carotidien interne	• sécrétion visqueuse
• glande parotide	T1-T2			• suivent le plexus carotidien interne avec traversée du ganglion otique	• sécrétion visqueuse
• cœur	T1-T5			• nerfs cardiaques	• tachycardie
• bronches poumons	T1-T7			• rameaux bronchiques	• inconnu
• œsophage	T2-T6			• rameaux œsophagiens	• inhibition du péristaltisme

(Suite)

APPAREIL NERVEUX
SYSTÈME NERVEUX AUTONOME

Tableau 11-13. Suite.

Cible	Centre (niveau médullaire)	Neurone pré-ganglionnaire	Ganglions/plexus	Neurone post-ganglionnaire	Action
• estomac	T6-T9	• nerfs splanchniques	• cœliaque	• rameaux gastriques	• inhibition du péristaltisme • inhibition de la sécrétion gastrique • contraction du pylore
• foie • vésicule biliaire • pancréas	T6-T11			• rameaux hépatiques	• sécrétion d'insuline • néoglucogenèse
• intestin grêle	T6-T12		• cœliaque • mésentérique supérieur	• rameaux entériques	• inhibition du péristaltisme • inhibition de la sécrétion • contraction des sphincters
• cæcum • appendice	T10-T12	• nerfs splanchniques		• rameaux coliques	• inhibition du péristaltisme • inhibition de la sécrétion • contraction des sphincters
• côlon ascendant • côlon transverse	T11-L1		• mésentériques supérieur et inférieur	• rameaux coliques	• inhibition du péristaltisme • inhibition de la sécrétion • contraction des sphincters
• rein • uretère lombal • gonade	T10-L3		• aortico-rénal	• rameaux rénaux • rameaux gonadiques	• inhibition du péristaltisme • libération de rénine
• côlon descendant • côlon sigmoïde	L1-L3		• mésentérique inférieur	• rameaux coliques	• inhibition du péristaltisme • inhibition de la sécrétion • contraction des sphincters
• rectum	L2-L4	• nerfs splanchniques	• plexus hypogastrique inférieur	• rameaux rectaux	• inhibition du péristaltisme • contraction du sphincter interne
• uretère pelvien	T12-L3			• rameaux urétériques	• inhibition du péristaltisme
• vessie	T12-L3			• rameau vésical	• contraction du sphincter de la vessie
• organes génitaux sauf gonades	T12-L3			• rameaux utéro-vaginaux • rameaux prostatiques et déférentiels • nerfs caverneux	• éjaculation • contraction du corps utérin
• glande médullo-surrénale	T10-L1		• cellules chromaffines		• sécrétion de catécholamines
• peau, muscles, vaisseaux	T1-L2		• cervicaux • thoraciques • lombaux • sacraux	• nerfs du plexus brachial, lombal, sacral • nerfs moteurs somatiques	• vasoconstriction • sudation • pilo-érection

APPAREIL NERVEUX
GRANDES VOIES FONCTIONNELLES

Système sensitif

Les récepteurs sont disséminés dans les viscères et comprennent des mécanorécepteurs, sensibles à l'étirement, des chémorécepteurs, sensibles à la composition chimique des liquides, et des nocicepteurs. Les neurones de la sensibilité viscérale empruntent à rebours :
- pour les informations douloureuses, les structures de la voie sympathique vers la corne postérieure de la moelle puis les voies spino-thalamiques ;
- pour les informations non douloureuses et chimiques, les structures de la voie para-sympathique vers le tronc cérébral.

À noter

Les fibres véhiculant la douleur viscérale gagnent le ganglion correspondant de la chaîne para-vertébrale, empruntent les rameaux inter-ganglionnaires et se répartissent vers des ganglions sus-et sous-jacents avant de gagner la corne postérieure de la moelle : les douleurs viscérales sont difficiles à localiser, sourdes.
La convergence sur la corne postérieure des sensibilités viscérales et somatiques explique les douleurs projetées (cf. p. 810, fig. 13-37).

GRANDES VOIES FONCTIONNELLES

Motricité

La motricité peut être :
- phasique ou idiocinétique, pour le mouvement, le déplacement (cinétique) ainsi que les mouvements fins et distaux. Cette motricité repose sur le système pyramidal ;
- tonique ou holocinétique, pour le maintien de l'attitude, la posture (statique) et la préparation du mouvement ainsi que les mouvements globaux et proximaux. Cette motricité repose sur le système extra-pyramidal.

Différentes structures sont impliquées :
- le cortex cérébral moteur, pré-moteur, l'aire motrice supplémentaire et la voie pyramidale ;
- certains ganglions de la base, le thalamus et le système striato-pallidal ;
- le cervelet ;
- le tronc cérébral ;
- la moelle spinale ;
- le système nerveux périphérique.

Les voies de la motricité prennent leur origine dans le cortex ou dans le tronc cérébral puis descendent le long de la moelle spinale pour commander les motoneurones alpha qui contrôlent directement les muscles (voie finale commune). Il existe plusieurs voies de la motricité et les plus connues sont les voies cortico-spinale et cortico-nucléaire qui constituent la voie pyramidale.

Voie cortico-spinale et voie cortico-nucléaire (voie pyramidale) (fig. 11-85)

À noter

La voie pyramidale :
- est la voie de la motricité volontaire ;
- est une voie monosynaptique descendante unissant le cortex central aux motoneurones de la corne antérieure de la moelle spinale ;
- a un trajet vertical avec une décussation basse partielle dans la moelle allongée ;
- a un effecteur périphérique, le muscle squelettique ;
- a un contrôle par le cervelet et les ganglions de la base.

APPAREIL NERVEUX
GRANDES VOIES FONCTIONNELLES

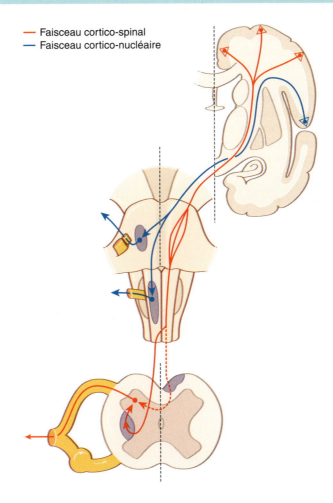

▶ 11-85
Schéma général de la voie pyramidale.
© Carole Fumat.

— Faisceau cortico-spinal
— Faisceau cortico-nucléaire

La motricité volontaire implique une organisation du mouvement en plusieurs étapes :
- planification et programmation dans le cortex pré-frontal-cortex associatif, les ganglions de la base, le cervelet latéral, le cortex pré-moteur/aire motrice supplémentaire ;
- exécution via les voies motrices volontaires (cortico-spinale et cortico-nucléaire) ;
- contrôle par le cervelet intermédiaire.

Origine
Les fibres de la voie pyramidale (1 à 2 millions) prennent naissance dans :
- l'aire 4 (30 %, dont seulement 1/3 à partir des grosses cellules pyramidales de *Betz*) ;
- l'aire 6 (30 %) ;
- les aires pariétales (3-1-2, 40) ;
- et forment 2 faisceaux :
  – cortico-spinal pour la moelle spinale,
  – cortico-nucléaire destiné aux noyaux moteurs des nerfs crâniens.

> **À noter**
>
> Le cortex cérébral comporte 6 couches cellulaires différentes numérotées, de la superficie à la profondeur, I à VI. Les fibres de la voie pyramidale sont issues essentiellement de la couche V.

L'origine de la voie pyramidale suit une organisation somatotopique décrite sous le nom d'homonculus moteur (fig. 11-86). Il s'agit de la représentation somatotopique corticale correspondant aux différentes parties du corps :

APPAREIL NERVEUX
GRANDES VOIES FONCTIONNELLES

- face latérale de l'hémisphère cérébral :
  - région inférieure : pharynx, langue, lèvres,
  - région inférieure et moyenne : face, bouche,
  - région supérieure : main, doigts (dont le pouce), membre supérieur, tronc ;
- face médiale : membre inférieur.

Les parties du corps dont la musculature effectue les mouvements les plus différenciés occupent des zones étendues (par exemple les doigts et la main).

Les parties distales des membres correspondent à la profondeur du sillon central, les parties proximales se projettent plus en surface.

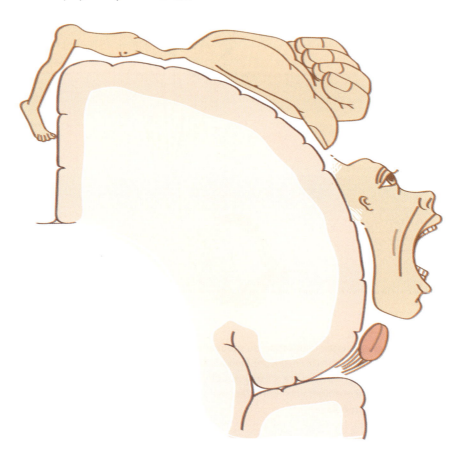

▶ 11-86
Homonculus.
© Carole Fumat.

Trajet (fig. 11-87)

Dans la région de la *corona radiata* :
- les fibres issues du cortex frontal respectent une somatotopie, avec de dedans en dehors les fibres destinées au membre inférieur, au tronc, au membre supérieur et à la face ;
- les fibres issues du cortex pariétal se placent latéralement.

Elles se regroupent ensuite en gardant cette disposition dans la *corona radiata*.

En clinique

Les déficits engendrés par les atteintes de certains territoires artériels s'expliquent par cette disposition somatotopique initiale :
- monoplégie crurale en cas d'infarctus de l'artère cérébrale antérieure (atteinte du faisceau commandant le membre inférieur) ;
- hémiparésie brachio-faciale en cas d'infarctus de l'artère cérébrale moyenne (atteinte des faisceaux commandant la face et le membre supérieur).

APPAREIL NERVEUX
GRANDES VOIES FONCTIONNELLES

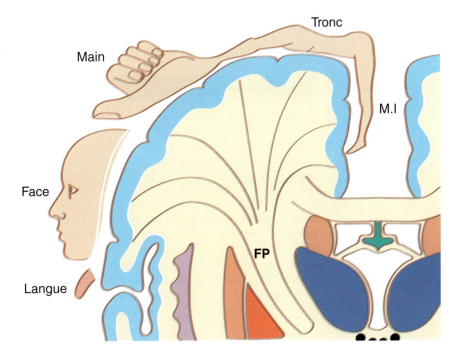

▶ **11-87**
Trajet initial de la voie pyramidale.
FP : faisceau pyramidal ; MI : membre inférieur.
© Carole Fumat.

Dans la région de la capsule interne, la voie pyramidale descend en direction de la capsule interne (lieu de convergence des fibres descendantes pyramidales). La traversée de la capsule interne se fait avec la somatotopie suivante :
- genou : fibres cortico-nucléaires ;
- bras postérieur : fibres cortico-spinales, avec d'avant en arrière les fibres destinées à la face, celles destinées au membre supérieur, celles destinées au tronc et celles destinées au membre inférieur.

En clinique

Un infarctus touchant sélectivement le bras postérieur de la capsule interne engendre une hémiplégie pure des 3 étages (face, membre supérieur, membre inférieur).

Dans la région sub-thalamique, les faisceaux se tordent de sorte que les fibres de la face se placent en dedans, les fibres du membre supérieur au centre et les fibres du membre inférieur en dehors.
Dans le tronc cérébral :
- la voie cortico-nucléaire s'épuise au fur et à mesure de la projection des fibres sur les noyaux des nerfs crâniens ;

À noter

Les fibres de la voie cortico-nucléaire projettent à différents niveaux du tronc cérébral sur les noyaux moteurs des nerfs crâniens. Selon le noyau, ils se terminent de manière controlatérale, homolatérale ou bilatérale (le plus souvent).

- la voie pyramidale parcourt tout le tronc cérébral en position ventrale avec une somatotopie :
  - dans le mésencéphale, elle est dans la partie moyenne des pédoncules cérébraux,
  - dans le pont, elle est en profondeur, dissociée en plusieurs faisceaux par les noyaux pontiques et les fibres ponto-cérébelleuses,
  - dans la moelle allongée :
    - elle forme les pyramides,
    - les dernières fibres cortico-nucléaires destinées aux noyaux des nerfs crâniens se terminent,

– 85 % des fibres du faisceau cortico-spinal croisent la ligne médiane (elles « décussent ») et forment la voie pyramidale croisée. Les 15 % restants sont homolatéraux et forment la voie pyramidale directe qui croise plus bas la ligne médiane dans la moelle spinale.

> **En clinique**
>
> Les syndromes alternes sont dus à des lésions du tronc cérébral et se traduisent cliniquement par :
> - du côté de la lésion, des signes d'atteinte d'un ou plusieurs nerfs crâniens ;
> - du côté opposé, des signes d'atteinte d'une voie longue, pyramidale, sensitive ou cérébelleuse.
>
> Le syndrome de *Weber*, par exemple, est lié à une lésion du mésencéphale et associe une paralysie du III homolatérale et une hémiplégie controlatérale.

Dans la moelle spinale, le faisceau pyramidal croisé chemine près de la moitié dorsale du cordon latéral ou intermédiaire alors que le faisceau pyramidal direct chemine près de la fissure ventrale de la moelle.

La somatotopie est respectée au niveau de la moelle spinale avec de dedans en dehors (fig. 11-88) :
- les fibres cervicales, destinées aux membres supérieurs ;
- les fibres thoraciques, destinées au tronc ;
- les fibres lombales et sacrales, destinées aux membres inférieurs.

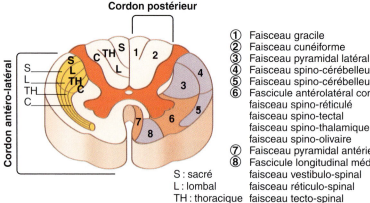

▶ **11-88**
Systématisation de la substance blanche de la moelle.
1. Faisceau gracile
2. Faisceau cunéiforme
3. Faisceau pyramidal latéral
5. Faisceau spino-cérébelleux antérieur
6. Faisceau antéro-latéral (comprenant : faisceaux spino-réticulé, spino-tectal, spino-thalamique, spino-olivaire)
7. Faisceau pyramidal antérieur
8. Fascicule longitudinal médian (comprenant. faisceaux vestibulo-spinal, réticulo-spinal, tecto-spinal, interstitio-spinal)
S : sacré ; L : lombal ; TH : thoracique ; C : cervical.
© Carole Fumat.

> **En clinique**
>
> L'exiguïté de la moelle spinale explique que la séméiologie de ses lésions est souvent bilatérale, contrairement à celle des lésions supra-spinales, habituellement unilatérale : une paraplégie (paralysie des 2 membres inférieurs) ou une tétraplégie (paralysie des 4 membres) sont évocatrices d'une atteinte médullaire spinale.

APPAREIL NERVEUX
GRANDES VOIES FONCTIONNELLES

Terminaison
Les neurones de la voie pyramidale s'articulent aux motoneurones de la couche IX de la corne antérieure de la moelle spinale.

> **À noter**
>
> La majorité des fibres de la voie pyramidale n'atteignent les motoneurones que par l'intermédiaire d'interneurones. On parle néanmoins de voie monosynaptique, les interneurones n'étant pas pris en compte dans le comptage des relais synaptiques.

Les fibres du faisceau pyramidal direct croisent la ligne médiane pour s'articuler avec les motoneurones de la corne antérieure de la moelle du côté opposé. En définitive, la voie pyramidale est donc totalement croisée.
Les informations motrices véhiculées par la voie pyramidale sont alors transmises aux muscles via les nerfs spinaux et leurs regroupements éventuels en plexus (cf. p. 698).

Motricité extra-pyramidale
La motricité extra-pyramidale est la motricité involontaire, notamment la motricité réflexe, et du contrôle de la posture. Les voies extra-pyramidales agissent sur le tonus et l'activité des motoneurones de la voie pyramidale.

Circuit striato-thalamique
Les ganglions de la base appartiennent au système extra-pyramidal. Ils traitent les données corticales (projet moteur) en formant une boucle avec le cortex au travers du thalamus. Ils influencent la planification et l'exécution du mouvement par 2 grandes voies striato-thalamiques antagonistes :
- directe : les neurones gabaergiques du striatum (noyau caudé et putamen) inhibent le *globus pallidus* interne et la partie réticulaire de la substance noire qui ont eux-mêmes une action inhibitrice sur le thalamus (groupe ventral moteur : noyau ventral antérieur et noyau ventral latéral). L'activation de cette voie renforce les projections excitatrices du thalamus sur le cortex cérébral (par inhibition des structures qui inhibent le thalamus) (fig. 11-89) ;
- indirecte : les neurones gabaergiques du striatum inhibent le *globus pallidus* externe qui a lui-même une action inhibitrice sur le noyau sub-thalamique. La résultante de cette double projection inhibitrice est un renforcement de l'activité du noyau sub-thalamique qui stimule le *globus pallidus* interne. Le *globus pallidus* interne voit alors se renforcer sa projection inhibitrice sur le thalamus (groupe ventral moteur) ce qui diminue l'excitation du cortex par celui-ci (fig. 11-90).

> **En clinique**
>
> Dans la maladie de *Parkinson*, la perte des neurones dopaminergiques de la substance noire induit une hyperactivité de la voie indirecte et une hypoactivité de la voie directe. Il en résulte une « raréfaction du mouvement » : akinésie, marche à petits pas, perte du ballant des bras.
> Dans la chorée, la lésion du striatum entraîne une hypoactivité de la voie indirecte et une suractivité de la voie directe avec production de mouvements anormaux.

Cervelet
Le cervelet intervient dans la coordination, la planification et le contrôle du tonus et du mouvement (cf. p. 650).

Voies extra-pyramidales
Les voies extra-pyramidales sont pour la plupart issues de noyaux du tronc cérébral : noyau vestibulaire, noyau rouge (noyau propre du tronc cérébral), formation réticulaire, etc.
Les voies réticulo-spinales ciblent les motoneurones de la moelle spinale. Elles régulent le tonus de

APPAREIL NERVEUX
GRANDES VOIES FONCTIONNELLES

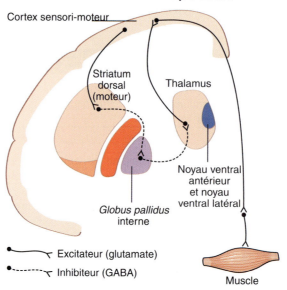

▶ 11-89
Voie directe striato-thalamique.
© Carole Fumat.

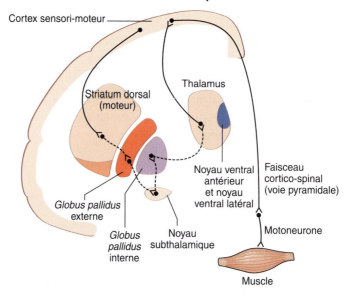

▶ 11-90
Voie indirecte striato-thalamique.
© Carole Fumat.

base et les réflexes de posture. Elles naissent de la partie médiane de la formation réticulaire :
- la voie réticulo-spinale d'origine bulbaire descend dans le cordon latéral de la moelle spinale et commande surtout les muscles distaux ;
- la voie réticulo-spinale d'origine pontique descend dans le cordon antérieur de la moelle spinale et commande surtout les muscles proximaux.

La voie vestibulo-spinale prend son origine dans le noyau vestibulaire latéral (VIII) qui lui-même reçoit des informations du cervelet. Elle naît à la jonction médullo-pontique puis descend vers la moelle spinale selon un faisceau latéral pour se terminer sur les motoneurones périphériques des muscles extenseurs. Son rôle est de rigidifier les membres inférieurs pour contrebalancer un déséquilibre.

APPAREIL NERVEUX
GRANDES VOIES FONCTIONNELLES

> **À noter**
> Le motoneurone est ainsi influencé par la voie cortico-spinale, volontaire, et les voies extra-pyramidales : il constitue « la voie finale commune » des voies pyramidale et extra-pyramidale.

Sensibilité

La sensibilité (ou somesthésie) est une fonction cérébrale qui assure la réception et le traitement de stimulus sensitifs externes et internes. Elle participe au maintien de l'éveil et à la régulation de la motricité. Elle recouvre 2 domaines :
- la sensibilité somatique, consciente, qui traite les informations cutanées, superficielles et les stimulus profonds issus des muscles, tendons et articulations ;
- la sensibilité viscérale, inconsciente, qui véhicule des informations issues des viscères (cf. p. 485).

> **À noter**
> On parle également de voies inconscientes pour les voies de la sensibilité, essentiellement proprioceptives, n'aboutissant pas au cortex. La proprioception désigne l'ensemble des récepteurs, voies et centres nerveux impliqués dans la perception, consciente ou non, de la position relative des parties du corps.

Il existe 2 grands types de sensibilité consciente :
- extra-lemniscale ou spino-thalamique, thermo-algésique (température et douleur) et protopathique (tact grossier) ;
- lemniscale ou cordonale postérieure, qui regroupe les sensibilités proprioceptives et épicritique (tact fin).

D'autres voies existent :
- trigéminale, pour la sensibilité de la face ;
- spino-cérébelleuse et cunéo-cérébelleuse pour la proprioception inconsciente (cf. p. 731), ainsi que spino-olivaire et spino-vestibulaire.

Voies lemniscale et extra-lemniscale (fig. 11-91)

Les voies extra-lemniscale et lemniscale sont toutes les 2 des voies :
- ascendantes à 3 neurones :
  - le 1er neurone, ou protoneurone, a un corps cellulaire dans le ganglion sensitif,
  - le 2e neurone, ou deutoneurone, fait relais dans le thalamus,
  - le 3e neurone est thalamo-cortical ;
- croisées, avec une décussation ;
- avec une organisation somatotopique.

Les voies extra-lemniscale et lemniscale diffèrent par :
- la taille des fibres de leur point de départ :
  - fibres de petit diamètre pour la sensibilité extra-lemniscale,
  - fibres de gros diamètre pour la sensibilité lemniscale ;
- leur lieu de décussation :
  - dans la moelle spinale pour la sensibilité extra-lemniscale,
  - dans la moelle allongée pour la sensibilité lemniscale ;
- leur épuisement respectif :
  - nombreuses collatérales pour la sensibilité extra-lemniscale (20 % atteignent le thalamus),
  - voie quasi directe pour la sensibilité lemniscale.

Protoneurone

Le protoneurone est issu de différents types de récepteurs :
- les extérorécepteurs, situés dans la peau et le fascia superficiel, comprennent :
  - des nocicepteurs, activés spécifiquement par la douleur,

APPAREIL NERVEUX
GRANDES VOIES FONCTIONNELLES

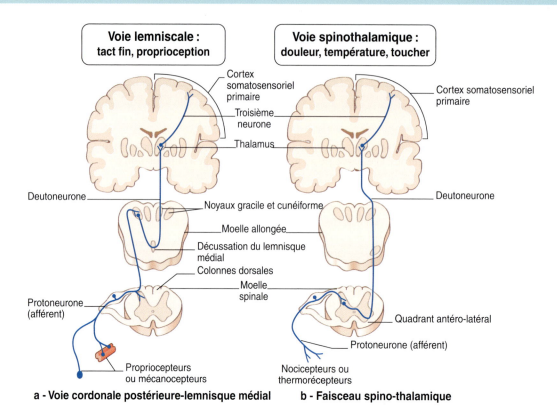

11-91
Grandes voies de la sensibilité.
© Carole Fumat.

- des thermorécepteurs, pour la sensibilité thermique,
- des mécanorécepteurs, dédiés au tact ;
- les propriocepteurs, situés dans le système musculo-squelettique, regroupent :
  - des nocicepteurs musculaires et articulaires,
  - des mécanorécepteurs :
    - fuseaux neuromusculaires, sensibles aux variations passives ou actives de la longueur du muscle strié squelettique et impliqués dans le réflexe mono-synaptique d'étirement et la régulation du tonus musculaire,
    - à bas seuil,
    - organes tendineux de *Golgi* : mécanorécepteurs tendineux spécifiquement sensibles à la tension du tendon.

Les fibres afférentes de ces récepteurs sont classées selon 3 paramètres :
- leur diamètre ;
- leur vitesse de conduction ;
- leur caractère myélinisé (A) ou non myélinisé (C).

Le tableau 11-14 résume les caractéristiques de ces différents types de fibres.
Le protoneurone de la voie extra-lemniscale comporte des fibres Aδ et C, à conduction lente.
Le protoneurone de la voie lemniscale comporte des fibres Aα et Aβ, à conduction rapide.
Leur corps cellulaire est dans le ganglion spinal mais projette sur la moelle avec des dispositions différentes (fig. 11-92) :
- la voie extra-lemniscale forme un contingent latéral qui se termine sur les couches I, II principalement, et V-VI de *Rexed*. Il s'articule alors avec :
  - soit le deutoneurone de la voie spino-thalamique qui croise la ligne médiane,
  - soit le motoneurone alpha de la lame IX, et contribue à un arc réflexe à la base du réflexe d'ostéo-tendineux (cf. p. 635, fig. 11-22) ;
- la voie lemniscale forme un contingent médial qui pénètre le cordon dorsal et se divise en branches :
  - ascendante avec 2 faisceaux :

APPAREIL NERVEUX
GRANDES VOIES FONCTIONNELLES

Tableau 11-14. Caractéristiques des différents types de fibres.

Extérocepteurs	A alpha (Aα)	A bêta (Aβ)	A delta (Aδ)	C
propriocepteurs (correspondance)	Ia et Ib	II	III	IV
diamètre	13–20 µm	5–15 µm	1–5 µm	0,3–1,5 µm
gaine de myéline	++++	+++	+	–
vitesse de conduction	80–120 m/s	40–100 m/s	5–40 m/s	1–2 m/s
stimulus spécifique	• tact fin • kinesthésique (degré d'étirement musculaire, angle de positionnement, mouvement et rapidité de mouvement d'une articulation)	pression légère	pression forte	• pression forte • T°> 45 °C • chimique
modalité	tact, proprioception	tact, proprioception	douleur	douleur

– gracile, en dedans, dont les fibres sont issues des moelles sacrale, lombale et thoracique,
– cunéiforme, en dehors, issu des moelles thoracique haute (T1) et cervicale,

En clinique

Le syndrome cordonal postérieur est lié à une lésion postérieure de la moelle. Il se manifeste par un déficit proprioceptif homolatéral (la voie extra-lemniscale n'a pas encore décussé) avec hémiataxie (manque de coordination sur une moitié du corps) et signe de *Lhermitte* (douleurs en éclair le long du rachis et/ou des membres déclenchées par la flexion de la tête).

– récurrente, vers la corne postérieure et les interneurones inhibiteurs, responsable du *gate control* (cf. p. 730),
– pour le noyau thoracique de *Clarke* (lame VII), qui forme la voie spino-cérébelleuse dorsale issue de la région thoracique (cf. p. 731),
– pour le motoneurone alpha de la lame IX, base du réflexe d'étirement (ostéo-tendineux) (cf. p. 635, fig. 11-22).

▶ **11-92**
Protoneurone des voies de la sensibilité.
© Carole Fumat.

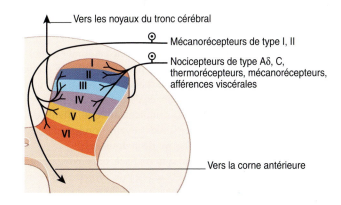

APPAREIL NERVEUX
GRANDES VOIES FONCTIONNELLES

> **En clinique**
>
> La dissociation anatomique des fibres, avec un contingent latéral et un médial, est à l'origine d'une chirurgie d'interruption des voies de la douleur au niveau de la jonction radiculo-médullaire : la radicellotomie postérieure sélective. Celle-ci a pour objectif de sectionner les petites fibres véhiculant la nociception à leur entrée dans la moelle spinale : section des fibres sensitives de petit calibre (Aδ et C) tout en respectant les fibres lemniscales.
> Le syndrome de *Brown-Séquard* s'observe dans les compressions latérales de la moelle (lésion d'une hémi-moelle) et associe :
> - un syndrome déficitaire pyramidal du côté de la compression ;
> - un syndrome cordonal postérieur du côté de la compression (la voie extra-lemniscale n'a pas encore décussé) ;
> - une anesthésie thermo-algique du côté opposé à la compression (la voie lemniscale a décussé).

Deutoneurone

Les deutoneurones de la voie extra-lemniscale décussent dans la partie antérieure de la moelle spinale et forment la commissure grise.

> **En clinique**
>
> Le syndrome syringomyélique résulte de la formation d'une cavité centro-médullaire : cavité liquidienne (hydromyélie) ou tumeur (épendymome). Le résultat est l'interruption de la décussation des deutoneurones de la sensibilité à la douleur, au chaud et au froid sur une hauteur de plusieurs métamères. La lésion réalise une anesthésie thermo-algique suspendue et dissociée (car le tact est conservé).

Il existe un regroupement des axones des deutoneurones dans le cordon antéro-latéral de la moelle selon une organisation somatotopique (fibres sacrales en dehors et cervicales en dedans).

> **En clinique**
>
> Le syndrome spino-thalamique comporte des douleurs thermiques (brûlures ou engelures) souvent pénibles. Il est lié à l'atteinte du cordon antéro-latéral de la moelle et est donc controlatéral à la lésion (la voie lemniscale a décussé).
> L'examen met en évidence typiquement une hyperpathie : la piqûre par une épingle est perçue avec retard, elle diffuse sur une zone plus ou moins étendue et elle est perçue comme une brûlure.

La sensibilité extra-lemniscale s'organise alors en 3 voies (croissant de *Déjerine*) qui parcourent le cordon antéro-latéral de la moelle puis le tronc cérébral où elles s'épuisent en partie (fig. 11-93) :
- la voie néo-spino-thalamique, accolée au lemnisque médial, localise la douleur et projette sur le noyau ventral postéro-latéral du thalamus. Elle permet une réaction de défense rapide ;
- la voie paléo-spino-thalamique, également située dans le cordon antéro-latéral de la moelle spinale, en avant de la voie néo-spino-thalamique, envoie de nombreuses collatérales vers la formation réticulaire puis projette sur les noyaux non spécifiques du thalamus et finalement sur le cortex associatif (composante affective de la douleur) ;
- la voie spino-réticulaire, mal systématisée, qui envoie de nombreuses collatérales homo- et controlatérales vers la formation réticulaire puis projette sur les noyaux réticulaires du thalamus. Elle est responsable des réactions d'éveil à la douleur.

APPAREIL NERVEUX
GRANDES VOIES FONCTIONNELLES

▶ **11-93**
Voie extra-lemniscale.
Décussation et organisation dans le cordon antéro-latéral de la moelle.
© Carole Fumat.

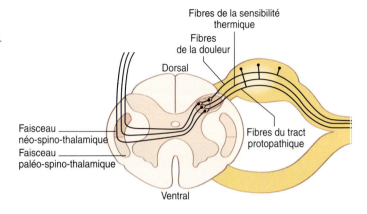

À noter

La voie paléo-spino-thalamique et la voie spino-réticulaire sont parfois considérées comme une entité unique.
La voie néo-spino-thalamique forme un faisceau compact dans le quadrant antéro-latéral de la moelle spinale à l'origine d'une chirurgie d'interruption des voies de la douleur, la cordotomie antéro-latérale.

Les deutoneurones de la voie lemniscale proviennent :
- du noyau gracile de *Goll*, situé dans la moelle allongée et qui reçoit les protoneurones du faisceau gracile. Ils forment avec les deutoneurones du faisceau cunéiforme le lemnisque médial (*ruban de Reil médian*) ;
- du noyau cunéiforme de *Burdach*, situé dans la moelle allongée et qui reçoit les protoneurones du faisceau cunéiforme. Ils participent à la constitution du lemnisque médial.

Le lemnisque médial décusse dans la partie inférieure de la moelle allongée (décussation sensitive de la moelle allongée) (fig. 11-94). Les fibres du noyau gracile se disposent en avant, celles du faisceau cunéiforme en arrière.
Dans le tronc cérébral, il adopte un trajet ascendant et les fibres du faisceau gracile se placent progressivement en dehors et celles du noyau cunéiforme en dedans. Il reçoit des afférences des noyaux sensitifs des nerfs vague (X) et accessoire (XI) ainsi que du nerf trijumeau (V).
Le lemnisque médial fait finalement relais dans le noyau ventral postéro-latéral du thalamus selon une organisation somatotopique :
- les fibres du membre inférieur (faisceau gracile) projettent sur la partie latérale du noyau, en dehors ;
- les fibres du membre supérieur (faisceau cunéiforme) projettent sur la partie latérale du noyau, en dedans.

▶ **11-94**
Décussation de la voie lemniscale.
© Carole Fumat.

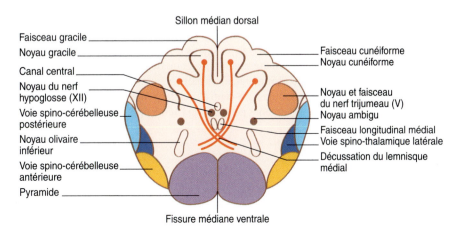

APPAREIL NERVEUX
GRANDES VOIES FONCTIONNELLES

> ### En clinique
>
> Les lésions du noyau ventro-postéro-latéral du thalamus entraînent des douleurs permanentes, controlatérales, que viennent renforcer des paroxysmes déclenchés par le frottement des draps ou des vêtements (hyperesthésie), les variations de température, les bruits, les émotions.
> L'examen montre une hyperpathie et une hypo-esthésie de l'hémicorps du côté hyperpathique. Ce syndrome thalamique a été décrit initialement par *Déjerine*.

> ### À noter
>
> Les douleurs cutanées provoquent une double activation, rapide de la voie lemniscale (tact), et lente de la voie extra-lemniscale (nocicepteurs). Les fibres Aα et β de la voie lemniscale polarisent le neurone intercalaire sur lequel projettent les fibres Aδ et C de la voie extra-lemniscale, ce qui bloque la transmission de l'influx douloureux. C'est la théorie du contrôle de la porte ou *gate control* qui explique pourquoi, après un coup, se frotter la peau au même endroit diminue la douleur.
> À côté du contrôle de la porte, il existe un autre système inhibiteur de la douleur, descendant, issu du tronc cérébral, le contrôle inhibiteur diffus nociceptif. Celui-ci est à l'origine du masquage d'une douleur par une autre douleur. Lorsque 2 stimulations nociceptives sont appliquées sur 2 régions distinctes et distantes du corps, le stimulus le plus faible est inhibé.

Troisième neurone

Le 3ᵉ neurone de la voie extra-lemniscale va :
- pour les voies néo-spino-thalamique et paléo-spino-thalamique, respectivement du noyau ventral postéro-latéral et des noyaux thalamiques non spécifiques au cortex :
  - du gyrus post-central (ou aire somesthésique primaire), où a lieu la discrimination des douleurs,
  - de l'aire somesthésique secondaire, située en arrière de l'aire somesthésique primaire, où a lieu l'intégration des différentes informations somesthésiques,
  - du cortex insulaire postérieur, pour l'intégration de la perception et de la douleur thermiques,
  - du gyrus cingulaire antérieur, responsable d'une composante affective de la douleur.

> ### À noter
>
> La voie spino-réticulaire se termine dans les noyaux réticulaires du thalamus et n'envoie pas de 3ᵉ neurone vers le cortex.

Le 3ᵉ neurone de la voie lemniscale rejoint l'aire somesthésique primaire située dans le cortex post-central. Les axones issus du noyau ventral postéro-latéral empruntent le bras postérieur de la capsule interne et se projettent sur le gyrus post-central, en arrière du sillon central, selon une somatotopie décrivant l'homonculus sensitif :
- la face latérale du gyrus post-central reçoit de bas en haut les informations sensitives de la face (sensibilité trigéminale), puis de la main, de l'avant-bras, du bras et du tronc de l'hémicorps opposé (territoire brachio-facial) ;
- le lobule para-central, à la face médiale, reçoit les informations sensitives du membre inférieur et des organes génitaux de l'hémicorps opposé.

APPAREIL NERVEUX
GRANDES VOIES FONCTIONNELLES

> **En clinique**
>
> Les lésions du cortex pariétal entraînent le plus souvent des troubles de la sensibilité profonde (erreurs au sens de position du gros orteil, astéréognosie (impossibilité de reconnaître la forme et le volume des objets par le toucher) du côté opposé) et discriminative (extinction sensitive : non-reconnaissance d'un côté lors de la stimulation cutanée simultanée bilatérale d'une région du corps).

Sensibilité de la face

La sensibilité de la face est véhiculée par le système trigéminal et le nerf trijumeau (V) :
- les protoneurones forment le nerf trijumeau. Celui-ci fait relais dans un vaste noyau étendu sur les 3 étages du tronc cérébral jusqu'aux premiers segments médullaires. Ce noyau est scindé en 3 parties :
    - le noyau principal, dans le pont, relaie le tact épicritique,
    - le noyau descendant, dans la moelle allongée, relaie la nociception (sensibilité thermo-algique),
    - le noyau ascendant, dans le mésencéphale, relaie la proprioception ;
- les axones issus du noyau du V constituent le deutoneurone, rejoignent le lemniscus médial et projettent, avec une somatotopie, sur le noyau ventro-postéro-médian du thalamus (faisceau quinto-thalamique ou lemnisque trigéminal) ;
- le 3e neurone est thalamo-cortical et atteint la partie inférieure de la face latérale du gyrus post-central en conservant une somatotopie.

Sensibilité proprioceptive inconsciente

Deux principales voies parallèles véhiculent la sensibilité proprioceptive inconsciente.
Le faisceau spino-cérébelleux est la voie de la sensibilité proprioceptive des membres inférieurs et de la partie inférieure du tronc (fig. 11-95). C'est une voie ascendante à 2 faisceaux entre la corne postérieure de la moelle spinale et le cervelet :
- le faisceau direct ou dorsal de *Fleschsig* :
    - provient des corps cellulaires des noyaux de la corne postérieure (noyau dorsal de *Clarke*) qui reçoivent des afférences issues des fuseaux neuromusculaires et des récepteurs tendineux des membres inférieurs et du tronc,
    - parcourt le cordon latéral de la moelle spinale, puis s'engage dans le pédoncule cérébelleux inférieur,
    - se termine dans le cervelet après un relais dans le lobe antérieur du cervelet puis dans le noyau interposé. Il participe à la constitution des fibres moussues ;
- le faisceau croisé ou ventral :
    - provient des corps cellulaires de la couche VII de la corne postérieure qui reçoivent des afférences issues des récepteurs tendineux des membres inférieurs,
    - décusse dans la moelle puis parcourt le cordon latéral controlatéral jusqu'au bord supérieur du pont où il s'engage dans le pédoncule cérébelleux supérieur et croise à nouveau la ligne médiane (décussation de *Wernekinck*),
    - se termine dans le cervelet.

Le faisceau cunéo-cérébelleux est la voie de la sensibilité proprioceptive des membres supérieurs et de la partie supérieure du tronc. C'est une voie ascendante associée au faisceau spino-cérébelleux dorsal qui :
- parcourt le faisceau cunéiforme et fait relais dans le noyau cunéiforme latéral de la moelle allongée (noyau accessoire de *von Monakow*) ;
- accompagne le faisceau spino-cérébelleux dorsal dans le pédoncule cérébelleux inférieur ;
- se termine dans le cervelet.

APPAREIL NERVEUX
COMPLÉMENT EN LIGNE

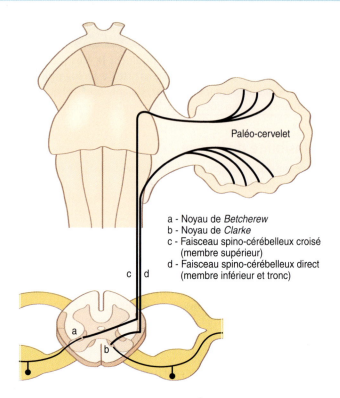

▶ **11-95**
Faisceau spino-cérébelleux.
© *Carole Fumat.*

a - Noyau de *Betcherew*
b - Noyau de *Clarke*
c - Faisceau spino-cérébelleux croisé (membre supérieur)
d - Faisceau spino-cérébelleux direct (membre inférieur et tronc)

COMPLÉMENT EN LIGNE

Des QCM et des QROC peuvent être consultées en ligne à l'adresse suivante : www.em-consulte.com/e-complement/476347.

APPAREIL SENSORIEL 12

Pr Sophie Dupont

APPAREIL SENSORIEL
SENSIBILITÉ

Les organes des sens reçoivent les stimuli et informations du monde extérieur selon 5 modalités : le toucher, l'audition, la vision, la gustation et l'olfaction.
Les organes des sens comprennent :
- des récepteurs sensoriels périphériques qui perçoivent des informations du milieu extérieur sous forme de stimuli chimiques ou physiques :
  – cellules sensorielles (vision, audition, goût et tact à la pression),
  – cellules neurosensorielles (odorat),
  – terminaisons nerveuses libres (douleur et température) ;
- des voies fonctionnelles de transmission de l'information, après une éventuelle transduction du signal initial ;
- une terminaison dans le cortex encéphalique où se fait l'intégration de l'information.

À noter
Les cortex primaires traitent directement une information (cortex moteur, cortex sensitif post-central, etc.) ; les cortex associatifs ont pour fonction d'intégrer c'est-à-dire d'associer des informations venant de différentes aires corticales. Les aires corticales associatives peuvent être :
- unimodales et intégrer un seul type d'informations (cortex somesthésique secondaire, cortex visuel secondaire (aires 18 et 19), etc.) ;
- multimodales et intégrer plusieurs types d'informations (cortex préfrontal).

SENSIBILITÉ

La sensibilité est étudiée page 725.

AUDITION

Étapes

Les sons sont captés au niveau de l'oreille externe, transmis à l'oreille moyenne puis à la partie cochléaire de l'oreille interne. L'onde sonore y est transformée en signal électrique transmis, via la partie cochléaire du nerf cochléo-vestibulaire (VIII), aux noyaux cochléaires du pont. L'information emprunte alors le lemnisque latéral qui décusse à 80 %, suit un trajet ascendant vertical dans le tronc cérébral et gagne le corps géniculé médial du thalamus. Le dernier neurone issu du corps géniculé médial rejoint le cortex auditif temporal (fig. 12-1).

Récepteur

Le récepteur périphérique est l'oreille (fig. 12-2).

Oreille externe

L'oreille externe possède 3 fonctions dans la transmission des sons : leur concentration, leur canalisation (regroupement vers le méat acoustique externe et le tympan) et leur localisation spatiale. Elle comprend l'auricule et le méat acoustique externe (fig. 12-3).

Auricule

L'auricule, ou pavillon, possède une armature cartilagineuse recouverte de peau avec de multiples reliefs et dépressions :
- l'hélix est un repli périphérique qui délimite l'auricule et s'interrompt vers le bas au niveau du lobule ;
- l'anthélix est un petit repli parallèle à l'hélix dont il est séparé par une dépression ;
- le tragus est une petite éminence qui borde en avant le méat acoustique externe ;
- l'antitragus est une éminence située à l'opposé du tragus, à l'extrémité de l'anthélix ;

APPAREIL SENSORIEL
AUDITION

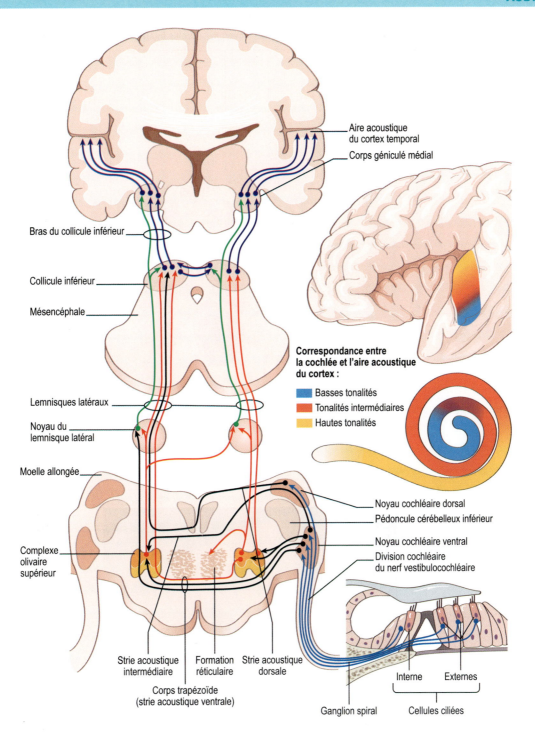

▶ **12-1**
Schéma des voies auditives (d'après Bossy 1974).
D'après Felten 2011. © Carole Fumat.

APPAREIL SENSORIEL
AUDITION

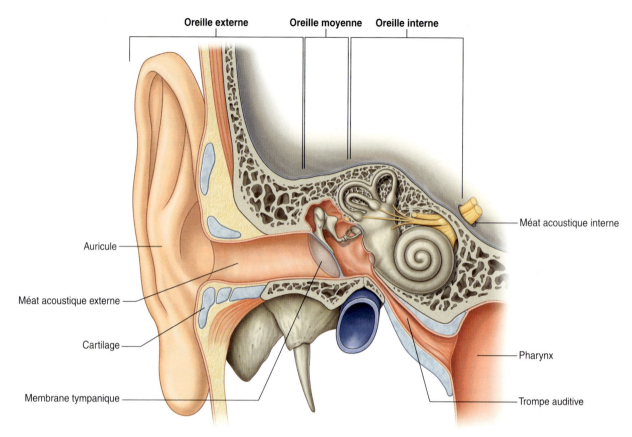

▶ **12-2**
Oreille droite.
© Drake 2015.

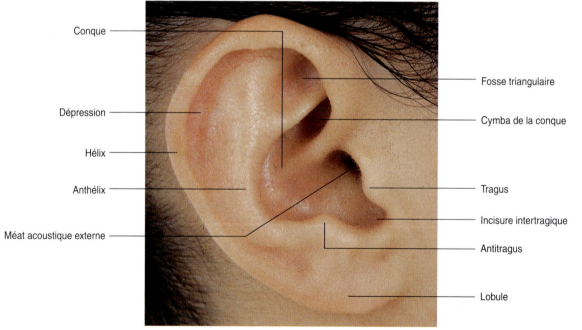

▶ **12-3**
Oreille externe.
Vue latérale de l'oreille droite d'une femme.
© Drake 2015.

APPAREIL SENSORIEL
AUDITION

- l'incisure intertragique est entre le tragus et l'antitragus ;
- la conque est une profonde dépression concave jusqu'au méat acoustique externe ;
- la fosse triangulaire est une dépression supérieure délimitée par la division en haut en 2 branches de l'anthélix ;
- la cymba de la conque est une dépression entre la conque et la fosse triangulaire.

Méat acoustique externe

Anciennement appelé conduit auditif externe, c'est un conduit dirigé en dedans et fermé par la membrane tympanique (tympan) (fig. 12-4).

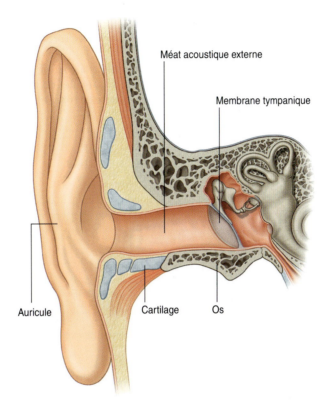

▶ **12-4**
Méat acoustique externe.
© Drake 2015.

À noter

Le pavillon est fixe chez l'homme alors que certains animaux peuvent l'orienter pour localiser la source sonore.
Les ondes sonores sont dues à des variations de pression de l'air, elles sont caractérisées par leur amplitude, ou intensité, mesurée en décibels, et leur fréquence, ou hauteur, mesurée en Hertz (Hz). Le spectre de l'audible va de 20 à 20 000 Hz. Les infrasons ont une fréquence inférieure à 20 Hz, perçue par certains cétacés, les ultra-sons une fréquence supérieure à 2 000 Hz, perçue par certains animaux comme les chiens.

APPAREIL SENSORIEL
AUDITION

Oreille moyenne

L'oreille moyenne est creusée dans l'os temporal, séparée en dehors de l'oreille externe par le tympan et en dedans de l'oreille interne par les fenêtres vestibulaire et cochléaire.

Elle comprend la cavité tympanique (caisse du tympan), adjacente au tympan, et le récessus épitympanique à sa partie supérieure. Elle présente 6 parois (fig. 12-5) :

- supérieure ou toit (tegmen tympani), mince lame osseuse située à la face antéro-supérieure du rocher qui sépare l'oreille moyenne de la fosse crânienne moyenne ;
- inférieure ou plancher ou paroi jugulaire, mince lame osseuse séparant l'oreille moyenne de la veine jugulaire interne. Elle présente près de son bord médial un petit orifice pour l'entrée du rameau tympanique du nerf glosso-pharyngien (IX) ;
- latérale, membraneuse, qui correspond au tympan et, dans sa partie supérieure, à la paroi latérale du récessus épitympanique ;
- médiale ou paroi labyrinthique, commune avec l'oreille interne. Elle présente :
  - 3 reliefs :
    - le promontoire est la partie basale de la cochlée, sa muqueuse est parcourue par le plexus nerveux tympanique (rameaux tympaniques du nerf glosso-pharyngien et du plexus carotidien interne) qui innerve la muqueuse de l'oreille moyenne, des cavités mastoïdiennes et de la trompe auditive,

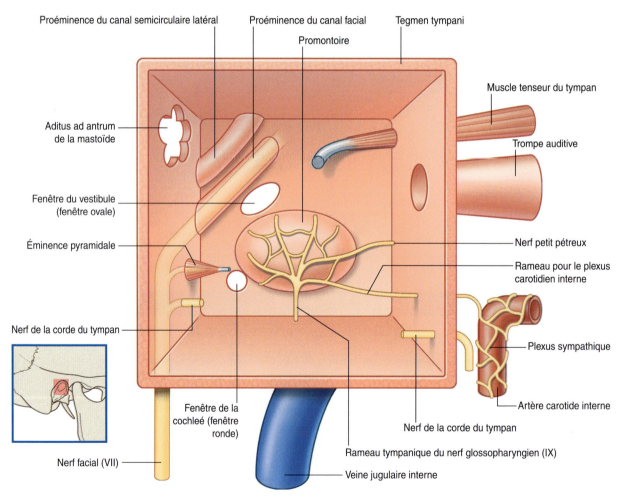

▶ **12-5**
Limites de l'oreille moyenne.
© Drake 2015.

- la proéminence du canal facial, relief produit par le passage du nerf facial (VII) dans l'épaisseur de l'os temporal,
- la proéminence du canal semi-circulaire latéral,
- 2 ouvertures :
  - la fenêtre du vestibule (fenêtre ovale), postéro-supérieure au promontoire, est le point d'attache de la base du stapes,
  - la fenêtre de la cochlée (fenêtre ronde), postéro-inférieure au promontoire ;
- antérieure, dont la partie inférieure est séparée de l'artère carotide interne par une mince lame osseuse et la partie supérieure présente 2 ouvertures, l'entrée de la trompe auditive et le canal du muscle tenseur du tympan ;
- postérieure ou mastoïdienne, formée en bas par une cloison osseuse séparant la cavité tympanique des cellules mastoïdiennes et ouverte en haut avec un orifice triangulaire : l'aditus ad antrum donnant accès en arrière à l'antre mastoïdien.

À noter

L'antre mastoïdien est une cavité creusée dans la mastoïde de l'os temporal en continuité en bas avec les cellules mastoïdiennes et séparée en haut de la fosse crânienne moyenne par le tegmen tympani.

L'oreille moyenne communique avec le naso-pharynx par la trompe auditive (d'*Eustache*), ostéo-cartilagineuse qui s'ouvre lors de la déglutition et du bâillement et permet d'équilibrer les pressions de part et d'autre du tympan.

En clinique

Le cholestéatome est une forme grave d'otite chronique définie par la présence dans l'oreille moyenne d'un épithélium malpighien kératinisé. Il peut être acquis ou plus rarement congénital (alors situé dans le quadrant antéro-supérieur du tympan et lié à la persistance anormale d'un reliquat épidermoïde présent chez l'embryon). L'imagerie (scanner et/ou IRM) permet de visualiser le cholestéatome sous la forme d'une hyperdensité de la caisse du tympan associée souvent à une lyse des parois de celle-ci et/ou à une lyse de la chaîne ossiculaire.

L'oreille moyenne contient la chaîne des osselets (malleus, incus, stapes) (fig. 12-6). Celle-ci permet l'amplification et la transmission des sons de l'oreille externe vers l'oreille interne. Les variations de pression transmises par le méat acoustique externe font vibrer le tympan. Celui-ci est en contact avec le malléus, articulé à l'incus, lui-même articulé au stapes. La vibration du tympan entraîne une oscillation de la chaîne des osselets. Le stapes, en contact avec la fenêtre du vestibule, transmet ainsi l'onde de pression sonore à l'oreille interne.

En clinique

L'otospongiose est une pathologie ostéo-dystrophique fréquente entraînant dans sa forme typique une ankylose du stapes dans la fenêtre vestibulaire et une surdité de transmission évolutive. L'otospongiose doit être évoquée devant toute surdité de transmission de l'adulte jeune, de sexe féminin (2 femmes pour 1 homme), survenue sans passé otologique, à tympan normal.

APPAREIL SENSORIEL
AUDITION

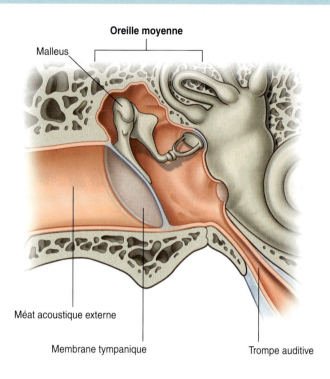

▶
Oreille moyenne.
© Drake 2015.

À noter

Deux muscles sont annexés aux osselets :
- le muscle tenseur du tympan, attire médialement le malleus et tend la membrane tympanique ;
- le muscle stapédien, plus petit muscle de l'organisme, bascule latéralement le stapes et détend la membrane du tympan.

Les osselets amplifient les sons et protègent l'oreille interne en cas de niveaux sonores trop élevés (réflexe stapédien déclenché). Le réflexe stapédien est un réflexe de protection de l'oreille interne entraînant une contraction réflexe du muscle stapédien pour des stimulations sonores au-delà de 85 dB. La voie de l'arc réflexe passe par la voie auditive (voie stimulée) et la voie faciale (voie effectrice). Sous l'effet de la stimulation, la rigidité du système tympano-ossiculaire augmente, provoquant en retour une modification des mouvements du tympan.

En clinique

Le réflexe stapédien est altéré ou aboli dans certaines situations pathologiques touchant l'oreille moyenne comme l'otospongiose, une luxation ossiculaire, une perforation tympanique ou encore une lésion du nerf facial dans le canal facial.

Oreille interne

L'oreille interne est contenue dans la partie pétreuse de l'os temporal, entre l'oreille moyenne en dehors et le méat acoustique interne en dedans.

Elle est formée de cavités osseuses (labyrinthe osseux) contenant elles-mêmes des conduits et des sacs membraneux (labyrinthe membraneux).

Le labyrinthe osseux (fig. 12-7) contient un liquide limpide, la périlymphe, dans lequel baigne le labyrinthe membraneux (fig. 12-8). Celui-ci contient un liquide visqueux, l'endolymphe.

L'oreille interne comprend le vestibule et la cochlée.

Cochlée

Située en avant, la cochlée supporte l'audition. C'est un canal osseux enroulé sur 2,5 tours de spires autour d'un axe appelé modiolus (columelle) :

APPAREIL SENSORIEL
AUDITION

- son conduit, le canal spiral de la cochlée, contient le conduit cochléaire membraneux, prismatique ;
- au-dessus du canal spiral se trouve la rampe vestibulaire qui s'ouvre dans le vestibule ;
- au-dessous du canal spiral se dispose la rampe tympanique, oblitérée par la fenêtre cochléaire. Ces 2 rampes contiennent de la périlymphe.

Les membranes vestibulaire (de *Reissner*) et basilaire séparent ces 3 compartiments (cf. fig. 1-8).

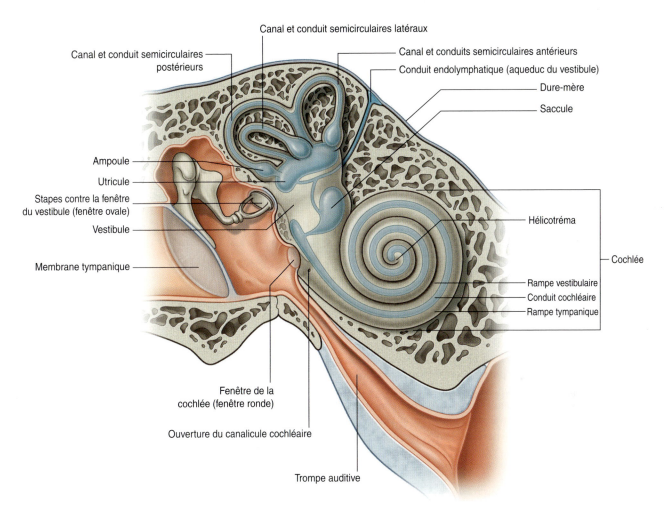

Labyrinthe osseux.
© Drake 2015.

APPAREIL SENSORIEL
AUDITION

▶ **12-8**
Labyrinthe membraneux, vue en coupe.
© Drake 2015.

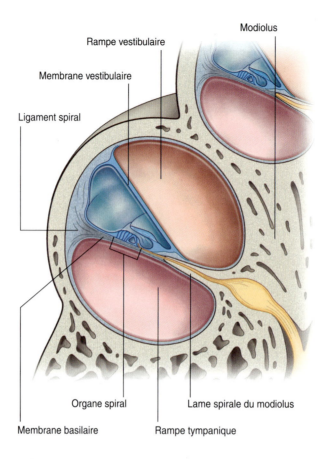

La membrane basilaire supporte les cellules sensorielles ciliées (organe de *Corti*) qui font synapse avec le protoneurone dont l'axone forme la partie cochléaire du nerf cochléo-vestibulaire (VIII). L'oscillation de la chaîne des osselets est transmise à travers la fenêtre du vestibule à l'endolymphe du canal spiral. L'onde de pression liquidienne qui en résulte stimule les cils des cellules sensorielles. Celles-ci la transforment en signal électrique par un phénomène de transduction, créant un potentiel d'action qui parcourt le nerf cochléo-vestibulaire (fig. 12-9).

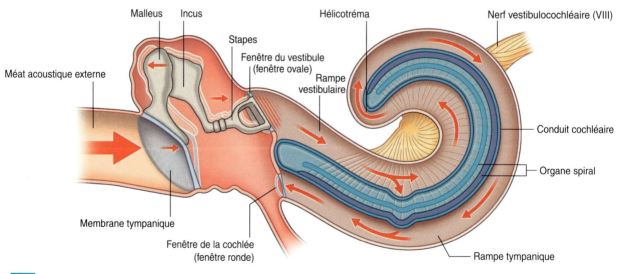

▶ **12-9**
Transmission d'un son.
© Drake 2015.

APPAREIL SENSORIEL
AUDITION

> **À noter**
>
> Les cellules sensorielles de la spire basale, proche de la fenêtre vestibulaire, sont préférentiellement stimulées par les hautes fréquences et les sons aigus alors que celles de la spire apicale sont sensibles aux basses fréquences et aux sons graves. Ce codage de la fréquence s'appelle tonotopie.

Vestibule

La partie vestibulaire de l'oreille interne est responsable de l'équilibre (cf. fig 12-7).

Elle est constituée de 2 sacs membraneux, le saccule et l'utricule, et des 3 canaux semi-circulaires qui en sont issus :
- l'utricule est sensible à l'accélération linéaire et à la gravitation ;
- le saccule est sensible aux stimuli vibratoires ;
- les canaux semi-circulaires contiennent des ampoules possédant des cellules ciliées sensibles à l'accélération angulaire.

Le système vestibulaire détecte ainsi les accélérations linéaires et circulaires et informe l'individu de sa position dans l'espace via la partie vestibulaire du nerf cochléo-vestibulaire (VIII).

Les récepteurs vestibulaires sont les cellules ciliées des maculas de l'utricule, du saccule et des crêtes ampullaires des canaux semi-circulaires.

Leurs cils sont plongés dans une substance gélatineuse déplacée par les mouvements qui exercent ainsi une pression sur les otolithes (cristaux de carbonate de calcium) au sommet des cils. Le mouvement des cils dépolarise les cellules ciliées et provoque des potentiels d'action dans les axones du ganglion vestibulaire (de *Scarpa*). Ce phénomène est la transduction vestibulaire.

Les axones forment le contingent vestibulaire du nerf cochléo-vestibulaire et gagnent les noyaux vestibulaires du tronc cérébral ainsi que le cervelet. Les noyaux vestibulaires reçoivent des afférences vestibulaires homolatérales, mais aussi controlatérales par des fibres commissurales reliant les noyaux droit et gauche. Par ailleurs ils reçoivent des fibres véhiculant des informations visuelles et proprioceptives issues du cortex cérébral, du cervelet et des membres. Ils possèdent de multiples projections et sont reliés entre eux par des voies commissurales.

Les noyaux vestibulaires émettent des voies :
- majoritairement descendantes vers la moelle spinale (faisceaux vestibulo-spinaux médial et latéral), jouant un rôle dans le contrôle de la position de la tête et le maintien de la posture ;
- vers les noyaux oculomoteurs : voies oculo-vestibulaires directes et indirectes, à l'origine d'un mouvement oculaire compensateur adapté à celui de la tête ;
- ascendantes vers le noyau ventro-postéro-médial du thalamus puis le cortex post-central (aires 2,3), jouant sur la perception consciente de la posture et du mouvement.

Voie fonctionnelle

La voie auditive est poly-synaptique avec un relais thalamique dans le corps géniculé médial (fig. 12-1).

Origine

Le nerf cochléaire chemine avec le nerf vestibulaire (issu des neurones du ganglion vestibulaire) dans la même gaine nerveuse pour former le nerf cochléo-vestibulaire (VIII). Celui-ci rejoint, dans le méat acoustique interne, le nerf facial (VII) pour former le « paquet acoustico-facial ». Il parcourt ensuite l'angle ponto-cérébelleux.

Trajet

Les protoneurones rejoignent les noyaux cochléaires du pont :
- le noyau cochléaire ventral selon une tonotopie ;
- le noyau cochléaire dorsal sans tonotopie.

APPAREIL SENSORIEL
VISION

> **À noter**
>
> Le noyau cochléaire ventral, où se situent des cellules modifiant le message sonore, est un centre intégrateur recodant la durée et l'intensité des sons.
>
> Le noyau cochléaire dorsal, par ses projections sur la substance réticulée ascendante, joue un rôle dans l'éveil et la motivation : élever la voix permet de renforcer l'éveil.

Les deutoneurones constituent le lemnisque latéral, chaîne poly-synaptique faisant relais dans différentes structures selon un trajet ascendant avec une décussation de 80 % des fibres :
- collicule inférieur ;
- corps trapézoïde, complexe olivaire supérieur (olive supérieure) et noyau du lemnisque latéral qui interviennent dans les réactions réflexes.

> **À noter**
>
> Les voies auditives réflexes gagnent les noyaux moteurs des nerfs trijumeau (V) et facial (VII). Elles réagissent à des stimuli sonores importants et entraînent une contraction des muscles du malléus (V) et stapédien (VII), diminuant ainsi l'amplitude de mouvement des osselets.

La projection des fibres sur le collicule inférieur respecte la tonotopie.
À partir du collicule inférieur, les fibres auditives rejoignent le corps géniculé médial du thalamus selon une organisation tonotopique préservée.

Terminaison

Le dernier neurone forme les radiations auditives, voie auditive finale entre le corps géniculé médial et le gyrus temporal transverse de *Heschl* (aires 41-42 de *Brodmann* du cortex temporal latéral). La tonotopie est respectée et les sons aigus se projettent du côté insulaire alors que les sons graves se projettent du côté latéral.

> **En clinique**
>
> Les surdités de transmission sont liées à l'atteinte des structures de l'oreille externe ou de l'oreille moyenne.
>
> Les surdités de perception, ou neurosensorielles, sont liées à l'atteinte de l'oreille interne, de la cochlée, du nerf cochléo-vestibulaire, des voies nerveuses auditives ou du cortex auditif.

VISION

Étapes

Pour atteindre la rétine, les rayons lumineux traversent les milieux transparents de l'œil. La mise au point de l'image sur la rétine est réalisée par le diaphragme irien, dont l'ouverture dépend du flux lumineux, et par le cristallin, dont la courbure dépend de la distance de l'objet.
Au sein de la rétine neurosensorielle, le message transite du photorécepteur à la cellule bipolaire (protoneurone), puis à la cellule ganglionnaire dont les axones forment le nerf optique (deutoneurone).
Le nerf optique quitte l'orbite par le canal optique et pénètre la cavité crânienne. Il décusse partiellement en formant le chiasma optique et fait relais dans le corps géniculé latéral avec un 3e neurone. Celui-ci constitue les radiations optiques et rejoint le cortex occipital primaire (fig. 12-10).

Récepteur

Le récepteur périphérique de la vision est la rétine neurosensorielle, tunique interne du bulbe oculaire.

APPAREIL SENSORIEL
VISION

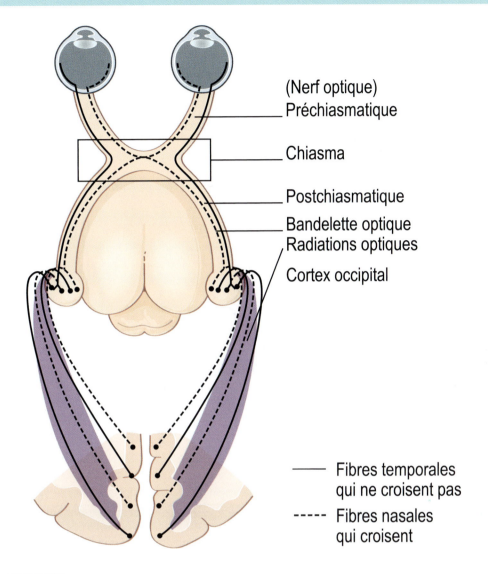

▶ **12-10**
Trajet général des voies visuelles.
D'après Felten 2011. © Carole Fumat.

Le bulbe (ou globe) oculaire occupe la partie antérieure de l'orbite. C'est une sphère creuse composée de milieux transparents et de 3 tuniques. Il comprend 2 parties séparées par l'iris (fig. 12-11) :
- la chambre antérieure, entre cornée et iris, remplie d'humeur aqueuse ;
- la chambre postérieure, entre iris et cristallin, remplie par le corps vitré.

Milieux transparents de l'œil

Ils sont constitués d'avant en arrière par :
- la cornée, membrane transparente qui permet l'entrée des rayons lumineux dans le bulbe oculaire. Très riche en fibres nociceptives, son irritation (contact avec un objet, poussière, etc.) induit un clignement et une sécrétion lacrymale, bases du réflexe de protection ;

APPAREIL SENSORIEL
VISION

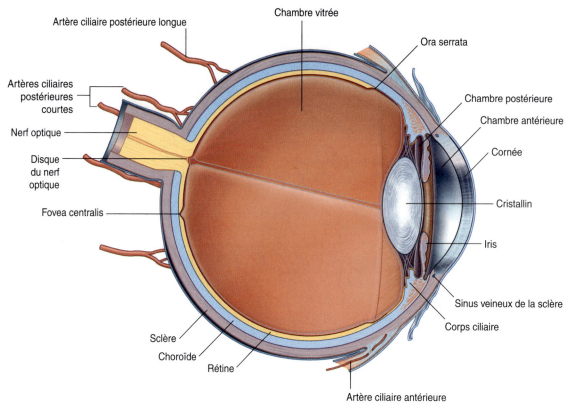

Bulbe oculaire.
© Drake 2015.

> **À noter**
>
> Le réflexe cornéen est un clignement palpébral induit par une stimulation douce de la cornée. C'est un réflexe de protection de la cornée lié à un arc réflexe entre le nerf ophtalmique (V_1) qui assure la sensibilité de la cornée et le nerf facial (VII) qui innerve le muscle orbiculaire des paupières.

- l'humeur aqueuse, liquide transparent, constamment renouvelé et responsable du maintien de la pression intra-oculaire. Elle est sécrétée dans la chambre postérieure par des glandes situées en arrière de l'iris, les procès ciliaires, et passe dans la chambre antérieure. Elle est drainée par le trabéculum vers le sinus veineux de la sclère (canal de *Schlemm*) qui entoure la jonction cornée-iris ;

> **En clinique**
>
> Le glaucome est une augmentation de la pression intra-oculaire par perturbation de la production et/ou de la réabsorption de l'humeur aqueuse :
> - les glaucomes à angle fermé sont liés à une obstruction mécanique aiguë du trabéculum ;
> - les glaucomes primitifs (ou chroniques) à angle ouvert sont dus à une dégénérescence progressive du trabéculum qui n'assure plus ses fonctions normales.

- le cristallin, lentille biconvexe maintenue en place par le ligament suspenseur du cristallin et le muscle ciliaire (situé sur le versant externe du corps ciliaire). Il focalise les faisceaux lumineux sur la rétine et est responsable de l'accommodation ;

> **En clinique**
>
> La cataracte est une opacification du cristallin, le plus souvent liée à l'âge.

- le corps vitré, substance gélatineuse qui remplit la cavité du bulbe oculaire.

Tuniques de l'œil

La **sclère** ou sclérotique est la tunique externe :
- c'est une épaisse coque de tissu conjonctif fibreux, dense, opaque et vascularisée, ouverte en avant où elle se continue avec la cornée, et prolongée en arrière par la dure-mère du nerf optique ;
- elle maintient la forme du bulbe oculaire et donne insertion aux tendons des muscles oculo-moteurs.

La **choroïde** est la tunique intermédiaire, une mince couche de tissu conjonctif lâche qui tapisse les 2/3 postérieurs du bulbe oculaire :
- elle absorbe les rayons lumineux inutiles à la vision et contient de nombreux vaisseaux sanguins, ainsi que des mélanocytes ;
- elle est en continuité avec le corps ciliaire en avant. Celui-ci reçoit l'insertion de l'iris, en forme de disque percé au centre d'un orifice, la pupille. L'iris joue un rôle de diaphragme grâce aux muscles sphincter et dilatateur de la pupille qui peuvent rétrécir (myosis) ou agrandir (mydriase) le diamètre de celle-ci et ainsi adapter l'entrée des rayons lumineux à la luminosité.

> **À noter**
>
> L'abondance des mélanocytes dans le stroma conjonctif de l'iris, notamment sur sa surface antérieure, est responsable de la couleur des yeux. Lorsqu'il existe de nombreux mélanocytes, l'iris est brun noir. En absence de mélanocytes, l'iris paraît bleu du fait de la coloration de la rétine pigmentaire visible en transparence.

La **rétine** est la tunique interne, formée de 2 feuillets (fig. 12-12) :
- profond ou rétine pigmentaire, épithélium simple de cellules synthétisant de la mélanine. Il se poursuit par l'iris, dont il constitue la face postérieure et émet des expansions vers la rétine neurosensorielle ;

> **En clinique**
>
> La rétinite pigmentaire est une maladie génétique dégénérative de l'œil caractérisée par une perte progressive et graduelle de la vision jusqu'à la cécité. Elle est liée à une mutation des gènes impliqués dans le fonctionnement et la régulation des photorécepteurs de la rétine neurosensorielle et non comme son nom l'indique à une pathologie de la rétine pigmentaire.

- superficiel ou rétine neurosensorielle qui est la structure réceptrice de la lumière. Elle est elle-même composée de 7 couches, de la profondeur vers la superficie :
  – la couche des photorécepteurs, prolongements sensoriels des cellules photoréceptrices (cônes et bâtonnets), adossée à la rétine pigmentaire,
  – la couche plexiforme externe, lieu des synapses entre cellules photoréceptrices et cellules bipolaires,
  – la couche granulaire interne, composée des cellules bipolaires et d'interneurones qui régulent les synapses entre photorécepteurs et cellules bipolaires et entre cellules bipolaires et cellules ganglionnaires,

- la couche plexiforme interne, lieu des synapses entre cellules bipolaires et cellules ganglionnaires,
- la couche des cellules ganglionnaires,
- la couche des prolongements axonaux non myélinisés des cellules ganglionnaires qui se dirigent vers la papille pour former le nerf optique.

> **À noter**
>
> Les couches plexiformes externe et interne sont des zones de transmission synaptique.

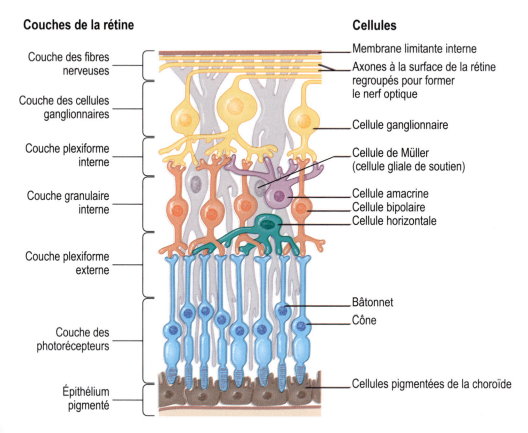

▶ 12-12
Rétine.
Les couches rétiniennes.
D'après Felten 2011. © Carole Fumat.

> **À noter**
>
> Les artères de la rétine sont des branches de l'artère ophtalmique : les artères ciliaires courtes, ciliaires antérieures et postérieures, anastomosées entre elles, et l'artère centrale de la rétine.

> **En clinique**
>
> L'occlusion de l'artère centrale de la rétine est rare et se traduit par une baisse brutale et indolore de l'acuité visuelle limitée à une simple perception lumineuse. C'est une urgence ophtalmologique.

APPAREIL SENSORIEL
VISION

Muscles de l'œil

Les muscles de l'œil sont des muscles striés qui comprennent (fig. 12-13 ; tableau 12-1) :
- le muscle élévateur de la paupière supérieure ;
- 6 muscles oculo-moteurs pour la mobilisation du bulbe oculaire, l'orientation du regard vers un point déterminé. Ce sont les muscles droits (supérieur, inférieur, médial et latéral) et obliques (supérieur et inférieur). Ils s'insèrent tous sur le fond de l'orbite (sauf l'oblique inférieur) et se terminent sur la sclère. Ils forment un cône à sommet postérieur et à base antérieure.

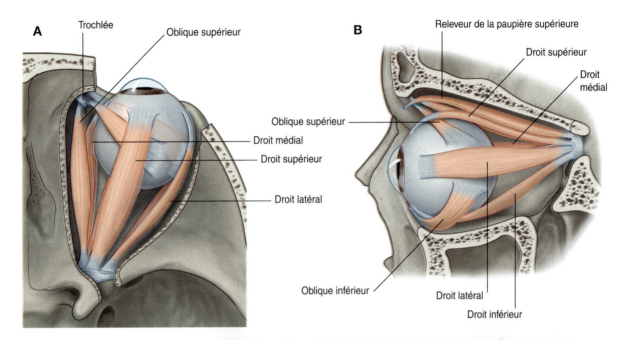

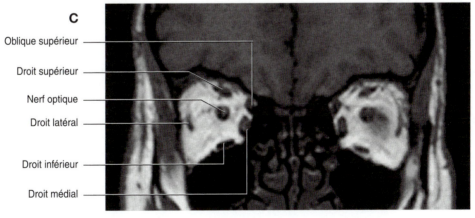

▶ **12-13**
Muscles du bulbe oculaire.
A) Vue supérieure.
B) Vue latérale.
C) Section coronale de l'œil en imagerie par résonance magnétique.
© Drake 2015.

APPAREIL SENSORIEL
VISION

Tableau 12-1. Muscles de l'œil.

Muscles	Insertion – Origine	Insertion – Terminaison	Fonction	Remarque
élévateur de la paupière supérieure	• petite aile du sphénoïde	• surface antérieure du tarse supérieur • peau de la paupière supérieure • fornix conjonctival supérieur	• élévation de la paupière supérieure	• le muscle tarsal supérieur est lisse, tendu de la face inférieure du muscle élévateur de la paupière supérieure au bord supérieur du tarse, son innervation est sympathique
droit supérieur	• partie supérieure de l'anneau tendineux commun	• 1/2 antérieure de la partie supérieure du bulbe oculaire	• élévation, adduction, rotation médiale du bulbe oculaire	
droit inférieur	• partie inférieure de l'anneau tendineux commun	• 1/2 antérieure de la partie inférieure du bulbe oculaire	• abaissement, adduction, rotation latérale du bulbe oculaire	• le muscle tarsal inférieur est lisse, tendu de l'expansion palpébrale du muscle droit inférieur au bord inférieur du tarse inférieur, son innervation est sympathique
droit médial	• partie médiale de l'anneau tendineux commun	• 1/2 antérieure de la partie médiale du bulbe oculaire	• adduction du bulbe oculaire	
droit latéral	• partie latérale de l'anneau tendineux commun	• 1/2 antérieure de la partie latérale du bulbe oculaire	• abduction du bulbe oculaire	
oblique supérieur	• périoste orbitaire, au-dessus et en dedans canal optique	• quadrants postérieur, supérieur et latéral de la sclère	• abaissement, abduction, rotation médiale du bulbe oculaire	
oblique inférieur	• plancher orbitaire	• quadrants postérieur, inférieur et latéral de la sclère	• élévation, abduction, rotation latérale du bulbe oculaire	

Ces muscles sont innervés par le nerf oculo-moteur (III) sauf l'oblique supérieur (nerf trochléaire, IV) et le droit latéral (nerf abducens, VI).

> **À noter**
>
> Les muscles droits oculo-moteurs s'insèrent en arrière sur l'anneau tendineux commun de *Zinn*. Celui-ci est une formation fibreuse fixée sur l'extrémité médiale de la fissure orbitaire supérieure et qui s'élargit en avant pour former 4 bandelettes divergentes, disposées en croix. Chaque muscle droit naît de l'anneau tendineux et de 2 bandelettes voisines. Le corps musculaire se porte vers l'avant et tapisse la paroi orbitaire correspondante.

APPAREIL SENSORIEL
VISION

En clinique

L'atteinte du muscle élévateur de la paupière supérieure est responsable d'un ptosis complet (chute de la paupière supérieure). Elle peut se voir en cas d'atteinte du nerf oculo-moteur, de la jonction neuromusculaire (myasthénie) ou de lésion directe du muscle.

La lésion du muscle tarsal supérieur est responsable d'un ptosis partiel, le plus souvent dû à une atteinte des fibres sympathiques réalisant un syndrome de *Claude-Bernard-Horner* (myosis/ptosis/énophtalmie).

L'examen clinique teste les différents muscles oculo-moteurs comme le résume la figure 12-14.

▶ **12-14**
Actions des muscles du bulbe oculaire.
A) Action individuelle des muscles (action anatomique).
B) Mouvement de l'œil au cours du testing spécifique (examen clinique).
© Drake 2015.

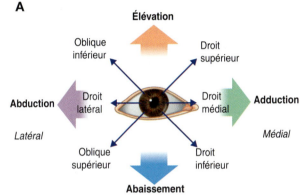

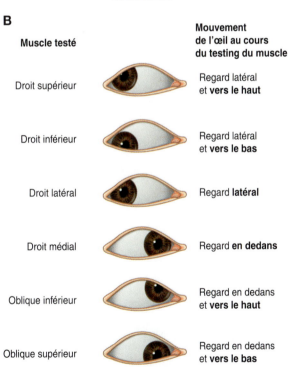

APPAREIL SENSORIEL
VISION

Annexes de l'œil

Les annexes de l'œil comprennent les paupières et l'appareil lacrymal.

Paupières

Les paupières sont constituées de 7 plans, de la superficie vers la profondeur :
- la peau, extrêmement fine ;
- une couche de tissu cellulaire lâche ;
- le muscle orbiculaire de l'œil ;
- une 2e couche de tissu cellulaire lâche ;
- une charpente fibreuse formée par le septum orbitaire, fixé sur le rebord de l'orbite et prolongé vers l'avant par le tarse ;
- les muscles tarsal supérieur et tarsal inférieur, dans la paupière correspondante ;
- la muqueuse conjonctive qui tapisse la face profonde des paupières et se réfléchit sur le bulbe oculaire en formant un récessus appelé le fornix conjonctival.

À ces différents plans et seulement pour la paupière supérieure se rajoute le muscle élévateur (releveur) de la paupière supérieure, tendu de la petite aile du sphénoïde à la peau de la paupière (fig. 12-15).

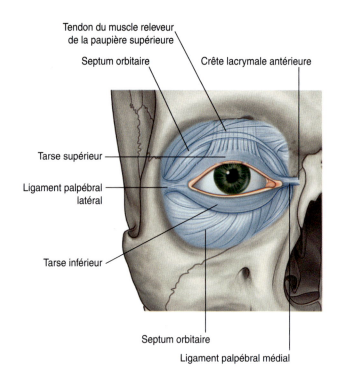

Lames tarsales.
© Drake 2015.

> **En clinique**
>
> L'inflammation de la paupière est une blépharite.

Appareil lacrymal

L'appareil lacrymal comprend un système de sécrétion des larmes, les glandes lacrymales principale et accessoires, et un système d'évacuation des larmes, les voies lacrymales (fig. 12-16).
La glande lacrymale principale se situe en avant dans la région supéro-latérale de l'orbite (fig. 12-17). Elle est divisée en partie orbitaire et partie palpébrale par le muscle élévateur de la paupière supérieure. Les glandes lacrymales accessoires, nombreuses, se situent au niveau de la conjonctive.

APPAREIL SENSORIEL
VISION

Les larmes sécrétées en permanence tapissent la face antérieure de la cornée puis s'accumulent dans le lac lacrymal au niveau de l'angle médial de l'œil. Elles sont ensuite drainées vers les fosses nasales par les canalicules lacrymaux (l'entrée dans les canalicules est le point lacrymal), le sac lacrymal (point de jonction des canalicules) et le conduit lacrymo-nasal.

▶ 12-16
Glande lacrymale principale.
Vue antérieure.
© Drake 2015.

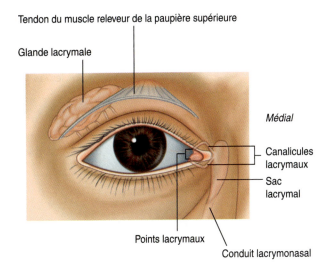

▶ 12-17
Glande lacrymale et muscle releveur de la paupière supérieure.
© Drake 2015.

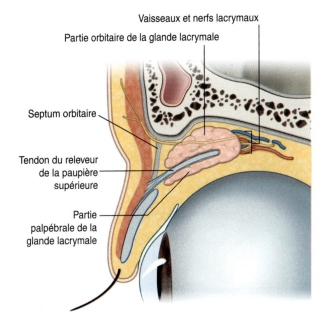

APPAREIL SENSORIEL
VISION

> **À noter**
>
> Les glandes lacrymales sont exocrines, paires, tubulo-acineuses, de type séreux. Elles excrètent les larmes par de multiples canaux qui s'ouvrent dans le bord supérieur du sac conjonctival (entre face profonde paupière et cornée). Les larmes sont étalées en permanence sur l'œil par le clignement des paupières.
>
> Les points lacrymaux sont de petites ouvertures situées au niveau des paupières supérieure et inférieure collectant les larmes. Chacun se situe sur un petit relief tissulaire, la papille lacrymale, et s'ouvre sur un canal, le canalicule lacrymal, qui aboutit au sac lacrymal.
>
> Le sac lacrymal est situé à la partie médiale de l'orbite, il collecte les larmes.
>
> Le conduit lacrymo-nasal draine celles-ci du sac lacrymal à la cavité nasale.

> **À noter**
>
> L'innervation de la glande lacrymale principale est triple : sensitive par le nerf ophtalmique (V_1), sympathique et para-sympathique (anse lacrymale formée par l'anastomose des nerfs lacrymal et zygomatique).

> **En clinique**
>
> L'inflammation aiguë ou chronique des glandes lacrymales est une dacryoadénite.
> L'inflammation du sac lacrymal est une dacryocystite.
> Le défaut de sécrétion lacrymale est un syndrome sec qui comporte un risque d'ulcère de la cornée.
> L'obstruction des voies lacrymales peut causer un larmoiement.
> Les tumeurs des voies lacrymales sont rares.

Voie fonctionnelle

La voie visuelle comprend 3 neurones et un relais thalamique dans le corps géniculé latéral. Elle relie la rétine au cortex occipital. Le cortex visuel primaire d'un hémisphère code l'hémi-champ visuel controlatéral (l'hémisphère droit pour le champ visuel gauche et inversement) selon un principe de rétinotopie.

Elle oppose :
- une vision centrale très précise (détails) et une vision périphérique plus grossière (mouvement) ;
- une vision diurne (couleurs) et une vision nocturne (achromatique).

Origine

Transduction visuelle

La transduction visuelle est le mécanisme par lequel les photorécepteurs transforment l'énergie lumineuse (photons) en signal électrique. Les photorécepteurs sont :
- les cellules à bâtonnets (ou bâtonnets), responsables de la vision crépusculaire, en noir et du blanc. Au nombre de 100 à 120 millions, elles prédominent en périphérie de la rétine et sont absentes de son centre ;
- les cellules à cônes (ou cônes), responsables de la vision diurne, chromatique. Au nombre de 3 à 5 millions, elles prédominent au centre de la rétine (zone de la macula) et sont même seules présentes au centre de la macula (fovéa), où la vision est la plus précise. En périphérie, elles sont entourées par de nombreux bâtonnets.

La première étape de la transduction visuelle est biochimique et aboutit à la formation de pigments visuels qui absorbent des longueurs d'onde différentes :
- la rhodopsine, dans les bâtonnets, sensible à une seule longueur d'onde avec un seuil d'excitation bas ;
- les photopsines, sensibles au bleu (cônes S), au rouge (cônes M) ou au vert (cônes L), et dont le seuil d'excitation est élevé. Ces pigments sont activés par des lumières intenses.

APPAREIL SENSORIEL
VISION

En clinique
La carence en vitamine A, dont le dérivé rentre dans la composition des photorécepteurs, perturbe en premier lieu la vision nocturne.

À noter
Les photorécepteurs se distinguent également par leur sensibilité à la lumière, classée selon 3 niveaux : faible ou scotopique, moyenne ou mésopique, forte ou photopique :
- dans des conditions de luminosité faible (scotopique/nocturne), la quantité de photons qui atteint la rétine est faible et seuls les bâtonnets, capables de détecter la présence d'un seul photon, sont activés ;
- dans des conditions mésopiques, les cônes et les bâtonnets fonctionnent conjointement ;
- dans des conditions photopiques (diurne/jour), la grande quantité de photons sature très rapidement les bâtonnets et seuls les cônes, moins sensibles, sont activés.

La seconde étape est électro-physiologique et aboutit à la transmission synaptique du message lumineux aux protoneurones.

Protoneurone
Le protoneurone de la voie visuelle est la cellule bipolaire, cellule de liaison entre un photorécepteur et la cellule ganglionnaire dont les axones forment le nerf optique.
Les cellules bipolaires sont spécifiques des cônes ou des bâtonnets. Elles ont un champ récepteur de type centre-périphérie :
- le centre du champ est alimenté par les connexions directes avec un petit nombre de photorécepteurs ;
- la périphérie du champ est alimentée par un large nombre de photorécepteurs via des interneurones, les cellules horizontales.

L'éclairement du centre d'un champ de photorécepteurs d'une même cellule bipolaire produit un changement inverse à l'éclairement de sa périphérie sur son potentiel de membrane.
Chaque cône est relié à 2 cellules bipolaires alors que de nombreux bâtonnets convergent vers une seule cellule bipolaire. Cette disposition explique la faible discrimination des bâtonnets.

Deutoneurone
Le deutoneurone de la voie visuelle est la cellule ganglionnaire. Les cellules ganglionnaires présentent une différentiation fonctionnelle avec une projection topique sur le corps géniculé latéral :
- la voie magno-cellulaire (5 %) est formée de grandes cellules ganglionnaires connectées à de nombreuses cellules bipolaires (champ récepteur rétinien étendu). Elle est activée par des stimuli de très faible contraste et présente une faible sensibilité spectrale (détection grossière des formes et des mouvements) ;
- la voie parvo-cellulaire (90 %) est formée de petites cellules ganglionnaires connectées avec une seule ou un nombre réduit de cellules bipolaires (champ récepteur rétinien réduit). Sa sensibilité spectrale est élevée (perception fine des formes et des détails et de la vision des couleurs) ;
- la voie konio-cellulaire (5 %) formée de cellules ganglionnaires, serait sensible aux couleurs.

Les axones des cellules ganglionnaires se réunissent en faisceaux et se dirigent vers la papille optique où elles forment le nerf optique (II). Celui-ci, entouré par les méninges, se détache de la partie postérieure du bulbe oculaire.

À noter
La zone centrale de la rétine est appelée macula (tâche jaune). Elle est placée dans l'écartement des branches temporales de l'artère centrale de la rétine (fig. 12-18) et comprend la fovéa (zone de vision fine).
La papille optique (disque optique), dépourvue de photorécepteurs, est appelée tâche aveugle : les photons qui l'atteignent ne sont responsables d'aucune perception.

APPAREIL SENSORIEL
VISION

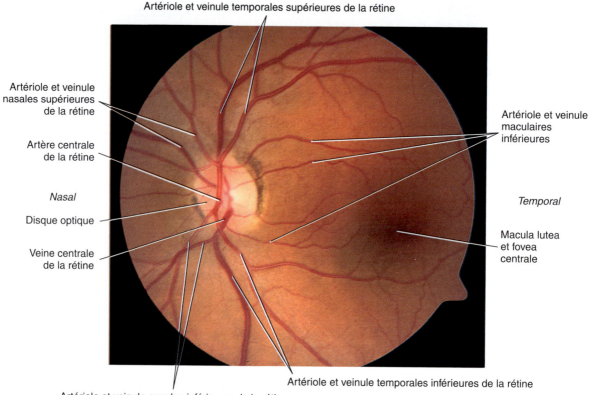

▶ **12-18**
Vue en ophtalmoscopie de la chambre postérieure de l'œil droit.
© Drake 2015.

Trajet

Nerf optique (fig. 12-19)

Chaque nerf optique véhicule des fibres des hémi-champs visuels temporal et nasal et des fibres maculaires, centrales.

> **À noter**
>
> La partie de l'espace que voit chaque œil est appelée champ visuel et est divisée en 4 quadrants centrés par la macula :
> - un plan sagittal délimite l'hémi-champ nasal et l'hémi-champ temporal ;
> - un plan horizontal délimite le champ supérieur et le champ inférieur.
>
> L'image transmise par la rétine est inversée en raison de la pupille qui agit comme un diaphragme :
> - dans le sens vertical :
>   - la moitié supérieure du champ visuel se projette sur la moitié inférieure de la rétine,
>   - la moitié inférieure du champ visuel se projette sur la moitié supérieure de la rétine ;
> - dans le plan horizontal :
>   - l'hémi-champ visuel droit se projette sur la partie temporale de la rétine gauche et sur la partie nasale de la rétine droite,
>   - l'hémi-champ visuel gauche se projette sur la partie nasale de la rétine gauche et sur la partie temporale de la rétine droite,
>   - la partie la plus périphérique du champ visuel homolatéral est une zone de vision monoculaire (le nez fait obstacle à la réception sur l'autre rétine),
>   - la partie centrale est binoculaire.

Le nerf optique quitte l'orbite et gagne la cavité crânienne par le canal optique. Il rejoint le nerf optique controlatéral au niveau du chiasma optique, au-dessus de la selle turcique, et décusse partiellement :
- les fibres nasales croisent la ligne médiane ;
- les fibres temporales restent homolatérales ;
- les fibres maculaires croisent partiellement en se divisant en 2 faisceaux égaux.

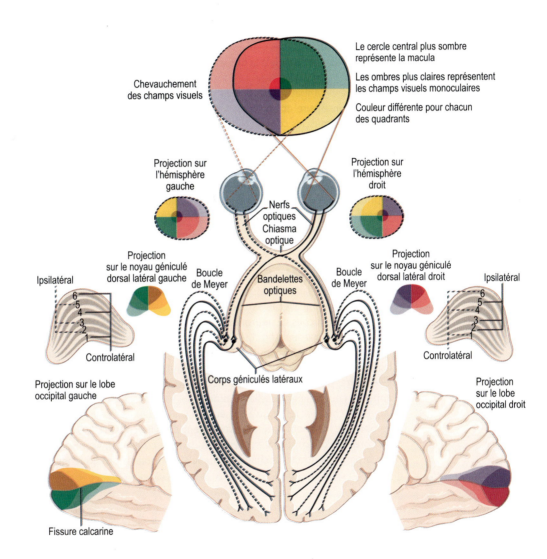

▶ 12-19
Rétinotopie.
D'après Felten 2011.
© Carole Fumat.

APPAREIL SENSORIEL
VISION

À partir du chiasma optique, les deutoneurones constituent les tractus optiques.
Chaque tractus optique véhicule des fibres de la moitié temporale de l'œil homolatéral et des fibres de la moitié nasale de l'œil controlatéral. Ils contournent les pédoncules cérébraux et se divisent en 2 racines :
- latérale, majoritaire, qui rejoint le corps géniculé latéral homolatéral ;
- médiale, qui rejoint le colliculus supérieur et véhicule la voie des réflexes optiques.

À noter

Voie des réflexes optiques
L'accommodation visuelle à la lumière est indispensable à une vision correcte. À partir du colliculus supérieur :
- la voie para-sympathique possède un 1er neurone, satellite du nerf oculo-moteur (III), qui rejoint le ganglion ciliaire et fait relais avec le second neurone. Celui-ci forme le nerf ciliaire court et innerve les muscles constricteur de la pupille et ciliaire. Cette voie para-sympathique du réflexe photomoteur assure la contraction pupillaire (myosis) en cas d'éclairement ;
- la voie sympathique dont le 1er neurone gagne le centre cilio-spinal de *Budge*, en C8-T1, qui reçoit également une afférence thalamique. Le 2e neurone suit la voie sympathique vers le ganglion cervical supérieur. Le 3e neurone emprunte le plexus carotidien puis le nerf trijumeau (V), sa branche ophtalmique (V_1) et le nerf naso-ciliaire. Celui-ci donne le nerf ciliaire long pour les muscles dilatateur de l'iris et tarsien. Cette voie sympathique du réflexe photomoteur assure la dilatation pupillaire (mydriase).

Corps géniculé latéral

Le corps géniculé latéral est un noyau thalamique dorsal dans lequel le deutoneurone des voies visuelles fait synapse avec le 3e neurone.
Il comprend 6 couches de neurones notées de 1 à 6 (allant de la plus profonde (ou ventrale) à la plus superficielle (ou dorsale) (fig. 12-20) :
- les couches ventrales (1 et 2) sont composées de cellules ganglionnaires avec un gros corps cellulaire. Elles sont appelées couches magnocellulaires ou M ;
- les couches plus dorsales (3 à 6) sont composées de cellules avec un petit corps cellulaire. Elles sont appelées couches parvo-cellulaires ou P.

Chaque couche n'est reliée qu'à un seul œil :
- les fibres de l'œil homolatéral se terminent dans les couches 2, 3 et 5 ;
- les fibres de l'œil controlatéral finissent dans les couches 1, 4, et 6.

Dans la partie ventrale de chaque couche s'interposent des couches de neurones intra-laminaires dites konio-cellulaires ou K.

APPAREIL SENSORIEL
VISION

▶ **12-20**
Coupe de corps géniculé latéral.
© Carole Fumat.

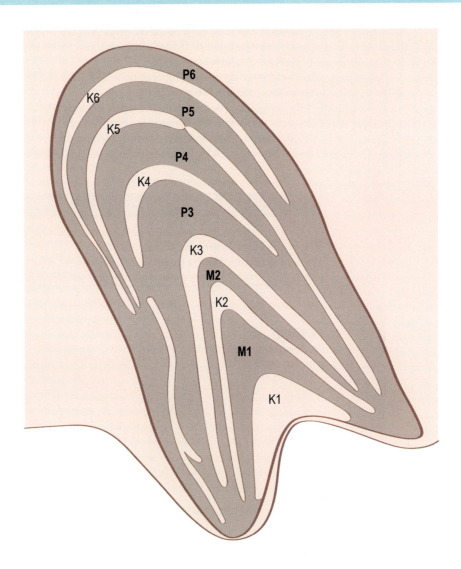

Ces couches reçoivent les informations des neurones ganglionnaires selon une organisation rétinotopique. La vision centrale implique majoritairement la voie visuelle parvo-cellulaire, la vision périphérique implique plutôt la voie magnocellulaire.

À noter

Les différentes couches du corps géniculé latéral projettent dans différentes couches du cortex visuel primaire (V1). En retour, celles-ci se connectent aux couches géniculées par des interneurones inhibiteurs qui modulent l'activité du corps géniculé latéral. 80 % des afférences de celui-ci proviennent de V1, ce qui permet au cortex de moduler et sélectionner les informations lui parvenant en fonction de leur pertinence. Le corps géniculé latéral est également ciblé par des neurones du tronc cérébral associés à l'attention et à la vigilance.

Radiations optiques (fig. 12-21)

Les radiations optiques constituent le 3ᵉ neurone de la voie visuelle. Chacune forme une large lame de substance blanche intra-cérébrale moulée sur la face externe du ventricule latéral et traversant la région rétro-lenticulaire de la capsule interne avant de se diviser en :
- radiation optique supérieure qui :

- provient de la partie médiale du corps géniculé latéral,
- contient les fibres de la partie inférieure du champ visuel et donc supérieure de la rétine,
- passe par le lobe pariétal,
- se termine sur la berge supérieure de la scissure calcarine du lobe occipital avec une rétinotopie ;
• radiation optique inférieure qui :
- provient de la partie latérale du corps géniculé latéral,
- véhicule les fibres de la partie supérieure du champ visuel et donc inférieure de la rétine,
- décrit son genou en avant dans le lobe temporal,
- se termine sur la berge inférieure de la scissure calcarine avec une rétinotopie.

À noter

Les radiations optiques ont une organisation fonctionnelle qui recoupe celle des 2 principales voies de sortie du corps géniculé latéral :
• la voie magnocellulaire traiterait les informations achromatiques et de mouvement ;
• la voie parvo-cellulaire prendrait en charge les informations de forme et de couleur.

▶ **12-21**
Radiations optiques.
Vue de projection.
© Carole Fumat.

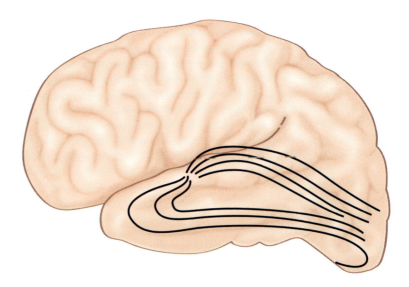

APPAREIL SENSORIEL
VISION

Terminaison

Cortex visuel primaire (V1)

C'est l'aire occipitale calcarine ou aire striée 17 de *Brodmann*.

Il s'agit d'un néocortex à 6 couches au sein duquel les neurones sont organisés en colonnes perpendiculaires à la surface corticale et répondent à un type de stimuli visuel (la couleur, l'orientation, etc.). Des bandes cellulaires correspondant à l'un ou l'autre des 2 yeux alternent dans une même colonne. On parle respectivement de colonne d'orientation et de colonne de dominance oculaire. Chaque colonne contient, de ce fait, des informations de la voie magnocellulaire et de la voie parvo-cellulaire. Le cortex visuel primaire est organisé de manière rétinotopique avec une surreprésentation de la vision centrale (fovéa).

En clinique

Une lésion bilatérale du cortex visuel primaire entraîne une cécité corticale.

Le scotome est une lacune affectant le champ visuel central par atteinte des fibres optiques à point de départ maculaire.

L'hémianopsie altitudinale, très rare, correspond à la non-vision d'un hémi-champ supérieur ou inférieur, se voit dans les neuropathies optiques ischémiques antérieures par atteinte ischémique de la papille.

L'hémianopsie latérale est la non-vision d'hémi-champs séparés par une ligne verticale. Elle peut être :
- latérale homonyme, affectant les 2 hémi-champs droits ou gauches. Il s'agit donc d'une atteinte de l'hémi-champ nasal d'un œil et de l'hémi-champ temporal de l'autre ;
- bitemporale, par non-perception des 2 hémi-champs temporaux (« vision avec des œillères ») ;
- binasale, par non-perception des 2 hémi-champs nasaux (« poteau devant le nez »).

La quadranopsie est l'amputation d'un quart de champ visuel.

Cliniquement, les anomalies orientent vers une lésion (fig. 12-22) :
- de la macula ou d'un de ses faisceaux en cas de scotome ;
- du nerf optique pour une cécité monoculaire ;
- du chiasma lors d'une hémianopsie bitemporale ;
- du tractus optique ou du cortex occipital lors d'une hémianopsie latérale homonyme ;
- des radiations optiques inférieures en cas de quadranopsie supérieure ;
- des radiations optiques supérieures en cas de quadranopsie inférieure.

APPAREIL SENSORIEL
VISION

▶ **12-22**
Déficits du champ visuel dans les lésions des voies visuelles.
D'après Felten 2011.
© Carole Fumat.

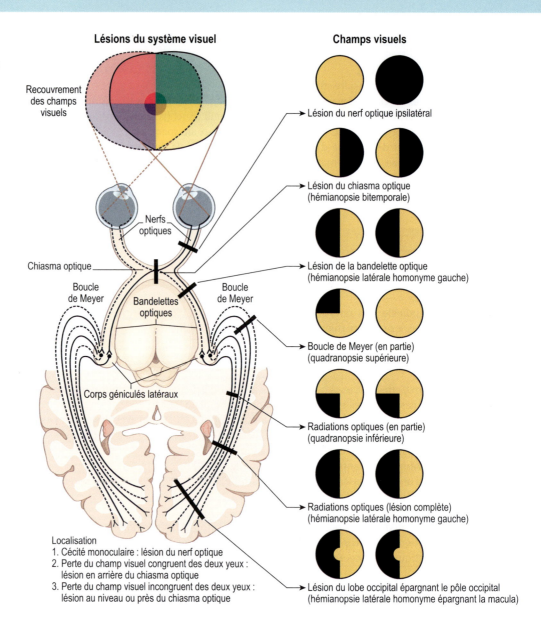

Cortex visuel associatif

Le cortex visuel primaire est connecté avec les aires visuelles associatives (aires 18 [V2] et 19). Celles-ci permettent la reconnaissance (gnosie) et la représentation visuelles.

La rétinotopie du signal visuel se poursuit le long des différentes aires avec une analyse visuelle de plus en plus complexe et spécialisée.

Il existe des rétro-projections entre ces aires qui modulent le traitement du signal visuel.

À partir de V2, l'information visuelle se sépare en (fig. 12-23) :
- une voie ventrale, prolongement de la voie parvo-cellulaire qui se dirige vers le lobe temporal pour l'identification des formes (contours et couleurs) : la voie du *what* qui reconnaît les objets et les personnes ;
- une voie dorsale, extension de la voie magnocellulaire qui se dirige vers le lobe pariétal pour la localisation spatiale des objets et la coordination entre la vision et la motricité (déplacement, position et mouvement) : la voie du *where*.

▶ **12-23**
Voies visuelles dans les lobes pariétal et temporal.
© Carole Fumat.

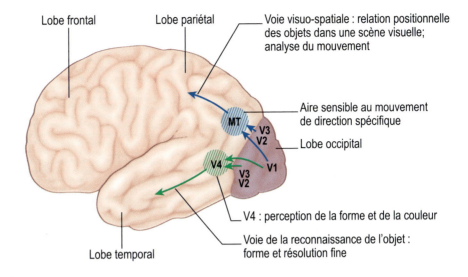

GUSTATION

Étapes

La voie gustative part des récepteurs de la langue et de l'épiglotte, fait un premier relais dans le tronc cérébral, un second dans le thalamus et se termine sur le cortex gustatif.

Récepteurs

Les récepteurs gustatifs sont très nombreux dans la cavité buccale et le pharynx.

Ils sont situés principalement sur langue mais également sur le palais mou, l'épiglotte et la paroi latérale de l'oropharynx.

La langue est décrite page 1018. Sa muqueuse recouvre le tissu conjonctif dense qui entoure ses muscles et forme l'aponévrose linguale. À la face supérieure de la langue et sur ses bords, elle est couverte de centaines de papilles linguales qui augmentent sa surface de contact avec les aliments (fig. 12-24) :
- les papilles filiformes n'ont pas de rôle dans la gustation. Elles constituent des récepteurs du tact principalement situés sur la partie moyenne du corps de la langue ;
- une dizaine de papilles circumvallées, les plus larges, disposées en V en avant du sillon terminal, et les papilles foliées sur les bords du corps, en arrière, participent à la gustation ;
- les papilles fungiformes, abondantes sur les bords de la langue, sont des récepteurs du goût et des sensibilités tactile et thermique.

La région de la plus fine sensibilité gustative correspond aux 2/3 antérieurs de la langue. Les nombreuses papilles portent chacune une centaine de bourgeons gustatifs, chacun pourvu d'une trentaine de cellules :
- claires, dont 5 à 10 % constituent les récepteurs gustatifs proprement dits ;
- de soutien, épithéliales ;
- basales.

Chaque bourgeon comporte un canalicule central (ou pore) par lequel la salive baignant la papille pénètre et active les récepteurs gustatifs des cellules claires. Les saveurs sont dissoutes dans la salive.

APPAREIL SENSORIEL
GUSTATION

▶ **12-24**
Langue.
Vue supérieure.
© Drake 2015.

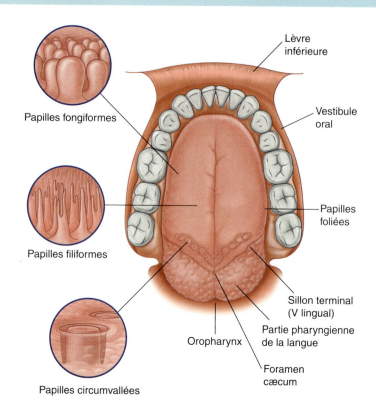

À noter

Cinq saveurs sont perçues par les récepteurs du goût linguaux : salée, sucrée, amère, acide et umami. Cette dernière saveur, découverte au XXe siècle, est nommée selon le terme japonais qui signifie « délicieux » ; elle correspond au monoglutamate de sodium.
La localisation des zones de perception des saveurs sur la langue est remise en question.
On a longtemps supposé que des récepteurs gustatifs spécifiques de ces 5 saveurs élémentaires étaient disposés de façon distincte sur la langue en avant du V lingual (perception du sucré sur la ligne médiane en avant, du salé et de l'acide sur les bords latéraux, de l'umami au centre et de l'amer sur le V lingual).
On pense désormais que chaque cellule gustative est bien dédiée à un goût mais non située exclusivement sur une région donnée de la langue : chaque région de la langue possède donc les différents types de récepteurs et peut percevoir les différentes saveurs.

Activée par une saveur, la cellule claire (sensorielle) fait synapse avec une fibre nerveuse (protoneurone). Le signal chimique est alors transformé en signal électrique (transduction).

Voie fonctionnelle

La voie gustative est ascendante à 3 neurones, fait un relais thalamique et ne présente pas de décussation (fig. 12-25).

Origine

Les protoneurones sont formés par les axones des neurones issus des nerfs :
- intermédiaire de *Wrisberg* (VII bis) qui provient des 2/3 antérieurs de la langue ;
- glosso-pharyngien (IX) qui innerve le 1/3 postérieur de la langue ;
- vague, issu du pharynx.

APPAREIL SENSORIEL
GUSTATION

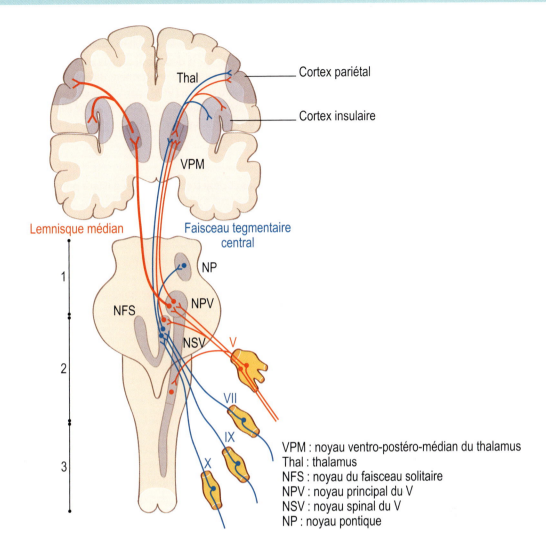

▶ 12-25
Voie gustative.
© Carole Fumat.

VPM : noyau ventro-postéro-médian du thalamus
Thal : thalamus
NFS : noyau du faisceau solitaire
NPV : noyau principal du V
NSV : noyau spinal du V
NP : noyau pontique

Trajet

Les protoneurones pénètrent dans la moelle allongée en constituant le faisceau solitaire. Celui-ci envoie des collatérales vers les noyaux salivaires et se termine sur le noyau du faisceau solitaire, situé dans la moelle allongée avec une organisation topique :
- les axones issus du nerf intermédiaire de *Wrisberg* (VII bis) rejoignent la partie la plus rostrale de la partie latérale du noyau du faisceau solitaire ;
- ceux issus du nerf glosso-pharyngien se situent juste en arrière au niveau du noyau du faisceau solitaire ;
- ceux issus du nerf vague gagnent la partie la plus postérieure du noyau du faisceau solitaire.

À noter
Le noyau du faisceau solitaire envoie des projections sur l'hypothalamus et l'amygdale.

Le nerf lingual, branche du nerf mandibulaire (V_3) responsable de la somesthésie linguale, gagne également en partie le noyau du faisceau solitaire de manière chevauchante avec le nerf intermédiaire VII bis.
Les deutoneurones de la voie gustative suivent un trajet ascendant dans le tronc cérébral jusqu'au noyau ventral postéro-médial du thalamus où ils font relais avec le 3e neurone de façon directe, sans décussation.

APPAREIL SENSORIEL
OLFACTION

> **À noter**
>
> Il y a eu longtemps une controverse sur la décussation de la voie gustative.
> On estime actuellement que la voie gustative proprement dite ne décusse pas et projette ipsilatéralement sur le noyau ventro-postéro médial (VPM) par le faisceau tegmentaire central.
> Par contre, la voie somesthésique linguale (V_3), accolée en partie à la voie gustative et interagissant avec elle, décusse au niveau du lémnisque médian.

Terminaison

Le 3e neurone part du thalamus et projette sur le cortex gustatif primaire de l'insula, principalement, et pariétal (aire 43).

> **En clinique**
>
> L'agueusie est l'absence de goût, l'hypogueusie la diminution du goût et la dysgueusie la déformation du goût.
> Ces troubles gustatifs peuvent avoir une origine périphérique (lésion de la langue, du pharynx) ou centrale (lésion de la voie gustative ou du cortex gustatif).

OLFACTION

Étapes

L'information olfactive est transmise depuis les cavités nasales jusqu'au cortex frontal orbitaire par le protoneurone de la voie olfactive (axones des cellules neurosensorielles). Le relais avec le deutoneurone se fait dans le bulbe olfactif d'où part le nerf olfactif (I). D'autres voies (trigéminale, voméronasale) peuvent participer au traitement des signaux olfactifs.

Récepteurs

Pour la voie olfactive, les stimuli odorants viennent des narines, pour l'olfaction ortho-nasale, et du naso-pharynx par les choanes, pour l'olfaction rétro-nasale. Celle-ci interagit avec la gustation (fig. 12-26).
Les cellules neurosensorielles olfactives de la muqueuse olfactive du plafond des fosses nasales sont le point de départ de la voie olfactive dont elles constituent le protoneurone. Elles comportent des dendrites dont les cils baignent dans le mucus et contiennent les récepteurs olfactifs. Leurs axones constituent les filets olfactifs et traversent la lame criblée de l'éthmoïde pour faire relais dans un glomérule du bulbe olfactif.
Ces cellules ont la capacité de se renouveler et peuvent distinguer plusieurs millions d'odeurs.

> **À noter**
>
> Les substances odorantes doivent être solubles dans le mucus pour exciter les cils olfactifs.
> La spécificité avec laquelle les odorants activent les récepteurs dépend de leur groupe fonctionnel (alcool, aldéhyde, acide, etc.) et de leur longueur (longueur de la chaîne carbonique).
> Un récepteur reconnaît plusieurs molécules, mais une molécule active une combinaison spécifique de récepteurs.

> **En clinique**
>
> Des troubles olfactifs peuvent être liés à des anomalies de sécrétion du mucus.

APPAREIL SENSORIEL
OLFACTION

▶ **12-26**
Paroi latérale de la cavité nasale.
Paroi recouverte de muqueuse.
© Drake 2015.

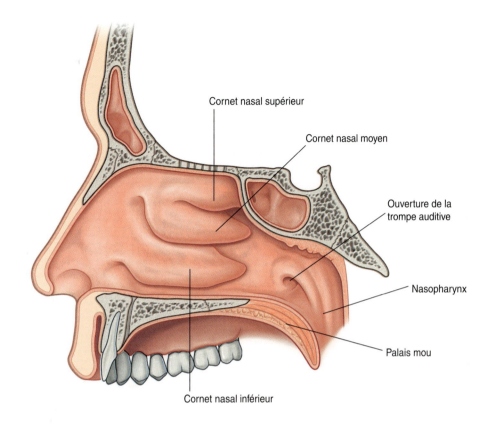

- Cornet nasal supérieur
- Cornet nasal moyen
- Ouverture de la trompe auditive
- Nasopharynx
- Palais mou
- Cornet nasal inférieur

Voie fonctionnelle

La voie olfactive proprement dite comprend 2 neurones sans relais thalamique. Plusieurs systèmes fonctionnels peuvent traiter les signaux olfactifs : la voie olfactive, le système trigéminal et le système voméro-nasal (fig. 12-27).

Voie olfactive

Origine
Le protoneurone fait relais avec la dendrite d'une cellule mitrale (deutoneurone) dans le bulbe olfactif. Tous les neurones exprimant un récepteur gagnent le même glomérule et font synapse avec la même cellule mitrale. Ce phénomène est appelé « convergence glomérulaire ».

Trajet
Les axones des deutoneurones constituent le nerf olfactif (I), situé à la face inférieure du lobe frontal, dans le sillon olfactif (fig. 12-28).

Terminaison
Le nerf olfactif se divise dans la portion postérieure du sillon olfactif, à la limite antérieure de la substance perforée antérieure, en 3 stries olfactives, latérale, intermédiaire et médiale :
- la strie olfactive latérale se dirige vers l'aire olfactive primaire latérale formée du cortex piriforme (uncus, aire entorhinale (moitié antérieure du gyrus para-hippocampique), limen insulae) et du complexe amygdalien ;
- la strie olfactive intermédiaire se dirige vers la substance perforée antérieure (aire olfactive intermédiaire) puis gagne le cortex limbique (dont le cortex cingulaire) et l'hypothalamus ;
- la strie olfactive médiale se dirige en dedans vers le cortex para-olfactif. Celui-ci est en avant du 3e ventricule, sous le genou du corps calleux, à la face interne du lobe frontal.

APPAREIL SENSORIEL
OLFACTION

▶ **12-27**
Voie olfactive.
© Carole Fumat.

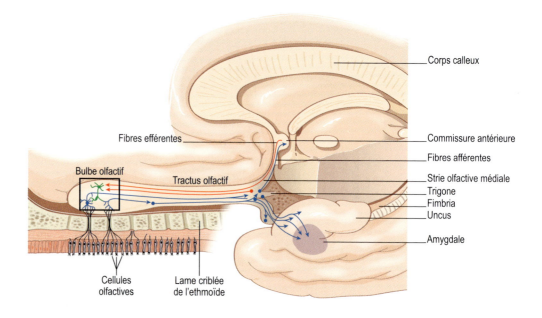

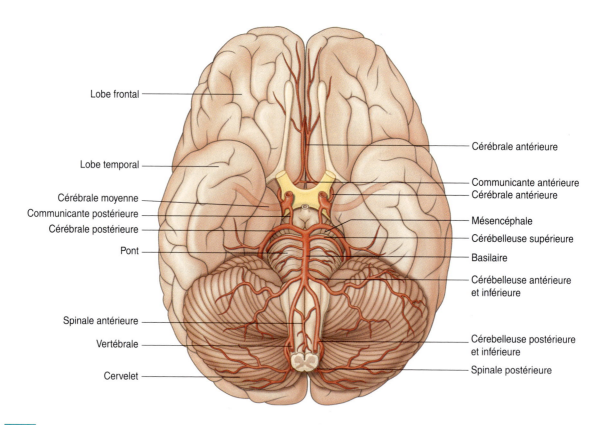

▶ **12-28**
Nerf et bulbe olfactif.
Vue inférieure du cerveau.
© Drake 2015.

APPAREIL SENSORIEL
COMPLÉMENT EN LIGNE

Systèmes trigéminal et voméro-nasal

Outre les régions cibles des stries olfactives, des études d'imagerie fonctionnelle montrent l'activation d'autres régions corticales par des stimuli olfactifs. Cette diversité des zones d'intégration corticale des stimuli olfactifs s'explique par la possible mise en jeu de 2 autres voies.

Système trigéminal

La muqueuse olfactive est innervée par 2 rameaux sensitifs du nerf trijumeau : les nerfs ophtalmique (V_1) et maxillaire (V_2). Ces branches captent les différentes sensibilités tactiles, douloureuses, thermiques et de pression.

Ce système traite ainsi des sensations somesthésiques de température, irritation, douleur, etc. provoquées par la majorité des molécules odorantes, et qui font que ces odeurs peuvent être perçues par les patients dont la voie olfactive est lésée.

Ces informations participent à la reconnaissance d'une odeur. Ainsi, la reconnaissance de l'odeur de menthe passe par la reconnaissance de son caractère « trigéminé » de fraîcheur.

Système voméro-nasal

Bien décrit chez l'animal, le système olfactif « accessoire » permet la détection des phéromones qui sont des sécrétions externes produites par un organisme, et qui induisent une réponse physiologique ou comportementale chez un autre membre de l'espèce. Ce système joue un rôle dans les mécanismes de reproduction, de reconnaissance du mâle reproducteur, d'agressivité entre les mâles ou d'échanges entre les femelles et leur progéniture.

Il est constitué de l'organe voméro-nasal de *Jacobson*, présentant des neurorécepteurs spécifiques aux phéromones, et du bulbe olfactif accessoire, traitant uniquement des informations provenant de l'organe voméro-nasal. Des études de neuroimagerie suggèrent son existence également chez l'homme avec un rôle central de l'hypothalamus comme centre intégrateur.

En clinique

Les projections des différentes voies olfactives sur le système limbique et l'hypothalamus expliquent :
- l'évocation de souvenirs liée à une perception olfactive (« mémoire olfactive » de la madeleine de Proust) ;
- les réflexes viscéraux (salivation, nausées, etc.) générés par certaines odeurs.

L'anosmie est l'absence d'olfaction, l'hyposmie la diminution de l'olfaction et la cacosmie la déformation désagréable de l'olfaction. Ces troubles olfactifs peuvent avoir une origine périphérique (obstruction mécanique, anomalies du mucus) ou centrale (fracture de la lame criblée de l'ethmoïde, lésion corticale).

COMPLÉMENT EN LIGNE

Des QCM et des QROC peuvent être consultées en ligne à l'adresse suivante : www.em-consulte.com/e-complement/476347.

APPAREIL CARDIOVASCULAIRE

Pr Michel Montaudon

Manuel d'anatomie descriptive, fonctionnelle et clinique
© 2022, Elsevier Masson SAS. Tous droits réservés

APPAREIL CARDIOVASCULAIRE
CŒUR

L'appareil cardiovasculaire regroupe les structures qui permettent la circulation du sang et de la lymphe. Il comprend :
- un organe central, le cœur, enveloppé du péricarde ;
- des vaisseaux sanguins : les artères, centrifuges (fig. 13-1) et les veines, centripètes (fig. 13-2). Artères et veines sont en continuité dans les différents organes par l'intermédiaire des capillaires sanguins ;
- des vaisseaux lymphatiques branchés sur la circulation sanguine (fig. 13-3).

CŒUR

Le cœur est un muscle creux dont la contraction automatique, ou systole, propulse le sang dans les artères et dont la relaxation, ou diastole, aspire le sang par les veines. Il est formé de 2 parties, droite et gauche, séparées par une cloison ou septum. Chaque partie est composée de 2 cavités, atrium et ventricule (fig. 13-4), pourvues de valves anti-reflux.

Il est intra-thoracique, dans le médiastin moyen, sur le centre tendineux du diaphragme dont il suit les mouvements lors de la respiration. Il se projette entre les corps vertébraux de T5 et T8 en décubitus (T6 et T9 en position debout).

Il forme une pyramide avec (fig. 13-5) :
- une base orientée en arrière, en haut et à droite ;
- un apex orienté en avant, en bas et à gauche ;
- 3 faces : diaphragmatique, pulmonaire gauche et sterno-costale.

Son grand axe est oblique vers le bas, l'avant et la gauche de 40° sur l'horizontale.

À noter
L'axe du cœur est plus vertical chez le sujet longiligne ou lors de l'inspiration, plus horizontal chez le sujet bréviligne ou lors de l'expiration.

En clinique
L'axe électrique du cœur est évalué par l'électrocardiogramme.
Les maladies cardiovasculaires sont la première cause de décès dans les sociétés occidentales (30 %).

Dimensions

Elles varient selon le sexe et l'âge. Le grand axe du cœur mesure environ 12 cm pour un diamètre de 10 cm.

À noter
Le volume des cavités cardiaques et la masse du ventricule gauche sont normalisés par la surface corporelle pour affirmer une anomalie ou suivre un sujet lors de sa croissance.
Le volume sanguin de chaque cavité est variable :
- en fin de diastole (télé-diastole) : 50 à 105 mL/m^2 pour le ventricule droit et 50 à 90 mL/m^2 pour le gauche ;
- en fin de systole (télé-systole) : 15 à 40 mL/m^2 pour le ventricule droit et de 15 à 30 mL/m^2 pour le gauche.

En clinique
Ces volumes permettent le calcul d'un index d'efficacité ventriculaire, la fraction d'éjection (volume éjecté / volume télé-diastolique), normalement comprise entre 55 et 75 %.
La taille du cœur est mesurée sur la radiographie thoracique de face : l'index cardio-thoracique, rapport entre les plus grands diamètres transversaux du cœur et de la cage thoracique, est normalement inférieur à 0,5. Au-delà de 0,6, il existe une cardiomégalie.

APPAREIL CARDIOVASCULAIRE
CŒUR

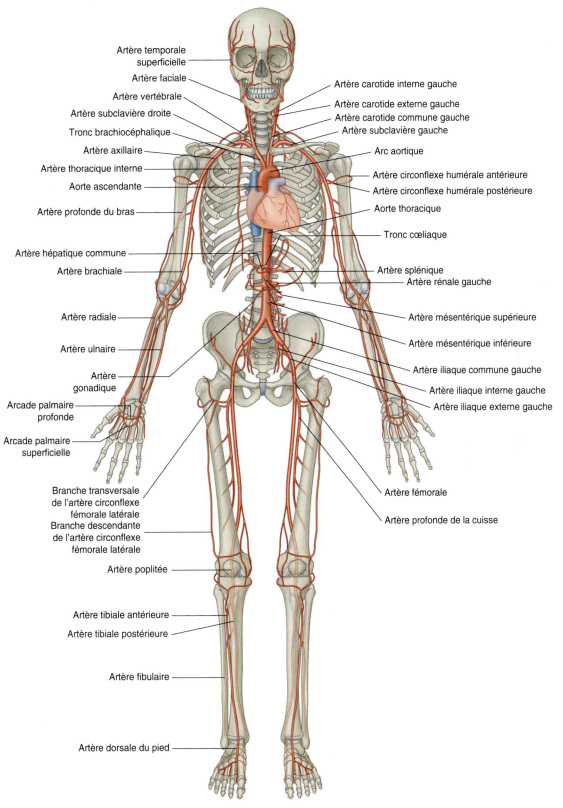

▶ **13-1**
Système artériel.
© Drake 2017.

APPAREIL CARDIOVASCULAIRE
CŒUR

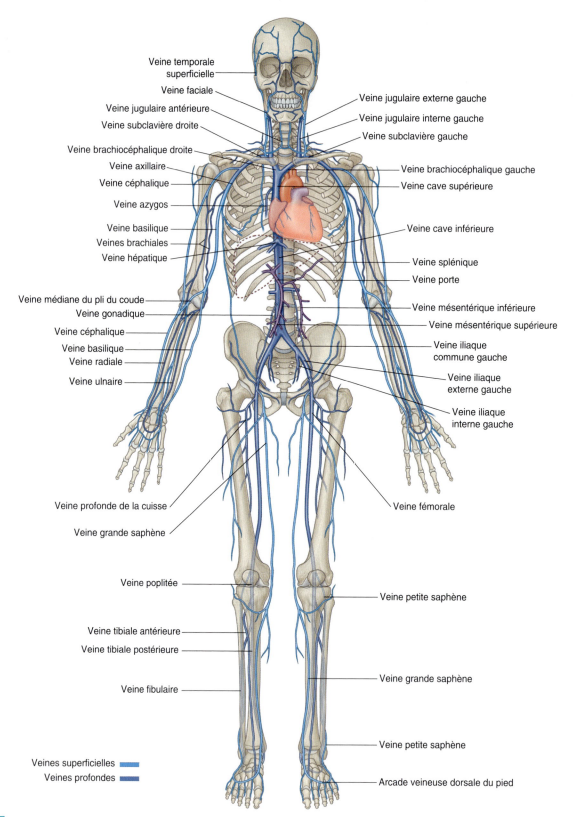

▶ 13-2
Système veineux.
Le système porte fait partie des veines profondes et est représenté en violet.
© Drake 2017.

APPAREIL CARDIOVASCULAIRE
CŒUR

▶ **13-3**
Système lymphatique.
© *Pr Michel Montaudon.*

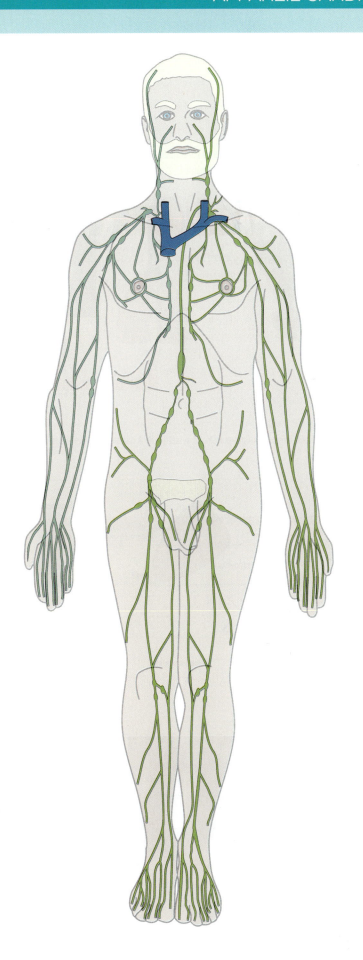

APPAREIL CARDIOVASCULAIRE
CŒUR

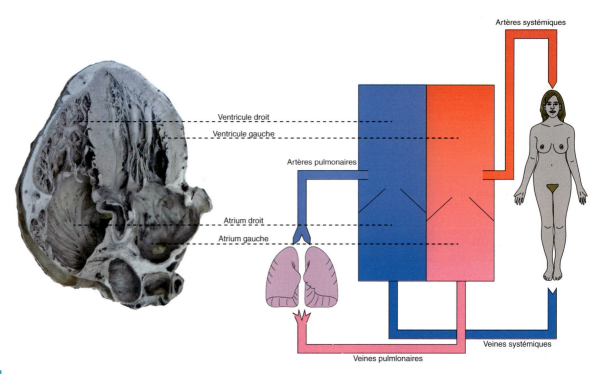

▶ **13-4**
Cœur.
Partie droite (en bleu) et gauche (en rouge), cavités, circulations pulmonaire et systémique. À gauche, le cœur est sectionné selon son grand axe dans le plan des 4 cavités.
© Pr Michel Montaudon.

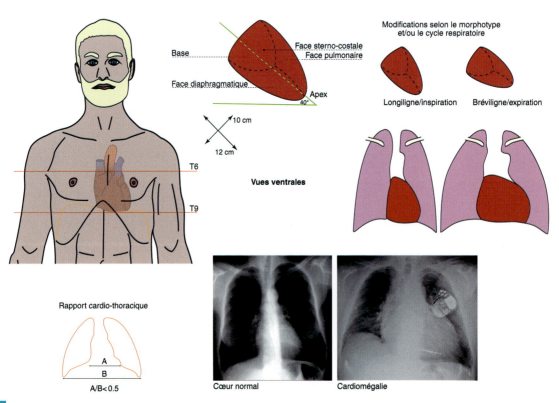

▶ **13-5**
Morphologie du cœur.
© Pr Michel Montaudon.

APPAREIL CARDIOVASCULAIRE
CŒUR

Rapports (fig. 13-6)

En avant se trouvent la **région précordiale** de la paroi antérieure du thorax et les bords antérieurs des poumons. Le cœur déborde largement le bord gauche du sternum et à peine son bord droit.

Les rapports inférieurs se font par l'intermédiaire du diaphragme avec le lobe gauche du foie et le fundus gastrique (fig. 13-7).

En arrière, la base du cœur est en rapport avec l'œsophage, qui passe contre l'atrium gauche, l'aorte descendante et la colonne vertébrale thoracique.

En haut, le cœur est surplombé par l'aorte ascendante et l'arc aortique, le tronc pulmonaire et sa bifurcation, la bifurcation trachéale.

À droite et à gauche, il est en rapport avec les poumons, entourés de la plèvre, dont il est séparé par le péricarde, les nerfs phréniques et les vaisseaux péricardo-phréniques.

En clinique

Les rapports antérieurs permettent l'**auscultation cardiaque** (fig. 13-7, voir également p. 791) :
- la valve pulmonaire est mieux entendue dans le 2ᵉ espace intercostal gauche, à quelques centimètres du sternum ;
- la valve aortique dans le 2ᵉ espace intercostal droit, contre le sternum ;
- la valve tricuspide dans le 5ᵉ espace intercostal droit, contre le sternum ;
- la valve mitrale dans le 5ᵉ espace intercostal gauche, sur la ligne médio-claviculaire.

Le choc de pointe, vibration de l'apex cardiaque lors de la systole, est perceptible à la palpation dans le 6ᵉ espace intercostal, en décubitus latéral gauche.

Les rapports inférieurs expliquent que certaines douleurs cardiaques en imposent pour des douleurs abdominales et vice versa. Les infarctus inférieurs se manifestent souvent par des douleurs épigastriques.

Les échographies cardiaques par voie œsophagienne permettent une excellente analyse de l'atrium et de la valve atrio-ventriculaire gauches.

Situé entre le sternum et la colonne vertébrale, le cœur peut être comprimé par le **massage cardiaque externe** qui force le sang à sortir des ventricules vers les artères. La décompression aspire le sang veineux vers les ventricules (fig. 13-8).

Morphologie

La **surface du cœur** est parcourue par des sillons remplis de graisse permettant de repérer le plan des septums qui séparent les différentes cavités (fig. 13-9) :
- le sillon coronaire ou atrio-ventriculaire sépare les 2 atriums des 2 ventricules. Il est sub-divisé en sillon coronaire droit et sillon coronaire gauche par les sillons suivants ;
- le sillon inter-atrial sépare les 2 atriums. Perpendiculaire au sillon coronaire, il marque le plan du septum inter-atrial et est sub-divisé en sillon inter-atrial antérieur et sillon inter-atrial postérieur ;
- le sillon inter-ventriculaire, en continuité avec le précédent, sépare les 2 ventricules. Il passe à droite de l'apex cardiaque, où il forme l'incisure cardiaque, et indique le plan du septum inter-ventriculaire. Il est sub-divisé en sillon inter-ventriculaire antérieur et sillon inter-ventriculaire postérieur.

À noter

L'intersection de ces sillons à la face diaphragmatique du cœur porte le nom de « croix du cœur ». Dans sa région supérieure, les sillons ne se croisent pas du fait de l'émergence de l'aorte et du tronc pulmonaire.

Le septum atrio-ventriculaire sépare l'atrium droit du ventricule gauche. Il est dans le même plan que les septums inter-atrial et inter-ventriculaire.

APPAREIL CARDIOVASCULAIRE
CŒUR

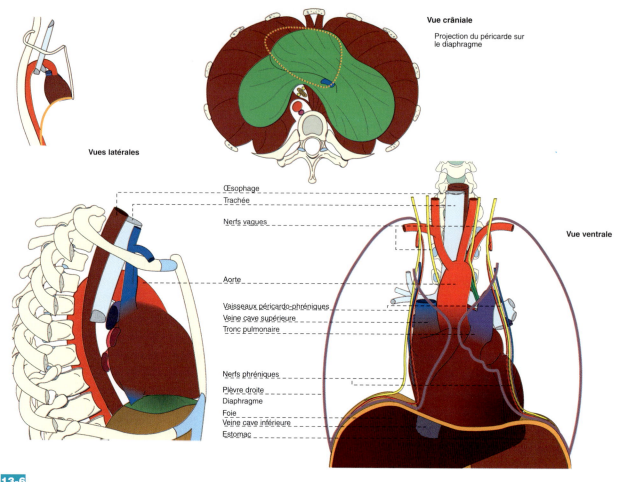

▶ 13-6
Rapports du cœur (cf. aussi fig. 7-22).
© Pr Michel Montaudon.

Les **atriums** occupent le 1/3 basal du cœur, les ventricules ses 2/3 apicaux. L'atrium droit reçoit les veines caves et présente un diverticule large et triangulaire, l'auricule droite, qui recouvre l'aorte. L'atrium gauche reçoit les veines pulmonaires et présente un diverticule étroit et sinueux, l'auricule gauche, qui recouvre le tronc pulmonaire.

L'aorte et le tronc pulmonaire proviennent de la partie basale des ventricules gauche et droit.

En clinique

La localisation des auricules, reconnaissables à leur forme, identifie les atriums et définit le situs cardiaque : situs solitus si l'auricule droite est antérieure et la gauche postérieure, situs inversus dans le cas contraire.

APPAREIL CARDIOVASCULAIRE
CŒUR

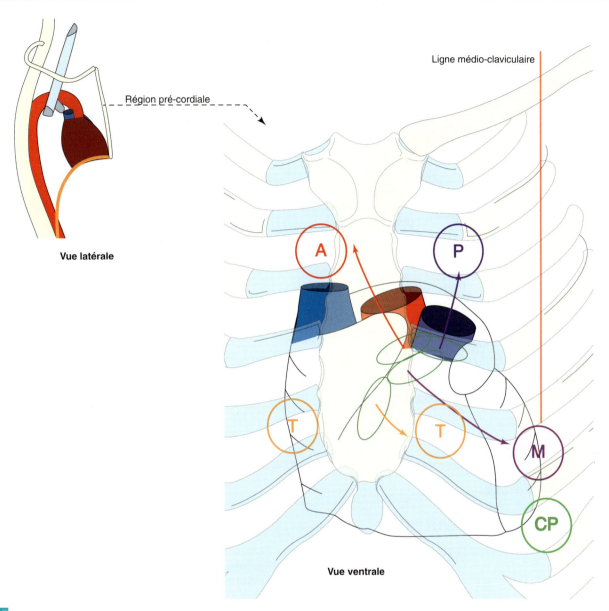

▶ **13-7**
Foyers d'auscultation cardiaque.
A : valve aortique ; P : valve pulmonaire ; T : valve tricuspide ; M : valve mitrale ; CP : choc de pointe.
© *Pr Michel Montaudon.*

APPAREIL CARDIOVASCULAIRE
CŒUR

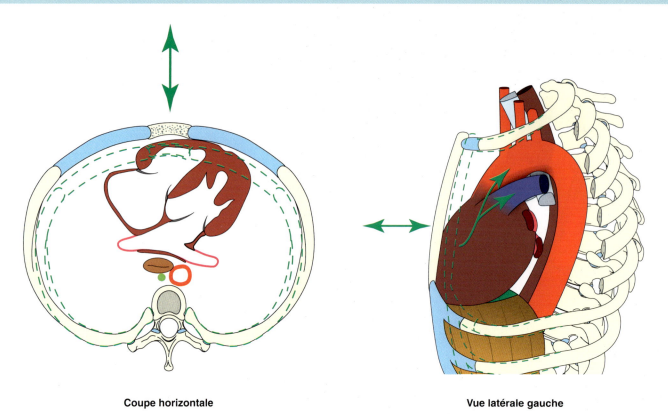

Coupe horizontale   Vue latérale gauche

▶ **13-8**
Massage cardiaque externe.
Celui-ci met à profit la souplesse des arcs costaux pour comprimer le cœur en exerçant une pression sur le corps sternal.
La compression chasse le sang des ventricules vers les artères. Le relâchement induit l'aspiration du sang à partir des veines.
© Pr Michel Montaudon.

Structure

Le cœur est un muscle creux constitué de myocytes (myocarde) et de tissu fibreux et fibro-adipeux (fig. 13-10 et 13-11). Celui-ci est présent à la base des ventricules et forme des anneaux plus ou moins complets autour des ostiums atrio-ventriculaires droit (tricuspide) et gauche (mitral) et ventriculo-artériels droit (pulmonaire) et gauche (aortique) :
- un tissu fibreux dense entoure l'ostium mitral et qui se prolonge vers les parties adjacentes de l'anneau aortique, par le trigone gauche, et de l'anneau tricuspide, par le trigone droit. Le trigone droit se poursuit brièvement par le septum inter-ventriculaire membraneux ;
- un tissu fibro-adipeux plus lâche, qui donne insertion aux valvules, complète l'anneau tricuspide et forme une couronne autour des racines de l'aorte et du tronc pulmonaire.

À noter
Le tissu fibreux et fibro-adipeux forme un **isolant électrique** entre les atriums et les ventricules.

Les cardiomyocytes sont des fibres musculaires striées organisées en une couche hélicoïdale qui entoure une seule fois le ventricule droit mais présente une double épaisseur autour du ventricule gauche.
Elle forme des **reliefs** intra-cavitaires (fig. 13-12) :
- les plus volumineux sont les muscles papillaires, ou piliers des valves, dont le sommet est libre dans la cavité et reçoit les cordages tendineux des valves atrio-ventriculaires ;

APPAREIL CARDIOVASCULAIRE
CŒUR

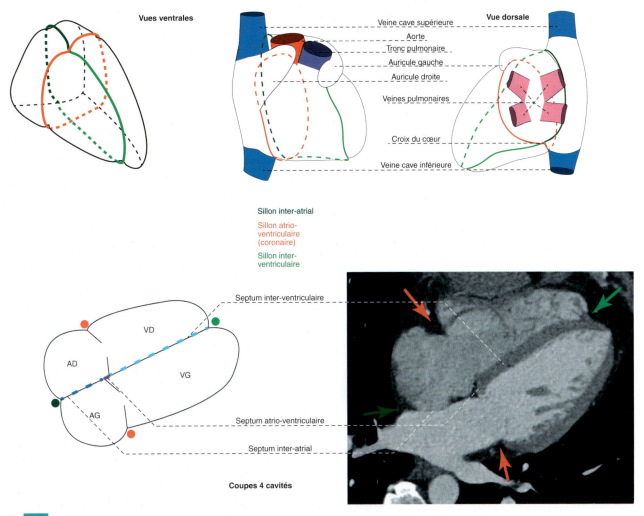

▶ **13-9**
Sillons et septums.
Sur le scanner, notez la différence d'épaisseur du myocarde autour de chaque cavité. AD : atrium droit, AG : atrium gauche, VD : ventricule droit, VG : ventricule gauche.
© Pr Michel Montaudon.

- les trabécules charnues s'implantent sur la paroi par leurs 2 extrémités. Elles sont nombreuses dans le ventricule droit ;
- les muscles pectinés, ou colonnes charnues, sont de simples saillies à la surface de la paroi.

À noter

L'orientation hélicoïdale inverse des fibres du ventricule gauche explique la torsion du cœur autour de son grand axe en systole : l'apex cardiaque effectue une rotation antihoraire en vue apicale d'environ 30°. Cette disposition anatomique joue un rôle physiologique fondamental : alors que les myocytes se raccourcissent seulement de 10 à 15 % lors de la systole, le diamètre du myocarde diminue de 50 %, sa longueur de 10 à 15 % et 55 à 75 % du contenu ventriculaire est éjecté.

En clinique

Une **myocardite** désigne l'inflammation de la couche musculaire du cœur. Elle est habituellement d'origine virale et peut en imposer pour un infarctus.

APPAREIL CARDIOVASCULAIRE
CŒUR

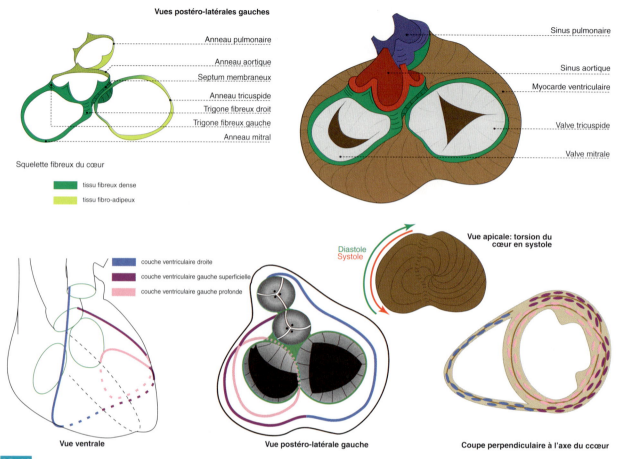

▶ 13-10
Structure du cœur.
La couche musculaire est hélicoïdale autour des ventricules. Elle se fixe sur l'anneau pulmonaire, se dirige vers la droite et forme la paroi du ventricule droit (antérieure, droite puis postérieure) puis la couche superficielle de la paroi ventriculaire gauche (postérieure puis gauche), sa couche profonde (antérieure, septale puis postérieure), et enfin complète sa couche superficielle (latérale, antérieure et septale) avant de se fixer sur l'anneau aortique.
© Pr Michel Montaudon.

Le myocarde atrial est également formé par une bande hélicoïdale de cellules myocardiques fixée sur les anneaux atrio-ventriculaires et qui entoure leur cavité en ménageant les ostiums des veines caves et pulmonaires et du sinus coronaire.

> **À noter**
>
> Ces ostiums veineux ne sont pas entourés de tissu fibreux ni pourvus de valves : leur compression par le myocarde atrial lors de la systole atriale assure une continence limitée.

La paroi ventriculaire gauche est épaisse de 10 à 12 mm, la droite de 5 mm et les parois atriales de 2 à 3 mm (fig. 13-9).

> **En clinique**
>
> Une épaisseur de la paroi ventriculaire gauche supérieure à 12 mm signe une hypertrophie ventriculaire gauche. À droite, au-delà de 7 mm il existe une hypertrophie ventriculaire.
> L'épaisseur des parois des cavités cardiaques dépend de leur travail. La paroi ventriculaire gauche peut s'épaissir chez le sportif d'endurance ou en cas de rétrécissement aortique. Lors des transpositions congénitales des gros vaisseaux, la paroi du ventricule droit qui alimente la circulation systémique s'épaissit considérablement.

APPAREIL CARDIOVASCULAIRE
CŒUR

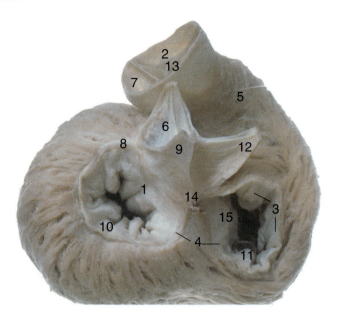

▶ **13-11**

Structures fibreuses du cœur
Le cœur est vu en postéro-droit après avoir retiré les 2 atriums, en regardant en bas les anneaux fibreux (4) qui entourent les orifices mitral et tricuspide et forment l'insertion pour la base des cuspides.
1. Cuspide septale de la valve mitrale
2. Valvule semi-lunaire antérieure de la valve pulmonaire
3. Cuspide antérieure de la valve tricuspide
4. Anneau fibreux
5. Infundibulum pulmonaire
6. Valvule semi-lunaire gauche de la valve aortique
7. Valvule semi-lunaire gauche de la valve pulmonaire
8. Trigone fibreux gauche
9. Commissure postérieure gauche de la valve aortique
10. Cuspide latérale de la valve mitrale
11. Cuspide postérieure de la valve tricuspide
12. Commissure postérieure droite de la valve aortique
13. Valvule semi-lunaire droite de la valve pulmonaire
14. Trigone fibreux droit
15. Cuspide septale de la valve tricuspide

© Abrahams 2014.

La **lumière** des cavités cardiaques est tapissée d'un endothélium monocellulaire, l'endocarde, en continuité avec l'endothélium des gros vaisseaux.
En périphérie, les myocytes sont recouverts par le feuillet viscéral du péricarde séreux, l'épicarde, qui passe en pont au-dessus des sillons cardiaques (fig. 13-12).

Cavités cardiaques

Atrium droit (fig. 13-13 et 13-14)

Il reçoit le sang veineux systémique pauvre en O_2 et le propulse dans le ventricule droit.
Il a une forme de cylindre vertical, plus large à sa partie moyenne. Sa cavité est séparée par le plan de la crête terminale (fig. 13-12), volumineux muscle pectiné reliant les 2 ostiums caves, en :
- une partie postérieure lisse qui reçoit les veines caves et le sinus coronaire ;
- une partie antérieure dont la paroi présente des muscles pectinés qui rejoignent la crête terminale.

Sa paroi supérieure est ouverte :
- en arrière par l'ostium avalvulaire de la veine cave supérieure, de 20 mm de diamètre ;

APPAREIL CARDIOVASCULAIRE
CŒUR

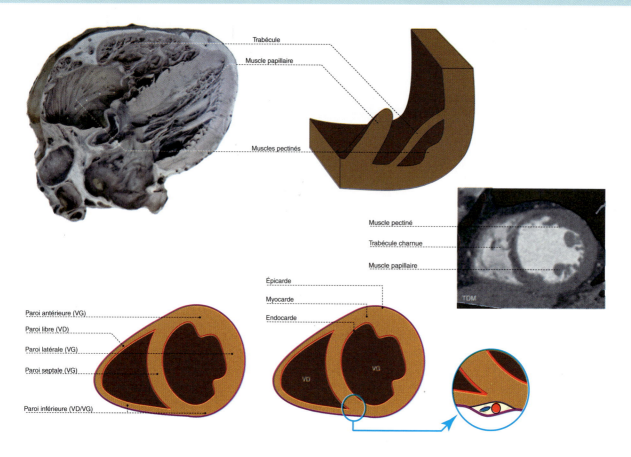

▶ **13-12**
Reliefs endocavitaires et nomenclature des parois ventriculaires.
Les * montrent la crête terminale. VD : ventricule droit, VG : ventricule gauche.
© Pr Michel Montaudon.

- en avant par l'ostium de l'auricule droite dont la cavité est cloisonnée par de nombreuses trabécules charnues.

Sa paroi inférieure reçoit :
- en arrière et en dehors, l'ostium de la veine cave inférieure, de 30 mm, bordé par la valvule de la veine cave inférieure ;
- en avant et en dedans, l'ostium du sinus coronaire (12 mm), bordé par la valvule du sinus coronaire.

Sa paroi septale comprend le septum atrio-ventriculaire en avant et le septum inter-atrial en arrière. Celui-ci est creusé en bas et en arrière par la fosse ovale dont la limite antéro-supérieure, bien marquée, constitue le limbe de la fosse ovale. La fosse ovale surplombe l'ostium cave inférieur.

Sa paroi antérieure s'ouvre dans le ventricule droit par l'ostium atrio-ventriculaire droit, ou ostium tricuspide.

> ### À noter
>
> Les valvules de la veine cave inférieure et du sinus coronaire sont déhiscentes, non fonctionnelles.
> La fosse ovale est formée par l'obstruction du foramen ovale à la naissance. Chez le fœtus, celui-ci fait communiquer les 2 atriums et permet le passage du sang oxygéné, issu du cordon ombilical, de l'atrium droit vers l'atrium gauche (cf. p. 883).
> La **pression veineuse centrale**, surveillée en réanimation car elle informe sur la volémie des patients, correspond à la pression atriale droite (0 à 5 mmHg).

APPAREIL CARDIOVASCULAIRE
CŒUR

▶ **13-13**
Atrium droit.
© Drake 2017.

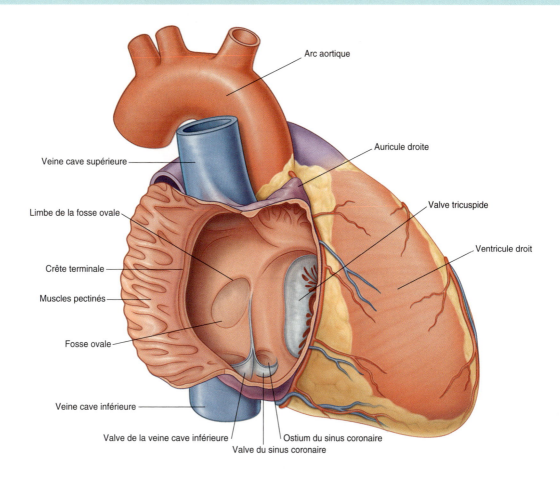

▶ **13-14**
Atrium droit : vue antérieure droite.
La paroi antérieure a été incisée le long du sillon coronaire droit et réclinée vers l'arrière, montrant sur sa face interne la crête terminale verticale (2) et les muscles pectinés horizontaux (7). La fosse ovale (3) est sur le septum inter-atrial, et l'orifice du sinus coronaire (6) est à gauche de l'orifice de la veine cave inférieure (4).

1. Auricule
2. Crête terminale
3. Fosse ovale
4. Veine cave inférieure
5. Limbe de la fosse ovale
6. Ostium du sinus coronaire
7. Muscles pectinés
8. Position du nœud atrio-ventriculaire
9. Position du tubercule interveineux
10. Veine cave supérieure
11. Valve tricuspide
12. Valve du sinus coronaire
13. Valve de la veine cave inférieure

© Abrahams 2014.

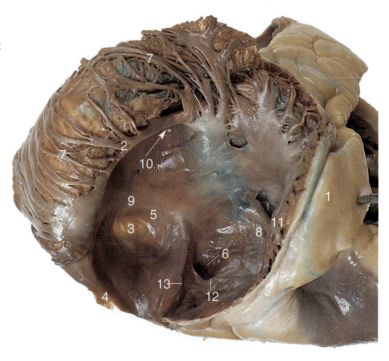

APPAREIL CARDIOVASCULAIRE
CŒUR

> **En clinique**
>
> Un foramen ovale perméable (20 % de la population) est une communication par la fosse ovale entre les 2 atriums. Il peut être responsable **d'embolies paradoxales** (fig. 13-15) et donc d'accidents vasculaires cérébraux : il est alors parfois occlus par voie vasculaire pour en prévenir la récidive. L'abord endo-vasculaire de l'atrium droit se fait après ponction veineuse fémorale ou parfois par ponction jugulaire interne.

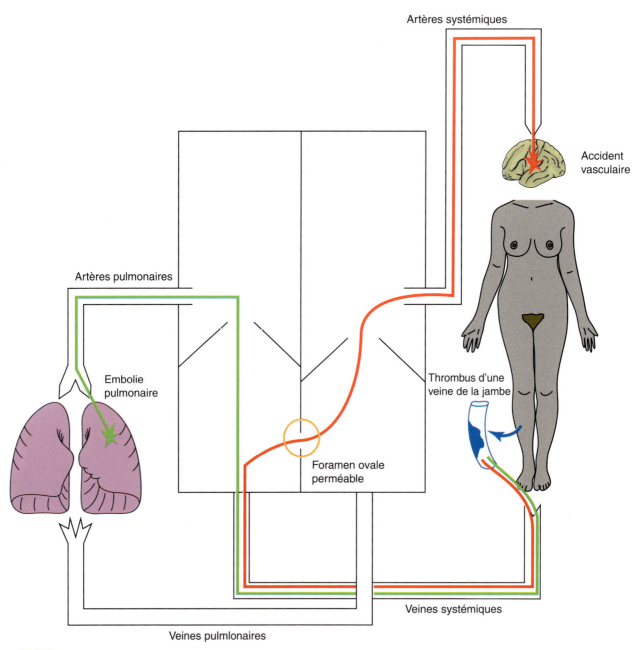

▶ **13-15**
Embolie pulmonaire et embolie paradoxale.
En l'absence de perméabilité du foramen ovale, la migration d'un thrombus veineux systémique conduit à une embolie pulmonaire (en vert). La perméabilité du foramen ovale rend possible des embolies paradoxales, c'est-à-dire d'un thrombus veineux systémique dans une artère systémique (en rouge).
© Pr Michel Montaudon.

APPAREIL CARDIOVASCULAIRE
CŒUR

Ventricule droit (fig. 13-16 et 13-17)

Pyramidal, sa cavité est traversée par la trabécule septo-marginale tendue de sa paroi septale à l'union de ses parois inférieure et antérieure.

Sa paroi libre (sterno-costale) supporte les muscles papillaires antérieurs et constitue sa voie d'abord chirurgical.

Sa paroi inférieure donne insertion aux muscles papillaires postérieurs.

Sa paroi septale, le septum inter-ventriculaire, est sa seule paroi épaisse car elle est commune avec le ventricule gauche. Elle est parcourue par un relief, la **crête supra-ventriculaire**, qui sépare l'infundibulum pulmonaire à paroi membraneuse en haut, du septum inter-ventriculaire musculaire en bas. Elle donne insertion aux muscles papillaires septaux.

Son apex est cloisonné par de multiples trabécules charnues.

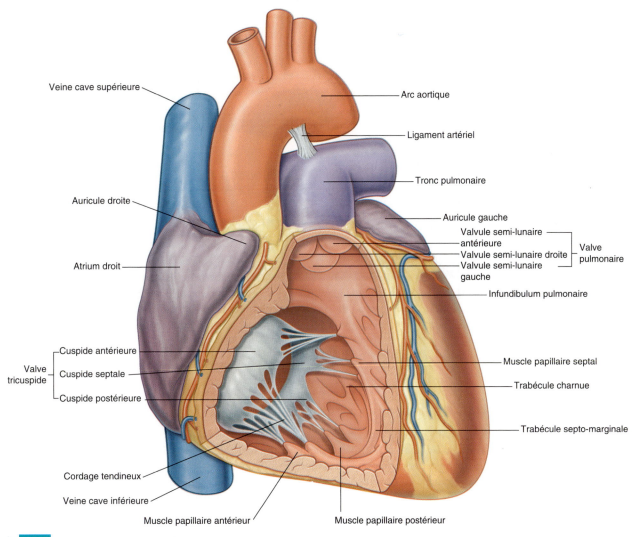

▶ 13-16
Ventricule droit.
© Drake 2017.

APPAREIL CARDIOVASCULAIRE
CŒUR

▶ **13-17**
Ventricule droit : vue antérieure.
1. Cuspide antérieure de la valve tricuspide
2. Muscle papillaire antérieur
3. Aorte ascendante
4. Auricule droite
5. Cordages tendineux
6. Veine cave inférieure
7. Infundibulum pulmonaire
8. Muscle papillaire postérieur
9. Tronc pulmonaire
10. Atrium droit
11. Trabécule septo-marginale
12. Muscle papillaire septal
13. Veine cave supérieure
© Abrahams 2014.

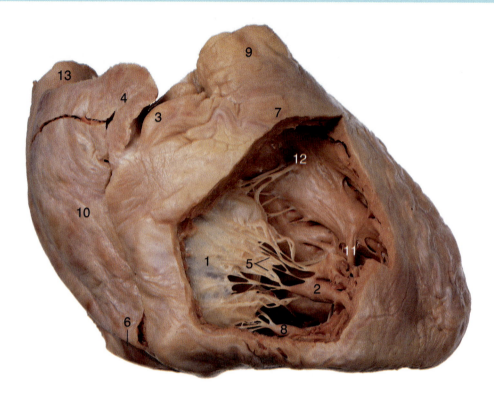

Sa base est dirigée en arrière, en haut et à droite, avec 2 orifices :
- l'ostium atrio-ventriculaire droit, ou tricuspide, de 30 à 40 mm de diamètre, fermé par la valve tricuspide.
- l'ostium pulmonaire, de 20 à 25 mm, fermé par la valve pulmonaire.

En clinique

La **trabécule septo-marginale** identifie le ventricule droit lors des cardiopathies congénitales. Elle est parcourue par un rameau de la branche droite du faisceau atrio-ventriculaire qui explique les troubles du rythme cardiaque lors des cathétérismes ventriculaires droits.
L'abord du ventricule droit et, au-delà, de la circulation artérielle pulmonaire par voie endo-vasculaire se fait depuis l'atrium droit.

Atrium gauche (fig. 13-18)

Il reçoit le sang pulmonaire riche en O_2 et le propulse dans le ventricule gauche.
Il est ovoïde à grand axe horizontal, moins volumineux que le droit. Ses parois sont lisses :
- la paroi postérieure présente les ostiums des 4 veines pulmonaires, d'environ 15 mm de diamètre ;
- la paroi gauche est ouverte en avant et en haut par l'ostium de l'auricule gauche dont la cavité est parcourue de trabécules charnues ;
- la paroi septale est le septum inter-atrial, marqué par le fond de la fosse ovale bordée en bas et en avant par la valvule du foramen ovale ;

En clinique

L'abord de l'atrium gauche par voie endo-vasculaire se fait depuis l'atrium droit en traversant la fosse ovale.
L'auricule gauche peut être le siège de thrombus lors des **fibrillations atriales** avec un risque de migration vers la circulation systémique lors de la restitution du rythme sinusal.

APPAREIL CARDIOVASCULAIRE
CŒUR

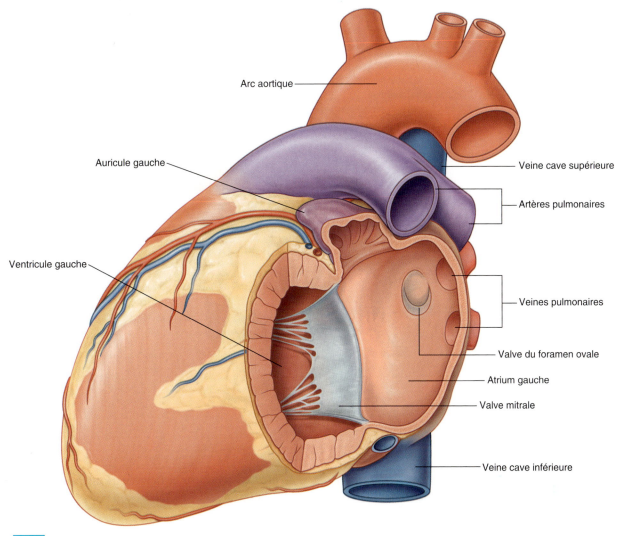

▶ 13-18
Atrium gauche.
© Drake 2017.

- les parois supérieure et inférieure sont étroites ;
- la paroi antérieure s'ouvre par l'ostium atrio-ventriculaire gauche, ou ostium mitral.

Ventricule gauche (fig. 13-19 et 13-20)

En forme de cône, les limites de ses parois sont mal identifiables :
- la paroi inférieure et la paroi latérale sont parcourues par des muscles pectinés et, dans la région apicale, par quelques trabécules charnues ;
- la paroi latérale est la voie d'abord de la cavité, elle présente les muscles papillaires antérieurs ;
- la paroi inférieure supporte les muscles papillaires postérieurs ;
- la paroi septale est constituée du septum inter-ventriculaire en avant et du septum atrio-ventriculaire en arrière :
  - ces septums présentent 2 zones embryologiquement différentes :
    - le septum musculaire, étendu et épais, avec une large partie inter-ventriculaire et une étroite partie atrio-ventriculaire,
    - le septum membraneux, fin, prolongement des trigones fibreux.

APPAREIL CARDIOVASCULAIRE
CŒUR

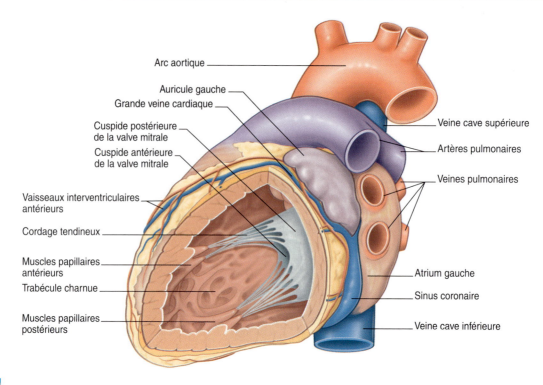

▶ 13-19
Ventricule gauche.
D'après Drake 2017. © Carole Fumat.

- le septum atrio-ventriculaire résulte du décalage vers l'apex de l'anneau tricuspide par rapport à l'anneau mitral. Il sépare le ventricule gauche de l'atrium droit et peut être le siège d'une communication atrio-ventriculaire ;
- l'apex du ventricule gauche correspond à l'apex cardiaque ;
- la base du ventricule gauche est ouverte par 2 orifices :
  - l'ostium atrio-ventriculaire gauche, ou ostium mitral, de 30 à 35 mm de diamètre, fermé par la valve mitrale,
  - l'ostium aortique, de 20 à 25 mm de diamètre, fermé par la valve aortique.

> **À noter**
>
> Les trabécules du ventricule gauche, lorsqu'elles sont volumineuses, sont appelées « faux tendons » par les cardiologues.
> La pression intra-ventriculaire gauche en fin de systole atteint 140 mmHg.

APPAREIL CARDIOVASCULAIRE
CŒUR

▶ **13-20**
Ventricule gauche : vue inférieure gauche.
1. Artère inter-ventriculaire antérieure
2. Muscle papillaire antérieur
3. Aorte
4. Cordages tendineux
5. Artère circonflexe
6. Trabéculations
7. Atrium gauche
8. Branche gauche du faisceau atrio-ventriculaire
9. Ventricule gauche ouvert
10. Septum membraneux
11. Valve mitrale
12. Muscle papillaire postérieur
13. Valve pulmonaire
14. Orifice de la coronaire droite
© Abrahams 2014.

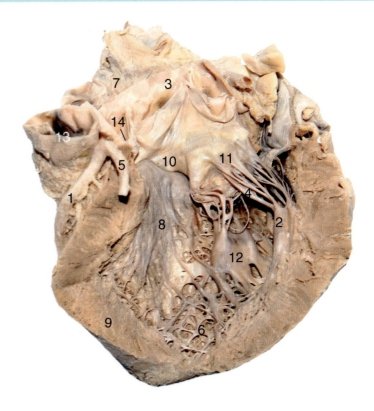

Valves cardiaques

Les valves cardiaques sont membraneuses, fines, fixées sur les anneaux fibreux. Elles sont constituées d'un tissu conjonctif dense, peu épais, dépourvu de vascularisation et recouvert d'endocarde. Leur mouvement est passif, sous l'effet des pressions générées par les cavités lors de leur contraction ou de leur relaxation. Leur rôle est de s'opposer au reflux du sang (fig. 13-21).

Valves atrio-ventriculaires

La droite est la valve **tricuspide** et la gauche la valve **mitrale** (fig. 13-11, 13-17 et 13-22).
Elles s'ouvrent passivement lors de la diastole ventriculaire puis de la systole atriale et se ferment passivement lors de la systole ventriculaire.
Elles sont constituées de **cuspides** séparées par des commissures :
- la valve tricuspide possède 3 cuspides : antérieure, postérieure et septale, séparées par 3 commissures ;
- la valve mitrale en présente deux : septale (ou grande valve mitrale), longue de 20 mm, et latérale (ou petite valve mitrale), longue de 10 mm, séparées par les commissures antérieure et postérieure.

Elles présentent un appareil sous-valvulaire destiné à éviter leur éversion vers l'atrium lors de la systole ventriculaire. Celui-ci est formé par les muscles papillaires et les cordages tendineux tendus de leur extrémité libre aux cuspides.

À noter

Le nom de valve « mitrale » provient de son aspect en mitre d'évêque.
L'insertion de la valve atrio-ventriculaire droite est toujours en position plus apicale que la gauche ce qui constitue le second critère permettant d'identifier le ventricule droit lors des cardiopathies congénitales.

APPAREIL CARDIOVASCULAIRE
CŒUR

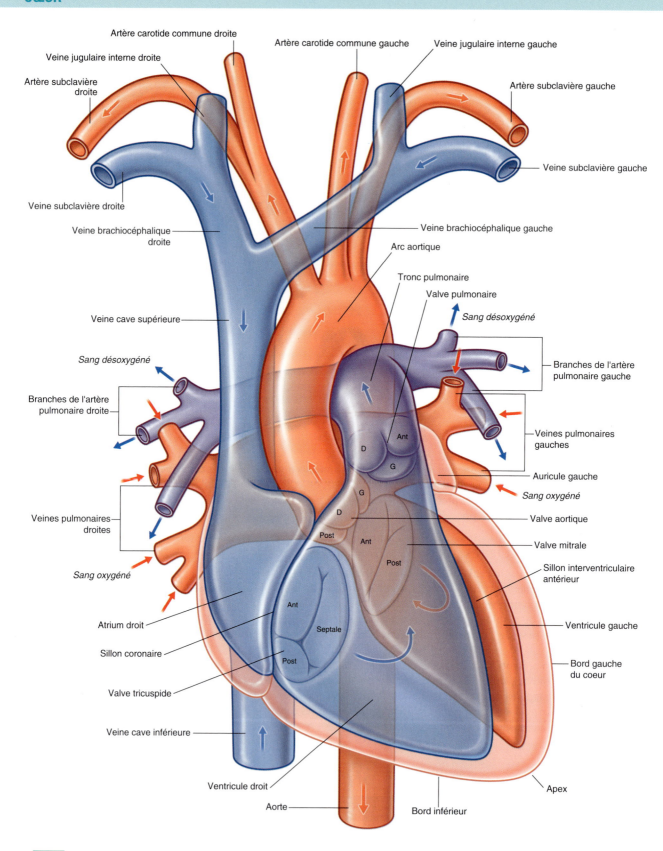

▶ 13-21
Cavités cardiaques et sens du flux sanguin.
Pour la valve mitrale, la cupside antérieure est la cupside septale et la cupside postérieure est la cupside latérale.
© Drake 2017.

APPAREIL CARDIOVASCULAIRE
CŒUR

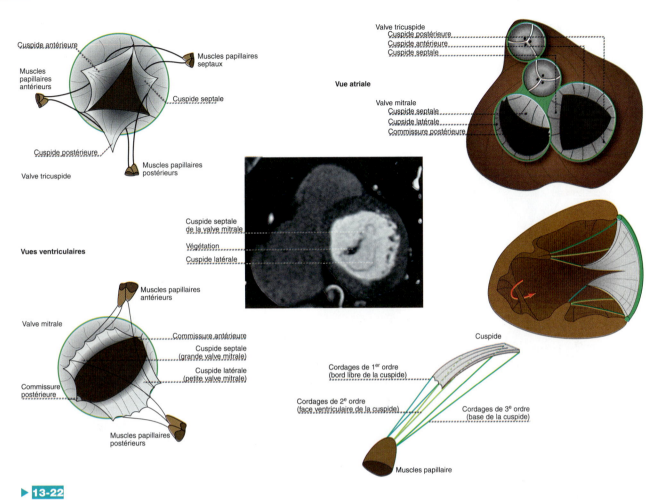

▶ 13-22
Valves atrio-ventriculaires.
Au centre, coupe tomodensitométrique dans le plan petit axe de la base des ventricules.
© Pr Michel Montaudon.

En clinique

La **commissurotomie** mitrale est la section chirurgicale des commissures pour élargir l'ostium mitral.
La **rupture des cordages** de la valve mitrale lors d'un effort ou d'un infarctus d'un muscle papillaire entraîne une insuffisance cardiaque aiguë par insuffisance mitrale brutale ou un prolapsus valvulaire qui peut s'accompagner d'une insuffisance valvulaire.

Valves ventriculo-artérielles (fig. 13-23)

La droite est la valve **pulmonaire**, la gauche la valve **aortique**.
Elles s'ouvrent passivement lors de la systole ventriculaire et se ferment passivement pendant la diastole ventriculaire.
Elles comportent 3 **valvules semi-lunaires** triangulaires en forme de poche dont le bord libre présente un épaississement, la lunule, qui prend un aspect nodulaire à son sommet. Lors de la diastole, le reflux du sang artériel vers la valve ventriculo-artérielle remplit les poches situées entre la paroi artérielle et les valvules semi-lunaires et déplie celles-ci. La continence diastolique est assurée par l'affrontement des lunules. La valve pulmonaire présente des valvules antérieure, droite et gauche. La valve aortique présente des valvules postérieure, droite et gauche.

APPAREIL CARDIOVASCULAIRE
CŒUR

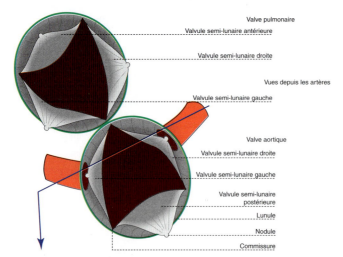
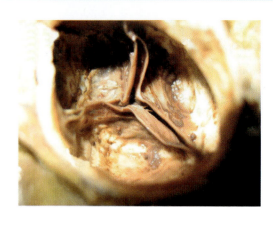
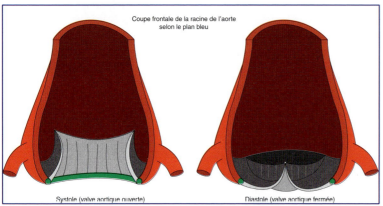
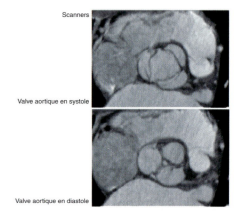

13-23 Valves ventriculo-artérielles.
En haut à droite, vue de la valve aortique après section de l'aorte ascendante.
© Pr Michel Montaudon.

En clinique

Le jeu des valves se traduit par des **bruits perceptibles à l'auscultation**. Le 1er bruit survient lors de la contraction ventriculaire : il est sourd (« toum ») et correspond à la fermeture des valves atrio-ventriculaires et à l'ouverture des valves ventriculo-artérielles. Le 2nd survient lors de la relaxation ventriculaire : plus aigu (« ta »), il correspond à l'ouverture des valves atrio-ventriculaires et à la fermeture des valves ventriculo-artérielles. Entre le 1er et le 2nd bruit a lieu la systole ventriculaire, entre le 2nd et le 1er a lieu la diastole, plus longue.

Un défaut d'ouverture d'une valve constitue un **rétrécissement**, un défaut de continence une **insuffisance** et l'association des 2 une maladie de la valve concernée. Ces anomalies peuvent être congénitales (bicuspidie aortique) ou acquises. Elles se manifestent par un souffle cardiaque diastolique ou systolique en fonction de la valve concernée et de sa pathologie, mieux perçu dans le foyer d'auscultation de celle-ci (fig. 13-7).

Le **rétrécissement des valves ventriculo-artérielles** entraîne une hypertrophie de la paroi ventriculaire et se manifeste par un souffle systolique. Leur insuffisance induit une dilatation de la cavité ventriculaire et un souffle diastolique.

L'insuffisance des valves atrio-ventriculaires se manifeste par une dilatation atriale progressive et un souffle systolique.

L'inflammation des cuspides et des valvules est une **endocardite**. Elle est habituellement infectieuse et sa cicatrisation forme un tissu qui limite leur mobilité et leur fonction et peut être responsable de rétrécissements ou d'insuffisances.

Ces valvulopathies peuvent justifier un remplacement valvulaire, par une prothèse mécanique ou biologique, une dilatation valvulaire par un ballonnet ou une commissurotomie.

APPAREIL CARDIOVASCULAIRE
CŒUR

Vascularisation

Le cœur est vascularisé par les 2 **artères coronaires** qui parcourent les sillons cardiaques entourées de graisse. Elles sont recouvertes par l'épicarde et sinueuses, ce qui leur permet de s'adapter aux contractions du cœur. Les artères épicardiques entourent le cœur en dessinant une couronne impériale (fig. 13-24 et 13-25a).

> **En clinique**
> Les coronaropathies sont l'une des principales causes de mortalité dans les sociétés occidentales.

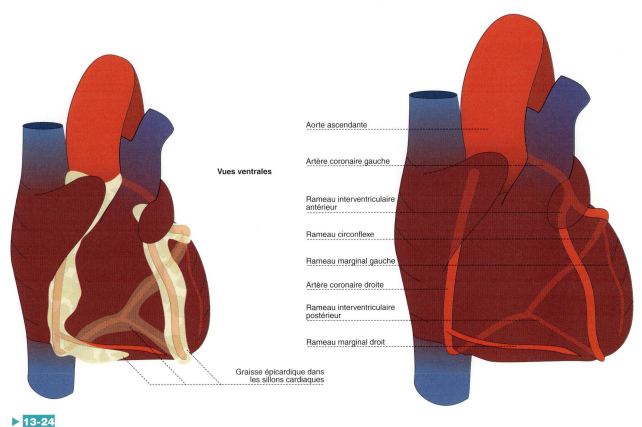

▶ **13-24**
Artères coronaires.
© Pr Michel Montaudon.

APPAREIL CARDIOVASCULAIRE
CŒUR

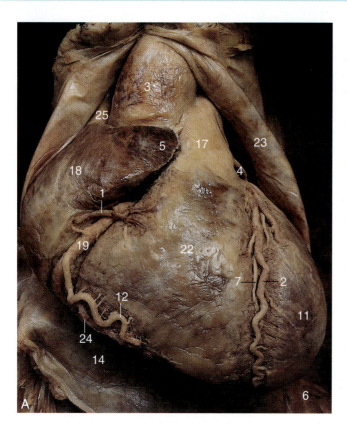
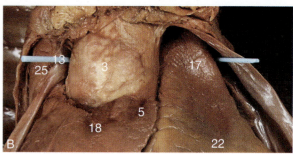
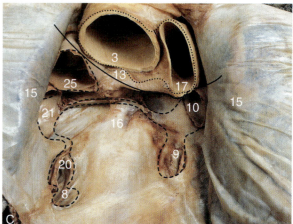

▶ **13-25**

Cœur et péricarde.
A) Vue antérieure.
B) Avec un repère dans le sinus transverse.
C) Sinus oblique après ablation du cœur.
1. Veine cardiaque antérieure
2. Branche inter-ventriculaire antérieure de l'artère coronaire gauche
3. Aorte ascendante
4. Auricule gauche
5. Auricule droit
6. Muscle diaphragme
7. Grande veine cardiaque
8. Veine cave inférieure
9. Veine pulmonaire inférieure gauche
10. Veine pulmonaire supérieure gauche
11. Ventricule gauche
12. Branche marginale de l'artère coronaire droite
13. Repère dans le sinus transverse
14. Péricarde fusionné avec le centre tendineux du muscle diaphragme
15. Péricarde retourné latéralement sur le poumon
16. Paroi postérieure de la cavité péricardique et sinus oblique
17. Tronc pulmonaire
18. Atrium droit
19. Artère coronaire droite
20. Veine pulmonaire inférieure droite
21. Veine pulmonaire supérieure droite
22. Ventricule droit
23. Péricarde séreux recouvrant le péricarde fibreux (récliné latéralement)
24. Petite veine cardiaque
25. Veine cave supérieure

En A, le péricarde a été incisé et récliné (23) pour montrer la face antérieure du cœur. En B, seule la partie supérieure d'un autre cœur est montrée, avec un repère dans le sinus transverse, espace situé en arrière de l'aorte (3) et du tronc pulmonaire (17). En c, le cœur a été retiré du péricarde, montrant les orifices des gros vaisseaux.

La ligne pointillée indique l'insertion du feuillet viscéral de péricarde séreux qui recouvre l'aorte (3) et le tronc pulmonaire (17). La ligne discontinue indique l'insertion d'un autre feuillet plus compliqué mais toujours unique de péricarde séreux recouvrant les 4 veines pulmonaires, 10, 9, 20 et 21, et les veines caves supérieure et inférieure, 25 et 8. L'intervalle étroit entre les 2 feuillets constitue le sinus transverse ; la ligne pleine en C indique le passage du repère en B. La zone de péricarde (16) comprise entre les veines pulmonaires et limitée au-dessus par la réflexion du péricarde séreux en arrière du cœur est le sinus oblique.
© Abrahams 2014.

APPAREIL CARDIOVASCULAIRE
CŒUR

Artère coronaire droite

Trajet

Elle naît du sinus aortique, au-dessus de la valvule semi-lunaire droite. Son diamètre initial est de 4 mm (fig. 13-26).

Elle comprend **4 segments** séparés par 3 coudes (fig. 13-27) :
- 1 : de son origine au sillon coronaire droit : elle est recouverte par l'auricule droite et pénètre le sillon coronaire droit en formant son 1er coude ;
- 2 : vertical, contourne le cœur dans le sillon coronaire droit où elle décrit son 2e coude ;
- 3 : dans le sillon coronaire droit jusqu'à la croix du cœur où elle forme son 3e coude ;
- 4 : dans le sillon inter-ventriculaire postérieur, où elle devient l'artère inter-ventriculaire postérieure.

Elle se termine dans le sillon inter-ventriculaire postérieur en s'anastomosant avec l'artère inter-ventriculaire antérieure.

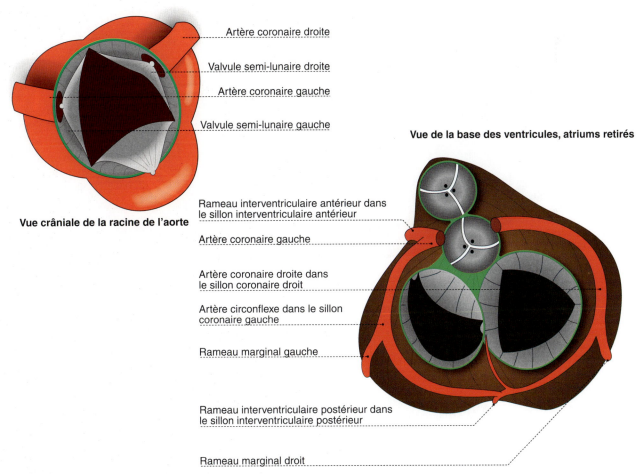

▶ **13-26**
Origine des artères coronaires et trajets des troncs principaux.
© Pr Michel Montaudon.

APPAREIL CARDIOVASCULAIRE
CŒUR

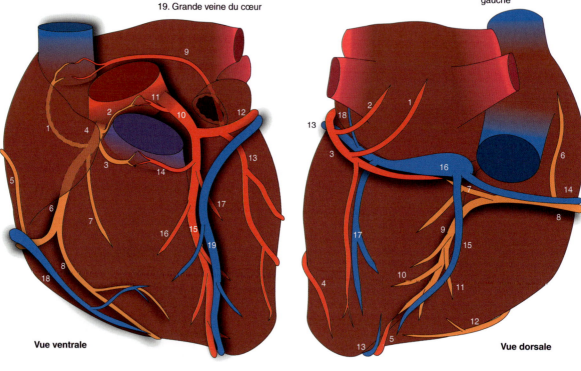

Artère coronaire droite :
1. Artère atriale antérieure droite
2. Rameau aortique
3. Rameau infundibulaire
4. ACD segment 1
5. Artère artriale marginale droite
6. ACD segment 2
7. Artère ventriculaire antérieure droite
8. Artère marginale droite

Artère coronaire gauche :
9. Artère atriale antérieure gauche
10. Artère coronaire gauche
11. Rameau aortique
12. Artère circonflexe
13. Artère marginale gauche
14. Rameau infundibulaire
15. Artère inter-ventriculaire antérieure
16. Artère ventriculaire droite
17. Artère diagonale

Veines coronaires :
18. Petite veine du cœur
19. Grande veine du cœur

Artère coronaire gauche :
1. Artère atriale postérieure gauche
2. Artère atriale marginale gauche
3. Artère circonflexe
4. Artère marginale gauche
5. Artère inter-ventriculaire antérieure

Artère coronaire droite :
6. Artère atriale postérieure droite
7. Artère rétro-venticulaire gauche
8. ACD segment 3
9. ACD segment 4 artère inter-ventriculaire postérieure
10. Artère ventriculaire postérieure gauche
11. Artère ventriculaire postérieuredroite
12. Artère marginale droite

Veines coronaires :
13. Grande veine du cœur
14. Petite veine du cœur
15. Veine moyenne du cœur
16. Sinus coronaire
17. Veine postérieure du ventricule gauche
18. Veine oblique de l'atrium gauche

Vue ventrale   **Vue dorsale**

▶ **13-27**
Branches des artères coronaires (les rameaux atriaux sont représentés plus volumineux qu'ils ne le sont).
En orange, les branches de la coronaire droite ; en rouge, celles de la coronaire gauche ; en bleu les rameaux veineux. L'extrémité de l'auricule gauche, l'aorte et le tronc pulmonaire sont sectionnés. ACD : artère coronaire droite.
© Pr Michel Montaudon.

> **À noter**
>
> La **dominance** coronaire est définie par l'artère qui vascularise la face inférieure des ventricules (fig. 13-28).

Collatérales (fig. 13-27)

Des rameaux **vasculaires** sont destinés à l'aorte et au tronc pulmonaire, dont le rameau infundibulaire droit.

Les collatérales **atriales**, grêles, vascularisent l'atrium droit :
- l'artère atriale droite antérieure vascularise le nœud sino-atrial dans 2/3 des cas ;
- les artères atriales droites marginale et postérieure sont inconstantes.

Les collatérales **ventriculaires** vascularisent les 2 ventricules. Elles comprennent :

APPAREIL CARDIOVASCULAIRE
CŒUR

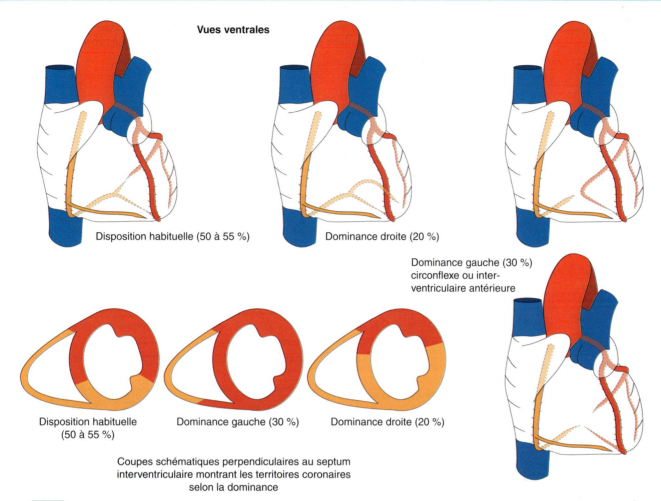

▶ 13-28
Dominance coronaire et territoires.
© Pr Michel Montaudon.

- 3 à 4 artères ventriculaires droites antérieures, grêles, pour la paroi antérieure du ventricule droit ;
- l'artère marginale droite ;
- 2 ou 3 artères ventriculaires droites et gauches postérieures pour la paroi inférieure des ventricules ;
- l'artère rétro-ventriculaire gauche qui continue la direction du 3e segment dans le sillon coronaire gauche. Elle est inconstante et s'anastomose avec le rameau circonflexe de l'artère coronaire gauche ;
- les rameaux septaux postérieurs, issus de l'artère inter-ventriculaire postérieure, vascularisent le 1/3 postérieur du septum inter-ventriculaire. Le 1er vascularise le nœud atrio-ventriculaire.

Artère coronaire gauche

Trajet

Elle est plus volumineuse (5 mm). Elle naît du sinus aortique, au-dessus de la valvule semi-lunaire gauche (fig. 13-26). Elle passe en arrière du tronc pulmonaire puis sur la face antérieure de l'atrium gauche où elle est recouverte par l'auricule gauche.

> **En clinique**
>
> Ce rapport avec le tronc pulmonaire rend impossible son abord chirurgical à ce niveau.

Elle s'engage dans le sillon inter-ventriculaire antérieur puis contourne l'incisure cardiaque pour se terminer dans le sillon inter-ventriculaire postérieur en s'anastomosant avec l'artère inter-ventriculaire postérieure.

Collatérales (fig. 13-27)

Des rameaux **vasculaires** sont destinés à l'aorte et au tronc pulmonaire et s'anastomosent avec ceux de l'artère coronaire droite.

Le **rameau circonflexe** est sa plus grosse collatérale :
- il naît entre le tronc pulmonaire et l'auricule gauche ;
- il parcourt le sillon coronaire gauche, en rapport avec l'anneau mitral, et se termine en se ramifiant sur la face latérale du ventricule gauche ;

> **En clinique**
>
> Ce rapport avec l'anneau mitral est à l'origine de risques chirurgicaux ischémiques lors des commissurotomies mitrales ou des remplacements valvulaires.

- il donne :
  - des collatérales atriales grêles : l'artère atriale gauche antérieure, qui vascularise le nœud sino-atrial dans un 1/3 des cas, les artères atriales gauches marginale et postérieure, inconstantes,
  - les artères latérales du ventricule gauche, dont le rameau marginal gauche,
  - parfois l'artère inter-ventriculaire postérieure selon le développement du réseau droit.

> **À noter**
>
> Lorsque l'artère inter-ventriculaire postérieure provient de l'artère circonflexe, la dominance est circonflexe.

Après la naissance du rameau circonflexe, elle devient l'**artère inter-ventriculaire antérieure** qui parcourt le sillon inter-ventriculaire antérieur et donne :
- des artères ventriculaires droites, courtes et fines, au nombre de 4 ou 5, dont le rameau infundibulaire gauche pour la paroi antérieure de l'infundibulum pulmonaire ;
- 4 ou 5 artères diagonales (ou ventriculaires gauches antérieures) ;
- une dizaine de rameaux septaux antérieurs pour les 2/3 antérieurs du septum inter-ventriculaire. Le 2e, le plus volumineux, chemine dans la trabécule septo-marginale et vascularise le muscle papillaire antérieur du ventricule droit et les 2 branches du faisceau atrio-ventriculaire.

Veines

Une petite partie du retour veineux s'effectue par de grêles veines profondes qui s'abouchent directement dans les cavités cardiaques. Celles qui rejoignent l'atrium droit sont les **veines cardiaques antérieures**, celles qui rejoignent les autres cavités forment les **veines cardiaques minimes**. Le reste est collecté par des troncs épicardiques superficiels (fig. 13-27).

Grande veine du cœur

Elle naît dans le sillon inter-ventriculaire postérieur, contourne l'incisure cardiaque puis parcourt le sillon inter-ventriculaire antérieur et rejoint le sillon coronaire gauche.

Elle chemine à gauche de l'artère inter-ventriculaire antérieure puis sous le rameau circonflexe.

Elle draine les veines ventriculaires antérieures droites et gauches, les veines du septum inter-ventriculaire, de l'atrium et de l'auricule gauches.

> **En clinique**
>
> Les veines ventriculaires antérieures droites passent au-dessus de l'artère inter-ventriculaire antérieure pour se jeter dans la grande veine du cœur et gênent son abord chirurgical.

Veine moyenne du cœur
Elle naît près de l'apex, dans le sillon inter-ventriculaire postérieur qu'elle parcourt. Elle draine les parois inférieures des ventricules et le septum inter-ventriculaire.

Petite veine du cœur
Elle naît du bord du ventricule droit et s'engage dans le sillon coronaire droit. Elle draine l'atrium et le ventricule droits.

Sinus coronaire
C'est le collecteur final des veines précédentes. Il mesure 30 mm de long sur 15 de diamètre. Il parcourt le sillon coronaire postérieur gauche et se jette dans l'atrium droit.

Lymphatiques
Le réseau lymphatique des parois du cœur draine la lymphe de l'endocarde vers l'épicarde. Les collecteurs se drainent (cf. p. 877) :
- pour le ventricule gauche, vers les nœuds trachéo-bronchiques inférieurs, les nœuds trachéo-bronchiques supérieurs droits et le tronc broncho-médiastinal droit ;
- pour le ventricule droit, vers les nœuds pré-aortiques puis le tronc broncho-médiastinal gauche ;
- pour les atriums, vers les nœuds trachéo-bronchiques inférieurs, les nœuds trachéo-bronchiques supérieurs puis les troncs lymphatiques broncho-médiastinaux droit et gauche.

Territoires artériels (fig. 13-28 et 13-29)
L'artère **coronaire droite** vascularise l'atrium et le ventricule droits, la paroi inférieure du ventricule gauche, le septum inter-atrial, le 1/3 postérieur du septum inter-ventriculaire et la plus grande partie du système cardionecteur.

L'**artère coronaire gauche** vascularise l'atrium et le ventricule gauches, les 2/3 antérieurs du septum inter-ventriculaire et la paroi antérieure du ventricule droit.

> **En clinique**
>
> Les troubles du rythme sont fréquents lors d'infarctus droits.
> Un infarctus gauche s'accompagne plus rarement de troubles du rythme mais peut conduire à une insuffisance ventriculaire gauche.

Anastomoses artérielles
Les artères épicardiques présentent des anastomoses :
- intra-coronarienne, entre l'artère circonflexe et l'artère inter-ventriculaire antérieure ;
- inter-coronariennes, entre :
  - les arteres inter-ventriculaires anterieure et posterieure,
  - les rameaux septaux anterieurs et posterieurs,
  - l'artere circonflexe et l'artere coronaire droite, - arteres atriales,
  - les rameaux vasculaires destines a l'aorte et au tronc pulmonaire.

Des anastomoses extra-coronariennes, avec les artères bronchiques, œsophagiennes et péricardiques, sont également présentes, habituellement non fonctionnelles.

> **En clinique**
>
> Ces anastomoses deviennent fonctionnelles avec l'âge et les sténoses progressives des artères coronaires : les infarctus sont plus graves chez le sujet jeune que chez la personne âgée.

APPAREIL CARDIOVASCULAIRE
CŒUR

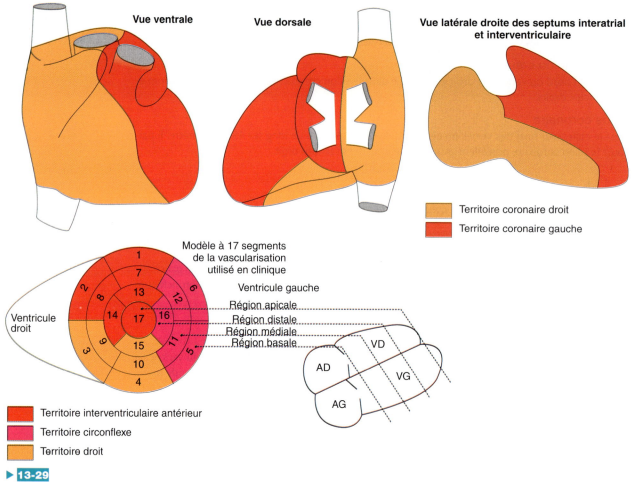

▶ 13-29
Territoires coronaires.
AD : atrium droit, AG : atrium gauche, VD : ventricule droit, VG : ventricule gauche.
© Pr Michel Montaudon.

Anatomie fonctionnelle

Les artères coronaires droite et gauche sont mieux perfusées en diastole qu'en systole (fig. 13-30) :
- en systole, non seulement les valvules semi-lunaires aortiques recouvrent partiellement leur ostium en s'ouvrant mais le flux sanguin aortique se dirige vers le haut. Il met à profit la compliance aortique pour dilater l'aorte ;
- en diastole, les valves sont fermées et les ostiums découverts. La paroi aortique revient à sa position initiale en restituant le volume sanguin emmagasiné : celui-ci a une direction antérograde mais également rétrograde et bute sur les valvules semi-lunaires qu'il déplisse et qui le dirigent vers les ostiums coronaires.

Les artères épicardiques donnent des **rameaux perforants** qui traversent le myocarde vers l'endocarde en devenant de plus en plus grêles et de plus en plus sensibles à la pression trans-murale et à la pression endocavitaire systolique.

> **À noter**
>
> Chaque myocyte est en contact avec au moins un capillaire artériel ; en systole, le flux circulant est très limité du fait de la contraction ventriculaire, en particulier du côté gauche.

APPAREIL CARDIOVASCULAIRE
CŒUR

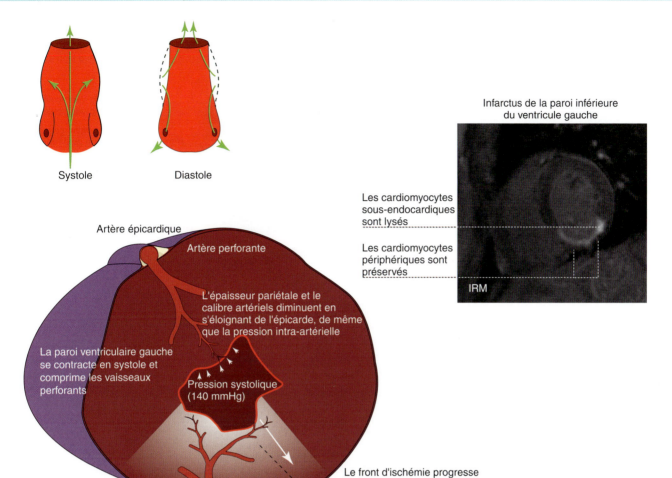

▶ **13-30**
Facteurs limitant la vascularisation myocardique en systole.
© Pr Michel Montaudon.

En clinique

La sténose ou l'occlusion d'une artère coronaire entraîne un **angor** ou un **infarctus**. La reperfusion peut être assurée par angioplastie ou pontage.
Les myocytes les plus fragiles sont les myocytes sous-endocardiques : la nécrose tissulaire lors d'un infarctus progresse toujours de l'endocarde vers l'épicarde (fig. 13-30).

Innervation

La contraction myocardique est automatique grâce à un système nerveux original, le système cardionecteur, modulé par le système nerveux autonome (fig. 13-31).

Système cardionecteur

Le système cardionecteur est à l'origine des contractions cardiaques automatiques, de leur propagation et de la synchronisation de l'activité mécanique du cœur.
Il est formé de myocytes spécialisés dans la genèse et la conduction d'une dépolarisation. Ces fibres représentent à peine 2 % de tous les cardiomyocytes. Elles sont plus grosses que les autres cardiomyocytes et forment des nœuds et des voies de conduction qui initient et coordonnent les contractions des différentes cavités cardiaques.

APPAREIL CARDIOVASCULAIRE
CŒUR

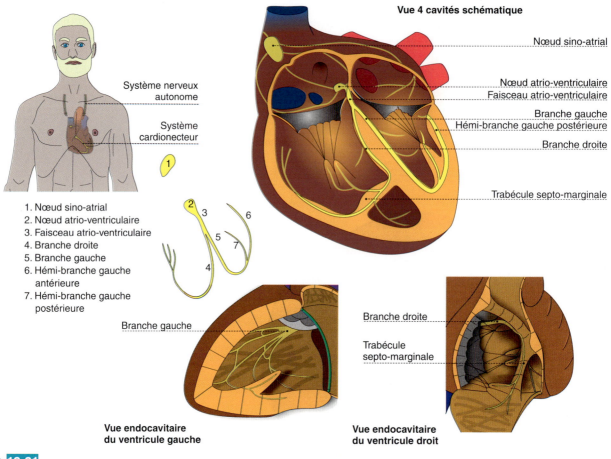

▶ 13-31
Constitution du système cardionecteur.
© Pr Michel Montaudon.

Leur dépolarisation se transmet aux cardiomyocytes contractiles de proche en proche et induit la contraction de ceux-ci.

À noter
Ce système est autonome, il fonctionne en état de mort cérébrale.

Constitution (fig. 13-31)

Le **nœud sino-atrial** (de *Keith-Flack*) constitue l'appareil atrio-necteur et mesure 15 mm de longueur sur 10 mm à sa partie la plus large. Il est sous-épicardique, entre les ostiums de la veine cave supérieure et de l'auricule droite, dans la partie supérieure de la crête terminale.

En clinique
La situation superficielle du nœud sino-atrial constitue un risque chirurgical.

C'est l'entraîneur normal du cœur car sa fréquence de dépolarisation spontanée est la plus élevée et la propagation aux structures cardionectrices sous-jacentes de la dépolarisation qu'il génère provoque leur dépolarisation avant que celle-ci survienne spontanément. Le nœud sino-atrial est responsable du rythme sinusal, régulier d'environ 70 à 80 battements par minute.

APPAREIL CARDIOVASCULAIRE
CŒUR

La dépolarisation est transmise au nœud atrio-ventriculaire et à l'atrium gauche par des faisceaux de myocytes contractiles qui ne font pas partie des fibres cardionectrices. Ces faisceaux forment des reliefs sur la face profonde de l'atrium droit, dont la crête terminale (fig. 13-32).

À noter

La dépolarisation des atriums se fait de proche en proche par les cardiomyocytes contractiles. Des voies préférentielles de propagation de la dépolarisation formées par des faisceaux longitudinaux de cardiomyocytes réunissent les 2 nœuds, dont le plus important est la **crête terminale** (fig. 13-32).

Le **nœud atrio-ventriculaire** (d'*Aschoff-Tawara*) appartient à l'appareil ventriculo-necteur et mesure 5 mm de diamètre. Il est sous l'endocarde du septum inter-atrial, entre la cuspide septale de la valve tricuspide et l'orifice du sinus coronaire, près de la commissure postérieure de la valve mitrale.

En clinique

La situation du nœud atrio-ventriculaire explique le risque de troubles de la conduction lors des commissurotomies mitrales.

▶ **13-32**
Voies de conduction inter-atriales.
© Pr Michel Montaudon.

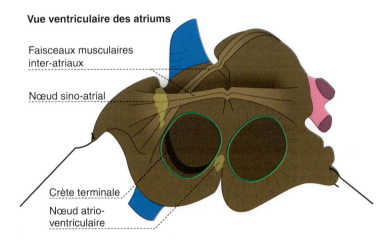

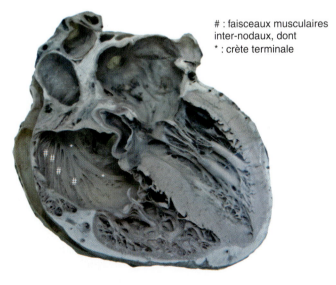

\# : faisceaux musculaires inter-nodaux, dont
* : crête terminale

Le nœud atrio-ventriculaire ralentit la propagation de la dépolarisation issue du nœud sino-atrial, retardant ainsi l'excitation ventriculaire jusqu'à la fin de l'activation mécanique des atriums. Il protège les ventricules d'une activité électrique anormale des atriums, comme dans la fibrillation atriale, et laisse le temps à la systole atriale de remplir les ventricules. Lors des blocs atrio-ventriculaires, il se dépolarise spontanément environ 50 fois par minute et induit la systole ventriculaire.

Le **faisceau atrio-ventriculaire** (de *His*) appartient à l'appareil ventriculo-necteur et mesure 15 à 20 mm de long. Il permet la conduction de la dépolarisation à travers l'isolant constitué par les trigones fibreux du cœur (fig. 13-33). Il se situe dans le septum atrio-ventriculaire puis dans la partie droite du septum inter-ventriculaire. Il est à la jonction des septums membraneux et musculaire.

Le faisceau atrio-ventriculaire transmet la dépolarisation à ses 2 branches et peut être responsable d'un rythme idio-ventriculaire de 30 battements par minute.

En clinique

La situation du faisceau atrio-ventriculaire, sous la valve aortique, explique le risque de troubles de la conduction lors de la pose de prothèses valvulaires aortiques par voie percutanée.

La **branche droite** est destinée au ventricule droit. Elle parcourt le septum inter-ventriculaire et donne un rameau qui s'engage dans la trabécule septo-marginale puis gagne le muscle papillaire antérieur. Elle se termine en se ramifiant sous l'endocarde en un plexus sub-endocardique appelé réseau de *Purkinje*.

En clinique

Le passage du rameau de la branche droite du faisceau atrio-ventriculaire dans la trabécule septo-marginale explique la possibilité de troubles du rythme lors des cathétérismes cardiaques droits.

La **branche gauche** est plus volumineuse, destinée au ventricule gauche. Elle se ramifie à la surface du septum avec 2 hémi-branches : antérieure qui rejoint le muscle papillaire antérieur et postérieure qui gagne le muscle papillaire postérieur. Ces ramifications forment également un plexus sub-endocardique de *Purkinje*.

À noter

Le tissu ventriculo-necteur est entouré d'une gaine fibreuse isolante jusqu'à l'apex des ventricules de telle sorte que la contraction ventriculaire se propage de l'apex vers la base, où se situent les orifices artériels. Les piliers sont les premiers à se contracter et mettent en tension les cordages tendineux des valves atrio-ventriculaires en début de systole.

▶ **13-33**
Trigone cardiaque isolant le faisceau atrio-ventriculaire des cardiomyocytes.
© Pr Michel Montaudon.

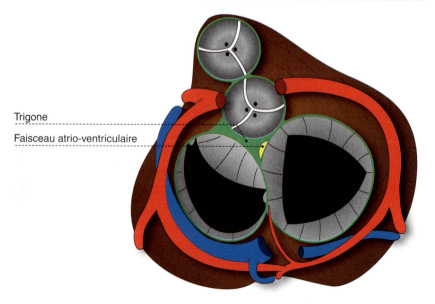

Vue dorsale des anneaux fibreux du cœur, atriums retirés

APPAREIL CARDIOVASCULAIRE

CŒUR

Vascularisation (fig. 13-34)

Le nœud sino-atrial est vascularisé par l'artère atriale droite antérieure (coronaire droite) dans 2/3 des cas ou par l'artère atriale gauche antérieure (circonflexe) dans un 1/3 des cas.

Le nœud et le faisceau atrio-ventriculaires sont vascularisés par les rameaux septaux postérieurs (coronaire droite).

Dans le septum, la branche droite est vascularisée par une artère septale antérieure (coronaire gauche) et la branche gauche par les 2 artères coronaires : les septales antérieures pour l'hémi-branche antérieure gauche, les septales postérieures (coronaire droite) pour l'hémi-branche postérieure gauche.

> **En clinique**
>
> L'exploration du système cardionecteur est réalisée par **électrocardiogramme** (ECG). L'onde P correspond à la dépolarisation atriale, le complexe QRS à la dépolarisation ventriculaire dans laquelle la repolarisation atriale passe inaperçue, et l'onde T à la repolarisation ventriculaire (fig. 13-35). Des explorations plus complexes par des sondes endocardiques introduites par voie vasculaire peuvent être réalisées.
>
> L'activation mécanique du cœur, la systole, suit de peu l'activation électrique des cavités : la contraction atriale dure de l'onde P jusqu'au début du complexe QRS, celle des ventricules débute dès l'onde Q et se termine avec l'onde T.
>
> Une lésion du système cardionecteur peut survenir lors de myocardites, d'infarctus du myocarde ou être iatrogène.
>
> Des voies atrio-ventriculaires accessoires, court-circuitant le nœud atrio-ventriculaire, peuvent entraîner des troubles du rythme graves.
>
> Les **blocs** atrio-ventriculaires sont liés à une interruption entre le nœud sino-atrial et le nœud atrio-ventriculaire, à une lésion du nœud ou du faisceau atrio-ventriculaire. Les blocs de branche, droit ou gauche, et les hémi-blocs de branche gauche sont liés à des lésions plus distales.
>
> Un excès d'activité du système cardionecteur peut conduire à des **extrasystoles** et des **fibrillations** atriales ou ventriculaires.
>
> Les troubles du rythme cardiaque lors des infarctus, en particulier dans le territoire de l'artère coronaire droite, sont leur principale cause de mortalité immédiate.
>
> Différents dispositifs permettent de pallier le système cardionecteur lors des anomalies de genèse ou de propagation de la dépolarisation (pacemaker, sondes d'électrostimulation) et des excès de fonctionnement (défibrillateur automatique implantable).

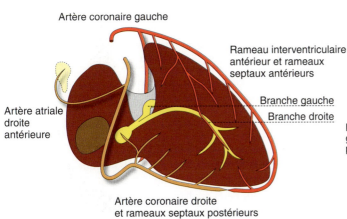 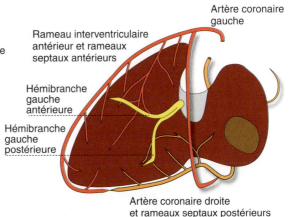

Face droite des septums interatrial et interventriculaire — Face gauche des septums interatrial et interventriculaire

▶ **13-34**
Vascularisation du système cardionecteur.
© Pr Michel Montaudon.

APPAREIL CARDIOVASCULAIRE
CŒUR

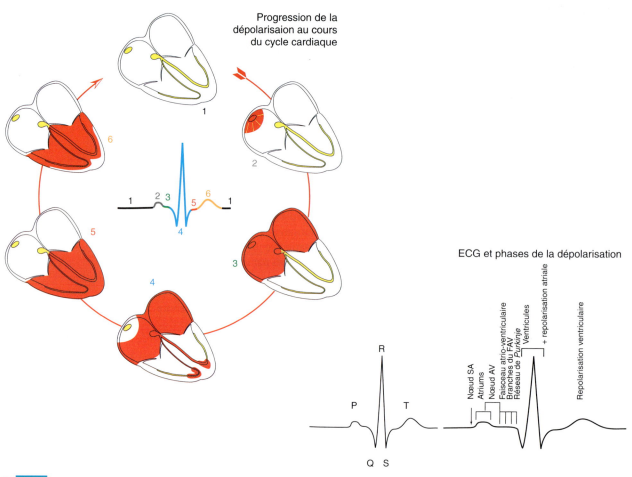

▶ **13-35**
Électrocardiogramme.
AV : atrio-ventriculaire ; ECG : électrocardiogramme ; FAV : faisceau atrio-ventriculaire ; SA : sino-atrial.
© Pr Michel Montaudon.

Innervation extrinsèque du cœur

Le système cardionecteur est modulé par le système nerveux autonome en fonction d'informations barométriques et chimiques (fig. 13-36).

> **En clinique**
>
> Lors des transplantations cardiaques, le système cardionecteur, indépendant, rend inutile le rétablissement de l'innervation extrinsèque du greffon.

Système sympathique

Il comprend des voies descendantes formées par :
- les neurones pré-ganglionnaires issus de la colonne latérale de la moelle thoracique de T1 à T5 des 2 côtés ;
- les neurones post-ganglionnaires qui forment les nerfs cardiaques cervicaux supérieur, moyen et inférieur, issus des ganglions cervicaux, et les nerfs cardiaques thoraciques issus des ganglions thoraciques. Ces neurones gagnent le plexus cardiaque puis se distribuent en suivant le réseau artériel coronaire aux nœuds sino-atrial et atrio-ventriculaire, au myocarde et aux vaisseaux coronaires.

Le système sympathique est chronotrope (cardio-accélérateur), inotrope (augmente la contractilité des cardiomyocytes) et bathmotrope (augmente leur excitabilité) positif.

APPAREIL CARDIOVASCULAIRE
CŒUR

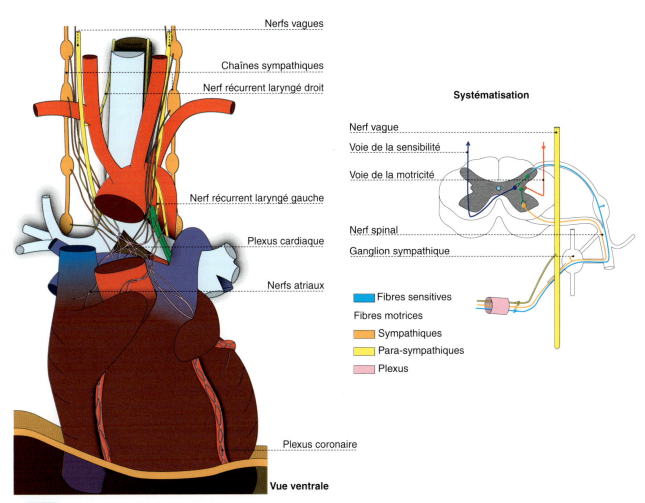

▶ 13-36
Innervation extrinsèque du cœur.
Nerfs et voies.
© Pr Michel Montaudon.

Système para-sympathique
Il comprend des voies descendantes formées par :
- les neurones pré-ganglionnaires issus des nerfs vagues (X) et de leurs rameaux laryngés récurrents qui gagnent le plexus cardiaque puis les parois atriales dans lesquelles se trouvent les ganglions para-sympathiques ;
- les neurones post-ganglionnaires qui rejoignent les nœuds sino-atrial et atrio-ventriculaire et se distribuent dans la paroi atriale. Le système para-sympathique ralentit la fréquence cardiaque mais n'a qu'un faible rôle sur la contractilité ventriculaire : il est chronotrope et bathmotrope négatif. Au repos, le tonus para-sympathique est dominant.

Sensibilité cardiaque
Les rameaux ascendants empruntent 2 voies :
- pour les informations douloureuses (ischémie), les structures de la voie sympathique puis la racine postérieure du nerf spinal. Ils rejoignent la corne postérieure de la moelle de T1 à T5 et s'articulent avec la voie sensitive spino-réticulo-thalamique. Lorsque la douleur est importante, elle se projette sur le cortex encéphalique et devient consciente ;

APPAREIL CARDIOVASCULAIRE
CŒUR

> ### En clinique
> La **douleur projetée** est une douleur ressentie à distance de l'organe qui souffre, comme la douleur brachiale et cervicale gauche lors d'angor ou d'infarctus. L'information douloureuse emprunte les fibres de la sensibilité viscérale qui font relais, dans les cornes postérieures de la moelle de T1 à T5, avec un interneurone qui reçoit également les voies sensitives somatiques issues des territoires cutanés T1 à T5. L'interneurone s'articule ensuite avec un neurone du faisceau spino-réticulo-thalamique. La convergence sur le thalamus des sensibilités viscérale et cutanée, non discriminées par le cerveau, explique cette douleur ressentie dans un territoire cutané alors qu'elle est liée à un viscère correspondant au même myélomère (fig. 13-37).

- pour les informations homéostasiques, le nerf vague (X) renseigne sur la pression sanguine dans les atriums et la composition chimique du sang.

Plexus cardiaque
Il comprend des filets nerveux des 2 contingents moteurs et de la sensibilité viscérale. Il est situé autour de l'aorte ascendante et du tronc pulmonaire.

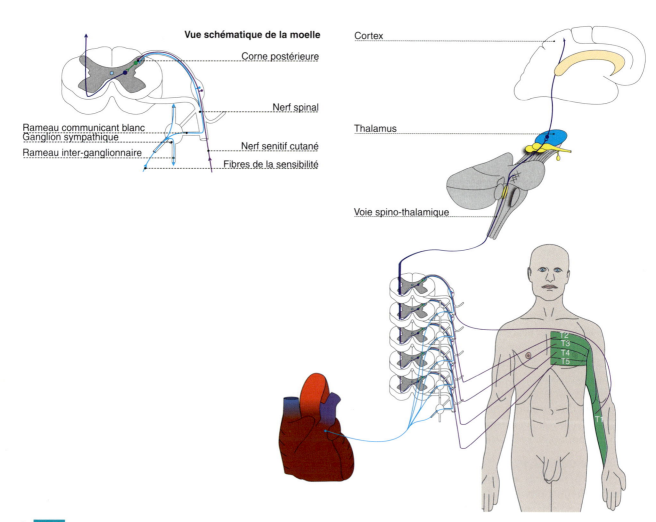

▶ **13-37**
Douleur angineuse projetée.
Les myélomères T1 à T5 reçoivent la sensibilité cardiaque et correspondent aux dermatomes cutanés représentés. L'irradiation des douleurs vers la région cervicale ou la région abdominale est liée aux rameaux inter-ganglionnaires qui permettent aux neurofibres de changer d'étage.
© Pr Michel Montaudon.

PÉRICARDE

Le péricarde est l'enveloppe séreuse du cœur et de l'origine des gros vaisseaux.

Constitution

Il est formé de 2 tuniques concentriques, le péricarde fibreux et le péricarde séreux.

Péricarde fibreux

Constitué d'un tissu conjonctif épais, il forme une enveloppe périphérique, résistante et inextensible, qui protège le cœur et se poursuit par l'adventice des gros vaisseaux (fig. 13-38).
Il est ouvert lors de la chirurgie cardiaque ou coronaire.

> **En clinique**
>
> L'épaississement fibreux ou calcique du péricarde (infections, radiothérapie, chirurgie) peut être responsable d'une **péricardite constrictive** avec une insuffisance cardiaque diastolique par défaut de remplissage atrial lié à la perte de compliance cardiaque. Le traitement est l'ouverture du péricarde (péricardotomie).

▶ **13-38**
Péricardes.
La flèche jaune est dans la cavité péricardique, entre les lames du péricarde séreux.
© Pr Michel Montaudon.

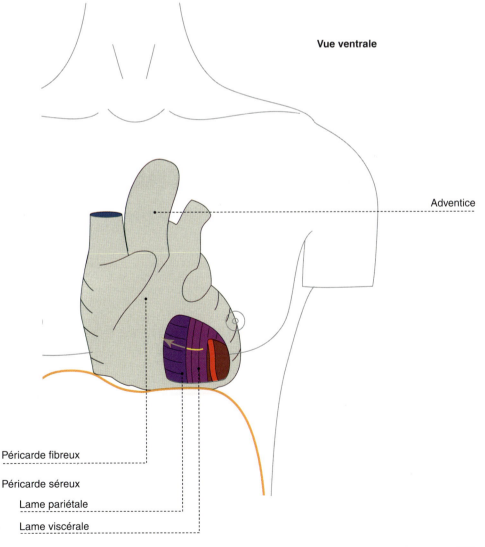

APPAREIL CARDIOVASCULAIRE
PÉRICARDE

Il adhère intimement à la plèvre pariétale qui tapisse le médiastin et présente des renforcements fibreux dont certains forment de vrais ligaments (fig. 13-39) :
- sa face inférieure fusionne avec le centre tendineux du diaphragme dont il suit les mouvements lors de la respiration. Cette région est décrite sous le nom de ligament péricardo-phrénique ;
- les ligaments sterno-péricardiques supérieur et inférieur le relient au manubrium sternal et au processus xiphoïde.

> **À noter**
>
> En décubitus dorsal, ces ligaments suspendent le cœur au sternum et évitent à l'atrium gauche d'être comprimé par la colonne vertébrale (fig. 13-39).

Péricarde séreux

C'est un sac complexe formé d'un mésothélium unicellulaire qui tapisse la face profonde du péricarde fibreux et la face superficielle du myocarde. Il présente 2 feuillets, ou lames, en continuité l'un avec l'autre et séparés par la cavité péricardique (fig. 13-40) :
- la lame pariétale adhère à la face profonde du péricarde fibreux ;

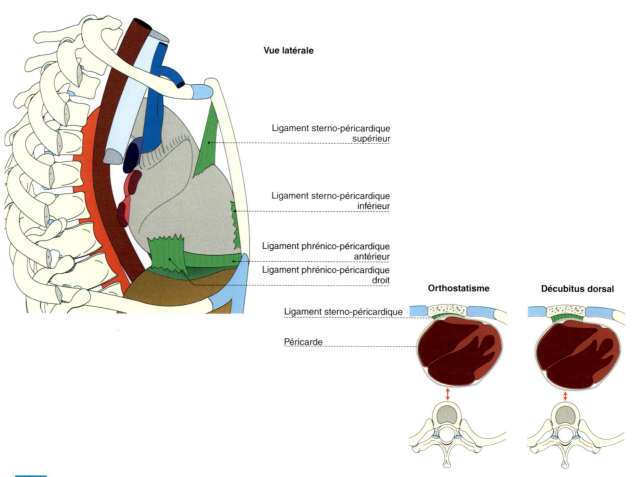

▶ 13-39
Ligaments péricardiques.
© Pr Michel Montaudon.

APPAREIL CARDIOVASCULAIRE
PÉRICARDE

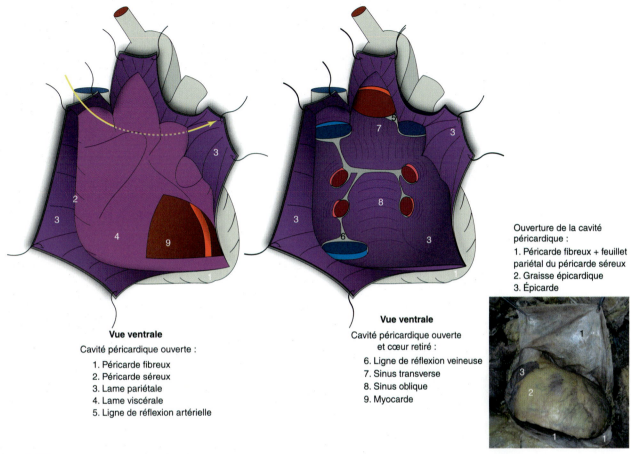

▶ 13-40
Péricarde séreux cœur en place et cœur retiré.
La flèche jaune passe dans le sinus transverse du péricarde.
© Pr Michel Montaudon.

- la lame viscérale prolonge la lame pariétale après la réflexion de celle-ci autour de chacun des gros vaisseaux. Elle constitue l'épicarde, adhérant au myocarde sauf au niveau de la graisse épicardique et des sillons cardiaques où elle passe en pont au-dessus des artères coronaires. Elle recouvre le myocarde ventriculaire mais pas entièrement celui des atriums où persiste une zone non péricardisée qui constitue un méso fixant le cœur au péricarde fibreux (cf. fig. 13-41 et 13-42).

Les **lignes de réflexion** des lames péricardiques entourent les pédicules vasculaires du cœur (fig. 13-25c et 13-41) :
- la ligne de réflexion artérielle est plus étendue à droite, où elle remonte jusqu'au pied du tronc brachio-céphalique, qu'à gauche où elle circonscrit la bifurcation du tronc pulmonaire ;
- la ligne de réflexion veineuse est plus complexe : elle entoure les veines caves, en dehors de leur partie postérieure, et les veines pulmonaires en remontant très haut entre les veines pulmonaires droites et gauches.

APPAREIL CARDIOVASCULAIRE
PÉRICARDE

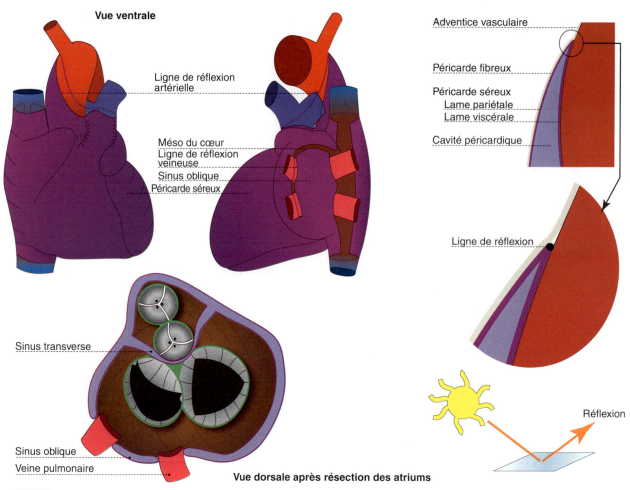

▶ 13-41
Lignes de réflexion du péricarde séreux.
© Pr Michel Montaudon.

Cavité péricardique

Elle est située entre les 2 lames du péricarde séreux, comblée par un film liquidien sécrété par celui-ci et qui facilite le glissement d'une lame sur l'autre lors des mouvements cardiaques (fig. 13-42).

> **En clinique**
>
> L'inflammation du péricarde est appelée **péricardite** aiguë. Elle est habituellement d'origine infectieuse.
> Une sécrétion trop abondante de liquide péricardique, lors d'une péricardite aiguë, est responsable d'une douleur thoracique, d'un frottement péricardique à l'auscultation et d'un microvoltage à l'électrocardiogramme.
> Les épanchements liquidiens péricardiques de survenue rapide, en particulier les hémo-péricardes, peuvent entraîner des troubles hémodynamiques graves (**tamponnade**) : le sang, issu d'une rupture ventriculaire gauche ou d'une dissection de l'aorte ascendante, remplit la cavité péricardique avec une pression élevée (fig. 13-42). Du fait du caractère inextensible du péricarde fibreux, l'épanchement peut comprimer le ventricule droit qui fonctionne à pression plus faible, avec un remplissage insuffisant ou nul en diastole. Une telle situation peut entraîner un désamorçage de la pompe cardiaque et le drainage est urgent.

APPAREIL CARDIOVASCULAIRE
PÉRICARDE

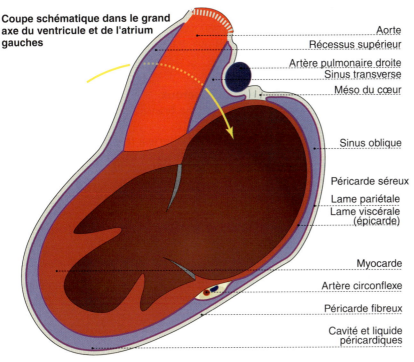

Coupe schématique dans le grand axe du ventricule et de l'atrium gauches

- Aorte
- Récessus supérieur
- Artère pulmonaire droite
- Sinus transverse
- Méso du cœur
- Sinus oblique
- Péricarde séreux
- Lame pariétale
- Lame viscérale (épicarde)
- Myocarde
- Artère circonflexe
- Péricarde fibreux
- Cavité et liquide péricardiques

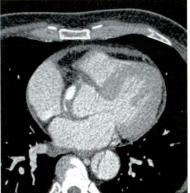

TDM : épanchement péricardique minime

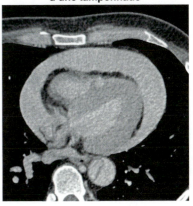

TDM : épanchement péricardique lors d'une tamponnade

▶ **13-42**
Cavité péricardique.
© Pr Michel Montaudon.

La cavité péricardique présente plusieurs **récessus** dont les plus importants sont (cf. fig. 13-40 à 13-42) :
- le récessus transverse qui unit les régions droite et gauche de la cavité péricardique entre les pédicules artériel (aorte, tronc pulmonaire) et veineux (veine cave supérieure, atriums) du cœur (fig. 13-25b) ;

En clinique

Le récessus transverse du péricarde est parfois utilisé lors des pontages de l'artère circonflexe ou de son rameau marginal pour faire passer l'artère thoracique interne droite vers ces artères. Il permet également un clampage d'urgence de l'aorte et du tronc pulmonaire lors de la chirurgie cardiaque.

- le récessus oblique qui est situé entre les veines pulmonaires droites et gauches (fig. 13-25c) ;

À noter

Le récessus oblique constitue un espace d'expansion pour l'atrium gauche.

- le récessus supérieur, souvent visible en décubitus dorsal, qui est en arrière de l'aorte ascendante.

En clinique

Les anomalies du développement péricardique vont de l'absence totale de péricarde, habituellement asymptomatique, à des défects plus ou moins importants qui prédominent du côté gauche (70 %) et peuvent être à l'origine de douleurs thoraciques.

APPAREIL CARDIOVASCULAIRE
PÉRICARDE

Vascularisation (fig. 13-43)

Artérielle

Péricarde fibreux et lame pariétale du péricarde séreux

L'artère péricardo-phrénique, issue de l'artère thoracique interne, branche de l'artère sub-clavière, en vascularise les faces antérieure et latérales.

L'artère phrénique inférieure, issue de l'aorte abdominale, vascularise leur face inférieure.

Les artères bronchiques, œsophagiennes et quelques rameaux médiastinaux issus de l'aorte thoracique descendante vascularisent leur face postérieure.

Lame viscérale du péricarde séreux

Elle est vascularisée par les artères coronaires.

Veineuse

Les veines sont satellites des artères et se drainent dans :
- le système azygos ou les veines caves pour le péricarde fibreux et la lame pariétale du péricarde séreux ;
- le réseau coronaire pour la lame viscérale du péricarde séreux.

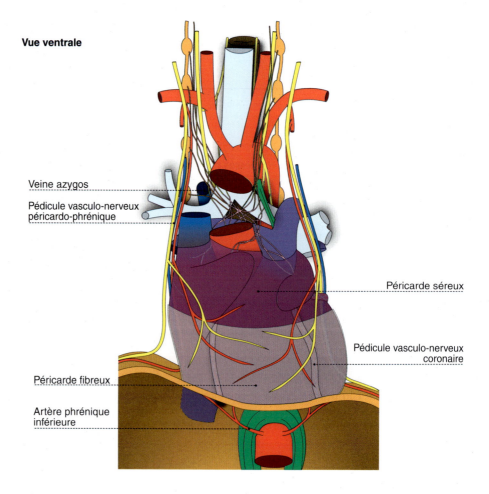

▶ 13-43
Vascularisation et innervation du péricarde.
© Pr Michel Montaudon.

APPAREIL CARDIOVASCULAIRE

VAISSEAUX

Lymphatique

Les collecteurs rejoignent les nœuds pré-péricardiques puis para-sternaux, latéro-péricardiques, diaphragmatiques antérieurs et postérieurs, para-œsophagiens et trachéo-bronchiques inférieurs. Les collecteurs finaux sont les troncs broncho-médiastinaux (fig. 13-87).

Innervation

Le péricarde fibreux et la lame pariétale du péricarde séreux reçoivent des rameaux issus des nerfs phréniques et vagues et des chaînes sympathiques (fibres vasomotrices).
La lame viscérale du péricarde séreux est innervée par les plexus nerveux coronaires.

> **En clinique**
>
> La sensibilité péricardique est véhiculée par le nerf phrénique : des douleurs péricardiques peuvent se manifester dans les dermatomes du nerf phrénique, C3 à C5, c'est-à-dire dans la région de l'épaule et du cou.

> **À noter**
>
> Les nerfs phréniques et les vaisseaux péricardo-phréniques sont inclus dans l'épaisseur du péricarde fibreux.
> Les fonctions péricardiques sont multiples :
> - limitation de la dilatation ventriculaire en diastole et du reflux ventriculo-atrial en télé-diastole ;
> - adaptation du volume d'éjection ventriculaire droit à celui du ventricule gauche ;
> - égalisation de la compliance des ventricules (interdépendance des remplissages ventriculaires) ;
> - fixation du cœur, diminution des frottements lors des battements cardiaques et protection du cœur lors des processus médiastinaux ou pulmonaires pathologiques ;
> - sécrétion d'un liquide riche en prostaglandines modulant l'activité du système cardionecteur, le tonus des vaisseaux épicardiques et la fonction contractile.

VAISSEAUX

Les vaisseaux sanguins permettent la circulation du sang et le transport de différents éléments, entre les organes : oxygène et dioxyde de carbone transportés par les hématies, nutriments, médiateurs ou hormones, cellules qui interviennent dans la coagulation ou dans les réactions immunitaires et inflammatoires.
Les myocytes lisses de leur paroien modifient le diamètre et régulent ainsi le volume de sang circulant et sa vitesse de circulation. Le système sympathique exerce un tonus vasoconstricteur permanent sur tous les vaisseaux, principalement ceux de la peau et des viscères abdominaux. La vasodilatation est due à une diminution d'activité du système sympathique.

> **À noter**
>
> Le système para-sympathique n'intervient pas dans le contrôle de la vasomotricité.

La **paroi vasculaire** est constituée de 3 couches concentriques, du centre vers la périphérie :
- l'intima, formée d'un épithélium pavimenteux unicellulaire qui repose sur une membrane basale, et d'une couche conjonctive sous-endothéliale. Cet épithélium appelé endothélium est au contact du sang et limite les phénomènes de thrombose ;

APPAREIL CARDIOVASCULAIRE
VAISSEAUX

> **En clinique**
>
> L'intima artérielle est le lieu de développement de l'athérome. Les plaques peuvent progressivement réduire la lumière vasculaire, entraînant une hypoperfusion d'aval, ou se rompre, mettant en contact le sang et le sous-endothélium. Des thrombus se forment alors, dont le développement ou la migration en aval peuvent occlure les artères (infarctus du myocarde, accident vasculaire cérébral ischémique).

- la média, comprenant des myocytes lisses, responsables de la vasomotricité vasculaire, et des protéines fibreuses. Elle est plus ou moins épaisse selon le type de vaisseaux ;
- l'adventice, couche de tissu conjonctif qui fixe le vaisseau à son environnement. Cette couche comprend les plexus nerveux autonomes qui rejoignent ainsi les organes.

Les **vaisseaux sanguins** forment un système fermé qui débute à la sortie des ventricules et se termine à l'entrée des atriums (fig. 13-4) :
- il existe 2 circulations sanguines séparées par le cœur, la circulation systémique, ou grande circulation, et la circulation pulmonaire, ou petite circulation :
  - les artères systémiques proviennent du ventricule gauche par l'intermédiaire de l'aorte. Les veines systémiques s'abouchent dans l'atrium droit par l'intermédiaire des veines caves et du sinus coronaire,
  - les artères pulmonaires proviennent du ventricule droit par l'intermédiaire du tronc pulmonaire. Les veines pulmonaires rejoignent l'atrium gauche,
  - le volume éjecté par chaque ventricule est le même car les 2 circulations sont en série ;
- les artères et les artérioles apportent le sang du cœur aux organes. Se succèdent ainsi :
  - les artères de conduction, avec une média riche en fibres élastiques qui leur permet de transformer le débit cardiaque, systolique, en un flux systolo-diastolique continu. Ce sont les artères proximales : aorte, tronc brachio-céphalique, artères carotides communes et internes, subclavières, iliaques communes et pulmonaires jusqu'aux branches segmentaires,

> **En clinique**
>
> Les artères élastiques expliquent l'existence de 2 valeurs de tension artérielle (fig. 13-44) :
> - la plus élevée, environ 140 mmHg, est la pression systolique, lors de la contraction du ventricule gauche ;
> - la plus faible est la pression diastolique, liée à l'élasticité de la paroi artérielle et de l'ordre de 60 à 80 mmHg.

  - les artères de distribution dont la média est riche en myocytes lisses qui autorisent des modifications actives de leur calibre. Elles permettent d'adapter les apports sanguins aux besoins locaux de chaque organe,

> **En clinique**
>
> Les myocytes lisses de la média peuvent, en se contractant, provoquer un vasospasme qui limite le débit artériel. Celui-ci limite le saignement lors de plaies artérielles le temps que l'hémostase se mette en route. Dans certaines situations, le vasospasme est délétère, par exemple lorsqu'il survient sur les artères coronaires (angor de *Prinzmetal*).

  - les artérioles, de diamètre inférieur à 0,1 mm : la couche conjonctive disparaît de l'intima et les myocytes dans la média se raréfient progressivement ;

APPAREIL CARDIOVASCULAIRE
VAISSEAUX

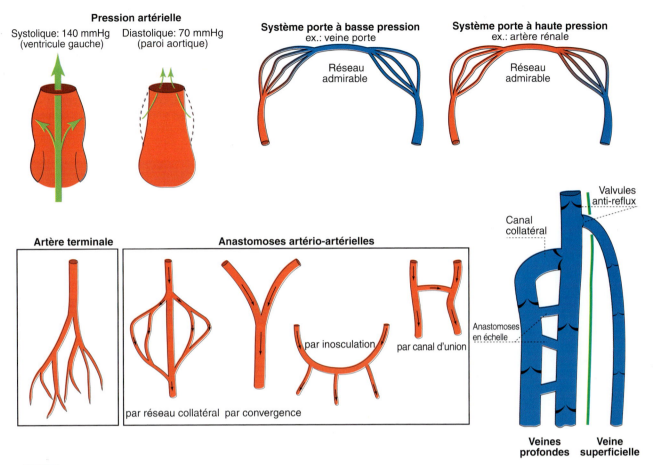

▶ 13-44
Artères et veines.
© Pr Michel Montaudon.

> **À noter**
>
> Les artérioles sont responsables de la résistance périphérique à l'écoulement sanguin, largement liée aux frottements du sang sur les parois vasculaires (les petits vaisseaux offrent une plus grande surface de frottement que les gros). La résistance périphérique est aussi influencée par la viscosité du sang et la contractilité cardiaque.

- les capillaires sanguins sont interposés entre artérioles et veinules dans les organes. Leur paroi est très fine, formée d'un endothélium sur sa lame basale et de quelques fibres de collagène, ce qui permet les échanges avec le liquide interstitiel. Leur diamètre est inférieur à 10 μm ;

> **À noter**
>
> Une **artère « terminale »** (arteres coronaires, cerebrales, etc.) se termine par un reseau capillaire isole des autres territoires arteriels : l'occlusion de celle-ci entraine une ischemie et un infarctus. La plupart du temps, il existe des communications appelees anastomoses entre les arteres voisines (fig. 13-44).
> Certains capillaires sont interposes entre des vaisseaux de meme nature et constituent un **réseau « admirable »**. Un **système « porte »** comprend une artere ou une veine entre 2 reseaux capillaires dont un est admirable (fig. 13-44).

APPAREIL CARDIOVASCULAIRE
VAISSEAUX

- les veinules et les veines ramènent le sang des organes vers le cœur :
  - les veinules collectent le sang des capillaires. Elles mesurent 10 à 100 μm de diamètre, sont dépourvues d'adventice et leur média est pauvre en myocytes,
  - les veines ont une média très fine et une adventice qui est la plus épaisse des 3 couches. Leur intima présente parfois des replis qui forment des valvules s'opposant au reflux sanguin (fig. 13-44). Certaines veines sont dépourvues d'adventice et de média, constituées uniquement d'une intima soutenue par le tissu conjonctif voisin. Elles sont appelées sinus veineux (sinus veineux du crâne, soutenus par la dure-mère, sinus coronaire, etc.).

> **À noter**
>
> Les veines systémiques, très distensibles, sont un **réservoir sanguin** : au repos, les veines et veinules contiennent environ 65 % du volume sanguin. La contraction de leur média provoque la restitution dans la circulation sanguine d'une partie de ce volume qui devient alors utile. Le reste du volume sanguin se distribue pour 15 % dans les artères et les artérioles systémiques, 5 % dans les capillaires, 10 % dans la circulation pulmonaire et 5 % dans le cœur.

> **En clinique**
>
> Certaines tumeurs malignes sécrètent des agents favorisant le développement des vaisseaux, dans le but de favoriser l'apport de nutriments à leurs cellules. Ce processus est connu sous le terme de néo-angiogenèse et est mis à profit par les traitements anti-angiogéniques.

Les **vaisseaux lymphatiques** véhiculent la lymphe qui draine les espaces extra-cellulaires des différents organes. Ils sont constitués de collecteurs lymphatiques le long desquels s'interposent des nœuds lymphatiques épurant la lymphe avant que celle-ci gagne la circulation veineuse systémique. La circulation lymphatique est branchée en parallèle sur la circulation systémique veineuse.

Circulation systémique

Artères systémiques (Fig. 13-1)

Aorte

L'aorte provient du ventricule gauche, dont elle est séparée par la valve aortique, et se termine dans la région abdominale. Elle distribue le sang oxygéné à tout l'organisme.

Sa partie thoracique et sa partie abdominale sont séparées par le hiatus aortique du diaphragme (fig. 13-45).

L'**aorte thoracique** comprend 4 segments :
- l'aorte ascendante, de l'orifice aortique du ventricule gauche à l'ostium du tronc brachio-céphalique. Elle mesure 5 cm de longueur et 3 de diamètre :
  - le segment 0 est sa partie renflée, en forme de trèfle à 3 feuilles liée aux dilatations en regard des valvules semi-lunaires, les sinus aortiques droit, gauche et postérieur,
  - le segment 1 devient cylindrique et va de la jonction sino-tubulaire à l'ostium du tronc brachio-céphalique. Il parcourt le médiastin moyen, oblique en haut, en avant et à droite puis presque vertical,
  - presque entièrement intra-péricardique, l'aorte ascendante est en rapport avec (fig. 13-46) :
    - en arrière, la face antérieure des atriums, dont elle est séparée par le sinus transverse du péricarde, puis l'artère pulmonaire droite (fig. 13-42),
    - en avant, le tronc pulmonaire qui s'enroule autour, le bord antérieur des poumons, le thymus ou ses résidus, et la paroi thoracique,
    - à droite, la veine cave supérieure,
    - à gauche, le tronc pulmonaire et le poumon gauche ;

APPAREIL CARDIOVASCULAIRE
VAISSEAUX

Vues ventrales

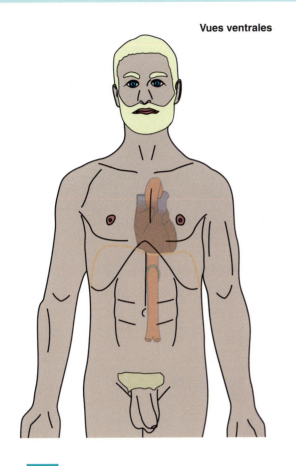
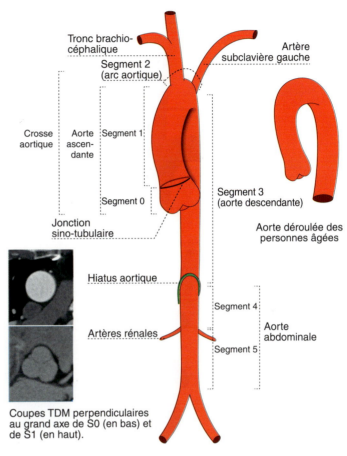

▶ **13-45**
Aorte.
© Pr Michel Montaudon.

À noter (fig. 13-45)

S0 et S1 forment **l'aorte ascendante**, S2 constitue l'**arc aortique** et S3 l'**aorte descendante**.
La **crosse aortique** comprend les segments S0 à S2.
Le segment 0 est également appelé **sinus aortique** de *Valsalva*.

En clinique

L'aorte ascendante constitue un risque lors des **sternotomies médianes**, en particulier lors de ré-interventions, en raison de la possibilité d'adhérences au sternum, ou des ponctions sternales de moelle osseuses, particulièrement chez les patients ostéoporotiques.
Son rapport avec le péricarde justifie une chirurgie urgente lors des **dissections aortiques** qui intéressent l'aorte ascendante (type A) en raison du risque de tamponnade par rupture intra-péricardique.
Son abord chirurgical se fait par sternotomie médiane.

APPAREIL CARDIOVASCULAIRE
VAISSEAUX

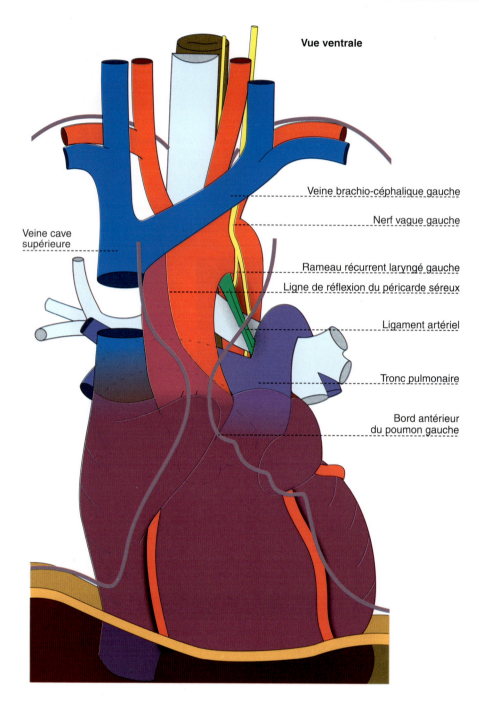

▶ 13-46
Rapports de l'aorte ascendante.
© Pr Michel Montaudon.

- l'arc aortique est la portion horizontale de l'aorte. Il se dirige vers l'arrière, dans le médiastin supérieur (fig. 13-45 et 13-47) :
  - il mesure 6 cm de longueur sur 2,5 cm de diamètre. Il se termine par l'isthme aortique, immédiatement en aval de l'origine de l'artère sub-clavière gauche,
  - il présente une courbure prononcée, à concavité inférieure, dont le sommet arrive 2 cm sous le plan de l'incisure jugulaire du sternum, et une courbure moins marquée, à concavité droite, contre la trachée et l'œsophage,
  - il enjambe le pédicule pulmonaire gauche, en rapport avec :

APPAREIL CARDIOVASCULAIRE
VAISSEAUX

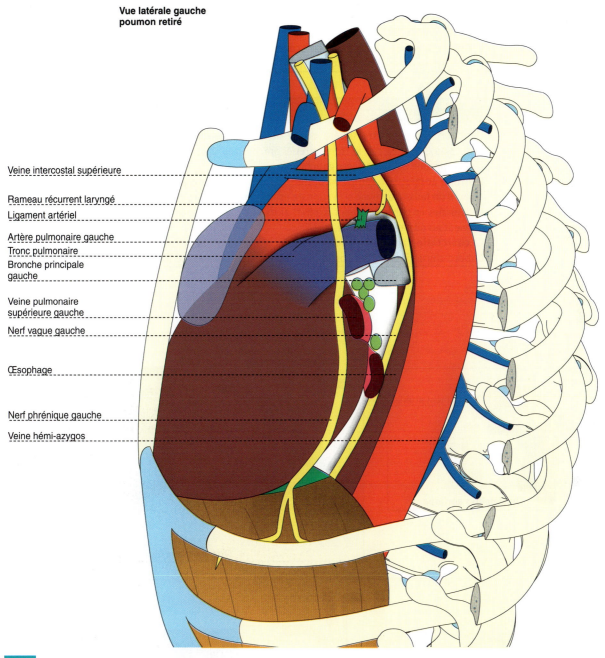

▶ 13-47
Rapports de l'arc aortique et de l'aorte descendante.
© Pr Michel Montaudon.

- à gauche, les nerfs phrénique et vague, la plèvre puis le poumon,
- à droite, la veine cave supérieure, la partie terminale de la trachée et l'œsophage qui présente à son contact un rétrécissement physiologique,
- en bas, d'avant en arrière, la bifurcation du tronc pulmonaire et la bronche principale gauche. Le ligament artériel relie sa face inférieure à l'origine de l'artère pulmonaire gauche. À gauche de celui-ci, le nerf laryngé récurrent gauche, branche du nerf vague, contourne l'arc aortique par le bas.

APPAREIL CARDIOVASCULAIRE
VAISSEAUX

> **À noter**
>
> L'arc aortique est situé à hauteur du corps de T4.
> Le **ligament artériel** est le résidu du canal artériel qui s'obstrue dans les jours suivant la naissance. Il relie l'artère pulmonaire gauche à l'aorte (fig. 13-46 et 13-47).

> **En clinique**
>
> L'arc aortique peut être situé à droite de la trachée dans certaines cardiopathies congénitales (fig. 13-48). Dans ce cas, le tronc artériel brachio-céphalique est gauche et donne les artères carotide commune et sub-clavière gauches.
> L'**isthme aortique** se rompt volontiers lors des traumatismes par décélération, entraînant l'apparition d'un faux anévrisme si la rupture est incomplète : l'arc aortique est fixé par ses volumineuses collatérales et par le ligament artériel alors que l'aorte descendante est mobile ; un cisaillement survient au niveau de l'isthme.
> La **coarctation aortique** est un rétrécissement congénital de l'isthme.
> L'abord chirurgical de l'arc aortique se fait par sternotomie médiane ou par cervico-thoracotomie.

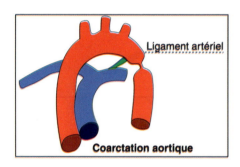
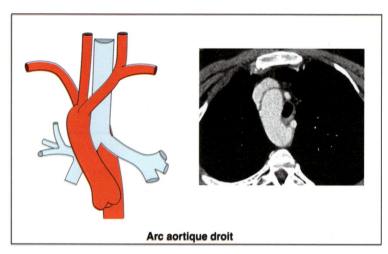
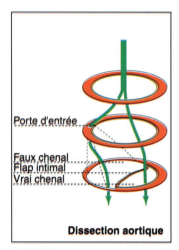
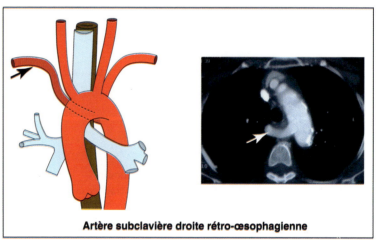

▶ **13-48**
Exemples d'anomalies fréquentes.
© *Pr Michel Montaudon.*

APPAREIL CARDIOVASCULAIRE

VAISSEAUX

- l'aorte descendante fait suite à l'arc aortique (fig. 13-45 et 13-47) :
  - elle est verticale, dans le médiastin postérieur, et se rapproche progressivement de la ligne médiane pour devenir pré-vertébrale à sa partie inférieure. Elle mesure 2,5 cm de diamètre,
  - elle descend en avant de la colonne vertébrale en répondant :
    - à droite, à l'œsophage et au nerf vague droit qui se placent progressivement en avant d'elle, puis à la veine azygos,
    - à gauche, à la plèvre médiastinale et au poumon gauches,
    - en arrière, au conduit thoracique sur toute sa hauteur et aux veines hémi-azygos,
    - en avant et de haut en bas, au pédicule pulmonaire et au nerf vague gauches puis à l'œsophage.

En clinique

L'aorte est souvent déroulée chez les personnes âgées, en particulier ses segments 2 et 3 (fig. 13-45). L'échographie par voie trans-œsophagienne permet de bien analyser l'arc aortique et l'aorte descendante.
L'abord chirurgical de l'aorte descendante se fait par thoracotomie latérale gauche, éventuellement étendue à la région abdominale (thoraco-phréno-laparotomie).

L'**aorte abdominale** fait suite à l'aorte thoracique et comprend les segments 4, au-dessus des artères rénales, et 5, au-dessous (fig. 13-49) :
- elle émerge du hiatus aortique du diaphragme en regard du corps de T12 et descend verticalement, à gauche de la ligne médiane. Elle mesure 2,5 cm de diamètre ;
- elle se termine dans le plan du disque inter-vertébral L4-L5 en donnant les artères iliaques communes ;

À noter

La bifurcation aortique est dans le plan horizontal qui passe par le sommet des crêtes iliaques.

- rétro-péritonéale sur tout son trajet, elle est entourée de nœuds lymphatiques et de plexus du système nerveux autonome qui forment en avant de sa bifurcation le plexus hypogastrique supérieur ;
- elle répond de haut en bas :
  - en arrière, au conduit thoracique ou à la citerne du chyle, aux 4 premières veines lombales gauches, puis à la colonne vertébrale,
  - en avant, à la veine rénale gauche, aux ganglions cœliaques, mésentériques supérieurs, mésentériques inférieurs et rénaux et, par l'intermédiaire du péritoine, au pancréas, à la partie horizontale du duodénum, aux anses grêles,
  - à droite, au lobe caudé du foie et à la veine cave inférieure,
  - à gauche, à la chaîne sympathique, à la glande surrénale, au rein et à la voie urinaire gauches.

En clinique

L'occlusion athéromateuse du segment 5 est appelée **syndrome de Leriche**.
La chirurgie de l'aorte abdominale peut se compliquer d'une **impuissance** par lésion du plexus hypogastrique supérieur.
La chirurgie prothétique aortique peut se compliquer de **fistules** aorto-duodénales responsables d'hémorragies digestives hautes.
Les dilatations aortiques, ou **anévrismes**, peuvent être fusiformes ou sacciformes. Ils sont habituellement liés à l'athérosclérose ou plus rarement aux maladies du tissu conjonctif dont la plus fréquente est la maladie de *Marfan*. Lorsqu'ils concernent l'aorte abdominale, ils se manifestent volontiers par une masse abdominale battante et soufflante. Ils sont traités par endo-prothèses, après abord des artères fémorales, ou par prothèses chirurgicales.
La **dissection aortique** (ou l'hématome de paroi, stade initial) est le clivage de la média par du sang circulant (fig. 13-48). Le type A, qui intéresse l'aorte ascendante et survient sur un segment péricardisé de l'aorte, nécessite une chirurgie. Le type B n'intéresse pas l'aorte ascendante et peut être traité médicalement le plus souvent. La dissection peut s'accompagner d'une diminution de la vascularisation artérielle des organes périphériques avec des symptômes qui dépendent des territoires concernés.

APPAREIL CARDIOVASCULAIRE
VAISSEAUX

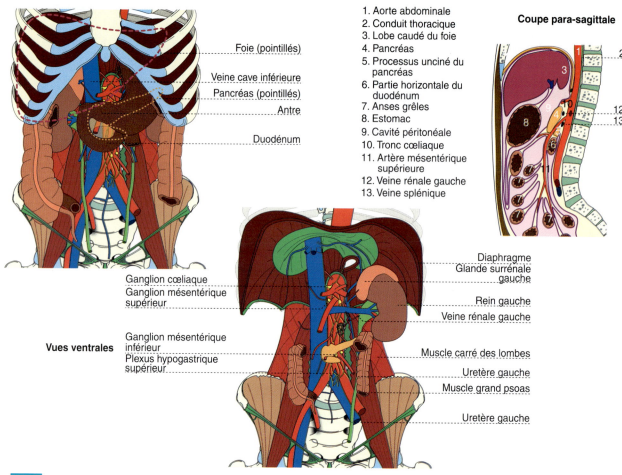

▶ **13-49**
Rapports de l'aorte abdominale.
Les nœuds lymphatiques rétro-péritonéaux ne sont pas représentés.
© Pr Michel Montaudon.

Artères du thorax

Les artères du thorax proviennent de l'aorte thoracique ou de ses principales branches. On distingue des artères qui ont un territoire extra-thoracique, des artères pariétales et des artères viscérales.
Les **branches à destinée extra-thoracique** proviennent toutes de la face supérieure de l'arc aortique.

> ### En clinique
>
> La chirurgie de l'arc aortique est complexe à cause de ses volumineuses collatérales dont le territoire vasculaire comprend l'encéphale.

Successivement naissent (fig. 13-50) :
- le tronc brachio-céphalique qui provient de la partie initiale de l'arc aortique et croise la trachée en avant vers la face latérale droite de celle-ci. En arrière de la 1re articulation sterno-costale droite, il se divise en artères carotide commune et sub-clavière droites qui franchissent l'ouverture supérieure du thorax et abordent respectivement la région cervicale et la fosse supra-claviculaire droites ;
- l'artère carotide commune gauche qui naît lors du croisement de l'arc aortique et de la face antérieure de la trachée puis longe la face gauche de la trachée. Elle traverse l'ouverture supérieure du thorax vers la région cervicale gauche ;
- l'artère sub-clavière gauche qui se dirige verticalement le long de la face gauche de la trachée et traverse l'ouverture supérieure du thorax vers la fosse supra-claviculaire gauche ;

APPAREIL CARDIOVASCULAIRE
VAISSEAUX

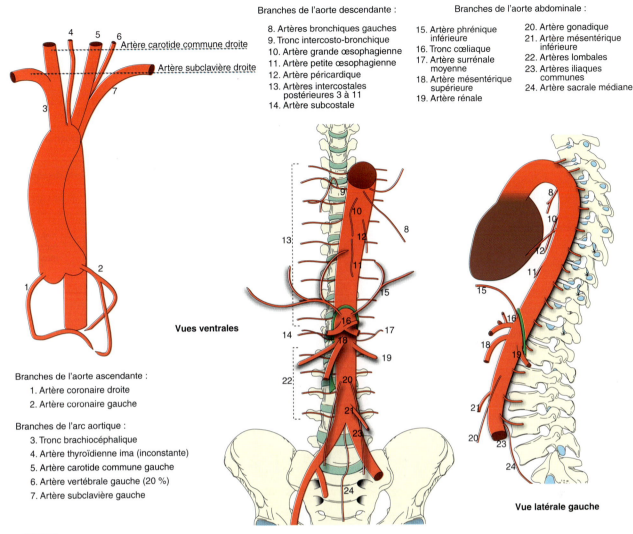

▶ 13-50
Branches de l'aorte.
© Pr Michel Montaudon.

> **À noter**
>
> L'artère carotide commune gauche naît parfois du tronc brachio-céphalique ou partage avec celui-ci un ostium commun.
>
> Une naissance de l'artère sub-clavière droite après celle de l'artère sub-clavière gauche avec un trajet rétro-œsophagien de l'artère est fréquente (5 %) : cette anomalie peut entraîner une dysphagie (dysphagia lusoria) mais est habituellement asymptomatique (fig. 13-48).

- dans 20 % des cas, l'artère vertébrale gauche naît de l'arc aortique entre les artères carotide commune et sub-clavière gauches ;
- lorsqu'elle existe, l'artère thyroïdienne ima (*la plus basse*), naît de l'arc aortique entre le tronc brachio-céphalique et la carotide commune gauche. Elle monte à la face antérieure de la trachée et vascularise la glande thyroïde.

Les **branches pariétales** comprennent (fig. 13-51) :
- les artères intercostales postérieures :
  – la 1re et la 2e proviennent de l'artère intercostale suprême, issue de l'artère sub-clavière,

APPAREIL CARDIOVASCULAIRE
VAISSEAUX

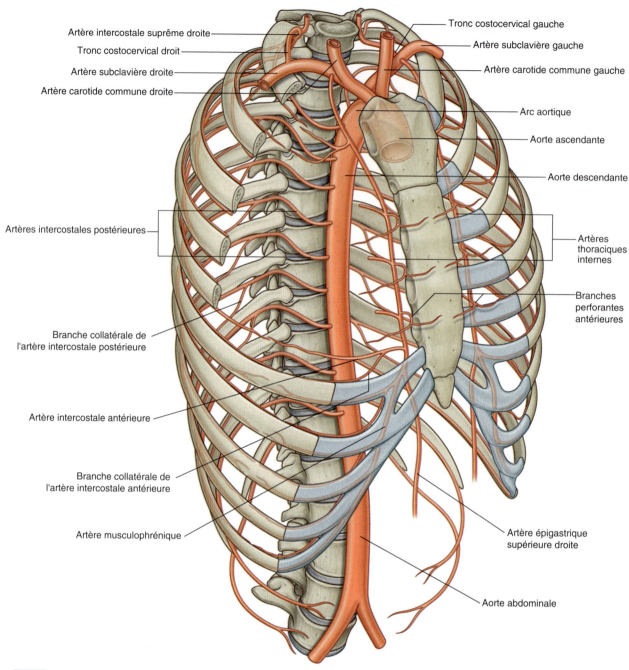

▶ **13-51**
Artères de la paroi thoracique.
© Drake 2017.

- les artères intercostales postérieures 3 à 11 et l'artère sub-costale naissent des faces dorso-latérales de l'aorte descendante,
- ces artères parcourent les espaces intercostaux et s'anastomosent avec les artères intercostales antérieures issues des artères thoraciques internes,
- elles donnent :
  - les artères spinales segmentaires dont les rameaux spinaux, radiculaires antérieurs et radiculaires postérieurs pénètrent le canal vertébral et vascularisent la moelle spinale et ses méninges (fig. 13-52),

APPAREIL CARDIOVASCULAIRE
VAISSEAUX

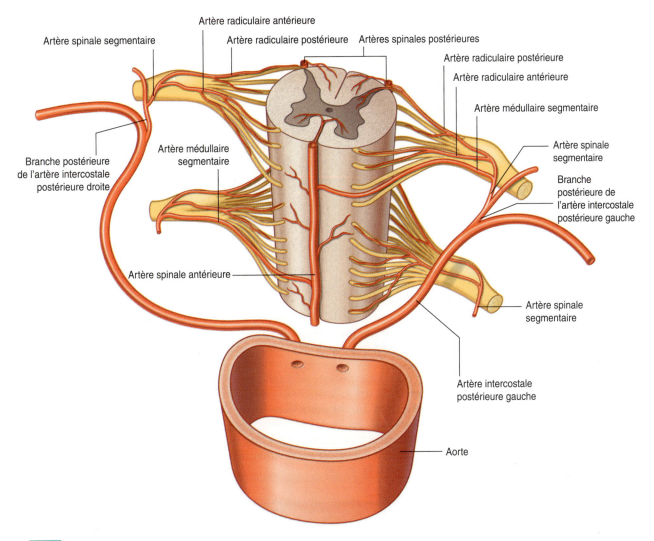

▶ **13-52**
Branches spinales issues des artères intercostales.
© Drake 2015.

- du côté droit, l'une d'entre elles, habituellement la 4e, donne l'artère bronchique droite qui pénètre le hile pulmonaire droit en arrière des autres éléments (fig. 13-53),
- des rameaux destinés à la vascularisation des muscles intercostaux, de la plèvre pariétale et du diaphragme pour les plus basses ;
- les artères phréniques supérieures, inconstantes, sont destinées au diaphragme. Elles naissent au-dessus du hiatus aortique du diaphragme ;
- les artères thoraciques internes sont des branches des artères sub-clavières qui naissent dans la fosse supra-claviculaire, traversent l'ouverture supérieure du thorax et descendent contre la face profonde de la paroi thoracique antérieure, de part et d'autre du sternum, jusqu'au 6e espace intercostal.

En clinique

Le trajet précordial des artères thoraciques internes les rend facilement utilisables pour réaliser des pontages coronariens.

APPAREIL CARDIOVASCULAIRE
VAISSEAUX

▶ **13-53**
Vascularisation bronchique.
© Pr Michel Montaudon.

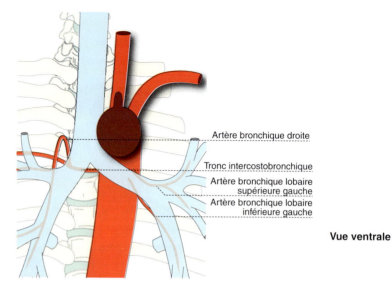

Artère bronchique droite
Tronc intercostobronchique
Artère bronchique lobaire supérieure gauche
Artère bronchique lobaire inférieure gauche

Vue ventrale

Elles donnent :
- des rameaux médiastinaux,
- l'artère intercostale antérieure des 6 premiers espaces intercostaux antérieurs. Chacune s'anastomose avec son homologue postérieure,
- l'artère péricardo-phrénique pour le péricarde et le diaphragme,

Chacune bifurque en :
- artère musculo-phrénique, destinée au diaphragme et aux téguments de la région abdominale latérale. Elle donne les artères intercostales antérieures des espaces intercostaux 7 à 9, qui rejoignent les artères intercostales postérieures, puis s'anastomose dans la paroi abdominale avec l'artère circonflexe iliaque profonde issue de l'artère iliaque externe,
- artère épigastrique supérieure qui traverse le diaphragme par le triangle sterno-costal, vascularise la paroi abdominale antérieure et s'anastomose avec l'artère épigastrique inférieure issue de l'artère iliaque externe (fig. 13-54).

En clinique

Cette longue anastomose antérieure entre l'artère sub-clavière et l'artère iliaque externe est une voie de dérivation importante lors des coarctations aortiques serrées.

Les **branches viscérales thoraciques** proviennent du segment 0 ou du segment 3 (fig. 13-50) :
- les artères coronaires proviennent du sinus aortique et sont destinées au cœur ;
- les 2 artères bronchiques gauches sont issues de la face antérieure de la partie initiale de l'aorte descendante, habituellement entre T4 et T6, et pénètrent le hile pulmonaire gauche en arrière des autres éléments (fig. 13-53) ;

En clinique

Dans certaines cardiopathies congénitales s'accompagnant d'une atrésie du tronc pulmonaire, les artères bronchiques peuvent avoir un développement très important pour pallier la diminution de la vascularisation artérielle pulmonaire.

APPAREIL CARDIOVASCULAIRE
VAISSEAUX

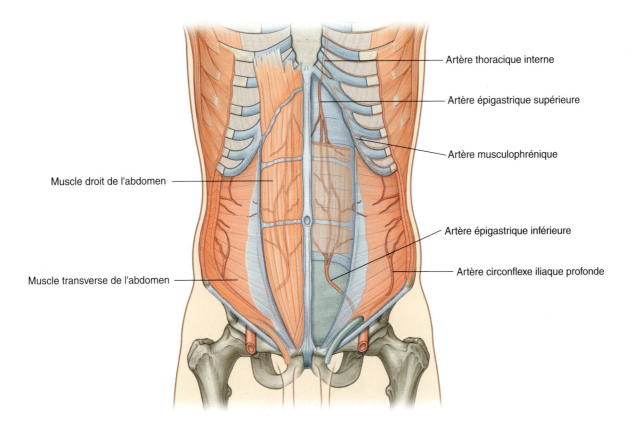

▶ **13-54**
Anastomoses des artères épigastriques.
© Drake 2015.

- les artères œsophagiennes, grande et petite, naissent de la face antérieure du segment 3 ;
- des rameaux grêles œsophagiens, péricardiques et médiastinaux sont destinés à l'œsophage, au péricarde fibreux et au tissu adipeux médiastinal.

Artères du cou et de la tête

Les **artères sub-clavières** proviennent de la région thoracique où elles ont un trajet vertical. Après avoir traversé l'ouverture supérieure du thorax, chacune parcourt sa fosse supra-claviculaire en décrivant une courbe à convexité supérieure. Elle passe entre le milieu de la face inférieure de la clavicule et la 1re côte et aborde la région axillaire.
- rapports (fig. 13-55) :
  - l'artère sub-clavière chemine sur le versant antérieur du dôme pleural. Sa veine l'accompagne, située en avant et en dessous. Entre les 2 passent les nerfs phrénique et vague qui gagnent le thorax :
    - un rameau du nerf phrénique, destiné au ganglion sympathique cervico-thoracique, entoure la face inférieure de l'artère sub-clavière,
    - l'anse sub-clavière (de *Vieussens*) est formée par une anastomose sous l'artère sub-clavière entre les ganglions sympathiques cervico-thoracique et vertébral,
    - plus en dedans et à droite seulement se trouve l'anse du nerf laryngé récurrent autour de l'artère sub-clavière,
    - du côté gauche, le conduit thoracique, satellite de l'artère sub-clavière gauche, décrit sa crosse au-dessus de celle-ci avant de rejoindre la circulation veineuse systémique,
  - l'artère s'engage enfin dans le hiatus inter-scalénique, entre les muscles scalènes antérieur et moyen, entourée par les troncs du plexus brachial ;

APPAREIL CARDIOVASCULAIRE
VAISSEAUX

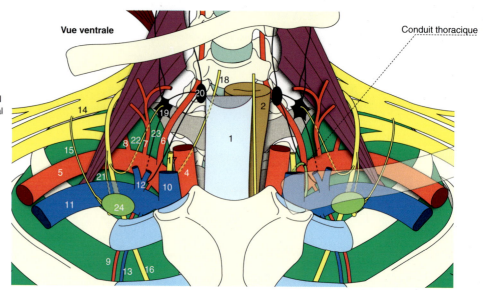

Vue ventrale

Conduit thoracique

1. Trachée
2. Œsophage
3. Muscle scalène antérieur
4. Artère carotide commune
5. Artère sub-clavière
6. Artère vertébrale
7. Tronc artériel thyro-cervical
8. Tronc artériel costo-cervical
9. Artère thoracique interne
10. Veine jugulaire interne
11. Veine sub-clavière
12. Veines vertébrale et jugulaire antérieure
13. Veine thoracique interne
14. Plexus brachial
15. Nerf du muscle sub-clavier
16. Nerf phrénique
17. Nerf vague
18. Nerf récurrent laryngé
19. Ganglion cervico-thoracique
20. Ganglion vertébral
21. Anastomose entre le nerf du muscle sub-clavier et le nerf phrénique
22. Anastomose entre le nerf phrénique et le ganglion cervico-thoracique
23. Anse sub-clavière
24. Nœud lymphatique sub-clavier

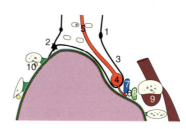
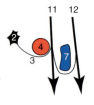

Coupes para-sagittales

1. Ganglion vertébral
2. Ganglion cervico-thoracique
3. Anse sub-clavière
4. Artère vertébrale
6. Artère thoracique interne
7. Veine sub-clavière
8. Nœud lymphatique sub-clavier
9. Muscle sub-clavier
10. Premier nerf intercostal
11. Nerf phrénique
12. Nerf du muscle sub-clavier

▶ **13-55**
Rapports de l'artère sub-clavière.
À droite, la clavicule est désarticulée. La glande thyroïde, les muscles longs du cou et scalènes moyens ne sont pas représentés.
© Pr Michel Montaudon.

> **En clinique**
>
> La fosse supra-claviculaire, très riche en éléments vasculaires et nerveux, est une zone à risque chirurgical.
> Le syndrome de la **fente costo-claviculaire** est un cortège de signes vasculaires et nerveux liés à la compression du pédicule du membre supérieur entre la 1re côte et la clavicule lors de l'abduction de l'épaule.
> Le syndrome du **défilé des scalènes** peut entraîner des troubles vasculo-nerveux du membre supérieur.

- ses collatérales sont (fig. 13-56) :
  – l'artère vertébrale, verticale, qui pénètre le foramen transversaire de C6 (fig. 13-57). Elle parcourt le canal transversaire dont elle émerge par le foramen transversaire de C1, contourne vers l'arrière

APPAREIL CARDIOVASCULAIRE
VAISSEAUX

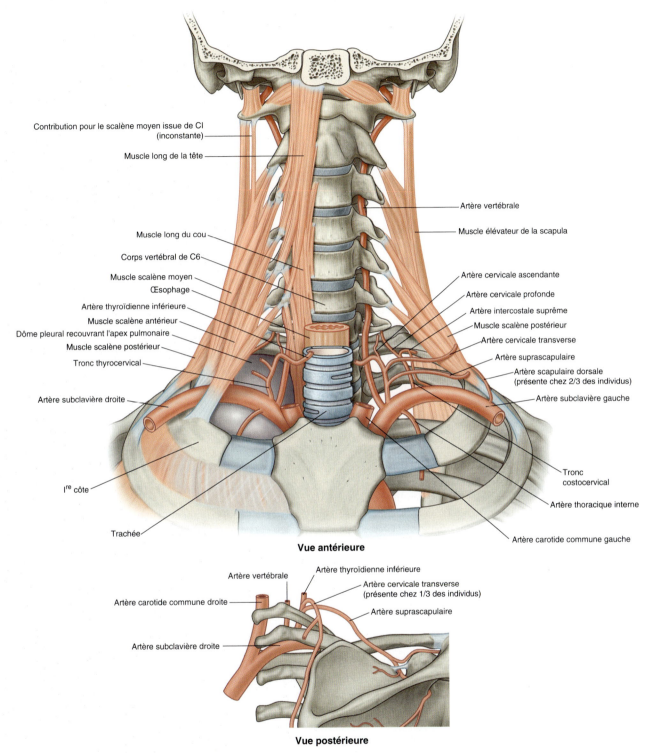

13-56 Branches de l'artère sub-clavière.
© Drake 2017.

APPAREIL CARDIOVASCULAIRE
VAISSEAUX

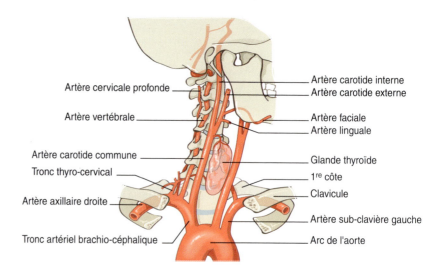

▶ 13-57
Artère vertébrale.
© Carole Fumat.

la masse latérale de C1 puis pénètre le crâne par le foramen magnum. Elle s'anastomose avec l'artère vertébrale controlatérale pour former l'artère basilaire. Dans la région cervicale, elle donne des rameaux spinaux destinés à la moelle cervicale. Son territoire vasculaire comprend la moelle cervicale, le cervelet, le tronc cérébral et les régions postérieures de l'encéphale. Avant sa terminaison, elle donne :
- un rameau qui s'anastomose avec un rameau issu de l'artère vertébrale controlatérale pour former l'artère spinale antérieure. Celle-ci descend dans le sillon antérieur médian de la moelle et reçoit à chaque étage des rameaux provenant des artères intercostales postérieures puis lombales,
- les artères cérébelleuses postéro-inférieures destinées au cervelet,

En clinique

Certains traumatismes du cou s'accompagnent d'une **dissection vertébrale** avec des signes neurologiques liés à des embolies dans le territoire de l'artère.
L'**insuffisance vertébro-basilaire** peut être liée au rétrécissement d'une artère sub-clavière en amont de l'origine de la vertébrale : les mouvements du bras homolatéral à la sténose provoquent un appel de sang par la vertébrale qui se fait au détriment de la circulation basilaire. Ce « vol vertébro-basilaire » se manifeste par des vertiges (hypoperfusion du cervelet, de l'oreille interne) et une diplopie (hypoperfusion du tronc cérébral).

- l'artère thoracique interne,
- le tronc thyro-cervical qui donne les artères thyroïdienne inférieure, transverse du cou et supra-scapulaire,
- le tronc costo-cervical qui se divise en artère cervicale profonde, destinée au cou, et artère intercostale suprême qui donne les 2 premières artères intercostales postérieures,
- l'artère scapulaire dorsale qui se dirige en arrière et longe le bord spinal de la scapula.

À noter

Les artères scapulaire dorsale, supra-scapulaire et circonflexe scapulaire forment autour de la scapula une arcade artérielle appelée cercle artériel péri-scapulaire.

Les **artères carotides communes**, droite et gauche, proviennent de la région thoracique et adoptent un trajet vertical en dehors de la trachée et de la glande thyroïde. Elles mesurent 9 à 10 mm de diamètre et ne donnent aucune collatérale :

- chaque artère carotide commune chemine dans la gaine carotidienne, formée par des expansions du fascia cervical, avec la veine jugulaire en dehors, le nerf vague (X) en arrière, les nerfs glosso-pharyngien (IX) et hypoglosse (XII) en avant et la chaîne lymphatique jugulaire ;

En clinique

Les pouls carotidiens sont facilement perçus à la partie antéro-latérale de la base du cou. Leur perception témoigne d'une pression artérielle systolique supérieure à 8 mmHg, valeur utilisée pour le triage des blessés.

- elles bifurquent en regard de C4 et de la grande corne de l'os hyoïde, à hauteur de l'angle de la mandibule, en (fig. 13-57) :
  - artère carotide externe (fig. 13-58), branche antéro-médiale qui se dirige verticalement, destinée à la face et aux téguments de la tête. Elle se termine dans la parotide, sous le col de la mandibule, en se divisant en artère maxillaire et artère temporale superficielle. Elle donne :
    - l'artère thyroïdienne supérieure destinée à la glande thyroïde et au larynx,
    - les artères linguale et pharyngienne ascendante qui naissent en regard de la grande corne de l'os hyoïde,
    - les artères faciale, occipitale et auriculaire postérieure,
  - artère carotide interne, branche postéro-latérale, plus volumineuse, destinée à l'encéphale. Elle présente à son origine une dilatation appelée sinus carotidien. Elle est verticale et ne donne aucune collatérale cervicale. Elle pénètre le crâne par le canal carotidien. Après un trajet dans la partie pétreuse de l'os temporal, elle en émerge et se termine à l'apex de celui-ci. Elle vascularise les hémisphères cérébraux et les orbites.

À noter

La bifurcation carotidienne peut être plus ou moins haute.

En clinique

La bifurcation carotidienne est un site électif de la pathologie athéromateuse en raison des turbulences du flux sanguin à ce niveau. L'endartériectomie est une opération chirurgicale qui permet de retirer la plaque d'athérome responsable d'une sténose à l'origine de l'artère carotide interne.

Artères des membres supérieurs (cf. p. 396)

Artères de l'abdomen (fig. 13-59 et 13-60)

Les **artères de passage** sont les artères iliaques communes et externes :
- les artères iliaques communes naissent de l'aorte en avant du disque inter-vertébral L4-L5 :
  - chacune se dirige en bas, en dehors et en arrière et se divise, en regard du disque L5-S1 et en avant de l'articulation sacro-iliaque, en artères iliaques interne et externe,
  - elle mesure une dizaine de millimètres de diamètre pour 5 à 6 cm de long,
  - elle donne l'artère urétérale moyenne pour l'uretère et le pelvis rénal,
  - elle est entourée de nœuds lymphatiques et recouverte en avant par le péritoine.

L'uretère gauche croise la partie distale de l'artère iliaque commune gauche. En arrière, se trouve le tronc lombo-sacral, anastomose entre les plexus lombal et sacral ;

APPAREIL CARDIOVASCULAIRE
VAISSEAUX

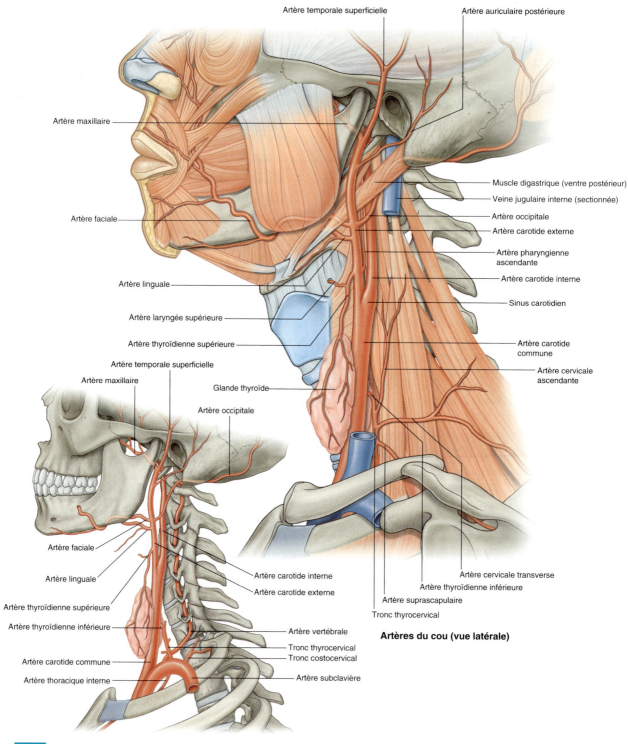

13-58
Artères carotides commune, interne et externe (du côté gauche).
© Drake 2017.

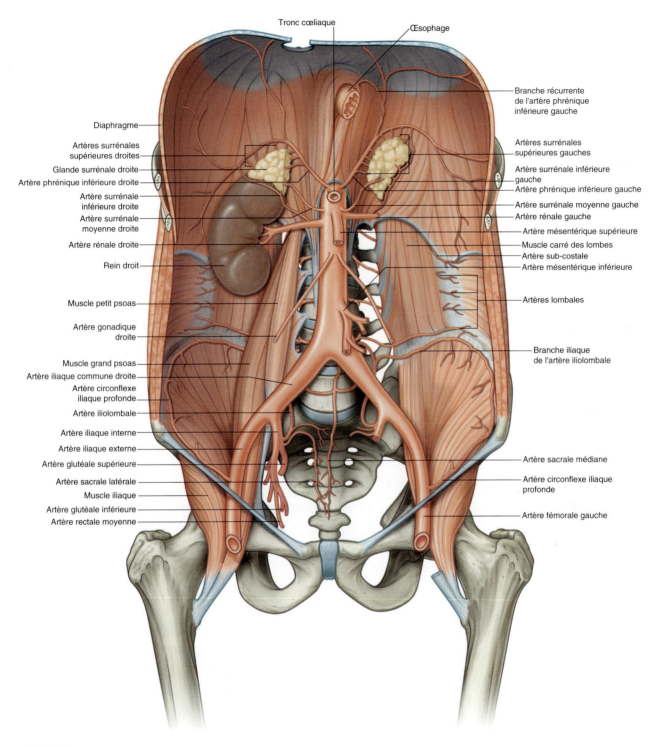

▶ 13-59
Artères de l'abdomen et du pelvis.
© Drake 2017.

APPAREIL CARDIOVASCULAIRE
VAISSEAUX

▶ **13-60**

Parois abdominale postérieure et pelvienne.
Tout le péritoine et les viscères (excepté la vessie, 2, les uretères, 40, et le conduit déférent, 6) ont été enlevés, pour mettre en évidence les vaisseaux et les nerfs.

1. Aorte et plexus aortique
2. Vessie
3. Artères iliaques communes
4. Veines iliaques communes
5. Artère circonflexe iliaque profonde
6. Conduits déférents
7. Artères iliaques externes
8. Veines iliaques externes
9. Artère fémorale gauche
10. Branche fémorale du nerf génito-fémoral gauche
11. Nerf fémoral gauche
12. Veine fémorale gauche
13. Quatrième artère lombale gauche
14. Branche génitale du nerf génito-fémoral gauche
15. Nerfs génito-fémoraux
16. Nerfs hypogastriques
17. Muscle iliaque et branches venant du nerf fémoral et artère ilio-lombale
18. Nerf ilio-hypogastrique gauche
19. Nerf ilio-inguinal gauche
20. Ligament ilio-lombal
21. Plexus hypogastrique inférieur et nerfs splanchniques pelviens
22. Artère et plexus mésentérique inférieurs
23. Veine cave inférieure
24. Ligament inguinal
25. Artères iliaques internes
26. Ligament lacunaire gauche
27. Nerf cutané fémoral latéral gauche naissant du nerf fémoral
28. Partie lombale du fascia thoraco-lombal
29. Vaisseaux et nerf obturateur droits
30. Ligament pectinéal gauche
31. Position du canal fémoral
32. Muscles psoas
33. Muscle carré des lombes gauche
34. Rectum (sectionné)
35. Muscle droit de l'abdomen
36. Cordon spermatique gauche
37. Plexus hypogastrique supérieur
38. Ganglions et troncs sympathiques
39. Vaisseaux testiculaires
40. Uretères

© Abrahams 2014.

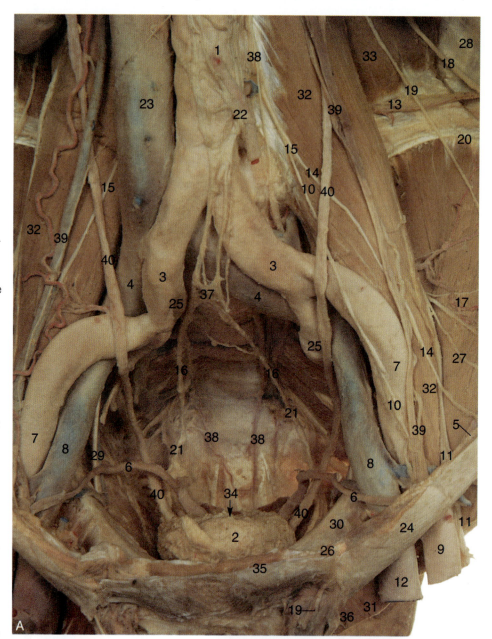

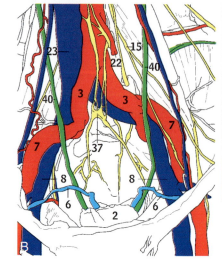

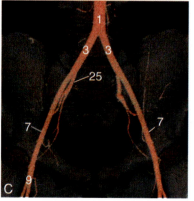

838

APPAREIL CARDIOVASCULAIRE
VAISSEAUX

> **En clinique**
>
> L'artère iliaque commune devient volontiers sinueuse avec l'âge.
> Les anévrismes aortiques peuvent s'étendre sur les artères iliaques communes.

- les artères iliaques externes sont les branches de division latérale des artères iliaques communes. De 8 à 9 mm de diamètre, elles sont destinées au membre inférieur :
  - chacune est appliquée contre la face profonde de l'os coxal, au-dessus de la ligne arquée,
  - elle se termine en arrière du ligament inguinal en devenant l'artère fémorale,
  - elle est recouverte en avant par le péritoine. À droite, l'uretère croise l'origine de l'artère iliaque externe, également en rapport avec le cæcum. À gauche, l'artère est en rapport avec le mésocôlon sigmoïde. Elles sont entourées de nœuds lymphatiques,
  - elle donne au voisinage de sa terminaison l'artère épigastrique inférieure, anastomosée avec l'artère épigastrique supérieure issue de la thoracique interne, et l'artère circonflexe iliaque profonde, anastomosée avec l'artère musculo-phrénique également issue de la thoracique interne.

> **En clinique**
>
> Les sténoses artérielles iliaques communes ou externes sont fréquentes, responsables d'une **artériopathie des membres inférieurs**. La collatéralité se fait par les anastomoses entre les réseaux iliaques interne, externe, fémoral et aortique. Les sténoses peuvent être dilatées, stentées ou pontées.

Les **branches pariétales** de l'aorte comprennent de haut en bas :
- les artères phréniques inférieures qui naissent de la face antérieure de l'aorte dès son émergence du hiatus aortique. Elles se ramifient sous le diaphragme et donnent les artères surrénales supérieures aux glandes surrénales ;
- les artères lombales qui naissent de sa face postérieure pour les 4 premières et de l'artère sacrale médiane pour la 5e. Elles vascularisent les téguments de la région lombale et la moelle spinale ;

> **En clinique**
>
> L'une des artères spinales segmentaires destinées à l'artère spinale antérieure est souvent plus développée que les autres et constitue l'**artère du renflement lombal** (d'*Adamkiewicz*). Son origine est très variable, le plus souvent d'une artère intercostale ou lombale gauche entre T9 et L2 (fig. 13-61). Son existence explique certaines paraplégies lors de la chirurgie aortique conventionnelle ou par endo-prothèse.

- l'artère sacrale médiane qui naît de la face postérieure de l'aorte un peu avant sa bifurcation et descend contre la face antérieure de L5, puis du sacrum et du coccyx. Elle donne les 5es artères lombales.

Les **branches viscérales** de l'aorte sont (fig. 13-50 et 13-59) :
- le tronc cœliaque issu de la face antérieure de l'aorte, en regard du bord inférieur de T12. Il est très court (10 à 15 mm) et se termine en 3 branches (fig. 13-62) :
  - gastrique gauche pour l'estomac,
  - hépatique commune qui se divise en artère hépatique propre, pour le foie et la vésicule biliaire, et artère gastro-duodénale pour l'estomac, le duodénum et le pancréas,
  - splénique, très sinueuse, pour la rate, le pancréas et l'estomac ;

> **En clinique**
>
> Une origine un peu trop haute du tronc cœliaque peut s'accompagner de la compression de celui-ci par le ligament arqué médian du diaphragme. Habituellement asymptomatique, cette disposition peut entraîner des douleurs épigastriques postprandiales.

APPAREIL CARDIOVASCULAIRE
VAISSEAUX

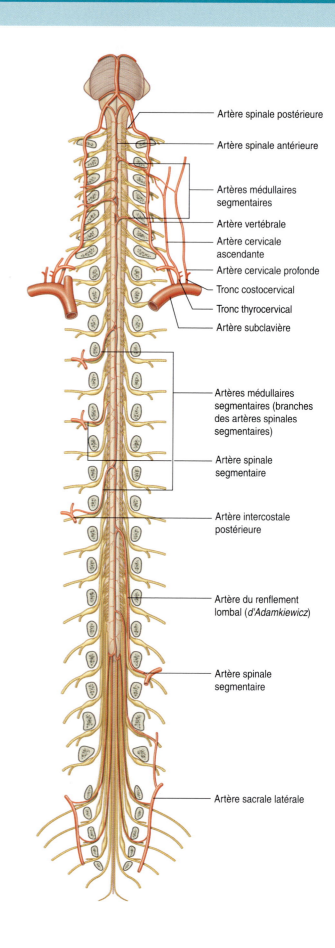

▶ 13-61
Vascularisation spinale et artère du renflement lombal.
© Drake 2015.

APPAREIL CARDIOVASCULAIRE
VAISSEAUX

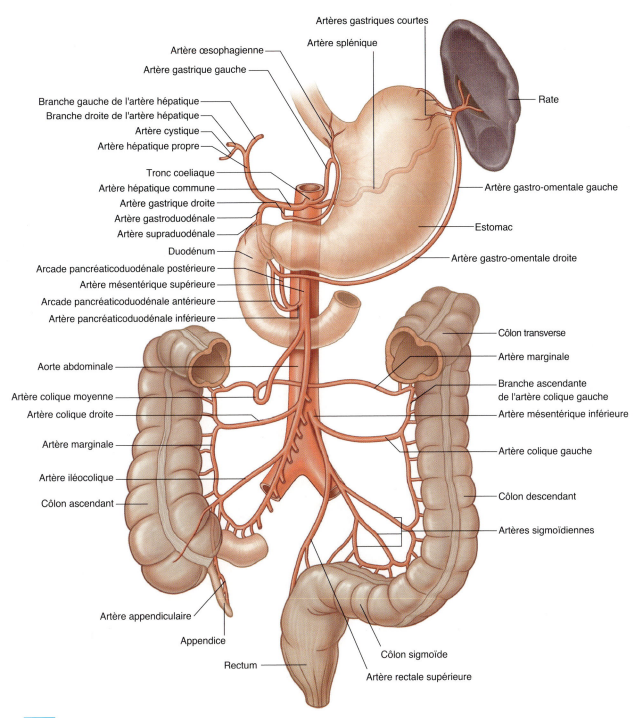

▶ 13-62
Branches digestives de l'aorte abdominale.
© Drake 2015.

- l'artère mésentérique supérieure provient de la face antérieure de l'aorte, au bord supérieur de L1. Elle donne l'artère pancréatico-duodénale inférieure puis par son bord gauche des artères jéjunales et iléales et par son bord droit les artères iléo-colique, colique droite et colique moyenne (fig. 13-62);

APPAREIL CARDIOVASCULAIRE
VAISSEAUX

- les artères surrénales moyennes sont issues de la face latérale de l'aorte au niveau de l'artère mésentérique supérieure. Elles participent à la vascularisation des glandes surrénales ;
- les artères rénales naissent de la face latérale de l'aorte au niveau de L1. Elles donnent les artères surrénales inférieures ;
- les artères gonadiques, testiculaires ou ovariques, proviennent de la face antérieure de l'aorte, en regard du disque L2-L3 ;
- l'artère mésentérique inférieure naît de la face antérieure de l'aorte, en L3-L4 (fig. 13-62). Elle donne les artères colique gauche pour la partie gauche du côlon transverse et le côlon descendant, sigmoïdiennes pour le côlon sigmoïde et rectale supérieure pour le rectum.

> **En clinique**
>
> Les endo-prothèses aortiques mises en place pour traiter certains anévrismes de l'aorte abdominale sous-rénale recouvrent l'ostium de l'artère mésentérique inférieure. La vascularisation de son territoire est assurée par l'artère marginale qui l'anastomose avec l'artère mésentérique supérieure.

Artères du pelvis (fig. 13-63 et 13-60)

L'**artère sacrale médiane**, issue de la face postérieure de l'aorte, donne des rameaux qui s'anastomosent avec les artères ilio-lombales et sacrales latérales.

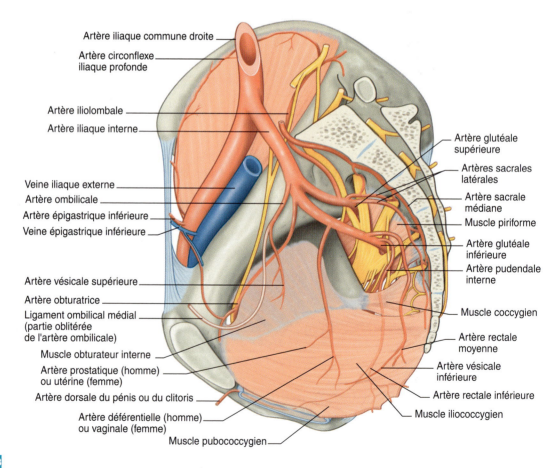

13-63
Artères du pelvis.
L'artère rectale moyenne donne vers l'avant l'artère vésicale inférieure ; l'artère déférentielle chez l'homme ou vaginale chez la femme donner vers l'avant l'artère prostatique ou l'artère utérine.
D'après Drake 2017. © Carole Fumat.

APPAREIL CARDIOVASCULAIRE

VAISSEAUX

Les artères principales du pelvis sont les **artères iliaques internes**, branches de division médiales des iliaques communes, destinées à la vascularisation du pelvis et du membre inférieur :
- chacune se dirige en arrière et en dedans, entourée de nœuds lymphatiques ;
- leurs branches collatérales sont nombreuses, avec une origine variable ; habituellement elles se divisent en 2 troncs :
  - le tronc antérieur donne les artères :
    - obturatrice vers le foramen obturé dont elle traverse la partie médiale pour aborder le membre inférieur,
    - ombilicale qui se poursuit après la naissance de l'artère vésicale supérieure par le ligament ombilical médial. Celui-ci est un cordon fibreux qui relie l'artère à la face postérieure de l'ombilic,

À noter

Les **ligaments ombilicaux médiaux** résultent de l'obstruction après la naissance de la partie distale des artères ombilicales du fœtus qui véhiculent le sang pauvre en oxygène vers le placenta maternel.

   - prostatique (chez l'homme) ou utérine (chez la femme),

En clinique

Le flux de l'artère utérine augmente de manière considérable lors de la grossesse. Les sinuosités de l'artère lui permettent de suivre la croissance utérine. Elles peuvent être cathétérisées lors des hémorragies de la délivrance ou des fibromyomes hémorragiques pour une embolisation.

   - du conduit déférent (chez l'homme, elle provient le plus souvent de l'artère ombilicale ou de l'artère vésicale inférieure) ou vaginale (chez la femme),
   - vésicale inférieure pour la vessie et le bas uretère (et les vésicules séminales chez l'homme),
   - rectale moyenne,
   - pudendale interne, qui passe dans la région glutéale par le grand foramen ischiatique, sous le muscle piriforme, contourne en arrière le ligament sacro-épineux et passe dans la fosse ischio-anale du petit bassin par le petit foramen ischiatique. Elle longe alors la face médiale de la branche inférieure du pubis et vascularise les corps érectiles du pénis ou du clitoris et le plancher pelvien,
   - glutéale inférieure, qui quitte le pelvis pour la région glutéale par le grand foramen ischiatique,
  - le tronc postérieur donne les artères :
    - ilio-lombale, qui s'anastomose avec l'artère circonflexe iliaque profonde, issue du réseau iliaque externe, et avec les artères lombales et sacrale médiane, issues de l'aorte,
    - sacrale latérale, qui descend à la face antérieure du sacrum et s'anastomose avec les artères ilio-lombale et sacrale médiane,
    - glutéale supérieure, qui gagne la région glutéale par le grand foramen ischiatique.

À noter

Les branches viscérales sont anastomosées avec celles du territoire controlatéral.
L'artère rectale moyenne est anastomosée avec les artères mésentériques inférieure et supérieure par l'artère marginale.
L'artère circonflexe iliaque profonde est elle-même anastomosée avec l'artère thoracique interne : une longue voie anastomotique thoraco-abdomino-pelvienne est ainsi constituée.

APPAREIL CARDIOVASCULAIRE
VAISSEAUX

Artères des membres inférieurs (cf. p. 554)

Veines systémiques (fig. 13-2)

Leur paroi est plus fine que celle des artères en raison de la faible épaisseur de la média. Elles sont extensibles, ce qui leur permet de s'adapter aux variations de la volémie et d'être comprimées.

> **En clinique**
>
> Le flux veineux est un flux continu à faible pression. Les plaies chirurgicales des grosses veines du tronc entraînent un saignement dont l'origine est difficilement identifiée contrairement aux plaies artérielles qui saignent en jet.

Veines des membres supérieurs (cf. p. 408)
Veines du cou et de la tête

Les veines de ces régions sont satellites de leur artère dont elles partagent les rapports, les territoires et les collatérales.

La **veine sub-clavière** fait suite à la veine axillaire :
- elle pénètre la région cervicale en passant entre la clavicule et la 1re côte, en avant de l'insertion du muscle scalène antérieur ;
- elle parcourt la fosse supra-claviculaire en décrivant une courbe concave en bas, en avant et au-dessous de son artère ;
- elle est appliquée contre la face antérieure du dôme pleural (fig. 13-55) ;

> **En clinique**
>
> La mise en place d'une voie veineuse centrale dans la veine sub-clavière est systématiquement suivie d'une radiographie thoracique à la recherche d'un pneumothorax compte tenu des rapports entre la veine et la plèvre.

- elle reçoit les veines jugulaires externe, antérieure et postérieure (fig. 13-64) ;
- elle forme, avec la veine jugulaire interne, la veine brachio-céphalique en arrière de l'extrémité médiale de la clavicule.

La **veine jugulaire interne** draine le sang veineux du cerveau et de la face (fig. 13-65). Elle émerge du crâne par le foramen jugulaire avec les nerfs glosso-pharyngien (IX), vague (X) et accessoire (XI). Elle pénètre la gaine carotidienne et se place progressivement en dehors de la carotide interne puis de la carotide commune. Elle fusionne avec la veine sub-clavière derrière l'extrémité médiale de la clavicule pour former la veine brachio-céphalique. Elle reçoit les veines occipitale, faciale, linguale, pharyngienne, thyroïdiennes supérieure et moyenne.

APPAREIL CARDIOVASCULAIRE
VAISSEAUX

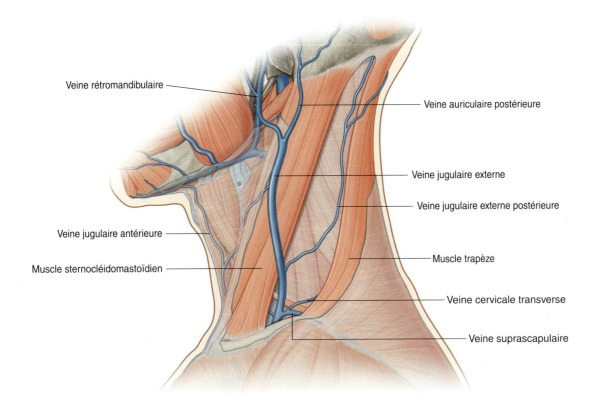

▶ **13-64**
Branches de la veine sub-clavière gauche.
© Drake 2015.

Veines du thorax

Les veines du thorax sont tributaires de 2 systèmes, le système cave supérieur et le système azygos (fig. 13-66).
Le **système cave supérieur** assure le retour veineux vers l'atrium droit du sang pauvre en oxygène provenant des membres supérieurs, des régions cervicale et céphalique, du thorax et d'une partie du sang issu des membres inférieurs et du pelvis.
- la veine cave supérieure est formée par la réunion en arrière du bord inférieur du 1er cartilage costal droit des veines brachio-céphaliques droite et gauche (fig. 13-67 et 13-68) :
  - la veine brachio-céphalique droite est verticale et reçoit les veines vertébrale, intercostale suprême et thoracique interne,
  - la veine brachio-céphalique gauche croise en avant les artères sub-clavière et carotide commune gauches puis l'arc aortique. Elle est appliquée contre la face postérieure du sternum et reçoit la veine thyroïdienne inférieure et les mêmes veines que son homologue droite,

En clinique

Le rapport de la veine brachio-céphalique gauche avec le sternum constitue un risque de plaie veineuse lors des sternotomies médianes.

APPAREIL CARDIOVASCULAIRE
VAISSEAUX

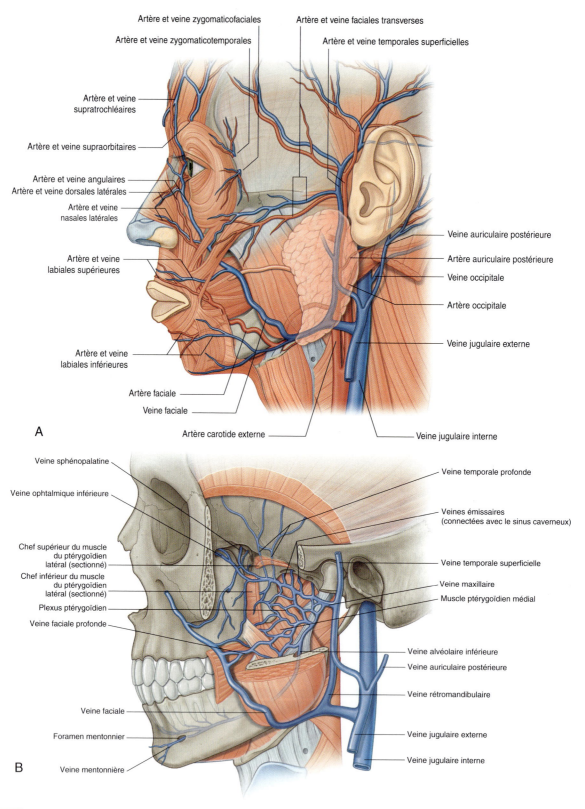

▶ 13-65
Branches de la veine jugulaire interne gauche.
A) Vue latérale.
B) Veines des fosses temporale et infra-temporale gauches.
© Drake 2015.

APPAREIL CARDIOVASCULAIRE
VAISSEAUX

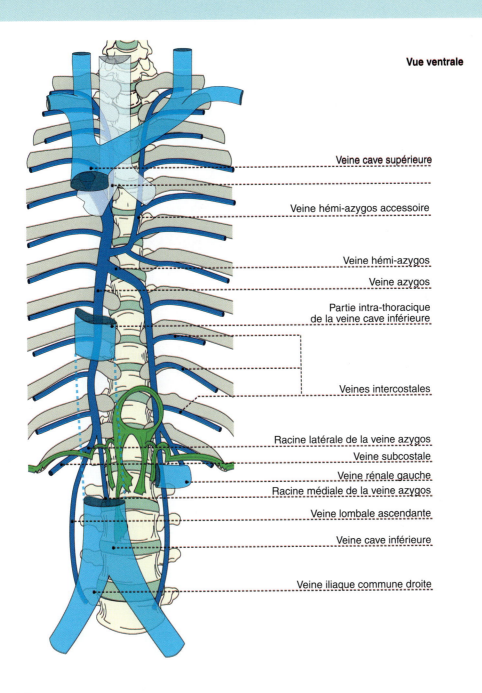

▶ 13-66
Systèmes veineux du thorax.
Le système cave est représenté en bleu clair, le système azygos en bleu foncé.
© Pr Michel Montaudon.

APPAREIL CARDIOVASCULAIRE
VAISSEAUX

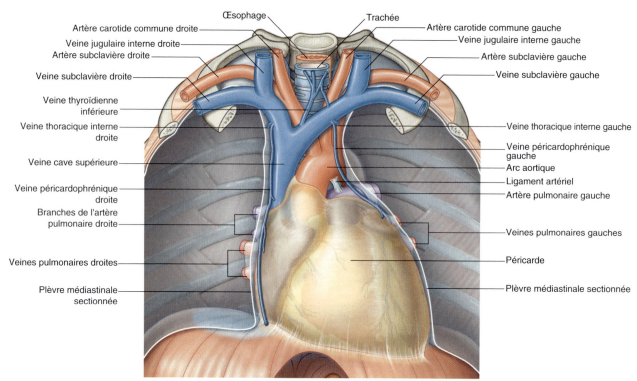

▶ 13-67
Veine cave supérieure.
© Drake 2017.

- la veine cave supérieure adopte un trajet vertical sur 7 à 8 cm pour un diamètre de 2 cm. Elle est en rapport avec (fig. 13-69) :
  - à droite le poumon, la plèvre médiastinale et le nerf phrénique,
  - à gauche l'aorte ascendante,
  - en arrière la terminaison de la veine azygos et le pédicule pulmonaire droit,
  - en avant le sternum,
  - sa partie inférieure est recouverte de péricarde,
- sa seule collatérale est la veine azygos ;

> ### En clinique
> La paroi veineuse est fine et les tumeurs médiastinales ou broncho-pulmonaires peuvent comprimer la veine et être responsables d'un **syndrome cave supérieur**. Celui-ci se traduit par un œdème en pèlerine de la tête et des membres supérieurs. Le sang est dérivé vers le système cave inférieur par la veine azygos ou les branches des veines sub-clavières, ce qui est à l'origine d'une circulation collatérale thoracique sous-cutanée importante.
>
> La veine cave supérieure peut être **cathétérisée** en passant par une veine sub-clavière ou jugulaire interne dans plusieurs buts :
> - la mise en place d'une voie veineuse centrale pour le passage de drogues toxiques pour la paroi des veines périphériques de plus petit calibre (chimiothérapie) ;
> - l'apport massif et rapide de solutés de remplissage ;
> - l'évaluation continue de la pression veineuse centrale (de l'atrium droit) ;
> - l'abord de la veine cave inférieure pour les biopsies hépatiques, la constitution de shunts porto-systémiques intra-hépatiques ou la pose d'un filtre cave.

APPAREIL CARDIOVASCULAIRE
VAISSEAUX

▶ **13-68**

Orifice supérieur du thorax et médiastin : vue antérieure (A, B).

La paroi thoracique antérieure et les extrémités médiales des clavicules ont été retirées, mais une partie de la plèvre pariétale (16) reste sur la partie médiale de chaque poumon. La veine jugulaire interne droite a aussi été enlevée, exposant le tronc thyro-cervical (32) et l'origine de l'artère thoracique interne (9).

1. Artère thymique
2. Arc du cartilage cricoïde
3. Artère cervicale ascendante
4. Tronc brachio-céphalique
5. Première côte sectionnée
6. Artère thyroïdienne inférieure
7. Veines thyroïdiennes inférieures
8. Veine jugulaire interne
9. Artère thoracique interne gauche
10. Veines thoraciques internes
11. Isthme de la glande thyroïde
12. Lobe gauche de la glande thyroïde
13. Veine brachio-céphalique gauche
14. Artère carotide commune gauche
15. Nerf vague gauche
16. Plèvre pariétale (sectionnée)
17. Nerfs phréniques
18. Veine brachio-céphalique droite
19. Artère carotide commune droite
20. Nerf récurrent laryngé droit
21. Artère sub-clavière droite
22. Nerf vague droit
23. Muscle scalène droit
24. Veines sub-clavières
25. Artère cervicale superficielle droite
26. Veine cave supérieure
27. Artère supra-scapulaire droite
28. Tronc sympathique
29. Conduit thoracique
30. Veines thymiques
31. Thymus
32. Tronc thyro-cervical droit
33. Trachée
34. Veine cervicale inhabituelle tributaire de la veine brachio-céphalique droite (variante)
35. Tronc supérieur du plexus brachial droit
36. Veine vertébrale

© Abrahams 2014.

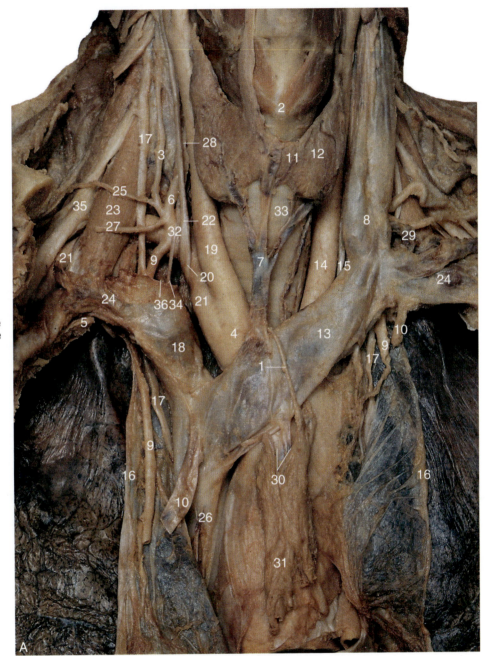

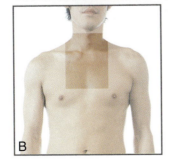

APPAREIL CARDIOVASCULAIRE
VAISSEAUX

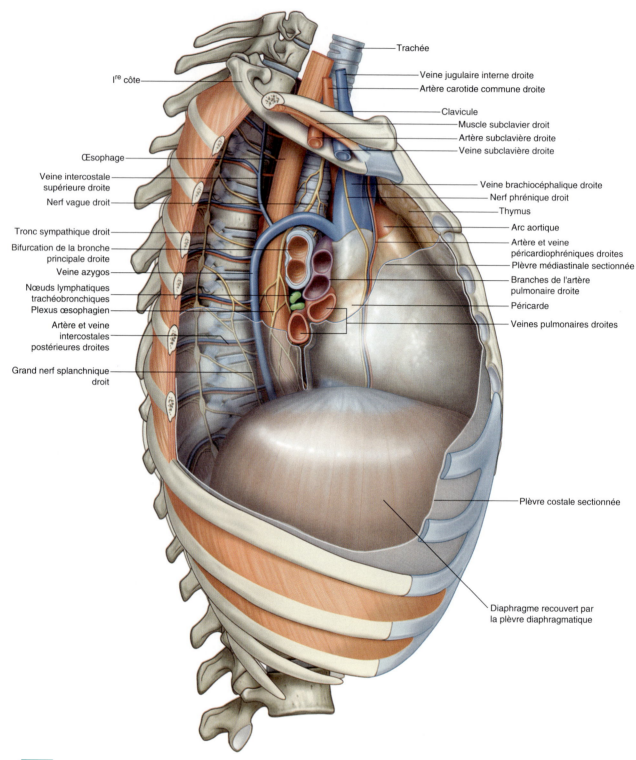

▶ 13-69
Rapports de la veine cave supérieure et de la veine azygos.
© Drake 2017.

- les veines thoraciques internes sont satellites de leur artère, habituellement située en dehors, et en partagent les rapports, les collatérales et les anastomoses. Elles rejoignent les veines brachio-céphaliques et drainent les veines intercostales antérieures (fig. 13-67).

Le **système azygos** est un courant veineux postérieur qui forme une anastomose longitudinale entre le système cave inférieur et le système cave supérieur, mais également entre les systèmes cave et porte. Ce système est asymétrique et comprend une veine azygos à droite et 2 veines hémi-azygos à gauche :
- la veine azygos est une branche collatérale de la veine cave supérieure qui peut dériver celle-ci lors de thromboses ou de compressions (fig. 13-66) :
  - longue de 20 à 25 cm pour un diamètre de 5 mm à son origine et 10 mm à sa terminaison,
  - elle naît de 2 racines dans le médiastin postérieur, en arrière de la partie verticale du diaphragme, en regard du corps vertébral de T11 :
    - la racine latérale formée par l'anastomose de la veine lombale ascendante droite, issue de la veine iliaque commune droite, et de la veine sub-costale droite,
    - la racine médiale issue de la face postérieure de la veine cave inférieure, en regard de L2,

> **En clinique**
>
> Certaines anomalies embryologiques conduisent à une **continuation azygos** du segment sous-hépatique de la veine cave inférieure : cette disposition est asymptomatique, de découverte fortuite et est diagnostiquée devant une veine cave inférieure qui naît des veines hépatiques et une veine azygos très dilatée qui draine les veines fémorales communes et rénales vers la veine cave supérieure (fig. 13-70). Cette anomalie rend difficile le cathétérisme des cavités cardiaques par voie veineuse fémorale.

  - elle parcourt de bas en haut le médiastin postérieur, appliquée sur la face droite des corps vertébraux, verticale jusqu'en T6. Elle se dirige ensuite en haut et à droite jusqu'à T4, puis s'incurve en avant, passe au-dessus de la bronche principale droite en formant l'arc azygos et se jette dans la partie moyenne de la veine cave supérieure,
  - elle est en rapport avec (fig. 13-69) :
    - à gauche, la colonne vertébrale et le conduit thoracique,
    - à droite, la plèvre médiastinale et le poumon,
    - en avant, le diaphragme puis le ligament et le hile pulmonaires droits,
    - en arrière, les artères intercostales postérieures droites,
  - sa partie terminale forme l'arc azygos qui surplombe la bronche principale et l'artère pulmonaire droites. Il est séparé de l'œsophage et de la trachée par le nerf vague droit et entouré de nœuds lymphatiques,
  - elle reçoit les veines intercostales postérieures droites, dont les 3 ou 4 premières constituent la veine intercostale supérieure droite, vertébrales, œsophagiennes, bronchiques droites, phréniques supérieures, péricardiques et médiastinales postérieures. Elle reçoit également les veines hémi-azygos et hémi-azygos accessoire ;
- la veine hémi-azygos naît dans le médiastin postérieur, en regard de T11, de l'anastomose de la veine lombale ascendante gauche et d'une branche issue de la veine rénale gauche (fig. 13-66) :
  - elle parcourt le médiastin postérieur, plaquée contre la face gauche des vertèbres thoraciques, verticale jusqu'en T7-T8, puis se dirige à droite en avant de la colonne vertébrale et rejoint la veine azygos,

APPAREIL CARDIOVASCULAIRE
VAISSEAUX

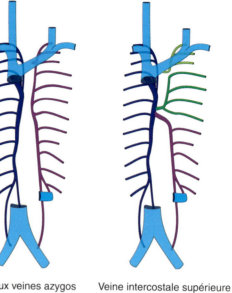

▶ 13-70
Variations du système azygos.
VCI : veine cave inférieure.
© Pr Michel Montaudon.

- elle est en rapport avec (fig. 13-71) :
  - en avant, l'aorte descendante et le conduit thoracique,
  - en arrière, les artères intercostales postérieures gauches,
  - en dehors, la plèvre médiastinale et le poumon gauches,
  - en dedans, la colonne vertébrale,
- elle reçoit les 4 ou 5 dernières veines intercostales postérieures gauches, des veines œsophagiennes, phréniques supérieures et médiastinales postérieures ;
- la veine hémi-azygos accessoire provient de la 1re veine intercostale postérieure gauche (fig. 13-66) :
  - elle chemine de haut en bas sur la face gauche des vertèbres thoraciques jusqu'en T6-T7 puis s'infléchit vers la droite, passe en avant de la colonne vertébrale et se jette dans la veine azygos,
  - ces rapports sont les mêmes que ceux de l'hémi-azygos (fig. 13-71),
  - elle reçoit les 6 ou 7 premières veines intercostales postérieures gauches, les veines bronchiques gauches, des veines œsophagiennes, médiastinales et péricardiques.

> **À noter**
>
> Seule la veine azygos est constante dans ce système. Les veines hémi-azygos et hémi-azygos accessoire peuvent manquer ou avoir des origines et des territoires variables.
> Dans 20 % des cas, il existe une veine intercostale supérieure gauche qui draine les 3 premières veines intercostales postérieures gauches vers la veine brachio-céphalique gauche en longeant l'arc aortique : la veine hémi-azygos accessoire provient alors de la 4e veine intercostale postérieure gauche (fig. 13-70).

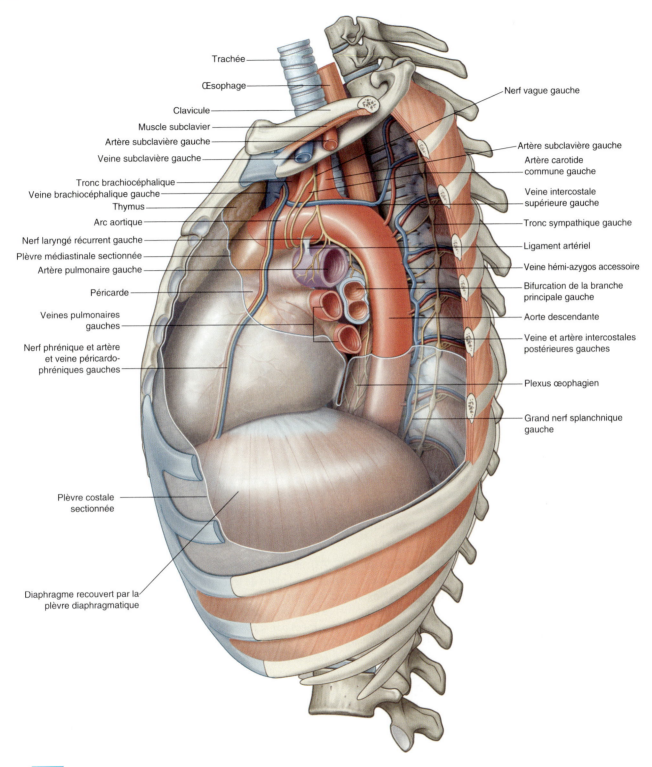

▶ **13-71**
Rapports des veines hémi-azygos et hémi-azygos accessoire.
Ces deux veines sont verticales, en arrière de l'aorte descendante.
© Drake 2017.

APPAREIL CARDIOVASCULAIRE
VAISSEAUX

À ces 2 systèmes, s'ajoutent les **veines coronaires** qui se drainent directement dans l'atrium droit par l'intermédiaire du sinus coronaire (cf. p. 800).

Veines des membres inférieurs (cf. p. 566)

> **À noter**
>
> Le retour veineux systémique vers le cœur est lié à plusieurs mécanismes dont la part varie selon le membre concerné (supérieur ou inférieur) :
> - la *vis a tergo* correspond à ce qui reste de la pression artérielle en aval du lit capillaire ;
> - la *vis a fronte* est liée à l'aspiration du sang veineux lors de la relaxation ventriculaire ;
> - l'abaissement du diaphragme lors de l'inspiration provoque une augmentation de la pression intra-abdominale qui, en comprimant les veines abdominales, chasse le sang vers la cavité thoracique où la pression diminue ;
> - les veines profondes sont comprimées, dans la gaine fibreuse inextensible qu'elles partagent avec leur artère, lors du passage de l'onde de pression artérielle ;
> - elles sont également comprimées par la contraction des muscles de voisinage (surtout pour les muscles des mollets) ;
> - la compression de la plante du pied lors de la marche chasse le sang vers les veines sus-jacentes ;
> - les valvules veineuses empêchent la circulation *a retro* du flux sanguin.

Veines du pelvis

Les **veines iliaques internes** drainent le sang du territoire artériel correspondant, se situent en dedans de l'artère et en partagent les mêmes rapports (fig. 13-72).
Leurs branches viscérales sont satellites des artères homonymes :
- les veines viscérales sont issues de plexus veineux droits et gauches anastomosés autour de chaque viscère ;
- la veine dorsale profonde du pénis (ou du clitoris), impaire, rejoint ces plexus en passant au-dessus du pubis.

Leurs branches pariétales, également satellites des artères, sont les veines glutéales, pudendale interne et obturatrice.
En émergeant du pelvis, chacune fusionne avec la veine iliaque externe homolatérale pour former une veine iliaque commune.

Veines de l'abdomen
Système cave inférieur (fig. 13-73)

Les **veines iliaques externes** sont situées en dedans de leur artère. Chacune fait suite à la veine fémorale en arrière du ligament inguinal et se termine en fusionnant avec la veine iliaque interne. Chacune reçoit les veines épigastrique inférieure et circonflexe iliaque profonde.
Les **veines iliaques communes** sont formées par la réunion des veines iliaques externe et interne en regard de l'articulation sacro-iliaque, un peu au-dessous de la bifurcation artérielle. Elles fusionnent au niveau de L5, à droite de la ligne médiane, pour former la veine cave inférieure.
Elles partagent les mêmes rapports que les artères iliaques communes. À droite, la veine est en arrière de l'artère ; à gauche, elle est en dedans. La gauche passe ensuite en arrière de l'artère iliaque commune droite.

> **En clinique**
>
> Ce rapport explique que les phlébites sont plus fréquentes à gauche (syndrome de *Cockett*).

L'une d'entre elles, habituellement la gauche, reçoit la veine sacrale médiane. Elles donnent également les veines lombales ascendantes qui montent de part et d'autre de la colonne vertébrale, traversent le diaphragme et participent à la formation du système azygos (fig. 13-66).
La **veine cave inférieure** assure le retour vers l'atrium droit du sang pauvre en oxygène issu de l'abdomen, du pelvis et des membres inférieurs. Elle mesure une vingtaine de centimètres pour un diamètre de 3,5 cm.

APPAREL CARDIOVASCULAIRE
VAISSEAUX

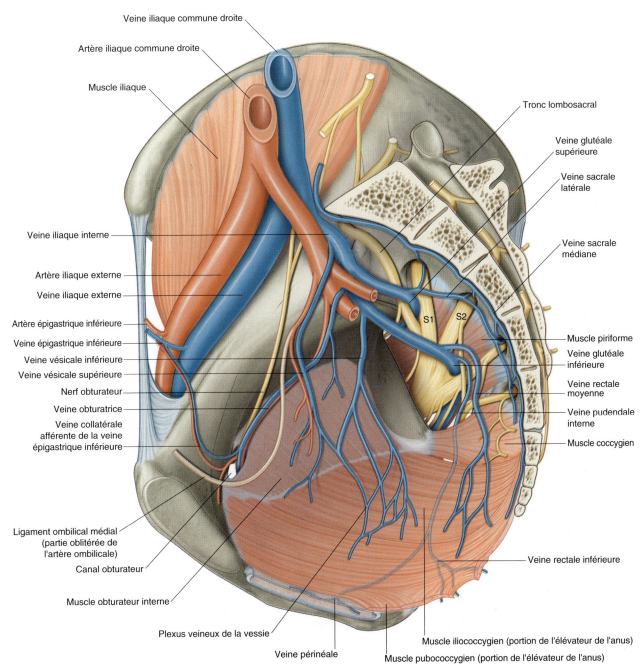

▶ 13-72
Veines du pelvis.
© Drake 2017.

Elle naît de l'anastomose des 2 veines iliaques communes en regard de L5, un peu au-dessous de la bifurcation aortique.
Elle est verticale, à droite de la ligne médiane dont elle s'écarte en passant en arrière du foie pour se diriger vers le foramen de la veine cave inférieure du diaphragme qu'elle traverse.
Après un bref trajet thoracique intra-péricardique, elle s'abouche dans l'atrium droit.

APPAREIL CARDIOVASCULAIRE
VAISSEAUX

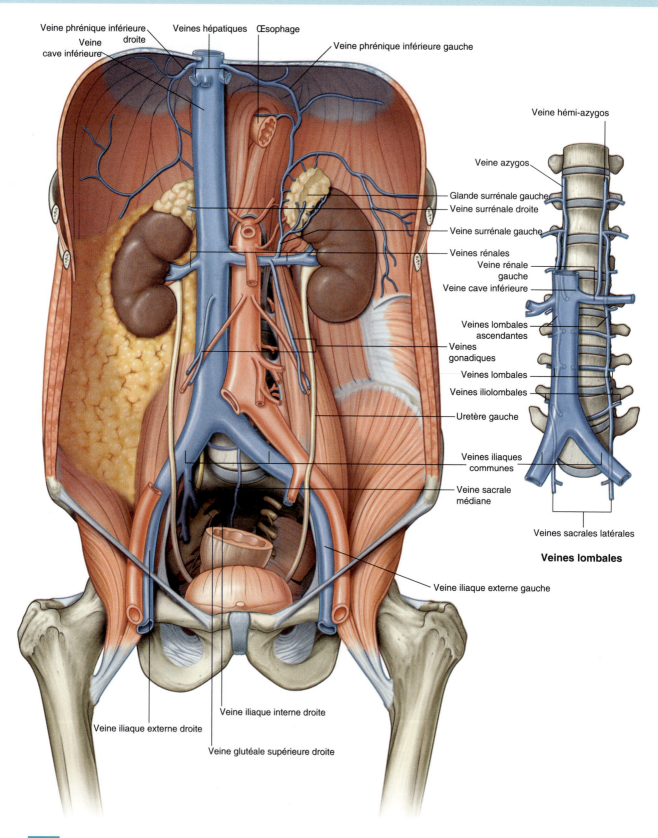

13-73 Système cave inférieur.
© Drake 2017.

APPAREIL CARDIOVASCULAIRE
VAISSEAUX

En clinique

Lors des phlébites hautes ou récidivantes, la mise en place d'un filtre cave permet de limiter les risques d'embolie pulmonaire.
La veine cave inférieure est rétro-péritonéale, son segment rétro-hépatique est inaccessible à la chirurgie alors que son segment sous-hépatique peut être abordé (fig. 13-74).

Ses rapports se font avec :
- à gauche, l'aorte abdominale dont elle s'écarte à partir de L1 ;
- à droite, le rein et la voie excrétrice ;
- en arrière, le muscle grand psoas droit et la colonne vertébrale lombaire. Elle est croisée par l'artère rénale droite et recouvre partiellement en avant la glande surrénale droite.

Elle reçoit :
- des collatérales pariétales : les veines phréniques inférieures, dont la gauche draine la veine surrénale gauche, et les 4 premières veines lombales ;

À noter

Les veines lombales forment un réseau anastomotique variable entre la veine cave inférieure et les veines lombales ascendantes qui donnent naissance au système azygos.

- une branche anastomotique provient de sa face postérieure et forme la racine médiale de la veine azygos ;
- des collatérales viscérales, de bas en haut :
  - la veine gonadique droite, testiculaire ou ovarique,
  - les veines rénales s'abouchent dans la veine cave inférieure à hauteur de L2 : la droite est très courte ; la gauche, plus longue, reçoit les veines gonadique et surrénales gauches ;
- la veine surrénale droite ;
- les veines hépatiques, véritables amarres du foie à la veine cave inférieure.

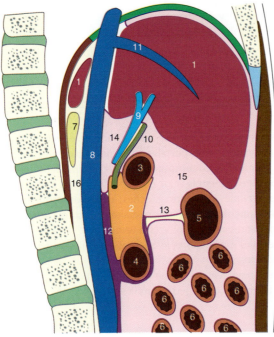

Coupe para-sagittale
1. Foie
2. Pancréas
3. Partie supérieure du duodénum
4. Partie horizontale du duodénum
5. Côlon transverse
6. Anses grêles
7. Glande surrénale droite
8. Veine cave inférieure
9. Veine porte
10. Cholédoque
11. Veine hépatique
12. Accolement péritonéal rétro-duodéno-pancréatique
13. Méso-côlon transverse
14. Foramen de la bourse omentale
15. Cavité péritonéale
16. Espace rétro-péritonéal

▶ **13-74**
Coupe para-sagittale de la veine cave inférieure.
© Pr Michel Montaudon.

APPAREIL CARDIOVASCULAIRE
VAISSEAUX

> ### En clinique
> La veine cave inférieure est la principale attache du foie par les veines hépatiques : lors de décélérations brutales, l'arrachement des veines hépatiques entraîne une plaie cave.

Elle échange des anastomoses avec :
- le système cave supérieur, par l'intermédiaire du réseau azygos, des plexus vertébraux et des veines de la paroi abdominale ;
- le système porte.

Système porte

Le **système porte digestif** est interposé entre les capillaires de la paroi du tube digestif, du bas œsophage au haut rectum, et ceux du foie. Il apporte au foie le sang intestinal chargé de nutriments.
La veine porte est formée par la réunion de la veine splénique et de la veine mésentérique supérieure en arrière du col du pancréas, à hauteur de la vertèbre L1 (fig. 13-75) :
- la veine splénique provient de la rate et draine les veines gastriques courtes, gastro-omentale gauche et mésentérique inférieure. Cette dernière draine le rectum et les côlons descendant et sigmoïde ;

> ### À noter
> Dans l'ancienne nomenclature, le segment de veine splénique en aval de l'abouchement de la veine mésentérique inférieure est appelé tronc veineux spléno-mésaraïque.

- la veine mésentérique supérieure provient de la région iléo-cæco-appendiculaire, longe son artère sur la droite et draine l'intestin grêle, les côlons ascendant et transverse, l'estomac et le pancréas.

La veine porte se dirige vers le hile hépatique et reçoit les veines gastriques, droite et gauche, qui drainent l'estomac et le bas œsophage, et cystiques, issues de la vésicule biliaire. Dans le hile hépatique elle se divise en branches droite et gauche. La branche gauche reçoit à son origine le ligament veineux et se termine en recevant le ligament rond du foie.

> ### À noter
> *In utero*, la seule source en oxygène provient du placenta maternel via la veine ombilicale. Celle-ci rejoint la branche gauche de la veine porte et se poursuit par le canal veineux (d'*Arantius*) vers la veine cave inférieure puis l'atrium droit. Lors de la section du cordon, ces structures s'obstruent et forment respectivement le ligament rond et le ligament veineux.

Il existe des **anastomoses** nombreuses entre le système porte et les veines systémiques abdominales dont la mise en jeu lors des hypertensions portales est responsable de signes cliniques (fig. 13-76) :
- anastomoses viscérales, aux limites du territoire porte, dans la paroi du tube digestif :
  – les veines du bas œsophage gagnent la veine porte par les veines gastriques ou la veine cave inférieure par les veines phréniques inférieures gauches ; les veines œsophagiennes situées au-dessus rejoignent la veine cave supérieure par l'intermédiaire du système azygos,
  – les veines rectales supérieures se drainent vers la veine porte via la veine mésentérique inférieure alors que les veines rectales moyennes et inférieures se drainent vers les veines iliaques internes et le système cave inférieur,
  – dans le ligament spléno-rénal, entre la veine splénique qui participe à la formation de la veine porte, et la veine rénale gauche qui se jette dans la veine cave inférieure ;

APPAREIL CARDIOVASCULAIRE
VAISSEAUX

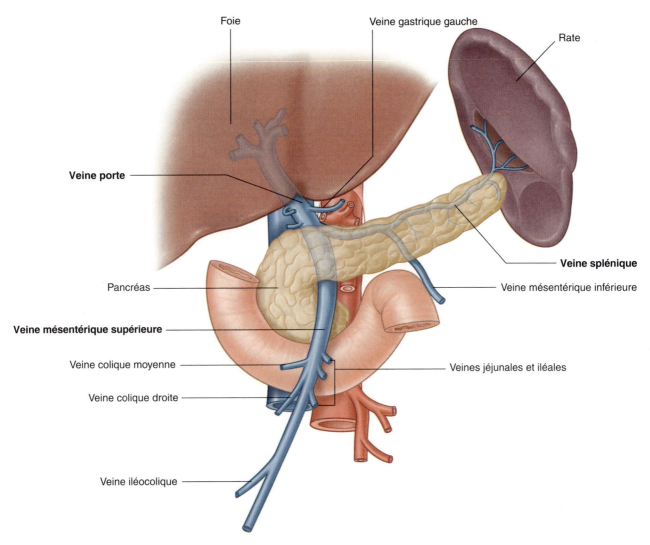

▶ **13-75**
Veine porte.
La veine porte est formée de l'anastomose des veines mésentérique supérieure et splénique ; cette dernière reçoit la veine mésentérique inférieure.
© Drake 2015.

En clinique

Lors des hypertensions portales, ces anastomoses sont responsables :
- de dilatations variqueuses parfois importantes des veines œsophagiennes, dont la rupture peut entraîner une hématémèse fatale. Le traitement consiste à scléroser ces varices œsophagiennes lors d'une fibroscopie ;
- d'hémorroïdes, par dilatation des plexus veineux hémorroïdaux, qui peuvent s'accompagner de rectorragies ;
- d'une dilatation des veines qui parcourent le ligament spléno-rénal et deviennent visibles au scanner.

- anastomoses pariétales, aux zones de contact direct entre le tube digestif drainé par la veine porte et la paroi abdominale drainée par le système cave :
  – le lieu électif en est la paroi abdominale antérieure où le ligament rond du foie, formé par l'obstruction de la veine ombilicale à la naissance, relie la branche porte gauche aux veines pariétales drainées par le système cave,

APPAREIL CARDIOVASCULAIRE
VAISSEAUX

▶ **13-76**
Anastomoses porto-caves.
© Pr Michel Montaudon.

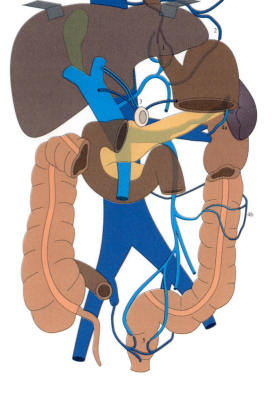

Anastomoses des systèmes cave et porte :

1. Anastomose des veines œsophagiennes
2. Anastomose veine gastrique gauche-veine phrénique inférieure gauche
3. Anastomoses ombilicales (veines ombilicales-veines pariétales abdominales)
4. Anastomoses rétro-péritonéales
   4a : spléno-rénale
   4b : veines intestinales-veines pariétales postérieures
5. Anastomoses rectales (veines rectales supérieures-veines rectales moyennes et inférieures)

Vue ventrale

– elles existent également entre la paroi abdominale et tous les segments non péritonisés du tube digestif et de ses glandes : foie, pancréas, côlons ascendant et descendant.

En clinique
Lors des hypertensions portales, ces anastomoses sont responsables d'une importante circulation sous-cutanée abdominale en « tête de méduse » car les veines convergent vers l'ombilic.

Circulation pulmonaire

La circulation pulmonaire est entièrement comprise dans le thorax. Elle est également appelée petite circulation et correspond à la circulation fonctionnelle des poumons. La circulation nourricière est celle des vaisseaux bronchiques.

Artères pulmonaires

La circulation artérielle pulmonaire fonctionne à basse pression (inférieure à 20 mmHg) et apporte du sang pauvre en oxygène et riche en dioxyde de carbone vers les poumons.

En clinique
L'augmentation de la pression artérielle pulmonaire moyenne au-delà de 25 mmHg au repos constitue une hypertension artérielle pulmonaire.

Le **tronc pulmonaire** provient du ventricule droit dont il est séparé par la valve pulmonaire. Il est large (3 cm) et court (5 cm), oblique en haut, en arrière et à gauche. Entièrement compris dans le médiastin et entouré de péricarde, il est initialement en avant de l'ostium aortique. Il se divise sous la

APPAREIL CARDIOVASCULAIRE

VAISSEAUX

bifurcation trachéale et à gauche de la ligne médiane en 2 branches destinées à chacun des poumons. Il est en rapport avec l'aorte ascendante autour de laquelle il s'enroule (fig. 13-77).

L'**artère pulmonaire droite** mesure 25 mm de diamètre (fig. 13-69) :
- elle rejoint le hile pulmonaire droit après un trajet dans un plan frontal en arrière de l'aorte ascendante et de la veine cave supérieure ;
- ses branches s'engagent dans le hile pulmonaire droit en avant des éléments bronchiques.

L'**artère pulmonaire gauche** est plus petite (20 à 22 mm), initialement verticale (fig. 13-71) :
- son origine est reliée à l'aorte descendante par le ligament artériel, reliquat du canal artériel ;
- elle passe en avant puis au-dessus, et enfin en arrière de la bronche principale gauche puis pénètre le hile pulmonaire gauche.

En clinique

Une **embolie pulmonaire** est la migration d'un thrombus, issu des veines des membres inférieurs, vers les artères pulmonaires. Elle entraîne l'absence de perfusion d'un territoire pulmonaire et une altération de l'hématose.

Veines pulmonaires

Avalvulaires, elles ramènent le sang oxygéné des poumons vers l'atrium gauche. Elles sont 2 de chaque côté, supérieure et inférieure. Elles reçoivent parfois quelques rameaux bronchiques veineux systémiques.

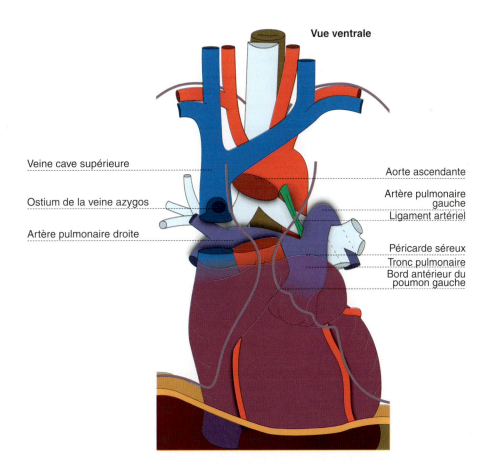

▶ **13-77**
Tronc pulmonaire et ses branches.
© Pr Michel Montaudon.

APPAREIL CARDIOVASCULAIRE
VAISSEAUX

Les veines pulmonaires occupent la partie inférieure du pédicule pulmonaire (fig. 13-69 et 13-71). Elles se jettent dans l'atrium gauche après avoir traversé le péricarde.

> **En clinique**
>
> La paroi de l'abouchement des veines pulmonaires comprend des cardiomyocytes qui expliquent l'origine de certaines fibrillations atriales.

Circulation lymphatique

Branchée en dérivation sur la circulation veineuse systémique, cette circulation est intimement liée au système cardiovasculaire (fig. 13-3). Elle s'intègre dans un ensemble plus vaste, le système lymphatique, dont les rôles sont de :
- participer à l'immunité, c'est-à-dire à la capacité de l'organisme à se défendre contre certaines maladies ;
- transporter les lipides alimentaires du tube digestif vers la circulation sanguine ;
- drainer les espaces interstitiels.

Elle ramène également dans la circulation sanguine les petites protéines qui auraient traversé les capillaires sanguins sans pouvoir y retourner du fait de la différence de concentration.

Le système lymphatique comprend des vaisseaux lymphatiques, qui véhiculent la lymphe, du tissu lymphatique organisé en nœuds et organes, et la moelle osseuse rouge où se développent les cellules souches des différentes lignées sanguines.

> **À noter**
>
> L'adjectif « lymphatique » qualifie ce qui est relatif à l'écoulement de la lymphe et est utilisé pour décrire les vaisseaux et les nœuds empruntés par celle-ci.
> L'adjectif « lymphoïde » qualifie les structures du système lymphatique contenant des populations de lymphocytes ou de cellules apparentées.

Vaisseaux lymphatiques et tissu lymphoïde

Vaisseaux lymphatiques

Ceux-ci débutent dans l'espace interstitiel (inter-cellulaire ou extra-cellulaire) par des **capillaires lymphatiques** dont l'origine est borgne (fig. 13-78).

Les cellules endothéliales des parois capillaires se chevauchent et sont amarrées au tissu conjonctif extra-cellulaire par des fibres de collagène. La mise en tension de celles-ci lors d'un œdème interstitiel ouvre les interstices entre les cellules, ce qui permet au liquide interstitiel de pénétrer dans le capillaire lymphatique.

> **À noter**
>
> Le plasma diffuse librement à travers la paroi des capillaires sanguins pour former le liquide interstitiel : le flux sortant est supérieur au flux entrant de 2,5 à 3 L par jour. L'excès de liquide est drainé par les capillaires lymphatiques ; à l'état normal, ceux-ci n'interviennent que de façon très marginale assurant à peine 1 % du drainage de l'espace interstitiel.
> Plusieurs organes et tissus sont dépourvus de drainage lymphatique : le système nerveux central, la moelle osseuse rouge, le cartilage ou encore l'épiderme.

Les **pré-collecteurs lymphatiques** font suite aux capillaires et présentent du tissu conjonctif dans leur paroi et des valvules antiretours.

Les **collecteurs lymphatiques** leur succèdent lorsqu'apparaissent les 3 tuniques pariétales dont une média musculaire. Les myocytes de celle-ci forment une unité contractile entre 2 valvules, le lym-

APPAREIL CARDIOVASCULAIRE
VAISSEAUX

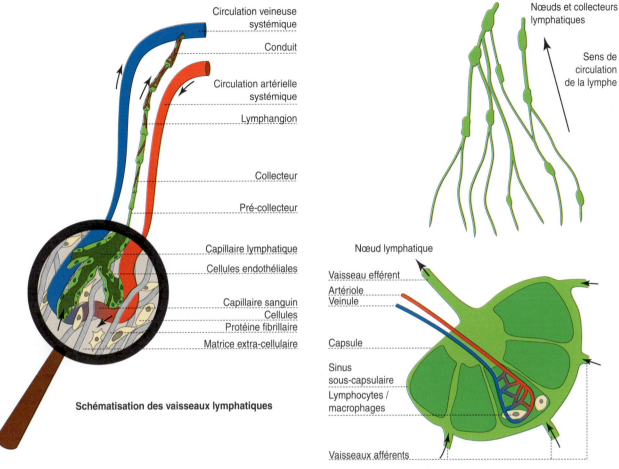

▶ 13-78
Nœuds et vaisseaux lymphatiques.
© Pr Michel Montaudon.

phangion. Ce dernier assure un pompage 10 fois par minute avec fermeture de la valve d'amont et ouverture de la valve d'aval.

À noter

La progression de la lymphe vers la circulation générale est liée à :
- l'activité des lymphangions ;
- la contraction des masses musculaires des membres ;
- l'inspiration qui abaisse la pression intra-thoracique et aspire la lymphe des différentes régions vers le thorax, alors que les valvules empêchent son reflux quand la pression augmente en expiration.

Les **conduits lymphatiques** naissent de la confluence des collecteurs.
Schématiquement, les vaisseaux lymphatiques accompagnent les veines dans les membres alors qu'ils sont péri-artériels dans les viscères.

Tissu lymphoïde

Le tissu lymphoïde est un tissu conjonctif réticulé qui contient des cellules impliquées dans l'immunité. Il constitue des organes lymphoïdes primaires, où a lieu la production des cellules de l'immunité, et des organes lymphoïdes secondaires, sièges de la réponse immunitaire.

APPAREIL CARDIOVASCULAIRE
VAISSEAUX

Nœuds lymphatiques

Interposés sur le trajet des collecteurs, les nœuds lymphatiques font partie des organes lymphoïdes secondaires. Ce sont des structures encapsulées, en forme de haricot, de 1 à 15 mm de grand axe, qui reçoivent la lymphe déversée dans leur sinus sous-capsulaire par les vaisseaux lymphatiques afférents qui abordent la surface convexe du nœud (fig. 13-78).

Ils retiennent la lymphe de telle sorte que les lymphocytes et les macrophages ont le temps de la filtrer des substances étrangères qu'elle contient.

Les vaisseaux efférents, bien moins nombreux, naissent du hile du nœud et se dirigent vers le nœud lymphatique suivant.

> **À noter**
>
> Dans la plupart des régions, ces nœuds lymphatiques se réunissent en stations. Le retour lymphatique se fait de proche en proche par stations qui drainent un organe puis les organes voisins.

> **En clinique**
>
> La prolifération au sein des nœuds lymphatiques de cellules tumorales entraîne une hypertrophie de ceux-ci qui peuvent devenir palpables dans les régions superficielles : les hypertrophies d'origine tumorale (cancers, hémopathies) sont habituellement fermes et immobiles par rapport aux tissus adjacents, les hypertrophies d'origine infectieuse sont plus souples, mobiles.
>
> Lors des cancers, le premier nœud lymphatique qui draine le territoire de la tumeur est appelé **nœud lymphatique « sentinelle »** : il est retiré (curage lymphatique) lors de la chirurgie et son envahissement par des cellules cancéreuses signe une possible dissémination lymphatique et nécessite un traitement adjuvant (chimiothérapie, radiothérapie, etc.).

Rate

La rate est un organe lymphoïde secondaire.

Elle est dans la région thoraco-abdominale et constitue le plus volumineux des organes lymphoïdes.

Elle est impaire, profonde, dans l'hypochondre gauche, au-dessus du rebord costal inférieur. Elle se projette sur les 9e, 10e et 11e côtes gauches (fig. 13-79).

Elle est ovoïde à grand axe parallèle à la 10e côte gauche. Elle mesure 12 cm de hauteur, 8 cm de largeur, 5 cm d'épaisseur.

Sa face latérale est arrondie, lisse et convexe. Sa face médiale présente à sa partie moyenne le hile splénique, point d'entrée de son pédicule (fig. 13-80).

Elle est enveloppée d'une capsule fibreuse profonde et d'une séreuse superficielle formée par le péritoine viscéral qui adhère à sa capsule. Celui-ci recouvre toute la surface de la rate à l'exception du hile.

> **En clinique**
>
> Alors que la rate normale n'est pas palpable, même en inspiration profonde, une **splénomégalie** peut être palpée par les doigts placés en crochet sous le rebord costal gauche. La taille de la rate augmente dans certaines situations physiologiques (digestion, grossesse) ou pathologiques (hémopathies, maladies infectieuses).
>
> Lors de traumatismes, les **fractures des côtes 9 à 11** du côté gauche doivent faire rechercher une lésion de la rate.
>
> La capsule splénique peut initialement contenir un hématome et se rompre quelques heures après un traumatisme entraînant un choc hémorragique : les traumatismes spléniques nécessitent une surveillance.

APPAREIL CARDIOVASCULAIRE
VAISSEAUX

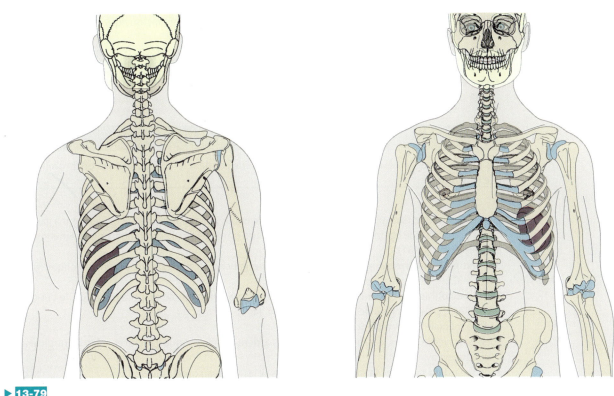

▶ 13-79
Rapports de la rate avec les côtes.
© Pr Michel Montaudon.

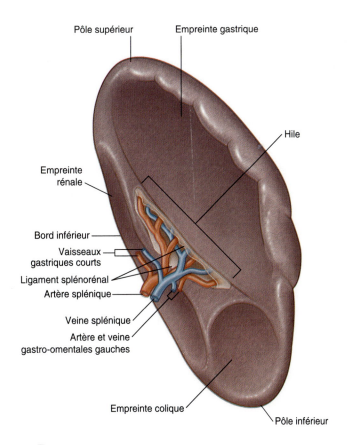

▶ 13-80
Rate. Vue antérieure.
© Drake 2017.

865

APPAREIL CARDIOVASCULAIRE
VAISSEAUX

Des cloisons conjonctives, en continuité avec la capsule et contenant quelques myocytes responsables de leur contractilité, séparent le tissu splénique avec :
- au centre, des nodules lymphoïdes contenant des lymphocytes et des macrophages et disposés autour des ramifications de l'artère splénique ;
- en périphérie, des amas d'hématies, de plasmocytes et de macrophages regroupés en cordon autour des branches de la veine splénique.

À noter
La rate constitue un réservoir de sang mobilisable. Elle contient le 1/3 des réserves de thrombocytes de l'organisme.

La rate est mobile, fixée par son pédicule vasculaire et par 2 replis péritonéaux qui ferment à gauche la bourse omentale, le ligament spléno-rénal, parcouru par le pédicule splénique, et le ligament gastro-splénique (fig. 13-81).
Son extrémité inférieure répond à l'angle colique gauche et au ligament phrénico-colique gauche (fig. 13-82).
Sa face diaphragmatique ou latérale est en rapport avec la coupole diaphragmatique, le cul-de-sac pleural et le poumon gauches, puis les côtes 9 à 11.
Sa face médiale est en rapport :
- en bas, avec le rein et la surrénale gauches en arrière, l'angle colique gauche et le ligament phrénico-colique en avant ;
- en regard du hile, avec la queue du pancréas et les vaisseaux spléniques ;
- en haut, la grande courbure de l'estomac.

En clinique
Les coloscopies peuvent se compliquer de traumatismes spléniques.
Les pancréatectomies caudales s'accompagnent de splénectomie mais l'inverse n'est pas systématique.

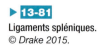
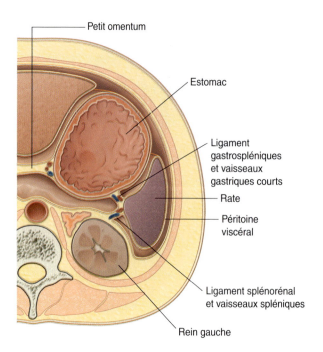

▶ 13-81
Ligaments spléniques.
© Drake 2015.

APPAREIL CARDIOVASCULAIRE
VAISSEAUX

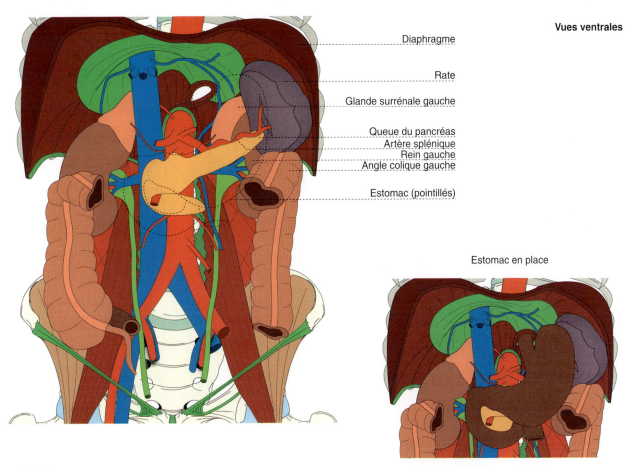

▶ **13-82**
Rapports viscéraux de la rate.
© Pr Michel Montaudon.

Son pédicule comprend :
- l'artère splénique (fig. 13-82) :
  - est issue du tronc cœliaque dont elle est la branche la plus volumineuse,
  - est transversale, très sinueuse, en arrière de la partie supérieure du corps et de la queue du pancréas puis en avant de l'extrémité de la queue,
  - se termine dans le ligament spléno-rénal à l'intérieur du hile (type court) ou à distance de celui-ci (type long),
  - donne les artères lobaires supérieure et inférieure qui pénètrent le hile et se ramifient dans la rate, en 4 à 6 artères segmentaires. Celles-ci donnent les artères trabéculaires puis les artères de la pulpe blanche et les artères pénicillées qui s'ouvrent dans les sinus veineux de la pulpe rouge ;

> **En clinique**
>
> Les vascularisations de type long permettent une chirurgie splénique aisée.
> L'existence de 2 territoires lobaires autorise la réalisation de splénectomies partielles.

- la veine splénique (fig. 13-83) :
  - volumineuse, elle forme l'une des 2 branches de la veine porte,
  - elle naît dans le ligament spléno-rénal de la convergence de 5 ou 6 veines qui sortent du hile en arrière et au-dessus des artères,

APPAREIL CARDIOVASCULAIRE
VAISSEAUX

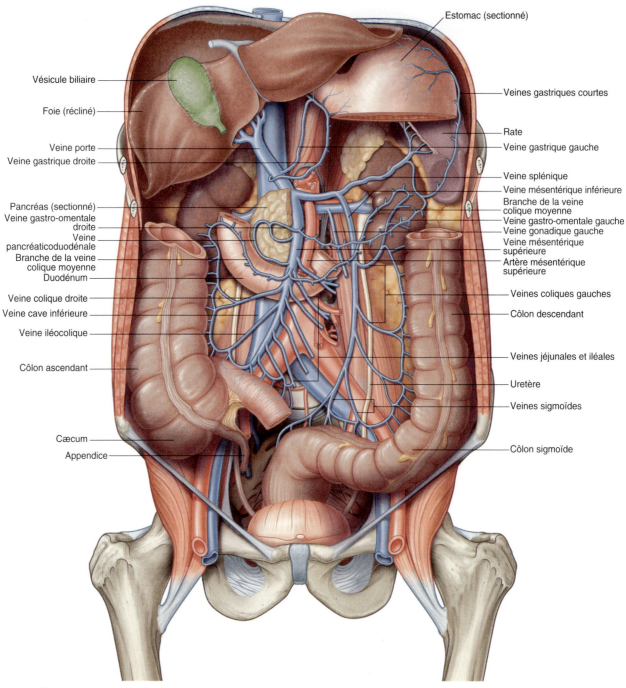

▶ 13-83
Veine splénique.
© Drake 2017.

- elle se dirige en dedans en longeant la face postérieure du pancréas, sous l'artère splénique,
- elle reçoit la veine mésentérique inférieure puis s'unit à la veine mésentérique supérieure pour former la veine porte ;
* les lymphatiques proviennent d'un réseau superficiel, sous-capsulaire, et d'un réseau profond, trabéculaire. Ils se jettent dans les nœuds hilaires puis des collecteurs lymphatiques qui suivent l'artère splénique et rejoignent les nœuds cœliaques ;
* les fibres nerveuses autonomes sont issues du plexus splénique qui accompagne l'artère splénique et provient du plexus cœliaque.

APPAREIL CARDIOVASCULAIRE
VAISSEAUX

> **À noter**
>
> La rate épure le sang, détruit les thrombocytes et les érythrocytes anormaux. Elle synthétise les immunoglobulines M et participe à la production des lymphocytes T et B. Chez le fœtus, elle est le site, avec le foie et les nœuds lymphatiques, de l'hématopoïèse.

> **En clinique**
>
> L'ablation de la rate, ou **splénectomie**, favorise les infections, en particulier chez l'enfant.
> Des rates surnuméraires peuvent exister, situées en général dans les ligaments voisins.
> La **splénose** est la prolifération, après splénectomie, de cellules spléniques résiduelles qui forment de petits amas de tissu splénique.

Follicules lymphoïdes

Les follicules lymphoïdes sont de petits amas de tissu lymphoïde non encapsulés situés dans les muqueuses du tube digestif, des voies excrétrices urinaires, des voies aériennes et du tractus génital.

> **En clinique**
>
> Regroupés sous le terme de **MALT** (*mucosa-associated lymphoid tissue*), ces amas lymphoïdes peuvent être le siège de pathologies tumorales spécifiques dont les plus fréquentes sont les lymphomes.

En certains endroits ces follicules lymphoïdes se regroupent pour former des amas plus volumineux :
- à l'entrée des voies aéro-digestives supérieures, plusieurs amas forment le **cercle lymphoïde** de *Waldeyer* qui permet au système immunitaire de surveiller les substances inhalées ou ingérées : la tonsille pharyngienne, à la partie postérieure du cavum, les tonsilles palatines, entre les arcs palato-glosse et palato-pharyngien, de part et d'autre de l'isthme du gosier, et les tonsilles linguales situées sur la base de la langue ;

> **En clinique**
>
> L'hypertrophie de la tonsille pharyngienne est connue sous le terme de « végétations adénoïdes », celle des tonsilles palatines constitue les « amygdales ».

- dans le tube digestif, les plaques de *Peyer* sont principalement observées dans l'iléon. Des amas de follicules lymphoïdes sont également nombreux dans la paroi de l'appendice vermiforme.

Thymus

Le thymus est un organe lymphoïde primaire encapsulé, propre à l'enfant, situé dans le médiastin antérieur, entre l'aorte ascendante et le sternum.

> **À noter**
>
> Le thymus diminue de taille avec l'âge : très volumineux chez l'enfant, son involution débute à la fin de la puberté et il n'est plus visible chez la personne âgée.
> Le « rebond thymique » désigne une hyperplasie bénigne qui survient souvent en phase de rémission d'un cancer traité par chimiothérapie.

Il comprend habituellement 2 lobes, cloisonnés par des expansions de sa capsule en lobules (fig. 13-84).

APPAREIL CARDIOVASCULAIRE
VAISSEAUX

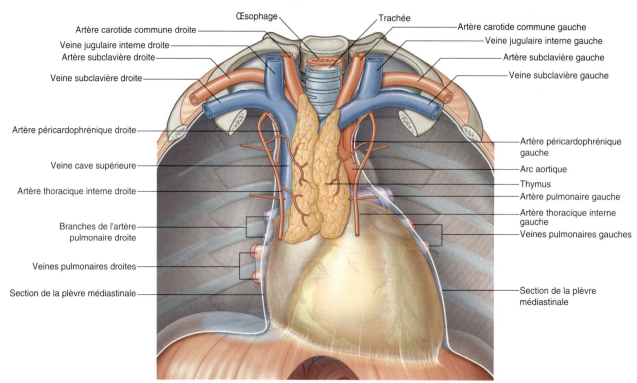

▶ 13-84
Thymus.
© Drake 2017.

Il permet la maturation des futurs lymphocytes T produits par la moelle osseuse rouge, second tissu lymphoïde primaire. Lorsque les lymphocytes T matures quittent le thymus, ils colonisent les autres composantes du tissu lymphoïde.
Les artères du thymus sont des petits rameaux issus des artères péricardo-phréniques et des artères thoraciques internes.
Le drainage veineux emprunte les veines homonymes des artères ou rejoint directement les veines brachio-céphaliques.
Son drainage lymphatique se fait par les nœuds para-sternaux et les nœuds trachéo-bronchiques.

Lymphatiques des membres inférieurs (cf. p. 571)
Lymphatiques du pelvis

Le drainage lymphatique des viscères pelviens se fait par des collecteurs qui suivent les trajets artériels (fig. 13-85) :
- le drainage des gonades et de la trompe utérine se fait vers les nœuds pré-aortiques mésentériques supérieurs ;

En clinique
Les métastases lymphatiques des tumeurs gonadiques sont extra-pelviennes.

- le drainage des autres viscères rejoint les nœuds iliaques internes puis les nœuds iliaques communs. Les parois du pelvis ainsi que la région glutéale profonde se drainent également vers les nœuds iliaques internes.

En clinique
Une compression des collecteurs ou des nœuds lymphatiques (tumeur pelvienne, grossesse) peut être responsable d'un lymphœdème des membres inférieurs.

APPAREIL CARDIOVASCULAIRE
VAISSEAUX

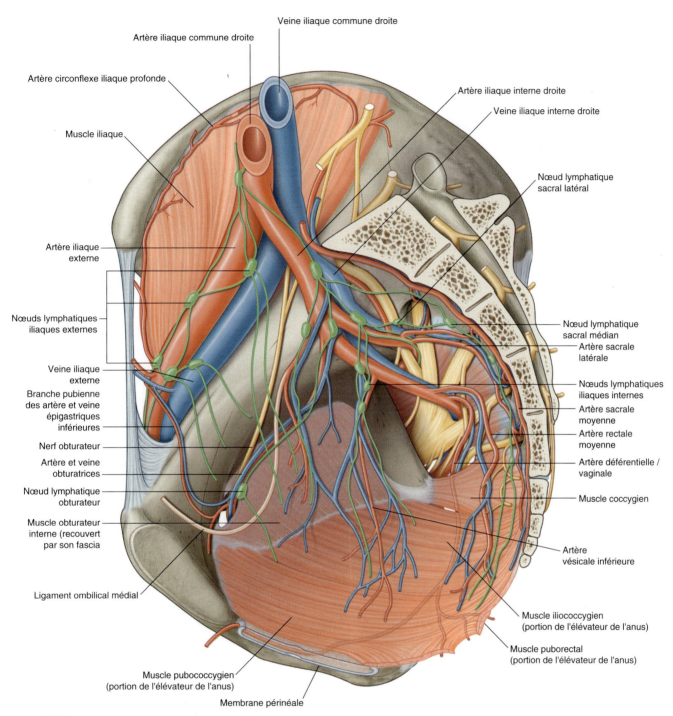

▶ 13-85
Lymphatiques pelviens.
© Drake 2017.

Lymphatiques de l'abdomen (fig. 13-86)

La paroi abdominale superficielle sus-ombilicale se draine vers les nœuds axillaires, la paroi sous-ombilicale vers les nœuds inguinaux. Le plan profond de la paroi abdominale se draine vers les nœuds para-sternaux.

Les **nœuds lymphatiques iliaques externes**, disposés autour de leur veine, reçoivent les collecteurs issus des nœuds inguinaux profonds et superficiels et se drainent vers les nœuds iliaques communs, organisés autour de leurs vaisseaux.

871

APPAREIL CARDIOVASCULAIRE
VAISSEAUX

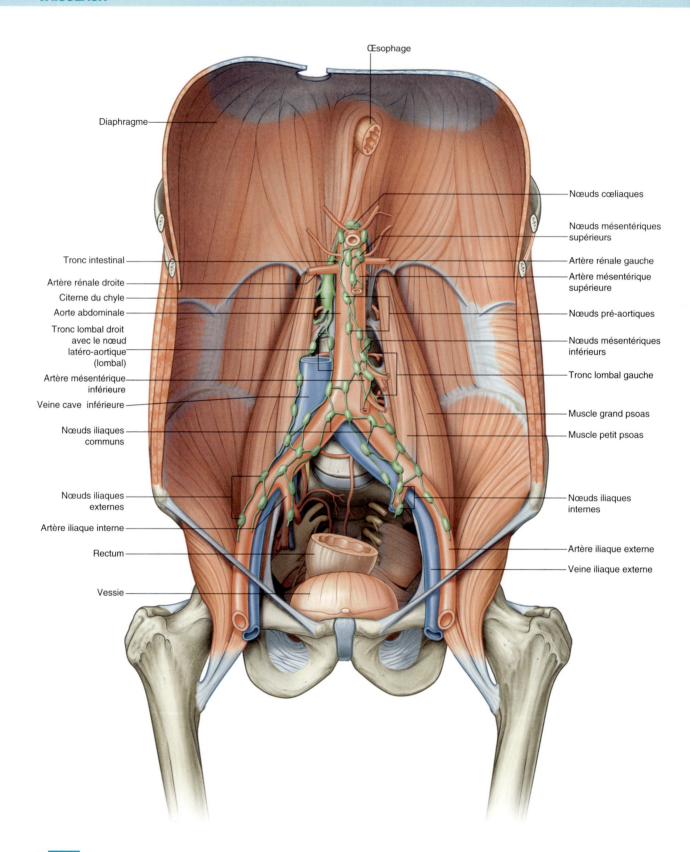

▶ 13-86
Lymphatiques abdominaux.
© Drake 2017.

APPAREIL CARDIOVASCULAIRE
VAISSEAUX

Les **nœuds iliaques communs** reçoivent les collecteurs issus des nœuds iliaques internes et se drainent vers les nœuds lombaux, rétro-péritonéaux, anastomosés entre eux :
- les nœuds lombaux gauches comprennent les nœuds pré-aortiques, latéro-aortiques et rétro-aortiques ;
- les nœuds lombaux droits regroupent les nœuds inter-aortico-caves, pré-caves, latéro-caves et rétro-caves.

Les **nœuds lombaux** se drainent par les troncs lymphatiques lombaux droit et gauche qui forment le conduit thoracique (fig. 13-87).

Le **drainage lymphatique du tube digestif** et de ses glandes annexes suit les trajets artériels vers les nœuds lymphatiques lombaux pré-aortiques :
- les nœuds mésentériques inférieurs collectent la lymphe du rectum, des côlons sigmoïde et descendant et d'une partie du côlon transverse. Ils se drainent vers le tronc lombal gauche et les nœuds mésentériques supérieurs ;
- les nœuds mésentériques supérieurs collectent la lymphe des côlons transverse et ascendant, de l'iléon, du jéjunum et d'une partie du duodénum et du pancréas. Ils se drainent vers les nœuds cœliaques et le tronc intestinal ;
- les nœuds cœliaques recueillent la lymphe des précédents, du duodénum, de l'estomac, du pancréas, de la rate, du foie et des voies biliaires. Ils se drainent vers le tronc intestinal qui contribue à la formation du conduit thoracique.

> **À noter**
>
> Les lipides et les vitamines liposolubles absorbés par l'intestin gagnent la circulation sanguine par l'intermédiaire des vaisseaux lymphatiques du tube digestif. Alors que la lymphe des autres territoires est translucide, celle du territoire digestif devient lactescente durant la digestion en raison de la présence des lipides alimentaires.

Le **drainage lymphatique des reins**, des glandes surrénales et de la partie abdominale des uretères suit les artères rénales et rejoint les nœuds lymphatiques latéro-aortiques et latéro-caves. Quelques collecteurs rejoignent également les nœuds cœliaques.

Lymphatiques du thorax

Ils comprennent une voie de passage, le conduit thoracique, et des structures propres au thorax, pariétales ou viscérales.

Conduit thoracique

C'est un vaisseau lymphatique ascendant de 40 cm sur 5 mm qui draine la lymphe abdominale, pelvienne, des membres inférieurs, de la plus grande partie du thorax, des régions cervicale et céphalique gauches, et du membre supérieur gauche (fig. 13-87).

Trajet

Il parcourt successivement les régions abdominale, thoracique et cervicale.

Il naît dans l'abdomen, entre T11 et L2, de l'anastomose des troncs lymphatiques lombaux droit et gauche et du tronc intestinal.

Son origine est parfois dilatée, formant la citerne du chyle (de *Pecquet*), présente dans 20 % des cas qui mesure 5 à 7 cm de hauteur et se situe en arrière de l'aorte abdominale, en regard des corps vertébraux de L1 et L2.

Il passe dans la région thoracique par le hiatus aortique du diaphragme puis adopte un trajet vertical jusqu'en T4. Il se dirige alors vers la gauche et gagne la région cervicale gauche.

Il se termine en décrivant une crosse qui s'abouche dans la veine jugulaire interne (40 %), dans la jonction jugulo-sub-clavière gauche (35 %) ou dans la veine sub-clavière gauche (15 %). Dans quelques cas, l'abouchement se fait dans ces structures après division en plusieurs branches. La lymphe est alors déversée dans la circulation veineuse systémique.

> **En clinique**
>
> Cet abouchement dans les veines systémiques explique que les insuffisances cardiaques gauches puissent s'accompagner d'adénomégalies, habituellement peu importantes.

APPAREIL CARDIOVASCULAIRE
VAISSEAUX

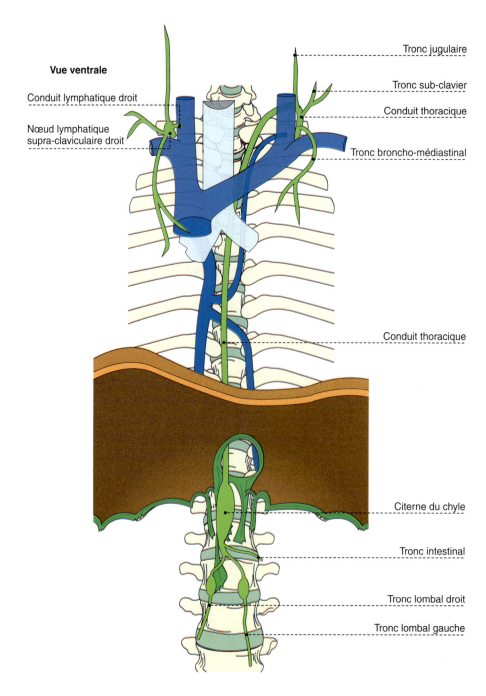

▶ **13-87**
Conduit thoracique.
© Pr Michel Montaudon.

À noter

De nombreuses variations du trajet du conduit thoracique existent : il présente habituellement un aspect plexiforme avec un vaisseau dominant (fig. 13-88).

APPAREIL CARDIOVASCULAIRE
VAISSEAUX

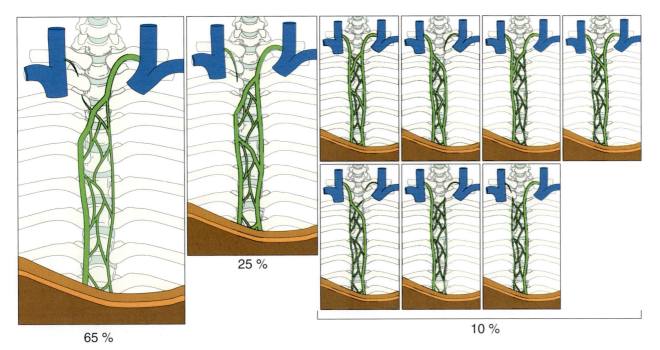

▶ **13-88**
Variations de trajet du conduit thoracique.
© Pr Michel Montaudon.

Rapports

En avant et à gauche se trouvent l'aorte descendante et la face postérieure de l'œsophage, accompagné des nerfs vagues, puis l'artère sub-clavière gauche. À droite se trouve la veine azygos.

En arrière se trouvent les artères intercostales droites, la terminaison des veines hémi-azygos et hémi-azygos accessoire et la colonne vertébrale (fig. 13-87, 13-89 et 13-90).

Sa crosse, à concavité inférieure, est en dedans de l'apex pleural gauche. Elle passe au-dessus de l'artère sub-clavière gauche (fig. 13-55).

Afférences

Il draine les vaisseaux lymphatiques intercostaux, le 1/3 inférieur de l'œsophage, le cœur, les poumons et l'arbre trachéo-bronchique. Dans sa crosse s'abouchent les troncs lymphatiques jugulaire, sub-clavier et broncho-médiastinal gauches.

En clinique

Le conduit thoracique est une structure à risque lors de la chirurgie thoracique, en particulier œsophagienne. Ses plaies sont à l'origine de **chylothorax** avec une perte de protéines, vitamines, lipides, électrolytes qui peut conduire à une dénutrition ou à un déficit immunitaire.

APPAREIL CARDIOVASCULAIRE
VAISSEAUX

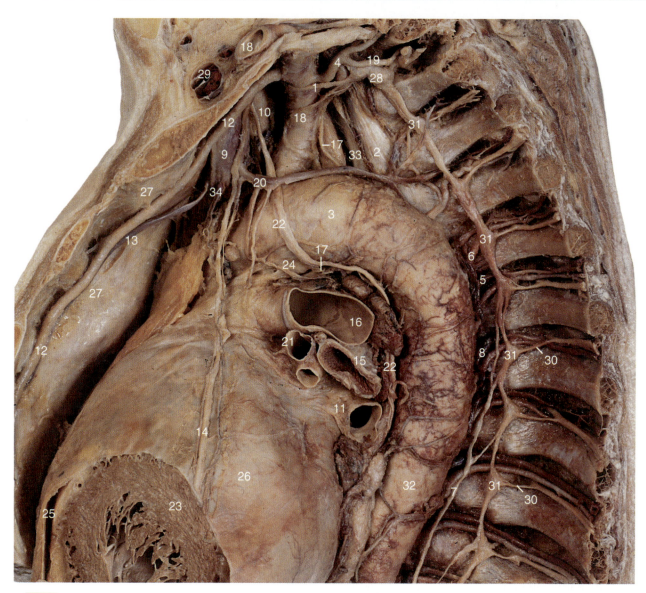

▶ 13-89

Préparation anatomique.
Vue latérale gauche du médiastin après section des côtes gauches.
1. Anse sub-clavière gauche
2. Ligament longitudinal antérieur
3. Arc de l'aorte
4. Tronc costo-cervical gauche
5. Cinquième veine intercostale postérieure gauche
6. Quatrième artère intercostale postérieure gauche
7. Nerf grand splanchnique gauche
8. Veine hémi-azygos
9. Veine brachio-céphalique gauche
10. Artère carotide commune gauche
11. Veine pulmonaire inférieure gauche
12. Artère thoracique interne gauche
13. Veine thoracique interne gauche
14. Nerf phrénique et vaisseaux péricardo-phréniques gauches
15. Bronche principale gauche
16. Artère pulmonaire gauche
17. Nerf récurrent laryngé gauche
18. Artère sub-clavière gauche
19. Artère intercostale supérieure gauche
20. Veine intercostale supérieure gauche
21. Veine pulmonaire supérieure gauche
22. Nerf vague gauche
23. Ventricule gauche (apex sectionné)
24. Ligament artériel
25. Cavité péricardique (espace)
26. Péricarde recouvrant le ventricule gauche
27. Plèvre pariétale (section)
28. Ganglion sympathique cervico-thoracique
29. Veine sub-clavière
30. Rameaux communicants sympathiques
31. Tronc et ganglion sympathiques
32. Aorte thoracique descendante
33. Conduit thoracique
34. Veines thymiques

© Abrahams 2014.

APPAREIL CARDIOVASCULAIRE
VAISSEAUX

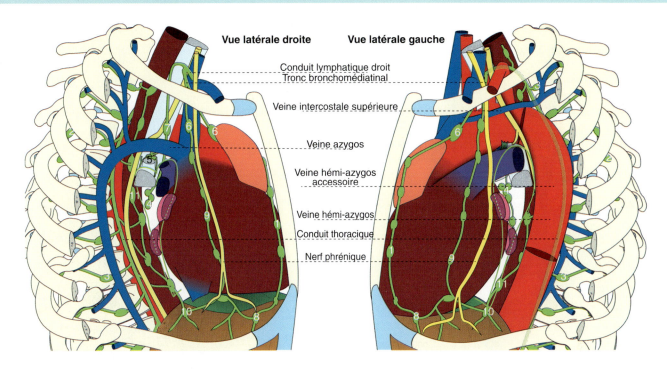

▶ 13-90
Lymphatiques thoraciques.
© Pr Michel Montaudon.

Lymphatiques thoraciques
Lymphatiques pariétaux (fig. 13-90 et 13-91)
Les vaisseaux lymphatiques pariétaux drainent les espaces intercostaux, le fascia endo-thoracique, la plèvre pariétale et une partie de la glande mammaire et du foie vers des nœuds situés aux extrémités postérieure et antérieure de chaque espace intercostal :
- les nœuds intercostaux postérieurs rejoignent des nœuds para-vertébraux, interconnectés le long de la colonne vertébrale et qui se drainent vers le conduit thoracique ou les troncs broncho-médiastinaux ;
- les nœuds intercostaux antérieurs se drainent vers les nœuds para-sternaux, le long du pédicule vasculaire thoracique interne, puis rejoignent le tronc broncho-médiastinal homolatéral.

Lymphatiques viscéraux (fig. 13-90)
Ils comprennent plusieurs voies ascendantes organisées, de chaque côté et d'avant en arrière, le long (cf. également p. 955) :
- du pédicule péricardo-phrénique avec des nœuds :
  - diaphragmatiques antérieurs qui drainent le diaphragme, la plèvre diaphragmatique et le foie,
  - latéro-péricardiques et pré-péricardiques qui drainent le péricarde et la plèvre médiastinale ;
- de l'arbre trachéo-bronchique avec des nœuds (fig. 13-92) :
  - intra-pulmonaires, le long des bronchioles puis des bronches, qui drainent l'interstitium pulmonaire, la plèvre costale et les voies aériennes,
  - hilaires, dans les ligaments pulmonaires, qui drainent les nœuds précédents,
  - trachéo-bronchiques inférieurs, situés sous la bifurcation trachéale et drainant les nœuds précédents et les poumons,

APPAREIL CARDIOVASCULAIRE
VAISSEAUX

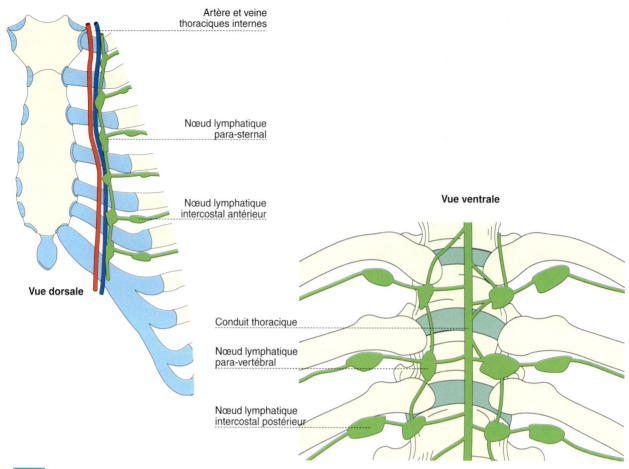

▶ 13-91
Lymphatiques pariétaux thoraciques.
© Pr Michel Montaudon.

- trachéo-bronchiques supérieurs, dans chaque angle trachéo-bronchique, qui drainent les nœuds précédents et les poumons,
- para-trachéaux, le long de la trachée, drainant les nœuds précédents et les poumons,
- pré-vasculaires, en avant de l'arc aortique et de la crosse azygos, qui drainent les nœuds para-trachéaux, les nœuds para-sternaux, le thymus et le péricarde ;
- de l'œsophage avec des nœuds :
  - diaphragmatiques postérieurs, situés autour des hiatus aortique et œsophagien du diaphragme et qui drainent le diaphragme, la plèvre diaphragmatique et le foie,
  - para-œsophagiens, autour de l'œsophage, qui drainent l'œsophage et les lobes inférieurs des poumons.

Collecteurs finaux
Les collecteurs finaux comprennent (fig. 13-87) :
- les troncs broncho-médiastinaux qui collectent la lymphe des nœuds para-sternaux, pré-vasculaires, pré-vertébraux, para-trachéaux, latéro-péricardiques. Le tronc broncho-médiastinal gauche se jette dans le conduit thoracique, le droit participe à la formation du conduit lymphatique droit ;
- le conduit thoracique qui draine les nœuds pré-vertébraux et para-œsophagiens.

En clinique
Ces voies lymphatiques sont largement anastomosées entre elles, de telle sorte que des néoplasies pulmonaires peuvent donner des métastases lymphatiques médiastinales controlatérales.

APPAREIL CARDIOVASCULAIRE
VAISSEAUX

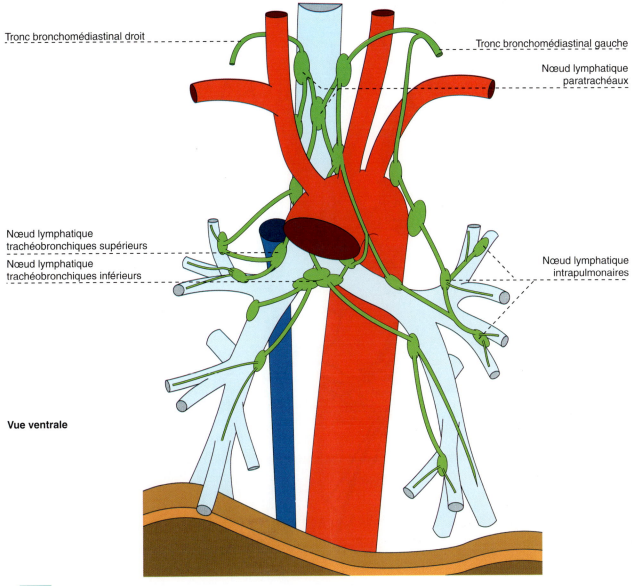

▶ 13-92
Lymphatiques trachéo-bronchiques.
© Pr Michel Montaudon.

Lymphatiques des membres supérieurs (cf. p. 412)

Lymphatiques du cou et de la tête

Le système lymphatique **superficiel** comprend (fig. 13-93) :
- les nœuds parotidiens, pré-auriculaires, sub-mandibulaires et sub-mentaux qui drainent les collecteurs lymphatiques de la face. Ces nœuds se drainent dans le réseau profond, satellite de la veine jugulaire interne ;
- les nœuds occipitaux, mastoïdiens et parotidiens qui drainent les collecteurs du scalp. Ces nœuds sont drainés vers les nœuds superficiels, satellites de la veine jugulaire externe, puis vers le réseau profond.

APPAREIL CARDIOVASCULAIRE
VAISSEAUX

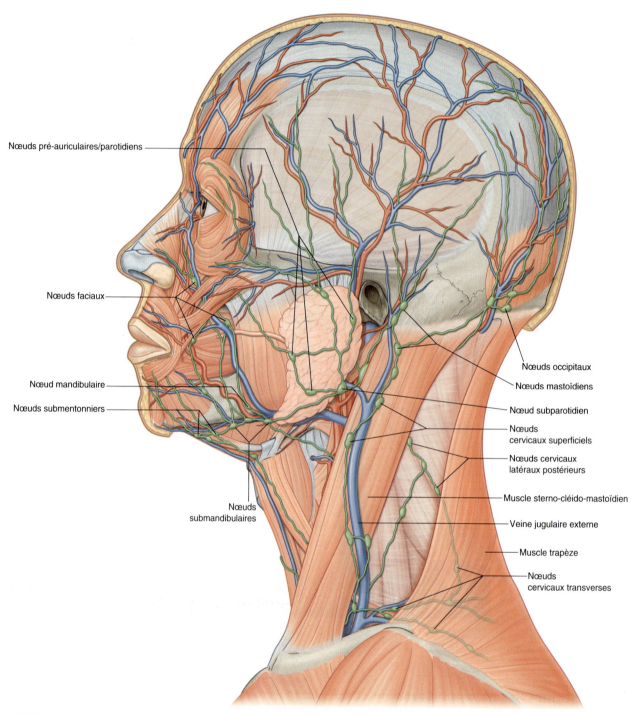

▶ 13-93
Lymphatiques cervicaux superficiels.
© Drake 2017.

Les nœuds **profonds** (fig. 13-94) sont étagés le long de la veine jugulaire interne, anastomosés entre eux et séparés par le croisement du muscle omo-hyoïdien en un groupe supérieur et un groupe inférieur. Ils drainent le pharynx, le larynx, les glandes thyroïde et parathyroïdes.
À l'extrémité inférieure de la chaîne lymphatique, un collecteur volumineux s'individualise et forme le **tronc jugulaire** qui gagne la fosse supra-claviculaire pour s'aboucher à gauche dans le conduit thoracique et à droite participer à la formation du conduit lymphatique droit.

APPAREIL CARDIOVASCULAIRE
VAISSEAUX

▶ **13-94**
Lymphatiques cervicaux profonds du côté gauche.
A) Nœuds cervicaux profonds du côté gauche.
B) Système lymphatique du cou.
© Drake 2017.

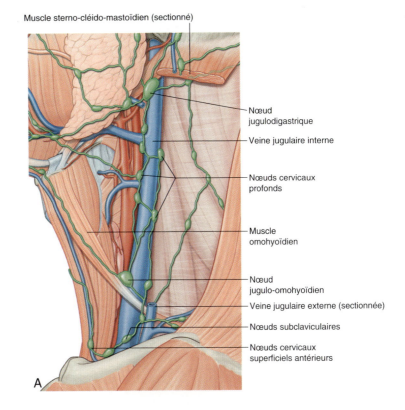

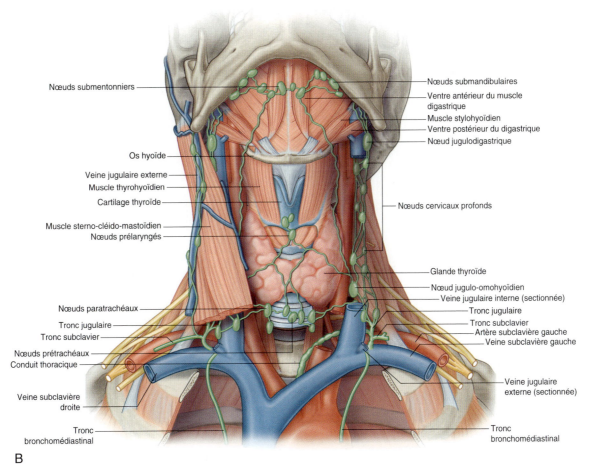

APPAREIL CARDIOVASCULAIRE
VAISSEAUX

> **En clinique**
>
> La région cervicale est très riche en nœuds lymphatiques dont la plupart sont accessibles à la palpation.

Le **conduit lymphatique droit** est un court vaisseau (1 cm), formé par l'union des troncs jugulaire, sub-clavier et broncho-médiastinal droits (fig. 13-87). Il se termine de façon variable dans la veine jugulaire interne droite, la jonction jugulo-sub-clavière droite ou la veine sub-clavière droite. Il collecte la lymphe issue du membre supérieur droit, de la partie droite des régions cervicale et céphalique et d'une partie du thorax (fig. 13-95).

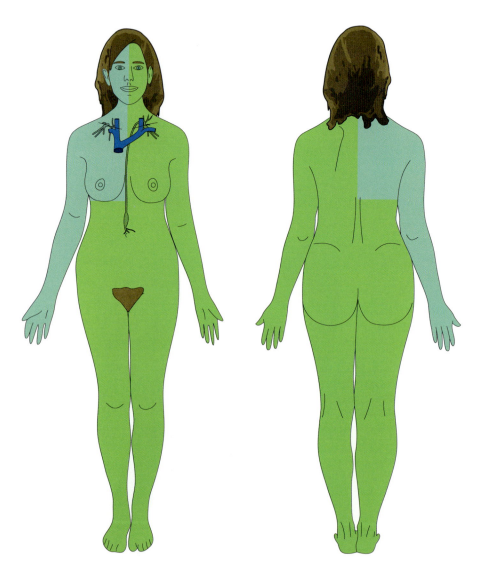

▶ **13-95**
Territoires du conduit thoracique et du conduit lymphatique droit.
© Pr Michel Montaudon.

APPAREIL CARDIOVASCULAIRE
CIRCULATION FŒTALE ET MODIFICATIONS NÉO-NATALES

CIRCULATION FŒTALE ET MODIFICATIONS NÉO-NATALES
(FIG. 13-96)

Circulation du fœtus

La seule source en oxygène provient du placenta par l'intermédiaire de la veine ombilicale. Celle-ci rejoint la branche gauche de la veine porte et se poursuit par le **canal veineux** (d'*Arantius*) vers la veine cave inférieure (cf. p. 1107).

La veine cave inférieure contient un mélange de sang oxygéné placentaire et de sang pauvre en oxygène, issu du fœtus.

Elle s'abouche dans l'atrium droit qui reçoit également le sang peu oxygéné des membres supérieurs et de la tête via la veine cave supérieure. Au sein de l'atrium doit, il existe 2 flux :
- celui issu de la veine cave inférieure, oxygéné, est orienté à travers le **foramen ovale** vers l'atrium gauche où il se mélange à une faible quantité de sang pauvre en oxygène issu des poumons par les veines pulmonaires. Il gagne ensuite le ventricule gauche qui le propulse par l'aorte vers les artères coronaires, les troncs supra-aortiques et le reste de l'organisme. Le retour veineux des membres supérieurs et de la tête emprunte la veine cave supérieure ;
- celui issu de la veine cave supérieure, très pauvre en oxygène, est dirigé vers le ventricule droit puis le tronc pulmonaire. En raison de la haute résistance vasculaire des poumons, remplis de liquide amniotique, la plus grande partie du sang du tronc pulmonaire rejoint l'aorte descendante, où la

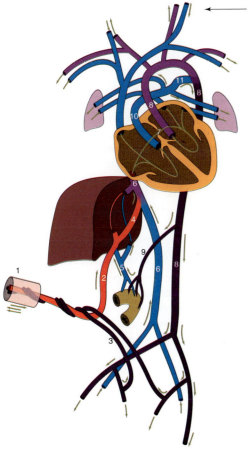
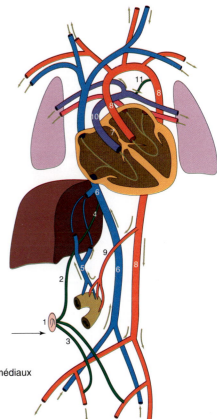

Circulation fœtale :
1. Cordon ombilical
2. Veine ombilicale
3. Artères ombilicales
4. Canal veineux d'*Arantius*
5. Veine porte
6. Veine cave inférieure
7. Foramen ovale
8. Aorte
9. Artère mésentérique supérieure
10. Artère pulmonaire
11. Canal artériel

Circulation néo-natale :
1. Ombilic
2. Ligament rond
3. Ligaments ombilicaux médiaux
4. Ligament veineux
5. Veine porte
6. Veine cave inférieure
7. Fosse ovale
8. Aorte
9. Artère mésentérique supérieure
10. Artère pulmonaire
11. Ligament artériel

▶ 13-96
Circulations fœtale et néo-natale.
La saturation du sang en oxygène est schématisée par la couleur des vaisseaux : rouge : sang riche en oxygène, bleu : sang pauvre en oxygène, violet : sang d'autant plus pauvre en oxygène que le violet est foncé.
© Pr Michel Montaudon.

pression est moins élevée, par le **canal artériel**. Ce sang pauvre en oxygène se mélange au sang issu du ventricule gauche, un peu plus oxygéné, et irrigue le tronc et les membres inférieurs. Une partie du flux sanguin retourne alors à l'atrium droit par la veine cave inférieure, l'autre gagne le placenta par les artères ombilicales.

Le ventricule droit expulse donc le sang à la fois vers les poumons collabés, où règne une pression élevée, et vers le tronc et les membres inférieurs. Le ventricule gauche expulse le sang vers le cœur, la tête et les membres supérieurs.

> ### À noter
> Le travail du ventricule droit est plus important que celui du ventricule gauche et, à la naissance, l'épaisseur pariétale des 2 ventricules est voisine.
> Les shunts fœtaux physiologiques que sont le foramen ovale et le canal artériel permettent de privilégier l'apport en oxygène au cerveau et au cœur et de limiter la perfusion des poumons, inutile en l'absence de ventilation.

À la naissance

La circulation placentaire est interrompue lors de la section du cordon ombilical, avec pour conséquences :
- l'obstruction de la veine ombilicale qui forme le ligament rond du foie ;
- l'obstruction de canal veineux qui forme le ligament veineux ;
- une chute de la pression atriale droite.

Parallèlement, les poumons sont ventilés dès les premiers pleurs du nouveau-né, ce qui induit :
- une chute de la résistance pulmonaire au flux sanguin : les pressions pulmonaires deviennent inférieures à la pression aortique et le sang du ventricule droit se dirige vers les poumons ;
- le début des échanges gazeux avec une augmentation de la pression partielle en oxygène du sang du canal artériel. Celle-ci provoque une contraction réflexe des myocytes lisses de sa média et sa fermeture qui augmente encore le débit sanguin pulmonaire ;
- l'augmentation du retour veineux pulmonaire dont résulte une augmentation de la pression dans l'atrium gauche, qui devient supérieure à celle de l'atrium droit, et ferme passivement le foramen ovale.

Ces phénomènes entraînent la fermeture des shunts physiologiques et la séparation des circulations pulmonaire et systémique.

> ### En clinique
> Dans les premières semaines de vie, la fermeture des shunts est uniquement fonctionnelle par accolement des septums atriaux pour le foramen ovale et par prolifération des cellules de l'intima pour le canal artériel. Durant cette période, une hypoxémie (par exemple lors d'une maladie des membranes hyalines, d'une hernie diaphragmatique, d'une inhalation méconiale ou d'une septicémie) peut conduire à la persistance ou à la réouverture des shunts physiologiques par vasoconstriction et augmentation des pressions pulmonaires.
> Lors de certaines cardiopathies congénitales, la persistance de ces shunts est indispensable à la survie du nouveau-né.

CONTRÔLE

Le système cardio-vasculaire maintient un débit sanguin approprié à l'activité de chaque organe. Il s'adapte à celle-ci, favorisant les organes actifs aux dépens des organes au repos.

Le débit sanguin de chaque organe dépend du débit ventriculaire et du gradient de pression vasculaire. Ces 2 paramètres dépendent de plusieurs facteurs intriqués :

APPAREIL CARDIOVASCULAIRE

CONTRÔLE

- le gradient de pression vasculaire permet l'écoulement du sang des vaisseaux où règnent de fortes pressions vers les vaisseaux à faible pression. La pression maximale dans le système cardiovasculaire est la pression systolique ventriculaire gauche, de l'ordre de 140 mmHg. La pression vasculaire diminue avec l'augmentation de la distance au ventricule gauche : elle est voisine de 30 à 35 mmHg dans les artérioles et les capillaires, 10 mmHg dans les veinules et les veines et 0 à 5 mmHg dans l'atrium droit.

> **En clinique**
>
> Les pouls sont mieux perçus à proximité du cœur, sur les artères de conduction (pouls centraux : carotidien, fémoral), que plus loin sur les artères de distribution (pouls périphériques : radial, tibial postérieur, etc.).
> Les lésions athéromateuses étagées ou sévères sur les artères des membres inférieurs, qui altèrent la pression en aval, peuvent diminuer très significativement le flux artériel en distalité et être à l'origine de douleurs de repos lors du stade 4 de l'artériopathie des membres inférieurs.
> Une augmentation de pression atriale se manifeste par une diminution du retour veineux vers l'atrium :
> - du côté droit, le sang stagne dans les veines systémiques voire les capillaires et entraîne un œdème des membres inférieurs ;
> - du côté gauche, il stagne dans les veinules pulmonaires et entraîne un œdème des poumons.

Le gradient de pression vasculaire dépend de :
- la pression artérielle qui varie selon la fréquence cardiaque, le volume d'éjection ventriculaire et le volume sanguin,

> **En clinique**
>
> Lors d'un choc hémorragique, le volume sanguin diminue rapidement ce qui a pour effet de faire chuter la pression artérielle. Les solutés de remplissage visent à restaurer un volume circulant permettant une pression artérielle minimale.

- des résistances périphériques à l'écoulement sanguin qui dépendent du diamètre des vaisseaux, particulièrement des artérioles et des capillaires, de leur longueur et de la viscosité du sang ;
- le débit ventriculaire est le produit du volume d'éjection ventriculaire et de la fréquence cardiaque :
  - le volume d'éjection ventriculaire varie :
    - comme la précharge, c'est-à-dire l'étirement du ventricule avant sa contraction, et donc le remplissage ventriculaire. La précharge augmente avec le retour veineux et la durée de la diastole. À l'inverse, l'augmentation de la fréquence cardiaque au-delà de 150 battements par minute, qui réduit la durée de la diastole, diminue la précharge et donc le volume d'éjection,

> **En clinique**
>
> La fibrillation atriale peut ainsi diminuer le débit ventriculaire de 20 à 50 %.

  - comme la contractilité ventriculaire, ou inotropisme,
  - à l'inverse de la post-charge, c'est-à-dire de la force qui s'oppose à l'ouverture des valves ventriculo-artérielles,

> **En clinique**
>
> Une hypertension artérielle systémique ou pulmonaire, un rétrécissement valvulaire aortique ou pulmonaire augmentent la post-charge et diminuent le volume d'éjection.

APPAREIL CARDIOVASCULAIRE
CONTRÔLE

– la fréquence cardiaque est régulée par le système nerveux autonome. Le contingent sympathique est accélérateur alors que le contingent vague, para-sympathique, est modérateur.

> **En clinique**
>
> Une **tachycardie** est un rythme cardiaque supérieur à 100 par minute, une **bradycardie** est un rythme inférieur à 50 par minute.

La régulation du système cardiovasculaire doit permettre une réponse immédiate, par exemple pour ajuster la perfusion encéphalique lors du passage en orthostatisme après une nuit en décubitus, mais également une réponse prolongée pour s'adapter à une situation physiologique (sport d'endurance) ou pathologique. Le contrôle de ce système fait appel à des récepteurs, qui renseignent sur l'état du système cardio-vasculaire et de l'organisme, des centres nerveux qui régulent la réponse, et des effecteurs.

Entre les récepteurs et les centres nerveux, les voies de la sensibilité véhiculent des informations proprioceptives et viscérales. Ces dernières sont de 2 types :
- douloureuses (ischémie, etc.) : les fibres empruntent *a retro* les structures de la voie sympathique jusqu'au nerf spinal puis rejoignent la corne postérieure de la moelle et enfin les centres supérieurs ;
- homéostasiques (chimiques, mécaniques, etc.) : les fibres parcourent *a retro* les structures des voies para-sympathiques en empruntant les nerfs glosso-pharyngien (IX) et vague (X) vers le tronc cérébral.

Entre les centres nerveux et les effecteurs, les voies motrices sont celles du système nerveux autonome, sympathique et para-sympathique.

Récepteurs (fig. 13-97)

Propriocepteurs

Les propriocepteurs surveillent l'activité des muscles et des articulations. Leur stimulation au début d'un effort est responsable de l'augmentation rapide de la fréquence cardiaque. L'information emprunte les voies de la sensibilité proprioceptive vers la racine postérieure de la moelle spinale, puis la voie spino-réticulo-thalamique vers les centres supérieurs.

Chémorécepteurs

Sensibles aux modifications chimiques du sang, ils sont :
- centraux : situés à la face antérieure de la moelle allongée, au voisinage de l'émergence du IX et du X. Ils sont sensibles à la composition du liquide cérébrospinal, en particulier à l'augmentation de sa $PaCO_2$ ou la diminution de son pH ;
- périphériques, dans la paroi des vaisseaux :
  – ils sont responsables de modifications locales du diamètre vasculaire (autorégulation, fig. 13-98) qui permettent à chaque organe d'adapter son débit sanguin à ses besoins en oxygène, c'est-à-dire à sa propre activité,

> **À noter**
>
> L'**autorégulation** est le mécanisme quasi exclusif de régulation des perfusions cérébrale et coronaire qui dépendent de la PaO_2 sanguine locale : une baisse de celle-ci entraîne une vasodilatation locale. À l'inverse, dans la circulation pulmonaire, une baisse de la PaO_2 locale induit une vasoconstriction locale : le flux sanguin est ainsi dévié vers les zones plus riches en O_2 pour maintenir la fonction respiratoire et les territoires pulmonaires hypoventilés sont hypoperfusés.
>
> L'augmentation locale de la $PaCO_2$, des ions H+ ou d'autres métabolites induit également une vasodilatation pour augmenter le flux sanguin local et évacuer ces substances.

APPAREIL CARDIOVASCULAIRE
CONTRÔLE

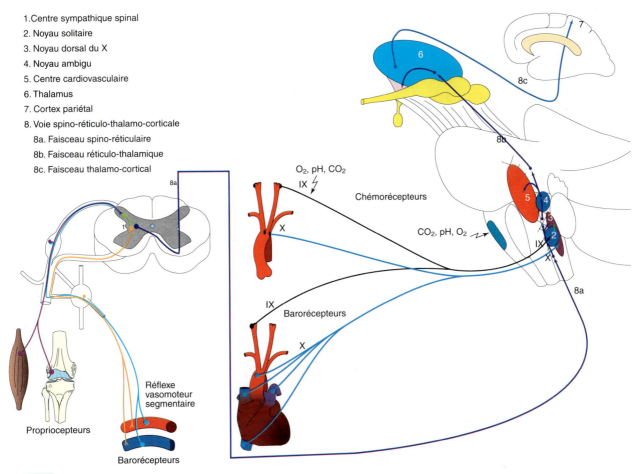

1. Centre sympathique spinal
2. Noyau solitaire
3. Noyau dorsal du X
4. Noyau ambigu
5. Centre cardiovasculaire
6. Thalamus
7. Cortex pariétal
8. Voie spino-réticulo-thalamo-corticale
   - 8a. Faisceau spino-réticulaire
   - 8b. Faisceau réticulo-thalamique
   - 8c. Faisceau thalamo-cortical

▶ **13-97**
Contrôle du système cardiovasculaire.
Récepteurs, voies ascendantes et centres.
© Pr Michel Montaudon.

– d'importants récepteurs se trouvent à l'origine de l'artère carotide interne (glomus carotidien, pour surveiller le sang destiné à l'encéphale) et dans la paroi aortique (corpuscules aortiques). Leurs voies ascendantes empruntent respectivement les nerfs glosso-pharyngiens (IX) et vagues (X) vers les centres du tronc cérébral.

Barorécepteurs

Situés dans les parois vasculaires, ils sont sensibles à l'étirement des artères et des veines par la pression sanguine :
- les récepteurs artériels à haute pression du sinus carotidien et de l'arc aortique transmettent l'information via les nerfs glosso-pharyngiens et vagues. À l'échelon local, ces barorécepteurs participent à l'autorégulation en provoquant une vasoconstriction en réponse à la distension pariétale liée à l'augmentation de la pression artérielle ;

En clinique

Le massage du bulbe carotidien (qui fait croire au glomus carotidien que la pression sanguine augmente), la manœuvre de *Valsalva* ou la toux stimulent le nerf glosso-pharyngien et entraînent une réponse para-sympathique avec un ralentissement du cœur. Le massage du sinus carotidien est utilisé dans les tachycardies sinusales supra-ventriculaires (de *Bouveret*).

APPAREIL CARDIOVASCULAIRE
CONTRÔLE

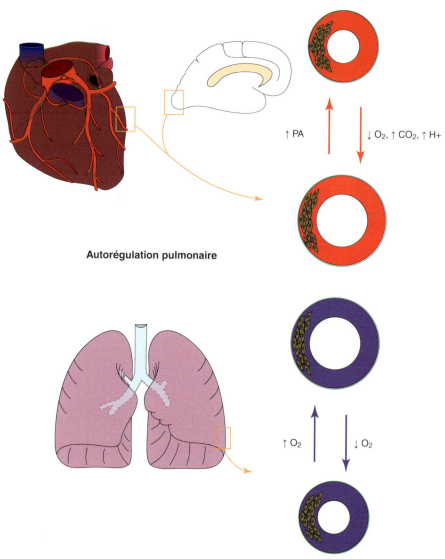

▶ 13-98
Autorégulation vasculaire.
PA : pression artérielle.
© Pr Michel Montaudon.

- les récepteurs veineux à basse pression sont dans la paroi des veines caves et des artères pulmonaires. Ils sont sensibles à l'augmentation du volume sanguin. L'information emprunte le nerf vague et induit une augmentation de la fréquence cardiaque.

Centres nerveux

Les centres nerveux sont étagés le long du système nerveux central. Les centres les plus hauts contrôlent les centres sous-jacents (fig. 13-97 et 13-99).

Centres spinaux

Les centres sympathiques spinaux sont situés dans la corne latérale de la moelle spinale, de T1 à L2, et sont le siège des réflexes segmentaires.

APPAREIL CARDIOVASCULAIRE
CONTRÔLE

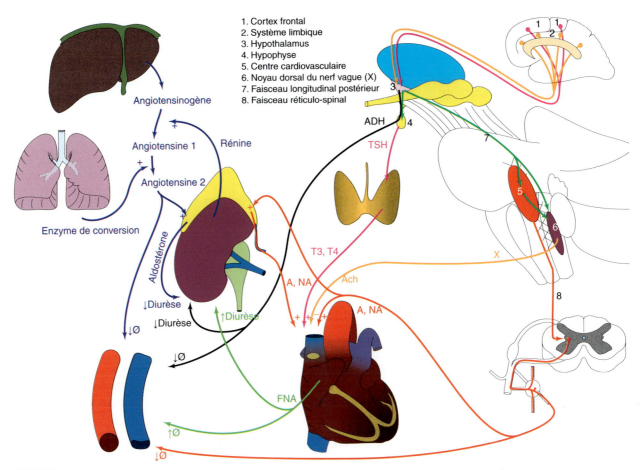

▶ **13-99**
Contrôle du système cardiovasculaire.
Centres, voies descendantes et effecteurs. A : adrénaline, Ach : acétylcholine, ADH : *anti-diuretic hormon*, FNA : facteur natriurétique atrial, NA : noradrénaline, TSH : tthyréostimuline, T3 : tri-iodo-thyronine, T4 : thyroxine, Ø : diamètre.
© Pr Michel Montaudon.

Centres du tronc cérébral

Connectés les uns aux autres, ils comprennent :
- le noyau solitaire, commun aux nerfs glosso-pharyngien (IX) et vague (X);
- le noyau dorsal du nerf vague;
- le noyau ambigu, commun aux nerfs glosso-pharyngien, vague et accessoire (XI);
- le centre cardiovasculaire, plus haut situé dans la formation réticulaire. Il comprend un ensemble de neurones agissant sur les myocytes lisses des parois vasculaires, les cardiomyocytes et les cellules du système cardionecteur. Il est connecté par la voie réticulo-spinale aux centres sympathiques de la corne latérale. Il présente également des efférences vers le noyau dorsal du nerf vague, parasympathique. Il reçoit des afférences des centres sus-jacents.

En clinique

La destruction du tronc cérébral dans certains traumatismes crâniens s'accompagne d'un coma avec **orage végétatif** : fréquence cardiaque et tension artérielle augmentent et diminuent sans raison.

APPAREIL CARDIOVASCULAIRE
CONTRÔLE

Centres du cerveau

L'hypothalamus module les activités cardiaque et vasculaire en contrôlant le centre cardio-vasculaire et les sécrétions hormonales.

À noter

La stimulation de ses noyaux ergotropes, qui régulent l'activité musculaire, induit une vasoconstriction artérielle et veineuse cutanée et viscérale responsable d'une augmentation de la pression artérielle, ainsi qu'une vasodilatation musculaire et cardiaque, une augmentation de la fréquence et de la contractilité cardiaques.

En clinique

L'hypothalamus régule également la température corporelle en induisant une vasodilatation cutanée et une tachycardie lors d'une hyperthermie (fièvre, activité physique) et une bradycardie lors d'une hypothermie : cet effet est utilisé lors de la chirurgie cardiaque avec circulation extra-corporelle et refroidissement du sang.

Le **système limbique** et le **cortex** interviennent également :
- les émotions peuvent modifier les activités cardiaque et vasculaire : le stress et la peur vasodilatent les territoires musculaires, préparant ainsi une réponse motrice. Le système limbique est responsable d'une augmentation de la fréquence cardiaque avant même le début de l'exercice envisagé ;
- certains yogis modulent volontairement leur rythme cardiaque et leur pression artérielle.

Effecteurs

La modulation du débit cardiaque et de la pression artérielle est polymorphe. Certains effecteurs ont une réponse immédiate mais brève, d'autres plus tardive mais plus durable (fig. 13-99).

Réponse nerveuse

Elle est immédiate, véhiculée par le système nerveux autonome.

Contingent sympathique

Les **fibres sympathiques destinées au cœur** ont pour médiateurs la noradrénaline et l'adrénaline. Celles-ci accélèrent la dépolarisation spontanée du système cardionecteur (effet dromotrope +) et donc la fréquence cardiaque (effet chronotrope +), et augmentent la contractilité des myocytes (effet inotrope +).

En clinique

Les médicaments β-bloquants limitent l'influence du système sympathique.

Les **fibres sympathiques destinées aux vaisseaux** stimulent les myocytes de leur média et provoquent une vasoconstriction artérielle cutanée et viscérale, et donc une augmentation de la pression artérielle. Cette vasoconstriction cutanée et viscérale s'accompagne d'une vasodilatation dans les territoires musculaires et cardiaque (autorégulation). Le système sympathique provoque également une vasoconstriction veineuse qui induit la sortie du sang des réservoirs (veines périphériques, foie, rate) et une augmentation du volume sanguin utile.
La vasodilatation est en revanche un phénomène passif lié à la diminution de l'activité sympathique.

APPAREIL CARDIOVASCULAIRE
COMPLÉMENT EN LIGNE

> **En clinique**
>
> Lors du passage du décubitus à l'orthostatisme, la réponse immédiate du système sympathique participe au maintien de la pression de perfusion de l'encéphale. Lors d'une réponse décalée, une syncope peut survenir.

Contingent para-sympathique

Le neuromédiateur du système para-sympathique est l'acétylcholine. Celle-ci allonge la dépolarisation spontanée du système cardionecteur (effet dromotrope −) et ralentit la fréquence cardiaque (effet chronotrope −). Le contingent para-sympathique n'a pas d'action sur les vaisseaux.

Réponse hormonale

Elle est plus tardive et de plus longue durée. Elle fait appel à plusieurs médiateurs :
- adrénaline et noradrénaline, sécrétées par la médulla surrénalienne, augmentent la fréquence et la contractilité cardiaques. Leur libération est provoquée par l'hypothalamus, via le système nerveux sympathique, sous l'effet de l'exercice, du stress ou de l'excitation ;
- les hormones thyroïdiennes, T3 et T4, augmentent la fréquence cardiaque et la contractilité ventriculaire. Leur sécrétion est contrôlée par l'hypophyse, elle-même contrôlée par l'hypothalamus ;

> **En clinique**
>
> L'hyperthyroïdie s'accompagne d'une tachycardie.

- le système rénine-angiotensine-aldostérone est mis en jeu lors d'une diminution du volume sanguin ou du flux artériel rénal. La sécrétion de rénine par le rein provoque une transformation de l'angiotensinogène d'origine hépatique en angiotensine 1. Celle-ci, sous l'effet de l'enzyme de conversion d'origine pulmonaire, est dégradée en angiotensine 2, puissant vasoconstricteur qui stimule en outre la production d'aldostérone par le cortex surrénalien. L'aldostérone provoque une réabsorption d'eau et de Na+ par le rein et augmente ainsi la volémie ;

> **En clinique**
>
> Une sténose d'une artère rénale peut induire une hypertension artérielle. Les médicaments inhibiteurs de l'enzyme de conversion agissent sur cette voie.

- l'hormone antidiurétique ou vasopressine est sécrétée par l'hypothalamus et libérée par l'hypophyse lors d'une déshydratation ou d'une hypovolémie chronique. Elle entraîne une vasoconstriction et une réabsorption d'eau par le rein ;
- le facteur natriurétique atrial est sécrété par l'atrium droit en réponse à l'étirement de ses myocytes, traduisant une augmentation de la volémie. Il stimule la vasodilatation et l'excrétion de Na+ et d'eau par le rein ;

> **En clinique**
>
> Lors du passage en fibrillation atriale, certains patients présentent une polyurie.

- le VIP (*vasoactive intestinal peptid*), sécrété par différents tissus (tube digestif, pancréas, hypothalamus, etc.) est vasodilatateur des artères coronaires, inotrope et chronotrope positif.

COMPLÉMENT EN LIGNE

Des QCM et des QROC peuvent être consultées en ligne à l'adresse suivante : www.em-consulte.com/e-complement/476347.

APPAREIL RESPIRATOIRE

Pr Michel Montaudon

14

Manuel d'anatomie descriptive, fonctionnelle et clinique
© 2022, Elsevier Masson SAS. Tous droits réservés

APPAREIL RESPIRATOIRE
VOIES AÉRIENNES SUPÉRIEURES

L'appareil respiratoire permet les échanges gazeux entre l'air inspiré et le sang, ou hématose. La fixation de l'oxygène sur l'hémoglobine des hématies entraîne une libération du gaz carbonique vers l'air expiré. Ces échanges sont passifs, par diffusion à travers la membrane alvéolo-capillaire. Le sang oxygéné est distribué à l'organisme par l'appareil cardio-vasculaire.

L'appareil respiratoire comprend :
- des conduits aérifères qui conduisent l'air vers les poumons :
  – cavités nasales, naso-pharynx, oro-pharynx et larynx sont les voies aériennes supérieures,
  – trachée, bronches et bronchioles forment les voies aériennes inférieures ;
- les poumons, où ont lieu les échanges gazeux, entourés d'une enveloppe séreuse propre à chacun, la plèvre.

La mobilisation des flux aériens entre l'air ambiant et la zone d'échange est assurée par les muscles de la respiration sous contrôle du système nerveux autonome.

VOIES AÉRIENNES SUPÉRIEURES

Cavités naso-sinusiennes et nez

Elles constituent la partie la plus haute des voies respiratoires. Elles participent à la respiration, à l'olfaction et à la phonation en constituant une caisse de résonance à la voix.

Cavités nasales

Ce sont 2 cavités symétriques, aplaties transversalement, situées au centre de la face et séparées l'une de l'autre par une cloison sagittale. Elles sont au-dessus de la cavité orale dont elles sont séparées par le palais osseux, en dedans des cavités orbitaires et sous l'étage antérieur du crâne (fig. 14-1). Chacune est en continuité en avant avec le nez qui s'ouvre par les narines, et en arrière avec le naso-pharynx par l'intermédiaire des choanes.

> **En clinique**
>
> L'atrésie des choanes est responsable d'une détresse respiratoire chez le nouveau-né. Lorsqu'elle est bilatérale, elle nécessite un traitement chirurgical.

Chaque cavité nasale se prolonge dans les os du massif facial par les sinus para-nasaux (fig. 14-2). Leur **paroi médiale**, ou septum nasal, est longue de 6 à 10 cm et haute de 5 cm. Elle comprend en arrière la lame perpendiculaire de l'os ethmoïde et l'os vomer et en avant le cartilage septal, dont le bord antérieur forme le dos du nez (fig. 14-3).

> **En clinique**
>
> Le septum nasal est souvent convexe d'un côté ou de l'autre et altère la perméabilité des ostiums sinusiens ce qui favorise les pathologies infectieuses homolatérales. Son extrémité antérieure peut être déviée et entraîner une déviation nasale. Il peut également être convexe vers l'avant pour des nez busqués ou concave pour des nez en trompette. Il peut faire l'objet d'une chirurgie esthétique ou de confort.

Leur **paroi supérieure**, ou toit, est formée en avant par l'os nasal, en haut par la lame criblée de l'os ethmoïde et en arrière par l'os sphénoïde.

> **À noter**
>
> La lame criblée est appelée ainsi car elle est perforée par les filets nerveux olfactifs. Dans l'Égypte ancienne, le cerveau était extrait de la boîte crânienne à travers la lame criblée à l'aide d'un crochet lors des momifications.

APPAREIL RESPIRATOIRE
VOIES AÉRIENNES SUPÉRIEURES

> **En clinique**
>
> L'os nasal, proéminent, peut être fracturé lors de traumatismes directs (sport, circulation, agression). Une déviation nasale peut résulter d'un impact latéral.
>
> La lame criblée est souvent déhiscente, toujours très mince, et peut être fracturée lors de traumatismes de l'étage antérieur du crâne. Il en résulte une rhinorrhée (écoulement nasal) de liquide cérébrospinal majorée par la position penchée en avant, des troubles de l'olfaction et un risque de méningite septique.

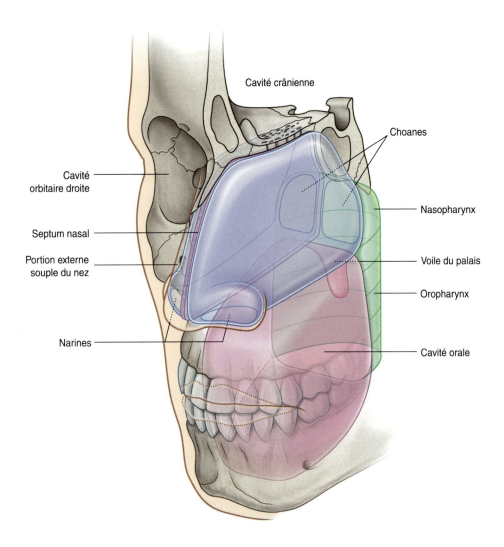

▶ 14-1
Cavités faciales.
© Drake 2015.

Leur **paroi inférieure**, ou plancher, plus large que le toit, est le palais osseux formé dans ses 2/3 antérieurs par le processus palatin de l'os maxillaire et dans son 1/3 postérieur par la lame horizontale de l'os palatin. Celui-ci est traversé au voisinage de la cloison nasale par le canal incisif qui livre passage au pédicule naso-palatin.

Leur **paroi latérale** est la plus complexe, elle est oblique en bas et en dehors, formée par 6 os : le maxillaire, le lacrymal, la lame verticale du palatin, l'aile médiale du processus ptérygoïde du sphénoïde, la masse latérale de l'ethmoïde et le cornet inférieur. Sa partie moyenne porte les **cornets**, lames osseuses allongées d'avant en arrière qui s'enroulent vers l'intérieur et se terminent par un bord libre (fig. 14-4) :

APPAREIL RESPIRATOIRE
VOIES AÉRIENNES SUPÉRIEURES

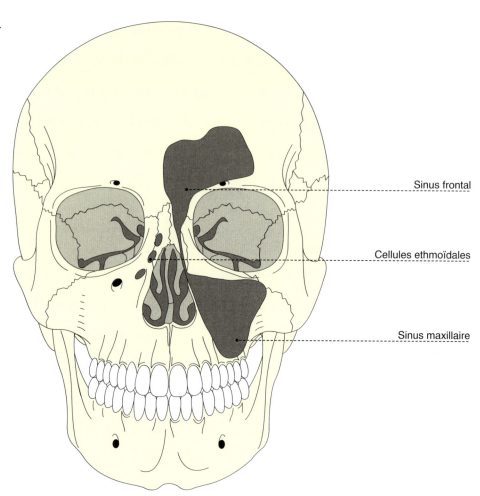

▶ 14-2
Sinus para-nasaux.
Le sinus sphénoïdal n'est pas représenté.
© Pr Michel Montaudon.

- le cornet supérieur se détache de la masse latérale de l'ethmoïde, il est presque horizontal et mesure 25 mm de long et 5 mm de large. Il est parfois surmonté par un cornet suprême ;
- le cornet moyen se détache aussi de la masse latérale de l'ethmoïde et mesure 45 mm de long et 10 mm de large. Il se rapproche de la cloison nasale avec laquelle il limite un rétrécissement sagittal, la fente olfactive ;
- le cornet inférieur est un os indépendant, de 50 mm de long et 10 à 12 mm de large. Son extrémité antérieure atteint l'orifice des cavités nasales.

À noter

Les cavités nasales présentent de nombreux obstacles créés par les cornets. Elles sont divisées en 2 étages séparés par la fente olfactive :
- l'étage inférieur est respiratoire. Il est large, parcouru par l'air respiré dont le flux devient turbulent en passant entre les cornets. Leur présence augmente la surface muqueuse au contact de l'air inspiré, qui l'humidifie et le réchauffe. Il est par ailleurs filtré de ses poussières par les poils ;
- l'étage supérieur est olfactif, étroit, parcouru par les molécules odorantes véhiculées par l'air respiré.

APPAREIL RESPIRATOIRE
VOIES AÉRIENNES SUPÉRIEURES

En clinique

L'étroitesse des cavités nasales et les cornets génèrent une **résistance** à l'écoulement aérien : alors que la ventilation de repos est nasale, l'effort oblige à une ventilation à la fois nasale et buccale. Chez le nouveau-né, à l'inverse, la résistance des cavités nasales est moindre que celle de la cavité orale car celle-ci est occupée par la langue, proportionnellement plus volumineuse que chez l'adulte : l'obstruction nasale est habituellement mal tolérée par les nourrissons.

L'hypertrophie des cornets inférieurs induit une gêne respiratoire et peut faire l'objet d'une résection ou **turbinectomie**. Il faut respecter la partie postérieure du cornet qui porte des cellules sensibles au passage de l'air et dont la perte est responsable d'une sensation permanente d'obstruction nasale.

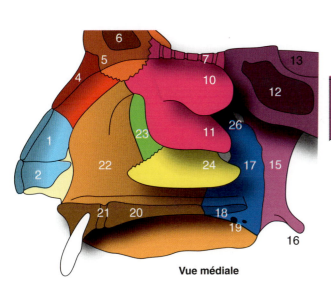
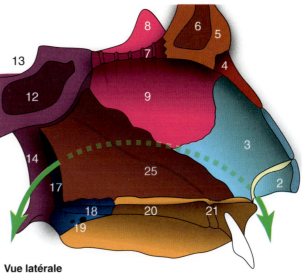

Vue médiale   **Vue latérale**

1. Cartilage nasal latéral
2. Grand cartilage alaire
3. Cartilage septal
4. Os nasal
5. Épine nasale ⎫
6. Sinus frontal ⎬ Os frontal
7. Lame criblée ⎫
8. Crista galli ⎪
9. Lame perpendiculaire ⎬ Ethmoïde
10. Cornet supérieur ⎪
11. Cornet moyen ⎭
12. Sinus sphénoïdal
13. Selle turcique
14. Lame médiale du processus ptérygoïde ⎫
15. Lame latérale du processus ptérygoïde ⎬ Sphénoïde
16. Hamulus ptérygoïdien ⎭
17. Lame perpendiculaire ⎫
18. Lame horizontale ⎬ Os palatin
19. Foramens grand et petit palatins ⎭
20. Processus palatin ⎫
21. Canal incisif ⎪
22. Processus frontal ⎬ Os maxillaire
23. Os lacrymal ⎪
24. Cornet inférieur ⎭
25. Vomer
26. Foramen sphéno-palatin

▶ 14-3
Parois osseuses des fosses nasales.
© Pr Michel Montaudon.

APPAREIL RESPIRATOIRE
VOIES AÉRIENNES SUPÉRIEURES

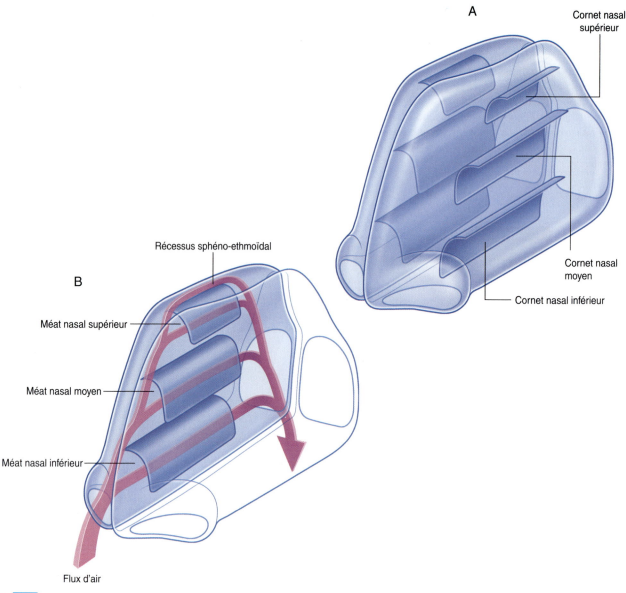

▶ **14-4**
Cavités nasales.
A) Cornets nasaux sur les faces latérales.
B) Flux d'air dans la cavité nasale droite.
© Drake 2015.

Les cornets entourent en haut et en dedans les **méats nasaux**, espaces compris entre la paroi latérale de chaque cavité nasale et le cornet correspondant (fig. 14-5) :
- le méat inférieur communique largement avec la cavité nasale. Limité en bas par le plancher de la cavité nasale, il reçoit sur sa paroi latérale le canal lacrymo-nasal ;

À noter
Le canal lacrymo-nasal permet l'évacuation des sécrétions lacrymales à partir du canthus médial de l'œil. Un excès de sécrétions lors des pleurs entraîne un mouchage.

APPAREIL RESPIRATOIRE
VOIES AÉRIENNES SUPÉRIEURES

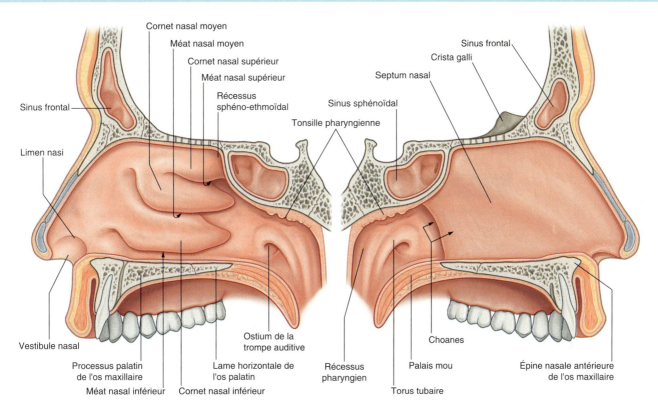

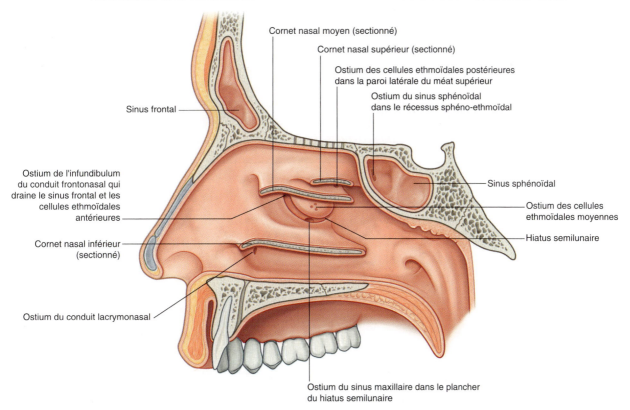

▶ 14-5
Méats et cornets nasaux, ostiums sinusiens.
© Drake 2017.

- le méat moyen est aplati transversalement. Il présente sur sa paroi latérale 2 reliefs :
  – en avant, le processus unciné de l'ethmoïde limite le hiatus semi-lunaire où s'ouvrent :
    – en haut, le sinus frontal et les cellules ethmoïdales antérieures,
    – en bas, le sinus maxillaire,
  – en arrière, la bulle ethmoïdale limite le sillon rétro-bullaire, dans lequel s'ouvrent les cellules ethmoïdales moyennes ;
- le méat supérieur est étroit. Il surplombe la partie postérieure du cornet moyen et reçoit l'abouchement des cellules ethmoïdales postérieures et du sinus sphénoïdal ;

À noter

Les sécrétions sinusiennes et lacrymales qui arrivent dans les cavités nasales par ces orifices contribuent à réchauffer l'air inhalé.

- le récessus sphéno-ethmoïdal est l'espace situé entre le cornet nasal supérieur et le toit de la cavité nasale. Il comprend parfois un cornet suprême.

En clinique

L'obstruction des méats nasaux conduit à des **sinusites** aiguës infectieuses.

La muqueuse qui recouvre les parois osseuses des cavités nasales est appelée **muqueuse pituitaire**. Elle est formée par un épithélium cilié pseudo-stratifié qui sécrète un mucus destiné à humidifier l'air et à piéger les particules inhalées. Celles-ci sont alors mobilisées par les cils vers les choanes puis le pharynx et dégluties. L'air se réchauffe au contact du sang qui parcourt les capillaires de la muqueuse. Une petite surface de celle-ci est destinée à l'olfaction et forme la fossette olfactive, située sur la face supérieure du cornet supérieur et sur la partie adjacente de la cloison nasale. Cette fossette comprend la **tache olfactive**, zone sensorielle de 1 à 2 cm² qui contient les cellules olfactives dont les axones traversent la lame criblée de l'ethmoïde pour gagner le bulbe olfactif (fig. 14-6).

À noter

La pituite désignait les sécrétions visqueuses produites par la muqueuse du nez ou celle des bronches.

▶ **14-6**
Localisation de la tache olfactive sur la muqueuse pituitaire.
© Pr Michel Montaudon.

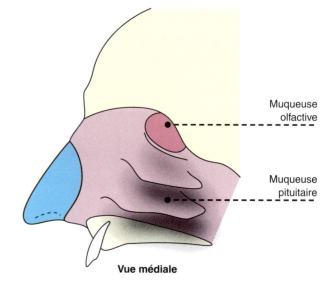

Vue médiale

APPAREIL RESPIRATOIRE
VOIES AÉRIENNES SUPÉRIEURES

> **En clinique**
>
> Lors d'infections naso-sinusiennes, le passage de sécrétions infectées à travers les choanes peut être à l'origine d'infections broncho-pulmonaires. Ce phénomène, appelé **jetage postérieur**, est visible à l'examen de l'oro-pharynx.
> La **rhinite** est une inflammation de la muqueuse pituitaire. Elle est infectieuse ou allergique.
> La muqueuse pituitaire se continue avec la muqueuse du pharynx et celle des sinus. Ceci explique le continuum infectieux entre ces différentes structures (naso-pharyngite).

Nez

Situé en avant des cavités nasales, le nez communique avec elles par l'ouverture piriforme. Ses 2 narines constituent le vestibule des cavités nasales et s'ouvrent en avant par les orifices narinaires. L'armature du nez comprend l'os nasal prolongé en avant et en bas par une partie cartilagineuse (fig. 14-7 et 14-3) :
- sur la ligne médiane se trouve le cartilage septal ;
- latéralement se trouvent le cartilage nasal latéral, le grand cartilage alaire dont les branches médiale et latérale entourent l'orifice narinaire et limitent son collapsus en inspiration, des cartilages inconstants et le tissu conjonctif adipeux de l'aile du nez.

Le revêtement muqueux du nez est un épithélium cilié muco-sécrétant sauf au niveau des narines, tapissées par un revêtement de type cutané pourvu de longs poils qui filtrent les particules de l'air inspiré. Il participe à l'humidification et au réchauffement de l'air inspiré.

> **À noter**
>
> L'aile du nez désigne la partie latérale comprise entre le cartilage septal et l'orifice narinaire.

14-7
Nez.
© Pr Michel Montaudon.

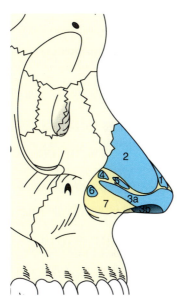
Vue latérale

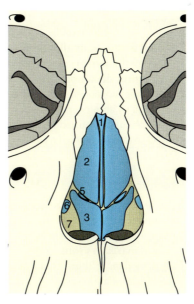
Vue ventrale

1. Cartilage septal
2. Cartilage nasal latéral
3. Grand cartilage alaire
   a : branche latérale
   b : branche médiale
4. Petit cartilage alaire
5. Cartilage alaire accessoire
6. Cartilage nasal accessoire
7. Tissu fibro-adipeux de l'aile du nez

APPAREIL RESPIRATOIRE
VOIES AÉRIENNES SUPÉRIEURES

> **En clinique**
>
> L'orifice narinaire permet l'exploration de la cavité nasale par un rhinoscope.
> La peau du nez est très riche en glandes sébacées qui peuvent être à l'origine de kystes et de comédons, particulièrement à l'adolescence.
> Les cartilages et le tissu adipeux de l'aile du nez sont peu vascularisés et à risque infectieux lors des piercings nasaux.

Sinus-para-nasaux

Ce sont des cavités aériques, tapissées d'une muqueuse respiratoire ciliée sécrétant du mucus. Ils sont creusés dans les os de la face et s'ouvrent dans les cavités nasales (fig. 14-2 et 14-5) :
- les sinus frontaux sont situés dans l'épaisseur de l'os frontal, en dedans et au-dessus de la cavité orbitaire. L'ostium de chaque sinus frontal s'ouvre à la partie antérieure du méat nasal moyen ;
- les sinus maxillaires sont dans l'os maxillaire, en dedans et au-dessous de la cavité orbitaire. Ils sont situés en dehors des cavités nasales dont ils sont séparés par une fine lame osseuse. Leurs ostiums s'ouvrent également à la partie antérieure du méat nasal moyen ;
- le sinus sphénoïdal est creusé dans le corps de l'os sphénoïde. Son ostium s'ouvre dans le méat nasal supérieur ;
- les cellules ethmoïdales forment le **labyrinthe ethmoïdal** et sont séparées de la cavité orbitaire par une fine lame osseuse, la lame papyracée. Chaque labyrinthe comprend 3 groupes de cellules : antérieur, moyen et postérieur. L'une des cellules du groupe moyen est souvent plus volumineuse que les autres et constitue la bulle ethmoïdale. Le groupe antérieur s'abouche à la partie antérieure du méat nasal moyen, le groupe moyen à sa partie postérieure, le groupe postérieur dans le méat supérieur ;
- d'autres structures osseuses (cornets, septum nasal) peuvent parfois être pneumatisées.

> **À noter**
>
> La **pneumatisation** des sinus peut être extrêmement variable d'un sujet à l'autre et d'un côté à l'autre. Elle se fait au cours de la croissance par la coalescence de petites cavités apparaissant dans les os de la face : les cellules ethmoïdales sont présentes dès la naissance, les sinus maxillaires à 18 mois, le sinus sphénoïdal à 2 ans, les sinus frontaux vers 7 ans.
> **Les sinus para-nasaux allègent le squelette facial et augmentent sa résistance aux traumatismes.**
> La pneumatisation du cornet moyen est appelée concha bullosa.
> Les **variantes de la normale** (concha bullosa, déviation du septum nasal, inversion de courbure d'un cornet moyen, etc.) qui rétrécissent le méat moyen peuvent entraîner un confinement des cavités qui s'y abouchent avec un risque infectieux.
> Les cavités naso-sinusiennes sont le siège d'une **flore bactérienne** abondante, non pathogène. Celle-ci se raréfie dans le larynx et disparaît complètement dans la trachée et en aval.

> **En clinique (fig. 14-8)**
>
> La lame osseuse qui sépare le sinus maxillaire de la cavité orbitaire est le plancher de l'orbite. Une **fracture** de celui-ci est un risque septique pour le contenu orbitaire. Elle peut également entraîner l'incarcération du muscle droit inférieur et une diplopie verticale lors du regard vers le haut.
> Les sinus maxillaires sont au-dessus des racines des dents 14, 15, 16, 24, 25 et 26 : celles-ci peuvent faire issue dans le sinus, tout comme du matériel dentaire, et être à l'origine de **sinusites infectieuses**. Les inflammations des sinus maxillaires s'accompagnent de douleurs dentaires.
> Le sinus sphénoïdal est en rapport avec la fosse hypophysaire et constitue l'une des voies d'abord chirurgical de l'hypophyse (voie trans-nasale).
> La finesse de la lame papyracée explique le risque de propagation d'infections du sinus ethmoïdal vers l'orbite. Sa fracture induit également un risque de cellulite orbitaire.
> Une pneumatisation importante du sinus sphénoïde est un risque lors de la **chirurgie endoscopique** de ce sinus car la cavité peut alors entourer les nerfs optiques (II) ou les artères carotides internes. Une pneumatisation importante des sinus frontaux, amincissant la paroi osseuse qui le sépare de l'endocrâne, constitue également un risque chirurgical ou infectieux.

APPAREIL RESPIRATOIRE
VOIES AÉRIENNES SUPÉRIEURES

1. Sinus frontal
2. Méat moyen
3. Cornet moyen
4. Sinus maxillaire
5. Cellules ethmoïdales antérieures
6. Cellules ethmoïdales moyennes
7. Cellules ethmoïdales postérieures
8. Méat supérieur
9. Cornet supérieur
10. Cornet inférieur
11. Méat inférieur
12. Conduit lacrymonasal
13. Nerf infra-orbitaire
14. Bulbe olfactif et lame criblée
15. Orbite
16. Lame orbitaire de l'os frontal
17. Lame orbitaire de l'ethmoïde
18. Récessus sphéno-ethmoïdal
19. Processus ethmoïdal

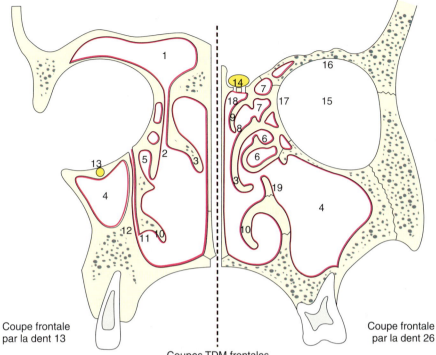

Coupe frontale par la dent 13 — Coupe frontale par la dent 26
Coupes TDM frontales

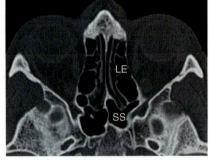

Coupe TDM horizontale
LE : labyrinthe ethmoïdal
SS : sinus sphénoïdal

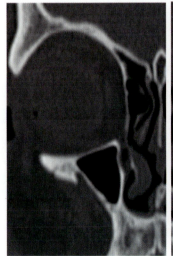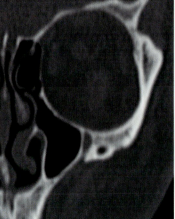

▶ **14-8**
Coupes frontales des sinus de la face, coupes TDM.
© Pr Michel Montaudon.

Vascularisation

Artérielle (fig. 14-9)

L'artère **sphéno-palatine**, branche terminale de l'artère maxillaire, est l'artère principale des cavités nasales. Elle émerge du foramen sphéno-palatin et se divise en artères nasales postérieures :
- les latérales irriguent les cornets moyen et inférieur et les méats correspondants ;
- la septale vascularise le cornet et le méat supérieurs puis parcourt la cloison nasale et s'anastomose dans le canal incisif avec l'artère palatine descendante.

Les artères **ethmoïdales** proviennent de l'artère ophtalmique, elle-même issue de la carotide interne. Elles traversent la lame criblée et vascularisent la région olfactive, la paroi latérale, les cellules ethmoïdales et le sinus frontal.

APPAREIL RESPIRATOIRE
VOIES AÉRIENNES SUPÉRIEURES

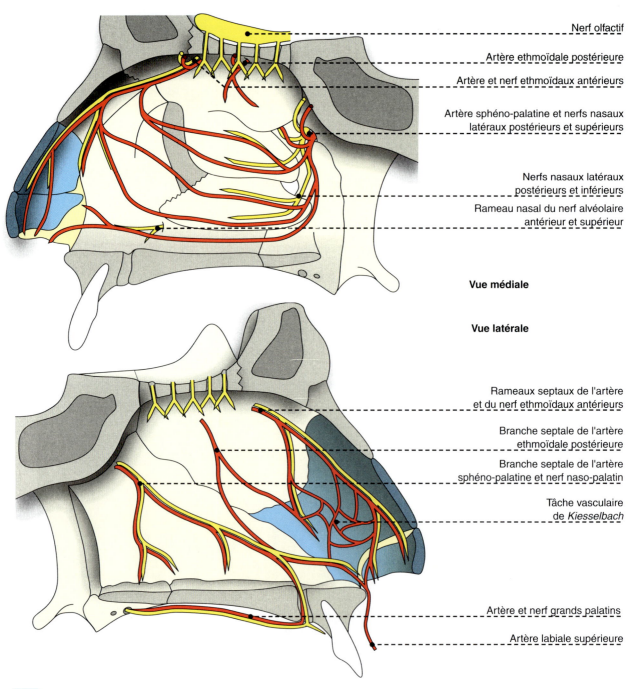

▶ 14-9
Vascularisation et innervation des fosses nasales.
© Pr Michel Montaudon.

> **En clinique**
>
> Les fractures de la lame criblée de l'ethmoïde provoquent des épistaxis.

L'artère **de la sous-cloison** provient de l'artère labiale supérieure, issue de l'artère faciale, et vascularise la partie antéro-inférieure du septum. Elle s'y anastomose avec l'artère sphéno-palatine et avec l'artère ethmoïdale antérieure.

APPAREIL RESPIRATOIRE
VOIES AÉRIENNES SUPÉRIEURES

À noter
La muqueuse des cavités nasales est très richement vascularisée par de nombreux capillaires et réchauffe l'air inhalé à son contact.

En clinique
Les **épistaxis** sont des hémorragies extériorisées par les cavités nasales. Elles sont traitées par l'introduction d'une mèche dans la cavité nasale pour tamponner la muqueuse.
L'électrocoagulation de la muqueuse nasale à l'endroit où les différentes artères s'anastomosent (tache vasculaire de *Kiesselbach*) permet de traiter la plupart des épistaxis idiopathiques.
Les épistaxis graves sont traitées par vaso-occlusion endo-vasculaire ou ligature de ces artères.

Veineuse
Les veines proviennent d'un réseau profond périosté, d'un réseau superficiel muqueux et d'un réseau intermédiaire constitué d'un ensemble de sinus disposés autour des cornets moyen et inférieur qui permettent la turgescence de la muqueuse pituitaire.
Elles se drainent vers des veines satellites des artères (fig. 14-10) :
- les veines sphéno-palatines rejoignent les plexus veineux maxillaires ;
- les veines ethmoïdales gagnent la veine ophtalmique ;
- les veines de la sous-cloison se jettent dans la veine faciale.

En clinique
La veine ophtalmique anastomose les veines nasales set intra-crânienne (sinus caverneux) : elle peut transmettre une infection de la région nasale vers l'endocrâne.

▶ **14-10**
Veines des fosses nasales.
© Drake 2015.

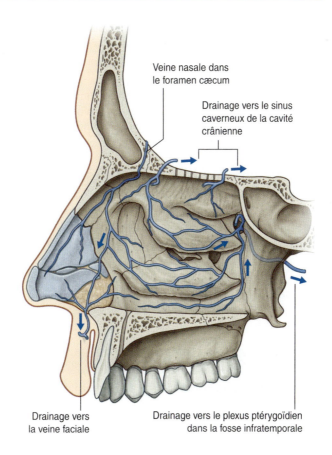

Lymphatique

Le drainage lymphatique rejoint les nœuds rétro-pharyngiens, jugulo-carotidiens et sub-mandibulaires.

Innervation

La **sensibilité** des cavités nasales est développée et dépend des branches du nerf trijumeau (V) (fig. 14-9) :
- le nerf ptérygo-palatin, issu du nerf maxillaire (V_2), pénètre dans la cavité nasale par le foramen sphéno-palatin et en innerve la partie postérieure ;
- le nerf naso-palatin, issu du nerf maxillaire, pénètre par le toit de la cavité, innerve le septum puis s'engage dans le foramen incisif ;
- le nerf ethmoïdal antérieur, issu du nerf nasal, branche du nerf ophtalmique (V_1), innerve la partie antérieure des cavités nasales et les narines.

> **À noter**
>
> La stimulation de ces nerfs lors d'une agression de la muqueuse pituitaire induit un éternuement réflexe.

Les sinus sont innervés par :
- le nerf supra-orbitaire issu du nerf ophtalmique pour le sinus frontal ;
- les rameaux infra-orbitaires et alvéolaires du nerf maxillaire pour le sinus maxillaire ;
- le nerf maxillaire pour le sinus sphénoïdal ;
- le nerf ophtalmique, via les nerfs naso-ciliaire et ethmoïdal postérieur, et le nerf maxillaire pour les cellules ethmoïdales.

> **En clinique**
>
> Lors des sinusites frontales et maxillaires, la douleur est augmentée par la pression des foramens supra- et infra-orbitaires d'où émergent les nerfs destinés à ces sinus.

L'innervation **autonome sympathique** provient du myélomère T1 via les ganglions sympathiques cervicaux (fig. 14-11). Les neurones post-ganglionnaires rejoignent les cavités nasales par des fibres péri-artérielles qui forment le nerf pétreux profond. Celui-ci rejoint le nerf grand pétreux puis suit les rameaux du nerf maxillaire (V_2). Le contingent sympathique contrôle la vasomotricité de la muqueuse.

> **À noter**
>
> Il existe physiologiquement une asymétrie d'épaisseur de la muqueuse des cavités nasales : alors que l'une est turgescente, réchauffe et humidifie l'air inhalé, l'autre est rétractée offrant une faible résistance aux flux aériens. Ce cycle nasal s'inverse en moyenne après 2 à 3 heures.

Les neurones **para-sympathiques** empruntent le nerf facial (VII) puis le nerf grand pétreux vers le ganglion ptérygo-palatin. Les neurones post-ganglionnaires empruntent les nerfs ptérygo-palatin et naso-palatin. Ils contrôlent la sécrétion muqueuse.

> **En clinique**
>
> Ces nerfs sont impliqués dans la rhinite allergique (rhume des foins) et provoquent un écoulement nasal.

Le **sens** de l'odorat est véhiculé par le nerf olfactif (I) (cf. p. 763).

APPAREIL RESPIRATOIRE
VOIES AÉRIENNES SUPÉRIEURES

▶ 14-11
Systématisation de l'innervation autonome des cavités nasales.
© Pr Michel Montaudon.

1. Nerf trijumeau (V)
2. Ganglion trigéminal
3. Nerf ophtalmique (V1)
4. Nerf maxillaire (V2)
5. Nerf mandibulaire (V3)
6. Nerf facial (VII)
7. Ganglion ptérygo-palatin
8. Nerfs nasaux postérieurs
9. Nerfs grand et petit palatins
10. Ganglion sympathique cervical supérieur
11. Artère maxillaire
12. Nerf pétreux profond
13. Nerf du canal ptérygoïdien

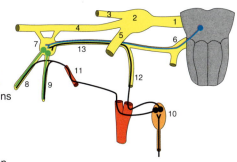

En clinique
La perte de l'odorat lors d'une lésion de la muqueuse olfactive, d'un traumatisme de la lame criblée de l'ethmoïde ou d'une cause neurologique constitue une **anosmie**.

Pharynx (fig. 14-12 et 14-13)

Le pharynx est le carrefour des voies respiratoire et digestive (fig. 14-14). Il participe à la déglutition, à la respiration, à l'audition et à la phonation. Il s'étend de la base du crâne au bord inférieur du cartilage cricoïde en se rétrécissant vers le bas (fig. 14-12). Il se poursuit par l'œsophage cervical. Il présente 3 parties qui forment une gouttière ouverte en avant sur :
- les cavités nasales pour le naso-pharynx ;
- la cavité orale pour l'oro-pharynx ;
- le larynx pour le laryngo-pharynx.

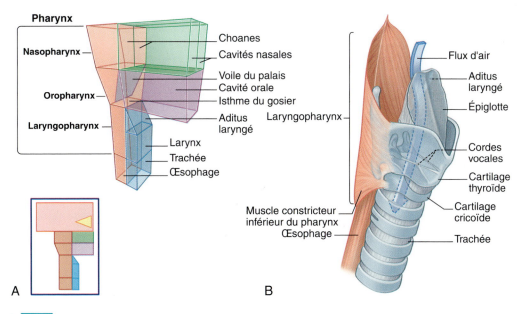

▶ 14-12
Pharynx.
A) Organisation générale.
B) Vue anatomique.
D'après Drake 2015. © Carole Fumat.

APPAREIL RESPIRATOIRE
VOIES AÉRIENNES SUPÉRIEURES

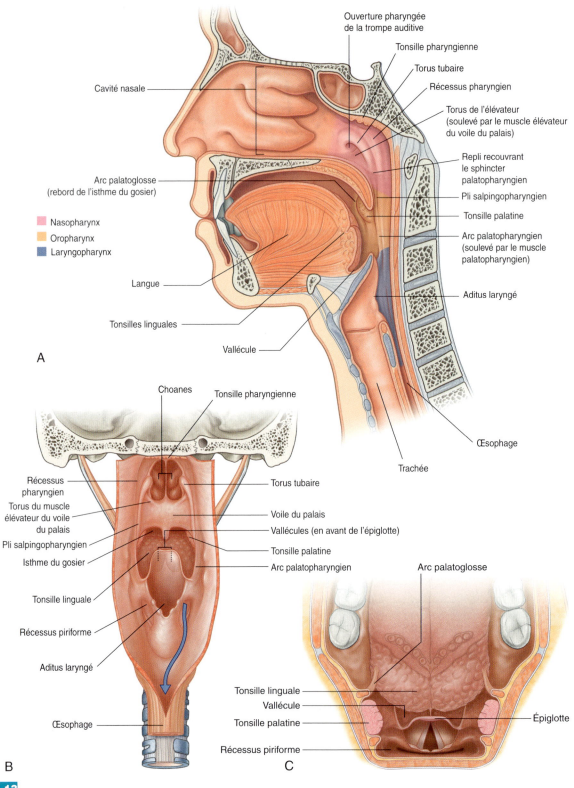

14-13
Reliefs muqueux du pharynx.
A) Vue latérale.
B) Vue postérieure avec ouverture de la paroi pharyngienne.
C) Vue supérieure.
© Drake 2015.

APPAREIL RESPIRATOIRE
VOIES AÉRIENNES SUPÉRIEURES

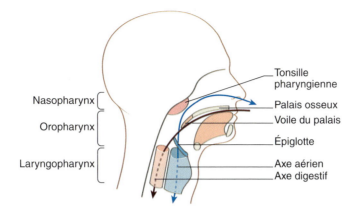

▶ 14-14
Carrefour aéro-digestif.
© Carole Fumat.

> ### À noter
> En français, les adjectifs « pharyngien » et « pharyngé » désignent tous deux les structures relatives au pharynx ; le premier est habituellement utilisé.

Parois

La paroi pharyngienne est formée de 4 couches concentriques.

Muqueuse

Elle tapisse la lumière pharyngienne. L'épithélium varie selon l'étage :
- pseudo-stratifié cilié de type respiratoire pour le naso-pharynx ;
- pavimenteux stratifié non kératinisé, voisin de celui des muqueuses orale et œsophagienne, pour l'oro- et le laryngo-pharynx.

> ### En clinique
> Le cancer du naso-pharynx atteint le plus souvent des sujets d'Asie du Sud-Est ou d'Afrique du Nord. Il est dû au virus d'*Epstein-Barr*.
> Les cancers de l'oro-pharynx et du laryngo-pharynx touchent essentiellement l'homme (95 % des cas) entre 45 et 70 ans. Ils sont habituellement liés à l'association du tabac et de l'alcool.
> L'infection à papillomavirus est impliquée dans certains cancers de l'oro-pharynx.

Sous-muqueuse

La sous-muqueuse des régions supérieure et latérales contient de nombreuses glandes et du tissu lymphoïde principalement localisé dans les parois du naso-pharynx où il forme les tonsilles pharyngiennes et tubaires.
La couche sous-muqueuse repose sur une membrane fibreuse, le **fascia pharyngo-basilaire**.

APPAREIL RESPIRATOIRE
VOIES AÉRIENNES SUPÉRIEURES

Couche musculaire (fig. 14-15 et 14-16)

Les muscles du pharynx sont striés, divisés selon l'orientation de leurs fibres :
- les muscles constricteurs (supérieurs, moyens et inférieurs) du pharynx sont périphériques (tableau 14-1) :
  - leurs fibres divergent vers l'arrière et se fixent sur une bande de tissu conjonctif dense, le raphé du pharynx, situé sur la ligne médiane à la partie postérieure. Le raphé se fixe sur le tubercule pharyngien de l'os occipital et se perd en bas dans l'adventice œsophagienne,
  - ils s'imbriquent les uns dans les autres : le supérieur est recouvert par le moyen, lui-même recouvert par le constricteur inférieur. Leur contraction successive entraîne le rétrécissement de haut en bas de la cavité pharyngienne et la progression du bol alimentaire (fig. 14-17) ;

> **À noter**
>
> L'artère palatine ascendante et le muscle élévateur du voile du palais pénètrent la paroi pharyngienne au-dessus du muscle constricteur supérieur.
> Le nerf glosso-pharyngien et le muscle stylo-pharyngien pénètrent la paroi pharyngienne entre les muscles constricteurs supérieur et moyen.
> Les vaisseaux laryngés supérieurs et le rameau interne du nerf laryngé supérieur traversent la paroi pharyngienne entre les muscles constricteurs moyen et inférieur.
> Les vaisseaux laryngés inférieurs et le nerf laryngé récurrent traversent la paroi pharyngienne sous le constricteur inférieur.

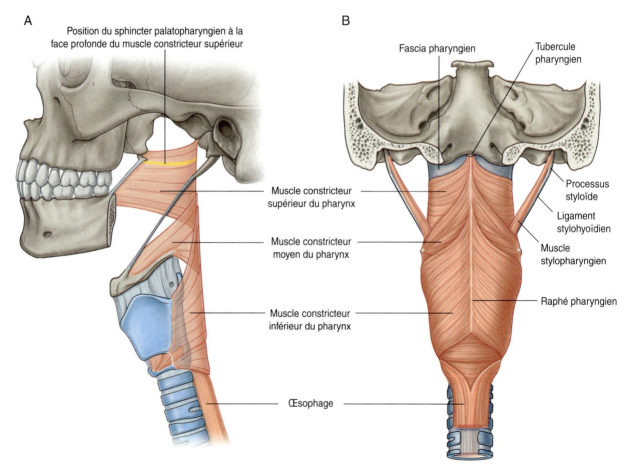

▶ **14-15**
Muscles constricteurs du pharynx.
A) Vue latérale.
B) Vue postérieure.
Le faisceau inférieur du muscle constricteur inférieur forme le muscle crico-pharyngien.
© Drake 2015.

APPAREIL RESPIRATOIRE
VOIES AÉRIENNES SUPÉRIEURES

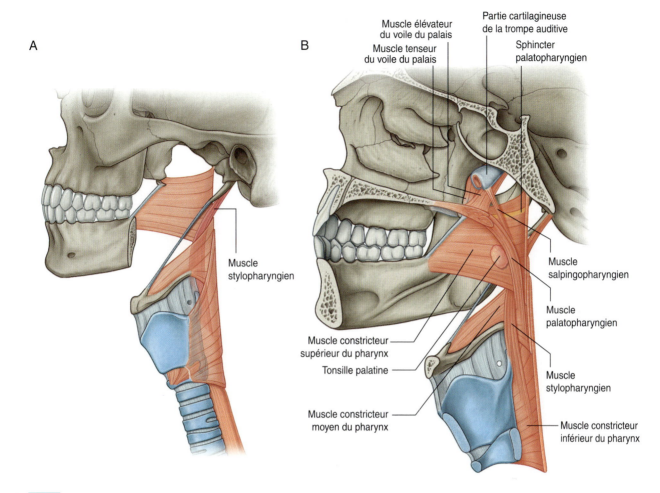

▶ **14-16**
Muscles longitudinaux du pharynx.
A) Muscle stylopharyngien.
B) Vue médiale.
© Drake 2015.

Tableau 14-1. Muscles constricteurs du pharynx.

Muscles	Insertions		Fonctions	Remarques
	Origine	Terminaison		
constricteur supérieur du pharynx	• processus et hamulus ptérygoïdiens du sphénoïde • raphé ptérygo-mandibulaire • ligne mylo-hyoïdienne de la mandibule • bord latéral de la langue (muscle pharyngo-glosse)	• raphé pharyngien	• constriction du pharynx • s'oppose au passage du bol alimentaire vers le naso-pharynx • péristaltisme	4 faisceaux : • ptérygo-pharyngien • bucco-pharyngien • mylo-pharyngien • glosso-pharyngien Quelques fibres de sa face profonde forment le sphincter palato-pharyngien
constricteur moyen du pharynx	• petite et grande cornes de l'os hyoïde • ligament stylo-hyoïdien	• raphé pharyngien	• constriction du pharynx • péristaltisme	2 faisceaux : • chondro-pharyngien • cérato-pharyngien

(suite)

APPAREIL RESPIRATOIRE
VOIES AÉRIENNES SUPÉRIEURES

Tableau 14-1. Suite.

	Insertions		Fonctions	Remarques
constricteur inférieur du pharynx	• cartilage cricoïde • ligne oblique du cartilage thyroïde • arc fibreux entre les 2 cartilages	• raphé pharyngien	• constriction du pharynx • empêche le passage d'air vers l'œsophage • péristaltisme	2 faisceaux : • thyro-pharyngien • crico-pharyngien dont les fibres les plus basses se mêlent aux myocytes œsophagiens

Ces muscles interviennent dans la respiration et dans la déglutition et sont innervés par le nerf vague (X).

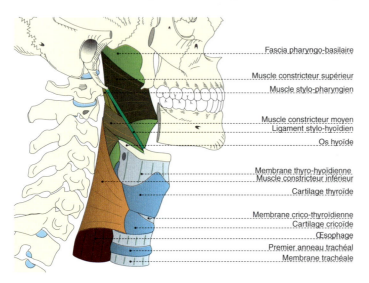

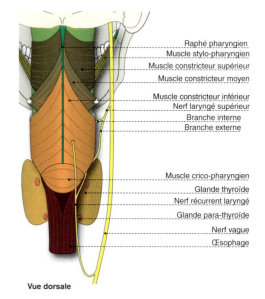

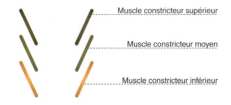

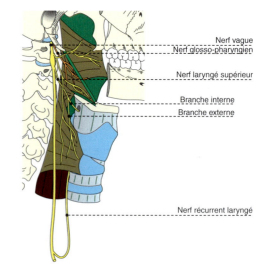

▶ 14-17
Muscles constricteurs du pharynx.
© Pr Michel Montaudon.

- les muscles longitudinaux de la paroi pharyngienne forment la couche profonde (tableau 14-2). Ils sont élévateurs du pharynx, peu développés. Ce sont les muscles palato-pharyngien, stylo-pharyngien et salpingo-pharyngien (fig. 14-15 et 14-16).

APPAREIL RESPIRATOIRE
VOIES AÉRIENNES SUPÉRIEURES

Tableau 14-2. Muscles longitudinaux du pharynx.

Muscles	Insertions		Fonctions	Remarques
	Origine	Terminaison		
palato-pharyngien	• face supérieure de l'aponévrose palatine	• faisceau thyroïdien : cartilage thyroïde • faisceau pharyngien : paroi du pharynx	• élévation du pharynx • abaissement du voile du palais (ferme l'isthme du gosier)	• responsable de l'arc palato-pharyngien, relief muqueux de la cavité orale qui borde en arrière la tonsille palatine puis gagne la face dorsale du pharynx
salpingo-pharyngien	• cartilage tubaire (partie inférieure de l'extrémité pharyngienne)	• paroi latérale du pharynx	• élévation du pharynx • ouverture de la trompe auditive	• soulève le pli salpingo-pharyngien
stylo-pharyngien	• processus styloïde de l'os temporal	• cartilage thyroïde • paroi pharyngienne	• élévation du pharynx	• s'insinue entre les constricteurs supérieur et moyen

Ils interviennent dans la respiration et la déglutition. Ils sont innervés par le nerf vague (X) à l'exception du stylo-pharyngien, innervé par le nerf glosso-pharyngien (IX).

> **À noter**
>
> Lors de la déglutition :
> - l'élévation du pharynx provoque son raccourcissement et son élargissement qui favorisent la réception des aliments ;
> - l'ouverture de la trompe auditive par le muscle salpingo-pharyngien permet d'équilibrer les pressions de part et d'autre du tympan, condition indispensable à une bonne vibration de celui-ci et donc à l'audition.

Adventice

Le **fascia bucco-pharyngien** est une expansion de la lame pré-trachéale du fascia cervical. C'est une fine membrane fibreuse qui recouvre les muscles pharyngiens et permet leurs déplacements par rapport aux structures voisines.

Il fusionne en haut avec le fascia pharyngo-basilaire et limite en avant et en dedans les **espaces latéro-pharyngiens** et **rétro-pharyngien**. Il se fixe sur la base du crâne, selon une ligne d'insertion ouverte en avant, sur le tubercule pharyngien, les extrémités médiales de la partie pétreuse de l'os temporal et du cartilage tubaire (fig. 14-18).

Il se poursuit en bas par l'adventice de l'œsophage.

> **À noter**
>
> À sa partie supérieure, la paroi pharyngienne n'est formée que par les fascias bucco-pharyngien et pharyngo-basilaire.

APPAREIL RESPIRATOIRE
VOIES AÉRIENNES SUPÉRIEURES

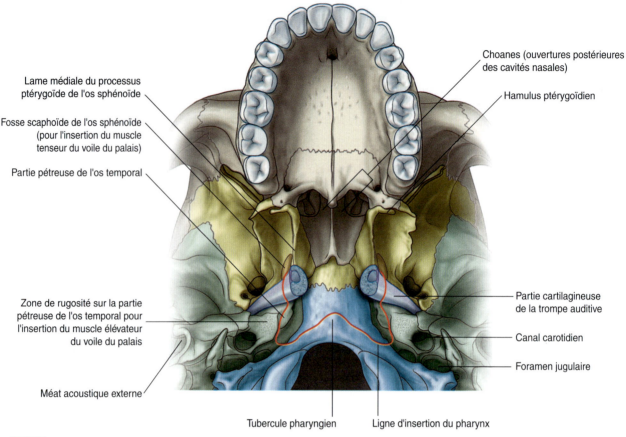

▶ 14-18
Insertion du pharynx sur la base du crâne.
© Drake 2015.

> **En clinique**
>
> L'espace **latéro-pharyngien** est en rapport avec la tonsille palatine dont les infections peuvent se propager par son biais vers la veine jugulaire interne (risque de septicémie) ou le médiastin (risque de médiastinite). Cet espace contient la carotide interne, élément à risque lors des ponctions d'abcès de la tonsille palatine.
> L'espace **rétro-pharyngien** est une lame de tissu conjonctif qui sépare le pharynx de la colonne vertébrale cervicale. Certains processus infectieux ou tumoraux de la colonne se manifestent par une dysphagie ou une odynophagie.

Cavité pharyngienne

La cavité pharyngienne forme un sillon ouvert en avant sur les cavités nasales, orale et laryngée. Elle présente 3 parties superposées et séparées par leurs rapports antérieurs (fig. 14-19 et 14-20).

Naso-pharynx

C'est un conduit de 5 cm de diamètre et de hauteur, uniquement respiratoire, situé en arrière des cavités nasales avec lesquelles il communique par les choanes. Il comprend :
- une paroi supérieure inclinée en bas et en arrière, constituée des 2/3 postérieurs de la face inférieure du corps de l'os sphénoïde et de la partie basilaire de l'os occipital. La muqueuse de cette paroi présente un amas de follicules lymphoïdes particulièrement développé chez l'enfant, la tonsille pharyngienne qui s'atrophie à l'âge adulte ;

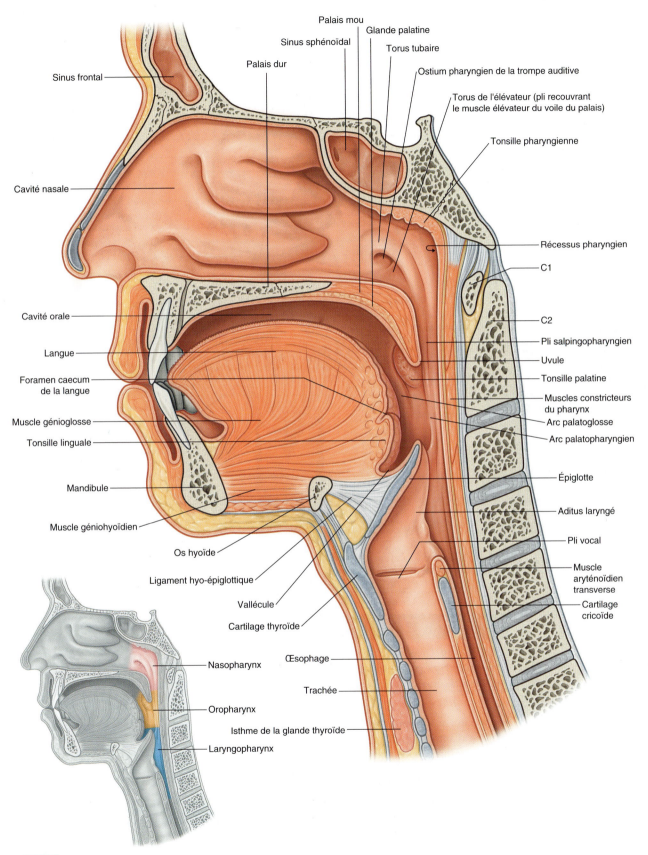

▶ **14-19**
Vue médiale de la cavité pharyngienne.
© Drake 2017.

915

APPAREIL RESPIRATOIRE
VOIES AÉRIENNES SUPÉRIEURES

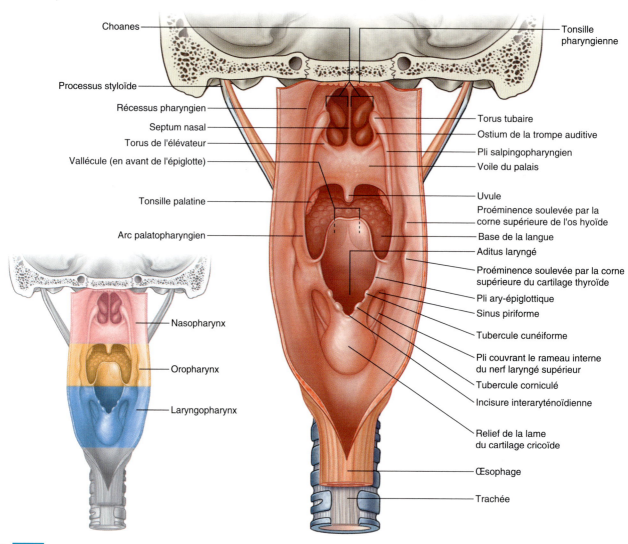

▶ 14-20
Vue dorsale de la cavité pharyngienne après ouverture de la paroi postérieure.
© Drake 2017.

En clinique
Chez l'enfant, l'hypertrophie de la tonsille pharyngienne constitue les végétations adénoïdes, responsables d'une gêne respiratoire et de rhinopharyngites à répétition. Leur ablation chirurgicale est parfois réalisée.

- une paroi postérieure formée en haut par la partie basilaire de l'os occipital et en bas par la membrane atlanto-occipitale ;
- une paroi antérieure largement ouverte sur les cavités nasales par les choanes, séparées sur la ligne médiane par la partie postérieure du septum nasal ;

En clinique
L'exploration du naso-pharynx à l'aide d'un miroir introduit par la bouche au-delà de l'isthme du gosier permet d'examiner les choanes, la queue des cornets inférieurs et moyens, et les tonsilles pharyngiennes.

APPAREIL RESPIRATOIRE
VOIES AÉRIENNES SUPÉRIEURES

- une paroi inférieure largement ouverte sur l'oro-pharynx par l'isthme du pharynx ;
- 2 parois latérales recevant l'ostium pharyngien de la trompe auditive, en arrière et au-dessus du palais osseux. Le cartilage de la trompe soulève la muqueuse pharyngienne en formant le torus tubaire, entouré par du tissu lymphoïde qui constitue les tonsilles tubaires :
  - en avant du torus tubaire, le pli salpingo-palatin est sous-tendu par le ligament salpingo-palatin,
  - sous le torus tubaire, le muscle élévateur du voile du palais soulève un relief muqueux appelé torus de l'élévateur,
  - en bas et en arrière, le torus tubaire se prolonge par le pli salpingo-pharyngien soulevé par le muscle salpingo-pharyngien,
  - en arrière du torus tubaire se trouve une dépression de la muqueuse, le récessus pharyngien.

À noter
La manœuvre de *Valsalva* est une expiration forcée en maintenant la glotte fermée pour équilibrer les pressions entre oreilles interne et externe. Elle permet d'ouvrir la trompe auditive et est pratiquée lors de la plongée sous-marine ou en avion lors des décollages et atterrissages.

En clinique
L'hypertrophie de la tonsille pharyngienne ou des tonsilles tubaires peut entraîner une obstruction des orifices tubaires qui conduit à une **otite moyenne** séreuse ou aiguë : le naso-pharynx doit être examiné lors des troubles auditifs de transmission.

Oro-pharynx
C'est un conduit mixte, respiratoire et digestif, de 4 à 5 cm de diamètre, dans lequel les flux aérien et digestif se croisent. Il se projette en regard des vertèbres C1 à C3.
Il est situé en arrière de la cavité orale sur laquelle il s'ouvre par l'isthme du gosier, entre le voile du palais en haut et le bord supérieur de l'épiglotte en bas.
L'**isthme du gosier** est formé par les arcs palato-glosses, reliefs muqueux situés en avant des tonsilles palatines et soulevés par les muscles palato-glosses.
Sous l'isthme du gosier, la paroi antérieure de l'oro-pharynx est formée par la base de la langue dont la muqueuse comprend également des amas lymphoïdes, les tonsilles linguales.
Il est séparé du naso-pharynx par l'**isthme du pharynx**, situé dans le prolongement du voile du palais et soulevé par quelques fibres profondes du muscle constricteur supérieur qui forment le sphincter palato-pharyngien, fixé sur le voile du palais. Ce sphincter se contracte lors de la déglutition ce qui provoque la bascule du voile du palais vers le haut et l'arrière et évite le passage du bol alimentaire vers le naso-pharynx.

À noter
Les formations lymphoïdes du pharynx sont disposées autour de l'entrée des voies aéro-digestives supérieures et forment le cercle lymphoïde de *Waldeyer* qui permet au système immunitaire de surveiller les substances inhalées ou ingérées. Il comprend les tonsilles pharyngiennes, palatines, linguales et tubaires (fig. 14-21).

En clinique
Lors des angines, les tonsilles palatines s'hypertrophient et constituent les « amygdales ». En fonction de la couleur de celles-ci, l'angine est rouge, par simple inflammation, ou blanche lorsqu'elle est purulente.

APPAREIL RESPIRATOIRE
VOIES AÉRIENNES SUPÉRIEURES

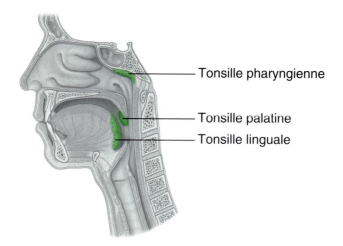

▶ **14-21**
Cercle lymphoïde de *Waldeyer*.
© Drake 2017.

Laryngo-pharynx

C'est un conduit uniquement digestif, de 2 cm de diamètre, situé en arrière du larynx dont il est séparé par l'aditus laryngé. Il se projette en regard des vertèbres C4 à C6 et se rétrécit vers le bas. Il se poursuit par la partie cervicale de l'œsophage. Entre les deux, un faisceau du muscle constricteur inférieur forme le **sphincter pharyngo-œsophagien**.

L'**aditus laryngé** est l'orifice de la paroi antérieure du laryngo-pharynx. Situé dans un plan presque frontal, il fait communiquer le pharynx avec le larynx. La bascule postérieure de l'épiglotte lors de la déglutition l'obstrue.

Sous l'aditus laryngé, le cartilage cricoïde forme un relief proéminent qui soulève la muqueuse de la paroi antérieure du laryngo-pharynx. De part et d'autre de celui-ci, les **récessus piriformes** permettent à la salive ou aux aliments de glisser vers l'œsophage lors de la déglutition.

> **En clinique**
>
> Lors de certaines manifestations allergiques graves, la congestion de la muqueuse pharyngo-laryngée peut entraîner un rétrécissement important de la voie aérienne. Les formes les plus graves, appelées **œdème de *Quincke***, peuvent être mortelles.

Vascularisation (fig. 14-22)

Artérielle

Les artères du pharynx proviennent principalement de la carotide externe :
- l'artère pharyngienne ascendante est la principale artère du pharynx. Elle se ramifie sur ses faces latérales et dorsale ;
- l'artère palatine ascendante, branche de l'artère faciale, donne plusieurs rameaux au pharynx dont des rameaux tonsillaires pour la tonsille pharyngienne ;
- l'artère pharyngienne supérieure, issue de l'artère maxillaire, vascularise le toit du naso-pharynx.

L'artère sub-clavière participe par l'intermédiaire du tronc thyro-cervical qui donne l'artère thyroïdienne inférieure dont les rameaux pharyngiens vascularisent le laryngo-pharynx.

Veineuse

Les veines pharyngiennes constituent un plexus qui rejoint :
- en arrière le plexus ptérygoïdien puis la veine maxillaire et enfin la veine rétro-mandibulaire pour aboutir dans la jugulaire interne ;
- en bas la veine faciale puis la jugulaire interne.

APPAREIL RESPIRATOIRE
VOIES AÉRIENNES SUPÉRIEURES

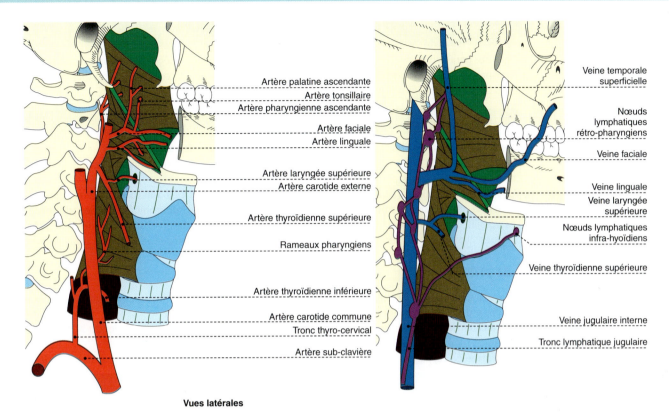

Vues latérales

▶ **14-22**
Vascularisation du pharynx.
© Pr Michel Montaudon.

En clinique

Le plexus ptérygoïdien anastomose les veines tonsillaires palatines et le sinus caverneux : la transmission par cette voie d'une infection bactérienne peut être à l'origine d'une thrombose septique du sinus caverneux.

Lymphatique

Les lymphatiques rejoignent les nœuds cervicaux profonds, rétro-pharyngiens, para-trachéaux, infra-hyoïdiens et jugulaires internes.

En clinique

Ces nœuds lymphatiques sont systématiquement retirés et analysés lors de la chirurgie des cancers du pharynx.

Innervation

L'innervation **sensitive** dépend de l'étage :
- pour le naso-pharynx, elle provient du rameau pharyngien du nerf maxillaire (V_2), branche du nerf trijumeau (V) ;
- pour l'oro-pharynx, elle est véhiculée par le nerf glosso-pharyngien (IX) ;
- pour le laryngo-pharynx, elle dépend du nerf laryngé supérieur qui rejoint le vague (X).

L'innervation **motrice** est apportée (fig. 14-17) :
- pour le muscle stylo-pharyngien, par le nerf glosso-pharyngien ;
- pour tous les autres muscles par le rameau pharyngien du nerf vague ou par le nerf laryngé supérieur, également issu du nerf vague, qui donne des rameaux laryngés interne et externe.

Ces rameaux forment un plexus dans le fascia bucco-pharyngien.

L'anatomie fonctionnelle du pharynx lors de la respiration est évoquée page 993 et lors de la déglutition page 1119.

APPAREIL RESPIRATOIRE
VOIES AÉRIENNES SUPÉRIEURES

À noter
Le tonus para-sympathique des muscles constricteurs du pharynx empêche le collapsus inspiratoire du pharynx lors de la baisse de la pression intra-thoracique liée à la contraction du diaphragme. Lors du sommeil, la diminution de ce tonus produit un ronflement.

En clinique
Les troubles de la sensibilité pharyngienne peuvent entraîner des **fausses routes**.
Une atteinte du IX ne génère pas de trouble moteur pharyngien mais entraîne une névralgie caractéristique qui se traduit par une douleur d'angine unilatérale.
Une lésion du X peut entraîner un signe du rideau lors de la phonation, c'est-à-dire le déplacement vers le haut et le côté sain de la paroi postérieure du pharynx, et une abolition homolatérale du réflexe du voile.
La stabilité du pharynx et de la base de la langue est impliquée dans l'obstruction des voies aériennes supérieures qui survient lors du sommeil (apnées du sommeil de l'adulte et du nourrisson).

Larynx

Le larynx est un conduit respiratoire interposé entre le pharynx et la trachée. C'est l'organe de la phonation, activité connexe à la respiration. Il participe aussi à la déglutition.
Il est à la partie antérieure du cou, entre C4 et C6, oblique en bas et en arrière, suspendu à l'os hyoïde (fig. 14-23). Il mesure 4 à 5 cm de hauteur et 3 à 4 cm de diamètre.
Il est formé de cartilages, unis par des articulations et du tissu fibreux, et mobilisés par des muscles.

À noter
En français, les adjectifs « laryngien » et « laryngé » désignent tous deux les structures relatives au larynx ; le second est habituellement utilisé.

▶ **14-23**
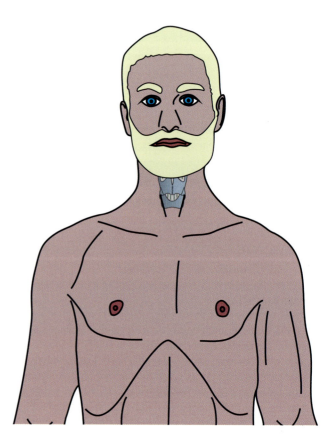
Situation du larynx.
© Pr Michel Montaudon.

APPAREIL RESPIRATOIRE
VOIES AÉRIENNES SUPÉRIEURES

Constitution du larynx

Les parois du larynx forment un conduit fibro-cartilagineux qui maintient la cavité laryngée largement ouverte en permanence, favorisant ainsi les flux respiratoires.
Dans la lumière de ce conduit, des cartilages mobiles et des formations fibreuses interviennent lors de la phonation et de la déglutition.

Parois

Elles comprennent 2 cartilages, impairs, reliés par des structures fibreuses (fig. 14-24 et 14-25) :
- le cartilage thyroïde est ouvert en arrière (fig. 14-26) :
  - il est constitué par ses 2 lames, réunies en avant sur la ligne médiane et ouvertes en arrière, se prolongeant par une corne supérieure et par une corne inférieure. Sur la face latérale de chaque lame se trouve la ligne oblique, insertion musculaire des muscles thyro-hyoïdien en haut et sterno-thyroïdien puis constricteur inférieur du pharynx en bas,
  - il est relié en haut à l'os hyoïde par la membrane thyro-hyoïdienne. Celle-ci s'épaissit en avant et forme le ligament thyro-hyoïdien médian. En arrière, ses bords postérieurs constituent les ligaments thyro-hyoïdiens latéraux qui contiennent les cartilages triticés.

> **À noter**
>
> L'arête antérieure du cartilage thyroïde correspond à la zone de fusion des 2 lames et constitue la proéminence laryngée. Elle est plus marquée chez l'homme (« pomme d'Adam ») en raison de l'influence des hormones masculines sur la fermeture de l'angle entre les 2 lames.
> La membrane thyro-hyoïdienne est traversée par les vaisseaux laryngés supérieurs et le rameau interne du nerf laryngé supérieur (fig. 14-24).

- le cartilage cricoïde a la forme d'une bague, avec un anneau antérieur, l'arc du cricoïde, et un chaton postérieur, la lame du cricoïde (fig. 14-27) :
  - il est situé en regard de C6, sous le cartilage thyroïde,
  - il s'articule avec les cornes inférieures du cartilage thyroïde par les articulations crico-thyroïdiennes. Celles-ci sont des synoviales planes qui permettent des mouvements de bascule du cartilage thyroïde vers l'avant ou vers l'arrière,
  - il est relié au cartilage thyroïde par la membrane crico-thyroïdienne, épaissie en avant par le ligament crico-thyroïdien,
  - il est relié en bas au premier anneau de la trachée, par laquelle il se poursuit, par la membrane crico-trachéale.

APPAREIL RESPIRATOIRE
VOIES AÉRIENNES SUPÉRIEURES

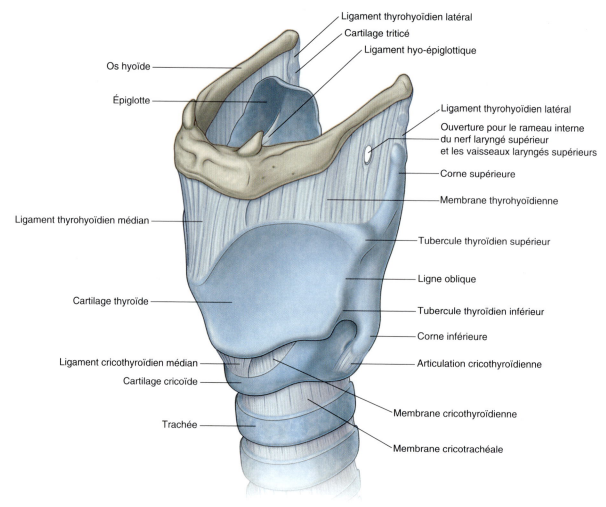

▶ 14-24
Constitution du larynx.
© Drake 2017.

À noter

Le cartilage cricoïde est le seul anneau cartilagineux complet des voies aériennes. Il maintient la trachée ouverte lors de l'inspiration alors que la pression de l'air intra-trachéal est très inférieure à la pression atmosphérique.

En clinique

Lorsque la voie aérienne est obturée au-dessus du niveau des plis vocaux, le ligament crico-thyroïdien médian peut être perforé à travers la peau pour permettre l'entrée d'air.
Les traumatismes (accident de la voie publique, coup direct, etc.) peuvent fracturer le larynx et entraîner une asphyxie.
Dans certaines maladies comme la laryngo-malacie, le cartilage hyalin, trop élastique, se collabe lors de l'inspiration, provoquant une obstruction laryngée.

APPAREIL RESPIRATOIRE
VOIES AÉRIENNES SUPÉRIEURES

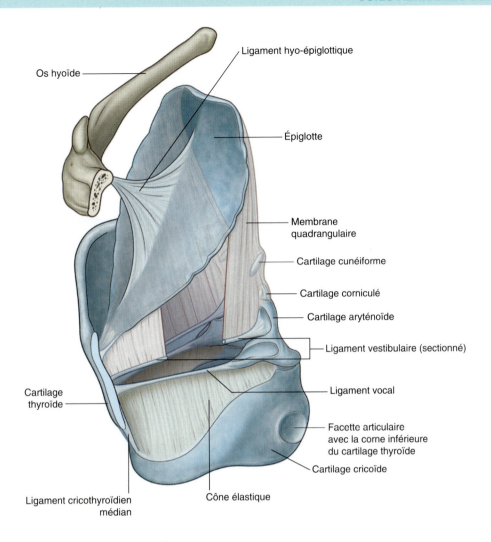

▶ 14-25
Constitution du larynx.
© Drake 2017.

Cartilages mobiles

Ces cartilages sont au nombre de 7 :
- le cartilage épiglottique est impair, médian. Il forme le squelette de l'épiglotte (fig. 14-28 et 14-29) :
  - c'est une lame de cartilage souple, en forme de feuille, oblique en haut et en arrière,
  - il s'abaisse lors de la déglutition pour fermer l'aditus laryngé et protéger les voies aériennes sous-jacentes,
  - son extrémité inférieure est reliée au cartilage thyroïde par le ligament thyro-épiglottique,
  - sa face antérieure est reliée au corps de l'os hyoïde par le ligament hyo-épiglottique ;

À noter

Le ligament hyo-épiglottique ramène l'épiglotte dans sa position de repos après la déglutition pour ouvrir les voies aériennes.

En clinique

La chirurgie de l'épiglotte contraint à une rééducation de la déglutition en raison du risque de fausse route.

APPAREIL RESPIRATOIRE
VOIES AÉRIENNES SUPÉRIEURES

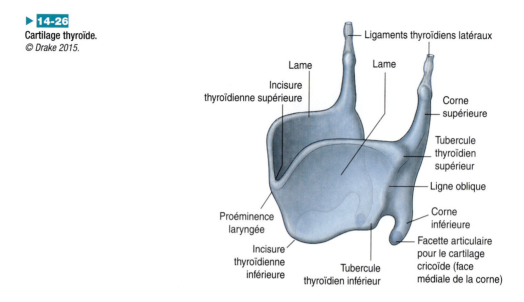

▶ 14-26
Cartilage thyroïde.
© Drake 2015.

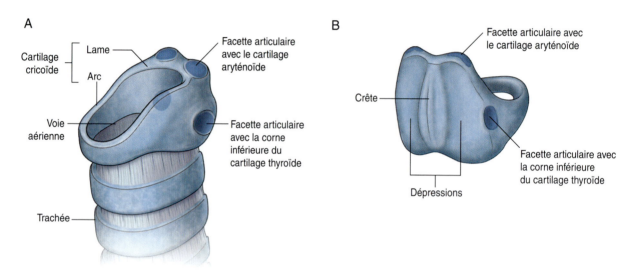

▶ 14-27
Cartilage cricoïde (A, B).
© Drake 2015.

- les cartilages aryténoïdes, pairs, de forme pyramidale (fig. 14-28) :
  - ils sont situés au-dessus du cartilage cricoïde avec lequel ils s'articulent, entre les lames du cartilage thyroïde,
  - l'articulation crico-aryténoïdienne est une synoviale plane qui permet des rotations et des glissements de faible amplitude,

En clinique

Une intubation trachéale ou une bronchoscopie peuvent provoquer la luxation des cartilages aryténoïdes dont résulte une dysphonie.

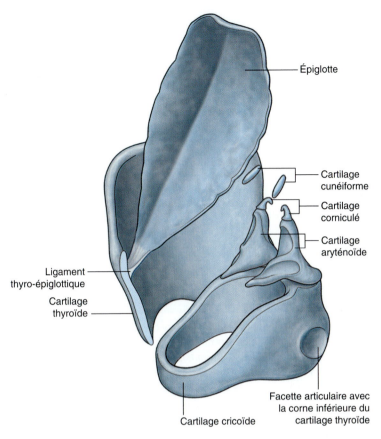

▶ **14-28**
Cartilage épiglottique.
© Drake 2017.

- leur base est prolongée par le processus vocal en avant et par le processus musculaire en dehors :
  - entre ces 2 processus, la face antéro-latérale du cartilage reçoit le ligament vestibulaire qui la relie à partie antérieure du cartilage thyroïde. Ce ligament est le bord inférieur, épaissi, de la membrane quadrangulaire qui relie de chaque côté le bord latéral du cartilage épiglottique aux cartilages aryténoïde et corniculé. Le bord postérieur de la membrane quadrangulaire forme le ligament ary-épiglottique (fig. 14-25 et 14-30),
  - le processus vocal reçoit le ligament vocal qui le relie à partie antérieure du cartilage thyroïde, sous l'insertion du ligament vestibulaire. Le ligament vocal est le bord supérieur, épaissi, de la membrane crico-thyroïdienne (fig. 14-25 et 14-30) ;
- les cartilages corniculés, pairs et coniques, surplombent les cartilages aryténoïdes. Leur base s'articule avec l'apex des cartilages aryténoïdes. Ils reçoivent la membrane quadrangulaire et soutiennent l'épiglotte (fig. 14-25 et 14-28) ;
- les cartilages cunéiformes sont situés en avant et au-dessus des cartilages corniculés, dans le bord postérieur de la membrane quadrangulaire où ils constituent des petits reliefs. Ils soutiennent également l'épiglotte (fig. 14-25 et 14-28).

APPAREIL RESPIRATOIRE
VOIES AÉRIENNES SUPÉRIEURES

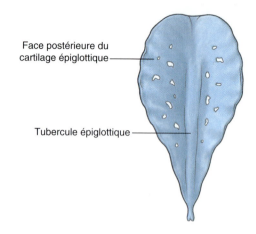

▶ 14-29
Cartilage épiglottique.
© Drake 2017.

À noter

La **membrane quadrangulaire** et la **membrane crico-thyroïdienne** cloisonnent la lumière laryngée en formant 2 cônes opposés par leur sommet, les ligaments vestibulaires en haut et vocaux en bas. Le rétrécissement ainsi formé dans la lumière laryngée constitue la **glotte** par laquelle passent obligatoirement les flux aériens : lors de la respiration, les ligaments sont largement écartés et permettent des flux importants ; lors de la phonation, les ligaments vocaux se rapprochent l'un de l'autre et vibrent sous l'effet du flux aérien expiré, ce qui génère la vibration vocale. Ces mouvements ont lieu dans les articulations crico-aryténoïdiennes (fig. 14-31).

Muscles

Les muscles **extrinsèques** ont une de leurs insertions en position extra-laryngée (tableau 14-3). Ils sont responsables de la mobilité globale du larynx et comprennent des muscles (fig. 14-32 et 14-33) :
- élévateurs du larynx : thyro-hyoïdien, stylo-hyoïdien, mylo-hyoïdien, génio-hyoïdien, digastrique, stylo-pharyngien et palato-pharyngien ;
- abaisseurs du larynx : omo-hyoïdien, sterno-hyoïdien et sterno-thyroïdien.

APPAREIL RESPIRATOIRE
VOIES AÉRIENNES SUPÉRIEURES

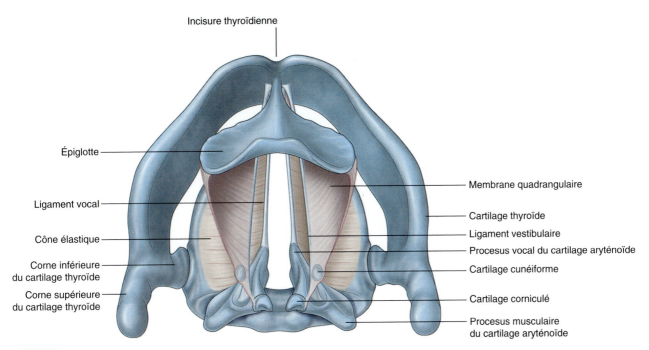

▶ **14-30**
Vue supérieure de la fente glottique.
Le bord libre de la membrane quadrangulaire constitue le ligament ary-épiglottique.
© Drake 2017.

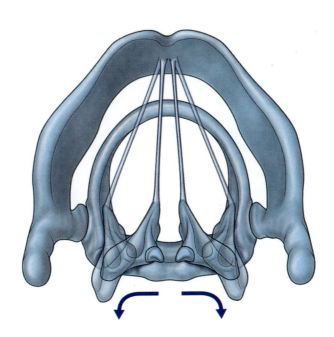

▶ **14-31**
Mouvements dans les articulations crico-aryténoïdiennes.
© Drake 2015.

APPAREIL RESPIRATOIRE
VOIES AÉRIENNES SUPÉRIEURES

Tableau 14-3 Muscles extrinsèques du larynx.

Muscles	Insertions		Innervation	Fonctions	Remarques
	Origine	Terminaison			
supra-hyoïdiens					
digastrique	• incisure mastoïdienne de l'os temporal	• fosse digastrique de la mandibule	• ventre antérieur : nerf mandibulaire (V₃) • ventre postérieur : nerf facial (VII)	• élévation de l'os hyoïde et du larynx • abaissement de la mandibule (ouverture buccale)	• ventres réunis par un tendon intermédiaire fixé à la petite corne de l'os hyoïde • participe au plancher oral • croise le bord latéral du muscle mylo-hyoïdien
stylo-hyoïdien	• processus styloïde de l'os temporal	• bord latéral du corps de l'os hyoïde	• nerf facial (VII)	• élévation de l'os hyoïde et du larynx	• son tendon terminal entoure le tendon intermédiaire du muscle digastrique
mylo-hyoïdien	• ligne mylo-hyoïdienne de la face médiale du corps de la mandibule	• bord supérieur du corps de l'os hyoïde • raphé mylo-hyoïdien qui unit les muscles droit et gauche	• nerf mandibulaire (V₃)	• élévation de l'os hyoïde et du larynx • abaissement de la mandibule • élévation du plancher oral • diduction	• forme avec le muscle controlatéral le plancher de la bouche, hamac sur lequel repose la langue • muscle principal du plancher de la bouche
génio-hyoïdien	• épine mentonnière de la mandibule	• face antérieure du corps de l'os hyoïde	• anse cervicale (C1, C2)	• élévation de la langue • élévation de l'os hyoïde et du larynx • abaissement de la mandibule	• en dehors du muscle mylo-hyoïdien, rubané
infra-hyoïdiens, organisés en 2 plans					
omo-hyoïdien	• bord supérieur de la scapula, en dedans de l'incisure scapulaire	• bord inférieur du corps de l'os hyoïde	• anse cervicale (C1, C2)	• tension du fascia cervical • abaissement de l'os hyoïde et du larynx • flexion du cou	• appartient au plan superficiel • ventre supérieur et ventre inférieur séparés par un tendon intermédiaire qui croise la veine jugulaire interne
sterno-hyoïdien	• face postérieure du manubrium sternal • extrémité médiale de la clavicule	• bord inférieur du corps de l'os hyoïde, en arrière du précédent	• anse cervicale (C1, C2)	• abaissement de l'os hyoïde et du larynx • flexion du cou • élévation du sternum (inspiration)	• appartient au plan superficiel
thyro-hyoïdien	• ligne oblique du cartilage thyroïde	• face postérieure du corps de l'os hyoïde • grande corne de l'os hyoïde	• anse cervicale (C1, C2)	• abaissement de l'os hyoïde • élévation du larynx • flexion du cou	• appartient au plan profond

(Suite)

APPAREIL RESPIRATOIRE
VOIES AÉRIENNES SUPÉRIEURES

Tableau 14-3. Suite.

	Insertions		Innervation	Fonctions	Remarques
sterno-thyroïdien	• face postérieure du manubrium sternal	• ligne oblique du cartilage thyroïde	• anse cervicale (C1, C2)	• abaissement de l'os hyoïde et du larynx • flexion du cou • élévation du sternum (inspiration)	• appartient au plan profond

Les muscles stylo-pharyngien et palato-pharyngien sont décrits avec les muscles du pharynx. L'anse cervicale est une anastomose nerveuse entre le nerf hypoglosse (XII) et le plexus cervical. Muscles infra-hyoïdiens et supra-hyoïdiens ont des actions antagonistes sur l'os hyoïde. Tous ces muscles interviennent dans la respiration et dans la déglutition.

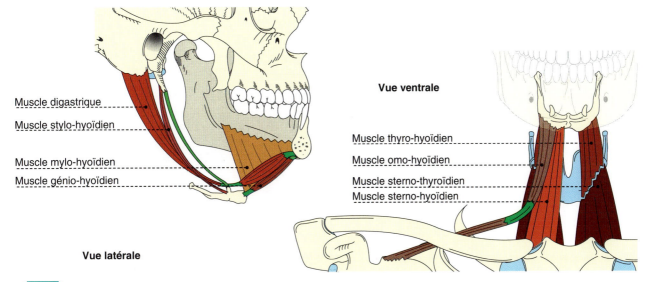

▶ **14-32**
Muscles extrinsèques du larynx.
Voir aussi fig. 14-16.
© Pr Michel Montaudon.

En clinique

Le losange de la trachéotomie est la voie d'abord chirurgicale de la trachée cervicale et de la glande thyroïde. Dépourvu d'éléments vasculo-nerveux, c'est un espace losangique délimité en haut par les bords médiaux des muscles sterno-hyoïdiens et en bas par les bords médiaux des muscles sterno-thyroïdiens.

À noter

Les muscles laryngés extrinsèques amarrent le larynx :
- à la base du crâne pour le stylo-hyoïdien et le ventre postérieur du digastrique ;
- à la mandibule pour le mylo-hyoïdien, le ventre antérieur du digastrique et le génio-hyoïdien ;
- au palais osseux pour le palato-pharyngien ;
- au processus styloïde pour le stylo-pharyngien ;
- à l'os hyoïde pour le thyro-hyoïdien ;
- à la ceinture scapulaire par l'intermédiaire du sternum pour le sterno-hyoïdien et le sterno-thyroïdien, et de la scapula pour l'omo-hyoïdien.

Lors de la déglutition, l'élévation et le déplacement antérieur du larynx par ses muscles élévateurs rapproche l'épiglotte de l'aditus laryngé, ce qui favorise sa fermeture et ouvre l'œsophage.

APPAREIL RESPIRATOIRE
VOIES AÉRIENNES SUPÉRIEURES

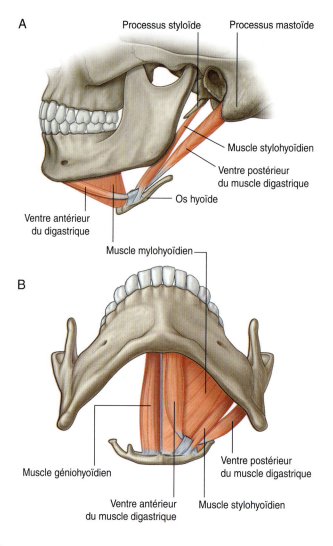

▶ **14-33**
Muscles supra-hyoïdiens.
A) Vue latérale.
B) Vue inférieure.
© Drake 2015.

Les muscles **intrinsèques** du larynx sont responsables des mouvements des plis vocaux et des modifications du diamètre de la cavité laryngée (fig. 14-34 ; tableau 14-4). Ils comprennent des muscles :
- abaisseurs de l'épiglotte : ary-épiglottique et thyro-épiglottique ;
- constricteurs de la fente glottique, qui rapprochent les plis vocaux : crico-aryténoïdien latéral, thyro-aryténoïdien, aryténoïdiens transverse et obliques, crico-thyroïdien, thyro-aryténoïdien et vocal ;
- dilatateurs de la fente glottique, qui écartent les plis vocaux : crico-aryténoïdiens postérieurs.

> **À noter**
>
> Tous les muscles intrinsèques du larynx sont striés, volontaires.

APPAREIL RESPIRATOIRE
VOIES AÉRIENNES SUPÉRIEURES

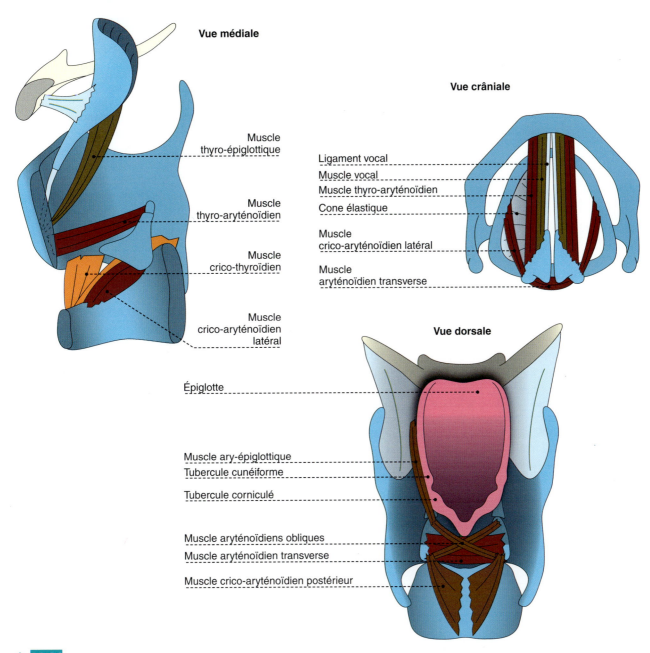

▶ 14-34
Muscles intrinsèques du larynx.
© Pr Michel Montaudon.

Cavité laryngée

La cavité laryngée est séparée de celle du laryngo-pharynx par l'aditus laryngé et se poursuit vers le bas par la cavité trachéale (fig. 14-35).
Les cartilages du larynx, les ligaments et les muscles forment différents reliefs et plis muqueux recouverts par la muqueuse laryngée et qui rétrécissent la cavité (fig. 14-36) :
- le ligament ary-épiglottique, bord postérieur de la membrane quadrangulaire, forme le pli ary-épiglottique. Celui-ci sépare l'aditus laryngé du récessus piriforme ;

APPAREIL RESPIRATOIRE
VOIES AÉRIENNES SUPÉRIEURES

Tableau 14-4. Muscles intrinsèques du larynx.

Muscles	Insertions		Fonctions	Remarques
	Origine	Terminaison		
crico-thyroïdien	• arc du cartilage cricoïde	• bord inférieur du cartilage thyroïde	• tension des plis vocaux (déplace le cartilage cricoïde en arrière)	• seul muscle du larynx à être situé à la périphérie de celui-ci
vocal	• ligament vocal • angle du cartilage thyroïde	• processus vocal du cartilage aryténoïde	• tension des plis vocaux	• longe en dehors le ligament vocal • régule précisément l'ouverture glottique lors de la phonation
thyro-aryténoïdien	• face médiale de la lame du cartilage thyroïde	• processus musculaire du cartilage aryténoïde • bord latéral du cartilage épiglottique	• constriction de la fente glottique • constriction de l'aditus laryngé	
aryténoïdien transverse	• face postéro-latérale du cartilage aryténoïde	• face postéro-latérale du cartilage aryténoïde controlatéral	• constriction de la fente glottique • constriction de l'aditus laryngé	• parfois considérés avec le suivant comme les 2 chefs d'un seul muscle impair : l'inter-aryténoïdien
aryténoïdien oblique	• base de la face postérieure du cartilage aryténoïde	• apex du cartilage aryténoïde controlatéral	• constriction de la fente glottique • constriction de l'aditus laryngé	• se prolonge par un faisceau ary-épiglottique entre l'apex du cartilage cricoïde et le bord latéral du cartilage épiglottique du même côté
crico-aryténoïdien latéral	• bord supérieur de l'arc du cartilage cricoïde	• processus musculaire du cartilage aryténoïde	• constriction de la fente glottique • constriction de l'aditus laryngé	
crico-aryténoïdien postérieur	• face postérieure du cartilage cricoïde	• face postérieure du processus musculaire du cartilage aryténoïde	• dilatation de la fente glottique	• seul muscle qui ouvre la fente glottique

Ces muscles sont tous innervés par le nerf laryngé inférieur à l'exception du crico-thyroïdien, innervé par le nerf laryngé supérieur.

- le repli muqueux tendu entre le sommet des cartilages corniculés forme le bord postérieur de l'aditus laryngé. Il est marqué par l'incisure inter-aryténoïdienne ;
- le ligament vestibulaire, bord inférieur de la membrane quadrangulaire, forme le pli vestibulaire, tendu d'arrière en avant. Les plis vestibulaires droit et gauche limitent la fente vestibulaire, espace triangulaire à sommet antérieur ;
- le ligament vocal soulève le pli vocal, tendu d'arrière en avant, sous le pli vestibulaire. Les plis vocaux droit et gauche limitent la fente glottique, plus étroite que la fente vestibulaire ;

APPAREIL RESPIRATOIRE
VOIES AÉRIENNES SUPÉRIEURES

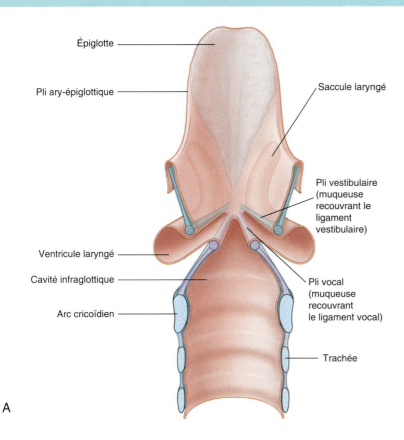

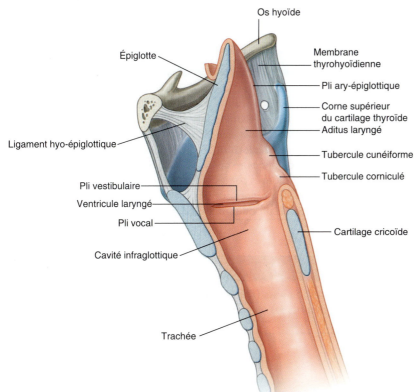

▶ 14-35
Cavité laryngée.
A) Vue postérieure (larynx sectionné).
B) Section sagittale de la cavité laryngée.
© Drake 2017.

APPAREIL RESPIRATOIRE
VOIES AÉRIENNES SUPÉRIEURES

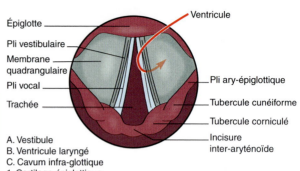
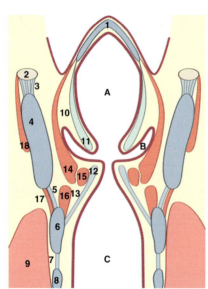

A. Vestibule
B. Ventricule laryngé
C. Cavum infra-glottique
1. Cartilage épiglottique
2. Os hyoïde
3. Membrane thyro-hyoidienne
4. Cartilage thyroïde
5. Membrane crico-thyroïdienne
6. Cartilage cricoïde
7. Membrane crico-trachéale
8. 1er anneau trachéal
9. Glande thyroïde
10. Membrane quadrangulaire
11. Ligament vestibulaire
12. Ligament vocal
13. Cône élastique
14. Muscle ary-épiglottique
15. Muscle vocal
16. Muscle crico-aryténoïdien latéral
17. Muscle crico-thyroïdien
18. Muscle thyro-hyoïdien

▶ **14-36**
Coupe frontale et vue laryngoscopique de la cavité laryngée.
© Carole Fumat.

À noter

Les **plis vestibulaires** constituent les « fausses cordes vocales » ou « cordes vocales supérieures » et se rapprochent l'un de l'autre pour fermer la fente vestibulaire lors de la déglutition afin de protéger les plis vocaux. Les plis vestibulaires se ferment également lors de la manœuvre de *Valsalva* ou lors des apnées alors que la pression intra-thoracique dépasse la pression supra-glottique.

Les **plis vocaux** forment les « vraies **cordes vocales** » ou « cordes vocales inférieures ». Leur face supérieure est horizontale et plane, leur face inférieure oblique en dehors. Ils sont tendus d'avant en arrière et limitent la fente glottique. Ils sont longés par les muscles vocaux qui règlent leur tension. Lors de la phonation, l'air expiré à travers la fente glottique rétrécie fait vibrer les plis vocaux accolés l'un à l'autre, comme les cordes d'une guitare, produisant un son : la **vibration vocale**.

En clinique

Des plis vocaux enflammés (laryngites) ou lésés (nodule, polype, cancer, etc.) ne vibrent plus normalement et la voix est modifiée (dysphonie) ou abolie (aphonie). Toute modification de la voix impose un examen des plis vocaux.

APPAREIL RESPIRATOIRE
VOIES AÉRIENNES SUPÉRIEURES

- entre le pli vocal et le pli vestibulaire, un diverticule de la cavité laryngée forme de chaque côté le ventricule laryngé.

À noter
Les ventricules laryngés sont une caisse de résonance pour les sons modulés par les plis vocaux.

La cavité laryngée comprend 3 étages avec de haut en bas :
- le vestibule laryngé qui s'étend de l'aditus laryngé à la fente vestibulaire ;
- l'étage glottique qui comprend les ventricules laryngés limités en haut par les plis vestibulaires et en bas par les plis vocaux ;

À noter
La glotte est située entre les plis vocaux. Elle est large pendant l'inspiration et l'expiration, et étroite pendant la phonation.

- la cavité infra-glottique qui s'étend de la fente glottique au bord inférieur du cartilage cricoïde. Elle communique avec la lumière trachéale.

En clinique
Les trachéotomies sont réalisées immédiatement sous le cartilage cricoïde. La phonation devient impossible car l'air ne traverse plus la fente glottique ; le patient doit boucher sa canule pour parler.

La muqueuse laryngée tapisse la cavité. Elle comprend au-dessus des plis vocaux un épithélium pavimenteux non kératinisé et au-dessous un épithélium pseudo-stratifié, cilié. Les cils vibratiles déplacent les particules inhalées qui ont échappé aux filtres sus-jacents, piégées dans le mucus, vers l'aditus laryngé où elles sont déglutiles. Les glandes laryngées occupent la couche sous-muqueuse et sont particulièrement nombreuses dans les ventricules laryngés où leur mucus lubrifie les plis vocaux.

En clinique
Le larynx peut être examiné par **laryngoscopie au miroir**, en introduisant dans l'oro-pharynx un miroir orienté vers le bas, ou par endoscopie.
Les **laryngites** sont habituellement infectieuses et provoquent un œdème de la muqueuse laryngée avec une modification de la voix. Les **épiglottites** en sont des formes graves qui touchent l'enfant et peuvent se compliquer d'une suffocation par obstruction de l'aditus laryngé.
Les **cancers** glottiques et infra-glottiques sont presque exclusivement liés au tabac.

Vascularisation

Artérielle (fig. 14-37)
L'artère laryngée inférieure provient de l'artère thyroïdienne inférieure, branche du tronc thyro-cervical issu de l'artère sub-clavière. Elle pénètre le larynx en passant sous le muscle constricteur inférieur du pharynx.
L'artère laryngée supérieure est une branche de l'artère thyroïdienne supérieure issue de la carotide externe. Elle traverse la membrane thyro-hyoïdienne pour aborder le larynx.
L'artère crico-thyroïdienne provient de l'artère thyroïdienne supérieure et vascularise le muscle crico-thyroïdien.

APPAREIL RESPIRATOIRE
VOIES AÉRIENNES SUPÉRIEURES

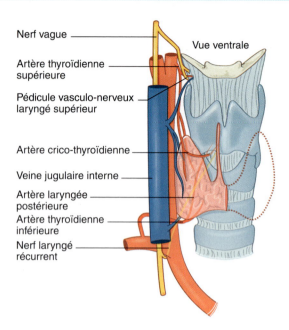

▶ **14-37**
Vascularisation et innervation du larynx.
Voir également fig. 14-17 et 14-22.
© Carole Fumat.

Veineuse

Les veines laryngées supérieure et inférieure sont satellites de leur artère et se drainent dans les veines thyroïdiennes supérieure et inférieure.
Les veines thyroïdiennes supérieures se jettent dans la veine jugulaire interne homolatérale.
Les veines thyroïdiennes inférieures rejoignent la veine brachio-céphalique gauche.

Lymphatique

Le vestibule est drainé par des collecteurs qui suivent le pédicule laryngé supérieur vers le groupe supérieur des nœuds profonds jugulaires internes.
La glotte et la cavité infra-glottique sont drainées vers les nœuds pré-trachéaux et para-trachéaux puis vers le groupe inférieur des nœuds profonds jugulaires internes.

Innervation (fig. 14-37)

La **sensibilité** muqueuse est véhiculée par des fibres qui empruntent :
- pour l'épiglotte et le vestibule laryngé, le nerf laryngé interne, branche sensitive du nerf laryngé supérieur, qui émerge du larynx avec les vaisseaux laryngés supérieurs en traversant la membrane thyro-hyoïdienne puis rejoint le ganglion inférieur du nerf vague (X) ;
- pour la cavité-infra-glottique, le nerf laryngé inférieur, branche terminale du nerf laryngé récurrent, qui émerge du larynx en passant sous le muscle constricteur inférieur du pharynx avec les vaisseaux laryngés inférieurs.

À noter

L'innervation sensitive de la muqueuse laryngée est extrêmement développée : lors des fausses routes cette innervation est à l'origine d'une toux réflexe.

En clinique

Lors du vieillissement, l'apparition de troubles de la sensibilité épiglottique peut conduire à des fausses routes entraînant des préconisations alimentaires particulières (alimentation mixée, moulinée ou hachée, eau gélifiée ou gazeuse).

APPAREIL RESPIRATOIRE
VOIES AÉRIENNES INFÉRIEURES

L'innervation **motrice sympathique** provient du ganglion cervical supérieur et emprunte les plexus nerveux péri-artériels.

L'innervation **motrice para-sympathique** provient du tronc cérébral et est véhiculée par le nerf vague (X) puis :
- le nerf laryngé supérieur qui se détache du ganglion inférieur du vague et dont le nerf laryngé externe innerve le muscle crico-thyroïdien ;
- le nerf laryngé inférieur qui innerve tous les muscles du larynx à l'exception du crico-thyroïdien.

En clinique

Une lésion unilatérale du nerf laryngé inférieur rend impossible le déplacement latéral du pli vocal homolatéral : la voix est rauque.

Une lésion bilatérale rend impossible l'ouverture de la fente glottique qui reste rétrécie : la voix est murmurée, une dyspnée et un stridor peuvent être observés.

Ces lésions compliquent volontiers la chirurgie thyroïdienne car le nerf laryngé récurrent est en rapport avec le lobe postérieur de la glande.

À noter

La phonation est une activité connexe à la respiration :
- l'expiration fait vibrer les plis vocaux à une fréquence qui définit la hauteur du son. Celle-ci varie en fonction de la tension des plis vocaux (mise en jeu de l'articulation crico-thyroïdienne) et de leur épaisseur. Elle est d'environ 100 Hz chez l'homme, 250 Hz chez la femme et 350 Hz chez l'enfant. Les androgènes, dont la sécrétion débute chez le garçon à la puberté, épaississent les plis vocaux ce qui modifie la hauteur de la voix : la voix mue ;
- la force de l'expiration définit la puissance du son émis ;
- le son primitif s'enrichit de multiples harmoniques dans les ventricules laryngés, le pharynx, la cavité orale, la cavité nasale et les sinus. Celles-ci modulent le timbre de la voix qui varie avec la forme et la position de ces caisses de résonance.

Les voyelles sont formées dans la double caisse de résonance cavité pharyngée-cavité orale, perpendiculaires entre elles, et par la contraction des muscles du pharynx. Les consonnes sont liées à l'articulation du son par la langue, le palais, les dents et les lèvres.

La voix chuchotée ne fait pas vibrer les plis vocaux qui sont accolés l'un à l'autre, si bien que le son émis ne peut pas être modulé en hauteur. Le flux aérien responsable du chuchotement passe en arrière des plis vocaux, à travers l'espace qui sépare les cartilages aryténoïdiens.

VOIES AÉRIENNES INFÉRIEURES

Trachée

Elle prolonge le larynx et se divise en 2 bronches principales. Elle est commune aux 2 poumons (fig. 14-38).

APPAREIL RESPIRATOIRE
VOIES AÉRIENNES INFÉRIEURES

▶ 14-38
Situation de la trachée.
© Pr Michel Montaudon.

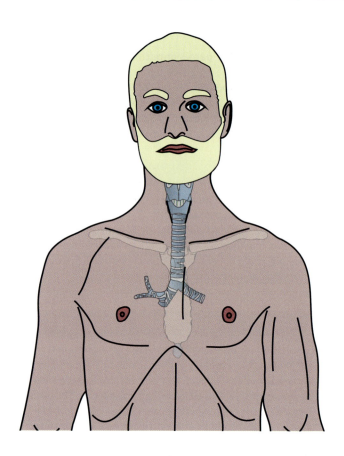

En clinique

La manœuvre de *Heimlich* (compression sous-xiphoïdienne) permet d'expulser les corps étrangers trachéaux. En cas d'échec, le bouche à bouche peut déplacer le corps étranger vers l'une des bronches principales, laissant l'autre libre pour la ventilation.

Aspect

Elle débute au niveau de C6, sous le cartilage cricoïde, et se termine en regard du plateau supérieur de T5. Sa bifurcation est marquée par un éperon endo-trachéal, la carène (fig. 14-39).
Elle présente 2 parties, cervicale et thoracique, séparées par l'ouverture supérieure du thorax. Elle est verticale, un peu oblique en arrière et à droite.
Elle a la forme d'un cylindre aplati en arrière de 10 à 12 cm de long et 2,5 cm de diamètre.

À noter

L'angle qui sépare les 2 bronches principales mesure 70°. Il s'ouvre en expiration et se ferme en inspiration.

APPAREIL RESPIRATOIRE
VOIES AÉRIENNES INFÉRIEURES

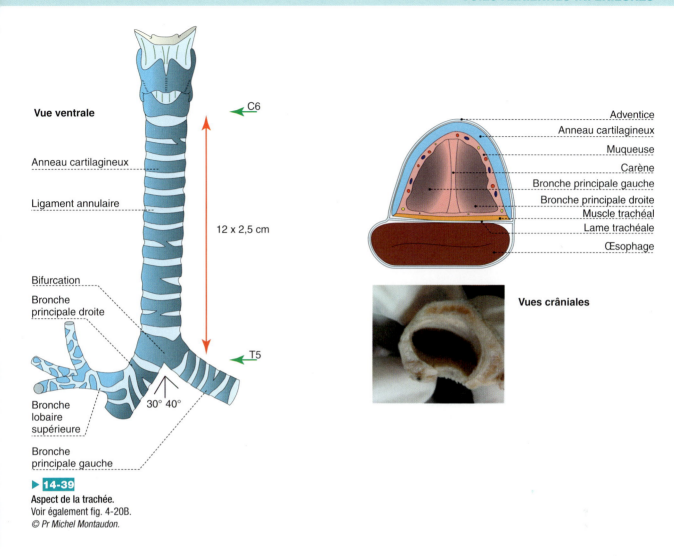

▶ 14-39
Aspect de la trachée.
Voir également fig. 4-20B.
© Pr Michel Montaudon.

En clinique

L'exérèse chirurgicale des cancers broncho-pulmonaires est impossible lors d'une tumeur trop proche de la carène.
La connaissance du diamètre trachéal permet de choisir la sonde d'intubation. À l'extrémité de celle-ci un ballonnet gonflable permet de la maintenir en place et d'en assurer l'étanchéité.

APPAREIL RESPIRATOIRE
VOIES AÉRIENNES INFÉRIEURES

Structure

La trachée comprend 4 couches concentriques, de la lumière vers la périphérie :
- la muqueuse est un épithélium respiratoire pseudo-stratifié qui comprend des cellules ciliées et des cellules caliciformes qui atteignent la lumière trachéale, des cellules basales, enfouies, et de rares cellules endocrines. Les cellules caliciformes sécrètent du mucus et des immunoglobulines ;
- la sous-muqueuse est un tissu conjonctif lâche, riche en fibres élastiques, qui contient les glandes séromuqueuses responsables de la plus grande partie de la production de mucus ;

> **À noter**
>
> La production quotidienne de mucus par les voies aériennes est de 20 à 25 mL. Celui-ci permet d'en protéger l'épithélium, de réchauffer l'air inspiré et d'en piéger les particules et les micro-organismes. Les cils vibratiles propulsent ce tapis muqueux vers les voies aériennes proximales où mucus, particules et micro-organismes passent du larynx aux voies digestives par l'aditus laryngé.

> **En clinique**
>
> Les **cils vibratiles** sont très sensibles à la fumée de cigarette ; leur fonction s'altère dès la première cigarette. Chez le fumeur habituel, la mauvaise évacuation du mucus est responsable d'un encombrement et d'une toux avec expectoration : la bronchite chronique. La stase du mucus favorise les infections.
> La fréquence plus importante des **infections** des voies aériennes en hiver est due au ralentissement du mouvement des cils au contact de l'air froid et sec.
> Dans la **mucoviscidose**, le mucus sécrété est anormalement épais, difficilement évacué. Son accumulation dans les lumières bronchiques provoque une obstruction et une inflammation bronchiques dont résultent des dilatations de bronches, des surinfections, des hémoptysies et une destruction du poumon.
> Certaines maladies professionnelles, appelées **pneumoconioses**, sont liées au dépassement des capacités de nettoyage des voies aériennes par le tapis muco-ciliaire. Les particules qui arrivent dans les alvéoles en altèrent la paroi et provoquent le remplacement des fibres élastiques du tissu conjonctif pulmonaire par des fibres collagènes pouvant conduire à une fibrose pulmonaire. L'asbestose est une accumulation de fibres d'amiante, la silicose, de particules de silice, l'anthracose de poussières de charbon.

- la couche cartilagineuse est formée d'une vingtaine d'anneaux cartilagineux hyalins, incomplets, ouverts en arrière de 2 à 5 mm de hauteur. Leurs extrémités postérieures sont reliées par quelques myocytes lisses qui constituent le muscle trachéal (fig. 14-39) ;

> **À noter**
>
> La structure cartilagineuse de la trachée empêche le collapsus de celle-ci en expiration, ce qui diminue la dépense énergétique des muscles inspiratoires. Elle lui permet d'être comprimée lors de l'expiration, alors que le diamètre crânio-caudal de la cage thoracique diminue, et étirée lors de l'inspiration. Elle lui permet enfin de s'adapter à la flexion du cou sans être plicaturée.
> Les anneaux cartilagineux hyalins peuvent se calcifier avec l'âge, ce qui réduit la compliance trachéo-bronchique.

> **En clinique**
>
> Certaines maladies du tissu cartilagineux, telle la trachéo-bronchomalacie, s'accompagnent d'une augmentation de la compliance trachéo-bronchique avec un collapsus expiratoire des voies aériennes.

APPAREIL RESPIRATOIRE
VOIES AÉRIENNES INFÉRIEURES

- l'adventice ou péribronche est un tissu conjonctif dense en continuité avec la lame pré-trachéale du fascia cervical. Il ferme en arrière les anneaux en formant la lame trachéale et les réunit sur le reste de leur circonférence par les ligaments annulaires. En arrière, cette adventice unit la trachée à l'œsophage et constitue un plan de clivage chirurgical entre les 2 organes. Elle permet la mobilité de la trachée par rapport aux structures voisines et contient les rameaux nerveux sympathiques et para-sympathiques, les ganglions du système para-sympathique et les vaisseaux bronchiques et lymphatiques qui rejoignent ainsi les voies aériennes distales.

Cette organisation en couches concentriques est observée tout le long des voies aériennes avec quelques différences qui seront décrites page 950.

> **En clinique**
>
> Avec l'âge, les voies aériennes perdent leur élasticité, ce qui diminue la capacité pulmonaire. Par ailleurs, la fonction des cils vibratiles s'altère, ce qui entraîne une stase des sécrétions bronchiques et favorise les infections.

Rapports

La **partie cervicale** de la trachée est en rapport avec (fig. 14-40) :
- en avant : l'isthme thyroïdien, les veines thyroïdiennes inférieures et l'artère thyroïdienne ima. Encore en avant se trouvent les muscles sterno-thyroïdiens et sterno-hyoïdiens, et l'incisure jugulaire du sternum au-dessus de laquelle elle est palpable, ferme ;

> **En clinique**
>
> Ces muscles limitent le losange de la trachéotomie où la trachée, superficielle, peut être abordée pour une trachéotomie.

- en arrière : l'œsophage et les nerfs laryngés récurrents. Le droit décrit une anse sous l'artère sub-clavière droite ;
- en dehors : les lobes thyroïdiens, les artères carotides communes et thyroïdiennes inférieures, les veines jugulaires internes et les nerfs vagues (X).

Sa **partie thoracique** parcourt le médiastin supérieur, entourée de nœuds lymphatiques, en rapport avec (fig. 14-40) :
- en avant et de haut en bas :
  - le thymus chez l'enfant ou ses résidus graisseux chez l'adulte, et la face postérieure du manubrium sternal,
  - la veine brachio-céphalique gauche, le tronc brachio-céphalique et la carotide commune gauche,
  - l'aorte ascendante et l'arc aortique. Ce dernier, situé un peu à gauche, dévie la trachée vers la droite ;
- en arrière : l'œsophage qui déborde la trachée sur la gauche et le nerf laryngé récurrent gauche qui décrit une anse sous l'arc aortique ;
- à droite : la veine brachio-céphalique droite, la veine cave supérieure, le tronc brachio-céphalique et plus bas la crosse de la veine azygos et le nerf vague droit qui passe entre cette dernière et la trachée ;
- à gauche et de haut en bas : les artères carotide commune et sub-clavière gauches, l'arc aortique et le ligament artériel, le nerf vague gauche et son rameau laryngé récurrent ;
- en bas : l'atrium gauche et la bifurcation du tronc pulmonaire.

> **À noter**
>
> L'ouverture postérieure des anneaux trachéaux favorise le passage du bol alimentaire dans l'œsophage car la lame trachéale se laisse déformer par celui-ci.

APPAREIL RESPIRATOIRE
VOIES AÉRIENNES INFÉRIEURES

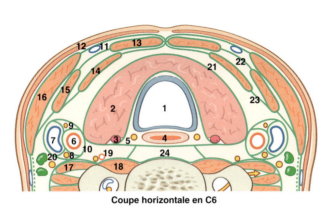

1. Trachée
2. Glande thyroïde
3. Glande parathyroïde
4. Œsophage
5. Nerf laryngé inférieur
6. Artère carotide commune
7. Veine jugulaire interne
8. Nerf vague
9. Anse cervicale (XII)
10. Gaine carotidienne
11. Veine jugulaire antérieure
12. Platysma
13. Muscle sterno-hyoïdien
14. Muscle sterno-thyroïdien
15. Muscle omo-hyoïdien
16. Muscle sterno-cléido-mastoïdien
17. Muscles scalènes
18. Muscle long du cou
19. Artère vertébrale et tronc sympathique
20. Nerf phrénique
21. Gaine viscérale
22. Lame superficielle du fascia cervical
23. Lame pré-trachéale du fascia cervical
24. Lame pré-vertébrale du fascia cervical

Coupe horizontale en C6

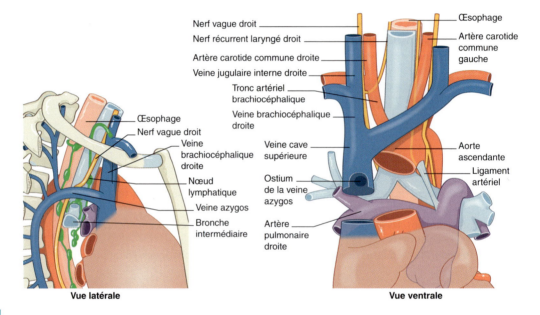

Vue latérale — Vue ventrale

▶ 14-40
Rapports de la trachée et des bronches principales.
© Carole Fumat.

Bronches et bronchioles

Les bronches véhiculent et préparent le flux aérien jusqu'aux alvéoles pulmonaires où se font les échanges gazeux. Les bronches principales donnent des bronches lobaires qui se divisent en bronches segmentaires (fig. 14-41).

> **À noter**
>
> Une bronche principale ventile un poumon, une bronche lobaire un lobe, une bronche segmentaire un segment. Cette distribution est à la base de la chirurgie pulmonaire.

APPAREIL RESPIRATOIRE
VOIES AÉRIENNES INFÉRIEURES

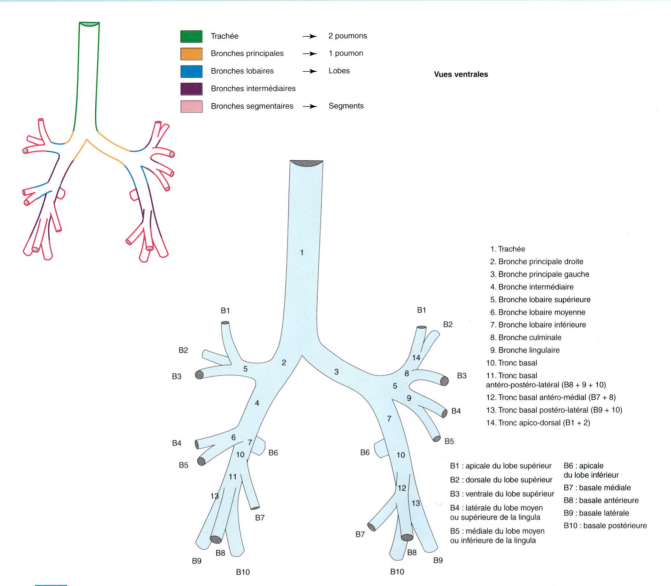

▶ 14-41
Systématisation bronchique.
© Pr Michel Montaudon.

En clinique

Les sondes d'intubation à double lumière de *Carlens* permettent de ventiler sélectivement un poumon et d'isoler l'autre : elles sont utilisées lors de la chirurgie pulmonaire ou lors de certaines hémoptysies graves unilatérales.

Bronche principale droite

Courte, environ 22 mm, et large de 15 mm, elle est plus verticale que la gauche.

En clinique

La bronche principale droite est plus verticale que la gauche, dans son prolongement se trouve la bronche basale : cette disposition explique que les corps étrangers et les pneumopathies d'inhalation sont plus fréquents dans la base du lobe inférieur droit.

APPAREIL RESPIRATOIRE
VOIES AÉRIENNES INFÉRIEURES

Elle répond (fig. 14-40 et 14-42) :
- en avant à la veine cave supérieure ;
- en arrière au nerf vague droit ;
- en haut à la crosse de la veine azygos ;
- en bas aux vaisseaux pulmonaires droits.

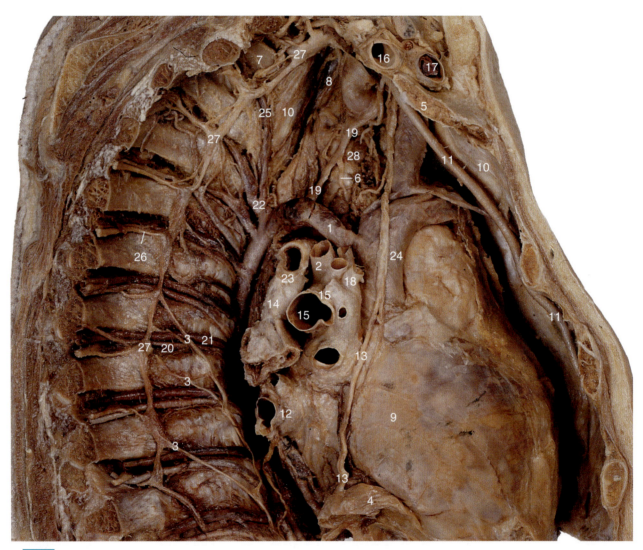

▶ **14-42**

Préparation anatomique.
Vue latérale droite du médiastin après section des côtes gauches et retrait de la colonne vertébrale.

1. Veine azygos (arc)
2. Branche de l'artère pulmonaire droite pour le lobe supérieur
3. Branches du tronc sympathique pour le nerf grand splanchnique
4. Muscle diaphragme sectionné
5. Première côte gauche (sectionnée)
6. Branches cardiaques inférieures du nerf vague droit
7. Col de la première côte gauche
8. Œsophage
9. Péricarde sur l'atrium droit
10. Plèvre pariétale
11. Artère thoracique interne droite
12. Veine pulmonaire inférieure droite
13. Nerf phrénique droit
14. Bronche intermédiaire
15. Artère pulmonaire droite
16. Artère sub-clavière droite
17. Veine sub-clavière droite
18. Veine afférente à la racine de la veine pulmonaire supérieure droite
19. Nerf vague droit
20. Sixième artère intercostale postérieure droite
21. Sixième veine intercostale postérieure droite
22. Veine intercostale supérieure droite
23. Bronche lobaire supérieure droite
24. Veine cave supérieure
25. Veine intercostale suprême droite
26. Rameau communicant sympathique
27. Tronc et ganglion sympathiques droits
28. Trachée

© Abrahams 2014.

APPAREIL RESPIRATOIRE
VOIES AÉRIENNES INFÉRIEURES

Elle se divise avant de pénétrer le hile pulmonaire en (fig. 14-41) :
- bronche lobaire supérieure qui se dirige en dehors et en haut et donne après 10 mm les bronches segmentaires apicale (B1), dorsale (B2) et ventrale (B3) ;

À noter

La nomenclature de *Boyden*, utilisée par les radiologues, inverse B1 et B3 par rapport à la nomenclature anatomique utilisée par les chirurgiens : pour les radiologues, B2 désigne la bronche segmentaire ventrale et B3 la bronche segmentaire dorsale. Cette inversion est également valable du côté gauche et pour les segments pulmonaires correspondants.

- bronche intermédiaire qui donne :
  - la bronche lobaire moyenne dirigée en avant, en bas et un peu en dehors. Elle se divise en bronches segmentaires latérale (B4) et médiale (B5),
  - la bronche lobaire inférieure poursuit la direction de la bronche intermédiaire et se dirige en bas, en dehors et en arrière. Elle donne, à hauteur de la bronche lobaire moyenne, la bronche segmentaire apicale du lobe inférieur (B6 ou bronche de *Nelson*) qui se dirige vers l'arrière, puis devient la bronche basale. Celle-ci se dirige vers le bas et donne successivement les bronches segmentaires basale médiale (B7), basale antérieure (B8), basale latérale (B9) et basale postérieure (B10).

Bronche principale gauche

Elle est plus longue (5 cm), moins large (13 mm) et un peu plus horizontale que la droite.
Elle répond (fig. 14-43 et 14-44) :
- en avant aux vaisseaux pulmonaires gauches ;
- en arrière à l'œsophage à l'aorte descendante et au nerf vague gauche ;
- en haut à l'artère pulmonaire gauche, à l'arc aortique, au ligament artériel et au nerf laryngé récurrent gauche.

Elle se termine en donnant (fig. 14-41) :
- la bronche lobaire supérieure qui se dirige en avant et en dehors et donne :
  - la bronche culminale qui se divise en bronches segmentaires apicale (B1), dorsale (B2) et ventrale (B3). Le plus souvent, B1 et B2 présentent un tronc commun (B1+2),
  - la bronche lingulaire qui donne les bronches segmentaires lingulaires supérieure (B4) et inférieure (B5) ;
- la bronche lobaire inférieure qui prolonge la direction de la bronche principale et se divise en bronche segmentaire apicale (B6 ou bronche de *Nelson*) et en bronche basale. Celle-ci donne à son tour un tronc commun B7 + 8, duquel naissent les bronches segmentaires basales médiale (B7) et antérieure (B8), et un tronc commun B9 + 10 qui se divise en bronches segmentaires basales latérale (B9) et postérieure (B10).

En clinique

Des variations de naissance des bronches segmentaires sont fréquentes et utiles à connaître pour la chirurgie.
B1, B2 ou B3 peuvent directement naître de la trachée : cette anomalie embryologique, appelée **bronche trachéale**, est à l'origine d'infections récidivantes dans le territoire pulmonaire ventilé par la bronche trachéale.

Voies aériennes distales (fig. 14-45)

Les bronches segmentaires se divisent une vingtaine de fois avant l'apparition des alvéoles pulmonaires. À chaque bifurcation, la somme des surfaces de section des 2 bronches filles est supérieure à la surface de section de la bronche mère.

APPAREIL RESPIRATOIRE
VOIES AÉRIENNES INFÉRIEURES

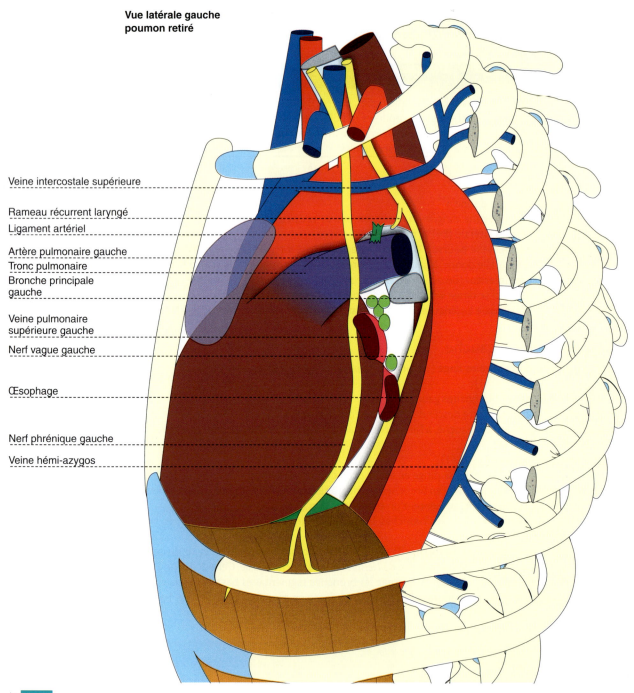

▶ 14-43
Rapports de la bronche principale gauche.
© Pr Michel Montaudon.

APPAREIL RESPIRATOIRE
VOIES AÉRIENNES INFÉRIEURES

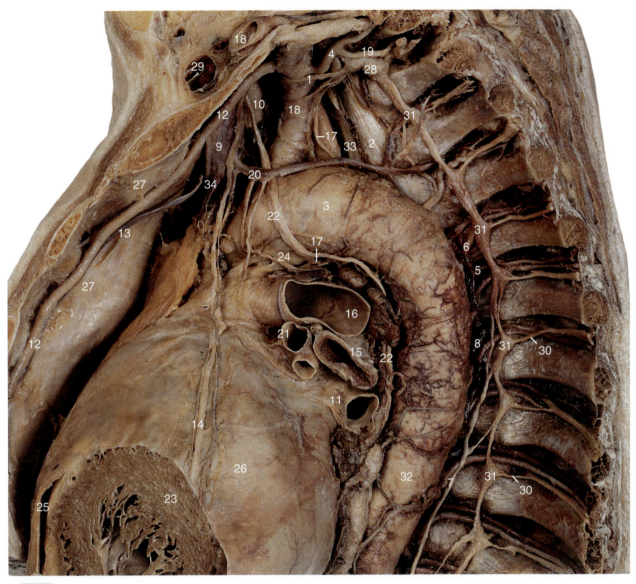

▶ 14-44

Préparation anatomique.
Vue latérale gauche du médiastin après section des côtes gauches.
1. Anse sub-clavière gauche
2. Ligament longitudinal antérieur
3. Arc de l'aorte
4. Tronc costo-cervical gauche
5. Cinquième veine intercostale postérieure gauche
6. Quatrième artère intercostale postérieure gauche
7. Nerf grand splanchnique gauche
8. Veine hémi-azygos
9. Veine brachio-céphalique gauche
10. Artère carotide commune gauche
11. Veine pulmonaire inférieure gauche
12. Artère thoracique interne gauche
13. Veine thoracique interne gauche
14. Nerf phrénique et vaisseaux péricardo-phréniques gauches
15. Bronche principale gauche
16. Artère pulmonaire gauche
17. Nerf récurrent laryngé gauche
18. Artère sub-clavière gauche
19. Artère intercostale supérieure gauche
20. Veine intercostale supérieure gauche
21. Racine supérieure de la veine pulmonaire supérieure gauche
22. Nerf vague gauche
23. Ventricule gauche (apex sectionné)
24. Ligament artériel
25. Cavité péricardique (espace)
26. Péricarde recouvrant le ventricule gauche
27. Plèvre pariétale (section)
28. Ganglion sympathique cervico-thoracique
29. Veine sub-clavière
30. Rameaux communicants sympathiques
31. Tronc et ganglion sympathiques
32. Aorte thoracique descendante
33. Conduit thoracique
34. Veines thymiques

© Abrahams 2014.

APPAREIL RESPIRATOIRE
VOIES AÉRIENNES INFÉRIEURES

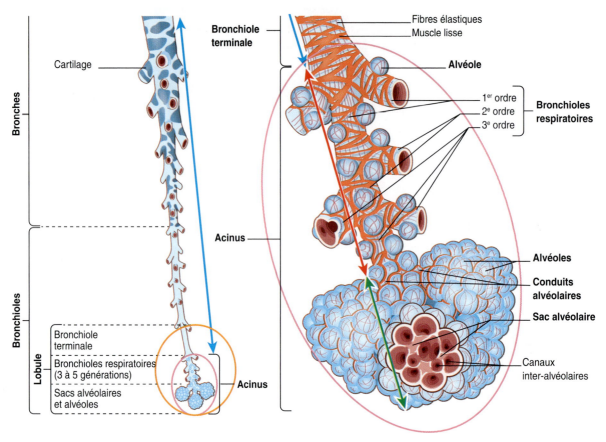

Voies aériennes intra-pulmonaires

16 divisions successives en moyenne

Le lobule pulmonaire est la plus petite unité de parenchyme entourée d'interstitium

L'acinus est la partie des voies aériennes ventilée par une bronchiole terminale

▶ 14-45
Voies aériennes distales.
© Carole Fumat.

- Zone de conduction : de la trachée aux bronchioles terminales

- Zone intermédiaire : bronchioles respiratoires et canaux alvéolaires

- Zone respiratoire (échanges) : sacs alvéolaires et alvéoles

À noter

Le nombre théorique de bronches ou bronchioles à une génération n est de 2^n. Cette disposition permet d'élargir la section aérifère au fur et à mesure des générations ; elle est représentée par le « modèle en trompette » des physiologistes respiratoires :
- la partie rétrécie de la trompette représente la surface de section de la trachée ;
- son pavillon représente la somme des surfaces de section des bronchioles les plus distales.

Ce modèle, parcouru à chaque cycle respiratoire par le volume courant (environ 0,5 L), permet de comprendre que la résistance des voies aériennes à l'écoulement est principalement liée aux bronches proximales.

APPAREIL RESPIRATOIRE
VOIES AÉRIENNES INFÉRIEURES

Voies aériennes de convection
Elles comprennent les voies aériennes qui véhiculent les flux aériens sans aucun échange gazeux avec le sang. Ce sont la trachée, les bronches et les bronchioles jusqu'aux bronchioles terminales, qui correspondent en moyenne à la 16e génération. Les bronchioles ont habituellement un diamètre inférieur à 1 mm.

Les bronchioles de la dernière génération avant le passage à la zone de transition sont appelées bronchioles terminales. Chacune ventile un acinus pulmonaire.

> **À noter**
>
> Les **bronches** sont des voies aériennes dont la paroi contient du cartilage et s'étendent en moyenne sur les 8 premières générations. Au-delà, les **bronchioles** sont des voies aériennes dépourvues de cartilage.
>
> Le volume d'air qui remplit la zone de convection (voisin de 0,15 L) est appelé volume mort car, s'il est mobilisé lors du cycle respiratoire, il ne participe pas aux échanges gazeux.

> **En clinique**
>
> Lors d'une obstruction bronchique (mucus, cancer, corps étranger, etc.), l'air ne pénètre plus le territoire pulmonaire habituellement ventilé par cette bronche alors que les échanges à travers la membrane alvéolo-capillaire persistent : l'air présent dans les voies aériennes sous-jacentes à l'obstruction est alors progressivement résorbé et le territoire pulmonaire concerné se rétracte, ce qui constitue une **atélectasie**. Celles-ci peuvent être pulmonaires, lobaires, segmentaires ou sous-segmentaires.

Voies aériennes de transition
Ce sont les voies aériennes sur la paroi desquelles apparaissent quelques alvéoles et qui, outre leur propriété aérifère, permettent l'hématose. Au fur et à mesure des générations successives, le nombre d'alvéoles qui s'abouchent dans ces voies aériennes augmente.

Ce sont les bronchioles respiratoires et les conduits alvéolaires. Il existe 3 à 5 générations de bronchioles respiratoires. La dernière génération donne 2 à 10 conduits alvéolaires qui se divisent à leur tour 2 ou 3 fois. Le conduit alvéolaire de dernière génération ventile 2 ou 3 sacs alvéolaires.

> **À noter**
>
> L'**acinus pulmonaire** est une unité de parenchyme pulmonaire ventilée par une même bronchiole terminale ; elle ne comprend donc que des voies aériennes de transition ou d'échange. Autrement dit, un acinus est la plus grande unité de poumon dans laquelle toutes les voies aériennes participent aux échanges. L'acinus mesure 6 à 10 mm de diamètre et chaque lobule pulmonaire comprend 5 à 30 acinus.

Voies aériennes d'échange
Ce sont les alvéoles pulmonaires, qui se regroupent en sacs alvéolaires, chacun comprenant 5 à 20 alvéoles, et communiquent entre elles par les canaux inter-alvéolaires (pores de *Kohn*).

Le diamètre d'une alvéole est de l'ordre de 0,1 mm. La surface alvéolaire totale pour les échanges gazeux est de 100 à 150 m^2 alors que la surface de section de la trachée est de l'ordre de 2,5 cm^2.

APPAREIL RESPIRATOIRE
VOIES AÉRIENNES INFÉRIEURES

À noter

Les canaux inter-alvéolaires ont un diamètre de 5 à 15 um. Des communications bronchiolo-bronchiolaires (canaux de *Martin*) et bronchiolo-alvéolaires (canaux de *Lambert*), plus larges, existent également. Ces communications permettent de préserver partiellement la ventilation des alvéoles dont une bronchiole afférente est obstruée.

La surface anatomique des 300 millions d'alvéoles représente 100 à 150 m². La surface d'échange fonctionnelle, correspondant à la zone de contact entre paroi alvéolaire et paroi capillaire, est bien inférieure. Chaque jour, une moyenne de 9 000 L d'air respirés échangent de l'oxygène à travers la membrane alvéolo-capillaire avec 4 500 L de sang perfusés.

La **résistance** à l'écoulement aérien définit les **voies aériennes centrales**, qui s'étendent jusqu'aux bronches sous-segmentaires, et les **voies aériennes périphériques**, au-delà. Les voies aériennes supérieures sont responsables de 50 % de la résistance à l'écoulement aérien, particulièrement les cavités nasales et la fente glottique. Les voies aériennes centrales sont responsables de 40 % et les voies aériennes périphériques de 10 %.

En clinique

Les **pneumonies** sont des infections du poumon qui s'accompagnent d'un comblement alvéolaire liquidien dû au pus.

Lors d'une obstruction bronchiolaire, les lobules dont la bronchiole est obstruée sont remplis d'air en raison de ces communications mais se vident peu en expiration ; ce signe, visible au scanner, est appelé **piégeage expiratoire**. Ces communications favorisent également la diffusion de cancers ou d'infections au sein du lobule et expliquent les limites floues des pneumonies en radiologie.

Lors d'un **lavage bronchiolo-alvéolaire**, une petite quantité de sérum physiologique est injectée dans une bronche segmentaire ou sous-segmentaire par voie endoscopique, puis aspirée. Le liquide récupéré contient la population cellulaire des lumières alvéolaires, d'éventuels micro-organismes et parfois du matériel non cellulaire (fibres d'amiante, particules de silice, etc.).

L'exploration morphologique des voies aériennes se fait par scanner ou lors de bronchoscopies. Celles-ci ne permettent pas d'analyser des bronches au-delà des segmentaires mais autorisent des biopsies et des lavages.

Structure

La structure pariétale des voies aériennes en 4 couches est la même que celle de la trachée.

Bronches

La muqueuse bronchique est un épithélium pseudo-stratifié riche en cellules ciliées et caliciformes dont la fonction est d'épurer et réchauffer l'air inhalé.

Au fur et à mesure des divisions, les anneaux cartilagineux laissent la place à des plaques de cartilage dont le nombre et la taille diminuent avec le diamètre de la bronche. Parallèlement, la quantité de myocytes lisses présents dans la paroi augmente et ceux-ci forment des bandelettes incomplètes autour de la lumière bronchique.

À noter

La modification de la composante cartilagineuse permet d'augmenter la souplesse des bronches, pour suivre les mouvements respiratoires, tout en les maintenant largement ouvertes.

L'adventice est un tissu conjonctif en continuité avec l'adventice de la trachée qui constitue le mésenchyme axial des poumons, également appelé interstitium péri-bronchique. Il pénètre dans le poumon par le hile et soutient les voies aériennes.

APPAREIL RESPIRATOIRE
VOIES AÉRIENNES INFÉRIEURES

En clinique
Les **bronchectasies** sont des dilatations irréversibles des bronches liées à une altération du cartilage ou de l'adventice. Elles peuvent être idiopathiques ou liées à certaines pathologies (mucoviscidose, broncho-pneumopathie chronique obstructive, etc.).

Bronchioles
L'épithélium prismatique de la muqueuse devient progressivement unistratifié. La muqueuse perd ses cellules caliciformes et les glandes à mucus se raréfient dans la sous-muqueuse. En distalité, les cellules ciliées sont remplacées par des cellules de *Clara* qui participent à la sécrétion de surfactant.

À noter
Ces modifications, qui surviennent dans la zone de transition, s'expliquent par un changement de fonction des voies aériennes : la nécessité de réchauffer l'air par la production de mucus s'estompe en distalité alors que le besoin de sécréter du surfactant pour maintenir les voies aériennes les plus distales ouvertes et débuter les échanges gazeux augmente.

À partir des bronchioles, la paroi des voies aériennes ne comprend plus d'armature cartilagineuse. Les myocytes lisses s'organisent en bandelettes circulaires autour de la lumière bronchiolaire et régulent son calibre. Ces bandelettes constituent le muscle de *Reissessen* dont l'épaisseur diminue vers la distalité des voies aériennes.

En clinique
L'**asthme** est une maladie dans laquelle il existe une hypersensibilité bronchique à certains stimulus (allergène qui provoque une libération inappropriée d'histamine, froid, etc.) responsable d'une broncho-constriction par spasme de la musculature lisse et d'une obstruction qui peut être fatale. Le retentissement sur les bronchioles, où la composante musculaire est importante, est plus marqué que sur les bronches, protégées par leur cartilage : l'asthme est une maladie des petites voies aériennes.

L'adventice, également appelé interstitium péri-bronchique, s'arrête au niveau des bronchioles terminales.

À noter
L'adventice péri-bronchiolaire est un tissu de soutien qui limite le collapsus expiratoire des bronchioles, remplaçant ainsi le cartilage bronchique, et leur expansion en inspiration, qui augmenterait le volume mort inutile.

En clinique
Les **bronchiolectasies** sont des dilatations bronchiolaires.

À partir des bronchioles respiratoires, la paroi des voies aériennes est interrompue par des alvéoles de plus en plus nombreuses au point que l'épithélium bronchiolaire disparaît, ce qui marque le passage aux conduits alvéolaires.

APPAREIL RESPIRATOIRE
VOIES AÉRIENNES INFÉRIEURES

Conduits alvéolaires et alvéoles

La paroi des conduits alvéolaires est dépourvue de myocytes lisses et devient très fine. L'ostium des alvéoles est maintenu ouvert par les fibres collagènes qui l'entourent.

Les parois alvéolaires comprennent uniquement une membrane basale fibreuse et un épithélium monocouche.

Celui-ci est formé de pneumocytes de type I, à travers lesquels se font les échanges gazeux, et de pneumocytes de type II, qui sécrètent le surfactant.

> **À noter**
>
> Les **fibres** élastiques de la paroi alvéolaire lui permettent de s'élargir lors de l'inspiration. Les fibres collagènes évitent une trop grande distension alvéolaire qui pourrait les rompre.
> Le **surfactant**, qui tapisse la lumière alvéolaire, est un mélange tensio-actif de lipoprotéines et phospholipides. Il induit une réduction de la tension superficielle de la paroi alvéolaire qui en empêche le collapsus lors de l'expiration et en facilite l'expansion lors de l'inspiration. Il facilite la perméabilité alvéolaire aux gaz par son effet anti-œdémateux, s'oppose au passage du liquide capillaire vers l'alvéole et possède une activité antibactérienne.
> La sécrétion de surfactant débute avec l'apparition des pneumocytes II, à partir de la 28e semaine de vie intra-utérine. Les espaces broncho-alvéolaires sont remplis de liquide sécrété par les cellules alvéolaires. L'apparition des premiers mouvements respiratoires, dès la 14e semaine, entraîne des échanges entre le liquide amniotique et les poumons. Le surfactant peut ainsi être dosé dans le liquide amniotique. À la naissance, le liquide présent dans les voies aériennes est éliminé par la pression exercée sur la cage thoracique du nouveau-né lors du passage dans la filière génitale maternelle et par absorption par les vaisseaux sanguins et lymphatiques qui entourent les bronches et les alvéoles.

> **En clinique**
>
> Une naissance prématurée avant la 32e semaine, alors que le surfactant est encore insuffisamment produit, se manifeste par une détresse respiratoire liée au collapsus et à l'œdème alvéolaire : la **maladie des membranes hyalines**.

Les lumières alvéolaires, culs-de-sac distaux des voies aériennes, sont tapissées de quelques macrophages qui se déplacent dans le surfactant et phagocytent les poussières ou les micro-organismes inhalés. Quelques lymphocytes et granulocytes sont également observés, dont le nombre peut augmenter lors d'infections.

La **membrane alvéolo-capillaire**, à travers laquelle diffusent les gaz entre l'air et le sang, comprend l'épithélium monocouche et la membrane basale de la paroi alvéolaire, la membrane basale et l'endothélium monocouche de la paroi capillaire. L'ensemble a une épaisseur de 0,1 à 0,5 μm.

> **En clinique**
>
> L'épaisseur de la membrane alvéolo-capillaire conditionne la qualité des échanges gazeux entre l'air et le sang : les phénomènes qui l'épaississent, par exemple l'œdème interstitiel lors d'une insuffisance cardiaque gauche, diminuent la diffusion des gaz.

> **À noter**
>
> Les voies aériennes autorisent la pénétration des substances étrangères présentes dans l'air inhalé au sein de l'organisme. Elles sont dotées de mécanismes de surveillance et de défense contre celles-ci :
> - dans les voies aériennes de convection, l'épithélium respiratoire cilié et le mucus qu'il sécrète agissent comme une barrière physique et le système BALT, localisation bronchique du tissu lymphoïde associé aux muqueuses (MALT, cf. p. 869), est le siège de réactions immunitaires. La toux et l'éternuement font également partie des mécanismes de défense des voies aériennes ;
> - dans les voies aériennes de transition et d'échange, les macrophages sont responsables de la phagocytose et de la présentation des antigènes aux lymphocytes T.

APPAREIL RESPIRATOIRE
VOIES AÉRIENNES INFÉRIEURES

Vascularisation

Artérielle

Les **artères thyroïdiennes inférieures**, issues des artères sub-clavières, et l'artère thyroïdienne ima, inconstante et issue de l'arc aortique, donnent des rameaux à la partie supérieure de la trachée.
Quelques rameaux issus des artères thoraciques internes, branches des artères sub-clavières, participent à la vascularisation trachéale.
Les **artères bronchiques** donnent des rameaux à la partie inférieure de la trachée et aux bronches. Elles proviennent de la partie supérieure de l'aorte descendante et leur origine est très variable :
- dans la disposition la plus fréquente (40 %), elles naissent entre les vertèbres T5 et T6. L'artère bronchique droite provient d'une artère intercostale droite, habituellement la 4e, et les 2 artères bronchiques gauches sont directement issues de la face antérieure de l'aorte (fig. 14-46) ;
- dans 30 % des cas, une seule artère bronchique gauche est présente ;
- dans 20 % des cas existe une artère bronchique droite supplémentaire, issue de l'aorte ;
- un tronc bi-bronchique donne parfois une branche de chaque côté.

Les artères bronchiques sont à la face postérieure des voies aériennes dans le hile puis les longent dans l'adventice jusqu'en distalité. Dans leur trajet médiastinal, elles donnent quelques rameaux à l'œsophage. Elles vascularisent les voies aériennes, l'interstitium et la plèvre pulmonaire. Leurs rameaux s'anastomosent avec les branches du tronc pulmonaire dans la paroi des bronches distales et des bronchioles.

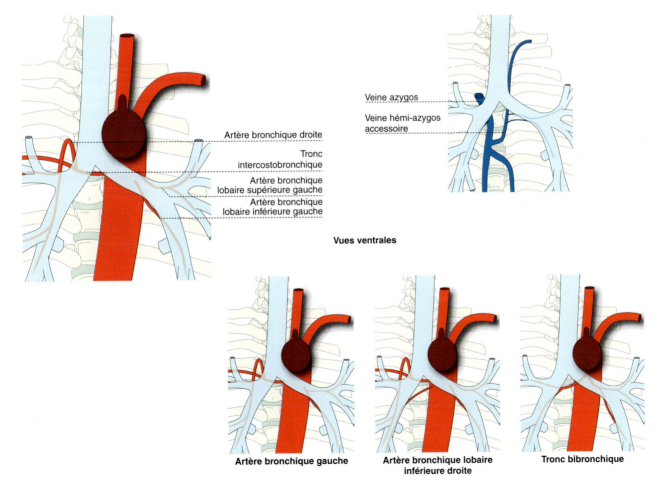

▶ 14-46
Vascularisation bronchique.
© Pr Michel Montaudon.

APPAREIL RESPIRATOIRE
VOIES AÉRIENNES INFÉRIEURES

> **En clinique**
>
> Les **hémoptysies** sont des hémorragies de sang rouge issu des voies aériennes inférieures lors d'un effort de toux. Elles sont habituellement (80 %) d'origine artérielle bronchique et peuvent nécessiter une vaso-occlusion endo-vasculaire.

Veineuse

Les veines bronchiques se drainent vers le système azygos puis le système cave supérieur (fig. 14-46). Elles présentent des anastomoses avec les veines pulmonaires et reçoivent des rameaux œsophagiens.

> **À noter**
>
> Ces anastomoses sont responsables d'un shunt droit-gauche physiologique de quelques millilitres par cycle cardiaque.

Elles drainent principalement l'interstitium et les bronches du 1/3 le plus profond, péri-hilaire, des poumons. Les bronches des 2/3 périphériques des poumons sont drainées vers les veines pulmonaires (fig. 14-47).

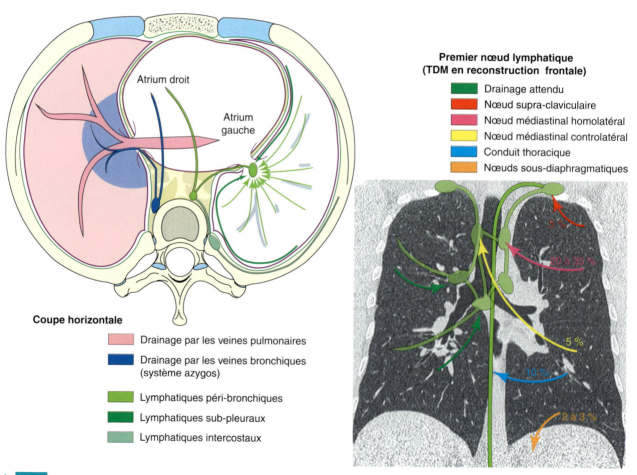

▶ 14-47
Territoires veineux et lymphatiques.
© Pr Michel Montaudon.

APPAREIL RESPIRATOIRE
VOIES AÉRIENNES INFÉRIEURES

> **En clinique**
>
> Ce drainage veineux est en partie responsable des disséminations métastatiques des cancers pulmonaires.

Les veines qui drainent la trachée rejoignent les veines thyroïdiennes inférieures, puis les veines brachio-céphaliques, ou les veines bronchiques, puis le système azygos.

Lymphatique

Le drainage lymphatique des bronches est commun avec celui des poumons et se fait par 2 réseaux anastomosés (fig. 14-47).

Le **réseau péri-bronchique** suit les ramifications de l'arbre bronchique de la périphérie vers les hiles. Il comprend des collecteurs lymphatiques sur le trajet desquels sont interposés des nœuds lymphatiques. Ces structures sont principalement situées dans l'adventice bronchique mais il existe quelques collecteurs dans la sous-muqueuse des bronches. Ce réseau lymphatique aboutit de proche en proche aux nœuds lymphatiques hilaires : les lobes supérieurs se drainent vers les nœuds trachéo-bronchiques supérieurs et les lobes inférieurs vers les nœuds trachéo-bronchiques inférieurs. Les nœuds trachéo-bronchiques se drainent vers les nœuds para-trachéaux (cf. p. 877). La trachée est entourée de nœuds et de collecteurs lymphatiques qui se drainent vers les troncs broncho-médiastinaux puis le conduit thoracique ou le conduit lymphatique droit.

Le **réseau sub-pleural**, moins développé, parcourt la face profonde de la plèvre pulmonaire et se draine vers les nœuds lymphatiques des hiles.

> **À noter**
>
> Ce drainage lymphatique des bronches et des poumons via les nœuds des hiles admet quelques variations (fig. 14-47) :
> - dans 35 % des cas, le premier nœud lymphatique des lobes supérieurs se trouve dans le médiastin (20 % des cas pour les lobes inférieurs) ;
> - dans 10 % des cas, les bronches para-cardiaques se drainent directement dans le conduit thoracique ;
> - dans 5 % des cas, le 1er nœud lymphatique est supra-claviculaire ou médiastinal controlatéral ;
> - dans 2 à 3 % des cas, les bronches basales se drainent vers des nœuds sous-diaphragmatiques.

> **En clinique**
>
> Les nœuds lymphatiques peuvent être étudiés au scanner ; leur petit axe doit normalement être inférieur à 1 cm. Ils peuvent être prélevés par médiastinoscopie pour une analyse anatomo-pathologique.
>
> Le drainage lymphatique du poumon explique l'**envahissement** des différents nœuds lors des cancers broncho-pulmonaires. Dans la classification TNM, N0 signifie l'absence d'envahissement lymphatique, N1 correspond à un envahissement intra-pulmonaire ou hilaire homolatéral, N2 à en envahissement médiastinal homolatéral ou trachéo-bronchique inférieur, et N3 à un envahissement médiastinal controlatéral ou supra-claviculaire. Dans ce cas, la chirurgie est récusée et le patient orienté vers un traitement palliatif (chimiothérapie, radiothérapie).

Innervation

L'innervation des bronches est exposée avec celle des poumons page 969.

APPAREIL RESPIRATOIRE
POUMONS

> **À noter**
>
> La **fonction** des bronches est étudiée par les explorations fonctionnelles respiratoires (EFR). Celles-ci consistent à mesurer des volumes et des débits, exprimés en pourcentages des valeurs normales, variables selon le sexe, l'âge, la taille et le poids.
>
> Les **volumes** reflètent les propriétés du poumon, de la cage thoracique et des muscles respiratoires :
> - le volume courant (VC) est le volume inspiré ou expiré au cours du cycle ventilatoire normal, environ 0,5 L ; 70 à 75 % de celui-ci atteint la zone respiratoire, le reste remplit la zone de convexion ;
> - le volume de réserve expiratoire (VRE) est le volume maximal qu'il est possible d'expirer en partant du volume courant (1 à 1,5 L) ; le volume de réserve inspiratoire (VRI) est le volume maximal qu'il est possible d'inspirer en partant du volume courant (2 à 3 L) ;
> - le volume résiduel (VR) est le volume non mobilisable restant dans le poumon à la fin d'une expiration complète (1,2 L) ;
> - la capacité pulmonaire totale (CPT) est le volume gazeux présent dans le poumon à la fin d'une inspiration complète (5 à 6 L ; CPT = VR + VRE + VC + VRI). Elle diminue dans les syndromes restrictifs et augmente lors des distensions ;
> - la capacité vitale (CV) est le volume mobilisé entre l'inspiration complète et l'expiration complète (CV = VC + VRI + VRE) ;
> - la capacité résiduelle fonctionnelle est le volume présent dans le poumon et les voies aériennes en fin d'expiration normale (2,5 L ; CRF = VR + VRE).
>
> Les **débits** bronchiques traduisent la fonction aérifère des voies aériennes :
> - le volume expiratoire maximum à la première seconde (VEMS) est l'indicateur de référence des syndromes obstructifs ;
> - le débit expiratoire de pointe (DEP) est le débit instantané maximum obtenu durant l'expiration ; le débit expiratoire maximal moyen réalisé entre 25 et 75 % (DEMM 25-75) de la capacité vitale forcée (CVF) permet de détecter une obstruction distale débutante si le VEMS est normal.
>
> Les **échanges gazeux** à travers la membrane alvéolo-capillaire sont mesurés par :
> - la diffusion libre du monoxyde de carbone (DLCO) (mesure de la quantité de CO expiré après une inhalation d'une quantité connue de CO) ;
> - les gaz du sang artériel, prélevés habituellement dans l'artère radiale (la PaO_2 normale est de $12,6 \pm 0,5$ kPa, elle diminue lors de l'hypoxie ; la $PaCO_2$ normale est de $5,3 \pm 0,3$ kPa, elle augmente lors de l'hypercapnie) ;
> - l'oxymétrie percutanée mesure à l'aide d'un capteur digital la saturation en oxygène de l'hémoglobine, normalement voisine de 98 % en air ambiant et pathologique sous 90 %.

POUMONS

Les poumons occupent totalement les régions pleuro-pulmonaires, de part et d'autre du médiastin avec lequel ils communiquent par l'intermédiaire des hiles pulmonaires. Ils sont le siège de l'hématose.

Aspect

Les poumons ont une forme de demi-cône à sommet supérieur, aplatis par leur face médiastinale (fig. 14-48).

Ils mesurent 20 cm de haut et de diamètre antéro-postérieur, 10 cm de diamètre transverse. Le poumon gauche est plus petit que le droit en raison de la position du cœur dans le thorax.

Ils sont lisses, brillants et roses chez l'enfant et deviennent gris avec l'âge et les particules inhalées, voire noirs chez le fumeur. Mous et élastiques, ils se moulent sur toutes les structures qui les entourent.

Chaque poumon possède 3 faces, 3 bords et un apex :
- la face costale est convexe, séparée de la paroi thoracique par les 2 feuillets de la plèvre et le fascia endo-thoracique. Elle est interrompue par les scissures inter-lobaires tapissées par la plèvre pulmonaire. Il en existe deux à droite et une à gauche (fig. 14-48 et 14-49) :
    - les scissures obliques (grandes scissures) sont obliques en bas et en avant de 45°. Elles débutent en regard du corps vertébral de T4, c'est-à-dire en au niveau du processus épineux de T3, et se terminent en regard de la partie antérieure du 6e cartilage costal,

APPAREIL RESPIRATOIRE
POUMONS

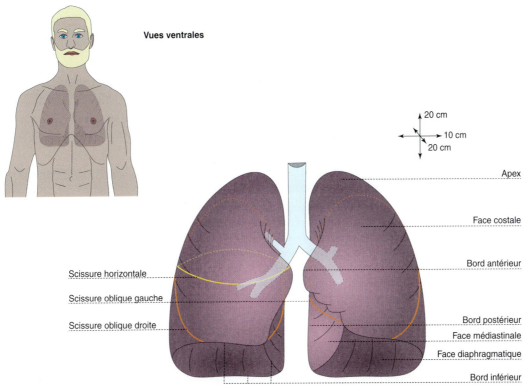

Poumons.
© Pr Michel Montaudon.

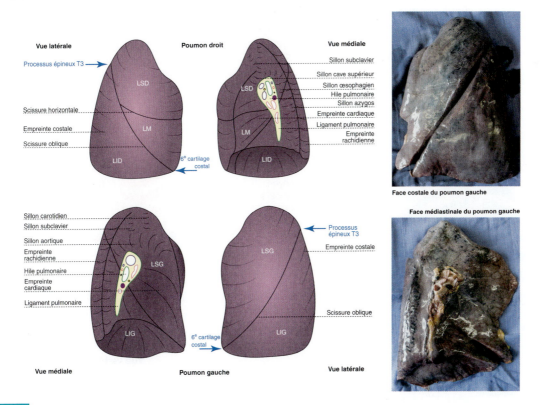

▶ 14-49
Vues latérales et médiales des poumons.
LSD : lobe supérieur droit, LM : lobe moyen, LID : lobe inférieur droit, LSG : lobe supérieur gauche, LIG : lobe inférieur gauche.
© Pr Michel Montaudon.

APPAREIL RESPIRATOIRE

POUMONS

- la scissure horizontale (petite scissure), présente uniquement à droite, se trouve en avant de la scissure oblique et longe le 4e espace intercostal,
- ces scissures peuvent être complètes ou non selon qu'elles rejoignent la face médiastinale du poumon ou non ;

> **À noter**
>
> Des scissures accessoires peuvent exister ; la plus fréquente est la **scissure azygos** qui résulte de la présence de parenchyme pulmonaire entre le médiastin et la crosse de la veine azygos.

> **En clinique**
>
> Lors de la **percussion**, la présence d'air dans les poumons est responsable d'un son sonore qui cède la place à une matité lors des épanchements pleuraux liquidiens.
> La connaissance des projections des scissures sur la paroi thoracique permet d'identifier des **foyers d'auscultation** pour chaque lobe pulmonaire (fig. 14-50) :
> - l'apex pulmonaire est ausculté dans la fosse supra-claviculaire ;
> - les lobes supérieurs sont auscultés le long des 2e et 3e espaces intercostaux ;
> - le lobe moyen est ausculté en avant de la ligne axillaire moyenne, dans le 4e ou le 5e espace intercostal droit ;
> - les lobes inférieurs sont auscultés le long des 6e et le 7e espaces intercostaux.
>
> Lorsque les mains sont placées sur la tête, le bord spinal de la scapula suit le trajet de la scissure oblique.
> Les lobectomies sont plus facilement réalisables lorsque les scissures sont complètes.

- la face diaphragmatique est concave vers le bas, moulée sur le diaphragme. Par l'intermédiaire de celui-ci, elle est en rapport à droite avec le lobe droit du foie et à gauche avec son lobe gauche, le fundus gastrique, la rate et l'angle colique gauche. Elle suit les mouvements du diaphragme ;
- la face médiale présente le hile pulmonaire qui regroupe les éléments vasculaires, nerveux et bronchiques destinés au poumon. C'est la seule partie du poumon non recouverte de plèvre. Elle épouse tous les reliefs du médiastin (fig. 14-51) ;

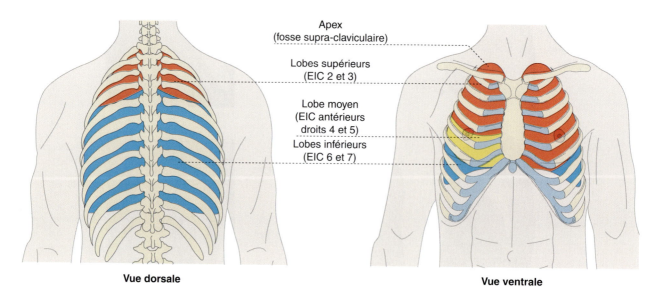

▶ **14-50**
Foyers d'auscultation pulmonaire.
EIC : espace intercostal.
© Pr Michel Montaudon.

APPAREIL RESPIRATOIRE
POUMONS

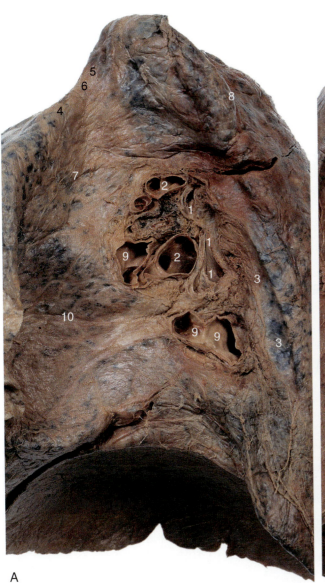

A

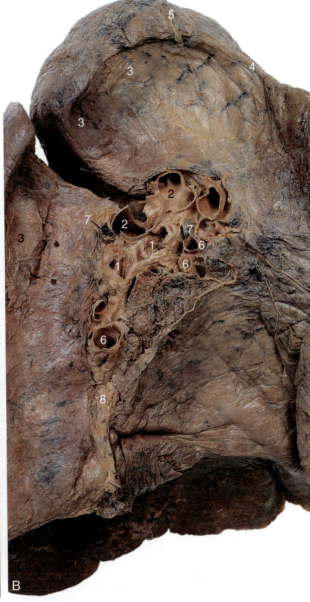

B

▶ **14-51**

Poumons.

A) Poumon droit face médiale.
Sur la préparation fixée, les structures adjacentes marquent leur empreinte sur la face médiale du poumon. Le trait le plus marqué sur le côté droit est le sillon de la veine azygos (3), au-dessus et en arrière des structures du pédicule du poumon (9, 2 et 1).

1. Branches de la bronche principale droite
2. Branches de l'artère pulmonaire droite
3. Sillon de la veine azygos
4. Sillon de la 1re côte
5. Sillon de l'artère sub-clavière droite
6. Sillon de la veine sub-clavière droite
7. Sillon de la veine cave supérieure
8. Sillon de la trachée et de l'œsophage
9. Veines pulmonaires droites.
10. Scissure horizontale

Abrahams et al, 2014.

L'extrémité supérieure de la face médiale du poumon droit repose contre l'œsophage et la trachée (A8) séparés seulement par la plèvre, mais à gauche, l'artère sub-clavière (B5) (et la carotide commune en avant d'elle) maintient le poumon à distance de ces structures.

B) Poumon gauche face médiale.
Comparer avec le poumon gauche en a, et noter la taille importante de l'empreinte faite par l'aorte sur le poumon gauche (B3), par opposition au sillon plus petit de l'azygos à droite (A3).

1. Branches de la bronche principale gauche
2. Branches de l'artère pulmonaire gauche
3. Sillon de l'aorte
4. Sillon de la première côte gauche
5. Sillon de l'artère sub-clavière gauche
6. Veines pulmonaires gauches
7. Nœuds lymphatiques du hile pulmonaire gauche
8. Ligament pulmonaire

APPAREIL RESPIRATOIRE
POUMONS

- le bord antérieur sépare en avant les faces costale et médiale. Les bords antérieurs des poumons s'affrontent en avant du médiastin en limitant (fig. 14-52 et 14-53) :
  - en haut le triangle inter-pleural supérieur qui laisse voir la trachée,
  - en bas le triangle inter-pleural inférieur, plus large, qui laisse voir le cœur ;
- le bord postérieur sépare en arrière les faces costale et médiale ;
- le bord inférieur sépare la face diaphragmatique des faces costale et médiale ;
- l'apex pulmonaire est arrondi et correspond à la partie de poumon située au-dessus de la première côte. Il dépasse vers le haut l'ouverture supérieure du thorax et constitue le plancher de la fosse supra-claviculaire, situé 2 ou 3 cm au-dessus du 1/3 médial de la clavicule.

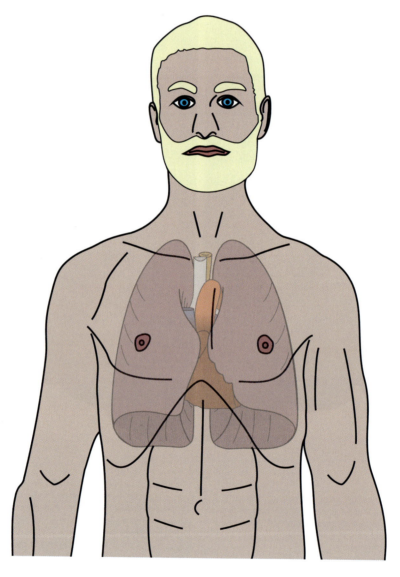

▶ 14-52
Triangles inter-pleuraux supérieur et inférieur.
© Pr Michel Montaudon.

APPAREIL RESPIRATOIRE
POUMONS

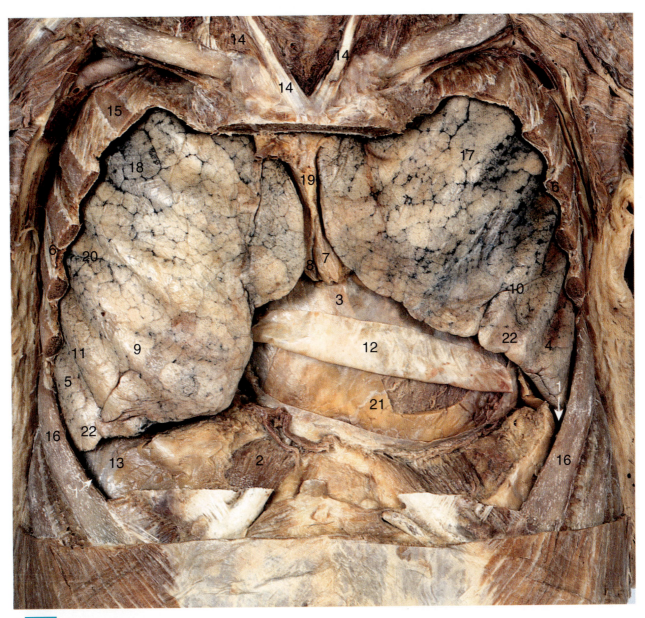

14-53
Poumons, péricarde et plèvre : vue antérieure.
1. Récessus costo-diaphragmatiques
2. Muscle diaphragme
3. Péricarde fibreux
4. Lobe inférieur du poumon gauche
5. Lobe inférieur du poumon droit
6. Muscles intercostaux
7. Ligne de réflexion antérieure de la plèvre gauche
8. Ligne de réflexion antérieure de la plèvre droite
9. Lobe moyen
10. Scissure oblique du poumon gauche
11. Scissure oblique du poumon droit
12. Lame pariétale du péricarde séreux
13. Feuillet pariétal de la plèvre diaphragmatique
14. Muscle sterno-cléido-mastoïdien droit
15. Deuxième côte droite
16. Septième côte droite
17. Lobe supérieur du poumon gauche
18. Lobe supérieur du poumon droit
19. Reliquats thymiques
20. Scissure horizontale du poumon droit
21. Lame viscérale du péricarde séreux (épicarde)
22. Feuillet pulmonaire de la plèvre

© Abrahams 2014.

APPAREIL RESPIRATOIRE
POUMONS

Structure

Le poumon comprend une charpente de tissu conjonctif dense, l'interstitium pulmonaire, qui supporte le parenchyme organisé en unités fonctionnelles, les lobules pulmonaires.

Interstitium pulmonaire

L'interstitium est un tissu de soutien présent autour des bronches et en périphérie des lobules. Il est organisé en 2 parties (fig. 14-54) :
- périphérique, issue de la plèvre pulmonaire et qui pénètre le poumon pour former des cloisons limitant les lobules pulmonaires. Par ce biais, la plèvre pulmonaire adhère intimement au poumon ;
- centrale, qui est l'adventice bronchique et pénètre le poumon par le hile en suivant les voies aériennes. Elle s'arrête au niveau des bronchioles terminales. Cet interstitium est centro-lobulaire et forme des cloisons intra-lobulaires.

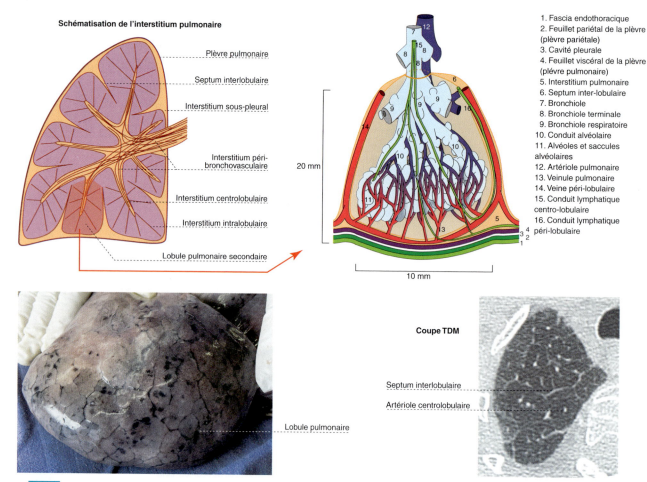

▶ 14-54
Interstitium pulmonaire et lobule secondaire.
En bas à gauche : photographie de l'apex du poumon gauche.
© Pr Michel Montaudon.

APPAREIL RESPIRATOIRE
POUMONS

À noter

Les bronches, les rameaux artériels pulmonaires et bronchiques ainsi qu'une partie des vaisseaux lymphatiques arrivent aux alvéoles par l'adventice bronchique et l'interstitium centro-lobulaire. Les veines pulmonaires et l'autre partie des lymphatiques quittent les alvéoles soutenus par l'interstitium péri-lobulaire (fig. 14-54).

Durant l'expiration, l'élasticité de l'interstitium pulmonaire est le principal facteur ramenant les poumons à leur position de repos : l'énergie stockée en inspiration est restituée en expiration.

En clinique

La distribution des vaisseaux et des voies aériennes au sein de l'interstitium pulmonaire est à la base de la séméiologie radiologique et anatomo-pathologique des **maladies interstitielles** : les pathologies bronchiques ou artérielles ont une expression centro-lobulaire, les pathologies veineuses une expression péri-lobulaire et les pathologies lymphatiques, une expression mixte.

Avec l'âge, les poumons perdent leur compliance, ce qui contribue à dégrader la fonction respiratoire.

Lors de l'**emphysème**, la destruction de l'interstitium pulmonaire entraîne non seulement une perte de cette élasticité responsable de la distension pulmonaire (nécessité de recruter les muscles expirateurs), mais également un défaut de soutien des bronchioles qui se collabent en expiration (nécessité d'un effort musculaire accru lors de l'inspiration).

Parenchyme pulmonaire

Le parenchyme pulmonaire est le tissu fonctionnel, chargé d'assurer l'hématose.

Il comprend les espaces aériens situés au-delà de la bronchiole terminale, l'interstitium inter-alvéolaire et les capillaires péri-alvéolaires. Il est situé entre l'interstitium périphérique et l'interstitium central et correspond à toute la structure spongieuse visible sur une coupe histologique de poumon.

Il est organisé en unités fonctionnelles, les **lobules pulmonaires** (de *Miller*), définies comme la plus petite unité de poumon complètement entourée d'interstitium. Ces lobules sont poly-édriques et mesurent 10 à 25 mm de diamètre et 20 mm de hauteur (fig. 14-54). Chaque lobule pulmonaire comprend 5 à 30 acinus. Chaque acinus regroupe plusieurs sacs alvéolaires dans lesquels s'ouvrent les alvéoles.

En clinique

La **fibrose pulmonaire** est un processus cicatriciel du poumon dans lequel les fibres collagènes normales de l'interstitium sont remplacées par des fibres collagènes plus grosses, plus rigides et plus abondantes. Il en résulte une perte de l'élasticité pulmonaire et une rétraction du parenchyme.

Systématisation

Les poumons sont divisés par les scissures en lobes, chacun ventilé par une bronche lobaire. Chaque lobe est subdivisé en segments, ventilés par une bronche segmentaire, qui constituent des unités anatomiques. Cette segmentation est à la base de la chirurgie pulmonaire (fig. 14-55).

À droite

Le poumon est divisé en **3 lobes**, supérieur, moyen et inférieur :
- la scissure oblique sépare le lobe inférieur, en arrière, des lobes moyen et supérieur, en avant. Le lobe inférieur est divisé en 5 segments : apical (S6, de *Fowler*), basal médial ou para-cardiaque (S7), basal antérieur (S8), basal latéral (S9) et basal postérieur (S10) ;
- la scissure horizontale sépare les lobes supérieur et moyen :
  - le lobe supérieur possède 3 segments : apical (S1), postérieur (S2) et antérieur (S3),
  - le lobe moyen comprend 2 segments : latéral (S4) et médial (S5).

APPAREIL RESPIRATOIRE
POUMONS

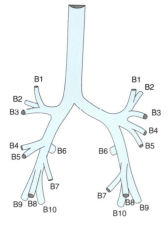
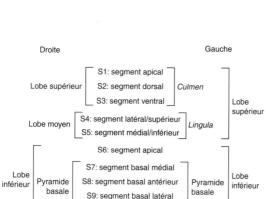
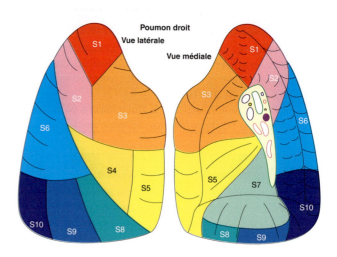
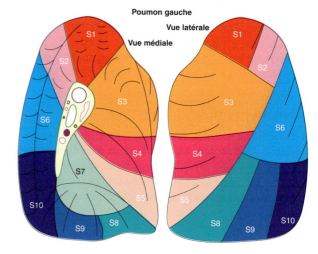

▶ **14-55**
Lobes et segments pulmonaires.
© Pr Michel Montaudon.

À gauche

La scissure oblique sépare le lobe supérieur, en avant, du lobe inférieur, en arrière :
- le lobe supérieur présente 5 segments :
  - les segments apical (S1), postérieur (S2) et antérieur (S3) constituent le culmen,
  - les segments lingulaires supérieur (S4) et inférieur (S5) forment la lingula ;
- le lobe inférieur est divisé en 5 segments : apical (S6, de *Fowler*), basal médial ou para-cardiaque (S7), basal antérieur (S8), basal latéral (S9) et basal postérieur (S10).

> **En clinique**
>
> Les segments S2 et S6 sont les segments les mieux ventilés et les moins bien perfusés : la concentration en oxygène y est élevée et le bacille de la **tuberculose**, strictement aérobie, s'y développe préférentiellement.

Vascularisation

Les poumons sont vascularisés par les vaisseaux pulmonaires. La circulation pulmonaire, ou petite circulation, débute par le tronc pulmonaire, issu du ventricule droit.

APPAREIL RESPIRATOIRE
POUMONS

Elle apporte du sang pauvre en oxygène et fonctionne à basse pression, 6 à 7 fois inférieure à la pression artérielle systémique. La pression artérielle pulmonaire systolique normale est inférieure à 20 mmHg et la diastolique de l'ordre de 10 mmHg.

Les veines pulmonaires rapportent à l'atrium gauche et à la circulation systémique du sang riche en oxygène (fig. 14-56).

Une très faible partie de la vascularisation pulmonaire (moins de 5 %) dépend des vaisseaux systémiques via les artères et les veines bronchiques :
- les artères bronchiques et pulmonaires distales s'anastomosent dans la paroi des bronchioles les plus périphériques ;
- quelques veines bronchiques, systémiques, rejoignent les veines pulmonaires.

À noter

Seuls organes vascularisés par la petite circulation, les poumons sont également les seuls organes à être perfusés par la totalité du débit sanguin cardiaque, ce qui permet d'assurer une bonne hématose.

Une basse pression dans la circulation pulmonaire est indispensable en raison de la fragilité des parois capillaires liée à leur faible épaisseur. Cette faible pression, comparée à la circulation systémique, permet de ne pas perturber le fonctionnement cardiaque alors que les 2 circulations sont disposées en série : la circulation pulmonaire est asservie au fonctionnement cardiaque, lui-même dépendant des exigences de la circulation systémique.

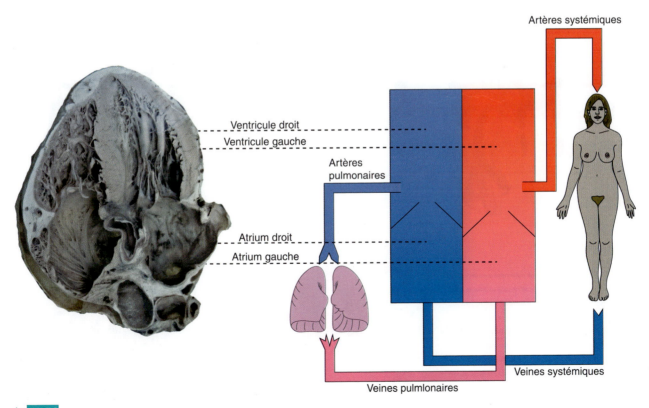

▶ 14-56
Cœur.
Partie droite (en bleu) et gauche (en rouge), cavités, circulations pulmonaire et systémique.
© Pr Michel Montaudon.

APPAREIL RESPIRATOIRE

POUMONS

> ### En clinique
> Les poumons peuvent être le siège d'anomalies liées à un dysfonctionnement cardiaque droit ou gauche :
> - l'insuffisance cardiaque gauche s'accompagne d'une stase vasculaire dans les veines pulmonaires avec parfois un **œdème aigu du poumon** ;
> - l'**hypertension artérielle pulmonaire** induit une augmentation du calibre des artères pulmonaires et une perfusion hétérogène du poumon, dite « en mosaïque ». Les hypertensions artérielles pulmonaires, définies par une pression pulmonaire moyenne supérieure à 25 mmHg, peuvent s'accompagner d'hémorragie intra-alvéolaire par rupture de la membrane alvéolo-capillaire.

Artérielle

Le tronc pulmonaire provient du ventricule droit. Il se divise sous la bifurcation trachéale en 2 branches destinées à chacun des poumons (fig. 14-57).

Artère pulmonaire droite

Elle mesure 26 mm de diamètre et rejoint le hile pulmonaire droit après un trajet horizontal, en arrière de l'aorte ascendante et de la veine cave supérieure.
Elle s'engage dans le hile pulmonaire en avant de la bronche intermédiaire, chemine dans la scissure oblique, passe au-dessus de la bronche lobaire moyenne et gagne la face latérale de la bronche basale. Elle se termine en un bouquet de branches pour la pyramide basale.
Elle donne :

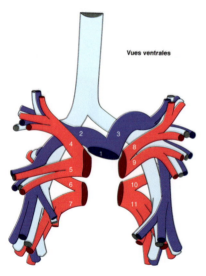
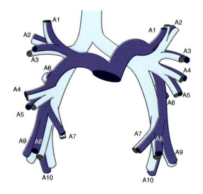
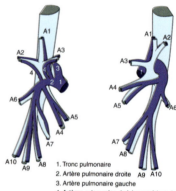
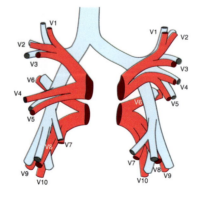
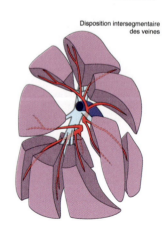

1. Tronc pulmonaire
2. Artère pulmonaire droite
3. Artère pulmonaire gauche
4. Racine supérieure de la veine pulmonaire supérieure droite
5. Racine inférieure de la veine pulmonaire supérieure droite
6. Racine supérieure de la veine pulmonaire inférieure droite
7. Racine inférieure de la veine pulmonaire inférieure droite
8. Racine supérieure de la veine pulmonaire supérieure gauche
9. Racine inférieure de la veine pulmonaire supérieure gauche
10. Racine supérieure de la veine pulmonaire inférieure gauche
11. Racine inférieure de la veine pulmonaire inférieure gauche

▶ 14-57
Artères et veines des poumons.
Notez que les artères sont représentées en bleu et les veines en rouge car les premières transportent du sang pauvre en oxygène et les secondes du sang oxygéné.
© Pr Michel Montaudon.

- des branches destinées au lobe supérieur :
  - l'artère médiastinale du lobe supérieur naît avant le croisement de la bronche principale droite, pénètre le lobe supérieur par sa face médiastinale, à travers le hile, et donne un tronc apicoventral (A1 + 3) et l'artère segmentaire dorsale (A2). Ces artères sont adjacentes à leur bronche, en position médiale ou supérieure. Après la naissance de celle-ci, l'artère pulmonaire droite devient l'artère inter-lobaire droite et s'engage dans la scissure oblique ;
  - les artères scissurales du lobe supérieur, ventrale (présente dans 25 %) et dorsale (90 %), destinées aux segments homonymes : elles naissent de l'artère inter-lobaire et abordent le lobe supérieur par ses faces scissurales ;
- l'artère lobaire moyenne qui donne A4 et A5 ; celles-ci peuvent naître séparément de la face antérieure de l'artère inter-lobaire. Ces artères sont adjacentes à leur bronche, en position supéro-latérale ;
- des branches destinées au lobe inférieur, A6 à A10, satellites de leur bronche. L'artère du segment apical, A6, est supéro-latérale à sa bronche. Les autres décrivent un cône à la périphérie des bronches.

Artère pulmonaire gauche

Elle est plus petite (24 mm), verticale à son origine. Celle-ci est reliée à l'aorte descendante par le ligament artériel, reliquat post-natal du canal artériel.

Elle passe en avant puis au-dessus, et enfin en arrière de la bronche principale gauche pour pénétrer le hile pulmonaire gauche. Elle se dirige alors en bas et en dehors, dans la scissure oblique, et longe la face latérale de la bronche basale. Elle se termine en un bouquet de branches pour la pyramide basale. Elle donne :

- des artères destinées au lobe supérieur qui naissent séparément et sont appelées artères médiastinales du lobe supérieur gauche (A1, A2 et A3) car elles pénètrent le lobe supérieur par sa face médiastinale en traversant le hile pulmonaire. Elles sont adjacentes à leur bronche, en position supéro-médiale. L'artère pulmonaire gauche devient alors l'artère inter-lobaire et donne des artères scissurales dorsale (pour S2), ventrale (pour S3) et lingulaire. Les branches A4 et A5 de celle-ci sont en position supéro-latérale à leur bronche ;
- des artères destinées au lobe inférieur, A6 à A10, issues de l'artère inter-lobaire. A6 est supéro-latérale à sa bronche. Les autres se disposent en cône autour des bronches.

En clinique

Le trajet des artères pulmonaires explique la différence de hauteur des hiles pulmonaires sur les radiographies thoraciques normales : le hile gauche n'est jamais plus caudal que le hile droit.

En aval

Les divisions artérielles suivent les divisions bronchiques dans l'adventice jusqu'aux bronchioles terminales. Les artérioles pénètrent dans le parenchyme pulmonaire, disposées au centre des lobules, en compagnie des bronchioles, pour former le réseau capillaire péri-alvéolaire (fig. 14-54). De multiples branches naissent de ces axes artériels, de telle sorte que le nombre d'artères est bien plus important que le nombre de bronches.

Le réseau artériel pulmonaire est très compliant avec un tonus vaso-constricteur faible, ce qui lui permet de se laisser distendre par une augmentation du débit ventriculaire sans élévation significative de pression.

À noter

L'autorégulation locale permet aux artères pulmonaires d'adapter le débit sanguin à la ventilation : ceci permet de maintenir un rapport ventilation/perfusion local optimal pour l'hématose.

APPAREIL RESPIRATOIRE
POUMONS

> **En clinique**
>
> À l'inverse des lobes, les segments pulmonaires ne sont pas spontanément identifiables en chirurgie : la **segmentectomie** nécessite d'identifier puis de clamper l'artère du segment à retirer pour déterminer la partie de poumon qui change de couleur.
>
> L'**embolie pulmonaire** est la migration d'un thrombus, issu habituellement des veines des membres inférieurs, vers les artères pulmonaires. Elle entraîne l'absence de perfusion d'un territoire pulmonaire et donc une altération de l'hématose. Lorsqu'elle est massive, elle provoque une augmentation de la pression artérielle pulmonaire qui peut générer une insuffisance cardiaque droite et être fatale.

Veineuse

Les veinules pulmonaires naissent de capillaires péri-alvéolaires, où ont lieu les échanges gazeux, et se drainent vers les veines inter-lobulaires, situées dans les septums inter-lobulaires (fig. 14-54). Celles-ci fusionnent en veines inter-segmentaires. Les veines sont ainsi à la périphérie des unités fonctionnelles et anatomiques du poumon, lobules puis segments. Elles ne deviennent satellites des artères que tardivement. Les veines pulmonaires qui parcourent des 2/3 périphériques des poumons reçoivent une faible quantité de sang non oxygéné via quelques rameaux veineux bronchiques.

Les veines inter-segmentaires convergent vers la partie inférieure des hiles et constituent les racines des veines pulmonaires supérieures et inférieures de chaque poumon (fig. 14-57) :
- la racine supérieure de chaque veine pulmonaire supérieure draine les segments S1, S2 et S3 (lobe supérieur droit et culmen). Elle est formée par la réunion des veines inter-segmentaires apico-ventrale et apico-dorsale. À droite, quelques rameaux issus de la scissure horizontale la rejoignent ; à gauche, la veine inter-culmino-lingulaire s'y abouche. Ces veines sont à distance des éléments bronchiques et artériels, antérieures à leur bronche pour V1 et V2, et inférieure pour V3 ;
- la racine inférieure de chaque veine pulmonaire supérieure draine les segments S4 et S5 (lobe moyen et lingula). Elle est formée par la réunion d'une veine inter-segmentaire et d'une veine issue de la face médiale du lobe moyen ou de la lingula ;
- la racine supérieure de chaque veine pulmonaire inférieure est formée par la veine inter-segmentaire apico-basale qui draine le segment apical du lobe inférieur (S6). Elle est inféro-médiale à sa bronche ;
- la racine inférieure de chaque veine pulmonaire inférieure draine la pyramide basale (S7, S8, S9 et S10) et est formée par l'anastomose de veines qui cheminent entre les différents segments. Ces veines forment un cône à l'intérieur du cône bronchique.

Dans le hile, les veines pulmonaires supérieures sont en avant des éléments bronchiques et artériels, les veines pulmonaires inférieures sont au-dessous.

Les veines pulmonaires sont avalvulaires, très courtes et se jettent dans l'atrium gauche après avoir traversé le péricarde.

> **À noter**
>
> À droite, la racine inférieure de la veine pulmonaire supérieure se jette parfois directement dans l'atrium gauche.
>
> Du côté gauche, les veines pulmonaires supérieure et inférieure présentent souvent un abouchement commun dans l'atrium.
>
> Les ostiums pulmonaires se laissent collaber par la paroi atriale lors de la systole atriale ce qui limite le reflux du sang vers les veines pulmonaires.

> **En clinique**
>
> Un retour veineux pulmonaire anormal est l'abouchement d'une veine pulmonaire dans une veine systémique. Il peut être total, nécessitant une réparation chirurgicale dès la naissance, ou partiel et souvent asymptomatique. Il est responsable d'un shunt gauche-droit.

APPAREIL RESPIRATOIRE
POUMONS

Lymphatique

Le drainage lymphatique des poumons se confond avec celui des bronches (cf. p. 955).

Innervation

Les **voies de la sensibilité** issues des récepteurs pariétaux empruntent les plexus pulmonaires puis parcourent *a retro* :
- pour les informations sensitives et nociceptives (ischémie, irritation chimique, étirement excessif, inflammation, etc.), les structures du système sympathique vers le nerf spinal pour atteindre la corne postérieure des myélomères T1 à T7 ;
- pour les informations homéostasiques nécessaires au contrôle de la ventilation (pression, étirement, etc.), les nerfs vagues (X) et leurs rameaux récurrents laryngés vers les noyaux de la moelle allongée.

Ces voies comprennent :
- des fibres issues de la muqueuse bronchique, impliquées dans les réflexes de toux ;
- des fibres provenant des myocytes lisses bronchiques, qui en mesurent l'étirement ;
- des fibres issues du tissu conjonctif inter-alvéolaire, responsables du réflexe de *Hering-Breuer* qui limite l'inspiration ;
- des fibres provenant des artères pulmonaires, véhiculant des informations issues des barorécepteurs ;
- des fibres provenant des veines pulmonaires, véhiculant des informations issues des chémorécepteurs.

Les **rameaux moteurs para-sympathiques** des bronches empruntent les nerfs vagues (X) et leurs rameaux laryngés récurrents dont les fibres participent à la formation des plexus pulmonaires qui accompagnent les voies aériennes. Les neurones pré-ganglionnaires font relais dans les ganglions para-sympathiques situés dans l'adventice des bronches. Le système para-sympathique est broncho-constricteur et broncho-sécrétoire ; son neurotransmetteur est l'acétylcholine. En fin d'expiration, il provoque une broncho-constriction physiologique.

> **En clinique**
>
> Les médicaments atropiniques bloquent le système para-sympathique et sont administrés avant la réalisation de bronchoscopies pour limiter la sécrétion bronchique et la broncho-constriction.

Les **rameaux moteurs sympathiques** proviennent des ganglions sympathiques thoraciques T1 à T7 et participent à la formation des plexus pulmonaires. Ils sont vasoconstricteurs sur les vaisseaux bronchiques et, à un moindre degré, pulmonaires. Leur rôle bronchodilatateur est minime dans l'espèce humaine : la bronchodilatation est principalement liée à la diminution du tonus para-sympathique et à la noradrénaline et l'adrénaline circulantes, sécrétées par les glandes surrénales et qui stimulent les récepteurs β-2 des myocytes lisses de la paroi bronchique.

> **En clinique**
>
> Les médicaments β-2 mimétiques inhalés lors des crises d'asthme agissent sur les récepteurs bronchiques et provoquent une bronchodilatation par relaxation des myocytes lisses.

Fonctions

Si la principale fonction des poumons est l'hématose, leur structure et le fait qu'ils soient les seuls organes traversés à chaque systole par la totalité du débit cardiaque leur confèrent d'autres propriétés :
- la circulation pulmonaire permet de filtrer le sang : les capillaires pulmonaires retiennent les éléments les plus volumineux issus des veines systémiques et du système lymphatique (thrombus, bactéries, cellules cancéreuses, etc.), protégeant ainsi le cerveau ;
- les vaisseaux pulmonaires constituent un réservoir de sang mobilisable ;
- ils participent à la thermorégulation par l'intermédiaire des échanges thermiques sang-air ;
- la ventilation permet d'éliminer, à travers la membrane alvéolo-capillaire, des substances volatiles dissoutes dans le sang (corps cétoniques, alcool, etc.) ;

APPAREIL RESPIRATOIRE
PLÈVRES

- ils participent à la régulation hydrique et du système cardiovasculaire : l'enzyme de conversion produite par le foie est abondante dans la circulation pulmonaire. Elle intervient dans le système rénine-angiotensine-aldostérone en transformant l'angiotensine I en angiotensine II.

PLÈVRES

Les plèvres sont des membranes séreuses qui enveloppent chaque poumon. Elles constituent un moyen d'union entre le poumon et la paroi thoracique qui autorise les déplacements de l'un par rapport à l'autre.

Chacune est constituée de 2 feuillets, pulmonaire et pariétal, séparés par une cavité virtuelle, la cavité pleurale. Chaque feuillet comprend un mésothélium, qui borde la cavité, et un tissu conjonctif lâche de soutien. Les 2 feuillets sont en continuité au niveau du hile pulmonaire où ils forment la ligne de réflexion pleurale.

Feuillet pulmonaire

Également appelé plèvre pulmonaire ou plèvre viscérale, il est indissociable de la surface du poumon car il se continue par l'interstitium pulmonaire (fig. 14-54). Mince et transparent, il recouvre toute la surface du poumon, à l'exception du hile. Il s'insinue plus ou moins loin dans les scissures (fig. 14-58).

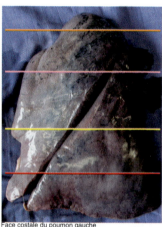
Face costale du poumon gauche

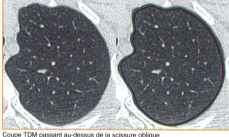
Coupe TDM passant au-dessus de la scissure oblique Coupe TDM passant au-dessus du hile

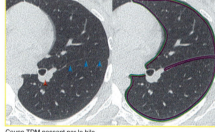 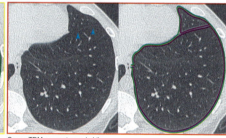
Coupe TDM passant par le hile Coupe TDM passant sous le hile

⋏ : scissure oblique gauche
⋏ : hile pulmonaire

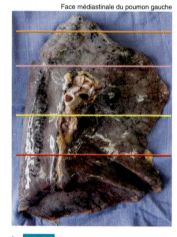
Face médiastinale du poumon gauche

▶ **14-58**
Localisation des feuillets pulmonaire (violet) et pariétal (vert) de la plèvre.
La scissure oblique est complète sous le hile, incomplète au-dessus.
© Pr Michel Montaudon.

APPAREIL RESPIRATOIRE
PLÈVRES

Feuillet pariétal

Également appelé plèvre pariétale, il est plus épais, en particulier sur la face costale du poumon, alors que la plèvre de la face médiastinale et celle de la face diaphragmatique sont fines (fig. 14-58).
La plèvre diaphragmatique adhère aux coupoles du diaphragme à l'exception de la partie recouverte par le péricarde. La plèvre costale adhère fortement au fascia endo-thoracique qui tapisse la cage thoracique et adhère lui-même au périoste des côtes et au fascia des muscles intercostaux intimes (fig. 14-59 et 14-60).

À noter
L'adhérence très solide de la plèvre pariétale au périoste de la 1re côte par l'intermédiaire du fascia endo-thoracique constitue le principal moyen de suspension du poumon.

En clinique
L'inhalation de fibres d'amiante peut entraîner une fibrose de la plèvre pulmonaire ou des plaques de la plèvre pariétale, parfois calcifiées, épaisses et étendues.

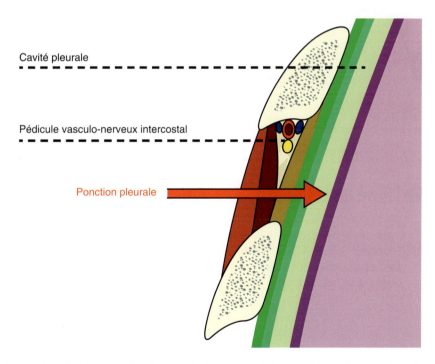

▶ 14-59
Coupe de la paroi thoracique montrant de dehors en dedans les 3 muscles intercostaux, le fascia endo-thoracique (vert vif), la plèvre costale (vert pastel), la cavité pleurale (vert clair), normalement virtuelle, la plèvre pulmonaire (violet) et le poumon (mauve).
© Pr Michel Montaudon.

APPAREIL RESPIRATOIRE
PLÈVRES

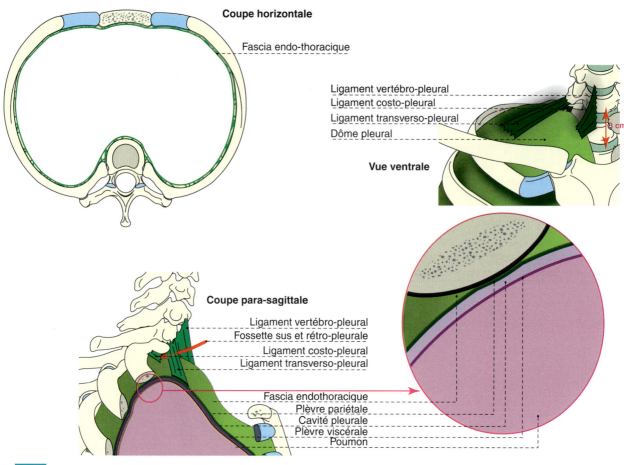

▶ 14-60
Fascia endo-thoracique et dôme pleural.
© Pr Michel Montaudon.

Ligne de réflexion

Les 2 plèvres, pulmonaire et pariétale, sont en continuité au niveau du hile pulmonaire où elles forment une ligne de réflexion qui entoure le pédicule pulmonaire.

Sous celui-ci, leur adossement constitue le ligament pulmonaire, cloison frontale tendue entre la face médiale des lobes inférieurs et le médiastin immédiatement en avant de l'œsophage, du hile jusqu'au diaphragme (fig. 14-61).

APPAREIL RESPIRATOIRE
PLÈVRES

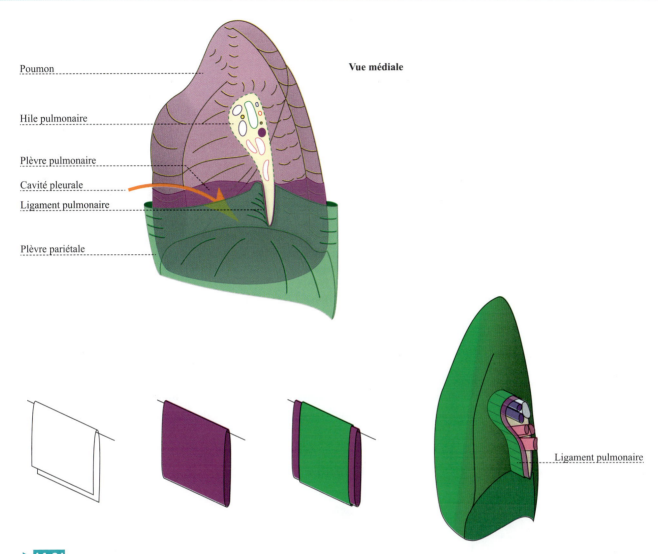

▶ **14-61**
Cavité pleurale et ligament pulmonaire.
© Pr Michel Montaudon.

Cavité pleurale

Entourant chaque poumon, les 2 feuillets sont séparés par un film liquidien qu'ils produisent et qui est résorbé par voie lymphatique.

Ce film permet l'adhérence des 2 feuillets et le glissement de l'un, solidaire du poumon, sur l'autre, fixé à la paroi thoracique, lors des mouvements respiratoires. L'adhérence est liée à la tension superficielle du liquide pleural et aux pressions négatives qui règnent dans la cavité pleurale. Ces pressions négatives sont dues d'une part aux forces élastiques développées par le poumon et, à un moindre degré par la paroi thoracique, d'autre part à la réabsorption des gaz et liquides pleuraux par le système lymphatique.

En clinique

L'irruption d'air dans la cavité à l'occasion d'une ponction pleurale, d'un traumatisme thoracique ou d'une rupture des espaces aériens pulmonaires constitue un **pneumothorax** : le poumon peut se rétracter complètement sur son hile. La présence de liquide constitue selon la nature de celui-ci une **pleurésie** purulente (pus), un **hydrothorax**, un **chylothorax** (lymphe) ou un **hémothorax**

APPAREIL RESPIRATOIRE
PLÈVRES

> (sang). Lors de petits épanchements liquidiens, les 2 feuillets pleuraux frottent l'un contre l'autre et génèrent un bruit perceptible à l'auscultation.
> Le volume de liquide est très faible et les premiers signes radiologiques d'un épanchement sont visibles dès 5 à 10 mL.
> La chirurgie pulmonaire nécessite l'ouverture de la cavité pleurale, habituellement par une incision dans le 5e ou le 6e espace intercostal. Celle-ci entraîne une rétraction du poumon sur son hile. Le chirurgien identifie la lésion à retirer en palpant le poumon.

Le liquide pleural joue par ailleurs un rôle immunitaire car il contient des populations de lymphocytes et de macrophages.
Les cavités pleurales droite et gauche ne communiquent pas l'une avec l'autre et chacune présente des récessus plus ou moins marqués (fig. 14-62) :
- le récessus costo-diaphragmatique, à l'union des plèvres costale et diaphragmatique, est le plus important. Il se projette :
  – en avant à hauteur de l'extrémité antérieure de la 7e côte,
  – sur la ligne axillaire moyenne en regard de l'arc moyen de la 10e côte,
  – en arrière en regard du col de la 12e côte.
     Le bord inférieur du poumon se trouve 2 espaces intercostaux au-dessus, ce qui autorise la réalisation de ponctions pleurales ;
- les récessus costo-médiastinaux, antérieur et postérieur, et phrénico-médiastinal sont peu marqués.

> **À noter**
> Les poumons se déploient dans ces récessus uniquement lors des inspirations profondes.

Vue ventrale 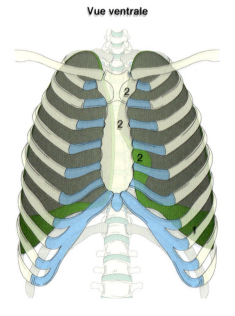 **Vue latérale** 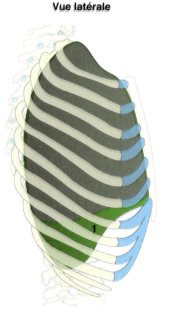 **Vue dorsale**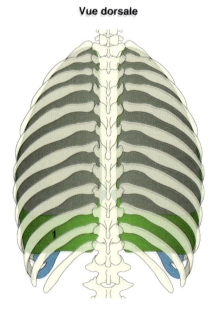

1. Récessus costo-diaphragmatique
2. Récessus costo-médiastinal antérieur
3. Récessus costo-médiastinal postérieur

▶ **14-62**
Récessus de la cavité pleurale.
© Pr Michel Montaudon.

APPAREIL RESPIRATOIRE
PLÈVRES

> **En clinique**
>
> Le **récessus costo-diaphragmatique** est déclive en position debout ou assise et reçoit les petits épanchements liquidiens : les ponctions pleurales sont réalisées à ce niveau. Les ponctions de pneumothorax sont à l'inverse réalisées dans le 2e espace intercostal antérieur.
> La percussion permet d'évoquer un épanchement pleural liquidien (matité déclive) ou aérique (hypersonorité apicale).
> Lors de pneumothorax répétés ou d'épanchements liquidiens, le talcage pleural crée une réaction inflammatoire entre les feuillets de la plèvre qui aboutit à leur fusion définitive.
> La pleuroscopie est l'examen endoscopique de la cavité pleurale. Au cours de celle-ci, des biopsies ou de petits actes chirurgicaux peuvent être réalisés.

Vascularisation

Artérielle

La **plèvre pulmonaire** est vascularisée par des rameaux bronchiques et quelques rameaux pulmonaires.
La **plèvre pariétale** est vascularisée par des branches des artères intercostales et thoracique interne, pour la plèvre costale, et des rameaux de l'artère péricardo-phrénique pour les plèvres diaphragmatique et médiastinale. Quelques rameaux des artères de la région supra-claviculaire participent à la vascularisation du dôme pleural.

Veineuse

La **plèvre pulmonaire** est drainée principalement par les veines pulmonaires (shunt droit-gauche physiologique) et, à un moindre degré, bronchiques.
Le drainage veineux de la **plèvre pariétale** est satellite des artères et se fait vers les systèmes caves et azygos.

Lymphatique

Les lymphatiques de la **plèvre pulmonaire** se drainent vers ceux des poumons puis vers le médiastin (cf. p. 955).
Les lymphatiques de la **plèvre pariétale** se drainent dans les nœuds pariétaux postérieurs et antérieurs et vers les nœuds diaphragmatiques. Le dôme pleural est drainé vers les nœuds axillaires.

Innervation

Les nerfs de la **plèvre pulmonaire** sont issus des plexus pulmonaires et comprennent des fibres sympathiques et des fibres para-sympathiques.
Les nerfs de la **plèvre pariétale** véhiculent des fibres de la sensibilité au toucher et à la douleur et des fibres autonomes. Ils proviennent :
- des nerfs phréniques pour la plèvre médiastinale et la partie centrale de la plèvre diaphragmatique : les douleurs en rapport avec ces parties de la plèvre pariétale sont perçues dans la région de l'épaule et du cou ;
- des nerfs intercostaux pour la plèvre costale et la partie périphérique de la plèvre diaphragmatique : les douleurs sont ressenties sur la paroi thoracique ou la paroi abdominale, dans les dermatomes des nerfs intercostaux.

> **À noter**
>
> La plèvre pulmonaire est dépourvue de fibres nociceptives, elle n'est donc pas sensible. La plèvre pariétale est très sensible car très innervée.

APPAREIL RESPIRATOIRE
MUSCLES

MUSCLES

Les muscles de la respiration sont des muscles qui mobilisent la cage thoracique.
Ils comprennent :
- des muscles intrinsèques, qui s'insèrent entièrement sur la cage thoracique, et des muscles extrinsèques qui se fixent en partie seulement sur le squelette thoracique ;
- des muscles inspirateurs, qui élèvent les côtes, et des muscles expirateurs, qui les abaissent ;
- un muscle principal et des muscles accessoires.

Diaphragme thoraco-abdominal

Le muscle diaphragme thoraco-abdominal, habituellement appelé diaphragme, est un muscle digastrique strié et plat dont la contraction est à la fois volontaire et automatique.
C'est le principal muscle inspirateur.
Il forme une large voûte séparant la cavité thoracique de la cavité abdominale (fig. 14-63). Il est fixé sur le pourtour de l'ouverture inférieure du thorax et la colonne vertébrale lombaire. Ses 2 coupoles remontent haut dans le thorax : en expiration, la droite atteint le 4e espace intercostal antérieur et la gauche le 5e ; en inspiration, elles s'abaissent de 2 espaces (fig. 14-64).

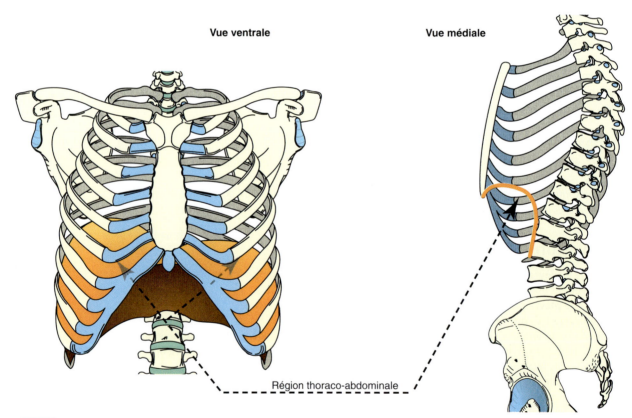

▶ **14-63**
Région thoraco-abdominale.
© Pr Michel Montaudon.

APPAREIL RESPIRATOIRE
MUSCLES

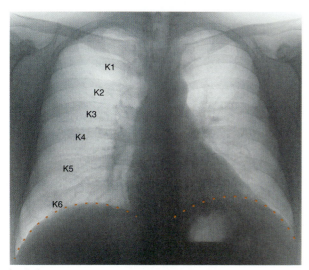

▶ **14-64**
Projection des coupoles diaphragmatiques sur la radiographie thoracique.
La coupole droite a un déplacement normal, la coupole gauche est immobile, paralysée.
Kn : arc antérieur de la côte n.
© Pr Michel Montaudon.

> **À noter**
> Les espaces intercostaux dans lesquels se projettent les coupoles diaphragmatiques permettent de juger de la qualité d'une radiographie thoracique en inspiration.

Insertions (fig. 14-65)

Insertions postérieures ou lombales
Les insertions postérieures sont les piliers du diaphragme et donnent naissance à de gros faisceaux musculaires :
- les piliers s'insèrent sur la face antérieure des corps vertébraux lombaux : le droit de L1 à L3, et le gauche sur L1 et L2 ;
- les piliers accessoires s'insèrent sur la face latérale des corps vertébraux de L1 et L2 pour le droit, et de L1 pour le gauche. Ils sont formés par les fibres les plus latérales des piliers ;
- le ligament arqué médian est une arcade fibreuse formée par la fusion des 2 piliers et qui délimite le hiatus aortique :
  - les myocytes issus du ligament arqué médian forment le hiatus œsophagien au-dessus et en avant du hiatus aortique,
  - quelques-uns de ces myocytes s'insèrent sur l'œsophage.

APPAREIL RESPIRATOIRE
MUSCLES

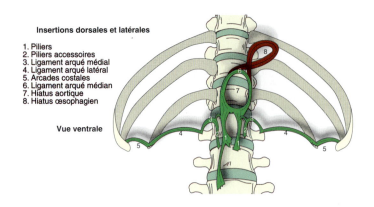
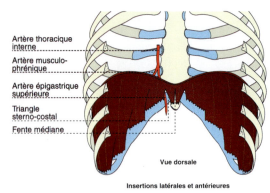
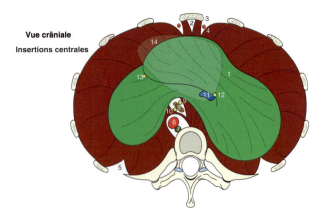

▶ **14-65**
Insertions du diaphragme.
© Pr Michel Montaudon.

> ### En clinique
> Cette disposition participe au maintien de l'estomac dans la cavité abdominale ; sa déhiscence est une cause des hernies hiatales et des reflux gastro-œsophagiens.
> Le ligament arqué médian peut entraîner une compression du tronc cœliaque responsable de signes fonctionnels digestifs.

Insertions latérales ou costales
Les insertions latérales forment des arcades fibreuses successives :
- le ligament arqué médial est tendu entre le pilier accessoire et le sommet du processus costiforme de L1 ;
- le ligament arqué latéral relie le sommet du processus costiforme de L1 à l'extrémité de la 12e côte ;
- les arcades costales sont tendues entre la face médiale de l'extrémité de 2 côtes consécutives : 12e à 11e, 11e à 10e, etc. jusqu'à la 7e côte.

Insertions antérieures ou sternales
Deux languettes tendineuses s'insèrent à la face postérieure du processus xiphoïde :
- l'espace qui les sépare est la fente médiane du diaphragme ;
- leur bord latéral est séparé des insertions costales par le triangle sterno-costal.

Insertions centrales
Les myocytes issus de ces insertions périphériques forment les coupoles diaphragmatiques en se dirigeant vers le centre tendineux du diaphragme, zone fibreuse en forme de trèfle.

APPAREIL RESPIRATOIRE
MUSCLES

Orifices (fig. 14-65 à 14-68)

Le diaphragme laisse passer des éléments de la cavité thoracique vers la cavité abdominale et inversement :
- le hiatus aortique, fibreux et inextensible, est traversé par l'aorte et le conduit thoracique. Il se projette dans le plan du corps vertébral de T12 ;
- le hiatus œsophagien, musculaire et extensible, laisse passer l'œsophage et les 2 nerfs vagues. Il est dans le plan du corps vertébral de T10 ;
- le foramen de la veine cave inférieure, fibreux et inextensible, est traversé par la veine cave inférieure. Il se situe dans le plan du corps vertébral de T9 ;
- entre les piliers et les piliers accessoires passent les nerfs grand et petit splanchniques ;
- sous le ligament arqué médial passent le grand muscle psoas, la chaîne sympathique et la veine lombale ascendante ;
- sous le ligament arqué latéral passent le muscle carré des lombes et le pédicule vasculo-nerveux sub-costal ;
- au-dessus du ligament arqué latéral se trouve le triangle lombo-costal, zone dépourvue de myocytes qui sépare la plèvre de la région rénale ;

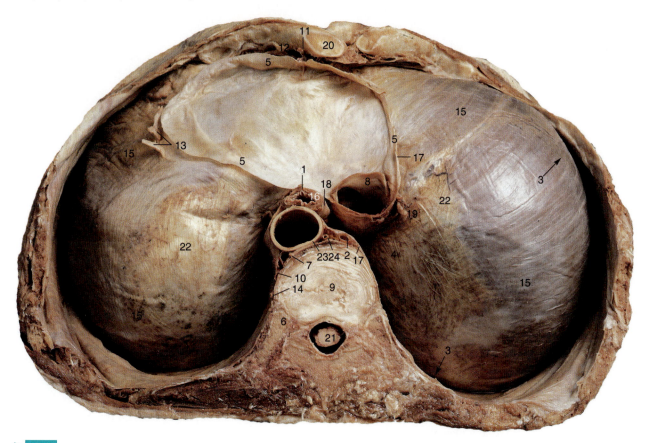

▶ **14-66**

Muscle diaphragme : vue supérieure.
Le thorax a été sectionné au niveau du disque inter-vertébral T9-T10.
1. Plexus œsophagien antérieur (nerf vague)
2. Veine azygos
3. Récessus costo-diaphragmatique
4. Récessus costo-médiastinal
5. Péricarde fibreux (tranche de section)
6. Tête de la neuvième côte gauche
7. Veine hémi-azygos
8. Veine cave inférieure
9. Disque inter-vertébral T9-T10
10. Nerf grand splanchnique gauche
11. Artère thoracique interne gauche
12. Artère musculo-phrénique gauche
13. Nerf phrénique gauche
14. Tronc sympathique gauche
15. Muscle diaphragme
16. Œsophage
17. Feuillet pariétal de la plèvre (tranche de section)
18. Plexus œsophagien postérieur
19. Nerf phrénique droit
20. Septième cartilage costal gauche
21. Moelle spinale
22. Coupoles du muscle diaphragme
23. Aorte thoracique
24. Conduit thoracique

© Abrahams 2014.

APPAREIL RESPIRATOIRE
MUSCLES

1. Coupole
2. Centre tendineux
3. Veine cave inférieure
4. Veine phrénique inférieure
5. Veine lombale ascendante
6. Aorte
7. Artère phrénique inférieure
8. Nerf phrénique droit
9. Nerf phrénique gauche
10. Tronc sympathique
11. Conduit thoracique
12. Nerf grand splanchnique
13. Nerf petit splanchnique
14. Tronc vague antérieur
15. Tronc vague postérieur
16. Œsophage
17. Muscle carré des lombes
18. Muscle grand psoas
19. Pilier du diaphragme
20. Pilier accessoire
21. Ligament arqué médial
22. Ligament arqué latéral
23. Arcade costale
24. Triangle lombo-costal
25. Ligament arqué médian

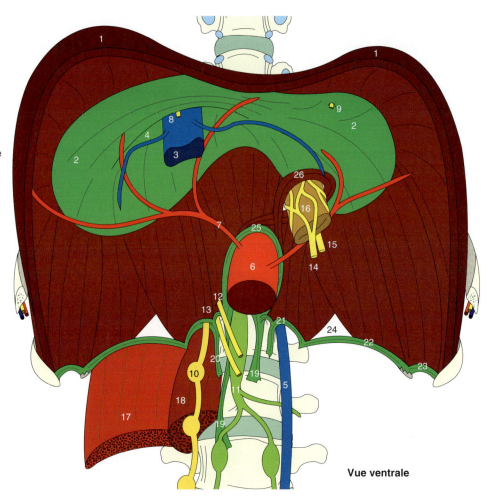

Vue ventrale

▶ 14-67
Orifices du diaphragme.
© Pr Michel Montaudon.

- sous les arcades costales passent les pédicules intercostaux correspondants ;
- le triangle sterno-costal (ou fente de *Larrey*) est traversé par l'artère épigastrique supérieure, issue de l'artère thoracique interne, et par un rameau du nerf phrénique.

> ### En clinique
>
> Le **triangle lombo-costal** explique l'extension de pathologies infectieuses ou tumorales entre les régions pleurale et rénale.
> Dans les **hernies diaphragmatiques** congénitales, habituellement unilatérales, des orifices diaphragmatiques anormaux existent et peuvent laisser passer des viscères abdominaux :
> - les hernies de *Bochdalek* sont postéro-latérales et représentent 85 % des hernies congénitales. Elles sont habituellement gauches (85 %) et peuvent s'accompagner d'une hypoplasie pulmonaire ;
> - les hernies de *Morgagni*, liées à un développement musculaire insuffisant, se font par le triangle sterno-costal.
>
> Les hernies acquises sont liées à une déhiscence des orifices normaux. La plus fréquente est la hernie hiatale, élargissement du hiatus œsophagien qui permet le passage dans la cavité thoracique d'une partie de l'estomac. Elle favorise le reflux gastro-œsophagien.
> Les traumatismes thoraciques ou abdominaux peuvent entraîner une **rupture diaphragmatique**. Le diaphragme est sectionné lors des thoraco-phréno-laparotomies, interventions qui nécessitent toujours une longue rééducation de la respiration.

APPAREIL RESPIRATOIRE
MUSCLES

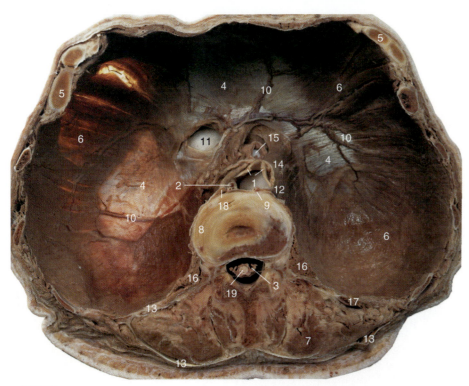

▶ **14-68**
Muscle diaphragme : vue inférieure.
1. Aorte dans le hiatus aortique du diaphragme.
2. Veine azygos
3. Queue de cheval
4. Centre tendineux du muscle diaphragme
5. Rebord costal
6. Muscle diaphragme
7. Muscles érecteurs du rachis
8. Disque inter-vertébral L1-L2
9. Veine hémi-azygos
10. Vaisseaux phréniques inférieurs
© Abrahams 2014.

11. Foramen de la veine cave inférieure
12. Pilier gauche du muscle diaphragme
13. Fascia thoraco-lombal
14. Ligament arqué médian
15. Œsophage dans le hiatus œsophagien
16. Muscles psoas
17. Muscle carré des lombes gauche
18. Pilier droit du muscle diaphragme
19. Cône terminal de la moelle spinale

Rapports

La **face supérieure** du diaphragme supporte les viscères thoraciques : les poumons, enveloppés des plèvres, et le cœur, entouré du péricarde. Le péricarde adhère au centre tendineux, les plèvres adhèrent aux myocytes du diaphragme et à son centre tendineux par l'intermédiaire du fascia phrénico-pleural.

La **face inférieure** du diaphragme est en contact avec le foie situé sous la coupole droite et le centre tendineux, et le fundus gastrique et la rate situés sous la coupole gauche.

Vascularisation

Artérielle

Les artères proviennent (fig. 14-69) :
- des artères phréniques supérieures, issues de l'aorte thoracique ;
- des artères phréniques inférieures, issues de l'aorte abdominale ;
- des artères péricardo-phréniques et musculo-phréniques, issues des artères sub-clavières via les thoraciques internes ;
- des 6 dernières artères intercostales.

APPAREIL RESPIRATOIRE
MUSCLES

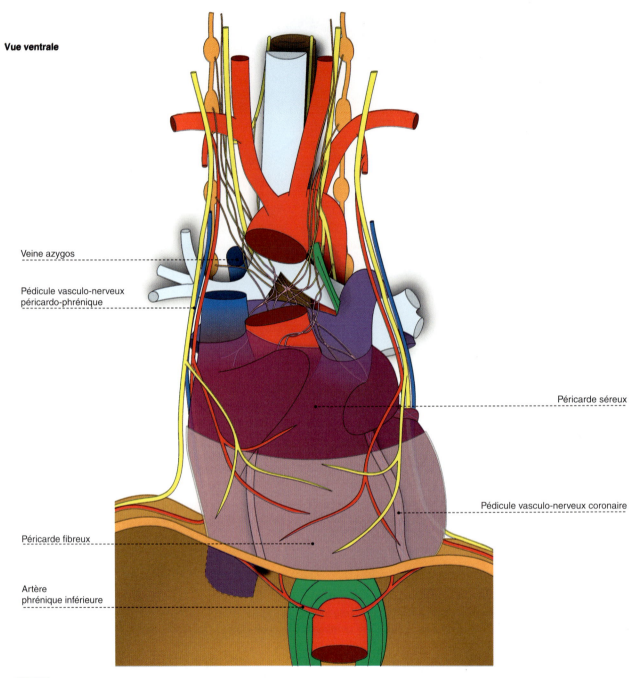

▶ **14-69**
Vascularisation et innervation du diaphragme.
© Pr Michel Montaudon.

Veineuse

Les veines sont satellites des artères :
- les veines phréniques inférieures se jettent dans les veines hépatiques ou la veine cave inférieure ;
- les veines péricardo-phréniques rejoignent les veines sub-clavières puis la veine cave supérieure ;
- les veines intercostales se drainent vers le système azygos.

Lymphatique

La **face supérieure** du diaphragme est drainée vers les nœuds para-sternaux puis la voie pariétale antérieure, et les nœuds diaphragmatiques antérieurs et postérieurs puis les voies médiastinales antérieure et postérieure.
Sa **face inférieure** est drainée vers les collecteurs et les nœuds sous-diaphragmatiques.

APPAREIL RESPIRATOIRE
MUSCLES

Innervation

Le **système autonome sympathique** assure le tonus du diaphragme. Ses fibres forment des plexus autour des artères intercostales.

Les **nerfs phréniques** sont des nerfs mixtes, sensitifs et moteurs, destinés à la coupole diaphragmatique homolatérale et une paralysie peut être unilatérale (fig. 14-69 et 14-64) :
- ce sont des branches du plexus cervical formées à partir des rameaux antérieurs du nerf spinal C4, et accessoirement des nerfs spinaux C3 et C5 ;
- chacun contourne le bord latéral du muscle scalène antérieur, puis :
  - se dirige vers le bas en croisant sa face antérieure,
  - passe entre l'artère et la veine sub-clavières pour pénétrer le thorax appliqué contre la face médiale du dôme pleural, en longeant en dehors la veine brachio-céphalique,
  - parcourt le médiastin de haut en bas dans l'épaisseur du péricarde, jusqu'au diaphragme :
    - le nerf phrénique droit passe en avant et en dehors de la veine cave supérieure, puis au contact de la face antérieure du pédicule pulmonaire droit, en particulier de la veine pulmonaire supérieure droite,
    - le nerf phrénique gauche croise la face gauche de l'arc aortique puis du tronc pulmonaire et parcourt le péricarde fibreux de la paroi latérale du ventricule gauche, très en avant du pédicule pulmonaire ;
- les 2 nerfs sont accompagnés des vaisseaux péricardo-phréniques dans leur trajet thoracique ;
- ils donnent 4 ou 5 rameaux qui abordent la face supérieure des coupoles diaphragmatiques.

Les derniers **nerfs intercostaux** donnent également des rameaux sensitifs au diaphragme.

À noter
Les nerfs phréniques donnent des rameaux au péricarde, aux plèvres médiastinale et diaphragmatique et au péritoine qui tapisse la face inférieure du diaphragme.

En clinique
Une **paralysie diaphragmatique** se traduit par une ascension et une immobilité d'une coupole (fig. 14-64). Celle-ci peut avoir un mouvement paradoxal avec une ascension en inspiration et un abaissement en expiration.
Une paralysie diaphragmatique peut être liée à une compression ou un envahissement du nerf phrénique par une tumeur médiastinale ou pulmonaire.
Le rapport du nerf phrénique droit avec la veine pulmonaire supérieure droite explique la possibilité de paralysie diaphragmatique compliquant les traitements endocavitaires des fibrillations atriales.
Les tétraplégies par section ou traumatisme spinaux sont viables si le niveau lésionnel se situe sous C4. Le niveau spinal du nerf phrénique explique la **projection de certaines douleurs** péritonéales. L'irritation du péritoine à la face inférieure du diaphragme se projette au niveau de l'épaule, territoire des nerfs somatiques issus des mêmes niveaux spinaux (irradiation en bretelle) : une cholécystite ou une hépatite provoquent une douleur dans l'épaule droite, une lésion de la rate dans l'épaule gauche.

Action (fig. 14-70)

Le diaphragme est le muscle inspirateur principal. Sa contraction provoque son aplatissement et l'abaissement de ses coupoles de quelques centimètres, refoulant vers le bas les viscères abdominaux et soulevant les côtes.
Il intervient dans tous les actes physiologiques où la pression abdominale augmente (miction, défécation, accouchement, effort de soulèvement). Il participe à la continence œsogastrique en s'opposant au reflux gastro-œsophagien. Il intervient dans la phonation, le rire, le sanglot, le cri, le bâillement.

À noter
La contraction spasmodique et involontaire du diaphragme induit un **hoquet**.

APPAREIL RESPIRATOIRE
MUSCLES

▶ 14-70
Action du diaphragme.
© Pr Michel Montaudon.

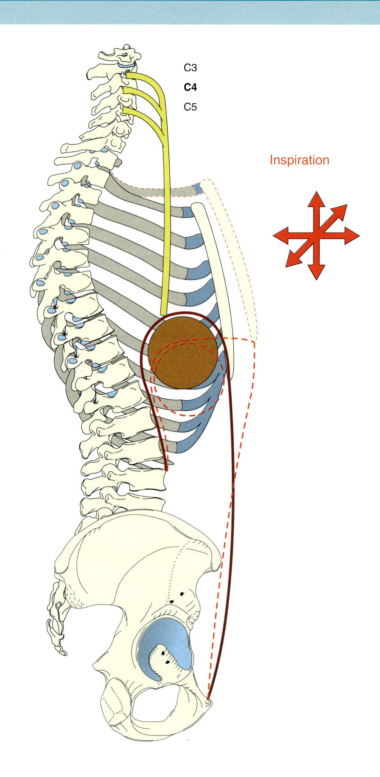

APPAREIL RESPIRATOIRE
MUSCLES

Muscles intrinsèques (fig. 14-71 ; tableau 14-5)

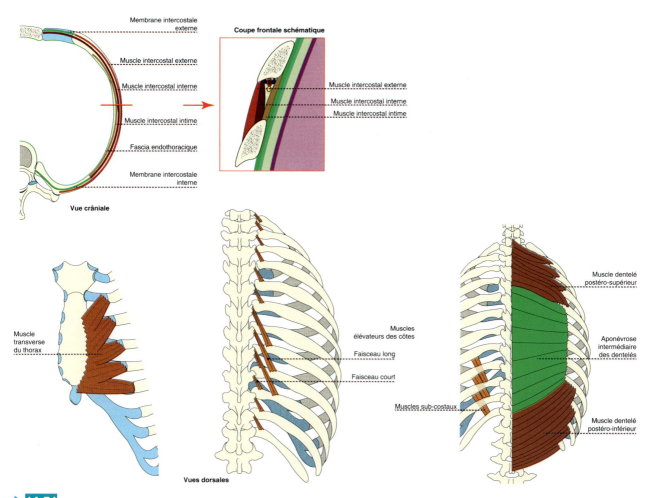

▶ **14-71**
Respiration.
Muscles intrinsèques.
© Pr Michel Montaudon.

Tableau 14-5. Muscles du thorax participant à la respiration.

Muscles	Insertions		Fonction	Remarques
	Origine	Terminaison		
intercostaux externes	• lèvre latérale du sillon costal, du tubercule costal à la jonction costo-chondrale	• bord supéro-latéral de la côte sous-jacente	• élévation des côtes • mise en tension des espaces intercostaux • stabilisation des côtes	• fibres obliques en bas et avant, en continuité avec celles du muscle oblique externe • la membrane intercostale externe ferme l'espace intercostal en avant

(*Suite*)

APPAREIL RESPIRATOIRE
MUSCLES

Tableau 14-5. Suite.

	Insertions		Fonction	Remarques
intercostaux internes	• lèvre latérale du sillon costal, en avant de l'angle costal • cartilage costal, jusqu'au sternum	• bord supérieur de la côte sous-jacente	• abaissement des côtes • mise en tension des espaces intercostaux • stabilisation des côtes	• fibres perpendiculaires aux précédentes, orientées en bas et en arrière, en continuité avec celles du muscle oblique interne • la membrane intercostale interne ferme l'espace intercostal en arrière
intercostaux intimes	• lèvre médiale du sillon costal entre les faces internes des arcs moyens des côtes	• bord supérieur de la côte sous-jacente	• abaissement des côtes • mise en tension des espaces intercostaux • stabilisation des côtes	• parfois considéré comme un faisceau du précédent dont il est séparé par le pédicule vasculo-nerveux intercostal
élévateurs des côtes	• sommet des processus transverses (C7 à T11)	• bord supérieur de la côte sous-jacente (faisceaux courts) et de la suivante (faisceaux longs) entre le tubercule et l'angle	• proprioception • élévation des côtes • mobilité vertébrale (contraction bilatérale : extension ; contraction unilatérale : rotation controlatérale, inclinaison homolatérale)	
sub-costaux	• face médiale des côtes, entre le tubercule et l'angle	• face médiale de la 1re ou 2e côte sous-jacente, entre le tubercule et l'angle	• proprioception • abaissement des côtes	• surtout développés à la partie inférieure de la cage thoracique • fibres de même direction que celles des muscles intercostaux intimes avec lesquels ils fusionnent
transverse du thorax	• face postérieure du corps du sternum et du processus xiphoïde	• bord inférieur et face médiale des cartilages costaux 2 à 6	• proprioception • abaissement des côtes	• 4 ou 5 faisceaux • en continuité avec le muscle transverse de l'abdomen
dentelé postérieur et supérieur	• sommet des processus épineux de C6 à T3	• angle postérieur des côtes 2 à 5	• proprioception • élévation des côtes	• les muscles dentelés postérieurs sont réunis par l'aponévrose intermédiaire des dentelés postérieurs
dentelé postérieur et inférieur	• sommet des processus épineux de T11 à L3	• angle postérieur des côtes 9 à 12	• proprioception • abaissement des côtes	

Ces muscles sont tous innervés par les nerfs intercostaux parcourant les espaces intercostaux qu'ils occupent, à l'exception des élévateurs des côtes et des sub-costaux, directement innervés par les rameaux postérieurs des nerfs spinaux correspondants. Les muscles qui élèvent les côtes sont **inspirateurs**, ceux qui les abaissent sont **expirateurs**. La fonction de certains muscles est incertaine : initialement déterminée par l'orientation de leurs fibres, les études électro-myographiques montrent néanmoins l'absence d'activité électrique de ces muscles lors de leur action théorique. Ils ont vraisemblablement un rôle propriocepteur.

APPAREIL RESPIRATOIRE
MUSCLES

Muscles extrinsèques

Muscles extrinsèques du cou (fig. 14-72 ; tableau 14-6)

> **En clinique**
>
> Entre les muscles scalènes antérieur et moyen passe l'artère sub-clavière entourée par les troncs du plexus brachial : le syndrome du **défilé des scalènes** est un ensemble de signes neurologiques et vasculaires en rapport avec la compression de ces structures par les scalènes.
> Le **torticolis** est une contracture douloureuse du muscle sterno-cléido-mastoïdien.

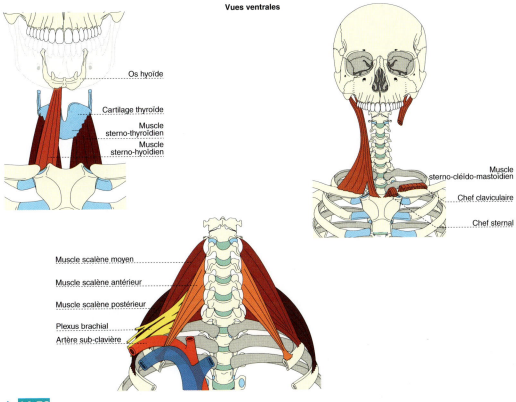

14-72
Respiration.
Muscles extrinsèques du cou.
© Pr Michel Montaudon.

Tableau 14-6. Muscles du cou participant à la respiration.

Muscles	Insertions		Fonctions
	Origine	Terminaison	
sterno-hyoïdien	• face postérieure du manubrium sternal • extrémité médiale de la clavicule	• bord inférieur du corps de l'os hyoïde	• élévation du sternum • abaissement de l'os hyoïde et du larynx • flexion du cou
sterno-thyroïdien	• face postérieure du manubrium sternal	• ligne oblique du cartilage thyroïde	• élévation du sternum • abaissement de l'os hyoïde et du larynx • flexion du cou

(Suite)

APPAREIL RESPIRATOIRE

MUSCLES

Tableau 14-6. Suite.

	Insertions		Fonctions
sterno-cléido-mastoïdien	• chef sternal : face antérieure du manubrium sternal • chef claviculaire : 1/3 médial de la face supérieure de la clavicule	• processus mastoïde de l'os temporal • ligne nuchale supérieure	• contraction unilatérale : rotation de la tête du côté opposé, inclinaison de la tête du même côté • contraction bilatérale : extension de la tête, flexion de la colonne cervicale, élévation du sternum
scalène antérieur	• tubercule antérieur des processus transverses de C3 à C6	• tubercule du scalène de la 1re côte	• élévation de la 1re côte ou de la 2e côte • contraction unilatérale : inclinaison homolatérale de la colonne cervicale, rotation controlatérale de la tête • contraction bilatérale : flexion de la colonne cervicale
scalène moyen	• tubercule postérieur des processus transverses de C2 à C7	• 1re côte, en arrière du scalène antérieur	
scalène postérieur	• tubercule postérieur des processus transverses de C4 à C6	• bord supérieur de la 2e côte	

Les muscles infra-hyoïdiens, sterno-hyoïdien et sterno-thyroïdien, sont innervés par l'anse cervicale (C1-C4), le sterno-cléido-mastoïdien par le nerf accessoire (XI) et les scalènes par des rameaux issus des plexus cervical et brachial. Tous ces muscles sont **inspirateurs**.

━━━ Muscles extrinsèques du thorax (fig. 14-73 ; tableau 14-7)

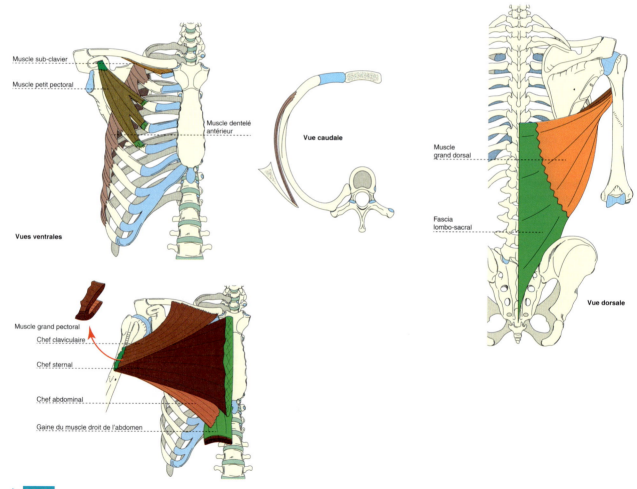

▶ 14-73
Respiration.
Muscles extrinsèques du thorax.
© Pr Michel Montaudon.

APPAREIL RESPIRATOIRE
MUSCLES

Tableau 14-7. Muscles de la ceinture scapulaire participant à la respiration.

Muscles	Insertions		Innervation	Fonction	Remarques
	Origine	Terminaison			
sub-clavier	• 1re côte et son cartilage	• face inférieure du 1/3 latéral de la clavicule	• nerf sub-clavier issu du plexus brachial (C5-C6)	• stabilisation de l'articulation sterno-claviculaire • abaissement de la clavicule • élévation de la 1re côte • maintien de l'ouverture de la veine sub-clavière	• appartient au plan profond de la paroi antérieure du thorax
petit pectoral	• face latérale des côtes 3 à 5	• bord médial de la portion horizontale du processus coracoïde, par un tendon	• nerf pectoral médial (C8, T1) • nef pectoral latéral (C5, C6, C7)	• antépulsion et rotation médiale de l'épaule (attire en avant et en dedans la scapula) • élévation des côtes	• converge en haut, en dehors et en arrière

grand pectoral	• chef sternal :
	  – face antérieure du sternum, le long du bord latéral du manubrium et du corps
	  – faces antérieures des cartilages costaux
	• chef claviculaire : 1/3 médial du bord antérieur de la clavicule
	• inconstant : chef abdominal sur la gaine du droit de l'abdomen
		• lèvre latérale du sillon inter-tuberculaire par 2 lames tendineuses superposées	• nerf pectoral médial (C8, T1)
			• nerf pectoral latéral (C5, C6, C7)
				• adduction
				• rotation médiale de l'épaule
				• élévation des côtes et du sternum
					• le chef sternal se dirige en dehors
					• le chef claviculaire est oblique en dehors et un peu en bas

dentelé antérieur	• face latérale des côtes 1 à 10	• versant antérieur du bord spinal de la scapula	• nerf thoracique long (C5-C7)	• antépulsion de la scapula • rotation latérale de l'épaule par rotation latérale de la scapula autour de son axe vertical • élévation des côtes	• dirigé vers l'arrière • aplati, enroulé autour des côtes

(Suite)

APPAREIL RESPIRATOIRE
MUSCLES

Tableau 14-7. Suite.

	Insertions		Innervation	Fonction	Remarques
grand dorsal	• longue insertion par le fascia thoraco-lombal sur les processus épineux des vertèbres T6 à S2, et sur le 1/3 postérieur de la crête iliaque • angle inférieur de la scapula (accessoire)	• berge médiale du sillon inter-tuberculaire, en avant du grand rond	• nerf thoraco-dorsal (C6, C7, C8)	• tronc fixe : adduction, rotation médiale et abaissement de l'épaule • humérus fixe : – élévation du tronc (« muscle de l'escaladeur ») – abaissement des côtes	• les fibres les plus basses sont obliques en haut et en dehors • la partie supérieure se dirige en dehors

Tous sont **inspirateurs** à l'exception du grand dorsal et du dentelé postéro-inférieur qui sont **expirateurs**.

▬▬▬ Muscles extrinsèques de l'abdomen (fig. 14-74 à 14-76 ; tableau 14-8)

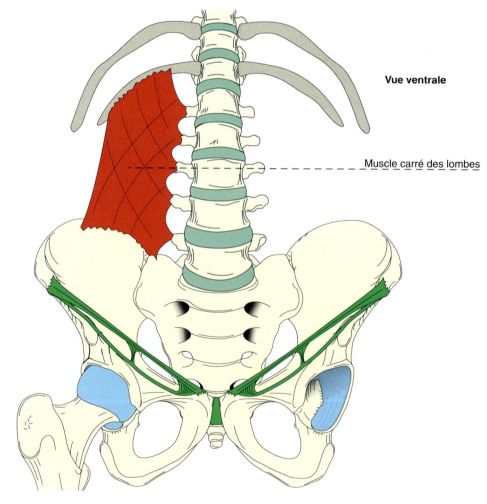

▶ 14-74
Muscle carré des lombes.
© Pr Michel Montaudon.

APPAREIL RESPIRATOIRE
MUSCLES

▶ 14-75
Muscles larges de l'abdomen.
© Pr Michel Montaudon.

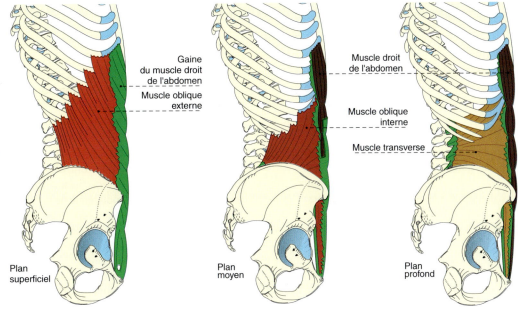

▶ 14-76
Muscles droits de l'abdomen.
© Pr Michel Montaudon.

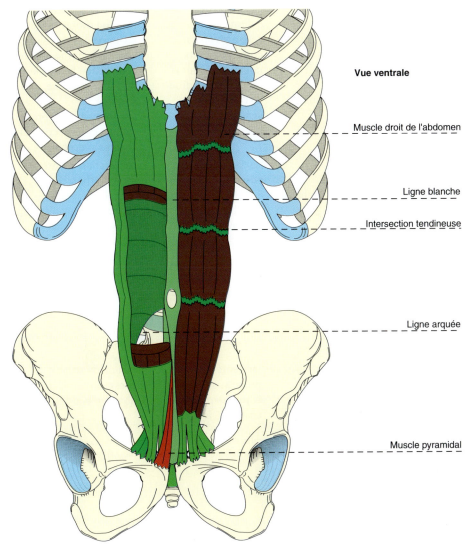

APPAREIL RESPIRATOIRE
MUSCLES

Tableau 14-8. Muscles de l'abdomen participant à la respiration.

Muscles	Insertions – Origine	Insertions – Terminaison	Fonction	Remarques
carré des lombes	• 1/3 postérieur de la lèvre médiale de la crête iliaque • processus costiforme de L1 à L5	• bord inférieur de la 12e côte	• contraction unilatérale : inclinaison homolatérale de la colonne vertébrale • contraction bilatérale : abaissement des côtes	
oblique externe de l'abdomen	• face latérale des côtes 5 à 12 et des cartilages costaux correspondants	• 1/2 antérieure de la crête iliaque • ligament inguinal • pecten du pubis • fascias antérieur et postérieur du droit de l'abdomen et ligne blanche	• contraction unilatérale : rotation controlatérale du thorax, inclinaison homolatérale de la colonne vertébrale • contraction bilatérale : flexion thoracique, presse abdominale • abaissement des côtes • soutien et protection des viscères abdominaux	• avec les 2 suivants, il constitue les muscles larges de l'abdomen • leurs lames tendineuses antérieures forment la gaine du muscle droit de l'abdomen
oblique interne de l'abdomen	• processus épineux de L5 et S1 par le fascia lombo-sacral • 2/3 antérieurs de la crête iliaque • 1/3 latéral du ligament inguinal	• extrémité des 4 dernières côtes et cartilages costaux correspondants • fascias antérieur et postérieur du droit de l'abdomen et ligne blanche • pecten du pubis	• contraction unilatérale : rotation thoracique et inclinaison de la colonne vertébrale homolatérales • contraction bilatérale : flexion thoracique, presse abdominale • abaissement des côtes • soutien et protection des viscères abdominaux	• participe au tendon conjoint inséré sur le pecten du pubis • forme le faisceau latéral du muscle crémaster qui accompagne le cordon spermatique vers le scrotum
transverse de l'abdomen	• sommet des processus costiformes lombaux • face médiale des 5 dernières côtes et des cartilages costaux correspondants • 3/4 antérieurs de la lèvre médiale de la crête iliaque • 1/3 latéral du ligament inguinal	• fascias antérieur et postérieur du droit de l'abdomen et ligne blanche • pecten du pubis	• contraction unilatérale : rotation thoracique homolatérale • contraction bilatérale : presse abdominale • abaissement des côtes • soutien et protection des viscères abdominaux	• les insertions se font par l'intermédiaire des fascias antérieur et postérieur du transverse • participe au tendon conjoint inséré sur le pecten du pubis • forme le faisceau médial du muscle crémaster
droit de l'abdomen	• bord supérieur du pubis	• face antérieure du processus xiphoïde et des cartilages costaux 5 à 7	• flexion du thorax • presse abdominale • abaissement des côtes	

Tous sont innervés par les nerfs intercostaux 6 à 11, ilio-inguinal et ilio-hypogastrique à l'exception du carré des lombes, innervé par le nerf sub-costal. Tous sont **expirateurs**. La presse abdominale participe à l'expiration, la défécation, la miction, l'accouchement, etc.

APPAREIL RESPIRATOIRE
CONTRÔLE

CONTRÔLE (FIG. 14-77)

La respiration est un acte involontaire réalisé par des muscles sous contrôle volontaire. Son rôle est de maintenir la PaO_2, la $PaCO_2$ et le pH constants et de s'adapter aux activités connexes (phonation, rire, etc.).

Les besoins moyens en oxygène de l'organisme au repos sont de 200 mL/min. À l'effort, ils peuvent atteindre 4 L/min.

L'adaptation de la respiration aux besoins nécessite des récepteurs, des centres nerveux et des effecteurs, les muscles respiratoires.

Entre les récepteurs et les centres nerveux, les voies de la sensibilité véhiculent des informations proprioceptives et viscérales. Ces dernières sont de 2 types :
- douloureuses (irritation chimique, étirement excessif, inflammation, etc.) : les fibres empruntent *a retro* les structures de la voie sympathique jusqu'au nerf spinal puis rejoignent la corne postérieure de la moelle et enfin les centres supérieurs ;
- homéostasiques (pression, étirement, etc.) : les fibres parcourent *a retro* les structures des voies para-sympathiques en empruntant les nerfs glosso-pharyngien (IX) et vague (X) vers le tronc cérébral.

Entre les centres nerveux et les effecteurs, les voies motrices sont celles du système nerveux autonome, sympathique et para-sympathique, et celles de la motricité volontaire.

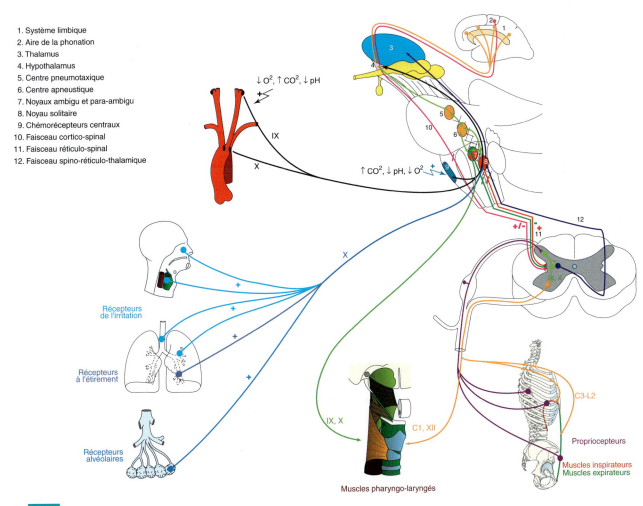

1. Système limbique
2. Aire de la phonation
3. Thalamus
4. Hypothalamus
5. Centre pneumotaxique
6. Centre apneustique
7. Noyaux ambigu et para-ambigu
8. Noyau solitaire
9. Chémorécepteurs centraux
10. Faisceau cortico-spinal
11. Faisceau réticulo-spinal
12. Faisceau spino-réticulo-thalamique

Contrôle de la respiration.
+ indique une stimulation, - une inhibition.
© Pr Michel Montaudon.

APPAREIL RESPIRATOIRE
CONTRÔLE

Récepteurs

Chémorécepteurs

Les chémorécepteurs sont sensibles aux variations de PaO_2, $PaCO_2$ et pH :
- les récepteurs périphériques sont surtout sensibles à la baisse de la PaO_2. Ils comprennent :
  - le glomus carotidien situé dans la paroi du bulbe de la carotide interne et transmettant l'information via le nerf glosso-pharyngien,
  - les corpuscules aortiques, autour de la crosse aortique, transmettant l'information via le nerf vague,
  - des récepteurs situés dans la paroi des veines pulmonaires renseignant les centres supérieurs sur la PaO_2 du sang issu des poumons via le nerf vague ;
- les récepteurs centraux sont situés à la face antérieure de la moelle allongée, à l'émergence des nerfs glosso-pharyngien et vague. Ils sont sensibles à la composition du liquide cérébro-spinal, en particulier à toute augmentation de sa $PaCO_2$ ou diminution de son pH.

> **À noter**
>
> La détection de l'hypoxie est périphérique alors que celle de l'hypercapnie est centrale.

Mécanorécepteurs

Ils transmettent l'information via les nerfs glosso-pharyngien (IX) et vague (X) et comprennent :
- les récepteurs muqueux laryngés, trachéaux et bronchiques sont sensibles aux particules inhalées, aux gaz irritants et aux sécrétions bronchiques. Leur stimulation provoque une toux et une constriction laryngée et bronchique ;

> **En clinique**
>
> La **toux**, réflexe ou volontaire, permet de nettoyer les voies aériennes de leurs sécrétions. Lorsqu'elle est abolie, celles-ci s'encombrent ce qui favorise les infections.

- les récepteurs pariétaux mesurent l'étirement des myocytes lisses. Leur stimulation en fin d'inspiration inhibe l'activité des muscles inspirateurs et stimule celle des muscles expirateurs (réflexe de *Hering-Breuer*). L'arrêt de leur stimulation en fin d'expiration déclenche une nouvelle inspiration ;
- les récepteurs du tissu conjonctif inter-alvéolaire, participent également au réflexe de *Hering-Breuer* ;

> **À noter**
>
> Le réflexe de *Hering-Breuer* est un mécanisme de protection contre la distension trop importante de poumons.

- les récepteurs alvéolaires sont sensibles à la pression du liquide interstitiel. Leur stimulation induit une respiration superficielle ;
- les mécanorécepteurs des artères pulmonaires, sensibles à l'étirement de la paroi artérielle.

Propriocepteurs

L'information issue des propriocepteurs est transmise aux centres supérieurs via la racine postérieure de la moelle spinale.
- les propriocepteurs musculaires et articulaires périphériques renseignent sur l'activité de ces structures et sont responsables de l'augmentation du rythme et de l'amplitude respiratoires en début d'exercice physique, avant les modifications des pressions partielles sanguines en O_2, CO_2 et $H+$;

APPAREIL RESPIRATOIRE
CONTRÔLE

- les **propriocepteurs thoraciques** permettent d'adapter la contraction des muscles inspirateurs à la charge par un réflexe spinal myotatique.

Centres nerveux

Les centres nerveux sont étagés le long du système nerveux central, d'autant plus complexes qu'ils sont supérieurs. Les centres les plus hauts régulent les centres sous-jacents.

Centres spinaux

Les motoneurones du nerf phrénique sont issus de la corne antérieure de la moelle des myélomères C3 à C5, ceux des autres muscles respiratoires s'étendent de C3 à L2.
Les fibres sensitives qui véhiculent l'information proprioceptive et l'information douloureuse viscérale rejoignent la corne postérieure aux mêmes myélomères et permettent le réflexe myotatique. L'information sensitive est transmise aux centres supérieurs par la voie spino-réticulo-thalamique.

Centres du tronc cérébral

De bas en haut se trouvent :
- dans la formation réticulaire de la moelle allongée, des centres qui régulent le rythme respiratoire de base :
  - le **noyau solitaire**, commun aux nerfs glosso-pharyngien (IX) et vague (X), est le centre de l'automatisme inspiratoire :
    - il reçoit des informations sensitives issues des récepteurs décrits ci-dessus,
    - il comprend des neurones dédiés à l'inspiration qui font synapse avec les motoneurones du diaphragme et des autres muscles inspiratoires par le faisceau réticulo-spinal. Leur stimulation provoque l'inspiration. Lorsque la stimulation cesse débute l'expiration,

> **À noter**
>
> Au repos, l'expiration est un phénomène passif.

  - les **noyaux ambigu**, commun aux nerfs glosso-pharyngien (IX), vague (X) et accessoire (XI), et **para-ambigu** constituent le centre de l'automatisme expiratoire. Ils comprennent 70 % de neurones dédiés à l'inspiration et 30 % de neurones voués à l'expiration. Leurs neurones font synapse avec les motoneurones spinaux par le faisceau réticulo-spinal. Ils n'interviennent que lors de la respiration d'effort, de la respiration forcée, de la toux, de l'éternuement, du rire ou de la phonation et restent inactifs lors de la respiration de repos,
  - ces noyaux, constitués de neurones à dépolarisation spontanée, sont capables de générer un rythme respiratoire régulier alternant inspirations et expirations. Le centre inspiratoire est activé par l'augmentation de la $PaCO_2$ du liquide cérébro-spinal et la baisse de la PaO_2 du sang artériel. Il induit l'inspiration qui provoque une distension bronchique. Celle-ci stimule les terminaisons nerveuses pariétales dont les fibres gagnent le noyau solitaire puis le noyau ambigu où elles activent le centre expiratoire. Ces noyaux régulent la profondeur de la respiration et la rupture entre les 2 phases du cycle ;
- dans la formation réticulaire pontique, des centres qui modulent les précédents :

APPAREIL RESPIRATOIRE
CONTRÔLE

> **En clinique**
>
> La durée de l'inspiration de repos est en moyenne de 2 s, celle de l'expiration de 3 s. La respiration de repos normale comprend une douzaine de cycles respiratoires par minute. Cette respiration normale est appelée **eupnée**. La **bradypnée**, la **tachypnée** et l'**apnée** caractérisent la fréquence respiratoire. L'**hyperpnée** et l'**hypopnée** caractérisent la profondeur de la respiration. La **dyspnée** est une sensation de difficulté respiratoire qui peut être une **orthopnée** quand elle nécessite la position verticale pour être supportable.

- le **centre apneustique** active le noyau solitaire et induit une inspiration longue et profonde,
- le **noyau parabrachial**, ou centre pneumotaxique, inhibe le noyau solitaire et limite la durée de l'inspiration. Sa stimulation lors de l'effort induit une augmentation de la fréquence respiratoire en raccourcissant l'inspiration. Son inhibition lors du sommeil ralentit la fréquence respiratoire.

> **À noter**
>
> Ces centres sont connectés aux noyaux des nerfs glosso-pharyngien (IX), vague (X) et hypoglosse (XII) qui innervent les muscles pharyngo-laryngés, ce qui permet une synchronisation d'activité (expiration et phonation, inspiration et tonicité du pharynx) indispensable pour éviter le collapsus des voies aériennes induit par la pression intra-thoracique qui devient négative lors de l'inspiration.

> **En clinique**
>
> Le défaut d'augmentation du tonus pharyngé lors de l'inspiration est l'un des mécanismes des apnées du sommeil.

Centres du cerveau

L'**hypothalamus** module l'activité des centres sous-jacents en fonction d'informations végétatives : modifications du milieu intérieur (PaO_2, $PaCO_2$ et pH), température corporelle (la fièvre s'accompagne d'une polypnée), distension pulmonaire, tension artérielle (l'hypertension diminue la fréquence respiratoire et inversement), douleur, etc.

Le **système limbique** exerce une influence via l'hypothalamus. Certaines émotions (peur, anxiété) ou douleurs induisent une modification du rythme respiratoire. Il est responsable d'une stimulation du système respiratoire avant le début de l'activité physique.

Le **cortex** peut imposer une régulation temporaire de la respiration dans les actes où celle-ci doit être modulée, comme la phonation. Il peut imposer une apnée en retardant le point de rupture jusqu'au moment où la chute de la PaO_2 et l'augmentation de la $PaCO_2$ dépassent la volonté. Ce contrôle volontaire permet de limiter l'entrée de gaz ou de liquide dans les voies aériennes si besoin.

> **À noter**
>
> Le tronc cérébral assure la respiration automatique et le cortex cérébral la respiration volontaire.

APPAREIL RESPIRATOIRE
ANATOMIE FONCTIONNELLE

Effecteurs

Les effecteurs sont les muscles de la respiration décrits ci-dessus.

ANATOMIE FONCTIONNELLE

La circulation de l'air depuis l'atmosphère, où la pression est constante, vers les alvéoles, où elle varie, est fonction du gradient de pression entre les deux.

La pression alvéolaire varie à l'inverse des changements de volume pulmonaire induits par les contractions et relâchements successifs des muscles de la respiration. L'augmentation du volume pulmonaire en inspiration induit une diminution de la pression intra-thoracique qui devient inférieure à la pression atmosphérique : l'air pénètre dans les voies respiratoires. Lors de l'expiration, les phénomènes inverses se produisent.

Mécanique articulaire (fig. 14-78)

Les mouvements respiratoires ont principalement lieu dans les articulations costo-vertébrales. Les articulations sterno-costales ne sont le siège que de glissements d'amplitude minime.

La longueur des côtes permet à des mouvements costo-vertébraux de faible amplitude d'induire un déplacement important du sternum.

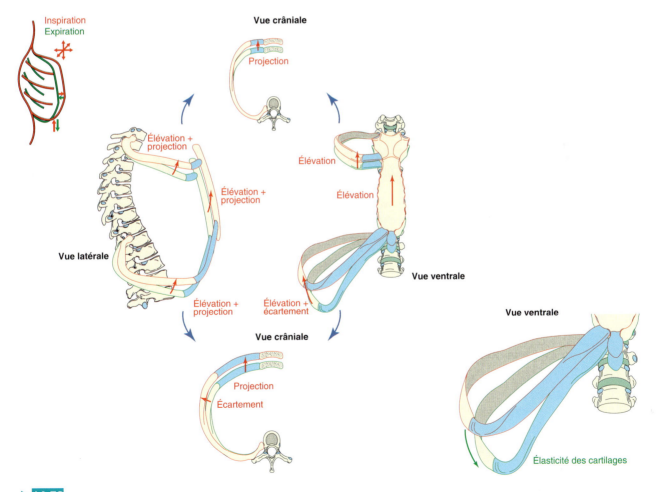

▶ 14-78

Déplacements de la cage thoracique en inspiration et expiration.
© Pr Michel Montaudon.

APPAREIL RESPIRATOIRE
ANATOMIE FONCTIONNELLE

L'axe des mouvements est déterminé par l'axe tête-col de la côte :
- transversal pour les articulations costo-transversaires supérieures et responsable d'une élévation de l'extrémité antérieure des côtes qui entraîne une projection du sternum en haut et en avant. Il en résulte une augmentation du diamètre antéro-postérieur de la cage thoracique ;
- oblique en bas et en arrière pour les articulations costo-transversaires inférieures et responsable d'une élévation et d'un écartement des côtes. Il en résulte une augmentation des diamètres transverse et antéro-postérieur de la cage thoracique.

L'élasticité des cartilages costaux participe à l'expiration. Leur torsion en inspiration permet d'emmagasiner l'énergie des muscles inspirateurs qui est restituée en expiration, favorisant le retour de la cage thoracique à sa position normale.

> **À noter**
> Avec l'âge, la paroi thoracique devient plus rigide en raison de calcifications des cartilages ou de modifications articulaires, ce qui induit une diminution de la capacité pulmonaire.

Physiologie musculaire (fig. 14-79)

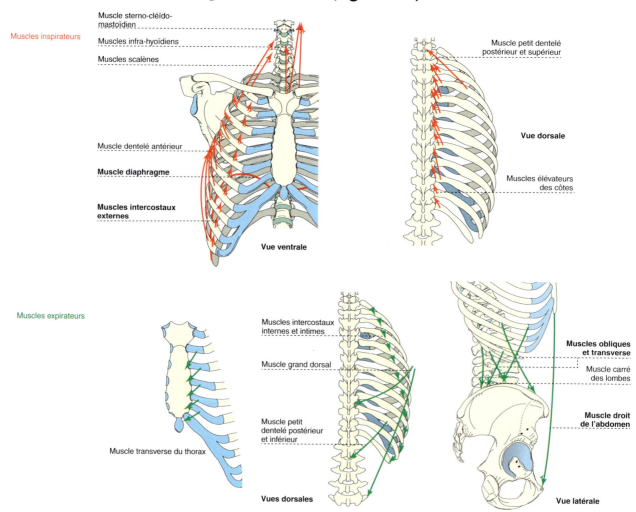

▶ **14-79**
Muscles inspirateurs et muscles expirateurs.
© Pr Michel Montaudon.

Inspiration

Lors de l'**inspiration de repos**, le volume d'air inhalé est de l'ordre de 500 mL. Les muscles qui interviennent sont le diaphragme, responsable d'environ 75 % du volume inhalé, et les intercostaux externes, responsables des 25 % restants :
- l'abaissement du diaphragme augmente principalement le diamètre thoracique vertical. Les viscères abdominaux sont déplacés vers le bas et les muscles de la paroi abdominale se laissent refouler en avant par la pression des viscères. La respiration de repos est une respiration abdominale ;
- les muscles intercostaux externes augmentent le diamètre thoracique antéro-postérieur, en sollicitant les articulations costo-vertébrales les plus hautes, et le diamètre thoracique transverse, en soulevant l'arc moyen des côtes les plus basses.

À noter
Au repos, seuls les muscles diaphragme et intercostaux externes interviennent dans la respiration.

Lors de **l'inspiration forcée** ou d'effort, le volume inhalé à chaque inspiration peut atteindre 3 L. L'action du diaphragme et des muscles intercostaux externes est renforcée par :
- celle des muscles inspirateurs accessoires : scalènes, infra-hyoïdiens, sterno-cléido-mastoïdien, dentelé antérieur, pectoraux, sub-clavier ;

En clinique
La contraction de ces muscles lors de difficultés à l'inspiration (corps étranger trachéal, bronchiolite, asthme, etc.) est à l'origine d'un **tirage**, c'est-à-dire d'une dépression des parties molles des espaces intercostaux et des fosses supra-claviculaires.

- celle des muscles de la paroi abdominale, larges et droit de l'abdomen, dont le tonus augmente et stabilise les viscères abdominaux qui ne se laissent plus déplacer par le diaphragme. Celui-ci prend alors appui sur les viscères pour élever les côtes et provoquer une augmentation des 3 diamètres thoraciques. La respiration d'effort est une respiration thoracique (fig. 14-80).

À noter
Lors de l'inspiration forcée, des muscles antagonistes interviennent.

Expiration

L'**expiration de repos** est normalement passive, liée à la relaxation du diaphragme et des muscles intercostaux externes, à la décompression des viscères abdominaux qui repoussent le diaphragme vers le haut, au poids de la cage thoracique, à l'élasticité des cartilages costaux et à celle de l'interstitium pulmonaire. La contraction isométrique des muscles intercostaux internes et intimes évite le déplacement paradoxal des tissus mous des espaces intercostaux lors de l'expiration.
L'**expiration forcée** ou d'effort est en revanche active, associant à ces phénomènes la contraction des muscles expirateurs : principalement les droits et larges de l'abdomen, intercostaux internes et intimes, mais également les muscles grand dorsal et carré des lombes.

Facteurs influençant la respiration

En dehors des besoins en oxygène, plusieurs facteurs physiologiques ou pathologiques influencent la respiration :
- la résistance qu'opposent les voies aériennes à l'écoulement aérien : plus la lumière des voies aériennes est large, plus l'écoulement est aisé et moins la respiration requiert d'efforts ;

APPAREIL RESPIRATOIRE
ANATOMIE FONCTIONNELLE

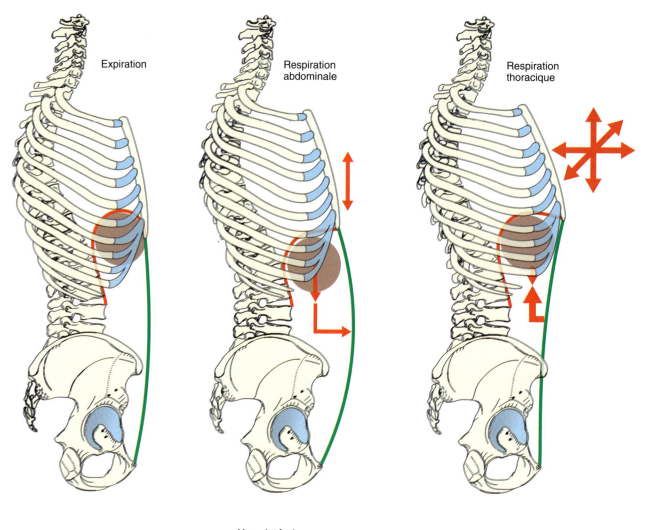

Vues latérales

▶ **14-80**
Respiration de repos et respiration d'effort.
© Pr Michel Montaudon.

- un défaut qualitatif ou quantitatif du surfactant, dont la tension superficielle maintient les alvéoles ouvertes en expiration, nécessite plus d'efforts lors de l'inspiration ;
- la compliance pulmonaire liée à la proportion en fibres élastiques dans l'interstitium : plus elle est élevée, plus les poumons se laissent facilement déformer et moins l'inspiration requiert d'efforts.

> ### En clinique
> La **résistance** des voies aériennes augmente de manière anormale lors des crises d'asthme, en raison du spasme broncho-constricteur, et de l'emphysème, en raison de la destruction de l'interstitium pulmonaire qui provoque un affaissement des bronchioles et des alvéoles. L'**obstruction** bronchique par un corps étranger ou par des sécrétions lors de la mucoviscidose, des bronchiolites du nourrisson ou des bronchopneumopathies chroniques obstructives provoque également une augmentation des résistances à l'écoulement aérien et donc un effort musculaire accru, à la fois lors de l'inspiration et de l'expiration.
> La **compliance** pulmonaire diminue physiologiquement avec l'âge ou dans certaines pathologies telles la fibrose pulmonaire.

COMPLÉMENT EN LIGNE

Des QCM et des QROC peuvent être consultées en ligne à l'adresse suivante : www.em-consulte.com/e-complement/476347.

APPAREL DIGESTIF

Pr Michel Montaudon

APPAREIL DIGESTIF
STRUCTURE PARIÉTALE DU TUBE DIGESTIF

L'appareil digestif comprend les structures qui transforment les aliments ingérés, pour les rendre utilisables par les cellules, et excrètent les résidus alimentaires solides.
Il associe :
- un tube de 7 à 8 m de long, étendu de la bouche à l'anus, qui parcourt les régions faciale, cervicale, thoracique, abdominale, pelvienne et périnéale avec successivement : la cavité orale, le pharynx, l'œsophage, l'estomac, l'intestin grêle et le gros intestin ;
- des glandes annexes qui déversent leurs sécrétions dans la lumière de ce tube : glandes salivaires, foie et pancréas.

STRUCTURE PARIÉTALE DU TUBE DIGESTIF

La paroi du tube digestif compte 4 couches qui peuvent légèrement différer selon le segment considéré et ses fonctions (fig. 15-1).

Muqueuse

La muqueuse est la couche centrale, au contact de la lumière du tube digestif. Elle comprend :
- un épithélium de revêtement dont les principales populations cellulaires sont :
  - des cellules exocrines dont les sécrétions dans la lumière digestive sont variables :
    - le mucus lubrifie le tube digestif et protège sa muqueuse,
    - l'acide chlorhydrique stérilise les aliments et participe à leur fragmentation,
    - divers éléments qui favorisent l'absorption des nutriments (facteur intrinsèque), la digestion (pepsinogène), la motilité intestinale (VIP ou *vasoactive intestinal peptide*) ou les défenses immunitaires (défensines, lysozyme, etc.),
  - des cellules endocrines dont les sécrétions hormonales (gastrine, sérotonine, cholécystokinine, etc.) agissent sur les organes voisins ou à distance,
  - des entérocytes qui permettent le passage des nutriments à travers la paroi intestinale vers les circulations sanguine et lymphatique ;

> **À noter**
>
> L'épithélium, responsable la majorité des fonctions du tube digestif, est la partie de la paroi qui varie le plus en fonction des segments du tube. Ses cellules se renouvellent en 5 à 7 jours.

> **En clinique**
>
> La plupart des cancers du tube digestif proviennent de l'épithélium.

- un tissu conjonctif de soutien lâche appelé chorion. Celui-ci contient du tissu lymphoïde, éparse ou organisé en follicules, des glandes exocrines et une importante vascularisation destinée à l'absorption des nutriments ;

> **À noter**
>
> Le tissu lymphoïde fait partie du MALT (*mucosa-associated lymphoid tissue*, cf. p. 869) et est appelé GALT (intestin se dit *gut* en anglais).
> Les lymphocytes de ce tissu lymphoïde participent aux défenses immunitaires locales contre les micro-organismes de la lumière du tube digestif.

- une musculaire-muqueuse formée d'une mince couche de myocytes lisses. Ceux-ci permettent l'excrétion des glandes et induisent un mouvement permanent de la muqueuse qui facilite le brassage du bol alimentaire et son contact avec les cellules absorbantes. Elle est absente aux extrémités du tube (pharynx, 1/3 supérieur de l'œsophage et canal anal).

APPAREIL DIGESTIF
STRUCTURE PARIÉTALE DU TUBE DIGESTIF

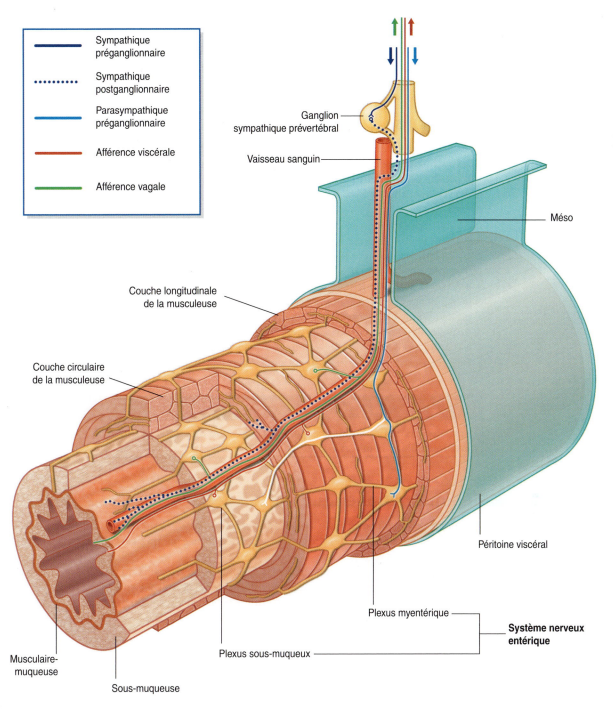

15-1
Paroi du tube digestif.
© Drake 2015.

Sous-muqueuse

La sous-muqueuse est formée de tissu conjonctif lâche. Elle contient le plexus nerveux sous-muqueux (de *Meissner*) qui contrôle les sécrétions glandulaires et la vasomotricité de la muqueuse. Elle est également riche en vaisseaux sanguins et lymphatiques.

Musculeuse

La musculeuse est formée de 2 couches de myocytes lisses :
- la couche centrale est circulaire autour de la lumière et sa contraction rétrécit le tube digestif ;
- la couche périphérique est longitudinale et sa contraction raccourcit le tube digestif.

Entre ces 2 couches, le plexus nerveux myentérique (d'*Auerbach*) contrôle le péristaltisme du tube digestif.

Les fibres musculaires sont squelettiques jusqu'au 1/3 moyen de l'œsophage, pour la déglutition volontaire, et au niveau du sphincter externe de l'anus, et lisses à contraction involontaire entre les deux. La musculeuse est le siège de contractions longitudinales, qui raccourcissent le tube digestif, et de contractions segmentaires, qui en diminuent le diamètre :
- les contractions segmentaires sont liées à la couche circulaire qui réduit localement le diamètre de la lumière digestive. L'alternance des segments concernés et la répétition de ces contractions permettent de fragmenter le contenu de la lumière, de le mélanger aux différentes sécrétions intestinales et d'en favoriser le contact avec la paroi du tube digestif en vue de l'absorption ;
- les contractions longitudinales ont une fréquence moindre et se font dans la couche longitudinale. Elles entraînent la progression du bol alimentaire vers l'anus.

> **En clinique**
>
> La maladie d'*Hirschsprung* est une atrophie congénitale du plexus myentérique. Elle provoque d'importants troubles du péristaltisme.

Tunique périphérique

La tunique périphérique véhicule les vaisseaux et les nerfs :
- aux extrémités du tube digestif, c'est une adventice formée par un tissu conjonctif lâche qui unit le tube aux organes voisins ;
- entre les 2 extrémités, c'est une séreuse qui facilite les mouvements du tube. Elle est formée d'une couche de tissu conjonctif au contact de la musculeuse et tapissée en périphérie d'un épithélium simple ou mésothélium. Cette séreuse constitue le feuillet viscéral du péritoine (cf. p. 214).

CAVITÉ ORALE

La cavité orale est la partie initiale du tube digestif où ont lieu l'ingestion et le morcellement des aliments. La digestion y débute avec l'insalivation réflexe du bol alimentaire par la sécrétion des glandes salivaires (cf. p. 1093). Les aliments sont ensuite déglutis vers l'oro-pharynx. La cavité orale est partagée en 2 régions par les arcades dentaires, le vestibule oral et la cavité orale proprement dite (fig. 15-2).

Vestibule oral

Le vestibule oral est l'espace en forme de fer à cheval qui sépare les dents des joues et des lèvres.

Lèvres

Les lèvres sont des replis musculo-cutanés qui entourent la fente orale (fig. 15-3).
Elles comprennent 3 couches :

APPAREIL DIGESTIF
CAVITÉ ORALE

▶ **15-2**
Cavité orale.
Vestibule oral et cavité orale propre.
© Drake 2015.

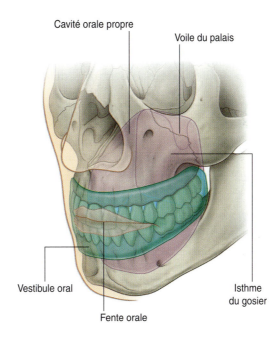

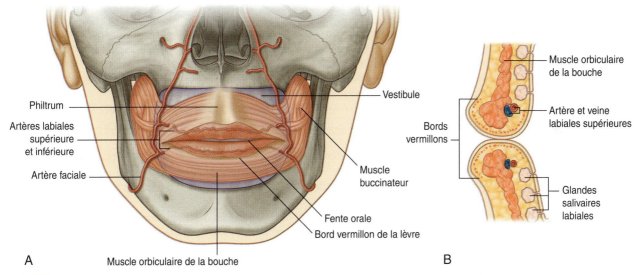

▶ **15-3**
Fente orale et lèvres.
A) Vue antérieure.
B) Vue latérale. Coupe sagittale.
© Drake 2015.

- une couche superficielle cutanée épaisse, résistante et adhérente aux muscles sous-jacents, riche en follicules pileux, en glandes sébacées et sudoripares ;

À noter

Les annexes cutanées des lèvres sont responsables de la pilosité, variable selon le sexe, et de la fréquence des lésions d'acné de la région labiale.

APPAREIL DIGESTIF
CAVITÉ ORALE

- une couche intermédiaire musculaire (muscle orbiculaire de la bouche et muscles extrinsèques) qui participe non seulement à la digestion mais également à la mimique faciale et à la phonation ;
- une couche profonde muqueuse riche en glandes salivaires et tapissée d'un épithélium pavimenteux stratifié. Cette couche est très vascularisée par des branches de l'artère faciale.

> ### En clinique
> La **cyanose**, coloration bleutée des muqueuses liée à une hypoxie, est appréciée par l'examen des lèvres. Elle apparaît pour une saturation du sang en O_2 inférieure à 80 %.
> Des malformations vasculaires appelées angiomes sont fréquentes sur la muqueuse labiale.

> ### À noter
> La partie cutanée de la lèvre supérieure présente un sillon médian, le philtrum, bordé des 2 crêtes philtrales.
> La partie muqueuse des lèvres présente une zone sèche, seule visible lorsque la bouche est fermée, et une zone humide, invisible lorsque la bouche est fermée.
> La projection des lèvres dépend de la position des arcades dentaires.
> Les lèvres sont peu adipeuses : elles n'engraissent pas, elles sont à peine gonflées chez l'obèse.
> Leur volume dépend principalement du volume musculaire mais aussi du nombre de glandes salivaires.

Joues

Les joues sont les parois latérales du vestibule oral. Elles sont quadrilatères, convexes chez l'enfant et le sujet obèse, creuses chez le sujet maigre ou âgé.
Elles comprennent 5 couches :
- la peau est fine, mobile, très vascularisée, riche en glandes sébacées et sudoripares. Elle est glabre chez la femme et l'enfant, et recouverte de poils chez l'homme ;
- le fascia superficiel formé de fines lames conjonctives entrecroisées et infiltrées de graisse. La vascularisation et l'innervation des joues parcourent le fascia superficiel. Le réseau vasculaire est très dense :
  - les artères sont issues des artères lacrymale, infra-orbitaire, alvéolaire, buccale, faciale et transverse de la face,
  - les veines rejoignent les veines faciale en avant, temporale superficielle en arrière, et le plexus veineux ptérygoïdien en dedans,
  - les nerfs moteurs proviennent du nerf facial (VII) et les nerfs sensitifs rejoignent le nerf lacrymal, branche du nerf ophtalmique (V_1), le nerf infra-orbitaire, branche du nerf maxillaire (V_2), et le nerf buccal, branche du nerf mandibulaire (V_3) ;

> ### À noter
> Le fascia superficiel s'épaissit entre les muscles masséter et buccinateur où il forme le corps adipeux de la joue (de *Bichat*) qui s'étend dans la fosse temporale et la fosse ptérygoïde.

- la couche musculaire superficielle, avec les muscles cutanés qui convergent vers l'orifice buccal, l'orifice narinaire ou l'orifice palpébral (orbiculaire de l'œil, élévateur de la lèvre supérieure et de l'aile du nez, élévateur de la lèvre supérieure, élévateur de l'angle de la bouche, petit et grand zygomatiques, risorius, abaisseur de l'angle de la bouche et platysma [cf. p. 106]) ;
- la couche musculaire profonde avec le muscle buccinateur et son fascia. Celui-ci est longé extérieurement par le conduit parotidien ;
- la muqueuse buccale, parsemée de glandes salivaires mineures.

APPAREIL DIGESTIF
CAVITÉ ORALE

Dents

Aspect (fig. 15-4)

Les dents sont à l'entrée du tube digestif, implantées dans les alvéoles des arcades osseuses maxillaire et mandibulaire :
- l'arcade dentaire supérieure du processus alvéolaire de l'os maxillaire porte les dents supérieures ;
- l'arcade dentaire inférieure, située dans la partie alvéolaire de la mandibule, porte les dents inférieures.

La **denture temporaire**, ou lactéale, de l'enfant comporte 20 dents déciduales (dents de lait) avec, par hémi-arcade, 2 incisives (médiale et latérale), 1 canine et 2 molaires.

La **denture définitive** comprend 32 dents permanentes avec, par hémi-arcade, 2 incisives (médiale et latérale), 1 canine, 2 prémolaires et 3 molaires.

La nomenclature internationale représente les arcades dentaires en 4 quadrants, numérotés de 1 à 4 (5 à 8 pour la denture temporaire) dans le sens des aiguilles d'une montre en débutant par l'hémi-arcade supérieure droite. À ce premier chiffre, est adjoint un deuxième chiffre correspondant au rang de la dent sur l'hémi-arcade par rapport au plan sagittal médian (fig. 15-5).

> **À noter**
>
> La perte d'une dent s'accompagne d'une résorption de l'os alvéolaire qui peut nécessiter, en cas de mise en place d'un implant, une greffe osseuse.
>
> En français, la **denture** désigne les dents alors que la **dentition** désigne leur formation.
>
> Le nouveau-né ne présente aucune dent visible dans la cavité orale. Celles-ci apparaissent progressivement de l'âge de 6 mois (incisives médiales inférieures) à l'âge de 3 à 4 ans (2es molaires). Cette éruption dentaire s'accompagne de douleurs gingivales et d'une hyper-salivation. Les dents déciduales (lactéales ou « de lait ») sont expulsées de l'os alvéolaire par l'éruption des dents permanentes. L'éruption des dents permanentes débute par celle des premières molaires à 6 ans, suivie de celle des incisives médiales puis latérales. Toutes les dents permanentes sont normalement en place à 14 ans à l'exception des molaires postérieures, également appelées dents de sagesse. Leur éruption est tardive (entre 16 et 25 ans le plus souvent) et inconstante. Elles peuvent parfois nécessiter une extraction, en particulier lorsque leur éruption modifie la position des autres dents.
>
> La nomenclature usuelle désigne chaque dent par son nom (incisive, canine, prémolaire, molaire), sa position (supérieure ou inférieure), sa latéralisation (droite ou gauche) et son caractère temporaire (dentition lactéale) ou définitif.

Chaque dent présente 2 parties, la **couronne** et la **racine**, séparées par le col :
- la couronne est la partie visible et possède des faces :
  - vestibulaire, orientée vers les lèvres ou les joues,
  - linguale pour les dents mandibulaires et palatine pour les dents maxillaires, orientée vers la cavité orale,
  - mésiale, orientée vers le plan sagittal médian pour les incisives centrales ou, pour les autres dents, vers celle qui la précède sur l'arcade dentaire,
  - distale, opposée à la face mésiale,
  - occlusale, qui permet la mastication en entrant en contact avec la dent homologue de l'autre arcade dentaire ;
- la racine est implantée dans l'os alvéolaire auquel elle s'articule par une gomphose (cf. p. 36, 37).

La **morphologie** et la **fonction** des dents varient selon leur position sur l'arcade dentaire :
- les incisives ont une couronne aplatie avec un bord libre tranchant et une seule racine ;
- les canines ont une couronne conique qui lacère les aliments et une racine unique et très longue ;
- les prémolaires ont une couronne grossièrement cubique avec 2 cuspides pointues sur leur bord libre formant une surface triturante. Leur racine est unique, sauf celle de la 1re molaire supérieure qui est bifide ;
- les molaires ont une volumineuse couronne hérissée de 3 à 5 cuspides et plusieurs racines (3 pour les molaires supérieures et 2 pour les molaires inférieures).

APPAREIL DIGESTIF
CAVITÉ ORALE

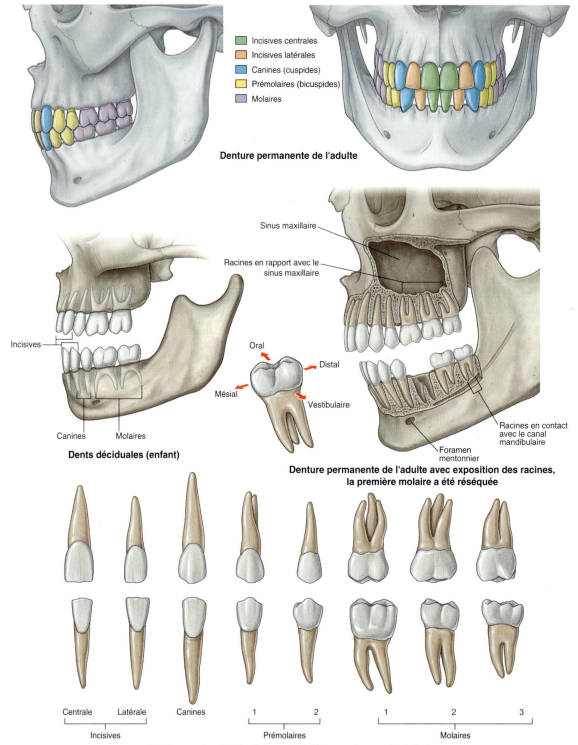

▶ 15-4
Dents.
A) Dentition permanente de l'adulte.
B) Dents déciduales (enfant).
C) Dentition permanente de l'adulte avec exposition des racines, la première molaire a été réséquée.
D) Dents permanentes supérieures et inférieures (vue vestibulaire).
© Drake 2017.

APPAREIL DIGESTIF
CAVITÉ ORALE

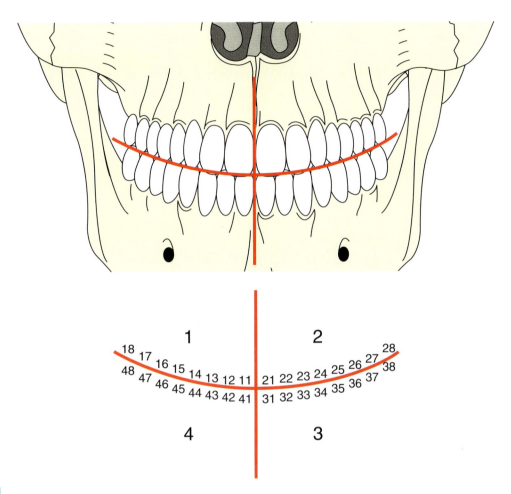

▶ 15-5
Nomenclature des dents définitives.
© Pr Michel Montaudon.

Odonte et parodonte

La dent fait partie d'une unité fonctionnelle constituée par l'odonte et le parodonte (fig. 15-6).
L'**odonte** correspond à la dent elle-même et comprend :
- une partie dure, périphérique, constituée par :
  - l'émail, couche périphérique de cristaux d'hydroxyapatite, acellulaire et qui ne recouvre que la couronne de la dent,
  - la dentine (ou ivoire), également composée de cristaux d'hydroxyapatite moins denses, correspond à la majeure partie de la dent. Elle forme un tissu dur et minéralisé, innervé mais non vascularisé ;
- une partie molle, centrale, la pulpe. Celle-ci occupe la cavité de la dent dans la couronne et son canal dans la racine. Elle communique avec l'os alvéolaire par le foramen apical, traversé par le pédicule vasculo-nerveux de la dent. La pulpe dentaire est un tissu conjonctif très vascularisé et innervé. C'est la partie vivante et sensible de la dent, entourée par la dentine.

Le **parodonte** regroupe l'ensemble des tissus de soutien de la dent avec, de la racine dentaire vers la périphérie :
- le cément, tissu conjonctif calcifié adhérant à la dentine ;
- le desmodonte, tissu conjonctif dense qui relie le cément à l'os alvéolaire ;
- l'os alvéolaire, maxillaire ou mandibulaire ;
- la gencive, muqueuse de recouvrement des arcades alvéolaires. Elle présente une partie adhérente à l'arcade alvéolaire et une partie lâche en rapport avec le col de la dent. Chaque gencive est séparée de la joue par le sillon gingivo-jugal et de la lèvre par le sillon gingivo-labial. Le sillon gingival sépare la partie muqueuse de la gencive et la dent.

APPAREIL DIGESTIF
CAVITÉ ORALE

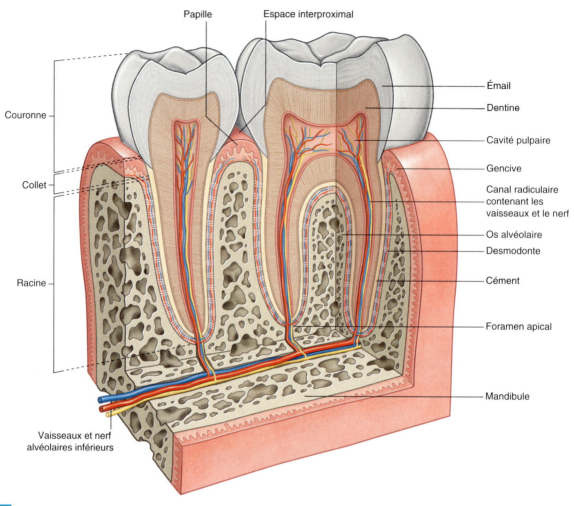

▶ **15-6**
Anatomie des dents.
L'émail, la dentine et la cavité pulpaire forment l'odonte ; l'os alvéolaire, le desmodonte et le cément constituent le parodonte.
© Drake 2017.

À noter

Les fibres collagènes du desmodonte s'entrecroisent dans toutes les directions de telle sorte que les contraintes permanentes lors de la mastication sont transmises à l'os alvéolaire et stimulent sa synthèse. La perte d'une dent s'accompagne d'une diminution de la hauteur de l'os alvéolaire correspondant.
Le desmodonte forme une barrière entre la flore microbienne de la cavité orale et l'os alvéolaire.

En clinique

La **carie** est une lésion de l'émail dentaire liée à une prolifération bactérienne, elle-même favorisée par le tartre. Son évolution spontanée est une érosion progressive de la surface de l'émail, puis de la pulpe. Indolore au départ, elle devient douloureuse lorsque la dentine puis la pulpe sont touchées.
Les **parodontopathies** sont des pathologies des tissus de soutien de la dent. Elles proviennent, le plus souvent, d'un processus infectieux mais peuvent relever d'une pathologie d'ordre général (diabète, carence vitaminique, maladie hématologique).

APPAREIL DIGESTIF
CAVITÉ ORALE

Vascularisation et innervation (fig. 15-7 et 15-8)

Les **dents de l'arcade dentaire supérieure** sont vascularisées par l'artère alvéolaire supérieure, issues de l'artère maxillaire, et innervées par les nerfs alvéolaires supérieurs issus du nerf maxillaire (V_2). Leurs lymphatiques et ceux de la gencive rejoignent les nœuds cervicaux profonds.

Les **dents de l'arcade dentaire inférieure** sont vascularisées par l'artère alvéolaire inférieure, branche de l'artère maxillaire, et innervées par le nerf alvéolaire inférieur, branche du nerf mandibulaire (V_3). Ces structures parcourent le canal mandibulaire. Leurs lymphatiques et ceux des gencives rejoignent les nœuds sub-mentaux et sub-mandibulaires.

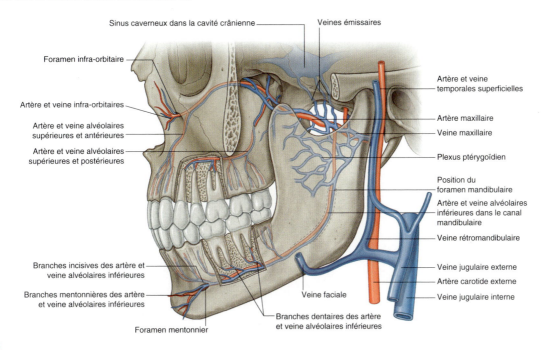

Artères et veines des dents.
© Drake 2017.

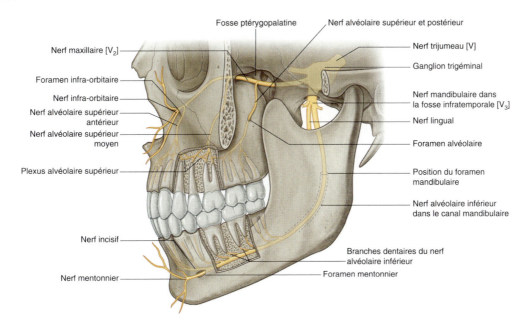

Innervation des dents.
© Drake 2017.

APPAREIL DIGESTIF
CAVITÉ ORALE

> **À noter**
>
> Ces rameaux nerveux sensitifs peuvent faire l'objet d'une anesthésie locale lors d'injection gingivale d'anesthésiant.

Cavité orale

La cavité orale proprement dite est entourée en avant et latéralement par les arcades dentaires. Ses limites ont été décrites page 115.

Elle s'ouvre en arrière dans l'oro-pharynx par l'isthme du gosier dont le diamètre est modulé par les muscles du voile du palais. Elle est occupée par la langue (fig. 15-9).

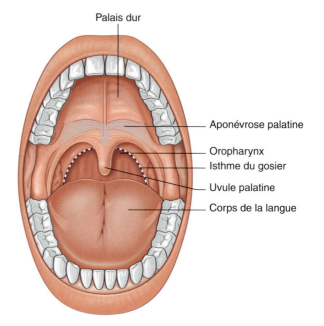

▶ **15-9**
La langue dans la cavité orale.
D'après Drake 2015. © Carole Fumat.

APPAREIL DIGESTIF
CAVITÉ ORALE

Voile du palais

Le voile du palais prolonge vers le bas le palais osseux et le plancher des cavités nasales :
- son bord postérieur est centré par l'uvule palatine (ou luette) d'où se détachent :
  - en arrière, les arcs palato-pharyngiens qui se perdent dans la paroi postérieure de l'oro-pharynx,
  - en avant, les arcs palato-glosses qui rejoignent la langue ;
- il comprend 5 muscles recouverts par une muqueuse en continuité avec la muqueuse pharyngée et orale (fig. 15-10 à 15-12 ; tableau 15-1).

▶ **15-10**
Les arcs et les muscles palatins.
© Drake 2017.

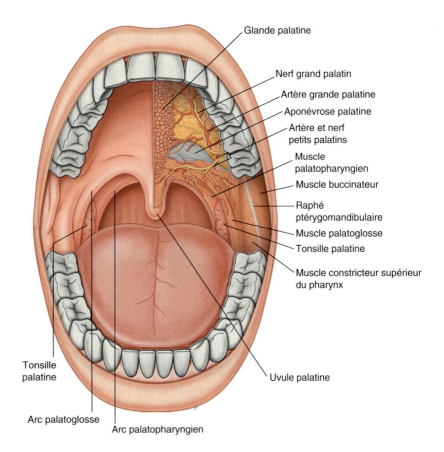

APPAREIL DIGESTIF
CAVITÉ ORALE

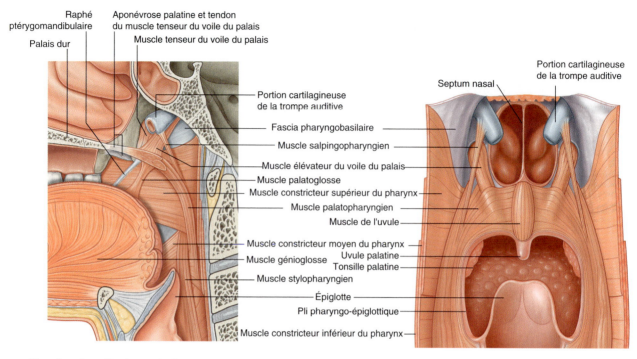

Muscles du voile du palais (coupe sagittale)

Muscles du voile du palais (vue postérieure)

▶ 15-11
Muscles du voile du palais.
A) Coupe sagittale.
B) Vue postérieure.
© Drake 2017.

À noter

La tonsille palatine (amygdale palatine) est un amas de follicules lymphoïdes situé entre les arcs palato-glosse et palato-pharyngien. Elle forme avec d'autres formations lymphoïdes du pharynx (tonsilles pharyngiennes, tubaires et linguales) le cercle lymphoïde de *Waldeyer*.

En clinique

Chez le jeune enfant, l'hypertrophie des tonsilles palatines (« hypertrophie amygdalienne ») peut être responsable de troubles respiratoires nocturnes se traduisant la nuit par un sommeil agité, des ronflements voire des apnées et dans la journée, une fatigue, des troubles de concentration voire une hyperactivité et imposer une amygdalectomie. Cette hypertrophie peut être la conséquence d'infections nasopharyngées répétitives. Autrefois, l'existence d'angines à répétition chez l'enfant, sans hypertrophie associée, faisait poser l'indication d'une amygdalectomie.

APPAREIL DIGESTIF
CAVITÉ ORALE

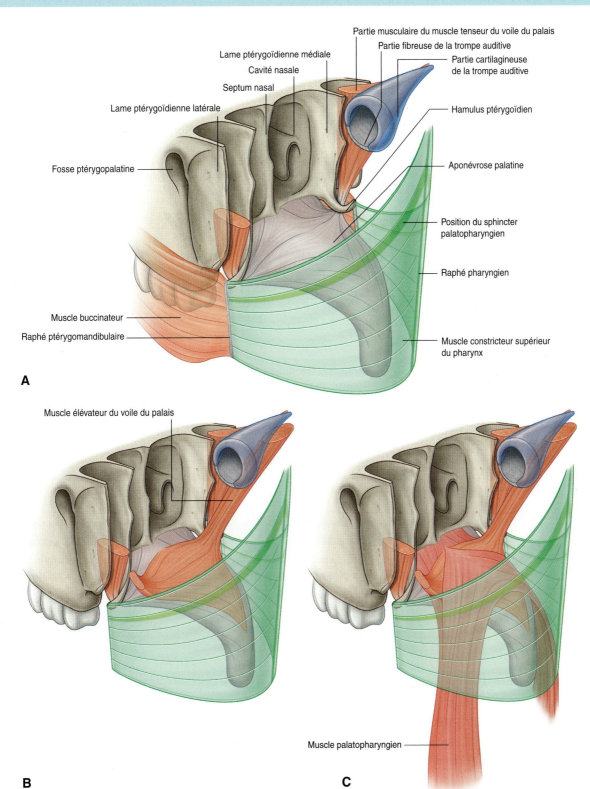

15-12

Muscles du voile du palais.
A) Muscle tenseur du voile du palais et aponévrose palatine.
B) Muscle élévateur du voile du palais.
C) Muscle palato-pharyngien.
© Drake 2015.

APPAREIL DIGESTIF
CAVITÉ ORALE

Tableau 15-1. Muscles du voile du palais.

Muscles	Insertions		Fonctions	Remarques
	Origine	Terminaison		
élévateur du voile du palais	• partie pétreuse de l'os temporal • partie cartilagineuse de la trompe auditive	• aponévrose palatine	• élève le voile du palais • ouvre l'ostium de la trompe auditive	
tenseur du voile du palais	• épine du sphénoïde • fosse scaphoïde du processus ptérygoïde de l'os sphénoïde • partie membraneuse de la trompe auditive	• aponévrose palatine	• tend le voile du palais • ouvre l'ostium de la trompe auditive	• constitue, avec le muscle controlatéral, l'aponévrose palatine
uvulaire	• épine nasale postérieure • aponévrose palatine	• muqueuse uvulaire	• élève et rétracte l'uvule	
palato-glosse	• face inférieure de l'aponévrose palatine	• muscles intrinsèques de la langue	• ferme l'isthme du gosier en soulevant la racine de la langue et abaissant le voile du palais	• soulève l'arc palato-glosse
palato-pharyngien	• face inférieure de l'aponévrose palatine	• faisceau thyroïdien : cartilage thyroïde • faisceau pharyngien : s'unit à son homologue controlatéral	• abaisse le voile du palais • adduction de l'arc palato-pharyngien • élévation du pharynx	• soulève l'arc palato-pharyngien

Ces muscles sont tous innervés par des rameaux pharyngiens issus des nerfs glosso-pharyngien (IX) et vague (X), à l'exception du tenseur du voile du palais innervé par un rameau du nerf mandibulaire (V_3).

À noter

Le voile du palais joue un rôle indirect dans l'audition en contribuant à ouvrir la trompe auditive d'*Eustache* qui relie oreille moyenne et pharynx et permet l'équilibration des pressions de part et d'autre du tympan.

En clinique

Lors d'atteinte du nerf vague (X), une paralysie du muscle élévateur du voile du palais est recherchée en demandant au patient de dire « ah » : le voile dévie du côté déficitaire.

Langue

La langue occupe la plus grande partie de la cavité orale. Elle est séparée de la gencive inférieure par le sillon gingivo-lingual. Elle repose sur le plancher de la cavité orale formé de 3 muscles (tableau 15-2 ; fig. 15-13).

APPAREIL DIGESTIF
CAVITÉ ORALE

Tableau 15-2. Muscles du plancher oral.

Muscles	Insertion		Fonction	Remarque
	Origine	Terminaison		
mylo-hyoïdien	• ligne mylo-hyoïdienne du corps de la mandibule	• corps de l'os hyoïde	• élévation de l'os hyoïde (déglutition) • soutien et élévation du plancher buccal	• les 2 muscles fusionnent sur la ligne médiane et forment un raphé
génio-hyoïdien	• épine mentonnière inférieure du corps de la mandibule	• corps de l'os hyoïde	• élévation de l'os hyoïde (déglutition) • ouverture buccale	• au-dessus du muscle mylo-hyoïdien
ventre antérieur du muscle digastrique	• fosse digastrique du corps de la mandibule	• corps de l'os hyoïde	• élévation de l'os hyoïde (déglutition) • ouverture buccale	• croise le bord latéral du muscle mylo-hyoïdien

Ces muscles sont innervés par le nerf mandibulaire (V₃), sauf le muscle génio-hyoïdien, innervé par le nerf spinal C1.

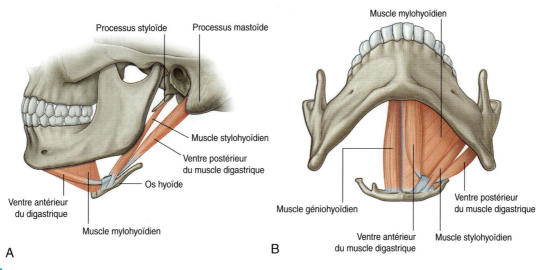

▶ 15-13
Muscles du plancher oral.
A) Vue latérale.
B) Vue inférieure.
© Drake 2015.

La langue est un organe musculaire et muqueux complexe, non seulement moteur, qui dirige les aliments entre les dents et déclenche leur déglutition, mais aussi sensitif et sensoriel (cf. p. 763). Elle intervient dans la digestion, la gustation et la phonation. Elle présente :
- un corps, entièrement situé dans la cavité orale, mobile et antérieur, avec un apex arrondi ;
- une racine, fixée sur le plancher de la cavité orale et qui se prolonge en arrière dans l'oro-pharynx.

APPAREIL DIGESTIF
CAVITÉ ORALE

▶ **15-14**
Muscles intrinsèques de la langue.
A) Coupe sagittale paramédiane de la langue.
B) Coupe coronale de la langue (vue postérieure).
© Drake 2017.

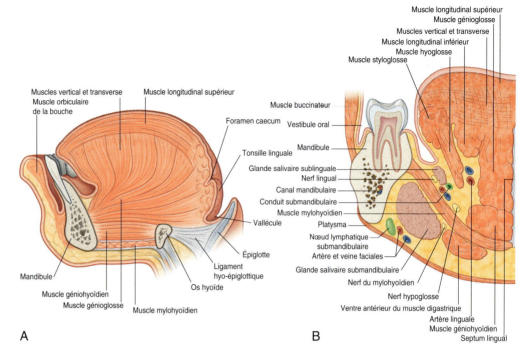

> **À noter**
>
> Sur un plan anatomique, la langue appartient à la fois au plancher oral et à l'oro-pharynx : la limite entre ses parties orale et pharyngienne est marquée par le sillon terminal de la langue au sommet duquel s'ouvre le foramen cæcum.

Elle est constituée **17 muscles** (8 pairs et 1 impair), soutenus par l'os hyoïde et par des structures fibreuses :
- la membrane hyoglosse, courte lame semi-circulaire qui forme son armature verticale s'insère entre les petites cornes de l'os hyoïde et se perd dans l'épaisseur de la langue ;
- le septum lingual, lame en forme de croissant qui se fixe sur la partie moyenne de la membrane hyoglosse et se dirige en avant vers la pointe de la langue.

Les muscles sont intrinsèques (fig. 15-14 et 15-17, tableau 15-3) ou extrinsèques (fig. 15-15, 15-16 et 15-17, tableau 15-4) si une de leurs insertions se fait sur les os voisins ou sur les muscles du pharynx. En arrière du sillon terminal, la **muqueuse linguale** présente des reliefs volumineux correspondant aux follicules lymphoïdes des tonsilles linguales (fig. 15-18).

▶ **15-15**
Muscles extrinsèques de la langue.
A) Vue postérieure.
B) Vue latérale (gauche).
© Drake 2015.

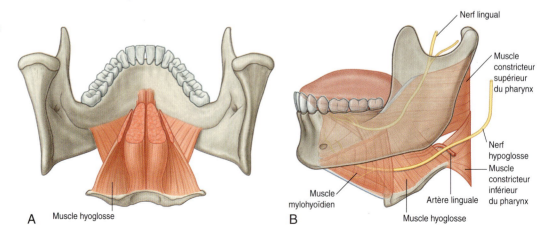

▶ **15-16**
Muscles extrinsèques de la langue (2)
© Drake 2015.

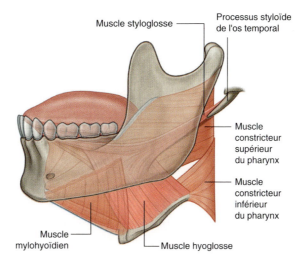

▶ **15-17**
Muscles de la langue.
© Drake 2015.

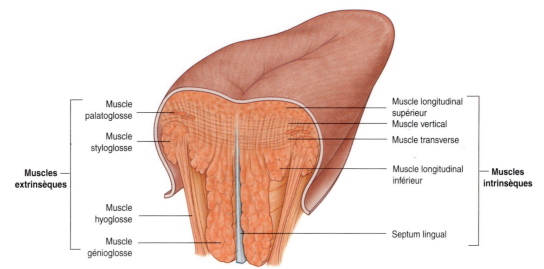

APPAREIL DIGESTIF
CAVITÉ ORALE

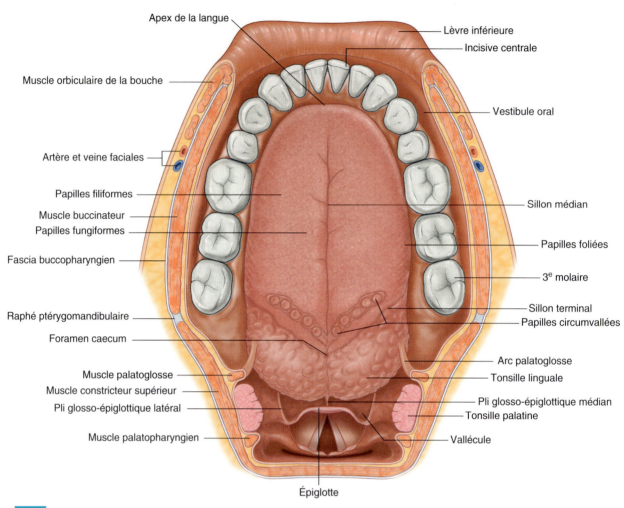

15-18
Vue supérieure de la langue
© Drake 2017.

APPAREIL DIGESTIF
CAVITÉ ORALE

Tableau 15-3. Muscles intrinsèques de la langue.

Muscles	Insertions		Fonctions	Remarques
	Origine	Terminaison		
longitudinal supérieur	• chef médian : base de l'épiglotte • chefs latéraux : petites cornes de l'os hyoïde	• muqueuse de l'apex et du dos de la langue	• abaisse, raccourcit et élargit la langue • dirige son apex vers le haut	• seul muscle impair, médian • recouvre les autres muscles de la langue
vertical de la langue	• septum lingual	• muqueuse du bord latéral de la langue	• aplatit et élargit la langue	• situé entre le longitudinal supérieur et le transverse
transverse	• septum lingual	• muqueuse du bord latéral de la langue	• allonge et rétrécit la langue	
longitudinal inférieur	• petite corne de l'os hyoïde	• muqueuse de l'apex lingual	• abaisse, raccourcit et élargit la langue • dirige son apex vers le bas	

Tous sont innervés par le nerf hypoglosse (XII). Raccourcissement et allongement se font dans le plan sagittal, rétrécissement et élargissement dans le plan frontal.

Tableau 15-4. Muscles extrinsèques de la langue.

Muscles	Insertions		Fonctions	Remarques
	Origine	Terminaison		
génio-glosse	• épine mentonnière du corps de la mandibule	• muqueuse de l'apex et du dos de la langue • corps de l'os hyoïde	• plaque la langue contre le plancher oral • protracte la langue	• participe à la fixation de l'os hyoïde
hyo-glosse	• grande corne et corps de l'os hyoïde	• septum lingual	• abaisse et rétracte la langue	
stylo-glosse	• processus styloïde et ligament stylo-mandibulaire	• septum lingual	• élève la langue en haut et en arrière	• innervation mixte (VII et XII)
palato-glosse	• décrit dans le tableau 15-1, p. 1018			
amygdalo-glosse	• fascia bucco-pharyngien	• muscles intrinsèques de la langue	• élève la base de langue	• inconstant

Tous ces muscles, sauf le palato-glosse, sont innervés par le nerf hypoglosse (XII). Le stylo-glosse est également innervé par le nerf facial (VII).

La face inférieure de la langue présente de nombreux replis muqueux dont le frein de la langue, sur la ligne médiane et en continuité avec la muqueuse du plancher oral. La muqueuse y est fine, transparente, soulevée par les ostiums des conduits des glandes salivaires sub-mandibulaires et sub-linguales (fig. 15-19, cf. p. 1094 et p. 1096).
Dans la couche **sous-muqueuse** de la langue se trouvent de multiples glandes salivaires mineures.
La **vascularisation** artérielle de la langue est riche, assurée par l'artère linguale, issue de la carotide externe. Elle donne les artères profonde de la langue, sub-linguale et quelques rameaux dorsaux (fig. 15-20).
Le drainage veineux est satellite de la vascularisation artérielle et la veine linguale rejoint le tronc veineux thyro-linguo-facial, puis la veine jugulaire interne.
Le drainage lymphatique se fait vers les nœuds sub-mandibulaires et sub-mentaux puis vers les nœuds jugulaires internes.

APPAREIL DIGESTIF
CAVITÉ ORALE

▶ 15-19
Plancher de la cavité orale et face inférieure de la langue.
© Drake 2017.

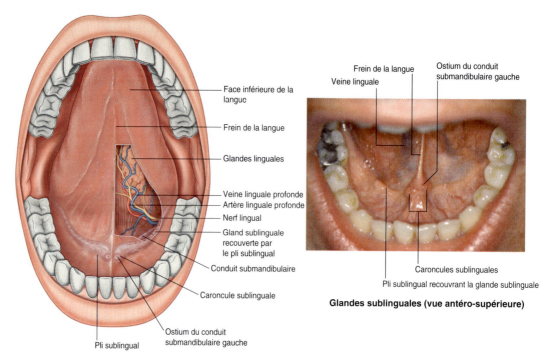

Face inférieure de la langue et plancher de la cavité orale

Glandes sublinguales (vue antéro-supérieure)

▶ 15-20
Artères, veines et nerfs de la langue.
© Drake 2017.

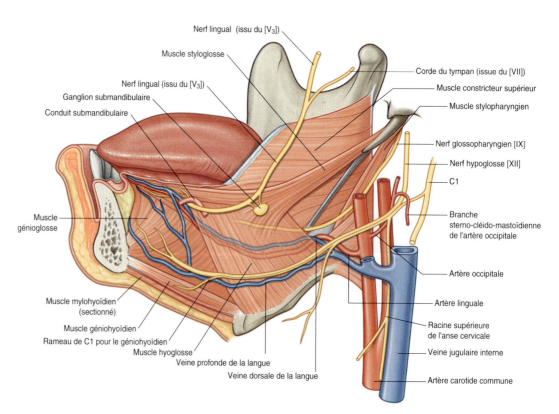

APPAREIL DIGESTIF
CAVITÉ ORALE

> **En clinique**
>
> Les territoires lymphatiques sont anastomosés, des envahissements lymphatiques controlatéraux sont ainsi possibles lors des cancers de la langue.

L'**innervation** sensitive et sensorielle de la langue dépend des nerfs (fig. 15-20) :
- glosso-pharyngien (IX) pour les sensibilités gustative, tactile, thermique et algique de la racine de la langue jusqu'aux papilles circumvallées ;
- lingual, rameau du nerf mandibulaire (V_3) pour les sensibilités tactile, thermique et algique du corps de la langue ;
- facial, par l'intermédiaire de la corde du tympan (VII bis), pour la sensibilité gustative du corps de la langue.

Mastication

La mastication est le processus qui permet la fragmentation des aliments et leur insalivation. Elle met en jeu :
- les articulations temporo-mandibulaires (cf. p. 85) ;
- les muscles qui mobilisent celles-ci : masséter, temporal et ptérygoïdiens médial et latéral (fig. 15-21 à 15-24 ; tableau 15-5) ;

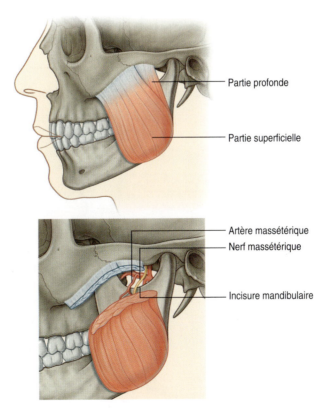

▶ 15-21
Muscle masséter.
© Drake 2015.

APPAREIL DIGESTIF
CAVITÉ ORALE

▶ **15-22**
Muscle temporal.
Vue latérale.
© Drake 2015.

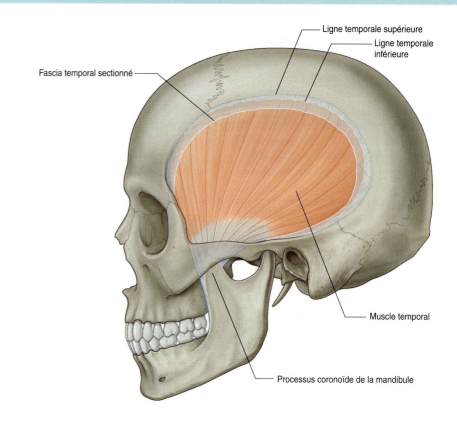

▶ **15-23**
Muscle ptérygoïdien médial.
© Drake 2015.

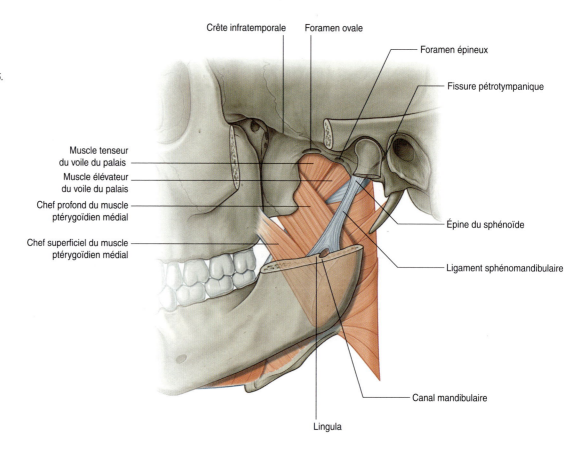

APPAREIL DIGESTIF
CAVITÉ ORALE

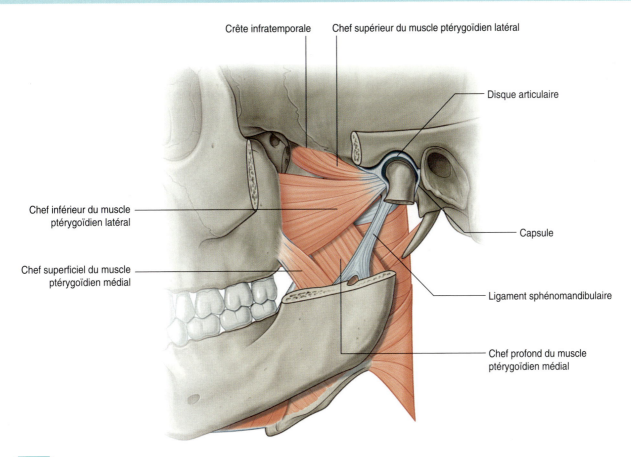

▶ 15-24
Muscle ptérygoïdien latéral.
© Drake 2015.

Tableau 15-5. Muscles masticateurs.

Muscles	Insertion		Fonction	Remarque
	Origine	Terminaison		
masséter				
partie superficielle	• processus maxillaire de l'os zygomatique • 2/3 antérieurs du processus zygomatique de l'os maxillaire	• angle de la mandibule • face latérale de la branche de la mandibule	• élévation de la mandibule	• vascularisé par une branche de l'artère maxillaire : l'artère massétérique
partie profonde	• face médiale du processus zygomatique de l'os temporal • fascia temporal	• partie supérieure de la branche de la mandibule		
temporal				
	• ligne temporale inférieure et en dessous • fascia temporal	• processus coronoïde • bord antérieur de la branche de la mandibule	• élévation et translation postérieure de la mandibule	• vascularisé par les artères temporales profondes (issues de l'artère maxillaire) et l'artère temporale moyenne

(Suite)

APPAREIL DIGESTIF

PHARYNX

Tableau 15-5. Suite

	Insertion		Fonction	Remarque
ptérygoïdien latéral				
chef supérieur ou faisceau sphénoïdal	• face inférieure de la grande aile du sphénoïde • 1/3 supérieur de la lame latérale du processus ptérygoïdien	• col de la mandibule • capsule de l'articulation temporo-mandibulaire	• translation antérieure et abaissement de la mandibule • contraction unilatérale : diduction • contraction bilatérale : propulsion	• fibres triangulaires horizontales
chef inférieur ou faisceau ptérygoïdien	• 2/3 inférieurs de la face latérale de la lame latérale du processus ptérygoïdien • face latérale du processus pyramidal de l'os palatin • partie adjacente de la tubérosité maxillaire			
ptérygoïdien médial				
chef profond	• face médiale de la lame latérale du processus ptérygoïdien • processus pyramidal de l'os palatin	• face médiale de l'angle mandibulaire	• contraction unilatérale : diduction • contraction bilatérale : élévation de la mandibule	• fibres quadrangulaires verticales
chef superficiel	• tubérosité et processus pyramidal de l'os maxillaire			

Ces muscles sont innervés par des rameaux du nerf mandibulaire (V_3).

> **En clinique**
>
> La contracture du masséter est le **trismus**, qui limite ou empêche l'ouverture de la cavité buccale. Il résulte le plus souvent de causes locales (infection dentaire, bruxisme, etc.) ou d'une infection par le tétanos.

- les muscles qui ramènent les aliments entre les dents : muscles de la langue, des joues (particulièrement le buccinateur) et de la fente orale (cf. p. 108).

> **À noter**
>
> La **manducation** décrit l'ensemble des fonctions préalables à la digestion : la préhension des aliments, leur mastication, leur insalivation et leur déglutition.

PHARYNX

Le pharynx est un conduit musculaire interposé entre la cavité orale et l'œsophage. Il est partiellement commun aux voies digestives et respiratoires et seuls l'oro-pharynx et le laryngo-pharynx font partie de l'appareil digestif. Il est décrit page 907.

ŒSOPHAGE

L'œsophage est un conduit musculaire de 25 cm de longueur et 2 à 3 cm de diamètre, qui relie le pharynx à l'estomac. Il se projette entre les vertèbres C6 et T11 (fig. 15-25).
Il reçoit le bol alimentaire, lubrifié par la salive et dégluti dans le pharynx, et le fait progresser vers l'estomac, de la région cervicale à la région abdominale. Le transit œsophagien ne dure que quelques secondes.

APPAREIL DIGESTIF
ŒSOPHAGE

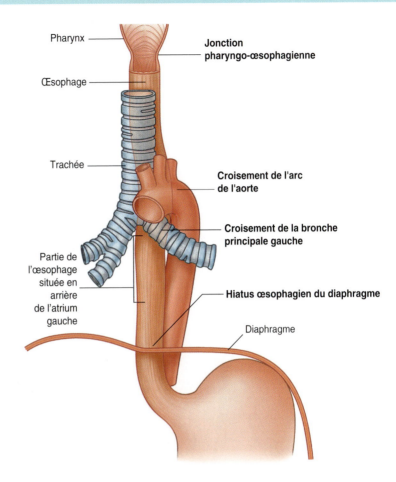

▶ **15-25**
Les 4 rétrécissements physiologiques de l'œsophage.
© Drake 2015.

Aspect

L'œsophage comprend 3 parties séparées par les ouvertures du thorax (fig. 15-26) :
- la partie **cervicale** mesure 4 à 5 cm de long, légèrement oblique en bas et à gauche, et s'étend du bord inférieur du laryngo-pharynx, en regard de C6, à l'ouverture supérieure du thorax, en regard de T1. Elle est séparée du laryngo-pharynx par l'ouverture de l'œsophage (bouche de *Kilian*), rétrécie par le faisceau crico-pharyngien du muscle constricteur inférieur du pharynx ;

En clinique

Il existe une zone de faiblesse musculaire à la partie postérieure du faisceau crico-pharyngien par laquelle la muqueuse du laryngo-pharynx peut faire protrusion et constituer un diverticule de *Zenker*. Celui-ci peut se remplir d'aliments lors de la déglutition et les régurgiter ultérieurement, ou entraîner une compression de l'œsophage sous-jacent.

- la partie **thoracique** parcourt le médiastin de haut en bas et quitte le thorax par son ouverture inférieure en traversant le hiatus œsophagien du diaphragme dans le plan du corps vertébral de T10. Elle mesure 16 à 18 cm de long et présente une courbure supérieure convexe vers la gauche puis une large courbure inférieure convexe vers la droite. Les 2 courbures sont séparées par l'empreinte de l'arc aortique sur la face gauche de l'œsophage.

En clinique

La dysphagia lusoria est une dysphagie liée à un trajet anormal de l'artère sub-clavière droite qui naît de l'aorte en aval de l'artère sub-clavière gauche et passe derrière l'œsophage.

APPAREIL DIGESTIF
ŒSOPHAGE

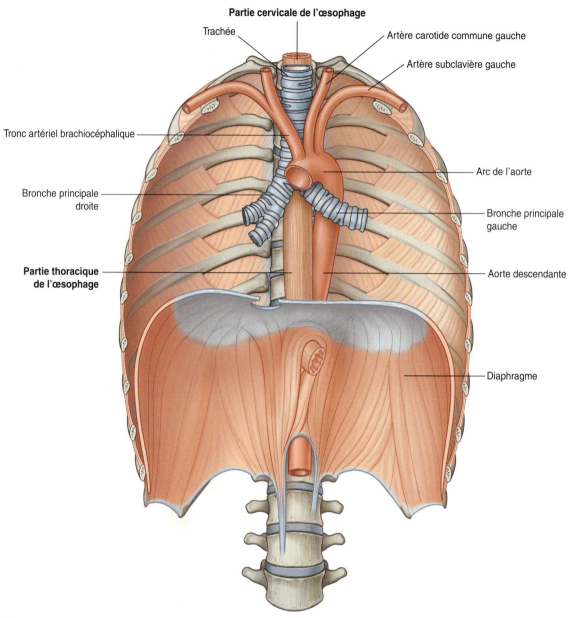

▶ 15-26
Œsophage.
La partie abdominale de l'œsophage émerge du hiatus œsophagien du diaphragme.
© Drake 2015.

Elle présente 2 empreintes moins marquées lors du croisement de la bronche principale gauche et lors du passage à travers le hiatus œsophagien. Au-dessus de celui-ci, l'œsophage est un peu dilaté. Cette partie est également concave vers l'avant en raison de la cyphose thoracique ;
- la partie **abdominale** est très courte, 1 à 2 cm, largement couverte de péritoine et s'ouvre dans l'estomac en regard du corps vertébral de T11. Elle est inclinée vers la gauche par rapport à la partie thoracique.

Contrairement aux autres parties du tube digestif, la lumière œsophagienne est virtuelle lorsque l'œsophage est vide.

En clinique

Les rétrécissements physiologiques de l'œsophage sont les régions où le bol alimentaire est le plus susceptible de se bloquer et où le transit est ralenti ce qui favorise l'action corrosive de substances caustiques et les rétrécissements cicatriciels qui en résultent.

APPAREIL DIGESTIF
ŒSOPHAGE

Rapports

Partie cervicale (fig. 15-27)

Elle est située en avant de la colonne vertébrale et des muscles longs du cou, immédiatement en arrière de la trachée à laquelle elle est unie par un tissu conjonctif lâche. Trachée et œsophage sont entourés par la lame pré-trachéale du fascia cervical.

En dehors, elle est en rapport avec les nerfs laryngés récurrents, les lobes thyroïdiens, les artères carotides communes et thyroïdiennes inférieures, les veines jugulaires internes et les nerfs vagues.

> **En clinique**
>
> Une **dysphagie**, sensation de difficulté à avaler, ou une **odynophagie**, douleur à la déglutition, peuvent être liées à une lésion de la colonne cervicale.

▶ **15-27**
Rapports de l'œsophage.
© Carole Fumat.

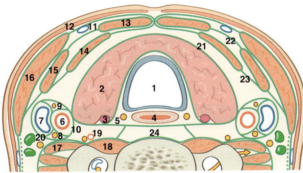

1. Trachée
2. Glande thyroïde
3. Glande parathyroïde
4. Œsophage
5. Nerf laryngé inférieur
6. Artère carotide commune
7. Veine jugulaire interne
8. Nerf vague
9. Anse cervicale (XII)
10. Gaine carotidienne
11. Veine jugulaire antérieure
12. Platysma
13. Muscle sterno-hyoïdien
14. Muscle sterno-thyroïdien
15. Muscle omo-hyoïdien
16. Muscle sterno-cléido-mastoïdien
17. Muscles scalènes
18. Muscle long du cou
19. Artère vertébrale et tronc sympathique
20. Nerf phrénique
21. Gaine viscérale
22. Lame superficielle du fascia cervical
23. Lame pré-trachéale du fascia cervical
24. Lame pré-vertébrale du fascia cervical

Coupe horizontale en C6

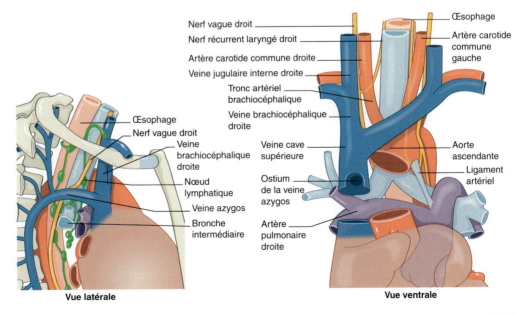

Vue latérale **Vue ventrale**

1031

APPAREIL DIGESTIF
ŒSOPHAGE

Partie thoracique (fig. 15-27)

Elle parcourt de haut en bas le médiastin postérieur anatomique (ou le médiastin moyen radio-clinique, cf. p. 166), entourée de nœuds lymphatiques. Ses rapports successifs sont :
- en arrière, la colonne vertébrale et le conduit thoracique au-dessus de T4, puis l'aorte descendante qui s'interpose entre œsophage et conduit thoracique. Le nerf vague droit rejoint sa face postérieure sous T4. Les veines azygos et hémi-azygos sont en arrière et latérales ;

> **En clinique**
>
> La chirurgie œsophagienne peut se compliquer de plaies du conduit thoracique et de chylothorax.

- en avant, la face postérieure de la trachée qu'elle déborde sur la gauche. Dans l'angle œso-trachéal chemine le nerf laryngé récurrent gauche. Elle croise ensuite l'origine de la bronche principale gauche puis passe en arrière du péricarde fibreux et de l'atrium gauche, et enfin en arrière de la partie verticale du diaphragme. Le nerf vague gauche rejoint sa face antérieure sous T4 ;

> **En clinique**
>
> Le rapport avec l'atrium gauche est mis à profit lors des échocardiographies par voie trans-œsophagienne.

- à gauche, les artères sub-clavière et carotide commune gauches, l'arc aortique contourné en bas puis en dedans par le nerf laryngé récurrent gauche, puis le pédicule pulmonaire gauche. Elle est en rapport avec la plèvre médiastinale et le poumon gauches ;
- à droite, la crosse de la veine azygos et, sur toute sa hauteur, la plèvre médiastinale et le poumon droits.

> **En clinique**
>
> Le syndrome de *Boerhaave* est une déchirure œsophagienne, habituellement du 1/3 inférieur et latéralisée à gauche, lors d'un effort de vomissement. Sans réparation chirurgicale, une médiastinite infectieuse est constante.
> L'abord chirurgical de l'œsophage se fait par thoracotomie latérale droite.

Partie abdominale

La partie abdominale de l'œsophage va du hiatus œsophagien du diaphragme au cardia. Très courte, elle est située à gauche de la ligne médiane, fixée à la paroi postérieure de la cavité péritonéale par un court méso. Elle est en rapport étroit avec les troncs vagues postérieur et antérieur qui émergent du plexus œsophagien. En avant se trouve le lobe gauche du foie, séparé de celle-ci par le péritoine.

> **À noter**
>
> Le tronc vague postérieur provient principalement du nerf vague droit, le tronc vague antérieur du nerf vague gauche.

Structure

La paroi œsophagienne a une épaisseur de 3 à 5 mm et présente la même structure générale que celle du tube digestif (cf. p. 1004).
La **muqueuse** est pourvue d'un épithélium kératinisé pluristratifié de protection, sans fonctions chimiques ou d'absorption, capable de résister au passage du bol alimentaire. À la jonction œsogastrique, elle subit une transition abrupte vers un épithélium sécrétoire.

APPAREIL DIGESTIF
ŒSOPHAGE

> **En clinique**
>
> La transition entre la muqueuse œsophagienne et la muqueuse gastrique est visible en fibroscopie et constitue la **ligne Z**.
> Les **œsophagites** sont des inflammations de la muqueuse œsophagienne, habituellement douloureuses, qui peuvent être d'origine peptique (reflux gastro-œsophagien), toxique (éthylisme), iatrogène, etc.
> Dans certaines pathologies, notamment le **reflux gastro-œsophagien**, la muqueuse de la partie inférieure de l'œsophage peut être remplacée par une muqueuse de type gastrique ce qui constitue un endo-brachyœsophage. Celui-ci peut se compliquer d'ulcérations ou d'adénocarcinome.

Les glandes exocrines sont situées dans la **sous-muqueuse** et sécrètent uniquement du mucus.
La **musculeuse** est striée au 1/3 supérieur, mixte au 1/3 moyen et lisse au 1/3 inférieur.
L'**adventice** est lâche et autorise la mobilité de l'œsophage par rapport aux organes environnants. Lors de la traversée diaphragmatique, elle permet la mobilisation du diaphragme autour de l'œsophage.

> **En clinique**
>
> Grâce à son adventice, l'œsophage est facilement disséquable des organes de voisinage, particulièrement la trachée.
> L'exploration œsophagienne est réalisée par transit œsophagien après déglutition de produit de contraste, par scanner, IRM ou fibroscopie. Celle-ci permet de réaliser des biopsies muqueuses. Les lésions œsophagiennes sont localisées par leur distance aux arcades dentaires.

Vascularisation

Artérielle

Les artères de la **partie cervicale** viennent des artères thyroïdiennes inférieures, branches des troncs thyro-cervicaux issus des artères sub-clavières. Quelques rameaux grêles peuvent venir des artères carotides communes (fig. 15-28).
Les artères de la **partie thoracique** viennent de l'aorte descendante via les artères bronchiques, les artères petite et grande œsophagiennes, des rameaux œso-péricardiques et les artères intercostales (fig. 15-29).
Les artères de la **partie abdominale** viennent de l'artère gastrique gauche (fig. 15-36), issue du tronc cœliaque, et de l'artère phrénique inférieure gauche, branche de l'aorte abdominale.

> **En clinique**
>
> Contrairement aux autres parties du tube digestif, l'œsophage ne dispose pas d'artères propres mais reçoit des rameaux des artères de voisinage. Cette vascularisation rend sa chirurgie délicate.

Veineuse

Les plexus veineux, sous-muqueux et péri-œsophagien, sont drainés par :
- la veine thyroïdienne inférieure vers la veine brachio-céphalique gauche pour la partie cervicale ;
- le système azygos vers la veine cave supérieure pour la partie thoracique ;
- les veines phréniques et gastrique gauche vers la veine porte pour la partie abdominale.

> **À noter**
>
> En regard du hiatus œsophagien du diaphragme, les veines de la muqueuse, plus volumineuses, obstruent partiellement la lumière œsophagienne et participent aux mécanismes limitant le reflux gastro-œsophagien.

APPAREIL DIGESTIF
ŒSOPHAGE

▶ **15-28**
Vascularisation artérielle de la partie cervicale de l'œsophage.
© Pr Michel Montaudon.

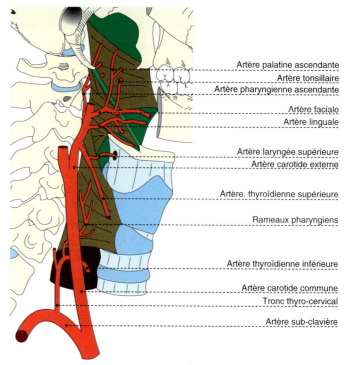

Vue latérale

▶ **15-29**
Artères de de la partie thoracique de l'œsophage.
Drake et al., 2015, voir aussi la figure 13-50.

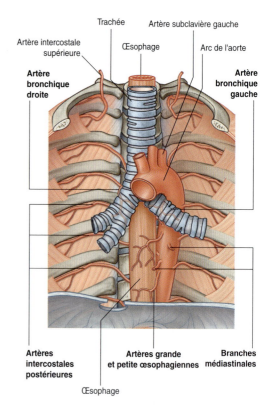

En clinique

Les veines sous-muqueuses forment des anastomoses entre les systèmes caves et porte (cf. p. 862) : lors de l'hypertension portale, leur dilatation est responsable de varices œsophagiennes qui peuvent se rompre entraînant un saignement digestif. Le traitement consiste en une sclérose de ces varices par voie endoscopique.

APPAREIL DIGESTIF
ŒSOPHAGE

Lymphatique

Les collecteurs lymphatiques initiaux sont dans la sous-muqueuse et la musculeuse.
Pour la partie cervicale et les 2/3 supérieurs de la partie thoracique, ils se drainent vers les nœuds para-œsophagiens puis soit les nœuds cervicaux profonds et les troncs jugulaires, soit les nœuds trachéo-bronchiques inférieurs, para-trachéaux, et les troncs broncho-médiastinaux. Les nœuds para-œsophagiens se drainent également directement dans le conduit thoracique.
Pour le 1/3 inférieur de la partie thoracique et la partie abdominale, le drainage s'effectue vers les nœuds gastriques gauches, puis les nœuds cœliaques et le conduit thoracique.

En clinique

La connaissance du drainage lymphatique de l'œsophage est importante lors des cancers, en particulier ceux du 1/3 inférieur de la partie thoracique qui ont un drainage sous-diaphragmatique.

Innervation (fig. 15-30 et 15-39)

L'innervation **intrinsèque** est sous la dépendance des plexus nerveux sous-muqueux et myentérique (fig. 15-1).
L'innervation **sensitive** est véhiculée par des fibres ascendantes qui empruntent les structures des voies sympathiques vers les cornes postérieures des myélomères T2 à T6 de la moelle spinale ou les nerfs vagues (X) vers le tronc cérébral.

▶ **15-30**
Plexus œsophagien.
Le contingent sympathique du plexus, non représenté, est apporté par les rameaux post-ganglionnaires issus des ganglions sympathiques T2 à T6.
© Drake 2015.

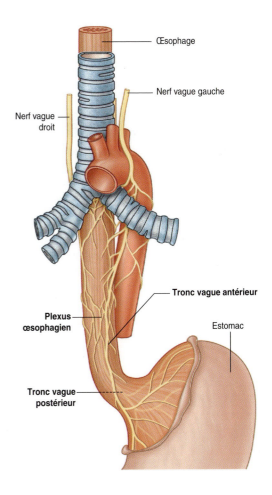

APPAREIL DIGESTIF
ESTOMAC

> **En clinique**
>
> La douleur projetée d'origine œsophagienne est ressentie dans la région sternale, en regard des dermatomes T2 à T6.
> Le **pyrosis** désigne une sensation de brûlure rétro-sternale ascendante depuis la région sous-xiphoïdienne, habituellement en rapport avec un reflux gastro-œsophagien.

L'innervation **sécrétoire** et **motrice** dépend des rameaux descendants du système nerveux autonome :
- le contingent sympathique provient des ganglions thoraciques 2 à 6. Les rameaux post-ganglionnaires rejoignent le plexus œsophagien et sont responsables d'un ralentissement du péristaltisme et d'une diminution des sécrétions glandulaires ;
- le contingent para-sympathique est véhiculé par les nerfs vagues (X) :
  - à hauteur des hiles pulmonaires, ceux-ci se placent en avant et en arrière de l'œsophage et se ramifient dans son adventice pour participer au plexus œsophagien. Les nerfs laryngés récurrents, principalement le gauche, participent également à la constitution de ce plexus,
  - au 1/3 inférieur de la partie thoracique, ce plexus donne un tronc antérieur et un tronc postérieur. Les fibres pré-ganglionnaires du plexus œsophagien rejoignent les ganglions nerveux des plexus sous-muqueux et myentérique,
  - le contingent para-sympathique est responsable d'une accélération du péristaltisme et d'une augmentation des sécrétions glandulaires.

ESTOMAC

L'estomac est la portion la plus dilatée du tube digestif. C'est un réservoir interposé entre l'œsophage et l'intestin grêle qui permet l'accumulation des aliments déglutis avant leur passage progressif dans l'intestin grêle (fig. 15-31).

> **En clinique**
>
> La chirurgie de l'obésité, ou chirurgie bariatrique, comprend des interventions :
> - qui rétrécissent le cardia (anneau gastrique), limitant ainsi le passage alimentaire dans l'estomac ;
> - de réduction de la taille de l'estomac (*sleeve*), permettant d'obtenir une satiété plus rapide ;
> - qui court-circuitent l'estomac (*by-pass*).

Les aliments transportés par l'œsophage arrivent dans l'estomac où :
- le morcellement mécanique, débuté par la mastication, s'achève grâce aux puissantes contractions de la musculeuse gastrique qui fragmentent les aliments en morceaux millimétriques ;
- la digestion, entamée grâce aux enzymes salivaires, se poursuit par une dégradation chimique et enzymatique liée au suc gastrique :
  - la sécrétion d'acide chlorhydrique permet une fragmentation chimique des aliments ainsi que leur stérilisation,
  - les sécrétions de pepsine et de lipase dégradent respectivement les protéines et les triglycérides, alors que la digestion de l'amidon, initiée dans la cavité orale, se poursuit,
  - la sécrétion de facteur intrinsèque permet l'absorption de la vitamine B12.

APPAREIL DIGESTIF
ESTOMAC

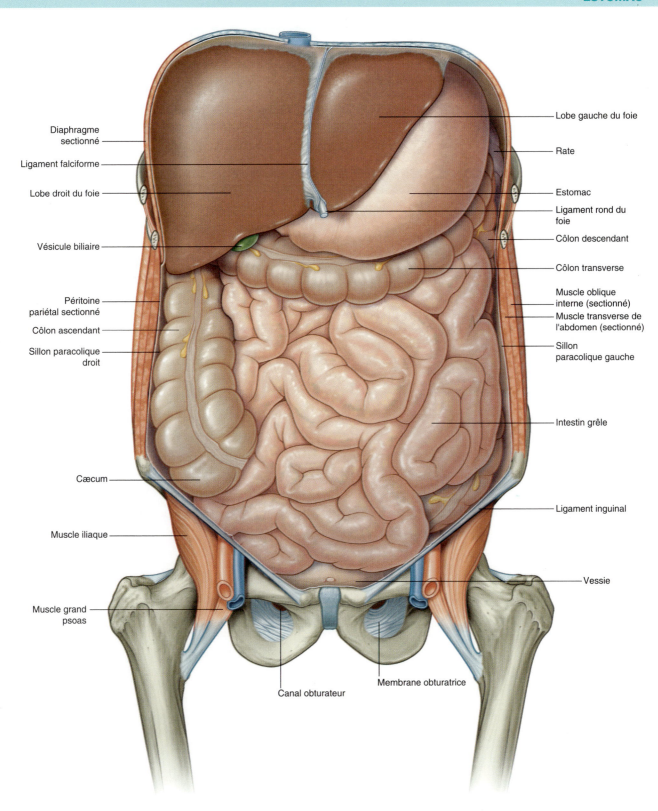

▶ 15-31
Viscères abdominaux.
Le grand omentum a été réséqué.
© Drake 2017.

APPAREIL DIGESTIF
ESTOMAC

Les aliments, ainsi malaxés et mélangés au suc gastrique, constituent une bouillie semi-digérée appelée « chyme ».

L'absorption débute dans l'estomac dont la paroi est traversée par de faibles quantités de nutriments, principalement l'eau, l'alcool et quelques ions. Certains médicaments, comme l'aspirine, sont également absorbés dans l'estomac.

Le transit gastrique dure entre 2 et 4 heures, pendant lesquelles des relâchements successifs du pylore, sphincter qui sépare l'estomac du duodénum, permettent à de petites quantités de chyme de passer régulièrement dans le duodénum.

> **À noter**
>
> Le volume quotidien de suc gastrique sécrété atteint 2 à 3 L.

Aspect

L'estomac est intra-péritonéal, situé presque en totalité à gauche de la colonne vertébrale (fig. 15-32). Son orifice supérieur, le cardia est situé dans l'épigastre. Ses 2/3 supérieurs occupent la région thoraco-abdominale et l'hypochondre gauches et son 1/3 inférieur l'hypogastre.

Il a une forme de J et présente 2 faces, antérieure et postérieure, séparées par 2 bords, les courbures. Vide, il mesure 25 cm de hauteur, 10 à 12 de large et 8 d'épaisseur ; sa capacité est de l'ordre de 2 à 3 L. Il présente 4 parties (fig. 15-33) : le cardia, le fundus, le corps et la région pylorique.

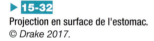

▶ **15-32**
Projection en surface de l'estomac.
© Drake 2017.

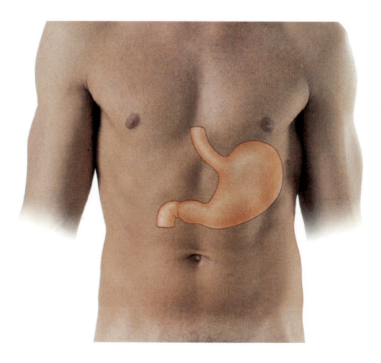

APPAREIL DIGESTIF
ESTOMAC

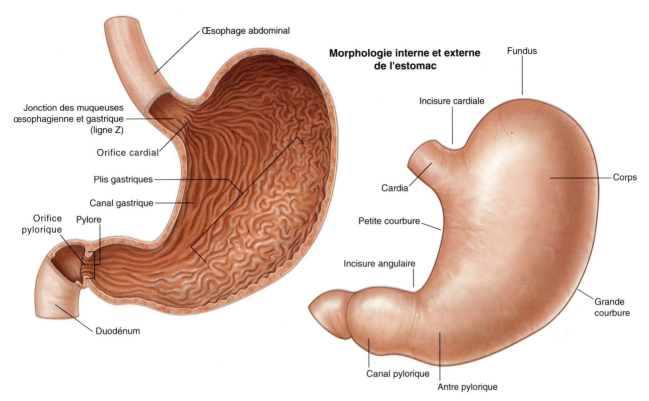

▶ 15-33
Morphologie interne et externe de l'estomac.
Le canal pylorique et l'antre pylorique constituent la région pylorique.
© Drake 2017.

Cardia

Le cardia est la partie qui entoure l'orifice œsophagien. Haut de 2 à 3 cm, il est en regard du corps vertébral de T11, en arrière du 6ᵉ cartilage costal gauche. Sa muqueuse présente un repli, la valvule cardiale.

À noter

Le **sphincter inférieur de l'œsophage** est un complexe physiologique, constitué de plusieurs structures anatomiques, qui s'oppose au reflux du contenu gastrique vers l'œsophage. Il comprend la tunique musculaire de l'œsophage, localement épaissie, les myocytes du diaphragme qui cravatent l'œsophage et dont certains se mêlent aux myocytes œsophagiens, l'important tissu conjonctif autour de la jonction œsogastrique, l'angulation de la partie abdominale de l'œsophage sous sa partie thoracique, les veines muqueuses du bas œsophage et la valvule cardiale.
L'abouchement de l'œsophage sous la partie la plus haute de l'estomac permet de limiter la pression qui s'exerce sur son sphincter inférieur.

En clinique

Le tonus du sphincter inférieur de l'œsophage augmente avec l'élévation de la pression abdominale et diminue avec la caféine, la nicotine ou l'alcool, facteurs favorisant le **reflux gastro-œsophagien**.

APPAREIL DIGESTIF
ESTOMAC

Fundus

Le fundus (ou grosse tubérosité) est la partie de l'estomac située au-dessus du cardia, séparée de celui-ci par l'incisure cardiale (ou angle de *His*). Il est relié au diaphragme par le ligament suspenseur de l'estomac.

> **À noter**
>
> En position verticale, l'air dégluti lors des repas s'accumule dans le fundus et est responsable d'un niveau liquide-air sur les radiographies réalisées en position debout, appelé poche à air gastrique. Chez le nourrisson, la quantité d'air dégluti lors de la tétée provoque une importante distension gastrique et est évacuée par éructation.

Corps

Le corps est la partie verticale du J. Son bord droit forme la **petite courbure gastrique** de laquelle part un repli péritonéal, le petit omentum, tendu entre celle-ci, le bord supérieur du duodénum et la face inférieure du hile hépatique.

> **À noter**
>
> Le petit omentum est parcouru dans son bord droit, libre, par le pédicule hépatique.

Son bord gauche, avec le bord du fundus, constitue la **grande courbure**. Des replis péritonéaux la relient à la rate (ligament gastro-splénique) et au côlon transverse (ligament gastro-colique et partie proximale du grand omentum).

Région pylorique

La région pylorique est la partie terminale et horizontale de l'estomac. En forme d'entonnoir, sa lumière comprend l'antre pylorique, point déclive de la lumière, puis le canal pylorique qui se dirige en haut, à droite et en arrière.
L'antre est séparé de la petite courbure par l'incisure angulaire.
Le canal pylorique est entouré par le pylore, anneau musculaire épais.
La partie inférieure de l'antre se projette au niveau du disque inter-vertébral L2-L3 ; le pylore en regard du bord droit du corps de L1 et en arrière du 8e cartilage costal.
Entre le cardia et le pylore, l'estomac est mobile et dilatable ce qui lui permet d'accueillir le bol alimentaire.

> **En clinique**
>
> Les **hernies hiatales** sont le passage d'une partie de l'estomac dans la région sus-diaphragmatique à travers le hiatus œsophagien du diaphragme. Lors des hernies par glissement, la jonction œsogastrique se déplace dans la région thoracique ; lors des hernies par roulement, elle reste abdominale.

Rapports

À l'exception de la partie postérieure du cardia et du canal pylorique, de la petite et de la grande courbures, l'estomac est entièrement recouvert de péritoine. Par l'intermédiaire de celui-ci, il est en rapport (fig. 15-31, 15-34 et 15-35) :

APPAREIL DIGESTIF
ESTOMAC

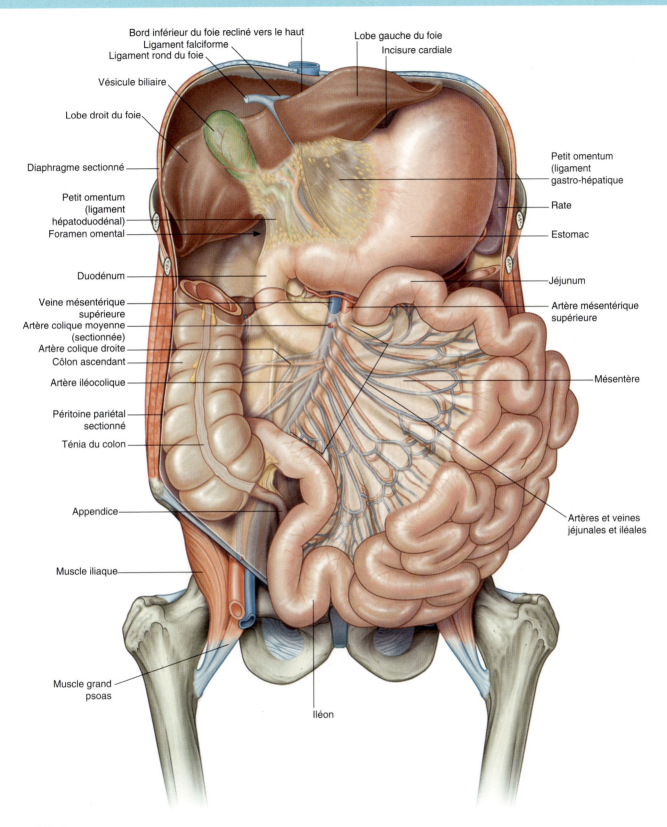

▶ 15-34
Rapports de l'estomac.
© Drake 2017.

APPAREIL DIGESTIF
ESTOMAC

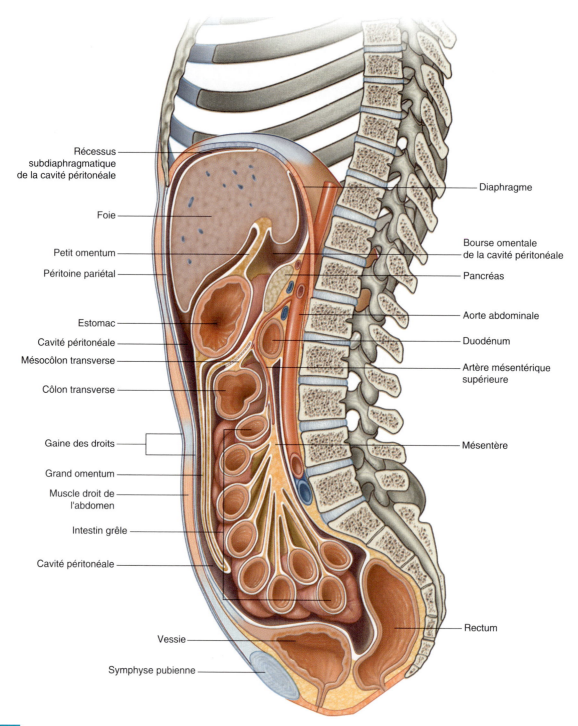

▶ **15-35**
Rapports de l'estomac avec la cavité péritonéale et sa bourse omentale, le grand et le petit omentums.
Vue latérale gauche.
© Drake 2017.

- en avant :
  - dans la région thoraco-abdominale avec le lobe gauche du foie, le diaphragme, le récessus costo-diaphragmatique de la plèvre puis la paroi antérieure, costo-chondrale, de la cage thoracique,
  - dans la région abdominale avec la paroi abdominale antérieure ;

En clinique

Ce rapport antérieur avec la paroi abdominale permet la réalisation aisée de **gastrostomies** : une sonde de nutrition est placée dans la lumière gastrique par voie percutanée dans les états de dénutrition sévère ou en cas d'obstacle sus-jacent.

- en arrière, avec la bourse omentale et les organes rétro-péritonéaux (corps du pancréas, rein et glande surrénale gauches) ;
- à droite, par la petite courbure, avec le petit omentum qui contient le pédicule hépatique ;
- à gauche, par la grande courbure, avec la face médiale de la rate, le côlon transverse et le diaphragme.

Structure

L'épaisseur de la paroi gastrique varie de 5 à 10 mm selon la réplétion de l'estomac.
Au repos, la muqueuse présente de nombreux plis longitudinaux qui lui permettent de se distendre lors des repas (fig. 15-33).

À noter

Ces plis gastriques, reliant le cardia au pylore, forment le canal gastrique le long duquel les liquides glissent et quittent rapidement l'estomac.

La **muqueuse** gastrique comprend :
- des glandes muqueuses, principalement localisées dans les régions du cardia et du pylore ;
- des glandes séromuqueuses nombreuses dans le fundus et responsables de la sécrétion d'acide chlorhydrique, de facteur intrinsèque, de pepsinogène, précurseur de la pepsine, et d'histamine ;
- des glandes endocrines situées dans l'antre qui sécrètent de la gastrine, de la sérotonine et de la somatostatine.

En clinique

Les **ulcères** gastriques sont une atteinte de la muqueuse gastrique en rapport avec une infection par la bactérie *Helicobacter pylori* qui détruit la couche de mucus protégeant la muqueuse gastrique.
Les **cancers** de l'estomac sont des adénocarcinomes dans la majorité des cas. Ils concernent le plus souvent la région pylorique. Ils sont favorisés par la gastrite chronique et découverts tardivement car peu symptomatiques.
Comme pour tout le tube digestif, des lymphomes peuvent se développer à partir du GALT.

La **musculeuse** comprend une couche supplémentaire, formée de fibres obliques, entre la couche circulaire et la sous-muqueuse. Cette couche est surtout présente au niveau du corps de l'estomac. Le pylore est entièrement formé par la couche circulaire. Son ouverture maximale est très réduite, inférieure à 5 mm, et ne laisse passer que de petites quantités de chyme.

En clinique

L'**hypertonie** et l'**hypertrophie du pylore** chez le nourrisson sont 2 pathologies distinctes, responsables de vomissements qui surviennent peu après les tétées. La première peut être traitée par des médicaments, la deuxième requiert une intervention chirurgicale.

La **séreuse** est constituée par le péritoine qui permet la mobilité de l'estomac.

APPAREIL DIGESTIF
ESTOMAC

Vascularisation

Artérielle

Les artères proviennent des branches du tronc cœliaque, issu de l'aorte, et forment 2 cercles artériels (fig. 15-36) :
- le cercle de la petite courbure, longe celle-ci dans le petit omentum. Il est formé des artères gastrique gauche, issue du tronc cœliaque, et gastrique droite, issue de l'artère hépatique propre, elle-même issue du tronc cœliaque :
  - chacune donne une branche postérieure et une branche antérieure qui s'anastomosent avec leurs homologues. De ces branches naissent des rameaux pour les faces antérieure et postérieure de l'estomac,
  - avant de se diviser, l'artère gastrique gauche donne les artères œso-cardio-fundique et œsophagienne postérieure ;
- le cercle de la grande courbure longe celle-ci dans le grand omentum. Il est formé de l'anastomose des artères gastro-omentale droite, branche terminale de l'artère gastro-duodénale, et gastro-omentale gauche, issue de l'artère splénique (branche du tronc cœliaque) :
  - l'artère gastro-omentale droite passe en arrière de la partie supérieure du duodénum puis longe la grande courbure et donne des rameaux pour la face antérieure du pylore, des branches ascendantes pour les faces antérieure et postérieure de l'estomac, et des branches descendantes pour le grand omentum,
  - l'artère gastro-omentale gauche donne également des branches ascendantes, pour les faces de l'estomac, et descendantes, pour le grand omentum ;
- les 4 ou 5 artères courtes de l'estomac, issues de l'artère splénique, parcourent le ligament gastro-splénique et vascularisent le fundus ;
- l'artère gastrique postérieure, issue de l'artère splénique, parcourt le ligament gastro-phrénique et vascularise la face postérieure de l'estomac ;
- l'artère phrénique inférieure gauche vascularise le fundus.

▶ **15-36**
Vascularisation artérielle de l'œsophage abdominal et de l'estomac.
Les artères gastriques droite et gauche forment le cercle artériel de la petite courbure, les artères gastro-omentales droite et gauche celui de la grande courbure. L'artère hépatique commune se divise en artère gastro-duodénale et artère hépatique propre.
© Drake 2015.

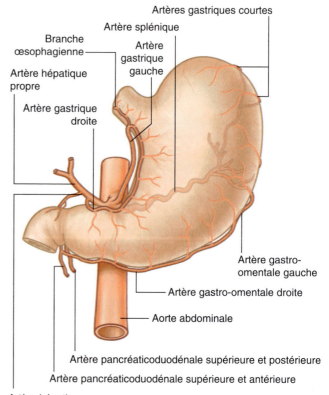

APPAREIL DIGESTIF
ESTOMAC

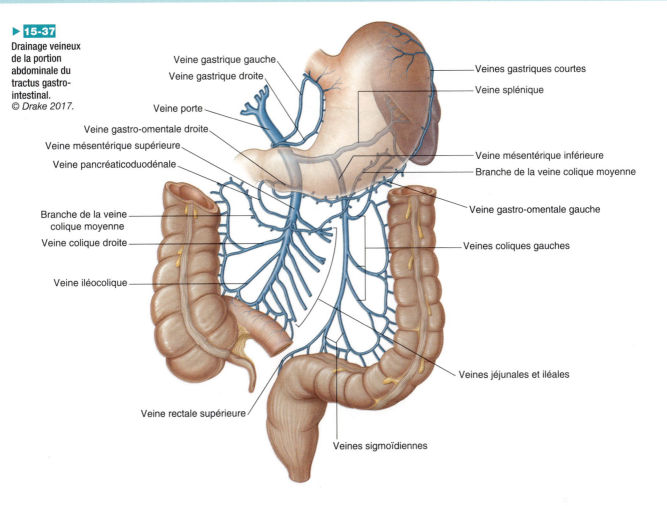

▶ **15-37**
Drainage veineux de la portion abdominale du tractus gastro-intestinal.
© Drake 2017.

En clinique

Le rapport entre duodénum et artère gastro-omentale droite explique les hémorragies digestives lors d'ulcères de la face postérieure du duodénum.
Lors des gastrectomies partielles, certaines de ces artères sont ligaturées et la vascularisation de l'estomac est assurée par les riches anastomoses artérielles.

Veineuse

Les veines sont satellites des artères, dont elles partagent les rapports, et se drainent dans le système porte. Elles forment un cercle veineux de la petite courbure, constant, et un cercle veineux de la grande courbure présent dans 50 % des cas (fig. 15-37).

APPAREIL DIGESTIF
ESTOMAC

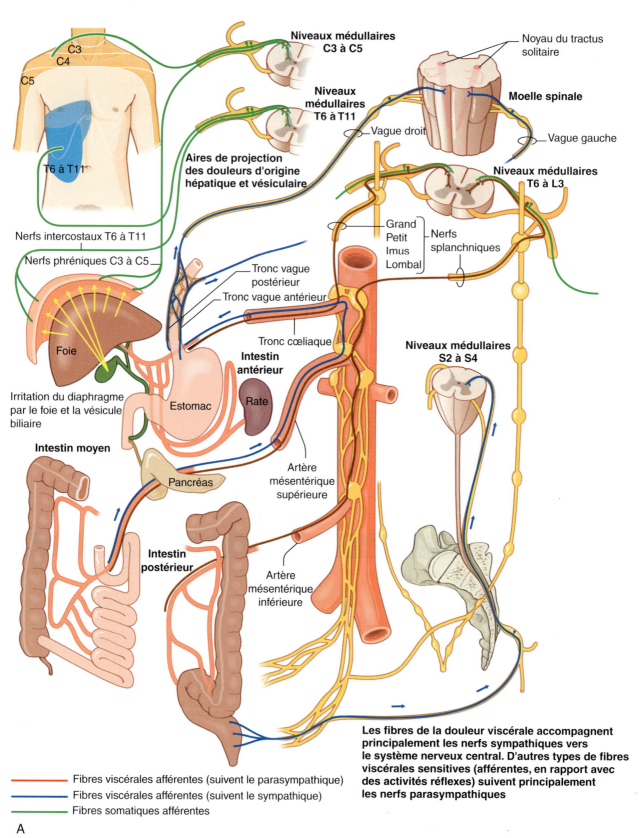

A
▶ 15-38
Innervation viscérale sensitive de la partie abdominale de l'appareil digestif et douleur projetée.
D'après Drake 2017. © Carole Fumat.

▶ **15-38.** Suite.

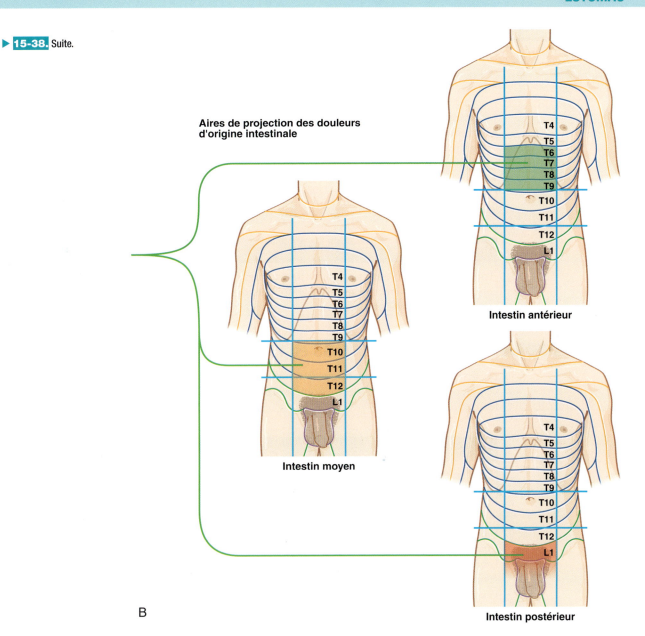

B

Le **cercle de la petite courbure** est formé par l'anastomose des veines gastriques gauche et droite qui se jettent dans la veine porte.
Le **cercle de la grande courbure** est formé par l'anastomose des veines gastro-omentales gauche et droite. La gauche rejoint la veine splénique, la droite rejoint la veine mésentérique supérieure, habituellement par un tronc commun avec la veine colique droite et la veine pancréatico-duodénale antéro-supérieure.
Les **veines courtes du fundus** et les **veines gastriques postérieures** rejoignent la veine splénique.
Le **réseau cave** participe au drainage de la partie supérieure de l'estomac par les veines œsophagiennes puis azygos et cave supérieure, et par la veine diaphragmatique inférieure gauche qui rejoint la veine cave inférieure.

En clinique

Dans l'hypertension portale, les anastomoses porto-caves peuvent être à l'origine de varices fundiques qui se poursuivent avec des varices œsophagiennes.

APPAREIL DIGESTIF
ESTOMAC

Lymphatique

Les collecteurs lymphatiques sont satellites des artères. Ils sont issus des réseaux péri-glandulaire, sous-glandulaire, sous-muqueux, intra-musculaire et sous-séreux, et rejoignent :
- le territoire de la petite courbure avec les nœuds :
  - gastriques gauches, pour le cardia et les 2/3 droits du corps et du fundus,
  - gastriques droits pour la région pylorique supérieure ;
- le territoire de la grande courbure avec les nœuds :
  - gastro-omentaux gauches puis spléniques, pour le 1/3 gauche du corps et du fundus,
  - gastro-omentaux droits pour la partie inférieure de la région pylorique et du corps ;
- le territoire pylorique avec les nœuds lymphatiques pyloriques antérieurs et postérieurs.

Ces différents territoires se drainent finalement vers les nœuds cœliaques puis le tronc intestinal et le conduit thoracique.

> **En clinique**
>
> Lors des cancers de l'estomac, l'envahissement des nœuds cœliaques contre-indique la chirurgie et oriente vers une chimiothérapie ; l'envahissement des nœuds situés en amont peut bénéficier d'une chirurgie avec curage lymphatique.

Innervation (fig. 15-38 et 15-39)

Les fibres de la **sensibilité** gastrique empruntent les mêmes structures que les fibres sympathiques vers les cornes postérieures des myélomères T6 à T9 de la moelle spinale ou les nerfs vagues (X) vers le tronc cérébral.

> **En clinique**
>
> Les douleurs gastriques sont projetées dans les dermatomes T6 à T9 et sont ressenties dans la région épigastrique.

L'innervation **intrinsèque** dépend des plexus nerveux sous-muqueux et myentérique (fig. 15-1). L'innervation **extrinsèque** module ces plexus et dépend du système nerveux autonome.

Les fibres **sympathiques** proviennent des niveaux T6 à T9, empruntent la chaîne sympathique sans faire de synapse, puis le nerf grand splanchnique qui rejoint le ganglion cœliaque. Les fibres post-ganglionnaires rejoignent le plexus cœliaque et suivent les trajets artériels jusqu'à la paroi gastrique. Le contingent sympathique ralentit la motilité gastrique, contracte le pylore et diminue les sécrétions gastriques.

Les fibres **para-sympathiques** sont véhiculées par les nerfs vagues (X) (fig. 15-30) :
- le tronc vague antérieur donne le nerf gastro-hépatique qui parcourt le petit omentum vers le hile hépatique puis s'épuise sur la face antérieure de la petite courbure en plusieurs rameaux. Parmi ceux-ci, le nerf pyloro-duodénal est destiné à la région du pylore et le nerf gastrique antérieur à l'antre ;
- le tronc vague postérieur donne une branche gauche pour la face postérieure de l'estomac et une branche droite pour les ganglions cœliaques.

Les synapses avec les fibres post-ganglionnaires se font dans les ganglions nerveux des plexus sous-muqueux et myentérique.

Le contingent para-sympathique favorise la sécrétion d'acide chlorhydrique, la motilité gastrique et le relâchement du pylore.

> **En clinique**
>
> Avant l'avènement de médicaments anti-ulcéreux efficaces, les vagotomies chirurgicales permettaient de limiter les sécrétions acides.

APPAREIL DIGESTIF
ESTOMAC

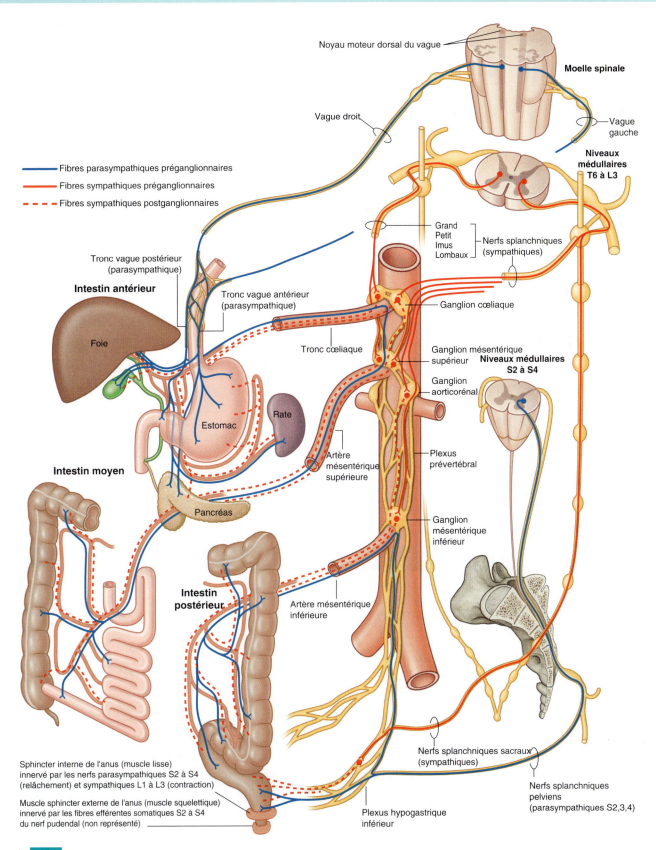

15-39
Innervation autonome de la partie abdominale de l'appareil digestif.
© Drake 2017.

APPAREIL DIGESTIF
INTESTIN GRÊLE

▶ **15-40**
Duodénum, jéjunum et iléon.
© Drake 2017.

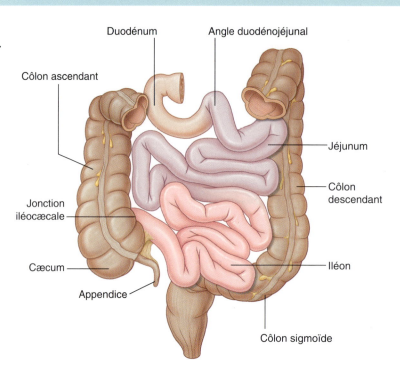

INTESTIN GRÊLE

L'intestin grêle comprend 3 parties : le duodénum, le jéjunum et l'iléon (fig. 15-40).
Long de 3 à 5 m, il va de l'estomac, dont il est séparé par le pylore, au cæcum dans lequel il s'ouvre par la valve iléo-cæcale (de *Bauhin*).
Le **duodénum** fait suite à l'estomac et se continue par le jéjunum au niveau de l'angle duodéno-jéjunal (de *Treitz*). Il mesure 20 à 25 cm de long sur 4 cm de diamètre et constitue la partie initiale et fixe de l'intestin grêle. Il est plaqué contre la paroi postérieure de la cavité péritonéale et se projette entre L1 et L4.

> ### À noter
> Le duodénum est solidement fixé au pancréas, accolé à la paroi postérieure de la cavité péritonéale par son méso et par le muscle suspenseur du duodénum. Il est plaqué contre celle-ci par la racine du méso-côlon transverse et celle du mésentère.

Le **jéjunum** et **l'iléon** forment la portion mobile de l'intestin grêle :
- le jéjunum est proximal, correspondant environ aux deux premiers 1/5, avec des anses plutôt disposées horizontalement ;
- l'iléon est formé par les 3/5 distaux, avec des anses plutôt verticales.

Ils s'étendent de l'angle duodéno-jéjunal au cæcum et mesurent 3 à 5 m de long sur 2 à 3 cm. Le contenu de leur lumière est stérile.

> ### En clinique
> Jéjunum et iléon ne sont pas étudiés par endoscopie en dehors de l'anse la plus proximale, lors des endoscopies hautes, et de l'anse la plus distale, lors des coloscopies. Des vidéo-capsules, caméras miniaturisées déglutis, sont parfois utilisées pour les explorer.

APPAREIL DIGESTIF
INTESTIN GRÊLE

L'intestin grêle joue un rôle prépondérant dans la dégradation enzymatique des aliments et dans leur absorption. Son péristaltisme fait progresser le chyme vers le côlon tout en le mélangeant aux sécrétions hépatiques, pancréatiques et intestinales, et en favorisant son contact avec la muqueuse pour augmenter l'absorption. La durée moyenne du transit jéjuno-iléal est de l'ordre de 3 à 5 heures, ce qui permet un contact prolongé entre chyme et muqueuse.

Les fonctions des 3 parties de l'intestin grêle sont différentes :
- dans le duodénum, le chyme gastrique est mélangé aux sécrétions pancréatiques et biliaires, indispensables à la digestion des lipides. L'absorption des glucides débute ;
- dans le jéjunum, se fait l'absorption de tous les nutriments ;
- dans l'iléon, se font l'absorption des vitamines et la réabsorption des sels biliaires.

En clinique

La résection de l'iléon terminal limite la réabsorption des sels biliaires et entraîne une diarrhée ainsi qu'un défaut de synthèse hépatique des sels biliaires.

L'une des enzymes produites dans l'intestin grêle, la lactase, permet la digestion du lactose. Son insuffisance de production entraîne une intolérance au lactose.

Lors de l'absorption des nutriments, les lipides et les vitamines liposolubles passent dans la circulation lymphatique de la paroi intestinale, les glucides, les protides, l'eau et les autres éléments dans la circulation sanguine porte. L'absorption nécessite une surface d'échange la plus importante possible autorisée grâce à la longueur totale de l'intestin grêle et aux différents replis muqueux (villosités et microvillosités) et sous-muqueux (plis circulaires). Ceux-ci multiplient la surface d'échange par 500.

À noter

La quantité d'eau absorbée par l'intestin grêle est de l'ordre de 8 L par jour.

La longueur de l'intestin grêle augmente après la mort en raison de la disparition du tonus de sa paroi.

Aspect

Duodénum

Le duodénum a une forme de C et comprend 4 parties (fig. 15-41) :
- la partie supérieure, longue de 5 cm, est oblique en haut, à droite et en arrière. Elle se projette à droite du corps de L1. Sa première moitié, immédiatement en aval du pylore, est la seule partie mobile du duodénum et forme l'ampoule duodénale. L'angle duodénal supérieur la sépare de la partie suivante ;

En clinique

L'ampoule duodénale est une localisation élective des ulcères peptiques car elle est la plus exposée aux sécrétions acides de l'estomac.

- la partie descendante, verticale, mesure environ 8 à 10 cm. Elle longe le bord droit de la colonne vertébrale de L1 au disque L3-L4. Dans sa lumière s'abouchent l'ampoule hépato-pancréatique et le conduit pancréatique accessoire qui y déversent les sécrétions hépatiques et pancréatiques (cf. p. 1115 et 1100). L'angle duodénal inférieur la sépare de la partie suivante ;

APPAREIL DIGESTIF
INTESTIN GRÊLE

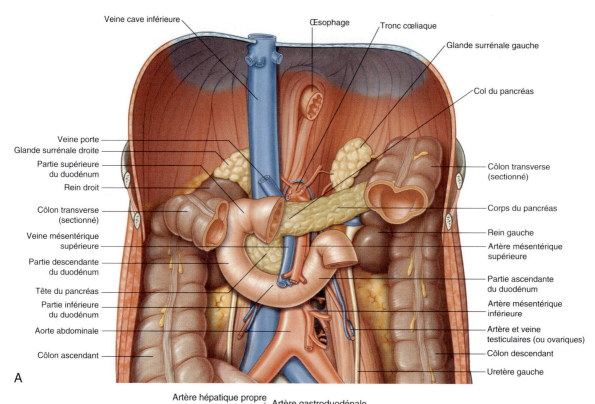

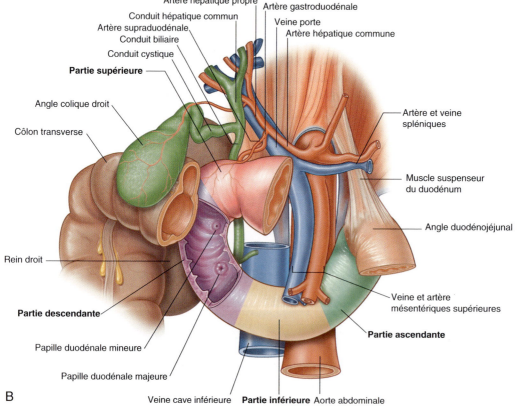

▶ 15-41
Duodénum.
A) Duodénum en place.
B) Parties du duodénum et structures en rapport.
© Drake 2017.

- la partie horizontale, de 6 à 8 cm de long, se projette sur le disque inter-vertébral L3-L4. Elle présente un rétrécissement peu marqué en regard de son croisement avec l'artère mésentérique supérieure ;
- la partie ascendante, de 4 ou 5 cm, est oblique en haut et à gauche. À gauche de la colonne vertébrale, elle se termine à hauteur de L2 par l'angle duodéno-jéjunal, très aigu et maintenu par le muscle suspenseur du duodénum.

À noter

Le muscle suspenseur du duodénum est composé de quelques myocytes lisses issus du diaphragme qui soulèvent un repli péritonéal entre l'angle et le pilier gauche du diaphragme. Sa contraction produit un effet valvulaire qui limite le reflux du jéjunum vers le duodénum.

En clinique

Les anses jéjunales peuvent s'enrouler autour du muscle suspenseur du duodénum et entraîner une **occlusion intestinale**. Elles peuvent également s'introduire dans les récessus duodénaux supérieur et inférieur du péritoine avec la même conséquence. Ces récessus sont formés par des replis péritonéaux lors du passage du duodénum, accolé, au jéjunum, mobile.
Les 4 parties duodénum peuvent être explorées par endoscopie, qui permet la réalisation de biopsies.

Jéjunum et iléon

Jéjunum et iléon sont repliés en une quinzaine d'anses intestinales d'abord horizontales puis verticales (fig. 15-31).
Ces anses sont mobiles, recouvertes de péritoine viscéral et reliées à la paroi postérieure de la cavité péritonéale par un méso, le mésentère. Celui-ci se déploie en éventail de sa racine, sur la paroi postérieure de la cavité péritonéale, aux anses intestinales. Sa racine mesure environ 15 cm, débute à gauche de L2 et se termine à droite de L5 (fig. 15-42). Elle croise en avant la partie ascendante du duodénum, le processus unciné du pancréas, la partie horizontale du duodénum et la veine cave inférieure.
Le mésentère contient de la graisse et le pédicule vasculo-nerveux mésentérique supérieur (fig. 15-34). Il rejoint le jéjunum et l'iléon sur toute leur longueur au niveau du bord mésentérique de chaque anse. La partie de l'anse intestinale opposée à l'insertion du mésentère est appelée bord libre.
Le péritoine viscéral qui entoure les anses se poursuit sur les faces supérieure et inférieure du mésentère, puis se réfléchit sur la paroi postérieure de la cavité péritonéale pour devenir le péritoine pariétal postérieur.

En clinique

Très mobiles, les anses intestinales peuvent se tordre sur elles-mêmes autour du mésentère ce qui constitue un **volvulus** : il en résulte une occlusion mécanique et progressivement une ischémie pariétale, liée à la torsion du pédicule vasculaire mésentérique, qui peut aller jusqu'à la nécrose et la perforation.
Le **diverticule de Meckel** est un vestige du conduit vitellin parfois observé sur le bord libre de l'iléon terminal. Il peut être à l'origine d'infection, de perforation ou d'ulcération.

APPAREIL DIGESTIF
INTESTIN GRÊLE

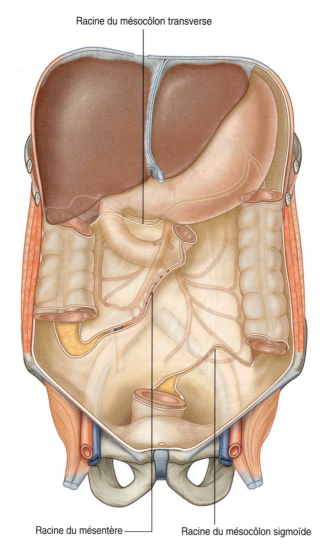

▶ **15-42**
Réflexions péritonéales sur la paroi abdominale postérieure.
© Drake 2015.

Rapports

Duodénum

Le duodénum entoure la tête du pancréas à laquelle il est intimement uni, sans plan de clivage, par des connexions vasculaires (fig. 15-41).

> **En clinique**
>
> Ce rapport permet l'étude de la tête pancréatique par échoendoscopie duodénale et explique l'impossibilité de réaliser une pancréatectomie céphalique sans également retirer le duodénum.

Sa **partie supérieure** répond (fig. 15-34) :
- en haut à la partie droite du petit omentum, le ligament hépato-duodénal, parcouru par le pédicule hépatique ;
- en avant, par l'intermédiaire du péritoine qui la recouvre, au foie et au col de la vésicule biliaire ;

APPAREIL DIGESTIF
INTESTIN GRÊLE

> **En clinique**
>
> Le rapport entre duodénum et vésicule biliaire explique la possibilité de fistules cholécysto-duodénales.

- en arrière :
  - l'ampoule duodénale, recouverte de péritoine, répond au foramen de la bourse omentale puis au pancréas,
  - la partie fixe, accolée à la paroi postérieure de la cavité péritonéale, répond au cholédoque et à la veine porte,
  - les 2 parties sont séparées par l'artère gastro-duodénale qui passe en arrière du duodénum puis en avant de la tête du pancréas.

> **En clinique**
>
> Le rapport du duodénum avec l'artère gastro-duodénale explique les hématémèses qui peuvent survenir lors d'ulcères de la face postérieure du duodénum.

Sa **partie descendante**, barrée par la racine du méso-côlon transverse (fig. 15-41 et 15-42), est en rapport :
- à droite, avec l'angle colique droit ;
- en avant et par l'intermédiaire du péritoine, avec le foie et la vésicule biliaire, au-dessus de la racine du méso-côlon transverse, et le jéjunum et le côlon ascendant au-dessous ;
- en arrière, elle est fixée par le méso-duodénum (fascia de *Treitz*) à la paroi postérieure de la cavité péritonéale et répond à la veine cave inférieure, au rein droit et à son pédicule, au pédicule gonadique droit.

Sa **partie horizontale**, croisée par la racine du mésentère, répond (fig. 15-41 et 15-42) :
- en bas, au jéjunum ;
- en avant et par l'intermédiaire du péritoine, aux anses grêles. Elle est croisée par les vaisseaux mésentériques supérieurs qui s'engagent dans le mésentère ;
- en arrière, elle est accolée par le méso-duodénum à la paroi postérieure de la cavité péritonéale et séparée de la colonne vertébrale par le muscle grand psoas droit, l'uretère et les vaisseaux gonadiques droits, la veine cave inférieure et l'aorte.

Sa **partie ascendante** est en rapport (fig. 15-41) :
- à gauche, avec le rein gauche ;
- à droite, avec l'aorte et la racine du mésentère ;
- en avant, avec le côlon transverse et le jéjunum ;
- en arrière, avec les pédicules rénal et gonadique gauches.

Jéjunum et iléon

Les anses intestinales sont situées pour la plus grande partie à gauche de la colonne vertébrale, sous le méso-côlon transverse. Elles répondent (fig. 15-31, 15-34 et 15-35) :
- en haut, au côlon transverse et à son méso ;
- en bas, à la vessie, au côlon sigmoïde et à son méso. Chez la femme, elles répondent également à l'utérus ;
- en arrière, à la veine cave inférieure, à l'aorte, à l'extrémité inférieure du rein gauche, aux uretères et au côlon descendant ;
- en avant, à la paroi abdominale antérieure dont elles sont séparées par le grand omentum ;
- à droite, au cæcum et au côlon ascendant ;
- à gauche, à la paroi abdominale.

L'iléon terminal traverse la paroi du côlon et s'invagine dans sa lumière sur quelques millimètres.

APPAREIL DIGESTIF
INTESTIN GRÊLE

Structure

L'organisation en 4 couches de la paroi de l'intestin grêle est la même que pour le reste du tube digestif mais quelques différences sont observées.

La **muqueuse duodénale** est de type gastrique jusqu'à l'abouchement des canaux bilio-pancréatiques ; les glandes muqueuses y sont abondantes.

Dans la partie descendante du duodénum, elle présente 2 reliefs sur la paroi gauche (fig. 15-41B) :
- la papille mineure, à l'union des 1/3 supérieur et moyen, est l'abouchement du canal pancréatique accessoire ;
- la papille majeure, située à mi-hauteur, est l'abouchement de l'ampoule hépato-pancréatique (de *Vater*).

En clinique
Lors d'endoscopies duodénales, la papille majeure peut être cathétérisée pour une opacification rétrograde des conduits pancréatique et cholédoque.

La **muqueuse jéjunale** est caractérisée par de nombreux plis circulaires (valvules conniventes), replis de la muqueuse et de la sous-muqueuse perpendiculaires à la lumière digestive et longs de 1 cm. Sa surface est amplifiée par une succession de villosités (0,5 à 1 mm) et de cryptes. Elle est recouverte par un épithélium unistratifié constitué d'entérocytes absorbant grâce à leurs microvillosités (1 µm) les nutriments et l'eau, de cellules muco-sécrétantes, de cellules neuroendocrines et de lymphocytes.

À noter
Les cellules neuroendocrines sécrètent, dans les capillaires sanguins, des hormones (gastrine, sérotonine, cholécystokinine, etc.) qui agissent à distance sur l'estomac, le pancréas, la vésicule biliaire, le cerveau, etc.

Des cellules spécifiques, les cellules de *Paneth*, sécrètent des défensines et des lysozymes qui ont une activité antimicrobienne. L'épithélium se prolonge dans le chorion pour y former les glandes de *Lieberkühn*.

La **muqueuse iléale** contient un abondant tissu lymphoïde, les plaques de *Peyer*, particulièrement nombreuses dans la muqueuse et la sous-muqueuse de sa partie terminale. Les plis circulaires y sont moins nombreux, moins marqués.

À noter
Les antigènes des vaccins à administration orale stimulent le système immunitaire en interagissant avec les plaques de *Peyer* de l'iléon.

En clinique
La **maladie de *Crohn*** se caractérise par des lésions inflammatoires de la muqueuse de l'intestin grêle.
La **maladie cœliaque** (maladie auto-immune de l'intestin due à une intolérance à une fraction du gluten, la gliadine) s'accompagne d'une réduction parfois marquée des villosités, responsable de troubles de l'absorption.

La **sous-muqueuse** de la partie supérieure du duodénum contient des glandes de *Brunner*, responsables d'une sécrétion alcaline qui tamponne l'acidité gastrique.
La **musculeuse** comprend une couche superficielle de fibres longitudinales et une couche profonde de fibres circulaires.

APPAREIL DIGESTIF
INTESTIN GRÊLE

> **En clinique**
>
> Au niveau de l'abouchement de l'ampoule hépato-pancréatique et du conduit pancréatique accessoire, la musculeuse présente des zones de faiblesse qui peuvent être le siège de diverticules duodénaux.

La **séreuse** est le mésothélium du péritoine viscéral dans les parties non accolées. Les parties accolées sont recouvertes par le péritoine pariétal postérieur.

Vascularisation

Artérielle

Duodénum
Les artères du duodénum proviennent de l'artère hépatique commune, branche du tronc cœliaque, et de l'artère mésentérique supérieure (fig. 15-43 et 15-44).
L'artère **hépatique commune** donne :
- le rameau de l'angle duodénal supérieur ;
- l'artère hépatique propre dont la branche gastrique droite donne des rameaux à l'ampoule duodénale ;
- l'artère gastro-duodénale dont les branches :
  - supra-duodénale et rétro-duodénale naissent en arrière de la partie supérieure du duodénum et la vascularisent,
  - gastro-omentale droite donne l'artère infra-duodénale pour la partie horizontale du duodénum,

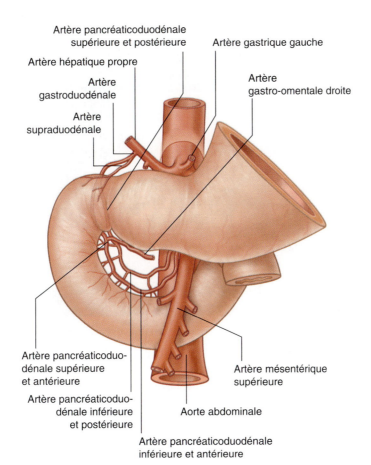

▶ **15-43**
Vascularisation artérielle du duodénum.
Les artères pancréaticoduodénales supérieures et inférieures s'anastomosent en arcades pancréaticoduodénales.
© Drake 2015.

APPAREIL DIGESTIF
INTESTIN GRÊLE

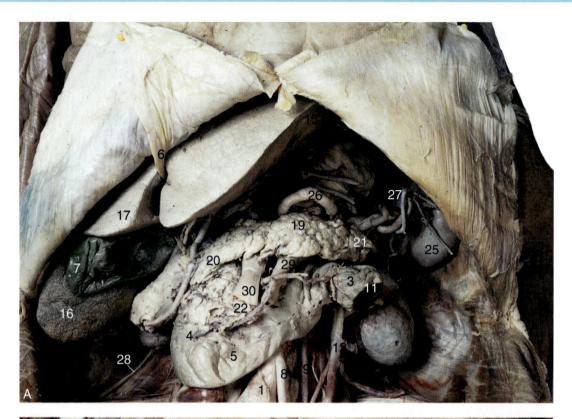

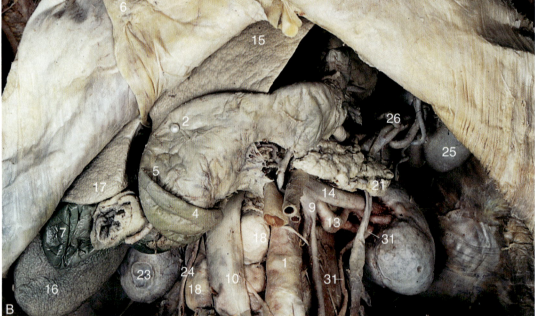

▶ **15-44**

Rapports entre le pancréas et les vaisseaux mésentériques supérieurs.
A) Duodénum et pancréas in situ.
B) Duodénum récliné pour mettre en évidence les rapports postérieurs des vaisseaux.

1. Aorte
2. Duodénum récliné et épinglé
3. Partie ascendante du duodénum
4. Partie descendante du duodénum
5. Partie horizontale du duodénum
6. Ligament falciforme
7. Fond de la vésicule biliaire
8. Artère mésentérique inférieure
9. Veine mésentérique inférieure
10. Veine cave inférieure

1058

▶ **15-44.** Suite.
11. Jéjunum
12. Veine gonadique gauche
13. Artère rénale gauche
14. Veine rénale gauche
15. Lobe gauche du foie
16. Lobe droit du foie
17. Lobe droit du foie
18. Nœuds lymphatiques
19. Corps du pancréas
20. Tête du pancréas
21. Queue du pancréas
22. Processus unciné du pancréas
23. Rein droit
24. Veine gonadique droite
25. Rate
26. Artère splénique
27. Veine splénique
28. Nerf sub-costal
29. Artère mésentérique supérieure
30. Veine mésentérique supérieure
31. Uretère
© Abrahams 2014.

– pancréatico-duodénale supérieure participe à la formation des arcades pancréatico-duodénales.
L'**artère mésentérique** supérieure donne :
- l'artère pancréatico-duodénale inférieure qui naît en regard du processus unciné du pancréas, se dirige à droite et participe à la formation des arcades pancréatico-duodénales ;
- l'artère pancréatique inférieure qui naît en regard du bord inférieur du corps du pancréas et donne l'artère de l'angle duodéno-jéjunal et parfois la 1re artère jéjunale.

Les **arcades pancréatico-duodénales** antérieure et postérieure (de *Rio Branco*) sont formées par l'anastomose, de part et d'autre de la tête du pancréas, des branches antérieure et postérieure des artères pancréatico-duodénales supérieure et inférieure. Ces arcades donnent des rameaux destinés au duodénum et au pancréas.

Jéjunum et iléon
Les artères jéjunales et iléales proviennent de l'artère mésentérique supérieure :
- de 15 à 20, elles naissent du bord gauche de l'artère mésentérique supérieure et parcourent le mésentère jusqu'aux anses intestinales (fig. 15-34) ;
- leurs anastomoses forment 3 à 4 arcades vasculaires successives ;
- l'arcade juxta-intestinale donne les artères droites, perpendiculaires à l'anse intestinale, qui se divisent en 2 rameaux destinés à chacune des faces de l'intestin.

Les arcades artérielles successives sont moins nombreuses pour le jéjunum que pour l'iléon, et les artères droites plus longues (fig. 15-45 et 15-46).

En clinique
Ces rameaux sont le plus souvent terminaux ce qui explique les nécroses intestinales à l'emporte-pièce en cas de thrombose artérielle distale.

APPAREIL DIGESTIF
INTESTIN GRÊLE

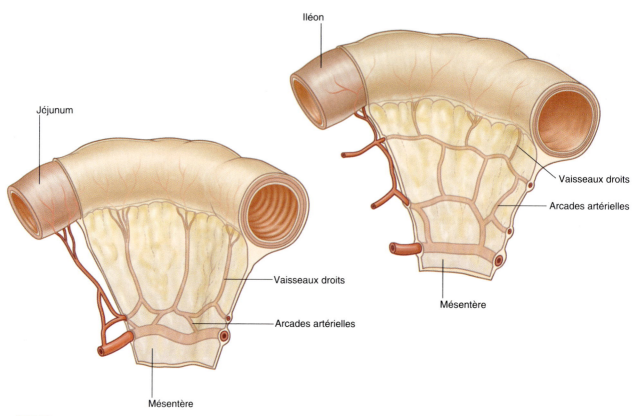

▶ 15-45
Arcades artérielles du jéjunum et de l'iléon.
© Drake 2017.

Veineuse

Les veines de l'intestin grêle rejoignent le système porte puis le foie (fig. 15-47 et 15-48). Dans leur partie initiale, elles sont satellites des artères :
- la veine pancréatico-duodénale supérieure naît en arrière de la tête du pancréas et rejoint la face droite de la veine porte ;
- la veine pancréatico-duodénale inférieure naît en avant de la tête du pancréas et rejoint la veine gastro-omentale droite puis la veine mésentérique supérieure ;
- les autres veines duodénales se drainent dans les veines splénique, gastrique gauche, pancréatique inférieure et mésentérique ;
- les veines jéjunales et iléales, nées d'arcades veineuses intestinales satellites des arcades artérielles, parcourent le mésentère et rejoignent la veine mésentérique supérieure qui se place en avant et à droite de son artère. Elle forme, avec la veine splénique, la veine porte.

Lymphatique

Les parties supérieure et descendante du **duodénum** sont drainées par les nœuds pyloriques puis les nœuds cœliaques. La partie descendante et le duodénum en aval se drainent vers les nœuds satellites des arcades pancréatico-duodénales puis vers les nœuds cœliaques ou les nœuds mésentériques supérieurs.

APPAREIL DIGESTIF
INTESTIN GRÊLE

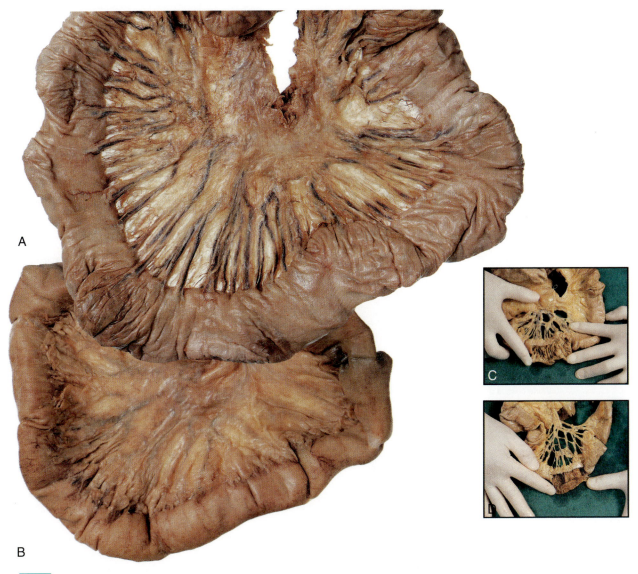

▶ **15-46**
Vues du mésentère déplié.
A) Mésentère jéjunal.
B) Mésentère iléal.
C) Vaisseaux jéjunaux disséqués.
D) Vaisseaux iléaux disséqués.
Dans le mésentère jéjunal (A), les vaisseaux s'anastomosent pour former une ou 2 arcades vasculaires (C) qui donnent des branches droites à la paroi intestinale. La graisse est concentrée près de la racine du mésentère, laissant des aires ou « fenêtres » près de la paroi intestinale qui sont dépourvues de graisse (A).
Dans le mésentère iléal (B), les vaisseaux forment 3 ou 4 arcades avec des branches plus courtes (D), et il n'y a pas d'aires sans graisse (B).
© Abrahams et al, 2014.

Le réseau lymphatique **jéjuno-iléal** débute dans les microvillosités de la muqueuse par des collecteurs qui permettent la résorption des graisses émulsionnées de la lumière intestinale. Celles-ci donnent à la lymphe un aspect lactescent lors de la digestion. Les collecteurs rejoignent les très nombreux (100 à 200) nœuds qui occupent le mésentère, satellites des artères, avec plusieurs relais : les nœuds juxta-intestinaux, au voisinage de l'intestin grêle, se drainent vers les nœuds mésentériques centraux puis vers les nœuds mésentériques supérieurs. Ces derniers participent à la formation du conduit thoracique par l'intermédiaire du tronc intestinal.
Une partie de l'iléon terminal se draine vers les nœuds iléo-coliques, le long de l'artère homonyme, et aboutit également aux nœuds mésentériques supérieurs.

APPAREIL DIGESTIF
INTESTIN GRÊLE

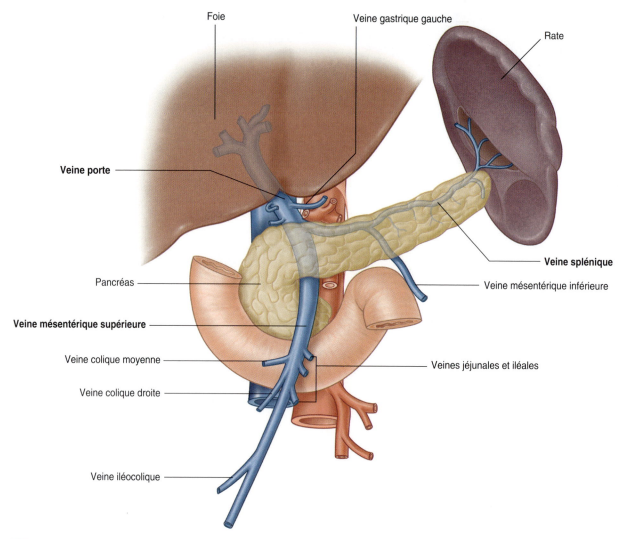

▶ **15-47**
Veine porte.
© Drake 2015.

En clinique
Les lipides n'atteignent pas le foie par l'intermédiaire de la veine porte mais par celui du système lymphatique qui déverse la lymphe dans le système cave supérieur.

Innervation

L'innervation **intrinsèque** dépend des plexus nerveux sous-muqueux et myentérique (fig. 15-1). Les fibres de la **sensibilité** viscérale empruntent les structures des voies sympathiques vers les cornes postérieures des myélomères T6 à T12 de la moelle spinale, et celles des voies para-sympathiques vers le tronc cérébral (fig. 15-38).

En clinique
Les douleurs de l'intestin grêle sont perçues dans les dermatomes T6 à T12, correspondant à toute la paroi abdominale antérieure.

APPAREIL DIGESTIF
INTESTIN GRÊLE

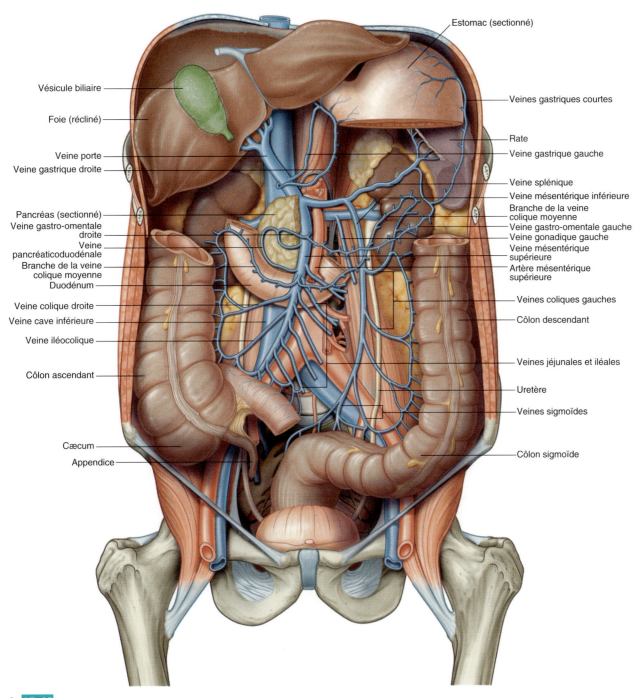

▶ 15-48
Veines de l'intestin.
© Drake 2017.

L'innervation **autonome** module les plexus sous-muqueux et myentérique (fig. 15-39). Elle emprunte les nerfs grands et petits splanchniques, avec des relais dans les ganglions cœliaques et mésentériques supérieurs pour le contingent sympathique, et les nerfs vagues (X) puis le tronc vague postérieur, pour le contingent para-sympathique. Les rameaux sympathiques proviennent des segments T6 à T12 de la moelle spinale, les rameaux para-sympathiques sont issus du noyau dorsal du nerf vague. Les fibres des 2 systèmes se combinent à partir des ganglions cœliaques pour former les plexus cœliaque et mésentérique supérieur qui accompagnent les rameaux artériels.

GROS INTESTIN

Le gros intestin est la partie terminale du tube digestif ; il fait suite à l'iléon et s'étend de la valve iléocæcale à l'anus (fig. 15-49 et 15-50).

Il comprend le cæcum, le côlon, le rectum et le canal anal. Sa longueur est d'environ 1,5 m, avec un diamètre qui diminue progressivement de 8 à 3 cm. Il décrit un cadre autour du jéjunum et de l'iléon (fig. 15-31).

Les principales fonctions du cæcum et du côlon sont la réabsorption de l'eau et la propulsion du chyme, ainsi concentré et devenu fèces, vers le rectum. Celui-ci stocke les fèces entre les défécations. Le canal anal assure la continence du tube digestif. La muqueuse du gros intestin ne produit aucune sécrétion enzymatique et ne participe pas à la dégradation enzymatique. Le transit dans le gros intestin dure de 5 à 20 heures. La flore microbienne participe aux fonctions du côlon. Les fibres végétales (cellulose), certains sucres résistants (amidon, fructose, lactose) et certains protides ne sont pas digérés et parviennent intacts au côlon. Ils sont dégradés par la flore colique ce qui permet d'absorber les glucides non absorbés dans l'intestin grêle.

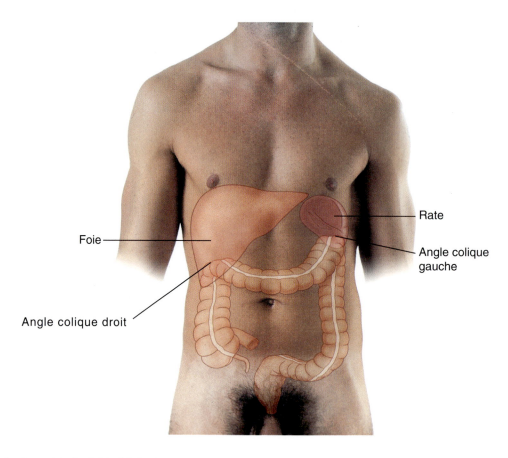

▶ 15-49
Aires de projection du gros intestin, du foie et de la rate.
© Drake 2017.

APPAREIL DIGESTIF
GROS INTESTIN

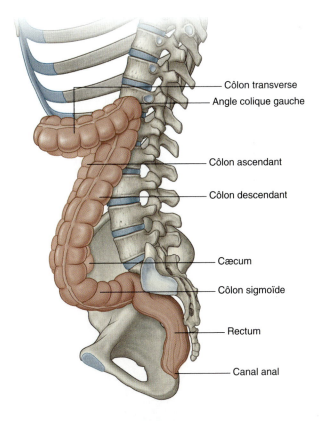

▶ **15-50**
Gros intestin.
Vue latérale gauche.
© Drake 2017.

À noter

Ce métabolisme est à l'origine d'une fermentation qui produit des gaz.
L'intestin grêle déverse chaque jour 0,5 à 1,5 L d'eau dans le côlon ; 90 % de celle-ci sont résorbés lors du transit colique, principalement dans le côlon ascendant.

En clinique

Contrairement aux sucres et aux protides, les lipides non absorbés dans l'intestin grêle ne le sont pas non plus dans le côlon : lors des malabsorptions liées à des pathologies ou des résections de l'intestin grêle, la présence de lipides dans les fèces est appelée **stéatorrhée**.
Le gros intestin n'est pas indispensable à la vie et peut faire l'objet d'une résection totale. Il contient l'immense majorité de la flore microbienne intestinale, ou microbiote. Il est très septique et ses perforations sont toujours graves avec un risque de **péritonite**.

En clinique

La greffe de microbiote intestinal est l'implantation d'une partie du microbiote d'un sujet sain à un patient. Elle est utilisée pour le traitement des infections à *Clostridium difficile* et semble prometteuse pour celui des maladies inflammatoires de l'intestin.

APPAREIL DIGESTIF
GROS INTESTIN

> **En clinique**
>
> Les **occlusions intestinales organiques** concernent l'intestin grêle ou le côlon. Leurs causes sont des obstructions de la lumière par des tumeurs ou des compressions extrinsèques, ou des volvulus pour les segments mobiles.
>
> Les **occlusions fonctionnelles** sont des parésies du tube digestif, habituellement post-opératoires ou réflexes dans certaines pathologies comme les pancréatites aiguës. Elles se traduisent par un arrêt des matières et des gaz, une douleur et une distension (pour les occlusions coliques).
>
> Une forme particulière chez l'enfant est l'**invagination intestinale aiguë** dans laquelle un segment d'intestin grêle pénètre dans le suivant à la façon d'une lunette maritime que l'on replie.

Subdivisions (fig. 15-51)

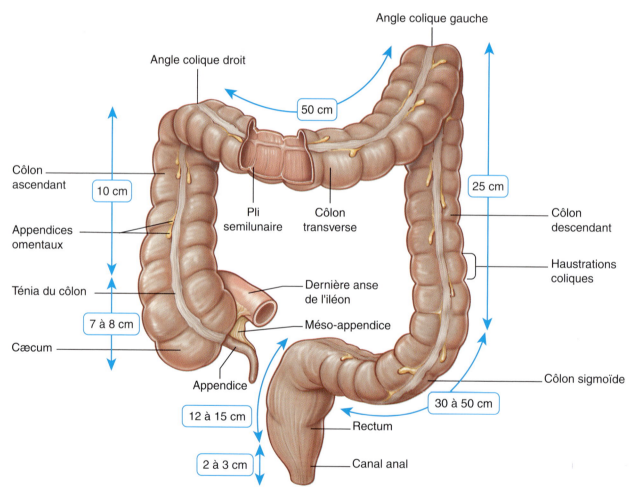

▶ **15-51**
Subdivisions du gros intestin.
Vue antérieure.
D'après Drake 2017. © Carole Fumat.

APPAREIL DIGESTIF
GROS INTESTIN

Cæcum et appendice

Le **cæcum** est le cul-de-sac initial du gros intestin, entièrement situé sous le bord supérieur de la valve iléo-cæcale.
Il mesure 7 à 8 cm de haut et 6 à 8 de diamètre. Il est dans la fosse iliaque droite, environ 2,5 cm au-dessus du ligament inguinal (fig. 15-52).

À noter
Des positions ectopiques du cæcum sont fréquentes, le long d'un arc qui va de la région pelvienne à la région sous-hépatique.

L'**appendice vermiforme** est un diverticule sinueux du cæcum qui s'ouvre à sa face postéro-latérale droite, un peu au-dessous de la valve iléo-cæcale. Il mesure 3 à 5 mm de diamètre pour une longueur variable de 5 à 10 cm (fig. 15-53).

À noter
La paroi de l'appendice est principalement composée de tissu lymphoïde qui surveille la flore digestive. Sa lumière contient et protège les bactéries indispensables de la flore intestinale qui recolonisent le côlon après un épisode infectieux ou une diarrhée aiguë.

En clinique
L'inflammation de l'appendice vermiforme lors des **appendicites aiguës** est responsable d'une distension et de spasmes douloureux à l'origine du syndrome appendiculaire. Le traitement est l'appendicectomie.

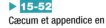
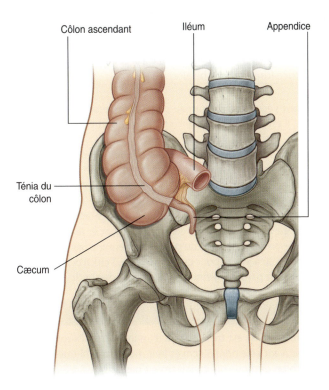

▶ **15-52**
Cæcum et appendice en place.
© Drake 2015.

APPAREIL DIGESTIF
GROS INTESTIN

▶ 15-53
Cæcum et appendice.
© Drake 2015.

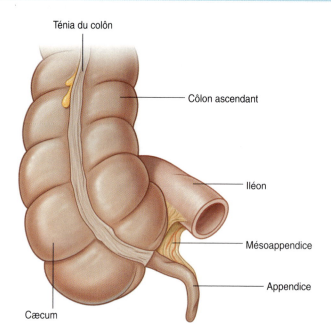

Côlon

Le côlon est la partie du gros intestin située entre le cæcum et le rectum. Il présente 4 parties successives, les côlons ascendant, transverse, descendant et sigmoïde (fig. 15-51).
Sa partie proximale est dilatée et les fèces y stagnent ; une digestion et une absorption des nutriments et de l'eau y ont lieu. Sa partie distale est plus étroite et participe au transit colique, à la défécation et à l'absorption de l'eau.

En clinique

Une **colite** désigne une inflammation de la paroi du côlon.
Une **colique** est une douleur spasmodique liée à la contraction exagérée d'un segment d'intestin ou d'une voie excrétrice (uretère, voie biliaire).

Le **côlon ascendant** s'étend du cæcum au côlon transverse. Il mesure 10 cm de long et présente un diamètre de 6 cm. Il est situé dans le flanc et l'hypochondre droits. L'angle colique droit le sépare du côlon transverse.
Le **côlon transverse** s'étend entre les angles coliques droit et gauche. Il mesure 50 cm pour un diamètre de 5 cm. Il parcourt successivement l'hypochondre droit, l'épigastre puis l'hypochondre gauche. L'angle colique gauche, très aigu, le sépare du côlon descendant.
Le **côlon descendant** fait suite au côlon transverse. Long de 25 cm pour un diamètre moyen de 4 cm, il parcourt l'hypochondre puis le flanc et la fosse iliaque gauches.
Le **côlon sigmoïde** est interposé entre le côlon descendant et le rectum. Il débute lorsque le côlon descendant franchit l'ouverture supérieure du pelvis et se termine par la jonction colo-rectale dans le plan de la vertèbre S3. Long de 30 à 50 cm pour un diamètre de 3 cm, il occupe l'hypogastre et décrit une boucle dans le pelvis le long de la paroi pelvienne gauche puis au-dessus du petit bassin et enfin le long du sacrum.

En clinique

La taille du côlon sigmoïde est très variable d'un individu à l'autre et en fonction de l'âge. Les dolicho-sigmoïdes peuvent atteindre 80 cm et leur mobilité explique la fréquence de leurs **volvulus**.
Le diamètre du côlon diminue progressivement passant de 8 à 3 cm : les **cancers** du cæcum ou du côlon ascendant sont découverts à des stades plus évolués que les cancers du côlon sigmoïde en raison de signes d'occlusion plus tardifs.

APPAREIL DIGESTIF
GROS INTESTIN

Rectum

Le rectum est la partie du gros intestin comprise entre le côlon sigmoïde et le canal anal (fig. 15-52). Long de 12 à 15 cm avec un diamètre qui dépend de son contenu, il débute en regard de la vertèbre S3, longe la concavité du sacrum et se termine en traversant le plancher pelvien un peu en avant et en dessous de l'extrémité du coccyx (fig. 15-54).
C'est un réservoir contractile qui assure le stockage des fèces entre 2 défécations.

Canal anal

Le canal anal est la partie terminale du tube digestif (fig. 15-52). Il est cylindrique, long de 3 à 4 cm avec un diamètre extérieur de 2 à 3 cm. Il est extra-pelvien, situé à la partie médiane du périnée postérieur, sous les muscles élévateurs de l'anus (fig. 15-54).
Sa lumière est virtuelle, entourée par 2 sphincters. Il assure la continence des matières et des gaz.

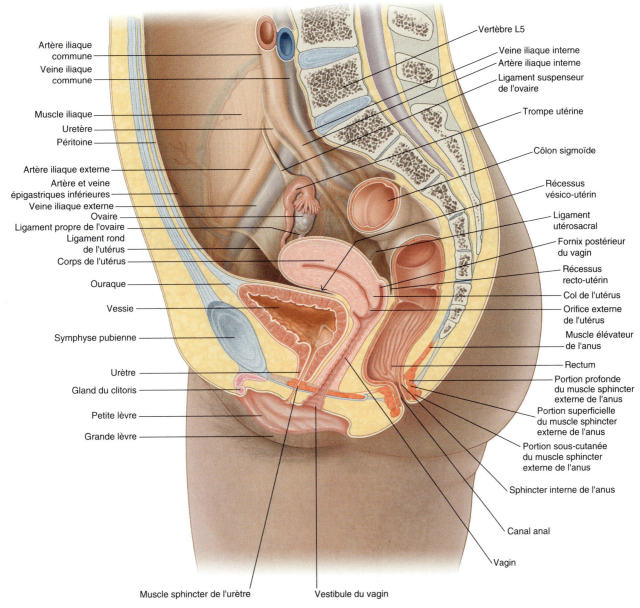

▶ 15-54
Rectum et canal anal chez la femme.
© Drake 2017.

APPAREIL DIGESTIF
GROS INTESTIN

Aspect (fig. 15-51)

Cæcum et appendice

La face périphérique du cæcum est soulevée par 3 épaississements musculaires qui divergent depuis l'implantation de l'appendice et forment les ténias du cæcum.

> **À noter**
>
> La convergence des ténias est un repère constant de la base de l'appendice.

Côlon

Disposé autour des anses intestinales, le côlon est parcouru sur sa face périphérique par des **ténias** qui prolongent ceux du cæcum :
- le ténia méso-colique reçoit l'insertion des méso-colons transverse et sigmoïde ou, pour les autres segments, est accolé à la paroi postérieure de la cavité péritonéale ;
- le ténia omental reçoit l'insertion du grand omentum sur le côlon transverse ;
- le ténia libre parcourt le bord libre du côlon.

Le côlon sigmoïde ne compte que 2 ténias, peu marqués, les ténias libre et méso-colique, qui disparaissent à la jonction colo-rectale.

Les ténias présentent le long de leurs bords des amas graisseux qui soulèvent le péritoine viscéral du côlon et constituent les **appendices omentaux**. Ceux-ci sont plus longs sur le côlon sigmoïde.

À l'exception du côlon sigmoïde, des sillons perpendiculaires aux ténias limitent des bosselures appelées **haustrations coliques**.

> **En clinique**
>
> Chez le sujet âgé, les appendices omentaux peuvent être le siège d'un diverticule dont l'inflammation, ou **diverticulite**, peut causer des péritonites par perforation.
> Ils peuvent se tordre sur leur pédicule vasculaire, ce qui est à l'origine de douleurs évocatrices d'une pathologie chirurgicale.

Rectum

Le rectum est dilaté à sa partie moyenne, où il forme l'ampoule rectale, puis se rétrécit en traversant le plancher pelvien.

Il est dépourvu de ténia mais présente des bosselures et des sillons transversaux peu marqués.

Dans le plan sagittal, il est concave vers l'avant :
- sa partie supérieure est oblique en bas et en avant, appliquée contre la face antérieure du sacrum ;
- sa partie inférieure est oblique en bas et en arrière et décrit une courbure à concavité postérieure, presque à angle droit, avant de traverser le plancher pelvien. Cette courbure est le cap anal.

Dans le plan frontal, il présente également 3 courbures peu marquées en vacuité : des courbures supérieure et inférieure convexes à droite et une courbure moyenne convexe à gauche (fig. 15-55).

Canal anal

Il est oblique en bas et en arrière et forme, avec le rectum, l'angle ano-rectal ouvert en arrière de 80°.
Le sommet de cet angle est situé juste au-dessus des muscles élévateurs de l'anus (fig. 15-54).

APPAREIL DIGESTIF
GROS INTESTIN

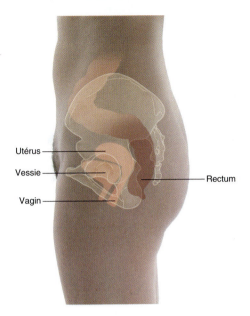

Projection en surface du rectum chez la femme

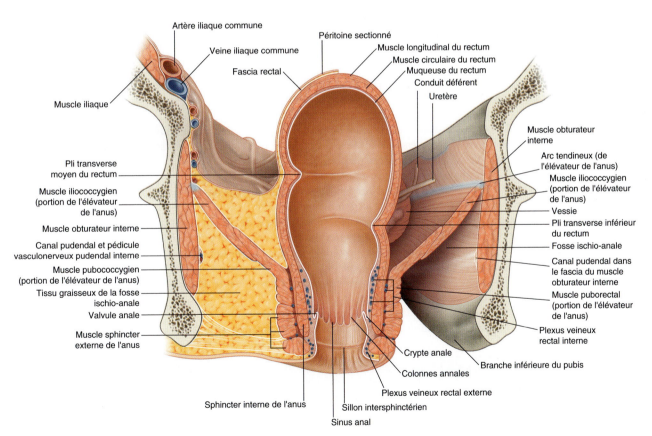

Coupe coronale passant par le rectum et le canal anal (vue postérieure)

▶ **15-55**
Projection du rectum en vue latérale gauche et coupe coronale passant par le rectum et le canal anal.
Vue postérieure.
© Drake 2017.

APPAREIL DIGESTIF
GROS INTESTIN

> **À noter**
>
> Lors de la poussée qui accompagne la défécation, l'angle ano-rectal s'ouvre jusqu'à 120° pour permettre le passage des fèces.
> Cette ouverture est favorisée par la flexion des cuisses sur le tronc.

> **En clinique**
>
> Une **stomie** est l'abouchement à la peau d'un segment du tube digestif. Elle permet :
> - l'alimentation des patients qui présentent des sténoses sus-jacentes : œsophagostomie cervicale dans certaines sténoses pharyngées caustiques, gastrostomie ou jéjunostomie ;
> - après une chirurgie, la protection des segments sous-jacents le temps de leur cicatrisation post-opératoire : iléostomie ou colostomie de décharge.

Rapports

Avec le péritoine

Cæcum et appendice

Le **cæcum** est habituellement entièrement recouvert de péritoine et mobile. Il est parfois accolé à la paroi postérieure de la cavité péritonéale.
L'**appendice** est entièrement recouvert de péritoine, très mobile. Il possède son propre méso.

Côlon

Les faces postérieures des **côlons ascendant et descendant** sont accolées à la paroi postérieure de la cavité péritonéale par les méso-côlons ascendant et descendant (fascias de *Toldt* droit et gauche). Les autres faces sont recouvertes de péritoine (fig. 15-42).
Le **côlon transverse** est entouré de péritoine à l'exception de son bord méso-colique qui reçoit le méso-côlon transverse sur toute sa longueur. Le méso-côlon transverse relie le côlon transverse à la paroi postérieure de la cavité péritonéale (fig. 15-56 et 15-57) :
- il mesure une dizaine de centimètres ;
- il contient de la graisse et les pédicules vasculo-nerveux destinés au côlon transverse ;
- sa face supérieure adhère au grand omentum ;
- ses faces supérieure et inférieure sont recouvertes de péritoine viscéral en continuité avec celui qui entoure le côlon transverse et qui se réfléchit sur la paroi postérieure de la cavité péritonéale pour devenir le péritoine pariétal postérieur. La ligne de réflexion est la racine du méso-côlon transverse, oblique en haut et à gauche, qui (fig. 15-42) :
   – passe successivement en avant de la partie descendante du duodénum, de la tête du pancréas et de l'angle duodéno-jéjunal,
   – longe le bord inférieur du corps du pancréas,
   – se termine au-dessous de la rate en se confondant avec le ligament phrénico-colique.

> **À noter**
>
> Le méso-côlon transverse sépare la cavité péritonéale en étage sus-méso-colique et étage sous-méso-colique.

Le **côlon sigmoïde** est entouré de péritoine et relié à la paroi postérieure de la cavité péritonéale par le méso-côlon sigmoïde (fig. 15-57), en forme d'hémi-cône à sommet supérieur et qui contient de la graisse et le pédicule vasculo-nerveux sigmoïdien. Le péritoine viscéral qui entoure le côlon sigmoïde se poursuit sur les faces supérieure et inférieure du méso-côlon sigmoïde, puis se réfléchit sur la paroi postérieure de la cavité péritonéale pour devenir le péritoine pariétal postérieur.

APPAREIL DIGESTIF
GROS INTESTIN

▶ **15-56**
Coupe sagittale de l'abdomen. Le méso-côlon transverse se fixe à la paroi postérieure de la cavité péritonéale.
© Drake 2017.

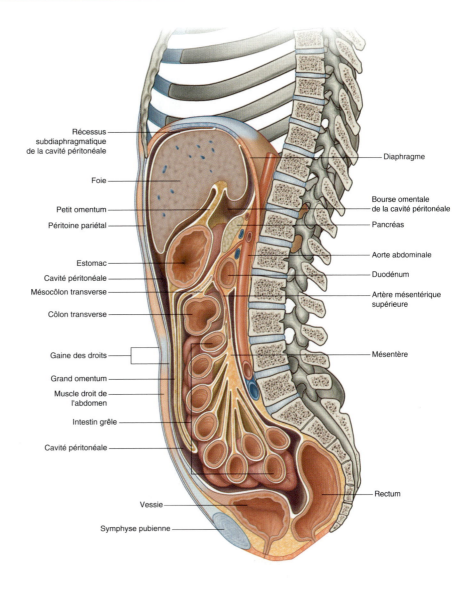

APPAREIL DIGESTIF
GROS INTESTIN

▶ **15-57**
Accolements péritonéaux, omentums et mésos (A à C).
© Carole Fumat.

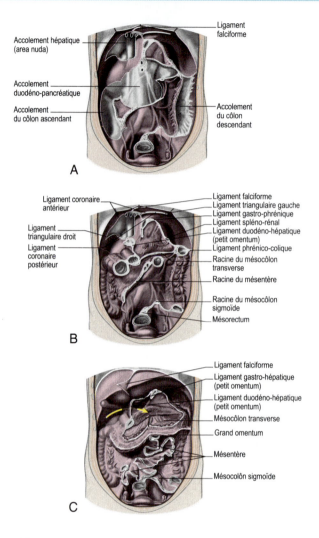

La ligne de réflexion est la racine du méso-côlon sigmoïde. Celle-ci a une forme de V inversé dont (fig. 15-42) :
- le sommet se situe au-dessus de la bifurcation de l'artère iliaque commune gauche ;
- la racine droite est verticale, sur la ligne médiane, et rejoint le rectum ;
- la racine gauche est oblique le long des artères iliaques commune puis externe gauches. Elle se poursuit par le bord inférieur du méso-côlon descendant.

À noter

Le côlon présente une succession de segments immobiles, accolés à la paroi postérieure de la cavité péritonéale, et de segments mobiles, péritonisés.

En clinique

Les segments mobiles du côlon peuvent présenter des volvulus. Ceux-ci entraînent des occlusions et concernent dans 80 % des cas le côlon sigmoïde.

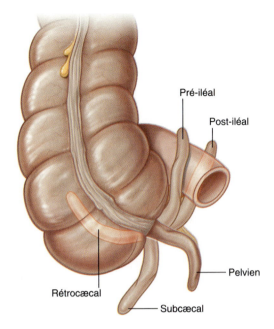

15-58
Variations de la position de l'appendice.
© Drake 2017.

Rectum

Le rectum est sous-péritonéal et seule la partie supérieure de sa face antérieure et de ses faces latérales est tapissée de péritoine (fig. 15-54 et 15-61).

À noter

Le péritoine pelvien qui recouvre le rectum se prolonge :
- en avant sur la vessie chez l'homme et sur l'utérus chez la femme. Les dépressions entre ces organes constituent les récessus recto-vésical et recto-utérin de la cavité péritonéale (culs-de-sac de *Douglas*) ;
- latéralement avec le péritoine pariétal qui tapisse les parois du pelvis et forme les fosses para-rectales de la cavité péritonéale.

En clinique

Dans les récessus recto-vésical et recto-utérin s'accumulent les petits épanchements péritonéaux en position debout. Les touchers pelviens permettent de les palper.

Non péritonéaux (fig. 15-31 et 15-48)

Cæcum et appendice

Le **cæcum** est en rapport avec :
- en arrière, la paroi abdominale postérieure formée par le muscle iliaque et tapissée par le péritoine pariétal, dont il est séparé par le récessus rétro-cæcal de la cavité péritonéale ;
- à droite, l'iléon, l'appendice vermiforme et le muscle grand psoas ;
- en avant et à gauche, la paroi abdominale à travers laquelle il est palpable lorsqu'il est plein.

L'**appendice** est habituellement situé à gauche du cæcum. Il présente son propre méso, le méso-appendice, et peut être rétro-cæcal, sub-cæcal ou antéro-cæcal. Selon sa longueur et son orientation, son extrémité est parfois en rapport avec la vessie, le rectum et, chez la femme, la trompe et l'ovaire droits (fig. 15-58).

APPAREIL DIGESTIF
GROS INTESTIN

> ### En clinique
> Sa **projection cutanée** est variable selon la situation du cæcum. Le plus souvent, il se projette à l'union des 1/3 moyen et latéral de la ligne unissant l'ombilic et l'épine iliaque antéro-supérieure droite (point de *McBurney*).
> Lorsque le cæcum est en position habituelle, l'appendice est en rapport avec le muscle psoas et son inflammation peut se manifester par un **psoïtis** droit, flexion irréductible et douloureuse de la hanche. Des positions anormales du cæcum peuvent amener l'appendice au contact de la vésicule biliaire et son inflammation simule alors une cholécystite aiguë.
> Chez la femme, les rapports de l'appendice avec les annexes droites sont responsables des diagnostics différentiels entre appendicite aiguë et annexite (salpingite, torsion, etc.).

Côlon

Le **côlon ascendant** devient de plus en plus postérieur vers le haut. Il est en rapport avec :
- en avant, le foie, la vésicule biliaire et le grand omentum qui le séparent de la paroi abdominale antérieure ;
- en arrière, l'extrémité inférieure du rein droit et l'angle duodénal inférieur ;
- à droite, la paroi abdominale, avec laquelle il détermine le sillon para-colique droit ;
- à gauche, les anses intestinales et le grand omentum, le rein et l'uretère droits.

L'**angle colique droit** se projette en regard de l'extrémité antérieure des 9e et 10e côtes. Il est fixé :
- à la face viscérale du foie par le ligament hépato-colique ;
- à la partie descendante du duodénum par le ligament duodéno-colique ;
- au diaphragme par un repli péritonéal.

Le **côlon transverse** longe la grande courbure gastrique et répond en avant, à la paroi abdominale et au grand omentum, et en arrière et en bas aux anses intestinales.

L'**angle colique gauche** se projette au niveau de la 8e côte gauche, en rapport avec :
- en arrière, le rein gauche et le diaphragme auquel il est uni par le ligament phrénico-colique ;
- en avant, la grande courbure de l'estomac ;
- en haut, la queue du pancréas et la rate.

> ### En clinique
> L'angle colique gauche est situé très haut dans la région thoraco-abdominale et très profondément, contre la paroi abdominale postérieure. Cette position rend sa chirurgie difficile.
> Les coloscopies peuvent se compliquer de traumatismes spléniques lors de difficultés à franchir l'angle colique gauche.

Le **côlon descendant** est en rapport avec :
- en arrière, le diaphragme puis les muscles carré des lombes et ilio-psoas ;
- en avant, les anses intestinales ;
- à gauche, la paroi abdominale, dont il est séparé par le sillon para-colique gauche ;
- à droite, le rein et l'uretère gauches, les anses intestinales.

> ### En clinique
> En décubitus dorsal, les sillons para-coliques accueillent les petits épanchements péritonéaux.

Le **côlon sigmoïde** est en rapport avec :
- en arrière, l'uretère et les vaisseaux gonadiques gauches ;
- en avant, les anses intestinales et la vessie, puis la paroi abdominale antérieure ;
- en haut, les anses intestinales ;
- en bas, le rectum et la vessie chez l'homme, le rectum et l'utérus chez la femme.

Rectum (fig. 15-54, 15-59 à 15-61)

Le rectum est dans une loge fibreuse, entouré d'un tissu cellulo-graisseux appelé méso-rectum qui contient son pédicule vasculo-nerveux.

APPAREIL DIGESTIF
GROS INTESTIN

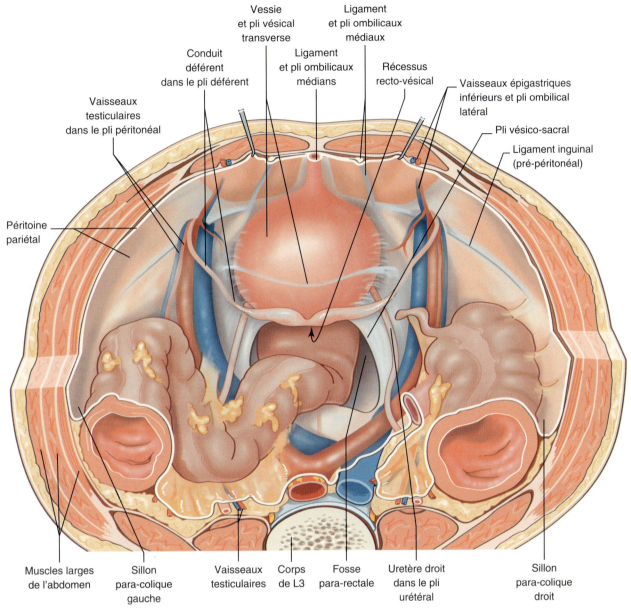

▶ 15-59
Contenu du pelvis masculin.
© Carole Fumat.

Il est en rapport avec :
- en avant :
  - chez l'homme, la vessie, les vésicules séminales, les conduits déférents, la partie terminale des uretères et la prostate,
  - chez la femme, l'utérus, le vagin et la partie terminale des uretères ;

En clinique

Le toucher rectal permet de palper :
- chez l'homme, la prostate et les vésicules séminales ;
- chez la femme, un utérus rétrofléchi.

APPAREIL DIGESTIF
GROS INTESTIN

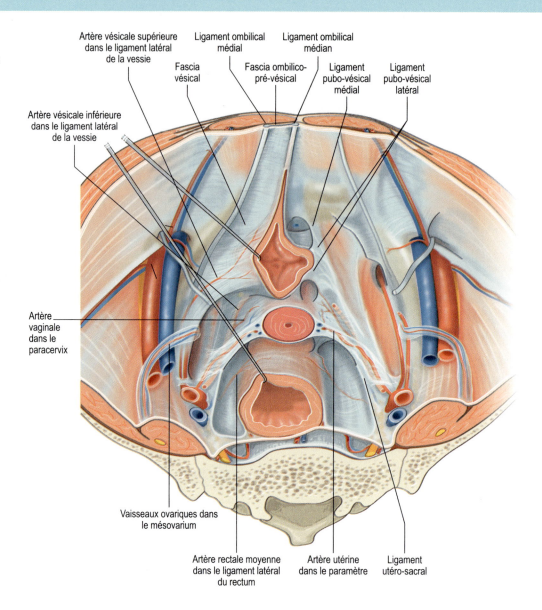

▶ **15-60**
Rapports du rectum chez la femme.
© Carole Fumat.

- latéralement, les anses intestinales et le côlon sigmoïde situés dans les fosses para-rectales, puis l'uretère pelvien et les vaisseaux iliaques internes. Sous le péritoine, le rectum est en rapport avec l'espace para-rectal et le ligament latéral du rectum qui sépare cet espace de l'espace rétro-rectal ;
- en arrière, le sacrum et le coccyx dont il est séparé par le fascia pré-sacral qui isole l'espace rétro-rectal, en avant, de l'espace pré-sacral, en arrière. Plus latéralement se trouvent le muscle piriforme, les plexus sacral et coccygien, le tronc sympathique pelvien.

Canal anal

Le canal anal est dans le périnée postérieur, entouré par le muscle sphincter externe de l'anus et, à l'exception de sa partie antérieure, par le faisceau pubo-rectal du muscle élévateur de l'anus. Ces 2 muscles sont striés, volontaires (fig. 15-62 et 7-33, p. 183).

Il est en rapport en avant avec le corps du périnée et par l'intermédiaire de celui-ci avec le bulbe du pénis et la partie membranacée de l'urètre chez l'homme (fig. 15-61), le vagin chez la femme (fig. 15-54).

APPAREIL DIGESTIF
GROS INTESTIN

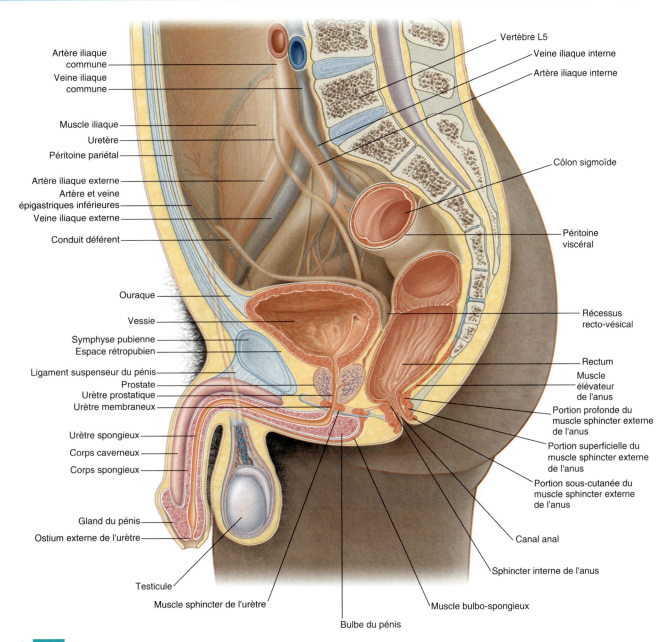

▶ **15-61**
Rectum et canal anal chez l'homme.
© Drake 2017.

Structure

À l'exception du canal anal dépourvu de séreuse ou d'adventice, la structure du tube digestif en 4 couches est respectée (fig. 15-1).

Muqueuse

Jusqu'au cap anal, la muqueuse comprend principalement des cellules muco-sécrétantes, quelques entérocytes qui permettent une absorption limitée et dont le nombre diminue progressivement, et quelques cellules endocrines. Sa surface est parsemée par les orifices des cryptes intestinales, ou glandes de *Lieberkühn*. Son chorion est riche en tissu lymphoïde.

APPAREIL DIGESTIF
GROS INTESTIN

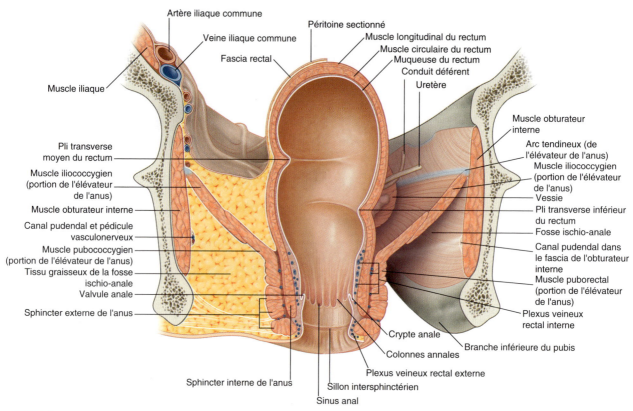

▶ **15-62**
Coupe coronale passant par le rectum et le canal anal, vue postérieure.
© Drake 2017.

En clinique

Les **adénocarcinomes** lieberkühniens sont les cancers colorectaux les plus fréquents ; ils concernent par ordre de fréquence le côlon sigmoïde puis le rectum. Ils peuvent être diagnostiqués lors de coloscopies et de biopsies.
Les **polypes**, ou **adénomes**, sont des surélévations de la muqueuse, souvent d'origine familiale, qui peuvent se transformer en adénocarcinomes.
Les maladies inflammatoires de la muqueuse intestinales (MICI) comprennent la **maladie de Crohn** et la **rectocolite hémorragique**.

La muqueuse **cæcale** est lisse et présente à la face postéro-médiale les orifices iléo-cæcal et appendiculaire (fig. 15-63) :
- l'orifice iléo-cæcal est une fente transversale qui s'ouvre au milieu de la papille iléo-cæcale, fermée par la valve iléo-cæcale (de *Bauhin*). Les lèvres supérieure et inférieure de celle-ci, qui contiennent des myocytes issus de l'iléon, se prolongent par les freins antérieur et postérieur de la valve iléo-cæcale, constituant ainsi un sphincter ;
- l'orifice appendiculaire est situé 1 ou 2 cm sous l'orifice iléo-cæcal. Il présente parfois un repli muqueux, la valve appendiculaire.

À noter

La valve iléo-cæcale régule le passage du chyme de l'iléon vers le cæcum et s'oppose à son reflux du cæcum vers l'iléon. Son ouverture est favorisée par la gastrine sécrétée par l'estomac lorsqu'il reçoit des aliments.
Lors des coloscopies, l'opérateur essaye de franchir la valve iléo-cæcale pour étudier la dernière anse grêle.

APPAREIL DIGESTIF
GROS INTESTIN

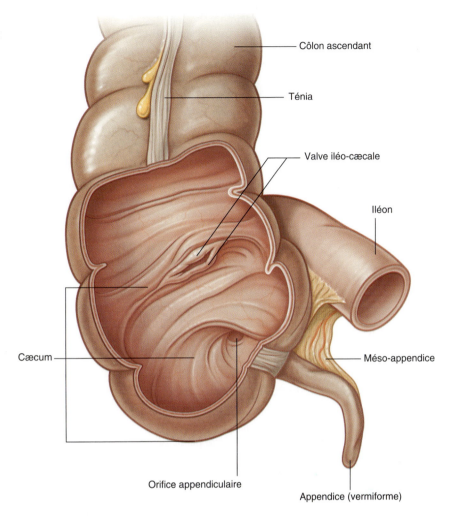

▶ **15-63**
Jonction iléo-cæcale.
Les deux lèvres de la valve iléo-cæcale entourent l'orifice iléo-cæcal.
© Drake 2017.

La muqueuse **colique** est lisse, dépourvue de plis circulaires et de villosités. Elle est caractérisée par des surélévations, les plis semi-lunaires, qui correspondent aux sillons visibles sur la surface externe.
La muqueuse **rectale** présente des plis longitudinaux lorsqu'elle est vide et des plis transversaux quand elle est pleine. Elle est très riche en cellules mucosécrétantes.
La muqueuse **anale** présente 3 zones qui sont de haut en bas (fig. 15-55) :
- la zone des colonnes, dans la moitié supérieure du canal anal, comprise entre les lignes ano-rectale et pectinée. La muqueuse y est identique à la muqueuse rectale et présente une dizaine de plis verticaux, les colonnes anales. Celles-ci sont reliées à leur partie inférieure par des replis courbes appelés valvules anales qui forment une limite circulaire sur la muqueuse, la ligne pectinée ;
- le pecten anal, haut d'un centimètre, compris entre la ligne pectinée et la ligne ano-cutanée, jonction entre le bord inférieur du sphincter interne et le bord supérieur du muscle sphincter externe. La muqueuse est un épithélium pavimenteux stratifié non kératinisé ;
- la zone ano-cutanée s'ouvre par l'anus, médian, situé un peu en avant et au-dessous de l'extrémité du coccyx. La muqueuse est un épithélium pavimenteux stratifié et kératinisé. L'anus est entouré d'une peau fine et glabre formant la marge anale, sur laquelle divergent les plis radiés de l'anus. La zone ano-cutanée contient des glandes sébacées et sudoripares.

En clinique

Alors que les cancers du rectum et du côlon sont habituellement des adénocarcinomes, ceux du canal anal sont des carcinomes épidermoïdes.

La musculaire muqueuse s'épaissit vers le bas et solidarise la muqueuse à la musculeuse.

APPAREIL DIGESTIF
GROS INTESTIN

Sous-muqueuse

La sous-muqueuse de l'**appendice** contient de très nombreux follicules lymphoïdes.
Celle du **canal anal** est riche en plexus veineux et contient des glandes sécrétant du mucus.

> **En clinique**
>
> Ces glandes anales peuvent être colonisées par les germes fécaux et constituer la principale porte d'entrée des abcès anaux qui se compliquent de fistules.

Musculeuse

La couche musculaire **colique** profonde, circulaire, est épaisse avec de nombreux renforcements circonférentiels. La couche superficielle, longitudinale, est très épaisse pour l'appendice, puis ses fibres divergent en 3 bandelettes qui forment les ténias coliques. Entre ceux-ci, la couche longitudinale est mince, souvent absente.

Le **côlon sigmoïde** ne compte que 2 ténias, peu marqués, qui s'étalent progressivement pour former à nouveau une couche longitudinale continue autour du rectum. Celle-ci échange des fibres avec le muscle élévateur de l'anus.

La musculeuse du **canal anal** est formée :
- d'une couche profonde de fibres circulaires qui s'épaissit au-dessus de la ligne ano-cutanée et forme le sphincter interne de l'anus, haut de 5 mm ;
- d'une couche superficielle de fibres longitudinales renforcées par des fibres du faisceau pubo-rectal des muscles élévateurs de l'anus et des fibres du muscle sphincter externe de l'anus.

Séreuse et adventice

Jusqu'au rectum, les parties non accolées du gros intestin sont recouvertes par une séreuse, le péritoine viscéral.

Le rectum est tapissé par la même séreuse sur sa face antéro-supérieure et la partie supérieure de ses faces latérales et par une adventice sur les autres faces.

Vascularisation

Artérielle

Les artères mésentériques supérieure et inférieure vascularisent le cæcum, l'appendice et le côlon, les artères mésentérique inférieure et iliaques internes vascularisent le rectum. Les artères iliaques internes vascularisent le canal anal (fig. 15-64).

L'artère **mésentérique supérieure** donne successivement sur sa droite :
- l'artère colique moyenne qui emprunte le méso-côlon transverse vers le côlon transverse et se divise en rameaux droit et gauche. Ceux-ci s'anastomosent avec des branches des artères coliques droite et gauche ;
- l'artère colique droite qui se dirige vers le côlon ascendant et se divise près de l'angle colique droit en rameau descendant, anastomosé avec l'artère colique ascendante, et rameau ascendant anastomosé avec l'artère colique moyenne ;
- l'artère iléo-colique, branche terminale, qui descend vers la droite le long de la racine du mésentère et se termine au voisinage de la jonction iléo-cæcale en donnant (fig. 15-65) :
  – l'artère colique ascendante, anastomosée avec l'artère colique droite,
  – un rameau iléal anastomosé avec la dernière artère iléale,
  – les artères cæcales antérieure et postérieure destinées au cæcum,
  – l'artère appendiculaire pour l'appendice.

L'artère **mésentérique inférieure** donne successivement :
- l'artère colique gauche au côlon descendant. Elle se divise en 2 rameaux, ascendant et descendant, qui s'anastomosent avec l'artère colique moyenne et la branche ascendante de l'artère sigmoïdienne supérieure ;

APPAREIL DIGESTIF
GROS INTESTIN

▶ **15-64**
Vascularisation artérielle du côlon.
© Drake 2017.

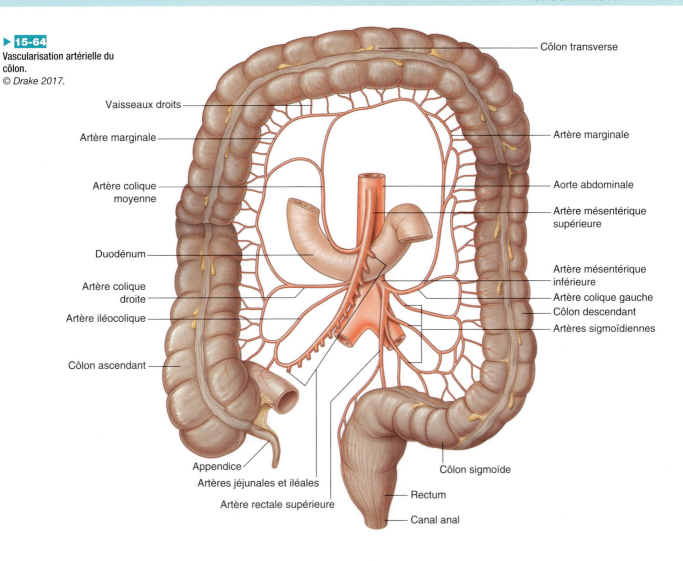

▶ **15-65**
Vascularisation artérielle du cæcum et de l'appendice.
© Drake 2015.

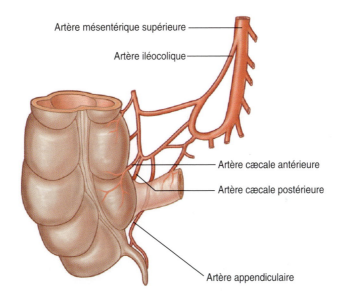

APPAREIL DIGESTIF
GROS INTESTIN

- les artères sigmoïdiennes supérieure, moyenne et inférieure empruntent le méso-côlon sigmoïde et se divisent chacune en 2 rameaux anastomosés avec les rameaux sus et sous-jacents :
  - les rameaux de l'artère sigmoïdienne supérieure s'anastomosent avec l'artère colique gauche et avec l'artère sigmoïdienne moyenne,
  - les rameaux de l'artère sigmoïdienne moyenne s'anastomosent avec ceux des artères sigmoïdiennes supérieure et inférieure,
  - les rameaux de l'artère sigmoïdienne inférieure s'anastomosent avec ceux de l'artère sigmoïdienne moyenne et ceux de l'artère rectale supérieure.

À noter
L'artère mésentérique supérieure vascularise le côlon ascendant et la partie droite du côlon transverse. L'artère mésentérique inférieure vascularise la partie gauche du côlon transverse, le côlon descendant, le côlon sigmoïde et le rectum.

En clinique
Lors des hémicolectomies, le chirurgien détermine les territoires artériels en observant les parties du côlon qui changent de couleur lors du clampage des artères mésentériques supérieure ou inférieure.

Les anastomoses de ces différentes artères forment une longue arcade à environ 2,5 cm du bord mésocolique du côlon appelée **artère marginale**. De cette artère marginale se détachent les rameaux coliques droits, longs ou courts, et les rameaux omentaux.

À noter
Cette arcade est souvent incomplète, en particulier entre les artères colique gauche et sigmoïdienne supérieure (15 à 20 % des cas).

En clinique
Le long des points de pénétration des artères droites dans la paroi du côlon existent des zones de faiblesse de la musculeuse à travers laquelle la muqueuse peut former des hernies ou diverticules. Ceux-ci concernent habituellement les côlons sigmoïde et descendant. La présence de diverticules non compliqués constitue une **diverticulose colique** ; leur inflammation survient lorsque des fèces les obstruent et constitue une **diverticulite** qui peut conduire à leur perforation avec un risque de péritonite.

Chaque artère **iliaque interne** donne (fig. 15-66) :
- l'artère rectale moyenne, inconstante, qui abandonne quelques rameaux à la face latérale du rectum. Elle s'anastomose avec des rameaux des artères rectales supérieure et inférieure ;
- via l'artère pudendale interne, l'artère rectale inférieure qui traverse la fosse ischio-anale et se ramifie sur la paroi latérale du canal anal et du muscle sphincter externe de l'anus. Elle s'anastomose avec des rameaux de l'artère rectale moyenne. Elle forme dans la muqueuse un réseau appelé corps caverneux du canal anal, en permanence rempli de sang et qui ne se vidange que lors de la défécation.

À noter
Le corps caverneux du canal anal participe à la continence des gaz en obstruant complètement celui-ci.

En clinique
L'hypertrophie du corps caverneux du canal anal constitue les **hémorroïdes internes**.

APPAREIL DIGESTIF
GROS INTESTIN

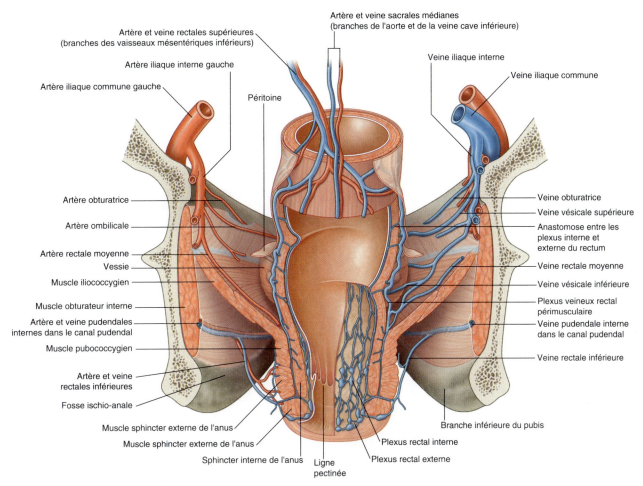

▶ **15-66**
Vascularisation du rectum.
Vue postérieure.
© Drake 2017.

L'**aorte** donne avant sa bifurcation l'artère sacrale médiane qui fournit quelques rameaux grêles à la face postérieure du rectum.

Veineuse

Les veines sont satellites des artères et anastomosent les territoires porte et cave inférieur (fig. 15-48, 15-66, 15-67 et 15-68).
La **veine mésentérique supérieure** draine :
- la veine iléo-colique formée par les veines cæcales et appendiculaires ;
- les veines coliques droite et moyenne issues du côlon ascendant et de la partie droite du côlon transverse.

La **veine mésentérique inférieure** draine :
- les veines colique gauche et sigmoïdiennes, issues de la partie gauche du côlon transverse, du côlon descendant et du côlon sigmoïde ;
- les veines rectales supérieures qui s'anastomosent au-dessus de la jonction recto-sigmoïdienne pour former la veine mésentérique inférieure.

> **À noter**
>
> La veine mésentérique inférieure se jette dans la veine splénique, laquelle fusionne avec la veine mésentérique supérieure pour former la veine porte.

APPAREIL DIGESTIF
GROS INTESTIN

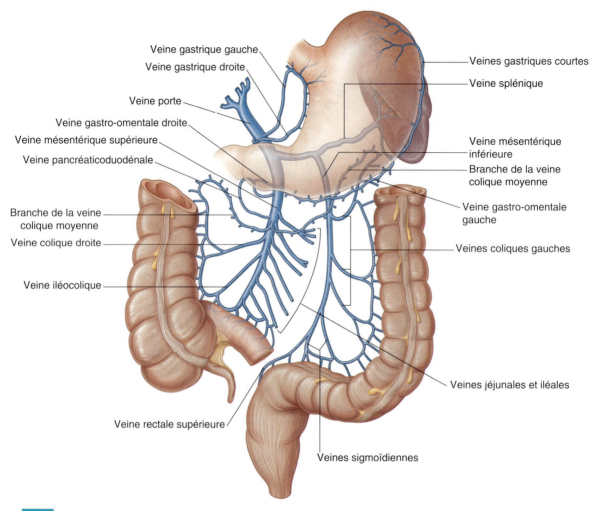

▶ **15-67**
Drainage veineux de la portion abdominale du tractus gastro-intestinal.
© Drake 2017.

> ### En clinique
>
> Les flux veineux sont parallèles dans la veine porte et leur distribution explique la localisation préférentielle des métastases des cancers digestifs :
> - le flux colique gauche rejoint la veine splénique puis se dispose le long de la paroi gauche de la veine porte et aboutit principalement dans le lobe gauche du foie ;
> - le flux colique droit longe la paroi droite de la veine mésentérique supérieure puis de la veine porte et rejoint principalement le lobe droit du foie ;
> - le flux jéjuno-iléal longe le bord gauche de la veine mésentérique supérieure puis se place à la partie centrale de la veine porte et se distribue aux 2 lobes du foie.

Les **veines iliaques internes** drainent (fig. 15-66) :
- les veines rectales moyennes, issues des faces latérales du rectum ;
- les veines rectales inférieures, issues du canal anal, via les veines pudendales internes. Elles présentent d'abondantes anastomoses muqueuses et sous-muqueuses avec les veines rectales moyennes et supérieures. Les veines du canal anal naissent d'un réseau sous-muqueux très dense, appelé hémorroïdes, et constituent :
    – un plexus interne, volumineux, situé dans la sous-muqueuse,
    – un plexus externe entre le muscle sphincter externe et la peau du canal anal.

APPAREIL DIGESTIF
GROS INTESTIN

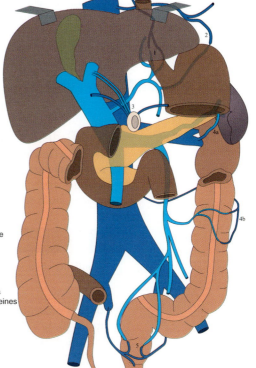

▶ **15-68**
Anastomoses porto-caves.
© Pr Michel Montaudon.

Anastomose des systèmes cave et porte :
1. Anastomoses des veines œsophagiennes
2. Anastomoses veine gastrique gauche-veine phrénique inférieure gauche
3. Anastomoses ombilicales (veines ombilicales-veines pariétales abdominales)
4. Anastomoses rétro-péritonéales
   4a : spléno-rénale
   4b : veines intestinales-veines pariétales postérieures
5. Anastomoses rectales (veines rectales supérieures-veines rectales moyennes et inférieures)

Vue ventrale

En clinique

L'importance de ce réseau veineux permet un passage sanguin rapide du principe actif des suppositoires.
Le développement anormal de plexus veineux et leur passage à travers l'orifice du canal anal constituent les **hémorroïdes externes**.
Ces veines sont anastomosées entre elles dans la sous-muqueuse du rectum et responsables de varices lors des hypertensions portales.

Lymphatique

Le **cæcum** et l'**appendice** se drainent vers les nœuds cæco-appendiculaires puis vers les nœuds situés le long de l'artère iléo-colique puis de l'artère mésentérique supérieure.

En clinique

L'**adénolymphite mésentérique** est l'inflammation des nœuds lymphatiques mésentériques. C'est la cause principale de douleurs abdominales chez l'enfant. Lorsque les nœuds cæco-appendiculaires sont touchés, le diagnostic différentiel avec l'appendicite aiguë n'est pas aisé cliniquement.

Les collecteurs d'origine du **côlon** sont courts, aboutissant aux nœuds épi-coliques, situés au contact du côlon. Les nœuds suivants sont :
- para-coliques, au contact de l'artère marginale ;
- puis intermédiaires, le long des pédicules vasculaires ;
- puis principaux, le long des artères mésentériques.

Les collecteurs terminaux sont mésentériques supérieurs pour le côlon ascendant et la partie droite du côlon transverse et mésentériques inférieurs en aval.
Les collecteurs **rectaux** satellites des artères rectales supérieures rejoignent les nœuds para-rectaux situés dans l'angle de bifurcation de l'artère rectale supérieure. Les relais suivants sont les nœuds mésentériques inférieurs successifs.

APPAREIL DIGESTIF
GROS INTESTIN

Les nœuds mésentériques supérieurs se drainent vers le tronc intestinal, les nœuds mésentériques inférieurs vers les nœuds et le tronc lymphatique lombaux gauches.
Les collecteurs satellites des artères rectales moyennes drainent la partie inférieure du rectum et le canal anal vers les nœuds iliaques internes.

Innervation

Cæcum, appendice, côlon et rectum

L'innervation **intrinsèque** dépend des plexus nerveux sous-muqueux et myentérique (fig. 15-1).
La **sensibilité** viscérale inclut des informations (fig. 15-38) :
- douloureuses transmises via les structures des voies sympathiques à la corne postérieure de la moelle spinale des segments T10 à L3 ;

> **En clinique**
>
> Les douleurs coliques sont perçues dans les dermatomes T10 à L3.

- homéostasiques transmises via les structures des voies para-sympathiques. Les fibres issues du gros intestin jusqu'à l'angle colique gauche empruntent le nerf vague (X) vers le tronc cérébral, celles issues du gros intestin à partir de l'angle colique gauche empruntent les nerfs splanchniques pelviens vers les segments S2 à S4 de la moelle spinale.

L'innervation **motrice autonome** module les plexus entériques (fig. 15-39) :
- la voie sympathique provient des cornes latérales de la moelle spinale :
  - des myélomères T10 et T12 jusqu'à la partie moyenne du côlon transverse. Les fibres nerveuses empruntent les nerfs petits splanchniques vers les ganglions mésentériques supérieurs puis le plexus mésentérique supérieur qui accompagne les branches de l'artère,
  - des myélomères L1 et L3 à partir de la partie moyenne du côlon transverse :
    - les fibres destinées au côlon empruntent les nerfs splanchniques lombaux vers les ganglions mésentériques inférieurs puis le plexus mésentérique inférieur qui suit les ramifications de l'artère,
    - les fibres destinées au rectum empruntent soit la voie précédente puis le plexus rectal supérieur, soit les nerfs splanchniques sacraux puis les plexus hypogastriques supérieur et inférieur et enfin les plexus rectaux moyen et inférieur ;
- la voie para-sympathique provient :
  - du noyau dorsal du nerf vague (X) pour le gros intestin jusqu'à l'angle colique gauche. Les fibres nerveuses empruntent les nerfs vagues puis le tronc vague postérieur qui se termine dans les ganglions cœliaques. Les plexus aortique puis mésentérique supérieur accompagnent les rameaux artériels vers le côlon,
  - des myélomères S2 à S4 de la moelle spinale pour le gros intestin en aval de l'angle colique gauche. Les fibres nerveuses empruntent les nerfs splanchniques pelviens puis les plexus hypogastriques supérieur et inférieur et, pour le rectum, les plexus rectaux.

Canal anal

L'innervation du canal anal dépend des 2 systèmes nerveux, autonome et somatique.
La **sensibilité viscérale** est uniquement une sensibilité à la tension qui renseigne sur la vacuité ou la plénitude du canal anal. Elle emprunte les structures des voies sympathiques vers les cornes postérieures des myélomères L1 à L3 (fig. 15-38).
L'innervation **motrice autonome** utilise les voies sympathiques et para-sympathiques et arrive par le plexus rectal inférieur (fig. 15-39) :
- le sympathique provient des myélomères L1 à L3. Il est responsable du tonus du sphincter interne qui maintient le corps caverneux du canal anal rempli en comprimant ses veines de drainage ;
- le para-sympathique provient des myélomères S2 à S4 de la moelle spinale.

APPAREIL DIGESTIF
GLANDES ANNEXÉES AU TUBE DIGESTIF

La **sensibilité somatique** est issue de l'anus et de la peau péri-anale. Elle emprunte les nerfs rectaux inférieurs et véhicule des informations nociceptives et tactiles très discriminantes.

En clinique

La sensibilité renseigne sur la nature, la consistance et la localisation des matières qui arrivent dans la partie inférieure du canal anal.

La **motricité volontaire**, emprunte le nerf pudendal puis le nerf rectal inférieur pour le muscle sphincter externe et le nerf du muscle élévateur de l'anus pour celui-ci.

GLANDES ANNEXÉES AU TUBE DIGESTIF

Glandes salivaires

Les glandes salivaires sont des glandes exocrines qui synthétisent et sécrètent la salive dans la cavité orale. Elles comprennent des glandes principales et des glandes accessoires.
La salive contient :
- des enzymes bactéricides (lysozyme) ou qui permettent le début de la digestion (amylase pour l'amidon et lipase pour les graisses) ;
- du mucus qui lubrifie le bol alimentaire ;
- de l'eau qui hydrate les aliments et permet leur dissolution, nécessaire à la gustation ;
- des électrolytes ;
- des protéines (albumine, immunoglobulines A, G et M) ;
- des lymphocytes ;
- un peptide analgésique, l'opiorphine.

À noter

La salive a des propriétés antalgiques, anti-infectieuses et cicatrisantes utilisées par les animaux lorsqu'ils lèchent leurs plaies.

La production de salive est de 1 à 2 L par jour. Son excrétion dans la cavité orale est continue, involontaire et augmente lors des repas. En dehors des repas, l'excrétion salivaire humidifie les muqueuses orale et pharyngienne et nettoie la bouche et les dents.
Elle intervient dans plusieurs phénomènes :
- la digestion : elle aide à la fragmentation des aliments par la mastication, à leur dilution et enfin à la dissolution enzymatique de l'amidon. Elle favorise leur fixation sur les papilles linguales, récepteurs du goût. Elle lubrifie le bol alimentaire ce qui facilite sa déglutition et son transit œsophagien ;
- l'immunité et la défense contre les micro-organismes par les immunoglobulines, les lymphocytes et certaines protéines ;
- la protection de la muqueuse de la cavité orale par l'action hydratante du mucus et le flux salivaire qui lave les papilles. Certaines protéines favorisent la cicatrisation et l'analgésie.
- la protection de l'émail dentaire : son pH empêche le dépôt de tartre qui favorise les caries. Ses propriétés antibactériennes éliminent les germes qui en sont responsables ;
- la respiration : elle participe à l'humidification de l'air inhalé lors de la respiration.

En clinique

Les tumeurs des glandes salivaires sont plus souvent bénignes que malignes. La plus fréquente est l'**adénome pléiomorphe**.

APPAREIL DIGESTIF
GLANDES ANNEXÉES AU TUBE DIGESTIF

Glandes salivaires accessoires

Plusieurs centaines de glandes salivaires accessoires sont dispersées dans la muqueuse et la sous-muqueuse de la cavité orale.
Constituées des quelques acinus regroupés autour d'un conduit excréteur court, elles déversent en continu la salive qu'elles produisent dans la cavité orale :
- elles sont majoritairement séromuqueuses et dispersées dans le chorion des muqueuses jugale, labiale, linguale et palatine ;
- des glandes muqueuses occupent le palais et la base de langue ;
- des glandes séreuses sont sur la partie mobile de la langue.

> **En clinique**
>
> Des glandes salivaires accessoires peuvent être présentes dans les muqueuses pharyngienne, laryngée voire trachéale et être parfois responsables de tumeurs d'origine salivaire.

Glandes salivaires principales

Les glandes salivaires principales sont un peu à distance de la cavité orale et y déversent leur salive par un conduit excréteur propre.
Chacune est constituée de multiples acinus regroupés en lobules séparés par des septums. Les conduits excréteurs sont constitués par des tubules qui rejoignent un conduit inter-lobulaire lequel s'abouche dans le conduit principal de la glande.
Elles sont au nombre de 3 glandes paires, qui sont par ordre décroissant de taille les glandes parotides, sub-mandibulaires et sub-linguales.

Glande parotide
Aspect, situation et rapports

La glande parotide est lobulée, jaunâtre. C'est une glande principalement séreuse qui sécrète une salive fluide, riche en amylase.
Elle est superficielle, en arrière de la branche de la mandibule, sous et en avant du méat acoustique externe (fig. 15-69).
Elle se draine dans la cavité orale par le conduit parotidien.
Moulée sur les parois de la loge parotidienne, elle émet de multiples prolongements dont les plus constants sont les prolongements massétérin, vers l'avant, et pharyngien, médial.

> **À noter**
>
> Des parotidomégalies d'origine familiale sans anomalie histologique entraînent des visages piriformes, tel celui du roi Louis-Philippe.
> Le prolongement massétérin est parfois isolé du corps de la glande et constitue une glande parotide accessoire.

Elle a une forme pyramidale et présente :
- un apex inférieur qui repose sur le ventre postérieur du muscle digastrique ;
- une base supérieure en rapport avec l'articulation temporo-mandibulaire et le méat acoustique externe ;
- une face latérale recouverte par la peau ;
- une face antérieure en rapport avec la branche mandibulaire ;
- une face postéro-médiale, en rapport avec les processus mastoïde et styloïde. Cette face est séparée par le diaphragme stylien de l'artère carotide interne, la veine jugulaire interne et des nerfs glosso-pharyngien (IX) et hypoglosse (XII).

> **En clinique**
>
> Superficielle, la glande parotide peut être examinée par la palpation et par échographie. L'examen clinique doit inspecter la papille parotidienne et palper le canal parotidien dans la joue.
> La glande parotide peut être atteinte par des infections, dont la plus fréquente est la **parotidite** ourlienne liée aux oreillons, ou inflammatoire, comme la sarcoïdose.

APPAREIL DIGESTIF
GLANDES ANNEXÉES AU TUBE DIGESTIF

Rapports internes

La glande parotide est traversée par de nombreux éléments vasculo-nerveux (fig. 15-70 et 15-71) :
- le nerf facial (VII) issu du foramen stylo-mastoïdien s'y divise en branches temporale et cervicale. Chacune donne de multiples rameaux qui échangent des anastomoses. Ces structures nerveuses séparent le lobe superficiel de la glande de son lobe profond ;

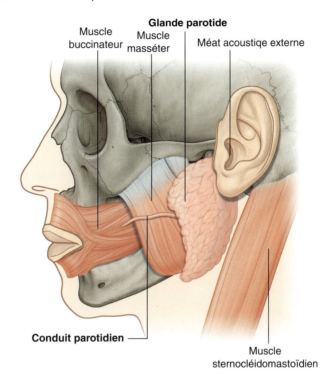

▶ **15-69**
Glande parotide.
© Drake 2015.

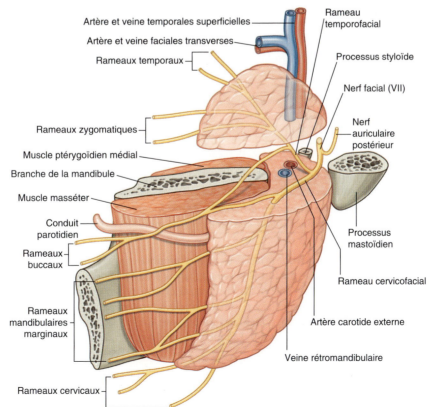

▶ **15-70**
Glande parotide et nerf facial (VII).
© Drake 2017.

1091

APPAREIL DIGESTIF
GLANDES ANNEXÉES AU TUBE DIGESTIF

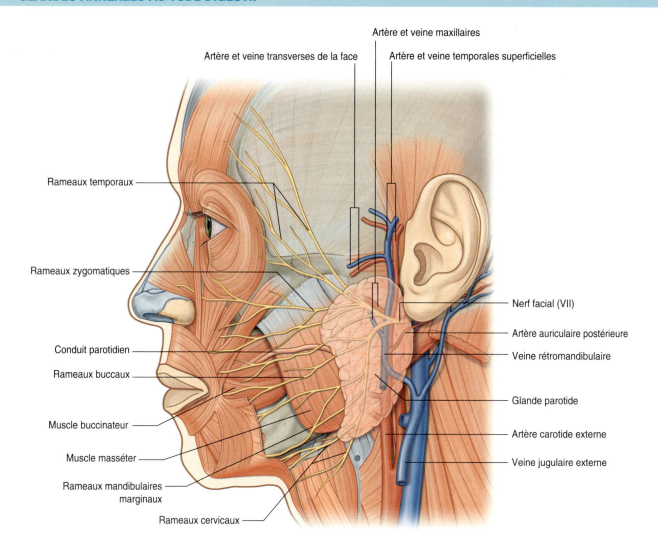

▶ 15-71
Glande parotide.
Vue latérale.
© Drake 2015.

> ### En clinique
> La chirurgie parotidienne nécessite de disséquer tous les rameaux du nerf facial. Une lésion de celui-ci entraîne une disparition définitive de la mimique d'une hémiface.

- plus médiales que le facial, les veines temporale superficielle et maxillaire s'unissent en veine rétromandibulaire qui forme la veine jugulaire externe en recevant la veine auriculaire postérieure ;
- plus en dedans encore, l'artère carotide externe pénètre la glande par sa face postéro-médiale, donne son rameau auriculaire postérieur puis bifurque en artères temporale superficielle et maxillaire ;
- les nœuds lymphatiques intra-parotidiens longent la carotide externe ;
- le nerf auriculo-temporal, branche du nerf mandibulaire (V_3), est l'élément le plus profond.

Conduit parotidien (fig. 15-69)
Le conduit parotidien (de *Sténon*) est le canal excréteur de la glande. Il mesure 5 cm de long et 3 mm de diamètre. Il émerge du bord antérieur de la glande ou de son prolongement massétérin, formé par la réunion de 2 conduits drainant les 2 lobes de la glande.

APPAREIL DIGESTIF
GLANDES ANNEXÉES AU TUBE DIGESTIF

Il longe la face latérale du muscle masséter, contourne le corps adipeux de la joue de dehors en dedans puis traverse le muscle buccinateur et s'ouvre dans la muqueuse jugale par la papille parotidienne. Celle-ci est située en regard de la 2e molaire supérieure.

En clinique

La sialographie parotidienne consiste à cathétériser la papille parotidienne et y injecter un produit de contraste radiologique afin d'opacifier les voies excrétrices parotidiennes.
Les **lithiases parotidiennes** se forment dans les canaux excréteurs et peuvent migrer dans le conduit parotidien. Elles sont favorisées par le trajet en baïonnette de celui-ci. Elles se manifestent par des douleurs de la glande lors des repas (coliques salivaires), accompagnées par une émission de salive en jet qui met fin aux douleurs.

En clinique

Lors des oreillons, le virus ourlien provoque souvent une inflammation des glandes parotides (parotidite ourlienne) qui entraîne leur hypertrophie. L'atteinte des autres glandes salivaires est plus rare.

Vascularisation
Les artères proviennent de l'artère carotide externe et de ses branches intra-parotidiennes.
Les veines rejoignent la veine jugulaire externe par les veines intra-parotidiennes.
Les nœuds lymphatiques intra-parotidiens se drainent vers les nœuds cervicaux profonds et superficiels.

Innervation
L'innervation **sensitive** de la glande est véhiculée par le nerf auriculo-temporal, branche du nerf mandibulaire (V_3) issu du nerf trijumeau (V).
L'innervation **sécrétoire** est liée au système nerveux autonome :
- l'innervation sympathique provient du ganglion cervical supérieur et suit les trajets artériels. Sa stimulation est responsable d'une sécrétion salivaire réduite et épaisse ;
- les fibres para-sympathiques pré-ganglionnaires proviennent du noyau salivaire inférieur (partie du noyau du IX) situé dans le pont, empruntent le nerf glosso-pharyngien (IX) puis le nerf tympanique et enfin le nerf petit pétreux pour atteindre le ganglion otique (fig.15-72). Les fibres post-ganglionnaires rejoignent la glande par le nerf auriculo-temporal, branche du nerf mandibulaire (V_3). Le para-sympathique est responsable d'une sécrétion salivaire importante et fluide. Le noyau salivaire est stimulé par :
  – les chémorécepteurs de la langue, qui transmettent la gustation via le nerf facial (VII),
  – le contact avec les aliments via le nerf trijumeau (V),
  – les récepteurs de l'olfaction (nerf olfactif, I) et de la vision (nerf optique, II),
  – le cortex et le système limbique, comme en témoigne la salivation à l'évocation de mets savoureux.

Glande sub-mandibulaire
Aspect, situation et rapports
La glande sub-mandibulaire est lobulée, ferme, encapsulée. C'est une glande à sécrétion mixte, séro-muqueuse (fig. 15-73).
Elle est sous la muqueuse du sillon gingivo-lingual et a la forme d'un V ouvert en avant, à cheval sur le bord postérieur du muscle mylo-hyoïdien. La partie latérale du V repose dans la fossette sub-mandibulaire de la mandibule. Sa partie médiale, plus courte, s'insinue entre les muscles mylo-hyoïdien et hyoglosse et constitue son prolongement antérieur.
Elle émet des prolongements inconstants, inférieur, en dehors du muscle digastrique, et supérieur, sous la muqueuse buccale.
Elle est en rapport avec (fig. 15-14 et 15-73) :
- en avant, les muscles digastrique, hyoglosse et mylo-hyoïdien. L'artère linguale est sur la face médiale du muscle hyoglosse ;
- en arrière, le muscle stylo-glosse, le ligament stylo-hyoïdien, le pharynx, la veine linguale et le nerf hypoglosse ;

APPAREIL DIGESTIF
GLANDES ANNEXÉES AU TUBE DIGESTIF

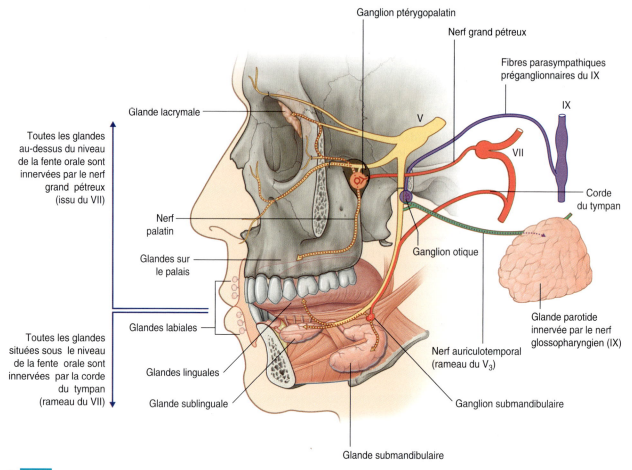

▶ **15-72**
Innervation sécrétomotrice (para-sympathique) des glandes salivaires et de la glande lacrymale.
© Drake 2015.

- en haut, le nerf lingual et le ganglion sub-mandibulaire. L'artère et la veine faciales parcourent sa partie supérieure avant de contourner le bord inférieur de la mandibule ;
- en bas, la veine faciale et la branche cervicale du nerf facial, le platysma et la peau.

Conduit sub-mandibulaire (fig. 15-73)
Le conduit sub-mandibulaire (de *Wharton*) est le canal excréteur de la glande, long de 4 à 5 cm pour un diamètre de 2 à 3 mm. Il émerge de son prolongement antérieur, parcourt la face latérale du muscle hyoglosse et surcroise à ce niveau le nerf lingual de dedans en dehors. Il passe ensuite entre la glande sub-linguale en dehors et le muscle génio-glosse en dedans pour s'aboucher dans la cavité orale, immédiatement en dehors du frein de la langue, par la caroncule sub-linguale située en arrière de l'incisive inférieure.

Vascularisation
Les artères proviennent des artères sub-mentale, branche de l'artère faciale, et linguale.
Les veines se drainent dans les veines sub-mentale et linguale, puis vers la veine jugulaire interne.
Les lymphatiques se rendent aux nœuds sub-mandibulaires puis aux nœuds cervicaux profonds.

Innervation
L'innervation **sensitive** de la glande est véhiculée par le nerf lingual, branche du nerf mandibulaire (V_3) issu du nerf trijumeau (V).
L'innervation **autonome** est sécrétoire :
- l'innervation sympathique provient du ganglion cervical supérieur et suit les trajets artériels. Sa stimulation est responsable d'une sécrétion salivaire réduite et épaisse ;

APPAREIL DIGESTIF
GLANDES ANNEXÉES AU TUBE DIGESTIF

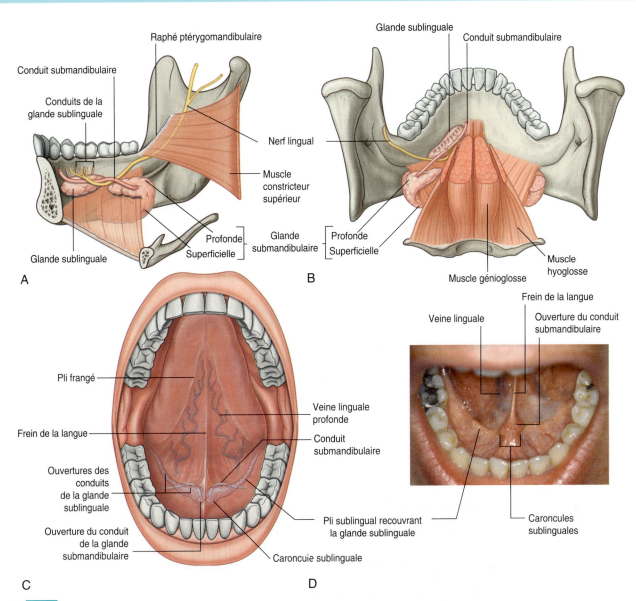

▶ 15-73
Glandes sub-mandibulaires et sub-linguales.
A) Vue médiale.
B) Vue postérieure.
C) Vue antérieure.
D) Vue antéro-supérieure.
© Drake 2015.

- le contingent para-sympathique est responsable d'une sécrétion salivaire importante et fluide (fig. 15-72). Les fibres pré-ganglionnaires proviennent du noyau salivaire supérieur (partie du noyau du nerf facial) situé dans le pont, empruntent le nerf facial (VII) puis la corde du tympan qui s'unit avec le nerf lingual. Elles font synapse dans le ganglion sub-mandibulaire et le neurone post-ganglionnaire rejoint la glande par le nerf lingual ou directement.

Glande sub-linguale
Aspect, situation et rapports
La glande sub-linguale est la plus petite des glandes salivaires majeures. C'est une glande principalement muqueuse, qui sécrète une salive épaisse, pauvre en amylase (fig. 15-73).
Elle est sous la muqueuse du sillon gingivo-lingual, ovoïde, au contact de la face médiale du corps de la mandibule, en avant de la glande sub-mandibulaire.

APPAREIL DIGESTIF
GLANDES ANNEXÉES AU TUBE DIGESTIF

Sa face latérale repose dans la fossette sub-linguale de la mandibule. Sa face médiale est en rapport avec les muscles longitudinal inférieur et génio-glosse dont elle est séparée par le nerf lingual, le conduit sub-mandibulaire et la veine profonde de la langue.

En clinique
Les glandes sub-linguale et sub-mandibulaire sont palpées par toucher endo-buccal, index dans le sillon gingivo-lingual et pouce sous et en dedans du corps de la mandibule.

Conduits sub-linguaux
Le conduit sub-lingual majeur (de *Bartholin*) longe le conduit sub-mandibulaire en dehors, et s'abouche en dehors de celui-ci, au niveau de la caroncule sub-linguale.
Plusieurs autres conduits sub-linguaux (de *Walther*) s'ouvrent sous la langue, en dehors de la caroncule sub-linguale, le long d'un relief muqueux soulevé par la glande et appelé pli sub-lingual.

Vascularisation et innervation
Elles sont identiques à celles de la glande sub-mandibulaire.

À noter
Lors des déshydratations, la stimulation para-sympathique diminue au profit du système sympathique et la sécrétion salivaire cesse. Ceci engendre une sécheresse buccale qui augmente la sensation de soif.

Pancréas

Le pancréas est une volumineuse glande, à la fois endocrine et exocrine, profondément située dans l'épigastre et l'hypochondre gauche. Il s'étend du duodénum, dans le cadre duquel sa tête s'inscrit, à la rate (fig. 15-74). Sa tête se projette à droite des vertèbres L2 et L3 et sa queue dans le plan de T12.

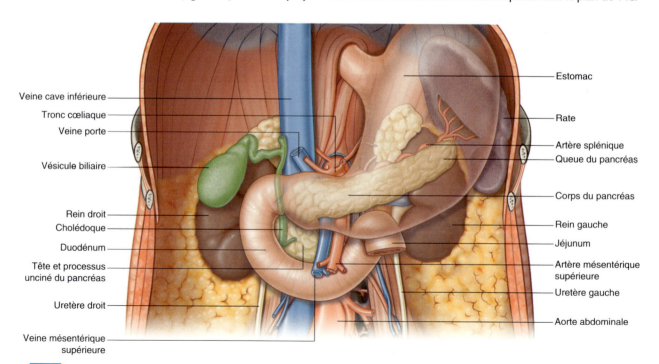

▶ 15-74
Localisation et rapports du pancréas.
© Drake 2017.

APPAREIL DIGESTIF
GLANDES ANNEXÉES AU TUBE DIGESTIF

Ses sécrétions endocrines sont déversées dans le sang et participent à la régulation de la glycémie :
- l'insuline augmente la captation du glucose sanguin par les cellules adipeuses et hépatiques ;
- le glucagon provoque la libération du glucose dans le sang ;
- il produit également des polypeptides et la somatostatine, qui inhibe toutes les sécrétions intestinales et pancréatiques, la motilité du tube digestif et la vidange vésiculaire.

En clinique
Un défaut de production d'insuline par le tissu endocrine est responsable du **diabète** de type 1, insulino-requérant.

Sa sécrétion exocrine, le suc pancréatique, est déversée dans le duodénum et contient :
- de la lipase pour la digestion des graisses ;
- de l'amylase qui fragmente l'amidon ;
- de la trypsine et de la chymotrypsine pour la digestion des protéines ;
- des bicarbonates qui tamponnent l'acidité du chyme gastrique pour protéger la muqueuse duodénale et permettre l'activité de ses enzymes dans l'intestin grêle.

À noter
Le pancréas produit environ 1,5 L de suc par jour. Une diminution de celui-ci entraîne une malabsorption intestinale. Les enzymes pancréatiques sont sécrétées sous une forme inactive et sont activées dans l'intestin grêle.

En clinique
Lors des **pancréatites aiguës**, la concentration sanguine en lipase et en amylase augmente. Des anomalies du développement embryologique du pancréas peuvent conduire à un pancréas annulaire, qui entoure complètement la partie verticale du duodénum avec un risque de compression, ou à un pancréas divisum lorsque les différents conduits pancréatiques ne fusionnent pas, avec un risque de pancréatite.

Aspect
Le pancréas mesure 15 à 20 cm de long pour 2 à 3 cm d'épaisseur et 7 à 8 de hauteur. Il est allongé, oblique en haut et à gauche d'environ 30° sur l'horizontale. Il se moule sur la colonne lombale et présente des lobulations. Sa couleur est blanc rosé, sa consistance ferme.
Le pancréas présente 4 parties (fig. 15-75) :

En clinique
Lors de certains traumatismes abdominaux, la colonne vertébrale agit comme un billot sur lequel le pancréas, friable, peut se rompre.

- sa **tête** est rectangulaire et mesure 6 cm de haut sur 4 de large et 3 d'épaisseur :
  - de sa partie inférieure se détache vers la gauche le processus unciné (de *Winslow*), séparé de celle-ci par l'incisure pancréatique,
  - ses bords supérieur et droit sont creusés d'un sillon dans lequel repose le duodénum. Les rebords antérieur et postérieur du bord supérieur se relèvent en un tubercule pancréatique antérieur et droit, pré-duodénal, et un tubercule pancréatique postérieur et gauche, rétro-duodénal ;
- son **col** est la portion rétrécie qui sépare la tête du corps ;
- son **corps** est allongé, triangulaire à la coupe ;
- sa **queue** est séparée du corps par le passage en avant des vaisseaux spléniques.

Rapports
Tête, col et corps sont accolés à la paroi postérieure de la cavité péritonéale par le méso-duodénum (fascia de *Treitz*), et seule la queue est mobile (fig. 15-76).

APPAREIL DIGESTIF
GLANDES ANNEXÉES AU TUBE DIGESTIF

▶ **15-75**
Face antérieure du pancréas.
© Drake 2017.

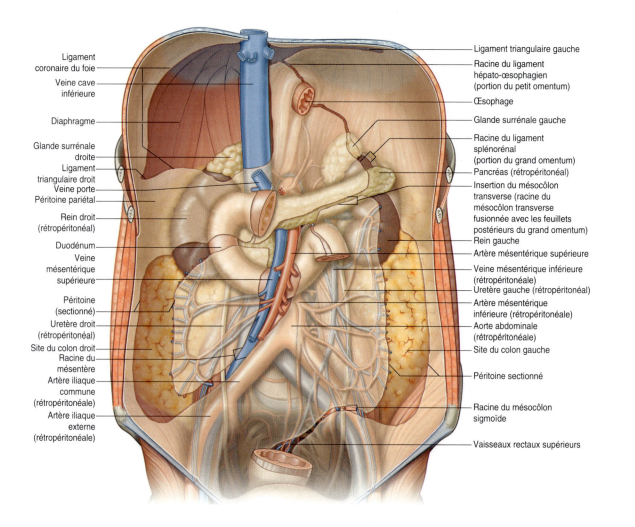

▶ **15-76**
Relief péritonéaux postérieurs.
© Drake 2017.

APPAREIL DIGESTIF
GLANDES ANNEXÉES AU TUBE DIGESTIF

À noter

Comme le duodénum ou les côlons ascendant et descendant, le pancréas est souvent qualifié de « rétro-péritonéal ». Lors de son développement embryologique, le pancréas pivote dans la cavité péritonéale et son axe, initialement sagittal, devient coronal de telle sorte que sa face droite devient postérieure. Recouverte de péritoine viscéral, celle-ci s'applique contre le péritoine pariétal de la paroi postérieure de la cavité péritonéale et les 2 feuillets fusionnent en formant le méso-duodénum. Le péritoine viscéral qui couvre la face antérieure devient ainsi le feuillet qui borde la cavité péritonéale en arrière : il s'agit bien de péritoine viscéral mais il est qualifié de pariétal et le pancréas est décrit comme rétro-péritonéal.

La **tête** du pancréas est en rapport étroit avec le duodénum qui l'entoure (fig. 15-74).

En clinique

L'échoendoscopie pancréatique est la réalisation d'une échographie de la tête du pancréas à l'aide d'une sonde placée dans le duodénum.

Elle est aplatie avec :
- une face antérieure recouverte de péritoine pariétal sauf au niveau de l'insertion du méso-côlon transverse qui la croise. Elle est en rapport avec la cavité péritonéale occupée, sous la racine du méso-côlon transverse, par les anses jéjunales, et au-dessus par la région pylorique et le bulbe duodénal ;
- une face postérieure accolée en rapport avec le conduit cholédoque, oblique en bas et à droite, qui la pénètre à sa partie moyenne, la veine porte, la veine et l'artère mésentériques supérieures et plus à distance la veine cave inférieure ;

En clinique

Certaines pathologies de la tête pancréatique, comme les cancers, peuvent comprimer le cholédoque. L'opérabilité des cancers du pancréas dépend de l'envahissement des vaisseaux mésentériques et de la veine porte.

- le processus unciné est croisé en avant par les vaisseaux mésentériques supérieurs qui s'engagent dans le mésentère.

Le **col** est en avant des vaisseaux mésentériques supérieurs. Sa face postérieure est au contact de l'origine de la veine porte.

Le **corps** est au-dessus du méso-côlon transverse avec :
- une face antérieure couverte de péritoine pariétal et séparée de la face postérieure de l'estomac par la bourse omentale (cf. p. 219) ;
- une face postérieure accolée, en rapport avec l'aorte et l'origine de l'artère mésentérique supérieure, la veine splénique, la glande surrénale et le rein gauches ;
- une face inférieure qui repose sur le méso-côlon transverse, en rapport par son intermédiaire avec l'angle duodéno-jéjunal et les anses jéjunales.

La **queue** est recouverte de péritoine viscéral sur toutes ses faces et contenue dans le ligament spléno-rénal. Elle s'engage plus ou moins loin au contact du hile splénique, en rapport avec l'angle colique gauche en bas et le rein gauche en arrière.

En clinique

Les **cancers** du pancréas ont un pronostic redoutable car ils restent longtemps asymptomatiques et envahissent les vaisseaux de voisinage ce qui rend leur exérèse impossible. Les cancers de la tête qui compriment le cholédoque peuvent entraîner un ictère. Ce sont habituellement des adénocarcinomes.

APPAREIL DIGESTIF
GLANDES ANNEXÉES AU TUBE DIGESTIF

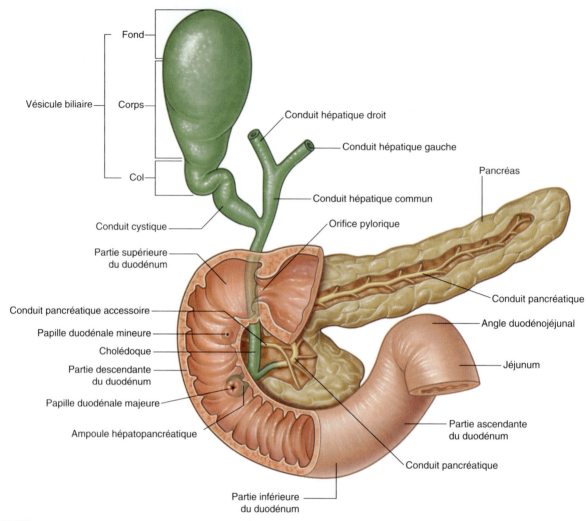

▶ **15-77**
Conduits biliaires et pancréatiques.
© *Drake 2017.*

Conduits pancréatiques

Il existe un conduit pancréatique pour chacun des 2 bourgeons pancréatiques de l'embryon. Lors du développement de la glande, ces conduits peuvent fusionner. Ils reçoivent les conduits interlobulaires et drainent les sécrétions exocrines du pancréas vers la lumière duodénale (fig. 15-77).
Le **conduit pancréatique** (de *Wirsung*) :
- débute dans la queue, parcourt le corps puis le col et enfin la tête dans laquelle il adopte un trajet en baïonnette ;
- fusionne avec le conduit cholédoque pour former l'**ampoule hépato-pancréatique** (de *Vater*). Celle-ci traverse la paroi duodénale et s'abouche par la papille majeure dans la lumière de la partie verticale du duodénum. Le conduit pancréatique possède, avant l'ampoule, un sphincter qui lui est propre ; l'ampoule est entourée d'un sphincter commun (d'*Oddi*) aux conduits pancréatique et cholédoque.

> **À noter**
>
> La terminaison des 2 conduits est commune dans 75 % des cas, séparée dans 25 % des cas.

APPAREIL DIGESTIF
GLANDES ANNEXÉES AU TUBE DIGESTIF

> **En clinique**
>
> L'existence d'une terminaison commune au conduit pancréatique et aux voies biliaires explique que les lithiases biliaires entraînent des pancréatites aiguës lorsqu'elles s'enclavent dans l'ampoule hépato-pancréatique, provoquant ainsi un reflux de bile et une accumulation de sucs pancréatiques dans les canaux pancréatiques.

Le **conduit pancréatique accessoire** (de *Santorini*) est horizontal, isolé ou anastomosé avec le conduit pancréatique par des canalicules. Il s'ouvre dans la lumière duodénale un peu au-dessus du précédent par la papille mineure.

> **En clinique**
>
> La **mucoviscidose** touche le pancréas dans 85 % des cas et se traduit par la production d'un mucus épais qui obstrue les conduits et empêche les enzymes pancréatiques de s'écouler dans le duodénum. Il en résulte une malabsorption, principalement des graisses. La destruction du pancréas par la maladie induit un diabète de type 1, insulino-requérant.

Structure

Le pancréas comprend un tissu exocrine, dont les sécrétions sont déversées dans la lumière duodénale, et un tissu endocrine, dont les sécrétions hormonales gagnent les capillaires puis les veines pancréatiques, la veine porte et le foie.
Le tissu exocrine occupe 99 % de la glande. Il forme les acinus qui sécrètent un liquide alcalin et des enzymes digestives dans le conduit pancréatique.
Le tissu endocrine représente 1 % du volume glandulaire et se regroupe en îlots pancréatiques (de *Langerhans*) dont les cellules produisent le glucagon et l'insuline.

> **À noter**
>
> Avec l'âge, le pancréas présente une involution graisseuse qui ne laisse subsister que quelques îlots tissulaires.

Vascularisation

Artérielle (fig. 15-78 et 15-79)

Les **arcades artérielles pancréatico-duodénales**, anastomoses entre l'artère mésentérique supérieure et le tronc cœliaque, donnent des rameaux aux 2 faces de la tête (cf. p. 1058).
L'**artère mésentérique supérieure** donne :
- l'artère pancréatico-duodénale inférieure qui fournit des rameaux à la tête puis participe à la formation des arcades pancréatico-duodénales ;
- l'artère pancréatique inférieure qui longe le bord inférieur du corps et de la queue et les vascularise.

L'**artère splénique** donne :
- l'artère grande pancréatique à la face postérieure de la tête, qui se divise en rameaux droit pour le processus unciné et gauche pour la queue ;
- l'artère pancréatique dorsale qui parcourt la face postérieure du corps ;
- des rameaux destinés à la queue.

Veineuse (fig. 15-79)

Les veines pancréatiques se drainent dans le système porte en arrière du pancréas :
- la veine pancréatico-duodénale supérieure naît à la face postérieure de la tête du pancréas et s'abouche au bord droit de la veine porte ;
- la veine pancréatico-duodénale inférieure naît de la face antérieure de la tête et rejoint la veine gastro-omentale droite puis la veine mésentérique supérieure ;
- les autres veines rejoignent les veines splénique, gastrique gauche, pancréatique inférieure et mésentérique supérieure.

APPAREIL DIGESTIF
GLANDES ANNEXÉES AU TUBE DIGESTIF

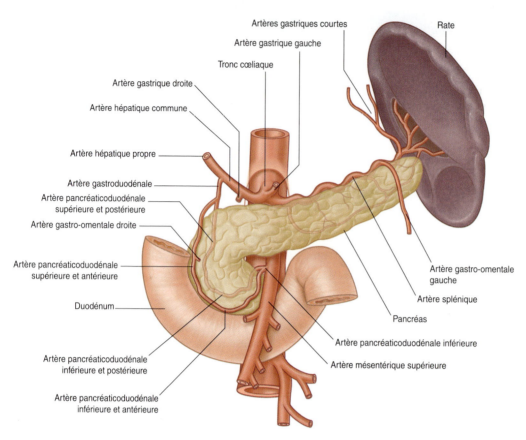

▶ **15-78**
Vascularisation artérielle du pancréas.
Chaque arcade pancréatico-duodénale est formée par l'anastomose d'une artère pancréatico-duodénale supérieure, issue de l'artère gastro-duodénale, et d'une artère pancréatico-duodénale inférieure.
© Drake 2015.

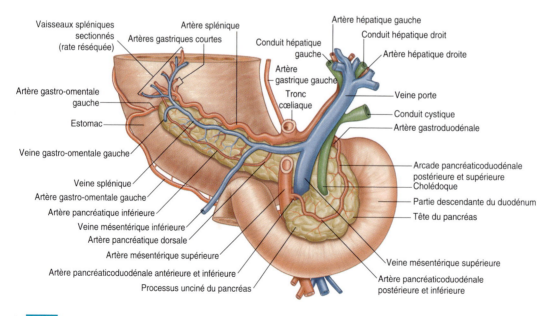

▶ **15-79**
Vascularisation du pancréas (vue postérieure).
© Drake 2017.

Lymphatique

Les collecteurs lymphatiques de la **tête** se drainent vers :
- les nœuds pyloriques puis les nœuds cœliaques ;
- les nœuds pancréatico-duodénaux, situés près des arcades homonymes. Ces nœuds sont collectés par les nœuds supra-pyloriques ou les nœuds mésentériques supérieurs.

Le **corps** et la **queue** sont drainés vers les nœuds spléniques, situés à l'extrémité de la queue, et les nœuds pancréatiques supérieurs et inférieurs le long des bords supérieur et inférieur de la glande.
Les nœuds suivants sont cœliaques et mésentériques supérieurs.

Innervation

Les fibres **sensitives** venant du pancréas empruntent les structures des voies sympathiques vers les myélomères T6 à T10, et celles des voies para-sympathiques vers le tronc cérébral (fig. 15-38).

> **En clinique**
>
> La zone de projection cutanée de la sensibilité pancréatique est la région épigastrique.
> Les douleurs pancréatiques ont une irradiation en ceinture et une position antalgique en chien de fusil.

L'innervation **sécrétoire** du pancréas provient du système nerveux autonome par les plexus cœliaque et mésentérique supérieur (fig. 15-39). Les fibres ortho- et para-sympathiques issues de ces plexus suivent les trajets artériels.
- le système sympathique diminue la sécrétion d'insuline et celle des sucs pancréatiques. Ces fibres sont issues des myélomères thoraciques 6 à 10 via les nerfs grand et petit splanchniques.
- le système para-sympathique a l'effet inverse. Ces fibres proviennent principalement du tronc vague postérieur.

> **En clinique**
>
> Le contrôle sécrétoire du pancréas est principalement hormonal, par le biais d'hormones sécrétées par la muqueuse duodénale et jéjunale, la cholécystokinine, la sécrétine et le VIP *(vasoactive intestinal peptide)*.

Foie et voies biliaires

Le foie est un organe indispensable à l'homéostasie. Il assure des fonctions de dégradation, de synthèse et de transformation.
Les voies biliaires sont l'appareil excréteur de la bile synthétisée par le foie vers le tube digestif.

Foie

Le foie est la plus volumineuse glande de l'organisme.
C'est un organe thoraco-abdominal, situé à l'étage sus-méso-colique de la cavité péritonéale (fig. 15-49). Il se projette entre les vertèbres T10 et L2 et occupe l'hypochondre droit en totalité, l'épigastre et l'hypochondre gauche.

> **En clinique**
>
> Le foie est normalement palpé en inspiration profonde sous le rebord costal antérieur droit. Sa consistance est ferme. À la percussion, il renvoie un son mat.
> Les **hépatomégalies** peuvent avoir de nombreuses causes : inflammatoires (hépatites), cardiaques (insuffisance cardiaque droite), tumorales, cirrhotiques, métaboliques, etc. La consistance du foie est variable : il devient dur et irrégulier lors des cirrhoses, mou lors d'une insuffisance cardiaque droite.

APPAREIL DIGESTIF
GLANDES ANNEXÉES AU TUBE DIGESTIF

Le foie assure de nombreuses fonctions biologiques :
- les glucides y sont dégradés et stockés sous forme de glycogène, en fonction de l'action du glucagon et de l'insuline, et sous forme de triglycérides. Les hépatocytes peuvent également synthétiser du glucose à partir des triglycérides (néoglucogenèse) ;

En clinique

L'accumulation dans le foie de triglycérides conduit à une stéatose hépatique. Chez certains oiseaux, cette accumulation de graisses hépatiques est réalisée physiologiquement avant un périple migratoire.

- les protides y sont dégradés en urée alors que des protéines aux fonctions différentes y sont synthétisées : protéines de transport, dont l'albumine, facteurs de la coagulation, protéines de l'inflammation, dont le fibrinogène et la CRP, (*C reactive protein*) etc. ;

En clinique

Les insuffisances hépato-cellulaires s'accompagnent de troubles de la coagulation et d'œdèmes par hypoprotéinémie.

- le cholestérol et diverses lipoprotéines y sont synthétisés à partir des lipides ;
- il épure le sang en transformant les substances toxiques ou les médicaments qui peuvent alors être éliminés par voie biliaire ou urinaire ;

En clinique

Sur les médicaments absorbés par voie orale, cette transformation est appelée **effet de premier passage hépatique** et peut être responsable d'une dégradation d'une partie plus moins importante du principe actif dont il est tenu compte dans la posologie. Lors des maladies qui altèrent la fonction hépatique, la posologie des médicaments à transformation hépatique est diminuée. Le principe actif des suppositoires, administrés par voie rectale, n'est pas soumis à cet effet car le drainage veineux se fait par le système cave inférieur.

- il synthétise la bile contenant de la bilirubine, produit final de la dégradation de l'hémoglobine par les macrophages hépatiques, des acides biliaires qui permettent l'absorption des lipides et des vitamines liposolubles par l'intestin, et du cholestérol. C'est par la bile que sont éliminés certains produits toxiques et médicaments transformés dans le foie ;

À noter

Le foie produit environ 1 L de bile par jour. Celle-ci est ensuite concentrée dans la vésicule biliaire par réabsorption d'eau. Elle permet l'absorption des graisses dans l'intestin grêle et l'élimination de déchets (bilirubine, cholestérol) par les fèces.

En clinique

Un défaut de synthèse ou d'excrétion de la bile conduit à l'accumulation de bilirubine dans le sang et à un ictère.

- il participe à l'immunité en éliminant par ses macrophages les bactéries circulantes ;
- il sécrète plusieurs hormones : l'érythropoïétine et la thrombopoïétine, qui favorisent la multiplication des érythrocytes et des thrombocytes, l'angiotensinogène, qui intervient dans la régulation de la pression artérielle, etc. ;

- il stocke et libère en fonction des besoins les vitamines A, D, E, K et B12, ainsi que le fer et le cuivre ;

> **En clinique**
>
> Le foie est le site électif d'accumulation du fer lors d'une hémochromatose ou du cuivre lors d'une maladie de *Wilson*.

- il élimine les hématies et les leucocytes altérés ; chez le fœtus, il est le lieu de l'hématopoïèse.

Aspect

Le foie est ovoïde à grand axe transversal, plus développé à droite qu'à gauche (fig. 15-80). Il mesure 25 cm de droite à gauche, 8 à 10 cm d'arrière en avant et 16 cm de haut en bas. De couleur brune, il pèse 2 à 2,5 kg en moyenne, dont 700 à 800 mL de sang.
Il est divisé en 2 lobes, droit et gauche, par le ligament rond et le ligament falciforme. Le lobe droit est le plus volumineux et représente environ 75 % du foie.

> **À noter**
>
> Le foie présente de variations relativement fréquentes :
> - le lobe accessoire de *Riedel*, prolongement inférieur des segments V et VI (cf. infra) qui peut atteindre la région pelvienne (à ne pas confondre avec une hépatomégalie pathologique) ;
> - la languette hépatique gauche, développement marqué du lobe gauche qui peut atteindre la paroi latérale gauche de la région thoraco-abdominale.

Il présente 2 faces et 2 bords :
- la **face diaphragmatique** est très convexe vers le haut, lisse, recouverte de péritoine viscéral sauf à sa partie postérieure (fig. 15-81). Elle reçoit le ligament falciforme, reliquat du méso antérieur de l'anse digestive de l'embryon ;

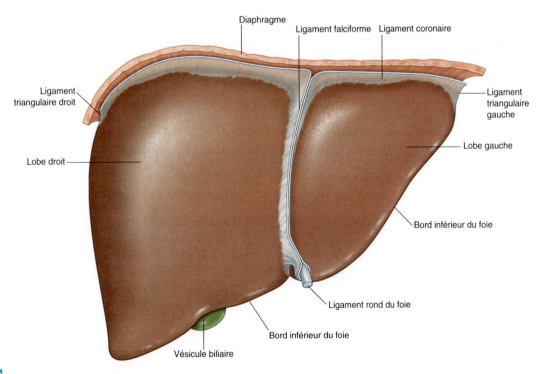

▶ 15-80
Vue antérieure du foie.
© Drake 2017.

APPAREIL DIGESTIF
GLANDES ANNEXÉES AU TUBE DIGESTIF

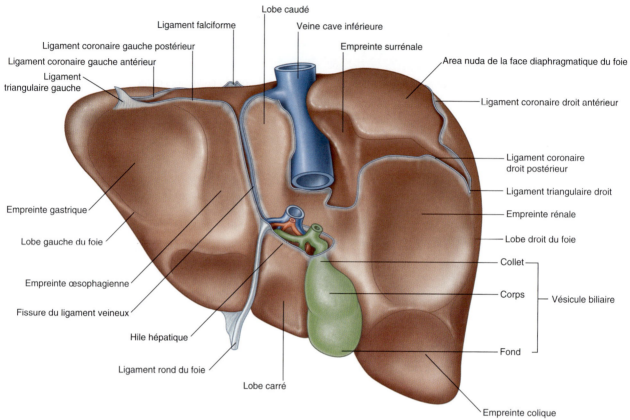

▶ **15-81**
Vue postérieure du foie.
© Drake 2017.

- la **face viscérale**, plutôt aplatie, regarde en bas, en arrière et à gauche. Elle est parcourue par 3 sillons qui forment un H (fig. 15-82) :
  - un sillon sagittal droit constitué en avant par la fosse de la vésicule biliaire et qui rejoint en arrière l'extrémité inférieure du sillon de la veine cave inférieure,
  - un sillon sagittal gauche, profond, formé en avant par la fissure du ligament rond et en arrière par la fissure du ligament veineux,
  - un sillon transversal, entre les 2 précédents, qui constitue le hile hépatique par lequel les éléments du pédicule hépatique pénètrent ou quittent le foie ;
- le **bord antérieur** est oblique en haut et à gauche, aigu et déborde à peine le rebord costal ;
- le **bord postérieur** est arrondi, plus haut situé que le bord antérieur.

> ### À noter
> Le **ligament falciforme** dérive de la partie sus-ombilicale du méso-digestif antérieur de l'embryon. Il relie le foie à la paroi abdominale antérieure.
> Le **ligament rond** est le reliquat de la veine ombilicale oblitérée, qui peut se reperméabiliser lors d'hypertension portale. Il forme le bord inférieur du ligament falciforme.
> Le **ligament veineux** est le reliquat du conduit veineux (d'*Arantius*) qui relie chez le fœtus la veine porte à la veine cave inférieure et permet au sang ombilical oxygéné d'atteindre l'atrium droit (cf. p. 883).
> Le hile hépatique est également appelé **porte du foie** et donne son nom à la veine porte.

APPAREIL DIGESTIF
GLANDES ANNEXÉES AU TUBE DIGESTIF

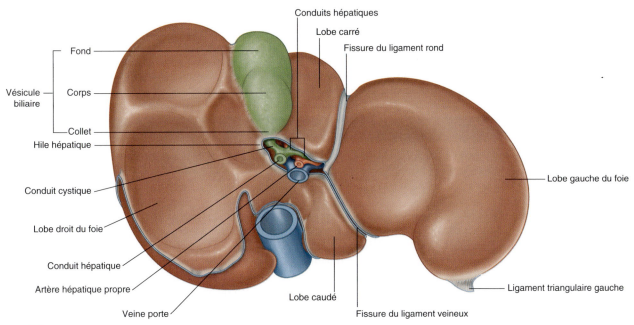

▶ **15-82**
Vue inférieure du foie.
© Drake 2017.

Rapports

Le foie est recouvert de **péritoine viscéral**, à l'exception (fig. 15-80 à 15-82) :
- de l'insertion du ligament falciforme, qui fixe le foie à la paroi abdominale antérieure, du processus xiphoïde à l'ombilic ;
- de la zone de contact entre le diaphragme et la partie postérieure de sa face diaphragmatique, appelée area nuda, où le foie est fixé au diaphragme. Cette zone s'étale autour du foramen de la veine cave inférieure à laquelle le foie adhère par son adventice. La réflexion du péritoine viscéral hépatique en péritoine pariétal diaphragmatique forme en avant et en arrière les ligaments coronaires antérieur et postérieur. Ceux-ci se rejoignent à droite et à gauche en ligaments triangulaires droit et gauche.

> **À noter**
>
> Fixé au diaphragme, le foie suit ses mouvements respiratoires.

- du hile hépatique, autour duquel se fixe le petit omentum, et de la fosse vésiculaire.

Sa **face diaphragmatique** répond au diaphragme et :
- en haut, aux plèvres et aux poumons, au péricarde et aux ventricules ;
- en avant, aux plèvres et aux côtes 6 à 10, puis à la paroi abdominale antérieure ;
- à droite, au récessus pleural costo-diaphragmatique, puis à la cage thoracique ;
- en arrière, à la colonne vertébrale, à la veine cave inférieure et à l'aorte.

> **En clinique**
>
> Le contact du foie avec la paroi abdominale antérieure et thoraco-abdominale droite permet la réalisation de biopsies percutanées qui peuvent ou non être guidées par échographie.

Sa **face viscérale** est en rapport avec (fig. 15-81 et 15-82) :
- à droite de la fosse vésiculaire et d'avant en arrière, l'angle colique droit, le rein droit et la partie descendante duodénum ;

- en avant du hile, la partie supérieure du duodénum ;
- à gauche de la fissure du ligament rond, l'estomac.

Structure

Le foie est friable, entouré d'un tissu conjonctif dense qui constitue sa **capsule** (de *Glisson*). À l'extrémité gauche du foie, ce tissu conjonctif se fixe au diaphragme en formant l'appendice fibreux du foie.

> **En clinique**
>
> La capsule hépatique explique la possibilité d'hématome contenu et de rupture hépatique en 2 temps.

La capsule est partiellement recouverte de péritoine et se prolonge vers l'intérieur de la glande par du tissu conjonctif réticulaire qui entoure les pédicules vasculaires et sépare les lobules hépatiques, unités fonctionnelles du foie.

Les **lobules** sont poly-édriques, organisés autour de la veine centro-lobulaire, qui se draine vers les veines hépatiques, et entourés des rameaux de la veine porte qui amènent à leur contact le sang issu du tube digestif. Ces rameaux veineux portes sont accompagnés d'un rameau artériel hépatique, d'un canalicule biliaire inter-lobulaire, de collecteurs lymphatiques et de fibres nerveuses, tous inclus dans une gaine conjonctive péri-lobulaire, l'**espace porte**. Ils sont situés au contact de plusieurs lobules adjacents.

Au sein des lobules, les hépatocytes sont organisés en travées radiaires, interposées entre la périphérie du lobule et son centre, et composées de 2 couches cellulaires. Entre 2 travées chemine un capillaire sinusoïde, qui véhicule le sang de l'espace porte vers la veine hépatique. Entre les 2 couches d'hépatocytes d'une même travée passe un canalicule biliaire qui amène la bile produite par les hépatocytes vers les conduits hépatiques de l'espace porte.

> **À noter**
>
> Le foie a des capacités de régénération qui permettent de réaliser des hépatectomies étendues.

> **En clinique**
>
> Lors de la **cirrhose**, les hépatocytes normaux sont remplacés par des bandes de tissu conjonctif fibreux dense et des nodules de régénération apparaissent. Ces phénomènes modifient l'architecture et la consistance hépatique, ainsi que le réseau porte et sont à l'origine d'une **hypertension portale**.

Vascularisation

La vascularisation hépatique est le fait de 2 pédicules (fig. 15-83) :
- un pédicule inférieur, afférent, vasculo-nerveux qui comprend l'artère hépatique propre, la veine porte, les lymphatiques et les nerfs hépatiques ;
- un pédicule supérieur, efférent, uniquement veineux, formé par les veines hépatiques.

Le débit sanguin hépatique varie au cours de la journée : il augmente lors de la digestion et diminue lors du sommeil.

Artérielle

L'artère hépatique propre apporte sa vascularisation nourricière au foie, soit 20 à 30 % de l'apport sanguin (fig. 15-84) :
- c'est une branche terminale de l'artère hépatique commune issue du tronc cœliaque ;
- elle parcourt le ligament hépato-duodénal, bord droit et libre du petit omentum, en avant de la veine porte et à gauche du conduit cholédoque ;
- elle pénètre le foie par son hile où elle se divise en 2 branches qui suivent les branches de la veine porte (cf. infra), les branches droite et gauche de l'artère hépatique.

APPAREIL DIGESTIF
GLANDES ANNEXÉES AU TUBE DIGESTIF

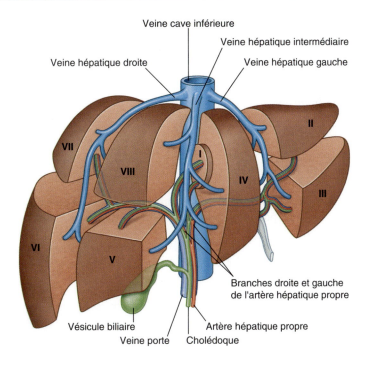

▶ 15-83
Pédicules vasculaires du foie.
© Drake 2017.

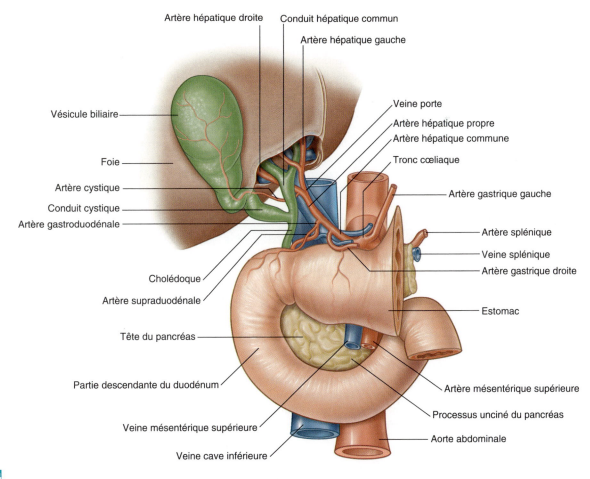

▶ 15-84
Distribution de l'artère hépatique commune.
© Drake 2017.

> ### En clinique
>
> La vascularisation artérielle hépatique est très variable. La disposition décrite est la plus fréquente (75 %). Dans 10 % des cas, une artère pour le lobe droit du foie provient de l'artère mésentérique supérieure et est alors appelée artère hépatique droite (à ne pas confondre avec branche droite de l'artère hépatique). Dans 20 % des cas, une artère pour le lobe gauche provient de l'artère gastrique gauche et est appelée artère hépatique gauche.

Veineuse afférente

La veine porte est responsable de la vascularisation fonctionnelle du foie, soit de 70 à 80 % de l'apport sanguin (fig. 15-84 et 15-67) :
- elle est interposée entre les systèmes capillaires veineux du tube digestif et du foie ;
- longue de 10 cm pour 15 à 20 mm de diamètre, elle se divise dans le hile hépatique en 2 branches principales :
  - la branche droite donne les veines segmentaires antérieure et postérieure,
  - la branche gauche donne les veines segmentaires latérale et médiale. Elle se termine en recevant l'insertion oblitérée du ligament rond. Près de son origine se fixe le ligament veineux.

> ### En clinique
>
> **L'hypertension portale** est une élévation de la pression veineuse dans le système porte au-delà de 15 mmHg. Elle est liée à une augmentation des résistances hépatiques dont la cause la plus habituelle est la cirrhose hépatique.

Veineuse efférente

Les veines hépatiques, droite, intermédiaire et gauche, drainent le sang du foie vers la veine cave inférieure qu'elles rejoignent juste avant sa traversée du diaphragme (fig. 15-83).

> ### À noter
>
> Le plan de la veine hépatique intermédiaire sépare les parties droite et gauche, appelées « lobe droit » et « lobe gauche ».
> Les veines hépatiques constituent les principales amarres du foie à la veine cave inférieure et à la paroi abdominale postérieure.

> ### En clinique
>
> Les accidents par décélération peuvent provoquer un arrachement ostial des veines hépatiques, source d'hémorragie.
> Lors des **insuffisances cardiaques droites**, le retour veineux hépatique est diminué en raison de l'augmentation de la pression dans les cavités cardiaques droites, le sang s'accumule dans le foie et une hépatomégalie est observée. Le reflux hépato-jugulaire (turgescence jugulaire à la compression du foie) permet de différencier les hépatomégalies par stase sanguine des hépatomégalies d'origine hépatique.
> Lors des **hypertensions portales** compliquées (rupture de varices œsophagiennes, ascite réfractaire, insuffisance rénale, etc.), les dérivations porto-caves diminuent la pression portale. Elles sont réalisées par voie percutanée en mettant en place un stent couvert entre une branche de la veine porte et une veine hépatique (*transjugular intrahepatic portosystemic shunt* [TIPS]).
> Lors des **transplantations hépatiques**, les connexions vasculaires et biliaires doivent être rétablies.

APPAREIL DIGESTIF
GLANDES ANNEXÉES AU TUBE DIGESTIF

Lymphatique

Les collecteurs lymphatiques sont sous la capsule ou le long des rameaux de la veine porte. Les nœuds lymphatiques hépatiques sont le long de l'artère hépatique propre et rejoignent les nœuds cœliaques puis le conduit thoracique.

Quelques collecteurs sous-capsulaires rejoignent l'area nuda puis les nœuds thoraciques à travers le diaphragme.

> **En clinique**
>
> La vascularisation veineuse et lymphatique du foie est très abondante et en fait un site électif de métastases, particulièrement des cancers digestifs mais également pulmonaires et mammaires.

Innervation

Les fibres de la **sensibilité** empruntent les structures des voies sympathiques vers les myélomères T7 à T11, et celles des voies para-sympathiques vers le tronc cérébral (fig. 15-38).

> **En clinique**
>
> Les douleurs hépatiques sont perçues dans les dermatomes T7 à T11 droits.

L'innervation **sécrétoire** du foie dépend du système nerveux autonome. Les nerfs hépatiques proviennent du plexus hépatique, issu du plexus cœliaque qui accompagne l'artère hépatique propre et véhiculent les 2 contingents (fig. 15-39) :
- le système sympathique est vasoconstricteur et hyperglycémiant, il stimule la glycogénolyse et la néoglucogenèse. Ces fibres sont issues des myélomères thoraciques 7 à 11 via les nerfs grand et petit splanchniques, avec un relais dans les ganglions cœliaques et mésentériques supérieurs ;
- le système para-sympathique est hypoglycémiant, il stimule la glycogenèse et inhibe la néoglucogenèse. Ces fibres sont issues des nerfs vagues (X) via le tronc vague antérieur, qui donne le nerf gastro-hépatique dans le petit omentum, et le tronc vague postérieur, qui donne des rameaux aux ganglions cœliaques.

Segmentation hépatique

La segmentation hépatique, décrite par un anatomiste français nommé *Couinaud*, repose sur les divisions de la veine porte et les plans sagittaux obliques des veines hépatiques. Elle sépare le foie en 9 segments, indépendants les uns des autres (fig. 15-83 et 15-85).

Les **veines hépatiques** séparent le foie en secteurs :
- postérieur, à droite de la veine hépatique droite ;
- antérieur, entre les veines hépatiques droite et intermédiaire ;
- médial entre les veines hépatiques intermédiaire et gauche ;
- latéral à gauche de la veine hépatique gauche.

Les secteurs postérieur et antérieur forment le lobe droit, les secteurs médial et latéral le lobe gauche.

La **veine porte** se divise dans le hile hépatique en branches droite et gauche, chacune donnant des rameaux segmentaires. Le plan de la bifurcation porte, globalement transversal, permet de diviser chaque secteur en segments :
- le secteur postérieur comprend les segments postéro-inférieur (VI) et postéro-supérieur (VII) ;
- le secteur antérieur comprend les segments antéro-inférieur (V) et antéro-supérieur (VIII) ;
- le secteur médial comprend les segments supéro-médial (IVa) et inféro-médial (IVb) ;
- le secteur latéral comprend les segments supéro-latéral (II) et inféro-latéral (III) ;
- le segment I correspond au lobe caudé. Il reçoit des rameaux portes issus de la bifurcation de la veine porte et se draine directement dans la veine cave inférieure.

Les ramifications de l'artère hépatique propre et du conduit hépatique commun suivent celles de la veine porte, de telle sorte que chaque segment reçoit un pédicule qui autorise des résections hépatiques partielles.

APPAREIL DIGESTIF
GLANDES ANNEXÉES AU TUBE DIGESTIF

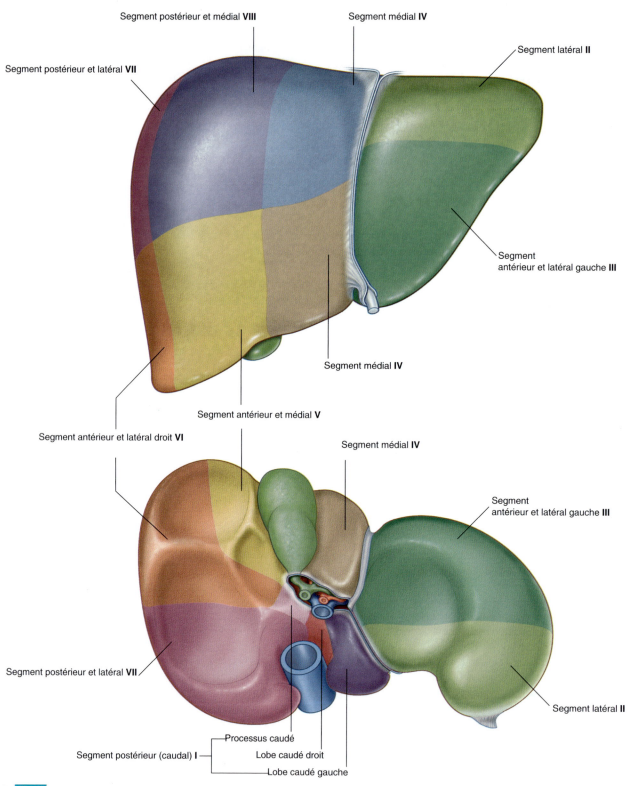

▶ 15-85
Segments du foie visibles sur les faces diaphragmatique et viscérale.
© Drake 2017.

APPAREIL DIGESTIF
GLANDES ANNEXÉES AU TUBE DIGESTIF

À noter

Foie droit et foie gauche sont séparés par la veine hépatique intermédiaire et ne doivent pas être confondus avec **lobe** droit et lobe gauche, séparés par le ligament rond : le lobe droit comprend les secteurs postérieur, antérieur et médial, alors que le lobe gauche comprend seulement le secteur latéral.
Le segment IVb correspond au **lobe carré**. Il est parfois appelé segment IX, le segment IVa devenant alors segment IV.
Le segment I appartient au foie gauche, car il est à gauche du plan de la veine hépatique intermédiaire, mais au lobe droit car il est à droite du ligament rond. Fonctionnellement, il est considéré comme un lobe à part entière, le **lobe caudé**, eu égard à l'origine de son pédicule vasculaire.
Les veines hépatiques ont une disposition inter-segmentaire alors que les éléments du pédicule sous-hépatique, rameaux de la veine porte, de l'artère hépatique propre et canalicules biliaires, sont centro-segmentaires. À l'échelle du lobule, les premières sont centro-lobulaires et les seconds péri-lobulaires.

En clinique

La disposition des différents éléments du pédicule sous-hépatique et l'absence de communication entre ceux-ci d'un segment à l'autre autorisent les résections chirurgicales d'un lobe (**lobectomies**) ou d'un ou plusieurs segments (**segmentectomies**). L'identification des segments se fait par clampage temporaire de leur pédicule afférent.
Cette systématisation explique également la possibilité de transplanter un seul lobe d'un foie volumineux à un receveur de petite taille (enfant par exemple).

Voies biliaires

Le foie sécrète en continue de la bile ; les conduits biliaires et la vésicule en constituent l'appareil excréteur dans le duodénum (fig. 15-77).

À noter

La presque totalité des sels biliaires excrétés dans le duodénum sont réabsorbés dans l'iléon et ramenés au foie via la circulation porte. Ils sont alors à nouveau sécrétés par les hépatocytes dans les canalicules biliaires. Ce cycle survient plusieurs fois par jour et est appelé cycle entéro-hépatique.

Les voies biliaires comprennent un réservoir, la vésicule biliaire, et des conduits biliaires, hépatique commun, cystique et cholédoque.
La voie biliaire principale comprend les conduits hépatiques propres puis commun.
La voie biliaire accessoire est branchée sur le conduit cholédoque et formée de la vésicule biliaire et du conduit cystique.

En clinique

La vésicule peut faire l'objet d'une résection chirurgicale ou **cholécystectomie**. Celle-ci s'accompagne d'une malabsorption lors des arrivées massives de graisses dans le tube digestif qui peut conduire à une stéatorrhée.

Constitution et rapports
Conduit hépatique commun
La bile produite pas les hépatocytes emprunte les cholangioles qui s'anastomosent en conduits inter-lobulaires. Ceux-ci rejoignent les conduits segmentaires puis les conduits sectoriels et enfin les conduits hépatiques droit et gauche.

Le conduit hépatique commun est formé par la convergence dans le hile hépatique des conduits hépatiques droit et gauche. Long de 3 à 4 cm pour un diamètre de 5 mm, il parcourt la partie supérieure du ligament hépato-duodénal en avant de la veine porte et à droite de l'artère hépatique propre.

Conduit cholédoque

De 5 à 15 cm de long pour un diamètre de 6 mm, le cholédoque est formé par la réunion du conduit cystique et du conduit hépatique commun.

Il prolonge celui-ci dans le ligament hépato-duodénal en décrivant une courbe concave vers la droite. Il est en avant de la veine porte et à droite de l'artère hépatique propre. Ce pédicule limite en avant le foramen de la bourse omentale. Le cholédoque passe ensuite en arrière de la partie supérieure du duodénum puis de la tête du pancréas dont il pénètre la face postérieure pour s'aboucher dans la partie descendante du duodénum.

Il s'ouvre par la papille duodénale majeure en fusionnant avec le conduit pancréatique pour former l'ampoule hépato-pancréatique.

En clinique

La cholangiographie rétrograde consiste à opacifier le cholédoque après avoir cathétérisé, lors d'une endoscopie, la papille duodénale majeure. Elle permet d'étudier le contenu des voies biliaires et autorise la réalisation d'une sphinctérotomie (section du sphincter de l'ampoule hépato-pancréatique) qui permet d'évacuer des lithiases. Pour l'étude des voies biliaires, elle est volontiers remplacée par la bili-IRM, non invasive.

Conduit cystique

Le conduit cystique est parcouru par la bile dans les 2 sens :
- entre les repas, du foie vers la vésicule ;
- lors de la digestion, de la vésicule vers le cholédoque.

Long de 3 à 4 cm pour un diamètre de 3 à 4 mm, il émerge du col vésiculaire, contourne les faces supérieure puis postérieure de la première partie du duodénum, et fusionne avec le conduit hépatique commun pour former le cholédoque.

À noter

L'abouchement du canal cystique sur la voie biliaire principale est variable en hauteur, donnant des cholédoques plus ou moins longs. L'abouchement se fait habituellement sur la face droite de la voie biliaire principale, plus rarement sur la face gauche après qu'il a croisé le conduit hépatique commun en avant ou en arrière. Ces variations compliquent un peu la chirurgie biliaire.

Vésicule biliaire

La vésicule biliaire est un réservoir membraneux piriforme dans lequel la bile produite par le foie est accumulée entre les repas (fig. 15-77). Elle y est concentrée par une réabsorption liquidienne à travers ses parois.

À noter

La bile sécrétée par le foie s'écoule en permanence dans les conduits biliaires. Entre les repas, le tonus du sphincter de l'ampoule hépato-pancréatique empêche l'écoulement de bile dans le duodénum. Celle-ci s'accumule dans le cholédoque et reflue vers la vésicule biliaire. Son excrétion par la vésicule est déclenchée par l'arrivée de graisses ou d'alcool (« trou normand ») dans le duodénum qui provoquent le relâchement du sphincter et la contraction des parois vésiculaires.

APPAREIL DIGESTIF
GLANDES ANNEXÉES AU TUBE DIGESTIF

D'une capacité de 50 mL, elle mesure 6 à 10 cm de long pour un diamètre de 3 à 4 cm et se projette à hauteur des vertèbres L1 et L2.

Elle est dans la fosse vésiculaire du foie, recouverte par le péritoine de la face viscérale du foie, fixée par du tissu conjonctif à la capsule hépatique (fig. 15-81 et 15-82).

Elle possède un fond, un corps et un col qui se prolonge par le conduit cystique :
- le fond dépasse un peu le bord antérieur du foie et entre en contact avec la paroi abdominale antérieure au niveau de l'intersection entre le rebord costal droit et le bord latéral du muscle droit de l'abdomen (fig. 15-80). Il répond en arrière à l'angle colique droit ;

En clinique

Les **lithiases vésiculaires** résultent de la précipitation dans le fond de la vésicule des sels biliaires et de cholestérol. La plupart ne se compliquent jamais mais les petits calculs peuvent emprunter les conduits excréteurs et risquent de s'y enclaver. En fonction du site de blocage, ils peuvent induire une **colique hépatique**, liée à la distension de la voie biliaire et parfois surinfectée en **cholécystite** aiguë (infection de la vésicule) ou **angiocholite** aiguë (infection du cholédoque), ou une **pancréatite** aiguë.

- le corps est oblique en arrière et à gauche. Sa face postérieure est en rapport avec le côlon transverse et au contact de la partie supérieure du duodénum ;
- le col est sinueux, uni au foie par un repli péritonéal, le ligament hépato-vésiculaire. Sa face inférieure est au contact de la partie supérieure du duodénum.

En clinique

Les **cholestases** regroupent les anomalies de la sécrétion ou de l'excrétion biliaire. Leurs causes sont nombreuses : lithiase obstructive, obstacle compressif (cancer de la tête du pancréas), cholangite sclérosante, cholangiocarcinome, hépatite virale ou toxique, etc.

Structure

La **muqueuse** des voies biliaires est un épithélium prismatique simple. Au niveau du col de la vésicule, un repli muqueux forme le pli spiral qui agit comme une valvule empêchant l'expression vésiculaire lors d'augmentation de la pression abdominale (fig. 15-86).

Elle est entourée par une **musculeuse** épaisse, développée principalement autour de la vésicule et des conduits extra-hépatiques, formée de myocytes lisses organisés en une couche centrale circulaire et une couche périphérique longitudinale. Autour de la terminaison du cholédoque dans l'ampoule hépato-pancréatique, la couche circulaire s'épaissit pour former un sphincter indépendant de ceux de l'ampoule et du conduit pancréatique.

La **séreuse**, constituée du péritoine, n'entoure que les voies biliaires extra-hépatiques.

Vascularisation

Artérielle

L'artère cystique provient de l'artère hépatique propre (artère cystique longue) ou, plus souvent, de sa branche droite (artère cystique courte) et vascularise la vésicule biliaire, le conduit cystique et le cholédoque. Elle provient plus rarement de la branche gauche de l'artère hépatique (fig. 15-84).

En clinique

Les **chimio-embolisations hépatiques** nécessitent de placer la sonde par laquelle sont injectées les chimiothérapies en aval de l'origine de l'artère cystique pour limiter les lésions vésiculaires.

Les artères hépatique propre, gastro-duodénale et pancréatico-duodénale postéro-supérieure vascularisent les conduits hépatique commun et cholédoque.

APPAREIL DIGESTIF
GLANDES ANNEXÉES AU TUBE DIGESTIF

▶ **15-86**
Coupe de la vésicule biliaire et du conduit biliaire.
© Drake 2017.

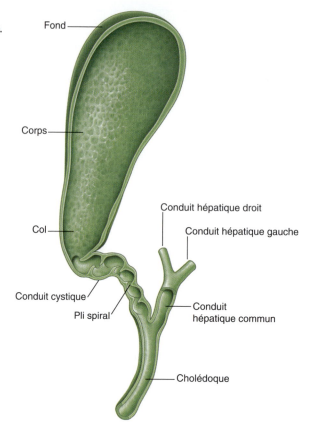

Veineuse
Les veines se drainent dans le système porte. Quelques veines du fond et du corps vésiculaires rejoignent les capillaires sinusoïdes du foie en traversant la fosse vésiculaire.

Lymphatique
Les collecteurs lymphatiques de la vésicule biliaire et du conduit cystique se rendent aux nœuds cystiques, au contact du col vésiculaire, puis aux nœuds hépatiques.
Le conduit hépatique commun est drainé vers les nœuds hépatiques.
Le cholédoque est drainé vers les nœuds hépatiques et pancréatico-duodénaux supérieurs.
Les derniers nœuds avant le conduit thoracique sont les nœuds cœliaques.

Innervation
La **sensibilité** emprunte les mêmes voies que celles du foie (fig. 15-38).

> **En clinique**
>
> Les douleurs vésiculaires sont perçues dans les dermatomes T7 à T11 droits. Les douleurs en bretelle ressenties dans l'épaule droite sont liées à l'irritation du péritoine à la face inférieure du diaphragme qui stimule le nerf phrénique.

L'innervation **autonome** est apportée par le plexus cœliaque via le plexus hépatique (fig. 15-39) :
- le sympathique a un rôle vaso-moteur. Il provient des myélomères T7 à T11 et emprunte les nerfs grand et petit splanchniques ;
- le para-sympathique entraîne la contraction de la musculeuse des voies biliaires et le relâchement du tonus sphinctérien de l'ampoule hépato-pancréatique. Les fibres nerveuses sont véhiculées par les nerfs vagues (X).

APPAREIL DIGESTIF
CONTRÔLE DE LA DIGESTION

> **À noter**
>
> De multiples **variations embryologiques** des voies biliaires existent :
> - la vésicule peut être absente, double ou cloisonnée, intra-hépatique, rétro-hépatique ou gauche. Elle peut présenter un diverticule ;
> - le conduit cystique peut s'aboucher dans le duodénum ou dans le conduit hépatique droit ;
> - des conduits hépatiques accessoires peuvent rejoindre directement la vésicule biliaire : les cholécystectomies se compliquent volontiers de cholé-péritoine ;
> - le conduit cholédoque peut être double, ou s'aboucher dans les parties supérieure ou horizontale du duodénum.

CONTRÔLE DE LA DIGESTION (fig. 15-38 et 15-39)

Malgré des besoins continus en énergie, la prise alimentaire est discontinue, déclenchée par la sensation de faim et inhibée par celle de rassasiement qui survient bien avant l'absorption des nutriments ingérés.
Le déclenchement de la prise alimentaire dépend de la glycémie, dont la baisse stimule l'hypothalamus, et de la sécrétion de ghréline, produite par l'estomac et dont la concentration sanguine augmente avec le temps écoulé depuis le dernier repas.
Le rassasiement conduit à la satiété qui suit chaque repas et diminue avec l'éloignement du repas.
Suivant la prise alimentaire, la digestion est une succession d'événements volontaires et involontaires, qui fait appel à des récepteurs, des centres nerveux et des effecteurs, entre lesquels l'information est transmise par des voies nerveuses :
- les **récepteurs** sont disséminés dans la paroi du tube digestif et comprennent :
    - des mécanorécepteurs sensibles à la pression et à la distension des parois du tube digestif,
    - des chémorécepteurs sensibles au pH, à la concentration en glucose, en acides gras et en acides aminés du contenu intestinal,
    - des thermorécepteurs, des osmorécepteurs et des nocicepteurs ;
- les **voies de la sensibilité** véhiculent 2 types d'information, initialement via les neurones du système entérique puis les plexus nerveux vasculaires :
    - les fibres transmettant les informations douloureuses (ischémie, ulcération, distension, etc.) empruntent a retro les structures de la voie sympathique jusqu'au nerf spinal puis rejoignent la corne postérieure de la moelle des myélomères T1 à L3,
    - les fibres transmettant les informations non douloureuses (chimiques, mécaniques, osmolaires, etc.) parcourent a retro les structures des voies para-sympathiques en empruntant :
        - après les plexus mésentérique supérieur ou cœliaque, le nerf vague (X) vers le noyau solitaire de la moelle allongée,
        - après le plexus mésentérique inférieur, le plexus hypogastrique supérieur puis le nerf hypogastrique, le plexus hypogastrique inférieur et enfin les nerfs splanchniques pelviens vers la racine postérieure de la moelle spinale des myélomères S2 à S4. Les voies de la sensibilité montent ensuite jusqu'au thalamus ;
- les **centres nerveux** sont étagés :
    - le premier niveau comprend les ganglions des plexus sous-muqueux et myentérique, connectés par des interneurones, qui parcourent la quasi-totalité du tube digestif et sont responsables de boucles réflexes locales (fig. 15-1) :
        - le plexus myentérique, entre les couches circulaire et longitudinale de la musculeuse, régule la contraction des myocytes lisses du tube digestif,
        - le plexus sous-muqueux, dans la sous-muqueuse, régule les sécrétions de la muqueuse digestive,
        - les centres spinaux sont situés au niveau des myélomères S2 à S4 pour la voie para-sympathique, et étagés de T1 à L3 pour la voie sympathique,
        - les centres du tronc cérébral comprennent les noyaux des nerfs crâniens intervenant dans la voie para-sympathique, dont le noyau solitaire et le noyau dorsal du nerf vague, les noyaux de la substance réticulée, le thalamus et l'hypothalamus,
        - les centres du cerveau comprennent le système limbique et le cortex ;

APPAREIL DIGESTIF
CONTRÔLE DE LA DIGESTION

> **À noter**
>
> Ce système nerveux particulier, dit entérique, comprend plusieurs dizaines de millions de neurones.

> **À noter**
>
> L'intervention de ces centres explique les effets digestifs de certaines émotions, particulièrement la peur, ou de certains stimulus. Ils expliquent également le lien entre stress et ulcères digestifs.

- les **voies motrices** sont celles du système nerveux autonome, sympathique et para-sympathique, et celle du système nerveux somatique pour les extrémités du tube digestif ;
- les **effecteurs** sont :
  - les muscles du tube digestif, striés volontaires aux 2 extrémités et lisses entre celles-ci,
  - les glandes du tube digestif, pariétales ou annexes,
  - les myocytes lisses des parois vasculaires pour adapter le débit circulatoire.

Phase encéphalique

La phase encéphalique est le premier temps de la digestion. Il s'agit d'une phase involontaire déclenchée par différents stimulus.

L'hypoglycémie, l'odeur, la vue, le goût, parfois l'audition ou l'évocation de la nourriture activent par leurs voies propres les centres nerveux du tronc cérébral, en particulier l'hypothalamus, avant la prise alimentaire, et la déclenchent si elle est possible.

En réponse, l'hypothalamus stimule les noyaux sous-jacents des nerfs facial (VII), glosso-pharyngien (IX) et vague (X) dont les fibres para-sympathiques provoquent la sécrétion des glandes salivaires et de la muqueuse gastrique, la sécrétion des sucs pancréatiques et la contraction des voies biliaires. Cette phase prépare la cavité orale, l'estomac et le duodénum à l'arrivée d'aliments.

Phase oro-pharyngo-œsophagienne

Il s'agit d'une phase initialement volontaire puis réflexe.

Ingestion

L'ingestion des aliments est volontaire et nécessite :
- l'ouverture de la bouche, par la contraction des muscles infra-hyoïdiens innervés par le nerf mandibulaire (V_3), branche du nerf trijumeau (V) ;
- l'abaissement de la langue et du plancher de la bouche par l'action des muscles hyoglosses et génio-glosses innervés par le nerf hypoglosse (XII) ;
- la fermeture de la fente orale par la contraction du muscle orbiculaire de la bouche, innervé par le nerf facial (VII).

Mastication et insalivation

La mastication est partiellement volontaire, la salivation est réflexe.

L'arrivée des aliments dans la cavité orale stimule les mécanorécepteurs et les thermorécepteurs de la muqueuse, ainsi que les propriocepteurs musculaires et articulaires. L'information sensitive emprunte les nerfs maxillaire (V_2) pour le palais, lingual, branche du nerf mandibulaire (V_3), pour les 2/3 antérieurs de la langue, et glosso-pharyngien (IX) pour son 1/3 postérieur. Elle atteint les noyaux de ces nerfs crâniens et provoque un mécanisme réflexe d'insalivation et de mastication.

Parallèlement, les récepteurs du goût transmettent leurs informations sensorielles au noyau solitaire du tronc cérébral via :

APPAREIL DIGESTIF
CONTRÔLE DE LA DIGESTION

- la corde du tympan qui s'accole au nerf lingual, branche du nerf mandibulaire, puis le nerf intermédiaire (VII bis) pour les 2/3 antérieurs de la langue ;
- le nerf glosso-pharyngien (IX) pour les 2/3 postérieurs de la langue ;
- le nerf vague (X) pour la base de la langue.

> **En clinique**
>
> Une lésion du nerf trijumeau (V) se traduit par des troubles sensitifs des 2/3 antérieurs de la langue alors qu'une lésion du nerf facial (VII) induit des troubles gustatifs.

Mastication

La mastication comprend l'action combinée :
- des dents qui broient et morcellent les aliments grâce aux mouvements de l'articulation temporo-mandibulaire provoqués par les muscles de la mastication. Ceux-ci sont principalement contrôlés par le nerf mandibulaire (V_3), branche du trijumeau ;
- des joues qui ramènent les aliments entre les arcades dentaires grâce aux muscles buccinateurs, innervés par le nerf facial ;
- de la langue qui malaxe les aliments, les déplace sous les arcades dentaires et finalement vers l'arrière de la cavité orale pour initier la déglutition. Ses muscles sont principalement contrôlés par le nerf hypoglosse.

Insalivation

L'insalivation des aliments est un phénomène réflexe déclenché par le contact des aliments avec les récepteurs de la cavité orale qui stimule les noyaux salivaires supérieur et inférieur. Elle est liée à la réponse para-sympathique :
- du noyau salivaire supérieur via les nerfs glosso-pharyngien, tympanique, petit pétreux, puis le ganglion otique et le nerf auriculo-temporal pour la glande parotide ;
- du noyau salivaire inférieur via le nerf facial puis la corde du tympan, le ganglion sub-mandibulaire et le nerf lingual pour les glandes sub-mandibulaire et sub-linguale.

Déglutition

La déglutition correspond au passage du bol alimentaire de la bouche à l'estomac. C'est un phénomène complexe dont le début est volontaire et la suite réflexe. Elle comprend 3 phases.

La **phase orale** fait suite à la mastication et à l'insalivation. Elle est volontaire. L'apex puis le dos de la langue s'élèvent contre le palais sous l'effet principalement des muscles longitudinal supérieur et stylo-glosse. Le bol alimentaire est poussé vers l'oro-pharynx. Le muscle hyoglosse attire alors la base de la langue en arrière, ce qui achève de propulser le bol alimentaire dans l'oro-pharynx. Ces différents muscles sont innervés par le nerf hypoglosse (XII).

La **phase pharyngienne** est complexe, involontaire et automatique. L'arrivée du bol alimentaire dans l'oro-pharynx stimule les récepteurs de sa paroi qui transmettent l'information au noyau ambigu, centre de la déglutition situé dans la substance réticulée de la moelle allongée :
- la voie sensitive efférente emprunte les nerfs maxillaire (V_2) et glosso-pharyngien pour l'isthme du gosier, et le nerf vague pour l'oro-pharynx proprement dit ;
- la réponse motrice réflexe induit :
  - les contractions successives des muscles constricteurs supérieur, moyen puis inférieur du pharynx, innervés par le nerf vague. Celle-ci propulse le bol alimentaire vers l'œsophage,
  - la fermeture du larynx pour protéger les voies aériennes. La contraction simultanée des muscles supra-hyoïdiens (digastrique, stylo-, mylo- et génio-hyoïdien) et longitudinaux du pharynx (palato-, salpingo- et stylo-pharyngien) provoque le raccourcissement du pharynx et son élévation :
    - son raccourcissement implique son élargissement et lui permet de recevoir le bol alimentaire,
    - son élévation s'accompagne d'une bascule postérieure passive de l'épiglotte qui ferme l'aditus laryngé et protège le larynx. Le bol alimentaire, dévié par celle-ci, glisse dans les récessus piriformes du pharyngo-larynx et force la bouche de l'œsophage,

APPAREIL DIGESTIF
CONTRÔLE DE LA DIGESTION

- la fermeture de l'isthme du pharynx pour protéger le naso-pharynx d'un passage alimentaire. Celle-ci est due à la bascule vers l'arrière du voile du palais sous l'effet des muscles élévateur et tenseur du voile, innervés respectivement par les nerfs vague et mandibulaire (V_3). Le voile vient au contact de la paroi pharyngienne et cette fermeture est accentuée par la contraction du muscle constricteur supérieur du pharynx, innervé par le nerf vague, qui rétrécit la lumière pharyngienne. Parallèlement, le muscle palato-glosse, innervé par le nerf glosso-pharyngien, soulève la racine de la langue et contribue à la fermeture de l'isthme du pharynx,
- la fermeture de l'isthme du gosier pour empêcher un retour du bol alimentaire dans la cavité orale : la contraction des muscles palato-pharyngien et palato-glosse, contrôlés par le nerf glosso-pharyngien, provoque le rapprochement des arcs homonymes. Le palato-glosse soulève également la base de la langue, ce qui contribue à fermer l'isthme du gosier,
- le faisceau crico-pharyngien du muscle constricteur inférieur du pharynx se relâche et permet au bol alimentaire de descendre dans l'œsophage.

La **phase œsophagienne** est involontaire. Le bol alimentaire stimule les récepteurs pariétaux dont l'information sensitive emprunte le nerf vague et entraîne par voie réflexe la contraction de la musculeuse œsophagienne, également médiée par le nerf vague et par le plexus myentérique :

- la couche circulaire se contracte et rétrécit la lumière, faisant progresser le bol alimentaire vers le bas ;
- simultanément, la contraction des myocytes de la couche longitudinale des segments sous-jacents raccourcit l'œsophage et en élargit la lumière, facilitant la progression du bol alimentaire vers l'estomac ;
- ce processus se reproduit tout au long du tube digestif et est appelé **péristaltisme digestif** ;
- la musculeuse de la jonction œsogastrique, en permanence fermée pour empêcher le reflux gastro-œsophagien, se relâche pour permettre le passage du bol alimentaire dans l'estomac.

Phase gastrique

La phase gastrique est réflexe, involontaire. L'arrivée des aliments dans l'estomac induit une distension pariétale qui stimule les mécanorécepteurs pariétaux et tamponne l'acidité gastrique, informant ainsi les chémorécepteurs. Ces informations sont transmises aux ganglions du système nerveux entérique puis aux centres sus-jacents.

La réponse, à la fois nerveuse et hormonale, est provoquée par le système nerveux entérique et potentialisée par la voie para-sympathique.

La réponse nerveuse :

- la boucle réflexe locale induit la contraction des myocytes lisses pariétaux et la sécrétion des glandes gastriques ;
- il en résulte une augmentation du péristaltisme gastrique, qui évacue très progressivement le chyme vers le duodénum, et une augmentation de l'acidité gastrique ;
- ces effets sont renforcés par la voie para-sympathique qui entraîne une augmentation du péristaltisme et des sécrétions glandulaires du tube digestif ;
- le tonus sympathique diminue ce qui relâche le pylore ;

> **À noter**
>
> Cette augmentation réflexe du péristaltisme se traduit par un réflexe gastro-colique responsable de la chasse des fèces vers le rectum et du besoin de déféquer qui survient durant le repas ou peu après.

- les récepteurs informent les centres nerveux du retour à la situation antérieure et les activités motrices et sécrétoires diminuent par diminution de la stimulation para-sympathique et augmentation de la stimulation sympathique.

La réponse hormonale est double :

- l'augmentation de la sécrétion dans le sang de gastrine par les glandes gastriques est le principal stimulus de la sécrétion de celle-ci dans la lumière gastrique. Cette hormone provoque également une contraction du sphincter inférieur de l'œsophage et relâche le pylore, favorisant le passage

APPAREIL DIGESTIF
CONTRÔLE DE LA DIGESTION

du chyme vers le duodénum. La sécrétion de gastrine cesse lorsque le pH gastrique revient à des valeurs basses, inter-prandiales ;
- la diminution temporaire de la sécrétion de somatostatine par les glandes gastriques. Cette hormone inhibe la sécrétion de gastrine et donc les sécrétions et la mobilité gastriques. Lorsque l'acidité gastrique retourne à des valeurs basses, sa sécrétion reprend.

Phase intestinale

L'arrivée du chyme dans les segments sous-jacents stimule de la même façon les récepteurs pariétaux. La réponse fait également appel à une boucle locale, impliquant le système nerveux entérique, et une régulation par les voies sympathiques et para-sympathiques. Elle est nerveuse et humorale :
- la **réponse nerveuse** :
  - dans l'intestin grêle :
    - la boucle locale liée au système entérique permet des mouvements :
      - de segmentation du chyme, qui le fragmentent, le brassent et en favorisent le contact avec la muqueuse,
      - de péristaltisme, qui le font progresser vers la valve iléo-cæcale,
    - la voie para-sympathique est inhibée et la voie sympathique stimulée ce qui induit un ralentissement de la vidange gastrique (réflexe entéro-gastrique) qui protège le duodénum d'une arrivée massive de chyme et permet à l'intestin grêle une absorption progressive,
    - le tonus sympathique diminue ce qui entraîne une vasodilatation des vaisseaux favorisant l'absorption,
  - le chyme est déversé dans le cæcum par petite quantité et le remplit progressivement. La distension locale qui en résulte entraîne une contraction des haustrations qui fait progresser les fèces vers l'aval ;
- la **réponse hormonale** :
  - la cholécystokinine provoque la sécrétion des sucs pancréatiques, la contraction de la vésicule biliaire et le relâchement du sphincter de l'ampoule hépato-duodénale qui déverse ces sécrétions dans le duodénum. Elle stimule par ailleurs l'hypothalamus et est responsable de la sensation de satiété,
  - la sécrétine et les peptides de la même famille (VIP, GIP), sécrétés dans le sang par les entérocytes du duodénum, favorisent également la sécrétion de suc pancréatique et l'excrétion par la vésicule biliaire de la bile qu'elle contient. Ils inhibent la sécrétion du suc gastrique,
  - la sécrétion de peptide Y et de neurotensine par l'iléon terminal lorsque le chyme y arrive induit un ralentissement du péristaltisme gastrique et duodéno-jéjuno-iléal qui donne du temps à l'absorption.

Défécation

La défécation est un phénomène initialement réflexe dont la conclusion est volontaire.
La distension rectale, liée à l'arrivée des fèces poussées par le péristaltisme colique, stimule les mécanorécepteurs de la paroi rectale et déclenche le réflexe de défécation. Celui-ci comprend plusieurs étapes.
- un arc réflexe para-sympathique emprunte les nerfs splanchniques pelviens et stimule la contraction de la musculeuse des segments du tube digestif en aval de l'angle colique gauche :
  - celle des côlons descendant et sigmoïde contribue à propulser les fèces vers le rectum,
  - celle du rectum provoque son raccourcissement ;
- l'augmentation supplémentaire de pression dans le rectum qui en résulte induit le relâchement du sphincter interne, lisse, également stimulé par l'arc réflexe para-sympathique ;
- le relâchement volontaire du muscle sphincter externe conclut la défécation en laissant passer les fèces. Ce passage est facilité par la contraction simultanée des muscles droits et larges de l'abdomen et la contraction isométrique du diaphragme qui augmentent la pression dans la cavité abdominale. Celle-ci est accrue par la fermeture de la glotte. Le faisceau pubo-rectal du muscle élévateur de l'anus se relâche et l'angle ano-rectal augmente jusqu'à 120°. Lors du passage des fèces à travers l'anus, les muscles élévateurs de l'anus se contractent et raccourcissent le canal anal ce qui achève l'expulsion des matières.

APPAREIL DIGESTIF
COMPLÉMENT EN LIGNE

À l'inverse, la contraction volontaire du muscle sphincter externe, associée à celle du faisceau pubo-rectal du muscle élévateur de l'anus, permet d'empêcher la défécation, ou en tout cas de la retarder. Elle refoule le contenu du rectum vers le côlon sigmoïde en attendant l'onde péristaltique suivante.

> **À noter**
>
> Les enfants dont la maturation nerveuse n'est pas achevée ne contrôlent pas leur sphincter externe : l'arrivée involontaire des fèces dans le rectum déclenche une défécation.
> Rectum et canal anal forment une même unité fonctionnelle (dans l'ancienne nomenclature, le rectum était appelé rectum pelvien et le canal anal rectum périnéal). La continence des matières et des gaz est assurée inconsciemment par le tonus du sphincter interne de l'anus et le corps caverneux du canal anal. En cas d'urgence, le muscle sphincter externe et le faisceau pubo-rectal du muscle élévateur de l'anus ferment l'angle ano-rectal, ce qui refoule les fèces vers le rectum.

COMPLÉMENT EN LIGNE

Des QCM et des QROC peuvent être consultées en ligne à l'adresse suivante : www.em-consulte.com/e-complement/476347.

APPAREIL URINAIRE

Pr Michel Montaudon

APPAREIL URINAIRE
REINS

L'appareil urinaire regroupe les structures impliquées dans la production et l'excrétion d'urine. Il participe à l'homéostasie en :
- contrôlant le volume sanguin circulant ;
- maintenant la composition biochimique du sang ;
- éliminant certaines substances endogènes ou exogènes ;
- produisant des hormones et des enzymes.

Il comprend les **reins**, organes de production de l'urine, et les **voies excrétrices urinaires** constituées par les uretères, la vessie et l'urètre.

Les 2 reins et les 2 uretères forment le **haut appareil urinaire** ; la vessie et l'urètre constituent le **bas appareil urinaire**.

REINS

Les reins sont des organes **abdominaux**, sous-diaphragmatiques. Ils sont de part et d'autre de la colonne vertébrale, en arrière de la cavité péritonéale, dans le fascia rétro-péritonéal. Ils sont à cheval sur les régions thoraco-abdominale et lombale (fig. 16-1).

En décubitus, ils se projettent entre les corps vertébraux de T12 et L3 et leur extrémité inférieure se situe 2 ou 3 cm au-dessus de la crête iliaque. En position debout et en inspiration forcée, leur extrémité inférieure atteint la crête iliaque. Le rein droit, dont l'ascension chez l'embryon est bloquée par le foie, est 1 ou 2 cm plus bas que le gauche.

> ### À noter
> Des positions ectopiques des reins sont possibles, de la région pelvienne à la loge rénale, car leur développement chez l'embryon débute dans la région pelvienne et est suivi d'une migration crâniale. Ces anomalies de localisations ne doivent pas être confondues avec les greffons qui sont transplantés dans la fosse iliaque ou les ptoses rénales qui s'accompagnent d'un uretère de longueur normale.

Ils sont peu mobiles avec la respiration, se déplaçant de 2 ou 3 cm vers le bas en inspiration profonde.

> ### En clinique
> Les douleurs viscérales d'origine rénale sont augmentées par l'inspiration profonde.

▶ **16-1**
Aire de projection des reins et des uretères.
Vue postérieure.
© Drake 2017.

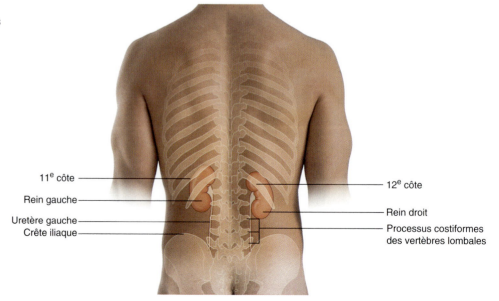

Les reins interviennent dans l'**homéostasie** :
- en filtrant le sang :
  - ils ajustent le volume sanguin, et donc la pression artérielle, par leur capacité à réabsorber une quantité plus ou moins importante de l'eau filtrée (cf. p. 891),
  - ils contrôlent le pH en éliminant les H+ et en réabsorbant les ions bicarbonate,
  - ils maintiennent la natrémie, la kaliémie, la chlorémie, la phosphatémie et la calcémie en éliminant ou réabsorbant les ions correspondants,

> **À noter**
>
> La réabsorption d'eau est indépendante de celle des différents ions ce qui permet de maintenir l'osmolarité sanguine constante.

  - ils participent à l'équilibre protéique en réabsorbant certaines protéines et acides aminés,
  - ils éliminent certaines substances endogènes produites par le métabolisme, comme l'urée, l'ammoniaque, la créatinine, l'acide urique, des produits de dégradation de la bilirubine, ou certains toxiques dont les médicaments ;

> **En clinique**
>
> La couleur de l'urine est liée à la présence de produits de dégradation de la bilirubine et certains ictères s'accompagnent d'urines foncées.
> Cette fonction d'épuration permet d'étudier le parenchyme rénal et les voies excrétrices lors des urographies et des uro-scanners après injection intraveineuse d'un produit iodé, opaque aux rayons X et à élimination rénale.
> L'**insuffisance rénale** se traduit par une perte de la fonction d'épuration du rein et peut nécessiter une épuration extra-rénale, ou dialyse, temporaire ou définitive. Elle peut être aiguë et se traduire par une diminution voire un arrêt de la diurèse, ou chronique, conséquence d'une altération progressive des capacités de filtration glomérulaire.

- leurs sécrétions endocrines participent à la régulation de :
  - la tension artérielle par la sécrétion de rénine qui déclenche la cascade rénine-angiotensine-aldostérone (cf. p. 891),
  - la production d'érythrocytes, précurseurs des hématies, par la sécrétion de l'érythropoïétine,
  - la calcémie, par la production de calcitriol.

Aspect

Chez l'adulte, chaque rein mesure en moyenne 12 cm de hauteur, 6 cm de largeur et 3 cm d'épaisseur. Le rein gauche est un peu plus volumineux que le droit (fig. 16-2). Ils sont rouge sombre, fermes.
Le grand axe des reins est oblique en bas et en dehors, parallèle au bord latéral des muscles grand psoas. Il est également oblique en bas et en avant en raison de la courbure vertébrale. Chaque rein présente une rotation de telle sorte que son hile regarde en dedans et en avant (fig. 16-3).

> **En clinique**
>
> La fusion anormale des 2 ébauches rénales de l'embryon produit un **rein en fer à cheval** : les 2 reins sont reliés en avant de la colonne vertébrale par leur extrémité inférieure et leur grand axe est oblique en bas et en dedans.

APPAREIL URINAIRE
REINS

▶ **16-2**

Vue antérieure du rein droit.
La capsule fibreuse entoure le cortex rénal.
© Drake 2017.

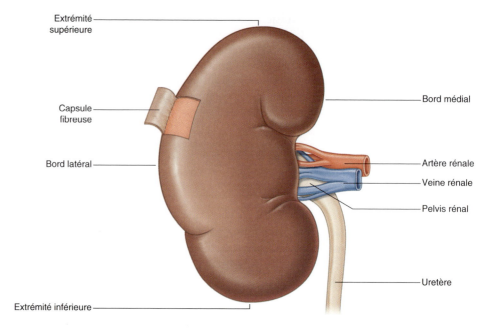

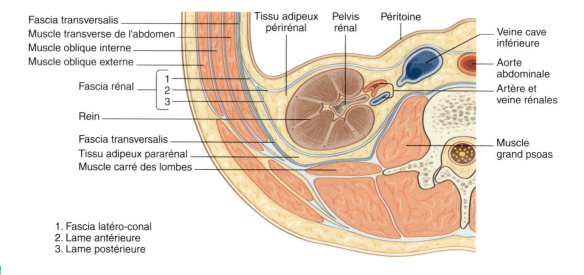

1. Fascia latéro-conal
2. Lame antérieure
3. Lame postérieure

▶ **16-3**

Organisation du tissu adipeux et du fascia entourant les reins.
D'après Drake. © Carole Fumat.

APPAREIL URINAIRE
REINS

Chaque rein à la forme d'une graine de haricot et présente 2 faces, antérieure et postérieure, 2 bords, latéral et médial, et 2 extrémités, supérieure et inférieure.

> **À noter**
>
> Les contours des reins sont bosselés chez l'enfant en raison de la persistance des lobulations fœtales qui s'estompent progressivement. Dans certains cas, celles-ci persistent et forment des reliefs sur les reins adultes, normalement lisses.

Le bord médial est occupé à sa partie moyenne par le **hile rénal**, fente verticale limitée par les lèvres antérieure et postérieure qui correspond au point d'entrée ou de sortie des vaisseaux et des voies excrétrices. Le hile se prolonge dans le rein par le sinus rénal qui contient de la graisse en continuité avec la graisse péri-rénale.

Rapports

Loge rénale

Le tissu conjonctif du fascia rétro-péritonéal entoure les reins. Il est parcouru par des cloisons fibreuses qui constituent (fig. 16-3) :
- la capsule rénale fibreuse, au contact du parenchyme ;
- le fascia rénal, séparé de la capsule fibreuse par la graisse péri-rénale et qui limite la loge rénale.

> **À noter**
>
> Le fascia rénal limite :
> - l'espace péri-rénal, ou loge rénale, entre ses 2 lames ;
> - l'espace para-rénal antérieur, en avant de sa lame antérieure ;
> - l'espace para-rénal postérieur, en arrière de sa lame postérieure.

La **lame antérieure** du fascia rénal (fascia de *Gerota*) adhère au péritoine pariétal.
La **lame postérieure** du fascia rénal (fascia de *Zuckerkandl*), très résistante, adhère au fascia transversalis qui recouvre le diaphragme. Latéralement, elle est séparée du fascia du muscle carré des lombes par la graisse para-rénale. En dedans, elle fusionne avec le fascia du grand psoas.
Latéralement, les 2 lames sont en continuité l'une avec l'autre et forment le **fascia latéro-conal** qui fusionne avec le fascia transversalis.
En dedans, chacune envoie une expansion à la lèvre antérieure ou postérieure du hile et aux structures du hile, puis se prolonge en avant ou en arrière de l'aorte et de la veine cave inférieure avec la lame controlatérale.
En haut, les 2 lames se rejoignent et fusionnent avec le fascia diaphragmatique.
En bas, les 2 lames se poursuivent jusqu'à la région pelvienne sans se rejoindre. La lame postérieure fusionne avec le fascia iliaque alors que la lame antérieure se perd dans le tissu conjonctif de la fosse iliaque.
Le rein et la glande surrénale sont séparés par de la graisse péri-rénale qui contient quelques formations fibreuses et forme le **septum inter-surréno-rénal**.

> **À noter**
>
> La **graisse péri-rénale** est parcourue par des cloisons fibreuses qui unissent la capsule rénale au fascia rénal et assurent le maintien du rein dans sa loge.
> La **graisse para-rénale** se situe à l'extérieur du fascia rénal, en continuité avec la graisse extra-péritonéale.

APPAREIL URINAIRE
REINS

> **En clinique**
>
> Une **ptose** rénale est un glissement du rein vers le bas entre les 2 lames de son fascia lié à un défaut de fixation du rein par la graisse péri-rénale. Elle peut entraîner une plicature obstructive de l'uretère.
>
> Les **hématomes** ou les **abcès péri-rénaux** diffusent vers le bas et la fosse iliaque, entre les lames antérieure et postérieure du fascia rénal.
>
> La glande surrénale reste en place lors des ptoses rénales et peut être préservée lors des néphrectomies.

Avec les organes voisins

Par l'intermédiaire de sa loge, chaque rein est en rapport avec :
- en arrière :
  - en haut, le diaphragme et son triangle lombo-costal (cf. p. 984), le récessus pleural costo-diaphragmatique postérieur, la 12e côte à droite, les 11e et 12e côtes à gauche (fig. 16-4),
  - en bas et de dedans en dehors, les muscles grand psoas, carré des lombes et transverse de l'abdomen ;

> **En clinique**
>
> Le rein peut être **palpé** immédiatement sous la 12e côte en comprimant le flanc entre les mains placées en avant et en arrière.
>
> Le rein est séparé des muscles carré des lombes puis transverse de l'abdomen par les nerfs sub-costal, ilio-hypogastrique et ilio-inguinal : ce rapport explique l'irradiation de douleurs rénales vers la région inguinale.
>
> La proximité avec le muscle grand psoas (fléchisseur de la hanche) explique que l'extension de la hanche puisse majorer des douleurs d'origine rénale ou péri-rénale alors que la flexion constitue une position antalgique.

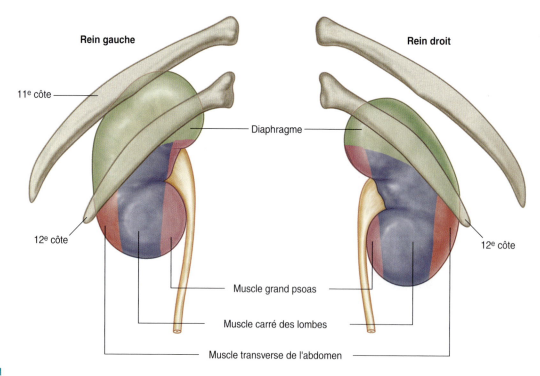

▶ **16-4**
Structures en rapport avec la face postérieure des reins.
© Drake 2015.

APPAREIL URINAIRE
REINS

- en avant et de haut en bas (fig. 16-5 et 16-6) :
  - à droite, la face viscérale du lobe droit du foie, l'angle colique droit et la partie descendante du duodénum,

> **En clinique**
>
> Le rein droit et le foie sont partiellement séparés par le **récessus hépato-rénal** (de *Morison*) de la cavité péritonéale. Les petits épanchements liquidiens s'y accumulent en décubitus.

  - à gauche, la rate, la queue du pancréas, la partie gauche du côlon transverse, le côlon descendant et le jéjunum ;
- en dehors, à droite le foie et à gauche, l'angle colique gauche et le ligament phrénico-colique ;
- en dedans, le hile est en rapport avec le pédicule vasculo-nerveux du rein, la partie supra-hilaire avec la glande surrénale et la partie infra-hilaire avec l'uretère. À peine plus à distance, le rein gauche est en rapport avec l'aorte abdominale, située à 2 ou 3 cm de son extrémité supérieure, et le rein droit est au contact de la veine cave inférieure.

> **En clinique**
>
> La voie d'abord chirurgical du rein est postéro-latérale.

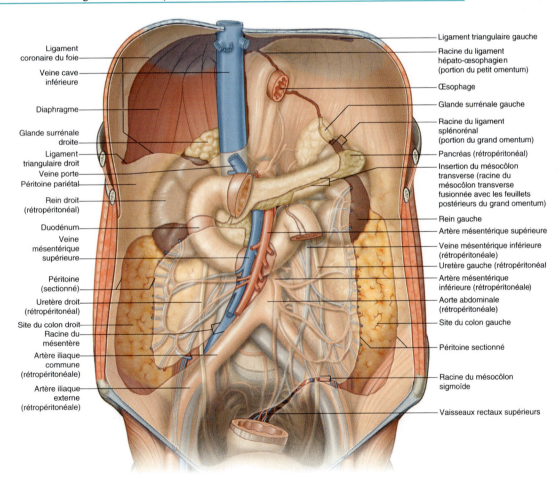

▶ **16-5**
Rapports des reins et du péritoine pariétal postérieur.
© Drake 2017.

APPAREIL URINAIRE
REINS

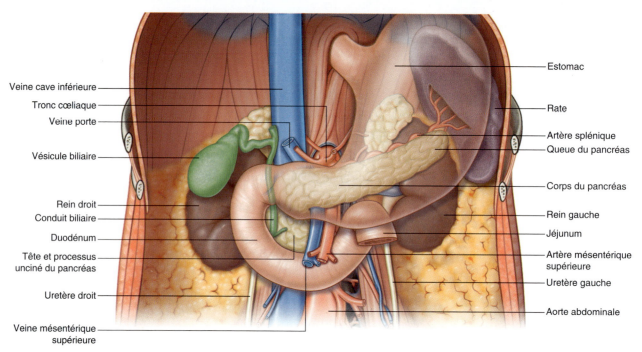

▶ 16-6
Rapports rétro-péritonéaux des reins.
© Drake 2017.

Structure

Macroscopique

De la périphérie vers le centre, le rein comprend la capsule, le parenchyme, partie fonctionnelle divisée en cortex et médullaire, et le sinus où débutent les voies excrétrices (fig. 16-7 et 16-8).

La **capsule** rénale, fibreuse et très résistante, contient quelques fibres élastiques et musculaires lisses. Elle adhère peu au rein.

Le **cortex** rénal forme une bande continue de parenchyme sous la capsule et émet des prolongements vers le sinus rénal appelés **colonnes** rénales (de *Bertin*).

La **médullaire** rénale correspond aux 4/5 les plus profonds du parenchyme. Les colonnes rénales y séparent 10 à 15 formations pyramidales à sommet central appelées **pyramides** rénales (de *Malpighi*). Les sommets des pyramides constituent les **papilles** rénales.

> **À noter**
>
> La partie de parenchyme rénal drainée par une même papille constitue un lobe rénal.

Le **sinus** rénal est la partie centrale du rein. Il comprend une quantité variable de graisse, les vaisseaux et nerfs du rein et les voies excrétrices proximales :
- les **calices mineurs** sont des entonnoirs de 5 à 15 mm de long qui entourent 1 à 3 papilles rénales et en recueillent l'urine ;
- les **calices majeurs** sont formés par la confluence de 3 à 5 calices mineurs et sont habituellement au nombre de 3 de chaque côté, supérieur, moyen et inférieur ;
- le **pelvis rénal** est formé par la réunion des calices majeurs. Il est aplati d'avant en arrière, en forme d'entonnoir à sommet inférieur, prolongé par l'uretère. Il sort du sinus rénal par le hile du rein et mesure 20 mm de haut, 15 mm de large et 10 mm d'épaisseur.

APPAREIL URINAIRE
REINS

▶ **16-7**
Morphologie interne du rein droit.
© Drake 2017.

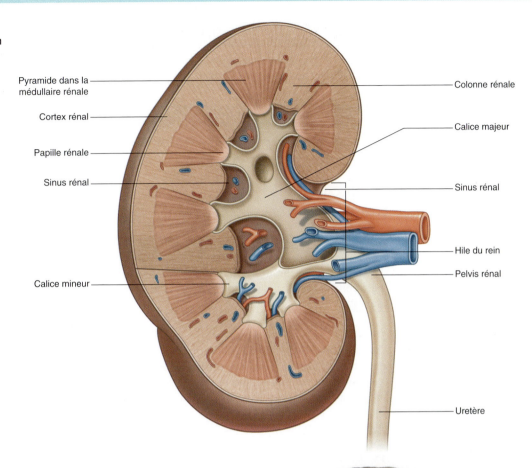

▶ **16-8**
Rein gauche structure interne sur une coupe longitudinale.
La coupe passe par le centre du rein et a inclus le pelvis (9) et le début de l'uretère (10). Les vaisseaux majeurs dans le hile (2) ont été enlevés.
Les 2 ou 3 calices majeurs (3) se réunissent pour former le pelvis (9) qui sort par le hile (2) pour devenir l'uretère (10), souvent avec un léger rétrécissement à la jonction. Il s'agit de la jonction pelvi-urétérale, qui est le siège d'obstacles pour les calculs rénaux.
© Abrahams 2014.

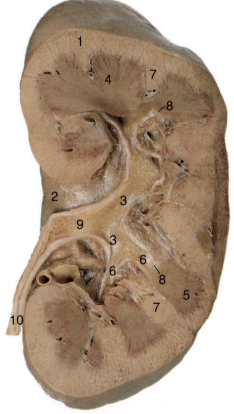

APPAREIL URINAIRE
REINS

> **À noter**
>
> Le pelvis rénal est également appelé **bassinet** ou **pyélon**, un terme qui subsiste dans la **pyélonéphrite**, infection aiguë du rein et de son pelvis.

> **En clinique**
>
> Certaines **lithiases** qui se développent dans les calices ou dans le pelvis du rein peuvent en occuper la totalité de la lumière et en épouser la forme. Elles sont appelées lithiases coralliformes.

Microscopique

Chaque rein compte environ 1 à 2 millions d'unités fonctionnelles, les néphrons.

> **À noter**
>
> Le nombre de néphrons est déterminé dès la naissance et ne va qu'en diminuant. Ceux-ci s'hypertrophient avec la croissance des reins ou sur le rein restant après néphrectomie, sans que leur nombre change.

Chaque néphron est composé d'un corpuscule, site de la filtration du sang, et d'un tubule qui recueille le filtrat, en réabsorbe une partie et excrète l'autre (fig. 16-9).
Le **corpuscule** est entouré par la capsule glomérulaire (de *Bowman*) dans laquelle s'enfonce une pelote capillaire, le **glomérule** (cf. p. 1138). La capsule glomérulaire est une tunique fibreuse dense dont la face profonde est tapissée par une couche de cellules endothéliformes en continuité avec l'épithélium du tubule contourné proximal. Cette couche se réfléchit sur le glomérule en un épithélium pavimenteux simple de podocytes. Entre les 2 couches se trouve la chambre urinaire, début de la voie excrétrice.
La filtration sanguine s'effectue à travers la **membrane de filtration glomérulaire** formée par l'endothélium monocellulaire du glomérule, la membrane basale et l'épithélium de la capsule glomérulaire dont les podocytes laissent passer le filtrat plasmatique vers la chambre urinaire. Elle se fait sans dépense énergétique principalement par un mécanisme de convection, qui dépend de la différence des pressions de part et d'autre de la membrane, mais aussi par un mécanisme de diffusion qui dépend de la différence des concentrations.

> **En clinique**
>
> Les **glomérulonéphrites** sont des maladies le plus souvent auto-immunes qui altèrent le fonctionnement de ces structures et peuvent aboutir à une insuffisance rénale chronique.

Chaque **tubule** comprend successivement le tubule contourné proximal, l'**anse** (de *Henlé*) et le tubule contourné distal. Le tubule contourné proximal recueille le filtrat issu du corpuscule. Ses cellules épithéliales possèdent des microvillosités qui augmentent la surface d'échange avec celui-ci. Elles sécrètent dans sa lumière des métabolites ou des toxiques qui sont ainsi éliminés par voie urinaire. Dans le tubule, la plus grande partie du filtrat est réabsorbée vers les capillaires péri-tubulaires.

> **En clinique**
>
> Le glucose traverse la membrane de filtration glomérulaire mais est normalement réabsorbé entièrement dans le tubule. Lors d'un diabète avec hyperglycémie, la réabsorption est incomplète et une **glycosurie** apparaît.

Plusieurs tubules contournés distaux rejoignent un conduit collecteur qui s'abouche dans un calice mineur à travers la papille rénale.

APPAREIL URINAIRE
REINS

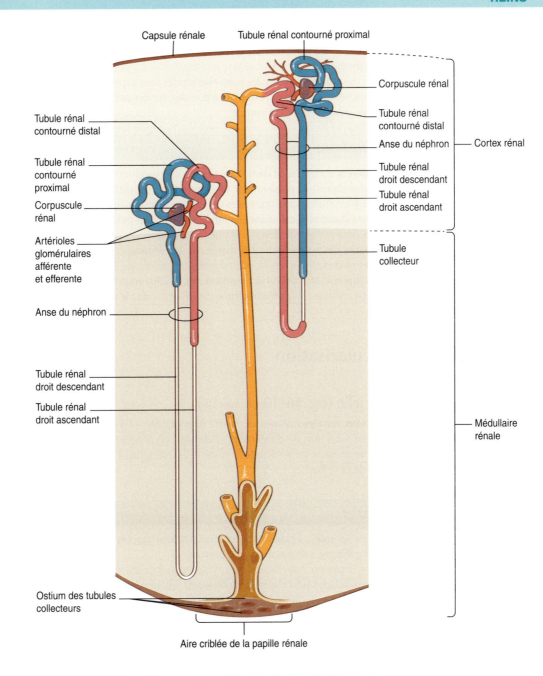

▶ 16-9
Néphron.
© Carole Fumat.

En clinique

La quantité de filtrat glomérulaire produite est de l'ordre de 150 à 170 L par jour, dont 99 % sont réabsorbés et 1 % uriné (1,5 à 1,7 L/j). Seuls l'eau, les électrolytes et de petites molécules traversent la membrane de filtration : la présence de protéines, normalement retenues par la membrane de filtration comme les cellules sanguines, dans les urines traduit une altération de celle-ci lors des glomérulonéphrites.

Le **débit de filtration glomérulaire** est la quantité de filtrat produit chaque minute par les reins rapportée à la surface corporelle moyenne de la population (1,73 m²). Il est évalué à partir du dosage de la créatinine sanguine, de l'âge, du poids et du sexe des patients et s'exprime en mL/min/1,73 m². Sa valeur normale est supérieure à 90. Inférieur à 30, il traduit une **insuffisance rénale** sévère qui contre-indique l'utilisation de produits de contraste iodés pour certains examens radiologiques et doit faire adapter la posologie des médicaments à élimination rénale. Une altération chronique en dessous de 15 rend nécessaire une **dialyse** ou une **transplantation rénale**.

APPAREIL URINAIRE
REINS

Les corpuscules et les tubules contournés sont situés dans le cortex. L'anse pénètre plus ou moins profondément une pyramide rénale puis en émerge dans le cortex. Les tubules collecteurs s'enfoncent dans la médullaire.

À partir des calices mineurs, les voies excrétrices sont tapissées jusqu'à la vessie par un urothélium de 3 à 8 couches cellulaires qui s'oppose à la réabsorption de l'urine. Il repose sur un chorion qui le sépare de la musculeuse et de l'adventice.

En clinique

Les **cancers** du rein sont dans 95 % des cas des carcinomes à cellules rénales (dont les carcinomes à cellules claires) et proviennent de l'épithélium tubulaire proximal. Dans 5 % des cas, il s'agit de tumeurs à cellules transitionnelles qui proviennent de l'urothélium du pelvis rénal et doivent faire chercher d'autres localisations urothéliales (calices, pelvis, uretère controlatéraux et vessie). Ces lésions peuvent se manifester par une hématurie.

Les **kystes** rénaux peuvent être corticaux ou sinusaux. Ce sont des dilatations segmentaires des tubules rénaux, bénignes et très fréquentes à partir de 50 ans, sans conséquences fonctionnelles. De multiples kystes bilatéraux peuvent néanmoins traduire une polykystose hépato-rénale dont le stade terminal est responsable d'une insuffisance rénale chronique.

Vascularisation

Artérielle (fig. 16-10 et 16-11)

Les **artères rénales** naissent de l'aorte abdominale à hauteur du disque inter-vertébral L1-L2. Elles mesurent 4 à 5 mm de diamètre et se dirigent en arrière et en dehors. La droite est plus longue que la gauche et passe en arrière de la veine cave inférieure. Chacune est située en arrière et un peu au-dessus de sa veine.

À noter

Les reins sont des organes particulièrement bien vascularisés : au repos, ils reçoivent 20 à 25 % du débit cardiaque, soit autant que le cerveau.

L'artère rénale est habituellement unique mais il existe assez souvent des artères supplémentaires, appelées polaires supérieures ou inférieures, qui pénètrent le rein par son hile ou plus rarement par ses faces.

En clinique

Les rétrécissements de l'artère rénale sont responsables d'**hypertension artérielle** par activation du système rénine-angiotensine-aldostérone.

Avant sa division, chaque artère rénale donne des rameaux à la glande surrénale, au pelvis rénal et à l'uretère, à la graisse péri-rénale et au fascia rénal (fig. 16-10).

Elle se divise au voisinage du hile en branches qui donnent les artères **segmentaires** (fig. 16-7) :
- la branche antérieure croise la face antérieure du pelvis rénal et donne les artères segmentaires supérieure, antéro-supérieure, antéro-inférieure et inférieure ;
- la branche postérieure contourne le bord supérieur du pelvis rénal et forme l'artère segmentaire postérieure ;
- les branches de l'artère rénale sont en avant des voies excrétrices dans le hile rénal.

APPAREIL URINAIRE
REINS

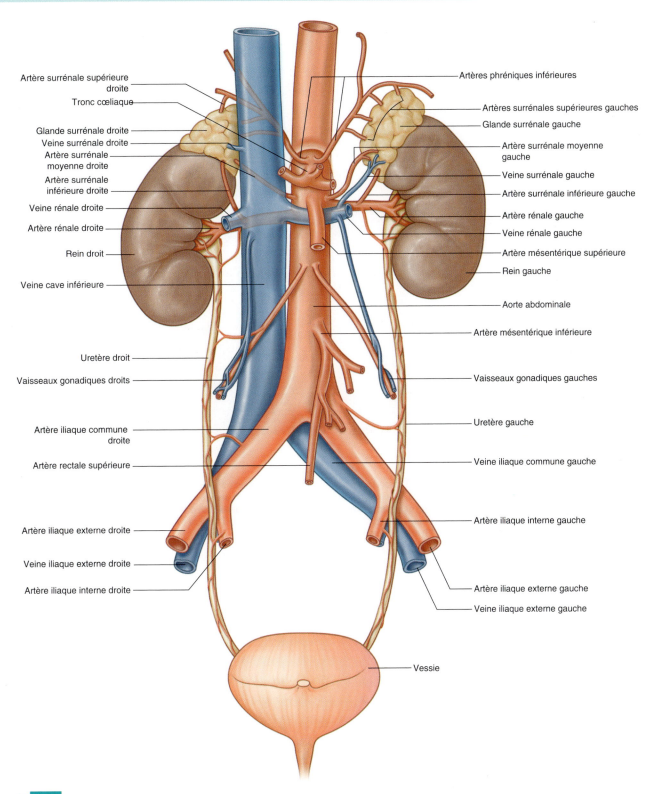

▶ **16-10**
Vascularisation artérielle et rapports vasculaires des reins, des glandes surrénales et des uretères.
© Drake 2017.

APPAREIL URINAIRE
REINS

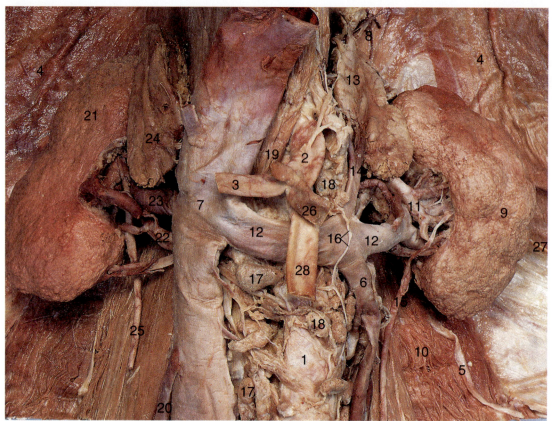

▶ **16-11**
Dissection.
Les reins (9 et 21) et les glandes supra-rénales (13 et 24) sont disposés sur la paroi abdominale postérieure après retrait de tout autre viscère. La veine rénale gauche (12) reçoit les veines supra-rénale (14) et gonadique (6) gauche, puis passe sur l'aorte (1) et derrière l'artère mésentérique supérieure (28) pour atteindre la veine cave inférieure (7). Dans le hile du rein droit (21), une grosse branche de l'artère rénale (22) passe devant la veine rénale (23). Les origines des artères rénales sur l'aorte ne sont pas vues parce qu'elles sont sous la veine rénale gauche (12) et la veine cave inférieure (7).

1. Aorte abdominale et plexus aortique
2. Tronc cœliaque
3. Artère hépatique commune
4. Muscle diaphragme
5. Premier nerf lombal spinal
6. Veine gonadique gauche
7. Veine cave inférieure
8. Vaisseaux phréniques inférieurs gauches
9. Rein gauche
10. Muscle psoas gauche
11. Artère rénale gauche
12. Veine rénale gauche
13. Glande surrénale gauche
14. Veine surrénale gauche
15. Uretère gauche
16. Vaisseaux lymphatiques
17. Nœuds lymphatiques para-aortiques
18. Nœuds lymphatiques pré-aortiques
19. Pilier droit du muscle diaphragme
20. Veine gonadique droite
21. Rein droit
22. Artère rénale droite
23. Veine rénale droite
24. Glande surrénale droite
25. Uretère droit
26. Artère splénique
27. Nerf sub-costal gauche
28. Artère mésentérique supérieure

© Abrahams 2014.

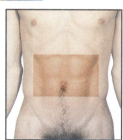

APPAREIL URINAIRE
REINS

À noter

La distribution artérielle intra-rénale permet d'individualiser 5 **segments** : supérieur, inférieur, antéro-supérieur, antéro-inférieur et postérieur. Les branches les plus inconstantes sont les artères segmentaires supérieure et postérieure.

En clinique

La segmentation rénale et la vascularisation terminale de chaque segment permettent une chirurgie partielle du rein. La segmentation est très variable d'un individu à l'autre.
La vascularisation rénale est très abondante sauf dans la bande de parenchyme qui sépare le segment postérieur des autres segments : cette bande est la voie d'abord des **néphrotomies**.
L'abord chirurgical du pelvis rénal se fait par sa face postérieure.

Les artères segmentaires donnent des artères **lobaires**, inconstantes, qui se divisent en artères inter-lobaires dans les colonnes rénales. Les artères **inter-lobaires** longent les pyramides rénales et (fig. 16-12) :

▶ **16-12**
Vascularisation du rein.
© Carole Fumat.

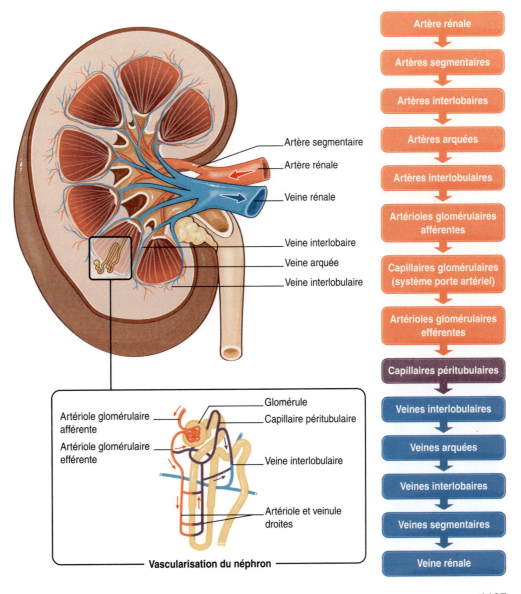

APPAREIL URINAIRE
REINS

- abandonnent les artères spirales destinées à la vascularisation des calices mineurs et des papilles ;
- contournent la base des pyramides pour devenir les artères arquées.

Les artères **arquées** donnent les artères **inter-lobulaires** vers le cortex et les colonnes rénales.

> **À noter**
>
> Les artères inter-lobulaires sont également appelées artères corticales radiées. Quelques-unes traversent la capsule des reins et s'anastomosent avec les artères de la graisse péri-rénale.

Celles-ci donnent les **artérioles glomérulaires** afférentes qui se divisent en capillaires glomérulaires. Ceux-ci pénètrent le corpuscule et forment une pelote capillaire appelée **glomérule**. Le sang est filtré à travers leur paroi vers le début de la voie excrétrice. Du glomérule émergent les artérioles glomérulaires efférentes qui donnent les capillaires **péri-tubulaires**.

> **À noter**
>
> Les capillaires glomérulaires forment un système porte artériel responsable de la **filtration** sanguine, les capillaires péri-tubulaires sont responsables de la **réabsorption**.

Les **artères de la graisse péri-rénale** proviennent de l'artère rénale, des artères surrénales et de l'artère gonadique. Elles forment un fin réseau artériel.

> **En clinique**
>
> Les lésions des artères rénales distales lors de la micro-angiopathie diabétique sont responsables d'une insuffisance rénale chronique.

Veineuse (fig. 16-10, 16-11 et 16-12)

Les veines inter-lobulaires des reins drainent les capillaires péri-tubulaires vers les veines arquées puis les veines inter-lobaires et les veines segmentaires. Les veines segmentaires s'anastomosent pour constituer la veine rénale qui rejoint la veine cave inférieure. La veine rénale et ses branches afférentes sont en avant des artères dans leur partie extra-rénale.

> **À noter**
>
> Des veines rénales surnuméraires sont fréquentes.

Les veines rénales mesurent 1 cm de diamètre à leur terminaison. La gauche est plus longue que la droite et passe dans la pince formée par l'aorte et l'artère mésentérique supérieure. Elle reçoit les veines gonadique et surrénale gauches et des veines issues de la graisse péri-rénale.

> **En clinique**
>
> La compression de la veine rénale gauche par la pince aorto-mésentérique peut entraîner des signes cliniques tels des douleurs dans le flanc gauche ou le testicule gauche.
>
> Lors des carcinomes à cellules rénales, il existe fréquemment un thrombus tumoral dans la veine rénale qui peut s'étendre dans la veine cave inférieure jusqu'à l'atrium droit. Ce thrombus peut être responsable du côté gauche de varicocèles unilatérales et de telles dilatations des veines du cordon spermatique gauche doivent faire chercher un cancer du rein.

Lymphatique

Les vaisseaux lymphatiques intra-rénaux entourent les tubules et se drainent vers le hile en suivant les veines.

Les vaisseaux de la graisse péri-rénale rejoignent les collecteurs lymphatiques du hile et, pour une petite partie d'entre eux, les collecteurs du diaphragme.

Les collecteurs du hile se drainent vers les nœuds lymphatiques lombaux droits ou gauches puis vers les troncs lymphatiques lombaux.

> **À noter**
>
> Les vaisseaux lymphatiques rénaux participent à la réabsorption des protéines filtrées qu'ils ramènent dans la circulation générale.

Innervation (fig. 16-13)

Autonome

Sympathique

Les fibres sympathiques proviennent de la colonne latérale des myélomères T10 à L1. Celles issues de T10 et T11 forment le nerf petit splanchnique, celles provenant de T12, le nerf splanchnique imus et celles issues de L1 le 1er nerf splanchnique lombal.

Leurs relais sont les ganglions cœliaques, mésentériques supérieurs et aortico-rénaux. Le neurone post-ganglionnaire parcourt l'adventice des artères vers les reins.

Le système sympathique est **vasoconstricteur**. Par ce biais, il provoque la libération de rénine par le rein.

Para-sympathique

Les fibres para-sympathiques proviennent des nerfs vagues (X) et empruntent les ganglions cœliaques, mésentériques supérieurs et aortico-rénaux puis les plexus artériels. Leur action spécifique sur les reins n'est pas identifiée.

Sensibilité viscérale

La sensibilité viscérale provient des mécanorécepteurs disséminés dans les parois des voies excrétrices et des chémorécepteurs rénaux. Elle emprunte les voies sympathiques vers la corne postérieure des myélomères T10 à L1, puis les voies de la sensibilité générale vers les centres autonomes voire les centres corticaux de la sensibilité consciente.

> **En clinique**
>
> La projection des douleurs rénales se fait dans la région lombale.

APPAREIL URINAIRE
REINS

▶ **16-13**
Douleur d'origine rénale projetée sur l'aire somatique innervée par le même niveau médullaire (A). Les fibres de la douleur suivent principalement les nerfs vers le système nerveux central (SNC). Cette douleur est « projetée » par le SNC à une aire somatique innervée par les même niveaux médullaires. D'autres types de fibres viscérales afférentes (sensitives) (en rapport avec des activités réflexes) suivent principalement les nerfs parasympathiques.

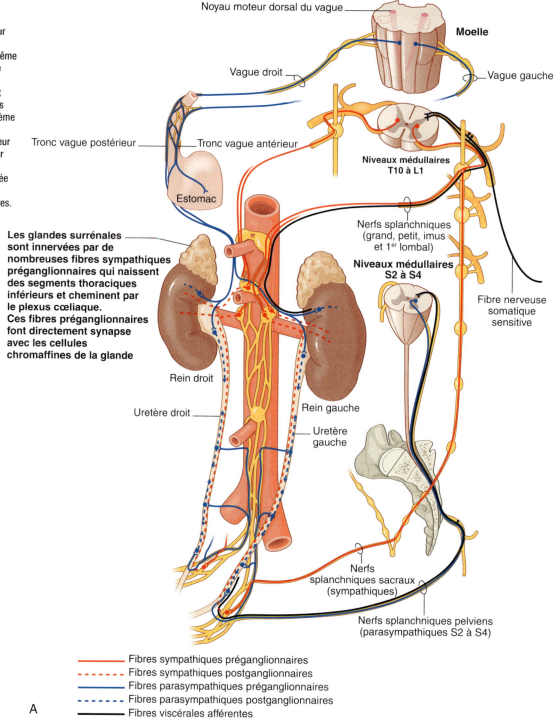

Les glandes surrénales sont innervées par de nombreuses fibres sympathiques préganglionnaires qui naissent des segments thoraciques inférieurs et cheminent par le plexus cœliaque. Ces fibres préganglionnaires font directement synapse avec les cellules chromaffines de la glande

— Fibres sympathiques préganglionnaires
--- Fibres sympathiques postganglionnaires
— Fibres parasympathiques préganglionnaires
--- Fibres parasympathiques postganglionnaires
— Fibres viscérales afférentes

A

▶ **16-13** Suite.
(B). D'après Drake 2017. © Carole Fumat.

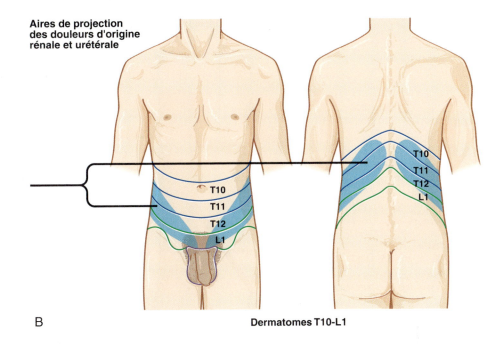

B Dermatomes T10-L1

VOIES EXCRÉTRICES

Uretères

Les uretères sont les parties des voies excrétrices situées entre chaque pelvis rénal et la vessie (fig. 16-14). Ce sont de longs conduits musculaires qui parcourent le fascia rétro-péritonéal de la loge rénale jusqu'à la loge vésicale.

> **En clinique**
>
> Les **fibroses rétro-péritonéales** induisent une altération de la capacité de l'uretère à se déformer qui retentit sur le pelvis rénal et entraîne une altération de la fonction des reins par obstruction de la voie excrétrice.

APPAREIL URINAIRE
VOIES EXCRÉTRICES

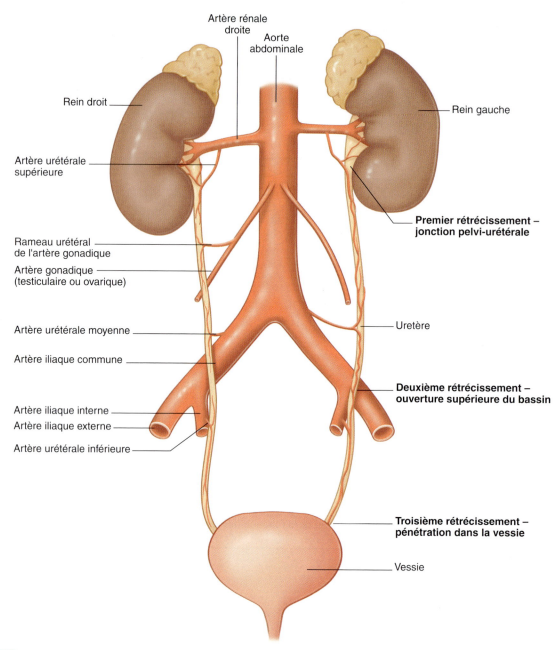

▶ **16-14**
Uretères.
Le croisement des uretères et des vaisseaux iliaques est variable.
D'après Drake 2015. © Carole Fumat.

APPAREIL URINAIRE
VOIES EXCRÉTRICES

Aspect

L'uretère mesure 25 à 30 cm de longueur pour un diamètre de 5 à 8 mm (3 mm pour la lumière). Il est cylindrique, dur à la palpation, blanchâtre, parcouru de contractions péristaltiques.

Il débute à la partie inférieure du pelvis rénal, par la jonction pelvi-urétérale, et se termine en traversant la paroi postéro-latérale de la vessie pour s'ouvrir dans la lumière de celle-ci.

> **En clinique**
>
> La jonction pelvi-urétérale peut être le siège d'un rétrécissement obstructif qui entraîne une dilatation du pelvis rénal en amont et un retentissement variable sur la fonction du rein.

Chaque uretère comprend 3 parties : les parties abdominale et pelvienne, de longueur identique et séparées par la ligne terminale du pelvis, et la partie vésicale.

La **partie abdominale** est verticale jusqu'au détroit supérieur et comprend 2 parties séparées par la crête iliaque : les parties lombale et iliaque.

La **partie pelvienne** est concave en avant et en dedans et comprend 2 parties :
- pariétale, appliquée contre la paroi pelvienne jusqu'aux épines ischiatiques ;
- viscérale, qui se dirige vers la vessie.

La **partie vésicale** est très courte et traverse la paroi de la vessie. Les orifices urétéraux sont séparés l'un de l'autre de 2 cm quand la vessie est vide et de 4 ou 5 cm lorsqu'elle est en réplétion.

> **En clinique**
>
> Les uretères sont parfois **dédoublés** sur une partie (bifidité urétérale) ou la totalité (duplication urétérale) de leur trajet. Ces malformations favorisent les lithiases urinaires et les pyélonéphrites par reflux vésico-urétéral.

Rapports

La **partie lombale** se projette sur le sommet des processus costiformes de L2 à L5 (fig. 16-1), en rapport avec (fig. 16-15) :
- en arrière, le muscle grand psoas et le nerf génito-fémoral ;
- en avant, le péritoine pariétal postérieur, les vaisseaux gonadiques et, du côté droit, la partie descendante du duodénum ;
- en dedans, les nœuds lymphatiques rétro-péritonéaux médians et :
  - à droite, la veine cave inférieure, le méso-côlon ascendant et la partie descendante du duodénum,
  - à gauche, l'aorte et le méso-côlon descendant ;
- en dehors, la partie infra-hilaire des reins puis le côlon ascendant à droite et descendant à gauche.

La **partie iliaque** est en rapport avec :
- en arrière, au niveau du détroit supérieur, les vaisseaux iliaques en amont de leur bifurcation à gauche et en aval à droite En dessous, il est en rapport avec les branches des vaisseaux iliaques internes. À ce niveau, les uretères se projettent sur les articulations sacro-iliaques ;
- en avant, l'uretère droit est croisé par la racine du mésentère, l'uretère gauche par la racine latérale du méso-côlon sigmoïde.

La **partie pariétale** est en rapport (fig. 16-16 et 16-17) :
- en arrière avec l'artère iliaque interne ;
- en dehors avec le nerf obturateur et l'origine des vaisseaux ombilicaux, obturateurs et vésicaux inférieurs chez l'homme, et utérins et vaginaux chez la femme ;
- en dedans, il adhère à la face profonde du péritoine pelvien, séparé du rectum par la fosse para-rectale.

Les rapports de la **partie viscérale** varient en fonction du sexe :
- chez l'homme, elle :

APPAREIL URINAIRE
VOIES EXCRÉTRICES

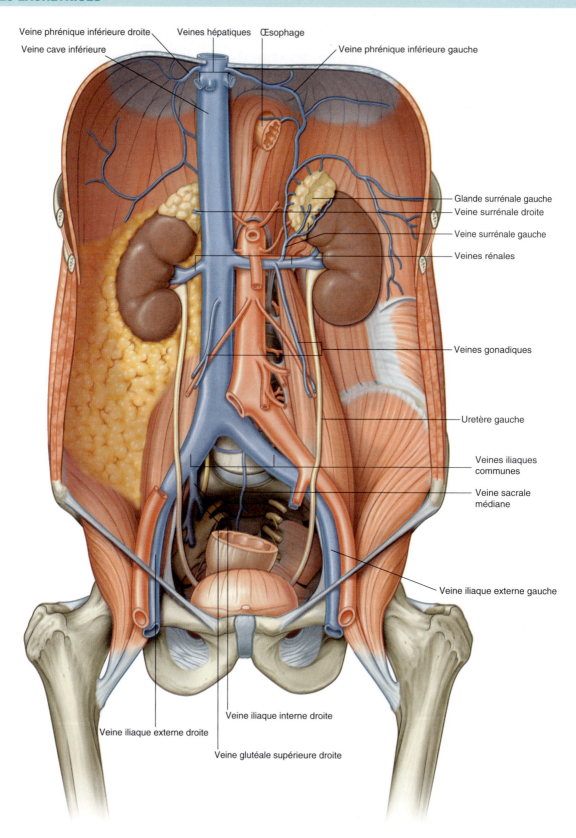

▶ 16-15
Rapports des uretères.
© Drake 2017.

APPAREIL URINAIRE
VOIES EXCRÉTRICES

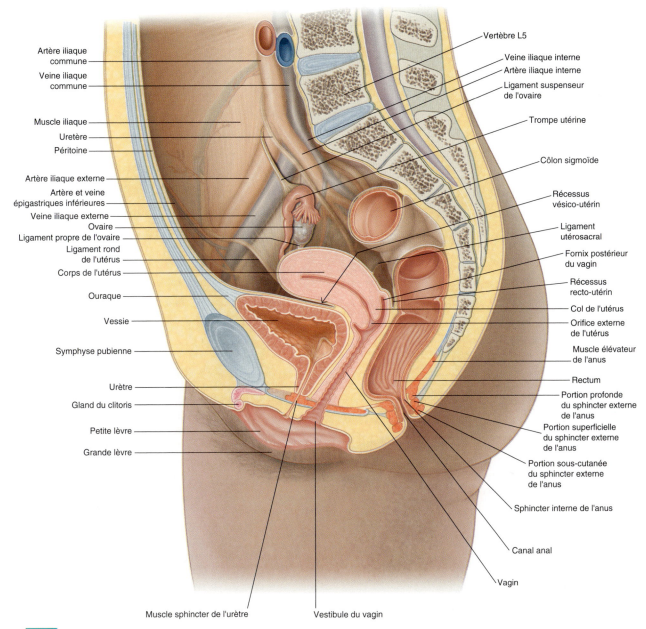

▶ **16-16**
Partie pariétale de l'uretère pelvien chez la femme.
Coupe sagittale.
© Drake 2017.

- est surcroisée par le conduit déférent puis traverse le ligament pubo-prostatique latéral, entourée par un plexus veineux dense et les rameaux du plexus hypogastrique inférieur,
- passe alors au-dessus et en avant de la vésicule séminale et rejoint la vessie (fig. 16-18) ;
- chez la femme, elle :
  - longe la face postérieure de l'artère ovarique située dans le ligament suspenseur de l'ovaire,
  - pénètre dans le paramètre, où elle longe l'artère utérine plus crâniale, croise l'isthme utérin et gagne la paroi antérieure du vagin auquel l'unit un tissu conjonctif lâche.

En clinique

Chez la femme, la partie viscérale est accessible au toucher vaginal. Ce segment constitue un risque lors de la chirurgie utérine.

APPAREIL URINAIRE
VOIES EXCRÉTRICES

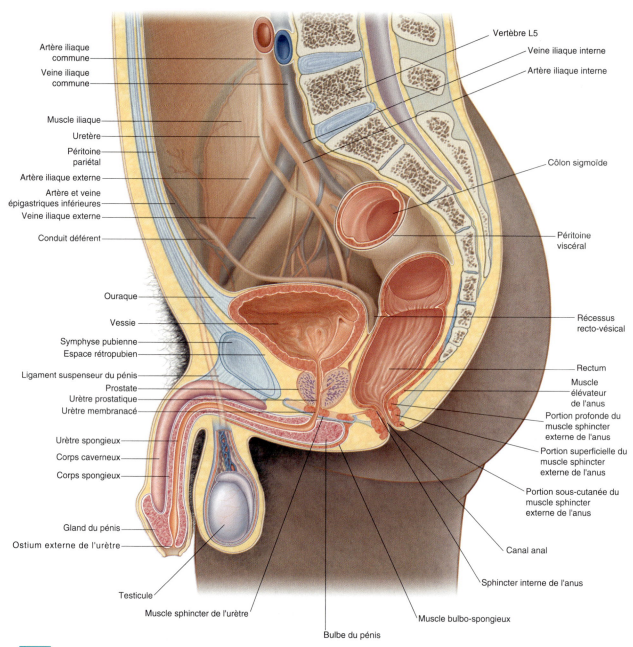

▶ 16-17
Partie pariétale de l'uretère pelvien chez l'homme.
© Drake 2017.

La **partie vésicale** traverse obliquement la paroi vésicale.

> ### À noter
> Lors du remplissage vésical, l'augmentation de la pression intra-vésicale qui s'exerce sur la terminaison de l'uretère limite le reflux vésico-urétéral alors que le passage des uretères vers la vessie est assuré par le péristaltisme urétéral. Lors de la miction, la contraction de la paroi vésicale comprime l'uretère et empêche tout reflux vésico-urétéral.
> La brièveté du trajet intra-pariétal chez le nourrisson est responsable d'un **reflux vésico-urétéral** avec un risque de pyélonéphrite. Cette immaturité fonctionnelle disparaît en quelques années.

APPAREIL URINAIRE
VOIES EXCRÉTRICES

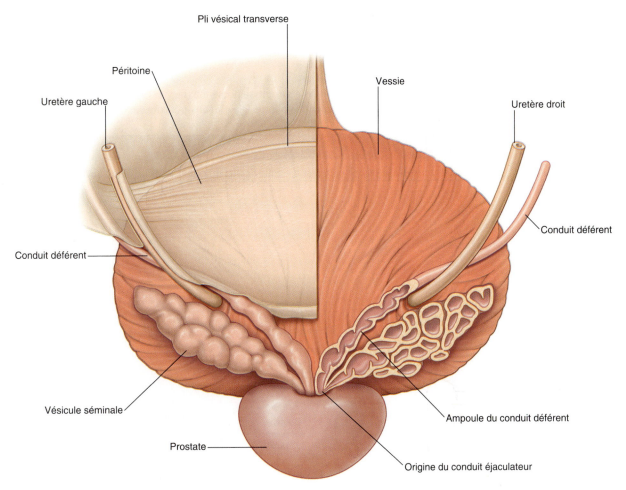

16-18
Vessie et prostate.
Vue postérieure.
© Drake 2017.

En clinique

Le rétrécissement de la jonction pelvi-urétérale, le croisement avec les vaisseaux iliaques et la traversée de la paroi vésicale sont des **zones de rétrécissement physiologique** des uretères dans lesquelles une lithiase peut s'enclaver et provoquer une **colique néphrétique**. Les complications qui justifient une intervention rapide sont l'infection et l'obstruction avec dilatation marquée de la voie excrétrice sus-jacente qui peut conduire à une perte fonctionnelle du rein.
Certaines obstructions urétérales sont traitées par la mise en place dans l'uretère d'une sonde dite « double J », car courbée à ses 2 extrémités, qui va du pelvis rénal à la vessie.
Des **abouchements ectopiques** d'un ou des 2 uretères peuvent se faire dans le rectum, le vagin ou les vésicules séminales.

APPAREIL URINAIRE
VOIES EXCRÉTRICES

Vessie

La vessie est un réservoir musculaire dans lequel l'urine, sécrétée de façon continue par les reins et déversée par les uretères, s'accumule entre les mictions.
Elle assure son stockage et son excrétion.
La vessie est dans le pelvis, en arrière de la symphyse pubienne (fig. 16-19), entourée de tissu conjonctif lâche qui autorise ses changements de volume. Elle est sous-péritonéale.

> **À noter**
>
> Chez l'enfant jusqu'à la puberté, la vessie est au-dessus du pubis, dans la région abdominale.

▶ **16-19**
Projection en surface de la vessie chez la femme.
Vue latérale.
© Drake 2017.

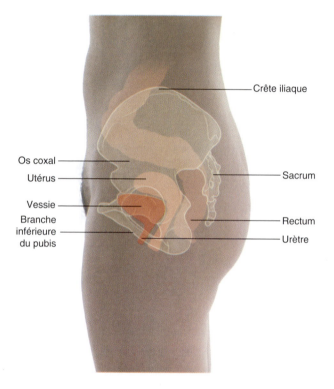

APPAREIL URINAIRE
VOIES EXCRÉTRICES

> **En clinique**
>
> En réplétion, la vessie dépasse le pubis vers le haut ce qui permet la réalisation de sondages vésicaux sus-pubiens par ponction percutanée.

Aspect

La vessie est **extensible**, de taille variable selon sa réplétion. Sa contenance moyenne chez l'adulte est comprise entre 500 et 700 mL. Elle peut atteindre 2 à 3 L lors des rétentions urinaires. Le besoin mictionnel apparaît entre 300 et 350 mL. Il n'existe normalement pas de résidu vésical après la miction. La **forme** de la vessie dépend de sa réplétion : vide elle est triangulaire, en réplétion elle est globuleuse (fig. 16-20). Elle possède :
- un apex antérieur ;
- un fond postérieur qui correspond à la base de la vessie. Il reçoit les uretères ;
- un corps qui sépare l'apex du fond. Il est très convexe lorsque la vessie est en réplétion, un peu moins lorsqu'elle est vide. Sa face supérieure et ses 2 faces inféro-latérales sont triangulaires ;
- un col, caudal, qui se poursuit par l'urètre. C'est la partie la mieux fixée de la vessie et ni sa forme, ni sa situation ne se modifient avec le remplissage vésical.

La **paroi vésicale** a une épaisseur variable, comprise entre 3 mm en réplétion et 15 mm à l'état de vacuité.

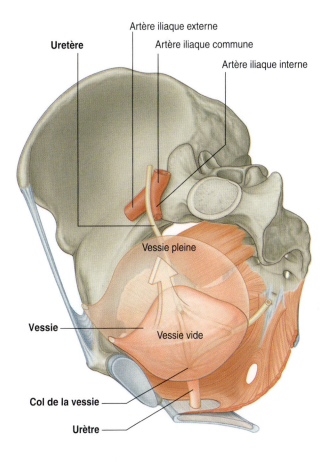

▶ 16-20
Vessie.
© Drake 2015.

APPAREIL URINAIRE
VOIES EXCRÉTRICES

Rapports

Appareil suspenseur

Les **muscles du périnée** et ceux du **plancher pelvien**, particulièrement le muscle élévateur de l'anus (fig. 16-21), sont le moyen de soutien le plus important de la vessie. Ils maintiennent la prostate ou le vagin qui soutiennent très efficacement la vessie.

> **En clinique**
>
> Chez la femme multipare dont le périnée musculaire est distendu par les accouchements, une ptose vésicale est possible et se manifeste par une incontinence urinaire.

Les **ligaments** qui relient la vessie aux parois abdomino-pelviennes sont :
- le ligament ombilical médian, solide cordon fibreux de 10 cm de long tendu de l'apex vésical à l'ombilic ;

> **À noter**
>
> Le ligament ombilical médian est un reliquat de l'ouraque qui relie chez l'embryon le cloaque au cordon ombilical et qui s'obstrue normalement. Un défaut d'oblitération peut être à l'origine de kystes de l'ouraque qui peuvent se surinfecter.

- le ligament pubo-vésical médial chez la femme ou pubo-prostatique médial chez l'homme est une condensation du tissu conjonctif de l'espace rétro-pubien entre le pubis et le col de la vessie (et la prostate chez l'homme) ;
- le ligament pubo-vésical latéral chez la femme (fig. 16-22) ou pubo-prostatique latéral chez l'homme (fig. 16-23) est également une condensation du tissu conjonctif entre les faces inféro-latérales de la vessie et le fascia pelvien pariétal. Il est parcouru par les artères vésicales supérieures.

> **À noter**
>
> Les ligaments pubo-vésical latéral et pubo-prostatique latéral forment les **ligaments latéraux** de la vessie.

Le **fascia vésical** est une lame fibreuse qui recouvre les faces inféro-latérales et la base de la vessie. Il comprend :
- en avant, le fascia ombilico-pré-vésical sous-tendu par les ligaments ombilicaux médiaux et qui se poursuit vers le bas par le fascia prostatique chez l'homme et le fascia supérieur du diaphragme uro-génital chez la femme ;

> **À noter**
>
> Le fascia ombilico-pré-vésical sépare la vessie des espaces para-vésicaux latéralement et rétro-pubien en avant.

- en arrière, le fascia rétro-vésical relié par les ligaments génito-sacraux au sacrum.

> **À noter**
>
> Les éléments de soutien de la vessie sont essentiels à la **continence urinaire**.

APPAREIL URINAIRE
VOIES EXCRÉTRICES

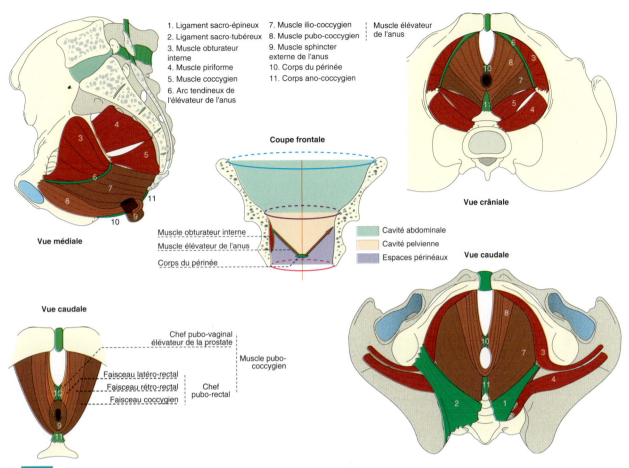

▶ 16-21
Muscles du périnée et muscles du plancher pelvien.
L'élévateur de l'anus.
© Pr Michel Montaudon.

▶ 16-22
Ligament pubo-vésical.
© Drake 2017.

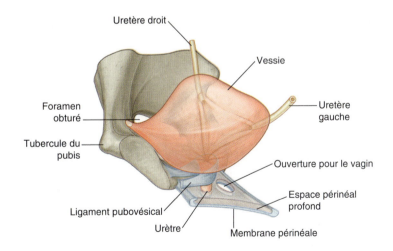

APPAREIL URINAIRE
VOIES EXCRÉTRICES

▶ **16-23**
Ligament pubo-prostatique.
© Drake 2017.

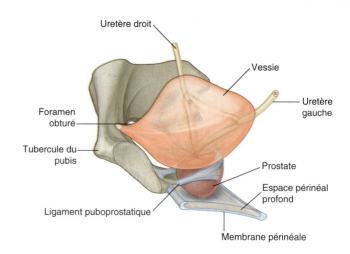

De voisinage

Le **corps** de la vessie est mobile, recouvert à sa partie supérieure par le péritoine, en rapport avec :
- en haut, les anses intestinales, le côlon sigmoïde et, chez la femme, le corps utérin (fig. 16-16 et 16-17) ;

> **À noter**
>
> Le rapport de la vessie et de l'utérus explique la fréquence des besoins mictionnels de la femme enceinte.

- en avant, il repose sur la symphyse pubienne et le corps des pubis dont il est séparé par le fascia rétro-pubien qui contient les plexus veineux prostatique et vésical ;

> **En clinique**
>
> Le fascia rétro-pubien permet un accès chirurgical à la vessie et à la prostate sans ouvrir le péritoine. Des ruptures vésicales peuvent compliquer les traumatismes du pubis, particulièrement lorsque la vessie est pleine.

- en bas et latéralement, les fascias para-vésicaux le séparent de la paroi pelvienne. En se réfléchissant de la paroi pelvienne à la paroi supérieure de la vessie, le péritoine forme les fosses para-vésicales de la cavité péritonéale, peu profondes. Elles sont limitées en arrière par le conduit déférent chez l'homme et le ligament large chez la femme.

> **En clinique**
>
> Les fascias rétro-pubien et para-vésicaux sont constitués par du tissu conjonctif lâche et adipeux et de volumineux plexus veineux qui permettent les déformations de la vessie lors de son remplissage.

Le **fond** reçoit les abouchements des uretères, séparés l'un de l'autre de 2 cm, et s'ouvre en bas par l'ostium interne de l'urètre. Entre ces orifices, la paroi vésicale forme le trigone vésical (fig. 16-24). Les orifices urétéraux séparent une partie trigonale en bas et une partie rétro-trigonale en haut :
- la partie trigonale répond :
  - chez l'homme : aux uretères, aux vésicules séminales, aux ampoules des conduits déférents (fig. 16-17 et 16-18). Plus en arrière se trouve le rectum, séparé des structures précédentes par le fascia recto-prostatique,

APPAREIL URINAIRE
VOIES EXCRÉTRICES

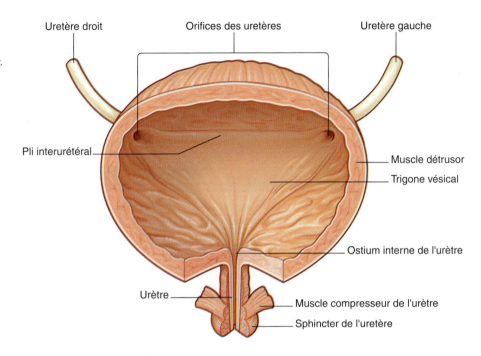

▶ **16-24**
Vessie et trigone vésical.
Vue antérieure de la paroi postérieure.
D'après Drake 2017. © Carole Fumat.

– chez la femme : à la paroi vaginale antérieure et aux uretères dont elle est séparée par le fascia vésico-vaginal. Encore en arrière, ces structures sont séparées du rectum par le fascia recto-vaginal (fig. 16-16) ;

> ### En clinique
> Les **cystocèles** sont des hernies de la vessie dans le vagin en raison de la déhiscence du fascia vésico-vaginal.

- la partie rétro-trigonale répond au conduit déférent chez l'homme et au col utérin chez la femme. Le **col** vésical repose sur le muscle élévateur de l'anus et s'ouvre par l'ostium interne de l'urètre. Chez l'homme, la prostate s'interpose entre le col vésical et le muscle élévateur de l'anus.
L'ostium interne de l'urètre se situe 2 cm en arrière du bord inférieur de la symphyse pubienne et 2 cm au-dessus chez l'homme. Chez la femme sa position est un peu plus basse.

> ### En clinique
> Ce rapport avec la prostate explique les vessies de lutte, les diverticules vésicaux et les résidus post-mictionnels responsables de la **pollakiurie** (mictions fréquentes) et de la **dysurie** (difficulté mictionnelle) qui accompagnent les **hypertrophies prostatiques**.
> L'exploration vésicale se fait par cystographie rétrograde, scanner ou IRM.
> La cystoscopie consiste à introduire par voie urétrale un endoscope qui permet d'étudier la muqueuse vésicale et de réaliser de petites interventions chirurgicales.

APPAREIL URINAIRE
VOIES EXCRÉTRICES

Urètre

L'urètre est un conduit musculaire qui permet l'excrétion de l'urine. Chez l'homme, il constitue également une voie spermatique.

Aspect

Il fait suite au col vésical et forme avec celui-ci un angle ouvert en arrière de 110 à 120°. Il est rectiligne chez la femme, sinueux chez l'homme (fig. 16-16 et 16-17).

> **En clinique**
>
> Lors des prolapsus vésicaux, l'augmentation de l'angle vésico-urétral favorise l'incontinence vésicale. Les **sondages vésicaux** par voie urétrale sont plus difficiles chez l'homme en raison des sinuosités de l'urètre.

Chez l'homme

De 5 à 7 mm de diamètre, il mesure environ 18 à 20 cm de long et comprend 4 parties entre le col vésical et l'extrémité du gland du pénis :
- la partie **intra-murale**, longue de 1 cm, traverse la paroi vésicale ;
- la partie **prostatique** mesure environ 3 cm et traverse la prostate. L'urètre y présente une dilatation, le sinus prostatique, où s'accumule le sperme au début de l'éjaculation ;
- la partie **membranacée** mesure environ 2 cm et traverse le diaphragme uro-génital du périnée ;
- la partie **spongieuse**, très extensible, mesure en moyenne 12 cm et parcourt le pénis en traversant le corps spongieux. L'urètre y présente 2 dilatations, le sinus bulbaire dans le bulbe du pénis et la fosse naviculaire, immédiatement en amont de son ouverture à l'extrémité du gland du pénis.

> **En clinique**
>
> Il existe un coude entre les parties prostatique et membranacée de l'urètre qui ne peut pas être redressé en mobilisant le pénis, contrairement au coude de la partie spongieuse : les sondages vésicaux par voie urétrale sont plus délicats chez l'homme.
> Certaines anomalies embryologiques se traduisent par un abouchement de l'urètre à la face inférieure (**hypospadias**) ou, très rarement, à la face supérieure (**épispadias**) du pénis.

Chez la femme

L'urètre féminin est plus court, 4 à 5 cm de long sur 6 mm de diamètre.
Il va du col vésical à la vulve où il s'ouvre au sommet de la papille urétrale, entre le gland du clitoris et l'orifice vaginal (cf. p. 1238). Il est oblique en bas et en avant de 60° sur l'horizontale et présente 2 segments, pelvien et périnéal.

> **En clinique**
>
> La brièveté de l'urètre féminin explique la plus grande fréquence des **cystites** infectieuses chez la femme.
> Chez la femme, les épispadias, également très rares, se traduisent par une ouverture de l'urètre à la face supérieure du clitoris. Les hypospadias n'existent pas.

APPAREIL URINAIRE
VOIES EXCRÉTRICES

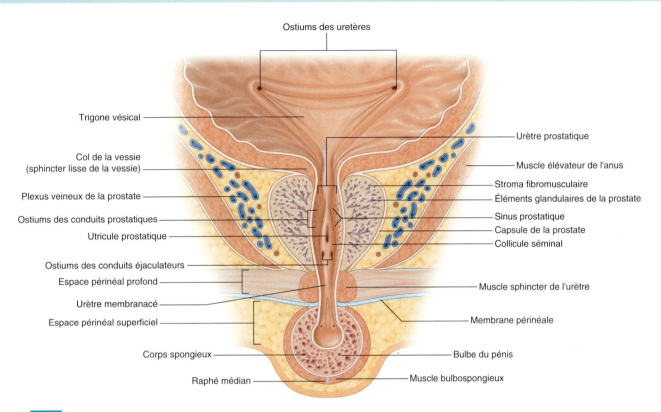

▶ 16-25
Coupe coronale passant par la vessie et la prostate.
Vue antérieure.
© Drake 2017.

Rapports

Chez l'homme
La **partie prostatique** est entourée par la prostate (fig. 16-25).
La **partie membranacée** est entourée par le sphincter de l'urètre et répond en arrière aux glandes bulbo-urétrales.
La **partie spongieuse** est entièrement entourée par le corps spongieux du pénis.

Chez la femme
La **partie pelvienne** est entourée sur 2 cm de hauteur par le muscle sphincter de l'urètre, en rapport avec :
- en avant, le pubis ;
- en arrière, le vagin auquel il est solidement fixé ;
- en dehors, les muscles pubo-vaginaux.

La **partie périnéale** est en rapport avec :
- en avant, le clitoris ;
- en arrière, l'orifice du vagin ;
- en dehors, les glandes para-urétrales (de *Skene*), les bulbes vestibulaires et les racines des corps caverneux du clitoris.

> **En clinique**
>
> L'introduction et l'ouverture d'un spéculum vaginal peuvent entraîner des lésions urétrales.
> L'élongation de l'urètre lors de l'accouchement peut être responsable d'une incontinence temporaire.

APPAREIL URINAIRE
VOIES EXCRÉTRICES

Structure

La paroi des voies excrétrices est organisée en 3 couches, muqueuse, musculeuse et adventice, avec quelques différences selon les étages.

Muqueuse

Elle comprend :
- un épithélium pseudo-stratifié polymorphe appelé urothélium et formé d'un nombre croissant de couches cellulaires, passant de 2 ou 3 au niveau des calices à 4 à 5 au niveau de l'uretère et 6 à 8 au niveau de la vessie ;

> **À noter**
>
> L'épithélium est dit polymorphe car la forme des cellules dépend du remplissage des voies excrétrices.

- une membrane basale ;
- un chorion formé par un tissu conjonctif lâche, riche en fibres élastiques et en vaisseaux sanguins et lymphatiques.

La muqueuse **urétérale** comprend des plis longitudinaux qui donnent à sa lumière un aspect festonné.

La muqueuse **vésicale** présente également des plis marqués lorsqu'elle est vide, qui lui permettent de se distendre lors de son remplissage. Entre les abouchements urétéraux en haut et l'ostium interne de l'urètre en bas, la muqueuse du trigone est adhérente à la musculeuse et ne présente pas de pli (fig. 16-24 et 16-26).

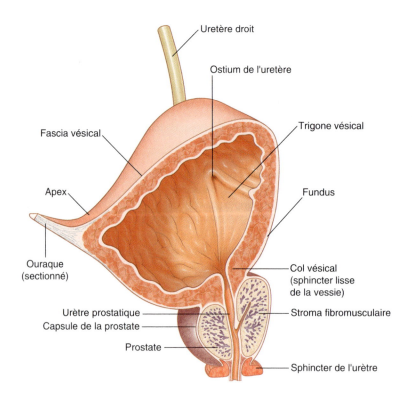

▶ **16-26**
Vessie chez l'homme.
© Drake 2017.

APPAREIL URINAIRE
VOIES EXCRÉTRICES

> **En clinique**
>
> Le trigone est la région la plus touchée par les lésions de la muqueuse vésicale.
> Certaines substances toxiques excrétées par les reins restent en contact prolongé avec la paroi vésicale entre les mictions et peuvent être à l'origine de cancers. Le tabagisme est également un facteur favorisant retrouvé dans la moitié des cancers de la vessie.

La muqueuse **urétrale** est perforée par les abouchements des glandes urétrales. Sa face postérieure est soulevée par un pli longitudinal appelé crête urétrale. Chez l'homme, celle-ci s'épaissit dans la partie prostatique de l'urètre et forme le **collicule séminal** (fig. 16-25). Celui-ci est très saillant, allongé verticalement, et mesure 15 mm de long et 3 mm de haut. À son sommet s'ouvrent les conduits éjaculateurs. À partir du collicule séminal, l'urothélium cède progressivement la place à un épithélium prismatique stratifié, non kératinisé. Le chorion est le siège de plexus veineux volumineux qui participent à la fermeture urétrale.

> **À noter**
>
> Le rôle de l'urothélium ne se limite pas à celui d'une barrière étanche ; il semble impliqué dans le contrôle de la miction et la sécrétion de différents médiateurs (cf. p. 1171).
> La turgescence du collicule séminal durant l'érection empêche la miction.

> **En clinique**
>
> Les **valves de l'urètre postérieur** sont des replis muqueux anormaux qui rétrécissent la lumière de l'urètre prostatique et sont responsables d'une dilatation des voies excrétrices sus-jacentes. Elles ne concernent que les garçons.

Musculeuse

Elle comprend des faisceaux de myocytes lisses obliques.
La musculeuse **urétérale** est épaisse, organisée en 2 couches spiralées et responsable du péristaltisme urétéral avec une éjection de l'urine dans la vessie 1 à 10 fois par minute :
- la couche périphérique est plutôt circulaire ;
- la couche profonde est plutôt longitudinale et se poursuit dans la vessie par le **muscle trigonal** ;
- au 1/3 inférieur de l'uretère apparaît une 3e couche, plus périphérique que la couche circulaire et dont les fibres sont longitudinales.

> **En clinique**
>
> La **colique néphrétique** est une douleur liée à la contraction spasmodique de la musculeuse urétérale qui cherche à évacuer une lithiase enclavée.

La musculeuse **vésicale** forme le muscle **détrusor** qui comprend 3 couches pas toujours distinctes : une couche profonde et une couche périphérique de fibres plutôt longitudinales, et une couche intermédiaire de fibres circulaires principalement autour du corps et du fond :
- autour du col vésical, les myocytes longitudinaux des couches profonde et périphérique sont abondants :
  - ceux de la couche périphérique se mêlent aux fibres des muscles pubo-vésical et vésico-prostatique ou vésico-vaginal et participent au soutien de la vessie,
  - ceux de la couche profonde se prolongent en arrière dans la musculeuse de l'urètre et constituent, lorsqu'ils se raccourcissent, un système dilatateur de l'urètre ;

APPAREIL URINAIRE
VOIES EXCRÉTRICES

- les fibres de la couche centrale, circulaires, se prolongent dans la musculeuse de l'urètre et forment le **sphincter lisse de la vessie**, involontaire, dont la contraction s'oppose à la miction et, chez l'homme, à l'éjaculation rétrograde.

Le détrusor s'épaissit au niveau du trigone pour former le **muscle trigonal**.

À noter
Le sphincter lisse de la vessie s'appelait le sphincter interne – ou lisse – de l'urètre dans l'ancienne nomenclature.

En clinique
Avec l'âge, la compliance de la paroi vésicale diminue en raison de l'infiltration de fibres collagènes dans les faisceaux musculaires ce qui induit un besoin mictionnel plus fréquent.

La musculeuse **urétrale** est en continuité avec celle de la vessie :
- les fibres longitudinales du système dilatateur de l'urètre provoquent son raccourcissement et sa dilatation, favorisant la miction ;
- les fibres circulaires s'épaississent sous la prostate chez l'homme et au niveau du col vésical chez la femme. Elles exercent un tonus permanent sur l'urètre et participe à la continence urinaire.

À noter
Le tonus musculaire urétral permet la continence urinaire : avec l'âge, la compliance urétrale diminue ce qui contrarie son occlusion et devient source d'incontinence.

Adventice

L'adventice est un tissu conjonctif lâche avec fibres de réticuline et de nombreux adipocytes. Elle contient le pédicule vasculo-nerveux des voies excrétrices.

L'adventice **urétérale** fixe l'uretère aux organes voisins tout en autorisant sa mobilité. Elle se poursuit par la capsule du rein et le fascia vésical.

L'adventice **vésicale** est le fascia vésical, très lâche, qui permet les déformations de la vessie. La face supérieure de la vessie en est dépourvue et la couche la plus périphérique de la paroi vésicale y est constituée par la séreuse péritonéale.

L'adventice **urétrale** est en continuité avec le fascia vésical et le fascia supérieur du diaphragme urogénital.

Vascularisation

Artérielle

Les artères destinées aux **uretères** sont (fig. 16-14) :
- les rameaux urétéraux supérieurs issus des artères rénales ;
- les rameaux urétéraux moyens provenant des artères iliaques communes ;
- les rameaux urétéraux inférieurs issus de l'artère vésicale inférieure chez l'homme et de l'artère utérine chez la femme ;
- des rameaux des artères vésicales pour le segment vésical de l'uretère ;
- des rameaux inconstants de l'artère gonadique pour sa partie moyenne.

APPAREIL URINAIRE
VOIES EXCRÉTRICES

Ces différents rameaux se divisent au contact de l'uretère en branches ascendantes et descendantes qui forment des anastomoses juxta-urétérales.

> **À noter**
>
> Les rameaux urétéraux sont grêles et les anastomoses ne sont pas fonctionnelles chez 15 à 20 % de la population. La mobilisation chirurgicale de l'uretère, en particulier latérale, doit être très prudente afin de ne pas rompre ces rameaux ce qui conduirait à une ischémie urétérale segmentaire.

Les artères destinées à la **vessie** sont sinueuses, afin de suivre les déformations vésicales, et proviennent de (fig. 16-27, 16-28 et 16-29) :
- l'artère vésicale supérieure, branche de l'artère ombilicale elle-même issue de l'artère iliaque interne. Plusieurs rameaux vascularisent les parois supérieure et latérales du corps et du fond de la vessie. Ils s'anastomosent entre eux, avec les rameaux de l'artère controlatérale et des artères vésicales inférieures ;
- l'artère vésicale inférieure, issue de l'artère iliaque interne (ou, fréquemment chez la femme, de l'artère utérine) et qui se ramifie sur le fond et le col de la vessie.

> **À noter**
>
> Les artères vésicales inférieures parcourent le ligament pubo-vésical latéral.

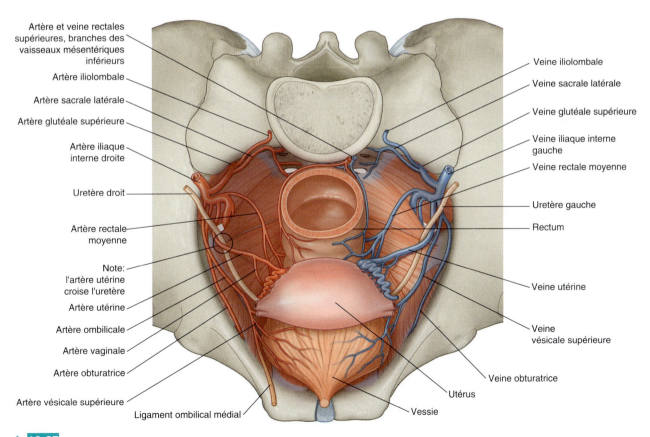

▶ **16-27**
Vascularisation des viscères pelviens chez la femme.
Vue supérieure.
© Drake 2017.

APPAREIL URINAIRE
VOIES EXCRÉTRICES

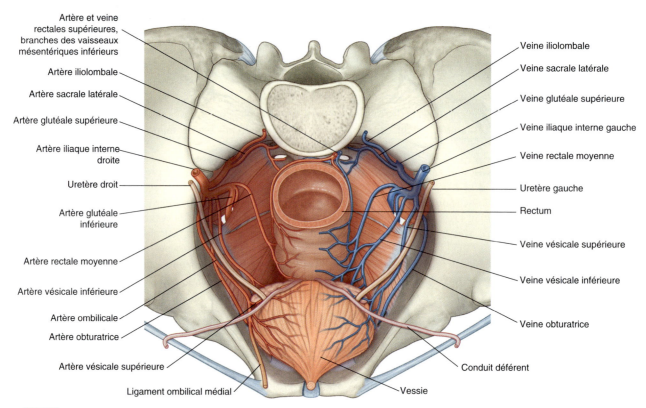

▶ 16-28
Vascularisation des viscères pelviens chez l'homme.
Vue supérieure.
© Drake 2017.

- des artères prostatique chez l'homme et utérine chez la femme, issues de l'iliaque interne et destinées à la partie supérieure du fond vésical ;
- des artères pudendale interne, obturatrice, du conduit déférent ou vaginale pour le col.

Les artères de l'**urètre** ont une origine différente selon le sexe :
- chez l'homme, elles proviennent :
  - des rameaux prostatiques des artères vésicales inférieures pour l'urètre prostatique,
  - des artères rectales moyennes et vésicales inférieures pour l'urètre membranacé,
  - des artères du bulbe du pénis, profonde du pénis et dorsale du pénis pour l'urètre spongieux ;
- chez la femme, elles sont issues :
  - des artères vaginales et vésicales inférieures pour l'urètre pelvien,
  - de l'artère pudendale interne pour l'urètre périnéal.

Veineuse

Les veines **urétérales** sont satellites des artères et rejoignent les veines rénales, gonadiques, vésicales et utérines.

Les veines **vésicales** forment un très riche plexus vésical, en continuité avec le plexus rétro-pubien et, chez l'homme, avec le plexus prostatique (fig. 16-27 et 16-28) :
- le plexus rétro-pubien se draine vers les veines pudendales internes et obturatrices ;
- le plexus vésical rejoint les veines vésicales inférieures.

> **À noter**
>
> La muqueuse vésicale est richement vascularisée. Autour du col, les veines participent à la continence urinaire en obstruant la lumière cervicale. Leurs lésions sont responsables de certaines hématuries et d'incontinence.

APPAREIL URINAIRE
VOIES EXCRÉTRICES

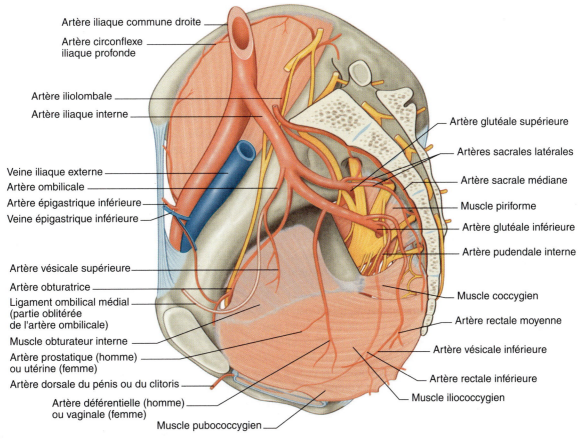

▶ 16-29
Artères du pelvis.
© Carole Fumat.

Les veines **urétrales** de l'homme rejoignent les veines du pénis et les plexus veineux prostatiques. Chez la femme, elles se drainent dans les plexus veineux rétro-pubien et vaginal.

Lymphatique

Les voies excrétrices possèdent 2 plexus lymphatiques dans leur paroi, l'un sous-muqueux, l'autre adventitiel.

Les collecteurs de l'**uretère** abdominal se drainent vers les nœuds iliaques externes, iliaques communs et lombaux, ceux de l'uretère pelvien vers les nœuds iliaques internes.

Les vaisseaux lymphatiques **vésicaux** rejoignent les nombreux nœuds para-vésicaux, dans le tissu conjonctif qui entoure la vessie :
- ceux issus du fond et du col de la vessie se drainent vers les nœuds iliaques internes ;
- ceux issus de l'apex et du corps vers les nœuds inguinaux et les nœuds iliaques externes.

Les vaisseaux lymphatiques de l'**urètre** masculin se drainent vers les nœuds prostatiques, iliaques externes et inguinaux. Chez la femme, les collecteurs se rendent aux nœuds iliaques externes et internes.

Les nœuds iliaques externes et internes se drainent vers les nœuds iliaques communs puis vers les nœuds et les troncs lymphatiques lombaux.

APPAREIL URINAIRE
VOIES EXCRÉTRICES

Innervation (fig. 16-13 et 16-30)

Autonome

Sympathique

Les fibres sympathiques proviennent des myélomères T10 à L3 et forment le nerf petit splanchnique (T10 à T11), le nerf splanchnique imus (T12) et les nerfs splanchniques lombaux (L1 à L3) :
- les fibres issues des myélomères T10 à L1 sont destinées à la partie supérieure des uretères. Leur relai s'effectue dans les ganglions cœliaques, mésentériques supérieurs et aortico-rénaux. Le neurone post-ganglionnaire parcourt l'adventice des artères ;
- les fibres issues des myélomères T12 à L3 innervent la partie inférieure des uretères, la vessie et l'urètre. Leur relai s'effectue dans les ganglions mésentériques inférieurs et leur neurone post-ganglionnaire emprunte les plexus hypogastriques supérieur et inférieur.

Le système sympathique augmente le tonus des myocytes lisses de l'uretère, ce qui facilite le péristaltisme urétéral.

Il inhibe le tonus du muscle détrusor, ce qui facilite le remplissage vésical, mais augmente celui du sphincter lisse de la vessie qui entoure l'origine de l'urètre, ce qui empêche la miction.

Para-sympathique

Les fibres para-sympathiques proviennent soit des nerfs vagues (X), soit des myélomères S2 à S4 :
- les nerfs vagues véhiculent des fibres pour la partie supérieure des uretères. Ces fibres empruntent les ganglions cœliaques, mésentériques supérieurs et aortico-rénaux puis les plexus artériels. Leur relai ganglionnaire se fait dans la paroi des voies excrétrices ;
- les fibres issues des myélomères S2 à S4 sont destinées à la partie inférieure des uretères, à la vessie et à l'urètre. Elles empruntent successivement les nerfs sacraux correspondants puis les nerfs splanchniques pelviens et le plexus mésentérique inférieur.

Le système para-sympathique stimule les myocytes lisses pacemakers des calices mineurs et donc la fréquence des ondes péristaltiques. Il stimule le détrusor et inhibe le sphincter lisse de la vessie ce qui déclenche la miction.

> **À noter**
>
> Le péristaltisme urétéral est un mécanisme myogène déclenché par les myocytes pacemakers des calices mineurs et qui se propage vers le bas. L'action du système nerveux autonome est marginale.

Sensibilité

La sensibilité viscérale provient des mécanorécepteurs pariétaux des voies excrétrices. Elle emprunte soit les voies sympathiques, soit les voies para-sympathiques :
- les fibres véhiculant la sensibilité des uretères, de l'apex, du corps et de la base de la vessie empruntent les voies sympathiques vers la corne postérieure des myélomères T10 à L3, puis les voies de la sensibilité générale vers les centres autonomes voire les centres corticaux conscients ;

APPAREIL URINAIRE
VOIES EXCRÉTRICES

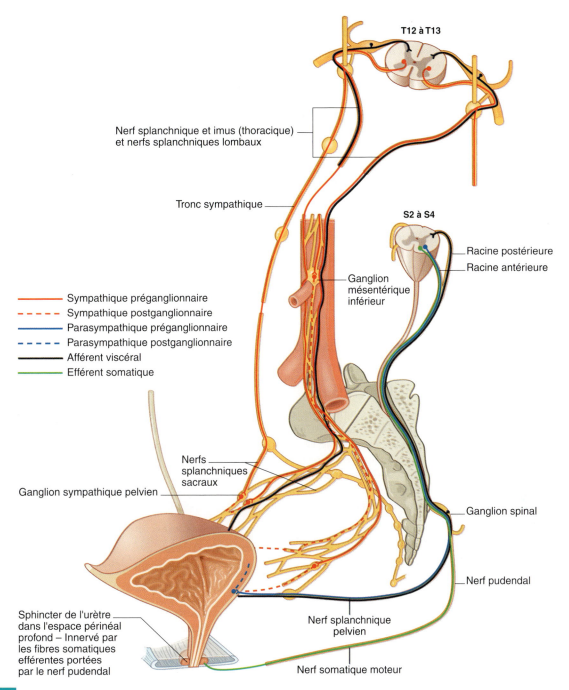

▶ 16-30
Efférents viscéraux (para-sympathique et sympathique) pour l'innervation de la vessie et nerfs afférents viscéraux.
D'après Drake 2017. © Carole Fumat.

> **En clinique**
>
> La projection des douleurs urétérales (colique néphrétique, etc.) va de la région lombale à la région inguinale (testiculaire chez l'homme) en contournant le flanc (T10 à L1). La distension vésicale est perçue dans la région sus-pubienne (T12 à L2).

- les fibres véhiculant la sensibilité du col de la vessie, du sphincter de la vessie et de l'urètre suivent les voies para-sympathiques vers les myélomères S2 à S4.

> **En clinique**
>
> Les douleurs issues du col de la vessie et de l'urètre sont perçues dans la région périnéale.

Somatique

Le muscle sphincter de l'urètre reçoit des fibres sensitives et des fibres motrices du nerf pudendal interne (S2 à S4).

CONTRÔLE

Filtration et réabsorption

Filtration glomérulaire

Le débit de filtration glomérulaire (DFG) est maintenu constant par plusieurs mécanismes :
- l'**autorégulation** rénale est le mécanisme exclusif au repos. Elle est myogène, sans intervention du système nerveux autonome, liée :
  - aux myocytes lisses des artérioles : la diminution locale de la pression artérielle provoque la diminution du DFG mais également une vasodilatation artériolaire responsable d'une augmentation du flux sanguin qui tend à corriger le DFG. Les mécanismes inverses surviennent lorsque la pression artérielle augmente,

> **À noter**
>
> Ce mécanisme a pour effet de protéger les glomérules de pressions artérielles élevées.

  - au contrôle des glomérules par les tubules dont la sécrétion de monoxyde d'azote (NO) augmente lors d'une diminution de la quantité de filtrat. Le NO dilate les artérioles rénales ce qui induit une augmentation du DFG. Ce mécanisme est plus long à se mettre en place que la régulation myogène ;
- la régulation **nerveuse** est sous la dépendance du système nerveux sympathique. La stimulation sympathique entraîne une vasoconstriction et une diminution du DFG, l'arrêt de la stimulation sympathique induit une vasodilatation et une augmentation du DFG ;

> **À noter**
>
> Le système sympathique est stimulé lors des efforts physiques ou des hémorragies importantes ce qui diminue considérablement le DFG et la production d'urine.

- la régulation **hormonale** fait appel au facteur natriurétique atrial, qui augmente le débit de filtration glomérulaire, et au système rénine-angiotensine-aldostérone dont l'angiotensine 2 diminue le débit de filtration glomérulaire (cf. p. 891).

APPAREIL URINAIRE
CONTRÔLE

Réabsorption tubulaire

Le seul mécanisme de régulation est hormonal, via :
- le système rénine-angiotensine-aldostérone où l'angiotensine 2 et l'aldostérone provoquent la réabsorption tubulaire des ions sodium, chlore et potassium et de l'eau ;
- l'hormone anti-diurétique qui stimule fortement la réabsorption de l'eau ;
- le facteur natriurétique atrial qui inhibe la réabsorption de l'eau et des électrolytes.

> **À noter**
>
> Les régulations nerveuse et hormonale de la filtration et de la réabsorption utilisent les mêmes récepteurs que ceux détaillés dans le chapitre « Contrôle du système cardio-vasculaire » (cf. p. 886), ainsi que les osmorécepteurs de l'hypothalamus.

Miction

La miction normale est un phénomène musculaire volontaire au début et à la fin et automatique entre les deux.

L'alternance des phases de continence et de miction dépend de l'équilibre entre les pressions vésicale et urétrale. Cet équilibre fait l'objet d'un contrôle neurologique involontaire par le système nerveux autonome et d'un contrôle neurologique volontaire par le système nerveux somatique.

Récepteurs

Les récepteurs nerveux sont :
- des mécanorécepteurs pariétaux de la vessie, de l'urètre proximal et du muscle sphincter de l'urètre. Ils informent sur l'étirement de la paroi vésicale et ne déclenchent une volée d'influx que pour des pressions intra-vésicales élevées. Ceux de la paroi vésicale sont responsables de la sensation de réplétion vésicale, ceux des sphincters de la vessie et de l'urètre du besoin mictionnel ;
- des thermorécepteurs et des nocicepteurs, sensibles aux informations thermiques et algiques ;
- les cellules urothéliales, dont certaines expriment des propriétés voisines de celles des neurones, sécrètent des neuromédiateurs et participent à la réception et à la transmission d'informations chimiques, mécaniques ou douloureuses.

> **À noter**
>
> L'implication de l'urothélium explique la progression du besoin mictionnel alors que les pressions vésicales sont stables.

Centres nerveux

Les centres nerveux sont étagés sur tout le système nerveux central.

Centres spinaux

Les centres spinaux sont le siège du réflexe mictionnel. L'information leur parvient par les voies de la sensibilité viscérale ou somatique décrites p. 1162 :
- le centre sympathique est thoraco-lombal, dans la colonne latérale des myélomères T12 à L3. Sa stimulation induit la contraction du sphincter de la vessie et la relaxation du détrusor via les voies sympathiques ;
- le centre para-sympathique est sacral, au voisinage du centre somatique, dans les myélomères S2 à S4. Sa stimulation provoque la contraction du détrusor et le relâchement du sphincter de la vessie via les voies para-sympathiques ;

APPAREIL URINAIRE
CONTRÔLE

- le centre somatique est sacral, situé dans la corne antérieure de la moelle des myélomères S2 à S4. Sa stimulation provoque la contraction du muscle sphincter de l'urètre via le nerf pudendal.

Centres du tronc cérébral

L'information issue des centres spinaux atteint successivement les centres supérieurs par la voie spino-réticulo-thalamo-corticale.

Ces centres sont dans la substance réticulaire des 3 étages du tronc cérébral et sont responsables de la coordination avec les autres activités de l'organisme. Les plus importants sont :
- le noyau dorsal du nerf vague (X) ;
- le centre pontique, responsable de la synergie vésico-sphinctérienne, c'est-à-dire de la coordination entre détrusor, sphincter de la vessie et muscle sphincter de l'urètre lors de la miction :
  - son centre médial (M) provoque la miction qui débute par la relaxation sphinctérienne suivie très rapidement de la contraction du détrusor,
  - son centre latéral (L) inhibe la miction volontaire en stimulant le centre somatique sacral et le centre sympathique thoraco-lombal ;
- le centre mésencéphalique de la substance grise péri-aqueducale, responsable de l'intégration du besoin d'uriner.

> **À noter**
>
> Les connexions entre ces centres urinaires et les centres respiratoires du tronc cérébral sont responsables de l'apnée automatique en début de miction et de la contraction réflexe des muscles expirateurs et diaphragme, ainsi que de la fermeture de la glotte qui provoquent l'augmentation de la pression abdomino-pelvienne et facilitent la vidange vésicale.

Centres du cerveau

L'**hypothalamus** et le système limbique, dont les effets expliquent l'incontinence lors de certaines émotions ou l'impossibilité à uriner en public :
- le **centre détrusorien**, localisé à la face médiale du lobe frontal.
- le **cortex pariétal**, responsable des perceptions de réplétion vésicale, de besoin urinaire et de miction.
- le **cortex frontal** pour la contraction volontaire du sphincter de l'urètre et des muscles du plancher pelvien. Il exerce un contrôle inhibiteur de la miction quasi permanent. Il participe également à la contraction forcée du diaphragme et des muscles expirateurs lors de la miction.

> **À noter**
>
> Les centres corticaux sont responsables du début et de la fin volontaires de la miction.

> **En clinique**
>
> Une lésion du centre para-sympathique sacral est responsable d'une **vessie neurologique autonome**, atone, dilatée, peu contractile, en rétention. La vidange se fait uniquement sous l'action des plexus pariétaux.
>
> Une lésion des voies nerveuses au-dessus du centre para-sympathique sacral entraîne une **vessie neurologique automatique**, spastique, hyperactive, incontinente.

Effecteurs

Les effecteurs principaux sont :
- le détrusor, dont le tonus est inhibé par le système sympathique et la contraction déclenchée par le système para-sympathique ;

- le sphincter de la vessie, dont le tonus est augmenté par le système sympathique et inhibé par le système para-sympathique ;
- le muscle sphincter de l'urètre, à contraction volontaire dont le tonus est inhibé par le système para-sympathique.

> **À noter**
>
> Le système sympathique est responsable de la continence urinaire, le système para-sympathique est responsable de la miction.

Les autres effecteurs comprennent les muscles du plancher pelvien, dont la contraction participe à la continence, et les muscles dont la contraction augmente la pression abdomino-pelvienne, qui participent à la miction.

Anatomie fonctionnelle

Le **remplissage vésical** est progressif, lié au péristaltisme des uretères. Les myocytes lisses des calices mineurs sont responsables de l'initiation de l'onde péristaltique dont la fréquence est stimulée par le système para-sympathique et l'intensité par le système sympathique.

Au début de la phase de remplissage, la vessie se laisse facilement déformer et la pression intra-vésicale augmente lentement. La sensation de remplissage vésical est perceptible lorsque 50 % de la capacité vésicale (150 à 250 mL) est atteinte mais aucun besoin d'uriner n'est perçu. Les récepteurs impliqués sont les cellules urothéliales et l'information arrive aux myélomères T12 à L2. Le réflexe sympathique spinal suffit à assurer la continence :
- le centre thoraco-lombal sympathique stimule le tonus du sphincter de la vessie via les récepteurs α et induit une relaxation du détrusor via les récepteurs β. Au fur et à mesure du remplissage vésical, un nombre croissant de myocytes lisses du sphincter de la vessie sont recrutés pour assurer la continence urinaire ;

> **À noter**
>
> Le relâchement du détrusor, lié au tonus sympathique, favorise la déformation vésicale en début de remplissage et permet de maintenir la pression intra-vésicale basse.

- le centre somatique sacral maintient le tonus du sphincter de l'urètre ;
- le centre para-sympathique sacral est inactif.

La **poursuite du remplissage vésical** provoque une augmentation plus rapide de la pression intra-vésicale. Celle-ci limite le reflux d'urine vers les uretères en comprimant leur trajet intra-pariétal et met en tension la paroi vésicale. Le premier besoin d'uriner survient autour de 75 % de la capacité vésicale (300 à 350 mL) et peut être aisément différé ou ignoré. Un besoin intense, ou impérieux, traduit un remplissage de 90 % de la vessie (400 à 500 mL). Cette mise en tension importante de la paroi vésicale stimule les mécanorécepteurs pariétaux dont l'information atteint les cornes postérieures des myélomères T12 à L2 et S2 à S4. L'information est transmise, via les voies de la sensibilité, aux centres sus-jacents où elle est interprétée comme la nécessité d'uriner.

La **continence** est assurée par le cortex frontal, qui inhibe le noyau pontique de la miction, et par le cortex moteur, qui provoque la contraction volontaire du muscle sphincter de l'urètre et des muscles du plancher pelvien, permettant de retarder la miction pendant quelque temps. La contraction du muscle sphincter de l'urètre inhibe le contingent para-sympathique vésical, c'est-à-dire la contraction du détrusor.

> **À noter**
>
> Les autres mécanismes qui participent à la continence vésicale sont l'angle vésico-urétral et la turgescence des plexus veineux muqueux du col de la vessie.

APPAREIL URINAIRE

COMPLÉMENT EN LIGNE

Si la **miction** est pertinente, le contrôle volontaire du muscle sphincter de l'urètre et des muscles du plancher pelvien cesse et le cortex stimule le centre pontique de la miction qui :
- inhibe le centre sympathique thoraco-lombal, ce qui provoque la relaxation du sphincter de la vessie ;
- stimule le centre para-sympathique sacral qui :
  - renforce l'inhibition du centre sympathique et celle du centre somatique sacral qui innerve le muscle sphincter de l'urètre,
  - provoque la contraction du détrusor qui augmente la pression intra-vésicale,
  - entraîne la contraction du muscle trigonal qui comprime les ostiums urétéraux et raccourcit l'urètre, ce qui provoque son ouverture.

À noter

Le contrôle des centres spinaux par le centre pontique et le cortex est absent chez le jeune enfant : les mictions sont déclenchées lorsque le centre para-sympathique reçoit la volée d'influx issue des mécanorécepteurs du col et du sphincter de la vessie. Vers 2 ans le centre pontique prend le contrôle des centres spinaux.
De faibles remplissages vésicaux peuvent faire l'objet d'une miction volontaire déclenchée par le cortex moteur.

En clinique

L'**incontinence urinaire** est la perte involontaire des urines précédée ou non d'un besoin mictionnel ; elle peut survenir à l'effort (physique, rire, toux, etc.) ou au repos. Lorsqu'elle est inconsciente, il s'agit d'une **énurésie** qui peut être nocturne.
La **dysurie** est une sensation de difficulté lors de la miction, la **pollakiurie** désigne des mictions fréquentes et la **nycturie**, la nécessité de se réveiller une ou plusieurs fois par nuit pour uriner. La **rétention vésicale** désigne l'impossibilité à uriner malgré une vessie pleine.
La **diurèse** désigne la production d'urine par les reins et son évacuation par l'appareil excréteur. L'**anurie** est une absence de sécrétion d'urine par les reins (diurèse < 100 mL/j), l'**oligurie** désigne une diminution de la production d'urine par les reins (diurèse < 600 mL/j) et la **polyurie** un excès de production d'urine (diurèse > 2,5 L/j).

COMPLÉMENT EN LIGNE

Des QCM et des QROC peuvent être consultées en ligne à l'adresse suivante : www.em-consulte.com/e-complement/476347.

APPAREIL GÉNITAL

Pr Michel Montaudon

APPAREIL GÉNITAL

APPAREIL GÉNITAL MASCULIN

L'appareil génital regroupe les structures qui interviennent dans la reproduction. Il détermine le sexe de chaque individu, masculin ou féminin.

Il comprend des organes génitaux internes, non visibles, et des organes génitaux externes, situés à l'extérieur de la cavité abdomino-pelvienne.

> **À noter**
>
> Chez la femme appareil génital et appareil urinaire sont distincts, chez l'homme ils sont partiellement communs.

APPAREIL GÉNITAL MASCULIN

Lors de la reproduction, la participation de l'appareil génital masculin est limitée à la production et à l'expulsion des gamètes masculins. La fécondation puis la gestation ont lieu dans l'appareil génital féminin.

L'appareil génital masculin comprend (fig. 17-1) :
- les testicules, organes de production des spermatozoïdes, enveloppés du scrotum ;
- les épididymes, les conduits déférents, les conduits éjaculateurs et l'urètre qui sont des voies excrétrices ;
- les vésicules séminales, la prostate et les glandes bulbo-urétrales, glandes branchées sur les voies excrétrices ;
- le pénis, organe de la copulation.

> **À noter**
>
> La plus grande partie de l'urètre masculin est commune aux appareils génital et urinaire (cf. p. 1154).

Les **organes génitaux externes** comprennent le pénis, les testicules, les épididymes et le scrotum (fig. 17-2). Les **organes génitaux internes** sont les conduits déférents, les vésicules séminales, la prostate, l'urètre et les glandes bulbo-urétrales.

Testicules

Les testicules sont les 2 glandes génitales masculines situées dans le scrotum.
Ils produisent :
- des millions de spermatozoïdes immatures, gamètes masculins haploïdes dont un seul pénètre le gamète féminin lors de la fécondation pour constituer une cellule diploïde ;
- des hormones sexuelles, les androgènes, et principalement la testostérone, qui développent les caractères sexuels masculins et stimulent la libido. Ils produisent également l'inhibine, hormone de régulation testiculaire.

> **À noter**
>
> La spermatogenèse produit environ 300 millions de spermatozoïdes chaque jour par méiose. La méiose est un processus de division cellulaire propre aux cellules germinales qui transforme une cellule diploïde (46 chromosomes) en 4 cellules haploïdes (23 chromosomes). Elle dure 25 à 30 jours chez l'homme. La spermatogenèse se déroule de la puberté jusqu'à la fin de la vie : les hommes restent féconds jusqu'à leur mort.

APPAREIL GÉNITAL
APPAREIL GÉNITAL MASCULIN

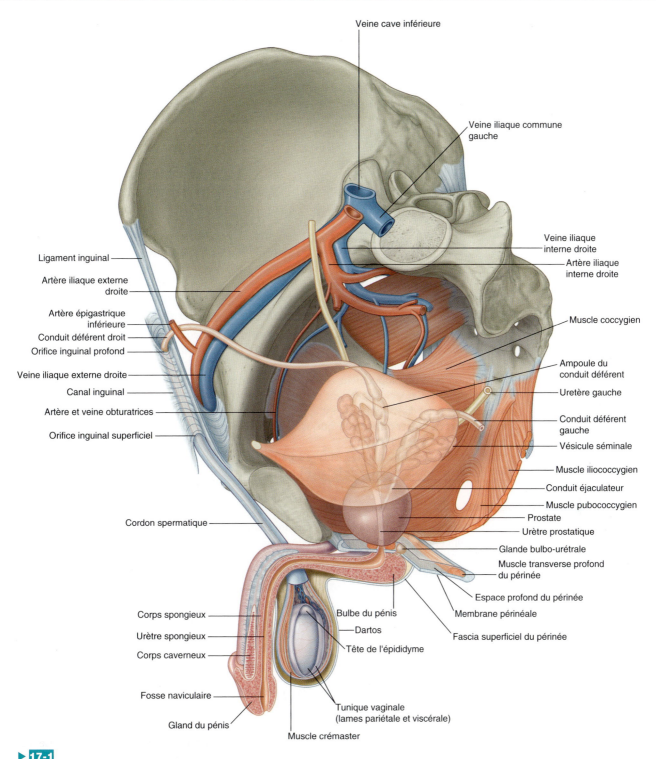

▶ 17-1
Appareil génital chez l'homme (vue sagittale oblique).
© Drake 2017.

APPAREIL GÉNITAL
APPAREIL GÉNITAL MASCULIN

▶ **17-2**
Organes génitaux externes et périnée chez l'homme.
© Drake 2017.

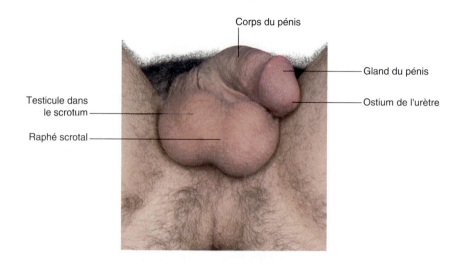

En clinique

La situation des testicules en permet l'**autopalpation**, à la recherche de modifications de la surface de la glande, et leur examen échographique aisé. Le **cancer** du testicule est une tumeur rare qui survient habituellement entre 20 et 40 ans.

L'apparition et le développement embryologique initial des testicules s'effectuent dans le fascia rétro-péritonéal. Ceux-ci descendent ensuite dans le scrotum par le canal inguinal. L'absence d'un ou des 2 testicules dans le scrotum est appelée **cryptorchidie** et est un facteur de risque de stérilité masculine et de cancer du testicule qui justifie une intervention chirurgicale pour replacer la glande dans le scrotum (orchidopexie).

La diminution de la fonction testiculaire à partir de 55 ans induit une diminution de la libido, du nombre de spermatozoïdes et de la force physique.

Aspect

Chaque testicule a une forme ovoïde et mesure 5 cm sur 3 sur 2,5. Leur axe est oblique en bas et en arrière. Leur consistance est élastique et leur surface lisse, blanchâtre.

À noter

Avant la puberté, les testicules mesurent 1,5 à 2 cm de long.

Rapports

Enveloppes

Chaque testicule est entouré de plusieurs tuniques concentriques avec, de la profondeur vers la périphérie (fig. 17-3) :
- la tunique vaginale, séreuse qui enveloppe la totalité de la glande sauf sa face postérieure et son extrémité inférieure. Elle présente 2 lames séparées par une cavité virtuelle (fig. 17-4) :
  - la lame viscérale, ou **épi-orchium**, adhère fortement à l'albuginée testiculaire (cf. p. 1175),
  - la lame pariétale, ou **péri-orchium**, est recouverte du fascia spermatique interne, solidaire du scrotum,
  - leur ligne de réflexion se situe à la face postérieure du testicule et entoure le pédicule vasculo-nerveux ;

APPAREIL GÉNITAL
APPAREIL GÉNITAL MASCULIN

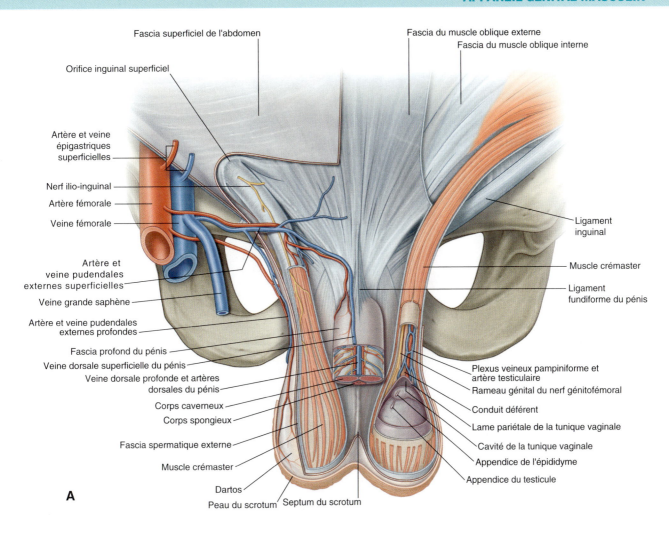

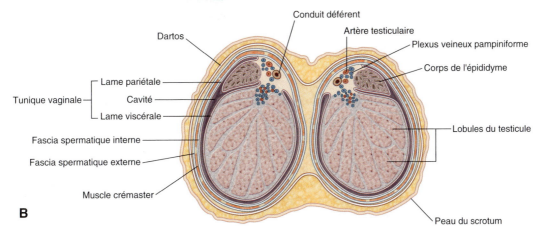

▶ 17-3
Scrotum.
A) Contenu du scrotum (vue antérieure).
B) Coupe transversale passant par le scrotum et les testicules.
© Drake 2017.

APPAREIL GÉNITAL
APPAREIL GÉNITAL MASCULIN

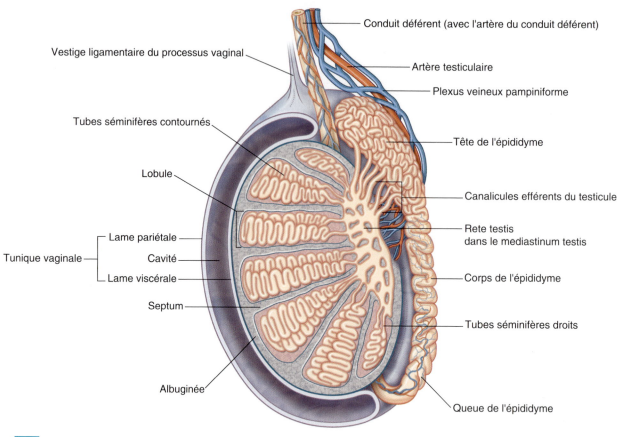

▶ 17-4
Testicule et ses enveloppes.
© Drake 2017.

À noter

La vaginale provient du péritoine et la cavité vaginale est en continuité chez le fœtus avec la cavité péritonéale. Une séparation des deux survient normalement mais lorsque la continuité persiste, des hernies digestives congénitales peuvent atteindre le scrotum.

En clinique

Les **hydrocèles vaginales** sont des épanchements liquidiens dans la cavité de la tunique vaginale.

- le fascia spermatique interne est une couche fibreuse issue de l'évagination du fascia transversalis à travers le canal inguinal (cf. p. 187);
- le muscle crémaster est une tunique musculaire striée incomplète qui se détache des muscles oblique interne et transverse de l'abdomen. Il reçoit une innervation somatique par des rameaux génitaux du nerf génito-fémoral;

À noter

La contraction du muscle crémaster attire le testicule vers le tronc. Ce phénomène fait partie des mécanismes thermorégulateurs de la spermatogenèse, optimale au voisinage de 35 °C.

- le fascia spermatique externe est une couche fibreuse provenant du fascia du muscle oblique externe ;
- le scrotum, seule enveloppe commune aux 2 testicules, qui comprend :
  - le dartos, couche musculo-élastique issue du fascia superficiel de l'abdomen qui envoie un prolongement entre les 2 testicules, le septum scrotal. Le dartos double le derme et sa contraction est responsable de l'aspect plissé de la peau du scrotum. Les myocytes lisses qui le composent ont une innervation autonome,

> **À noter**
>
> La contraction involontaire du dartos fait également partie des mécanismes thermorégulateurs de la spermatogenèse : elle épaissit la peau du scrotum et diminue sa surface ce qui limite les déperditions caloriques, son relâchement a l'effet inverse.

  - la peau, mince et extensible, présente des glandes sébacées et des poils. Elle est en continuité avec la peau des régions pubienne, périnéale et fémorales. Sa couleur s'assombrit à la puberté.

> **À noter**
>
> La hauteur des testicules dans le scrotum est asymétrique ; le testicule gauche est habituellement plus bas que le droit.

Rapports

Sa face médiale est séparée de l'autre testicule par le septum scrotal (fig. 17-3). Elle est longée en arrière par le conduit déférent.
Sa face latérale répond en avant aux enveloppes testiculaires et en arrière à l'épididyme.
Son bord antérieur répond aux enveloppes testiculaires.
Son bord postérieur est en rapport avec l'épididyme et le cordon spermatique (fig. 17-4 et 17-5).

> **À noter**
>
> Le **cordon spermatique** est le pédicule vasculo-nerveux du testicule ; il regroupe :
> - entourés du fascia spermatique interne : le conduit déférent, les artères et veines testiculaires et du conduit déférent, des éléments lymphatiques et nerveux autonomes ;
> - entre les fascias spermatiques interne et externe : le muscle crémaster, son pédicule vasculaire et les rameaux génitaux du nerf génito-fémoral (fig. 17-6 et 17-7).
>
> Le diamètre du cordon est de 1 à 1,5 cm.

Son extrémité inférieure donne insertion au **ligament scrotal**, formé de quelques fibres qui le fixent à la face profonde du scrotum.
Son extrémité supérieure est unie à l'épididyme par le mésorchium et répond aux **appendices du testicule et de l'épididyme**, reliquats embryonnaires.

Structure (fig. 17-4)

Le parenchyme testiculaire est enveloppé par son albuginée et sa tunique vasculaire :
- l'albuginée est un tissu conjonctif dense, épais et inextensible qui forme en haut et en arrière le **mediastinum testis**. Celui-ci émet des septums fibreux qui divisent le testicule en 300 à 400 lobules communicants ;
- la tunique vasculaire, plus profonde, formée d'artères, de veines et de lymphatiques qui entrent ou sortent du testicule en parcourant sa surface.

APPAREIL GÉNITAL
APPAREIL GÉNITAL MASCULIN

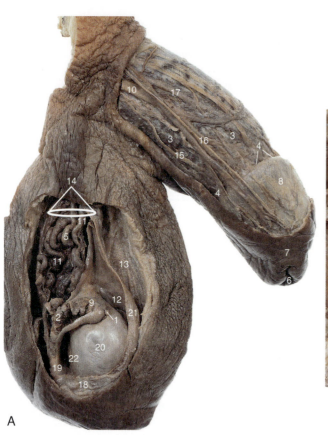

A

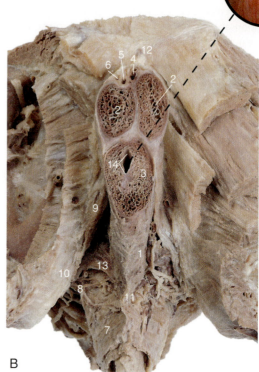

B

▶ 17-5

Dissections des organes génitaux externes de l'homme.
A) Testicule droit, épididyme et pénis vue de droite.
1. Appendice de l'épididyme
2. Corps de l'épididyme
3. Corps du pénis
4. Couronne du gland
5. Conduit déférent
6. Ostium externe de l'urètre
7. Prépuce
8. Gland du pénis
9. Tête de l'épididyme
10. Veine latérale superficielle
11. Plexus veineux pampiniforme
12. Cavité de la tunique vaginale
13. Scrotum
14. Cordon spermatique
15. Artère dorsale superficielle du pénis
16. Nerf dorsal superficiel du pénis
17. Veine dorsale superficielle du pénis
18. Scrotum
19. Queue de l'épididyme
20. Testicule
21. Lame pariétale de la tunique vaginale
22. Lame viscérale (épi-orchium. de la tunique vaginale, adhérant à l'albuginée

B) Racine du pénis vue antéro-inférieure.
La partie antérieure du pénis a été enlevée pour montrer la racine, formée par les 2 corps caverneux dorsalement (2) et le corps spongieux unique ventralement (3) contenant l'urètre (14).
1. Muscle bulbo-spongieux
2. Corps caverneux
3. Corps spongieux
4. Veine dorsale profonde du pénis
5. Artère dorsale du pénis
6. Nerf dorsal du pénis
7. Muscle sphincter externe de l'anus
8. Vaisseaux rectaux inférieurs et nerf croisant la fosse ischio-anale
9. Muscle ischio-caverneux
10. Branche ischio-pubienne
11. Corps du périnée
12. Symphyse pubienne
13. Muscle transverse superficiel du périnée recouvrant la membrane périnéale
14. Urètre (en cartouche : vue endoscopique de la muqueuse urétrale)

© Abrahams 2014.

APPAREIL GÉNITAL
APPAREIL GÉNITAL MASCULIN

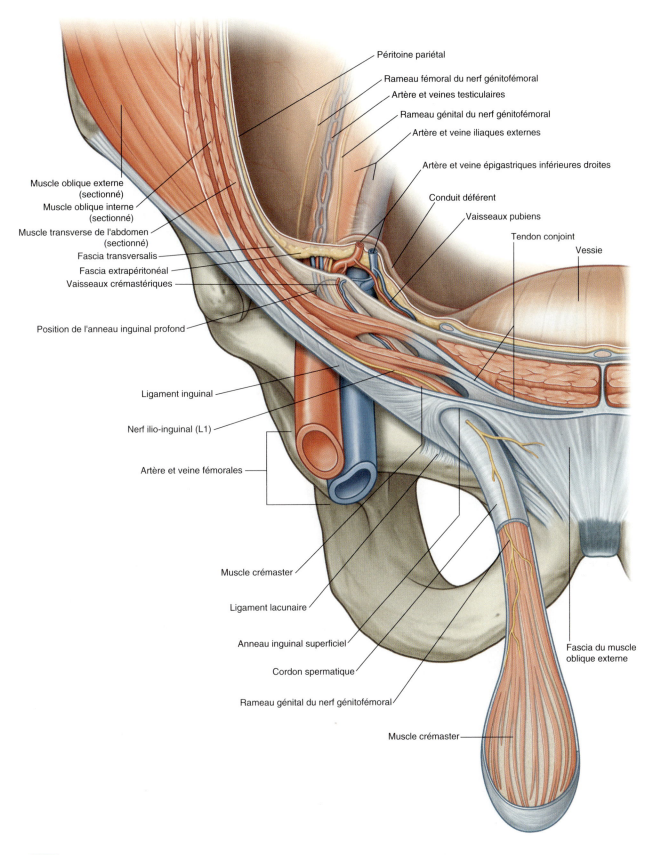

▶ 17-6
Canal inguinal.
© Drake 2017.

APPAREIL GÉNITAL
APPAREIL GÉNITAL MASCULIN

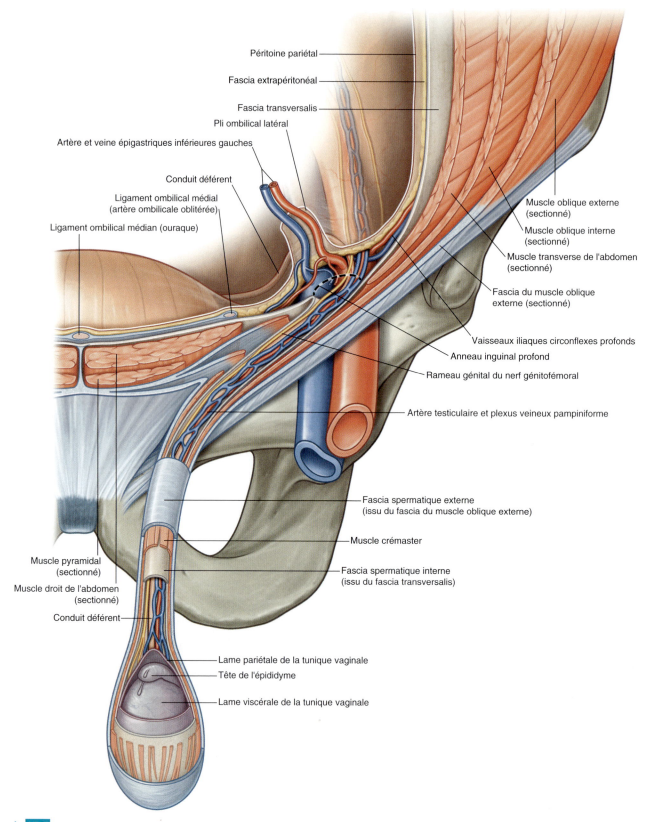

▶ 17-7
Canal inguinal et éléments du conduit spermatique.
© Drake 2017.

APPAREIL GÉNITAL
APPAREIL GÉNITAL MASCULIN

Le parenchyme comprend du tissu interstitiel, au sein duquel les cellules de *Leydig* sécrètent des androgènes, et les **tubules séminifères** constitués de cellules souches germinales, les spermatogonies :
- chaque lobule renferme 1 à 4 tubules séminifères contournés, de 50 à 60 cm de long, qui fusionnent en un tubule séminifère droit ;
- les tubules droits s'abouchent dans le réseau tubulaire du mediastinum testis, le **rete testis** ;
- celui-ci émet 10 à 20 ductules efférents qui rejoignent le conduit épididymaire dans la tête de l'épididyme.

À noter
La spermatogenèse se déroule dans les tubules séminifères et produit des millions de spermatozoïdes par jour. Les spermatozoïdes sont chassés vers le rete testis par le péristaltisme des tubules. L'étape testiculaire de la production et du début de la maturation des spermatozoïdes dure 60 à 70 jours.

En clinique
Le spermogramme permet d'analyser la composition du sperme. L'**azoospermie** est l'absence de spermatozoïdes dans le sperme, l'**oligospermie** un nombre de spermatozoïdes inférieur à 15 millions/mL et l'**asthénospermie** un éjaculat dans lequel un 1/3 ou plus des spermatozoïdes sont immobiles.

Épididyme

L'épididyme est interposé entre les ductules efférents et le conduit déférent (fig. 17-4).
Il est entièrement dans le scrotum, en arrière du testicule dont il collecte les spermatozoïdes en cours de maturation. Il assure :
- leur stockage entre 2 éjaculations ;
- leur transport vers le conduit déférent ;
- leur protection et leur survie par la sécrétion de liquide épididymaire ;
- leur maturation qui leur confère mobilité et capacité à féconder l'ovule.

En clinique
Les spermatozoïdes accumulés dans l'épididyme sont viables plusieurs mois. Une fois éjaculés dans l'appareil génital féminin, leur durée de vie est de 48 heures.

Aspect

L'épididyme a la forme d'un cimier de casque avec une **tête** volumineuse située sur l'extrémité supérieure du testicule, un **corps** et une **queue** aplatie, située en arrière de l'extrémité inférieure du testicule. Il mesure 5 cm de long et 1 cm de large. La tête est épaisse de 5 mm.
Il est formé d'un long conduit de 5 ou 6 m, très sinueux, qui s'élargit de la tête vers la queue et donne naissance au conduit déférent. Le temps de transit, et donc de maturation, des spermatozoïdes le long du conduit épididymaire est de 15 à 20 jours.

Rapports

Il est situé en arrière et en dehors du testicule. Sa face médiale répond aux vaisseaux du cordon spermatique.

Structure

Sa tunique albuginée est mince, en continuité avec l'albuginée testiculaire.

APPAREIL GÉNITAL
APPAREIL GÉNITAL MASCULIN

Sa paroi est épaisse et comprend :
- une **muqueuse** avec un épithélium pseudo-stratifié cilié qui limite une lumière de 0,5 à 1 mm de diamètre ;
- une **musculeuse** formée de myocytes lisses dont les contractions assurent la progression des spermatozoïdes. Cette contraction est spasmodique lors de l'éjaculation ;
- une **adventice** lâche, parcourue par ses vaisseaux et ses nerfs.

> **En clinique**
>
> L'**épididymite** est l'inflammation habituellement d'origine infectieuse de l'épididyme.

Conduits déférents

Les conduits déférents font partie des voies séminales extra-testiculaires. Chacun est interposé entre le conduit épididymaire et le conduit éjaculateur et parcourt le cordon spermatique (fig. 17-1).
Lors de l'éjaculation, les conduits déférents assurent le transport rapide des spermatozoïdes depuis les conduits épididymaires vers les conduits éjaculateurs. Entre les éjaculations, ils participent au stockage des spermatozoïdes.

> **À noter**
>
> Comme dans l'épididyme, les spermatozoïdes stockés dans le conduit déférent restent viables plusieurs mois.

> **En clinique**
>
> L'obstruction des conduits déférents est une cause de stérilité.

Aspect

Il mesure 40 cm de long sur 3 à 4 mm de diamètre. Il est dur à la palpation car sa paroi est épaisse.

> **En clinique**
>
> Le conduit déférent peut être palpé dans le scrotum, au-dessus du testicule. À ce niveau, il peut être sectionné dans un but contraceptif (**vasectomie**).

Issu du scrotum, il pénètre la cavité pelvienne par le canal inguinal et parcourt le fascia sous-péritonéal vers la face postérieure de la prostate. Il se termine en fusionnant avec le conduit de la vésicule séminale pour former le conduit éjaculateur qui s'abouche dans l'urètre prostatique.
Un peu avant sa terminaison, le conduit déférent présente une dilatation de 5 mm appelée ampoule du conduit déférent.

Rapports

Le **segment scrotal** est oblique en haut et en avant, situé en arrière du testicule et en dedans de l'épididyme. Il est en rapport avec les vaisseaux testiculaires (fig. 17-4).
Le **segment funiculaire** est le segment situé dans le cordon spermatique. Il passe en dehors de la racine du pénis puis en avant de la face antérieure du pubis (fig. 17-7).
Le **segment inguinal** traverse le canal inguinal, en rapport avec ses parois (fig. 17-7, cf. p. 187).
Le **segment pelvien** chemine dans le fascia sous-péritonéal, au contact du péritoine (fig. 17-8 et 17-9). En émergeant de l'anneau inguinal profond, il se dirige vers le bas et l'arrière, croise la face

APPAREIL GÉNITAL
APPAREIL GÉNITAL MASCULIN

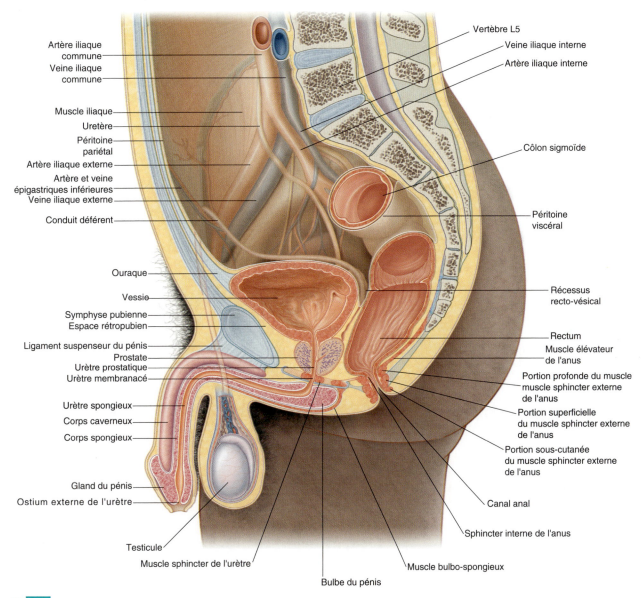

▶ 17-8
Conduit déférent, rapports du segment pelvien chez l'homme : vue médiale.
© Drake 2017.

postérieure de l'artère épigastrique inférieure puis la face médiale des vaisseaux iliaques externes, le pédicule vasculo-nerveux obturateur et l'uretère. En dedans, il longe la vessie puis se dirige vers le bas, entre le fond de la vessie et le rectum. Il forme à ce niveau l'**ampoule du conduit déférent**. Celle-ci descend contre la base de la vessie, en dedans de la vésicule séminale dont il reçoit le conduit pour former le conduit éjaculateur (cf. fig. 17-16). Long de 2 à 3 cm, celui-ci pénètre immédiatement dans la prostate.

En clinique

Le segment pelvien est une zone à risque de blessure vasculaire lors des interventions chirurgicales.

APPAREIL GÉNITAL
APPAREIL GÉNITAL MASCULIN

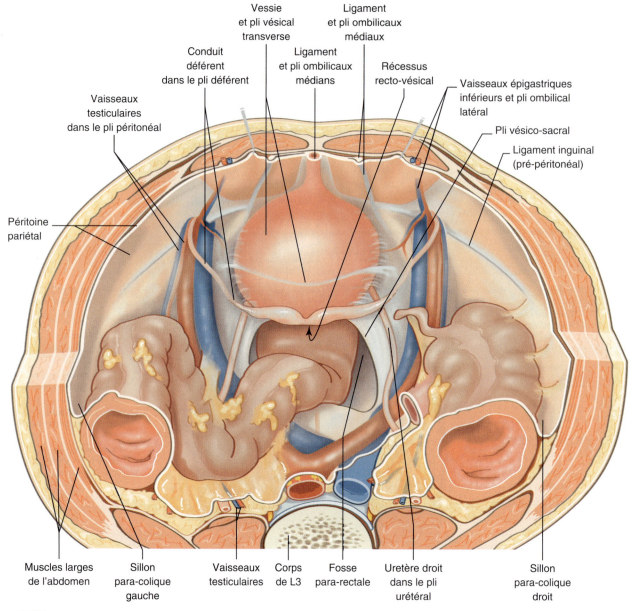

▶ 17-9
Conduit déférent, rapports du segment pelvien chez l'homme : vue supérieure.
© Carole Fumat.

Structure

La paroi du conduit déférent comprend une **muqueuse** plissée, formée d'un épithélium cylindrique pluristratifié et cilié. Sa lumière est étroite.
La **musculeuse** est épaisse, constituée de faisceaux spiralés de myocytes lisses qui assurent un péristaltisme puissant et rapide.
L'**adventice** est la tunique périphérique qui facilite les mouvements du conduit déférent au contact des tissus voisins et véhicule sa vascularisation et son innervation.

Pénis

Le pénis est l'organe masculin de la copulation. Il participe à la reproduction et à la miction.
Il est parcouru de sa racine à son extrémité par l'urètre spongieux (cf. p. 1154).

Aspect

Le pénis comprend (fig. 17-10) :
- une racine périnéale, immobile, formée par les piliers et le bulbe du pénis ;

> **À noter**
>
> Les piliers sont la partie postérieure des corps caverneux, le bulbe est la partie postérieure du corps spongieux. Le bulbe est palpable sous la peau du périnée, immédiatement en arrière du scrotum.

- un corps, très mobile, formé par la fusion des corps caverneux et du corps spongieux. Le corps est la seule partie visible de l'organe, de forme prismatique plus ou moins arrondie. Il se termine par une partie renflée, le **gland**, séparée du corps par une partie plus étroite, le col du gland. Le gland est arrondi, avec une base renflée, la couronne du gland. Au sommet du gland s'ouvre l'ostium externe de l'urètre, fente sagittale de 10 mm de grand axe.

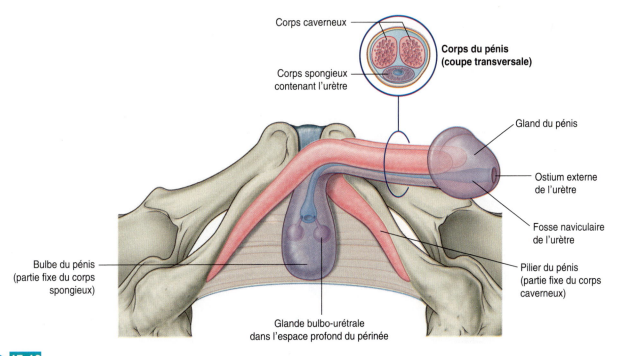

▶ 17-10
Tissus érectiles du pénis.
Pénis.
© Drake 2015.

APPAREIL GÉNITAL
APPAREIL GÉNITAL MASCULIN

La forme et la direction du pénis sont variables selon son état physiologique :
- à l'état flaccide, sa face urétrale est postérieure et son dos antérieur. Il est vertical, mou, sous la symphyse pubienne et en avant du scrotum ;
- en érection, le corps se redresse, s'aligne sur la racine du pénis et devient ferme, courbé vers l'arrière. Il se dirige en haut et en avant, devant la symphyse pubienne.

Les dimensions du pénis varient selon l'âge et l'état physiologique. Chez l'adulte, le corps mesure 10 cm de long et 8 cm de circonférence à l'état flaccide, et 15 à 18 cm de long et 12 cm de circonférence en érection.

> ### À noter
> La position anatomique du pénis est sa position fonctionnelle, l'érection. La face urétrale du pénis est la face occupée par le corps spongieux ; la face opposée est la face dorsale du pénis : celle-ci n'est postérieure qu'en érection, à l'état flaccide, elle est antérieure.
> La taille du pénis en érection n'est pas proportionnelle à celle de l'état flaccide.

Rapports

Moyens de soutien

Le corps du pénis est en continuité avec sa racine, soutenu par (fig. 17-11) :
- le ligament suspenseur du pénis qui relie le fascia profond du pénis recouvrant la face dorsale de chaque corps caverneux à la symphyse pubienne ;
- le ligament fundiforme, plus superficiel, formé de quelques fibres tendues depuis la ligne blanche de l'abdomen qui se séparent en 2 lames entourant le corps du pénis et fusionnant sur sa face urétrale avec le dartos pénien.

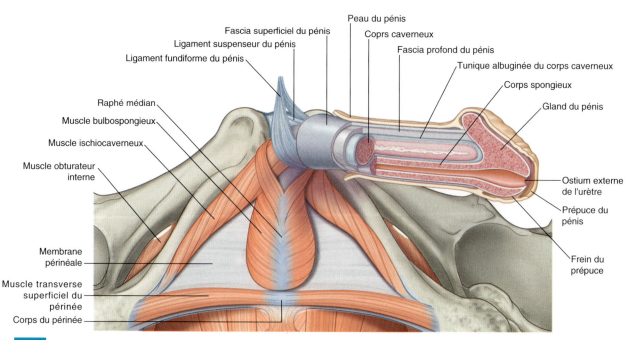

▶ **17-11**
Morphologie interne et rapports du pénis.
© *Drake 2017.*

APPAREIL GÉNITAL
APPAREIL GÉNITAL MASCULIN

De voisinage

La racine du pénis est située dans le triangle uro-génital de l'espace superficiel du périnée, au-dessus du scrotum (fig. 17-10 et 17-11).

La face supérieure du bulbe du pénis est traversée par l'urètre qui s'incurve vers l'avant et parcourt le corps spongieux jusqu'au gland. Ses faces latérales sont traversées par les conduits des glandes bulbo-urétrales.

Structure

La **racine** du pénis comprend (fig. 17-10) :
- les 2 piliers du pénis :
  - fixés à la face médiale des branches ischio-pubiennes et à face inférieure de la membrane périnéale (fig. 17-12 ; cf. p. 214),
  - recouverts par leur muscle ischio-caverneux (fig. 7-12 ; cf. tableau 7-2) ;
- le bulbe du pénis fixé sur la face inférieure de la membrane périnéale et recouvert par le muscle bulbo-spongieux (fig. 17-12 ; cf. tableau 7-2).

Vues caudales

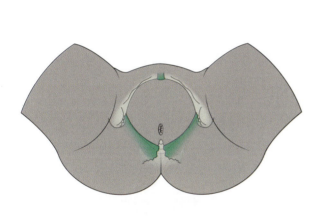
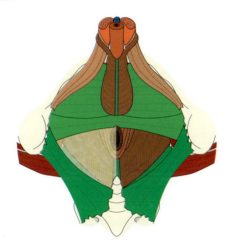
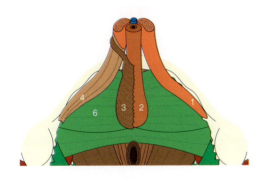
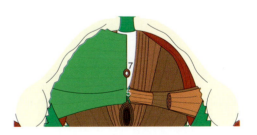

1. Pilier du pénis
2. Bulbe du pénis
3. Muscle bulbo-spongieux
4. Muscle ischio-caverneux
5. Corps du périnée
6. Membrane périnéale
7. Urètre

17-12 Insertion des piliers et du bulbe du pénis.
© Pr Michel Montaudon.

Le **corps** du pénis est formé de 3 cylindres de tissu érectile entourés par plusieurs tuniques conjonctives (fig. 17-5, 17-10 et 17-13) :
- les corps caverneux occupent la partie dorsale du pénis et forment 2 sillons :
  - un sillon dorsal, parcouru par la veine dorsale profonde du pénis,
  - un sillon antérieur dans lequel se loge le corps spongieux ;
- le corps spongieux occupe la partie antérieure du corps. Il est parcouru par l'urètre spongieux.

À noter

Les 2 corps caverneux et le corps spongieux sont cloisonnés par de multiples trabécules séparant des **sinus caverneux** (fig. 17-14). Cette disposition, associée aux tuniques du pénis, explique les mécanismes de l'érection.

En clinique

Certaines **impuissances** sont traitées par l'implantation d'une prothèse pénienne érectile alimentée par une pompe placée dans le scrotum ou en région sous cutanée abdominale.
La rigidité des corps érectiles, en particulier des corps caverneux, est telle que certains traumatismes lors de l'érection peuvent provoquer une **fracture du pénis**, c'est-à-dire une rupture des corps caverneux, responsable d'une douleur et d'une détumescence immédiate.
La fracture du pénis est favorisée par une courbure prononcée de celui-ci.

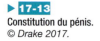

▶ 17-13
Constitution du pénis.
© Drake 2017.

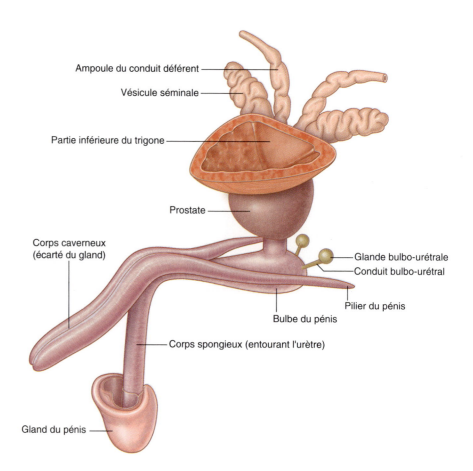

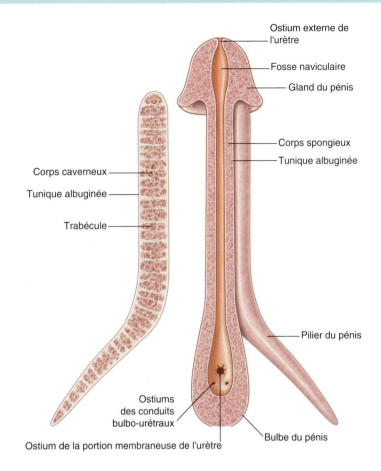

▶ 17-14
Coupe des corps érectiles dans l'axe du pénis.
Vue inférieure.© Drake 2017.

- les différentes enveloppes du corps comprennent de la profondeur à la surface :
  - une tunique albuginée riche en fibres collagènes qui entoure également les piliers et le bulbe. Celle du corps spongieux lui est propre, celle des corps caverneux leur est commune et donne une expansion sagittale, le **septum du pénis**, séparant les 2 corps caverneux et perforée de communications vasculaires,

À noter

L'albuginée commune aux corps caverneux est très peu extensible, ce qui permet une rigidité importante lors de l'érection. Celle du corps spongieux est beaucoup plus élastique, ce qui empêche le collapsus de l'urètre spongieux par l'érection et autorise l'éjaculation.

En clinique

La **maladie de *Lapeyronie*** est une fibrose localisée de l'albuginée qui entraîne une déformation du pénis et une douleur lors de l'érection. Elle concerne 10 % des hommes de plus de 60 ans.

  - le fascia profond du pénis enveloppe l'albuginée des corps érectiles et se fixe au gland,
  - le fascia superficiel du pénis est un tissu conjonctif lâche, peu épais, dépourvu de graisse mais présentant quelques myocytes qui forment le **dartos pénien**, en continuité avec celui du scrotum. Il sépare la peau et le fascia profond,
  - la peau est fine, très peu adhérente ce qui autorise les variations de taille du pénis. À son extrémité distale, la peau forme le **prépuce**, repli fixé à la face urétrale du gland par le frein du prépuce et qui recouvre le gland (fig. 17-15).

APPAREIL GÉNITAL
APPAREIL GÉNITAL MASCULIN

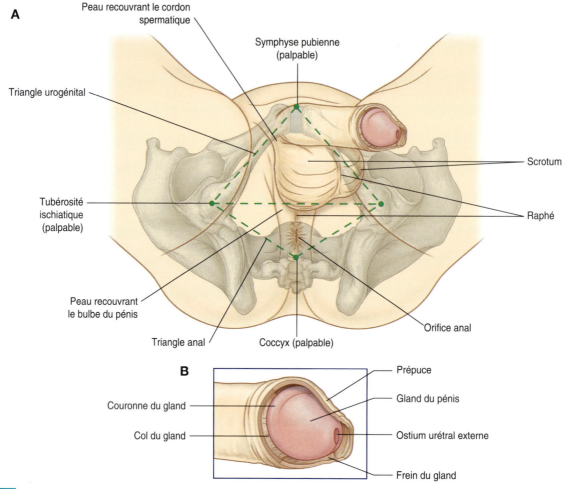

▶ 17-15
L'extrémité du pénis.© Drake 2015.

À noter

Le prépuce adhère physiologiquement au gland chez le nouveau-né. Les adhérences se libèrent en raison de la croissance du gland lors des 3 premières années et de la production de smegma qui correspond à la desquamation des cellules épithéliales.

En clinique

Des rapports sexuels fougueux peuvent être à l'origine d'une **déchirure du frein** du prépuce, douloureuse et hémorragique.
La **circoncision** consiste en l'ablation chirurgicale du prépuce.
Le **phimosis** est un rétrécissement du prépuce qui ne permet pas de découvrir le gland. Avant 3 ans, il est physiologique. Après 3 ans, il peut induire des infections ou des troubles mictionnels et doit être réséqué.
Un **para-phimosis** est un étranglement du col du gland par un prépuce rétracté qui comprime le retour veineux : le gland grossit et ne peut plus être recouvert. Le traitement est la circoncision.

APPAREIL GÉNITAL
APPAREIL GÉNITAL MASCULIN

Vésicules séminales

Les 2 vésicules séminales sont des glandes branchées sur chacun des conduits déférents. Elles sont dans la cavité pelvienne, entre la vessie et le rectum, en dehors des ampoules des conduits déférents (fig. 17-1). Leur fond vient au contact du péritoine qui tapisse le récessus recto-vésical de la cavité péritonéale (fig. 17-16).

En clinique

Les abcès des vésicules séminales se rompent dans la cavité péritonéale et peuvent entraîner des péritonites aiguës.

Chacune mesure 4 à 8 cm de longueur et 2 ou 3 cm de large et a un aspect piriforme, bosselé. Leur paroi se contracte lors de l'orgasme et exprime leur contenu dans les conduits déférents, participant ainsi à l'éjaculation.

À noter

La taille des vésicules séminales est variable en fonction de leur contenu et augmente progressivement entre 2 éjaculations. Elles sont palpables au toucher rectal.

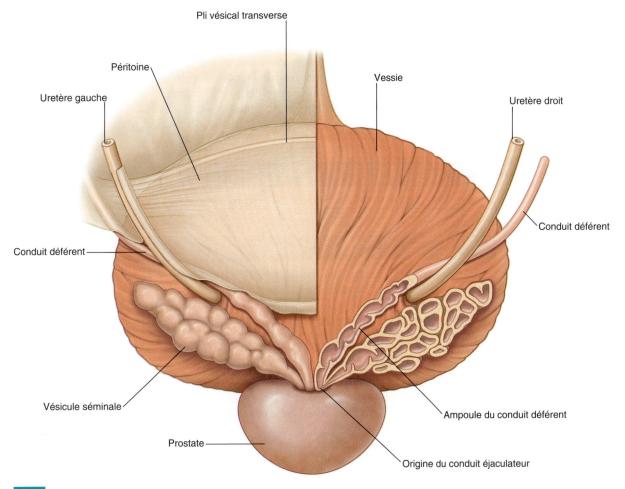

▶ 17-16
Vésicules séminales et conduits déférents.
Vue postérieure.
© Drake 2017.

APPAREIL GÉNITAL
APPAREIL GÉNITAL MASCULIN

Chacune est formée d'un conduit d'environ 15 cm, étroit et sinueux, enroulé sur lui-même.
Elles produisent le liquide séminal qui constitue la plus grande partie de l'éjaculat (60 à 70 %). Celui-ci a un volume moyen de 5 à 6 mL et remplit plusieurs fonctions :
- la nutrition des spermatozoïdes par son contenu en fructose ;
- la coagulation de l'éjaculat dans les secondes qui suivent son dépôt dans le vagin pour limiter une évacuation trop rapide ;
- la progression des spermatozoïdes dans l'appareil génital de la femme, facilitée par les prostaglandines qu'il contient ;
- la protection des spermatozoïdes de l'acidité vaginale, par son alcalinité (pH = 7,4) ;
- leur protection contre les mécanismes immunologiques de la femme, par des protéines immunosuppressives.

En clinique

La présence de sang dans le sperme, ou **hémospermie**, traduit habituellement une pathologie bénigne inflammatoire ou infectieuse de la prostate ou des vésicules séminales chez l'homme jeune mais peut être d'origine cancéreuse chez l'homme plus âgé.

Prostate

C'est une glande génitale impaire et médiane située dans la cavité pelvienne, sous la vessie, à l'union des voies urinaires et génitales. Elle entoure la partie initiale de l'urètre masculin (fig. 17-1).
La prostate joue un rôle dans la fertilité et l'éjaculation.
Le liquide prostatique représente 20 à 30 % de l'éjaculat. Sa sécrétion est un peu acide (pH = 6,4), permanente et s'élimine lors des mictions. Ses enzymes protéolytiques favorisent la liquéfaction de l'éjaculat en dégradant les protéines de coagulation sécrétées par les vésicules séminales, la mobilité des spermatozoïdes et leur pénétration à travers la glaire cervicale.
Lors du coït, le sperme s'accumule dans l'urètre prostatique qui se dilate. La contraction des myocytes lisses des vésicules séminales, de la prostate, de l'urètre et des muscles périnéaux lors de l'orgasme entraîne l'éjaculation.

À noter

L'aspect laiteux de l'éjaculat est lié aux sécrétions prostatiques.

En clinique

Le rôle de la prostate normale au cours de la miction est négligeable. En revanche, certaines pathologies prostatiques ont un retentissement mictionnel.
Parmi les enzymes prostatiques, le PSA (*prostatic specific antigen*) constitue un marqueur sanguin des cancers de la prostate. Sa concentration plasmatique augmente à la suite d'un toucher rectal et ce geste doit être réalisé après le dosage du PSA.

Aspect

La prostate a la taille et la forme d'une châtaigne avec une base supérieure et un apex inférieur. Elle mesure 4 cm de large, 3 cm de haut et 2 cm d'épaisseur. Elle pèse 20 g et s'atrophie après 50–55 ans. Sa consistance est ferme, élastique, et sa surface régulière.
Sa face postérieure présente un sillon médian qui sépare les lobes droit et gauche. Sa partie antérieure est renflée par son lobe médian.

Rapports

Elle est sous la vessie, au-dessus du diaphragme uro-génital du plancher pelvien, en arrière de la symphyse pubienne et en avant du rectum (fig. 17-16 et 17-17).

APPAREIL GÉNITAL
APPAREIL GÉNITAL MASCULIN

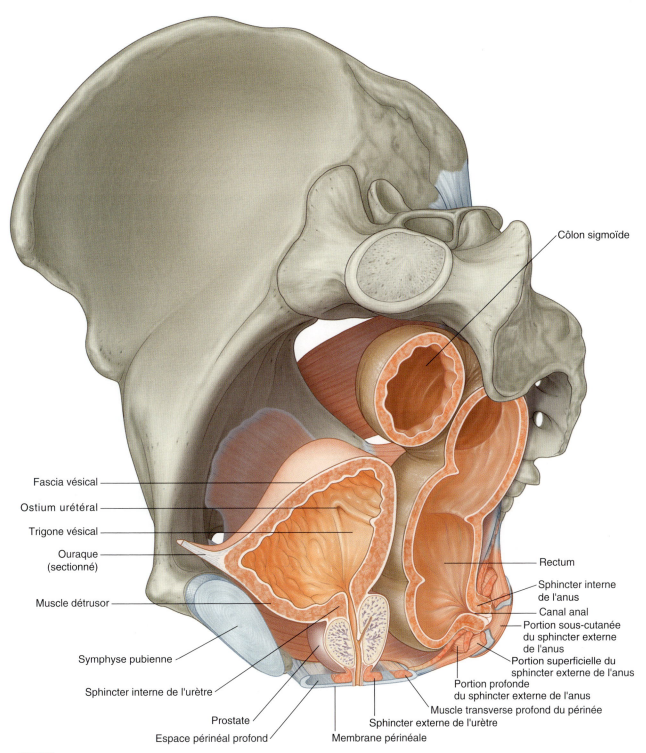

▶ 17-17
La prostate dans la cavité pelvienne chez l'homme (vue sagittale oblique).
© Drake 2017.

APPAREIL GÉNITAL
APPAREIL GÉNITAL MASCULIN

> **En clinique**
>
> Ce rapport est mis à profit pour la palpation de la prostate lors du **toucher rectal**.

Moyens de soutien

Elle est dans une loge conjonctive inextensible, le fascia prostatique, fixée au fascia pelvien pariétal et au périnée.
Elle repose sur les muscles élévateurs de l'anus.
Sa face antérieure est unie au pubis par les ligaments pubo-prostatiques (médian et latéraux, fig. 17-18).
Sa face postérieure est unie au corps du périnée par le septum recto-vésical (fig. 17-19).

> **En clinique**
>
> Le tissu conjonctif qui constitue le fascia prostatique est très peu adhérent à la glande : celle-ci en est facilement séparée lors des prostatectomies.

Rapports internes

Les **conduits éjaculateurs**, formés par la réunion du conduit déférent et du conduit de la vésicule séminale, traversent la prostate obliques en bas et en avant entre les lobes latéraux et le lobe médian (fig. 17-20).
L'**urètre prostatique**, issu de la vessie, traverse la prostate verticalement de haut en bas. La crête urétrale s'épaissit en **collicule séminal**, très saillant, allongé verticalement et qui mesure 15 mm de long et 3 mm de haut. Les conduits éjaculateurs s'ouvrent au sommet du collicule séminal (fig. 17-21).

> **En clinique**
>
> Les **prostatites** aiguës sont des infections bactériennes de la prostate.

> **En clinique**
>
> Le passage de l'urètre à travers la prostate est responsable de la symptomatologie clinique des adénomes prostatiques. Il autorise également des résections prostatiques partielles par voie endo-urétrale.

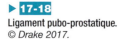

▶ **17-18**
Ligament pubo-prostatique.
© Drake 2017.

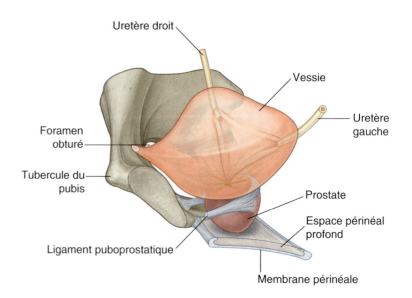

APPAREIL GÉNITAL
APPAREIL GÉNITAL MASCULIN

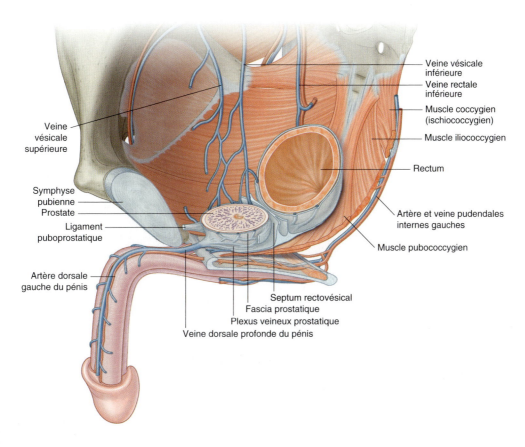

▶ 17-19
Moyens de soutien de la prostate.
© Drake 2017.

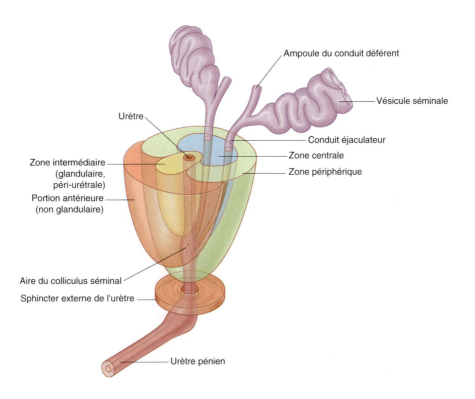

▶ 17-20
Rapports internes et structure en zones de la prostate.
© Drake 2017.

APPAREIL GÉNITAL
APPAREIL GÉNITAL MASCULIN

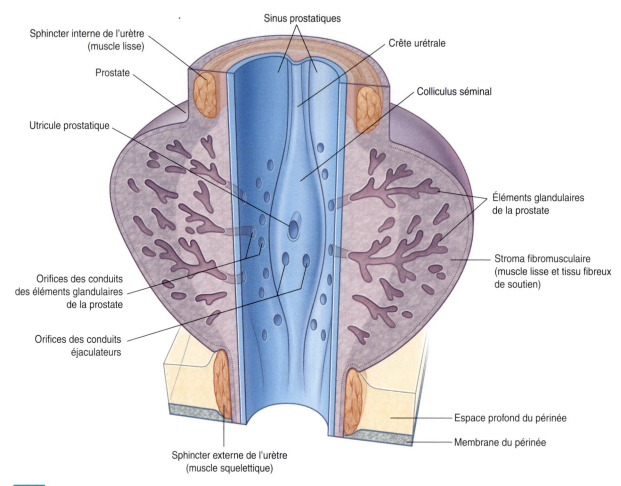

▶ 17-21
Urètre prostatique.
© Drake 2015.

De voisinage
Son **apex** est entouré du muscle sphincter de l'urètre.
Sa **base** est en rapport avec en avant l'urètre, en arrière les conduits éjaculateurs (fig. 17-16).
Sa **face antérieure** est à 2 cm de la symphyse pubienne dont elle est séparée par l'espace rétro-pubien. Dans celui-ci passent des rameaux des artères pudendales internes, le plexus veineux prostatique et la veine dorsale profonde du pénis qui se divise en 2 veines pudendales internes (fig. 17-17 et 17-19).
Sa **face postérieure** répond au rectum, juste au-dessus du cap anal.
Sa **face inféro-latérale** répond à la lame sacro-recto-génito-pubienne (cf. p. 203), constituée de tissu conjonctif dense et qui contient les rameaux de l'artère prostatique, les plexus veineux prostatiques, les collecteurs lymphatiques et les nerfs issus du plexus hypogastrique inférieur (fig. 17-22).

Structure
La prostate est enveloppée d'une capsule conjonctive épaisse comprenant de nombreux myocytes lisses, des veines et des plexus nerveux (fig. 17-22).
Elle est composée de glandes et d'un tissu conjonctif riche en myocytes lisses et fibres élastiques.
Les glandes prostatiques, au nombre de 30 à 40, sont tubulo-alvéolaires et possèdent chacune un conduit excréteur propre qui s'ouvre dans l'urètre prostatique, de part et d'autre du colliculus séminal.
Elle comprend **5 zones histologiques et fonctionnelles** distinctes (fig. 17-20) :
- la zone périphérique (70 % du tissu prostatique) qui entoure l'urètre à l'exception d'une bande antérieure et contient les glandes prostatiques : c'est la zone des adénocarcinomes ;

APPAREIL GÉNITAL
APPAREIL GÉNITAL MASCULIN

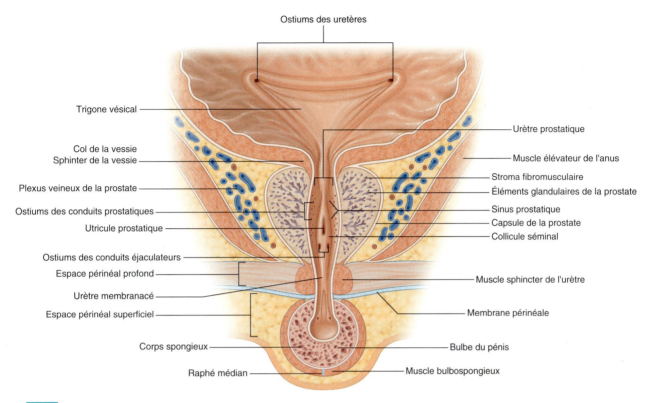

17-22
Coupe coronale passant par la vessie et la prostate.
Vue antérieure.
© Drake 2017.

En clinique

L'**adénocarcinome** de la prostate en est la tumeur maligne la plus fréquente (90 %) et intéresse habituellement les lobes latéraux. Les troubles mictionnels sont tardifs. Il est facilement accessible au toucher rectal et se manifeste comme une tumeur très dure.
Le cancer de la prostate est le cancer le plus fréquent dans la population générale.

- la zone antérieure (8 % du tissu prostatique), située en avant de l'urètre et dépourvue de glandes. Au-dessus du collicule séminal existent 3 zones supplémentaires :
- la zone péri-urétrale qui entoure complètement l'urètre ;
- la zone centrale (20 % du tissu prostatique) qui sépare la zone périphérique de l'urètre à la partie supérieure de la glande et entoure les conduits éjaculateurs ;
- la zone transitionnelle qui entoure l'urètre en avant et latéralement (2 % du tissu prostatique) : c'est la zone des adénomes.

En clinique

L'**adénome** prostatique, ou hypertrophie bénigne, se développe plus volontiers dans les zones transitionnelle et péri-urétrale. Il est responsable de troubles mictionnels précoces : obstruction urétrale qui peut conduire à une miction incomplète avec **dysurie** (difficulté à uriner), vessie de lutte (hypertrophie du détrusor, diverticules vésicaux), **pollakiurie** (mictions fréquentes liées à un remplissage rapide de la vessie en raison d'un résidu post-mictionnel). Au toucher rectal, la prostate est augmentée de volume mais garde la même texture lisse et la même consistance.

APPAREIL GÉNITAL
APPAREIL GÉNITAL MASCULIN

Glandes bulbo-urétrales

Les glandes bulbo-urétrales sont 2 glandes muqueuses périnéales, de moins d'1 cm de diamètre, qui excrètent leurs sécrétions dans l'urètre spongieux par l'intermédiaire d'un conduit long de 2 à 3 cm (fig. 17-1 et 17-13).
Elles sont situées dans le muscle transverse profond du périnée, dont la contraction les exprime.
Elles sécrètent un liquide muqueux lors de l'excitation qui :
- lubrifie le gland et l'urètre pour faciliter le passage de l'éjaculat et limiter le nombre de spermatozoïdes lésés par les frottements lors de l'éjaculation ;
- neutralise par son alcalinité l'acidité urétrale liée aux résidus d'urine.

Vascularisation

Artérielle

À l'exception de l'artère testiculaire, issue de l'aorte abdominale à hauteur de L2, de l'artère crémastérique et de rameaux cutanés, toutes les artères des organes génitaux masculins proviennent de l'artère iliaque interne (fig. 17-23).

> **À noter**
>
> L'origine des artères testiculaires est liée au site de développement embryologique des testicules dans la cavité abdominale.

L'**artère testiculaire** parcourt le fascia extra-péritonéal jusqu'à l'anneau inguinal profond, puis le canal inguinal et le cordon spermatique (fig. 17-7) :

▶ **17-23**
Artères du pelvis.
© Drake 2017.

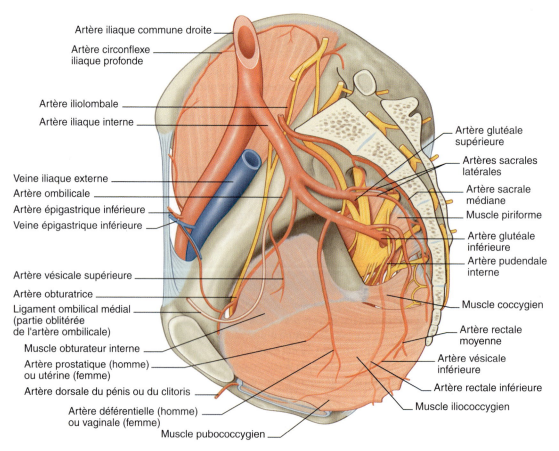

APPAREIL GÉNITAL
APPAREIL GÉNITAL MASCULIN

- elle longe la face médiale de l'épididyme avant de pénétrer le mediastinum testis (fig. 17-3 et 17-4) ;
- elle donne des branches urétérales et l'artère **épididymaire** puis se termine en branches médiale et latérale qui forment un réseau dans la tunique vasculaire du testicule. De ce réseau partent des artérioles inter-lobulaires qui passent dans les septums inter-lobulaires. Chaque branche de l'artère testiculaire vascularise une moitié sagittale du testicule.

> ### En clinique
> La **torsion** du testicule ou torsion du cordon spermatique est une urgence thérapeutique, bien souvent chirurgicale, en raison du risque d'ischémie testiculaire par obstruction veineuse puis artérielle. Elle est favorisée par la longueur du cordon spermatique. La nécrose testiculaire peut entraîner une stérilité. La torsion survient habituellement juste au-dessus du testicule et est responsable d'une grosse bourse très douloureuse. Pour éviter une récidive homo- ou controlatérale, le chirurgien fixe les 2 testicules au scrotum.

L'**artère du conduit déférent**, très grêle, provient de l'artère ombilicale ou de l'artère vésicale supérieure, issues de l'artère iliaque interne :
- elle aborde le conduit déférent au niveau de son ampoule et le suit jusque dans le scrotum (fig. 17-4) ;
- elle s'anastomose avec les artères testiculaire et épididymaire ;
- elle vascularise le conduit déférent, le conduit éjaculateur, la vésicule séminale, la prostate et l'épididyme.

L'**artère vésicale inférieure** (fig. 17-24) donne :
- des branches vésico-prostatiques qui pénètrent la base de la prostate près du col vésical ;

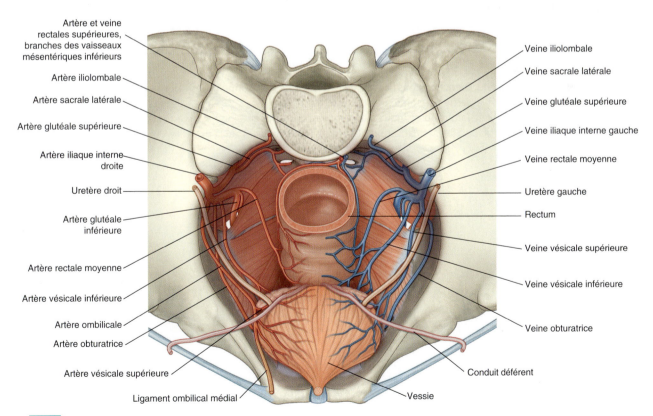

17-24
Vascularisation des viscères pelviens chez l'homme.
Vue supérieure.
© Drake 2017.

APPAREIL GÉNITAL
APPAREIL GÉNITAL MASCULIN

- des branches prostatiques qui parcourent ses faces latérales et postérieure et vascularisent la majeure partie de la glande ;
- quelques rameaux à l'ampoule du conduit déférent et à la vésicule séminale.

L'**artère pudendale interne**, parcourt la fosse ischio-anale puis les régions périnéales profonde et superficielle (fig. 17-25 et 17-26). Elle donne :

- des rameaux prostatiques ;
- l'artère **du bulbe du pénis**, destinée à la partie postérieure du bulbe et de l'urètre spongieux ainsi qu'aux glandes bulbo-urétrales ;
- l'artère **urétrale** qui parcourt le corps spongieux et vascularise l'urètre spongieux et la partie antérieure du corps spongieux ;
- l'artère **profonde du pénis**, qui parcourt le corps caverneux et donnent les artères hélicines. Celles-ci s'abouchent dans les sinus caverneux ;

> **À noter**
>
> Les artères hélicines sont ainsi nommées car elles sont en forme de tire-bouchon lorsque le pénis est flasque. En érection, elles se redressent.

- l'artère **dorsale du pénis** sur le dos du pénis de chaque côté de la veine dorsale profonde, dans le fascia profond du pénis. La droite et la gauche forment autour du col du gland un cercle anastomotique qui donnent des rameaux au gland, au prépuce et à son frein. Elles donnent des artères circonflexes pour le corps caverneux et le corps spongieux, pour l'urètre spongieux et la peau du pénis ;
- des rameaux pour la partie postérieure du scrotum.

> **En clinique**
>
> L'atteinte athéromateuse précoce des artères pudendales internes lors du tabagisme entraîne des troubles de l'érection chez le fumeur.

Les artères **pudendales externes**, branches superficielles de l'artère fémorale, donnent des rameaux destinés à la peau du pénis et à la partie antérieure du scrotum (fig. 17-3).

L'artère **crémastérique**, branche de l'artère épigastrique inférieure, vascularise les enveloppes du testicule.

L'artère **rectale moyenne** participe à la vascularisation des vésicules séminales et de la prostate.

APPAREIL GÉNITAL
APPAREIL GÉNITAL MASCULIN

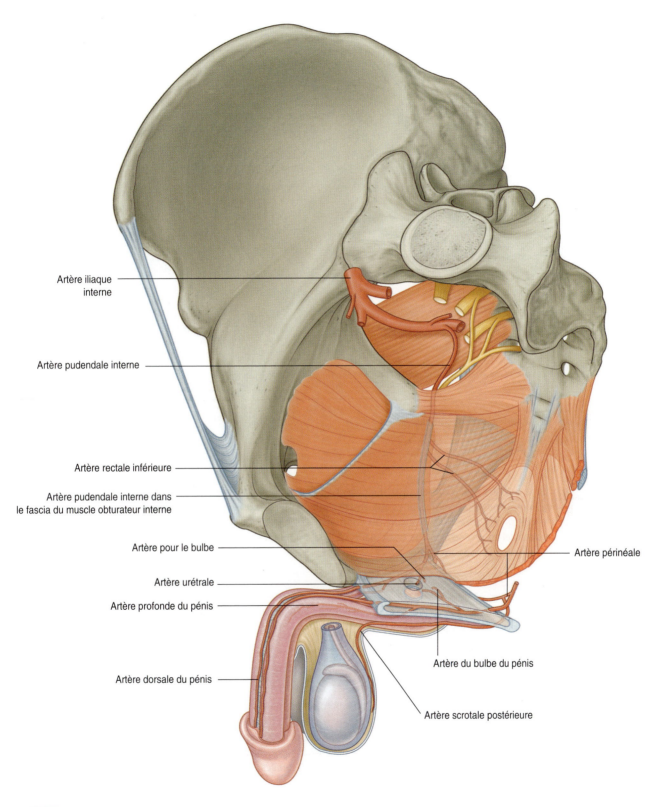

▶ 17-25
Artères du périnée masculin.
© Drake 2015.

APPAREIL GÉNITAL
APPAREIL GÉNITAL MASCULIN

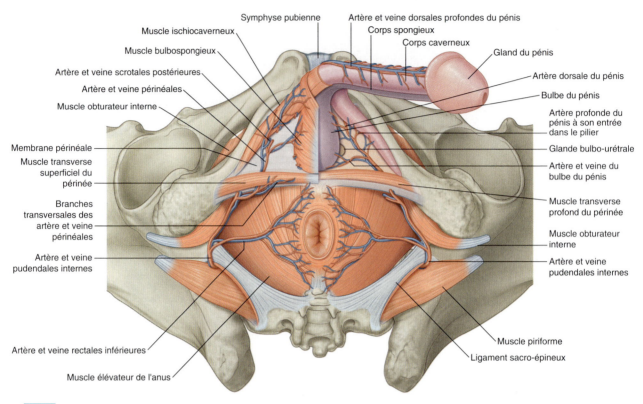

▶ 17-26
Pédicules vasculaires des fosses ischio-anales chez l'homme.
© Drake 2017.

Veineuse

Le réseau veineux de la tunique vasculaire du testicule collecte les veinules des septums et se draine dans une dizaine de veines anastomosées les unes aux autres pour former le **plexus pampiniforme**. Celui-ci parcourt le cordon spermatique en avant du conduit déférent et se résout au niveau de l'anneau inguinal superficiel en une seule veine testiculaire. Celle-ci rejoint la veine cave inférieure du côté droit et la veine rénale du côté gauche (fig. 17-27).

> #### À noter
> Le plexus pampiniforme est thermorégulateur : le sang veineux issu des testicules est plus froid que le sang artériel qui s'y rend et le plexus pampiniforme agit comme un échangeur thermique avec l'artère testiculaire.

> #### En clinique
> Les **varicocèles** sont des dilatations variqueuses du plexus pampiniforme dans le cordon spermatique et autour du testicule qui peuvent être responsables de stérilité du fait de l'augmentation de la température testiculaire. Elles sont plus fréquentes du côté gauche en raison de l'angle perpendiculaire que fait la veine testiculaire avec la veine rénale et doivent faire éliminer de ce côté une tumeur du rein (les tumeurs rénales s'étendent volontiers aux veines rénales).

APPAREIL GÉNITAL
APPAREIL GÉNITAL MASCULIN

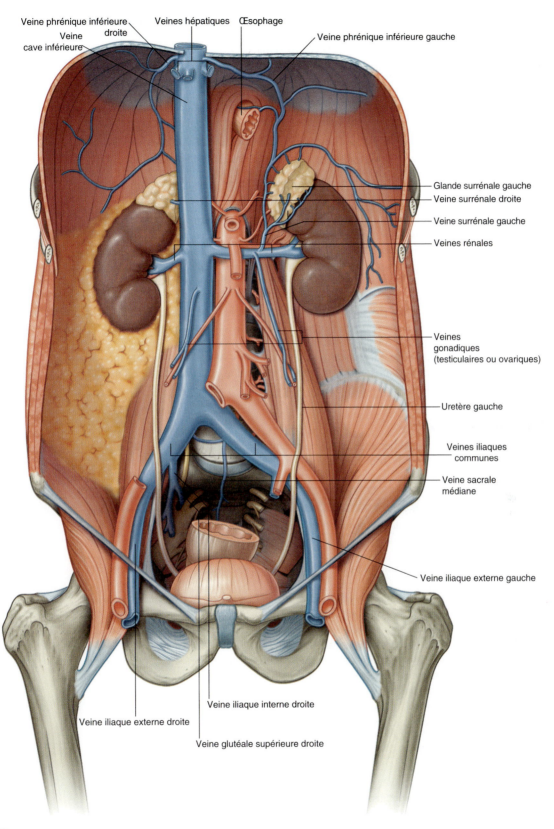

▶ 17-27
Système cave inférieur.
© Drake 2017.

APPAREIL GÉNITAL
APPAREIL GÉNITAL MASCULIN

Les **veines du conduit déférent** se drainent vers le plexus veineux vésical et le plexus pampiniforme (fig. 17-3 et 17-4).

Le **plexus veineux prostatique** draine la prostate, la glande séminale et l'ampoule du conduit déférent vers le plexus vésical qui se résout en veine vésicale vers la veine iliaque interne (fig. 17-28). Il est particulièrement riche autour des faces latérales et de la base de la prostate et anastomosé avec les plexus veineux vésical et vertébral interne.

> **En clinique**
>
> Ces anastomoses avec le plexus vertébral expliquent la fréquence des métastases vertébrales lors des cancers de la prostate.

La **veine dorsale superficielle du pénis** en draine la peau vers les veines pudendales externes puis grande saphène. Elle chemine dans le fascia superficiel (fig. 17-3).

La **veine dorsale profonde du pénis**, dans le fascia profond, draine la partie mobile des corps érectiles vers le plexus veineux rétro-pubien puis les plexus vésicaux (fig. 17-28). Elle traverse le ligament suspenseur du pénis, passe entre le ligament arqué du pubis et la membrane périnéale et rejoint le plexus veineux prostatique :
- les veines caverneuses sont drainées par des veines émissaires vers les veines circonflexes puis la veine dorsale profonde du pénis et les veines bulbaires ;
- les veines circonflexes drainent également le corps spongieux.

La **veine pudendale interne** draine la partie fixe du corps caverneux vers la veine iliaque interne (fig. 17-26). Par l'intermédiaire de la veine du bulbe du pénis, elle draine également la partie fixe du corps spongieux et l'urètre bulbaire.

Lymphatique (fig. 17-29)

Les collecteurs **testiculaires** et **épididymaires** cheminent dans le cordon spermatique puis dans le canal inguinal. Ils rejoignent les nœuds lymphatiques lombaux et plus accessoirement iliaques.

> **En clinique**
>
> Les adénopathies des cancers testiculaires ou épididymaires sont rétro-péritonéales.

Les collecteurs du **scrotum** et de la **peau du pénis** se drainent vers les nœuds inguinaux superficiels puis profonds.

Les collecteurs profonds du **pénis** drainent le gland, les corps érectiles et l'urètre spongieux vers les nœuds inguinaux profonds, iliaques externes et glutéaux inférieurs.

Les collecteurs du **conduit déférent** et de la **vésicule séminale** rejoignent principalement les nœuds iliaques externes, plus accessoirement les nœuds iliaques internes.

Les collecteurs **prostatiques** forment un réseau péri-prostatique qui se draine vers les nœuds vésicaux puis les nœuds iliaques internes et externes, ainsi que les nœuds sacraux.

Les nœuds terminaux sont les nœuds lombaux.

Innervation (fig. 17-30)

Somatique

Le principal nerf somatique des organes génitaux masculins est le nerf pudendal (fig. 17-31). C'est un nerf mixte, issu des racines S2 à S4, qui passe de la région glutéale à la fosse ischio-anale en contournant le ligament sacro-épineux. Il chemine le long du muscle obturateur interne dans un dédoublement de son fascia qui constitue le canal pudendal (d'*Alcock*) et traverse la membrane périnéale à sa partie antérieure.

APPAREIL GÉNITAL
APPAREIL GÉNITAL MASCULIN

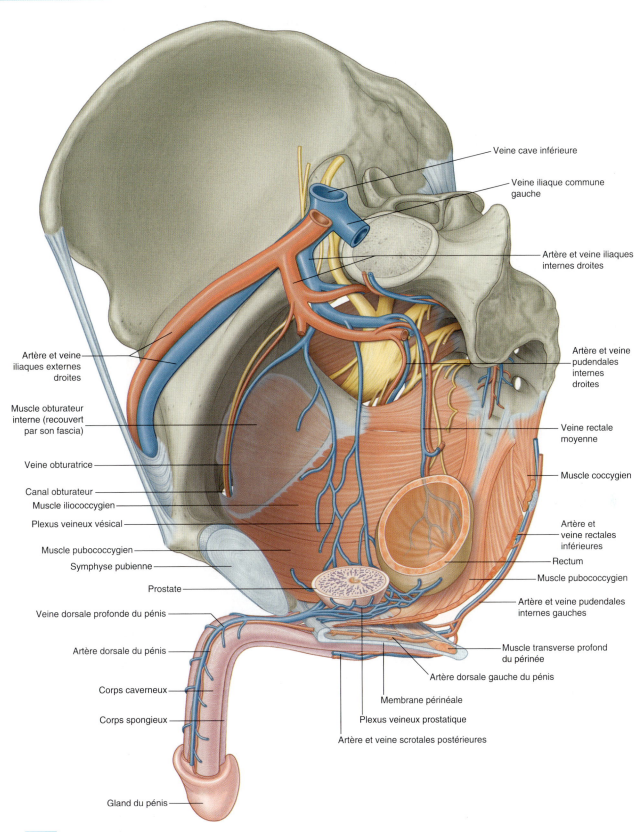

17-28 Drainage veineux des viscères pelviens chez l'homme.
Vue sagittale oblique.
© Drake 2017.

APPAREIL GÉNITAL
APPAREIL GÉNITAL MASCULIN

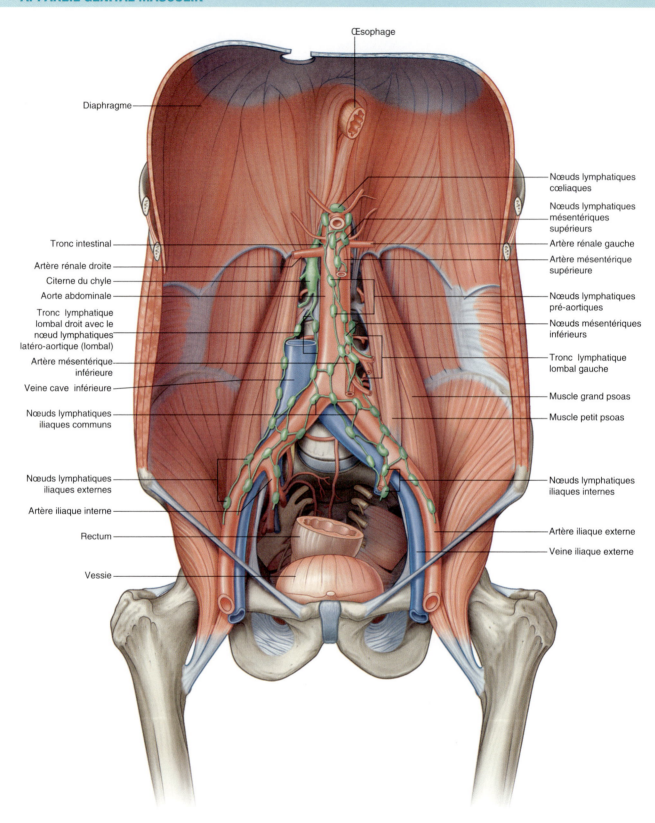

▶ 17-29
Lymphatiques abdominaux.
© Drake 2017.

APPAREIL GÉNITAL
APPAREIL GÉNITAL MASCULIN

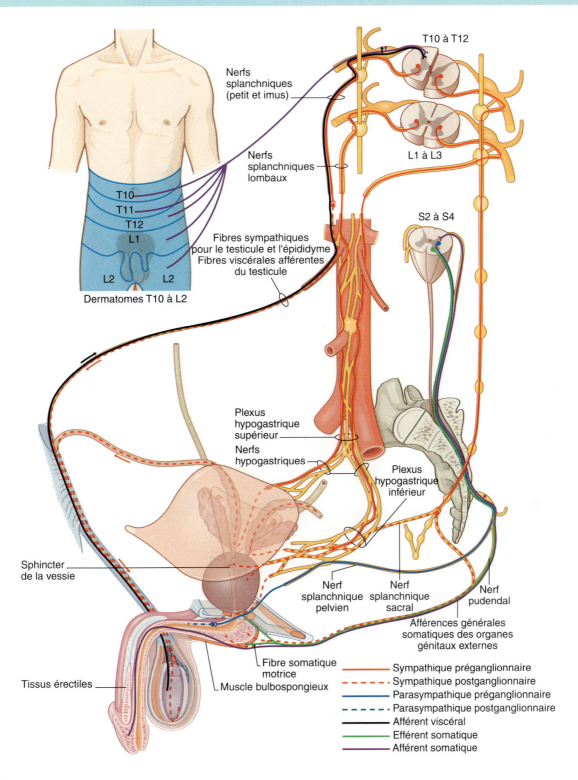

▶ 17-30
Innervation de l'appareil reproducteur chez l'homme.
D'après Drake 2017. © Carole Fumat.

APPAREIL GÉNITAL
APPAREIL GÉNITAL MASCULIN

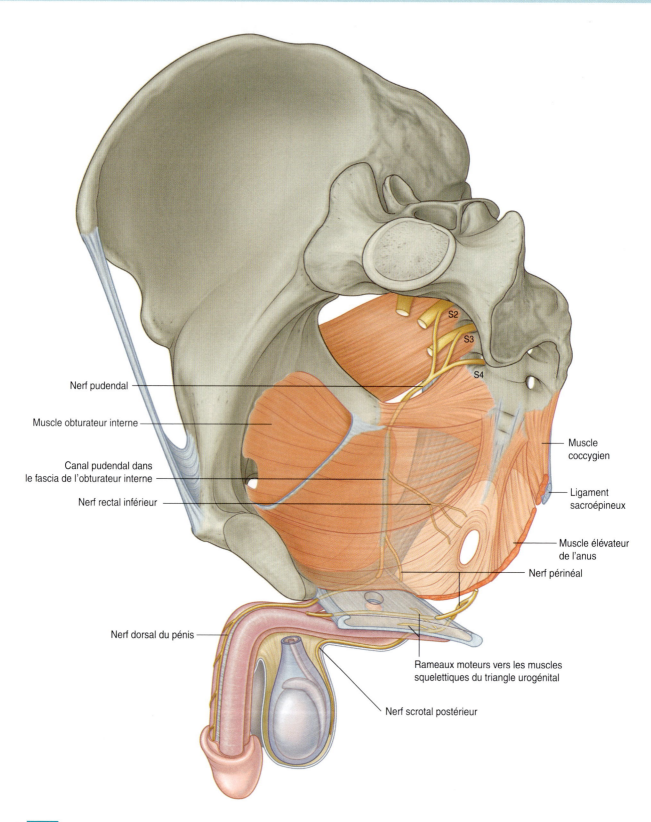

▶ 17-31
Nerf pudendal chez l'homme.
© Drake 2015.

APPAREIL GÉNITAL
APPAREIL GÉNITAL MASCULIN

Dans la fosse ischio-anale, il donne (fig. 17-32) :
- le nerf rectal inférieur pour le muscle sphincter externe de l'anus ;
- le nerf périnéal qui se divise en :
  - une branche profonde, dans l'espace périnéal profond, motrice pour les muscles transverse profond, sphincter de l'urètre, bulbo-spongieux et ischio-caverneux. Elle se termine en nerf bulbo-urétral pour le corps spongieux et son urètre,
  - une branche superficielle, dans l'espace périnéal superficiel, sensitive pour le scrotum (rameaux scrotaux postérieurs) et la peau de la face urétrale du pénis.

Il se termine après avoir traversé la membrane périnéale en nerf dorsal du pénis qui parcourt le fascia profond jusqu'au gland. Il donne des rameaux sensitifs à la peau du pénis.

> **À noter**
>
> Le gland est très innervé pour tous les types de sensibilité. Le frein du prépuce est une zone particulièrement riche en récepteurs du tact.

L'innervation sensitive du scrotum et de la racine du pénis est complétée par des rameaux génitaux du nerf génito-fémoral (L1-L2), des rameaux scrotaux antérieurs du nerf ilio-inguinal (L1), et des rameaux périnéaux du nerf cutané postérieur de la cuisse (S2-S3).

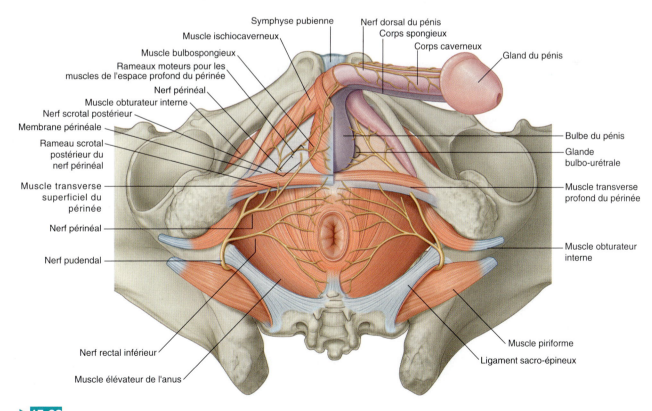

▶ **17-32**
Pédicules nerveux des fosses ischio-anales chez l'homme.
© *Drake 2017.*

APPAREIL GÉNITAL

APPAREIL GÉNITAL MASCULIN

Autonome

Sympathique

Les fibres autonomes sympathiques proviennent de centres spinaux situés dans les myélomères :
- T10 à T12, via les nerfs petit splanchnique et splanchnique imus. Ces fibres rejoignent le ganglion aorto-rénal. Certaines forment le plexus testiculaire, autour de l'artère testiculaire, destiné au testicule et à l'épididyme, d'autres participent à la constitution du plexus hypogastrique supérieur ;
- L1 à L3 via les nerfs splanchniques lombaux et rejoignent le plexus hypogastrique supérieur.

À l'extrémité inférieure du plexus hypogastrique supérieur naît le nerf hypogastrique qui forme, avec les nerfs splanchniques pelviens, le plexus hypogastrique inférieur.

Le contingent sympathique est responsable :
- de la vasoconstriction ;
- des sécrétions glandulaires prostatiques, séminales et bulbo-urétrales ;
- de la contraction saccadée de la musculeuse du conduit déférent et des myocytes lisses qui entourent la prostate et les vésicules séminales, ce qui provoque l'éjaculation ;
- de la contraction du sphincter de la vessie qui empêche l'éjaculation rétrograde vers la vessie.

> **En clinique**
>
> Lors de la chirurgie de l'aorte sous-rénale ou des résections de nœuds lymphatiques, les fibres sympathiques peuvent être lésées ce qui conduit à une stérilité par défaut d'éjaculation.

Para-sympathique

Les fibres para-sympathiques destinées au testicule et à l'épididyme sont issues des nerfs vagues et rejoignent le ganglion aorto-rénal puis le plexus testiculaire.

Les fibres destinées aux autres organes génitaux proviennent de centres spinaux situés dans les myélomères S2 à S4. Elles empruntent les nerfs splanchniques pelviens pour rejoindre le plexus hypogastrique inférieur.

Le contingent para-sympathique est responsable de l'érection.

> **À noter**
>
> Le plexus hypogastrique inférieur véhicule les 2 contingents et parcourt le ligament génito-sacral au contact du rectum. Il donne les plexus rectal moyen, prostatique, vésical, déférentiel et urétéral. De ces plexus naissent des fibres sympathiques et para-sympathiques pour tous les organes génitaux masculins. Le plexus prostatique donne le nerf caverneux destiné aux corps érectiles et responsable de l'érection, sous influence para-sympathique (fig. 17-33).

> **En clinique**
>
> Les nerfs caverneux longent la prostate ; leur lésion lors de prostatectomies est responsable d'une impuissance.

Sensibilité viscérale

Les fibres de la sensibilité douloureuse empruntent a retro les voies sympathiques vers les ganglions spinaux sensitifs des myélomères T10 à L2.

> **En clinique**
>
> Les fibres de la sensibilité douloureuse issues du testicule ou de l'épididyme gagnent les niveaux T10 à L1 : la zone de projection des douleurs testiculaires et épididymaires se fait du scrotum à l'épine iliaque antéro-supérieure, au-dessus du ligament inguinal, dans les dermatomes T10 à L1.

APPAREIL GÉNITAL
APPAREIL GÉNITAL MASCULIN

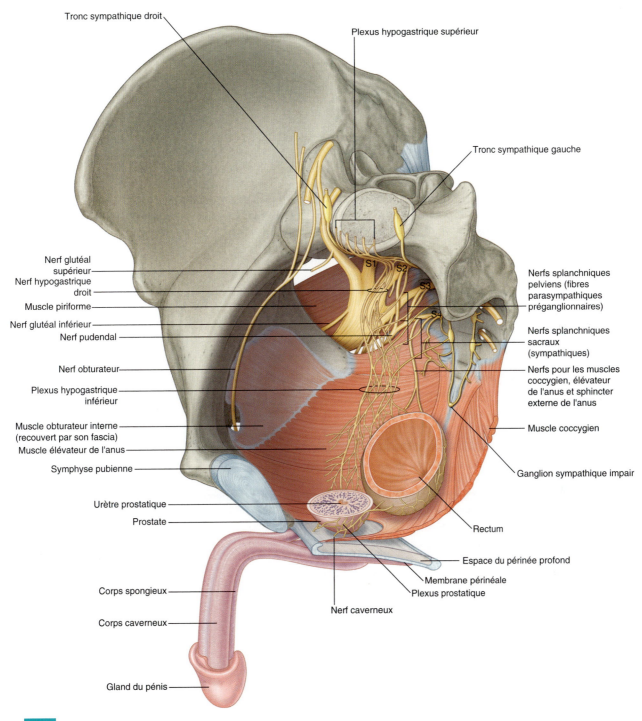

17-33
Plexus nerveux hypogastriques.
Vue sagittale oblique.
© Drake 2017.

APPAREIL GÉNITAL
APPAREIL GÉNITAL MASCULIN

Les fibres véhiculant des informations homéostasiques empruntent a retro les voies para-sympathiques vers les ganglions spinaux sensitifs des myélomères S2 à S4.

Contrôle

Puberté

La puberté et l'apparition des sécrétions testiculaires endocrines (androgènes) et exocrines (spermatozoïdes) sont sous contrôle hormonal.

La puberté débute par la sécrétion hypothalamique de GnRH (*gonadotropin-releasing hormone*) qui stimule la production des gonadotrophines par l'adéno-hypophyse :
- la **LH** (*luteinizing hormone*) favorise la sécrétion de testostérone par les cellules interstitielles, dont une partie est transformée en dihydrotestostérone. Ces hormones provoquent :
  - le développement et la croissance des organes génitaux et l'apparition des caractères sexuels secondaires,
  - des modifications du comportement sexuel avec l'apparition de la libido,
  - la stimulation de la spermatogenèse, en synergie avec la FSH,
  - un rétro-contrôle hypothalamo-hypophysaire avec une diminution de la sécrétion de GnRH et de LH ;

> **À noter**
>
> Chez l'homme, la LH est également appelée ICSH (*interstitial cell-stimulating hormone*).
> La testostérone et la dihydrotestostérone sont des androgènes.

> **À noter**
>
> Les caractères sexuels secondaires de l'homme sont ceux qui apparaissent à la puberté : pilosité faciale, pubienne, axillaire et thoracique, modification de la voix, augmentation de la masse musculaire et croissance osseuse (les androgènes sont des hormones anabolisantes), augmentation des sécrétions sébacées, accumulation de la graisse dans la région abdominale.

- la **FSH** (*follicle-stimulating hormone*), en association avec la testostérone, stimule la spermatogenèse. Une fois celle-ci enclenchée, les cellules interstitielles sécrètent de l'inhibine qui ralentit la production de FSH : la spermatogenèse est régulée tout au long de la vie par un rétro-contrôle initié dès la puberté.

Coït

La libido est stimulée par les androgènes, en particulier la testostérone.

Le coït nécessite une phase d'érection, qui permet la pénétration, et se termine habituellement par un orgasme et une éjaculation. Ces phénomènes sont contrôlés par le système nerveux. Les récepteurs et les voies nerveuses ont été détaillés dans les chapitres précédents. Les centres nerveux comprennent des centres supérieurs :
- le cortex (insulaire, frontal et pariétal) permet l'intégration des stimulus sexuels sensitifs transmis par le thalamus via les voies de la sensibilité. Il est responsable de l'évocation des fantasmes qui induisent une excitation sexuelle ;
- le système limbique et les régions para-limbiques, principalement le complexe amygdalien, dont le rôle dans l'initiation et le déroulement du coït et, plus largement, des conduites sexuelles est fondamental :
  - sont responsables de la perception du désir et de l'excitation, et de leur interprétation comme tels,
  - induisent des réponses somatiques, génitales et comportementales adaptées ;

APPAREIL GÉNITAL
APPAREIL GÉNITAL MASCULIN

> **À noter**
> Le cortex et le système limbique peuvent également couper court à toute excitation.

> **En clinique**
> Une lésion du système limbique implique des perturbations du désir, de l'excitabilité et du comportement sexuels.

- l'hypothalamus, centre supérieur du système nerveux autonome, et le thalamus, ultime noyau sensitif avant les aires corticales ;
- des centres réticulaires, plutôt inhibiteurs, et des centres médullaires localisés dans la moelle thoraco-lombale et dans la moelle sacrale (cf. infra).

> **À noter**
> Les érections nocturnes sont liées à la diminution de l'activité inhibitrice des centres réticulaires lors du sommeil paradoxal.

L'excitation sexuelle se traduit chez l'homme par une érection, éventuellement suivie d'une éjaculation et d'un orgasme.

Érection

L'érection survient chez l'homme dans 3 circonstances :
- le plus souvent lors du sommeil paradoxal ;

> **En clinique**
> L'existence d'érections nocturnes élimine une cause organique aux troubles de l'érection.

- lors de la stimulation des zones sexuelles, par un mécanisme réflexe : stimulation des mécanorécepteurs de la peau et des formations érectiles et des propriocepteurs des muscles du périnée transmise aux myélomères S2 à S4 ;
- lors d'une stimulation cérébrale, par un mécanisme psychogène (fantasme, stimulus visuel, auditif, olfactif, etc.).

> **En clinique**
> Beaucoup de dysfonctions érectiles ont une origine psychogène.

Les centres médullaires dans le 2e cas ou les centres supérieurs dans les autres cas induisent une réponse para-sympathique via les centres des myélomères S2 à S4 :
- les axones para-sympathiques libèrent du monoxyde d'azote (NO) dans les artérioles des tissus érectiles et les sinus caverneux ce qui induit l'érection par la relaxation des myocytes lisses :
  - des artérioles des tissus érectiles, provoquant un afflux sanguin vers ceux-ci,
  - du tissu érectile lui-même, autorisant la dilatation des sinus caverneux ce qui comprime leurs veines de drainage contre l'albuginée.

> **À noter**
> La vasodilatation des artères des corps érectiles est sous l'influence du système para-sympathique. Cet aspect est inhabituel puisque la vasodilatation est partout ailleurs liée à la diminution du tonus sympathique vasoconstricteur.

APPAREIL GÉNITAL
APPAREIL GÉNITAL MASCULIN

Cette réponse nerveuse est relayée par un mécanisme paracrine des cellules endothéliales des sinus caverneux dont la compression provoque la sécrétion de NO avec les mêmes effets ;

> ### En clinique
> Lors de de dysfonction endothéliale (diabète, athérosclérose, etc.), le mécanisme paracrine fait défaut et l'érection n'est pas maintenue.

- les centres autonomes des myélomères S2 à S4 stimulent également les motoneurones issus des mêmes niveaux et destinés aux muscles bulbo-spongieux, qui compriment la veine dorsale du pénis, et ischio-caverneux qui chassent le sang des piliers du pénis vers les corps caverneux. L'action de ces muscles renforce l'érection.

> ### En clinique
> Les **dysfonctions érectiles** sont des impossibilités à obtenir une érection suffisante pour la pénétration vaginale. Elles admettent de multiples causes (psychogènes, hormonales, vasculaires, métaboliques, etc.) et peuvent être traitées par voie médicamenteuse.
> Les **impuissances** sont des impossibilités à obtenir la moindre érection. Elles admettent également de nombreuses causes, parfois les mêmes que la dysfonction érectile, dont une lésion des plexus hypogastrique.
> Le **priapisme** est une érection prolongée, douloureuse, sans excitation ni désir. Elle peut être iatrogène ou secondaire à des hémopathies ou des désordres neurologiques.

Éjaculation

L'éjaculation se définit par une émission de sperme par l'urètre ; elle est concomitante de l'orgasme. Des écoulements de sperme peuvent également se voir en dehors de tout orgasme, habituellement juste avant l'éjaculation ou parfois la nuit.

Elle est liée à 3 réflexes coordonnés qui font intervenir les systèmes nerveux sympathique, para-sympathique et somatique dont les centres spinaux sont modulés par les afférences sensitives périphériques et les projections des centres supérieurs :

- lors de la stimulation du pénis, les récepteurs du frein du prépuce et du gland, fonctionnant comme des condensateurs, déchargent brutalement. Leurs potentiels d'action empruntent les nerfs pudendaux vers les centres S2 à S4 et sont transmis aux centres sus-jacents, dont le centre sympathique de l'éjaculation en T12-L2, provoquant l'orgasme et l'éjaculation. Celle-ci passe par 2 phases successives :
    - l'émission est une réponse sympathique exclusive, de niveau L1-L2, qui entraîne :
        - la contraction péristaltique des voies séminales, assurant l'afflux de spermatozoïdes, et celle des vésicules séminales et de la prostate, exprimant leur contenu dans l'urètre prostatique,
        - les contractions du sphincter de la vessie, qui s'oppose à l'éjaculation rétrograde et à la miction, et du muscle sphincter de l'urètre, qui provoque l'accumulation du sperme dans l'urètre prostatique,
    - l'expulsion est une réponse para-sympathique et somatique de niveau S2-S4 qui entraîne des contractions rythmiques des myocytes urétraux et des muscles périnéaux striés, en particulier le bulbo-spongieux. Simultanément le muscle sphincter de l'urètre se relâche et le sperme est expulsé.

> ### À noter
> L'érection est para-sympathique, l'éjaculation est sympathique.
> Érections et éjaculations sont des réflexes spinaux qui persistent lors des traumatismes spinaux, en dehors d'une lésion des myélomères concernés.

APPAREIL GÉNITAL
APPAREIL GÉNITAL FÉMININ

Après l'éjaculation ou si la stimulation érectogène cesse, la stimulation para-sympathique des corps érectiles et de leurs artères s'interrompt et le système sympathique provoque une vasoconstriction et une contraction des myocytes du tissu caverneux. La réduction des sinus caverneux induit une décompression de leurs veines de drainage et le ramollissement du pénis.

Orgasme

L'orgasme est indissociable chez l'homme de l'éjaculation. Il est le point culminant de l'excitation sexuelle, nécessaire au franchissement du seuil réflexe de l'éjaculation. Il est donc indispensable à la fécondation.

Il débute un peu avant l'émission de sperme et se termine à la fin de l'éjaculation.

L'orgasme se traduit par l'activation de différentes aires cérébrales et par des modifications physiologiques périphériques :
- la forte activation des aires cérébrales induit la sensation de plaisir intense ;
- la réponse physiologique est diffuse avec :
  - des contractions rythmiques des muscles du plancher pelvien et du périnée qui sont le point culminant de l'orgasme,
  - une contraction musculaire généralisée plus ou moins marquée,
  - l'activation diffuse du système nerveux sympathique avec une mydriase, une augmentation de la tension artérielle, des fréquences cardiaque et respiratoire, une vasodilatation cutanée et muqueuse, une érection des papilles mammaires, etc.

> **À noter**
>
> Il existe chez l'homme un « point de non-retour » au-delà duquel l'orgasme et l'éjaculation surviennent même si la stimulation sexuelle est interrompue.
>
> Il existe une grande variabilité de la perception des orgasmes témoignant d'une large part subjective et du rôle du système limbique, véritable centre supérieur de l'orgasme.
>
> Après l'orgasme, l'homme présente une période réfractaire plus ou moins longue durant laquelle toute nouvelle érection est impossible.

APPAREIL GÉNITAL FÉMININ

Au cours de la reproduction, l'appareil génital féminin participe à la fécondation en produisant les gamètes féminins et en recevant les gamètes masculins dont l'un pénètre le gamète féminin. Il est également le lieu du développement du zygote jusqu'au fœtus et de l'expulsion de celui-ci lors de l'accouchement.

Il comprend (fig. 17-34) :
- les ovaires, où sont élaborés les ovocytes ;
- l'utérus dont les trompes captent les ovocytes et sont le site de la fécondation, et dont le corps permet le développement de l'embryon puis du fœtus et son expulsion ;
- le vagin, organe de la copulation qui reçoit le pénis lors de la copulation et laisse passer le fœtus lors de l'accouchement ;
- la vulve, ouverture périnéale commune aux voies génitales et urinaires.

Les **organes génitaux externes** comprennent la vulve et les glandes mammaires ; les **organes génitaux internes** sont les ovaires, l'utérus et ses trompes, et le vagin.

Ovaires

Les ovaires sont 2 glandes sexuelles qui produisent les ovules, gamètes féminins haploïdes, et sécrètent des hormones sexuelles de la puberté à la ménopause.

Ils sont dans la partie pelvienne de la cavité péritonéale, contre la paroi pelvienne latérale, mobiles.

APPAREIL GÉNITAL
APPAREIL GÉNITAL FÉMININ

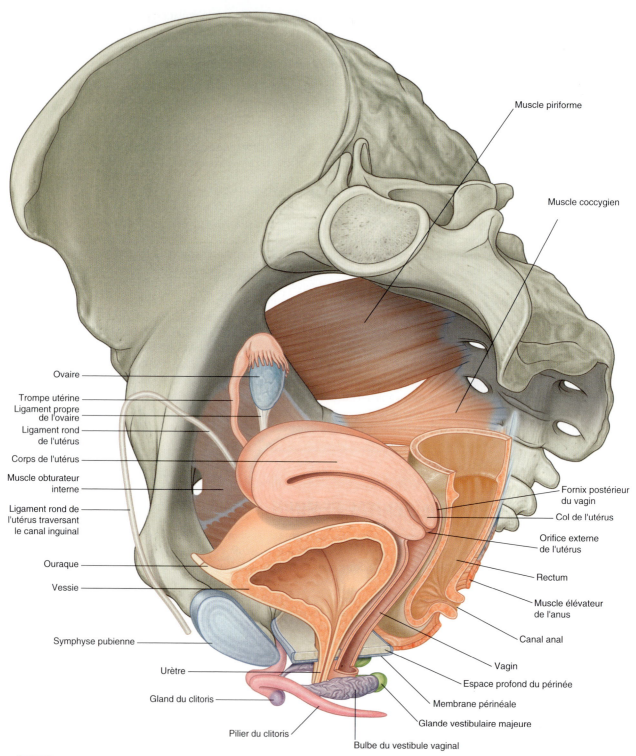

▶ 17-34
Appareil génital chez la femme.
Vue sagittale oblique.
© Drake 2017.

APPAREIL GÉNITAL
APPAREIL GÉNITAL FÉMININ

> **À noter**
>
> Les ovogonies sont les cellules germinales souches de la femme. Leur méiose débute in utero et aboutit à la présence de 300 à 400 000 ovocytes par ovaire à la naissance. À la puberté, ne persistent plus que 30 à 40 000 ovocytes dans leurs follicules primordiaux ; seuls 300 à 400 muriront en ovules. Les autres deviennent atrétiques. La méiose dure plusieurs années et s'étend au-delà de la libération de l'ovocyte par l'ovaire : sa dernière étape aboutit à la formation d'un ovule.
>
> Un seul ovocyte est produit par cycle, alternativement par chaque ovaire. Celui-ci se transforme en ovule dans la trompe de l'utérus. Une fois le stock d'ovocytes épuisé, la femme n'est plus féconde et la ménopause débute.

> **En clinique**
>
> L'ovaire est le seul organe réellement situé dans la cavité péritonéale ; sa situation permet de l'examiner lors de cœlioscopies et fait considérer ses tumeurs malignes comme des maladies d'emblée péritonéales.

Aspect

Chaque ovaire mesure 5 cm sur 3 sur 2 et pèse 8 à 10 g chez la femme en période d'activité génitale. Ses mensurations sont variables en fonction :
- de l'âge, plus petites avant la puberté et après la ménopause ;
- du cycle, plus volumineuses en phase d'ovulation.

Il est blanc nacré, ovoïde, lisse avant les premières ovulations puis irrégulier en raison de la présence de follicules et de cicatrices (fig. 17-35).

Rapports

Chez la nullipare, l'ovaire est dans la fosse ovarique, à la face postérieure du ligament large auquel il est relié par un repli péritonéal, le mésovarium (fig. 17-36).

Moyens de soutien

L'ovaire est mobile dans la cavité péritonéale, soutenu par (fig. 17-36 et 17-37) :
- le ligament infundibulo-ovarique qui le maintient au contact du pavillon de la trompe pour permettre la captation de l'ovocyte par celui-ci ;
- le ligament propre de l'ovaire qui le relie à la partie postérieure de la corne utérine ;
- le ligament suspenseur de l'ovaire, repli péritonéal soulevé par les vaisseaux ovariques depuis la région lombale ;
- le mésovarium, expansion de la lame postérieure du ligament large dont les 2 feuillets, séparés par du tissu conjonctif, se fixent autour du hile de l'ovaire.

> **À noter**
>
> Les ligaments propre et suspenseur de l'ovaire contiennent quelques myocytes lisses qui permettent leurs changements de taille ; ils sont responsables de la mobilité de l'ovaire dans la cavité péritonéale.

APPAREIL GÉNITAL
APPAREIL GÉNITAL FÉMININ

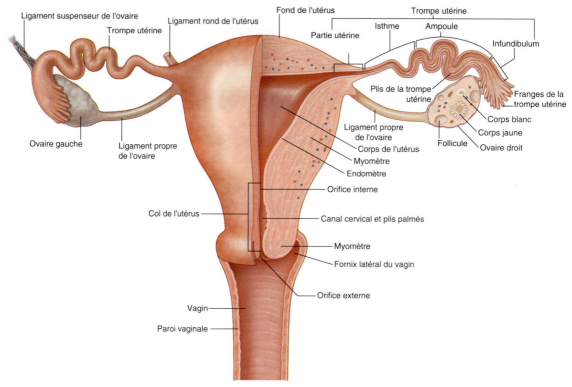

▶ 17-35
Morphologie de l'utérus et des ovaires.
Vue postérieure.
© Drake 2017.

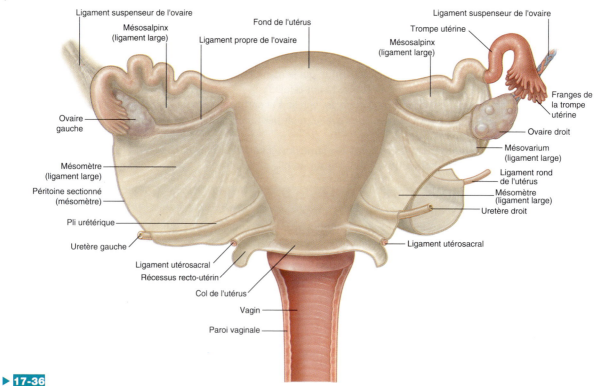

▶ 17-36
Ligament large.
Vue postérieure.
© Drake 2017.

APPAREIL GÉNITAL
APPAREIL GÉNITAL FÉMININ

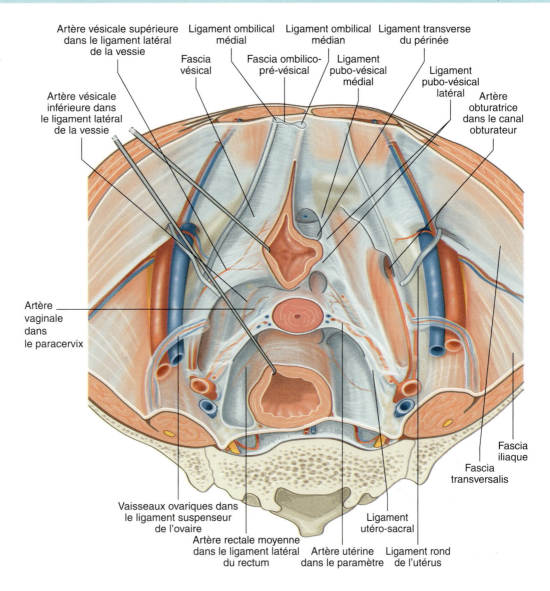

▶ 17-37
Organes, plis et reliefs pelviens chez la femme.
© Carole Fumat.

De voisinage

L'ovaire répond (fig. 17-38, 17-39) :
- en dedans, à l'utérus, aux anses intestinales et :
  - à droite au cæcum et à l'appendice,

> **En clinique**
>
> La proximité entre l'ovaire droit et l'appendice explique les diagnostics différentiels parfois difficiles entre les pathologies de ces 2 organes.

  - à gauche au côlon sigmoïde ;
- en dehors, l'extrémité tubaire est en rapport avec le pavillon de la trompe puis les vaisseaux iliaques externes. Elle reçoit le ligament suspenseur de l'ovaire ;
- en arrière, aux vaisseaux iliaques internes et à l'uretère ;
- en avant, au ligament large et à la trompe utérine (fig. 17-36).

Structure

L'ovaire n'est pas tapissé de péritoine. Il est recouvert d'un épithélium lisse monocellulaire, l'épithélium germinal (ou mésothélium ovarique) qui se fixe autour du hile et présente une tunique albuginée, fine lame de tissu conjonctif, et un stroma qui contient les endocrinocytes interstitiels (fig. 17-40).

APPAREIL GÉNITAL
APPAREIL GÉNITAL FÉMININ

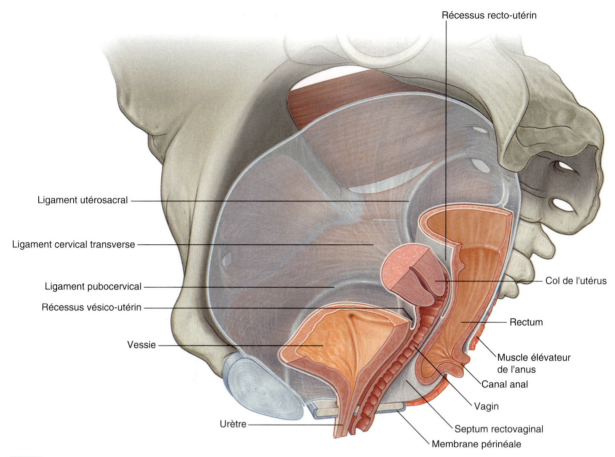

▶ **17-38**
Rapports de l'ovaire droit, vue médiale.
© Drake 2017.

Sa **médulla** contient des vaisseaux, des neurofibres et des myocytes lisses.
Son **cortex** contient des follicules à différents stades de leur développement. La maturation des follicules ovariques primordiaux débute dès la puberté et chacun passe successivement par plusieurs stades.
Lors de chaque cycle, l'un d'entre eux, appelé follicule dominant, croît plus rapidement que les autres et peut atteindre 25 mm. Sa rupture libère un ovocyte dans la cavité péritonéale. Une fois rompu, le follicule se transforme en corps jaune dont la sécrétion de progestérone prépare la muqueuse utérine à la nidation. Le corps jaune involue en corps blanc à la fin du cycle ou, en cas de grossesse, à la fin du 1er trimestre.
Le cortex ovarique comprend ainsi une multitude de follicules et de corps blancs dont la proportion s'inverse avec l'âge.

> **En clinique**
>
> Les follicules donnent un aspect caractéristique en échographie ou au scanner aux ovaires dont le parenchyme est parsemé de formations liquidiennes. Celles-ci sont moins abondantes chez les femmes qui utilisent des contraceptifs hormonaux inhibant la maturation des follicules.
> Le nombre de follicules ovariques est déterminé dès la naissance. De la puberté jusqu'à la ménopause, un follicule murit tous les cycles, avec une alternance ovaire droit-ovaire gauche.

APPAREIL GÉNITAL
APPAREIL GÉNITAL FÉMININ

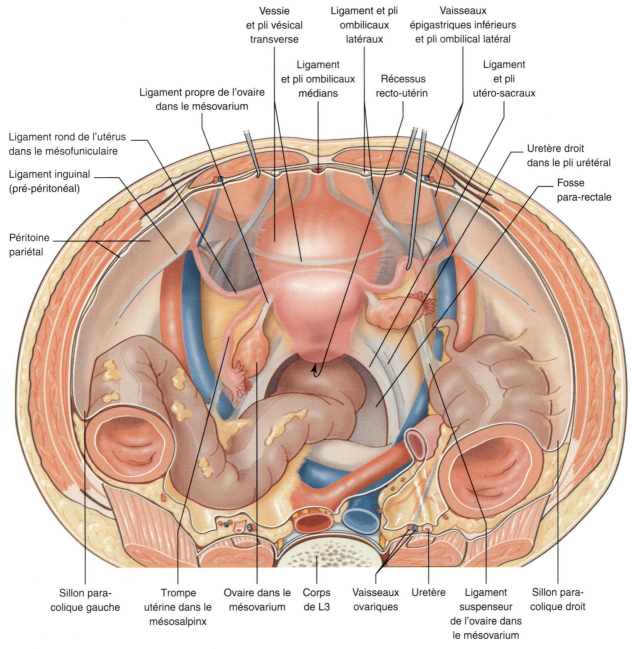

▶ 17-39
Rapports des ovaires, vue supérieure de la cavité péritonéale.
© Carole Fumat.

APPAREIL GÉNITAL
APPAREIL GÉNITAL FÉMININ

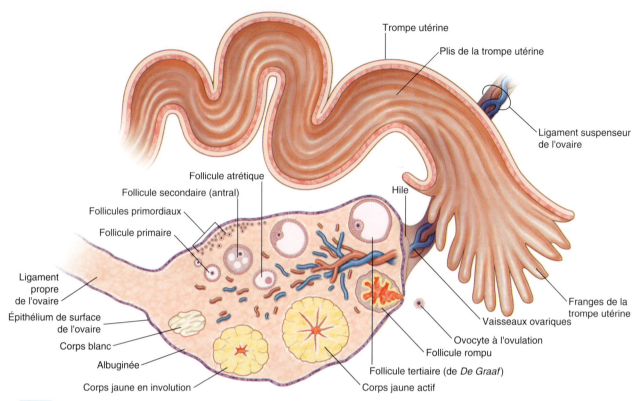

▶ 17-40
Morphologie de la trompe utérine et de l'ovaire.
Vue postérieure.
© Drake 2017.

Utérus

L'utérus est un muscle creux qui accueille la nidation puis contient l'embryon et le fœtus lors de leur développement, et expulse le fœtus au terme de la grossesse.
Il est pelvien, médian, entre la vessie en avant et le rectum en arrière. Son extrémité inférieure s'ouvre dans le vagin (fig. 17-34, 17-41 et 17-45).

▶ 17-41
Examen du col utérin au spéculum.
1. Col de l'utérus
2. Fornix postérieur du vagin
3. Cavité vaginale
4. Paroi vaginale
© Carole Fumat.

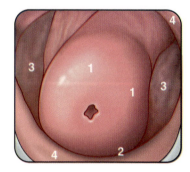

APPAREIL GÉNITAL
APPAREIL GÉNITAL FÉMININ

À noter

La nidation survient 7 jours après l'ovulation. Lors de la grossesse, l'utérus se développe dans la cavité abdominale.

En clinique

Les **hystérectomies** sont des résections utérines qui peuvent être totales (avec trompes et ovaires) ou partielles (préservant les annexes) ; les **conisations** sont des résections partielles du col qui emportent un cône de tissu.

Aspect

Chez la femme en âge de procréer, l'utérus est piriforme à sommet inférieur, avec un rétrécissement, l'isthme utérin, qui sépare le col et le corps (fig. 17-35).
Il mesure 6 à 10 cm de longueur dont 4 à 7 pour le corps et 2 à 3 pour le col, 4 cm de largeur et 2 cm d'épaisseur. Il est ferme, élastique :

À noter

Ces mensurations sont très variables en fonction de l'âge, du cycle menstruel et du nombre de grossesses. C'est principalement le corps de l'utérus qui change de taille : il augmente lors de la puberté puis diminue lors de la ménopause.
L'élasticité de l'utérus lui permet de se laisser distendre par le fœtus. Son fond atteint le bord supérieur de la symphyse pubienne à la fin du 2e mois et le plan transversal qui passe par l'ombilic au 6e mois. Au 9e mois, il atteint le bas de la cage thoracique.
Après l'accouchement, il diminue progressivement en 10 à 12 jours mais ne retrouve pas sa taille d'avant la grossesse.

- le **col** est cylindrique et reçoit sur sa face périphérique le vagin qui remonte plus haut en arrière qu'en avant. Son sommet s'ouvre dans le vagin par l'orifice externe du col. Il représente le 1/3 de l'utérus et comprend une partie rétrécie, l'isthme, une partie supra-vaginale et une partie vaginale ;

En clinique

Lors de l'accouchement, le col de l'utérus se modifie pour laisser passer le fœtus :
- son **effacement** correspond à une perte de tonicité de son orifice interne qui s'évase ;
- sa **dilatation** est l'ouverture de l'orifice externe.

Ces modifications sont perceptibles au toucher vaginal.
Le col est visible après insertion d'un spéculum (fig. 17-41) et palpable lors d'un toucher vaginal. Il est ferme au toucher chez la nullipare, mou chez la multipare. Son orifice externe est quasiment virtuel chez la nullipare, large et irrégulier chez la multipare.
Le **frottis cervical** consiste à abraser sa muqueuse pour en obtenir quelques cellules en vue d'un examen cytologique. C'est un examen de dépistage du cancer du col de l'utérus réalisé tous les 3 ans à partir de l'âge de 20-25 ans. Le cancer du col est le cancer le plus fréquent chez la femme de moins de 40 ans. Il est associé à l'infection par le papillomavirus.

- le **corps** est conique, aplati d'avant en arrière. Il représente les 2/3 de l'organe. Sa base, convexe, est le **fond** de l'utérus. Ses extrémités supérieures et latérales forment les **cornes** utérines qui se poursuivent par les **trompes**.

La cavité utérine comprend une partie corporéale, qui se poursuit en haut et latéralement par la lumière des trompes utérines, et le canal cervical. Celui-ci est séparé de la partie corporéale au niveau de l'isthme par l'orifice interne du col. Il est rempli de glaire cervicale. La cavité utérine mesure 7 à 8 cm de profondeur, sa lumière est virtuelle en dehors des règles et des grossesses.

APPAREIL GÉNITAL
APPAREIL GÉNITAL FÉMININ

> **À noter**
>
> La nidation de l'œuf a lieu dans la partie corporéale de la cavité utérine.
> Les dispositifs intra-utérins, ou stérilets, implantés dans la cavité utérine visent à empêcher la nidation de l'œuf.

L'orientation de l'utérus est variable (fig. 17-42) :
- dans le plan sagittal, le col et le vagin forment l'angle de version utérine, ouvert en avant de 90 à 100°, de telle sorte que l'orifice cervical externe s'ouvre dans le fornix vaginal postérieur ;

> **À noter**
>
> L'utérus est habituellement **antéversé**. Lorsque l'axe col-vagin est ouvert en arrière, l'utérus est **rétroversé**.
> Les contractions utérines lors de l'orgasme favorisent le passage à travers le canal cervical des spermatozoïdes déposés dans le fornix vaginal lors de l'éjaculation.

> **En clinique**
>
> Les utérus rétroversés, alignés avec le vagin, ne sont plus soutenus par celui-ci ce qui favorise leur prolapsus.

- dans le plan sagittal, le corps et le col forment l'angle de flexion utérine. Cet angle est habituellement ouvert en avant de 110 à 120°, variable selon le remplissage de la vessie, qui a tendance à l'ouvrir, et celui du rectum qui a tendance à le fermer. Son sommet est situé au niveau de l'isthme utérin ;

> **À noter**
>
> L'utérus est physiologiquement **antéfléchi**. Lorsque l'axe corps-col est ouvert en arrière, l'utérus est rétrofléchi.

- dans le plan frontal, l'utérus peut être plus ou moins incliné sur l'axe du vagin.

> **À noter**
>
> L'utérus est normalement médian. Les latéro-déviations sont banales.

17-42
Utérus et vagin.
Angles d'antéflexion et d'antéversion.
© Drake 2015.

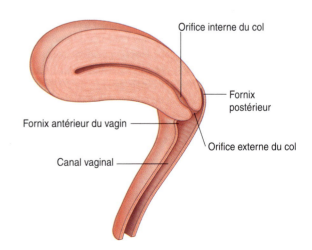

APPAREIL GÉNITAL
APPAREIL GÉNITAL FÉMININ

Rapports

Moyens de soutien

Il est relié aux parois de la cavité pelviennes et soutenu par plusieurs structures (fig. 17-43 et 17-36).
Le **paramètre**, partie inférieure du ligament large, est épais, tendu de chaque côté entre d'une part l'isthme utérin et la partie supra-vaginale du col, et d'autre part la paroi pelvienne.

> ### À noter
> Le corps de l'utérus est très mobile, à l'inverse du col, fixé.
> Le ligament large est un relief frontal de la partie inférieure de la cavité péritonéale, tapissé de péritoine et soulevé par les trompes utérines, les ligaments ronds et les ligaments propres des ovaires (cf. p. 222).

Les **ligaments ronds** s'étendent des cornes utérines aux grandes lèvres qu'ils atteignent en traversant le canal inguinal (fig. 17-34). Ils mesurent 10 à 15 cm de long pour 2 à 5 mm de diamètre.
Les **ligaments utéro-sacraux** du fascia pelvien relient la face postérieure de l'isthme utérin au fascia rétro-rectal en regard des vertèbres S2 à S4.
Les **ligaments vésico-utérins**, peu solides, sont tendus entre la vessie et l'isthme utérin.
L'utérus est également soutenu par le vagin et par la vessie qui reposent sur le diaphragme pelvien.

> ### En clinique
> Le raccourcissement chirurgical des ligaments ronds permet de réduire les rétroversions utérines marquées.
> L'altération des moyens de soutien de l'utérus avec les grossesses est responsable de la ptose utérine avec la possibilité d'un glissement endo-vaginal du col (hystérocèle) qui dans certains cas extrêmes peut apparaître par l'orifice vaginal.

De voisinage

L'utérus est largement recouvert de péritoine : seule la face antérieure du col et ses bords latéraux en sont dépourvus. En se réfléchissant sur la vessie en avant et le rectum en arrière, le péritoine forme respectivement les récessus vésico-utérin et recto-utérin (de *Douglas*) de la cavité péritonéale (fig. 17-43, 17-44).
Par l'intermédiaire du péritoine, l'utérus est en rapport avec :
- en avant et en bas, la face supérieure de la vessie sur laquelle il repose ;
- en arrière et en haut, le rectum, le côlon sigmoïde et les anses intestinales.

Dans le fascia sous péritonéal, l'utérus est en rapport avec :
- en avant, le septum vésico-utérin, tissu conjonctif lâche qui sépare la partie non péritonisée du col utérin et la base de la vessie ;
- latéralement, le mésomètre en haut et le paramètre en bas. Dans le mésomètre passe le pédicule vasculo-nerveux utérin. Dans le paramètre passe l'uretère, à 1 cm de l'isthme.

> ### En clinique
> La chirurgie utérine se complique parfois de plaies urétérales.

APPAREIL GÉNITAL
APPAREIL GÉNITAL FÉMININ

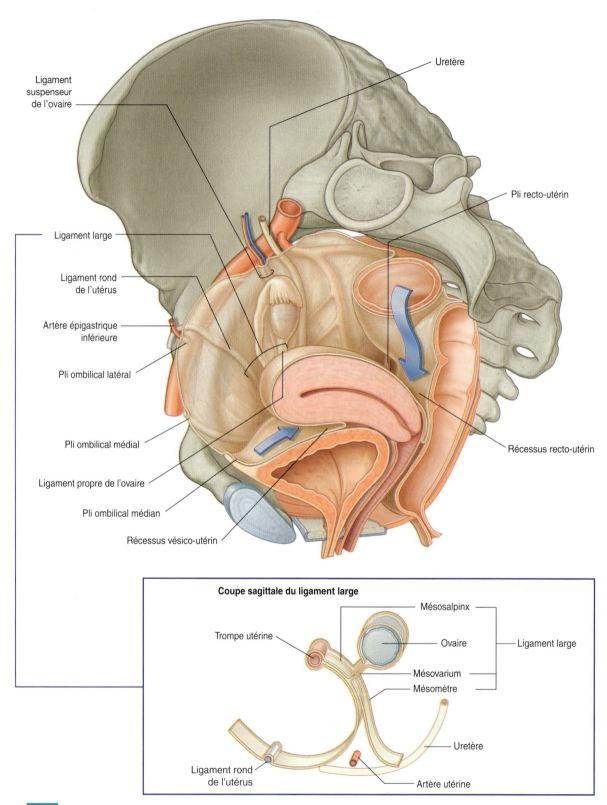

▶ 17-43
Constitution du ligament large et récessus péritonéaux propres à la femme.
© Drake 2015.

Structure

L'épaisseur moyenne de la paroi utérine est de 2 cm. Elle possède 3 couches :
- la **muqueuse**, ou endomètre, est un épithélium cylindrique de surface unistratifié reposant sur une lame propre et contenant des glandes utérines tubulaires :
  - chez la femme en période d'activité génitale, la partie superficielle de la muqueuse du corps s'hypertrophie durant la première partie du cycle sous l'effet des œstrogènes ovariques pour atteindre une épaisseur maximale lors de l'ovulation. Elle est alors prête à recevoir la nidation du zygote. En l'absence de nidation, la muqueuse desquame à la fin du cycle, ce qui provoque les menstruations. Le cycle dure en moyenne 28 jours. Les modifications muqueuses sont liées aux sécrétions ovariques, elles-mêmes contrôlées par l'hypophyse,
  - la muqueuse du col est responsable de sécrétions abondantes, de l'ordre de 50 mL par jour, qui forment la glaire cervicale.

> **À noter**
>
> Le premier jour du cycle correspond au premier jour du flux menstruel, facilement identifiable. Celui-ci dure environ 4 jours et évacue en moyenne 100 mL de sang et de débris tissulaires.
> La glaire cervicale limite le passage de micro-organismes de la cavité vaginale vers l'utérus, ouvert dans la cavité péritonéale par les trompes.
> Lors de la copulation, elle se liquéfie sous l'effet des œstrogènes et apporte des éléments énergétiques aux spermatozoïdes. Elle forme un filtre qui retient les spermatozoïdes anormaux.
> Lors de la grossesse, elle forme un bouchon muqueux qui protège le fœtus et qui est expulsé lors des contractions utérines à partir du 3e trimestre.

- la **musculeuse**, ou myomètre :
  - est composée de myocytes lisses organisés en plusieurs couches,
  - est responsable de l'expulsion du fœtus puis du placenta (délivrance) lors de l'accouchement, et de l'expulsion de la muqueuse utérine lors des menstruations,
  - est organisée en faisceaux circulaires autour du col, qui en permettent la fermeture lors de la gestation, et en faisceaux obliques autour du corps pour raccourcir l'utérus et expulser le fœtus lors de l'accouchement,
  - se poursuit par la musculeuse des trompes ;

> **En clinique**
>
> Lors de l'accouchement, la contraction utérine est déclenchée par un pic de sécrétion d'ocytocine par l'hypophyse. Le même mécanisme intervient lors des menstruations et ces contractions peuvent être responsables de douleurs pelviennes semblables à des crampes.
> Les **fibromyomes utérins** sont des lésions bénignes fréquentes qui se développent dans la musculeuse. En fonction de leur taille, ils peuvent rester intra-muraux, faire saillie dans la cavité utérine, ce qui diminue les possibilités de nidation, ou présenter un développement péri-utérin. Ils sont une cause de **ménorragies** (menstruations abondantes) et de **métrorragies** (hémorragies entre les menstruations) et peuvent être réséqués.

- la **séreuse**, ou périmètre, est formée par le péritoine ou par une adventice, le fascia utérin, pour les parties non péritonisées.

Trompes utérines

Les 2 trompes utérines (de *Fallope*) sont des conduits musculaires qui prolongent latéralement chaque corne utérine (fig. 17-35). Elles forment, avec les ovaires, les annexes de l'utérus.
Lors de l'ovulation, elles captent l'ovocyte libéré par un ovaire dans la cavité péritonéale. Celui-ci achève sa maturation en ovule dans la trompe.

APPAREIL GÉNITAL
APPAREIL GÉNITAL FÉMININ

Lors de la copulation, elles livrent passage aux spermatozoïdes qui fécondent l'ovule dans l'ampoule de l'une des 2 trompes. Le zygote constitué se dirige vers l'utérus.

À noter

Les trompes utérines sont également appelées salpinx, et le terme « salpingite » désigne les pathologies infectieuses de la trompe.
Une fois constitué, l'œuf séjourne 3 à 4 jours dans la trompe avant de gagner l'utérus.

En clinique

L'exploration de la perméabilité des trompes est habituelle devant une stérilité. Elle se fait par une hystéro-salpingographie qui consiste à injecter un produit de contraste iodé dans la cavité utérine par l'orifice cervical et vérifier que celui-ci atteint la cavité péritonéale par les 2 trompes (cf. fig. 4-3A).
Les **grossesses extra-utérines** font suite à une nidation ectopique, habituellement dans la trompe. Elles sont une cause fréquente d'hémorragies lors du premier trimestre de la grossesse. L'issue spontanée est la rupture de la trompe lors de la croissance de l'œuf.
Les grossesses intra-péritonéales sont plus rares.
La **ligature des trompes** est un acte chirurgical réalisé dans un but contraceptif qui consiste à poser un clip sur chaque trompe afin d'en altérer définitivement la perméabilité.

Aspect

Chaque trompe mesure 10 à 15 cm de long pour 10 à 15 mm de diamètre (3 à 8 mm pour la lumière). Chacune a une direction transversale vers l'ovaire qu'elle contourne en avant et dont elle aborde la partie latérale. La trompe comprend :
- une partie utérine courte, dans l'épaisseur de la paroi de l'utérus ;
- une partie médiale, rétrécie, formant l'isthme de la trompe ;
- une extrémité ovarique qui s'évase pour former l'ampoule tubaire ;
- un pavillon, ou infundibulum tubaire, qui recouvre l'ovaire. Celui-ci comprend une douzaine de franges qui captent l'ovocyte libéré par l'ovaire grâce à des cils vibratiles.

En clinique

La cavité péritonéale communique avec la lumière des trompes et, par leur intermédiaire, avec celles de l'utérus et du vagin : les infections de ces différentes structures peuvent se compliquer de péritonite.

Rapports

Moyens de soutien (fig. 17-36 et 17-43)

La trompe utérine est entourée par une expansion de la lame postérieure du ligament large, le mésosalpinx. Elle est mobile, maintenue par sa continuité avec l'utérus et par le ligament infundibulo-ovarique qui la relie à l'ovaire. Le péritoine qui la tapisse s'interrompt autour de l'infundibulum.

De voisinage (fig. 17-39)

Par l'intermédiaire du mésosalpinx, la trompe est en rapport avec :
- en avant, la vessie et le ligament rond ;
- en arrière, le ligament propre de l'ovaire ;
- en haut, les anses intestinales ;
- à droite le cæcum et à gauche le côlon sigmoïde.

APPAREIL GÉNITAL
APPAREIL GÉNITAL FÉMININ

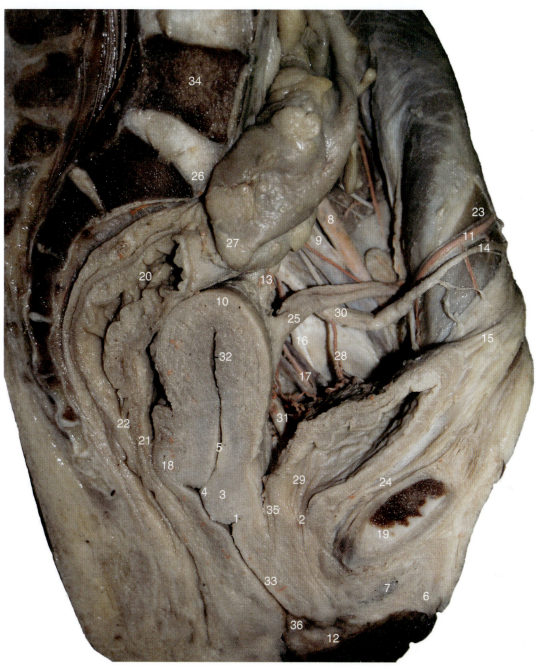

▶ 17-44
Utérus.
© Abrahams 2013.

APPAREIL GÉNITAL
APPAREIL GÉNITAL FÉMININ

Structure

La paroi de la trompe est épaisse, formée de 3 couches :
- la **muqueuse** présente des plis nombreux et volumineux de telle sorte que la lumière de la trompe est virtuelle. Elle est formée par un épithélium cylindrique simple incluant des cellules glandulaires, qui assurent la nutrition de l'œuf, et des cellules ciliées. Les mouvements des cils favorisent le déplacement de l'œuf vers l'utérus ;

> **En clinique**
>
> Les salpingites infectieuses se compliquent d'adhérences muqueuses qui empêchent le passage des gamètes ou de l'œuf et sont une cause fréquente de stérilité. Elles favorisent également les grossesses intra-tubaires.

- la **musculeuse** comprend des fines couches de myocytes lisses qui permettent la progression du zygote vers la cavité utérine et le déplacement de l'infundibulum autour de l'ovaire pour la captation de l'ovocyte ;
- la **séreuse** est le péritoine et forme le mésosalpinx.

Vagin

Le vagin s'étend de la vulve au col de l'utérus, oblique vers le haut et l'arrière. Il est situé dans le pelvis, sur la ligne médiane. Il s'ouvre dans la région périnéale (fig. 17-38, 17-44 et 17-45).
C'est l'organe féminin de la copulation. Il remplit plusieurs fonctions :
- durant l'excitation, ses sécrétions assurent sa lubrification ;
- durant la copulation, sa congestion engaine le pénis et en favorise la stimulation ; il reçoit l'éjaculat dans son fornix postérieur ;
- lors de l'accouchement, il permet le passage du fœtus puis du placenta ;
- lors des menstruations, il permet l'évacuation du flux menstruel ;
- c'est le principal soutien des viscères pelviens chez la femme.

Aspect

Le vagin est un conduit musculaire de 7 à 10 cm de long dont le diamètre est variable. Sa compliance lui permet d'accueillir le pénis en érection et de laisser passer le fœtus lors de l'accouchement.
À l'exception de la région péri-cervicale, les parois antérieure et postérieure du vagin sont en contact et la cavité vaginale est virtuelle.
Il est aplati d'avant en arrière, sauf à son extrémité supérieure, cylindrique, car elle se fixe autour du col de l'utérus, et à sa partie inférieure, aplatie de droite à gauche.
La partie inférieure du col fait saillie dans la cavité vaginale et y forme des culs-de-sac appelés fornix (fig. 17-35 et 17-38) :
- le fornix postérieur est profond et reçoit le sperme. L'orifice du col utérin est ainsi au contact de l'éjaculat ;
- le fornix antérieur et les fornix latéraux sont peu marqués.

L'orifice inférieur du vagin est situé immédiatement au-dessus des muscles élévateurs de l'anus et s'ouvre par le vestibule du vagin à la partie postérieure de la vulve (fig. 17-45). Chez la vierge, il est fermé par un repli muqueux, l'hymen, qui se déchire lors de la première pénétration.
Dans un plan sagittal, l'axe du vagin est variable en fonction de la position :
- en décubitus dorsal, position d'examen, il fait un angle de 30° sur le plan transversal ;
- en position debout ou assise, il fait un angle de 65° sur le plan transversal ;

APPAREIL GÉNITAL
APPAREIL GÉNITAL FÉMININ

▶ **17-45**
Aspects du périnée chez la femme.
D'après Drake 2017. © Carole Fumat.

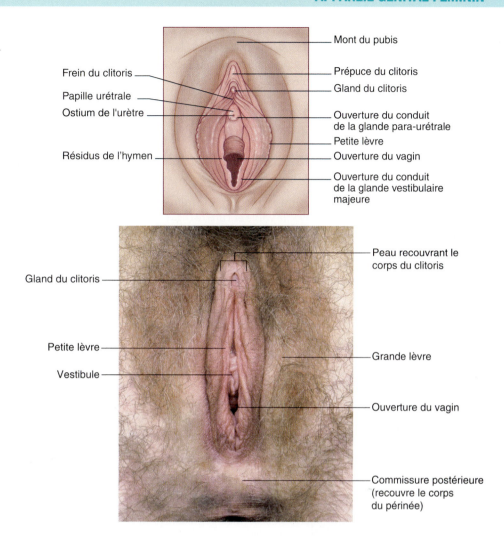

- il fait un angle ouvert en avant de 90 à 100° avec l'axe du col utérin (antéversion utérine).

Au repos, le vagin est courbé vers l'arrière avec une angulation de 140° qui constitue l'angle vaginal. Cet angle s'aplatit lors de l'excitation, du coït ou des efforts de poussée abdominale. Il est majoré par la contraction des muscles élévateurs de l'anus.

> **En clinique**
>
> En position gynécologique, l'introduction dans le vagin d'un spéculum ou des doigts (éventuellement combinée à un palper abdominal) permet de voir et palper le vagin et le col de l'utérus. Des prélèvements peuvent être réalisés.

Rapports

Moyens de soutien

Le vagin est solidement soutenu par les muscles du diaphragme pelvien, en particulier le pubo-vaginal, faisceau de l'élévateur de l'anus, et par ceux du triangle uro-génital du périnée fixés au corps du périnée.

Sa partie supérieure est entièrement entourée du tissu conjonctif, très riche en plexus veineux, qui constitue le paracervix, en continuité vers le haut avec le paramètre.

Il se fixe sur le col de l'utérus et bénéficie des moyens de soutien de celui-ci (cf. p. 1223).

APPAREIL GÉNITAL
APPAREIL GÉNITAL FÉMININ

> **À noter**
>
> Le tissu conjonctif lâche du paracervix et les abondants plexus veineux permettent sa déformation lors de la pénétration et de l'accouchement.

> **En clinique**
>
> Les colpocèles sont des prolapsus du vagin par son orifice, liés à un défaut de soutien.

De voisinage

Le vagin est situé entre la vessie et l'urètre en avant, et le rectum en arrière.

Sa **paroi antérieure** est en rapport avec la vessie et l'urètre (fig. 17-34 et 17-37) :
- il est séparé de la vessie par du tissu conjonctif lâche qui forme le septum vésico-vaginal. Celui-ci est parcouru à sa partie supérieure par le segment terminal de l'uretère ;
- il est solidarisé à l'urètre par le septum urétro-vaginal et le muscle sphincter de l'urètre. L'urètre forme un relief longitudinal médian sur la partie inférieure de la paroi vaginale antérieure.

Sa **paroi postérieure** est tapissée en haut par le péritoine pariétal qui se réfléchit de l'utérus au rectum et forme à ce niveau le récessus recto-utérin. En dessous, elle est séparée du rectum par du tissu conjonctif résistant, le septum recto-vaginal, puis du canal anal par le corps du périnée (fig. 17-37 et 17-39).

Ses **parois latérales** sont croisées au 1/3 inférieur par le muscle pubo-vaginal (fig. 17-35) qui sépare :
- un segment pelvien en rapport avec le paracervix comprenant l'artère vaginale, le plexus veineux vaginal et des collecteurs lymphatiques ;
- un segment périnéal en rapport avec les muscles transverses profonds, les bulbes vestibulaires recouverts par les muscles bulbo-spongieux, et les glandes vestibulaires majeures.

> **En clinique**
>
> La partie terminale de l'uretère peut être palpée lors d'un toucher vaginal en explorant le fornix latéral. Des fistules urétéro-vaginales ou urétro-vaginales sont possibles.
> Le toucher vaginal permet d'examiner le péritoine en mettant le doigt dans le fornix postérieur.
> La solidité des septums urétro-vaginal et recto-vaginal explique l'association systématique d'une rectocèle et d'une cystocèle lors des colpocèles.
> Le toucher vaginal, associé ou non à un palper abdominal, permet d'examiner les organes voisins à la recherche de douleurs ou de masses.

Structure

La paroi vaginale comprend 3 couches :
- la **muqueuse** est tapissée d'un épithélium malpighien pavimenteux pluri-stratifié non kératinisé :
  - elle présente de nombreux plis circulaires appelés rides du vagin et est soulevée sur la paroi antérieure par le relief de l'urètre,
  - au niveau de son orifice, l'hymen est formé par du tissu conjonctif innervé et vascularisé,
  - elle est le siège d'une abondante flore bactérienne dont la production d'acide lactique à partir de glycogène limite la prolifération des autres micro-organismes,
  - sa trophicité est liée à l'action des œstrogènes ; elle varie au cours du cycle,
  - en périphérie, elle comprend un tissu conjonctif lâche, occupé par de nombreux plexus veineux et lymphatiques responsables de la lubrification vaginale. Lors de l'excitation, les plexus veineux sont également responsables de l'hypertrophie de la muqueuse qui se comporte comme un corps érectile ;

APPAREIL GÉNITAL
APPAREIL GÉNITAL FÉMININ

> **À noter**
>
> La constitution de la muqueuse vaginale en 15 à 20 couches cellulaires permet une résistance mécanique aux frottements.
> La muqueuse vaginale est dépourvue de glandes, la lubrification est assurée par exsudation à partir des plexus veineux et lymphatiques pariétaux. Le mucus cervical et les sécrétions des glandes vestibulaires majeures ne participent que faiblement.

> **En clinique**
>
> Lors du premier rapport sexuel, la déchirure de l'hymen par le pénis peut entraîner douleur et hémorragie. Les hyménoplasties sont des reconstructions de l'hymen.
> Les modifications de la flore vaginale induisent des modifications de l'acidité locale qui permettent le développement de mycoses ou plus rarement d'infections bactériennes.
> L'atrophie de la muqueuse vaginale après la ménopause est liée à la diminution des sécrétions hormonales. Elle peut être à l'origine d'un inconfort lors de la pénétration.

- la **musculeuse** est responsable des contractions involontaires du vagin lors de l'orgasme. Elle comprend 2 couches mal définies :
  - une couche centrale de fibres plutôt circulaires,
  - une couche périphérique de fibres plutôt longitudinales qui se continuent en haut avec les fibres utérines et se perdent en bas dans les petites lèvres ;

> **En clinique**
>
> Le **vaginisme** est une contraction réflexe, donc involontaire, des muscles du périnée qui entourent le vagin. Il empêche ou limite toute pénétration vaginale.

- l'**adventice** est formée par le fascia vaginal, tissu conjonctif lâche parcouru par les éléments vasculaires et nerveux. Seule la partie supérieure de la face postérieure du vagin est recouverte d'une séreuse, le péritoine.

Vulve

La vulve est le seul organe sexuel primaire externe de la femme. Elle recouvre l'espace superficiel du périnée.
En position debout, elle est oblique en bas et en arrière de 30° sur le plan transversal.
Elle comprend le mont du pubis, les grandes et les petites lèvres, le clitoris, le vestibule du vagin et les glandes vulvaires (fig. 17-45).

Mont du pubis

Il est constitué par un tissu conjonctif adipeux plus ou moins abondant situé en avant de la symphyse pubienne. Il se poursuit vers le bas par le tissu adipeux des grandes lèvres. Sa peau se couvre de poils à la puberté.

APPAREIL GÉNITAL
APPAREIL GÉNITAL FÉMININ

> **À noter**
>
> L'abondance du tissu adipeux qui forme le mont du pubis augmente à la puberté puis diminue après la ménopause.

Grandes lèvres

Elles sont longues de 8 à 10 cm, épaisses de 2 cm et hautes de 1,5.
Leur face latérale est couverte de poils et limite avec la face médiale de la cuisse le sillon génito-fémoral.
Leur face médiale est glabre, séparée de la petite lèvre par le sillon inter-labial.
Elles se réunissent en avant et en arrière en commissures antérieure et postérieure.
Elles entourent la fente vulvaire et protègent le clitoris, l'ostium urétral externe et l'orifice vaginal.
Chacune contient des fibres terminales du ligament rond de l'utérus et un tissu conjonctif adipeux plus ou moins abondant.

> **En clinique**
>
> Le passage de la tête fœtale lors de l'accouchement peut provoquer une déchirure des muscles du plancher pelvien et de la commissure postérieure. Les **épisiotomies** sont des sections chirurgicales des tissus et muscles du périnée pour permettre le passage du fœtus.

Petites lèvres

De taille variable, elles mesurent en moyenne 3 cm de long, 4 mm d'épaisseur. Leur hauteur est très variable ; en période d'activité génitale, elles font saillie hors de la fente génitale.
Elles sont aplaties, lisses et glabres.
Leurs extrémités antérieures et postérieures s'unissent :
- en avant, chacune se dédouble en :
  - un repli antérieur, qui passe au-dessus du clitoris et forme son prépuce,
  - un repli postérieur qui se fixe sur la face inférieure du clitoris et constitue son frein ;
- en arrière elles fusionnent et forment le frein des petites lèvres.

Elles contiennent un tissu conjonctif lâche dépourvu de graisse mais riche en plexus vasculaires, fibres élastiques et terminaisons nerveuses responsables de leur grande sensibilité.

> **À noter**
>
> Les petites lèvres dirigent le jet urinaire lors de la miction.
> Les plexus vasculaires se comportent comme des corps érectiles et entraînent un allongement et un épaississement des petites lèvres lors de l'excitation.

Clitoris

Le clitoris est un organe érectile médian de 5 à 6 cm qui comprend (fig. 17-46) :
- 2 piliers fixés sur les faces médiales des branches inférieures du pubis et sur la membrane périnéale. Longs de 3 à 4 cm, ils entrent en contact l'un avec l'autre sous la symphyse pubienne. Ils sont recouverts par les muscles ischio-caverneux ;
- un corps, formé par l'union des piliers, long de 1 cm. Il forme un coude vers le bas, fixé à la symphyse pubienne par le ligament suspenseur du clitoris. À son extrémité, le corps présente un renflement, le gland, long de 1 cm et très riche en terminaisons nerveuses.

APPAREIL GÉNITAL
APPAREIL GÉNITAL FÉMININ

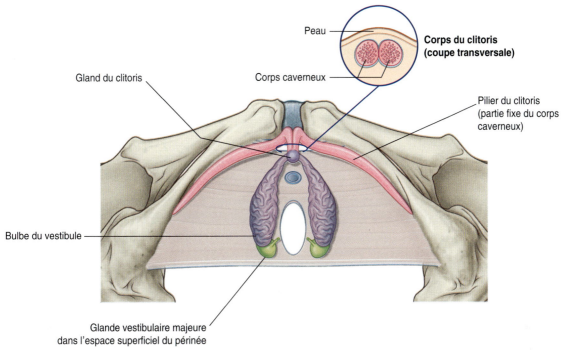

▶ **17-46**
Tissus érectiles du clitoris.
© Drake 2015.

> **À noter**
>
> Le gland du clitoris est habituellement visible, plus ou moins recouvert par son prépuce. Le corps est palpable sous la peau, au-dessus du gland.

> **En clinique**
>
> L'excision est la section du gland du clitoris; elle n'a jamais de motif médical et peut faire l'objet d'une chirurgie réparatrice à partir du corps et des piliers. Ses conséquences sont psychologiques et sensitives. La sensibilité des autres organes génitaux est préservée.

Vestibule vaginal

Le vestibule du vagin est l'espace virtuel situé entre les petites lèvres. Long de 6 ou 7 cm, il comprend :
- une partie postérieure, vaginale, séparée du vagin par l'orifice vaginal obturé chez la vierge par l'hymen. De part et d'autre de l'orifice vaginal s'ouvrent en arrière les conduits des glandes vestibulaires majeures ;
- une partie antérieure, urétrale, où s'ouvrent l'ostium externe de l'urètre et, de chaque côté, les glandes para-urétrales.

> **À noter**
>
> L'ostium urétral externe forme un petit relief situé 2 ou 3 cm sous le gland du clitoris.

Les bulbes vestibulaires sont des amas de tissus érectiles qui entourent les orifices vaginal et urétral (fig. 17-34 et 17-46). Longs de 4 cm, ils s'unissent en avant de l'urètre en formant la commissure bulbaire. Ils sont situés à la base des petites lèvres, fixés sur la membrane du périnée et reliés en avant au gland du clitoris par du tissu érectile. Ils sont recouverts par les muscles bulbo-spongieux.

APPAREIL GÉNITAL
APPAREIL GÉNITAL FÉMININ

Glandes vulvaires

Elles comprennent :
- les **glandes vestibulaires majeures** qui mesurent 10 à 15 mm de diamètre et sont situées en arrière des bulbes vestibulaires (fig. 17-46). Leur conduit, long de 10 mm, s'ouvre de chaque côté de la partie postérieure de l'orifice vaginal ;

> **À noter**
>
> Durant l'excitation, les sécrétions des glandes vestibulaires lubrifient le vestibule vaginal pour faciliter la pénétration. Elles limitent l'abrasion muqueuse par le va-et-vient du pénis.

> **En clinique**
>
> La bartholinite est une infection des glandes vestibulaires majeures (de *Bartholin*) responsable d'une induration douloureuse de celles-ci qui deviennent palpables.
> Les glandes vestibulaires majeures sont le site électif des adénocarcinomes de la vulve.

- les **glandes vestibulaires mineures** sont des glandes sudoripares et sébacées qui s'ouvrent à la surface des lèvres ;
- les **glandes para-urétrales** qui s'ouvrent entre l'ostium externe de l'urètre et l'orifice vaginal (fig. 17-45).

Vascularisation

Artérielle

À l'exception de l'artère ovarique, issue de l'aorte à hauteur de L2, et de quelques rameaux vulvaires, toutes les artères des organes génitaux féminins proviennent de l'artère iliaque interne.

L'**artère ovarique** parcourt le fascia extra-péritonéal verticalement, croise l'uretère en avant au niveau de L3-L4 puis les vaisseaux iliaques au niveau du détroit supérieur. Elle donne des rameaux pour l'uretère. Elle s'engage dans le ligament suspenseur de l'ovaire puis dans le ligament large et se divise à l'extrémité tubaire de l'ovaire en 2 branches (fig. 17-47) :
- la branche ovarique parcourt le mésovarium et s'anastomose avec la branche ovarique de l'artère utérine. De l'arcade ainsi formée naissent des rameaux destinés à l'ovaire ;
- la branche tubaire emprunte le mésosalpinx et s'anastomose avec la branche tubaire de l'artère utérine. De l'arcade ainsi formée naissent des rameaux destinés à la trompe utérine.

L'**artère utérine** est longue, très sinueuse (fig. 17-48). Elle est contre la paroi pelvienne jusqu'au niveau de l'épine ischiatique puis se dirige vers l'utérus en pénétrant le paramètre. Au voisinage de l'isthme, elle se dirige vers le haut et longe l'utérus.

Elle se termine au niveau de la corne utérine en branches tubaire et ovarique (fig. 17-47). Elle donne des rameaux à la vessie, à la partie supérieure du vagin, à la partie terminale de l'uretère, au col, au corps et au fond utérins, à la trompe et à l'ovaire, ainsi que l'artère du ligament rond.

> **À noter**
>
> Le caractère sinueux des artères utérines leur permet de s'adapter aux changements de taille de l'utérus lors de la grossesse.
> Les anastomoses de l'artère utérine sont riches et multiples, avec l'artère utérine controlatérale, les artères ovarique, vaginale et pudendale interne. Ces voies forment des anastomoses entre l'aorte et les artères iliaques.

APPAREIL GÉNITAL
APPAREIL GÉNITAL FÉMININ

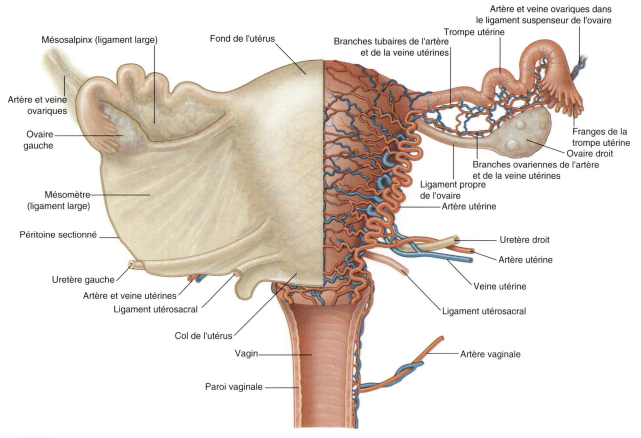

▶ 17-47
Vascularisation de l'utérus, des ovaires et des trompes utérines.
Vue postérieure.
© Drake 2017.

> **En clinique**
>
> La délivrance se complique parfois d'hémorragies incoercibles dont le traitement est l'embolisation par voie percutanée des artères utérines.

L'**artère vaginale** donne plusieurs rameaux qui abordent la partie moyenne du vagin et s'anastomosent autour de celui-ci en formant, sur la ligne médiane, les artères azygos antérieure et postérieure. Elle s'anastomose largement avec les artères utérine et pudendale interne fig. 17-47 et 17-48.
L'**artère rectale moyenne** donne quelques rameaux à la partie inférieure de la paroi postérieure du vagin.
L'**artère pudendale interne** parcourt la fosse ischio-anale puis les espaces profond et superficiel du périnée (fig. 17-49). Elle donne des rameaux périnéaux destinés à la partie postérieure de la vulve et au clitoris :
- rameaux labiaux postérieurs pour la partie postérieure des grande et petite lèvres ;
- artères profonde et dorsale du clitoris pour son corps caverneux ;
- artère du bulbe vestibulaire.

Les **artères pudendales externes**, supérieure et inférieure, issues de l'artère fémorale vascularisent la partie antérieure des lèvres, ainsi que le mont du pubis.

APPAREIL GÉNITAL
APPAREIL GÉNITAL FÉMININ

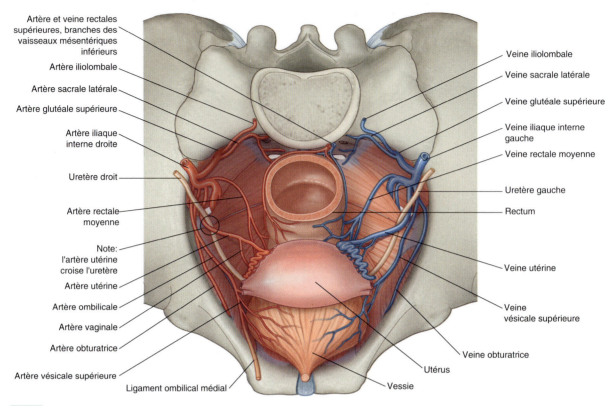

17-48
Vascularisation des viscères pelviens chez la femme.
Vue supérieure.
© Drake 2017.

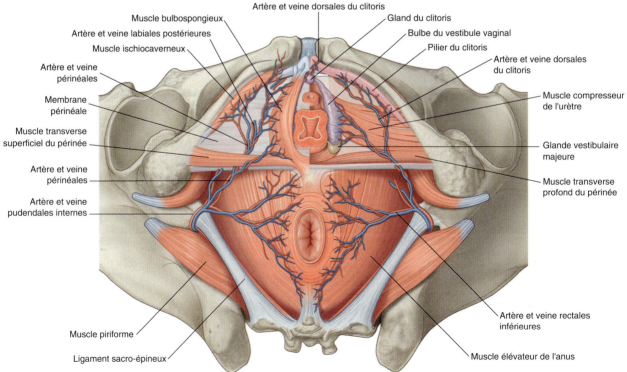

17-49
Pédicules vasculaires des fosses ischio-anales chez la femme.
© Drake 2017.

APPAREIL GÉNITAL
APPAREIL GÉNITAL FÉMININ

Veineuse

Les veines de l'ovaire sont sinueuses et se drainent dans le plexus pampiniforme puis vers la **veine ovarique** et accessoirement le plexus utérin (fig. 17-47). Les veines ovariques se résolvent en une seule veine qui rejoint la veine cave inférieure à droite et la veine rénale à gauche (fig. 17-27).

Le drainage veineux des organes médians se fait par l'intermédiaire de plexus disposés autour des structures anatomiques, largement anastomosés entre eux et avec les plexus controlatéraux.

> **À noter**
>
> Ces plexus veineux sont souvent variqueux chez la multipare.

Le **plexus utérin** est situé dans le ligament large (fig. 17-47) et se draine vers les veines utérine et vaginale, puis la veine iliaque interne.

Les **plexus vaginaux** sont très riches, situés de chaque côté du vagin (fig. 17-47). Ils rejoignent les plexus utérins, et plus accessoirement les veines vaginales et rectales moyennes.

Le **réseau veineux de la vulve** est dense, surtout dans les petites lèvres (fig. 17-49) :
- les veines pudendales internes drainent les veines profondes du clitoris, vestibulaires et labiales postérieures vers la veine iliaque interne. La veine dorsale profonde du clitoris, qui en draine le gland, gagne le plexus péri-vésical ;
- les veines pudendales externes drainent le mont du pubis, les veines superficielles du clitoris et les veines labiales antérieures vers la veine grande saphène.

Lymphatique (fig. 17-50)

Les collecteurs **ovariques** se drainent vers les nœuds lombaux droits et gauches en suivant le pédicule vasculaire ovarique.

Les collecteurs **utérins** rejoignent des nœuds para-utérins situés dans le ligament large et qui se drainent vers les nœuds iliaques internes et externes. Une partie du drainage lymphatique rejoint les nœuds sacraux pour le fond utérin et les nœuds inguinaux pour le col et les cornes.

Les collecteurs **tubaires** sont très nombreux et rejoignent les collecteurs de l'utérus et, plus accessoirement, de l'ovaire.

Les collecteurs **vaginaux** rejoignent les nœuds para-vaginaux puis les nœuds utérins et les nœuds iliaques externes. Une partie du drainage se fait vers les nœuds glutéaux et les nœuds sacraux. L'orifice vaginal se draine vers les nœuds inguinaux.

Les collecteurs de la **vulve** rejoignent les nœuds inguinaux, superficiels et profonds, et les nœuds iliaques internes.

Innervation (fig. 17-51)

Somatique

La sensibilité somatique n'est développée qu'au niveau de la vulve, du vestibule vaginal et du 1/4 inférieur du vagin.

Le nerf somatique principal de l'innervation des organes génitaux féminins est le nerf pudendal (fig. 17-52). C'est un nerf mixte, issu des racines S2 à S4, provenant de la région glutéale et qui pénètre la fosse ischio-anale en contournant le ligament sacro-épineux. Il chemine le long du muscle obturateur interne dans un dédoublement de son fascia qui constitue le canal pudendal (d'*Alcock*) et traverse la membrane périnéale à sa partie antérieure.

Dans la fosse ischio-anale, il donne :
- le nerf rectal inférieur pour le muscle sphincter externe de l'anus ;
- le nerf périnéal qui donne :
  - une branche profonde, dans l'espace périnéal profond, motrice pour les muscles transverse profond, sphincter de l'urètre, bulbo-spongieux et ischio-caverneux,

APPAREIL GÉNITAL
APPAREIL GÉNITAL FÉMININ

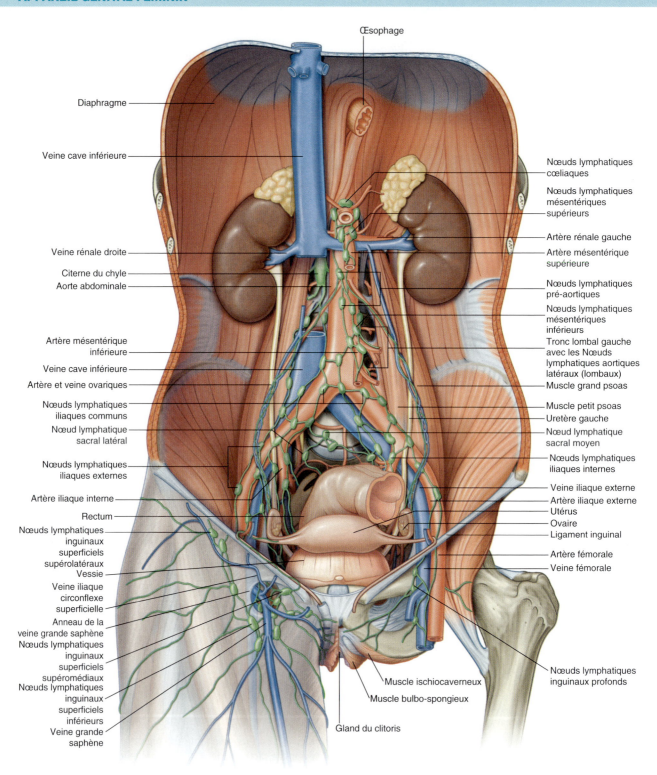

▶ 17-50
Lymphatiques du pelvis et du périnée chez la femme.
© Drake 2017.

APPAREIL GÉNITAL
APPAREIL GÉNITAL FÉMININ

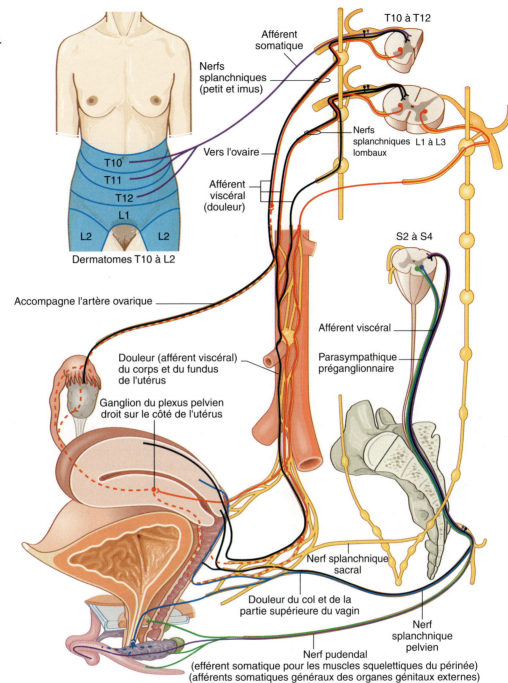

▶ 17-51
Innervation de l'appareil reproducteur chez la femme. D'après Drake 2017. © Carole Fumat.

APPAREIL GÉNITAL
APPAREIL GÉNITAL FÉMININ

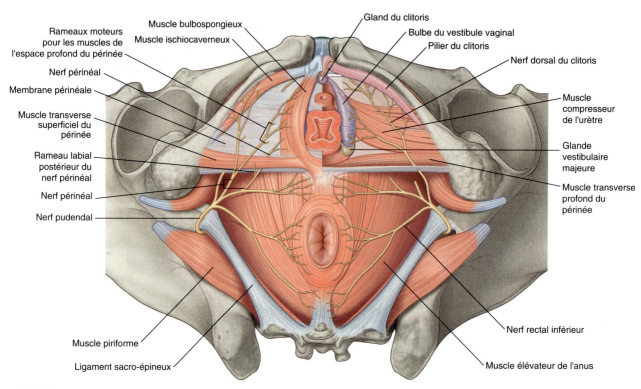

▶ 17-52
Pédicules nerveux des fosses ischio-anales chez la femme.
© Drake 2017.

– une branche superficielle, dans l'espace périnéal superficiel, sensitive pour la moitié postérieure des grandes lèvres via les nerfs labiaux postérieurs, le bulbe vestibulaire et l'orifice vaginal.

Après avoir traversé la membrane périnéale, il se termine en nerf dorsal du clitoris et donne des rameaux sensitifs aux petites lèvres et au clitoris.

L'innervation sensitive du mont du pubis et de la moitié antérieure des grandes lèvres est assurée par des rameaux génitaux du nerf génito-fémoral (L1-L2) et des rameaux labiaux antérieurs issus du nerf ilio-inguinal (L1).

Quelques rameaux périnéaux du nerf cutané postérieur de la cuisse (S2-S3) participent à l'innervation des régions les plus périphériques de la vulve.

À noter

Le gland du clitoris est très innervé pour tous les types de sensibilité.
Les récepteurs des grandes lèvres et du mont du pubis sont sensibles au toucher, ceux du clitoris et des petites lèvres sont sensibles au tact fin, à la pression et aux vibrations.

En clinique

L'étirement des nerfs pudendaux lors de l'accouchement peut entraîner une incontinence urinaire et fécale qui dure quelques jours.

APPAREIL GÉNITAL
APPAREIL GÉNITAL FÉMININ

Autonome

Sympathique

Les fibres autonomes sympathiques proviennent de centres spinaux des myélomères :
- T10 à T12, via les nerfs petit splanchnique et splanchnique imus. Ces fibres rejoignent le ganglion aorto-rénal. Certaines forment le plexus ovarique, autour de l'artère ovarique, destiné à l'ovaire et à la trompe utérine, d'autres participent à la constitution du plexus hypogastrique supérieur ;
- L1 à L3 via les nerfs splanchniques lombaux et rejoignent le plexus hypogastrique supérieur.

À l'extrémité inférieure du plexus hypogastrique supérieur naît le nerf hypogastrique qui forme, avec les nerfs splanchniques pelviens, le plexus hypogastrique inférieur. Celui-ci parcourt le pli sacro-génital du fascia pelvien, au contact du rectum. Il donne plusieurs plexus destinés aux différents organes pelviens : rectal moyen, vésical, utéro-vaginal, urétéral. Le plexus utéro-vaginal donne des rameaux aux différents organes génitaux.

Le contingent sympathique est responsable :
- des contractions utérines et vaginales lors de l'orgasme, des menstruations ou de l'accouchement ;
- de la vasoconstriction ;
- des sécrétions glandulaires.

Para-sympathique

Les fibres para-sympathiques destinées à l'ovaire et à la trompe utérine sont issues des nerfs vagues et rejoignent le ganglion aorto-rénal puis le plexus ovarique.

Les fibres destinées aux autres organes génitaux proviennent de centres spinaux situés des myélomères S2 à S4. Elles empruntent les nerfs splanchniques pelviens pour rejoindre le plexus hypogastrique inférieur puis le plexus utéro-vaginal dont naissent les nerfs caverneux destinés au bulbe du vestibule et aux corps érectiles du clitoris.

Le contingent para-sympathique est responsable de la sécrétion vaginale par transsudation ainsi que de l'érection du clitoris et des bulbes vestibulaires.

Sensibilité viscérale

Les fibres de la sensibilité douloureuse se répartissent selon leur origine par rapport à la limite inférieure du péritoine :
- celles issues des organes ou des parties d'organes tapissés de péritoine empruntent a retro les voies sympathiques vers les myélomères T10 à L2 ;
- celles issues des organes ou des parties d'organes non recouverts de péritoine empruntent a retro les voies para-sympathiques vers les myélomères S2 à S4.

> **En clinique**
>
> L'ovaire et la trompe sont recouverts de péritoine et leurs fibres nociceptives rejoignent les myélomères T10 à T11. La projection des douleurs ovariques se fait du pecten du pubis à l'épine iliaque antéro-supérieure.
>
> La partie vaginale du col utérin est pauvre en récepteurs, peu sensible lors des frottis ou des biopsies. Lors des **anesthésies péridurales**, un liquide anesthésiant est injecté dans l'espace épidural au contact des racines S2 à S4 ce qui empêche la perception des douleurs issues du col et du vagin tout en autorisant les autres sensations : les contractions restent perçues car le corps utérin est largement recouvert de péritoine et transmet les sensations aux myélomères T10 à L1.

Contrôle

Puberté

La puberté et l'apparition des cycles menstruels débutent par la sécrétion hypothalamique de GnRH (*gonadotropin-releasing hormone*) qui stimule la production des gonadotrophines par l'adéno-hypophyse :
- la FSH (*follicle-stimulating hormone*) provoque la croissance des follicules ovariques et stimule la sécrétion ovarique d'œstrogènes. Ceux-ci sont responsables :

APPAREIL GÉNITAL
APPAREIL GÉNITAL FÉMININ

- du développement et du maintien des caractères sexuels secondaires chez la femme,
- de la prolifération de l'endomètre et de sa préparation à la nidation,
- de la sécrétion d'une glaire cervicale perméable aux spermatozoïdes,
- de l'hydratation des parois du vagin,
- de la libido,
- en début de cycle, d'une diminution des sécrétions de GnRH et donc de FSH et LH (*luteinizing hormone*).

À noter

Les caractères sexuels secondaires de la femme apparaissent à la puberté et régressent partiellement à la ménopause : développement des seins et de la glande mammaire, pilosité pubienne et axillaire, accumulation de la graisse au niveau des hanches, des fesses, des cuisses, des seins, du mont du pubis, etc.
Les œstrogènes préparent la femme à l'accouplement.

En clinique

Les œstrogènes provoquent une diminution du taux sanguin de cholestérol qui explique pourquoi les maladies cardio-vasculaires sont plus rares chez la femme non ménopausée que chez l'homme du même âge. Ils stimulent la minéralisation osseuse et la baisse de leur sécrétion à la ménopause favorise l'ostéoporose.

- la LH déclenche la libération de l'ovocyte par le follicule ou ovulation puis stimule la formation du corps jaune qui sécrète des œstrogènes et de la progestérone. Celle-ci a pour fonctions :
  - d'achever la préparation de l'endomètre à l'accueil de la nidation,
  - d'inhiber les contractions du myomètre pour faciliter l'implantation de l'œuf puis la gestation,
  - de sécréter une glaire cervicale imperméable aux spermatozoïdes,
  - de diminuer la libido,
  - de favoriser le développement de la glande mammaire,
  - d'inhiber la sécrétion de GnRH et donc de FSH et LH.

À noter

La progestérone provoque une hyperthermie (+ 0,5 °C) utilisée par certaines femmes pour identifier le jour de l'ovulation.
Elle protège la nidation, prépare la femme à la gestation et à l'allaitement.

Cycles menstruels

De la puberté à la ménopause, les sécrétions adéno-hypophysaires sont responsables de modifications cycliques de l'appareil génital féminin qui préparent la fécondation et la gestation. Ce cycle, marqué par la survenue des menstruations tous les 28 jours en moyenne, est appelé cycle menstruel et aboutit à la production d'un ovule et à la préparation de l'utérus à la nidation. Quatre phases se succèdent, chacune avec ses propres modifications ovariques et utérines :
- la phase menstruelle dure 4 à 5 jours. La survenue des menstruations, toujours évidentes, définit le **1ᵉʳ jour du cycle**. Elle est liée à la chute des sécrétions d'œstrogènes et de progestérone par le corps jaune qui stimule la production de GnRH par l'hypothalamus. Celle-ci induit la sécrétion de FSH et de LH par l'adéno-hypophyse :
  - sur les ovaires, la sécrétion de FSH provoque la maturation de plusieurs follicules. Celui dont le seuil de stimulation est le plus bas devient le follicule dominant,

APPAREIL GÉNITAL
APPAREIL GÉNITAL FÉMININ

En clinique

Plusieurs follicules murissent en même temps ; parmi ceux-ci, un seul produit un ovule, les autres deviennent atrétiques.
Les contraceptifs hormonaux inhibent la sécrétion de FSH et LH, ce qui ne permet plus le développement des follicules primordiaux.

- sur l'utérus, la chute de la progestérone et des œstrogènes induit une vasoconstriction des artères de la muqueuse et l'ischémie puis la nécrose de sa couche superficielle. La restitution du flux sanguin permet la desquamation de la muqueuse et l'élimination des débris par voie vaginale ;
- la phase pré-ovulatoire est celle dont la durée varie le plus, de 5 à 13 jours :
  - le follicule ovarique dominant sécrète massivement des œstrogènes qui inhibent la sécrétion de FSH ce qui provoque l'arrêt de la croissance des autres follicules,
  - l'endomètre prolifère sous l'effet des œstrogènes ;

À noter

Des grossesses multiples hétérozygotes sont possibles si d'autres follicules continuent à mûrir et produisent un ovule.

- l'ovulation :
  - un pic de sécrétion d'œstrogènes par le follicule dominant survient au 12e jour du cycle. Celui-ci stimule la GnRH qui induit une libération massive de LH et augmente la sécrétion de FSH. Le pic de LH provoque la libération de l'ovocyte,
  - l'endomètre continue à proliférer sous l'effet des œstrogènes ;

À noter

La croissance progressive des taux d'œstrogènes et de progestérone pendant la phase pré-ovulatoire inhibe l'axe hypothalamo-hypophysaire. Néanmoins, à partir d'une certaine concentration en œstrogènes, le phénomène s'inverse : le pic pré-ovulatoire d'œstrogènes déclenche une brusque sécrétion de GnRH et donc de FSH mais surtout de LH à l'origine de l'ovulation.

- la phase post-ovulatoire a une durée constante de 14 jours :
  - le follicule dominant rompu se transforme en corps jaune qui sécrète de la progestérone et des œstrogènes, inhibant la sécrétion hypothalamique de GnRH. En l'absence de fécondation le corps jaune se maintient 2 semaines puis ses sécrétions s'épuisent et il se transforme en corps blanc,
  - l'endomètre a son épaisseur maximale et présente de nombreuses glandes tubulaires et une vascularisation très riche nécessaire au développement de l'embryon.

À noter

La durée du cycle menstruel est variable d'une femme à l'autre et chez une même femme entre l'installation des premiers cycles et la ménopause. Les premiers et les derniers cycles sont souvent irréguliers.
Les premières règles sont appelées ménarche.
Les cycles menstruels dépendent de l'hypothalamus ; les facteurs qui agissent sur celui-ci sont susceptibles de modifier ses sécrétions hormonales et de retentir sur la durée des cycles : lumière, stress, etc. D'autres phénomènes sont susceptibles d'interrompre totalement les cycles : anorexie, activité sportive intense, etc.

APPAREIL GÉNITAL
APPAREIL GÉNITAL FÉMININ

> **En clinique**
>
> L'**aménorrhée** est une absence de cycles. Les **métrorragies** sont des pertes de sang par voie vaginale en dehors des menstruations normales, les **ménorragies** sont des menstruations inhabituellement longues ; l'une et l'autre peuvent révéler des lésions utérines.

Ménopause

La ménopause est l'arrêt définitif de l'ovulation et des menstruations.
Une fois les follicules ovariques épuisés, la diminution de la production d'œstrogènes et de progestérone provoque la stimulation hypothalamo-hypophysaire et la sécrétion importante de LH et FSH. Ces sécrétions sont à l'origine du cortège de signes qui peuvent accompagner la ménopause : bouffées de chaleur, hypersudation, maux de tête, trouble de l'humeur, insomnies, prise de poids avec répartition des graisses sur l'abdomen, sécheresse vaginale, etc.
La libido est un peu altérée mais ne disparaît pas car elle est partiellement liée aux androgènes surrénaliens.

> **En clinique**
>
> Les tests de ménopause utilisent les dosages sanguins de ces hormones.

Gestation et accouchement

Si l'ovule est fécondé et que l'œuf s'implante dans l'utérus, la production d'œstrogènes et de progestérone par le corps jaune se poursuit durant le 1er trimestre de la grossesse sous l'effet de la HCG (*human chorionic gonadotrophin*) produite par l'embryon.

> **En clinique**
>
> La forme β de la HCG est dosée dans le sang ou dans l'urine lors des tests de grossesse.

Au 3e mois, le corps jaune s'épuise et le placenta prend son relai.
Quelle que soit leur origine, les œstrogènes provoquent la croissance musculaire de l'utérus et stimulent sa vascularisation alors que la progestérone inhibe les contractions du myomètre corporéal. Les 2 hormones participent à la mammogenèse (cf. p. 1253).

> **À noter**
>
> L'imbibition hormonale explique l'augmentation de taille des seins dès le début de la grossesse.

À la fin du 9e mois de grossesse, le fœtus stimule de plus en plus l'utérus par sa taille et ses mouvements, ce qui induit une chute de la synthèse de progestérone par le placenta et le début des contractions utérines :
- celles-ci commencent dans les cellules pacemakers des cornes utérines et se propagent vers le col ;
- le fœtus, poussé vers le col, irrite celui-ci, ce qui provoque la sécrétion d'ocytocine par la neurohypophyse qui stimule encore plus les contractions utérines et déclenche l'accouchement.

> **À noter**
>
> Le système nerveux autonome ne participe que de manière marginale aux contractions utérines lors de l'accouchement. Le système nerveux somatique participe par les contractions volontaires des muscles de la paroi abdominale.

APPAREIL GÉNITAL
APPAREIL GÉNITAL FÉMININ

Coït

Les centres et les voies nerveuses impliqués sont les mêmes que chez l'homme (cf. p. 1210).
L'excitation et l'orgasme chez la femme font intervenir des processus cognitifs et relationnels beaucoup plus marqués que chez l'homme.

Excitation

L'excitation est avant tout produite par des stimulus psychologiques (pensées érotiques, fantasmes, mémoire, etc.) et entretenue par une stimulation physique, sensorielle et sensitive durant le coït :
- du clitoris, par pression contre la symphyse pubienne du corps et traction sur les petites lèvres transmise au gland du clitoris par son frein et son prépuce ;
- du col utérin et du vagin, par pression du col utérin et distension vaginale perçues par les récepteurs pariétaux.

Ces différents types de stimulations sont à l'origine de perceptions sensorielles variées et provoquent une réponse autonome avec libération locale :
- par le système para-sympathique, de VIP (*vasoactive intestinal peptid*) et de monoxyde d'azote (NO) qui induisent une vasodilatation des corps érectiles et des plexus veineux du périnée. Celle-ci a pour conséquences :
  - la lubrification vaginale par transsudation depuis les plexus veineux,
  - l'érection du clitoris et la congestion des petites lèvres, la rétraction des grandes lèvres qui découvrent le vestibule vaginal ;
- par le système sympathique, de noradrénaline qui dilate les artères destinées au périnée et augmente le tonus des muscles lisses.

L'activation diffuse du système sympathique provoque par ailleurs une augmentation de l'activité cardiovasculaire avec une tachycardie, une vasodilatation cutanée, une augmentation de la fréquence respiratoire, une congestion des seins et une augmentation du volume de leur papille.

Si la stimulation se poursuit, la phase pré-orgasmique se manifeste par une rétraction du clitoris, un rétrécissement du 1/3 inférieur du vagin autour du pénis sous l'effet de la contraction des muscles élévateurs de l'anus et un élargissement de sa partie supérieure prête à recevoir l'éjaculat.

> **À noter**
>
> L'excitation est influencée par le contexte humoral et psychologique qui potentialise ou inhibe les différentes stimulations.
> Les changements de taille des petites lèvres sont plus marqués chez la multipare en raison de la richesse des plexus veineux

Orgasme

L'orgasme induit l'activation de différentes aires cérébrales et des modifications physiologiques périphériques similaires à celles rencontrées chez l'homme (cf. p. 1213).

Il commence quelques secondes avant la dizaine de contractions involontaires des muscles pelviens et des musculeuses vaginale et utérine, dont l'importance, la durée et la fréquence modulent la qualité de l'orgasme.

La femme ne présente pas de période réfractaire et est capable d'avoir des orgasmes répétés à quelques secondes d'intervalle.

Lors de la phase de résolution, la sensibilité du clitoris peut être telle que tout contact devient désagréable. Les muscles se relâchent et la vasodilatation périnéale diminue ce qui provoque une détumescence des corps érectiles et des lèvres, un arrêt de la transsudation vaginale et un retour du vagin à son état de repos. Le cortège de signes sympathiques disparaît.

En l'absence d'orgasme, la détumescence veineuse est moins rapide.

> **À noter**
>
> La femme ne dispose pas de « point de non-retour » et la stimulation doit être maintenue jusqu'à la fin de l'orgasme faute de quoi l'excitation retombe immédiatement.
> L'excitation et l'orgasme féminins ne sont pas nécessaires à l'ovulation ni à la fécondation.

APPAREIL GÉNITAL
GLANDES MAMMAIRES

GLANDES MAMMAIRES

Les glandes mammaires, ou seins, sont des glandes lactifères et sexuelles qui occupent le fascia superficiel de la région antérieure de la paroi thoracique (fig. 17-53). Elles classent l'espèce humaine parmi les mammifères.

Elles sont rudimentaires chez l'homme et l'enfant et se développent à la puberté chez la femme. Les seins synthétisent le lait et l'excrètent lors des tétées. Attributs de la féminité, ils ont un rôle esthétique et érotique majeur.

À noter

Les seins se développent au cours de la 4e semaine à partir de la crête mammaire, un épaississement de l'épiderme qui va de la région inguinale jusqu'à la fosse axillaire. Dans l'espèce humaine, la partie inférieure de la crête disparaît et la partie supérieure se réduit à un amas épithélial unique qui donnera la glande mammaire. Chez d'autres mammifères (cochon, chien, etc.) plusieurs amas épithéliaux persistent et donneront autant de mamelles. Des seins surnuméraires sont possibles chez l'homme et chez la femme, situés sur une ligne allant de la fosse axillaire à la région inguinale : il s'agit habituellement d'un mamelon surnuméraire (**polythélie**), plus rarement de tissu glandulaire (**polymastie**). Les amasties ou les athélies sont exceptionnelles.

Le développement des seins est le premier signe du début de la puberté chez la jeune fille et est appelé thélarche.

En clinique

Parmi les interventions chirurgicales réalisées sur le sein, un grand nombre sont à visée esthétique : plastie mammaire, chirurgie d'augmentation ou de réduction mammaire.

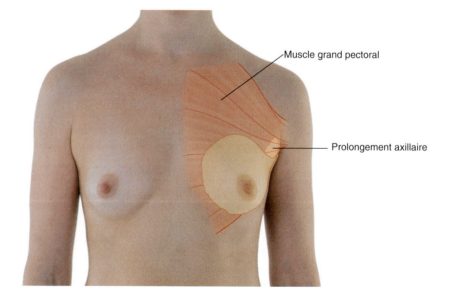

▶ 17-53
Topographie des glandes mammaires.
Vue antérieure.
© Drake 2017.

APPAREIL GÉNITAL
GLANDES MAMMAIRES

Aspect

Les seins sont discrètement asymétriques. Leur **volume** est variable d'une femme à l'autre et en fonction de l'âge et du cycle menstruel :
- il augmente à la puberté puis avant les règles, pendant la grossesse et lors de la lactation ;
- il diminue, par involution adipeuse, lors de la ménopause.

> **À noter**
>
> À la puberté, la croissance des seins est principalement liée à l'augmentation de leur tissu adipeux et, à un moindre degré, au développement glandulaire. Hors période d'allaitement, la taille des seins dépend de leur contenu en graisse.

> **En clinique**
>
> L'augmentation anormale du volume des seins chez l'homme est appelée **gynécomastie**. Elle peut être le signe d'un trouble hormonal ou iatrogène (en particulier au cours de certains traitements hormonaux des cancers de la prostate). Elle peut également être un signe para-néoplasique et doit faire rechercher un cancer.

La **consistance** des seins dépend des mêmes facteurs ; elle est élastique, grenue.
Les hormones LH et FSH induisent une augmentation cyclique du tissu glandulaire : le sein devient un peu plus volumineux mais surtout plus ferme dans la première partie du cycle ou pendant la grossesse.

> **En clinique**
>
> L'autopalpation des seins est recommandée à toutes les femmes. Elle doit être pratiquée immédiatement après les règles, période durant laquelle la glande est la plus souple.

La **forme** des seins est très variable : discoïdale chez l'enfant, conique ou piriforme chez la femme non ménopausée, pédiculée après la ménopause. Cette évolution correspond au vieillissement du sein. La glande mammaire présente un **prolongement** axillaire, constant, plus ou moins développé vers la fosse axillaire le long du bord inférieur du muscle grand pectoral (fig. 17-53 et 17-54). D'autres prolongements sont de plus petite taille, inconstants : claviculaire, épigastrique, hypochondriaque et sternal.

> **À noter**
>
> Ces prolongements subissent les mêmes variations de volume que le reste de la glande lors du cycle menstruel et ne doivent pas être confondus avec des formations lymphatiques ou des masses anormales, particulièrement le prolongement axillaire.

Chaque sein présente une **papille** (ou mamelon), centrale, située un peu en dehors de la ligne médio-claviculaire et au sommet de laquelle s'ouvrent les conduits lactifères (fig. 17-55). Le sommet de la papille s'ouvre après le premier allaitement sur les conduits lactifères.

> **En clinique**
>
> Le sein peut être divisé en quadrants par une ligne verticale et une ligne horizontale qui se croisent sur la papille. La plupart des cancers se développent dans le quadrant supéro-latéral.

APPAREIL GÉNITAL
GLANDES MAMMAIRES

▶ **17-54**
Sein.
Vue latérale.
© Drake 2017.

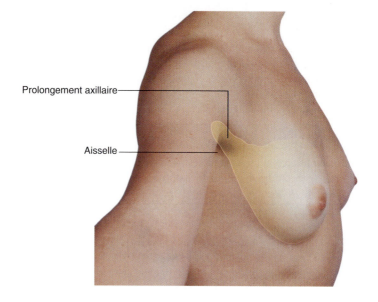

▶ **17-55**
Sein.
Vue antérieure.
© Drake 2017.

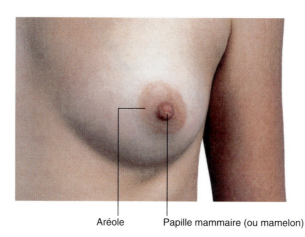

La papille est entourée par une zone sombre, l'**aréole**, dont la coloration varie selon la carnation (fig. 17-55). L'aréole est parsemée de poils et des tubercules des glandes aréolaires sous-jacentes ; elle est adhérente à la glande.
La peau péri-aréolaire est fine, lisse et souple.

À noter
Lors de la grossesse et de l'allaitement, la finesse de la peau permet de voir les veines superficielles dilatées.

Rapports

Moyens de soutien

La glande mammaire est fixée à la papille par les conduits lactifères (fig. 17-56).
Elle est entourée par du tissu conjonctif, les fascias pré- et rétro-mammaires, dont des expansions fibreuses cloisonnent la glande en profondeur et se perdent dans le derme en formant les ligaments suspenseurs du sein. Ceux-ci sont plus nombreux sur la moitié supérieure du sein.

APPAREIL GÉNITAL
GLANDES MAMMAIRES

> **À noter**
>
> Les ligaments suspenseurs du sein sont des ligaments rétinaculaires de la peau responsables du maintien et du galbe de seins. Avec l'âge, ils se relâchent ce qui provoque la modification de l'aspect du sein. Les sports qui ébranlent les seins (course à pied par exemple) accélèrent d'autant plus ce relâchement que les seins sont volumineux ; le port d'un soutien-gorge adapté permet de limiter cet effet.

> **En clinique**
>
> Le phénomène de la « peau d'orange » est une rétraction cutanée lors des cancers du sein liée à la solidarité de la peau avec les ligaments suspenseurs.

▶ **17-56**
Glande mammaire.
Coupe sagittale.
© Drake 2017.

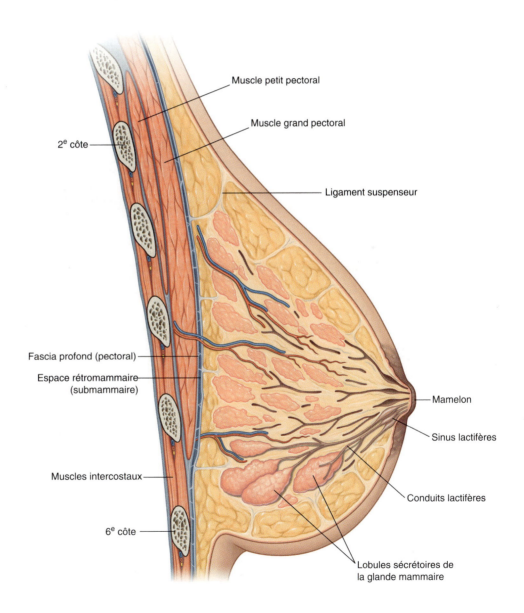

APPAREIL GÉNITAL
GLANDES MAMMAIRES

Avec les organes voisins (fig. 17-57)

Les seins sont en avant des côtes 2 à 6 et de leur cartilage, entre le sternum et la ligne axillaire moyenne. Chacun est limité par le sillon infra-mammaire, plus ou moins marqué selon le volume de la glande. La papille se projette en regard ou au-dessous du 4e espace intercostal, un peu en dehors de la ligne médio-claviculaire.

> **En clinique**
>
> La papille, lorsqu'elle est volumineuse, est souvent à l'origine d'une image arrondie sur la radiographie thoracique de face qui peut être prise pour un nodule pulmonaire.

En arrière, le sein repose largement sur le muscle grand pectoral et de manière plus modeste sur les muscles dentelé antérieur, oblique externe et droit de l'abdomen dont les fibres s'intriquent. Il est séparé du plan musculaire par le fascia rétro-mammaire, couche de tissu conjonctif adipeux de 5 à 10 mm d'épaisseur qui assure sa mobilité.
Le plan profond de la paroi antérieure du thorax comprend les muscles petit pectoral et sub-clavier engainés du fascia clavi-pectoral.

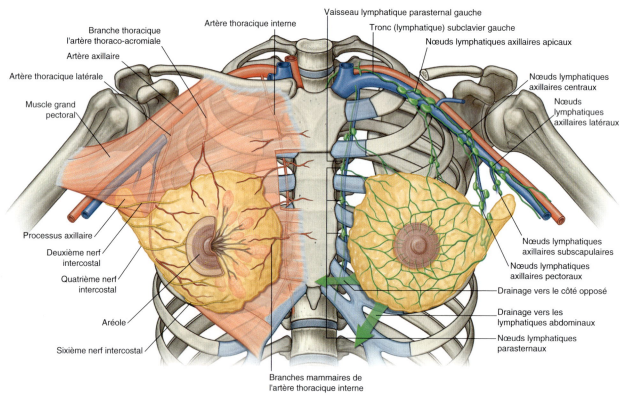

Sein.
Du côté droit, artères et innervation du sein et du côté gauche, drainage lymphatique du sein.
© Drake 2017.

APPAREIL GÉNITAL
GLANDES MAMMAIRES

> **En clinique**
>
> La manœuvre de *Tillaux* recherche une diminution de la mobilité du sein lors de l'adduction contrariée du bras (qui fixe le grand pectoral). Elle témoigne d'un envahissement des plans profonds par un cancer.

> **En clinique**
>
> Le prolongement axillaire est en rapport avec le muscle dentelé antérieur sur lequel passent les nerfs du muscle grand dorsal et thoracique long. Ceux-ci doivent être préservés lors de la chirurgie mammaire.

> **En clinique**
>
> Les prothèses mammaires sont placées habituellement en avant du muscle grand pectoral, parfois entre celui-ci et le muscle petit pectoral.

Structure (fig. 17-56)

Le sein comprend du tissu glandulaire intriqué dans du tissu conjonctif adipeux plus ou moins dense. La glande mammaire est une glande tubulo-alvéolaire d'origine cutanée, qui dérive des glandes sudoripares. Elle est cloisonnée en une vingtaine de lobes par des faisceaux de fibres issus des fascias pré- et rétro-mammaires. Chaque lobe regroupe plusieurs lobules composés d'alvéoles et se draine par un conduit lactifère à travers la papille mammaire. Avant leur abouchement, chacun présente une dilatation appelée sinus lactifère.

La papille est un tissu conjonctif dense, élastique, traversé par 15 à 25 conduits lactifères et qui contient des myocytes lisses. Ceux-ci constituent le muscle sphincter de la papille dont le relâchement autorise l'écoulement du lait lors de la tétée.

> **À noter**
>
> La proportion de tissu glandulaire augmente chez la femme qui allaite. Avec l'âge, le tissu glandulaire diminue pour céder la place après la ménopause à du tissu graisseux.
>
> Le lait est synthétisé par les cellules épithéliales des alvéoles, excrété en continu et stocké dans la lumière de celles-ci jusqu'à son expulsion dans les conduits lactifères. Le volume de lait produit chaque jour est très variable selon les femmes.
>
> Les sinus lactifères contiennent un peu de lait sécrété par la glande mammaire. Au début de la tétée, le nourrisson presse de sa bouche la papille mammaire ce qui provoque l'écoulement du lait stagnant dans les sinus vers sa bouche et l'encourage à téter. La stimulation de la papille induit un réflexe qui, par une réponse hormonale, entraîne l'écoulement du lait hors de la glande : le lait n'est pas aspiré par le nourrisson mais excrété par la glande mammaire.
>
> Certains stimuli (attouchements, froid, pensées érotiques) provoquent une modification du volume et de la consistance de la papille mammaire appelée thélotisme. Celui-ci est une réponse réflexe des myocytes lisses et non une érection comme pour les corps érectiles.
>
> Chez l'homme, la glande mammaire est réduite à quelques canaux épithéliaux intra-aréolaires. Les cancers du sein sont rares mais possibles.

APPAREIL GÉNITAL
GLANDES MAMMAIRES

> **En clinique**
>
> La surinfection du lait maternel stagnant dans le sinus lactifère est à l'origine d'une **mastite** avec un sein inflammatoire et des tétées douloureuses.
>
> Le **cancer du sein** est le cancer le plus fréquent chez la femme (55 000 nouveaux cas par an, 80 % après 50 ans). La plupart sont des adénocarcinomes développés à partir de l'épithélium des conduits lactifères. L'autopalpation, le suivi médical et des mammographies de dépistage régulières permettent d'en faire un diagnostic précoce. Les biopsies sont aisées car la glande est superficielle. Le traitement fait appel à des résections de moins en moins mutilantes et peut être complété par des reconstructions ou des prothèses mammaires.

Modifications lors de la grossesse et du cycle menstruel

En **début de grossesse**, la couleur de l'aréole et de la papille s'assombrit, la papille devient plus saillante, de même que les glandes sébacées de l'aréole qui forment de petits reliefs appelés tubercules de *Montgomery*.

Au cours de la grossesse, l'épithélium glandulaire s'hyperplasie de plus en plus et remplace le tissu adipeux sous l'effet des hormones placentaires :
- les œstrogènes stimulent le développent des conduits lactifères ;
- la progestérone provoque l'hypertrophie des cellules sécrétoires et des cellules myo-épithéliales.

Les seins sont perçus comme tendus et lourds en raison de l'hyperplasie épithéliale et des phénomènes congestifs vasomoteurs.

En **fin de grossesse**, le tissu graisseux a presque disparu et la glande mammaire est dure, lobulée à la palpation.

Des modifications similaires quoique nettement moins marquées surviennent lors de chaque cycle menstruel avec une tension progressive des seins lors de la phase pré-ovulatoire et un assouplissement lors de la phase post-ovulatoire.

Vascularisation (fig. 17-57)

Artérielle

L'artère **thoracique interne** donne à la face profonde de la glande des rameaux mammaires médiaux via les artères intercostales 2 à 6.

L'artère **axillaire** donne des rameaux mammaires latéraux via les artères thoracique latérale, qui parcourt le prolongement axillaire, et thoraco-acromiale.

L'aorte et l'artère sub-clavière donnent quelques rameaux par l'intermédiaire des artères intercostales postérieures.

Veineuse

Le réseau veineux **superficiel** est formé de veines sous-cutanées issues d'un cercle péri-papillaire. Celles-ci sont plus apparentes lors de la grossesse et rejoignent les veines jugulaire externe, céphalique et sous-cutanées de l'abdomen.

Le réseau veineux **profond** est anastomosé au précédent et rejoint les veines thoracique latérale puis axillaire, thoracique interne vers les veines brachio-céphaliques, et intercostales postérieures vers le système azygos.

Lymphatique

Les collecteurs lobulaires et lobaires débutent au contact des conduits excréteurs et jouent un rôle dans la dissémination lymphatique des cancers. Ils se drainent vers :
- un réseau lymphatique sous-aréolaire qui rejoint les nœuds sub-mammaires, sub-scapulaires, thoraciques latéraux, thoraciques internes, axillaires, sub-claviers, supra-claviculaires. Une partie de la lymphe rejoint également les collecteurs du muscle droit de l'abdomen et les collecteurs controlatéraux ;

- les collecteurs rétro-mammaires qui rejoignent les nœuds para-sternaux, intercostaux, inter-pectoraux et axillaires (cf. p. 877).

> **En clinique**
>
> Lors des cancers, ce drainage lymphatique explique la possibilité d'adénopathies et de localisations controlatérales. Il justifie également la résection partielle du muscle droit de l'abdomen dans certaines chirurgies.
> Les nœuds lymphatiques axillaires drainent 75 à 80 % de la glande. Ces nœuds font l'objet de prélèvements systématiques (**curage lymphatique**) lors de la chirurgie des cancers du sein à la recherche d'un envahissement.

Innervation

Somatique

Les nerfs intercostaux 2 à 6 innervent la peau du sein. Le 4e ou le 5e est responsable de la sensibilité de la papille mammaire.

> **À noter**
>
> De multiples récepteurs du tact existent dans la peau de l'aréole et de la papille. Ils sont à l'origine des réactions glandulaires et sensorielles provoquées par la succion.

Autonome

Les fibres sympathiques proviennent des parties cervicale et thoracique du tronc sympathique et empruntent les nerfs précédents. Elles sont destinées aux myocytes lisses de la papille et aux vaisseaux.
Le rôle du système para-sympathique est incertain.

Contrôle de la lactation

Hormonal

La **mammogenèse** correspond à l'augmentation du tissu glandulaire qui prépare à la lactation. Elle est provoquée par les hormones du corps jaunes puis du placenta :
- les œstrogènes stimulent le développent des conduits lactifères ;
- la progestérone provoque l'hypertrophie des cellules sécrétoires et des cellules myo-épithéliales.

La **lactogenèse** est la sécrétion de lait. Elle dépend de la prolactine, sécrétée par l'adéno-hypophyse sous contrôle hypothalamique :
- pendant la grossesse, elle est limitée par la progestérone placentaire et, à un moindre degré, par les œstrogènes qui inhibent la synthèse de prolactine en stimulant la production hypothalamique de PIF (*prolactin inhibiting factor*). La progestérone limite de plus l'action de la prolactine sur la glande mammaire ;
- après la délivrance, qui correspond à l'expulsion du placenta, la chute de la progestérone libère l'action de la prolactine et provoque la montée de lait dans les 48 heures qui suivent l'accouchement :
  - la 1re phase de la lactogenèse aboutit à la synthèse du colostrum, un lait jaunâtre, riche en immunoglobulines, en enzymes et en vitamines,
  - après 48 heures, la 2e phase débute avec une modification de la sécrétion lactée et une augmentation progressive du volume de lait produit. Sous l'influence de la prolactine, le lait est sécrété en continu et stocké dans les lumières alvéolaires dans l'attente de son éjection.

APPAREIL GÉNITAL
COMPLÉMENT EN LIGNE

L'ocytocine provoque l'éjection du lait en stimulant la contraction des cellules myo-épithéliales des conduits lactifères. Elle est synthétisée par l'hypothalamus en réponse à la stimulation de la papille mammaire lors de la tétée et libérée par la neurohypophyse.

Un phénomène autocrine local contrôle également la lactogenèse via la protéine FIL (*feedback inhibitor of lactation*) dont la sécrétion par les cellules épithéliales est déclenchée lorsque celles-ci sont comprimées par des cellules sécrétoires remplies de lait. Le FIL induit alors un arrêt de la lactogenèse jusqu'à la tétée suivante. Sa sécrétion diminue lorsque les cellules sécrétoires se sont vidées et la lactogenèse reprend. Ce mécanisme devient prépondérant après quelques jours de telle sorte que l'action de l'axe hypothalamo-hypophysaire devient négligeable.

> **À noter**
>
> La production quotidienne de lait peut atteindre 200 à 600 mL selon les femmes.
>
> L'absence d'allaitement induit un arrêt de la production de lait en quelques jours. En l'absence de sevrage, la lactation continue.
>
> La lactogenèse diminue si les tétées sont espacées, volontairement ou involontairement lors d'inflammations mammaires.
>
> Une **galactorrhée** est un écoulement de lait par la papille mammaire en dehors de la grossesse et de l'allaitement. Elle concerne aussi bien l'homme que la femme et traduit habituellement une hypersécrétion de prolactine par un adénome hypophysaire.

Nerveux

La production de prolactine et d'ocytocine ne persiste que si le nourrisson tête le sein maternel. Les stimulus générés par la succion de la papille mammaire et la pression de l'aréole empruntent les voies de la sensibilité somatique vers le thalamus et sont projetés sur :
- l'hypothalamus, qui induit en retour :
  - la sécrétion d'ocytocine et de prolactine qui entretiennent la lactation,
  - une baisse de sécrétion de FSH et de LH qui empêche la reprise des cycles menstruels ;
- le système limbique. Cette projection est à la base des réactions émotionnelles et de l'interprétation érogène ou non des stimulus ;
- le cortex sensitif.

> **À noter**
>
> Il existe un temps de latence entre le début de la tétée et l'éjection du lait lié au délai d'arrivée de l'ocytocine aux cellules myo-épithéliales des conduits lactifères. Il est habituellement de l'ordre de 1 à 2 min mais peut atteindre 10 à 15 min.
>
> L'allaitement peut être utilisé comme moyen contraceptif.
>
> Les relations entre l'hypothalamus et le système limbique expliquent l'influence de facteurs psychiques sur la lactation :
> - anxiété, appréhension et douleur peuvent diminuer ces sécrétions hormonales, en particulier celle de l'ocytocine ;
> - odeurs et cris du nourrisson peuvent au contraire les stimuler.

COMPLÉMENT EN LIGNE

Des QCM et des QROC peuvent être consultées en ligne à l'adresse suivante : www.em-consulte.com/e-complement/476347.

APPAREIL ENDOCRINIEN

Pr Michel Montaudon

APPAREIL ENDOCRINIEN
HYPOPHYSE

L'appareil endocrinien regroupe les glandes qui sécrètent leur production dans la circulation sanguine :
- elles sont qualifiées de glandes endocrines, par opposition aux glandes exocrines qui excrètent leur produit dans le milieu extérieur ;
- leurs produits de sécrétion sont les hormones.

> **À noter**
>
> Le pancréas est à la fois une glande endocrine (insuline, glucagon) et une glande exocrine (amylase, lipase, suc pancréatique).

> **À noter**
>
> Les hormones sont des molécules de signalisation et des messagers chimiques permettant la communication entre les cellules et les organes et contrôlant certains processus biologiques.
> Elles sont :
> - endocrines, parvenant aux cellules cibles par voie sanguine et agissant à distance du lieu où elles sont sécrétées ;
> - paracrines, atteignant par diffusion les cellules cibles situées au voisinage ;
> - autocrines, agissant sur les cellules mêmes qui les sécrètent.

HYPOPHYSE

L'hypophyse, ou glande pituitaire, est une glande impaire et médiane appendue au plancher du 3e ventricule. Ses rapports avec l'hypothalamus sont étroits (fig. 18-1).

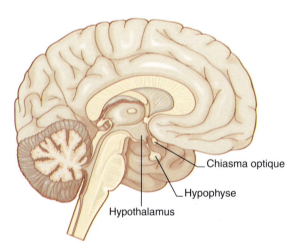

▶ **18-1**
Situation de l'hypophyse, coupe sagittale du cerveau.
© Carole Fumat.

APPAREIL ENDOCRINIEN
HYPOPHYSE

> **À noter**
>
> L'hypophyse est le chef d'orchestre de la sécrétion hormonale mais ne fait que lire la partition composée par l'hypothalamus.

Aspect

En forme de pois chiche, elle mesure 5 mm de haut, 10 mm d'avant en arrière et 15 mm de large. Sa taille augmente lors de certaines situations physiologiques comme la puberté ou la grossesse.
Elle comprend 2 lobes (fig. 18-2) :
- le lobe antérieur, ou **adéno-hypophyse**, coupe est le plus volumineux ;
- le lobe postérieur, ou **neurohypophyse**, est plus petit, relié par l'infundibulum hypophysaire au plancher du 3ᵉ ventricule et à l'hypothalamus.

> **En clinique**
>
> L'hypophyse peut être le siège de tumeurs bénignes ou malignes dont les plus fréquentes sont les adénomes. La traduction clinique de ceux-ci dépend de l'hormone sécrétée et certains adénomes sont non sécrétants.

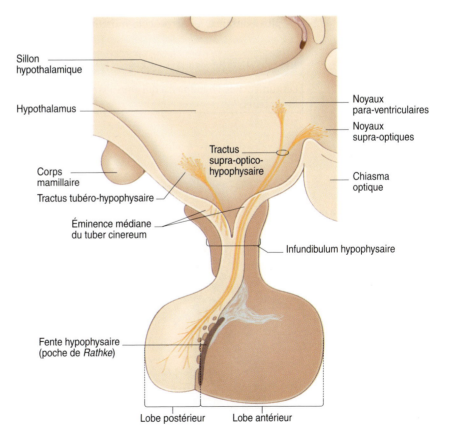

▶ 18-2
Constitution de l'hypophyse et rapports avec l'hypothalamus.
© Carole Fumat.

APPAREIL ENDOCRINIEN
HYPOPHYSE

Rapport

L'hypophyse est dans la selle turcique de l'os sphénoïde, surplombée en avant et en arrière par les processus clinoïdes antérieurs et postérieurs.

Elle est entourée par des expansions de la dure-mère, en rapport avec :
- en bas et en avant, le sinus sphénoïdal et le plafond des cavités nasales ;

> **En clinique**
>
> La voie trans-sphénoïdale est la voie d'abord chirurgical de l'hypophyse.

- en haut, le diaphragme sellaire traversé par l'infundibulum hypophysaire et qui la sépare :
  - du chiasma optique, lieu de croisement partiel des fibres optiques qui forment ensuite le tractus optique,
  - de l'infundibulum du 3e ventricule, en arrière du chiasma optique,
  - de la terminaison de l'artère carotide interne, plus latérale. Les branches formant le cercle artériel du cerveau entourent l'hypophyse ;

> **En clinique**
>
> Les tumeurs de l'hypophyse sont parfois responsables d'hémianopsies bitemporales.

- en dehors, le sinus caverneux qui contient (fig. 18-3) :
  - l'artère carotide interne, entourée du plexus péri-carotidien, décrit son siphon,
  - le nerf abducens (VI),
  - plus à distance, les nerfs oculo-moteur (III), trochléaire (IV), ophtalmique (V_1) et maxillaire (V_2).

> **En clinique**
>
> Les tumeurs de l'hypophyse qui envahissent le sinus caverneux sont responsables de troubles oculo-moteurs.

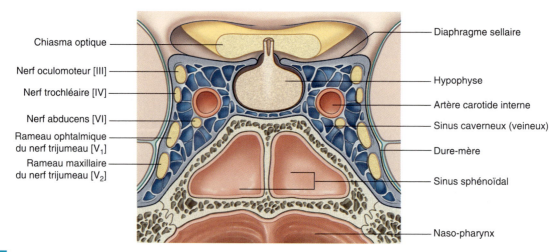

▶ 18-3
Rapports de l'hypophyse avec les sinus caverneux et leur contenu.
© Drake 2017.

APPAREIL ENDOCRINIEN
HYPOPHYSE

Vascularisation

Artérielle

Les artères sont issues de la **carotide interne** et sont anastomosées sous la capsule de la glande :
- l'artère hypophysaire inférieure naît de la portion horizontale de la carotide intra-caverneuse ; elle est destinée au lobe postérieur ;
- l'artère hypophysaire moyenne naît un peu plus haut ; elle est destinée au lobe antérieur ;
- l'artère hypophysaire supérieure naît au-dessus du sinus caverneux et vascularise le lobe antérieur et l'infundibulum :
  - elle donne à la partie supérieure de l'infundibulum un premier réseau capillaire,
  - de ce réseau part un système de veines portes qui longent l'infundibulum hypophysaire et se terminent dans un 2e réseau capillaire situé dans le lobe antérieur de l'hypophyse.

Veineuse

Les veines extrinsèques rejoignent les sinus caverneux par les sinus inter-caverneux,
Les veines intrinsèques suivent l'infundibulum et gagnent la veine cérébrale moyenne profonde.

Contrôle

L'hypothalamus provoque ou freine la sécrétion des hormones hypophysaires en fonction des informations homéostasiques qu'il reçoit.

Le **lobe postérieur** est directement connecté à l'hypothalamus par des neurones hypothalamo-hypophysaires. Il ne sécrète pas d'hormones mais accumule l'ocytocine et l'hormone anti-diurétique qui lui sont délivrées par l'hypothalamus (fig. 18-4).

Le **lobe antérieur** est connecté à l'hypothalamus par l'intermédiaire du système porte :
- les cellules neuro-sécrétrices de l'hypothalamus déversent leurs sécrétions dans le réseau capillaire de la partie supérieure de l'infundibulum. Les hormones RH (*releasing hormone*) stimulent les sécrétions du lobe antérieur alors que les hormones IH (*inhibiting hormone*) les freinent ;
- elles atteignent le lobe antérieur par le système porte hypothalamo-hypophysaire.

> **À noter**
>
> Le système porte hypothalamo-hypophysaire transforme une réponse nerveuse ciblée en une réponse humorale qui inonde l'organisme. Ce système permet à la faible quantité d'hormones hypothalamiques sécrétée d'atteindre l'hypophyse avant d'être diluée.

Fonction

- le lobe antérieur sécrète les hormones :
  - somatotrope (*growth hormone* [GH] ou hormone de croissance) qui régule la croissance,

> **En clinique**
>
> Un adénome à GH est responsable d'une acromégalie.

  - mélanotrope, qui favorise la synthèse des mélanocytes,
  - thyréostimuline (TSH), qui régule les sécrétions d'hormones thyroïdiennes (cf. p. 1267),
  - adrénocorticotrope (ACTH), qui contrôle les sécrétions de glucocorticoïdes et androgènes surrénaux (cf. p. 1274),
  - gonadotropes (LH et FSH), qui régulent les sécrétions d'hormones gonadiques (cf. p. 1210 et 1241),

APPAREIL ENDOCRINIEN
HYPOPHYSE

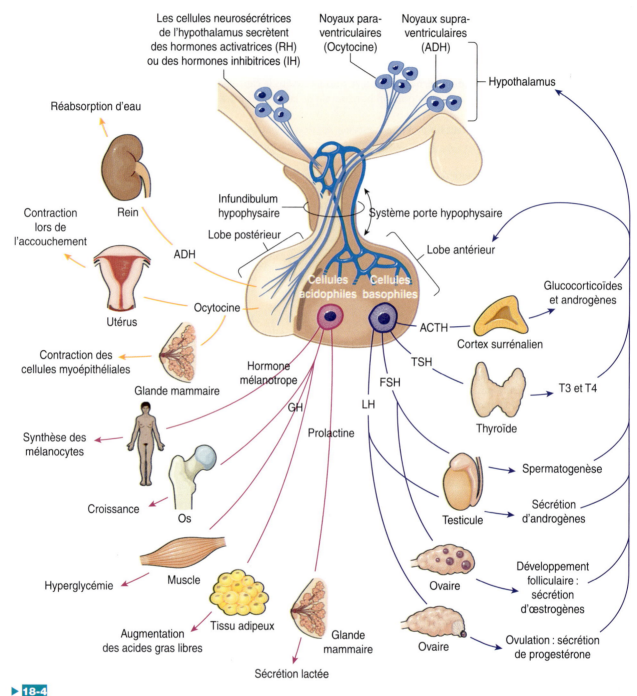

▶ 18-4

L'hypophyse, chef d'orchestre des sécrétions hormonales.
RH : releasing hormone ; IH : inhibiting hormone ; ADH : antidiuretic hormone ; LH : luteinizing hormone ; FSH : follicle stimulating hormone ; TSH : thyroid stimulating hormone ; ACTH : adrenocorticotropic hormone.
© Carole Fumat.

– prolactine, qui déclenche la sécrétion de progestérone et dirige la lactation (cf. p. 1253) ;
- le lobe postérieur sécrète :
  – l'ocytocine, qui agit sur les muscles lisses de l'utérus et de la glande mammaire (cf. p. 1244 et 1259),
  – l'hormone antidiurétique (ADH), qui agit sur le tubule rénal (cf. p. 891).

GLANDE THYROÏDE

La thyroïde est impaire, médiane et symétrique, située au 1/3 inférieur de la face antérieure du cou, dans la région infra-hyoïdienne (fig. 18-5 et 18-6).

Aspect

Elle a la forme d'un H concave vers l'arrière et présente :
- 2 parties latérales volumineuses, les lobes qui ont la forme d'une pyramide triangulaire. Chaque lobe mesure 4 à 6 cm de haut, 1 à 2,5 cm de large et 1 à 2 cm d'épaisseur ;
- une partie médiane, l'isthme, qui donne naissance à un prolongement vertical inconstant, le lobe pyramidal de *Lalouette*. L'isthme mesure 1 à 2 cm de haut et moins de 10 mm d'épaisseur. Il rejoint la partie antérieures des lobes à l'union de leurs 1/3 inférieur et moyen.

La thyroïde est plus volumineuse chez la femme ; son volume augmente lors de la puberté, de la grossesse et des menstruations.

> **En clinique**
>
> Les **goitres** thyroïdiens sont des hypertrophies bénignes et fréquentes de la thyroïde. La glande peut également être le siège de cancers.

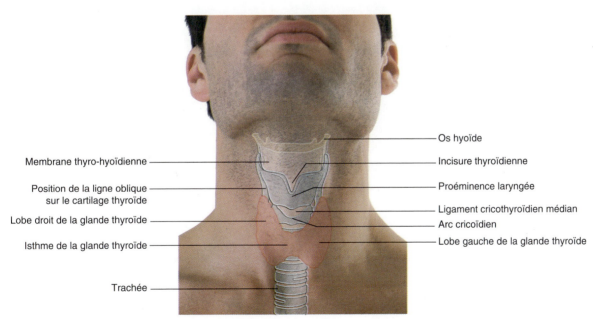

▶ **18-5**
Glande thyroïde et ses rapports en surface.
© Drake 2017.

APPAREIL ENDOCRINIEN
GLANDE THYROÏDE

▶ 18-6

Vue antérieure du cou dissection profonde.
1. Nerf accessoire.
2. Plexus brachial (racines).
3. Nerfs cervicaux du muscle trapèze.
4. Clavicule.
5. Artère carotide commune.
6. Muscle crico-thyroïdien.
7. Ventre antérieur du muscle digastrique.
8. Artère carotide externe.
9. Artère faciale.
10. Veine faciale.
11. Nerf grand auriculaire.
12. Corps de l'os hyoïde.
13. Veine thyroïdienne inférieure.
14. Veine jugulaire interne.
15. Proéminence laryngée.
16. Mandibule.
17. Muscle mylo-hyoïdien.
18. Ventre inférieur du muscle omo-hyoïdien.
19. Ventre supérieur du muscle omo-hyoïdien.
20. Glande parotide.
21. Muscle grand pectoral.
22. Nerf phrénique.
23. Platysma.
24. Veine brachio-céphalique droite.
25. Veine sub-clavière droite.
26. Muscle scalène antérieur.
27. Muscle scalène moyen.
28. Chef claviculaire du muscle sterno-cléido-mastoïdien.
29. Chef sternal du muscle sterno-cléido-mastoïdien.
30. Muscle sterno-hyoïdien.
31. Artère sub-clavière.
32. Muscle sub-clavier.
33. Glande sub-mandibulaire.
34. Artère laryngée supérieure.
35. Artère thyroïdienne supérieure.
36. Veine thyroïdienne supérieure.
37. Nerf supra-claviculaire.
38. Artère supra-scapulaire.
39. Veine supra-scapulaire.
40. Tendon du muscle scalène antérieur.
41. Muscle thyro-hyoïdien.
42. Lobes latéraux de la glande thyroïde.
43. Muscle trapèze.
44. Nerf vague.

© Abrahams 2014.

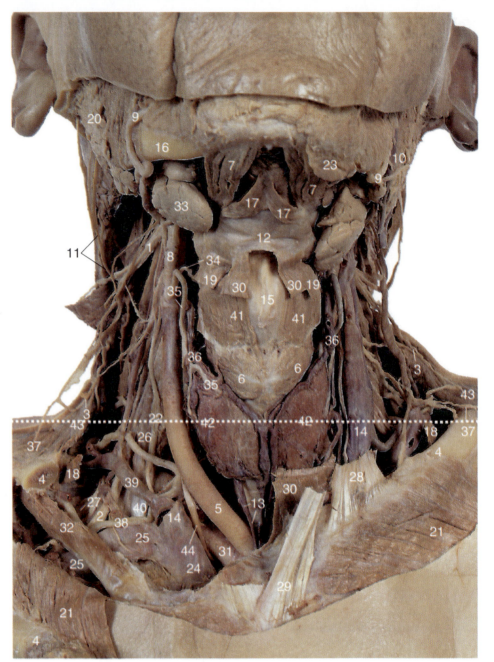

APPAREIL ENDOCRINIEN
GLANDE THYROÏDE

Rapport

Capsule

Elle est entourée d'une mince capsule conjonctive dont se détachent des trabécules qui sub-divisent la glande en lobules. Cette capsule est formée par :
- la lame pré-trachéale du fascia cervical, en avant et latéralement ;
- la gaine vasculaire carotidienne en arrière ;
- la gaine viscérale œso-trachéale qui solidarise la thyroïde aux autres viscères cervicaux par 2 épaississements, les ligaments thyro-trachéaux antérieur et latéraux.

> **En clinique**
>
> Les ligaments thyro-trachéaux solidarisent la thyroïde à l'axe laryngo-trachéal dont elle suit les mouvements lors de la déglutition, avec une ascension suivie d'un retour à sa position.
> Entre la capsule thyroïdienne et le feuillet profond de la lame pré-trachéale du fascia cervical, il existe dans la gaine thyroïdienne un tissu conjonctif qui constitue le plan de clivage de la thyroïdectomie.

De voisinage

Les **lobes** sont situés 2 cm au-dessus du sternum et répondent au médiastin par l'ouverture supérieure du thorax :

> **En clinique**
>
> Un goitre qui franchit l'ouverture supérieure du thorax est qualifié de plongeant.

- leur face médiale est :
  - appliquée contre les 5 ou 6 premiers cartilages trachéaux, la face latérale du cartilage cricoïde et la partie inférieure du cartilage thyroïde. En arrière se trouvent le laryngo-pharynx et l'œsophage,
  - parcourue par le rameau externe du nerf laryngé supérieur et le nerf laryngé récurrent.

> **En clinique**
>
> La proximité des nerfs laryngés récurrents constitue le principal risque des thyroïdectomies. Leur lésion entraîne une dysphonie.

- leur face antéro-latérale est recouverte par :
  - le muscle sterno-thyroïdien et plus en avant, le ventre antérieur du muscle omo-hyoïdien et le muscle sterno-hyoïdien,
  - la partie antérieure du muscle sterno-cléido-mastoïdien,
  - le platysma, le tissu cellulaire sous-cutané et la peau ;

> **En clinique**
>
> La glande thyroïde est superficielle : son hypertrophie est visible à l'inspection et palpable à l'examen clinique. La glande est normalement molle, les nodules ou les goitres peuvent paraître fermes, voire durs.

- leur face postérieure répond à la gaine carotidienne et à son contenu, aux glandes para-thyroïdes, plus médiales, et à la partie terminale des nerfs laryngés supérieur et inférieur.

APPAREIL ENDOCRINIEN
GLANDE THYROÏDE

L'**isthme** est concave, appliqué contre les 2ᵉ, 3ᵉ et 4ᵉ cartilages trachéaux et adhérant aux ligaments annulaires correspondants.

Le **lobe pyramidal** monte en avant du larynx, souvent dévié à gauche. Il est parfois uni à l'os hyoïde par un tractus fibro-musculaire, le muscle élévateur de la glande thyroïde,

Vascularisation (fig. 18-7 et 18-8)

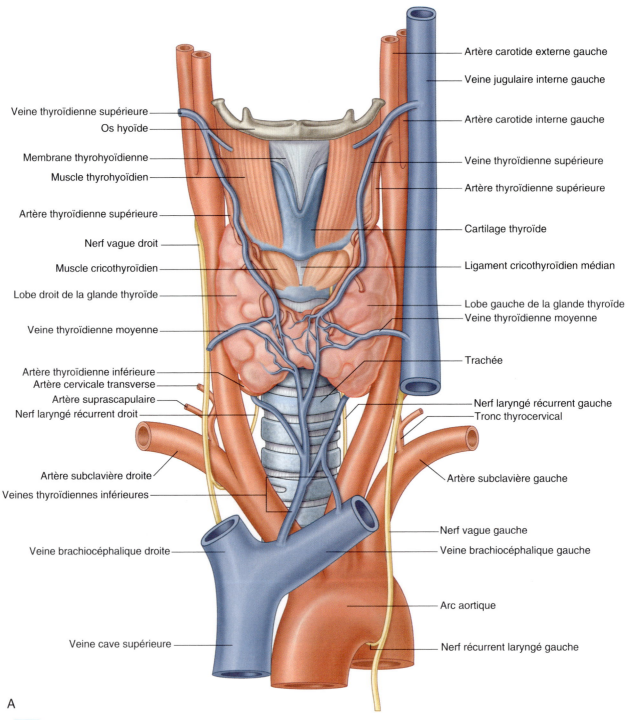

A

▶ 18-7
Vascularisation de la glande thyroïde.
A) Vue antérieure.

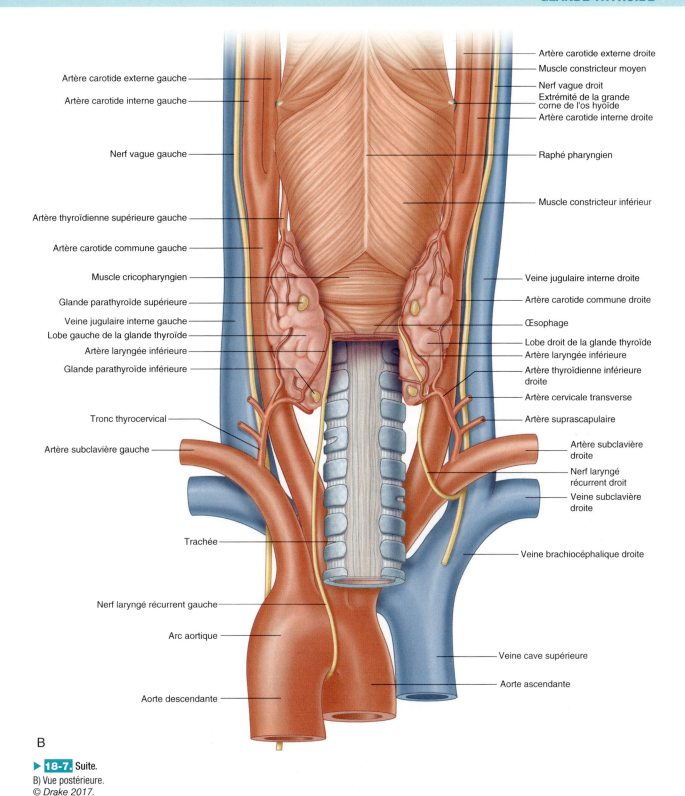

B

▶ 18-7. Suite.
B) Vue postérieure.
© Drake 2017.

APPAREIL ENDOCRINIEN
GLANDE THYROÏDE

▶ **18-8**
Anastomoses artérielles péri-thyroïdiennes.
© Carole Fumat.

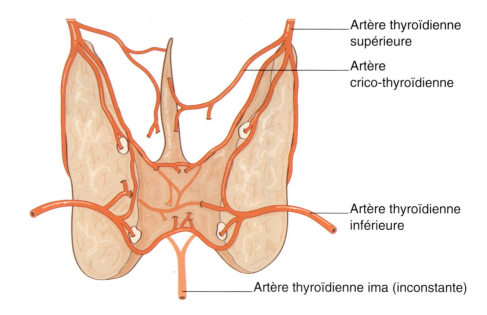

Artérielle

L'**artère thyroïdienne supérieure**, branche de la carotide externe, abandonne les artères laryngée supérieure et crico-thyroïdienne, puis donne 3 branches :
- interne, qui longe le bord supérieur de l'isthme et s'anastomose avec la controlatérale pour former l'arcade sus-isthmique ;
- postérieure, qui suit la face postérieure du lobe latéral et s'anastomose avec une branche ascendante de la thyroïdienne inférieure ;
- externe, qui se ramifie à la surface de la glande.

L'**artère thyroïdienne inférieure**, issue de l'artère sub-clavière par l'intermédiaire du tronc thyro-cervical, aborde le lobe à l'union des 1/3 moyen et inférieur et se divise en branches :
- inférieure, qui longe le bord inférieur de l'isthme et forme, avec la controlatérale, l'arcade sous-isthmique ;
- interne, qui passe entre la face médiale du lobe et la trachée ;
- postérieure, qui s'anastomose avec la branche postérieure de la thyroïdienne supérieure et donne les artères parathyroïdiennes.

L'**artère thyroïdienne ima** est une branche inconstante de l'arc aortique qui monte en avant de la trachée.

Veineuse

Elles forment un riche plexus péri-glandulaire qui se draine vers :
- les veines thyroïdiennes supérieures puis le tronc thyro-linguo-facial et la jugulaire interne ;
- les veines thyroïdiennes moyennes puis la jugulaire interne ;
- les veines thyroïdiennes inférieures puis la veine brachio-céphalique gauche.

Lymphatique

Issus d'un réseau sous-capsulaire, les collecteurs aboutissent aux nœuds lymphatiques jugulaires internes, cervicaux profonds et para-trachéaux (fig. 18-9).

Innervation

Les rameaux **sympathiques** proviennent des ganglions cervicaux sympathiques via les plexus artériels thyroïdiens. Ils ont un rôle vasoconstricteur.
Les fibres **para-sympathiques** proviennent des nerfs laryngés supérieurs et inférieurs qui accompagnent les artères thyroïdiennes supérieures et inférieures. Leur rôle n'est pas identifié.

APPAREIL ENDOCRINIEN
GLANDE THYROÏDE

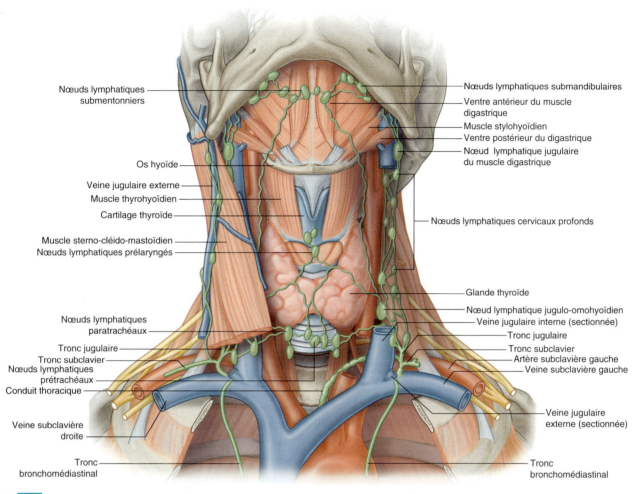

18-9
Vascularisation lymphatique de la glande thyroïde.
© Drake 2017.

> **À noter**
>
> L'innervation de la thyroïde n'a pas de rôle sécrétoire ; les sécrétions sont contrôlées principalement par l'hypophyse.

Fonction

La calcitonine est sécrétée par la thyroïde sous l'effet d'une élévation de la calcémie. Elle abaisse la calcémie en inhibant la résorption osseuse.

Sous l'effet de la sécrétion de TSH hypophysaire, la thyroïde sécrète 2 hormones iodées, la tri-iodothyronine (T3) et la thyroxine (T4). Ces hormones régulent le métabolisme de base, c'est-à-dire la consommation d'oxygène par les cellules, l'utilisation du glucose, la synthèse de protéines et la lipolyse. Elles participent à la thermorégulation par leur activité calorigène et renforcent les effets cardiovasculaires des catécholamines. Elles influencent l'humeur et favorisent la croissance squelettique et le développement du système nerveux central.

APPAREIL ENDOCRINIEN
GLANDES PARATHYROÏDES

> **En clinique**
>
> Une hypothyroïdie fœtale ou dans l'enfance entraîne un retard de croissance et un crétinisme.
> Les hypo- et les hyperthyroïdies sont des défauts ou des excès de sécrétions thyroïdiennes. Elles peuvent être :
> - périphériques, d'origine thyroïdienne, et induire une modification inverse de la sécrétion de TSH (T4 basse et TSH élevée ou T4 haute et TSH basse);
> - centrales, d'origine hypothalamo-hypophysaire, et les sécrétions thyroïdiennes et de TSH varient dans le même sens.
>
> L'hypothyroïdie se manifeste par une diminution du métabolisme énergétique : asthénie physique et psycho-intellectuelle, somnolence, hypothermie, frilosité, constipation, bradycardie, prise de poids, sécheresse cutanée, dépilation, etc. La thyroïdite de *Hashimoto* est une hypothyroïdie auto-immune.
> L'hyperthyroïdie se traduit par une augmentation du métabolisme énergétique : perte de poids, hyperthermie, hypersudation, tachycardie, troubles du sommeil, amyotrophie, tremblement, exophtalmie, etc. La maladie de *Basedow* est une hyperthyroïdie auto-immune.

GLANDES PARATHYROÏDES

Aspect

Les glandes parathyroïdes sont des petites glandes endocrines ovoïdes situées à la face postérieure des lobes de la glande thyroïde (fig. 18-7B).
Elles sont ovoïdes et mesurent 5 mm de haut, 2 à 4 mm de large et 1 à 2 mm d'épaisseur.
Il existe 4 glandes parathyroïdes :
- 2 supérieures, droite et gauche, en regard du bord inférieur du cartilage cricoïde, un peu au-dessus du point de pénétration du pédicule vasculaire thyroïdien inférieur;
- 2 inférieures, droite et gauche, en arrière du pôle inférieur des lobes, un peu au-dessous du point de pénétration du pédicule vasculaire thyroïdien inférieur.

> **À noter**
>
> Il existe 4 glandes dans 85 % des cas. Il peut en exister seulement 2 ou 3 et parfois jusqu'à une dizaine. Des ectopies glandulaires sont possibles, de la région bi-carotidienne au médiastin antérieur. Certaines sont parfois incluses dans la thyroïde.

Vascularisation et innervation (fig. 18-7 et 18-8)

Leurs artères proviennent principalement des artères thyroïdiennes inférieures (80 %) et parfois des artères thyroïdiennes supérieures, thyroïdienne ima et laryngées.
Leurs veines se jettent dans les plexus thyroïdiens.
Leurs lymphatiques rejoignent les nœuds lymphatiques jugulaires internes, cervicaux profonds et para-trachéaux.
Les fibres nerveuses sympathiques et para-sympathiques sont les mêmes que pour la thyroïde.

> **À noter**
>
> L'innervation des glandes parathyroïdes n'a pas de rôle sécrétoire; les sécrétions sont contrôlées par la calcémie.

Fonction

Sous l'effet des variations de la calcémie, les glandes parathyroïdes sécrètent la parathormone qui augmente la concentration sanguine des ions calcium et phosphate et diminue celle des ions magnésium en :
- augmentant la synthèse et l'activité des ostéoclastes qui résorbent l'os ;
- diminuant l'élimination rénale du calcium et du phosphate et favorisant celle du magnésium ;
- stimulant la synthèse par le rein de calcitriol (forme active de la vitamine D) qui provoque l'absorption digestive du calcium et du magnésium.

> **En clinique**
>
> Une hypercalcémie peut révéler une lésion parathyroïdienne : un adénome (85 %, tumeur bénigne d'une seule glande) ou une hyperplasie (15 %, touche les 4 glandes).

GLANDES SURRÉNALES

Les glandes surrénales sont thoraco-abdominales, sous le diaphragme, donc abdominales, mais recouvertes par la partie inférieure de la cage thoracique.
Chacune des 2 glandes occupe la partie supérieure de la loge rénale et se projette entre les corps vertébraux de T11 et L1 (fig. 18-10).
Leurs fonctions sont multiples, dépendantes de leurs sécrétions endocrines.

> **En clinique**
>
> Du fait de leur position, elles ne peuvent pas être palpées lors de l'examen clinique.
> L'absence de glande surrénale n'est pas compatible avec la vie sans traitement substitutif.

Aspect

Chaque glande surrénale mesure environ 5 cm de haut, 3 cm de large et 0,5 à 1 cm d'épaisseur. Elles sont brunâtres, de consistance molle.
La glande surrénale droite a une forme de pyramide à sommet supérieur. Elle est un peu plus volumineuse que la gauche. La glande surrénale gauche a une forme de virgule à grosse extrémité inférieure, située un peu au-dessus du hile rénal.
En coupe horizontale, chacune comprend un corps antéro-médial et 2 prolongements plus ou moins écartés, dirigés en arrière et en dehors.
Elles possèdent 3 faces, antéro-latérale, postéro-médiale et rénale. Leurs pédicules veineux et lymphatiques émergent par leur face antéro-latérale et y déterminent le hile.

> **À noter**
>
> L'écartement des 2 prolongements dépend de la quantité de graisse qui les sépare.

Rapports (fig. 18-11)

Chacune est située dans la loge rénale et entourée par le fascia rénal. Elles sont au-dessus et en dedans de l'extrémité supérieure des reins dont elles sont séparées par une fine couche conjonctive adipeuse traversée par quelques fibres formant le septum inter-surréno-rénal.

APPAREIL ENDOCRINIEN
GLANDES SURRÉNALES

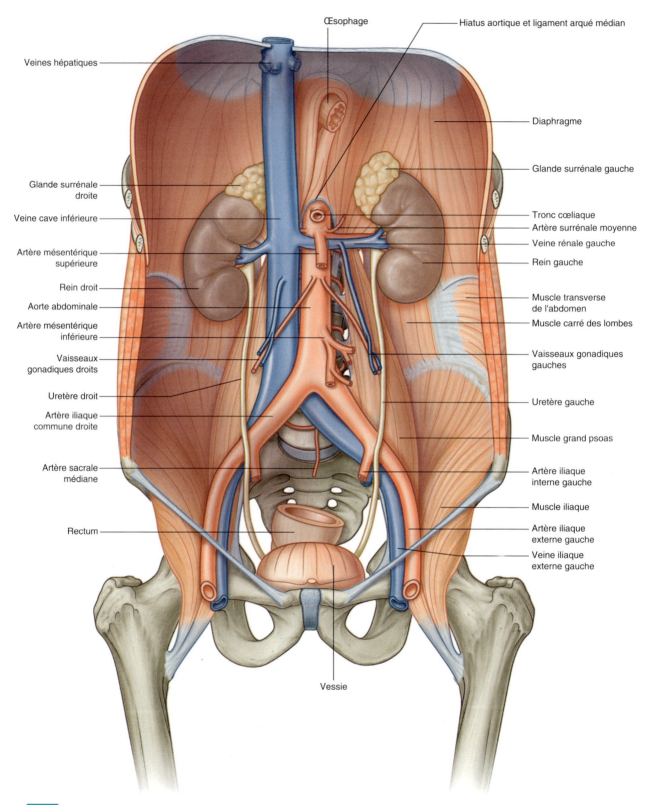

▶ 18-10
Localisation des glandes surrénales dans le rétro-péritoine.
© Drake 2017.

APPAREIL ENDOCRINIEN
GLANDES SURRÉNALES

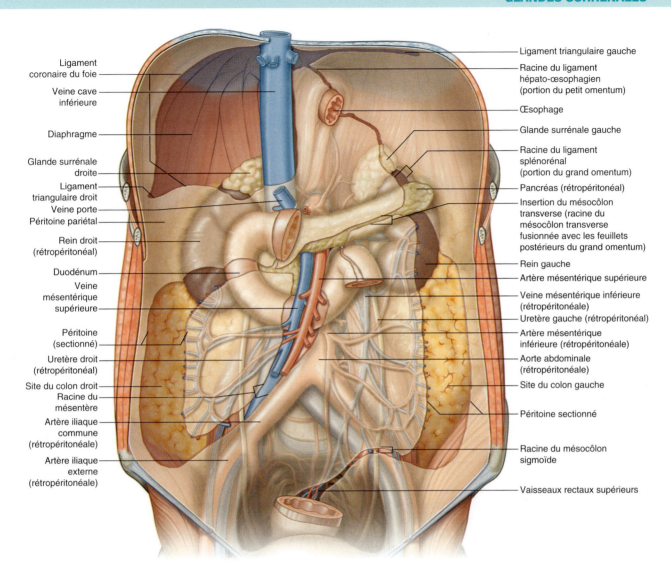

▶ 18-11
Rapports rétropéritonéaux des glandes surrénales.
© Drake 2017.

En clinique

La couche adipeuse qui sépare chaque rein de sa glande surrénale permet de réaliser des ablations de l'un des 2 organes sans léser l'autre. Elle explique également pourquoi les ptoses rénales ne s'accompagnent pas de ptose surrénalienne.

À droite

Sa face antéro-latérale est en rapport avec la veine cave inférieure en dedans et en avant, le lobe droit du foie en dehors et l'angle supérieur du duodénum en bas.
Sa face postéro-médiale est en rapport avec le diaphragme et les 11e et 12e côtes.
Sa face rénale est concave et repose sur l'extrémité supérieure du rein.
Son bord médial est en rapport avec le ganglion cœliaque droit et le pilier droit du diaphragme.
Son bord supérieur répond au diaphragme.

APPAREIL ENDOCRINIEN
GLANDES SURRÉNALES

À gauche

Sa face antéro-latérale est en rapport avec en haut, la bourse omentale qui la sépare du fundus gastrique, et en bas la queue du pancréas.
Sa face postéro-médiale répond au diaphragme et aux 11e et 12e côtes.
Sa face rénale répond au segment supra-hilaire du rein et à son extrémité supérieure.
Son bord médial est en rapport avec le ganglion cœliaque gauche, le pilier gauche du diaphragme et l'aorte.
Son bord supérieur répond au diaphragme.

> **En clinique**
>
> Leur position et leurs rapports rendent difficile leur abord chirurgical.

Structure et fonction

Chaque glande surrénale est entourée d'une fine capsule conjonctive fibreuse et présente 2 parties, le cortex et la médulla.
Le **cortex** est périphérique, situé sous la capsule, brunâtre. Il est formé de cellules épithéliales dont les sécrétions proviennent de 3 zones fonctionnelles :
- la zone glomérulée, périphérique, sécrète les minéralocorticoïdes, dont l'aldostérone qui participe à la régulation de la pression artérielle. Ses sécrétions sont contrôlées par l'angiotensine II ;

> **En clinique**
>
> Un excès des sécrétions de la zone glomérulée provoque le syndrome de *Conn*, ou **hyperaldostéronisme**.

- la zone fasciculée sécrète les glucocorticoïdes, dont la cortisone et le cortisol qui augmentent la dégradation des lipides et des protéines et la formation du glucose, et possèdent des effets anti-inflammatoires. À forte dose, ils altèrent la réponse immunitaire. Ses sécrétions hormonales sont contrôlées par l'hypophyse via l'ACTH (*adrenocorticotrophic hormone*) ;

> **En clinique**
>
> Un excès des sécrétions de la zone fasciculée provoque le syndrome de *Cushing*, ou **hypercorticisme**.

- la zone réticulée sécrète les gonadocorticoïdes, ou androgènes, dont la testostérone qui favorise l'expression des caractères sexuels secondaires, la libido, la spermatogenèse, le développement musculaire, l'agressivité, etc. Sa sécrétion est sous le contrôle de l'hypophyse via l'ACTH.

> **En clinique**
>
> Un excès de sécrétion des androgènes est responsable d'une **hyperpilosité** ou d'un **hirsutisme**.
> Un défaut de sécrétion par le cortex surrénalien est responsable de la maladie d'*Addison*, qui combine les signes liés aux différents déficits hormonaux.

La **médulla** est centrale, de couleur rouge sombre. Elle est composée de neurones sympathiques dépourvus d'axone et appelés cellules neuro-endocrines. Lors de leur stimulation par des neurones sympathiques pré-ganglionnaires, celles-ci sécrètent des catécholamines (adrénaline, noradrénaline, dopamine) dans le sang des capillaires.

APPAREIL ENDOCRINIEN
GLANDES SURRÉNALES

En clinique
Les **phéochromocytomes** sont des tumeurs bénignes (à potentiel malin) sécrétant un excès de catécholamines. Elles se manifestent par des signes cardio-vasculaires, en particulier une hypertension artérielle.

Vascularisation

Artérielle (fig. 18-12 et 18-13)
Les artères surrénales supérieures sont des branches de l'artère phrénique inférieure et comprennent de chaque côté 5 à 10 rameaux.
L'artère surrénale moyenne est une branche de l'aorte abdominale.
L'artère surrénale inférieure est la plus importante et provient de l'artère rénale.
Ces artères se ramifient sur la capsule et des dizaines de petits rameaux la traversent pour former un plexus artériel sous-capsulaire.

À noter
Les artères des glandes surrénales ne pénètrent pas les glandes par leur hile mais par leurs faces.

Veineuse (fig. 18-13 et 18-14)
Le plexus veineux de la médulla est drainé dans la veine centrale qui émerge du hile et devient la veine surrénale.
À droite, elle s'abouche à la face postérieure de la veine cave inférieure.
À gauche, elle se jette dans la veine rénale gauche.
Des veines surrénales accessoires peuvent se jeter dans les veines diaphragmatiques inférieures ou dans la veine cave inférieure.

En clinique
La vascularisation abondante des glandes surrénales explique qu'elles sont un site fréquent de **métastases**, particulièrement lors des cancers pulmonaires, gastriques, rénaux ou mammaires.

Lymphatique
Les collecteurs corticaux, sous capsulaires, suivent les artères, les collecteurs médullaires suivent la veine surrénale. Ils se drainent tous dans les nœuds lombaux (fig. 18-15).

Innervation

Les fibres sympathiques, issues des myélomères T10 à L1, empruntent les nerfs grand et petit splanchniques et font relais dans les ganglions cœliaques et aortico-rénaux. Les fibres para-sympathiques proviennent du nerf vague (X).
Les plexus surrénaux supérieur et inférieur suivent les artères correspondantes. Le plexus surrénal moyen ne suit aucun axe artériel.
Les fibres sympathiques destinées à la médulla sont des fibres pré-ganglionnaires qui n'ont pas fait de relais dans les ganglions sympathiques.

À noter
La médulla de la glande surrénale se comporte comme un ganglion sympathique mais libère ses sécrétions dans les capillaires sanguins.

APPAREIL ENDOCRINIEN
GLANDES SURRÉNALES

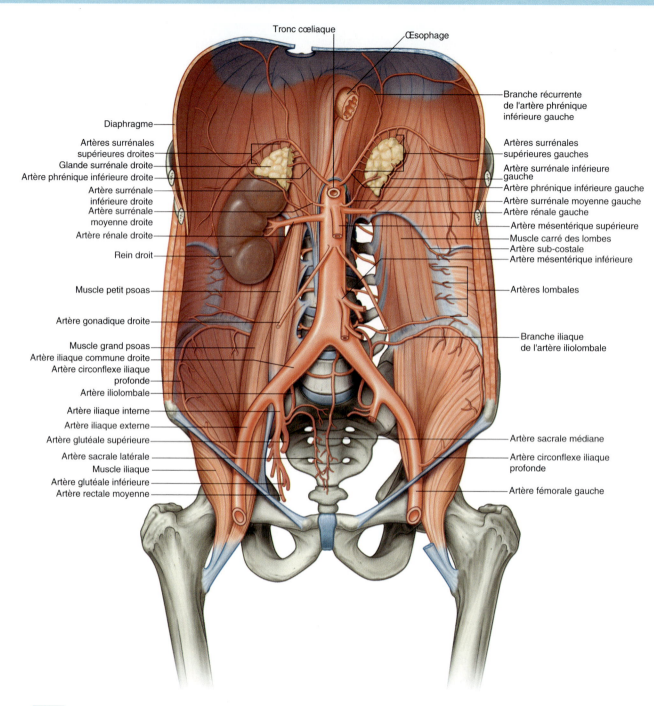

▶ 18-12
Artères de l'abdomen et du pelvis.
© Drake 2017.

APPAREIL ENDOCRINIEN
GLANDES SURRÉNALES

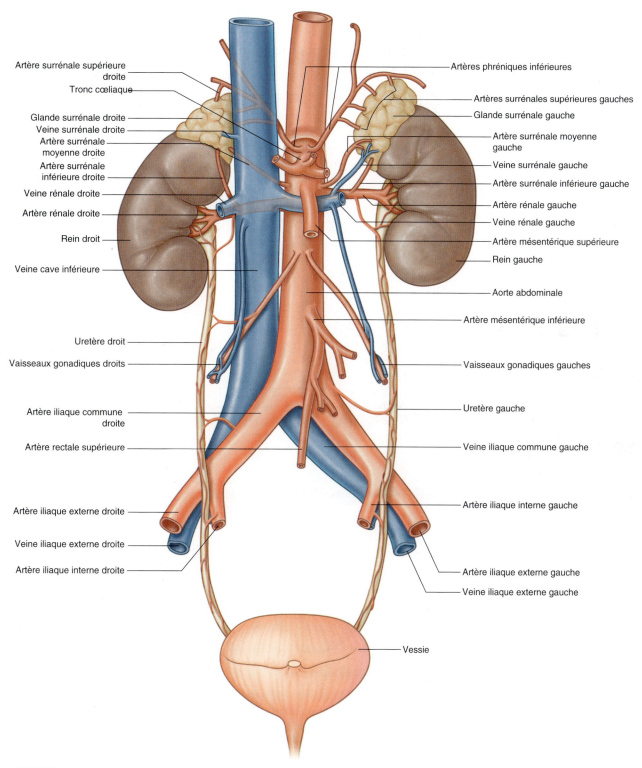

▶ 18-13
Rapports vasculaires des reins, des glandes surrénales et des uretères.
© Drake 2017.

APPAREIL ENDOCRINIEN
GLANDES SURRÉNALES

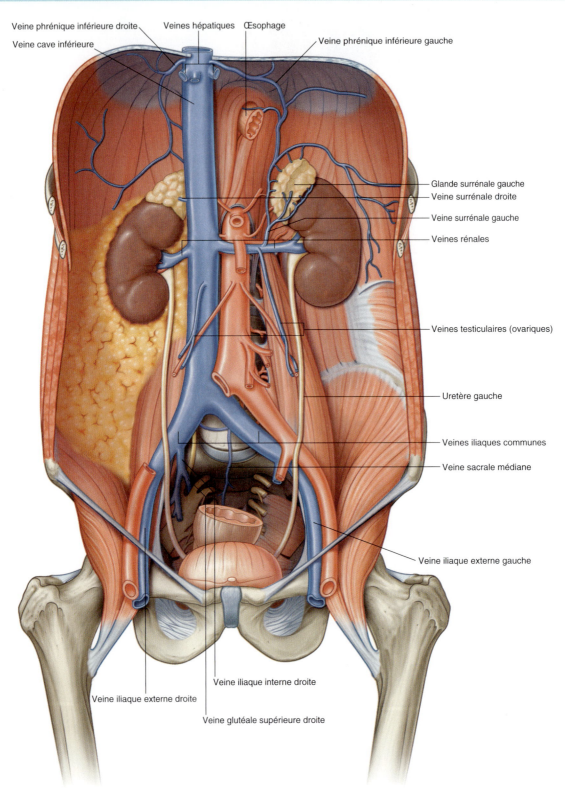

▶ 18-14
Système cave inférieur.
© Drake 2017.

APPAREL ENDOCRINIEN
GLANDES SURRÉNALES

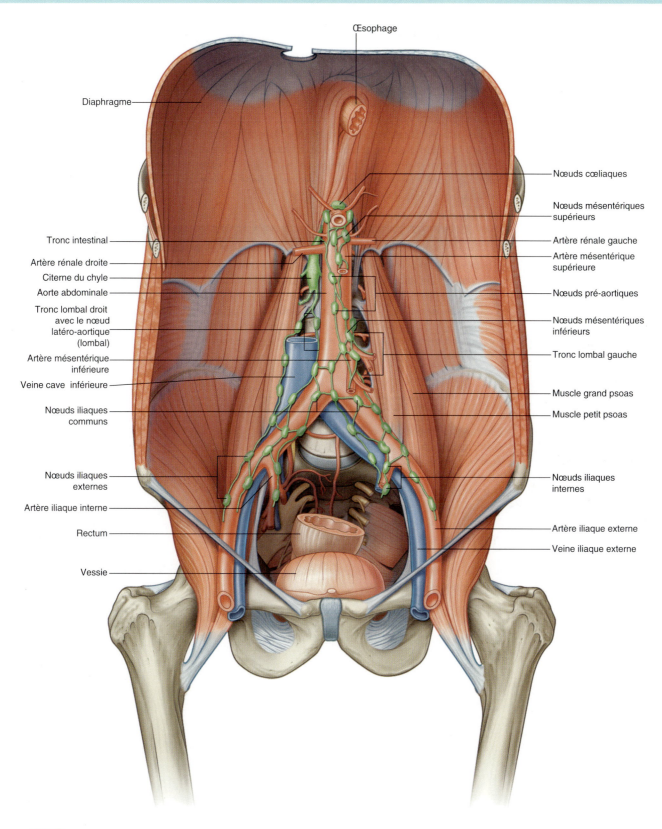

▶ 18-15
Lymphatiques abdominaux.
© Drake 2017.

APPAREIL ENDOCRINIEN
PARA-GANGLIONS

PARA-GANGLIONS

Les para-ganglions sont des amas extra-surrénaliens encapsulés et millimétriques de cellules neuro-endocrines de mêmes origine et fonction que les cellules de la médulla surrénalienne.

Ils sont disséminés le long du système nerveux autonome et sont classés en fonction de leur association à chacun de ses contingents :
- les para-ganglions sympathiques sont situés dans la paroi des viscères et le long des chaînes sympathiques para-vertébrales et des nerfs destinés aux organes rétro-péritonéaux et pelviens ;
- les para-ganglions para-sympathiques sont localisés le long des branches cervicales et thoraciques des nerfs glosso-pharyngien (IX) et vague (X). Ce sont des chémorécepteurs et des barorécepteurs qui comprennent les glomus aortiques et carotidiens participant à la régulation des appareils cardiovasculaire et thoracique (cf. p. 889 et 990).

> **En clinique**
>
> Les para-ganglions peuvent être le siège de tumeurs sécrétant ou non des catécholamines :
> - celles issues des para-ganglions associés au système sympathique sont appelées phéochromocytomes extra-surrénaliens et siègent habituellement dans le thorax ou l'abdomen ;
> - celles issues des para-ganglions associés au système para-sympathique sont appelées para-gangliomes et se situent habituellement dans la région cervico-céphalique, le long des nerfs glosso-pharyngien et vague (tumeur glomique, chémodectome).

AUTRES GLANDES ENDOCRINES

Les autres glandes endocrines ont été étudiées :
- pour l'hypothalamus, page 660 ;
- pour l'épiphyse, page 656 ;
- pour le pancréas, page 1096 ;
- pour les testicules, page 1170 ;
- pour les ovaires, page 1213.

COMPLÉMENT EN LIGNE

Des QCM et des QROC peuvent être consultées en ligne à l'adresse suivante : www.em-consulte.com/e-complement/476347.

Index

A
Abaissements, 12
Abdomen, 174
Abduction, 9
Accouchement, 235, 1244
Acétabulum, 449, 485
Acinus pulmonaire, 949, 963
Adduction, 9
Adéno-hypophyse, 661
Aditus laryngé, 918
Adventice, 818
Aile(s)
– du sacrum, 300
– iliaque, 449
Aire(s)
– de *Brodmann*, 666
– inter-condylaire antérieure, 495
– inter-condylaire postérieure, 495
– pré-tectale, 639, 643, 650
– striée17 de *Brodmann*, 761
Albuginée, 1175
Alvéoles pulmonaires, 949
Ampoule
– du conduit déférent, 1181
– duodénale, 1051
– hépato-pancréatique de *Vater*, 1051, 1056, 1100, 1114
Angle
– colique droit, 1076
– colique gauche, 1076
– de *His. Voir* Incisure cardiale
– duodénal supérieur, 1051
– duodéno-jéjunal (de *Treitz*), 1050
– sternal, 173
Anneau
– inguinal profond, 187
– inguinal superficiel, 187
– tendineux commun, 750
Annexes cutanées, 287
Anse(s)
– cervicale, 146, 700
– du néphron (de *Henlé*), 1132
– du nerf laryngé récurrent, 171
– intestinales, 1053
– lenticulaire, 661
– sub-clavière (de *Vieussens*), 171
Antépulsion, 10
Antre pylorique, 1040
Aorte
– abdominale, 825
– ascendante, 820

– descendante, 825
– thoracique, 820
Aponévroses, 32
– épicrânienne, 63
– palmaire, 244
– plantaire, 270, 519
Appareil, 14
– atrio-necteur, 804
– cardiovasculaire, 41, 771–892
– digestif, 41, 1003–1122
– endocrinien, 42, 1255–1278
– génital, 42, 1169–1254
– lacrymal, 752
– locomoteur, 33, 291–612
– nerveux, 41, 613–732
– respiratoire, 41, 893–1002
– sensoriel, 41, 733–770
– sous-valvulaire, 791
– tégumentaire, 30, 281–290
– urinaire, 42, 1123–1168
– ventriculo-necteur, 805–806
Appendice(s)
– fibreux du foie, 1108
– omentaux, 1070
– vermiforme, 1067
Arachnoïde, 619
Arc
– aortique, 822
– azygos, 851
– costaux, 156
– vertébral postérieur, 294
Arcade(s)
– alvéolaires, 1011
– artérielle(s)
– – dorsale du carpe, 406
– – juxta-intestinale, 1059
– – palmaire profonde, 406
– – palmaire superficielle, 405
– – pancréatico-duodénale (de *Rio Branco*), 1059, 1101
– costales du diaphragme, 978
– dentaire
– – inférieure, 1009
– – supérieure, 93, 1009
– veineuse dorsale de la main, 409
Arche du pied, 483
Arcs
– palato-glosses, 917, 1015
– palato-pharyngiens, 1015
Area
– nuda, 1107
– postrema, 639, 650

Aréole, 1248
Artère(s)
– alvéolaire
– – inférieure, 1013
– – supérieure, 1013
– appendiculaire, 1082
– arquée(s), 396, 564, 1138
– ascendante
– – latérale, 396
– – médiale, 396
– atriale
– – droite antérieure, 798
– – droite marginale, 798
– – droite postérieure, 798
– – gauche antérieure, 800
– – gauche marginale, 800
– – gauche postérieure, 800
– auriculaire postérieure, 121, 835
– axillaire, 392
– azygos, 1235
– basilaire, 676–677, 679, 834
– brachiale, 392, 400
– bronchique(s), 953
– – droite, 829
– – gauches, 830
– cæcale
– – antérieure, 1082
– – postérieure, 1082
– calcarine, 679
– carotide(s)
– – commune(s), 141, 169, 826, 834
– – externe(s), 122–123, 835, 1092
– – interne(s), 78, 124, 676–677, 739, 835
– centrale de la rétine, 112
– cérébelleuses postéro-inférieures, 834
– cérébrale
– – antérieure, 677, 679
– – moyenne, 677, 679
– – postérieure, 679
– cervicale profonde, 834
– choroïdienne antérieure, 677, 679
– ciliaire postérieure, 112
– circonflexe
– – de la fibula, 563
– – humérale antérieure, 393
– – humérale postérieure, 396
– – iliaque profonde, 839
– – iliaque superficielle, 556
– – latérale de la cuisse, 556
– – médiale de la cuisse, 556
– – scapulaire, 393

– colique
– – ascendante, 1082
– – droite, 841, 1082
– – gauche, 842, 1082
– – moyenne, 841, 1082
– collatérale
– – moyenne, 400
– – radiale, 400
– – ulnaire inférieure, 400
– – ulnaire supérieure, 400
– communicante
– – antérieure, 679
– – postérieure, 677, 679
– coronaire(s), 795
– – droite, 797, 801
– – gauche, 799, 801
– courtes de l'estomac, 1044
– crémastérique, 1198
– crico-thyroïdienne, 935, 1266
– cystique, 1115
– de conduction, 818
– de distribution, 818
– de *Heubner*, 679
– de la sous-cloison, 904
– descendante du genou, 556
– diagonales, 800
– digitales, 407, 567
– – dorsales (pied), 565
– – palmaires communes, 405
– – plantaire latérale, 566
– – plantaire médiale, 566
– dorsale
– – du nez, 112
– – du clitoris, 1235
– – du pénis, 1198
– – du pied, 563
– – du bulbe
– – du pénis, 1198
– – vestibulaire, 1235
– du conduit déférent, 843, 1197
– du gyrus angulaire, 679
– du quadriceps, 556
– du renflement lombal
 (d'*Adamkiewicz*), 675, 839
– du sinus du tarse, 564
– épididymaire, 1197
– épigastrique
– – inférieure, 839
– – superficielle, 556
– – supérieure, 830
– ethmoïdale(s), 903
– – antérieure, 111
– – postérieure, 111
– faciale, 835
– fémorale
– – commune, 557
– – profonde, 557
– – superficielle, 557
– fibulaire, 563

– gastrique
– – droite, 1044
– – gauche, 217, 220, 1044
– – postérieure, 1044
– gastro-duodénale, 842, 1057
– gastro-omentale
– – droite, 1044
– – gauche, 1044
– glutéale
– – inférieure, 554, 843
– – supérieure, 548, 843
– gonadiques, 839
– grande
– – œsophagienne, 1033
– – pancréatique, 1101
– hépatique
– – commune, 217, 220, 839
– – droite, 1110
– – gauche, 1110
– – propre, 839, 1057, 1108
– hypophysaire
– – inférieure, 1259
– – moyenne, 1259
– – supérieure, 1259
– iléales, 841, 1059
– iléo-colique, 841, 1082
– iliaques
– – communes, 835
– – externes, 839
– – internes, 843
– ilio-lombale, 843
– inféro-latérale du genou, 559
– inféro-médiale du genou, 559
– infra-duodénale, 1057
– infra-orbitaire, 111
– intercostales
– – antérieures, 830
– – postérieures, 827
– – suprême, 834
– inter-lobaire(s), 967, 1137
– inter-lobulaires, 1138
– interosseuse
– – antérieure, 404
– – commune, 404
– – postérieure, 405
– inter-ventriculaire
– – antérieures, 800
– – postérieure, 797
– jéjunales, 841, 1059
– lacrymale, 112
– laryngée
– – inférieure, 935
– – supérieure, 935
– latérales du ventricule gauche, 800
– linguale, 835, 1023
– lobaire(s), 1137
– lombales, 839
– malléolaire
– – antéro-latérale, 559

– – antéro-médiale, 559
– – postéro-latérale, 563
– marginale, 1084
– – droite, 799
– maxillaire, 115, 118
– médiastinale du lobe supérieur, 967
– méningée(s), 622
– – moyenne, 78
– mésentérique
– – inférieure, 217, 842
– – supérieure, 217, 841
– métacarpiennes
 dorsales, 404, 406
– métatarsiennes
– – dorsales, 565
– – plantaires, 566
– moyenne du genou, 559
– musculo-phréniques, 830, 981
– nasales postérieures, 903
– nourricière
– – de l'humérus, 400
– – de la fibula, 563
– – du tibia, 563
– obturatrice, 548, 843
– occipitale, 835
– œso-cardio-fundique, 1044
– œsophagienne(s), 831
– – postérieure, 1044
– ombilicale, 843
– ophtalmique, 111–112
– ovarique(s), 842, 1234
– palatine ascendante, 918
– palpébrale médiale, 112
– pancréatico-duodénale
– – inférieure, 841, 1059, 1101
– – supérieure, 1059
– pancréatique
– – dorsale, 1101
– – inférieure, 1059, 1101
– perforantes, 556
– péri-calleuse, 679
– péricardo-phrénique(s), 830, 981
– petite œsophagienne, 1033
– pharyngienne
– – ascendante, 78, 835, 918
– – supérieure, 918
– phrénique(s)
– – inférieures, 839, 981
– – supérieures, 829, 981
– plantaire
– – latérale, 566
– – médiale, 565
– – profonde, 563
– poplitée, 557
– principale du pouce, 404
– profonde
– – de la cuisse, 556
– – de la langue, 1023
– – du bras, 335, 400

– – du clitoris, 1235
– – du pénis, 1198
– prostatique, 843, 1160
– pudendale(s)
– externes, 556, 1198, 1235
– interne, 843, 1198, 1235
– pulmonaire
– – droite, 861, 966
– – gauche, 861, 967
– radiale, 400
– rectale
– – inférieure, 1084
– – moyenne, 843, 1084, 1198, 1235
– – supérieure, 842
– récurrente
– – radiale, 404
– – tibiale antérieure, 559
– – tibiale postérieure, 559
– – ulnaire, 404
– rénales, 842, 1134
– rétro-ventriculaire gauche, 799
– sacrale
– – latérale, 843
– – médiane, 839, 842, 1085
– scapulaire dorsale, 834
– scissurales, 967
– segmentaires, 1134
– sigmoïdienne(s), 842
– – inférieure, 1084
– – moyenne, 1084
– – supérieure, 1084
– sphéno-palatine, 903
– spinale(s)
– – antérieure, 75, 78, 673, 834
– – postérieure(s), 75, 673
– – segmentaires, 828
– spirales, 1138
– splénique, 215, 867
– sub-clavière(s), 139, 170, 392, 831
– sub-linguale, 1023
– sub-scapulaire, 393
– sulco-commissurales, 673
– supéro-latéral du genou, 559
– supéro-médiale du genou, 559
– supra-orbitaire, 112
– supra-scapulaire, 393, 834
– supra-trochléaire, 112
– surrénale(s)
– – inférieure(s), 841, 1273
– – moyenne (s), 841, 1273
– – supérieures, 841, 1273
– tarsienne
– – latérale, 564
– – médiale, 564
– testiculaire(s), 841, 1196
– thoracique(s)
– – interne(s), 170, 834
– – latérale, 393
– – supérieure, 393
– thoraco-acromiale, 393

– thoraco-dorsale, 393
– thyroïdienne(s)
– – ima, 827, 1266
– – inférieure(s), 834, 953, 1266
– – supérieure, 835, 1266
– tibiale
– – antérieure, 559
– – postérieure, 559
– transverse du cou, 834
– ulnaire, 404
– urétrale, 1198
– utérine, 843, 1160, 1234
– vaginale, 843, 1235
– ventriculaires
– – droites, 800
– – droites antérieures, 799
– – droites postérieures, 799
– – gauches postérieures, 799
– vertébrale, 78, 170, 679, 832
– vésicale
– – inférieure, 843, 1159, 1197
– – supérieure, 843, 1159
Artérioles, 818
– glomérulaires, 1138
Articulation(s)
– acromio-claviculaire, 346
– atlanto-axoïdienne(s), 302
– – latérales, 304
– atlanto-occipitale, 302
– carpo-métacarpiennes, 364
– cartilagineuses, 35
– chondro-costales, 160
– chondro-sternales, 160
– costo-transversaires, 160
– costo-vertébrales, 160
– coxo-fémorale, 485
– crico-aryténoïdienne, 924
– cuboïdo-naviculaire, 516
– cunéo-cuboïdienne, 516
– cunéo-naviculaire, 516
– de l'avant-pied, 516
– de la cheville, 509
– de la hanche, 485
– de la jambe, 506
– de la tête costale, 160
– des os du tarse antérieur, 516
– du genou, 493
– du pied, 513
– fémoro-patellaire, 493
– fémoro-tibiale, 493
– fibreuses, 34
– huméro-radiale, 353
– huméro-ulnaire, 353
– inter-carpiennes distales, 362
– inter-cunéiforme
– – latérale, 516
– – médiale, 516
– inter-métatarsiennes, 518
– inter-phalangiennes, 370, 519
– inter-somatiques, 305

– lunato-scaphoïdienne, 362
– lunato-triquétrale, 362
– manubrio-sternale, 161
– médio-carpienne, 362
– métacarpo-phalangiennes, 366
– métatarso-phalangiennes, 518
– musculaires, 35
– radio-carpienne, 361
– radio-ulnaire distale, 359
– radio-ulnaire proximale, 353
– scapulo-humérale, 346
– sterno-claviculaire, 345
– sterno-costales, 160
– sub-talienne, 514
– synoviale(s), 35
– – ellipsoïde, 40
– – en selle, 40
– – ginglyme, 40
– – plane, 40
– – sphéroïde, 41
– – trochoïde, 40
– – trochoïde inversée, 40
– talo-calcanéo-naviculaire, 514
– talo-crurale, 509
– tarso-métatarsiennes, 516
– temporo-mandibulaire, 85
– tibio-fibulaire
– – distale, 508
– – proximale, 506
– transverse du tarse, 514
– trapézo-métacarpienne, 365
– uncovertébrales, 305
– xipho-sternale, 161
– zygapophysaires, 294, 307
Astrocytes, 27
Atlas, 297
Atrium, 778
– droit, 783
– gauche, 788
Audition, 734
Auricule, 784
– de l'oreille, 110, 734
– du cœur, 778
Auscultation cardiaque, 777
Axe
– crâniocaudal, 5
– du corps, 5
– du membre inférieur, 7
– du membre supérieur, 7
– longitudinal, 5
– sagittal, 6
– transversal, 6
– ventro-dorsal, 6
– vertical, 5
Axis, 298
Axone, 26

B
Bandelette épicondylo-olécrânienne, 261
Base du crâne, 66

Index

Bassin, 174
Bâtonnets, 747
Bourgeons gustatifs, 763
Bourse(s)
– bicipitale, 253
– calcanéenne, 272
– du muscle
– – ilio-psoas, 489
– – moyen fessier, 489
– – obturateur externe, 489
– – petit fessier, 489
– – piriforme, 489
– ischiatique, 272
– omentale, 227
– prépatellaire, 272
– sous-cutanée
– – olécrânienne, 246
– – trochantérienne, 272
– sous-patellaire, 272
– sub-acromiale, 350
– sub-deltoïdienne, 350
– sub-poplitée, 500
– synoviale de la hanche, 489
Branche(s)
– du faisceau atrio-ventriculaire, 806
– droite de l'artère hépatique, 1108
– gauche de l'artère hépatique, 1108
– profonde du nerf radial, 261, 263
– superficielle du nerf radial, 252, 259
Bregma, 85
Bronche(s)
– culminale, 945
– intermédiaire, 945
– lingulaire945
– lobaires, 945
– principale
– – droite, 943
– – gauche, 945
– segmentaires, 945
Bronchioles
– respiratoires, 949
– terminales, 949
Bulbe(s)
– du pénis, 1185
– oculaire, 744
– olfactif, 766
– pileux, 287
– vestibulaires, 1233–1234
Bulle ethmoïdale, 900, 902

C

Cæcum, 1067
Calcanéus, 480
Calcitonine, 1267
Calices
– majeurs, 1130
– mineurs, 1130
Calvaria. *Voir* Voûte crânienne
Canal
– anal, 1069–1070, 1078
– artériel, 884
– brachial, 249
– carotidien, 78
– carpien, 244, 255
– condylaire, 78
– dentaire inférieur, 101
– des adducteurs, 278
– facial, 739
– fémoral, 278
– hypoglosse, 78
– incisif, 93, 115
– inguinal, 180, 187
– lacrymo-nasal, 93–94, 898
– mandibulaire, 1013
– obturateur, 548
– optique, 78, 111, 757
– orbitaire, 93
– pancréatique accessoire, 1056
– pudendal (d'*Alcock*), 209
– pylorique, 1040
– sacral, 302
– supra-scapulaire, 249
– tarsien, 269, 277
– ulnaire, 244, 257
– veineux (d'*Arantius*), 858, 883
– vertébral, 295
Canalicules lacrymaux, 753
Canaux semi-circulaires, 743
Canine, 1009
Cap anal, 1070
Capillaires
– glomérulaires, 1138
– péri-tubulaires, 1138
– sanguins, 819
Capitulum, 335, 353
Capsule
– articulaire, 38
– externe, 671
– extrême, 671
– glomérulaire (de *Bowman*), 1132
– interne, 670, 721
– thyroïdienne, 1263
Cardia, 1039
Carène, 938
Carpe, 341
Cartilage(s)
– aryténoïdes, 924
– corniculés, 925
– costal, 156
– cricoïde, 918, 921
– cunéiformes, 925
– élastique, 19
– épiglottique, 923
– fibreux, 19
– grand cartilage alaire, 901
– hyalin, 19
– septal, 901
– thyroïde, 921
– triticés, 921
Cavité(s)
– articulaire, 38
– glénoïdale, 330, 347
– laryngée, 931
– nasale(s), 112, 894
– naso-sinusiennes, 894
– orale, 115, 1006, 1014
– orbitaire, 110
– péricardique, 814
– péritonéale, 224
– pharyngienne, 914
– pleurale, 973
– thoracique, 152
– tympanique, 738
– utérine, 1221
Ceinture, 33
– pelvienne, 449
Cellule(s), 14
– à bâtonnets, 754
– à cônes, 754
– à grain, 654
– bipolaires, 747
– de *Purkinje*, 653
– épendymaires, 27
– ethmoïdales, 102, 902
– ganglionnaires, 748, 755
– gliales, 27
– sensorielles(s), 742
Cément, 1011
Cercle
– artériel du cerveau, 676, 678
– de la grande courbure, 1044
– de la petite courbure, 1044
– lymphoïde (de *Waldeyer*), 869, 917
– veineux de la grande courbure, 1045
– veineux de la petite courbure, 1045
Cervelet, 650
Chaîne sympathique
– pré-vertébrale, 709
– latéro-vertébrale, 709
Champ visuel, 756
Champs H (de *Forel*), 661
Chiasma optique, 626, 757
Choanes, 894
Choc de pointe, 777
Choroïde, 747
Cingulum, 669
Circonférence articulaire, 338
Circuit striato-thalamique, 723
Circulation
– du liquide péritonéal, 230
– grande circulation. *Voir* Circulation systémique
– lymphatique, 820, 862
– petite circulation. *Voir* Circulation pulmonaire
– pulmonaire, 818, 964
– systémique, 818

Index

Circumduction, 12
Citerne du chyle (de *Pecquet*), 873
Citernes, 620
Claustrum, 671
Clavicule, 329
Clitoris, 1232
Coccyx, 302
Cœur, 772
Coït, 1210, 1245
Col
– anatomique de l'humérus, 333
– du radius, 338
– fémoral, 460
Collecteurs lymphatiques, 862
Collicule(s)
– inférieur(s), 639, 650, 744
– séminal, 1157, 1192
– supérieur, 639, 650
Côlon, 1068, 1072, 1076
Colonne vertébrale, 292
Colonnes rénales (de *Bertin*), 1130
Commissure(s)
– antérieure, 668
– cardiaques, 791
– des valves cardiaques, 791
– labiale, 108
– postérieure, 668
Compartiment(s), 258, 271
– dorsal de la main, 263
– hypothénar, 245, 259
– musculaires, 31
– palmaire
– – interosseux, 245, 259
– – moyen, 245, 258
– plantaire
– – interosseux, 271
– – latéral, 271
– – médial, 271
– – moyen, 271
– thénar, 245, 259
Complexe
– amygdalien, 663, 665
– olivaire inférieur, 639, 650
– olivaire supérieur, 650
Conduit(s)
– alvéolaires, 949
– cholédoque, 1114
– cystique, 1114
– déférents, 1180
– éjaculateur, 1181, 1192
– hépatique
– – commun, 1114
– – droit, 1113
– – gauche, 1113
– lacrymo–nasal, 111, 753
– lactifères, 1251
– lymphatique(s), 863
– – droit, 414, 882
– pancréatique (de *Wirsung*), 1100
– pancréatique accessoire (de *Santorini*), 1101

– parotidien (de *Santorini*), 1092
– sub-lingual majeur (de *Bartholin*), 1096
– sub-linguaux (de *Walther*), 1096
– sub-mandibulaire (de *Wharton*), 1094
– thoracique, 140, 873
Condyle
– fémoral latéral, 464
– fémoral médial, 464
Cône(s), 747
– médullaire, 631
Confluence des sinus, 684
Constrictions, 12
Contraction musculaire, 24
Contre-nutation, 12, 177
Contre-opposition, 12
Contrôle
– activité de la peau, 290
– appareil cardio-vasculaire, 884
– de l'appareil génital féminin, 1241
– de l'appareil génital masculin, 1210
– de l'appareil urinaire, 1164
– de la digestion, 1117
– de la lactation, 1253
– inhibiteur diffus nociceptif, 730
– respiration, 993
Coque condylaire, 496
Cordages tendineux, 791
Cordes vocales, 934
Cordon
– médullaire
– – antérieur, 633
– – latéral, 634
– – postérieur, 634
– spermatique, 1175
Corne(s)
– médullaire
– – antérieure, 633
– – latérales, 634
– – postérieure, 633
– sacrales, 300
Cornée, 745
Cornet
– inférieur, 96, 896
– moyen, 75, 896
– supérieur, 75, 896
– suprême, 896
Corona radiata, 671, 720
Corps
– adipeux de la joue
  (de *Bichat*), 1008
– calleux, 668
– caverneux, 1183
– ciliaire, 747
– du périnée, 214, 1230
– géniculé latéral, 657, 754
– géniculé médial, 657
– mamillaires, 626
– spongieux, 1183
– sternal, 155
– strié, 668

– vertébral, 293
– vitré, 747
Corpuscule, 1132
Cortex
– cérébral, 666
– frontal, 720
– orbito-frontal, 644
– rénal, 1130
– visuel associatif, 762
Côtes, 157
Cou, 128
Coude, 353
Coupole diaphragmatique, 978
Courbure
– grande, 1040
– petite, 1040
Couronne, 1009
Crête
– conchale, 93, 96
– ethmoïdale, 96
– frontale, 70
– iliaque, 454
– inter-trochantérique, 460
– lacrymale postérieure, 94, 106
– nasale, 93, 96
– occipitale externe, 75
– pubienne, 449
– sacrale médiane, 300
– supra-ventriculaire, 787
– terminale, 783, 805
– urétrale, 1157, 1192
Crista galli, 75
Cristallin, 747
Croix du cœur, 777
Crosse aortique, 821
Cuir chevelu. *Voir* Scalp
Culmen, 653
Cuspides, 791
Cycle(s)
– nasal, 906
– menstruels, 1242
Cyphose, 293

D

Dartos, 1175
Déclive, 653
Défécation, 1121
Déglutition, 1119
Dendrite, 26
Dentine, 1011
Dents, 1009
Denture, 1009
Dermatomes, 696
Derme, 286
Desmodonte, 1011
Détroit
– inférieur, 177, 198
– supérieur, 175, 197
Diamètre(s)
– bi-épineux, 198

Index

– oblique, 198
– promonto-sous-pubien, 198
– promonto-sus-pubien, 198
– transverse maximal, 198
– transverse médian, 198
Diaphragme, 978
– pelvien, 181
– sellaire, 618, 1258
– stylien, 118
Diduction, 12
Diencéphale, 656
Dilatations, 12
Disque(s)
– articulaire(s), 40
– intervertébraux, 306
– radio-ulnaire, 341, 361
Diverticule de *Meckel*, 187, 1053
Dôme pleural, 139, 168
Douleur projetée, 810
Duodénum, 1051
Dure-mère, 617

E
Échographie, 48
Éjaculation, 1212
Élévations, 12
Émail, 1011
Éminence ilio-pubienne, 449
Encéphale, 615
Endocarde, 783
Endomètre, 1225
Endomysium, 21
Endoscopies, 56
Endosquelette, 15
Épaule, 345
Épicarde, 783, 813
Épicondyle
– latéral, 335
– médial, 335
Épicône, 631
Épiderme, 285
Épididyme, 1179
Épimysium, 21
Épine, 1019
– iliaque, 454
– ischiatique, 454
– nasale, 70
Épiploons, 227
Épithalamus, 656
Épithélium
– de revêtement, 20
– gladullaire, 20
Érection, 1211
Espace
– axillaire
– – caudal, 248, 259, 400
– – latéral, 248
– – médial, 248
– extra-dural, 619
– infra-lévatorien, 208

– latéro-pharyngien, 914
– para-rénal, 1127
– périnéal
– – profond, 214
– – superficiel, 214
– péri-rénal, 1127
– rétro-pharyngien, 914
– sub-acromial, 350
– sub-arachnoïdien, 619
– sub-deltoïdien, 350
– sub-dural, 619
– supra-lévatorien, 203
Estomac, 1036
Étage
– sous-méso-colique, 225
– sus-méso-colique, 225
Éversion, 12, 524
Exosquelette, 15
Expiration, 999
Exploration fonctionnelle respiratoire, 956
Extension, 10
Extérorécepteurs, 725

F
Fabella, 496
Faisceau
– arqué, 669
– atrio-ventriculaire (de *His*), 806
– cortico-nucléaire, 719
– cortico-spinal, 719
– croisé, 731
– cunéiforme (de *Burdach*), 634, 727, 729
– cunéo-cérébelleux, 731
– direct (de *Fleschsig*), 731
– gracile (de *Goll*), 634, 727, 729
– lenticulaire, 661
– longitudinal dorsal, 648
– longitudinal inférieur, 670
– longitudinal médial, 648
– longitudinal supérieur, 670
– réticulo-spinal, 643–644
– solitaire, 765
– spino-cérébelleux, 731
– spino-réticulaire, 644
– sub-calleux, 670
– sub-thalamique, 661
– thalamique, 661
– unciné, 670
– ventral, 731
– vestibulo-spinal latéral, 743
– vestibulo-spinal médial, 743
Fascia
– antébrachial, 244
– axillaire, 243
– brachial, 243
– bucco-pharyngien, 913
– calcanéen, 269
– cervical, 131
– clavi-pectoral, 243
– criblé, 267

– crural, 268
– rénal (de *Gerota*), 1127
– de Treitz. Voir Méso-duodénum
– de Toldt. Voir Méso-côlon ascendant / descendant
– rénal (de *Zuckerkandl*), 1127
– des muscles coccygiens, 203
– diaphragmatique inférieur, 200
– dorsal
– – de la main, 245
– – du pied, 271
– du muscle psoas, 200
– du pénis, 1187
– endo-abdominal, 32
– endo-pelvien, 32
– endo-thoracique, 32, 168
– extra-péritonéal, 33, 200
– glutéal, 267
– hypothénar, 245
– inférieur
– – du diaphragme pelvien, 209
– – du diaphragme uro-génital, 214
– interosseux palmaire, 245
– lata, 267
– latéro-conal, 1127
– latéro-péritonéal, 203
– musculaires, 32
– obturateur, 201, 203
– ombilico-pré-vésical, 1150
– parotidien, 63
– patellaire, 268
– pelvien, 203
– – pariétal, 201
– pharyngo-basilaire, 909, 913
– phrénico-pleural, 168
– piriforme, 201
– plantaires, 271
– poplité, 268
– pro-péritonéal, 203
– prostatique, 1192
– recto-prostatique
  (de *Denonvilliers*), 203
– recto-vaginal, 207
– recto-vésical, 203
– rénal, 1127
– rétro-péritonéal, 201, 1127
– – médian, 202
– – latéral, 202
– rétro-vésical, 1150
– sous-péritonéal, 203
– spermatique
– – externe, 1175
– – interne, 1174
– sub-sartorial, 278
– sub-séreux, 32, 168
– superficiel, 30
– – de la tête, 62
– – du cou, 130
– – du pénis, 1187
– – du périnée, 214

Index

– supérieur
– – du diaphragme pelvien, 201, 203
– – du diaphragme uro-génital, 214
– temporal superficiel, 63
– thénar, 245
– thoraco-lombal, 150, 200
– transversalis, 181, 200
– vésical, 1150
Faux
– du cerveau, 618
– du cervelet, 618
Fémur, 460
Fente
– glottique, 932
– médiane du diaphragme, 978
– olfactive, 896
– vestibulaire, 932
Fibres
– grimpantes, 654
– moussues, 654
Fibula, 472
Filtration glomérulaire, 1164
Fissure
– du ligament rond, 1106
– médiane ventrale, 633
– orbitaire inférieure, 111
– orbitaire supérieure, 78, 111
Flancs, 235
Flexion, 10
Flocculus, 653
Foie, 1103
Folium, 653
Follicule
– lymphoïde, 869
– pileux, 287
Fontanelles, 82
Foramen(s)
– apical, 1011
– caecum, 78
– de la bourse omentale, 229
– de la veine cave inférieure, 979
– épineux, 78
– épiploïque (hiatus de *Winslow*), 228
– ethmoïdal antérieur, 111
– ethmoïdal postérieur, 111
– infra-orbitaire, 93
– infra-piriforme, 199, 554
– intervertébraux, 295
– ischiatique
– – grand, 199
– – petit, 199
– jugulaire, 78, 141
– lacerum, 78
– magnum, 78
– mandibulaire, 101
– mentonnier, 101
– obturateur, 449
– obturé, 175, 199, 449
– olfactifs, 78
– ovale, 78, 784, 883

– rond, 78
– sacraux, 300
– supra-piriforme, 199, 548
– vertébral, 294
– zygomatico-facial, 98
– zygomatico-orbitaire, 98, 111
Force musculaire, 25
Formation réticulaire, 638, 640
Fornix, 668, 1228
Fosse(s)
– acétabulaire, 449, 485
– axillaire, 240, 248
– canine, 93
– coronoïdienne, 335
– crânienne(s), 78
– – antérieure, 66
– – moyenne, 66
– – postérieure, 66
– de la vésicule biliaire, 1106
– digastrique, 101, 1019
– glutéale, 449
– iliaque(s), 235, 451
– infra-temporale, 118
– inguinales
– – latérales, 227
– – médiales, 227
– inter-condylaire, 464, 493
– ischio-anale, 209
– jugulaire, 72
– mandibulaire, 72, 85
– naviculaire, 1154
– olécranienne, 335
– orbitaires, 70
– para-rectales, 229
– para-vésicales, 230
– poplitée, 275
– ptérygo-palatine, 76, 119
– rhomboïde, 625, 638
– supra-vésicales, 227
– triangulaire, 737
– trochantérique, 460
Fossette
– de la tête fémorale, 485
– olfactive, 900
– radiale, 338
– sub-linguale de la mandibule, 1096
– sus-rétro-pleurale, 170
Frein
– de la langue, 1023
– des petites lèvres, 1232
– du clitoris, 1232
– du prépuce, 1187
Fundus, 1040

G
Gaine
– de myéline, 27
– de *Schwann*, 27
– du droit de l'abdomen, 180
– vasculaire carotidienne, 132

Ganglion(s)
– ciliaire, 709, 713
– de la base, 667
– mésentérique inférieur, 713
– otique, 710, 713
– ptérygo-palatin, 120, 709, 713, 906
– sub-lingual, 713
– sub-mandibulaire, 709, 713
– sympathique cervico-thoracique, 170
– terminaux, 709
– vertébral, 171
Gencive, 1011
Gestation, 1244
Glaire cervicale, 1225
Gland, 1183
Glande(s)
– bulbo-urétrales, 1196
– lacrymale(s)
– – accessoires, 752
– – principale, 752
– mammaires, 1246
– parathyroïdes, 1268
– para-urétrales, 1233–1234
– parotide, 1090
– pinéale, 656
– pituitaire. *Voir* Hypophyse
– salivaires
– – accessoires, 1090
– – principales, 1090
– sébacée, 287
– sub-linguale, 1095
– sub-mandibulaire, 1093
– sudoripares, 288
– surrénales, 1269
– vestibulaires majeures, 1233–1234
– vestibulaires mineures, 1234
Gliocytes ganglionnaires, 27
Glomérule, 1132, 1138
Gomphose, 35
Gonion, 101
Grandes ailes, 76
Grandes lèvres, 1232
Groupe nucléaire médial, 657
Gustation, 763
Gyrus
– angulaire, 663
– cingulaire, 665
– droit, 663
– frontal inférieur (F3), 663
– frontal médial, 663
– frontal moyen (F2), 663
– frontal supérieur (F1), 663
– fusiforme, 663
– lingual (O5), 663
– occipital inférieur (O3), 663
– occipital moyen (O2), 663
– occipital supérieur (O1), 663
– orbitaire, 663
– para-central antérieur, 663
– para-hippocampique (T5), 663

Index

– post-central, 663
– précentral, 663
– supra-marginal, 663
– temporal inférieur (T3), 663
– temporal moyen (T2), 663
– temporal supérieur (T1), 663
– temporal transverse (de *Heschl*), 663, 744

H
Habénula, 657
Haustrations coliques, 1070
Hémisphères cérébraux, 662
Hiatus
– aortique, 977, 979
– du grand adducteur, 278
– du nerf grand pétreux, 78
– du nerf petit pétreux, 78
– œsophagien, 977, 979
– semi-lunaire, 900
Hile hépatique, 1106
Hippocampe, 663
Homonculus, 719
Humérus, 333
Humeur aqueuse, 746
Hymen, 1228, 1233
Hypochondres, 235
Hypophyse, 661, 1256
Hypothalamus, 660

I
Iléon, 1053
Ilium, 449
Îlots pancréatiques (de *Langerhans*), 1101
Imagerie
– fonctionnelle, 52
– interventionnelle, 53
– médicale, 43–58
– morphologique, 44
– par résonnance magnétique, 51
Incisives, 1009
Incisure
– acétabulaire, 449, 485
– cardiale, 1040
– fibulaire, 472
– inter-aryténoïdienne, 932
– ischiatique
– – grande, 177, 454
– – petite, 177, 454
– jugulaire du sternum, 173
– pancréatique, 1097
– radiale, 340, 353
– trochléaire, 353
– ulnaire, 340, 359
– vertébrale supérieure, 294
Inclinaisons, 10
Infundibulum, 626
– hypophysaire, 1257
– pulmonaire, 787
– tubaire, 1226
Ingestion, 1118

Insalivation, 1119
Inspiration, 999
Insula, 766
Interstitium pulmonaire, 962
Intestin
– grêle, 1050
– gros, 1064
Intima, 817
Inversion, 12, 524
Iris, 747
Ischium, 449
Isthme
– aortique, 822
– du gosier, 917
– du pharynx, 917
– vertébral, 295

J
Jéjunum, 1053
Jonction
– pelvi-urétérale, 1143
– sino-tubulaire, 820
Joues, 1008
Jugum sphénoïdal, 76

L
Labrum acétabulaire, 485
Labyrinthe
– ethmoïdal, 902
– membraneux, 740
– osseux, 740
Lac lacrymal, 753
Lactogenèse, 1253
Lacune vasculaire, 548
Lame
– criblée de l'os ethmoïde, 115, 894
– papyracée, 902
– sacro-recto-génito-pubienne, 207
– trachéale, 941
Lamination (de *Rexed*), 634
Langue, 763
Languette hépatique gauche, 1105
Laryngo-pharynx, 918
Larynx, 920
Lemnisque
– latéral, 744
– médial, 729
– trigéminal, 731
Lèvres, 1006, 1106
Ligament(s)
– annulaires, 941
– – du radius, 356
– antérieur de la tête fibulaire, 506
– arqué
– – latéral, 978
– – médial, 978
– – médian, 977
– artériel, 823, 967
– ary-épiglottique, 925, 931
– atlanto-axoïdien, 304

– atlanto-occipital latéral, 302
– bifurqué, 514
– calcanéo-cuboïdien
– – dorsal, 514
– – plantaire, 514
– calcanéo-fibulaire, 512
– calcanéo-naviculaire plantaire, 515
– carré, 356
– collatéral
– – fibulaire du genou, 464, 496
– – latéral de la cheville, 512
– – médial de la cheville, 510
– – radial, 356
– – tibial du genou, 464, 496
– – ulnaire, 356
– conoïde, 346
– coraco-claviculaires, 346
– coraco-huméral, 350
– coronaire
– – antérieur, 1107
– – postérieur, 1107
– costo-claviculaire, 345
– costo-lamellaire, 160
– costo-pleural, 168
– costo-transversaires, 160
– costo-vertébral
– – antérieur, 160
– – postérieur, 160
– crico-thyroïdien, 921
– croisé
– – antérieur, 464, 496
– – postérieur, 464, 496
– cruciforme, 304
– cuboïdo-naviculaires, 516
– cunéo-métatarsiens interosseux, 518
– cunéo-naviculaire
– – dorsal, 516
– – plantaire, 516
– de la tête fémorale, 485, 489
– dentelé, 622
– extra-capsulaires, 39
– falciforme, 217, 227, 1105–1106
– fundiforme, 1184
– gastro-colique, 217, 1040
– gastro-hépatique, 217
– gastro-pancréatique, 217
– gastro-splénique, 866, 1040
– génito-sacral, 203, 1150
– gléno-huméraux, 347
– hépato-duodénal, 217
– hépato-pancréatique, 217
– hyo-épiglottique, 923
– ilio-fémoral, 486
– ilio-lombal, 309
– infundibulo-ovarique, 1215, 1226
– inguinal, 175, 179, 198
– inter-épineux, 309
– inter-phalangiens collatéraux
– plantaires, 519
– interclaviculaire, 345

1286

Index

- interfovéolaire, 181, 187
- intra-articulaire de la tête costale, 160
- intra-capsulaires, 39
- ischio-fémoral, 489
- jaunes, 308
- lacunaire (de *Gimbernat*), 198
- large, 222, 1215, 1223, 1226
- latéral
- – de la vessie, 208, 1150
- – du rectum, 208
- longitudinal
- – antérieur, 305
- – postérieur, 305
- médio-carpien
- – dorsal, 362
- – latéral, 362
- – médial, 362
- ménisco-patellaire
- – latéral, 497
- – médial, 497
- métacarpien transverse superficiel, 245
- métatarsien transverse
- – profond, 518–519
- – superficiel, 270
- métatarso-phalangiens
- – collatéraux, 519
- – plantaires, 519
- nuchal, 309
- ombilical médian, 203, 220, 1150
- ombilicaux médiaux, 203, 220, 1150
- palpébral médial, 106
- patellaire, 497
- pectiné (de *Cooper*), 198
- péricardo-phrénique, 812
- phrénico-colique, 217
- plantaire
- – court, 519
- – long, 514, 519
- poplité
- – arqué, 497
- – oblique, 497
- postérieur de la tête fibulaire, 506
- propre de l'ovaire, 1215
- ptérygo-mandibulaire, 85
- pubo-fémoral, 489
- pubo-prostatique, 203
- – latéral, 1150
- – médial, 1150
- pubo-vésical, 207
- – latéral, 1150
- – médial, 1150
- pulmonaire, 972
- radié du carpe, 362
- radio-ulnaires distaux, 359
- rétinaculaires, 32, 289
- rond
- – de l'utérus, 1232
- – du foie, 203, 884, 1106
- sacro-coccygien, 309
- sacro-épineux, 177
- sacro-lombal, 309
- sacro-tubéral, 177
- salpingo-palatin, 917
- scrotal, 1175
- sphéno-mandibulaire, 85
- spléno-rénal, 215, 866
- sterno-claviculaires, 345
- sterno-costal
- – intra-articulaire, 160
- – radié antérieur, 160
- – radié postérieur, 160
- sterno-péricardiques, 812
- stylo-mandibulaire, 85
- supra-épineux, 309
- suspenseur(s)
- – de l'aisselle, 243
- – de l'estomac, 1040
- – de l'ovaire, 1215
- – du pénis, 1184
- – du sein, 1248
- talo-calcanéen
- – interosseux, 514, 516
- – latéral, 514
- – médial, 514
- – postérieur, 514
- talo-fibulaire
- – antérieur, 512
- – postérieur, 512
- talo-naviculaire, 515
- tarso-métatarsiens
- – dorsaux, 518
- – plantaires, 518
- temporo-mandibulaire, 85
- thyro-épiglottique, 923
- thyro-hyoïdiens latéraux, 921
- thyro-hyoïdien médian, 921
- thyro-trachéaux, 1263
- tibio-calcanéen, 512
- tibio-fibulaire
- – antérieur, 508
- – interosseux, 508
- – postérieur, 508
- tibio-naviculaire, 512
- transverse
- – de l'acétabulum, 485
- – de l'atlas, 304
- – du col utérin, 208
- – du périnée, 214
- transverso-pleural, 168
- trapézoïde, 346
- triangulaires, 1107
- utéro-sacral, 207, 221, 1223
- veineux, 884, 1106
- vertébro-pleural, 168
- vésico-sacral, 203, 220
- vésico-utérin, 207, 1223
- vestibulaire, 925, 932
- vocal, 925, 932

Ligne(s)
- âpre, 461
- arquée
- – – de l'os coxal, 176, 455
- – – du muscle droit de l'abdomen, 181, 186
- axillaires, 173
- blanche, 181, 186
- de réflexion pleurale, 970
- glutéales, 449
- inter-trochantérique, 460
- médio-claviculaire, 174, 235
- mylo-hyoïdienne, 101
- oblique, 921
- terminale, 197
- Z, 1033

Limbe
- acétabulaire, 449, 485
- de la fosse ovale, 784

Lingula, 653

Liquide
- cérébro-spinal, 624
- prostatique, 1190
- séminal, 1190
- synovial, 38

Lobe(s)
- accessoire (de *Riedel*), 1105
- antérieur du cervelet, 652
- flocculo-nodulaire, 652
- frontal, 662
- pulmonaire(s)
- – – inférieur, 963–964
- – – moyen, 963
- – – supérieur, 963–964
- occipital, 662
- pariétal, 662
- postérieur du cervelet, 652
- pyramidal (de *Lalouette*), 1261
- temporal, 662

Lobule(s)
- central, 653
- digastrique, 653
- du cervelet, 652
- gracile, 653
- hépatiques, 1108
- pariétal
- – – inférieur, 663
- – – supérieur, 663
- pulmonaires (de *Miller*), 963
- quadrangulaire, 652
- semi-lunaire
- – – inférieur, 653
- – – supérieur, 653
- simplex, 653

Locus
- cœruleus, 643, 650
- niger, 650

Loge rénale, 1127
Lordose, 293
Losange de la trachéotomie, 941
Luette. *Voir* Uvule palatine
Lunule, 793
Lymphe, 20

Index

M

Macula, 756
Malléole
– latérale, 476
– médiale, 472
Mamelon. *Voir* Papille mammaire
Mammogenèse, 1253
Mandibule, 99
Manducation, 1028
Manubrium, 155
Masses latérales, 297
Mastication, 1025, 1119
Méat
– acoustique
– – externe, 734
– – interne, 78
– nasal
– – inférieur, 97, 898
– – moyen, 97, 898, 902
– – supérieur, 97, 900
Média, 818
Médiastin, 153
– antérieur, 165
– inférieur, 165
– moyen, 165
– postérieur, 165
Mediastinum testis, 1179
Médulla rénale, 1130
Membrana tectoria, 304, 625
Membrane
– atlanto-occipitale, 302
– basilaire, 741
– crico-thyroïdienne, 921, 925
– crico-trachéale, 921
– fibreuse, 38
– hyoglosse, 1020
– interosseuse
– – antébrachiale, 340
– – crurale, 466, 508
– obturatrice, 449
– périnéale, 214
– quadrangulaire, 925
– supra-pleurale, 168
– synoviale, 38
– thyro-hyoïdienne, 921
– vestibulaire (de *Reissner*), 741
Méninges, 615
Ménisque, 493
Ménopause, 1244
Mésencéphale, 637
Mésentère, 217, 227, 1053
Méso-côlon
– ascendant, 1072
– descendant, 1072
– sigmoïde, 217, 227, 1074
– transverse, 217, 225, 1072
Méso-duodénum (fascia de *Treitz*), 1055, 1097
Mésomètre, 221

Mésorchium, 1175
Mésos, 215
Mésosalpinx, 1226, 1228
Mésovarium, 1215
Métacarpe, 344
Métacarpiens, 344
Métatarse, 482
Métatarsiens, 482
Miction, 1165
Moelle
– allongée, 637
– cervicale, 631
– coccygienne, 631
– lombale, 631
– sacrale, 631
– spinale, 627
– thoracique, 631
Molaires, 1009
Mont du pubis, 1231
Mouvements
– associations, 12
– automatiques, 11
– particuliers, 11
– principaux, 9
Muscle(s)
– 3e fibulaire, 540
– abaisseur
– – de l'angle de la bouche, 108
– – de la lèvre inférieure, 108
– – du septum nasal, 107
– – de l'hallux, 549
– abducteur
– – du petit doigt, 396
– – du petit orteil, 549
– – de l'hallux, 550
– – du pouce, 395
– amygdalo-glosse, 1023
– anconé, 340, 388
– arrecteur, 287
– aryténoïdien
– – oblique, 932
– – transverse, 932
– auriculaire
– – antérieur, 110
– – postérieur, 110
– – supérieur, 110
– biceps
– – brachial, 377
– – fémoral, 534
– brachial, 377
– brachio-radial, 338, 389
– buccinateur, 108
– bulbo-spongieux, 184
– cardiaque, 21
– carré
– – des lombes, 992
– – fémoral, 528
– – plantaire, 549
– – pronateur, 338, 340, 381, 383

– coccygien, 182
– constricteur
– – inférieur du pharynx, 911
– – moyen du pharynx, 911
– – supérieur du pharynx, 911
– coraco-brachial, 377
– corrugateur du sourcil, 106
– court
– – abducteur du pouce, 395
– – adducteur, 536
– – extenseur de l'hallux, 547
– – extenseur des orteils, 547
– – extenseur du pouce, 338, 340, 388
– – extenseur radial du carpe, 389
– – fibulaire, 541
– – fléchisseur de l'hallux, 550
– – fléchisseur des orteils, 549
– – fléchisseur du petit doigt, 396
– – fléchisseur du petit orteil, 550
– – fléchisseur du pouce, 395
– – palmaire, 396
– crémaster, 179, 1174
– crico-aryténoïdien
– – latéral, 932
– – postérieur, 932
– crico-thyroïdien, 932
– de *Reissessen*, 951
– dentelé
– – antérieur, 372, 989
– – postérieurs, 985
– détrusor, 1157
– diaphragme, 976
– digastrique, 928, 1019
– droit
– – antérieur de la tête, 315
– – de l'abdomen, 180, 992
– – inférieur, 749–750
– – latéral de l'œil, 749–750
– – latéral de la tête, 315
– – médial, 749–750
– – supérieur, 749–750
– élévateur(s)
– – de l'anus, 182, 1150
– – de la paupière supérieure, 750
– – de la scapula, 314
– – du voile du palais, 917, 1018
– – des côtes, 319, 985
– épicondyliens
– – latéraux, 335
– – médiaux, 335
– épineux
– – de la tête, 316
– – du cou, 316
– – du thorax, 316
– érecteurs du rachis, 315
– expirateurs, 999
– extenseur
– – de l'index, 388
– – des doigts, 389

Index

- – du petit doigt, 389
- – ulnaire du carpe, 340–341, 389
- fléchisseur
- – profond des doigts, 340, 381
- – radial du carpe, 383
- – superficiel des doigts, 338
- – ulnaire du carpe, 341, 383
- gastrocnémien, 544
- génio-glosse, 1023
- génio-hyoïdien, 928, 1019
- gracile, 536
- grand
- – adducteur, 536
- – dorsal, 314, 373, 989
- – droit postérieur de la tête, 315
- – fessier, 528
- – pectoral, 373, 989
- – psoas, 527
- – rhomboïde, 314
- – rond, 374
- – zygomatique, 108
- hyo-glosse, 1023
- iliaque, 527
- ilio-coccygien, 182
- ilio-costal
- – des lombes, 316
- – du cou, 316
- – du thorax, 316
- infra-épineux, 374
- infra-hyoïdiens, 134, 928
- inspirateurs, 999
- intercostaux
- – externes, 985
- – internes, 985
- – intimes, 985
- inter-épineux, 319
- interosseux
- – dorsaux, 392, 551
- – palmaires, 392
- – plantaires, 551
- inter-transversaire, 319
- ischio-caverneux, 184
- ischio-jambiers, 529
- jumeau
- – inférieur, 528
- – supérieur, 528
- larges de l'abdomen, 179
- latéro-vertébraux, 135
- lisses, 21
- lombricaux, 395, 549
- long
- – du pouce, 340, 388
- – adducteur, 536
- – de la tête, 315
- – du cou, 315
- – extenseur de l'hallux, 540
- – extenseur de l'index, 340
- – extenseur des orteils, 540
- – extenseur du pouce, 340, 388

- – extenseur radial du carpe, 389
- – fibulaire, 541
- – fléchisseur de l'hallux, 542
- – fléchisseur des orteils, 542
- – fléchisseur du pouce, 338, 381
- – palmaire, 383
- longissimus
- – de la tête, 316
- – du cou, 316
- – du thorax, 316
- longitudinal supérieur, 1023
- masséter, 1027
- mentonnier, 108
- moyen fessier, 528
- multifides, 319
- mylo-hyoïdien, 928, 1019
- nasal, 107
- oculo-moteurs, 749
- oblique
- – externe de l'abdomen, 992
- – externe de l'œil, 179
- – inférieur de la tête, 315
- – interne de l'œil, 179
- – interne de l'abdomen, 992
- – supérieur de l'œil, 749–750
- – supérieur de la tête, 315
- obturateur
- – externe, 528
- – interne, 528
- occipito-frontal, 89
- omo-hyoïdien, 928
- opposant
- – du petit doigt, 396
- – du petit orteil, 550
- – du pouce, 395
- orbiculaire
- – de l'œil, 106, 752
- – de la bouche, 108
- palato-glosses, 917, 1018
- palato-pharyngien, 913, 1018
- papillaires, 780, 791
- pectiné(s), 536, 781
- petit
- – droit postérieur de la tête, 315
- – fessier, 528
- – pectoral, 372, 989
- – psoas, 527
- – rhomboïde, 314
- – rond, 374
- – zygomatique, 108
- piriforme, 528
- plantaire, 544
- platysma, 130
- poplité, 542
- pré-vertébraux, 134
- procerus, 107
- ptérygoïdien
- – latéral, 1027
- – médial, 1027

- pubo-coccygien, 182
- pubo-prostatique, 203
- pubo-vaginal, 1229
- pubo-vésical, 207
- pyramidal, 180
- quadriceps fémoral, 532
- releveur
- – de l'angle de la bouche, 108
- – de la lèvre supérieure, 108
- – de la lèvre supérieure et de l'aile du nez, 108
- rétro-vertébraux, 135
- rhomboïde, 372
- risorius, 108
- rond pronateur, 338, 383
- rotateurs
- – des lombes, 319
- – du cou, 319
- – du thorax, 319
- salpingo-pharyngien, 913, 917
- sartorius, 532
- scalène
- – antérieur, 987
- – moyen, 987
- – postérieur, 987
- semi-épineux
- – de la tête, 319
- – du cou, 319
- – du thorax, 319
- semi-membraneux, 534
- semi-tendineux, 534
- soléaire, 544
- sphincter
- – de l'urètre, 184
- – externe de l'anus, 184
- splénius, 316
- squelettiques, 21
- sterno-cléido-mastoïdien, 987
- sterno-hyoïdien, 928, 987
- sterno-thyroïdien, 928, 987
- stylo-glosse, 1023
- stylo-hyoïdien, 928
- stylo-pharyngien, 913
- sub-clavier, 989
- sub-costaux, 985
- sub-scapulaire, 374
- supinateur, 338, 340, 388
- supra-épineux, 374
- supra-hyoïdiens, 134, 928
- suspenseur du duodénum, 1053
- tarsal
- – inférieur, 750, 752
- – supérieur, 750, 752
- temporal, 1027
- temporo-pariétal, 89
- tenseur
- – du fascia lata, 528
- – du tympan, 739
- – du voile du palais, 1018

Index

– thyro-aryténoïdien, 932
– thyro-hyoïdien, 928
– tibial
– – antérieur, 540
– – postérieur, 542
– trachéal, 940
– transversaires épineux, 316
– transverse
– – de l'abdomen, 179, 992
– – de la langue, 1023
– – de la nuque, 89
– – du thorax, 985
– – profond du périnée, 184
– – superficiel du périnée, 184
– trapèze, 314
– triceps brachial, 379
– trigonal, 1158
– uvulaire, 1018
– vertical de la langue, 1023
– vocal, 932
Myéline, 25
Myocarde, 780
Myomètre, 1225
Myotomes, 696

N

Naso-pharynx, 914
Néphrons, 1132
Nerf(s)
– abducens (VI), 112, 638, 689
– accessoire (XI), 78, 139, 145, 638, 689
– alvéolaire
– – inférieur, 1013
– – supérieurs, 1013
– – auriculo-temporal, 64, 1092
– axillaire, 415, 703
– carotidien interne, 715
– ciliaire long, 715, 758
– cochléo-vestibulaire (VIII), 78, 638, 689, 734
– cutané dorsal
– – de cuisse, 707
– – intermédiaire du pied, 274
– – latéral du pied, 274
– – médial du pied, 274
– cutané latéral
– – de l'avant-bras, 247
– – de la cuisse, 274, 576, 706
– – inférieur du bras, 247, 417
– – supérieur du bras, 247
– cutané médial
– – de l'avant-bras, 247, 251, 425, 704
– – du bras, 247, 425, 704
– cutané perforant, 582
– cutané postérieur
– – de l'avant-bras, 247
– – de la cuisse, 274, 582
– – du bras, 247
– cutané sural
– – latéral, 274
– – médial, 274, 276, 587

– de la corde du tympan (VII bis), 119, 713
– des muscles
– – carré fémoral et jumeau inférieur, 580, 707
– – obturateur interne et jumeau supérieur, 580, 707
– dorsal
– – de la scapula, 423
– – du clitoris, 1240
– – du pénis, 211
– du chef latéral du gastrocnémien, 587
– du chef médial du gastrocnémien, 587
– du piriforme, 580, 707
– du poplité, 587
– du quadriceps, 579
– du sub-clavier, 423
– du sub-scapulaire, 425
– ethmoïdal
– – antérieur, 906
– – postérieur, 906
– facial (VII), 78, 638, 689, 1091
– fémoral, 274, 576, 706
– fibulaire
– – commun, 274, 583
– – profond, 274, 583
– – superficiel, 274, 583
– gastrique antérieur, 1048
– gastro-hépatique, 1048
– génito-fémoral, 274, 576, 706
– glosso-pharyngien (IX), 78, 144, 638, 689
– glutéal inférieur, 554, 582, 707
– glutéal supérieur, 548, 580, 707
– grand
– – auriculaire, 63, 700
– – occipital, 64, 135
– – pétreux, 78, 713, 906
– hypoglosse (XII), 78, 146, 637, 689
– ilio-hypogastrique, 576, 706
– ilio-inguinal, 576, 706
– infra-orbitaire, 99
– intercostal, 158
– intercosto-brachial, 247
– intermédiaire (de *Wrisberg*, VII bis), 78, 638, 689
– interosseux postérieur de l'avant-bras, 418
– ischiatique, 708
– lacrymal, 754
– laryngé
– – inférieur, 936
– – interne, 936
– – récurrent, 171, 936, 1263
– – récurrent droit, 941
– – récurrent gauche, 941, 1032
– – supérieur, 936
– mandibulaire, 78, 119
– maxillaire, 78, 119–120
– médian, 419, 704
– musculaire
– – latéral, 579
– – médial, 579

– musculo-cutané, 419, 704
– naso-ciliaire, 758, 906
– naso-palatin, 906
– obturateur, 274, 548, 580, 706
– oculo-moteur (III), 78, 112, 638, 689
– olfactif (I), 78, 689, 767
– ophtalmique, 78, 112
– optique (II), 78, 112, 689, 748, 756
– pectoral
– – latéral, 425, 704
– – médial, 425, 704
– perforant cutané, 707
– périnéal, 211, 1207, 1237
– petit
– – occipital, 63, 700
– – pétreux, 78, 119, 713
– pétreux
– – inférieur, 78
– – profond, 906
– phrénique, 139, 170, 700
– plantaire
– – latéral, 587
– – médial, 587
– ptérygo-palatin, 906
– pudendal, 708, 1237
– pyloro-duodénal, 1048
– radial, 335, 417, 703
– rectal inférieur, 211
– saphène, 578
– scapulo-dorsal, 704
– sub-scapulaire
– – inférieur, 703
– – supérieur, 703
– supra-claviculaire, 414
– supra-orbitaire, 64, 906
– supra-scapulaire, 249, 423
– supra-trochléaire, 64
– sural, 274
– thoracique long, 423, 704
– thoraco-dorsal, 425, 703
– tibial, 274, 587
– transverse du cou, 700
– trijumeau (V), 638, 689
– trochléaire (IV), 78, 112, 638, 689
– ulnaire, 422, 704
– vague (X), 78, 144, 171, 638, 650, 689, 1032
– zygomatico-temporal, 64
– zygomatique, 98, 754
Neuro-hypophyse, 661
Neuro-lemmocytes, 27
Neurone, 25–26
Nez, 901
Nidation, 1220
Nœud, 169, 412, 414, 879
– atrio-ventriculaire (d'*Aschoff-Tawara*), 805
– de *Ranvier*, 27
– sino-atrial (de *Keith-Flack*), 804
Nœuds lymphatiques
– axillaires

1290

– – apicaux, 414
– – centraux, 414
– cœliaques, 873
– delto-pectoraux, 414
– diaphragmatiques
– – antérieurs, 877
– – postérieurs, 878
– gastriques gauches, 1048
– hilaires, 877
– huméraux, 414
– iliaques
– – communs, 870, 873
– – internes, 870
– – externes, 871
– inguinaux profonds, 571
– inter-aortico-caves, 873
– intercostaux
– – antérieurs, 877
– – postérieurs, 877
– interpectoraux, 414
– intra-pulmonaires, 877
– latéro-aortiques, 873
– latéro-caves, 873
– latéro-péricardiques, 877
– lombaux, 873
– mastoïdiens, 879
– mésentériques
– – inférieurs, 873
– – supérieurs, 870, 873
– occipitaux, 879
– para-œsophagiens, 878
– para-sternaux, 877
– para-trachéaux, 878
– para-vertébraux, 877
– parotidiens, 879
– pectoraux, 414
– poplités, 571
– pré-aortiques, 873
– pré-auriculaires, 879
– pré-caves, 873
– pré-péricardiques, 877
– pré-vasculaires, 878
– rétro-aortiques, 873
– rétro-caves, 873
– sub-claviers, 414
– sub-mandibulaires, 879
– sub-mentaux, 879
– sub-scapulaires, 414
– supra-claviculaire, 169
– supra-trochléaire, 412
– trachéo-bronchiques inférieurs, 877
– trachéo-bronchiques supérieurs, 878
Noyau(x)
– accessoire du III, 650
– accessoires oculo-moteurs, 639, 650
– ambigu, 650
– antérieur, 657
– arqué, 639, 650
– aspécifiques, 657
– caudal, 643, 650

– caudé, 626, 668
– central de la moelle allongée, 640, 650
– cochléaire
– – dorsal, 743
– – ventral, 743
– cunéiforme(s), 638–639, 643, 650, 729
– de *Darkschewitsch*, 639
– de la commissure postérieure, 639
– dorsal
– – du corps trapézoïde, 639, 650
– – du vague (X), 712
– dorso-médial, 660
– du faisceau solitaire, 765
– du raphé, 650
– du tractus solitaire, 650
– du tuber, 660
– giganto-cellulaire, 640, 650
– gracile, 639, 729
– habénulaire, 661
– hypothalamique
– – antérieur, 660
– – péri-fornical, 660
– – postérieur, 660
– intercalé, 643, 650
– interpédonculaire, 639, 650
– interstitiel de *Cajal*, 639
– lacrymo-muco-nasal, 711
– latéral de la moelle allongée, 644, 650
– lenticulaire, 668
– mamillaire
– – latéral, 660
– – médial, 660
– médio-dorsal, 657
– moteur
– – dorsal du X, 643
– – du V, 650
– olivaire accessoire
– – dorsal, 639
– – médial, 639
– olivaire inférieur, 639
– oral, 643, 650
– para-ventriculaire, 660
– parvo-cellulaire, 643, 650
– pédiculo-pontin, 643, 650
– péri-ventriculaire postérieur, 660
– pontique, 639
– pré-optiques
– – latéral, 660
– – médial, 660
– principal du V, 650
– rouge, 639, 650
– salivaire
– – inférieur (IX), 650, 712
– – lacrymal, 650
– – supérieur, 650, 711
– sub-cunéiforme, 643, 650
– sub-thalamique, 660
– supra-chiasmatique, 660
– supra-optique, 660

– ventral
– – antérieur, 657
– – latéral, 657
– – postéro-latéral, 657
– – postéro-médial, 657
– – ventro-médial, 660
– vestibulaire, 650
Nodule, 653
Nuque, 135
Nutation, 12, 177

O
Odonte, 1011
Œsophage, 1028
Olécrâne, 340
Olfaction, 766
Oligodendrocytes, 27
Omentum
– grand, 217, 224, 227
– petit, 217, 227, 1040
Ongles, 289
Opposition, 12
Orbite. *Voir* Cavité orbitaire
Oreille
– externe, 734
– interne, 734
– moyenne, 734
Organe de *Corti*, 742
Orgasme, 1214, 1245
Orientations, 4
Orifice(s)
– appendiculaire, 1080
– iléo-cæcal, 1080
– urétéraux, 1152
Oro-pharynx, 917
Os
– alvéolaire, 1011
– capitatum, 344
– cortical, 15
– coxal, 449
– cuboïde, 482
– cunéiforme, 482
– ethmoïde, 75
– hamatum, 344
– hyoïde, 132, 921
– lacrymal, 94
– lunatum, 341
– maxillaire, 91
– médullaire, 15
– naviculaire, 481
– occipital, 74
– palatin, 95–96
– pariétal, 73
– pisiforme, 341
– scaphoïde, 341
– sésamoïde du pied, 483
– sphénoïde, 76
– temporal, 70
– trapèze, 341
– trapézoïde, 344

Index

– triquetrum, 341
– vomer, 99
– zygomatique, 98
Osselet
– incus, 739
– malleus, 739
– stapes, 739
Ossification
– primaire
– – enchondrale, 17
– – membraneuse, 16
– secondaire, 17
Ostium
– aortique, 780
– atrio-ventriculaire
– – droit, 780, 784, 788
– – gauche, 789–790
– de la veine cave
– – inférieure, 784
– – supérieure, 783
– du sinus coronaire, 784
– externe de l'urètre, 1183, 1233
– interne de l'urètre, 1153
– mitral, 780, 789–790
– pulmonaire, 780, 788
– tricuspide, 780, 784, 788
– ventriculo-artériel
– – droit, 780
– – gauche, 780
Ouverture
– de l'œsophage, 1029
– inférieure
– – du pelvis, 177, 198
– – du thorax, 197
– piriforme, 901
– supérieure
– – du thorax, 163
– – du pelvis, 175, 197
Ovaires, 1213

P

Palais
– dur, 115
– mou, 115
– voile, 115
Pallidum externe, 668
Pancréas, 1096
Papille(s)
– duodénale mineure, 1056
– duodénale majeure, 1056, 1114
– iléo-cæcale, 1080
– – mammaire, 1247
– – optique, 755
– – rénales, 1130
Paracervix, 208, 1229
Paraflocculus, 653
Para-ganglions, 1278
Paramètre, 208, 222, 1223, 1229
Parodonte, 1011
Patella, 464

Patte d'oie, 466
Paupières, 752
Pavillon. *Voir* Infundibulum tubaire
Peau, 65, 284
Pecten du pubis, 449
Pédicule fémoral, 548
Pédoncules
– cérébelleux, 635
– cérébelleux inférieurs, 652
– cérébelleux moyens, 652
– cérébelleux supérieurs, 652
Pelvis, 174
– rénal, 1130
Pénis, 1183
Péricarde
– fibreux, 811
– séreux, 812
Périmysium, 21
Périnée, 183
Périoste, 15
Péritoine, 214
Petites lèvres, 1232
Phalanges, 344, 482
Pharynx, 907, 1028
Philtrum, 1008
Phonation, 937
Photorécepteurs, 747, 755
Pie-mère, 622
Piliers
– du clitoris, 1232
– du diaphragme, 977
– du pénis, 1185
Plan(s)
– axial, 5
– coronal, 6
– de *Francfort*, 90
– frontal, 6
– para-sagitttaux, 6
– sagitttal, 6
– sagitttal médian, 6
– vertical, 5
Planum temporale, 663
Plaques de *Peyer*, 1056
Plateau tibial, 466
Plèvre
– costale, 971
– diaphragmatique, 971
– pariétale, 971
– pulmonaire, 962, 970
– viscérale, 970
Plexus, 698
– aortique, 709, 713
– brachial, 139, 701
– cardiaque, 710, 713
– cervical, 700
– coccygien, 708
– cœliaque, 709, 713
– colique, 713
– entérique, 713
– gastrique, 713

– gonadique, 713
– hépatique, 713
– hypogastrique inférieur, 207, 709, 714
– hypogastrique supérieur, 709, 713
– lombal, 705
– nerveux myentérique (d'*Auerbach*), 1006
– nerveux sous-muqueux (de *Meissner*), 1006
– œsophagien, 710, 713
– pampiniforme, 1200, 1237
– pancréatico-duodénal inférieur, 713
– pulmonaire, 710, 713
– rectal, 714
– rénal, 713
– rétro-pubien, 1160
– sacral, 706
– splénique, 713
– sub-endocardique, 806
– urétérique, 714
– utérin, 1237
– utéro-vaginal, 714
– vaginaux, 1237
– extra-duraux, 320
– prostatique, 1202
– vésical, 714, 1160
– viscéraux, 710
Pli(s)
– ary-épiglottique, 931
– déférent, 221
– gastro-pancréatique, 220
– hépato-pancréatique, 220
– ombilical médian, 220
– ombilicaux latéraux, 220
– ombilicaux médiaux, 220
– péritonéaux, 220
– salpingo-palatin, 917
– salpingo-pharyngien, 917
– urétéraux, 220
– utéro-sacraux, 221, 229
– vésico-sacraux, 220
– vestibulaire, 932
– vocal, 932
Poche rétro-gastrique, 229
Poils, 287
Point
– de *McBurney*, 235
– lacrymal, 753
Pôle temporal, 663
Pomme d'*Adam*, 921
Pont, 637
Pore, 286
Position de référence, 4
Poumons, 956
Pré-collecteurs lymphatiques, 862
Pré-cunéus, 663
Prémolaires, 1009
Prépuce
– du clitoris, 1232
– du pénis, 1187
Processus
– alvéolaire, 93

1292

Index

– articulaires, 294
– clinoïdes, 76
– condylaire, 101
– coracoïde, 330
– coronoïde, 101, 340
– épineux, 294
– ethmoïdal, 97
– frontal, 93
– – de l'os maxillaire, 108, 111
– – de l'os zygomatique, 98
– jugulaire, 75
– lacrymal, 97
– mamillaire, 300
– maxillaire, 97
– nasal, 70
– nasal de l'os frontal, 106
– orbitaire, 96
– – de l'os palatin, 111
– orbital de l'os palatin, 75
– palatin, 93
– – de l'os maxillaire, 113
– ptérygoïde(s), 76, 113
– pyramidal inférieur, 96
– sphénoïdal, 96
– styloïde, 118
– – de l'ulna, 341
– – du radius, 338
– transverses, 294
– uncinatus, 113
– unciné (de *Winslow*), 1097
– xiphoïde, 156
– zygomatique, 70, 93
– – de l'os temporal, 98
Promontoire, 300
Pronation, 12
Propriocepteurs, 726
Propulsion, 10
Prostate, 1190
Ptérion, 85
Puberté, 288, 1210, 1241
Pubis, 449
Pulmonaires, 963
Pulpe dentaire, 1011
Putamen, 668
Pylore, 1040, 1043
Pyramide(s), 653
– rénales (de *Malpighi*), 1130

Q
Queue de cheval, 675

R
Racine(s)
– des veines pulmonaires, 968
– latérale du nerf médian, 419
– médiale du nerf médian, 422
Radiations
– auditives, 744
– optiques, 759

Radiographie, 44
Radius, 338
Rameau(x)
– alvéolaires, 906
– circonflexe, 800
– cutané latéral
– de l'angle duodénal supérieur, 1057
– du nerf ilio-hypogastrique, 273
– du nerf ilio-inguinal, 273
– du nerf sub-costal, 273
– infra-orbitaires, 906
– infundibulaire
– – droit, 798
– – gauche, 800
– labiaux postérieurs, 1235
– marginal gauche, 800
– radiculaires
– – antérieurs, 828
– – postérieurs, 828
– spinaux, 828, 834
– urétéraux
– – inférieurs, 1158
– – moyens, 1158
– – supérieurs, 1158
Rate, 864
Réabsorption tubulaire, 1165
Récessus
– axillaire, 349
– costo-diaphragmatique, 974
– costo-médiastinaux, 974
– duodénal
– – inférieur, 229, 1053
– – supérieur, 229, 1053
– épitympanique, 738
– hépato-rénal (de *Morison*), 227, 1129
– iléo-cæcal
– – inférieur, 229
– – supérieur, 229
– intersigmoïdien, 229
– oblique du péricarde, 815
– omental supérieur, 229
– ovariques, 230
– paraduodénal, 229
– péri-splénique, 227
– pharyngien, 917
– phrénico-médiastinal, 974
– piriformes, 918
– pré-ovariques, 230
– recto-utérin (de *Douglas*), 229, 1223, 1230
– recto-vésical, 229
– rétro-cæcal, 229
– rétro-duodénal, 229
– sous-hépatique
– – droit, 227
– – gauche, 227
– sous-méso-colique gauche, 229
– sous-phréniques, 227
– sphéno-ethmoïdal, 97
– supérieur du péricarde, 815

– transverse du péricarde, 815
– tubo-ovariques, 230
– vésico-utérin, 230, 1223
Rectum, 1069–1070
Région(s), 140
– axillaire, 240
– cervicale antérieure, 135, 137–138
– – supra-claviculaire, 139
– cervicale, 135
– deltoïdienne, 240
– épigastrique, 235
– ombilicale, 235
– para-pharyngée, 122
– parotidienne, 121
– pleuro-pulmonaires, 153, 167
– précordiale, 777
– pubienne, 235
– rétro-inguinale, 203
– rétro-pharyngée, 123
– rétro-pubienne (de *Retzius*), 203
– rétro-rectale, 203
– rétro-stylienne, 124
– sterno-cléido-mastoïdienne, 137
– sub-linguale, 117
– sub-mandibulaire, 117
– sub-mentonnière, 117
– superficielle de la face, 117
Reins, 1124
Réseau de *Purkinje*, 806
Respiration, 233
– abdominale, 999
– thoracique, 999
Rete testis, 1179
Rétinaculum(s), 32
– des extenseurs
– – du pied, 544
– – du poignet, 244
– des fibulaires, 269, 544
– des fléchisseurs
– – du pied, 269
– – du poignet, 244
– inférieur des extenseurs du pied, 269
– latéral de la patella, 464
– médial de la patella, 464
– patellaire, 497
– supérieur des extenseurs du pied, 269
Rétine, 744
– neurosensorielle, 747
– pigmentaire, 747
Rétinotopie, 760
Rétropulsion, 10
Rotation
– latérale, 10
– médiale, 10

S
Saccule, 743
Sacrum, 300
Sacs alvéolaires, 949

Index

Salive, 1089
Salpinx, 1226
Sarcolemme, 22
Scalp, 63
Scanner, 49
Scapula, 330
Scissure(s), 963
– horizontale (petite scissure), 958
– obliques (grandes scissures), 956
Sclère, 747
Scrotum, 1175
Sébum, 287
Segmentation
– – hépatique, 1111
– – pulmonaire, 963
Selle turcique, 76
Sensibilité
– extra-lemniscale, 725
– lemniscale, 725
– spino-thalamique, 725
Septum(s), 476
– atrio-ventriculaire, 777, 784, 790
– inter-atrial, 784
– intermusculaire(s), 31
– – antébrachial, 244
– – crural antérieur, 269
– – crural postérieur, 269
– – crural transverse, 268
– – fémoraux, 267
– – plantaires, 271
– inter-surréno-rénal, 1127, 1269
– inter-ventriculaire
– – membraneux, 789
– – musculaire, 789
– lingual, 1020
– nasal, 894
– recto-vaginal, 1230
– recto-vésical, 1192
– scrotal, 1175
– transverse de la fosse ischio-anale, 209
– urétro-vaginal, 1230
– vésico-vaginal, 1230
Sexe, 1170
Sillon(s)
– atrio-ventriculaire, 777
– bicipital
– – latéral, 254
– – médial, 254
– calcanéen, 480
– calcarin, 662
– central, 662
– chiasmatique, 76, 80
– cingulaire, 662
– coronaire, 777
– de l'artère méningée moyenne, 73
– de la veine cave inférieure, 1106
– du sinus
– – sagittal supérieur, 70
– – sigmoïde, 75

– du talus, 476
– épicondylo-olécrânien
– – latéral, 261
– – médial, 261
– génito-fémoral, 1232
– gingival, 1011
– gingivo-jugal, 1011
– gingivo-labial, 1011
– gingivo-lingual, 1018
– grand palatin, 93
– infra-orbitaire, 93, 111
– inter-atrial, 777
– inter-labial, 1232
– inter-tuberculaire, 333
– inter-ventriculaire, 777
– lacrymal, 93
– latéral, 662
– latéro-dorsal, 633
– latéro-ventral, 633
– médian dorsal, 633
– olfactif, 663
– para-colique
– – droit, 229
– – gauche, 229
– pariéto-occipital, 662
– supra-acétabulaire, 449
– terminal, 1020
Sinus
– aortique, 820–821
– bulbaire, 1154
– caverneux, 1258
– coronaire, 801
– droit, 682
– du tarse, 480
– frontaux, 102, 902
– lactifère, 1251
– maxillaires, 102, 902
– para-nasaux, 102
– rénal, 1130
– sagittal
– – droit, 618
– – inférieur, 618, 682
– – occipital, 618
– – sigmoïde, 618
– – supérieur, 73, 618
– – transverse, 618
– sigmoïde, 141
– sphénoïdal, 102, 902
– veineux, 618
– veineux dure-mérien
– – caverneux, 682
– – pétreux supérieur, 682
– – sagittal supérieur, 682
– – sphéno-pariétal, 682
– – transverse, 682
Somatotopie, 720
Sphincter
– commun (d'Oddi), 1100
– inférieur de l'œsophage, 1039

– de la vessie, 1158
– palato-pharyngien, 917
– pharyngo-œsophagien, 918
Squelette
– appendiculaire, 33
– axial, 33
– thoracique, 33
Sternum, 155
Striatum, 668
Strie
– médullaire, 657, 661
– olfactive
– – intermédiaire, 767
– – latérale, 767
– – médiale, 767
– terminale, 661
Substance
– blanche, 26
– grise, 26
– grise péri-aqueducale, 639, 650
– noire, 639
– perforée
– – antérieure, 767
– – postérieure, 626
Sub-thalamus, 660
Supination, 12
Surface(s)
– articulaire, 38
– auriculaire, 451
– calcanéenne
– – antérieure, 514
– – du cuboïde, 514
– – moyenne, 514
– – postérieure du talus, 514
– coronoïdienne, 353
– corporelle, 284
– cuboïdienne du calcanéus, 514
– de la malléole médiale, 510
– des condyles fémoraux, 493
– fémorale de la patella, 493
– inférieure du tibia, 509
– inter-condylaire
– – antérieure, 466
– – postérieure, 466
– malléolaire
– – latérale, 510
– – médiale, 510
– olécrânienne, 353
– patellaire du fémur, 493
– pectinéale, 449
– poplitée, 461
– semi-lunaire, 485
– supérieure du tibia, 493
– talienne(s), 515
– – antérieure, 514
– – moyenne, 514
– – postérieure, 514
Sustentaculum tali, 480

Suture(s), 34
- coronale, 82
- interpalatine, 96
- lambdoïde, 82
- occipito-mastoïdienne, 82
- pariéto-mastoïdienne, 82
- sagittale, 82
- sphéno-frontale, 82
- sphéno-pariétale, 82
- sphéno-squameuse, 82
- squameuse, 82
Symphyse, 35
- mentonnière, 101
Synchondrose, 35
Syndesmose, 34
Synostose, 35
Syssarcoses, 35
Système
- azygos, 676
- cardionecteur, 803
- nerveux
- – autonome, 614
- – central, 25, 614
- – périphérique, 26, 614
- para-sympathique, 708
- porte hypothalamo-hypophysaire, 1259
- réticulaire
- – ascendant, 645
- – descendant, 645
- sympathique, 708
- trigéminal, 767
- voméro-nasal, 767

T
Tabatière anatomique, 404
Tache
- olfactive, 900
- vasculaire de *Kiesselbach*, 905
Talus, 476
Tarse postérieur, 476
Tegmen tympani, 738
Ténia(s)
- coliques, 1070
- thalami, 657
Tente du cervelet, 618
Testicules, 1170
Tête, 62, 128
- de l'ulna, 341, 359
- de la mandibule, 85
- fémorale, 460, 485
- fibulaire, 472
- humérale, 347
- radiale, 338, 353
Tétragone lombal, 186
Thalamus, 657
Théorie du contrôle de la porte, 730
Thorax, 128, 152
Thymus, 869
Thyroïde, 1261

Tibia, 466
Tige pituitaire, 626
Tissu
- adipeux, 19
- cartilagineux, 19
- conjonctif, 14
- conjonctif dense, 14
- conjonctif lâche, 14
- conjonctifs spécialisés, 15
- épithélial, 20
- lymphoïde, 863
- musculaire, 21
- nerveux, 25
- osseux, 15
Tomodensitométrie, 49
Tonsille, 653, 869
- linguale, 917, 1020
- palatine, 1016
- pharyngienne, 909, 914
- tubaire, 909, 917
Tonus, 22
Torus
- de l'élévateur, 917
- tubaire, 917
Trabécule(s)
- septo-marginale, 787
- charnues, 781
Trachée, 937
Tractus
- habénulo-inter-pédonculaire, 661
- ilio-tibial, 267, 466
- mamillo-tegmental, 661
- optiques, 758
- tegmental central, 648
Triangle, 960
- anal, 178, 183–184, 197
- inter-pleural
- – inférieur, 960
- – supérieur, 960
- sterno-costal, 978
- sub-occipital, 135
- uro-génital, 178, 183, 192
Trigone(s)
- cardiaques, 806
- carotidien, 137
- fémoral, 278
- lombal, 185
- occipital, 138
- omoclaviculaire, 139
- omotrapézien, 138
- vésical, 1152
Trochanter
- grand, 460
- petit, 460
Trochlée, 335, 353
- des muscles fibulaires, 480
- du talus, 510
Trompe, 739
- auditive (d'*Eustache*), 738
- utérine (de *Fallope*), 1225

Tronc(s)
- brachio-céphalique, 826
- broncho-médiastinaux, 878
- cérébral, 635
- cœliaque, 215, 839
- costo-cervical, 834
- intestinal, 873
- jugulaire, 880
- lymphatiques lombaux, 873
- pulmonaire, 860, 966
- sympathique cervical, 146
- thyro-cervical, 170, 834
- vague
- – antérieur, 1048
- – postérieur, 1048
- veineux
- – spléno-mésaraïque, 858
- – thyro-linguo-facial, 141
Tuber, 653
- cinereum, 626
Tubercule(s)
- articulaire de l'os temporal, 85
- conoïde, 330
- costal, 158
- du muscle carré fémoral, 460
- iliaque, 454
- inter-condylaire
- – latéral, 466, 493
- – médial, 466, 493
- latéral du tibia (de *Gerdy*), 466
- majeur de l'humérus, 333
- mineur de l'humérus, 333
- pancréatique
- – antérieur, 1097
- – postérieur, 1097
- pubien, 449
- sacraux, 300
- supra-condylaire
- – latéral, 464
- – médial, 464
- supra-glénoïdal, 349
Tubérosité
- (grosse) *Voir* Fundus
- du radius, 338
- iliaque, 451
- ischiatique, 449, 454
Tubule
- contourné distal, 1132
- contourné proximal, 1132
Tunique vaginale, 1172
Tympan, 737–738

U
Ulna, 340
Uretères, 1141
Urètre, 1154
- spongieux, 1183
Utérus, 1220
- annexes, 1225
- col, 1221

Index

– corps, 1221
– dilatation, 1221
– effacement, 1221
– orientation, 1222
Utricule, 743
Uvule, 653
– palatine, 1015

V

Vagin
– orifice inférieur, 1228
– vestibule, 1233
Vaginal, 1231
Vaisseaux, 220
– lymphatiques, 772
– sanguins, 772
Valve(s)
– aortique, 777, 790, 793
– appendiculaire, 1080
– atrio-ventriculaires, 791
– iléo-cæcale (de *Bauhin*), 1050, 1080
– mitrale, 777, 790–791
– pulmonaire, 777, 788, 793
– tricuspide, 777, 788, 791
– ventriculo-artérielles, 793
Valvule(s)
– cardiale, 1039
– de la veine cave inférieure, 784
– du foramen ovale, 788
– du sinus coronaire, 784
– semi-lunaires, 793
Veines(s)
– arquées, 1138
– axillaire, 410
– azygos, 851
– basilique, 409–410
– brachiales, 410
– brachio-céphalique, 169, 844
– – droite, 845
– – gauche, 845
– bronchiques, 954
– cardiaques
– – antérieures, 800
– – minimes, 800
– cave
– – inférieure, 854
– – supérieure, 845
– caverneuses, 1202
– céphalique, 162, 409–410
– circonflexe(s), 1202
– – iliaque superficielle, 568
– colique
– – droite, 1085
– – gauche, 1085
– – moyenne, 1085
– courtes du fundus, 1047
– de la sous-cloison, 905
– digitales dorsales, 409

– dorsale(s)
– – du métacarpe, 409
– – profonde du clitoris, 854, 1237
– – profonde du pénis, 854, 1202
– – superficielle du pénis, 1202
– – du conduit déférent, 1202
– – duodénales, 1060
– épigastrique superficielle, 162, 568
– ethmoïdales, 905
– faciale, 141
– fémorale, 567
– gastrique(s)
– – courtes, 858
– – droite, 1047
– – gauche, 1047
– – postérieures, 1047
– gastro-omentale
– – droite, 1047
– – gauche, 858, 1047
– glutéale(s), 854
– – inférieure, 554
– – supérieure, 548
– grande saphène, 568
– grande veine du cœur, 800
– hémi-azygos, 851
– – accessoire, 852
– hépatiques, 857, 1110
– iléales, 1060
– iléo-colique, 1085
– iliaques
– – communes, 854
– – externes, 854
– – internes, 854
– intercostale(s)
– – postérieures, 852
– – suprême, 845
– inter-lobaires, 1138
– inter-lobulaires des reins, 1138
– inter-segmentaires, 968
– inter-vertébrales, 324, 676
– jéjunales, 1060
– jugulaire
– – antérieure, 169, 844
– – externe, 169, 844
– – interne, 141, 844
– – postérieure, 140, 169, 844
– labiales
– – antérieures, 1237
– – postérieures, 1237
– laryngée
– – inférieure, 936
– – supérieure, 936
– linguale, 141, 1023
– lombales, 857
– – ascendantes, 854
– marginale
– – latérale, 568
– – médiale, 568

– maxillaire, 1092
– médiane
– – basilique, 410
– – céphalique, 410
– – de l'avant-bras, 409
– méningées, 622
– mésentérique
– – inférieure, 858
– – supérieure, 858
– métatarsienne(s)
– – dorsales, 567
– – plantaires, 567
– – plantaire latérale, 567
– – plantaire médiale, 567
– moyenne du cœur, 801
– obturatrice, 548, 854
– ophtalmiques, 111–112
– ovarique, 1237
– pancréatico-duodénale
– – inférieure, 1060, 1101
– – supérieure, 1060, 1101
– péricardo-phrénique, 982
– petite saphène, 568
– petite du cœur, 801
– pharyngienne(s), 141, 918
– phrénique(s) inférieure(s), 857, 982
– porte, 858, 1110
– pré-vertébrales longitudinales, 323
– profondes du clitoris, 1237
– pudendale(s)
– – externes, 568, 1237
– – internes, 1237
– pulmonaires, 862, 968
– radiales, 409
– rectale(s)
– – inférieures, 1086
– – moyennes, 1086
– – supérieures, 1085
– rénales, 857, 1138
– sacrale médiane, 854
– saphène
– – accessoire, 568
– – transverse, 568
– segmentaires, 1138
– sigmoïdiennes, 1085
– sphéno-palatines, 905
– spinale
– – antérieure, 676
– – postérieure, 676
– splénique, 858, 867
– sub-clavière, 139, 169, 844
– superficielles du clitoris, 1237
– surrénale(s)
– – droite, 857
– – gauche, 857
– temporale superficielle, 1092
– testiculaire, 1200

– thoracique(s) interne(s), 169, 845, 851
– thyroïdienne(s), 1266
– – inférieure(s), 845
– – supérieure(s), 141
– tibiale antérieure, 568
– ulnaires, 409
– vertébrale, 169, 845
– vestibulaires, 1237
Veinules, 820
Ventres musculaires, 24
Ventricule(s)
– 3e, 623
– 4e, 623
– droit, 787
– gauche, 789
– laryngé, 935
– latéraux, 623
Vertèbres(s)
– cervicales, 295
– coccygiennes, 302
– lombales, 299
– sacrales, 300

– thoraciques, 299
– type, 134, 293
Vésicule(s)
– biliaire, 1114
– séminales, 1189
Vessie, 1148
Vestibule, 739–740
– de la bourse omentale, 229
– du vagin, 1228
– oral, 1006
Villosités arachnoïdiennes, 620
Vision, 744
Voie(s)
– aériennes
– – d'échange, 949
– – de convection, 949
– – de transition, 949
– – distales, 945
– – inférieures, 937
– – supérieures, 894
– cortico-spinale, 718
– extra-lemniscale, 726

– extra-pyramidale, 723
– konio-cellulaire, 755
– magno-cellulaire, 755
– néo-spino-thalamique, 728
– paléo-spino-thalamique, 728
– parvo-cellulaire, 755
– pyramidale, 718
– réticulo-spinale, 723
– spino-réticulaire, 728, 730
– vestibulo-spinale, 724
Voile médullaire supérieur, 638
Voûte crânienne, 66
Vulve, 1231

Z
Zone
– capitulo-trochléaire, 335, 353
– fasciculée, 1272
– glomérulée, 1272
– orbiculaire, 485
– réticulée, 1272
Zygapophyse, 294

Elsevier Masson S.A.S.
65, rue Camille-Desmoulins
92442 Issy-les-Moulineaux cedex

Dépôt légal : juin 2022

Composition : STRAIVE

Imprimé en Espagne par Egedsa